W0258038

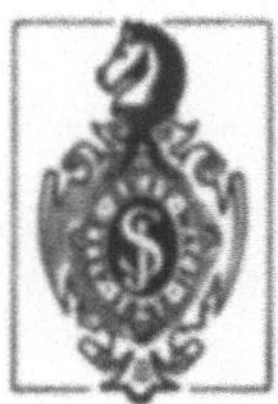

Handbuch
der speziellen pathologischen
Anatomie und Histologie

Herausgegeben von
O. Lubarsch und **F. Henke**
Schriftleitung
R. Rössle

Neunter Band · Dritter Teil
Knochen und Gelenke

Reprint

Springer-Verlag Berlin Heidelberg New York 1975

ISBN-13: 978-3-642-65825-9   e-ISBN-13: 978-3-642-65824-2
DOI: 10.1007/978-3-642-65824-2

Das Werk ist urheberrechtlich geschützt. Die dadurch begründeten Rechte, insbesondere die der Übersetzung, des Nachdrucks, der Entnahme von Abbildungen, der Wiedergabe auf fotomechanischem Wege und der Speicherung in Datenverarbeitungsanlagen bleiben, auch bei nur auszugsweiser Verwendung, vorbehalten.

Bei Vervielfältigungen für gewerbliche Zwecke ist gemäß § 54 UrhG eine Vergütung an den Verlag zu zahlen, deren Höhe mit dem Verlag zu vereinbaren ist.

© 1937 by Julius Springer in Berlin
Softcover reprint of the hardcover 1st edition 1937

HANDBUCH DER SPEZIELLEN PATHOLOGISCHEN ANATOMIE UND HISTOLOGIE

BEARBEITET VON

G. ABELSDORFF†-BERLIN · A. v. ALBERTINI-ZÜRICH · H. J. ARNDT†-MARBURG · M. ASKANAZY-GENF · G. AXHAUSEN-BERLIN · H. BEITZKE-GRAZ · C. BENDA†-BERLIN · W. BERBLINGER-JENA E. BERGMANN-BERLIN · G. BODECHTEL-HAMBURG · C. BÖHNE-HAMBURG · F. BOEMKE-GIESSEN · L. VAN BOGAERT-ANTWERPEN · H. BORCHARDT-BERLIN · R. BORRMANN-BREMEN A. v. BRAUNMÜHL-EGLFING · W. CEELEN-BONN · H. CHIARI-WIEN · E. CHRISTELLER†-BERLIN ST. COBB-BOSTON ⟨U.S.A.⟩ · F. DANISCH-JENA · A. DIETRICH-TÜBINGEN · R. DOERR-BASEL H. DÜRCK-MÜNCHEN · A. ECKERT-MÖBIUS-HALLE · A. ELSCHNIG-MARIENBAD · TH. FAHR-HAMBURG · WALTHER FISCHER-ROSTOCK i. M. · E. FRAENKEL†-HAMBURG · O. FRANKL-WIEN N. GELLERSTEDT-UPPSALA · W. GERLACH-BERLIN · E. v. GIERKE-KARLSRUHE · S. GINSBERG-BERLIN · R. GREEFF-BERLIN · GEORG B. GRUBER-GÖTTINGEN · J. HALLERVORDEN-POTSDAM R. HANSER-LUDWIGSHAFEN · C. HART†-BERLIN · L. HASLHOFER-INNSBRUCK · G. HAUSER-ERLANGEN · K. HELLY-ST. GALLEN · F. HENKE-BRESLAU · G. HERXHEIMER-WIESBADEN E. HERZOG-CONCEPCIÓN ⟨CHILE⟩ · G. HERZOG-GIESSEN · E. v. HIPPEL-GÖTTINGEN P. HUEBSCHMANN-DÜSSELDORF · R. HÜCKEL-BERLIN · F. JAHNEL-MÜNCHEN · L. JORES†-KIEL · H. JUNGHANNS-FRANKFURT a. M. · C. KAISERLING-BERLIN · K. KAUFMANN-BERLIN F. KLINGE-MÜNSTER i. W. · MAX KOCH†-BERLIN · WALTER KOCH-BERLIN · G. E. KONJETZNY-HAMBURG · TH. KONSCHEGG-GRAZ · E. J. KRAUS-PRAG · C. KRAUSPE-KÖNIGSBERG R. KÜMMELL-HAMBURG · F. J. LANG-INNSBRUCK · W. LANGE-LEIPZIG · A. LAUCHE-NÜRNBERG · E. LOBECK-JENA · W. LÖHLEIN-BERLIN · H. LOESCHCKE-GREIFSWALD O. LUBARSCH†-BERLIN · R. MARESCH†-WIEN · H. MARX-WÜRZBURG · E. MAYER-BERLIN H. MERKEL-MÜNCHEN · H. v. MEYENBURG-ZÜRICH · ROBERT MEYER-BERLIN · J. MILLER-WUPPERTAL-BARMEN · J. G. MÖNCKEBERG†-BONN · H. MÜLLER-MAINZ · K. NEUBÜRGER-MÜNCHEN · H. O. NEUMANN-MARBURG · K. OBERHOFF-GÖTTINGEN · S. OBERNDORFER-ISTANBUL · B. OSTERTAG-BERLIN · W. PAGEL-CAMBRIDGE ⟨ENGLAND⟩ · A. PETERS-ROSTOCK ELSE PETRI-BERLIN · L. PICK-BERLIN · K. PLENGE-BERLIN · A. PRIESEL-WIEN · W. PUTSCHAR-BUFFALO N. Y. · H. RIBBERT†-BONN · G. RICKER-BERLIN · O. RÖMER-LEIPZIG · E. ROESNER-BRESLAU · R. RÖSSLE-BERLIN · H. G. RUNGE-HAMBURG · F. SCHIECK-WÜRZBURG H. SCHLEUSSING-EGLFING · M. B. SCHMIDT-WÜRZBURG · MARTHA SCHMIDTMANN-CANNSTATT · A. SCHMINCKE-HEIDELBERG · W. SCHOLZ-MÜNCHEN · W. SCHOPPER-GIESSEN · A. SCHULTZ-STUTTGART · O. SCHULTZ-BRAUNS-MAGDEBURG · E. SEIDEL-JENA · O. SEIFRIED-MÜNCHEN · C. SEYFARTH-LEIPZIG · H. SIEGMUND-KIEL · L. SINGER-MÜNCHEN · H. SPATZ-BERLIN · W. SPIELMEYER†-MÜNCHEN · C. STERNBERG†-WIEN O. STEURER-ROSTOCK · O. STOERK†-WIEN · A. v. SZILY-MÜNSTER · M. THÖLLDTE†-KÖLN M. VERSÉ-MARBURG · J. WÄTJEN-HALLE · C. WEGELIN-BERN · A. WEICHSELBAUM†-WIEN A. WERTHEMANN-BASEL · K. WESSELY-MÜNCHEN · K. WINKLER-BRESLAU · K. WITTMAACK-HAMBURG · F. WOHLWILL-LISSABON

HERAUSGEGEBEN VON

O. LUBARSCH† UND F. HENKE
BERLIN · BRESLAU

SCHRIFTLEITUNG
R. RÖSSLE
BERLIN

NEUNTER BAND · DRITTER TEIL
KNOCHEN UND GELENKE

BERLIN

VERLAG VON JULIUS SPRINGER

1937

KNOCHEN UND GELENKE

BEARBEITET VON

G. AXHAUSEN · E. BERGMANN · L. HASLHOFER
F. J. LANG · A. LAUCHE · W. PUTSCHAR
M. B. SCHMIDT

MIT 522 ZUM TEIL FARBIGEN ABBILDUNGEN

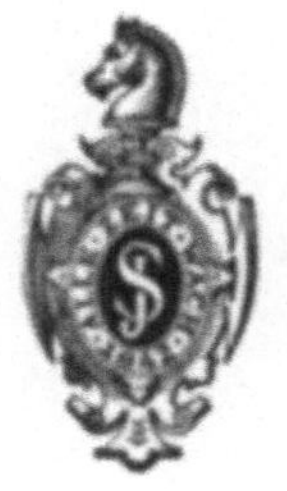

BERLIN
VERLAG VON JULIUS SPRINGER
1937

ALLE RECHTE, INSBESONDERE DAS DER ÜBERSETZUNG
IN FREMDE SPRACHEN, VORBEHALTEN.
COPYRIGHT 1937 BY JULIUS SPRINGER IN BERLIN.

Vorwort.

In einer Besprechung eines der letzten Bände dieses Handbuches bemängelt
ein Kritiker, daß das Erscheinen der einzelnen Bände sich zeitlich so weit hinaus-
ziehe, daß das Handbuch als Ganzes bei dem raschen Fortschritte der Forschung
auf dem Gebiete der Speziellen Pathologie den Stand unseres Wissens in bezug
auf die Organerkrankungen kaum mehr einheitlich darstelle. Dies ist richtig;
aber gegenüber dieser Forderung ist zu sagen, daß das Handbuch sie nie zu
erfüllen beabsichtigt hat, schon aus dem einfachen Grunde, daß es technisch
undurchführbar gewesen wäre, einen solchen Stoff binnen weniger Jahre zu
bewältigen; hinzukommt, daß mit wechselnden menschlichen Schicksalen und
Arbeitsweisen gerechnet werden muß. Der Tod und manche andere Macht
lichtet die Reihen der Mitarbeiter; der eine liefert pünktlich seinen Beitrag,
vom anderen ist er nach 20 Jahren noch nicht zu erhalten.

Aber man darf ein solches Werk auch nicht allein vom Standpunkt des
gegenwärtigen Bedürfnisses ansehen. Auch wenn sich seine Herausgabe, wie
vorauszusehen in einer Zeit wie der unsrigen, über $1^{1}/_{2}$ Jahrzehnte hinauszieht,
so ist diese Zeitspanne für ein Werk nicht zu viel, das die Aufgabe hat und wohl
auch erfüllt, den Stand unserer Wissenschaft auf lange Zeit hinaus zusammenzufassen. Ich weiß, welchen Mühen sich OTTO LUBARSCH, mein Vorgänger im
Amt und in der Herausgabe dieses Handbuches, mit der Schriftleitung unterzogen hat und welches Verdienst ihm gerade in der Hinsicht einer möglichsten
Beschleunigung des Erscheinens zukommt.

Nachdem seit seinem Tode die Schriftleitung des Handbuches und diejenige
der „Ergebnisse der Allgemeinen Pathologie und Pathologischen Anatomie des
Menschen und der Tiere" (LUBARSCH-OSTERTAG) auf Wunsch des Unterzeich-
neten getrennt worden sind, ist zwischen den Schriftleitungen mit Zustimmung
des Verlags die Verabredung getroffen worden, daß künftig die „Ergebnisse"
die Aufgabe übernehmen, das Handbuch zu ergänzen, wo immer sich durch den
raschen Fortschritt der Forschung neue zusammenfassende und kritische Darstellungen eines Teilgebietes nötig erweisen. Es sollte dann auch in dem laufenden Schrifttum unseres Faches, d. h. in den Originalartikeln unserer Zeit-
schriften und Archive üblich werden, die Literatur nur von den jeweils letzten
zusammenfassenden Darstellungen in diesem Handbuch und den „Ergebnissen" ab zu bringen, selbst wenn auf ältere, hier schon berücksichtigte Arbeiten
im Text Bezug genommen wird. Unser Schrifttum wird sonst mehr und mehr
an historischen Wiederholungen leiden.

Auch über den Umfang der Bände ist in den Besprechungen geklagt worden.
Der Unterzeichnete war bemüht, Weitschweifigkeiten der Darstellung zu verhindern, aber es stellte sich gerade für die Pathologie des Knochens heraus,
daß der Plan der bisherigen Herausgeber unvollständig war, wie man sich
leicht durch den Vergleich der für den Band IX ursprünglich vorgesehenen

Artikel, wie sie im Gesamtplan des Handbuches in Bd. II 1924, abgedruckt sind, mit dem jetzigen Plan überzeugen kann. Ja über die letzten Dispositionen LUBARSCH' hinaus, schien mir noch eine nicht unwesentliche Erweiterung unbedingt nötig, sollte das Handbuch auch in bezug auf das oft vernachlässigte Kapitel der Knochenerkrankungen Anspruch auf den Grad eines Standardwerkes haben. So war z. B. nicht beabsichtigt, die Pathologie der einzelnen Skeletteile zu bringen, wiewohl eine Darstellung für verschiedene von ihnen ein Bedürfnis ist, indem das Becken seit langem nicht, Schädel und Extremitätenknochen überhaupt noch nicht zusammenhängend bearbeitet wurden. Der jetzt noch fehlende Teilband IX/4 sollte dieser „Speziellen Pathologie der Skeletteile" gewidmet sein.

Außerdem fehlte noch im allgemeinen Teil der Knochenpathologie eine Schilderung der Atrophie und Hypertrophie des Knochens, einschließlich der Osteosklerose. Diese Aufgabe hat zu meiner Freude und sicherlich zur Befriedigung der Fachgenossen M. B. SCHMIDT übernommen. Ferner waren bisher unberücksichtigt geblieben die sog. „Belastungsdeformitäten" der Knochen; diesen an wertvollen anatomischen Einzelheiten so reichen Fragen widmete PUTSCHAR eine sorgfältige Bearbeitung. Leider mußten infolge Überlastung der betreffenden Mitarbeiter zwei Beiträge, die in den vorliegenden allgemeinen Band IX/3 gehören würden, für den „speziellen" Band IX/4 zurückgestellt werden, nämlich die „Unspezifischen Entzündungen" (LAUCHE) und die „Geschwülste und Parasiten der Knochen" (G. HERZOG mit SCHOPPER und BOEMKE).

In der Abgrenzung der Kapitel ist den wissenschaftlichen Überzeugungen der Mitarbeiter Rechnung getragen worden. Überschneidungen wurden dort absichtlich nicht vermieden, wo die Ansichten auseinandergingen, aber auf ein Mindestmaß beschränkt. Eine wesentliche Lücke eines früheren Bandes, die Beziehungen der Epithelkörperchen zu der RECKLINGHAUSENschen Ostitis cystica generalisata, konnte jetzt ausgefüllt werden.

Berlin, im März 1937.

R. RÖSSLE.

Inhaltsverzeichnis.

Berichtigungen zum Beitrag
„Die Zusammenhangstrennungen der Knochen" von A. LAUCHE.

In der Unterschrift zur Abb. 28 auf S. 239 muß es heißen: „Gliom" (statt „Gliatumor").

Die Unterschrift zur Abb. 37 auf S. 251 muß lauten: „Röntgenbild einer älteren Radius-Pseudarthrose mit beginnender Umbauzone in der Ulna in Höhe des Pfeiles. Sammlung Bonn. Ohne nähere Daten."

Inhalt von Band IX/1.

Inhalt von Band IX/2.

Inhalt von Band IX/4.

1. Atrophie und Hypertrophie des Knochens einschließlich der Osteosklerose.

Von

M. B. Schmidt-Würzburg.

Mit 29 Abbildungen.

I. Atrophie.

Das gemeinsame Merkmal der verschiedenartigen Formen von Atrophie, welche im folgenden behandelt werden, ist die Verringerung des Bestandes an Knochengewebe.. Eine Wesensgleichheit der Vorgänge liegt ihnen nicht zugrunde, sondern in einem Teil der Fälle ist der Schwund das Ergebnis unvollkommener Apposition, in einem anderen dasjenige gesteigerter Resorption. Man kann die beiden Formen als hypoplastische und resorptive Atrophie unterscheiden. Die systematischen, über das ganze Skelet oder einen Abschnitt desselben verbreiteten Atrophien gehen, soweit darüber genauere Untersuchungen vorliegen, zum Teil (dies gilt z. B. für die senile und marantische und die Inaktivitätsatrophie) aus der ersteren, zum Teil (dies gilt z. B. für die durch qualitative Veränderungen der Ernährung und durch Ikterus hervorgerufene) aus der letzteren Störung hervor, während die umschriebene Druckatrophie nur durch gesteigerten Abbau zustande kommt. Trotz der nahen Verwandtschaft mit letzterer bleiben die ebenfalls lokalen Zerstörungen des Knochens durch Tumoren und tuberkulöse oder andere entzündliche Vorgänge unberücksichtigt, weil sie auf greifbaren Erkrankungen des Knochenmarks oder Periosts beruhen, also Organkrankheiten der Knochen sind, bei denen der Abbau des festen Gewebes nur eine Teilerscheinung darstellt; das Eigenartige der Druckatrophie dagegen liegt darin, daß ein außerhalb des Skelets sich abspielender Prozeß, ein Aortenaneurysma, Hydrozephalus usw., durch die mechanische Wirkung in den zum Knochen gehörenden Geweben Vorgänge in Bewegung setzt, welche seine Auflösung herbeiführen.

Außer Betracht bleiben ferner, wie es dem strengen Begriff der Atrophie entspricht, die Fälle, in welchen ein Knochenteil, z. B. ein Röhrenknochen, wohl zu klein ist, aber nur deshalb, weil seine Entwicklung nicht das Ziel erreicht hat; daß derselbe wachstumshemmende Einfluß, z. B. eine Poliomyelitis anterior, in einem hypoplastischen Knochen durch Inaktivität und trophische Störungen auch echte Atrophie hervorrufen kann, muß besonders berücksichtigt werden.

Der tägliche Verbrauch an Substanz durch die Funktion, welcher sich über die ganze lebende Materie erstreckt, und ihr Wiederersatz tritt am Knochen mikroskopisch nachweisbar in die Erscheinung. Im Gegensatz zu den parenchymatösen Organen, wo Dissimilation und Assimilation an die eigenen Zellen gebunden sind, spielt er sich im Skelet an der Zwischensubstanz, ab und beide Akte, die Resorption und die Apposition, werden durch Zellen des derselben anliegenden endostalen und periostalen Bindegewebes vollzogen. Ob die Zellen des fertigen Knochengewebes selbst dabei irgendwie in Tätigkeit treten, ist noch nicht klar zu übersehen. Überhaupt liegt ein Hindernis für das Verständnis vieler pathologischer Vorgänge im Skelet darin, daß wir über das Eigenleben des Knochengewebes selbst und seiner Zellen fast nichts wissen. Wie ausgeprägt es ist, erkennt man aus der Veränderung der Zwischensubstanz bei der Bildung des Gewebes und bei dem Eintreten der Verkalkung, z. B. dem Abscheiden der hyalinen Massen um die Zellen, der Veränderung ihrer Färbbarkeit und der ersten Kalkablagerung in engster räumlicher Beziehung zu jenen, alles Bilder, welche auf wechselnde an die Zellen gebundene Beeinflussung des Chemismus, des azidösen bzw. alkalotischen Zustandes der Zwischensubstanz hinweisen. Verändert findet man die Knochenzellen auch bei verstärktem Abbau gewöhnlich nicht, außer bei völliger Nekrose, wo sie ihre Kerne verloren haben und vielfach ganz verschwunden sind. In diesem Falle ist es nicht wahrscheinlich, daß die Abbauprodukte ihrer Zellsubstanz an der Erregung der reaktiven Entzündung einen Anteil haben, wie es bei den Infarkten weicher Organe angenommen werden darf; wieweit aber ihr Untergang die Beschaffenheit der festen Zwischensubstanz beeinflußt und die Resorption derselben veranlaßt, ist aus dem mikroskopischen Verhalten nicht zu erkennen. Die von älteren Autoren, meist auf Grund von Entzündungsversuchen, festgehaltene Meinung, daß die Osteoklasten von den Knochenkörperchen abstammen und gleichzeitig mit der Erweiterung der zackigen Zellhöhlen sich aus ihnen entwickeln, galt als widerlegt durch den von Kölliker, Billroth (a u. b), v. Volkmann, Pommer u. a. geführten Nachweis, daß die direkt unter den Resorptionsgruben liegenden, oder sogar von ihnen freigelegten Zellen keinerlei Vergrößerung zeigen und daß auch tote Elfenbeinstifte, welche man ins Gewebe einführt, von diesem unter Lakunenbildung eingeschmolzen werden. In neurer Zeit werden (Häggquist, Siegmund) Hinweise darauf erbracht, daß die Riesenzellen sich während der Auflösung bilden, nach Häggquist aus den Osteozyten selbst, nach Siegmund vielleicht auch aus diesen, hauptsächlich aber aus mesenchymalen Zellen der Umgebung als Reaktionsprodukt im Verlauf der Aufsaugung der Abbaustoffe des Knochens.

Die Rolle der Osteoblasten ist in den letzten Jahren wiederholt Gegenstand neuer Untersuchungen und Betrachtungen gewesen, deren Ergebnisse sich zum Teil erheblich von der durch Gegenbaur begründeten Vorstellung, daß sie die eigentlichen Bildner der Knochensubstanz sind, entfernen. Kaum angezweifelt wird die Reihenfolge der Vorgänge, welche zur Entstehung der festen Zwischensubstanz derselben führen, die Entwicklung feiner kollagener Fibrillen, welche bei der endochondralen Osteogenese in den Räumen des Knorpels durchweg neu geschaffen werden, dagegen an Stellen, wo die Knochenbildung im Bindegewebe verläuft, sich mit den vorhandenen Fibrillen vereinigen; dann die Abscheidung einer homogenen, die Fibrillen einhüllenden und maskierenden Kittsubstanz (von den französischen Autoren neuerdings als präossöse Substanz bezeichnet), und endlich die Ablagerung der Kalksalze in derselben. Die Meinungsverschiedenheiten betreffen hauptsächlich die Herkunft der Fibrillen und der Kittsubstanz, für welche das mikroskopische Bild bisher ungenügende Anhaltspunkte gab. Nach H. Petersens (a, 1919) Ansicht (ich führe nur einige Vertreter der verschiedenen Standpunkte an) werden beide etwa zu gleicher Zeit von den Osteoblasten abgeschieden. Nach Weidenreich (1923) entsteht in letzteren eine Substanz, welche in der Gewebsflüssigkeit die Ausfällung veranlaßt, aus der sowohl die Fibrillen, als der Kitt hervorgehen. Als rein humoral endlich betrachten Leriche und Policard (1926 und 1927) die Bildung der Fibrillen und der homogenen Zwischenmasse; mit der Entwicklung der letzteren fällt zusammen ein eigenartiges („tout spécial") Ödem des umgebenden Bindegewebes, welches bei der pathologischen Knochenneubildung konstant und ganz klar, bei der fetalen weniger deutlich und an Veränderungen der Zirkulation gebunden ist. Die präossöse Substanz nimmt den Kalk auf. Leriche und Policard bezeichnen das Knochengewebe als verkalktes Bindegewebe, sie gebrauchen auch den Ausdruck Metaplasie und halten den Entwicklungsvorgang für den gleichen sowohl bei der embryonalen, als bei der pathologischen Knochenneubildung. Sehr häufig wird die Umwandlung wieder rückgängig und der Knochen durch Schwund der im Interstitium abgelagerten Substanzen wieder zu Bindegewebe („Osteolyse"). Die Mesenchymzellen nehmen nach der Meinung von Leriche und Policard keinen Anteil an der substantiellen Herstellung des Knochengewebes und soweit sie dabei als Knochenzellen in dasselbe eingeschlossen werden, geschieht es unter Verlust ihrer Vitalität, unter Atrophie, Degeneration und häufig Nekrose. Die sog. Osteoblasten an der Grenze von Knochen und Bindegewebe sind Mesenchymzellen, die als Reaktion auf die Knochenbildung hypertrophisch geworden sind. Die Mitwirkung der Zellen an der Osteogenese beschränkt sich nach LERICHS und POLICARDS Meinung darauf, daß sie die letztere durch Fermente beeinflussen können. Sie betonen wiederholt, daß sie eine neue „biologische", und zwar humorale Betrachtungsweise der bekannten morphologischen Erscheinungen gegenüber der zellulären einführen wollen, ohne die exakten Beweise dafür erbringen zu können.

Die weit auseinander gehenden Deutungen sind deshalb möglich, weil die histologischen Bilder noch lückenhaft sind, hauptsächlich hinsichtlich des Verhältnisses der Fibrillen zu den Zellen und der Frage, ob sie intra- oder interzellulär liegen. Diese Lücke wird für die embryonale Knochenentwicklung durch die Beobachtungen von HÄGGQUIST (1929) ausgefüllt, welche über die intraprotoplasmatische Entstehung der Fibrillen keinen Zweifel lassen: In dem netzförmigen mesenchymalen Synzytium läßt sich das die Kerne umgebende körnige Endoplasma und das Exoplasma unterscheiden; letzteres ist homogen und so schwach färbbar, daß es leicht übersehen wird. In ihm werden die für das Knochengewebe charakteristischen Substanzen, die präkollagenen, dann kollagenen Fibrillen und die Kalksalze abgelagert; beim Beginn der Knochenbildung vermehren sich amitotisch die Kerne und die „Zellen" schwellen zu Osteoblasten an, aber der synzytiale Charakter bleibt erhalten, die Gesamtheit des knochenproduzierenden Synzytiums nennt HÄGGQUIST das Osteoblastem.

Die Annahme von LERICHE und POLICARD, daß die Art der Knochenneubildung bei der embryonalen, postembryonalen und pathologischen Osteogenese die gleiche ist, gilt meines Erachtens ebenso, wenn man anstatt der humoralen die von HÄGGQUIST wieder bestätigte zelluläre Erklärung zugrunde legt. Die histologischen Bilder sind aber dabei weitgehenden Schwankungen unterworfen, je nachdem die Entwicklung der Knochensubstanz in freien Räumen, wie bei der endochondralen Bildung, oder in fibrösem Gewebe erfolgt, dessen Fasern von den neugebildeten Fibrillen eingeschlossen werden. Die sog. Metaplasie vollzieht sich in der Regel nicht in reifem Bindegewebe, sondern in noch unfertigem, sei es bei der embryonalen Entwicklung des Periostknochens, sei es bei der Kallusbildung oder entzündlichen Neubildung, und von vornherein muß man diese Metaplasie, ähnlich wie bei der epithelialen, nicht als die Umprägung einer ruhenden Gewebsart in eine andere ansehen, sondern als die Differenzierung eines unreifen Gewebes in ungewöhnlicher Richtung. Bei dem vielfältigen Vorkommen solcher metaplastischer Prozesse ist das sichtbare Verhalten der Zellen wechselnd, und ich kenne histologische Bilder, welche den von LERICHE und POLICARD geschilderten gleichen (s. auch S. 72) und in welchen für die Mitwirkung der Zellen an der Umformung der Zwischensubstanz ebenso schwer der Beweis zu finden ist wie gegen sie. Aber dies sind Grenzfälle, und von ihnen aus gibt es alle Abstufungen in der Art, daß man das Anschwellen der Bindegewebszellen in den ossifizierenden Bezirken zu „Osteoblasten" während der Veränderung der Zwischensubstanz und sogar als Einleitung derselben findet; Kallus und chronische Periostitis bieten gewöhnlich Knochenbälkchen in verschiedenen Stadien der Ausbildung dar und lassen feststellen, daß die Umwandlung eines fibrösen Bündels zu einem Knochenbälkchen damit beginnt, daß in ihm große Zellen auftreten und in engstem Zusammenhang mit diesen ein neues feines Fibrillennetz, welches die alten Fasern auseinander schiebt. Wenn auch die Methoden, mit welchen HÄGGQUIST die Verhältnisse im embryonalen Gewebe klarstellte, noch nicht genügend an den pathologischen Knochenneubildungen durchgeführt worden sind, zeigen doch die bisher erkannten Tatsachen, daß auch bei ihnen die protoplasmatischen Teile des Mesenchyms die substantielle Grundlage der neuen Knochenbälkchen abgeben. Ich kann mich nicht davon überzeugen, daß die „zelluläre" Genese der Knochensubstanz ihre Grundlagen verloren hat und zugunsten der humoralen Entstehung aufgegeben werden muß, sondern halte sie durch die Untersuchungen von HÄGGQUIST für noch besser gestützt als vorher.

Soviel wir aus der Struktur und den Gewichtsverhältnissen entnehmen können, bewahrt das Knochensystem des gesunden Menschen für Jahrzehnte den Bestand, welchen es am Ende der Wachstumsperiode erreicht hat; die physiologischen Ab- und Anbauvorgänge, welche dauernd in ihm an vielen Punkten stattfinden, halten sich also das Gleichgewicht.

Für das Skelet des Kaninchens hat LANDING durch Wägungen festgestellt, daß es fast dauernd einer Gewichtsveränderung unterliegt, nämlich bis zum 7. Monat rasch, dann bis zum Ende des 1. Lebensjahres langsam und wenig zunimmt, und bereits während des 2. Lebensjahres eine Abnahme beginnt, welche mit steigendem Alter fortzuschreiten scheint.

Über die Kräfte, welche diesen stetigen Wechsel zwischen Resorption und Apposition so regulieren, daß die planvolle Architektur in jedem Knochenteil erhalten bleibt, herrschen noch viel Unklarheiten. Osteoklasten und Osteoblasten stammen vom Endost und Periost und sind nicht stationäre Zellen, sondern Funktionsformen; wie die Basophilie der Osteoblasten zeigt, liegt dabei neben der morphologischen Umwandlung auch eine chemische Differenzierung gegenüber ihren Mutterzellen vor. Die zelluläre Resorption ist nicht ausschließlich an die großen und vielkernigen Osteoklasten gebunden, sondern kann auch von kleinen einkernigen Zellen, oder, nach Pommers Untersuchungen, von den membranartigen Zellverbänden der Blut- und Lymphgefäße ausgehen; in letzteren Fällen entstehen seichte Lakunen oder mehr lineärer Schwund; er wird besonders in den Markräumen porotischer Knochen getroffen, welche offenbar erweitert sind und doch glatte Wandungen besitzen. Pommer verwirft mit Recht die ältere Ansicht, daß hier eine von Zellen unabhängige Auflösung vorliegt.

Aus der Beständigkeit des Knochenbaus bei gesunden Menschen läßt sich schließen, daß die einander entgegenwirkenden Vorgänge der Resorption und Apposition in innerem Zusammenhang stehen, d. h. der eine von ihnen die Bedingungen für den anderen schafft. Welcher Art dieselben sind, ob mechanische Spannungen, ob chemische oder andere Reize, ob sie an der Knochensubstanz selbst, oder dem zu ihr gehörenden Bindegewebe angreifen, entzieht sich für das normale Skelet vollkommen unserer Kenntnis; auch das ist noch unklar, ob die Störung des gegenseitigen Verhältnisses unter pathologischen Umständen, wie es sich in der fortschreitenden Zerstörung durch lakunäre Resorption oder in der Hypertrophie einzelner Bälkchen durch erhöhte Apposition unter dem Einfluß gesteigerter Funktion ausspricht, nur auf Aufhebung des Gleichgewichts oder auf dem Hinzutreten neuer Kräfte beruht. Pommer hat den Anlaß zur zellulären Resorption einheitlich in einer Erregung der Gefäßwände durch Steigerung des Blut- und Gewebsdrucks gesucht und leitet die Osteoklasten ganz oder wesentlich von den Gefäßendothelien ab; die Erhöhung des Drucks soll zum Andrang von Gewebsflüssigkeit und dadurch zu gesteigerter Zelltätigkeit führen. Pommers Schüler Mittersiller sucht den Gedanken für Pseudarthrosen, Tumoren und granulierende Entzündungen durchzuführen, von der Vorstellung rein mechanischer Raumbeengung ausgehend. Bei den vielfältigen Umständen, unter welchen Resorption gefunden wird, ist es nicht möglich, den Beweis dafür zu erbringen, daß stets die Gefäßwandzellen für die Bildung der Osteoklasten verantwortlich sind, noch weniger den, daß immer die besonderen Druckverhältnisse vorliegen. Osteoblasten und Osteoklasten werden regelmäßig auch unabhängig vom Skelet in dem aus Verkalkungsherden hervorgegangenen heterotopen Knochen der verschiedensten Organe, der Herzklappen, Arterienwände, Strumen, Lymphdrüsen usw. gefunden, und zur Zeit läßt sich meiner Meinung nach nur sagen, daß beide Zellarten aus Bindegewebe jeder Art hervorgehen können, ohne daß die Rolle der Gefäßendothelien und eine Steigerung des Drucks überwiegend in die Erscheinung tritt. Vielleicht läßt sich die Frage an Gewebskulturen von Mesenchym, in welche kleinste Knochenteile eingestreut werden, prüfen.

Viele Erkrankungen zeigen, daß ein im Endost oder Periost neugebildetes entzündliches oder blastomatöses Gewebe zur Auflösung des Knochens führt; in solchen Fällen ist also die Ursache des Abbaus ganz oder vorwiegend auf der Seite des der festen Knochensubstanz anliegenden weichen Gewebes zu suchen. Andererseits weist die Resorption aseptischer toter Knochensplitter darauf hin, daß eine Veränderung der festen Substanz die Abbauvorgänge auslösen kann, also der Zustand des Knochengewebes selbst das Bestimmende für die Entstehung der Osteoklasten ist. Daß das harte Knochengewebe in seiner chemischen Beschaffenheit nicht unveränderlich ist, vielmehr von den Ionenschwankungen und demgemäß dem Wechsel von Azidose und Alkalose des

Blutes abhängt, ist in den letzten Jahren immer mehr erkannt worden. Der Wechsel im Ca- und P-Spiegel des Blutes unter verschiedenen Verhältnissen kann nicht immer als Ausdruck einer Stoffwechselveränderung angesehen werden, welche ihrerseits den Salzgehalt des Skelets beeinflußt, sondern ist häufig ohne Zweifel die Folge einer Abgabe von mineralischen Bestandteilen seitens des Knochengewebes; die darauf bezüglichen Beobachtungen werden später besprochen werden. Neben der Verringerung des Kalkgehalts kommt auch eine Verhärtung, eine „Mineralisation" vor, so nach den Versuchen von M. SCHMIDTMANN bei Vigantolfütterung, wo sie zu stärkerer Hämatoxylinfärbung in den mikroskopischen Präparaten und zu größerer Dichtigkeit der Röntgenschatten führte. In den später zu besprechenden Untersuchungen des Skelets bei Fluorvergiftung hat sich ergeben, daß der normal geringe Gehalt des Knochengewebes an Fluor durch Fütterung — abgesehen von den kristallinischen Ablagerungen in die Markräume — in der festen Substanz selbst auf den 10fachen Wert gesteigert werden kann. Dieses sind pathologische Vorkommnisse, welche zum größten Teil experimentell hervorgerufen worden sind. Sie gehen in manchen Fällen mit Atrophie einher und es liegt nahe, in der Veränderung des Knochens selbst den Anlaß zur verstärkten osteoklastischen Resorption zu suchen. Man wird es also als Tatsache ansehen dürfen, daß der Knochenabbau erfolgen kann, weil das eigentliche Knochengewebe abbaubedürftig geworden ist, und die Riesenzellen sich als Reaktion darauf entwickeln, um die Auflösung zu vollziehen. Ob im normalen Leben die Abnutzung durch die Funktion die gleiche Rolle spielt und das auslösende Moment für die physiologische Resorption darstellt, ist nicht zu entscheiden. Die Perzeption des Belastungsreizes, welcher nach ROUX und GEBHARDT die physiologischen und pathologischen Umbauvorgänge im Knochen hervorruft, erfolgt nach PETERSEN in dem lebenden reaktionsfähigen System, welches in den Knochenzellen gegeben ist; ihre in den Knochenkanälchen laufenden Fortsätze bilden ein zusammenhängendes Netz, an welchem alle durch wechselnde Spannungen veranlaßte Formveränderungen angreifen. Die Zellen hängen auch mit den Osteoblasten und, an ruhenden Stellen, mit deren Vorstufen im endostalen und periostalen Bindegewebe zusammen. Daß eine Belastung des festen Knochens auf diesem Wege zur Apposition führt, ist verständlich, weniger leicht sind die Bedingungen zu übersehen, auf welchen die Entstehung der Osteoklasten beruht, und deshalb verdient die aus pathologischen Vorgängen zu erschließende Bedeutung des Zustands der festen Zwischensubstanz des Knochens für den Resorptionsakt Beachtung.

Von den verschiedenen Formen der Knochenatrophie, welche wir kennen, sind fast alle Folge oder Teilerscheinung anderer Krankheiten oder allgemeiner Körperveränderungen und ihrer herkömmlichen Benennung liegen die Verhältnisse zugrunde, unter welchen der Knochenschwund sich entwickelt hat; es sind dabei also äußere Umstände und eigentliche Ursache nicht streng voneinander geschieden. Als selbständige Knochenerkrankung ist nur die „progressive Knochenatrophie" ASKANAZYs zu nennen, und diese hat, wie später angeführt werden wird, nahe Beziehungen zur Ostitis fibrosa und unterscheidet sich in ihrem anatomischen Verhalten durchaus von der Mehrzahl der anderen beim Menschen vorkommenden Formen.

1. Senile und marantische Atrophie.

a) Die senile Atrophie in ihrer unkomplizierten Form stellt eine Systemveränderung des Skelets dar und tritt in Verbindung mit den Zeichen des Alterns und besonders der Altersatrophie der großen Organe des Körpers und der

Muskulatur auf und ist bezüglich der Lebenszeit, in welcher sie zur Entwicklung kommt, und ihrer Stärke in derselben Weise von der Gesamtkonstitution abhängig wie diese. Bemerkenswert ist es, was ebenso für die Atrophie des Herzens, der Leber und anderer Parenchyme gilt, daß die äußere Erscheinung des Menschen nicht notwendig diesen Gewebsschwund erkennen läßt, sondern derselbe vor sich gehen kann, während das Fettgewebe sich unverändert erhält oder sogar vermehrt. Der Umfang des letzteren wird nicht durch die Größe seiner Zellen bestimmt, sondern durch die Menge des ihm aus dem Stoffwechsel zugeführten Fettes, und die Fähigkeit seiner Zellen, es zu speichern, nimmt häufig nicht in demselben Maße ab wie die Fähigkeit der Organzellen, den physiologischen Verbrauch ihres Materials zu ersetzen. Der Skeletzustand bei der senilen Atrophie erweckt zwar zunächst den Eindruck einer gesteigerten resorptiven Tätigkeit und scheint dadurch aus dem Rahmen der Organveränderungen, welche auf Herabsetzung der Lebenstätigkeit beruhen, zu treten. Indessen liegt ihm, wie das histologische Verhalten zeigt, derselbe Vorgang zugrunde, nämlich eine ungenügende Apposition neuer Knochenlamellen, also eine verringerte Leistung der Osteoblasten.

Das allgemeine Merkmal der senilen Atrophie ist die Osteoporose, d. h. die Knochen werden durch Vergrößerung der Binnenräume lockerer, „rarefiziert", und leichter, während ihre äußere Gestalt, soweit sie nicht durch Verbiegungen und Frakturen beeinträchtigt wird, erhalten bleibt; dies stellt die „exzentrische" Atrophie dar. Obwohl die sog. konzentrische Atrophie im histologischen Bild nicht fehlt, erleiden doch nur wenige bestimmte Stellen durch stärkeren Schwund der subperiostalen Lagen eine deutliche Veränderung der äußeren Umrisse. Die Spongiosa wird grobmaschig, weil die Bälkchen sich verdünnen und zum Teil ganz schwinden und weil die Poren der durchbrochenen Membranen sich vergrößern; das zusammenhängende Netz wird dadurch vielfach unterbrochen. Bei diesem Schwund macht· sich aber der Einfluß der mechanischen Funktion, welchem der Skeletbau überhaupt unterworfen ist, geltend, und die statisch und dynamisch wertvollsten Bälkchen bleiben länger erhalten als die weniger bedeutungsvollen. Der Bau des normalen Skelets ist nach Gebhardt nicht nur von den funktionellen Bedingungen abhängig, d. h. er wird nicht lediglich geformt durch die regelmäßig wiederkehrenden Belastungen, also die Normalfunktion eines jeden Knochenabschnitts („Strukturen 1. Ordnung"), sondern umfaßt auch Sicherheitseinrichtungen, welche ihn fähig machen, ungewöhnliche Einflüsse aufzunehmen, ohne zu brechen. Die Vereinfachung des Baus bei der senilen Atrophie hebt diejenigen Teile stärker hervor oder läßt sie allein übrig, welche der Normalfunktion dienen, und deshalb stimmt in den verschiedenen Fällen das Bild der einzelnen Knochen in den großen Zügen ziemlich überein; z. B. an den Wirbelkörpern schwinden die horizontalen Bälkchen in höherem Grade als die durchlöcherten Vertikallamellen, welche durch sie verbunden werden. In den hohen Graden fehlt die metaphysäre Spongiosa der Röhrenknochen, z. B. im Humerus reicht die große Markhöhle unmittelbar bis an die rarefizierte Spongiosa des Kopfes heran, buchtet sich gelegentlich sogar in ihn hinein vor und ihr Markzylinder schließt kaum noch ein Knochenbälkchen ein. Größere Spongiosamassen in Wirbelkörpern, Femurkopf, Talus usw., enthalten nicht selten umfängliche Lücken des knöchernen Gerüsts, sog. Markzysten, im Innern der Rippen ist in den schweren Fällen die Spongiosa fast ganz verschwunden. An der Rinde führt die Atrophie zur Erweiterung und Konfluenz der Haversschen Kanäle, die kompakte Substanz der großen Diaphysen wird dadurch porös und der Spongiosa ähnlich, weil die zwischen den erweiterten Räumen noch stehenden Reste der Osteone für das bloße Auge wie Bälkchen erscheinen, während sie mikroskopisch aus Bruchstücken der HAVERSschen Lamellensysteme mit einem Überzug neugebildeter Längslamellen bestehen. Regelmäßig schreitet die Rindenatrophie von innen nach außen fort, veranschaulicht also die exzentrische Entwicklung besonders deutlich, und oft sind die äußeren Schichten noch vollkommen dicht, die inneren schon spongiosaähnlich rarefiziert in der Form, daß auf den Längsschnitten die erweiterten HAVERSschen Kanäle als breite rote Längsstreifen mit kurzen Querverbindungen erscheinen, die innersten sogar ganz geschwunden und der Markhöhle einverleibt. Die Einschmelzung kann soweit gehen, daß von der Diaphyse eines großen Röhrenknochens nur ein pergamentdickes Rohr übrig ist und von der Rippe eine mit Lücken versehene Membran; POMMER hat an Rippen und Wirbeln die Dicke derselben bis 0,04 mm herab gemessen.

Das histologische Bild ergänzt das grobanatomische insofern, als es zeigt, daß in der Spongiosa die Bälkchen an Zahl und Breite abgenommen haben und seltener miteinander in Verbindung stehen (Abb. 5); an Skeletteilen mit sehr regelmäßiger Architektur, wie den Wirbelkörpern, findet man Bälkchen, welche ihrer Verlaufsrichtung nach nicht in dieselbe hineinpassen, offenbar also aus dem Zusammenhang gelöst und disloziert sind. Das wichtige Ergebnis der Untersuchungen von POMMER, welches für alle reinen Fälle der senilen Osteoporose zutrifft und kürzlich wieder durch GERTH bestätigt worden ist, ist das, daß trotz des starken Schwundes von Substanz die Zeichen lakunärer Resorption nirgends reichlicher sind als beim normalen Erwachsenen, d. h. die Grenzlinien der erweiterten Markräume vorwiegend glatt und nur stellenweise durch Lakunen mit Osteoklasten unterbrochen sind, und daß dort, wo Apposition stattgefunden hat, sie unvollkommen ist und die lakunären Vertiefungen nicht ganz wieder ausgeglichen hat und die Anlagerungsschichten dünn sind und die Kittlinien dicht aufeinander liegen. POMMER hat daraus den Schluß gezogen, daß nicht eine gesteigerte Einschmelzung als neuer Vorgang die senile Atrophie herbeiführt, sondern das Gleichgewicht des physiologischen Wechselspiels durch Zurückbleiben der Apposition hinter der fortdauernden Resorption gestört ist. Darin spricht sich also eine Herabsetzung der Osteoblastentätigkeit als Grundlage der Altersatrophie des Skelets aus. Will man sie in Einklang mit den zellulären Vorgängen bringen, welche die gleichzeitige Atrophie der Leber, des Herzens und anderer Organe bedingen, so kann man sie als Ermüdungserscheinung ansehen. Aber man darf nicht übersehen, daß ihre Leistungsfähigkeit nicht verringert ist. Denn an Stellen ungewöhnlicher mechanischer Reize, wie sie z. B. durch Spondylitis deformans gegeben sind, findet man dieselbe appositionell entstandene Verdickung alter Knochenbälkchen unter der vorderen Rinde der atrophischen Wirbelkörper und dieselben die Zwischenbandscheiben überbrückenden neuen Knochenspangen, wie sonst bei diesem Leiden und damit eine Steigerung der Gegensätze zwischen funktionell wichtigen und unwichtigen Teilen im anatomischen Bild; ebenso heilen die Rippenfrakturen gewöhnlich im atrophischen Skelet nicht mangelhafter und, wobei grade die Osteoblastenleistung besonders hervortritt, der Umbau des provisorischen Kallus geschieht ebenso vollkommen wie in normalen Knochen.

Das Knochenmark füllt die vergrößerten Räume des Knochens aus; ein Zusammenhang zwischen seiner Beschaffenheit und der Osteoporose besteht indessen nicht; häufig nimmt das blutbildende Parenchym an der allgemeinen Atrophie teil, dann hat es den Charakter des Fettmarks, und dies entspricht dem alten Begriff der „fettigen Atrophie" der Knochen; gewöhnlich aber bleibt, wie bei normalen alten Menschen, in einzelnen spongiösen Abschnitten rotes Zellmark erhalten.

Aus dem Bilde der senilen Osteoporose fällt die grubige Atrophie des Schädeldachs dadurch heraus, daß sie zu einer auffallenden Veränderung der äußeren Form führt, welche sich gewöhnlich als symmetrische umschriebene

Atrophie der Scheitelbeine darstellt und offenbar der senilen Verdünnung der Schulterblätter und der Darmbeinschaufeln nahe verwandt ist. In der Gegend der Tubera parietalia bilden sich durch Einsenkung der äußeren Oberfläche muldenförmige Gruben, die in den höchsten Graden den ganzen Knochen durchdringen und zur Bloßlegung der Dura mater führen können; nach außen und unten wird die Crista temporalis in der Regel nicht überschritten. In grubiger Form werden außerdem zuweilen die Spitze der Okzipitalschuppe und der vordere untere Winkel der Scheitelbeine befallen oder die Mitte zwischen den beiden seitlichen Parietaldefekten (Abb. 1). In seltenen Fällen [z. B. dem von Chiari (a)] tritt das Planvolle der Lokalisation ganz in den Hintergrund, und die Zerstörung greift von den Scheitelhöckern aus über die Crista temporalis auf das Planum temporalis und in großer Fläche auf die Schuppen des Stirn- und Hinterhauptbeins über. Der übrige Schädel zeigt meist keine besondere Porose, oft sogar einen harten Knochen mit dichter Diploe. Die normale Oberfläche geht in allmählichem Abfall in die Einsenkung über, ein Wall um dieselbe besteht nicht und der die Grube auskleidende Knochen ist gewöhnlich im ganzen dicht und hart wie Kompakta und nur stellenweise, selten in ganzer Ausdehnung porös. Wenn der Grund nur noch von einer pergamentdünnen Schicht gebildet wird, ist dieselbe oft auffallend weiß und sticht dadurch, auch an der Innenfläche, von dem

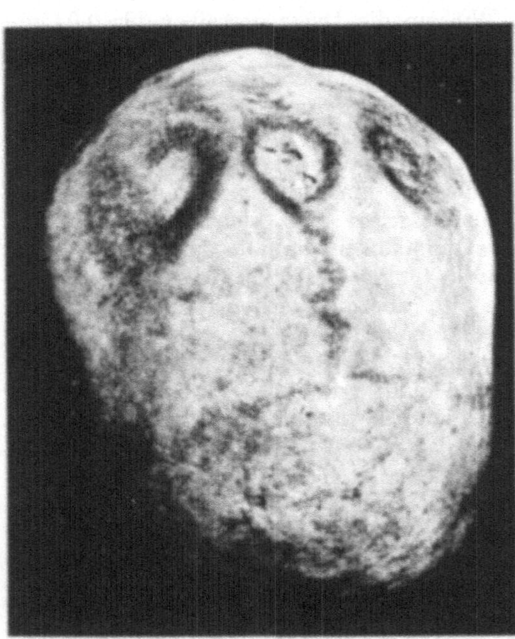

Abb. 1. Senile grubige Atrophie des Schädeldachs.

umgebenden Knochen ab. Virchow (a, b) hat zuerst, entgegen der Vorstellung von Lobstein und Rokitansky, erkannt, daß die Veränderung nicht auf einem Schwund der Diploe und nachfolgenden Einsinken der äußeren Rinde beruht, sondern der Schwund von außen nach innen fortschreitet; er fand an Schliffen, daß die Lamellen der Rinde durchbrochen werden, und ferner, daß unter dieser Zerstörung die Diploe durch Ablagerung lamellären Knochens in ihren Markräumen sklerosiert und der kompakten Substanz ähnlich wird. Bei der Untersuchung von Schnitten durch das entkalkte Schädeldach findet man an der in die Tiefe abfallenden buchtigen Resorptionslinie gewöhnlich nur auf kurze Strecken neuangelagerte Knochensubstanz, in der Hauptsache geht die Zerstörung ununterbrochen weiter; für eine Beschleunigung des physiologischen Abbaus liegen keine sicheren Hinweise vor, jedenfalls traf ich stets nur ganz wenige Osteoklasten; das periostale Bindegewebe liegt in unverändertem Zustand auf der Resorptionsfläche. Das Gleichgewicht zwischen Ab- und Anbau ist also wesentlich stärker zuungunsten des letzteren gestört als im übrigen Skelet. Die Neubildung von Knochensubstanz, welche zur Sklerose der Diploe führt, geht der von der Oberfläche fortschreitenden Zerstörung voran. hält sich der Fläche nach ungefähr in denselben Grenzen wie diese,

greift aber der Tiefe nach bis in zunächst nicht bedrohte Schichten ein (Abb. 2);
sie geschieht in Gestalt schalen- und rinnenförmiger Ablagerung von geschichteten Lamellen; an der der Oberfläche zugewendeten Seite der einzelnen
Markräume sind sie gewöhnlich früher vorhanden als an ihren anderen Seiten,
und erreichen hier eine beträchtliche Dicke, bevor letztere überhaupt einbezogen
werden, die Einengung der Räume erfolgt also vorwiegend exzentrisch von
der Oberfläche nach der Tiefe. Beim Fortschreiten der Resorption verfällt
auch diese Neubildung wieder der Zerstörung. Auffallend ist aber, daß diese
Reaktion auf die Zerstörung sich nur in der Diploe abspielt, dagegen seitens des
Periosts an beiden Oberflächen des Schädeldachs fehlt.

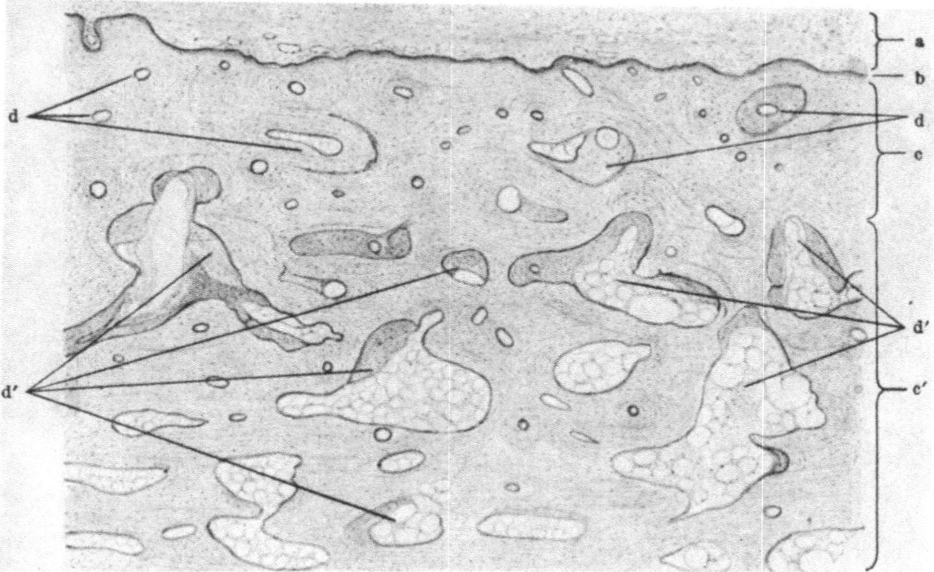

Abb. 2. Senile grubige Atrophie des Schädeldachs. Senkrechter Schnitt durch das Scheitelbein nach Entkalkung.
a tiefe Schicht des äußeren Periosts; b Resorptionslinie am Grund der Einsenkung, sie liegt im Bereich der
Diploe; c bloßgelegte Schicht der Diploe, in welcher die Markräume durch dicke Auflagerungen auf der Innenfläche (d) stark verengt sind; c' nächsttiefe Diploeschicht mit dünneren Einlagerungen in die Markräume (d')
(außerhalb der grubigen Einsenkungen ist nichts von Knocheneinlagerungen in die Markräume vorhanden,
es handelt sich also nicht um einen diffusen senilen Umbau des Schädeldachs).

Wenn auch bei ausgedehnter seniler Osteoporose die grubige Atrophie
selten vermißt wird, ist sie doch nicht nur an das Greisenalter gebunden. An
Lebenden läßt sich durch die Kopfhaut hindurch die Einsenkung leicht fest-
stellen, in den schweren Fällen ist auch die Pulsation des Gehirns gefühlt worden.
Ich habe auf diesem Wege ihr Vorkommen auch bei vollkommen gesunden
Menschen auf der Höhe des Lebens beobachtet, auch bei jahrelang fortgesetzter
Beobachtung die Erfahrung gemacht, daß die Einsenkung stillstehen und sogar
wieder flacher werden kann. Mehrfach ist ihre Entstehung mit zerebralen
Störungen in ursächlichen Zusammenhang gebracht und deshalb auf trophische
Einflüsse zurückgeführt worden, z. B. von ROSSBACH, bei dessen an dauernden
Kopfschmerzen leidender 58jährigen Patientin die Atrophie schon im 24. Lebensjahr begonnen hatte, von HOLLÄNDER u. a. bei Melancholikern. Indessen trifft
dies nur für einzelne Fälle zu und etwas Einheitliches läßt sich in den Verhältnissen, unter welchen die grubige Atrophie vorkommt, zunächst nicht auffinden. Auch über das Wesen des Vorgangs selbst und den Grund für die
häufigsten Lokalisationen besteht noch keine Klarheit: VIRCHOW hat als

gemeinsame Eigentümlichkeit der Atrophie des Schädeldachs, des Darmbeins und Schulterblatts die Bevorzugung muskelarmer oder wenigstens von derben Muskelansätzen freier Stellen erkannt, so am Schulterblatt der Flächen ober- und unterhalb der Spina bei voller Erhaltung der Ränder und Fortsätze und am Darmbein eines bestimmten mittleren Abschnitts der Schaufel; für den Schädel legt Chiari Wert auf die von den Muskeln des Schädelgewölbes ausgehende mechanische Wirkung, und zwar die Zug- und Gleitwirkung der Galea aponeurotica für die Entstehung der Gruben der Scheitelbeine und, in den Fällen mit größerer Ausbreitung, auf die Zug- und Druckwirkung der Muskeln selbst. Die Begünstigung durch das Senium wäre in Herabsetzung

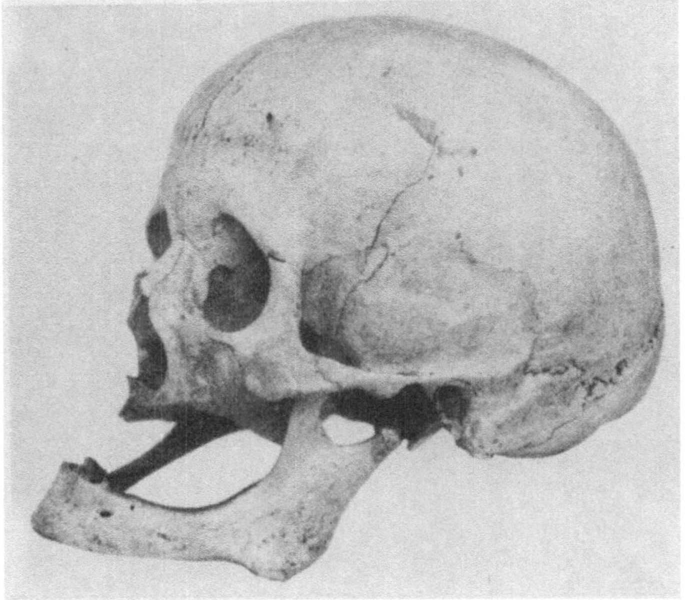

Abb. 3. Senile Atrophie der Zahnfortsätze beider Kiefer.

der Widerstandsfähigkeit des Knochengewebes zu suchen. Mit dem mikroskopischen Verhalten und auch mit der Entstehungsweise der gewöhnlichen Druckatrophie läßt sich diese Vorstellung in Einklang bringen.

Eine ganz andere Formveränderung des senilen Schädeldachs, welche H. Chiari (b) durch Umbau mit Atrophie erklärt, ist die Einsenkung der Stirnbeinschuppe gegen die Scheitelbeine oder umgekehrt im Bereich der Koronarnaht. Sie ist von der Persistenz der Nähte abhängig und besteht darin, daß entweder der hintere Rand der Stirnbeinschuppe oder der vordere Rand der Scheitelbeine im mittleren Teil gegen die Schädelhöhle um etwa 2 mm herabgesunken ist und an der Innenfläche hervortritt; die Nahtzacken sind in dem betreffenden Bereich atrophisch und die Knochen fallen am mazerierten Präparat leicht auseinander. Noch häufiger ist das Herabsinken nur des vorderen oberen Winkels des einen oder anderen Scheitelbeins. Im feineren Bau des Knochens ist dabei keine regelmäßige Veränderung nachweisbar. — Nach der äußeren Form und der ständigen Lokalisation in der Gegend der früheren großen Fontanelle könnte man an die Folge einer Entwicklungsstörung denken; auffallend ist aber der Umstand, daß die Veränderung an das höhere Lebensalter gebunden zu sein scheint. H. Chiari führt sie auf einen Umbau der betreffenden Knochenränder zurück, welcher durch das Kleinerwerden des Stirnhirns veranlaßt wird und den Zweck hat, die Schädelhöhle entsprechend einzuengen (s. dazu S. 45).

Verglichen mit der senilen Osteoporose des übrigen Skelets, welche eine ziemlich gesetzmäßige Rückbildung des Stützgerüsts ist, die mit der Herabsetzung der gesamten Lebensbetätigung und des anatomischen Zustands der Organe im Greisenalter im Einklang steht, ist die grubige Atrophie des Schädels eine reine Verfallserscheinung. Dasselbe gilt von der senilen Atrophie der Zahnfortsätze beider Kiefer, welche zu der charakteristischen Verunstaltung des Gesichts im Greisenalter führt. Sie ist aber in ihrem Vorkommen unabhängig von der ersteren. Die Einflüsse des Alters und der Inaktivität greifen dabei gewöhnlich ineinander und lassen sich nicht scharf voneinander abgrenzen: Wenn in einem früheren Lebensalter ein einzelner Zahn durch Karies verloren gegangen ist, verschwindet sekundär infolge des Nichtgebrauchs die Wand seiner Alveole bis auf die Basis und hinterläßt am mazerierten Knochen eine feinporöse Stelle; sind mehrere benachbarte Zähne ausgefallen, so kann, besonders wenn es sich um Molare des Unterkiefers handelt, der Schwund tiefer in die Kiefersubstanz eingreifen und die Spange niedriger und rund werden. In der prozentual ziemlich kleinen Zahl von Fällen, wo größere Teile der Zahnreihen wohlerhalten geblieben sind, schwinden mit dem Einsetzen der senilen Involution allmählich die vorderen und hinteren bzw. äußeren und inneren Alveolenwände vom Rand zur Basis, aber nicht an allen Zähnen gleich schnell. Mit dem Ausfall einzelner Zähne tritt die Wirkung der

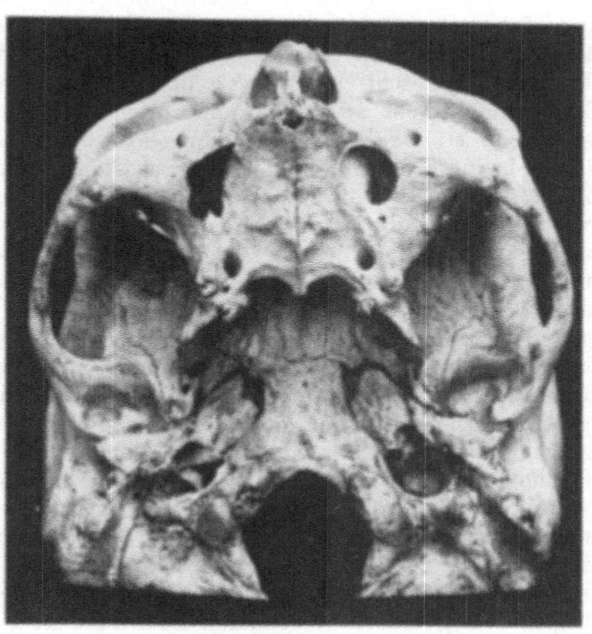

Abb. 4. Senile Atrophie der Schädelbasis. Völliger Schwund des Zahnfortsatzes unter Eröffnung beider Kieferhöhlen (an der rechten ist der Vorderrand der Öffnung etwas ausgebrochen).

Inaktivität hinzu. Der Schwund geht weit über die Basis der Alveolen hinaus. Der Unterkiefer wird zu einer runden Spange, die in den schwersten Graden Bleistiftdicke erreicht und auch an ihrer oberen Fläche eine Rinde besitzt, in der — am mazerierten Knochen — öfter ein poröser Längsstreifen verläuft. Am Oberkiefer bildet nach Verlust der Zahnfächer der Zahnfortsatz einen steileren, spitzzulaufenden Bogen, denn seine rundliche Wölbung am normalen Kiefer wird durch die Vorder- bzw. Außenwand der Fächer für die Schneide-, Eck- und Prämolarzähne bedingt. In höheren Graden verschwindet der Bogen ganz bis zur Unterfläche der Gaumenplatte unter Hinterlassung einer porösen Linie; am ehesten erhalten sich noch symmetrische flache Höcker vor den Proc. pterygoidei und einer vorn in der Mitte vor dem Foramen incisivum. Einmal sah ich am mazerierten Schädel einen noch tiefergreifenden Knochenschwund, welcher symmetrisch die untere Kieferhöhlenwand neben der Gaumenplatte zerstört und das Antrum Highmori eröffnet hatte (Abb. 4).

Folgen der senilen Osteoporose. Der Verlust von fester Substanz setzt naturgemäß den Widerstand der Knochen gegen mechanische Einflüsse statischer und dynamischer Art herab und erleichtert das Zustandekommen von Frakturen und ermöglicht sogar Biegungen. Es wurde aber bereits erwähnt, daß der senile Schwund eine gewisse Rücksicht auf die funktionellen Aufgaben erkennen läßt und die wertvollsten Bälkchen schont. Ferner liegt ein gewisser Ausgleich in der Tatsache, daß die senile Osteoporose, wenn auch nicht ganz gesetzmäßig, doch gewöhnlich mit Atrophie der parenchymatösen Organe und der Muskeln Hand in Hand geht, so daß der Körper leichter wird und geringere mechanische Anforderungen an das Skelet stellt, sofern nicht das Fettgewebe aus dem früher (S. 6) erwähnten Grunde das Gewicht erhält oder sogar steigert.

Außer dem anatomischen Bau kommt als mitbestimmend für die Brüchigkeit die Festigkeit der knöchernen Materie in Betracht. Dem Greisenknochen ist vielfach eine größere Sprödigkeit und deshalb höhere Neigung zu Frakturen zugeschrieben worden und Ribbert hat es ausgesprochen, daß die Porosierung nicht allein für den Eintritt von Knochenbrüchen im Alter bestimmend ist. Exakte Untersuchungen darüber, ob die Knochensubstanz überhaupt in ihren physikalischen Eigenschaften — abgesehen von den malazischen Erkrankungen — Schwankungen unterworfen ist, liegen erst in geringem Umfange vor: Rössle (a, b) hat, um einen Maßstab für ihre Qualität zu erhalten, nach zwei in der Technik bei der Materialprüfung angewandten Methoden die Härte und die Schlagfestigkeit der Femurdiaphyse bei verschiedenen Menschen untersucht. Danach unterliegt die Härte bei Gesunden im mittleren Lebensalter geringen, offenbar konstitutionell bedingten Schwankungen, welche ungefähr mit dem spezifischen Gewicht, aber nicht mit dem Kalkgehalt Hand in Hand gehen; ihre chemische und physikalische Grundlage ist noch nicht klar. Eine pathologische Steigerung der Härte gibt es nicht, auch nicht bei Osteosklerose. Auch das Greisenalter nimmt bezüglich der Knochenhärte keine besondere Stellung ein, Rössle fand auch bei erheblicher Rarefizierung keine regelmäßige Abweichung, einzelne Male wohl einen verhältnismäßig hohen, aber offenbar nicht pathologisch gesteigerten Grad. Was Sprödigkeit genannt wird, findet in der Schlagfestigkeit einen ungefähren Ausdruck, obwohl in letzterer verschiedene Eigenschaften verkoppelt zu sein scheinen. Die Widerstandsfähigkeit gegen Schlag unterliegt größeren Schwankungen, als die Härte, ohne daß sie sich im Gewicht aussprechen. Ob mit dem Alter und der Osteoporose regelmäßig eine Herabsetzung verbunden ist, läßt sich nach den bisherigen Untersuchungen noch nicht entscheiden, bei einer schweren senil-marantischen Porose blieb die Schlagfestigkeit weit unter dem Mittelwert. Abzuschätzen ist also die Bedeutung der physikalischen Eigenschaften des Knochengewebes neben der Strukturänderung noch nicht. Den Hauptsitz für Frakturen bei alten Menschen geben Rippen und Schenkelhals ab. Der Schenkelhals bricht am häufigsten, weil er eine der stärkst belasteten Stellen des Skelets ist und auch dynamisch leicht ungewöhnlichen Einflüssen (Vorwärtsbewegung des Rumpfs bei Hängenbleiben der Fußspitze u. ä.) unterliegt. Am bedeutungsvollsten für die Herabsetzung des Widerstandes und deshalb für den Eintritt von Frakturen ist das Verhalten der Rinde im unteren Umfange des Schenkelhalses an ihrem Übergang in den Schaft; sie ist hier wesentlich dicker als im oberen Umfang, bleibt aber hinter der Dicke der Diaphysenrinde weit zurück. An der genannten Stelle steigen aus ihr senkrecht und fast parallel die auf die vertikale Belastung eingestellten Spongiosabalken auf und lassen zwischen sich langgestreckte Markräume, welche sich bei ihrer senilen Erweiterung von oben her und dicht nebeneinander in die Rinde einbuchten und sie exzentrisch verdünnen.

Den häufigsten Anlaß zu Formveränderungen durch Verbiegung geben für die Wirbelsäule die Rumpflast und der Elastizitätsverlust der Bandscheiben und für die Rippen die Atembewegungen. Diejenigen der **Wirbel**-säule sind mehrfacher Art, und SCHMORL und JUNGHANNS haben kürzlich die aus dem wechselnden Zusammenwirken der beiden genannten Kräfte hervorgehenden Deformierungen genauer dargestellt. Ist der Quellungsdruck der Bandscheiben erhalten, so werden die knöchernen Endplatten der Wirbel durch die Gallertkerne in der Mitte eingedrückt, und es entsteht die Fischwirbelform, am häufigsten an der Lendenwirbelsäule. An der mittleren und oberen Brustwirbelsäule bewirkt die der normalen Krümmung entsprechende Belastung am atrophischen Knochen Kompression der vorderen Wirbelkörperabschnitte und Bildung mehrerer Keilwirbel, deren höchste Grade am 6. und 7. Brustwirbel gefunden werden, und damit eine ausgesprochene Kyphose.

Die Alterskyphose kann neben dem im Knochen gelegenen Ursprung auch durch bloßes Zusammensinken der degenerierten Bandscheiben entstehen.

Abweichungen von diesen typischen Formen entstehen, wenn die Knochenatrophie mit Elastizitätsabnahme der Bandscheiben verbunden ist; besonders werden dann in dem Lendenteil an Stelle der Fischwirbel Keil-, oder bei mehr gleichmäßiger Kompression „Platt"-Wirbel (POLGÁR) gefunden. Die Rippen erfahren als Folge stärkerer exzentrischer Atrophie, durch welche die Rinde dünn und das zwischen ihren beiden Lagen ausgespannte Bälkchennetz vielfach unterbrochen wird, eine Abplattung. Brüche an den erhaltenen Spongiosateilen sind dabei ebenso wie in den Wirbeln möglich.

Biegungen an Röhrenknochen durch reine Osteoporose sind mir nicht bekannt.

b) Die marantische Atrophie bildet keine scharf umschriebene Form. An der Abmagerung des Körpers und seiner Organe infolge zehrender Krankheiten, welche dem Begriff zugrunde liegt, nimmt das Skelet nicht regelmäßig und nicht in einheitlicher Art teil; vor allem gilt dies für die durch mangelhafte Ernährung hervorgerufene Kachexie: Wie schon an anderer Stelle erwähnt wurde[1], nimmt die „Hungerosteopathie" der Nachkriegszeit eine besondere Stellung ein, sie fällt gewöhnlich aus dem Rahmen der einfachen Atrophie heraus und gleicht der Spätrhachitis und Osteomalazie. Andererseits liegt bei der Ödemkrankheit eine durch mangelhafte Ernährung — nach PRYM durch kalorisch insuffiziente Kost — hervorgerufene schwere allgemeine Atrophie der Organe vor, aber das Knochengewebe nimmt an dieser, wie auch PRYM festgestellt hat, meist nicht teil.

Die marantische Atrophie des Skelets ist aber in Fällen gegeben, in welchen bei jungen Individuen mit Lungenphthise oder mit frühzeitigem Karzinom der Verdauungswege eine ausgesprochene Osteoporose besteht. Bei solchen Krebskachexien im jugendlichen oder mittleren Lebensalter findet man denselben elektiven Schwund von Spongiosabälkchen, wie bei der senilen Atrophie mit dem gleichen histologischen Bild (Abb. 5), d. h. aus dem in herabgesetzter Menge angebotenen Material entnehmen die aktivsten Teile des Knochengewebes das zu seiner Erhaltung Notwendige und, soweit toxische Schädlichkeiten im Spiele sind, kommt die Störung der Osteoblastentätigkeit an den Stellen schwächerer funktioneller Reize deutlicher zur Geltung als an denjenigen stärkerer Reize. Aber die Ausbreitung der Skeletveränderung ist wechselnd. Im allgemeinen kann man sagen, daß sie weit beschränkter ist als im Alter. Selten kommt dabei die grubige Atrophie der Schädelknochen vor, selten eine allgemeine Atrophie der Alveolarfortsätze, selten eine starke Beteiligung der Röhrenknochen und deshalb auch selten eine Spontanfraktur im Schenkelhals. Marasmus im jugendlichen Alter kommt vor allem in den

---

[1] Siehe dieses Handbuch Bd. IX/1, S. 80 und 106.

spongiösen Knochen des Rumpfs, namentlich des Brustkorbs zur Wirkung. Bei Lungenphthise mit starker allgemeiner Kachexie können die Rippen atrophisch werden, am stärksten im Bereich alter fester Verwachsungen; aber eine Gesetzmäßigkeit besteht auch hierin nicht, vielmehr kommt dabei zuweilen, wie auch beim Empyem, eine Hyperostose der Rippen an der der Lunge zugekehrten Seite zustande, verbunden mit einem ausgedehnten Umbau des Knochens (Mäder), bei dem der Schwund mancher Spongiosateile nicht dem Marasmus, sondern der Verschiebung der funktionellen Spannungen zuzuschreiben ist.

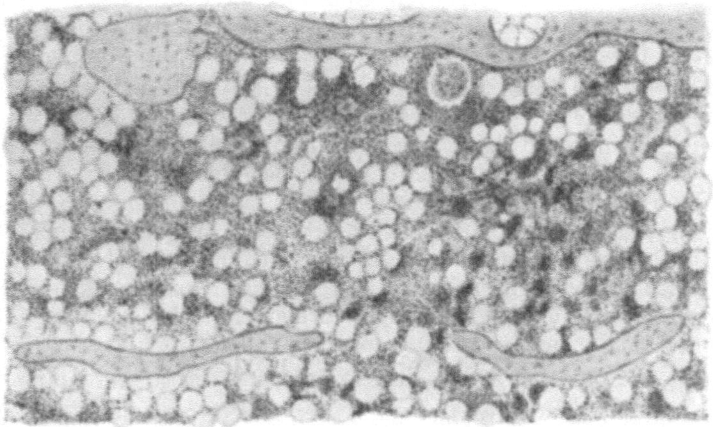

Abb. 5. Marantische Atrophie im Wirbelkörper bei Magenkarzinom. 54jähriger Mann, 22. 1. 34. Dünne, aus dem zusammenhängenden Netz gelöste Knochenbälkchen mit glatter Oberfläche.

Zur marantischen Atrophie gehört wohl die Osteoporose bei Kindern mit schweren Verdauungsstörungen jenseits des Säuglingsalters (Schütz-Heubner-Hertersche Krankheit), obschon darüber nur röntgenologische (Blühdorn), aber keine anatomischen Untersuchungen vorliegen.

2. Inaktivitätsatrophie.

Am Skelet ist der Anlaß zur Aufhebung oder Herabsetzung der Funktion am häufigsten für die Extremitäten als Folge von Muskellähmung und von Amputation eines Gliedteils gegeben, wenn der Rest in die Prothese hineinhängt, ohne verwendet zu werden. Die Vorgänge im Amputationsstumpf stellen die reinste Form der Inaktivitätsatrophie dar, bei welcher nicht zugleich trophische Einflüsse in Frage kommen. Der Schwund erfolgt hier wiederum von innen her unter dem Bilde der Osteoporose und histologisch, soweit darüber Untersuchungen vorliegen, wie bei der senilen Atrophie durch mangelhafte Anlagerung bei ungestörter Resorption. Wenn im Stumpf ein Teil einer großen Diaphyse enthalten ist, kann er sich nach dem Ende hin zuspitzen (Abb. 6) und einen Zustand darbieten, welcher gewöhnlich als das klassische Beispiel der „konzentrischen" Atrophie aufgeführt wird. Diese Verkleinerung der äußeren Form rührt aber nicht, wie es bei der Gegenüberstellung von konzentrischer und exzentrischer Atrophie gedacht war, von besonders starkem subperiostalen Schwund her, sondern von dem Zusammensinken der von der Markhöhle her verdünnten Rinde (Abb. 7), auf deren Längsschnitt sich die alten Haversschen Kanäle konvergierend bis zur Spitze verfolgen lassen. Wahrscheinlich erfolgt das Zusammensinken unter dem Druck der umgebenden Muskulatur. Aber durchaus nicht jeder Amputationsstumpf geht diese Verjüngung ein, sondern auch wenn die Diaphyse in 5—6 cm Länge erhalten ist, kann für längere Zeit ihr alter Durchmesser bestehen und die Endfläche mit einer zackigen Endplatte abgedeckt bleiben.

Bei kurzen Stümpfen wird die Atrophie besonders an der Veränderung der Spongiosa deutlich (Abb. 8), die Porose erstreckt sich auch auf das proximale Gelenkende und zeigt an beiden Teilen die planvolle Auswahl der erhaltenen Bälkchen und Platten, welche ohne Zweifel der noch vorhandenen mechanischen Funktion angepaßt ist. Bei denjenigen Osteoporosen, welche in gelähmten Gliedern entstehen,

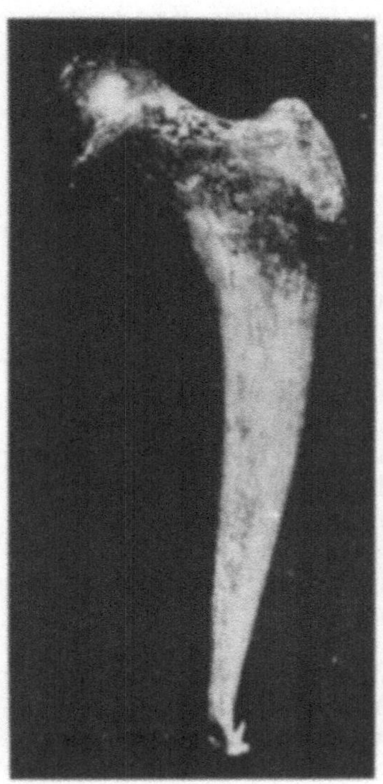

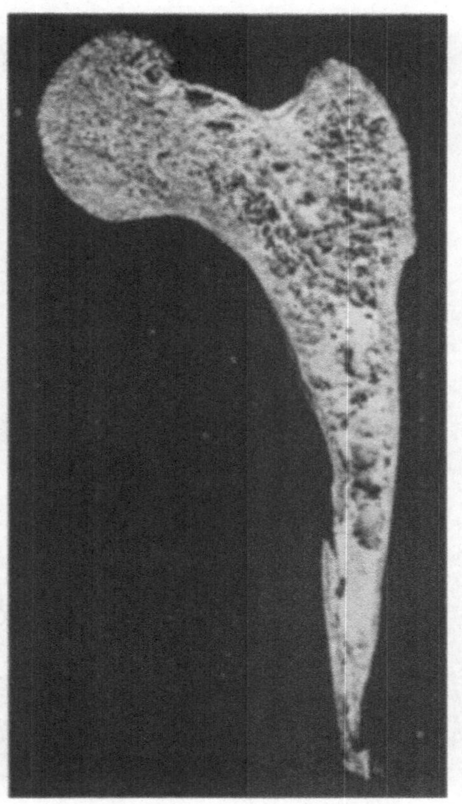

Abb. 6. Konisch zugespitzter Amputationsstumpf des Femur (sog. konzentrische Atrophie).

Abb. 7. Dasselbe Präparat im Durchschnitt. Zusammensinken der atrophischen Rinde.

läßt sich der Anteil der Inaktivität neben dem des gestörten Nerveneinflusses schwer abschätzen. Was darüber bekannt ist, soll bei der neurotischen Atrophie angeführt und hier nur erwähnt werden, daß die Knochenatrophie durchaus nicht immer der Lähmung und der Muskelatrophie parallel geht und eine absolute Lähmung längere Zeit bestehen kann, ohne daß im Röntgenbild am Knochen irgendein Schwund nachweisbar ist. An solchen Körperteilen, welche durch eine in der Kindheit entstandene Poliomyelitis ant. gelähmt sind, besteht eine Verkürzung und Schlankheit der Röhrenknochen und, was besonders Kienböck festgestellt hat, auch der Rumpfknochen, z. B. Verkleinerung des Beckens, des Schulterblatts, Verkürzung der Rippen usw., und mit dieser Entwicklungshemmung ist eine zuweilen sehr hochgradige Osteoporose verbunden, welche allerdings fast nur röntgenologisch nachgewiesen worden ist. Es ist unmöglich, die beiden dabei maßgebenden Einflüsse gegeneinander abzugrenzen, doch hat Nonne in einem solchen Fall, in welchem die Poliomyelitis im

4. Lebensjahr eingetreten war, nach 12jährigem Bestand der Lähmung des Arms gefunden, daß die Atrophie seiner Muskulatur gleichmäßig, die des knöchernen Gerüsts aber partiell war, und daraus den Schluß gezogen, daß die Inaktivität nicht allein dafür maßgebend sein konnte. Auf der anderen Seite aber tritt auch in solchen Fällen, wo der Nichtgebrauch der einzige Faktor zu sein und eine Mitwirkung trophischer Nerven nicht vorzuliegen scheint, die Atrophie nicht regelmäßig ein. A. Köhler, welcher nach dem Röntgenbild urteilt, hat ihr Vorhandensein und ihren Grad bei monatelanger Ruhigstellung eines Gliedes in den verschiedenen Fällen außerordentlich ungleichmäßig gefunden, z. B. bei bösartigen Knochentumoren überhaupt niemals gesehen, häufig auch bei Tuberkulose und chronischer Osteomyelitis vermißt, ferner an einem Fußskelet 3 Monate nach angeblichem Calcaneusbruch einen höchstgradigen Schwund, und an anderen verletzten Füßen mit gleicher Ruhigstellung nur „minimale Atrophie" beobachtet. Die letztgenannten Fälle haben engste Beziehungen zur „Sudeckschen Atrophie", deren einheitlicher Erklärung die Unsicherheit im Wege steht, in welchem Grade und Umfange Inaktivität allein Anlaß zum Knochenschwund werden kann.

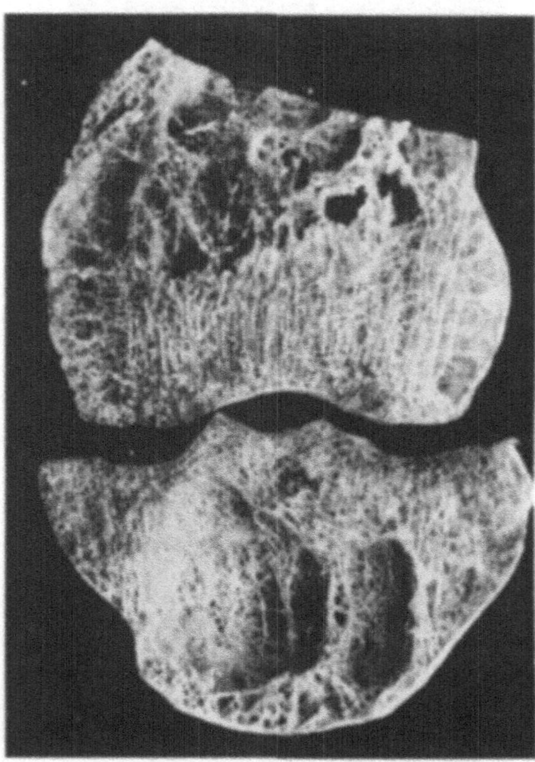

Abb. 8. Amputationsstumpf der Tibia und unteres Gelenkende des Femur. Inaktivitätsatrophie in beiden.

Die Frage, auf welchem Wege die Herabsetzung der Arbeitsleistung die atrophierende Wirkung am Skelet hervorbringt, fällt mit derjenigen zusammen, wie überhaupt der Zusammenhang zwischen dem normalen Bau der Knochen und ihren mechanischen Aufgaben aufzufassen ist. Nach Roux wirkt der funktionelle Reiz bzw. die Vollziehung der Funktion „trophisch" in dem Sinne, daß er den Ernährungsakt der knochenbildenden Zellen, ihre Fähigkeit, die Nahrung zu assimilieren, beeinflußt. Voraussetzung ist dabei der normale Ablauf der Blutzirkulation und der normale Gehalt an Nährstoffen im Blut. Atrophie entsteht, wenn diese Anregung zur Selbsternährung abnimmt. Im Hinblick auf die Sudecksche Atrophie ist vielfach die Möglichkeit erörtert worden, daß die mit Inaktivität verbundene Herabsetzung des Blutzuflusses und somit der Nahrungszufuhr eine maßgebende Rolle spielt. Aber positive Beweise dafür gibt es nicht und Roux (S. 325f.) macht dagegen geltend, daß die Verringerung der Ernährung auf diesem Wege nie so stark ist, daß das Schwinden einzelner Bälkchen dadurch erklärt werden könnte.

Es gibt viele Fälle von Inaktivitätsatrophie, in welchen nicht nur Substanz verloren geht, sondern zugleich erhaltene Bälkchen hypertrophisch werden (Roux'

„hypertrophierende Inaktivitätsatrophie"), und zwar beides nebeneinander oder ineinander geschoben. Dies hängt damit zusammen, daß der Spannungszustand eines belasteten Knochens, wie PETERSEN sich ausdrückt, eine Ganzheitseigenschaft ist, d. h. die der funktionellen Anpassung dienenden Ab- und Anbauvorgänge, welche über einen Knochenabschnitt verteilt sind, hängen untereinander zusammen, weil jede Veränderung des Baus auch die Spannungsverteilung ändert und so in anderen Abschnitten Umbau auslöst. Jede Kyphoskoliose zeigt am einzelnen Wirbelkörper in der der Konkavität angehörenden Hälfte Hypertrophie, in der der Konvexität angehörenden Atrophie der Spongiosa; so findet sich auch Atrophie als Teilerscheinung versteckt bei Umgestaltungen, welche aus einer erhöhten Belastung hervorgehen und vorwiegend unter dem Bilde der Hypertrophie verlaufen, z. B. in der oberen Epiphyse bei Genu valgum, bei Spondylitis deformans usw. In knöchern ankylosierten Gelenken stehen die verstärkten Trajektorien gewöhnlich weit auseinander infolge des Ausfalls anderer dazwischenliegender (Abb. 9).

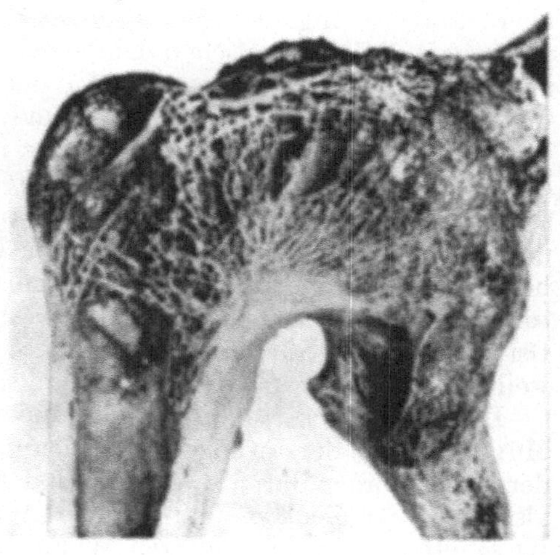

Abb. 9. Ankylosiertes Hüftgelenk. Inaktivitätsatrophie.

3. Neurotische Atrophie.

Die Beweise dafür, daß, wie die Weichteile, so auch das Knochensystem dem trophischen Einfluß des Nervensystems unterworfen ist, sah VIRCHOW (c) zunächst in dem Zurückbleiben der Entwicklung von Extremitäten bei angeborenen oder frühzeitig erworbenen Störungen im Zentralnervensystem. Später erst haben die klinischen Beobachtungen von WEIR-MITCHELL und besonders von CHARCOT über die Neigung von Tabeskranken zu Spontanfrakturen die Aufmerksamkeit darauf gelenkt, daß im Gefolge einer Rückenmarkskrankheit auch ein Abbau schon bestehender Knochensubstanz eintreten kann. Das Gebiet, auf welchem er in die Erscheinung treten kann, wurde zunächst durch die Syringomyelie erweitert, welche, wenn auch viel seltener als die Tabes dorsalis, die gleiche Wirkung auf das Skelet ausübt. An diese klinisch festgestellten Tatsachen haben sich im Lauf der Jahre manche neue Beobachtungen und verschiedene Fragen bezüglich der anatomischen Verhältnisse und der Wege, auf welchen der trophische Einfluß sich vollzieht, geknüpft. So ist die neurotische Knochenatrophie auf breitere Grundlage gestellt worden und ihr Vorkommen nicht mehr bezweifelt. Immerhin läßt sich die Bedeutung des gestörten Nerveneinflusses neben derjenigen der Inaktivität, wie schon erwähnt wurde, oft schwer abschätzen.

Das Bestehen einer Knochenerkrankung, und zwar einer Osteoporose bei Tabes und Syringomyelie wird in erster Linie daraus erschlossen, daß relativ häufig dabei die Diaphysen der großen Röhrenknochen unter geringen Gewalteinwirkungen brechen, und zwar bei Tabes vorwiegend solche der Unter-, bei Syringomyelie solche der Oberextremitäten, also übereinstimmend mit dem Sitz der Rückenmarkserkrankung; Ausnahmen von dieser Regel kommen vor, z. B. hat BRUNS Abknickung der beiderseitigen Vorderarmknochen durch eine nicht ungewöhnliche Belastung bei einem Tabiker beschrieben. Wiederholt hat eine Spontanfraktur als Initialsymptom auf das Bestehen einer Tabes dorsalis hingewiesen, nach BLENCKE ist es sogar dem Auftreten tabischer Erscheinungen um Jahre vorausgegangen. Systematische anatomische Untersuchungen des Skeletzustandes bei beiden Rückenmarkserkrankungen sind nicht vorgenommen worden; das nicht seltene Vorkommen von Osteoporose bei der Sektion von Tabeskranken ist jedem erfahrenen Obduzenten bekannt, aber genauere Angaben über Häufigkeit, Stärke und Verbreitung liegen nicht vor, auch die histologischen Untersuchungen darüber sind noch spärlich; in neuerer Zeit stellte SCAGLIETTI an den atrophischen Knochen eines Tabesfußes als Ursache der Verdünnung und des Schwundes der Knochenbälkchen Verringerung des Anbaus fest. NONNE hat röntgenologisch 6 Fälle von Tabes dorsalis untersucht, ohne nennenswerte Knochenatrophie zu finden, obwohl seit 2 Jahren absolute ataktische Paraplegie bestand; auch für die Syringomyelie stehen umfassende anatomische Untersuchungen noch aus; A. KÖHLER hat mittels Röntgenaufnahmen fleckige Atrophie des Handskelets neben Frakturen an den Vorderarmknochen festgestellt. Als Ausdruck trophoneurotischer Osteoporose wird auch die Kyphoskoliose bei Syringomyeliekranken angesehen, weil sie ohne Störung der Muskelfunktionen auftreten kann.

Die Quelle der trophischen Veränderungen bei Syringomyelie sucht L. R. MÜLLER in der Zerstörung von Zellgruppen in den Seitenhörnern und der Basis der Hinterhörner durch die Gliose und Höhlenbildung; er betrachtet dieselben als vegetative Zentren und als den Ausgangspunkt der Fasern, welche nach KURÉ efferent in den hinteren Wurzeln verlaufen.

Als weiteres Beispiel für die neurotische Atrophie wird die Knochenbrüchigkeit bei Geisteskranken angeführt, welche besonders die Rippen betrifft und an welcher nach GUDDEN den Hauptanteil die progressive Paralyse hat (s. H. NEUMANN) und als deren anatomische Grundlage wir bei den Sektionen einfache Osteoporose finden.

Ob die Arthropathien bei Tabes und Syringomyelie aus einer Atrophie der Gelenkenden hervorgehen, oder, unabhängig von einer Veränderung des Knochens, Folge von Frakturen sind, welche rein mechanisch entstehen und nur durch die Anästhesie der Gelenkteile und — bei Tabes — durch die ataktischen Bewegungen begünstigt werden, oder endlich eine schwere Arthritis deformans darstellen, wird bis in die neueste Zeit noch erörtert. Über ihre Abhängigkeit von der Rückenmarkskrankheit kann kaum noch ein Zweifel bestehen. Wiederholt ist betont worden, daß bei Tabes die Gelenke der unteren, bei Syringomyelie die der oberen Extremitäten bevorzugt sind, die Lokalisation also ebenso wie bei den Spontanbrüchen mit der der Rückenmarkserkrankung übereinstimmt; nach E. BERGMANN findet sich, wenn bei Syringomyelie auch die Gelenke der Beine befallen sind, immer auch das ganze Rückenmark erkrankt. Auch die Tatsache läßt sich mit dem spinalen Ursprung in Einklang bringen, daß die Arthropathie bei Tabes entsprechend der Symmetrie der Hinterstrangerkrankung oft doppelseitig ist, bei Syringomyelie entsprechend der häufig unsymmetrischen Ausbreitung der Gliose und Höhlenbildung nur ausnahmsweise beide Körperhälften befällt. Gegen rein traumatische Entstehung ohne vorbereitende Knochenatrophie macht NONNE geltend, daß tabische Arthropathien schon präataktisch und ohne wesentliche Sensibilitätsstörungen beobachtet werden, und BLENCKE die Tatsache, daß bei Syringomyelie die Gelenkerkrankung ohne gleichzeitige Ataxie und Analgesie vorkommt, sowie die, daß sie bei Tabes auch während vollkommener Bettruhe eintreten kann; E. BERGMANN wies darauf hin, daß bei multipler Sklerose trotz Ataxie, allerdings bei gewöhnlich geringfügiger Sensibilitätsstörung, keine

Gelenkerkrankungen beobachtet werden. Für die Bedeutung der vorhergehenden Knochenatrophie fällt auch die Tatsache ins Gewicht, daß tabische Arthropathie und Spontanbrüche oft zusammen vorkommen. Die genaue anatomische Untersuchung von zwei tabischen Arthropathien mit schwerer Formveränderung der Gelenkflächen durch MORITZ ergab zweifellose Frakturen der Gelenkenden als Grundlage derselben und dabei sehr wechselvolle Veränderungen des Spongiosabaus, teils Atrophien, teils Hypertrophien, welche mit der veränderten Belastung übereinstimmen, aber nicht erkennen lassen, ob eine Osteoporose vorausgegangen ist. ROTTER hat an Gelenken, welche wenig Monate nach Eintritt der tabischen Arthropathie reseziert wurden, keine Osteoporose gefunden. Die Gelenkkomplikation wird nur in einem kleinen Bruchteil der beiden Rückenmarkserkrankungen beobachtet, bei Tabes in 5—10%, bei Syringomyelie in 10—25% der Fälle, was allerdings nach E. BERGMANN zu niedrig gegriffen ist. Es ist, wenigstens für die Tabes, die Meinung ausgesprochen worden, daß das Vorhandensein einer peripheren Neuritis das Ausschlaggebende dafür sei; aber der mikroskopische Nachweis von Degenerationen an den kleinen Nerven im Bereich der erkrankten Gelenke, welcher in mehreren älteren Arbeiten geführt worden ist, reicht nicht aus, dieselbe zu begründen.

Genauere klinische und röntgenographische Untersuchungen sind an Fällen von zentralen und peripheren Lähmungen vorgenommen worden, um festzustellen, inwieweit Lähmung, Muskelatrophie und Knochenatrophie sich decken und die neurotische mit der Inaktivitätsatrophie zusammenfällt. Auch hier verdienen NONNEs Beobachtungen besondere Beachtung. Unter vier zerebralen Hemiplegien, welche apoplektiform entstanden waren, war zweimal bei absoluter Lähmung nur ganz schwache Atrophie an Phalangen und Handwurzelknochen, aber keine Muskelatrophie vorhanden, zweimal dagegen, bei einer der Kranken 6 Wochen nach dem Schlaganfall, neben Muskelatrophie eine ausgedehnte fleckige Atrophie in Phalangen, Handwurzelknochen, Epiphysen und distalen Diaphysenabschnitten, ihrer Beschaffenheit nach offenbar der SUDECKschen Form gleich. Nach akuter Poliomyelitis fand er, außer dem früher (S. 15) angeführten Fall, bei einem Kind 4 Wochen nach Beginn neben atrophischer Lähmung im Peroneus- und Tibialisgebiet deutliche Strukturveränderungen im ganzen Fußskelet und in der Tibia, demgegenüber aber in 2 Fällen von hysterischer Lähmung (Paraplegia inf. und Monoplegia sup.) nach mehr als 1jähriger Dauer normale Knochenverhältnisse. Die Lähmung an sich ist also nicht bestimmend für den Eintritt der Knochenatrophie, sondern letztere kommt nach NONNE dann vor, wenn an den Weichteilen solche Störungen vorliegen, welche nach der klinischen Untersuchung durch Erkrankung spinaler oder zentraler trophischer Zentren hervorgerufen sind. Damit steht auch BLENCKEs Fall von spastischer Hemiplegie im Einklang, in welchem — im Röntgenbild — am Fußskelet Atrophie in ähnlicher Verbreitung, wie im „Tabesfuß" vorhanden war, d. h. besonders in den Epiphysen der Phalangen und dem Calcaneus, sowie im Kahnbein. Über den anatomischen und histologischen Befund an den Knochen liegen ältere Angaben von DEBOVE vor, welcher bei 3 Hemiplegikern einfache exzentrische Atrophie feststellte.

Die Erfahrungen über das Verhalten der Knochen bei Lähmungen infolge Veränderungen an den peripheren Nerven beziehen sich auf Neuritis und auf Verletzungen; über erstere liegen allerdings nur zwei Beobachtungen von NONNE vor von Entzündung des Peroneus seit etwa 1 Jahr mit Totallähmung und Muskelatrophie, in denen die Knochen auffallenderweise unverändert geblieben waren. Über die Wirkung von Nervenverletzungen auf die Knochen derselben Extremität hat der Weltkrieg reichliches Beobachtungsmaterial gebracht. Nach Nervenschüssen tritt fast stets

Knochenatrophie auf, sie wechselt aber dem Grade nach nicht nur in Abhängigkeit von der Dauer, sondern auch von der Art des getroffenen Nerven. Und zwar führt die Verletzung rein motorischer Stämme weniger zur Knochenatrophie, als die gemischter. Nach W. Lehmanns Erfahrungen, mit denen Blenckes Angaben im wesentlichen übereinstimmen, ist sie am ausgeprägtesten nach Verletzungen des Medianus, Tibialis und Ischiadikus, nächstdem des Radialis und Peroneus, obwohl sie auch in letzterem Falle sich über alle Fußknochen erstrecken kann (z. B. bei Sudeck). Von manchen Seiten wird hervorgehoben, daß Fälle mit stärkeren sensiblen Reizerscheinungen besonders zur Ausbildung der Knochenatrophie neigen, und dies als Beweis dafür angesehen, daß die sensiblen Fasern trophische Funktionen ausüben. L. R. Müller macht aber darauf aufmerksam, daß die Ausbreitung der Sensibilitätsstörungen nicht immer mit derjenigen der trophischen Störungen (Schweißsekretion usw.) zusammenfällt; auch kommt Knochenatrophie ohne Veränderung der Schmerzempfindung vor.

Im Gegensatz zur Tabes und Syringomyelie, wo die Knochenatrophie wegen ihrer vorwiegenden Lokalisation an den großen Röhrenknochen und der Spontanfrakturen an denselben praktische Bedeutung besitzt, ist diejenige, welche mit zentralen und spinalen Lähmungen verbunden ist oder von Läsionen der peripheren Nerven abhängt, nur zuweilen klinisch bemerkbar, wird vielmehr gewöhnlich nur als sekundärer Zustand durch die Röntgenuntersuchung aufgedeckt und nur durch letztere ist das nach Art und Ausbreitung ziemlich einheitliche Bild dieser „neurotischen Knochenatrophie" der Extremitäten bekannt; denn die äußere Gestalt der Knochen ist nicht verändert, sondern nur der innere Bau, und eine so umfangreiche anatomische Präparation und mikroskopische Untersuchung des ganzen Gerüsts einer Extremität, daß sie jeden einzelnen Knochen desselben umfaßt, ist bisher nicht durchgeführt worden. Sofern also die Störung des Nervensystems überhaupt das Skelet in Mitleidenschaft zieht, besteht die Wirkung in einer, je nach der Schwere, gleichmäßigen oder mehr fleckigen, aber nicht herdförmigen Aufhellung des Röntgenschattens, welche Ausdruck einfacher Osteoporose ist; die Bestätigung dieser Deutung ist durch einige mikroskopische Untersuchungen erbracht, von denen die verwertbarsten aus neuerer Zeit diejenigen sind, welche Ricker in Blenckes Fällen von Ischiadikus- und Peroneusverletzungen vorgenommen hat. Die Atrophie beginnt gewöhnlich an den Phalangen und allen oder mehreren Hand- und Fußwurzelknochen und schreitet unter Umständen über die Epiphysen auf die distalen Abschnitte der großen Diaphysen fort. Diese Verbreitung in den Fällen, in welchen eine sichere Nervenschädigung vorhanden ist, stimmt mit derjenigen überein, welche das klassische Bild der Sudeckschen Atrophie ausmacht (vgl. S. 22).

Die Berechtigung, neben der Inaktivität die Störung eines „trophischen" Einflusses des Nervensystems anzunehmen, wird bei den Fällen einer zentralen oder peripheren Läsion darin gefunden, daß der Grad des Nichtgebrauchs und der des Knochenschwundes sich keineswegs decken, vielmehr einerseits Totallähmung ohne Nervenveränderung oder Ruhigstellung lange Zeit hindurch vorhanden sein können, ohne Knochenatrophie zu erzeugen, und andererseits bei organischen Erkrankungen des Nervenapparats sich die Osteoporose auch dann entwickelt, wenn die betreffenden Extremitäten dauernd bewegt werden. Dafür spricht auch das Zusammenfallen von Knochenatrophie und Störungen an den Weichteilen, welche als trophische gelten, nicht nur bei zentralen Erkrankungen, sondern auch bei Verletzungen der peripheren Nerven, z. B. Geschwüren an Druckstellen nach Art des Mal perforant in Fällen von Ischiadikusunterbrechung. Von den berühmten, über 80 Jahre zurückliegenden Versuchen von Schiff, welche den Einfluß der Nervendurchschneidung auf das Knochensystem klarstellen sollten, hat derjenige bereits Beweiskraft für das Bestehen der neurotischen Atrophie im heutigen Sinne gehabt, in welchem die motorischen Nerven der einen Kieferhälfte durchtrennt und der ganze Kiefer ruhiggestellt, aber nur auf der Seite der Operation atrophisch wurde.

Wahrscheinlich gehören auch die Verstümmelungen der Hände und Füße in manchen Fällen von Lepra mutilans in das Gebiet der neurotischen Atrophie. Während die Wirkung der leprösen Neuritis meist darin besteht, daß Anästhesie, schwere Infektion und entzündliche Nekrose mit Ausstoßung der Phalangen aufeinander folgen, haben Hj. und F. Harbitz eine Reihe von Kranken beobachtet, bei welchen der Knochenschwund in anderer Weise vor sich ging: Die eigenartige Atrophie betrifft vorwiegend die distalen Enden der kurzen Röhrenknochen, jeder einzelne wird kürzer, büßt sein Köpfchen ein und läuft in eine pfriemenartige Spitze aus, während die Basis erhalten und die Oberfläche glatt bleibt; in dieser Weise können auch die zu einem Strahl hintereinander gereihten Knochen verändert sein, so daß die Spitze des Metakarpale auf die breite Grundfläche der 1. Phalanx und das spitze Ende der letzteren auf die Grundfläche der 2. Phalanx stößt, die Verbindung zwischen ihnen aber aufgehoben ist und das Gerüst zusammensinkt. F. Harbitz schließt auf Grund seiner nur kurz mitgeteilten mikroskopischen Untersuchung eine lepröse Osteomyelitis und Periostitis mit Usur des Knochengewebes aus und stützt die Vorstellung des trophoneurotischen Charakters dadurch, daß er daneben solche Hautveränderungen nachwies, deren trophoneurotische Entstehungsweise allgemein anerkannt ist. Eine ganz ähnliche konzentrische Atrophie des Fußgerüsts hat Scaglietti kürzlich bei 2 Fällen von Malum perforans beschrieben. Den ausgedehnten Zerstörungen lag zum Teil Nekrose und Ausstoßung von Knochenteilen zugrunde, zum Teil hochgradige Osteoporose, die im Röntgenbild zum fast vollständigen Verschwinden einzelner Knochen mit ziemlich weitgehender Wiederherstellung in Perioden der Besserung führte, und endlich eine Verkleinerung der Metatarsalknochen und Grundphalangen, wie bei Lepra, nur lokalisiert an den in den Mittelfuß-Zehengelenken einander zugekehrten Enden. Die allmähliche Entwicklung dieser Difformität wurde im Röntgenbild über einen längeren Zeitraum verfolgt, sie stellte also offenbar eine konzentrische Atrophie dar und fiel auch räumlich nicht mit den Hautgeschwüren zusammen. Die Vermutung Scagliettis, daß die Geschwürsbildung ihren Ursprung in einer Erkrankung des Nervensystems hatte, obwohl keine gröberen Veränderungen an ihm nachzuweisen waren, kann in der Ähnlichkeit des Knochenzustandes mit der leprösen Atrophie eine Stütze finden. Ähnlich aussehende, aber auf die Endphalangen beschränkte Atrophien mit Verkleinerung derselben und Auslaufen in eine Spitze werden bei Sklerodermie beobachtet und ebenso wie die Veränderung der Weichteile auf Störung trophischer Nerven bezogen (L. R. Müller); als mitwirkend kommt Knochenresorption durch Druck seitens der stark verkürzten und gespannten Haut in Betracht.

Dagegen gehören nicht zur neurotischen Atrophie die Knochenveränderungen, welche bei Neurofibromatose gefunden werden (Adrian, Stahnke). Denn es handelt sich dabei zum Teil um Knochenverkleinerungen und Defekte an solchen Stellen, die von plexiformen Geschwülsten überlagert waren, besonders Asymmetrien des Schädels, welche offenbar Entwicklungshemmungen bedeuten, und um Verbiegungen der Wirbelsäule, welche, soweit sich aus den unvollständigen Mitteilungen schließen läßt, wahrscheinlich mit Osteoporose verbunden, aber, wie Adrian schon annahm, die Folge von Muskelschwäche und abnormer Belastung waren.

Bei der Hemiatrophia faciei, deren trophoneurotischer Ursprung bereits von Romberg erkannt worden ist, beruht die Verkleinerung der betreffenden Gesichtshälfte hauptsächlich auf dem Schwund des Fettgewebes und der

Atrophie der Haut, weniger auch der Muskulatur, in vielen Fällen erstreckt sie sich aber auch auf die knöcherne Unterlage. Wenn, wie es häufig geschieht, die Krankheit innerhalb der Wachstumsperiode beginnt, bleiben die betreffenden Unter- und Oberkieferhälften samt dem Jochbogen in der Entwicklung zurück; aber in den erst jenseits der Wachstumszeit einsetzenden Fällen hat man echte Atrophie, wie zuerst Virchow bei einer Kranken, bei der das Leiden im 25. Lebensjahr begann, feststellte, beobachtet, besonders in Form von Verdünnung und Einsinken des Jochbogens. Wenn auch früher der Knochenschwund gelegentlich nur als Folge der Weichteilveränderung bezeichnet wurde, wird er jetzt allgemein als gleichwertig mit letzterer, d. h. als unmittelbare trophoneurotische Störung anerkannt und der Ursprungsort im Halssympathikus gesucht. Auf diesen weisen nicht nur andere gleichzeitig vorhandene Symptome, wie Störungen der Schweißsekretion und der Pupillenbewegung hin, sondern auch in manchen Fällen nachgewiesene anatomische Veränderungen des Stranges und des Ganglion cervicale supremum oder seiner vom Rückenmark kommenden Rami communicantes (L. R. Müller), wie Kompression durch Struma, Schußverletzungen, Einschluß in Operationsnarben u. a. In manchen Fällen von Hemiatrophie werden Trigeminusstörungen, besonders in Form von Neuralgien beobachtet und früher hat man deshalb den Trigeminus bzw. das Ganglion Gasseri als Ausgangspunkt der Krankheit angesehen, Mendel auch in letzterem eine interstitielle Entzündung nachgewiesen; indessen scheint es sich dabei nur um eine Mitbeteiligung zu handeln, welche vom Sympathikus aus auf dem Wege des Plexus caroticus und der Rami commun. hervorgerufen wird.

Es kann hier nicht ausführlicher erörtert werden, wo die trophischen Leitungsbahnen und ihre Zentren zu suchen sind, weil dieses Problem weit über die Knochenpathologie hinausgreift; nur soll erwähnt werden, daß die Knochen Äste des zerebrospinalen Systems besitzen, welche wahrscheinlich der Sensibilität dienen, und solche des sympathischen Systems, darunter auch marklose Fasern; ob sich unter ihnen auch solche befinden, welche die trophischen Funktionen ausüben, ist histologisch nicht zu unterscheiden (L. R. Müller). Nach Kuré verlaufen markhaltige, wohl parasympathische Fasern mit trophischen Funktionen efferent in den hinteren Wurzeln. Die Anwendung des Gedankens, daß der trophische Einfluß des Nervensystems auf die Gewebe nicht durch besondere Fasern vermittelt wird, sondern über die Vasomotoren geht und in Veränderung der Blutzufuhr besteht, begegnet für den Knochen großen Bedenken, dieselben werden gelegentlich der Sudeckschen Atrophie, welche vielfach auf diese Weise erklärt wird, besprochen werden.

4. Sudecksche „akute Knochenatrophie".

Das Charakteristische der Sudeckschen Atrophie liegt darin, daß sich an einer Extremität, welche Sitz einer Entzündung oder Verletzung ist, peripher von dieser innerhalb kurzer Zeit eine ausgedehnte Osteoporose in an sich unbeteiligten Knochen ausbildet; sie kann für den Krankheitsverlauf Bedeutung in Form von Schmerzen und von Funktionsstörungen, z. B. der Finger, gewinnen und diese Erscheinungen können die primäre Krankheit überdauern. Schon länger ist es den Chirurgen und pathologischen Anatomen bekannt, daß bei tuberkulösen Knochen- und Gelenkentzündungen das Knochengewebe häufig in der Umgebung des Krankheitsgebietes stark atrophisch wird, auch in den von der Grundkrankheit selbst nicht betroffenen Knochen. Z. B. kann bei einem umschriebenen Herd in der Ulnaepiphyse an der Metaphyse und einem Teil des Schaftes eine hochgradige Osteoporose eintreten, oder es können bei tuberkulöser Entzündung in einem kleinen Fußwurzelgelenk, z. B. dem zwischen zwei Keilbeinen das dritte Keilbein und andere Fußwurzelknochen den größten Teil ihres festen Gerüsts einbüßen (Abb. 10); das Mark solcher Knochen hat gewöhnlich den Charakter des reinen Fettmarks als Ausdruck der gleichzeitigen Atrophie des blutbildenden Parenchyms. Abb. 11 zeigt das Skelet von Calcaneus, Talus und dem distalen Tibiaabschnitt bei Tuberkulose des Mittelfußes; die Atrophie in ihnen ist so hochgradig, daß ich die glatte Schnittfläche durch das ganze Knochengerüst mit dem Messer herstellen konnte. Mikroskopisch liegen bei dieser Art des Knochenschwundes dieselben

Verhältnisse vor, wie bei der einfachen senilen und marantischen Atrophie, der Zusammenhang der Spongiosabälkchen ist allenthalben unterbrochen, die vorhandenen sind schmächtig, besitzen aber glatte Begrenzungen, eine gesteigerte Resorption habe ich nie dabei gesehen. SUDECK hat darüber hinausgehend mittels Röntgendurchleuchtung an den Röhrenknochen der Mittelhand und des Mittelfußes und den Phalangen sowie den Hand- und Fußwurzelknochen die Atrophie auch nachgewiesen, wenn der Erkrankungsherd weiter entfernt, sogar in einer der langen Diaphysen der betreffenden Extremität liegt, und zwar in einer systematischen Ausbreitung, nämlich als fleckige Aufhellung der spongiösen

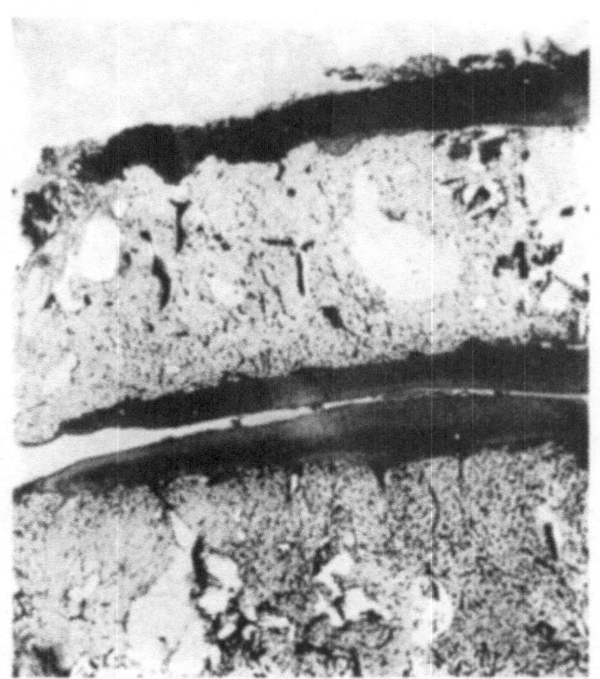

Abb. 10. SUDECKsche Atrophie. 1. und 2. Keilbein der Fußwurzel bei tuberkulöser Entzündung des Gelenks zwischen 2. und 3. Keilbein. Fast vollständiger Schwund der Spongiosabälkchen.

Endteile, aber auch als lochartige Lücken in der Rinde (Abb. 12). Dies wird jetzt als das klassische Bild dieser Form angesehen. Und eine weitere Eigenart derselben gegenüber Atrophien anderer Entstehung liegt darin, daß sich der Zustand nicht selten bald, gelegentlich schon im Laufe von 4, oder sogar von 2—3 Wochen (z. B. HILGENREINER) nach dem Beginn der Grundkrankheit entwickelt und dadurch die Bezeichnung als „akute Atrophie" rechtfertigt. In den jüngeren Stadien erscheint die Spongiosaarchitektur im Röntgenbild verschwommen, bei längerem Bestand läßt sie, wie KIENBÖCK gezeigt hat, allmählich wieder deutlichen Bälkchenbau, wenn auch im rarefizierten Zustand erkennen.

Der Kreis der Ursachen, welche diese eigenartige Atrophie hervorrufen können, ist ein ziemlich weiter und die ursprünglich von SUDECK gebrauchte Bezeichnung „entzündliche Atrophie" umfaßt sie nicht vollständig. Außer Tuberkulose kommen eitrige Entzündungen der Knochen und Gelenke in Betracht, ferner Frakturen der Diaphysen oder, wofür der Weltkrieg ein großes Beobachtungsmaterial geliefert hat, der Gelenkenden, z. B. solche der Unterschenkelknochen mit nachfolgender Calcaneusatrophie, oder Radiusbruch mit

Atrophie in dem distalen Radiusende und den Knochen der Handwurzel und der Mittelhand; weiterhin einfache Distorsionen und Quetschungen — Sudeck (b) sah z. B. 10 Wochen nach Verstauchung des Handgelenks, welche selbst vollkommen geheilt war, an allen Knochen sämtlicher Finger Atrophie —. Ursprünglich hatte es den Anschein, als ob die Mitbeteiligung eines größeren Gelenks das Auftreten der Osteoporose begünstige (Sudeck, Kienböck u. a.); es schien darin eine Analogie zu der längst bekannten Muskelatrophie in der Umgebung kranker Gelenke zu liegen, welche Charcot als reflektorische Trophoneurose aufgefaßt hatte und welche für Sudeck bei der Zurückführung der Knochenatrophie auf den gleichen Vorgang das Vorbild abgab. Später ist die Bedeutung der Gelenke mehr zurückgetreten und die Knochenveränderung häufig nach reinen Weichteilerkrankungen, sowohl phlegmonösen Entzündungen der Haut und der Sehnenscheiden und Panaritien, als Verwundungen, endlich nach Nervenverletzungen beobachtet worden; nach Herfarth sind die letzteren besonders dann wirksam, wenn mit ihnen eine Gefäßzerreißung verbunden ist. Von verschiedenen Beobachtern wird bei Knochen- und Gelenkverletzungen

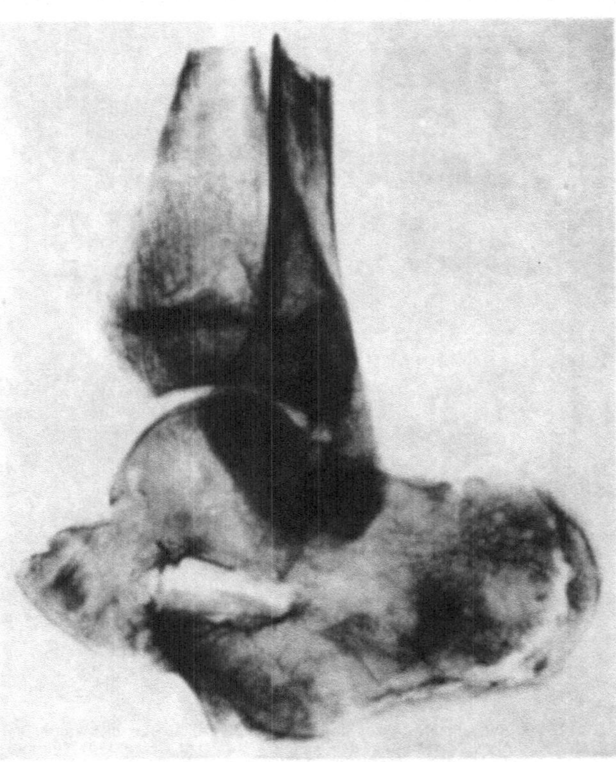

Abb. 11. Sudecksche Atrophie des Calcaneus und Talus, der Tibia und (schwächer) der Fibula bei Tuberkulose des Mittelfußes. Röntgenbild. 16jähriger Knabe, 29. 5. 14.

die gleichzeitige Schädigung der Weichteile für das Zustandekommen (A. Köhler, Büssum u. a.) der Atrophie und die Schwere der Verletzung als maßgebend für ihr frühzeitiges Einsetzen angesehen.

Das Wesentliche der Sudeckschen Atrophie wird also nicht mehr, wovon der Begriff ausging, darin gesehen, daß zu einer umschriebenen Entzündung eine ausgedehnte Knochenatrophie kommt, sondern darin daß überhaupt Läsionen verschiedener Art, auch leichte und vorübergehende, eine unverhältnismäßig schwere Schädigung des Knochengerüsts an ferngelegenen und scheinbar unbeteiligten Abschnitten herbeiführen.

Bei der Mannigfaltigkeit der Ursachen läßt sich die Häufigkeit des Vorkommens nicht zahlenmäßig ausdrücken jedenfalls aber tritt die Atrophie der peripheren Extremitätenabschnitte nur bei einem Bruchteil der genannten Grundursachen ein. Lenk hat gezählt, wie häufig sie an seinem Material von Knochenbrüchen in der Nähe der Bruchstelle vorkam, und gefunden, daß unter 16 Diaphysenfrakturen nur einmal eine Aufhellung in der Bruchgegend vorlag, unter

18 Metaphysenbrüchen 6mal und unter 9 Epiphysen- bzw. Gelenkbrüchen 8mal, die Zahlen steigen aber nach ihm, wenn, unabhängig vom Sitz der Verletzung, auch alle Knochen an den Endteilen der Extremitäten untersucht werden.

Als ungewöhnlichere Lokalisation beschreibt BÜSSUM im Anschluß an eine Kniequetschung, nach welcher das Gelenk 14 Tage ruhiggestellt war, 3 Monate später fleckige Atrophie in den Epiphysen von Femur und Tibia und in der Patella; auch HILGENREINER hat die Atrophie nach Schußfrakturen mehrmals isoliert auf eine ganze Epiphyse verbreitet und ferner an der Stelle der alten Epiphysenlinie gesehen.

Über das anatomische Verhalten der fern von der primären Erkrankung entstehenden Atrophie ist ganz wenig bekannt, über das akute Stadium und die Stellen mit der verschwommenen Zeichnung im Röntgenbild am Menschen liegen nur von RIEDER Angaben vor. Die mikroskopischen Befunde, welche EXNER beschreibt, beziehen sich auf 3 Fälle mit chronisch bestehender Atrophie, wohl auch die von HERFARTH am Calcaneus erhobenen, und bieten die Verhältnisse des einfachen Schwundes wie bei seniler Atrophie; EXNER konnte zuweilen an solchen Spongiosastellen, wo bei der Durchleuchtung der ganzen Extremität die Strukturzeichnung verwaschen war, bei der Durchleuchtung der skelettierten Knochen doch deutliche Bälkchen und in der Rinde eine Aufblätterung erkennen. Er hat solche Knochen auch chemisch untersucht und einen Gewichtsverlust um 67% festgestellt, in einem Falle außerdem noch eine um 10% höhere Abnahme der Kalksalze gegenüber der organischen Substanz, so daß er daraus auf das Vorhandensein kalklosen Gewebes in geringer Menge schließt. Damit stimmen die Beobachtungen von RIEDER, welche an einem größeren Material erhoben worden sind, überein; nach ihnen sind regelmäßig, einmal auch bei einer erst

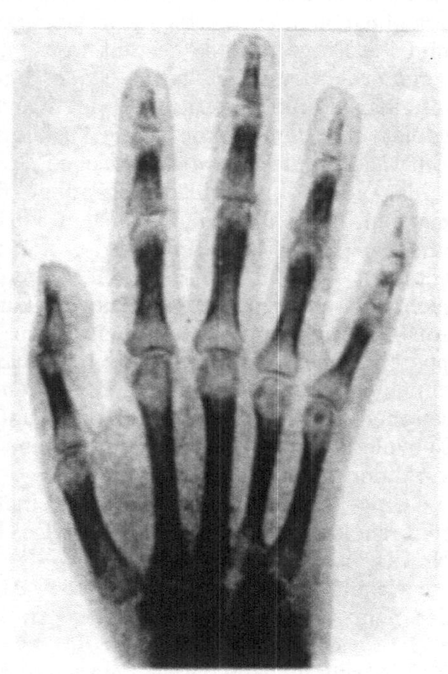

Abb. 12. SUDECKsche Atrophie der Hand bei gonorrhoischer Arthritis des Handgelenks, 8 Wochen nach Beginn der letzteren. Röntgenbild. 23jährige Frau. Atrophie in allen Metakarpalknochen und Phalangen. (Aus SUDECK: Arch. klin. Chir. 62, Taf. II.)

17 Tage alten akuten Atrophie, an den verschmälerten Knochenbälkchen breite Osteoidsäume, bedeckt mit Osteoblasten vorhanden, aber keine Zeichen verstärkter lakunärer Resorption; die experimentell bei Kaninchen erzeugte Atrophie verhielt sich ebenso. Es war also unter den gegebenen Verhältnissen die Apposition quantitativ und qualitativ mangelhaft.

Die primären Erkrankungen, an welche sich die SUDECKsche Atrophie anschließt, sind sehr verschieden, sowohl nach dem anatomischen Charakter, als nach den klinischen Folgen, soweit Einschränkung der Bewegungen und Symptome seitens des Nervensystems in Betracht kommen. Es ist deshalb schwer zu sagen, welche Eigenschaften maßgebend für das Zustandekommen oder Ausbleiben des Knochenschwundes sind. Deshalb ist über die Pathogenese der SUDECKschen Krankheit keine einheitliche Auffassung zu erzielen, wenn die Frage so gefaßt wird, ob sie der Inaktivitäts- oder der neurotischen Atrophie zugezählt werden muß. Inaktivität ist in den meisten Fällen, wenn auch in verschiedener Abstufung vorhanden und in einer seiner ersten umfassenden Darstellungen der Krankheit geht Sudeck (b) gerade von solchen Beobachtungen aus, in welchen wegen phlegmonöser Entzündung der Gelenke oder Sehnenscheiden der Hand langdauernde Immobilisierung vorgelegen hatte und als Grund der Funktionsstörung angesehen worden war. Zuweilen spielt sie offenbar auch die Hauptrolle, z. B. in Fällen wie dem von Hilgen-reiner, wo nach Schußfraktur des Radius nur dieser porotisch war, nicht aber die Ulna. Indessen bezieht sich die Unsicherheit weniger auf solche Sonderformen, als auf das klassische und vollkommene Bild der Sudeckschen Atrophie mit der systematischen Aufhellung der Knochenstruktur in allen oder den meisten Teilen des Hand- und Fußgerüsts im Gefolge verschiedenartiger und verschieden lokalisierter Primärerkrankungen der betreffenden Extremität, und die Frage muß so gestellt werden, ob sie durch Inaktivität allein befriedigend erklärt werden kann. Nach den klinischen Beobachtungen decken sich offenbar Funktionsstörung und Knochenatrophie nach ihrem Ausbreitungsgebiet und dem Grade ihrer Ausbildung häufig nicht. Die Schnelligkeit der Entwicklung des charakteristischen Röntgenbildes läßt sich kaum als ein durchschlagender Unterschied gegenüber der reinen Inaktivitätsatrophie geltend machen, denn über die zeitlichen Verhältnisse bei letzterer ist wenig bekannt und, wie früher erwähnt wurde, bleibt sie häufig auch vollständig aus, wo sie erwartet werden könnte. Auch von dem Gesichtspunkt aus läßt sich die Frage nicht entscheiden, ob bei reiner, unkomplizierter Inaktivität ein nach Art und Ausbreitung der Sudeckschen Form gleicher Knochenschwund in den peripheren Teilen vorkommt, denn an Extremitäten sind solche Ruhigstellungen ohne jede Unterbrechung der Nervenleitung höchst selten und, soweit diese seltenen Fälle genauer untersucht sind (z. B. hysterische Lähmungen und Geschwulstbildungen), überhaupt keine nennenswerten sekundären Knochenveränderungen gefunden worden.

  Umgekehrt bieten Fälle von reiner zerebraler oder spinaler Lähmung bei röntgenologischer Untersuchung des Knochengerüsts, wie sie besonders von Nonne (s. oben) vorgenommen worden ist, das mehr oder weniger vollkommen entwickelte Bild der Sudeckschen Atrophie, man kann also sagen, daß sich der neurotische Knochenschwund in vielen Fällen mit letzterer deckt. Auch andere Eigentümlichkeiten der Fälle von Sudeckscher Atrophie, welche Sudeck u. a. hervorgehoben haben, sprechen für die Bedeutung der nervösen Bahnen bei ihrer Entstehung, vor allem die nach Ohlmann fast immer vorhandene und nach Beck bei starker Knochenatrophie besonders deutliche Nervenschädigung innerhalb der Primärerkrankung und die nach ersterem regelmäßig mit dem Knochenschwund verbundene Weichteilveränderungen, wie Haut- und Muskelatrophie, Ödeme usw., welche als trophoneurotische Erscheinungen bekannt sind. Experimentelle Untersuchungen haben keine klare Entscheidung gebracht, weil es auch bei ihnen nicht möglich war, die beiden konkurrierenden Einflüsse streng voneinander zu trennen. So sind bei der Gastrocnemiusdurchschneidung von Brandes wahrscheinlich auch Nerven verletzt worden. W. Lehmann hat bei einem Kaninchen ein Stück der Achillessehne exzidiert, bei einem zweiten die Sehne durchtrennt und wieder genäht; bei beiden wurden in ungefähr gleicher Weise intramuskuläre und intratendinöse Nerven verletzt, beim zweiten aber die Inaktivität ausgeschaltet; in beiden Fällen trat, obwohl auch beim ersten Tier die Bewegung bald wiederkehrte, röntgenologisch Aufhellung des Calcaneusschattens auf. Die Versuche von A. Schiff und Zack beziehen sich zwar auf die sog. „reflektorische" Muskelatrophie bei akuten Gelenkentzündungen, sind aber, weil das Problem im Hinblick auf die Rolle der Inaktivität bzw. der neurotischen Störung für Muskeln und Knochen das gleiche ist, vielfach für die Erklärung der Knochenatrophie herangezogen und zugunsten der Inaktivität verwertet worden. Schiff und Zack haben reizende Einspritzungen in die Gelenke vorgenommen und danach dieselbe rasch fortschreitende Atrophie an allen Muskeln der Extremität, wie nach anderen zur Ruhigstellung führenden Eingriffen (Achillotenotomie u. a.) beobachtet; sie schreiben der Inaktivität dabei die Hauptrolle zu, schließen aber die Mitwirkung anderer Einflüsse nicht aus, welche sich aus der gleichzeitigen, wenn auch geringen Schädigung der Muskeln und Nerven ergeben.

Meiner Meinung nach sind für die Ausbildung der Sudeckschen Atrophie in der charakteristischen Verbreitung über die peripheren Extremitätenteile trophoneurotische Störungen maßgebend. Aber soviele Tatsachen auch dafür sprechen, ist es doch schwer zu beweisen, daß dieselben auf reflektorischem Wege zustande kommen. Sudeck hat sich bei der Aufstellung der Reflextheorie auf Charcot berufen, welcher für die akute Muskelatrophie nach Schädigung großer Gelenke dieselbe Vorstellung entwickelt hatte. Indessen sind die Gründe, welche für die Mitwirkung des Reflexbogens geltend gemacht worden, nicht zwingend, abgesehen davon, daß für die ganze von Cassirer aufgestellte Krankheitsgruppe der „reflektorischen Neurosen" die Erklärung aus einer Umstimmung der trophischen Zentren durch pathologische Reize von der Peripherie aus sehr verschwommen ist. Der Hauptteil der Erscheinungen von Sudeckscher Atrophie, welche auf die Nerven hinweisen, läßt sich durch direkte zentrifugale Leitungsstörung erklären. J. Wolffs ältere Untersuchungen über trophische Störungen bei primären Gelenkleiden, welche ebenfalls der Frage: Inaktivität oder Trophoneurose? gelten, beziehen sich auf ein die Sudecksche Atrophie nahe berührendes Material, nämlich die Verkürzung einer Extremität bei jugendlichen Kranken infolge Entzündung eines großen Gelenks, welche teils aus Schädigung des Epiphysenknorpels, teils aus Ruhigstellung erklärt worden war; Wolff fand, daß auch bei Erwachsenen nach Entzündung und Resektion großer Gelenke eine Atrophie, welche sich z. B. am Fuß in einer Verkürzung um 1,5 cm bemerkbar machen kann, vorkommt und er erklärt sie, ebenso wie die Wachstumsstörung bei Jugendlichen, für eine trophoneurotische, hervorgerufen durch eine vom Gelenkleiden abhängige Nervenschädigung, aber ohne Mitwirkung des Reflexbogens.

Mehrfach wird bei der Erörterung über das Zustandekommen der Sudeckschen Krankheit auch auf die Störung der Blutzirkulation durch das Primärleiden, sei es infolge Zerreißung der Gefäße, sei es infolge direkter oder reflektorischer Reizung der Vasomotoren hingewiesen. Wenn der Gedanke auch nirgends klar und vollkommen durchgeführt worden ist, so gründet er sich doch stets auf die Voraussetzung, daß Einschränkung der Ernährung durch Verringerung der Blutzufuhr Atrophie hervorrufen kann. Wie oben (S. 16) erwähnt wurde, ist es zum mindesten für den Knochen durchaus zweifelhaft, ob dies möglich ist. Bei Bürgerscher Thrombangitis obliterans habe ich trotz hochgradiger und verbreiteter Intimaverdickung an den Fingerarterien keine Osteoporose der Phalangen gesehen und auch sonst keine Erfahrungen darüber machen können, daß Verringerung der arteriellen Blutversorgung die Erregbarkeit der knochenbildenden Zellen so herabsetzt, daß der physiologisch notwendige Anbau ungenügend bleibt und Atrophie eintritt.

5. Alimentäre Atrophie und Askanazys „progressive Knochenatrophie".

Als alimentäre Atrophie bespreche ich die Rarefizierung des Skelets, welche durch eine nach verschiedenen Richtungen unzweckmäßige Ernährung hervorgerufen wird. Zum Teil handelt es sich um einen Mangel an einem oder dem anderen wichtigen Baustein des Knochengewebes, zum Teil um ganz einseitige Kost, welcher mehrere notwendige Bestandteile fehlen, zum Teil auch um eine durch abnorme Beigaben schädlich gemachte. Im Gegensatz zu der gewöhnlichen marantischen Atrophie liegen also deutliche qualitative Abweichungen der Ernährung vor. Die meisten Erfahrungen darüber rühren von Tierversuchen her und lassen erkennen, daß der wachsende Knochen weit stärker empfindlich ist, als das Skelet erwachsener Tiere. Diese künstlich erzeugten Veränderungen können zur Aufklärung mancher beim Menschen vorkommender Knochenerkrankungen herangezogen werden.

Die Versuche über die **Wirkung kalkarmer Nahrung auf das Skelet** sind mit Rücksicht auf die Entstehung der Rhachitis und deshalb größtenteils an jungen noch wachsenden Tieren vorgenommen worden. Nach dieser Seite hin ist die Frage in dem Sinne geklärt, daß durch Kalkmangel keine Rhachitis hervorgerufen wird. Es entsteht vielmehr eine Osteoporose, welche gegenüber der marantischen Knochenatrophie eine elektive Knochenerkrankung darstellt, während der Körperzustand und seine weitere Ausbildung unberührt bleibt. Hauptsitz dieser Osteoporose sind die subepiphysären Zonen, in höheren Graden fanden Öhme, Dibbelt, Götting und Schmorl eine Beteiligung des ganzen übrigen Skelets, welches weich und brüchig wird, nach Öhme auch des Schädels, am wenigsten aber des Unterkiefers. Die nächstliegende Erklärung scheint die zu sein, daß durch das zu geringe Kalkangebot die Knochenbildung gehemmt wird, und Stöltzner hat auch den Satz aufgestellt, daß der Kalk als Reiz auf die Osteoblasten einwirkt und daß im wachsenden Knochen die Menge des neugebildeten Gewebes von der Menge des verfügbaren Kalks bestimmt wird, aber das, was an Gewebe entsteht, in normaler Weise verkalkt. Offenbar trifft dies nicht zu; aus den genannten Untersuchungen geht, bei geringen Verschiedenheiten in den Einzelbefunden, die wichtige Tatsache hervor, daß bei kalkarmer Ernährung eine **gesteigerte Resorption** stattfindet und den Anlaß zur Rarefizierung abgibt, und aus dem vorwiegenden Befallensein der Wachstumszonen und der Beobachtung Öhmes, daß in diesen die Form und Anordnung der Spongiosabälkchen eine ganz unregelmäßige ist, läßt sich schließen, daß der Umbau gesteigert ist und der jüngste Zuwachs an Knochengewebe rasch wieder eingeschmolzen wird; kalklose Substanz tritt nicht in großem Umfange auf. Ob bei dem Übergreifen der Porosierung auf die Knochenschäfte auch nur die jüngsten Zonen in diesen der Wiederauflösung verfallen, oder auch das vorher gebildete Gewebe, ist nicht festgestellt. In den meisten Versuchen kehrt die Beobachtung wieder, daß das Knochenmark der atrophischen Bezirke vielfach feinfaserig ist; Dibbelt war der Meinung, daß dasselbe unvollkommen ausgebildete Knochensubstanz bedeutet, was freilich schwer zu beweisen ist. Aber der Befund kehrt auch in vielen anderen Beispielen alimentärer Knochenatrophie wieder und erinnert an das bekannte Bild der Möller-Barlowschen Krankheit und leitet zu demjenigen über, welches in Askanazys progressiver Knochenatrophie vorliegt.

Es liegt nahe, die Ursache für den beschleunigten Abbau der unter Kalkmangel neugebildeten Knochensubstanz in seiner qualitativen Minderwertigkeit zu suchen; jedenfalls ist es ganz unwahrscheinlich, daß das Übermaß an Osteoklasten durch die unmittelbare Einwirkung kalkarmer Nahrung auf das Endost hervorgerufen wird und seinerseits den Anlaß zur gesteigerten Resorption abgibt; denn das, was sich bezüglich ihrer Entstehung und Bedeutung aus der gesamten Knochenphysiologie und -pathologie entnehmen läßt, daß sie Reaktionszellen mit der Aufgabe sind, einen notwendig gewordenen Knochenabbau zu vollziehen, darf wohl auch auf die vorliegenden Verhältnisse Anwendung finden; damit stimmt die von H. L. Jaffe, Bodansky und Chandler beobachtete

Tatsache, daß die Wirkung der kalkarmen Nahrung durch Beigabe von Ammoniumchlorid gesteigert wird, überein. Aus DIBBELTs (a) Bilanzberechnungen ergibt sich der Schluß, daß der durch die Resorption frei gewordene Kalk bei der fortgesetzten Knochenneubildung Wiederverwendung findet.

Die Wirkung des alimentären Phosphormangels auf das Skelet läßt sich auf experimentellem Wege schwerer untersuchen, weil es keine N-haltige Nahrung gibt, welche P-frei ist; es kann sich also nur um eine möglichst tiefe Herabsetzung des P-Gehalts ohne Beeinträchtigung anderer wichtiger Bestandteile der Nahrung handeln. Versuche, welche zuverlässige Schlüsse erlauben und die anatomischen Verhältnisse berücksichtigen, liegen deshalb nur in spärlicher Zahl vor. Für die Skeletveränderungen kommen diejenigen in Betracht, welche von LIPSCHÜTZ und von W. HEUBNER herrühren und in welchen beide Male SCHMORL die anatomische Untersuchung vorgenommen hat. Auch sie betreffen wachsende Hunde und der Erfolg war ähnlich demjenigen bei kalkarmer Fütterung, nämlich eine Osteoporose und Wachstumsverzögerung. Aber der Entwicklungsgang unterschied sich von demjenigen bei Kalkhunger dadurch, daß neben gesteigerter Resorption eine deutliche Verringerung der Knochenanbildung vorlag, deren Ursprung deutlich in einer Störung der Osteoblastenfunktion mikroskopisch nachweisbar war, dagegen fehlte kalklose Substanz. Bei dem Versuchstier von LIPSCHÜTZ erstreckte sich die anatomische Untersuchung nur auf die Rippen, in denen die Rarefizierung in der subchondralen Schicht am stärksten war, indessen auch in der Rinde und der übrigen Spongiosa nicht fehlte, bei den HEUBNERschen Tieren über das ganze Skelet, welches überall porosiert war, am geringsten an Schädel und Gesichtsknochen, am stärksten wiederum in den Metaphysen, und zwar hier in der Stärke abgestuft nach der Wachstumsgeschwindigkeit der einzelnen Knochenteile.

Dieser Erfolg ist an Hunden erzielt worden. An Ratten hat KORENSCHEWSKY bei einer nur bezüglich des P-Gehalts unzulänglichen Nahrung keine Skeletveränderung eintreten sehen.

Bemerkenswert ist es, daß bei den beiden bisher genannten Versuchsreihen, wo die alimentäre Schädlichkeit in einem zu geringen Angebot anorganischer Bausteine der festen Knochensubstanz besteht, ein abnormer Abbau des Knochengewebes zustande kam, offenbar als Folge ihrer qualitativen Mangelhaftigkeit, und daß das anatomische Bild, welches unter diesen ursächlich gut übersehbaren Verhältnissen sich entwickelt hat, in der Rarefizierung der subchondralen Spongiosa und dem Gerüstmark, bei P-Mangel auch im Auftreten von Blutungen in ihm, mit den Veränderungen übereinstimmt, welche durch weniger klare alimentäre andere Einflüsse erzielt werden; SCHMORL hat seine Befunde bei P-armer Nahrung denjenigen bei MÖLLER-BARLOWscher Krankheit ganz nahe gestellt und von manchen Seiten (z. B. SCHAUMANN) ist auf Grund dessen zu der Zeit, in welcher die Avitaminosenatur der letzteren noch nicht fest begründet war, die Meinung ausgesprochen worden, daß in den Versuchen von HOLST und FRÖHLICH die bekannten skorbutischen Veränderungen an Meerschweinchen bei Brot- und Getreideernährung auf der P-Armut beruhten.

Als Folge von mangelhaftem P-Gehalt des Futters („Aphosphorose") sieht THEILER die Krankheit des Rindviehs an, welche seuchenhaft in Südafrika, aber auch in anderen Erdteilen vorkommt und als Lahmkrankheit und Osteomalazie bezeichnet wird und sich in Bewegungsstörungen und Verdickung der Gelenkgegenden äußert. Ein charakteristisches Symptom derselben ist die Lecksucht, besonders die Neigung zum Knochenfressen („Osteophagie"); früher wurde es auf Ca-Bedürfnis zurückgeführt; nach THEILER beruht es aber auf P-Mangel und wird durch Zusatz von P in anorganischer Verbindung zum Futter zum Verschwinden gebracht. Der P-Spiegel des Blutes sinkt und steigt mit Eintritt und Heilung der Krankheit. Die P-Armut hängt mit besonderer Trockenheit der Weide zusammen. THEILER nennt die aus der Aphosphorose hervorgehende Skeletveränderung Osteomalazie, bei jungen Tieren Rhachitis; er nimmt im Beginn eine Osteoporose mit Knochenbrüchigkeit an, welche den Zweck hat, Kalksalze zu mobilisieren, und eine gewisse Zeit als solche andauert; später wird osteoides Gewebe angebaut und dadurch das Bild der Osteomalazie hervorgerufen, bei wachsenden Tieren treten zugleich Unregelmäßigkeiten der endochondralen Ossifikation auf. In dem porotischen Stadium scheint also eine gewisse Beziehung zu den Knochenveränderungen zu bestehen, welche im Tierexperiment bei P-armer Ernährung zustande kommen.

Bei der Störung des endochondralen Wachstums, welche Gans an jungen Hunden durch unzweckmäßige Ernährung hervorgerufen hat, ist auch Osteoporose aufgetreten, welche den hier besprochenen Atrophien nahesteht. Sowohl bei reiner Kohlehydratnahrung, als einer aus Schleim und Zucker bestehenden Kost entstand neben der mangelhaften Knochenbildung an vielen Stellen des schon fertigen Knochens fibröse Markwucherung mit gesteigerter lakunärer Einschmelzung.

Noch verschiedenartigere Abänderungen der Ernährung haben Katase und seine Mitarbeiter an wachsenden Tieren, vorwiegend Kaninchen, vorgenommen, welche zum Teil den Gehalt an Erdalkalien betreffen, zum Teil in einseitiger Rohrzucker-, oder Fett-, oder Eiweißkost bestehen. Es ist dabei eine Beeinflussung des Knochenwachstums, entweder in Form von Verkürzung oder von Verlängerung mit Veränderungen am Epiphysenknorpel und dazu eine ausgesprochene Osteoporose eingetreten. Letztere war am schwersten und Anlaß zu Spontanfrakturen nach Verfütterung von Rohrzucker oder großen Eiweißmengen. Für diese Veränderung stellt Katase den Begriff der „azidösen Osteopathie" auf in der Meinung, daß eine durch die betreffende Nahrung hervorgerufene Blutazidose das wirksame Moment darstellt; wenn, wie es bei Fütterung gewisser Eiweißarten der Fall ist, Blutalkalose entsteht, so wird der Knochen hart. In anatomischer Beziehung ist der Vergleich der Befunde mit den durch Ca- und P-Mangel geschaffenen nicht vollkommen möglich, weil die Rippen nicht untersucht worden sind, sondern nur die Röhrenknochen, und an diesen der subchondralen Spongiosa keine besondere Beachtung zugewendet worden ist; an der Diaphysenrinde aber hat eine gesteigerte Osteoklastenresorption mit Erweiterung der Haversschen Kanäle und Bildung gallertigen und fibrösen Marks vorgelegen. Ferner war auch hier der Erfolg an die Wachstumszeit gebunden, nach Abschluß derselben verschwanden auch vorher gesetzte Veränderungen. Ob die Verschiebung der Blutreaktion in allen Versuchsgruppen der einzige maßgebende Faktor war, ist schwer zu übersehen, für einen Teil derselben aber nicht zu bezweifeln und somit stellen diese Beobachtungen ein wichtiges Beispiel dafür dar, daß eine Reaktion der Knochensubstanz mit der umgebenden Flüssigkeit stattfinden und dadurch ihr Bestand verändert werden kann. In enger Beziehung zu den bisher genannten Veränderungen stehen nach dem anatomischen Bild und der Pathogenese, welche ihnen zugeschrieben wird, diejenigen, welche Rutishauser bei chronischer Bleivergiftung an Kaninchen gefunden hat. Seit Gusserow ist bekannt, daß das Skelet den Hauptspeicher für Blei bildet. Nach Minots Bestimmungen nimmt es 98,5% desselben auf; es ist, wie Weyrauch nachgewiesen hat, fast ganz an die anorganische Substanz gebunden und liegt darin als Bleiphosphat und kann zur makroskopischen Braunfärbung des Knochens führen. Nach Aub, Fairhall, Minot und Reznikoff geht der „Bleistrom" im Körper parallel mit dem Kalkstrom und spontan und unterstützt durch therapeutische Maßnahmen findet eine Bleiausschwemmung aus dem Skelet ins Blut statt, welche mit Hyperkalzämie, Ablagerung in den Organen unter dem Bild der Kalkmetastase und Hypertrophie der Epithelkörperchen einhergeht; nach Minot ist sie von lokaler Azidose im Bereich der Knochenzellen abhängig, Rutishauser nimmt auch allgemeine Azidose im Sinne Katases an. Derselben liegt eine erhöhte lakunäre Resorption mit reichlicher

Osteoklastenbildung zugrunde, welche sich anatomisch teils unter dem Bilde der „progressiven Knochenatrophie", teils dem der Ostitis fibrosa darstellt.

Endlich reihe ich an diese Arten von Atrophie diejenige an, welche M. Schmidtmann nach Vigantolwirkung bei erwachsenen Tieren beobachtet hat. Die Veränderungen an jungen wachsenden Tieren sind naturgemäß anderer und geradezu entgegengesetzter Art, als die bei Ca- und P-armer Ernährung, sie bestehen in Störungen am Wachstumsknorpel und enden mit Bildung reichlicher, plumper und stärker verkalkter Knochenbälkchen. Auch beim erwachsenen Tier erfolgt zunächst nach kurzer Verabreichung eine Steigerung des Knochenbestandes, eine Verbreiterung der Bälkchen und der Rinde und eine Vermehrung des Kalkgehalts; im späteren Stadium dagegen tritt an ihre Stelle allmählich eine faserige Umwandlung des Knochenmarks mit Osteoklastenbildung und ein Umbau des Knochens, der zu schwerer Rarefizierung der Rinde und Kalkverarmung und Einschmelzung der Bälkchen und Spontanfrakturen führt.

Dieser ganzen Gruppe von Atrophien liegen andere Vorgänge im Knochengewebe zugrunde, als den vorher besprochenen Formen der senilen, marantischen, Inaktivitäts- und neurotischen Atrophie; die letzteren gehen aus einem Zurückbleiben des Anbaus hinter dem physiologischen Abbau, also einer Herabsetzung der Zelltätigkeit, die erstere aus einer Steigerung der Resorption hervor und die Verhältnisse, unter welchen dieselbe sich einstellt, sind durchweg derart, daß eine Veränderung in der chemischen Beschaffenheit der festen Knochensubstanz nachgewiesen, oder sehr wahrscheinlich ist. Dadurch entsteht der Gedanke, daß die gemeinsame Grundlage dieser Gruppe von Atrophien eine Zustandsänderung des Knochengewebes und die Resorption ihre Folge ist. Es scheint mir nicht möglich, anzunehmen, daß die ganz verschiedenartigen Anlässe dieser resorptiven Atrophie alle in einer Reizung des endostalen Bindegewebes zusammenlaufen und zur Bildung von Riesenzellen führen, denen die gesunde Knochensubstanz zum Opfer fällt. In der Einleitung wurden Beispiele dafür angeführt, daß die letztere in ihrer chemischen Beschaffenheit nicht unveränderlich ist, sondern fremde Substanzen aus dem Blute in ihr abgelagert werden können; aus der menschlichen Pathologie ist dies von Fluor und Blei, nach Rutishauser auch von Zinn bekannt. In älteren Tierexperimenten (Papillon, Weiske, J. König u. a.) ist untersucht worden, ob das Kalzium des Knochens durch andere Erden, wie Magnesium, Tonerde, Strontium ersetzt werden kann, und trotz ungleichmäßiger Ergebnisse, an welchen wohl die noch unvollkommene Methodik die Schuld trug, darf nach den Versuchen von J. König angenommen werden, daß Strontium in den Knochen übergeht, Magnesium dagegen nicht über die normale Menge hinaus gespeichert werden kann.

Die wichtige Tatsache, daß die feste Knochensubstanz mit dem Blute in Wechselwirkung treten und ihr Kalkbestand sich infolge von Verschiebungen im allgemeinen Stoffwechsel verändern kann, wird außer durch die schon erwähnten Beobachtungen von Dibbelt u. a. bei Ca-armer Fütterung auch durch die neueren Versuche von György bewiesen, welcher den Tieren neben Ca-armer Nahrung zugleich für lange Zeit große Dosen Ergosterins zuführte und dadurch Hyperkalzämie, Verschlechterung der Ca-Bilanz und Knochenveränderungen erzielte, im Erfolg sehr ähnlich der Zufuhr hoher Dosen von Epithelkörperchenhormon, und ebenso die neuerdings von Rutishauser mitgeteilten Ergebnisse wiederholter intravenöser Einspritzung kleiner Salzsäuremengen, nach welcher eine Kalkverarmung des Skelets zwar nicht direkt bewiesen, aber durch die danach eintretende Bleiausschwemmung bei bleivergifteten Tieren sehr wahrscheinlich gemacht werden konnte. Bei einem Teil dieser Versuche ist eine Azidose mit Sicherheit anzunehmen und daraus läßt sich schließen, daß die Atrophie, welche in Katases und ähnlichen Beobachtungen unter solchen azidösen Stoffwechselstörungen zustande gekommen ist, die anatomische Folge einer Veränderung in der chemischen Zusammensetzung des Knochengewebes darstellt, allgemeiner gesagt, daß eine Veränderung in dem Salzgehalt des Knochens Anlaß zu lakunärer Resorption geben kann. Vielleicht liegt also darin das Wesen der ganzen hier besprochenen Form der resorptiven Atrophie.

Die Sonderstellung der metaphysären Spongiosa bei den alimentären Osteopathien wachsender Tiere ist verständlich, weil sie den jüngsten Zuwachs an Gewebe darstellt, dessen Salzgehalt wahrscheinlich leichter angreifbarer ist, als der der älteren Substanz, und ihre weitere Bildung unter den pathologischen Bedingungen vor sich geht; ebenso läßt sich das Übergreifen auf die Diaphysen und andere Skeletteile erklären, sofern die jüngsten Appositionsschichten betroffen werden. Die Bevorzugung der Kiefer durch die Bleiablagerung und die Bleiatrophie bei Kaninchen erklärt Rutishauser in ähnlichem Sinne damit, daß sie als die tätigsten Teile des Skelets besonders starke Knochenanbildung erfahren.

v. Wendt hat für die durch P-arme Nahrung hervorgerufene Osteoporose die Erklärung gegeben, daß, soweit dabei gesteigerte Resorption eine Rolle spielt, sie den Zweck hat, P-Reserven für die fortdauernde Entwicklung des Knochengewebes freizumachen, und György hat aus seinen Versuchen in ähnlicher Weise, wie vorher Rabl, die Vorstellung abgeleitet, daß die subchondrale Knochenspongiosa eine biologische Bedeutung als Kalkspeicher hat und die in ihr auftretende Atrophie eine „Mobilisierung" des Skeletkalks bedeutet, um die Anforderungen des allgemeinen Stoffwechsels zu decken. Auch sonst ist wiederholt von einer mobileren Lagerung der Knochensalze in den jüngsten Gewebsteilen gesprochen worden. Nach dem mikroskopischen Bild des verkalkenden Knochengewebes und nach kolloidchemischen Überlegungen wird man für wahrscheinlich halten können, daß die Bindung der Kalksalze im Gewebe mit der Zeit stabiler wird, indessen ist darüber, sowie über Schwankungen der Kalkdichte und das physiologische Vorkommen einer Kalkausschwemmung aus der jüngsten Spongiosa zugunsten anderer Skeletteile oder des allgemeinen Stoffwechsels nichts Sicheres bekannt. Jedenfalls läßt sich die Abgabe von anorganischen Salzen aus dem Skelet zum Ausgleich der Ionenverschiebung im Blute nicht mit einem physiologischen Vorgang wie etwa der Glykogenausschüttung aus der Leber unter bestimmten Verhältnissen auf eine Stufe stellen, denn sie kommt auf dem Wege einer histologisch nachweisbaren Zerstörung des Knochengewebes, einer ausgesprochenen Erkrankung desselben zustande.

Die experimentell durch Blei und die künstliche Azidose hervorgerufene Osteopathie hat Beziehungen zur Ostitis fibrosa des Menschen einmal im histologischen Bau insofern, als zuweilen neben der Einschmelzung auch Neubildung von Knochengewebe, also ein Umbau vorlag, andererseits durch die dabei wiederholt beobachtete Hypertrophie der Epithelkörperchen. Diese Ähnlichkeit mit der menschlichen Ostitis fibrosa gilt aber nur für einzelne Glieder der hier dargestellten Atrophieform und auch für diese nicht regelmäßig. Rutishauser fand z. B. an seinen Bleitieren bei gleichem Vorgehen zum Teil den „Typus" der progressiven Knochenatrophie, zum Teil den der Ostitis fibrosa. Eine wichtige Verschiedenheit gegenüber letzterer zeigen Katases Versuche insofern, als der Erfolg ausschließlich an wachsenden Tieren zu erzielen war. Auch die Markfibrose ist nicht in jedem Falle der resorptiven Knochenatrophie vorhanden und zuweilen nicht durch Endostwucherung, sondern durch einfache Atrophie des Markparenchyms hervorgerufen. Die unter den verschiedenartigen Umständen wiederkehrende und beherrschende Eigentümlichkeit ist die gesteigerte Bildung von Osteoklasten. Ferner ist es nicht über die Knochenneubildung neben der Zerstörung hinausgekommen und das volle Bild der menschlichen Ostitis fibrosa mit braunen Tumoren und Zysten niemals erreicht worden, so daß von einer Wesensgleichheit zwischen dieser und der bei Tieren erzeugten „azidösen Osteopathie" nicht die Rede sein kann.

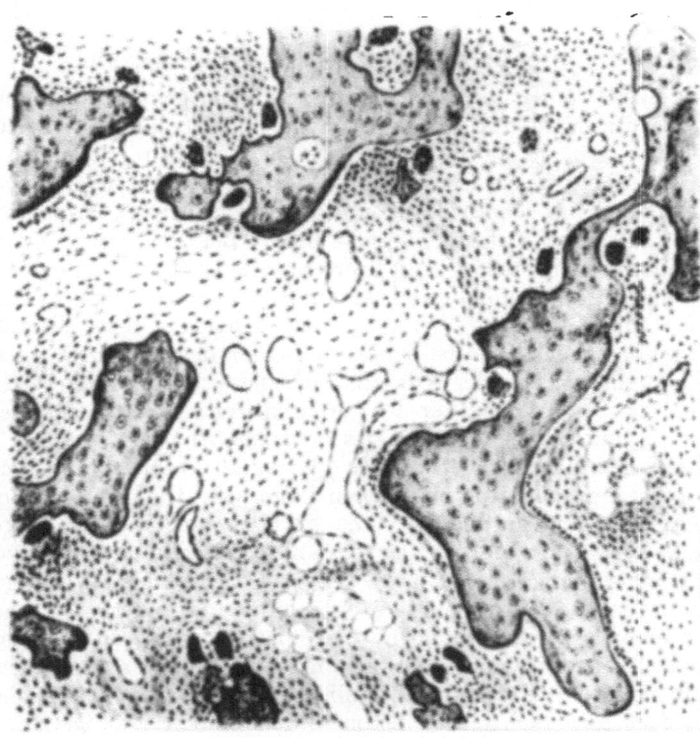

Abb. 13. Progressive Knochenatrophie. Tibia. 43jährige Frau. Ausgedehnte lakunäre Resorption. Knochenmark teils durch lockeres Bindegewebe unter Erhaltung der Fettzellen, teils etwas derberes Bindegewebe ersetzt.

Der von ASKANAZY zuerst 1901 aufgestellte Begriff der „progressiven Knochenatrophie" beim Menschen bezieht sich auf eine wohl seltene Veränderung im Skelet, welche makroskopisch überhaupt nicht, oder als Osteoporose in die Erscheinung tritt, histologisch aber mit der eben besprochenen „azidösen Osteopathie" der Versuchstiere übereinstimmt. Der erste Fall ASKANAZYs betraf eine 54jährige Frau mit einem in die Lunge metastasierenden Karzinom der Schilddrüse, bei der das Vorhandensein von Kalkmetastasen in Lungen und Nieren die Untersuchung des Skelets veranlaßte, welche in den Rumpfknochen eine Osteoporose und mikroskopisch als deren Anlaß hochgradig gesteigerte lakunäre Resorption ergab. ASKANAZY hat diesen Fall als eine bis dahin noch nicht beobachtete reine und unkomplizierte Form der Knochenatrophie durch gesteigerten lakunären Abbau bezeichnet und auch später (b, S. 3) noch an ihrer Sonderstellung festgehalten, immerhin nicht ausgeschlossen, daß sie die Einleitung zur Ostitis fibrosa darstellt; denn abgesehen davon, daß die auf Bleivergiftung beruhende Osteopathie des Menschen und der Tiere die Brücke zu derselben bildet, hat ASKANAZY die „progressive

Knochenatrophie" noch einige Male in geringem Umfange als Zufallsbefund im Oberschenkel gesehen und in zweien dieser Fälle neben der Knocheneinschmelzung auch osteoide Neubildung. Askanazy und Rutishauser haben auch in mehreren Basedowfällen denselben Zustand in großer Verbreitung im Skelet, aber unter Bevorzugung der mechanisch besonders beanspruchten Teile, Femur, Kiefer, Ansatzstellen der Sehnen und Faszien, gefunden und an Katzen und Kaninchen durch Fütterung von Schilddrüsensubstanz bzw. Einspritzung von Thyroxin hervorgerufen.

6. Osteoporose bei Gallenfistelträgern.

Pawlow hat 1905 die überraschende Feststellung gemacht, daß an Hunden, bei denen er durch eine Gallengangs- oder Pankreas- oder Duodenalfistel das Sekret der großen Verdauungsdrüsen nach außen abgeleitet und dem Körper entzogen hatte, im Laufe einiger Monate ein ausgedehnter Knochenschwund besonders im Rumpfskelet eintrat, welcher rasch fortschreitend eine vollständige Bewegungslosigkeit herbeiführte. Bei der weiteren Verfolgung dieser Veränderung sind vorwiegend Tiere mit Gallenfisteln verwendet worden, weil sie bei ihnen am regelmäßigsten eintritt; indessen ist nach Loosers Beobachtung das mikroskopische Verhalten der Knochen beim Bestehen einer Pankreasfistel das gleiche wie bei jenen, bezüglich der Darmfisteln liegen keine späteren Untersuchungen vor. Die anatomische Untersuchung zeigt Brüchigkeit und häufig Biegsamkeit der Rippen und Wirbelsäule, des Beckens und Schultergürtels und schließlich auch des Schädels, Spontanfrakturen mit guter Heilungsneigung und Deformierung des Thorax zu Hühnerbrustform kommen vor, auch auf die großen Röhrenknochen kann sich die Veränderung in Form exzentrischer Atrophie ausdehnen. Die vorherrschende Erscheinung ist die Osteoporose, welche Looser in der ersten histologischen Untersuchung als einfache Atrophie infolge mangelhafter Apposition bezeichnete. Dagegen fand v. Recklinghausen dabei verbreitete Osteoidbildung und thryptischen Abbau wie bei Osteomalazie, was auch in den meisten weiteren Untersuchungen (H. Dietrich, Tammann u. a.), allerdings nicht in allen (Takasu), wiederkehrt, und deshalb wird der Zustand gewöhnlich mit Recht als porotische Malazie bezeichnet; fast alle Beobachter betonen das Fehlen gesteigerter lakunärer Resorption.

H. Dietrich hat an zu verschiedenen Zeiten entnommenen Knochenstücken desselben Tieres die Entwicklung untersucht, so 18 Tage, $5^{1}/_{2}$ und 9 Monate nach der Fisteloperation, und das Osteoid erst später gesehen, zuerst nur Porose ohne Osteoklasten, offenbar also Halisterese und Abschmelzung. G. Löwy nimmt auch Knochenschwund durch Halisterese ohne Mitwirkung von Osteoklasten an, aber unter Übergang des entkalkten Knochens in fibröses Gewebe.

Alle diese Erfahrungen rühren aus Tierversuchen her. Am Menschen sind nur durch Seidel zwei Beobachtungen über Skeletveränderungen, welche sich nach langdauerndem Gallenabfluß eingestellt hatten, mitgeteilt worden; in einem der Fälle hatte die Sekretion der vor 4 Jahren operativ entstandenen Fistel nach Röntgenbestrahlung erheblich nachgelassen und zugleich waren die seit 2 Jahren bestehenden Schmerzen im Rumpfskelet und Bewegungsstörungen zurückgegangen; im anderen Fall wurde durch Schmorl die anatomische Untersuchung der Knochen vorgenommen und beträchtlich gesteigerte lakunäre Resorption, aber nichts von kalkloser Substanz festgestellt. Vielleicht läßt sich dieser Gegensatz zu den experimentellen Beobachtungen damit erklären, daß in Seidels Fall eine Zeitlang Gallenretention mit Ikterus bestand, der nach meiner Erfahrung auch zu Osteoporose, aber auf dem Wege erhöhter lakunärer Einschmelzung führen kann (s. unten).

Bei der Erklärung des Zusammenhangs zwischen Fistelbildung und Knochenveränderung handelt es sich darum, ob die Verarmung des Körpers an Gallenbestandteilen, in erster Linie an Kalk, oder die durch das Fehlen der Galle im Darm gestörte Resorption, in erster Linie der Fette, das Wesentliche ist. Wenn letzteres zutrifft, so müssen auch bei langdauerndem Ikterus des Menschen, eine vollständige Acholie vorausgesetzt, die Knochen atrophisch werden. Die Fälle sind selten, in denen die Gallenabsperrung vollständig ist und der Ikterus genügend lange bestanden hat und zugleich andere Ursachen der Atrophie, namentlich Marasmus und Senium ausgeschlossen werden können. Ich habe indessen einen reinen Fall dieser Art bei meinen darauf gerichteten Untersuchungen mit ausgesprochener Osteoporose gesehen.

An den zur mikroskopischen Untersuchung gezogenen spongiösen Knochen, Rippen und Sternum, bestand eine beträchtlich gesteigerte lakunäre Resorption mit viel Osteoklasten, vom Periost noch stärker, als vom Endost aus; lange Strecken der Rippenoberfläche waren ganz grubig. Die Apposition war überall deutlich und augenscheinlich ebenfalls gesteigert; häufig besaßen noch im mikroskopischen Präparat die oberflächlichen Schichten einen grünlichen Farbenton, der offenbar der grünen Färbung des flachen Osteophyt gleichsteht, welches man an der Innenfläche des Schädels bei der Sektion Ikterischer nicht selten findet. Die durch die Kittlinien umgrenzten Bezirke sind oft recht kurz und dick, d. h. ungewöhnlich tiefe umschriebene Resorptionsgruben sind durch Apposition wieder vollkommen ausgefüllt worden; dadurch ist eine Andeutung von Mosaikstruktur entstanden als Ausdruck gesteigerten Umbaus, bei dem aber die Einschmelzung das Übergewicht hat. An manchen Knochenbälkchen bestanden tiefe, mit Bindegewebe ausgefüllte Auskehlungen.

Also eine gewisse Unterstützung für die maßgebende Bedeutung der gestörten Darmresorption ist dadurch gegeben. Der Kalkverlust, welcher durch den Abfluß der Galle — und des Pankreassekretes — eintritt, reicht nicht hin, um die Skeletveränderung zu erklären. G. Löwy hat ihn an einem Hund mit 15 Monate bestehender Gallenfistel insgesamt auf 13,5 g bestimmt, während das Kalkdefizit im Knochensystem nach TAMMANNs Berechnung bei einer 7 Monate bestehenden Fistel 490 g beträgt. Mehrfach ist unter Bezugnahme auf F. MÜLLERs Beobachtungen bei Stauungsikterus daran gedacht worden, daß die herabgesetzte Fettverdauung im Darm zur Bildung und Ausscheidung von Kalkseifen und somit zu einer mangelhaften Resorption des Nahrungskalks führt, indessen steht dem entgegen, daß die Knochenveränderung bei Fistelhunden sich mit derjenigen bei kalkarmer Ernährung in den feineren anatomischen Verhältnissen gar nicht deckt.

Der Ca-Spiegel im Blute ist mehrfach bestimmt worden, von verschiedenen Untersuchern mit wechselndem Ergebnis. Eine Erhöhung ist niemals gefunden worden, von TAKASU u. a. eine Senkung, von TAMMANN, G. Löwy und JESU aber nur eine Schwankung in geringen Grenzen festgestellt. C. L. A. SCHMIDT und GREAVES haben aber nach Anlegung einer Gallengangs-Nierenbeckenfistel wochenlang eine negative Ca- und P-Bilanz beobachtet.

Der Gedanke, daß mit der Störung der Fettresorption auch fettlösliches Vitamin für den Körper verloren geht und darauf die Knochenerkrankung beruht, ist von TAMMANN u. a. ausgesprochen bzw. aufgenommen worden und steht insofern auf positiver Grundlage, als in den genannten Versuchen von C. L. A. SCHMIDT und GREAVES die Ca- und P-Bilanz nach subkutaner Verabreichung von D-Vitamin positiv wurde, also offenbar die Ausnutzung desselben während der Gallensperre beeinträchtigt ist; auch der von TAMMANN selbst geführte Nachweis, daß bei Gallenfistelhunden die Erkrankung des Skelets durch subkutane Einspritzung aktivierten Cholesterins (das Ergosterin war noch nicht entdeckt) geheilt oder ihre Entstehung verhindert wurde, spricht dafür. Das geschilderte histologische Verhalten der Knochen ließe sich im Hinblick auf ihre Ähnlichkeit mit der endostalen Störung bei Rhachitis in Einklang damit bringen, nur fehlen Erfahrungen darüber, ob beim Erwachsenen der Mangel an D-Vitamin auf das Knochensystem wirkt. Von den verschiedenen aufgestellten Erklärungen hat die das Vitamin betreffende meines Erachtens die meisten Stützen.

Ob Düttmanns Ansicht, daß der völlige Gallenverlust Azidose mit Störung des Kalkstoffwechsels und Mobilisierung der Kalksalze des Knochens hervorruft, genügend begründet werden kann, scheint mir zweifelhaft. Nach dem Urteil F. Fischlers (persönliche Mitteilung), des besten Kenners dieser Verhältnisse, „sind die Voraussetzungen für die Azidose kaum gegeben, da der Kohlehydratstoffwechsel nicht gestört ist, sowie Fett eher in verminderter als vermehrter Menge in den Stoffhaushalt eintritt. Ob das Alkalibindungsvermögen des Blutes dabei aber gesunken ist, darüber dürften kaum Untersuchungen vorliegen".

Auch Katase hat nach eigenen Beobachtungen an Gallenfistelhunden die dabei auftretenden Skeletveränderungen mit seiner „azidösen Osteopathie" auf gleiche Stufe gestellt; es ist aber zu berücksichtigen, daß sie nur an jungen Tieren und bereits 5 Tage nach Anlegung der Fistel entstanden, während die Pawlowsche Krankheit ein langes Bestehen voraussetzt und nicht an die Wachstumszeit gebunden ist. Offenbar handelt es sich also nicht um die gleichen Vorgänge und Schlüsse auf die Entstehung der Pawlowschen Erkrankung aus Katases Untersuchungen sind nicht angängig.

Auch bei dieser Art der Knochenatrophie ist wiederholt bei den Versuchstieren eine Vergrößerung der Epithelkörperchen, zuerst von H. Dietrich, dann von G. Löwy, beobachtet worden.

7. Durch innersekretorische Störungen hervorgerufene Atrophien.

Was wir von der Einwirkung endokriner Drüsen auf das Knochensystem kennen, bezieht sich vorwiegend auf das endochondrale Längenwachstum, oder wird wenigstens nach ihm beurteilt; ob das Dickenwachstum und die Ausbildung der Innenarchitektur dabei ebenfalls dem betreffenden Hormon direkt unterstellt, oder auf andere Weise, etwa durch Kräfte innerhalb des Knochens selbst reguliert wird, entzieht sich im allgemeinen unserer Kenntnis; nur die Skeletveränderungen bei der Akromegalie lassen auch einen direkten Einfluß auf die endostal-periostalen Vorgänge erkennen. Erfahrungen über die Entstehung von Knochenatrophien als unmittelbare Folge hormonaler Einflüsse sind sehr gering.

Es wurde bereits gelegentlich der „progressiven Knochenatrophie" erwähnt, daß bei Basedowkranken ein Knochenschwund von der Art der resorptiven Atrophie auftritt, und der Erfolg der Tierversuche zeigt, daß er Folge der Hyperthyreose ist.

Schwer zu beurteilen ist bisher die Rolle der Epithelkörperchen für den Knochen und für die mit seinem Abbau verbundene Störung des Kalkstoffwechsels. Das Zusammenfallen von Epithelkörperchenveränderungen und Knochenerkrankungen wird unter verschiedenen Verhältnissen gefunden. Vergrößerung der ersteren zuweilen bei Rhachitis und Osteomalazie, gelegentlich bei seniler Osteoporose, als regelmäßige Erscheinung bei Ostitis fibrosa v. Recklinghausens, ab und zu bei der experimentell hervorgerufenen „azidösen Osteopathie" und den ihr nahestehenden Zuständen. Am übersichtlichsten ist die Wirkung der Epithelkörperchen in dem bekannten Grundversuch von Erdheim, bei welchem nach ihrer Exstirpation an wachsenden Ratten die Zähne und die neugebildete Knochensubstanz weich blieben; hier wirkt der Ausfall der Epithelkörperchenfunktion auf den Kalkstoffwechsel, er ruft, wie seit den Untersuchungen von McCallum und Vögtlin bekannt und wiederholt bestätigt worden ist, ein Ca-Defizit im Blut hervor; was an Knochenveränderung auftritt, d. h. mangelhafte Verkalkung, ist offenbar Folge der Blutveränderung. Zu derselben Auffassung führen die Versuche von Jaffé und seinen Schülern, welche eine gesteigerte Funktion der Epithelkörperchen durch Einspritzung von Organextrakt oder Parathormon herbeiführten und damit Erhöhung des Blutkalkspiegels und, besonders bei Meerschweinchen, eine Knochenveränderung nach Art der menschlichen Ostitis fibrosa erzielten; auch hier ist die Reihenfolge: Epithelkörperchen—Stoffwechsel—Knochenveränderung.

Die zweite Gruppe von Beobachtungen umfaßt die durch Nahrungsveränderungen oder Giftzufuhr erzeugten Knochenzustände, besonders KATASEs „azidöse Osteopathie". In ihr tritt die Knochenkrankheit in den Vordergrund, die Epithelkörperchenvergrößerung entwickelt sich später und ist inkonstant. Hier ruft offenbar die künstlich geschaffene Ionenverschiebung, die als „Azidose" bezeichnet wird, unmittelbar die Knochenveränderung hervor, welche zur Hyperkalzämie führt, ohne daß die Epithelkörperchen dabei mitwirken.

Die dritte Gruppe von Erfahrungen betrifft die Rhachitis und Osteomalazie und die Ostitis fibrosa v. RECKLINGHAUSENs; bei ersteren beiden Erkrankungen ist die Epithelkörperchenvergrößerung inkonstant, bei letzterer die Regel. Bei Rhachitis und Osteomalazie wird sie nach ERDHEIM auf ein gesteigertes Bedürfnis des Körpers nach Epithelkörperchengewebe zurückgeführt, also als Folgezustand angesehen und läßt sich somit mit der mangelhaften Verkalkung des neugebildeten Knochens nach Parathyroidektomie in Einklang bringen. Bei menschlicher Ostitis fibrosa gilt sie als Ursache und ist, soweit die Untersuchungen bisher erkennen lassen, auch Hyperkalzämie und Hyperkalkurie vorhanden. Zugunsten ihrer ursächlichen Bedeutung werden Beobachtungen von Besserung oder Heilung der Krankheit durch Exstirpation der vergrößerten Epithelkörperchen angeführt; ferner sprechen dafür die Fälle, in welchen die Vergrößerung den Charakter echter Tumoren hat; wie BERGSTRAND kürzlich zeigte, kann ein derartiges Adenom mit den Erscheinungen des Hyperparathyreoidismus im Körper verbunden und der Grad der Ostitis fibrosa verhältnismäßig gering sein, was ebenfalls darauf hinweist, daß die Vermehrung und Funktionssteigerung des Epithelkörperchengewebes als Ursache am Anfang der ganzen Krankheit steht.

Die Schwierigkeit der Erklärung tritt bei dem Vergleich der zweiten und dritten Gruppe von Erfahrungen hervor insofern, als bei ersterer ohne Mitwirkung der Epithelkörperchen eine Knochenveränderung infolge der Verschiebung der Stoffwechsellage, bei letzterer eine bezüglich der Knochenzerstörung ihr nahestehende Skeleterkrankung und Stoffwechselstörung durch die Epithelkörperchenvergrößerung zustande zu kommen scheint. Wo also die Epithelkörperchen beim pathologischen Knochenabbau eine ursächliche Rolle spielen, geschieht es offenbar auf dem Umweg über eine Ionenverschiebung im Blute, welche andererseits auch unabhängig von ihnen, wenigstens experimentell, entstehen und direkt am Knochen angreifen und seine Gewebe zur Einschmelzung bringen kann. Soweit in letzterem Falle sekundär eine Hyperplasie der Epithelkörperchen eintritt, kann man ihr vielleicht mit ASKANAZY die Aufgabe zuschreiben, den gestörten Kalkstoffwechsel zu steuern.

Es gibt zwei von hypophysären Störungen abgeleitete Krankheitsbilder, in denen die Knochenatrophie als wichtige Teilerscheinung auftritt, BRUGSCHs Akromikrie und die CUSHINGsche Krankheit.

a) Akromikrie oder Dystrophia osteogenitalis. BRUGSCH hat den ersteren Namen gewählt, um die Krankheit als Gegenstück zur Akromegalie zu kennzeichnen. Sie ist sowohl bezüglich der ursächlichen Bedeutung der Hypophyse, als des Knochenzustands noch sehr ungeklärt, denn bisher sind nur ganz wenige Fälle beobachtet worden.

BRUGSCH selbst bezieht sich nur auf eine Kranke, eine 23jährige tuberkulöse Frau, bei der seit etwa 3 Jahren neben anderen Erscheinungen, wie Haarausfall, Durst,

Aufhören der Menses, eine eigenartige Deformierung der Finger und Zehen auftrat, bestehend in Kleinerwerden der end- und wurstförmigen Umgestaltung der übrigen Phalangen; diese, ebenso wie die Hand- und Fußwurzelknochen waren druckempfindlich. Auf das Vorhandensein einer Hypophysenstörung, und zwar einen partiellen Funktionsausfall schloß Brugsch daraus, daß röntgenographisch im Bereich der Sella turcica eine Verschattung, wohl ein Kalkherd gefunden wurde. Auch der Knochenzustand läßt sich nur nach dem Röntgenbild und sehr unvollkommen beurteilen. Die Knochen, auch Schädel, Unterkiefer und Halswirbel haben Rinden- und Markstruktur verloren und erscheinen rarefiziert; Brugsch schließt daraus auf einen Umbau mit Vorherrschen des Abbaus.

b) Cushingsche Krankheit. Das von Cushing als „Pituitary Basophilism", von Askanazy und Rutishauser als „Osteoporotische Fettsucht" und von Jamin als „Hypophysäre Plethora" bezeichnete Symptomenbild entwickelt sich am häufigsten im 2. und 3. Dezennium. Es besteht in Vermehrung des Fettgewebes im Gesicht und am Rumpf unter Verschonung der Gliedmaßen, Amenorrhöe bei Frauen und Impotenz bei Männern — in diesen Punkten also übereinstimmend mit der Fröhlichschen Dystrophia adiposogenitalis —, Hypertrichose, besonders in Form von Bartwuchs bei Frauen, Blutdrucksteigerung mit Haut- und Retinablutungen und Osteoporose. Letztere macht sich klinisch bemerkbar durch Krümmung der Wirbelsäule und Frakturen an Rippen und gelegentlich (Cushings Fall 1) am Becken, bei anatomischer Untersuchung (Rutishauser, Forconi) in Brüchigkeit und Schneidbarkeit der spongiösen Rumpfknochen und Kartenherzform des Beckens; histologisch hat Rutishauser an den Knochen einfache Atrophie ohne gesteigerte Resorption, ohne fibröses Mark und ohne Osteoid festgestellt. Daß die Krankheit innersekretorischen Ursprungs ist und die Osteoporose zu den Hauptsymptomen gehört und nicht als Folge von Marasmus auftritt, unterliegt keinem Zweifel und sowohl die klinischen, als die Sektionsbefunde weisen auf eine pluriglanduläre Erkrankung hin. Die Epithelkörperchen sind in Cushings Sektionsfall (Fall 2) leicht vergrößert, in anderen Fällen nur als lipomatös, in dem von Forconi als etwas klein, aber normal gebaut bezeichnet, spielen jedenfalls keine auffallende Rolle; im Vordergrund stehen Hypophyse und Nebennieren. Cushing sucht den Ursprung in einer Vermehrung der basophilen Zellen des vorderen Hypophysenlappens und der entsprechenden Steigerung ihrer hormonalen Tätigkeit und leitet von ihr die Veränderungen der anderen endokrinen Organe, auch die Hypertrophie der Nebennierenrinde mit ihren Folgen ab. Wiederholt ist die Basophilenvermehrung in Form von zum Teil allerdings nur mikroskopisch wahrnehmbaren Adenomen gefunden worden, in anderen diffus über die Drüse verstreut und ohne Vergrößerung ihres Umfangs. Letztere Fälle können den ursächlichen Zusammenhang nicht beweisen, denn nach Berblinger findet sich eine solche Zunahme nicht selten sekundär bei Nierenkrankheiten, ohne daß Knochenveränderungen eintreten. Aber eine Unterstützung findet Cushings Vorstellung in den zwei ersten Fällen von Askanazy und Rutishauser, in deren einem ein kräftiger basophiler Adenomknoten und in deren anderem eine Agenesie des Hinterlappens und eine starke Basophilenvermehrung im Vorderlappen vorhanden war, beide Male offenbar selbständige und primäre Erkrankungen der Hypophyse. Forconi hat neuerdings 33 autoptisch belegte Fälle der Cushingschen Krankheit aus der Literatur zusammengestellt; unter ihnen war 24mal eine Vermehrung der basophilen Zellen festgestellt worden. Forconi hat selbst in einem Falle die nicht vergrößerte Hypophyse in Serienschnitten untersucht und die chromophoben Zellen vorherrschend, die eosinophilen etwas verringert, die basophilen selten gefunden; dagegen bestand ein großes Nebennierenrindenadenom. Es bleibt also noch eine Ungewißheit bestehen sowohl was die Ableitung der Osteoporose von der Erkrankung der Hypophyse, als den Zusammenhang der Nebennierenvergrößerung mit letzterer betrifft. Es muß aber daran erinnert werden, daß manche Fälle von Akromegalie, welche der Zurückführung dieser Krankheit auf ein eosinophiles Hypophysenadenom im Wege zu stehen schienen, weil die Drüse unverändert war, eine überraschende Aufklärung gefunden haben, z. B. durch den Nachweis eines von der Hypophyse getrennten eosinophilen Knotens im Keilbein.

8. Druckatrophie.

Die Knochenzerstörungen, welche an Stellen länger dauernden Druckes entstehen und gewöhnlich von der Oberfläche nach der Tiefe fortschreiten, die sog. „Druckusuren", stellen im Gegensatz zu den anderen Formen der Atrophie meist umschriebene, herdförmige Defekte in einem sonst unveränderten Skeletteil dar, also nicht, wie jene, eine Störung der inneren Struktur bei Erhaltung der Form. Sie sind Folge eines lokal gesteigerten lakunären Abbaus durch ein neuentstandenes osteoklastenreiches Gewebe, welches, solange das Periost erhalten ist, neben den Riesenzellen vorwiegend Spindelzellen enthält. Am mazerierten Knochen nimmt sich ein solcher Defekt nicht wesentlich anders aus als eine durch entzündliches Granulationsgewebe hervorgerufene Karies, ist nur gewöhnlich feinporöser. Die häufigsten Beispiele solcher Druckatrophien beim Menschen sind Zerstörung an Wirbelkörpern oder Brustbein oder Rippen an der Stelle eines Aortenaneurysmas, Zerstörung der Tabula interna der Schädelkapsel bei Steigerung des Hirndrucks durch Hydrozephalus oder Hirngeschwülste, Annagen des Knochens an Stellen, wo eine nicht infiltrierende Geschwulst anliegt.

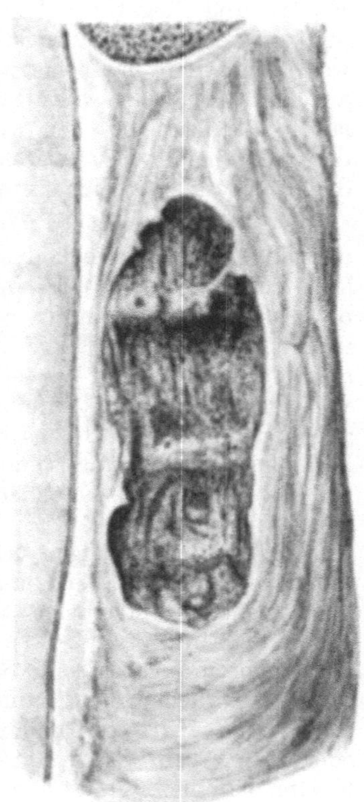

Abb. 14. Druckatrophie der Wirbelkörper durch Aneurysma der Aorta descendens. 47jährige Frau.

Die Wirbelusur bei Aortenaneurysmen kommt besonders am Brustteil vor und bildet an einem oder mehreren Wirbelkörpern Mulden mit rauhem Grund (Abb. 14), welche besonders die Seitenwände zerstören, so daß die Bandscheiben und anliegenden knöchernen Deckplatten zwischen ihnen als Leisten vorspringen, oder auch eine einheitlich über mehrere Wirbel ziehende Grube entsteht; bei hohen Graden kann der Defekt durch die ganze Dicke der Wirbelkörper bis auf die Dura spinalis reichen. Bei Hydrozephalus und Hirntumoren wird die Innenfläche des Schädels reibeisenartig rauh; die Veränderung beginnt gewöhnlich am Schädeldach, nicht diffus, sondern in Form von Vertiefungen, die den Gyri entsprechen, also neugeschaffenen Impressiones digitatae, zwischen denen glatte Leisten stehen; an der Basis ist die Tiefe der mittleren Schädelgruben bevorzugt und zuerst befallen, nächstdem die Orbitaldächer und andere Bezirke.

Bei Gehirngeschwülsten ist der Knochenschwund also unabhängig von ihrem Sitz und ihrem etwaigen Durchwachsen durch die Schädelkapsel. Auf dem Wege der reinen Druckatrophie kann sogar fern vom Sitz der Geschwulst durch das verdrängte Gehirn die Schädelkapsel breit durchbrochen werden (z. B. BENEKEs Fall) und das Gehirn selbst unter der Haut sich in Form weicher Höcker vorwölben. Letzteres ist besonders unter dem Gesichtspunkt zu beachten, daß an den sich berührenden und einander unter erhöhten Druck setzenden Flächen das harte Knochenmaterial stärker schwindet als das weiche

Hirngewebe; der Grund liegt wohl darin, daß in letzterem durch seinen Flüssigkeitsgehalt der Druck sich weiter ausbreitet und auf das ganze Organ verteilt. Bei den verschiedenen Vorkommen der Druckatrophie passen die Form der drückenden Fläche und der Defekt im Knochen im allgemeinen sehr genau als Positiv und Negativ aufeinander, nur wird zuweilen die Oberflächengestalt des drückenden Organs oder Gebildes ihrerseits modelliert und verändert, wenn die Dichte der belasteten Knochenfläche ungleich ist; so schwinden z. B. an der Wirbelsäule die Ränder der Wirbelkörper unter einem Aneurysma langsamer, als die Flächen, wobei außerdem vielleicht der Umstand mitwirkt, daß die Bandscheiben als elastisches Gewebe dem Druck mehr widerstehen; so erhält der Aneurysmasack den einzelnen Wirbelkörpern entsprechende Ausbuchtungen.

In der Regel liegt das Gebilde, welches den Druck ausübt, dem Periost an und aus diesem entwickelt sich das resorbierende Gewebe; besonders deutlich läßt sich das letztere bei intrakranieller Drucksteigerung auf der Außenseite der Dura mater als dünne rote, abstreichbare Schicht nachweisen, welche aus ihrer periostgleichen Lage hervorgegangen ist. Bei Ablösung eines Aortenaneurysmas von der Wirbelsäule findet man die usurierte Stelle gewöhnlich vom Periost entblößt, offenbar ist letzteres in der dem genannten Durabelag gleichenden roten Außenschicht des Sackes aufgegangen. Also die raumbeengende Neubildung schmilzt, wie schon erwähnt wurde, nicht mit ihrem eigenen Gewebe den Knochen ein, sondern sie ruft die Bildung von resorbierendem Gewebe im Periost als Reaktion hervor; und zwar besteht dasselbe vorwiegend aus vielkernigen Riesenzellen vom Osteoklastentypus und zwischen ihnen liegenden anderen, hauptsächlich spindligen Zellen. Bei mikroskopischer Untersuchung findet sich gewöhnlich nur fortschreitende Zerstörung ohne Neubildung und wenn Jores bei seinen Tierversuchen (s. unten) in den Resorptionsbuchten auch osteoide Säume gesehen hat, so ist dies ein Befund, welcher unter natürlichen Verhältnissen beim Menschen gewöhnlich nicht erhoben wird. Nur ganz selten kommt bei Aneurysmen um die Usurstelle an Wirbeln oder Rippen ein Osteophytenwall vor, der offenbar auf Mitwirkung anderer Kräfte, besonders einer Zerrung, beruht.

Daß hier Druck auf den Knochen Zerstörung bewirkt, während unter anderen Verhältnissen stärkere Belastung zur Knochenanbildung und Entlastung zur Atrophie führt, ist oft als schwer zu verstehender Widerspruch hingestellt worden. Die Stärke des Drucks kann nicht als ausschlaggebend angesehen werden. Ich (a) habe früher „anhaltenden" und „wechselnden" Druck als maßgebend für die verschiedene Wirkung hingestellt; richtiger ist es, „anhaltenden Druck" und „Stoß" einander gegenüberzustellen, denn die Erschütterung, die Erzeugung von Schwingungen in einem ganzen Knochenteil ist es offenbar, welche physiologisch und pathologisch die Apposition durch Erweckung der aktiven Kräfte im Knochen herbeiführt. Die Atrophie durch lokalen Druck fällt nicht unter die von Jul. Wolff und Roux aufgestellten Gesichtspunkte.

Jores' Erörterungen darüber, daß die Ergebnisse seiner Versuche — Druck von subkutan gelagerten Gummiballons oder mit Quecksilber gefüllten Säckchen auf die Proc. spinosi der Wirbel — nicht mit Roux' Angaben übereinstimmen, daß knorpelbedeckte Teile sich anders gegen Druck verhalten, als periostbedeckte, sind deshalb nicht zutreffend, weil er bei den verwendeten Meerschweinchen und vielen der Kaninchen wachsenden Knorpel vor sich hatte, während Roux sich auf fertigen bezieht.

C. R. H. Rabl schreibt auf Grund seiner Versuche, d. h. des Umlegens einer gespannten Metallfeder oder eines Gummifadens um einen Röhrenknochen unter Schonung des Periosts, der Fremdkörperentzündung einen wesentlicheren Anteil an dem Knochenschwund zu, als dem Druckreiz als solchem. Für diese

Versuche hat dies gewiß Geltung, hier war auch eine bindegewebige Fremdkörperkapsel und um den Knochendefekt eine wallartige Neubildung entstanden. Aber auf die reine Form der Druckatrophie beim Menschen läßt sich die Vorstellung nicht anwenden, weil hier meist gar kein Fremdkörper im Spiel ist, sondern erhöhter Organdruck, und z. B. bei der Einschmelzung der Schädelkapsel die raumbeengende Bildung, mag sie in einer Geschwulst oder Flüssigkeitsansammlung bestehen, mit dem Knochen und seinem Duraüberzug gar nicht in Berührung zu treten braucht.

Wenn man, wie früher erörtert wurde, in den Osteoklasten Reaktionszellen sieht, welche den abbaubedürftigen Knochen auflösen, so läßt sich die Druckatrophie dadurch erklären, daß durch den andauernden Druck das Gewebe geschädigt und zur Einschmelzung fähig gemacht wird. Die Schädigung der Knochensubstanz braucht nicht die Form ausgesprochenen Absterbens zu haben, obschon RABL in seinen Versuchen Abnahme der Färbbarkeit der Knochenkörperchen und sogar Nekrosen nachweisen konnte, sondern kann auf die Zwischensubstanz beschränkt sein; JORES erwähnt im Bereich der Druckwirkung an ihr anstatt des homogenen, ein wolkiges Aussehen und eine ungewöhnliche bläuliche Färbung, ohne sie mit der Resorption in Zusammenhang zu bringen. Ich habe wiederholt, wenn auch nicht immer, beobachtet, daß an Stellen fortschreitender Resorption die Substanz in dünner Schicht hyalin und stärker eosinrot gefärbt war, als die Unterlage, auch dann, wenn die Resorptionsfläche durch verschiedene Lamellen abstieg, und daß in ihr die sonst deutlich erkennbaren senkrechten Knochenkanälchen fehlten.

II. Hypertrophie.

Hypertrophie bedeutet Vermehrung funktionsfähigen Gewebes. Am Herzen und an anderen parenchymatösen Organen entsteht sie nur auf Grund gesteigerter Arbeit und die Vergrößerung des Organs beruht auf einer Vergrößerung, seltener zugleich einer Vermehrung der Parenchymzellen. Am Skelet macht sich die echte und reine Arbeitshypertrophie gewöhnlich nicht in einer Vergrößerung der äußeren Form, sondern in einer Veränderung der inneren Architektur geltend. Die äußerlich sichtbaren Verdickungen, die Hyperostosen, fallen in der Regel nicht unter den Begriff der Hypertrophie, sondern rühren von einer Knochenneubildung entzündlichen oder sonst pathologischen Charakters her. Dies gilt für die aus Ostitis deformans PAGET und fibrosa v. RECKLINGHAUSEN oder aus akuter Osteomyelitis und syphilitischer Periostitis hervorgegangenen Verdickungen. Unter allen diesen Verhältnissen ist der neugebildete Knochen entweder unvollkommen und funktionell minderwertig, oder in seiner Architektur nicht auf die mechanischen Aufgaben eingerichtet. In manchen dieser Fälle, besonders bei den periostalen Hyperostosen, kann nach Ablauf der Krankheit das neugebildete Gewebe, anstatt resorbiert zu werden, erhalten bleiben und einen funktionellen Umbau erfahren und dadurch der bodenständigen Struktur einverleibt werden. Nach der anatomischen Beschaffenheit wäre dies als sekundäre Hypertrophie zu bezeichnen, aber die funktionell brauchbare Substanz geht über den Bedarf hinaus. Diese aus den verschiedenen Knochenkrankheiten hervorgehenden Vermehrungen der Knochensubstanz sind hier nicht im einzelnen zu besprechen. Dagegen müssen die senile Hyperostose des Schädels und ferner zwei Formen verbreiteter Hyperostosen behandelt werden, welche nicht aus Knochenkrankheiten hervorgehen, sondern bei denen die Beteiligung des Skelets an verschiedenen Gesamterkrankungen des Körpers in der reinen Vermehrung des Knochengewebes besteht, die sog. Ostéoarthropathie hypertrophiante pneumique und die akromegalische Knochenneubildung.

1. Echte Arbeitshypertrophie.

Sie kommt auf Grund gesteigerter funktioneller Belastung als feiner, die äußere Form kaum beeinflussender Vorgang unter verschiedenen Verhältnissen vor, welche meist zu Gestaltsveränderungen und abnormer Verteilung der auf das Skelet einwirkenden Kräfte geführt haben. Sie spielt nicht die Rolle einer Krankheit, sondern eines bei der anatomischen Untersuchung zutage tretenden Teilgliedes einer anderweitigen Veränderung. Typische Beispiele dafür geben die Spondylitis deformans, knöcherne Ankylosen und Gelenkkontrakturen, zum Teil auch die Kyphoskoliose.

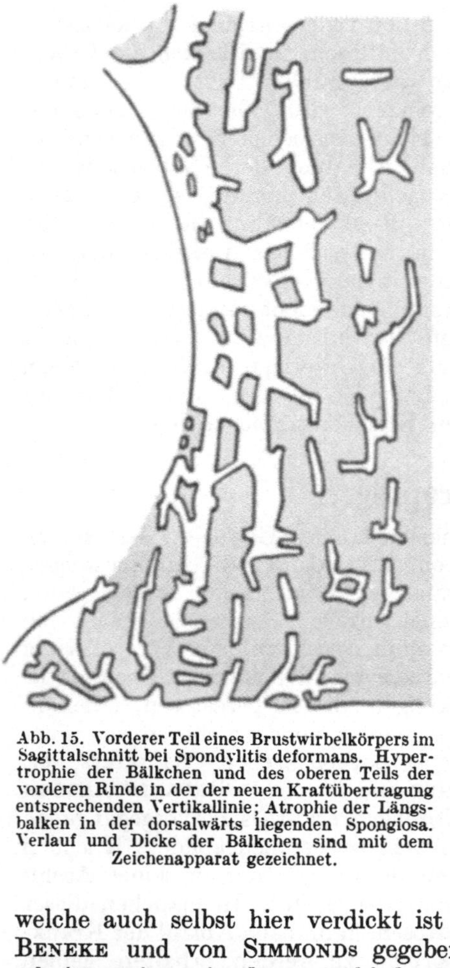

Das Wesen der Spondylitis deformans liegt, wie seit den Untersuchungen von R. Beneke bekannt ist, in der Degeneration der Bandscheiben, ihrem Hervortreten über die Oberfläche der Wirbel mit Zerrung des Periosts und der Längsbänder und reaktiver Knochenbildung seitens derselben, welche zur Bildung der Randwülste und nicht selten zur knöchernen Überbrückung der Bandscheiben und mehr oder weniger vollständigen Aufhebung der Beweglichkeit der Wirbel gegeneinander führt; die Erstarrung betrifft am häufigsten den unteren Brustteil unter Verstärkung der physiologischen Kyphose. Die Randwülste haben zunächst die lockere Osteophytenstruktur und erwerben erst später einen der neuen Kraftverteilung entsprechenden Umbau. Dagegen entwickelt sich in der Spongiosa der Wirbelkörper eine reine Hypertrophie unter der Wirkung der Stöße, welche normalerweise von den elastischen Bandscheiben aufgefangen werden, auf das Knochengewebe. Die verstärkten Bälkchen gehen von der tiefsten Einbuchtung der Rinde an der Vorderseite jedes Wirbelkörpers aus, welche auch selbst hier verdickt ist (Abb. 15), und haben, wie schon die von Beneke und von Simmonds gegebenen Röntgenbilder des sagittalen Durchschnitts zeigen, in den verschiedenen Fällen verschiedene Verlaufsrichtungen, die typischsten sind die vorwiegend radiären oder vorwiegend senkrechten. Erstere gehen offenbar aus der Biegungsbeanspruchung, letztere aus der Vertikalbelastung hervor. Natürlich wird der Grad der Synostose für die Wirkung der verschiedenen Kräfte auf das Spongiosanetz bestimmend sein.

Abb. 15 ist nach dem mikroskopischen Präparat eines sagittalen Medianschnittes gefertigt und alle Bälkchen sind nach Lage und Stärke genau eingezeichnet; es bestand fast vollkommene Synostose mit den Nachbarwirbeln. Durch Hypertrophie hebt sich ein fast genau vertikales Balkensystem im vorderen Teil des Wirbelkörpers heraus, welches durch die tiefste Einsenkung der vorderen Wirbelwand geht und die Rinde in der oberen Hälfte einbezieht, während sie in der unteren Hälfte atrophisch und durchbrochen ist; die Verbindung der hypertrophischen Balken mit den Endplatten des Wirbels ist in Nachbarschnitten vorhanden. Es handelt sich um Verstärkung vorhandener Bälkchen,

Abb. 15. Vorderer Teil eines Brustwirbelkörpers im Sagittalschnitt bei Spondylitis deformans. Hypertrophie der Bälkchen und des oberen Teils der vorderen Rinde in der der neuen Kraftübertragung entsprechenden Vertikallinie; Atrophie der Längsbalken in der dorsalwärts liegenden Spongiosa. Verlauf und Dicke der Bälkchen sind mit dem Zeichenapparat gezeichnet.

die Verdickung der Rinde ist durch Einengung der anstoßenden Markräume entstanden. Außerhalb der durch die Hypertrophie bezeichneten Kraftlinie sind die Bälkchen atrophisch.

Bei knöcherner Ankylose von Gelenken hängt natürlich der Verlauf der hypertrophischen Balken von der Stellung der Gelenkenden ab; die Hypertrophie ist um so stärker, je stärker die Winkelstellung (Abb. 16). Wie schon früher angeführt wurde, handelt es sich dabei stets um einen Umbau, d. h. neben der Verdickung der höher belasteten Teile kommt Atrophie der entlasteten zustande. Bei knöcherner Ankylose des Kniegelenks in gerader Linie habe ich die Hypertrophie am stärksten entwickelt gefunden in den seitlichen Teilen in Form von rein vertikal durch die Kondylen von Femur und Tibia verlaufenden Balken, die Rinde

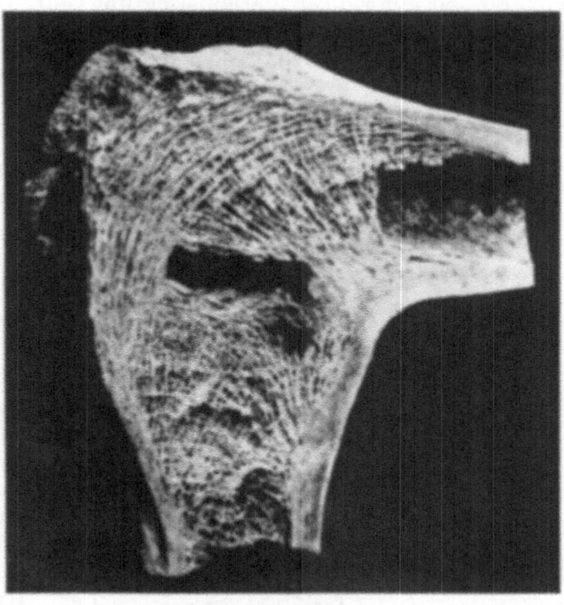

Abb. 16. Kniegelenkankylose. Hypertrophie alter u. neuer Bälkchen.

ist in derselben Ausdehnung verdickt, ohne daß sich entscheiden läßt, ob durch periostale Auflagerung oder durch Obliteration der subkortikalen Mark-

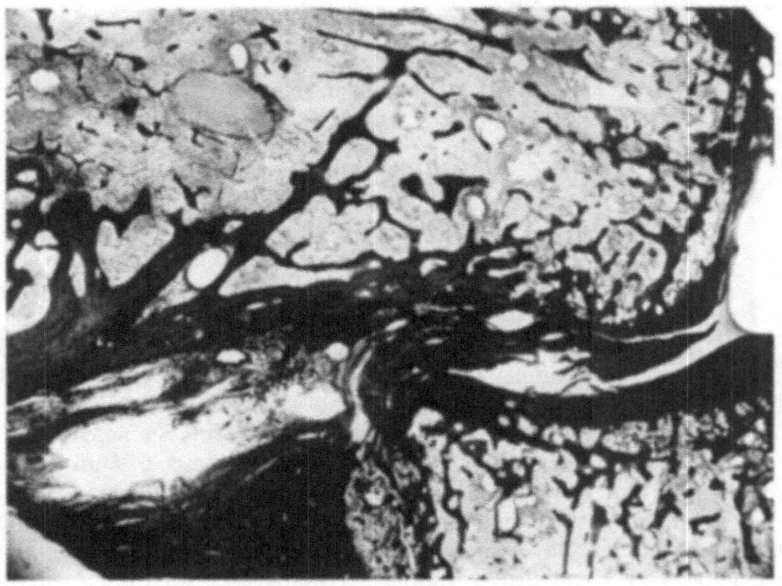

Abb. 17. Zehe mit rechtwinkliger Beugekontraktur. 1. und 2. Phalanx. Hypertrophie der abnorm belasteten Bälkchen in beiden.

räume. Unter solchen einfachen Verhältnissen werden zur Herstellung der Verstärkungspfeiler, wie sich auch mikroskopisch nachweisen läßt, nur schon bestehende Bälkchen benutzt und lediglich die Verwachsungsschicht ist neugebildet. Bei starker Winkelstellung (Abb. 16) treten neue hypertrophische Balken mit oft bogenförmiger Verlaufsrichtung auf, welche ganz aus der ursprünglichen Struktur herausfallen und von welchen sich nicht sagen läßt, in welchem Umfange präformierte Bälkchen darin aufgegangen sind. Die Abbildung einer in rechtwinkliger Beugekontraktur befindlichen Zehe (Abb. 17) zeigt wiederum die Anpassung an die neue funktionelle Beanspruchung durch Verschiebung des inneren Baus im Sinne der Hypertrophie einzelner Bälkchen des Spongiosanetzes, welche in die neue Kraftlinie fallen.

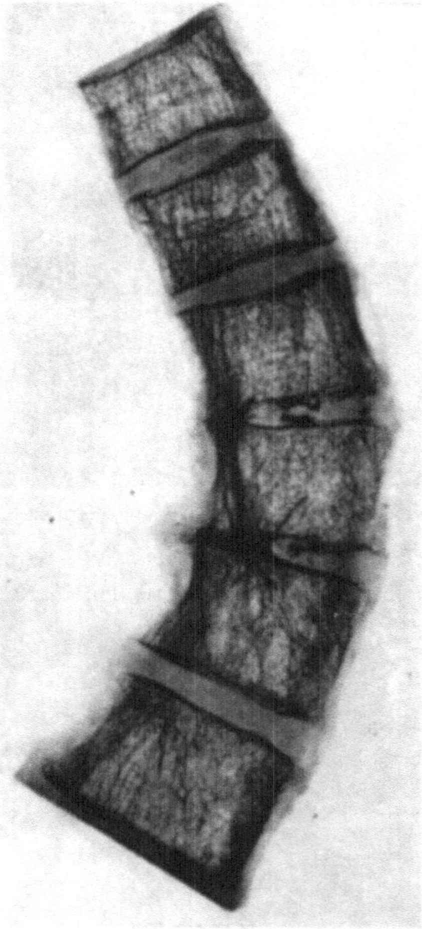

Bei der histologischen Betrachtung findet man in der Regel im Innern der dicken Pfeiler die alten Bälkchen, durch Haftlinien deutlich von dem Zuwachs abgesetzt, die Hypertrophie geschieht durch lamelläre Apposition; bei Spondylitis def. fand ich zuweilen, daß der Auflagerung eine stärkere lakunäre Resorption der betreffenden Bälkchen vorausgegangen war als Ausdruck dafür, daß vor der Stabilisierung im Verlaufe der Bandscheibendegeneration eine wechselnde Kräfteverschiebung stattgefunden hat. Das Merkmal der echten Hypertrophie im vorher fertigen Knochen ist also die Umprägung der gegebenen Substanz.

Wenn ein Skeletteil, solange er noch in der Entwicklung begriffen ist, abnorm belastet wird, so führt dies nicht notwendig zum Bilde der Hypertrophie, um so weniger, je früher die ungewöhnlichen Verhältnisse einsetzen. Denn einen Teil der Anpassung übernimmt das endochondrale Wachstum und so gewinnt der Knochen von vornherein die äußere Gestalt und den inneren Bau, welche den besonderen Bedingungen angepaßt sind. Ein Beispiel dafür gibt das Brustbein bei Kyphoskoliose der Wirbelsäule. Dasselbe ist kurz, dick, gebogen und seine Spongiosa rundporig; es ist wie aus einem Guß entstanden

Abb. 18. Kyphoskoliose. Frontalschnitt an einer fast nur seitlich gekrümmten Stelle; Scheitel der Krümmung fällt auf den 11. und 12. Brustwirbel. Hypertrophie der Spongiosa in Form von Pfeilern, die entsprechend der Vertikalachse durch 3 Wirbel ziehen. Röntgenbild. 77jährige Frau, 12. 1. 35.

und läßt nicht altes Gerüst und neuen Zuwachs unterscheiden. Die Rinde jedes Wirbelkörpers bei Kyphoskoliose ist meist auf der Seite der Konkavität eingebuchtet und an ihrem tiefsten Punkt verdickt, auf der Seite der Konvexität mehr gerade und wesentlich dünner — wenigstens an Stellen mit relativ einfacher Achsenbiegung ohne stärkere Torsion — und in der im allgemeinen rundporigen Spongiosa heben sich in der Konkavität hypertrophische Längspfeiler ab (Abb. 18). Indessen kann eine solcher Hypertrophie fehlen und die Spongiosa durchweg rundporig sein mit engen Maschen auf der konkaven und weiteren auf der konvexen Hälfte. BENEKE führt das Ausbleiben der Hypertrophie auf das Erhaltensein der Bandscheibenelastizität zurück; von Einfluß wird aber auch sein, ob die durch das Wachstum hergestellte abnorme Form und Struktur den aus der Beschäftigung des Kranken herrührenden mechanischen Einflüssen genügt.

Meist ist also, wenn eine Belastungshypertrophie mit Veränderung der äußeren Gestalt eines Knochens verbunden ist, die letztere vorher vorhanden und der Anlaß zur Hypertrophie des Innengerüsts gewesen. Es gibt wenig Beispiele dafür, daß ein Knochen rein durch eine funktionell bedingte Hypertrophie auch wesentlich dicker geworden ist. Es ist der Fall, wenn an Vorderarm oder Unterschenkel einer der beiden Knochen unterbrochen und der andere hyperostotisch wird. ROUX hat (S. 165) ein Präparat beschrieben, an welchem die Tibia einen alten nicht geheilten Bruch zeigte und der Fibulaschaft in ganzer Ausdehnung auf das 6—8fache seines normalen Querschnitts unter annähernder Erhaltung der normalen Form verdickt war; die Enden der Fibula waren weniger verdickt, aber so geformt, daß sie mittels stark ausgebildeter Bindegewebszüge den Druck auf das obere und untere Tibiaende übertragen konnten. Ähnlich waren die Resultate W. MÜLLERs,

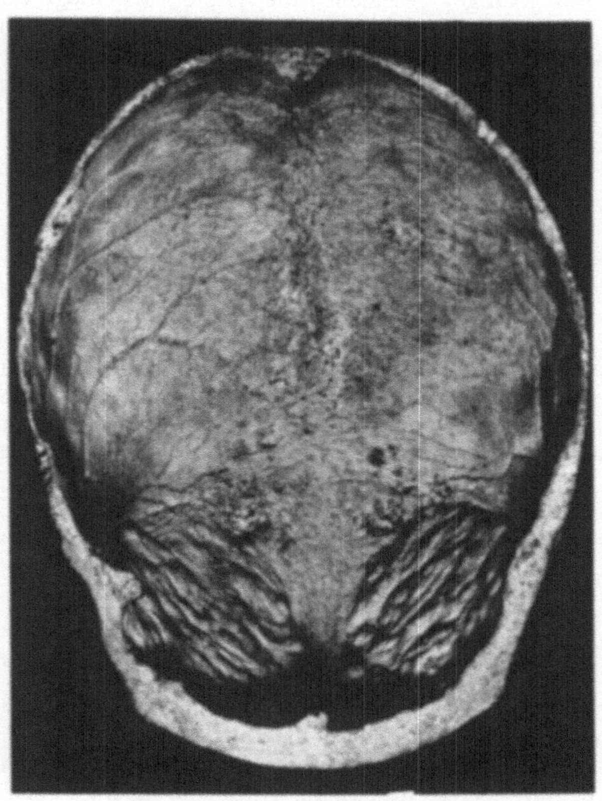

Abb. 19. Senile Hyperostose des Schädeldachs. Slg path. Inst. Berlin 1831, Nr. 131.

der an Hunden und Katzen im Radiusschaft Defekte setzte und zum Teil durch Implantation eines Zehengelenks eine Pseudarthrose herstellte. Stets trat an der entsprechenden Stelle der Ulna eine spindelförmige knöcherne Verdickung und unter ihr ein Umbau des alten Knochens ein; wurde die gleiche Unterbrechung an der Ulna hervorgerufen, so blieb der Radius unverändert, weil er bei beiden Tierarten an sich schon der Hauptträger der Gesamtlast ist. Auch hier tritt es deutlich zutage, daß das noch wachsende Skelet sich erhöhten mechanischen Bedingungen in anderer Art anpaßt, als das fertig gebildete. Bei jungen Tieren blieb nach Radiusresektion die periostale Verdickung des Ulnaschaftes aus, vielmehr reagierte der distale Epiphysenknorpel durch verstärkte Entwicklung.

2. Senile Hyperostose des Schädels.

Wenn man den Namen Hypertrophie nach der äußeren Erscheinung anwendet, so gehört die im Greisenalter besonders bei Frauen häufig vorkommende

Verdickung des Schädeldachs dazu. Oft nimmt sie nur das Stirnbein ein und aus dem Gegensatz desselben zu dem wesentlich dünneren hinteren Teil der Schädelkapsel läßt sich schließen, daß es sich um einen erworbenen Zustand und nicht um eine ungewöhnlich kräftige Entwicklung handelt, ebenso daraus, daß nicht selten auf der Tabula int. dichte warzige Knochenhöcker liegen, mit welchen die Dura mater fest zusammenhängt (Abb. 19). Entweder haben die beiden Rindenschichten und die Diploe etwa gleichen Anteil an der Gesamtverdickung, oder, was häufiger geschieht, die Diploe überwiegt und die Tafeln können sogar dünner als gewöhnlich sein, die äußere übertrifft zuweilen die innere an Dicke. Nicht selten ist die Diploe dabei abnorm dicht, sklerosiert. Pacchionische Gruben und Gefäßfurchen sind tiefer eingegraben. Die Bedeutung und der Entwicklungsgang der senilen Hyperostose sind neuerdings durch Erdheim (d) genaucr untersucht worden. Sie ist das Ergebnis eines Umbaus, welcher zur Einengung der Schädelhöhle führt, und Erdheim sieht als ihren Zweck die Anpassung der letzteren an die senile Atrophie des Gehirns an. Wie das mikroskopische Verhalten zeigt, wird innen seitens der Dura neuer Knochen angelagert, außen die Tabula ext. seitens des Periosts resorbiert, die Resorption bleibt aber hinter der Neubildung zurück, daraus geht die Verdickung hervor. Die innere Apposition geschieht in Form paralleler Grundlamellen (Bernsteins „Achatschicht"), welche vom Knocheninnern her durch Haverssche Systeme ersetzt werden und damit die gewöhnliche Struktur der Tabula int. gewinnen. Dagegen wandert die Diploe von außen nach innen dadurch, daß ihre äußere Schicht zu kompakter Substanz verdichtet wird und in der Tabula ext. aufgeht, während sie sich innen mittels endostaler Resorption tiefer in die Tabula int. eingräbt.

Der Abbau der äußeren Rinde und die nach der Tiefe fortschreitende Sklerosierung der Diploe haben Ähnlichkeit mit den bei der grubigen Atrophie geschilderten Vorgängen (S. 9), jedoch fehlt bei diesen gewöhnlich die Anbildung neuer Substanz auf der Innenfläche.

3. Die sekundäre hyperplastische Periostitis (P. Maries Ostéoarthropathie hypertrophiante pneumique, Höglers Akropachie).

Das Leiden, welches Bamberger und Pierre Marie fast gleichzeitig und unabhängig voneinander als Folge von chronischen Lungen- und Herzkrankheiten festgestellt haben, wurde durch eine Veränderung in der äußeren Erscheinung der Kranken erkannt, welche in der trommelschlägelartigen Auftreibung der Endphalangen der Finger und Zehen und Verdickung der Knochen im Bereich mehrerer großer Gelenke, besonders der Fuß- und Hand-, auch Knie- und Ellenbogengelenke bestand. P. Marie ging bei der Umschreibung des neuen Krankheitsbildes davon aus, daß manche Verunstaltungen der äußeren Körperformen, welche mit Akromegalie Ähnlichkeit haben und ihr zugezählt worden sind, als wesensverschieden von ihr abgetrennt werden müßten. Die Verschiedenheiten zwischen den beiden Krankheiten erläuterte er zuerst an einem nur klinisch beobachteten Fall; manche dabei als charakteristisch für das neue Leiden angesehenen Eigenschaften desselben, z. B. Verdickung der Nase und Ohren und des Alveolarrandes, sind später auf Grund der anatomischen und röntgenologischen Untersuchungen wieder aus dem Krankheitsbild verschwunden, andererseits haben die letzteren eine größere Verbreitung der Knochenverdickungen aufgedeckt, als P. Marie angenommen hatte. Auch Bamberger hat in den 10 Fällen, welche er zur Grundlage seiner Beschreibung machte, das Hauptgewicht auf die klinische Erscheinung gelegt, in welcher bei voller Entwicklung des Zustands die Gelenkgegenden, die dicht unter der Haut liegen, besonders verdickt hervortreten, und die wenigen Sektionsbefunde nicht in dasselbe hineingearbeitet. Zusammengenommen mit dem auffallenden Befund der Trommelschlägelbildung schien eine typische Erscheinungsweise der Krankheit darin zu liegen, daß nach den distalen Teilen der Extremitätenabschnitte hin jeweilig eine Verdickung vorhanden sei, also an Ellenbogen, Handgelenk, Nagelgliedern der Finger und Zehen, während dazwischen keine oder nur eine geringe Schwellung bestünde. Dieser Rhythmus der Auftreibung hat sich vom anatomischen Standpunkt aus nicht als so scharf ausgeprägt erwiesen, jedenfalls ist die Sonderstellung der distalen Teile der Röhrenknochen mehr in den Hintergrund getreten. P. MARIE schilderte auch die Region des Karpus und Metakarpus als schlank, während nach weiteren Erfahrungen die Verdickung der letzteren zu den wichtigsten Erscheinungen gehört.

Wenn man jetzt auf Grund zahlreicher Untersuchungen das anatomische Krankheitsbild entwirft, muß man als Hauptmerkmal die flächenhaften knöchernen Auflagerungen auf den Röhrenknochen aller Extremitäten hinstellen, welche große Abschnitte derselben wie eine Baumrinde umhüllen. An den langen Röhrenknochen besteht eine gewisse Abstufung insofern, als die der Vorderarme und Unterschenkel oft schwerer betroffen sind als Humerus und Femur. Die Knochen des Rumpfes sind gering beteiligt, bleiben sogar häufig ganz verschont (s. unten). Eine Bevorzugung der Epiphysen besteht nicht, vielmehr sind stets die Diaphysen befallen und von ihnen erstreckt sich die Schale verschieden weit gegen die Gelenkenden hin, die Malleolen sind bald bedeckt, bald nicht, letzteres auch dann, wenn die Diaphysenauflagerung sehr dick ist (z. B. E. FRAENKEL, Fall 2), an den Mittelhand- und Mittelfußknochen bleiben die Endteile gewöhnlich ganz frei. Das Maximum fällt meist ungefähr auf die Mitte des Schaftes. Innerhalb dieser Grenzen wechselt die Ausbreitung der neuen Knochenschichten

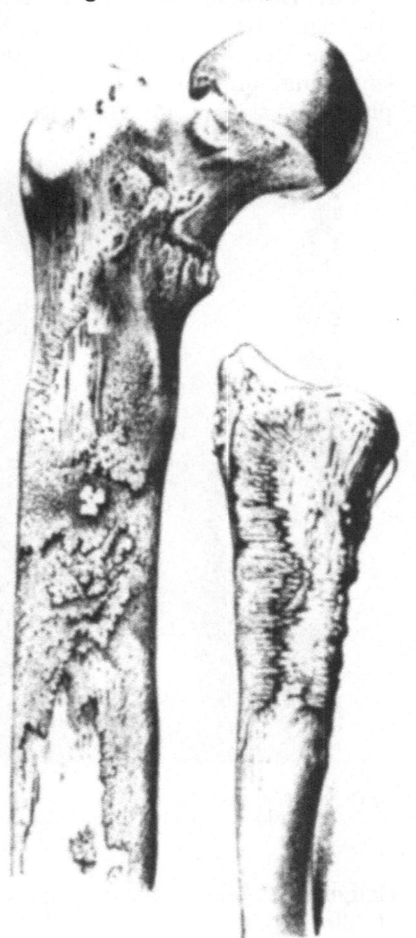

Abb. 20. Hyperplastische Periostitis. (Aus BAMBERGER: Z. klin. Med. 18, Taf. I.)

in den verschiedenen Fällen außerordentlich. Wenn man sie unter dem Gesichtspunkt der mechanischen Beanspruchung der Knochenoberflächen betrachtet, findet man keinerlei Gesetzmäßigkeit, die von Muskulatur bedeckten Abschnitte werden nicht mehr und nicht minder befallen, als die dicht unter der Haut liegenden, ferner sind im Gegensatz zur Akromegalie die Epikondylen und Ansatzleisten nur ausnahmsweise (z. B. GRAFE-SCHNEIDER) stärker ausgeprägt, dagegen erscheinen die Furchen für die Sehnen vertieft. Längere Dauer der Erkrankung spricht sich in der Zunahme der Dicke der Auflagerung und später in ihrem sekundären Umbau (s. unten) aus, wie sich aus Fällen, in welchen mehrfache Röntgenuntersuchungen in größeren Zeitabständen vorgenommen worden sind, schließen läßt; über ein allmähliches Fortschreiten nach der Fläche ist nichts Sicheres bekannt; nur hat E. Fraenkel in einem Fall (Fall 3) von kaum 10wöchentlicher Dauer der Krankheit und offenbar jungem Bestand der Knochenauflagerungen beobachtet, daß sie herdweise an den verschiedenen Stellen eines und desselben Knochens gleichzeitig einsetzen, ohne die distalen Enden zu bevorzugen.

An Händen und Füßen nimmt, wie E. Fraenkel festgestellt hat und wiederholt bestätigt worden ist, der Grad der Verdickung distalwärts ab derart, daß die Metakarpal- und Metatarsalknochen stärker als die Phalangen befallen sind, und unter letzteren die Grund-phalangen stärker, als die mittleren und

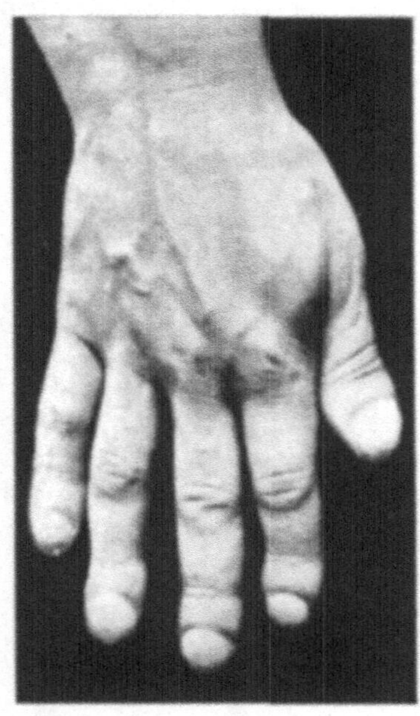

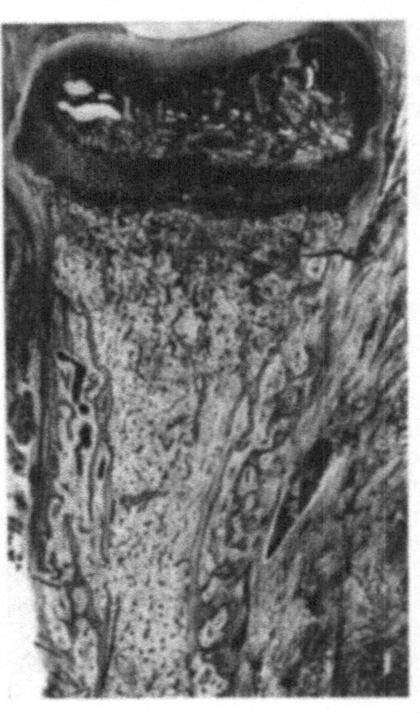

Abb. 21. Trommelschlägelfinger bei chronischer Bronchitis (mit Bronchiektasen ?):

Abb. 22. Hyperplastische Periostitis der großen Zehe (Trommelschlägelzehe). 10jähriges Kind mit kavernöser Lungenphthise, 7. 9. 06.

Endglieder. Wegen der grundsätzlichen Bedeutung ist vielfach·erörtert worden, ob die kolbige Auftreibung der Endglieder, welche die Trommelschlägelform ausmacht, auch von den knöchernen Phalangen ausgeht, oder eine reine Weich-teilverdickung ist. In vielen Fällen ist durch anatomische Untersuchung der Nachweis erbracht, daß die Knochen ganz unverändert waren, E. Fraenkel fand dies in seinen sämtlichen 7 Fällen ich kenne es auch aus eigener Erfahrung; andererseits ist es nicht zweifelhaft, daß auch die Endphalangen knöcherne Auflagerungen bekommen können, wofür ich ein Beispiel in Abb. 22 gebe und auch bei Grafe und Schneider und bei Crump Belege finde, auch röntgeno-logisch ist es wiederholt nachgewiesen worden (Högler, Fall 1, u. a.); aber auch in diesen Fällen wird die Formveränderung in der Hauptsache durch die Weichteilverdickung hervorgerufen, in erster Linie die des Fett- und Binde-gewebes; Grafe und Schneider fanden die Bindegewebsneubildung des Nagel-betts mehr von dem Periost der Phalanx, als dem Korium des Nagels ausgehend. Dafür, daß die Weichteilhülle der Endphalangen unabhängig von ihrem knöcher-nen Gerüst fast ausnahmslos bei der hyperplastischen Periostitis verdickt

ist, während Haut und Subkutis des übrigen Körpers ganz unverändert bleibt,
gibt es zunächst keine Erklärung. Die Hand- und Fußwurzelknochen, unter
letzteren besonders der Calcaneus können warzige Osteophyten tragen, indessen
ist dies ziemlich selten beobachtet.

Neben den Extremitätenknochen treten die übrigen Skeletteile sehr zurück.
Nicht ganz selten wird der Darmbeinrand verdickt gefunden, auch am lebenden
Kranken, ungewöhnlich aber ist die Ausbreitung des Osteophyts über die Darmbeinschaufeln und die Außenfläche des Beckens, wie SCHLAGENHAUFER sie
fand; P. MARIE hat ursprünglich eine Verbreiterung des Sternum als charakteristisches Merkmal der Krankheit bezeichnet, in späteren Beobachtungen
hat es sich nicht bestätigt. Dasselbe gilt von der Kyphose, auf deren Vorhandensein, und zwar am Dorsolumbalteil — im Gegensatz zum zervikodorsalen Sitz
bei Akromegalie —, P. MARIE ebenfalls Gewicht gelegt hat, weil er als ihre
Ursache eine Wirbelsäulenarthritis vermutete, welche der von ihm angenommenen Erkrankung der Extremitätengelenke gleichwertig sei; sie hat sich bei
der weiteren Verfolgung der Krankheit bezüglich Vorkommens und Sitzes
als ganz inkonstant herausgestellt und ist in keinem der anatomisch untersuchten Fälle als auffällig hervorgehoben worden; für ihre Entstehung kommen,
wie LEFÈBRE für seinen eigenen Fall feststellte, etwaige zur Grundkrankheit
gehörige Empyemschrumpfung des Thorax und andererseits vielleicht die
periostalen Knochenauflagerungen auf den Wirbelkörpern in Betracht, welche,
den Verdickungen der Röhrenknochen gleichwertig, zuweilen beobachtet werden.
Verdickung der knöchernen Rippen kommt selten und in geringem Umfange
vor, etwas häufiger ein Knochenmantel um die Schlüsselbeine; ferner ist das
flächenhafte Osteophyt an der Innenfläche des Schädeldachs, welches ich
früher (a) beschrieb, auch später gelegentlich (z. B. SCHLAGENHAUFER) gefunden worden.

Wegen der Unterscheidung gegenüber der Akromegalie ist dem Verhalten
der Kiefer- und Gesichtsknochen besondere Aufmerksamkeit geschenkt worden.
P. MARIE hat in seinem Ausgangsfall eine Verdickung des Alveolarrands am
Oberkiefer festgestellt, später wird diese Veränderung außer in unsicheren
Fällen kaum wieder erwähnt [z. B. M. STERNBERG (c)]; der Unterkiefer scheint,
soweit Untersuchungen darüber vorliegen, frei zu bleiben; zuweilen sind leichte
Verdickungen an den Nasenknochen gefunden worden.

Der Eindruck P. MARIEs, daß den Veränderungen der Gelenke ein
wesentlicher Anteil an dem gesamten Krankheitsbild zukomme (weshalb er
den Namen Ostéoarthropathie wählte), rührte von der am Lebenden beobachteten Schwellung der Gelenkgegenden, der Einschränkung mancher Bewegungen und Krepitation her. Die späteren anatomischen Untersuchungen
haben gezeigt, daß die zwei erstgenannten Erscheinungen durch die Verdickung
der Knochenenden hervorgerufen werden können und die Gelenke selbst in der
Regel unverändert sind; die Angabe LOCKEs, daß die meisten Beobachter
Veränderungen an ihnen und besonders an ihrem Knorpel gefunden hätten,
beruht offenbar auf einem Irrtum. Einige ältere Fälle mit Ergüssen und Knorpeldefekten, welche ich früher (a) aufgeführt habe, können nicht als Beweis dafür
dienen. CRUMP hat neuerdings einen Fall mitgeteilt, in welchem zu Lebzeiten
nach fieberhafter Halsentzündung ausgebreitete arthritische Erscheinungen
aufgetreten waren und nach dem Tode gefunden und auf dieselben toxischen
Einflüsse zurückgeführt wurden wie die Knochenverdickungen. Aber diese
venigen Tatsachen reichen nicht aus, um, wie LOCKE es tut, in den Gelenkveränderungen ein wichtiges Teilglied der ganzen Krankheit zu sehen.

Die Grundlage der ganzen Skeletveränderung ist eine Reizung des Periosts
zur Knochenbildung; endostale Wucherungen fehlen in den anatomisch genau

untersuchten Fällen fast durchweg (kurze Angaben über Rinden- und Spongiosa-verdichtung in Bambergers Fall 1 und Westmacotts Beobachtung lassen keine gegenteiligen Schlüsse zu). Die Auflagerungen besitzen zunächst den gewöhnlichen Bau der geflechtartigen Osteophyten. Bei längerem Bestand erfolgt der Umbau desselben und der darunter liegenden Rindenschicht, wodurch die ursprünglich scharfe Grenze zwischen altem und neuem Knochen verschwindet und letzterer lamelläre Struktur erhält und in den ersteren mehr oder weniger vollkommen einverleibt wird. Darin liegt nichts der Krankheit Eigentümliches, sondern es ist das Schicksal der lokal gebildeten entzündlichen Knochenauflagerungen überhaupt, sofern sie nicht bei Heilung der Resorption verfallen. Das Ergebnis ist entweder eine Verdickung der kompakten Rinde, wie es sich namentlich an den mazerierten großen Röhrenknochen und auch an Röntgenaufnahmen darstellt, oder eine von der Oberfläche der Rinde verschieden tief eindringende Porosierung, welche ihr den gleichen Bau gibt, wie ihn die Auflagerung besitzt (Abb. 22), an kleinen Knochen sogar die alte Rinde ganz ersetzen kann. Die Erhaltung des porösen Zustands nach dem lamellären Umbau erklärt Crump aus der fortdauernden Wirkung der Grundkrankheit. Was also an Abbauvorgängen im alten Knochen zu beobachten ist, tritt nur sekundär ein und gehört nicht zu den direkten Folgen der Schädlichkeit selbst, dieselbe trifft nur das Periost. Wie Crump feststellte, beginnt die Erkrankung mit Rundzelleninfiltration in seiner Faserschicht und dem anstoßenden Gewebe.

Wenn man die Fälle reiner Trommelschlägelfinger außer acht läßt und nur solche mit allgemeiner Knochenverdickung in Betracht zieht, so darf man als sicher ansehen, daß es sich um einen sekundären Zustand handelt. In wenigen, nur klinisch beobachteten Fällen (z. B. Spillmann und Haushalter, A. Simons) trat die Veränderung bei scheinbar sonst gesunden Menschen auf (bei Spill-mann u. Haushalter kamen später Zeichen von Lungentuberkulose dazu), aber meines Wissens ist kein Sektionsfall von isoliertem Vorkommen des Leidens bekannt geworden. Die Grundkrankheiten sind allerdings sehr mannig-faltiger Art, auch wenn man nur diejenigen berücksichtigt, deren ursächliche Bedeutung durch ihr wiederholtes Vorkommen wahrscheinlich gemacht worden ist, und es ist nicht leicht, einen allen gemeinsamen ursächlichen Faktor zu erkennen. Am wahrscheinlichsten ist er toxischer Natur; Bamberger und P. Marie haben bereits für die nach Lungenkrankheiten auftretenden Fälle an diese Erklärung gedacht und M. Sternberg hat deshalb die Bezeichnung „toxigene Osteoperiostitis ossificans" vorgeschlagen. Wenn die Erkrankungen der Lungen und Pleuren in der Reihe der Grundkrankheiten an erster Stelle stehen (nach einer Statistik mit 68%), so rührt dies wohl nicht von ihren Eigenschaften als Organ her, sondern davon, daß in ihnen die maßgebenden Erkrankungsarten am häufigsten vorkommen in Form von Höhlen mit eitrigem Inhalt, als Bronchiektasen, kavernöse Phthise und Empyem; offenbar begünstigen Stauung und fötide Zersetzung desselben die Entstehung der Knochen-veränderung. Während früher die venöse Stauung neben der chemischen Schädlichkeit als zweite Ursache angesehen wurde, läßt sie sich jetzt eher demselben Gesichtspunkt unterordnen, wenn man daran denkt, daß die Stauungs-hyperämie in der Leber neben der mechanischen Wirkung Nekrosen hervorrufen kann, welche aus langdauernder Einwirkung der im Blut enthaltenen Toxine hergeleitet werden. Bezüglich der bösartigen Geschwülste, meist Sarkome, seltner Karzinome, und der mehrmals (E. Fraenkel, Högler) als Ursache beobachteten Lymphogranulomatose, wofür zusammengenommen Högler bis 1920 18 Fälle in der Literatur auffand, ist zwar auch ihre Lokalisation in der Lunge betont worden, teils in Form von Bronchialkarzinom, teils von metastatischen Knoten (die beiden genannten Lymphogranulomfälle hatten im Mediastinum starke Drüsenschwellungen hervorgerufen und E. Fraenkel hat in seinem sonstigen großen Lymphogranulomatosematerial keinen Fall mit Knochenveränderung beobachtet), indessen ist der Grad der Lungenbeteiligung in manchen Fällen doch so gering (Ewald, Schlagenhaufer), daß man ihn nicht in den Mittelpunkt stellen kann.

In einem von mir beobachteten Fall, den ich früher (a) kurz erwähnte, bestand bei dem 53jährigen Patienten ein kurzzelliges Spindelzellensarkom des Halses mit nur kleinen Metastasen in den Pleuren und einer in der Lungenspitze ohne jeden Zerfall, ebensolchen in den Nebennieren und einer Niere und großen Knoten in der Leber.

Aber unabhängig vom Sitz wird man auch hier toxische Stoffwechselprodukte des Geschwulstgewebes bzw. des Granulationsgewebes oder der Mikroorganismen gelten lassen dürfen. Auch die übrigen, der Häufigkeit nach weit zurückstehenden Primärkrankheiten lassen sich als Anlaß von Toxinwirkungen verstehen, namentlich der chronische Ikterus, den Obermayer in 5, Buttenmüller in 3 und Högler in 1 Fall als Ursache fanden; freilich war in der Mehrzahl dieser Fälle Leberzirrhose vorhanden und es läßt sich schwer sagen, ob die toxisch wirkenden Substanzen aus dem kranken Leberparenchym, oder der resorbierten Galle stammen; auffallend ist es, daß, wie früher erwähnt wurde, Ikterus zuweilen Anlaß zu verstärkter Knochenresorption geben kann, wofür wahrscheinlich eine von der Schädigung des Lebergewebes abhängige Ionenverschiebung im Blute maßgebend ist. Von Thomas ist ein Fall mitgeteilt worden, aus welchem er schließt, daß aus der durch Hyperthyreose entstandenen Störung des Grundumsatzes chemische Veränderungen des Blutes mit toxischer Wirkung hervorgegangen seien. Sonst aber liegen keinerlei Beobachtungen vor, welche eine Mitwirkung innersekretorischer Drüsen beim Zustandekommen der hyperplastischen Periostitis annehmen lassen. Die Knochenverdickungen stehen offenbar unter unmittelbarem Einfluß der Grundkrankheit. Daß sie nur in einem kleinen Bruchteil der betreffenden Krankheitsfälle eintreten, erklärt sich wohl aus konstitutionellen Eigenschaften; A. Simons führt als Beweis dafür bei seinem Patienten einen besonderen Bau der Phalangen und das gleichzeitige Vorkommen der Trommelschlägelfinger und Knochenauftreibungen bei zwei Geschwistern an. Ein deutliches Beispiel dafür ist mitgeteilt worden, daß die Knochenverdickungen mit der Besserung des Grundleidens an Dicke abnahmen: Bei Höglers Kranken (Fall 1) wurde das Lymphogranulom durch Bestrahlung mit Erfolg behandelt und dabei verschwanden die Trommelschlägelfinger und die im Röntgenbild zum Teil 1 cm dicken Knochenauflagerungen der Röhrenknochen gingen bis auf geringe Spuren zurück.

v. Hoffmanns Mitteilung über den günstigen Einfluß der operativen Bronchiektasenbehandlung bezieht sich nur auf den Rückgang von Trommelschlägelfingern.

4. Die Knochenveränderungen bei Akromegalie.

Wenn die Skeletveränderungen bei Akromegalie hier besprochen werden, so geschieht es deshalb, weil sie einen Zuwachs an Knochensubstanz bedeuten, welcher von lokalen Erkrankungen unabhängig ist, sich vielmehr als einer der wesentlichsten Züge dieser hormonal bedingten Krankheit der Vermehrung des Bindegewebes in Haut, Körpermuskeln, Herz, zuweilen auch des Sympathikus und der peripheren Nerven an die Seite stellt. Die Vorgänge am Skelet sind mehrfacher Art; sie bestehen zum Teil in einer Steigerung und, wie die neuen Untersuchungen von J. Erdheim gezeigt haben, in einem nach Abschluß des Körperwachstums einsetzenden Wiederaufleben der Knorpelwucherung und des daraus hervorgehenden Längenwachstums, greifen also in das Gebiet der Wachstumsstörungen hinein, zum Teil gehen sie von den bindegewebigen Bestandteilen der Knochen, besonders dem Periost aus. Die Frage, ob auch die letzteren als Wachstumssteigerungen anzusehen sind, wird deshalb besonders erörtert werden. Im Hinblick darauf muß aber schon hier betont werden, daß an der Verunstaltung der äußeren Erscheinung der Akromegalen das Skelet nur einen beschränkten Anteil hat und die tatzenförmige Vergrößerung der Hände und Füße und die Verdickung der Nase, sowie diejenige der Ohren und Lippen in erster Linie und bei manchen Kranken ausschließlich auf Vermehrung des Bindegewebes beruht. Die Skeleterkrankung ist bestimmend für die Gestaltveränderungen des Kopfes und die nicht regelmäßig gefundene, dem unteren Hals- und oberen Brustteil angehörende Kyphose der Wirbelsäule, zu welcher eine lumbale Lordose kommt, und für die Erweiterung des Brustkorbs infolge Verlängerung der Rippen.

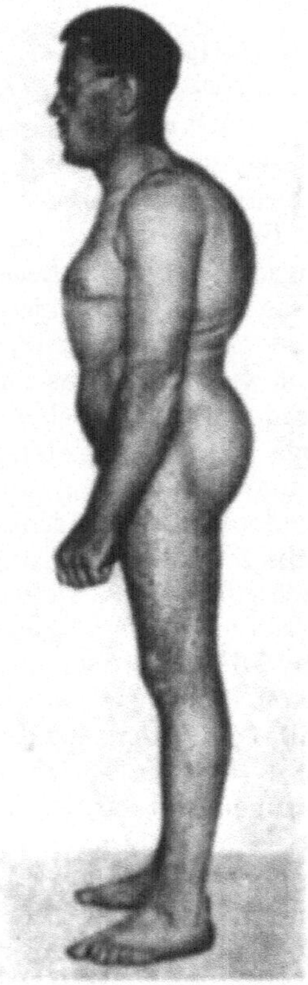

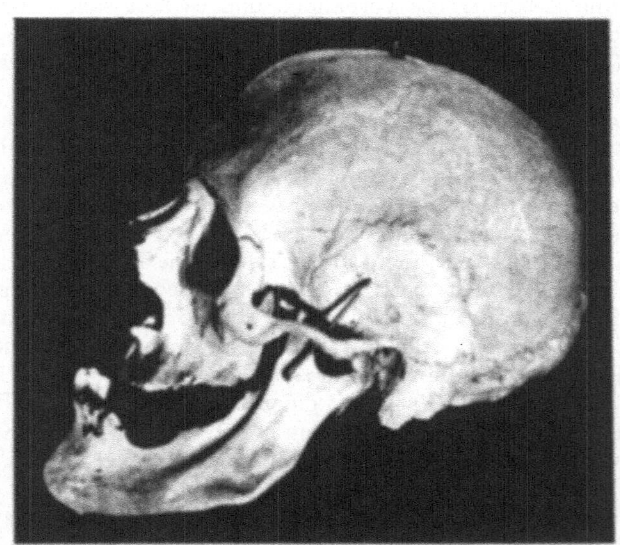

Abb. 23. Beginnende Akromegalie. Zervikodorsale Kyphose.

Abb. 24. Akromegalischer Schädel (Fall Klebs-Fritsche, Sammlung pathologisches Institut Zürich). Verlängerung des Unterkiefers mit Progenie. (Aus M. B. Schmidt: „Bewegungsapparat" in Aschoffs Lehrbuch „Pathologische Anatomie".)

Unter den Merkmalen des akromegalen Schädels ist das hervorstechendste die Vergrößerung des Unterkiefers; sie kann in Fällen, deren weitere Entwicklung durch eine interkurrente Krankheit unterbrochen wird (z. B. Fall 2 von F. Schultze und B. Fischer, 56jähriger Mann, seit 7 Jahren erste Erscheinungen der Akromegalie) neben der Vergrößerung der Hände und Füße die einzige ausgeprägte Veränderung sein, ist allerdings auch zuweilen bei sicherer Akromegalie vermißt worden. Sie verändert die ganze Gesichtsform durch Verlängerung nach unten (P. Maries „Type ovoide", dem der seltene „Type carrée" ohne Unterkiefervergrößerung gegenübersteht). Das Wesentlichste dabei liegt, wie P. Marie betont hat, in der Verlängerung seiner aufsteigenden Äste, wobei der Winkel, den ihr Vorderrand mit dem Alveolarrand bildet, statt normal wenig mehr als 90° sich auf 130° vergrößern kann; der Kiefer gewinnt dadurch die Form einer „Schlittenhufe"; das Kinn tritt stärker hervor und die untere Zahnreihe wird bis zu 2 cm vor die obere geschoben. Letzterer Zustand wird gewöhnlich Prognathie genannt, richtiger ist die Bezeichnung „Progenie", denn erstere bedeutet die Schnauzenform, also das winklige Aufeinandertreffen der oberen und unteren Zahnreihe, und sie fehlt bis auf die seltenen Fälle, in welchen auch der Oberkiefer (z. B. BRIGIDI) vergrößert ist; wenn bei Akromegalen die Zahnreihe des Unterkiefers auch nach außen umgelegt ist, muß dies nach J. ARNOLD (a) wahrscheinlich als ein sekundärer, durch den Druck der vergrößerten Zunge hervorgerufener Zustand angesehen werden. Dazu kommt ein Höher-, Dicker- und Breiterwerden des Mittelstücks, wobei zuweilen ein Auseinanderweichen der Zähne, besonders der Frontzähne (STRÜMPELL u. a.) eintritt, die Verdickung des Kinns und Unterrands und, wie am ganzen übrigen Skelet, ein stärkeres Vorspringen der Ansatzlinien der Muskeln. Die Progenie kann dadurch noch gesteigert werden, daß die Fossa glenoidalis erweitert wird und in ihr der Gelenkkopf nach vorn gleitet.

Das häufig festgestellte ungewöhnliche Hervortreten der Jochbeingegend hat einen doppelten Grund: 1. die Vergrößerung, namentlich Verbreiterung des Jochbeins selbst, wiederum mit Verstärkung der Muskelinsertionsfelder, und 2. die Erweiterung der Oberkieferhöhlen, welche wie diejenige der übrigen pneumatischen Räume zu den häufigsten Merkmalen der Akromegalie gehört. Durch Hyperostose seiner Vorderwand wird der äußere Gehörgang nicht selten verengt [M. STERNBERG (a)] und daraus die nicht seltene Schwerhörigkeit erklärt. Ähnlich den Jochbeinen springen die Supraorbitalbögen stärker vor infolge periostaler Verdickung und der Erweiterung der Stirnhöhlen, welche alle Dimensionen betrifft; sie kann sich dabei in die Orbitaldächer hinein ausdehnen. Den höchsten Grad erreichte ihre Vergrößerung in einem Falle von HUTCHINSON (a), wo sie die Stirnbeinschuppen in fast ganzer Breite einnahmen und nach vorn und hinten nur von einer dünnen Knochenlamelle begrenzt waren. Auch die pneumatischen Höhlen des Processus mastoideus werden erweitert und dadurch zusammen mit der Verdickung des Knochens selbst auch hier stärkere Vorwölbungen zustand gebracht, und diejenigen des Siebbeins, wodurch die mediane Wand der Orbita vorgewölbt werden kann. Die Vergrößerung des Gehirnschädels ist durchaus nicht konstant, zuweilen fehlt sie ganz, oder ist unwesentlich; ist sie ausgeprägt, so erreicht sie einen Umfang von 60 cm. Zu den häufigsten Erscheinungen gehört die stärkere Entwicklung der Protuberantia occipitalis externa und ein stärkeres Vorspringen der Okzipitalschuppe, damit verbindet sich eine Verdickung der letzteren. Die Dicke des übrigen Schädeldachs wechselt durchaus, zuweilen ist sie erheblich und in diesem Falle sind gewöhnlich Diploe und Rinde in gleichem gegenseitigen Verhältnis vermehrt, andere Male überschreitet sie die gewöhnlichen Grenzen nicht, auch wenn der Gesichtsschädel die erwähnten Vergrößerungen darbietet.

Die Vorgänge, welche zu diesen Formveränderungen der Schädelknochen führen, sind nicht leicht zu erklären. Wie schon erwähnt wurde, liegt das Wesentliche des Akromegalieproblems in der Frage, ob alles als gesteigertes Wachstum angesehen und auf vermehrte Bildung des hypophysären Wachstumshormons zurückgeführt werden kann. Aus vielen Einzelmitteilungen über Akromegaliefälle läßt sich nicht sicher der Zeitpunkt bestimmen, zu welchem gerade diese Knochenverdickungen eingesetzt haben. Zuweilen fällt der Beginn der ganzen Veränderungen der Körperformen noch in die physiologische Wachstumsperiode, wiederholt (F. SCHULTZE und B. FISCHER u. a.) auf die Zeit um das 15. Lebensjahr; in solchen Fällen kann ein verstärktes und über die normale Grenze fortgesetztes Wachstum angenommen werden. Für andere Fälle, in welchen die sichtbaren Veränderungen erst im 4. und 5. Jahrzehnt eingesetzt haben, bezieht sich die Schilderung vorwiegend auf die Zunahme der Weichteile an Nase, Ohren, Händen usw. und nur eine kleine Zahl von Beobachtungen läßt mit Sicherheit erkennen, daß auch Unter- und Oberkiefer erst in dieser fortgeschrittenen Lebenszeit eine stärkere Entwicklung, ersterer namentlich auch die Verlängerung erfahren haben (Souza Leite und P. Marie, Holsti, Erb-Arnold u. a.), in dem letztgenannten Fall wird ausdrücklich berichtet, daß seit dem 48. Lebensjahr der Unterkiefer hervorgewachsen und die Inkongruenz der Zahnreihen entstanden sei, und bei Erdheims (b) Kranken hat die Unterkiefervergrößerung erst etwa Ende des 3. Jahrzehnts nach der Verdickung der Hände und Füße begonnen. Die Vergrößerung des Unterkiefers bei der normalen Entwicklung ist an sich nicht leicht zu verstehen, noch schwerer, wenn sie nach vollendetem Wachstum, Verschwinden der medianen Fuge in seinem Mittelstück und Aufhören der endochondralen Verlängerung im Gelenkkopf vom neuen anhebt. Die Höhenzunahme und Verdickung des Mittelstücks läßt sich aus der fortschreitenden periostalen Anlagerung erklären, ob man auch die Verlängerung der Äste aus ihr ableiten darf, muß dahingestellt bleiben, bis weitere Untersuchungen am Gelenkkopf ähnlich denjenigen Erdheims an den Rippen vorgenommen worden sind. Das Auseinanderrücken der Zähne ist von Strümpell u. a. als Ausdruck interstitiellen Wachstums bezeichnet worden; da über das Vorkommen und den Umfang eines solchen überhaupt noch nichts Sicheres bekannt ist, muß auch diese Frage offen bleiben. Besser zu verstehen ist das Wesen der Nebenhöhlenerweiterung, wenigstens liegen die Vorgänge, welche dazu führen, ziemlich klar: Fortschreitende Resorption der Innenfläche und zunehmende Apposition an der Außenfläche; beides entspricht dem Bilde, welches man sich von der normalen Vergrößerung machen muß, wenn auch meines Wissens aus der späteren Wachstumszeit keine Untersuchungen darüber vorliegen; man kann demnach ihren abnormen Umfang bei Akromegalie als Zeichen erneuten Wachstums betrachten. Wichtig für die Beurteilung der Erweiterung der pneumatischen Räume und anderer Merkmale scheinen mir die Einzelheiten zu sein, welche ich in einem Falle von streng halbseitigem Riesenwuchs des Schädels und Kleinhirns bei einem 45jährigen Mann ohne Akromegalie fand [M. B. Schmidt (b)]:

Derselbe war unabhängig von einer hypophysären Störung, vielmehr offenbar durch fehlerhafte Keimanlage bedingt, wie die Veränderungen im zellulären Aufbau der Gehirnrinde erkennen lassen. Die hypertrophische linke Hälfte des knöchernen Schädels bot bis ins einzelne gehend das vergrößerte Bild der normalen rechten und mit diesem gesteigerten Wachstum waren verbunden eine Verdickung der Schädelwand, die nur an der Stirnbeinschuppe etwas unförmig wurde, Erweiterung aller Nebenhöhlen, ferner der meisten Kanäle für Gefäße und Nerven, welche auch bei der Akromegalie gewöhnlich in den verdickten Knochen vergrößert sind, weiterhin waren dabei auch die physiologischen Vorsprünge an den Muskelansätzen ganz ähnlich, wie bei der Akromegalie, zu hohen Leisten und Dornen entwickelt und die Fossa glenoidalis beträchtlich erweitert. Die Hauptmerkmale akromegaler Schädel waren also hier durch einfache Wachstumssteigerung zustande gekommen, es besteht auch die Verlängerung des äußeren Gehörgangs, welche Langer konstant an den Schädeln der „pathologischen", d. h. nach M. Sternberg akromegalen Riesen (s. später) gefunden hat, der linke maß 3,5 cm gegenüber dem normalen mit 2 cm Länge. Nur der Unterkiefer weicht etwas von dem gewöhnlichen akromegalischen Bilde ab: Er ist in seiner linken Hälfte viel plumper durch starke vertikale Vergrößerung (3,5 gegen 2,5 cm) und Verdickung des Mittelstücks, zeigt aber nur geringe Verlängerung und keine deutliche Veränderung des Kieferwinkels gegenüber der rechten Seite; die mediale Spina maxillaris ist etwas nach rechts gebogen und unmittelbar neben ihr beginnen die vergröberten Vorsprünge der Vorderfläche; der Gelenkkopf ist links viel dicker und beiter, als rechts.

Im Hinblick darauf kann man also die akromegalischen Veränderungen wenigstens des Hirnschädels, des Oberkiefers und seiner Nachbarknochen aus einem gesteigerten Wachstum erklären.

P. Marie hat das Merkmal der Krankheit, welches in dem hauptsächlichen Befallensein der „gipfelnden Teile" liegt, auch von dem Verhalten des knöchernen Gerüstes der Extremitäten abgeleitet: Im allgemeinen bevorzugt die Hyperostose an Armen und Beinen die distalen Knochen und am einzelnen

Röhrenknochen wieder die Endabschnitte. Die Vergrößerung befällt hauptsächlich die Nagelphalangen der Finger und Zehen, an denen sie die Breitenrichtung bevorzugt, ohne aber hohe Grade zu erreichen, und die Epiphysen der Röhrenknochen und beruht teils auf einer Massenzunahme, teils auf einer stärkeren Ausarbeitung der Höcker, Leisten und Flächen, an welchen die Sehnen, Bänder und Muskeln ansetzen. So erhebt sich die Linea intertrochanterica als hoher Kamm und die Tuberositas deltoidea als rauhe Fläche. Dazu können osteophytische Auflagerungen kommen, welche diese verdickten physiologischen Vorsprünge bevorzugen, aber selten größere Bedeutung gewinnen. An den großen Diaphysen bleiben die normalerweise glatten Flächen auch bei der Akromegalie glatt, nur die physiologischen Erhebungen, z. B. die Linea aspera femoris, springen auch hier stärker vor und sind gelegentlich mit Osteophyten besetzt; im übrigen bleibt ihre Form unverändert, oft werden sie aber als kompakt und schwer geschildert. Plump, verdickt und rauh erscheinen gewöhnlich die sternalen, weniger die akromialen Enden der Schlüsselbeine. Unter den spongiösen Knochen fallen am häufigsten Sternum und Rippen durch ihre Vergrößerung auf, Schulterblätter und Becken in geringerem Grade. Am Sternum betrifft sie besonders das Manubrium nach Breite und Dicke, dazu wird, was für die Deutung des ganzen akromegalischen Prozesses durch die neuen Untersuchungen Erdheims über die wucherungsbefördernde Wirkung des vermehrten Hypophysenhormons an Rippen und Wirbeln an Wichtigkeit gewonnen hat, oft eine auffallende Verlängerung, Verbreiterung und Verdickung des Schwertfortsatzes erwähnt. Die gewöhnliche Verbreiterung der Rippen beruht zum Teil auf der leistenförmigen Verstärkung des Unterrandes, welche besonders ausgeprägt in J. Arnolds Fall hervortrat, aber außerdem besteht auch, wie beim Sternum, eine Gesamtvergrößerung in der Art, daß Spongiosa und Rinde zugenommen haben, wenn auch das Mengenverhältnis beider und der Bau der Spongiosa schwanken, zuweilen mehr Sklerose, zuweilen mehr Porose vorliegt. Jedenfalls läßt sich an allen spongiösen Knochen die Formveränderung nicht nur aus periostalen Auflagerungen erklären, andererseits nicht, wie Duchesneau es tat, der Ursprung in einer Wucherung des Markes suchen, welches die Rinde von innen her durchdringe und zerstöre, sondern die beiden Vorgänge, Knochenanbildung auf der Außenfläche und Markraumbildung von innen her gehen nebeneinander her, wie beim normalen Dickenwachstum spongiöser Knochen, nur ist ihre Harmonie zuweilen nach der einen oder anderen Seite hin gestört.

Besonders hohe Grade von Osteoporose lagen in einem Fall von A. Dietrich bei einem im 48. Lebensjahr gestorbenen Kranken vor, bei dem weder Kachexie noch Inaktivität zur Erklärung herangezogen werden konnte. Für die wiederholt ausgesprochene Vermutung, daß die Atrophie in den späteren Zeiten der Krankheit eintritt, so daß mit Tamburini ein hypertrophisches und ein kachektisches Stadium unterschieden werden könne, liegt kein klarer Beweis vor. Vielmehr scheint von Anfang an das Verhältnis zwischen der Zunahme des Umfangs und der der Knochenmasse im Innern verschieden und die Porose der Spongiosa das Häufigere zu sein.

Meist beziehen sich die Angaben über den inneren Bau nur auf den einen oder anderen Knochen, in wenig Fällen erstreckt sich die anatomische Untersuchung auf größere Teile des Skelets, wie in denjenigen von J. Arnold (F. Ruf), Brigidi, E. Schulz, und in ihnen war das Verhalten des Knochengewebes nicht an allen Stellen das gleiche, sondern Porose einiger Knochen mit Sklerose anderer verbunden.

Neben diesen schon lange bekannten Merkmalen des akromegalischen Skelets ist in den letzten Jahren von J. Erdheim (a u. b) die Aufmerksamkeit auf Veränderungen an Rippen und Wirbeln gelenkt worden, denen hinsichtlich der Wirkungsweise des Hypophysenhormons bei der Akromegalie eine besondere Bedeutung zukommt: die rosenkranzartige Auftreibung der Rippen an der Knochen-Knorpelgrenze und die Verdickung der Wirbelkörper. Erstere war schon wiederholt beobachtet worden (z. B. von J. Arnold, A. Dietrich, Reinhardt und Creutzfeldt), letztere noch nicht bekannt, über die Häufigkeit ihres Vorkommens läßt sich also noch nichts aussagen. Die Rippenveränderung ist im fortgeschrittenen Lebensalter, von Erdheim noch bei einer 71jährigen gefunden worden und, wie das histologische Bild erkennen läßt, nicht aus der Wachstumszeit erhalten geblieben, sondern lange nach Abschluß derselben mit der Krankheit neu entstanden. Sie beruht auf einer Wucherung des Knorpels mit nachfolgender Verknöcherung und führt dadurch zur Verlängerung der knöchernen Rippen, welche die oft erwähnte auffallende Geräumigkeit des Brustkorbs bei Akromegalen erklärt; ein Beweis dafür, daß die neubelebte Ossifikationsgrenze wirklich in den Knorpel hinein vorrückt, kann mit Erdheim darin gesehen werden, daß unverbrauchte Knorpelreste im Knochen zurückbleiben.

Die Knorpelwucherung ist am stärksten nahe der Grenze zum Knochen, wo sie die knotige Verdickung bewirkt, und erstreckt sich an Umfang abnehmend verschieden weit nach dem Sternum zu, bei Beginn der Krankheit in jüngeren Lebensjahren kann sie die ganze Länge des Knorpels einnehmen; in ihr finden sich lange Zellsäulen und die weiteren Vorgänge der normalen endochondralen Ossifikation. Ihr Sitz ist die mittlere der drei konzentrischen Schichten, welche normalerweise die auf der Höhe der Reife stehenden Teile des Rippenknorpels enthält; die subperiostale Schicht bleibt unbeteiligt, ebenso die den nekrotischen Kern umgebende, im Absterben begriffene dritte Schicht. An Stelle des nekrotischen Kerns bilden Knochenmark und Knochenbälkchen einen axialen Stift, welchen der wuchernde Knorpel als eine dicke Hülse von bläulichweißer Farbe mit höckeriger Oberfläche umschließt, und an der Außenseite schiebt sich eine dünne Knochenmanschette von der Knorpel-Knochengrenze her vor. Das Übermaß der Knorpelneubildung bei der Akromegalie führt dazu, daß auch die Spalten und Degenerationsherde, welche in den Rippenknorpeln normaler Menschen regelmäßig schon im Wachstumsalter sich ausbilden und durch Bindegewebe ausgefüllt werden (Böhmig), von ihr eingenommen werden („Knorpelplomben").

Während in Dietrichs Fall die bestehende Kyphose und von ihr abhängige Deformierung des Thorax das erneute Längenwachstum der Rippen veranlaßt zu haben und von der Akromegalie mit ihrer Neigung zur Übertreibung der Formen nur sein hoher Grad bedingt zu sein schien, stellte sich bei den Kranken Erdheims, bei welcher die Kyphose fehlte, die Knorpelwucherung als rein zur Akromegalie gehöriger, d. h. von dem ihr zugrunde liegenden Hyperpituitarismus abhängiger Vorgang dar. Die Tatsache, daß das Knorpelgewebe, welches unter anderen Verhältnissen, z. B. nach Verletzungen, keine Wucherung mehr zeigt, durch den hormonalen Reiz bei Akromegalie eine starke Vermehrung erfährt, läßt erkennen, daß ihm trotz des ruhenden Zustandes sogar im Greisenalter die Wachstumsfähigkeit erhalten geblieben ist, und läßt sich mit der früher erwähnten Knochenproduktion in Parallele stellen, welche im senil atrophischen Skelet unter erhöhten funktionellen Reizen, z. B. in den Wirbeln bei Spondylitis deformans einsetzt.

Dieser Veränderung an den Rippen steht dem Wesen nach diejenige nahe, welche Erdheim (b) an einem Teil der Wirbelsäule nachgewiesen hat; denn auch sie beruht offenbar auf einer Steigerung beziehungsweise einer Neubelebung des Wachstumsvorgangs. Die Wirbelkörper erfahren bei gleichbleibender Höhe eine erhebliche Vergrößerung im queren und sagittalen Durchmesser dadurch, daß sie an Vorder- und Seitenflächen einen Zuwachs an Knochensubstanz bekommen, welcher aus Rinde und Spongiosa besteht und sich wie eine Umgürtung auf den alten Wirbel legt und mit ihm verschmilzt.

Nach Erdheims Untersuchungen liegt dieser Gestaltveränderung eine gesteigerte Ablagerung lamellären Knochens vom Periost aus zugrunde, welcher von der Tiefe aus zu lockerer Spongiosa umgebaut wird; die alte Knochenrinde kann sich darunter teilweise erhalten. Zu gleicher Zeit wachsen die Bandscheiben der Fläche nach durch Apposition hyalinen Knorpels von ihrem Perichondrium aus; an der Berührungsstelle der neuen Bandscheibenzone mit dem neuen Knochengürtel entwickeln sich, ähnlich wie in den Rippenknorpeln, die Vorgänge der endochondralen Ossifikation, ohne indessen einen wesentlichen Anteil an der Vergrößerung des Wirbels zu gewinnen. Die eigentlichen Epiphysen des letzteren, die „Randleisten", bleiben unbeteiligt. Durch stärkeres Vorspringen des neugebildeten Knochens an den Wirbelkörperrändern, besonders den seitlichen, kann das Bild der Spondylitis deformans vorgetäuscht werden, indessen sind Entwicklungsgang und anatomischer Zustand von dieser ganz verschieden und unabhängig von mechanischen Einflüssen.

ERDHEIM betrachtet die ganze Veränderung als reine Folge des Hyperpituitarismus. Auch hier, wie an den Rippen, spricht sich die spezifisch akromegalische Wirkung des Hormons auf den Knorpel darin aus, daß bei der Heilung der Degenerationsherde im alten und neuen Bandscheibengewebe, welche sonst vorwiegend bindegewebig und knöchern geschieht, unter starker Knorpelneubildung vor sich geht und an Stelle der Höhlen auffällige „Knorpelplomben" auftreten.

ERDHEIM fand diese Veränderung der Wirbelsäule in 2 Fällen an Brust- und Lendenteil, der Höhepunkt fiel auf den 9. und 10. Brustwirbel. Eine Erklärung für die akromegalische Kyphose, welche gewöhnlich den unteren Hals- und oberen Brustabschnitt betrifft und zuweilen mit leichter seitlicher Krümmung verbunden ist, läßt sich aus ihr nicht ableiten. Die Ursache der letzteren ist bisher nicht geklärt, weil wenig anatomische Untersuchungen darüber vorliegen. BRIGIDI und BROCA haben die Wirbel dabei porosiert gefunden, indessen handelte

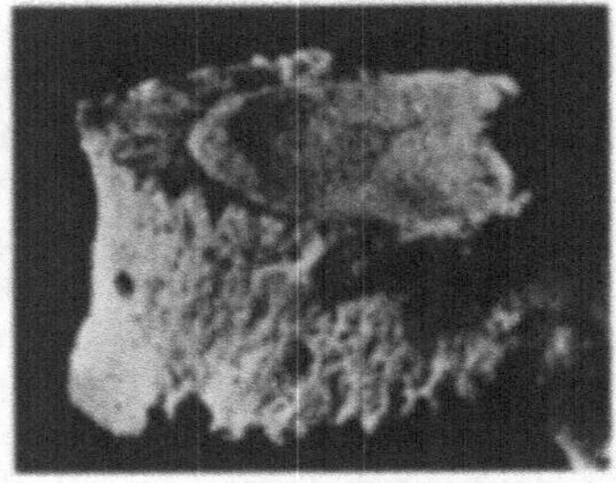

Abb. 25. Wirbel bei Akromegalie. Umgürtung des Wirbelkörpers mit einer neuen Knochenschicht. (Aus ERDHEIM: Virchows Arch. 281, Abb. 24 A.)

es sich um ältere Menschen. Die Kyphose selbst ist nicht an die späteren Lebensjahre gebunden und wiederholt schon im mittleren Alter hochgradig entwickelt gewesen [z. B. ERDHEIM (b) Fall 2]; bei dem von FRITSCHE und KLEBS untersuchten Kranken traten im 36. Lebensjahr die ersten Erscheinungen der Akromegalie und mit ihnen die Kyphose auf. Es fehlen aber fast vollständig Mitteilungen darüber, wie sich in solchen Fällen die Wirbelspongiosa verhalten hat; bei REINHARDT und CREUTZFELDTs Kranken, welcher mit 47 Jahren starb, bestand eine leichte Biegung der Brustwirbelsäule, aber normale Spongiosa der Wirbelkörper. J. ARNOLD (b) leitete die Entstehung der hochsitzenden Kyphose von der den Akromegalen eigentümlichen Neigung des Kopfes nach vorn und einer Gestaltsveränderung der Bandscheiben und der Wirbel selbst ab.

Mit Rücksicht auf die Beurteilung der geschilderten Skeletveränderungen müssen noch die bei Akromegalie vorkommenden Gelenkerkrankungen erwähnt werden. Wiederholt sind bei Sektionen Usuren an den Gelenkknorpeln, zuweilen aber auch schwerere Gelenkveränderungen unter dem Bilde der Arthritis deformans gefunden und die Frage erörtert worden, ob dieselben zufällige Komplikationen darstellen oder in innerem Zusammenhang mit der Krankheit stehen. DIETRICH hat bei seinem Kranken eine starke und über mehrere große Gelenke ausgedehnte Knorpelzerstörung festgestellt und tritt für ihre Zugehörigkeit zur Hauptkrankheit ein, weil sie schon in verhältnismäßig frühem Lebensalter und zusammen mit den übrigen Krankheitserscheinungen aufgetreten war. Bei dem fortgeschrittenen Zustand läßt das anatomische Bild keine Entscheidung darüber zu, ob echte Arthritis deformans vorliegt oder nicht. Indessen hat ERDHEIM (a) durch Ausdehnung seiner Untersuchung auf die Gelenkknorpel gefunden, daß sie bei Akromegalen, auch wenn sie scheinbar unverändert sind, mikroskopische Wucherung der Knorpelzellen zeigen, welche sich denen anderer Knorpel an die Seite stellen läßt: Befallen wird nur die „Druckschicht", das ist die über der präparatorischen Knorpelverkalkung und der knöchernen Grenzlamelle liegende Zone, welche nach der Gelenkhöhle zu von der „Übergangszone" und der „Gleitschicht" bedeckt wird; am stärksten ist die Veränderung auf der Höhe der Kondylen. Aus der Zellwucherung geht eine Erweichung hervor, wie ERDHEIM annimmt, infolge von Zerrung und tangentialer Verschiebung bei den Bewegungen, der entstandene Spalt bricht ins Gelenk durch und so entstehen Knorpelgeschwüre mit unterminierten Rändern, wie sie der einfachen Arthritis deformans nicht zukommen. Bis hierher sind die Vorgänge nach Erdheim „spezifisch akromegalisch", im weiteren Verlauf kommen sekundäre Knochenveränderungen unter den Knorpeldefekten hinzu, und das Bild wird dem der gewöhnlichen Arthritis deformans ähnlich oder gleich.

Während ursprünglich das Hauptgewicht auf die Verdickung der Knochen gelegt wurde und v. Recklinghausen die Bezeichnung „Pachyakrie" an Stelle von „Akromegalie" vorschlug, um die Bedeutung dieser Erscheinung hervorzuheben, geht aus den zuletzt genannten Untersuchungen hervor, daß zu den charakteristischen Merkmalen der Krankheit ein Wiederaufleben der Knorpelwucherung gehört, welche an den Rippen derjenigen der endochondralen Ossifikation gleicht und nach Abschluß des Körperwachstums ein neues Längenwachstum zur Folge haben kann. Sie kommt auch an solchen Knorpeln zum Ausdruck, welche nicht dem Skelet angehören, denen der Nase und des Kehlkopfes: Beide, besonders der letztere, sind wiederholt ungewöhnlich groß und ihre Wand auffallend dick gefunden worden; zum Teil beruht letzteres auf der Verdickung der Schleimhäute, welche mit derjenigen der äußeren Haut auf gleicher Stufe steht, zum Teil aber auf Vermehrung des Knorpelgewebes selbst und einige Male [Marie und Marinesco, M. Sternberg (b)] ist auch mikroskopisch die Zellwucherung in ihm nachgewiesen worden. Man darf daraus den Schluß ziehen, daß bei der Akromegalie im Binde- und Knorpelgewebe eine Neigung zur Zellneubildung besteht, welche, soweit sie Knorpel von epiphysärer Bedeutung betrifft, eine Verlängerung der entsprechenden Skeletteile auslösen kann.

Für die ursächliche Rolle der Hypophyse bei der Entstehung der Akromegalie und zwar der gesteigerten hormonalen Tätigkeit ihrer eosinophilen Zellen, welche fast immer in Form eines Vorderlappenadenoms zum Ausdruck kommt, liegen so überzeugende Beweise vor, daß sie wohl von keiner Seite mehr ernstlich angezweifelt werden. Es ist nicht Aufgabe dieses Abschnitts, darauf genauer einzugehen. Dadurch wird in Fällen, deren Zugehörigkeit zur Akromegalie unsicher ist, eine feste Handhabe für die Entscheidung gegeben. Früher waren Erörterungen darüber häufig und knüpften in der Regel an Kranke an, welche in der äußeren Erscheinung akromegalieartige Züge aufwiesen. So hatte v. Recklinghausen durch Holschewnikoff einen Fall von Syringomyelie mitteilen lassen, in welchem eine Vergrößerung der Hände und Füße, leichter auch der Nase und Lippen bestand, und die Entstehung akromegalischer Formen auf Grund nervöser Störungen für möglich erklärt. Derartige Fälle sind unseren heutigen Anschauungen nach wesensverschieden von der Akromegalie — P. Marie hat schon früher die Bezeichnung „Pseudoakromegalie" dafür eingeführt — und lassen keine Rückschlüsse auf das Verhalten des Skelets und der anderen Organe bei der echten Akromegalie zu. Ähnlich wie bei letzterer, aber unabhängig von einer Hypophysenerkrankung, kann sich der Zustand der Knochen bei der von P. Marie als „Ostéoarthropathie hypertrophiante" bezeichneten, ganz andersartigen Krankheit darstellen und ferner war es der Fall bei den vielbesprochenen „Gebrüder Hagner", welche von Friedreich und Erb und J. Arnold beschrieben worden sind; hier lag eine anatomische Beziehung zur Akromegalie in der Hyperostose des Skelets, die allerdings in ganz ungewöhnlicher Verbreitung und Stärke vorhanden war, während andere für jene charakteristischen Zeichen, besonders die Verdickung der Lippen und Nase fehlten, auch der Unterkiefer unverändert war; die Sella turcica besaß die normale Weite, eine Hypophysisvergrößerung wurde nicht nachgewiesen; so fehlten diejenigen Merkmale, welche heute für die sichere Zuzählung der Fälle zur Akromegalie vorausgesetzt werden müssen. Da an der zur Akromegalie gehörenden Splachnomegalie auch innersekretorische Drüsen, besonders Schilddrüse und Nebennieren teilnehmen können, kann es zweifelhaft sein, ob gewisse Erscheinungen der Krankheit, z. B. die abnorme Behaarung, von diesen abhängen. Für die Skeletveränderungen indessen scheint der Ursprung nur in der Hypophyse zu liegen. Aber nicht leicht ist es zu beurteilen, ob das Hormon, welches aus dem Adenom stammt, mit demjenigen der normalen Drüse übereinstimmt und die Akromegalie als Folge gesteigerter Funktion anzusehen ist, oder ob seine Wirkung von der normalen abweicht. Wie die Tierversuche der letzten Jahre gezeigt haben, beeinflußt der Hypophysenvorderlappen durch sein „Wachstumshormon" die Entwicklung des ganzen Körpers, nicht nur des Skelets. Beim pituitären Zwergwuchs sind die Knochen kurz und zugleich schlank und dünn, es leidet also durch den Hypophysenschwund nicht nur das endochrondrale Längen-, sondern auch das Dickenwachstum. Wahrscheinlich wird also außer den Fugenknorpeln auch das die Dickenzunahme regelnde peri- und endostale Bindegewebe von der Hypophyse direkt beeinflußt, obwohl wir nicht wissen, ob letzteres etwa, ohne dem Hormon unmittelbar unterworfen zu sein, von den Vorgängen im Wachstumsknorpel reguliert wird.

Die Frage nach der Beziehung zwischen Akromegalie und Riesenwuchs hat noch keine klare Beantwortung gefunden. Ein relativ hoher Bruchteil der Riesen, nach M. STERNBERG 40%, trägt akromegale Zeichen an sich, andererseits sind akromegale Menschen nicht selten, nach STERNBERG zu 20%, ungewöhnlich groß, d. h. sie überschreiten 177 cm.

MASSOLONGO, dann BRISSAUD und MEIGE, HUTCHINSON und LAUNOIS und ROY sprechen von einer Identität beider Zustände. Dies kann nur bedeuten, daß sie die gleiche Ursache haben und je nach der Lebenszeit, in welcher die Krankheit auftritt, sie die eine oder die andere Erscheinungsform darbietet, daß ferner die Verdickung der Endteile ebenfalls als gesteigertes Wachstum, also eine quantitative Abweichung von der Norm aufzufassen ist. MASSOLONGO bezeichnet die Akromegalie als Spätriesenwuchs, BRISSAUD und MEIGE nennen umgekehrt den Riesenwuchs die Akromegalie der Wachstumsperiode, LAUNOIS und ROY die Akromegalie von Menschen mit offenen Epiphysenfugen. Teilerscheinung des nur übertriebenen, aber geordneten Wachstums, wie es sich im Riesenwuchs schlechtweg ausspricht, ist die Akromegalie, speziell die Verdickung der spongiösen Knochen nicht. Denn bei den sog. „normalen Riesen" LANGERs sind die Gelenkenden in frontaler und sagittaler Richtung sogar verhältnismäßig schlank gebaut. Daß innerhalb der physiologischen Grenzen die Wuchshöhe von dem Grade der Hypophysenfunktion mitbestimmt wird, kann nicht bezweifelt werden; daß das pathologische Längenwachstum und besonders der eigentliche Riesenwuchs mit 190—200 cm und darüber aus Hyperpituitarismus hervorgeht, ist aber noch unerwiesen, denn man weiß über das Verhalten der Hypophyse bei diesen Zuständen, wenn sie in reiner Form vorliegen, nichts Zuverlässiges, BERBLINGER (a) hat kürzlich das ganze vorliegende Material zusammengestellt. Daß nicht nur das Lebensalter dafür bestimmend ist, ob der Wachstumsexceß den Charakter des Riesenwuchses oder der Akromegalie darbietet, geht aus den Fällen hervor, in welchen die Akromegalie im Adoleszentenalter auftrat, ohne zum Riesenwuchs zu führen (z. B. dem von L. THOMAS: bei dem 18jährigen Mädchen bestand die Akromegalie seit $3^1/_2$ Jahren, die Körpergröße betrug 176 cm; oder dem von F. SCHULTZE und B. FISCHER: das 15jährige Mädchen mit schwerer Akromegalie war nach 4jähriger Krankheitsdauer nur 167 cm groß). Andererseits kann die Akromegalie noch in der Wachstumsperiode zu schon vorhandenem übermäßigen Längenwachstum hinzutreten, wie die Beobachtung von UTHOFF zeigt: In ihr hatte vom 4. Lebensjahr an ein starkes Wachstum eingesetzt, so daß das Kind als Riesenknabe gezeigt wurde, und erst etwa 10 Jahre später waren die eigentlichen akromegalischen Zeichen mit den Erscheinungen eines Hypophysentumors und denen eines Diabetes hinzugetreten. Über die Bedeutung der Hauptzellen für das Zustandekommen akromegaloider Weichteilveränderungen während der Gravidität siehe dieses Handbuch, Bd. 8, S. 895. Nicht selten wird berichtet, daß die Akromegalie bei solchen Menschen auftritt, welche, ohne an den Riesenwuchs heranzureichen, doch vorher auffallend groß waren. Bei einem Kranken von HOLSTI hatte mit dem 15.—16. Lebensjahr plötzlich ein schnelles Wachstum zu auffallender Größe eingesetzt, die Gesundheit aber nicht gestört bis zum 39. Jahr, in welchem die typischen Erscheinungen der Akromegalie ihren Anfang nahmen.

Derartige Beobachtungen zeigen, daß Verdickung und Verlängerung der Knochen doch nicht unausbleiblich miteinander verbunden sind und daß Riesenwuchs und Akromegalie auf verschiedenen Veränderungen der Hypophyse beruhen, welche kombiniert sein können. Für die Fälle der zuletzt genannten Art ließe sich daran denken, daß sich in dem stärkeren Wachstum eine konstitutionelle Veränderung der Drüse mit erhöhter Funktion ausdrückt, auf Grund deren später das Adenom zur Entwicklung kommt, aus der die Akromegalie hervorgeht. Damit würde die wiederholt ausgesprochene Meinung [M. B. Schmidt (a)], daß Riesenwuchs zur Erkrankung an Akromegalie disponiert, eine Begründung in anderem Sinn, als früher, erhalten, wo sie nur auf das Skelet bezogen und die akromegalische Verdickung der Knochen als neue Krankheit auf gleiche Stufe mit Exostosen und anderen Veränderungen desselben, welche bei Riesen vorkommen, gestellt wurden.

Eine Unausgeglichenheit der beiden Wachstumsarten, des Längen- und des Dickenwachstums, liegt also ohne Zweifel vor, welche in einer bloßen Vermehrung des hypophysären Wachstumshormons keine genügende Erklärung findet, und es entsteht die Frage, ob durch das Überwiegen desselben gegenüber den aus den anderen Zellarten der Drüse stammenden Inkreten die Wachstumsharmonie gestört ist, oder ob die aus der Eosinophilenwucherung hervorgehende Substanz qualitativ überhaupt von dem normalen Wachstumshormon abweicht. Roussy hat eine Dysfunktion der blastomatösen Drüse angenommen und in gleichem Sinne Pende das Sekret des Hypophysenadenoms, verglichen mit dem des normalen Organs, als pathologisch angesehen. Die Frage wird der Lösung erst näher gebracht werden, wenn es gelingt, die aus den verschiedenen Zellarten des Hypophysenvorderlappens kommenden Inkrete getrennt darzustellen und die isolierte Wirkung der eosinophilen Zellen zu beobachten.

Die bisherigen experimentellen Untersuchungen mit Einverleibung von Vorderlappenextrakten haben das Verständnis der Akromegalie nicht sehr gefördert. Benedict, Putnam und Teel haben an wachsenden Hunden durch mehrere Monate tägliche Einspritzungen von Hypophysenvorderlappenextrakt in die Bauchhöhle durchgeführt und dadurch regelmäßig eine deutliche Steigerung der Körpergröße und des Gewichts, bei einem Tier um 50% des Gewichts gegenüber dem Kontrolltier erzielt, ferner Hypertrophie der Schilddrüse und Atrophie der Genitalorgane; von Veränderungen, welche an Akromegalie erinnern, wurde einmal Verdickung und Verlängerung der Nase und Verbreiterung der Füße und einmal eine schwache Prognathie beobachtet, die anatomische und mikroskopische Untersuchung jedoch nicht auf das Skelet ausgedehnt. Von Akromegalie kann man hier kaum sprechen. Nur in einem Falle (a) gelang es, im Laufe von 14 Monaten — die Einspritzungen wurden an dem 4 Wochen alten Tier begonnen — außer allgemeiner Splanchnomegalie ausgesprochene akromegalische Veränderungen des Skelets in folgender Form zu erzielen: Schädel nach allen Dimensionen vergrößert — ohne Erweiterung der Stirnhöhlen —, an der Außenfläche, besonders in dem Planum temporale, rauh, Unterkiefer verlängert, Diastase seiner Zähne, Röhrenknochen verlängert, Osteophyten an ihren Leisten und Epiphysen, sowie an Patella und Wirbeln; Zehen nicht verdickt. Die Versuche von Lucke und Hückel an wachsenden Ratten, denen sie das Extrakt von Hypophysen junger Rinder 6 Monate lang einspritzten, haben ebenfalls nur beschränkte Erfolge gehabt: Es wurde wohl beschleunigtes Wachstumstempo und frühere Erreichung der Wachstumsgrenze, aber nur bei einigen Tieren ein bescheidenes Übermaß der Entwicklung erzielt, so daß sie „definitiv stärker" wurden, nie aber ausgesprochener Riesenwuchs. In einzelnen Fällen fanden sie leichte Wucherungen am Gelenkknorpel, welche sie der Erdheimschen spezifischen akromegalischen Arthritis deformans gleichstellen, auch zuweilen stärkere chondromähnliche Wucherung an den Fugenknorpeln, aber augenscheinlich keine Knochenverdickung, welche auf eine gleichzeitige Anregung des periostalen Bindegewebes hinweist.

Der eine positive Erfolg von Benedict und seinen Mitarbeitern zeigt, daß das Hormon der normalen Drüse die akromegalischen Veränderungen erzeugen kann — abgesehen davon, daß die verwendete Hypophyse artfremd war —, aber die andere Frage bleibt ungeklärt, weshalb in der Regel die Wirkung ausbleibt, und ferner die, ob eine besondere Form der Zusammenarbeit der verschiedenen Hormone des einen Organs den Ausschlag für die Entstehung der eigentlichen akromegalischen Veränderungen gibt.

Sog. angeborene Akromegalie. Eine eigentümliche angeborene Verlängerung der Hände und Füße, welche von französischen Autoren als Dolichostenomelie oder Arachnodaktylie (s. bei SCHMINCKE) bezeichnet worden ist, hat wegen der Verlängerung der Hand- und Fußknochen und verschiedener damit verbundenen Veränderungen der äußeren Körperformen Anlaß gegeben, ihren etwaigen Zusammenhang mit·Akromegalie zu erörtern. Es handelt sich um wenige Fälle (SALLE, E. THOMAS, SCHMINCKE), von denen nur zwei zur Sektion gekommen sind. Das von SALLE beobachtete Kind hatte bei der Geburt eine Länge von 56 cm, außer der Verlängerung und Verschmälerung der Hände und Füße eine große Nase und große Zunge und ein vorstehendes Kinn, nach SALLES Auffassung „einen an Akromegalie erinnernden Symptomenkomplex". In Fall 1 von THOMAS hatte das Kind bei der Geburt außer abnormer Größe und abnormen Gewicht einen den Gesichtsschädel weit überragenden, auf Hydrozephalus bezogenen Kopf und auffallend große Ohren, die Hände und Füße waren unproportioniert verlängert und die Knochenkerne ihres Skelets röntgenologisch abnorm groß, an der Ulna periostale Auflagerungen vorhanden; das Kind wurde nur klinisch beobachtet, ein Hinweis auf Vergrößerung der Hypophyse bestand nicht. SCHMINCKE teilte den Autopsiebefund von einem 14 Monate alten Kind mit, bei welchem die sehr auffallende Verlängerung der Röhrenknochen der Hände und Füße mit abnormer Körperlänge, Kyphoskoliose, Trichterbrust, Hacken- und Plattfuß und anderen Mißbildungen verbunden war; die mikroskopische Untersuchung eines Metatarsalknochens ergab keine Veränderungen, namentlich keine verstärkte Wucherung an Knorpeln und Periost. Die Hypophyse zeigte, wie überhaupt die endokrinen Drüsen, normale Verhältnisse, das reichliche Vorkommen von eosinophilen Zellen in ihr entspricht dem den normalen Säuglingen und kleinen Kindern zukommenden Zustand. SCHMINCKE lehnt mit Recht jeden Zusammenhang seines Falles mit Akromegalie ab und dasselbe gilt meines Erachtens, wie auch E. THOMAS es aussprach, von dem Falle SALLES, in dem die Hypophyse bei normaler Größe einen höheren Gehalt an Eosinophilen hatte. Wenn man auch theoretisch die Möglichkeit zulassen kann, daß ein Kind, ohne Veränderung der eigenen endokrinen Organe, im Intrauterinleben durch verstärkte Einwirkung des mütterlichen Hypophysenhormons Wachstumssteigerungen erfährt, so sind doch die somatischen Veränderungen in den angeführten Fällen so wenig scharf, daß man aus ihnen auf eine Zusammengehörigkeit mit echter Akromegalie nicht schließen kann.

III. Osteosklerose.

Die Osteosklerose, welche in einer Vermehrung des Knochengewebes mit Verdichtung der ursprünglichen Struktur und Einengung der Markräume besteht, soll hier nur insoweit behandelt werden, als sie in der Form einer primären Erkrankung des Skelets oder sekundär auftritt, in letzterem Falle aber die einzige Veränderung desselben darstellt, und gewöhnlich über große Teile von ihm verbreitet ist. Lokale Verdichtungen im Knochen kommen als Begleiterscheinungen von syphilitischen, tuberkulösen und anderweitigen Entzündungen überaus häufig vor und beruhen teils auf Reizung der Osteoblasten zu verstärkter Apposition durch Toxine, welche aus dem Herd stammen, teils auf der Ossifikation von Narbengewebe; sie können nur im Zusammenhang mit den Grundkrankheiten betrachtet werden. Bei den diffusen systematischen Sklerosen sagt die Gleichheit des Endzustands natürlich nichts über Gleichheit oder Ähnlichkeit des Entwicklungsgangs und der Ursachen aus. Und so muß zunächst eine Sonderung nach den Umständen, unter welchen sie gefunden werden, vorgenommen werden. Für eine Gruppe ist bezeichnend ihre Entstehung durch Einwirkung gewisser bekannter chemischer Gifte, vor allem des Phosphor, Strontium, Fluor und Arsen. Eine zweite Form bilden die ALBERS-SCHÖNBERGschen „Marmorknochen", eine selbständig auftretende und ziemlich einheitliche Erkrankung des Skelets, aus welcher die wenigen klinischen Symptome sich unmittelbar herleiten. Eine dritte Gruppe von Osteosklerosen kommt im Zusammenhang mit Blutkrankheiten verschiedenen Charakters (Leukämie, Pseudoleukämie, Anämie, Polyglobulie) vor; bei ihnen steht nicht die Skeletveränderung als Quelle der Symptome im Mittelpunkt des Krankheitsbildes, sondern die Blutkrankheit mit ihren Folgen, und die Knochenerkrankung wird in der Regel als anatomischer Zustand bei der Sektion entdeckt.

1. Durch chemische Gifte erzeugte Osteosklerosen.

a) Phosphorsklerose. Die Kenntnis der Tatsache, daß Phosphor, wenn er in Dampfform eingeatmet wird, nicht nur lokal an den Kiefern zu Entzündung und Nekrose führt, sondern ins Blut übergeht und von ihm aus eine sklerosierende Wirkung aufs ganze Skelet ausübt, geht auf G. Wegner zurück, welcher bei einem 18jährigen, seit vielen Jahren in einer Zündholzfabrik beschäftigten Kranken neben Kieferosteophyt eine allgemeine Hyperostose des Schädels und Auflagerungen an den Epi- und Apophysen der Röhrenknochen fand. Von einer Verdichtung im Innern der Knochen ist hier noch nichts erwähnt, sie kommt zur Geltung erst bei den von Wegner angeschlossenen Tierversuchen. Beim Menschen beobachtete Rose außer der Verdickung aller Röhrenknochen auch die Einengung der Markhöhlen. In welcher Häufigkeit diese Systemerkrankung beim Menschen vorkommt, läßt sich nicht beurteilen, weil sich die Kenntnis in anatomischer Hinsicht auf die beiden genannten Mitteilungen beschränkt, im übrigen nur auf eine Angabe von Stubenrauch über einen röntgenologischen Nachweis und die Beobachtungen Häckels und Kochers über auffallende Knochenbrüchigkeit bei Zündholzarbeitern stützt und die häufigste Quelle der chronischen Phosphorvergiftung, die Zündholzfabrikation in ihrer früheren Form erloschen ist. Wenn gleichwohl bis in die letzten Jahre die P-Sklerose experimentell weiterverfolgt worden ist, so liegt der Grund in der Frage, ob die therapeutische Verwendung des elementaren Phosphors als Anreiz zur Knochenbildung gerechtfertigt ist. Die Erörterungen darüber, welchen Anteil an der Entwicklung der Phosphornekrose des Kiefers die toxische Allgemeinwirkung des Phosphors auf das Knochensystem und welchen der lokale Reiz der P-Dämpfe und eine Infektion von der Kieferschleimhaut aus besitzt, können hier nicht besprochen werden. Ihr Ergebnis läßt sich dahin zusammenfassen, daß im Innern des Unterkiefers dieselbe Sklerose, wie in anderen Knochen eintritt, die ossifizierende Periostitis an seiner Oberfläche im wesentlichen auf der direkten Berührung des durch die Folgen der Zahnkaries entblößten Periosts mit den P-Dämpfen beruht und die weitere Entwicklung, die eitrige Entzündung und Nekrose durch eine hinzukommende Infektion hervorgerufen wird.

Im Experiment tritt die Wirkung des Phosphors auf das Skelet am auffälligsten bei wachsenden Tieren ein, bei kleinen Dosen beschränkt sie sich auf den Knochen, ohne daß Degenerationen an den inneren Organen hinzukommen. Ihre charakteristischste Erscheinung ist die Verdichtung des spongiösen Knochens zu einem kompakten, rindenartigen Gewebe an allen endochondralen Wachstumsstellen des Skelets unter der Epiphyse. Die Höhe dieser „Phosphorschicht" hängt von der Dauer der Einwirkung und der Wachstumsenergie der einzelnen Knochenteile ab und wird bei zeitweiligem Aussetzen der P-Fütterung durch lockerere Zwischenschichten unterbrochen. Bei lange fortgesetzter P-Zufuhr dehnt sich die Verdichtung auf die Rinde aus, das neuaufgelagerte Gewebe ist abnorm dicht und die alte Rindensubstanz wird durch Verengerung der Haversschen Kanäle sklerosiert und die Markhöhle verengt.

Bei erwachsenen Tieren bleibt der Erfolg weit hinter dem an wachsenden zurück und besteht in einer Verdichtung der Spongiosa in Epiphysen, Wirbeln und anderen Knochen ohne Bevorzugung der metaphysären Abschnitte, und des Rindengewebes durch Einengung der Haversschen Kanäle; wichtig ist Wegners Beobachtung, daß bei erwachsenen Hühnern nach monatelanger Fütterung hoher Dosen die Markhöhlen der Röhrenknochen durch solides Gewebe verschlossen und die Rinde durch periostale Auflagerungen verdickt werden.

Die Ergebnisse späterer Untersucher weichen in Einzelheiten von denjenigen Wegners ab, zum Teil widersprechen sie ihnen geradezu; so hat Kassowitz bei großen P-Dosen kalkloses Gewebe und Osteoporose auftreten sehen, wodurch Ähnlichkeit mit Rhachitis entstand. Der Grund dafür liegt offenbar in der Verschiedenheit der Versuchsbedingungen hinsichtlich der Höhe der P-Dosen, der Art und des Alters der verwendeten Tiere und der übrigen Ernährung. Lehnerdt hat sich 1910 bemüht, die bis dahin vorliegenden Beobachtungen in Einklang zu bringen und die Widersprüche aufzuklären und betont unter Hinweis auf seine Strontiumversuche, daß durch hohe P-Gaben die Knochenneubildung so stark angeregt wird, daß der verfügbare Kalk nicht ausreicht und osteoides Gewebe entsteht.

In erster Linie wird also durch die Einwirkung des Phosphors der sich neu entwickelnde Knochen verändert, hauptsächlich der endochondral, nächstdem der endostal und perichondral entstehende; eine Steigerung des Längenwachstums aber, welche zuweilen vermutet wurde, findet offenbar nicht statt. Dieselbe Wirkung zeigt sich auch nach Wegners und später Otsukis Versuchen in der Beeinflussung der Knochenregeneration nach Frakturen, Resektionen und Periosttransplantationen; in der Regel entstand dabei ein ungewöhnlich dichtes Gewebe, aber nicht in vermehrtem, bei größeren Dosen sogar verringertem Umfange. Ohne Zweifel handelt es sich also um gewebliche Veränderungen, welche durch künstliche P-Zufuhr hervorgerufen werden, und zwar rührt die Wirkung vom Phosphor als solchem auf die osteogenen Gewebe her und nicht von einer Überladung des Blutes mit anorganischen Salzen. Angriffspunkt und Angriffsart des P im Bereich dieser Gewebe ist verschieden beurteilt worden: Fast allgemein wird Wegners Auffassung festgehalten, daß er einen formativen Reiz auf das knochenbildende Bindegewebe ausübt, und darauf gründet sich die Verwendung des Phosphor in der praktischen Medizin, wenn es sich darum handelt, die Knochenbildung, z. B. bei der Frakturheilung zu fördern. Die Vorgänge am Epiphysenknorpel lassen sich allerdings nicht unter diesen Gesichtspunkt bringen, sie sind besonderer Art: Beim Zustandekommen der subepiphysären P-Schicht spielt nach Wegner und Kassowitz die metaplastische Umwandlung des Knorpels in Knochen eine Rolle, nach Otsuki trägt außerdem der unvollkommene Umbau der dichten primären in die lockere sekundäre Spongiosa dazu bei. Die Verdickung der Diaphysenrinde nach Innen mit Einengung der Markhöhle leitet Wegner aus einer gleichzeitigen Hemmung der Resorption ab. Demgegenüber stellt Otsuki die Verzögerung der letzteren neben einer Herabsetzung der Apposition bei der Entstehung der vermehrten Dichtigkeit des Gewebes ganz in den Vordergrund. Er schließt dies aus den mikroskopischen Verhältnissen, dem Aussehen der Osteoblasten, der Dünnwandigkeit der Blutgfäße, und daraus daß, obwohl die Osteoklasten reichlich, die Zeichen lakunärer Einschmelzung gering sind. Die Vorgänge am Epiphysenknorpel lassen sich wohl mit dieser Auffassung vereinigen, Otsuki begründet die letztere aber hauptsächlich mit den Abweichungen der Knochenbildung bei wachsenden Tieren und bei der pathologischen Regeneration. Letztere kann schwer als Maßstab genommen werden, weil es für sie keine Norm gibt. Die Erklärung versagt indessen, wenn man die Verhältnisse bei erwachsenen Tieren und Menschen in Betracht zieht, bei denen abnorm dichtes Knochengewebe an Stellen gefunden wird, wo es im normalen Ablauf überhaupt nicht vorkommt, z. B. in der ganzen Breite der Markhöhle; die gesteigerte Neubildung läßt sich hier kaum ablehnen. In Widerspruch mit Otsukis Hypothese steht der von ihm selbst erhobene Befund reichlicher Osteoklasten; er löst ihn durch die Annahme, daß in erster Linie nicht ihnen, sondern den Blutgefäßen die Aufgabe des Knochenabbaus zukomme. Mit dem Wesen der Osteoklasten als Reaktionszellen, welche sich zum Zwecke der Knocheneinschmelzung bilden, ist dies nicht zu vereinigen. Die eigentümliche Erscheinung des Auftretens reichlicher Osteoklasten ohne entsprechende lakunäre Resorption lenkt die Aufmerksamkeit auf die Qualität der unter der P-Fütterung gebildeten Knochensubstanz, über welche bisher sehr wenig bekannt ist. Chemische Untersuchungen darüber liegen nur in ganz geringem Umfange vor: Wegner stellte durch Analyse fest, daß der

Ca-Gehalt der Knochen als Ganzes und der P-Schicht normal ist, und die Aschen-bestimmungen Otsukis ergeben nur, daß das Gewicht der Gesamtasche aus Knochen, Knorpel und Knochenmark bei den P-Tieren meist erhöht ist.

Nach älteren Untersuchungen von Gies an Kaninchen übt die arsenige Säure ähnliche Wirkungen auf das Skelet aus, wie Phosphor, nur soll sie bei jugendlichen Tieren zugleich eine deutliche Steigerung des Längenwachstums herbeiführen; das Auftreten einer kompakten Schicht unter den Epiphysenknorpeln, Verdichtung der Rinde und Spongiosa und der kurzen und platten Knochen und die Verdickung der Rinde bei erwachsenen Tieren gleicht offenbar im wesentlichen dem Bilde der Phosphorsklerose.

Pyrogallussäure soll nach einer kurzen Mitteilung von Maas ähnliche Knochen-ablagerungen, wie Phosphor hervorrufen. Neuere Untersuchungen sind nicht darüber angestellt.

b) Strontiumsklerose. Die Tatsache, daß das Strontium, wenn es der Nahrung beigegeben wird, besonders im wachsenden Skelet ausgebreitete und erhebliche Verdichtungen hervorruft, ist von Korsakow entdeckt und von Stoeltzner (bei Lehnerdt) gelegentlich der Untersuchungen über die Bedeutung des Kalzium für das Knochengewebe verwertet worden. Die Strontium-sklerose ist nur künstlich am Tier erzielt worden, eine unmittelbare Bedeutung für den Menschen hat sie nicht. Die anatomischen Veränderungen des Skelets und ihr Entwicklungsgang sind durch Lehnerdt und Oehme genau unter-sucht worden; spätere Bearbeitungen der Frage liegen nicht vor. Das Sr wirkt elektiv auf das Knochensystem, es ist kein Organgift, kann deshalb in großen Dosen verfüttert werden und wirkt ebenso auf die fötale, als die extrauterine Entwicklung des Skelets ein, wenn es einem Muttertier (Hündin und Kaninchen) während der Gravidität oder der Laktation zugeführt wird.

Das endochondrale Längenwachstum wird nicht berührt, die Veränderung besteht an den Rippen in starker Verdichtung der Spongiosa bis zum vollständigen Verschwinden der Markräume und zwar, wie Oehme gegenüber Lehnerdt zeigte, in derselben subepiphysären Schicht beginnend, wie bei der Phosphorfütterung; in allen nach Einsetzen der Sr-Fütterung neugebildeten Knochenstrecken bleibt das Gewebe weich und deshalb kommen an ihnen Auftreibungen vor; die Rinde des Schaftes ist unter Einengung des Markraumes verbreitert. An den Röhrenknochen sind die Verhältnisse die gleichen, nur tritt die Vermauerung der Markhöhle durch weiche und dichte Spongiosa noch deutlicher in die Erscheinung, das Metaphysengewebe reicht weit bis zur Diaphysenmitte, die freie Markhöhle ist dadurch verkürzt; auch hier erhält sich die vorher bestehende harte Rinde, wird aber durch osteoide Einlagerungen in die Haversschen Räume verdichtet und durch ebensolche Auflagerungen verdickt. Bei Beginn der Sr-Fütterung während der fötalen Entwicklung bleiben in der Diaphysenmitte sogar noch Reste der knorpligen Anlage zurück. Auch die Schädelknochen werden verändert, die den Nähten benachbarten neuen Zonen bleiben weich, die Diploe zwischen den Tabulae ist schwach ausgebildet. Lehnerdt fand auch am erwachsenen Muttertier das ganze Skelet verändert, die Diaphyse der Röhrenknochen hart und dicht, die metaphysäre Schicht nach der Schaftmitte hin verbreitert und sklerosiert.

Die Wirkungsweise des Strontium ist leichter zu beurteilen als die des Phosphors, weil alle Komplikationen durch Giftwirkung fortfallen. Es handelt sich offenbar in erster Linie um Herabsetzung der Resorption sowohl des vor dem Versuchsbeginn bestehenden verkalkten Knochens, als des während des Versuchs gebildeten osteoiden Gewebes. Außerdem ist die Apposition gesteigert, was nicht nur aus der Verbreitung des kalklosen Gewebes, sondern auch aus dem Verhalten der Osteoblasten in Lehnerdts Präparaten hervorgeht.

Die geschilderte Sr-Wirkung ist von der gleichzeitigen Einschränkung der Kalkzufuhr abhängig. Der Grad derselben in Lehnerdts Versuchen ist nicht genau zu bestimmen, in Oehmes Versuchen wurden Tiere des gleichen Wurfs, welche während der Sr-Fütterung Ca in bekannten Abstufungen erhalten hatten, miteinander verglichen: Je weniger Kalk im Vergleich zum Strontium verabreicht wird, desto stärker ist die Vermehrung der Knochensubstanz.

Die für die Biologie des Knochengewebes wichtigste Tatsache scheint mir die zu sein, daß Kalzium die Strontiumwirkung in kurzer Zeit aufhebt in der

Art, daß (OEHMEs Versuch) das pathologisch entstandene Osteoid nach seiner Vermehrung in der Nahrung rasch verkalkt und resorbiert wird und das unter dieser Ca-Wirkung gebildete Gewebe trotz fortdauernder Sr-Zufuhr normal gebaut ist. Also mit dem Eintritt der Verkalkung der vorher osteoiden Substanz stellt sich auch der geordnete Resorptionsmodus wieder her.

c) Fluorsklerose. Die Bedeutung des Skelets für die Aufspeicherung von Fluor ergab sich zuerst bei den Untersuchungen von BRANDL und TAPPEINER am Hund, welche von der Frage ausgingen, ob verfüttertes Fluornatrium ausgeschieden, oder im Organismus zurückgehalten würde. Es erfolgte zunächst eine vollkommene Retention, an welcher den größten Anteil die Knochen, den nächstgrößten die Zähne hatten, und zwar geschah die Ablagerung zum Teil in kristallinischer Form als Fluorkalzium in allen Markräumen, zum Teil diffus im Knochengewebe selbst, welches dadurch glänzend weiß und härter, sowie in Gelenkknorpeln und Wirbelbandscheiben, welche vollkommen inkrustiert wurden. Später hat G. SONNTAG, der mit verbesserten Methoden auch im normalen Knochen einen geringen Fluorgehalt feststellte, gezeigt, daß derselbe durch Fütterung auf mehr als das 10fache ansteigt.

Diesen Tatsachen kommt eine große grundsätzliche Bedeutung zu, denn sie lassen erkennen, daß in der einmal gebildeten Knochensubstanz ein chemischer Umbau seines Salzbestandes und eine Steigerung desselben möglich ist. Damit kann eine Veränderung der Struktur verbunden sein. Allerdings ist das Wesen derselben, soweit sie im Tierexperiment zutage getreten ist, noch nicht klar zu übersehen, denn die verschiedenen Untersucher sind in der Verwendung der Tiere nach Art und Alter nicht einheitlich vorgegangen: Neben Schmelzhypoplasien der Zähne hat PACHALY eine ausgesprochene Porose der Kieferknochen beschrieben, DITTRICH ebenfalls, besonders bei wachsenden Tieren, an Wirbelsäule und Röhrenknochen Atrophie gefunden, welche er von einer Kalkauflösung im Knochengewebe mit nachfolgender Resorption desselben herleitet; ROST sah an wachsenden Hunden eine auf die distalen Vorderbeinknochen und die Karpalgegend beschränkte rhachitisähnliche Veränderung. Auch durch die neuerliche Wiederholung der Versuche durch SUTRO ist das Verständnis nicht vertieft worden.

Für den Menschen hat das Fluor erst durch die Beobachtung von FL. MÖLLER und GUDJOUSSON Bedeutung bekommen, daß Kryolitharbeiter einer Berufskrankheit verfallen, in welcher eine Skeletveränderung als wichtiges Teilglied auftritt. Kryolith ist ein Doppelsalz von Fluornatrium und Fluoraluminium und enthält außerdem eine gewisse Menge Quarz; deshalb können die damit gewerblich Beschäftigten an Silikose erkranken und bei Untersuchung auf diese wurden die Knochenveränderungen entdeckt, und zwar bei 30 von 78 Arbeitern, welche mehr als 2 Jahre im Betrieb standen. Zur Gesamtkrankheit gehören außerdem Magenstörungen und ausgesprochene Oligämie, letztere offenbar Folge der Skeletveränderung. Zunächst fehlen noch anatomische Untersuchungen, aber das Röntgenbild, auf welches sich die Kenntnis bisher stützt, läßt keinen Zweifel an dem Bestehen einer Osteosklerose, welche ihren Anfang an Wirbelsäule, Becken und Rippen nimmt und über die Extremitäten fortschreitet; in schweren Fällen betrifft sie das gesamte Skelet, auch die kleinen Hand- und Fußknochen, in einer nach der Peripherie abnehmenden Stärke. Die spongiösen Knochen des Rumpfes haben jede Struktur eingebüßt, stehen bezüglich der Verschattung bei der Durchleuchtung der Marmorkrankheit und der osteoplastischen Karzinose gleich, dazu kommt aber eine plumpe Verdickung der äußeren Form mit osteophytähnlichen Auswüchsen in die Muskel- und Bänderansätze hinein, von denen sich ohne anatomische Untersuchung nicht feststellen läßt, ob es sich um Knochenneubildung oder Verkalkung handelt;

letzteres ist das Wahrscheinlichere, denn auch die Rippenknorpel und größere Bänderstrecken werden verschattet, nicht dagegen, in bemerkenswertem Gegensatz zu Brandl und Tappeneiners Versuchen, die Zwischenwirbelscheiben.

2. Albers-Schönbergsche Krankheit („Marmorknochen"; Karhsners „Osteopetrose").

Bei ihr handelt es sich um eine selbständige Erkrankung des Skelets, von welcher alle wichtigen Symptome abgeleitet werden können. Das Krankheitsbild ist zunächst nach den klinischen Erscheinungen und dem sehr auffallenden Röntgenbild aufgestellt worden und ist ziemlich einheitlich, die Kenntnis seiner anatomischen Grundlage ist erst langsam vervollkommnet worden. Das Material dafür liefern wenige umfassende Sektionsberichte, welche von M. B. Schmidt (a) E. J. Kraus und Walter, F. Schulze, Nadolny, Zadek, Dupont (Fall von Péhu, Policard und Dufourt), Dijkstra, Krauspe und Assmann (b) herrühren; von Lorey und Reyes Fall liegt nur die Kopfsektion vor, C. A. Lang schildert den Befund an zwei Marmorknochen, ohne nähere Angaben über den Fall zu machen, Lauterburg untersuchte ein reseziertes Rippenstück von einem erwachsenen Kranken und Kopylow-Runowa, Kudrjawtzewa und Clairmont-Schinz andere operativ entfernte Knochenstücke, Pirie die Kniegelenksteile eines 14jährigen Mädchens. Das Material ist also mannigfaltig, aber ungleichwertig und das für die Entstehung des ganzen Bildes wichtige Verhalten der endochondralen Ossifikationszonen wird nur in den Mitteilungen von Nadolny, Dijkstra, Pirie, Dupont und Krauspe genauer gewürdigt, in letzterem Falle war die diffuse Sklerose aber durch Möller-Barlowsche Krankheit überlagert; bei Kraus-Walter wird der Zustand der Knorpel-Knochengrenze des Humerus nur kurz als im wesentlichen unverändert erwähnt. Das Hauptaugenmerk der meisten Untersucher richtet sich auf die vorhandene Knochensubstanz selbst und das Verhalten des Endosts. Indessen scheint mir, wenn auch in letzterem die ganze Erkrankung ihren Ursprung hat, ein Teil der charakteristischsten Veränderungen des Skelets sowohl hinsichtlich seiner äußeren Gestalt als seines inneren Baus (Querbänder!) von der Störung der Vorgänge an den Stellen des endochondralen Wachstums herzurühren. Im Zusammenhang damit ist die Tatsache wichtig, daß die Marmorkrankheit sich in der Mehrzahl der Fälle schon in der frühen Kindheit bemerkbar macht und auch bei denjenigen Kranken, welche erst im 3. oder 4. Lebensjahrzehnt zur ärztlichen Beobachtung kommen, die Erscheinungen sich bis in die Jugend zurückverfolgen lassen. Bei einem der Kinder, welche Lorey und Reye beobachteten, wurde schon im Alter von 3 Wochen der vollentwickelte Zustand im ganzen Skelet festgestellt und bei demjenigen, welches Kraus und Walter im Alter von 3 Jahren untersuchten, was bereits am 3. Lebenstag eine Oberschenkelfraktur eingetreten. Daraus läßt sich bereits schließen, daß die Krankheit schon im Intrauterinleben beginnen kann. Einen sicheren Beweis dafür liefert der von mir (a) 1907 mitgeteilte Fall von angeborener Osteosklerose, welche sich bei einem 30 Stunden nach der Geburt gestorbenen Kind fand; wenn ich früher (b) bezüglich seiner Einreihung in die echte Marmorkrankheit zurückhaltend war, so habe ich jetzt, nachdem die Störung der endochondralen Knochenbildung in mehreren sicheren Fällen gefunden worden ist, keinen Zweifel mehr daran, denn ich finde eine volle Übereinstimmung meiner Präparate mit den von Pirie, Dupont und Dijkstra geschilderten Bildern. Mit Wahrscheinlichkeit wird auch Assmanns (a) Fall 4 als angeborene Marmorkrankheit gelten dürfen, welche ein 1 Tag altes Kind betrifft, wenn auch Assmann sein Verhältnis zu der damals (1907) noch wenig bekannten Albers-Schönbergschen

Krankheit nicht erörtert hat. In einer beträchtlichen Zahl der Fälle kam die Skeletveränderung bei mehreren Geschwistern vor, die 3 von SICK beobachteten Kinder werden nur als „blutsverwandt" bezeichnet; bezüglich echter Heredität im Sinne der Wiederkehr des Leidens in mehreren Generationen liegen in der Literatur zwei Fälle vor, einer, in welchem Vater und Sohn betroffen waren (s. dazu S. 75), und einer (PIRIE), in welchem eine 32jährige Frau und ihre drei Kinder Marmorknochen hatten. Man erkennt aus diesen Tatsachen, daß es sich bei der Krankheit um eine konstitutionelle Störung der Knochenentwicklung handelt; ob sie immer im Fetalleben beginnt, läßt sich nicht sagen; aber mit Sicherheit darf man sie in einer Abweichung bei der Bildung des Gewebes suchen und zwar der endostalen und der endochondralen; der Anteil des Periosts an dem Zustandekommen des ganzen Bildes ist unbedeutend, nur einige Male werden periostale Auflagerungen erwähnt, z. B. von WINDHOLZ an der medianen Seite der Röhrenknochen.

Diejenigen Symptome, welche in der Regel auf das Bestehen der Knochenerkrankung hinweisen, sind Neigung zu Spontanfrakturen, Abnahme des Sehvermögens infolge von Optikusatrophie und Anämie. In ALBERS-SCHÖNBERGs Ausgangsfall war erst im Alter von 26 Jahren durch ein geringfügiges Trauma der Oberschenkelbruch eingetreten, welcher zur Erkennung des Leidens führte, im Röntgenbild wurden aber zwei weitere ältere Brüche festgestellt, über deren Entstehung nichts bekannt war.

Das Bild des erkrankten Skelets, wie es durch die Röntgendurchleuchtung und die anatomische Untersuchung bisher festgestellt werden konnte, ist folgendes: Der Marmorzustand betrifft das ganze Skelet, verschont nur selten einzelne Knochen ganz, bevorzugt aber in der Stärke seiner Ausbildung manche Teile: Am charakteristischsten ist er an den langen Röhrenknochen ausgeprägt; wenn man eine Reihenfolge aufstellen will, so ist es die: unteres Femur-, oberes Tibia- und Fibulaende, dann oberes Ende des Humerus, unteres der Unterschenkelknochen, oberes der Vorderarmknochen, unteres Humerusende; die drei letztgenannten Abschnitte unterliegen den meisten Schwankungen, zuweilen bleibt der eine oder andere von ihnen, wenigstens nach dem Röntgenbild, ganz frei. An den Röhrenknochen ist der an die Epiphysen grenzende Teil der Schäfte am stärksten verdichtet, weshalb schon SICK hier den Beginn der Erkrankung suchte; bei Kindern sind auch die Knochenkerne der Epiphysen strukturlos. Dabei besteht fast absolute Symmetrie und, worauf ich besonderes Gewicht legen möchte, die nebeneinander laufenden Knochen der Vorderarme und Unterschenkel scheinen sich gewöhnlich gleich zu verhalten. Die genannte Abstufung in der Häufigkeit und Stärke der Beteiligung ist ungefähr die gleiche, wie bei der Rhachitis und der syphilitischen Osteochondritis, d. h. sie entspricht der Wachstumsgeschwindigkeit der verschiedenen Skeletabschnitte. Die kleinen Röhren- und die kurzen Knochen der Hände und Füße nehmen in der Regel teil, die spongiösen Rumpfknochen häufig, aber nicht ganz regelmäßig und zwar meist Becken, Rippen, Brustbein und Wirbel, seltener Schulterblätter und Schlüsselbeine, dagegen fast stets die Schädelbasis, nicht immer das Schädelgewölbe, zuweilen die Kiefer. Es gibt aber Fälle, z. B. die von SICK mitgeteilten, in welchen die Unterschiede kaum ins Auge fallen und das Skelet in allen seinen Teilen fast gleichmäßig marmorartig erscheint.

Das Gemeinsame für alle erkrankten Knochen liegt darin, daß sie dicht und für Strahlen undurchlässig geworden sind (Abb. 26). Die Spongiosa ist der Rinde ähnlich oder gleich und auch anatomisch die Grenze zwischen beiden verwischt, andere Male erscheint an den Diaphysen die Rinde nach innen zu verbreitert und die Markhöhle verengt bis zum völligen Verschwinden. Dazu kommen verschiedene Eigentümlichkeiten der einzelnen Teile. Die langen Röhrenknochen sind

in der Form verändert und zwar an den Enden keulenförmig aufgetrieben:
Bei jungen Kindern liegt die Epiphyse dem verdickten Schaft auf, ohne zur Formveränderung beizutragen, bei älteren Kindern und Erwachsenen erscheint das
gesamte Ende verbreitert, aber den Hauptanteil an der Verunstaltung trägt
das Diaphysenende. Sick erwähnt ihr Vorkommen auch an den epiphysenlosen

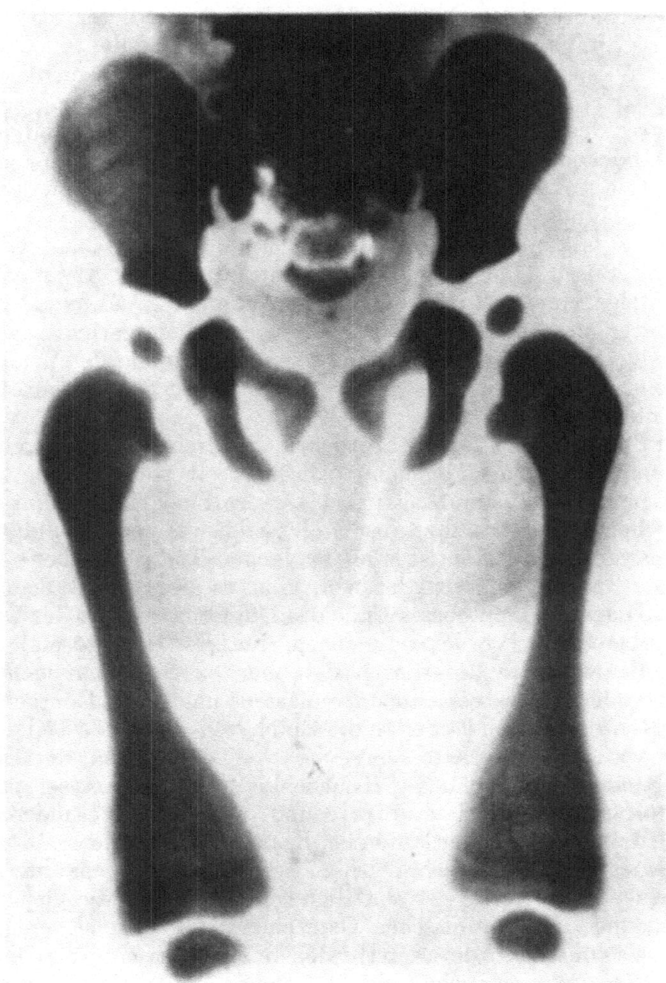

Abb. 26. Teil eines Skelets mit Albers-Schönbergscher Marmorknochenkrankheit.
(Aus Windholz: Z. Kinderheilk. 51, 713, Abb. 6.)

proximalen Enden des 2.—5. Metatarsus. Gegen die Mitte des Schaftes zu fällt
allmählich die Auftreibung ab, wenn sie ausnahmsweise in Röntgenbildern etwas
darüber hinausgeht, betrifft dies, soviel ich sehe, immer solche Knochen, deren
beide Enden verschiedene Wachstumsenergie besitzen, beim Femur z. B. das distale
Ende; jede Keule scheint also aus der Wachstumsstörung an einer Epiphysen-
grenze hervorzugehen. Wenn beide Enden eines Röhrenknochens verändert
sind, so fließen die Spitzen der zwei Kegel ungefähr in der Schaftmitte zusammen
zu einem verschieden langen Diaphysenstück von normalem Umfang. Die Auftreibung rührt nicht von periostalen Auflagerungen her, sondern von einer

abnormen Entwicklung der endochondral entstehenden Metaphyse. Dazu gehört eine weitere Eigentümlichkeit, die Querstreifung des verbreiterten Teils im Röntgenbild, eine Art Schichtung, welche davon herrührt, daß verdichtete und porösere Lagen miteinander abwechseln; die Streifen sind parallel zueinander und, bei Kindern, zur Epiphysenlinie und meist leicht gewellt, wie diese; im unteren Femurende hat Dupont ihrer 14 gezählt. Sie sind zuweilen auch an wenig verdickten Knochen zu sehen und kommen, wie schon Albers-Schönberg beschrieb, auch an den Rippen vor; wahrscheinlich stehen die konzentrischen Ringe, welche letzterer sowie Sick an den kurzen Knochen der Extremitäten fanden, diesen metaphysären Bandbildungen gleich. Wichtig erscheint mir die aus verschiedenen Schilderungen zu entnehmende Tatsache, daß an Tibia und Fibula, welchen die gleiche Wachstumsenergie zukommt, die Ausbildung dieser Streifen gleichen Schritt hält, denn sie ist ein weiteres Zeichen dafür, daß sie mit dem Längenwachstum zusammenhängen. Eine Verzögerung des letzteren gehört nicht zum Bilde des Marmorskelets, wenn auch gelegentlich eine Verkürzung der Knochen erwähnt wird. Zuweilen sind auch leichte Biegungen der Diaphysen von Femur und Humerus beschrieben worden; es scheint aber gewöhnlich dabei keine Achsenkrümmung vorzuliegen, sondern nur im Röntgenbild die eine Seitenlinie, beim Femur meist die innere, stärker geschweift zu sein, als die andere; eine Ausnahme macht Lauterburgs Fall 2, in welchem Genu valgum und Coxa vara bestanden, die von den mehrfachen alten Brüchen unabhängig zu sein scheinen. Bei manchen Kindern verläuft der Femurhals abnorm steil. — An den Fuß- und Handwurzelknochen besteht keine deutliche Formveränderung, nur Verdichtung der Struktur, und in den früheren Lebensmonaten ist wiederholt, wie auch in den Epiphysen der langen Röhrenknochen, eine Verzögerung in der Ausbildung der Knochenkerne festgestellt worden (z. B. Laurell und Wallgreen). Am Schädel ist das konstanteste und charakteristischste Merkmal die Verdichtung des Knochens an der ganzen Basis mit Verengerung der Foramina optica und Verdickung und stärkeres Vorspringen des Proc. clinoideus post.; er überragt erheblich den Grund der Sella turcica und gibt zugleich den Hauptanlaß zu ihrer Verengerung in sagittaler Richtung; Albers-Schönberg hat auch eine Verdickung der Crista galli gesehen. Verdickung und Verdichtung des Schädelgewölbes und der Gesichtsknochen werden nicht regelmäßig gefunden.

Die *pathologisch-anatomische Untersuchung* ergänzt das Röntgenbild in makroskopischer Hinsicht dahin, daß die Einengung der Markhöhlen an den Röhrenknochen darauf beruht, daß einerseits die Rinde nach innen zu verbreitert ist und andererseits die metaphysäre Spongiosa sich zu weit gegen die Diaphysenmitte zu erstreckt und dabei, wie die gesamte Spongiosa des Skelets, verdichtet ist. In manchen Fällen (z. B. Zadek) ist sie an den Enden der Schäfte vollständig eburniert, dann fehlt augenscheinlich die im Röntgenbild beschriebene Schichtung; andere Male (so bei Dupont) wechseln unter den Epiphysenknorpeln rötliche, d. h. markhaltige, und gelbliche kompakte, nur rot gefleckte Lagen ab; dafür fand Dupont in der Mitte der Diaphyse die Markhöhle durch ein eburniertes Gewebe ersetzt. Es ist also durchaus nicht die gesamte Knochenstruktur aufgehoben; am ausgebreitetsten scheint die Eburnierung in den Fällen von Nadolny und F. Schulze gewesen zu sein, aber auch in letzterem bestanden in der jüngsten Metaphyse markhaltige Streifen.

Das mikroskopische Verhalten der Knochen ist am eingehendsten von Nadolny, F. Schulze, Pirie, Dupont und Dijkstra dargestellt, von letzteren dreien auch dasjenige der endochondralen Wachstumszonen und da dasselbe mit meinen Befunden in dem Fall angeborener Osteosklerose in allen wesentlichen Punkten übereinstimmt und in anderen durch ihn ergänzt wird, halte ich mich in der Schilderung an diesen und vervollständige damit die kurze Wiedergabe in dem früheren Vortrag:

An der Ossifikationsgrenze der Wirbel ist der Knorpel in der Wucherungs-, der hypertrophischen und Verkalkungszone unverändert, nur die Kalkablagerung an einzelnen Punkten etwas geringer. Die Veränderung beginnt in der Schicht der primären Markräume (Abb. 27): Hier, wo die verkalkte Zwischensubstanz nur noch in Form einiger Längspfeiler und weniger Querleisten erhalten sein sollte, besteht sie fast unverringert fort und nur die Knorpelzellen sind durch die Blutgefäße ersetzt, die Schicht bietet also das Aussehen porösen Knorpels. In der unmittelbar anschließenden Schicht der Knochenanlagerung ist dieses Netz von Knorpelgrundsubstanz durch unregelmäßige, mit Zellmark gefüllte Räume unterbrochen und in Abschnitte von wechselnder Größe zerlegt, welche von Knochengewebe eingehüllt und durchsetzt sind; letzteres geschieht in Form solider Knochenkugeln, welche die Stelle der einzelnen Knorpelzellen einnehmen. So bestehen Blöcke von Knochengewebe, teils in Form plumper Längsbalken, teils breiter Riegel, welche je ein Gitter von Knorpelgrundsubstanz, aber gewöhnlich keine Blutgefäße und Markräume einschließen und vielfach miteinander zusammenhängen. Die knorpligen Einschlüsse treten an Maße gegenüber dem Knochengewebe selbst sehr in den Vordergrund und Knochenbälkchen von gewöhnlicher Breite kommen nur ganz selten vor. Es muß aber betont werden, daß es sich dabei nur um quantitative Abweichungen von den normalen Verhältnissen handelt, denn auch unter diesen kommen neben schlanken Bälkchen plumpe Knochenstreifen vor, welche statt eines Knorpelpfeilers ein Gitter einschließen, aber nie

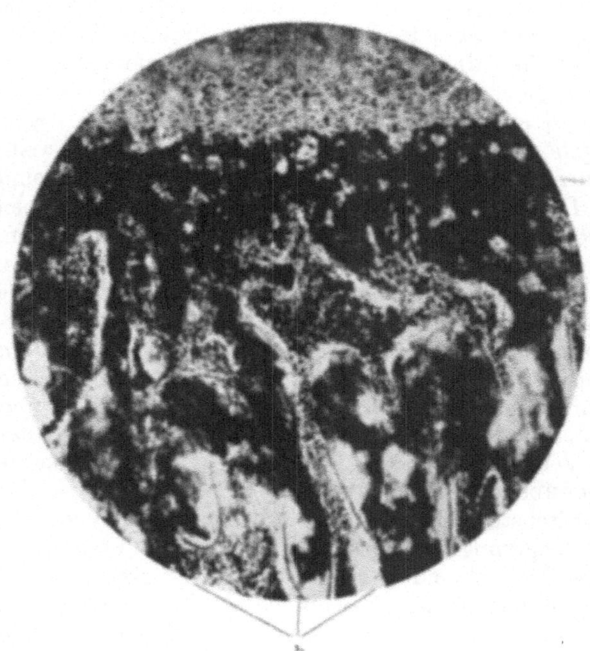

Abb. 27. Marmorknochenkrankheit; neugeborenes Kind. Ossifikationszone eines Wirbelkörpers. a Schicht der jüngsten Markräume; b breite und zusammenhängende Knochenbalken mit Einschluß massiver Reste der Knorpelgrundsubstanz.

in derselben Massigkeit wie beim Marmorknochen. So bleibt der Zustand bis zur Mitte des Knochens. Wo Markräume vorhanden sind, sind sie mit blutbildendem Markgewebe ausgefüllt, fibröses Mark fehlt vollkommen. Die Oberfläche des den Knorpelgittern angelagerten Knochens ist auffallend glatt, nur nach dem Zentrum des Wirbels zu bisweilen lakunär, wobei hier und da die axialen Knorpelpfeiler bloßgelegt sind; also sicher hat hier Resorption stattgefunden, aber von Riesenzellen ist überhaupt nichts zu finden und tätige epithelähnliche Osteoblasten kommen nur in kurzen Linien an der Oberfläche einzelner Bälkchen vor; meist stellt sich letztere als dunkelblau gefärbter Saum, gleich den Haftlinien dar, welche im normalen Knochen die Pause zwischen zwei Appositionsperioden kennzeichnen. Der Knochen besteht vorwiegend aus glattverlaufenden, geschichteten Lamellen, stellenweise kommen aber hügelförmige Erhebungen oder Einbuchtungen vor, in denen keine lamelläre Streifung besteht und die Zellen in ihrer Verteilung und Form ganz unregelmäßig sind.

Wie ich es schon früher darstellte und Dijkstra später in seinem Falle fand, springt die vom Periost gebildete Rinde auf dem Längsschnitt von vorn und hinten keilförmig in die Marksubstanz vor (Abb. 28) und dadurch wird letztere so eingeschnürt, daß sie ebenfalls zwei mit der Spitze gegeneinander gerichtete Keile oder, körperlich gedacht, Kegel mit der Knorpelplatte als Basis bildet. Dadurch wird der Verlauf der Spongiosabalken aus der vorwiegend senkrechten in eine schräge, radiär zusammenstrahlende Richtung abgelenkt, welche sich auch auf die Knorpelzellsäulen erstreckt. Das keilförmige Einspringen der

Rinde beruht auf dem Ausbleiben der Resorption von innen her, wie an den Röhrenknochen. Diese ganze Anordnung des Knochengewebes entspricht, nur in verkürzter Form, dem Bilde, welches an den letzteren die einander zugekehrten Keulen ergeben.

Am Femur (Längsschnitt durch die ganze Diaphyse) rührt die Verengerung der Markhöhle, wie schon makroskopisch zu erkennen ist, von der starken Verdickung der Rinde nach innen und davon her, daß die metaphysäre Spongiosaschicht von beiden Enden her bis nahe an die Mitte der Diaphyse heranreicht. Die Rindenverdickung nimmt nach der Mitte hin zu, die ganze Rinde besteht aus einem Guß, auch die am stärksten sich einwölbenTeile werden von dem primären Knochengewebe mit den längsverlaufenden HAVERSschen Kanälen gebildet und aus dem Verlauf der letzteren und der inneren Grenzlinie der Rinde ist leicht festzustellen, daß der physiologische Abbau der primären Rinde ganz unvollkommen und unregelmäßig vor sich gegangen ist, er unterbricht die alten Strukturen nur in Form von einzelnen zum Teil tiefen Buchten. Die metaphysären Knochenbalken enthalten zum Teil noch bis fast zur Mitte des Schaftes axiale Pfeiler von Knorpelgrundsubstanz und sind vielfach mit der Rinde durch eine Hülle von Knochengewebe verschmolzen, welches sich gegen den alten Teil durch eine stark blaue Haftlinie absetzt und auch strukturell unterscheidet. Auch ihre übrigen Balken sind breit und plump und durch Kittlinien als Produkte verschiedener Bauperioden kenntlich, die Kittlinien aber ebenso, wie die Oberflächen, auffallend wenig buchtig beschaffen. Der verkleinerte Markzylinder und die Markräume der Spongiosa enthalten durchweg kleinzelliges Markgewebe, fibröses Gewebe fehlt vollkommen. Innerhalb der langen Strecke, welche von der metaphysären Spongiosa eingenommen wird, ist ihr Bau nicht einheitlich, sondern es wechseln dichte und lockere Querschichten ab: In der Diaphysenmitte und unter den Epiphysen sind die Balken dick, dazwischen in beiden Hälften des Schaftes porös, die Bälkchen weit auseinander stehend, dünn, vielfach mit oberflächlichen Lakunen und ab und zu mit Osteoklasten in ihnen

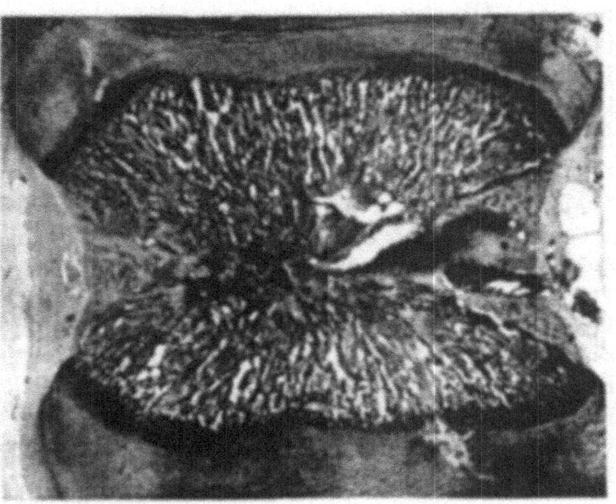

Abb. 28. Marmorknochenkrankheit; neugeborenes Kind. Sagittalschnitt durch einen Wirbelkörper. Keilförmiges Einspringen der knöchernen Rinde von vorn und hinten mit Einschnürung der Marksubstanz.

versehen. Auch diese Bälkchen sind im inneren Bau ungeordnet, aus verschiedenen Arten von Knochensubstanz zusammengesetzt, nur zum Teil lamellär. An manchen Bälkchen fehlt die scharfe Grenzlinie gegen das Markgewebe und zwischen den auseinanderweichenden Zellen desselben, welche nur zum Teil rundkernige blutbildende, zum anderen Teil größere helle Elemente vom Aussehen der Retikulumzellen sind, liegt eine homogene Substanz, die sich in einem ähnlichen Ton bläulich gefärbt hat, wie die Knochensubstanz selbst; an diesen Stellen wird offenbar neues Knochengewebe nicht appositionell, sondern durch Umwandlung des Markgerüsts produziert.

In den größeren HAVERSschen Kanälen der Rinde ist an Stelle des Bindegewebes bis an die Gefäße heran ebenfalls eine nichtlamelläre Knochensubstanz getreten, welche sich durch eine mit Hämatoxylin blau gefärbte Linie gegen den alten Knochen abgrenzt, zuweilen auch gegen die Blutgefäße; sie ist an manchen Stellen sehr zellarm und homogen. Auch ihr liegt eine besondere Bildungsweise zugrunde, eine direkte Umwandlung des lockeren Bindegewebes ohne grobe Fasereinschlüsse.

Aus den bisherigen Beobachtungen läßt sich die Histogenese der Marmorkrankheit in den Hauptzügen erkennen, wenn auch in manchen Einzelheiten die Angaben auseinandergehen: Die Verdichtung der Knochen beruht in erster Linie auf mangelhafter Resorption; dieselbe ist schon in dem ersten Stadium der endochondralen Ossifikation vorhanden und äußert sich hier in der unvollständigen Auflösung der Knorpelgrundsubstanz und wirkt sich weiterhin an dem vom Endost und vom Periost gebildeten Knochen aus; an ersterem führt sie dazu, daß die Spongiosaräume sich nicht ausweiten und infolge fortdauernder Anlagerung neuer Schichten an Stelle schlanker Bälkchen und Membranen plumpe Streifen und Blöcke entstehen; an letzterem bewirkt sie eine Verdickung der Knochenrinde nach innen zu, welche an den Röhrenknochen die Ausweitung der Markhöhle, an den kurzen Knochen die Breitenentwicklung der Spongiosa hindert. Die Spärlichkeit oder das Fehlen von Osteoklasten wird von den meisten Untersuchern hervorgehoben, nur Kraus und Walter haben sie reichlich gefunden. Aus meinen Präparaten muß ich schließen, daß in einem und demselben Knochen an den verschiedenen Stellen die Erscheinungen der lakunären Resorption verschieden ausgebildet sind und Bezirke ohne solche mit Bezirken deutlicher Porose abwechseln, ohne Zweifel in Übereinstimmung mit der aus dem Röntgenbild bekannten Schichtenbildung. Das Pathologische liegt in der Ungleichmäßigkeit des Resorptionsvorgangs, hauptsächlich aber in seinem vollständigen Fehlen in großen Abschnitten des Skelets. Ob die Neubildung des Knochengewebes gesteigert oder verringert ist — beide Ansichten haben ihre Vertreter gefunden —, läßt sich schwer bestimmen; positive Hinweise auf eine Verstärkung finde ich nicht. Auffallend ist dagegen, daß trotz der offenbar dauernd stattfindenden Anlagerung neuer Schichten die gewöhnlichen Zeichen der Apposition in Form von Osteoblasten meist vermißt werden, oder ganz gering sind, das Gegenteil wird nur selten, z. B. von Assmann und Lauterburg, angegeben. Andererseits kommen Bilder vor, welche auf eine direkte metaplastische Umbildung des Knochenmarkgewebes in Knochengewebe hinweisen: Der Zustand des Knochenmarks ist von den verschiedenen Untersuchern verschieden beurteilt, und dabei besonderes Gewicht auf das Vorhandensein von fibrösem Mark gelegt worden. Es läßt sich aber kein klarer Schluß aus diesen Angaben ziehen, weil meist nicht genauer bezeichnet ist, auf welche Stellen sie sich beziehen. In der verdickten Rinde ist das Mark naturgemäß, wie normal, faserig. Ausgesprochen fibröses Gewebe, wie bei der Ostitis fibrosa v. Recklinghausens wird kaum einmal erwähnt. In meinem Fall ist der Inhalt der Spongiosaräume und der Markhöhle des Femur normales blutbildendes Knochenmark. Der Gedanke an eine Metaplasie des faserigen Marks in Knochengewebe als die wesentliche Grundlage der Marmorkrankheit ist mehrfach, besonders von Kraus-Walter, geäußert worden. In meinem Falle sind Anzeichen einer solchen Umbildung in ungewöhnlicher Form vorhanden, welche augenscheinlich mit der neuerlichen Beobachtung von Lang übereinstimmt, es entsteht nämlich im Zellmark ein homogener Bezirk, in welchem die blutbildenden Zellen auseinandergedrängt sind, dafür aber hellkernige Elemente auftreten, welche wie Retikulumzellen oder undifferenzierte Mesenchymzellen aussehen, und aus ihm scheint die junge Knochensubstanz mit den ungleichartigen Knochenzellen hervorzugehen. Dieser Vorgang erinnert an die Vorstellung, welche in den letzten Jahren Leriche und Policard über die normale Bildung des Knochengewebes entwickelt haben und die darin gipfelt, daß dasselbe nicht von Osteoblasten produziert wird, sondern aus einer ödematösen Infiltration der Zwischensubstanz des Bindegewebes unter Neubildung von Fibrillen hervorgeht (s. S. 2). In dieser Beziehung können erst weitere Untersuchungen volle Aufklärung bringen.

Dem wiederholt erwähnten Auftreten von osteoidem Knochengewebe (Kraus-Walter, Schulze, Lauterburg) läßt sich wohl keine besondere Bedeutung beimessen, es war offenbar nur in geringer Ausdehnung vorhanden und in anderen Fällen fehlte es vollkommen.

Wichtig ist der Bau der Wirbelkörper auf dem Sagittalschnitt in meinem Fall von angeborener Osteosklerose, mit welchem sich Dijkstras Schilderung und Abbildung des Befundes bei dem 3jährigen Kind vollkommen decken. Seine Histogenese läßt sich jetzt klar übersehen: Das keilförmige Vorspringen der Rinde ist Folge des Darniederliegens der Resorption an ihrer Innenseite und die Ursache für die Einschnürung der Marksubstanz. Durch letztere ist den aus dem Knorpel hervorgehenden Spongiosabalken eine viel schrägere Richtung aufgedrängt, als im normalen Wirbel; die Radiärstellung erstreckt sich auch auf die Zellsäulen im wachsenden Knorpel selbst und die fortschreitende Wucherung desselben führt zu einer Verbreiterung der knochenbildenden Basis; infolgedessen fällt die Außenfläche jedes Wirbelkörpers von der Bandscheibe nach der Mitte stärker ab, als in der Norm. Die Spongiosa wird also, wie erwähnt, durch das Einspringen der Rinde in zwei Kegel mit einander zugekehrten Spitzen zerteilt. In diesem Verhalten liegt der Schlüssel für das Verständnis der keulenförmigen Auftreibungen an den metaphysären Enden der Röhrenknochen. Jede derselben läßt sich der kegelförmigen Hälfte eines Wirbelkörpers gleichstellen und ihrer Entwicklung liegt dieselbe Persistenz der vom Periost gebildeten Knochenrinde zugrunde, welche von der Metaphyse nach der Mitte an Dicke zunimmt, wie beim Wirbelkörper, und nur durch die langgestreckte Form sich von letzterem unterscheidet. Der Keulenform liegt also nicht eine gesteigerte Knochenauflagerung seitens des Periosts zugrunde, sondern die Strukturveränderung der Metaphyse im Gefolge der Resorptionshemmung an der Rinde. Damit stimmen die Röntgenbilder und die anatomischen Untersuchungen überein; das Fehlen periostaler Auflagerungen wird häufig ausdrücklich erwähnt, Schulze hebt sogar die besondere Dünne der Rinde an den fraglichen Stellen hervor. Die Vergrößerung des Proc. clinoideus post. ist nirgends genauer untersucht worden; sie läßt sich leicht aus den gleichen Vorgängen ableiten, wie sie eben besprochen worden sind, obschon es zunächst unerklärt bleibt, weshalb nur dieser kleine Abschnitt der knorplig vorgebildeten Schädelbasis und nicht auch der kleine Keilbeinflügel davon betroffen wird. Die Verengerung des Foramen opticum findet ihre Erklärung in der mangelhaften Resorption seines Randes, welche sein normales Weiterwerden bedingt.

Wenn auch die abnorme Verdichtung der Knochen die auffälligste Erscheinung der Marmorkrankheit ist, so darf nicht übersehen werden, daß daneben auch eine Porosierung vorkommt und zwar in Form der hellen Linien in den Metaphysen. Sicher läßt sich sagen, daß es sich bei dieser mehrfach besprochenen Schichtung nicht nur um Zonen mit verschiedenem Kalkgehalt im Knochen handelt, wie wiederholt vermutet worden ist, sondern daß sie eine strukturell erkennbare Grundlage haben und durch dichteren und lockereren Bau des Knochengewebes bedingt sind; in meinem Fall und noch klarer in demjenigen von Dupont ließ sich dies feststellen. Bezüglich der öfter aufgeworfenen Frage, ob die porösen Schichten je während einer Remission der Krankheit als normales spongiöses Gewebe aus dem Epiphysenknorpel hervorgehen, oder durch periodisch wiederkehrende Resorption aus vorher sklerosiertem Gewebe entstehen, muß ich auf Grund der mikroskopischen Präparate den letztgenannten Vorgang für den wahrscheinlicheren halten; denn einerseits entspricht die lockere Schicht nicht normaler, sondern atrophischer Spongiosa und andererseits haben, wie erwähnt, auch ihre verdünnten und lakunär angenagten Bälkchen in ihrem Innern vielfach Reste des ungeordneten Aufbaus, wie er in den verdichteten Zonen vorkommt. Wenn diese Auffassung einer zeitweilig auftretenden Resorption in dem sklerosierten Gewebe zutrifft, läßt sich in ihr die Erklärung für die leichten Schwankungen des allgemeinen Kalkstoffwechsels finden, welche vorher erwähnt wurden. Eine Erklärung für den periodischen Wechsel ist aber bisher nicht zu geben. Das Bild der Schichten erinnert an die etagenförmige Anordnung der Knorpelmarkkanäle; aber ob eine innere Beziehung zwischen beiden besteht, ist vollkommen unklar. In meinem Fall von kongenitaler Osteosklerose fiel die kräftige Entwicklung der Knochenarterien auf, sowohl makroskopisch an der Erweiterung der Foramina nutritia bis zum doppelten Durchmesser, als auch mikroskopisch ausgesprochen; auch in einigen anderen Fällen (Nadolny, Clairmont und Schinz) wird eine starke Ausbildung der Blutgefäße im Knochen erwähnt, aber es läßt sich noch nicht bestimmen, ob sie mehr als stigmatische Bedeutung für die Störung der Endosttätigkeit besitzt.

Das Wesen der Marmorkrankheit ist also nicht in einer entzündlichen Veränderung des Knochenmarks zu suchen, sondern in einem abnormen Verhalten des Endosts bei der Entwicklung des Knochengewebes, welches sich im Daniederliegen der Resorption und vielleicht auch einer ungewöhnlichen Art der Knochenneubildung ausspricht. Für das Zustandekommen der charakteristischen Eigenschaften spielen die von der endostalen Störung abhängigen Veränderungen an den endochondralen Wachstumszonen eine wichtige Rolle, und soweit die Krankheit bei Erwachsenen beobachtet worden ist, läßt sich aus dem makroskopischen Verhalten mit Sicherheit der Schluß ziehen, daß sie in der früheren Wachstumsperiode begonnen und sich bis zum Ende derselben fortgesetzt hat; denn die betreffenden Veränderungen erstrecken sich stets bis auf die letzten vor der Verschmelzung von Epi- und Diaphysen gebildeten metaphysären Abschnitte des Skelets. Daß sich die Störung der Resorption und Neubildung im ausgewachsenen Skelet noch fortsetzt, ist aus den wenigen histologischen Untersuchungen von Knochenteilen Erwachsener, besonders denjenigen von Lauterburg zu schließen.

Lauterburg fand an der Rippe eine ganz wirre Struktur der vorwiegend kompakten Knochensubstanz; sie war aus ganz verschieden geformten Feldern teils lamellären, teils undeutlich geflechtartigen Gewebes mit reichlichen Kittlinien dazwischen zusammengesetzt.

Die Umstände, unter welchen die Krankheit auftritt, weisen darauf hin, daß sie konstitutionell begründet ist. Die Frage, ob eine innersekretorische Störung vorliegt, ist mehrfach erörtert worden. Trotz der gewöhnlich vorhandenen Verengerung der Sella turcica ist die Hypophyse, soweit Untersuchungen darüber vorliegen, nicht verändert. In meinem Fall von angeborener Osteosklerose war sie als Ganzes vergrößert, im zellulären Bau aber unverändert; die späteren Beobachtungen geben keinen Anhaltspunkt dafür, daß darin die Ursache der Skeletveränderung gesucht werden kann. Dupont vertritt die Ansicht, daß die Marmorknochenkrankheit auf Hyperparathyreoidismus mit Störung des Kalkstoffwechsels beruht und als Ostitis fibrosa aufzufassen ist. Er begründet sie damit, daß in dem von ihm bearbeiteten Fall eines der Epithelkörperchen vergrößert (auf 3—4 : 2,5—3 mm) gefunden wurde, mikroskopisch rein parenchymatös und aus verschiedenen Zellen aufgebaut. Es ist die einzige Beobachtung von Beteiligung eines der Epithelkörperchen, in vielen Fällen sind sie nicht erwähnt, in manchen aber [z. B. Kraus-Walter, Nadolny, Assmann (b)] ausdrücklich auch mikroskopisch als normal bezeichnet worden. Abweichungen im Kalkgehalt des Blutes und der Organe, welche auf eine Störung im allgemeinen Kalkstoffwechsel hinweisen, sind einige Male gefunden worden, erheblich aber nur in dem Falle von F. Schulze, in welchem bei dem 11jährigen Kind viel Kalkablagerungen nach Art der Kalkmetastasen in Lungen, Myokard, verschiedenen Organarterien und Gelenkbändern und Sehnen bestanden; es fragt sich aber, ob es sich um einen reinen Fall von Marmorkrankheit handelt, denn Schulze erwähnt Veränderungen an Knochensubstanz und Epiphysenlinien, welche das Hineinspielen einer malazisch-rhachitischen Erkrankung als möglich erscheinen lassen, und außerdem bestand eine Nephritis, wodurch die Bedingungen für eine Kalkgicht gegeben sein können. In dem Falle von Dupont war ein Kalkstein im Nierenbecken vorhanden und bei der Mutter des Kindes eine mäßige Hyperkalzämie. Der Blutkalk wurde von Clairmont-Schinz, Cohn-Salinger, Bernhardt u. a. normal gefunden, von Lauterburg auch die p_H-Zahl des Blutes, Bernhardt fand ferner eine schwach negative Ca-Bilanz, die auch durch Ammoniumchloridzufuhr nicht zu steigern war, also ein gewisses Festhalten des Kalzium im Knochen, während LAURELL und WALLGREEN keine Kalkretention nachweisen konnten. KUDRJAWTZEWA und KOPYLOW-RUNOWA erwähnten eine Steigerung des P-Gehaltes im Blute, einmal bis auf das Doppelte (8,4 mg-%) und ersterer weist im Zusammenhang damit auf eine gewisse Ähnlichkeit der Marmorknochen mit der Phosphorsklerose in WEGNERs Tierversuchen, besonders auf die subopiphysären Querstreifen hin. Von einer konstanten Störung des Kalkstoffwechsels kann also nicht die Rede sein. Ebensowenig aber geben die anatomischen Verhältnisse eine Stütze für DUPONTs Auffassung ab; denn sie unterscheiden die Marmorkrankheit von der Ostitis fibrosa in jeder Beziehung; das Vorkommen von fibrösem Mark, welches nicht einmal für alle Fälle zutrifft, spielt bei weitem nicht die beherrschende Rolle, wie bei dieser, auch nicht das Osteoid. Auch muß DUPONT gegenüber betont werden, daß die „Hyperkalzifikation" auf Vermehrung des Knochengewebes und nicht auf Vermehrung des Kalzium im Knochen beruht, wie auch aus dem normalen Ca-Wert hervorgeht, welcher in DUPONTs eigenem Fall und denjenigen von LAUTERBURG, PIRIE und KOPYLOW-RUNOWA bei der chemischen Aschenanalyse gefunden wurde. So sind keine Anhaltspunkte dafür gegeben, die Marmorkrankheit vom Gesichtspunkt des allgemeinen Stoffwechselproblems zu betrachten, und nicht vielmehr von dem des geweblichen Problems. Die Frage ist gewiß der weiteren Beachtung wert, ob die lange Persistenz der Knorpelgrundsubstanz und die herabgesetzte Resorption des Knochengewebes selbst ihren Grund darin hat, daß die Kalkablagerung in ihnen in ungewöhnlicher Form erfolgt. Andererseits deutet der Umstand, daß auch die Neubildung des Knochengewebes aus dem Mark auffallende Eigentümlichkeiten zeigt, darauf hin, daß das Gesamtverhalten des Endosts als Gewebe verändert ist.

Die abnorme Verdichtung des Knochens während der Entwicklung bildet, worauf bereits WINDHOLZ hingewiesen hat, das Gegenstück zur Osteogenesis imperfecta. Letztere ist Teilglied einer verbreiteten konstitutionellen Minderwertigkeit des Mesenchyms, welche in verschiedenen Organen und Geweben zum Ausdruck kommt. Bei der Marmorkrankheit sind an anderen Teilen des Körpers keine gleichwertigen Begleiterscheinungen bekannt, sondern die Störung tritt nur am skeletbildenden Bindegewebe in die Erscheinung.

Gegen die gewöhnliche Form der ALBERS-SCHÖNBERGschen Krankheit grenzt LAUTERBURG (b) einen von ihm klinisch und röntgenologisch untersuchten Fall ab, in welchem die Skeletveränderung bei Vater und Sohn nachweisbar war und einige Besonderheiten zeigte: Die Phalangen der Finger, besonders die mittleren, waren in eigentümlicher Form sklerosiert, nämlich in ihren distalen Abschnitten, aber so, daß unter dem Gelenk wieder ein schmaler Streifen frei davon blieb und im Bereich des sklerotischen Abschnitts bestand gleichzeitig eine gleichmäßige Auftreibung. Zudem war der Schädel ungewöhnlich gebaut, lud im hinteren Abschnitt breit aus und das ganze Skelet war grobknochig. Zu diesen positiven Unterscheidungsmerkmalen gegenüber der ALBERS-SCHÖNBERGschen Krankheit kam als negatives das Fehlen der Knochenbrüchigkeit. LAUTERBURG weist auf eine gewisse Ähnlichkeit mit der von DZIERZYNSKY beschriebenen „Dystrophia periostalis hyperplastica" hin, einem bei 12 von 22 Familienmitgliedern in 2 Generationen beobachteten Zustand, dessen Haupterscheinungen ebenfalls grober Knochenbau und Schädel- und Fingerdifformitäten sind, ohne daß sich aber über sein Wesen etwas aussagen läßt [1].

---

[1] Eine nach Fertigstellung dieser Abhandlung erschienene Arbeit von LAUBMANN [Virchows Arch. **296**, Heft 2 (1935)] schildert das anatomische Verhalten der Marmorknochen bei einem 25jährigen Mann. LAUBMANN kommt ebenfalls zu dem Schluß, daß die Verdichtung des Skelets aus einer Störung der endochondralen Knochenbildung hervorgeht, und zwar einer Hemmung im Ablauf ihrer einzelnen Stadien, einem stetig fortschreitenden Anbau primärer Bälkchen bei Fehlen der Ab- und Umbauvorgänge; das knorplige Gerüst der primären Knochenbälkchen war auch nach Abschluß des Körperwachstums noch erhalten. Vielfach war das Knochengewebe kalklos, das Knochenmark vorwiegend fibrös verödet und in Leber, Milz und Lymphdrüsen myeloische Metaplasie vorhanden.

3. Gruppe der osteosklerotischen Blutkrankheiten.

Ob eine innere Berechtigung besteht, die hier zusammengefaßten Krankheitsfälle von der ALBERS-SCHÖNBERGschen Krankheit grundsätzlich abzutrennen, läßt sich noch nicht sicher entscheiden. Zunächst unterscheiden sie sich von dieser dadurch, daß sie ausnahmslos Einzelfälle sind, nicht familiär auftreten, ferner in der Regel dem erwachsenen Alter, nur ausnahmsweise (in vier Beobachtungen von MUIR, OESTERLIN, GOODALL und HÄSSLER-KRAUSPE) dem Kindesalter angehören und die Kranken meist Jahrzehnte in voller Gesundheit durchlebt hatten, bis das Leiden sich bemerkbar machte; das Wesentlichste ist, daß letzteres als Blutkrankheit in die Erscheinung tritt und die Skeletveränderung, wie erwähnt, erst nach dem Tode bei der anatomischen, selten zu Lebzeiten bei der röntgenologischen Untersuchung festgestellt worden ist, ohne überhaupt im Symptomenbild sich bemerkbar zu machen. Die bei der ALBERS-SCHÖNBERGschen Krankheit so häufigen Frakturen werden bei dieser Form nicht beobachtet, ebensowenig Einschnürung des Sehnerven an der Schädelbasis.

Die Blutkrankheiten, mit welchen die Osteosklerose verbunden ist, sind verschiedener Art und liegen zum Teil auf dem Gebiete der Leukopoese, zum Teil dem der Erythropoese. Beschrieben sind sie als Leukämie oder Pseudoleukämie und als Anämie. Die ersten Beispiele für die leukämisch-pseudoleukämische Gruppe waren die Fälle von HEUCK (1879) und von P. BAUMGARTEN (1899), für die letztere Gruppe 4 Fälle, welche ASSMANN als „osteosklerotische Anämie" bezeichnete. Nach den heutigen Anschauungen läßt sich die damalige hämatologische Eingliederung der Einzelfälle nicht durchweg festhalten. Die Deutung als Pseudoleukämie ist wiederholt bei unklarer klinischer Diagnose nach dem Sektionsbefund (z. B. BAUMGARTEN) aufgestellt worden und, wo die Leukämie zu Lebzeiten angenommen wurde, das Atypische des Verlaufs aufgefallen (NAUWERCK und MORITZ u. a.); es ist nur ganz vereinzelt vorgekommen, daß eine Leukämie mit klarem und unkompliziertem Blut- und Krankheitsbild nach dem Tode eine Osteosklerose ergeben hat; der von ASSMANN im Nachtrag mitgeteilte Fall stimmt nach dem Sektionsergebnis und dem Befund am Leichenblut mit einer gewöhnlichen lymphatischen Leukämie durchaus überein und es waren dabei alle untersuchten Knochen stark sklerosiert; aber es fehlt ihm die klinische Beobachtung und Blutuntersuchung. Die bis 1927 bekannten Beobachtungen hat ASKANAZY (a) in diesem Handbuch vom hämatologischen Gesichtspunkt aus besprochen, auch die vier Fälle ASSMANNs von „osteosklerotischer Anämie", welche unter seiner Leitung bearbeitet waren. Für letztere ist die Anämie nur eine gemeinsame Eigenschaft, ohne die Krankheit zu charakterisieren; den ersten Fall stellt ASKANAZY der Ostitis fibrosa nahe, hält ihn vielleicht für eine ungewöhnliche Form derselben; der zweite ist nach jetzigen Begriffen eine hämorrhagische Aleukie, der dritte, auf welchen sich ASKANAZY in einem früheren Vortrag über extraossale Myelo- und Erythropoese bezieht, steht dem BAUMGARTENschen Fall von „myelogener Pseudoleukämie" nahe, der vierte ist ein Beispiel von ALBERS-SCHÖNBERGscher Krankheit. In der Reihe der aleukämischen Erkrankungen unterscheidet ASKANAZY solche, in welchen, wie bei BAUMGARTEN, die zellige Neubildung in Milz und Leber nur farblose Elemente betraf, und solche, in welchen, wie in seinem und ASSMANNs Fall (III), auch extraossale Erythropoese stattfand; erstere stehen darin den Befunden bei gewöhnlicher Pseudoleukämie gleich und lassen sich deshalb unter diese einreihen, in letzteren macht die extraossale Wucherung mehr den Eindruck einer kompensatorischen Neubildung an Stelle des durch die Sklerose verödeten Knochenmarks.

Von den seit 1927 veröffentlichten Beobachtungen erweitern zwei den Kreis der mit Osteosklerose zusammen vorkommenden Blutkrankheiten durch einen

Fall [M. B. SCHMIDT (a)] von fast reiner Anämie und einen von Polyzythämie (E. HIRSCH). Bei ersterem bestand zugleich Leukopenie, aber nirgends
eine Wucherung von myeloischem Gewebe.

In letzterem Falle wurde der Kranke 23 Jahre lang ärztlich beobachtet, die Vermehrung
der Erythrozyten im Blut, bis zu 7430000, war entdeckt worden, als er sich wegen der von
einer Milzschwellung herrührenden Beschwerden untersuchen ließ; gegen Lebensende entwickelte sich im Zusammenhang mit Prostata- und Blasenbeschwerden Anämie und Leukozytose, bei der Sektion bestanden in der stark vergrößerten Milz Knoten von myeloidem
Gewebe mit viel Megalozyten und Erythroblasten und ähnlich, nur als diffuses Infiltrat,
in der vergrößerten Leber.

Demnach kennt man jetzt als Blutkrankheiten, welche sich mit Osteosklerose
vergesellschaften können,

1. leukämisch-pseudoleukämische Zustände (hauptsächlich HEUCK, BAUM-
GARTEN, NAUWERCK und MORITZ, ASSMANN III-ASKANAZY, OESTERLIN, SCHMORL,
SCHWARZ, JORES, CH. WOLF, HÄSSLER-KRAUSPE);

2. hämorrhagische Aleukie (ASSMANN II, MUIR);

3. Anämie (M. B. SCHMIDT);

4. Polyzythämie (E. HIRSCH).

Der makroskopische Skeletzustand, soweit eingehende Schilderungen
desselben vorliegen, ist bei den vier verschiedenen Unterformen insofern gleich,
als die äußere Gestalt der Knochen in der Regel nicht verändert wird, nur bei
den beiden von OESTERLIN und KRAUSPE untersuchten Kinderfällen bestanden
an fast allen Knochen diffuse knöcherne Verdickungen und bei BAUMGARTENs
58jährigem Kranken Osteophyt an Rippen und Schädel. Für gewöhnlich spielt
sich die ganze Knochenneubildung im Innern ab. Die dabei vorkommenden
Verschiedenheiten sind im wesentlichen quantitativer Art und offenbar nicht
von der jeweiligen Art der Blutkrankheit abhängig. Regelmäßig ist die Spongiosa verdichtet, bald unter Erhaltung, bald unter Verwischung des Grund-
baues bis zur vollständigen Eburnierung; die Markhöhle der Röhrenknochen
ist zuweilen durch eine übermäßige Ausdehnung des spongiösen Gewebes von
den Metaphysen her verkleinert, in ASSMANN-ASKANAZYs und in JORES' Fall
war sie an allen langen Knochen verschwunden und durch feinporiges Gewebe
ersetzt; das Verhalten der Diaphysenrinde wechselt, bald ist sie nach innen
verbreitert, bald nicht. Die Sklerose ist eine allgemeine, über alle Teile des
Skelets verbreitete, nur über das Verhalten des Schädels sind die Kenntnisse noch
unvollkommen, soweit er untersucht worden ist, war die Diploe ganz oder teilweise
verschwunden. In meinem Fall bestand eine auffallende Verengerung der Sella
turcica mit Verkleinerung der Hypophyse auf etwa $^2/_3$; ob sich dies öfter wiederholt, ist nicht festzustellen.

Das mikroskopische Bild ist in den früheren Fällen selten so geschildert
worden, daß es sich in den Punkten, welche für die Histo- und Pathogenese
wichtig sind, mit den neueren Beobachtungen vergleichen läßt. Immerhin
weisen manche Angaben darauf hin, daß die Art der Knochenneubildung
Ähnlichkeit mit derjenigen in den eingehender untersuchten Fällen der letzten
Zeit hatte. Soweit man erkennen kann, wiederholen sich folgende Hauptzüge
übereinstimmend bei den Osteosklerosen aller vier Gruppen von Blutkrankheiten:
1. Das Mark der spongiösen Knochen ist in den noch offenen Markräumen
vielfach fibrös, aber vom Charakter des lockeren Fasermarks, welches nach dem
Verschwinden der Blutbildungszellen zurückgeblieben ist, nicht deutlich verdichtet, zuweilen als hyalin oder ödematös gequollen beschrieben.

Eine Ausnahme macht nur der Fall 1 von ASSMANN mit dem als derb-fibrös und fibro-
sarkomatös beschriebenen Mark; aber, wie schon erwähnt wurde, möchte ASKANAZY diesen
der Ostitis fibrosa zuzählen.

In den Fällen mit leukämisch-aleukämischer Erkrankung wechseln Stellen von solchem, aus der Blutbildung ausgeschaltetem Mark mit solchen ab, in denen nur hyperplastisches Mark vorhanden ist. In meinem Fall von Anämie ist durchaus nicht überall pathologisches Mark vorhanden, sondern es gibt alle Abstufungen vom reinen normalen Zellmark bis zum Fasergerüst und in allen diesen Abstufungen kommen neue Bälkchen vor, am häufigsten allerdings in solchen Partien, in denen die Blutzellen verringert sind oder fehlen. CH. WOLF beschreibt denselben Wechsel vom faserigen zum rein zelligen Mark auch in seinem Fall

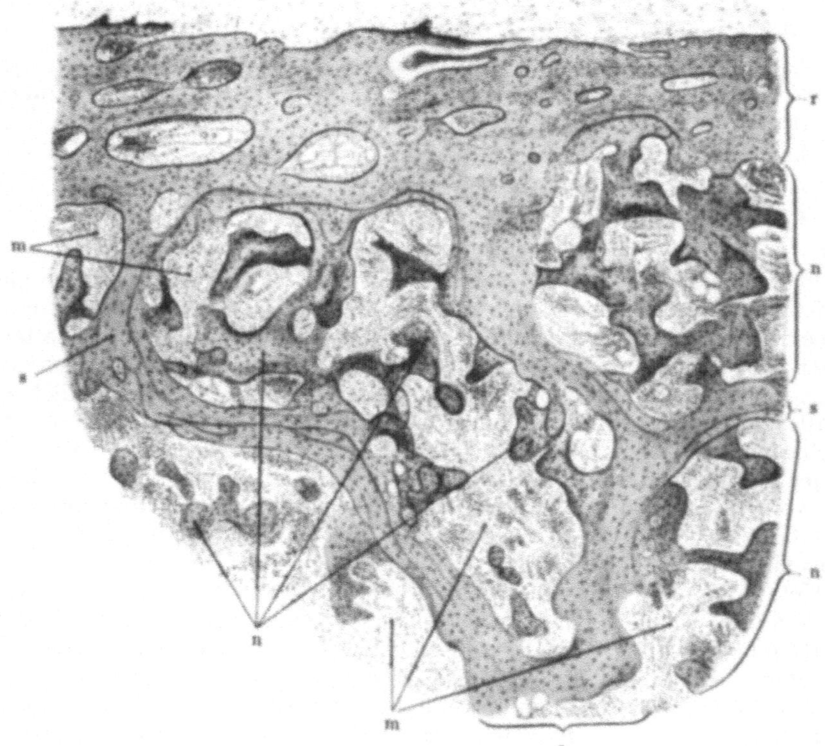

Abb. 29. Osteosklerotische Anämie. Manubrium sterni. 56jähriger Mann. r unveränderte alte Knochenrinde; s-s alte Spongiosabälkchen; n-n Netze neugebildeten Knochens in den alten Markräumen; m-m atrophisches faseriges Knochenmark. (Aus M. B. SCHMIDT: Beitr. path. Anat. 77, 160, Abb. 1.)

von „Pseudoleukämie“. Auffallend sind in dem Anämiefall helle, nicht basophile Zellen, welche nicht selten sowohl im faserigen, als im zelligen Mark als lockere Gruppe liegen und am meisten geschwollenen Retikulumzellen gleichen. 2. Die dichte Struktur der Knochen geht nicht aus einem Umbau, sondern aus einem Einbau neuer Substanz in die alte hervor. Besonders deutlich fällt dies in meinem Fall in die Augen (Abb. 29). Vom alten Knochen ist wenig verloren gegangen, stellenweise sind auf die Oberfläche seiner Bälkchen neue Schichten angelagert, oder es treten plumpe Auswüchse daraus hervor, oft aber spannen sich zarte Netze ohne einheitliche Verlaufsrichtung durch die Markräume von einem Balken zum anderen; diese sicher neue Knochensubstanz ist meist von einem mehr oder weniger faserigen Mark umgeben, zuweilen von reinem Zellmark. Vollkommen dieselbe Struktur kehrt in den Fällen von JORES und WOLF wieder. Beide weisen selbst auf die Übereinstimmung mit meinen Bildern hin, und aus BAUMGARTENs, NAUWERCKs und ASSMANNs Darstellungen läßt sich auf Ähnliches schließen. Auch den Fall von HIRSCH darf ich vollkommen hierher rechnen, denn ich konnte durch die Freundlichkeit desselben selbst Material davon untersuchen. 3. Die Art des Knochengewebes läßt sehr häufig altes und neues voneinander unterscheiden. Das alte ist lamellär, das neue vorwiegend frei von Lamellenstreifung, die Knochenzellen in ihm in Größe und Verteilung sehr ungleichmäßig, oft an einzelnen Stellen gehäuft liegend; nach der Hämatoxylinfärbung ist auch der Kalkgehalt in dem neuen Gewebe ungleich, aber kalkloses Gewebe nur in ganz geringem Umfange und lediglich in Form feiner Säume vorhanden, und aus der Schilderung anderer Fälle läßt sich schließen, daß es nirgends eine beherrschende Rolle gespielt hat.

Auffallend ist vielen Untersuchern der Umstand gewesen, daß die gewöhnlichen Zeichen stattfindenden An- und Abbaus in Gestalt von Osteoblasten und Osteoklasten fehlen oder gering entwickelt sind, wiederholt wurde auf den ruhenden Zustand des Knochengewebes hingewiesen. Deutlich geflechtartigen Charakter hat der neue Knochen nicht, die Grenze gegen das Fasermark ist, jedenfalls in meinem Anämiefall, fast immer scharf, die Oberfläche der alten und neuen Bälkchen meist von einem Endosthäutchen mit spindligen Zellen überzogen; wo dasselbe fehlt, kann sie bröcklig aussehen, was aber mehr den Eindruck von ungewöhnlicher Anbildung, als von Auflösung macht.

Darin besteht also eine Ähnlichkeit mit den Verhältnissen bei der ALBERS-SCHÖNBERGschen Krankheit, auch in dem Vorkommen der wie Retikulumzellen aussehenden und offenbar nicht zum blutbildenden Parenchym gehörenden, sondern aus dem Gerüst hervorgegangenen Elemente. Für meinen Fall habe ich den Schluß gezogen, daß es sich um eine ungewöhnliche Form der Neubildung von Knochengewebe handelt, bei welcher ohne Ausbildung hoher Osteoblasten und ohne geordnete Fibrillenbildung und deshalb ohne Lamellenbildung das Gerüst des Marks zu Knochen wird; die retikulumartigen Zellen, deren Bedeutung mir früher nicht klar war, werden offenbar zu Knochenzellen. Ob die geringen Grade der Osteoporose, welche zuweilen (M. B. SCHMIDT, WOLF) an Rinde und Spongiosa gefunden worden sind, zum Krankheitsbild gehören, ist fraglich. Wenn auch die feineren Vorgänge der Knochenbildung bei dieser Gruppe von Osteosklerosen mit den bei der ALBERS-SCHÖNBERGschen Krankheit vorkommenden viel Ähnlichkeit besitzen, genügt dies nicht, um daraus eine Wesensgleichheit beider aufzustellen und anzunehmen, daß erstere die Spätform der letzteren ist und ihr die charakteristische Gestaltveränderung, die keulenartige Anschwellung der Knochenenden nur deshalb fehlt, weil die Krankheit nach Abschluß des endochondralen Wachstums aufgetreten ist; denn in den 4 Jugendfällen des leukämisch-pseudoleukämischen bzw. des aleukämischen Typus der Osteosklerose war keine Andeutung von ihr vorhanden. Auch die Blutveränderungen wechseln bei der Marmorkrankheit nicht in den weiten Grenzen, wie bei dem 2. Typus, die Anämie herrscht vor und so hohe Grade von Wucherung farbloser Zellen im Restmark und in Leber und Milz, daß man an Pseudoleukämie denken könnte, werden nicht beobachtet. Meine frühere, auf die klinische Erscheinungsweise gegründete Gegenüberstellung der infantilen und adulten Form, welche durch die vier letztgenannten Fälle durchbrochen wird, ist auch nach dem tieferen Eindringen in die Histogenese der Marmorkrankheit nicht zu einer schärferen Charakterisierung des Wesens beider Sklerosearten zu verwerten.

Für das Verhältnis der Blutkrankheit zu Osteosklerose hat BAUMGARTEN den Gedanken ausgesprochen, daß die letztere aus der Verknöcherung von Narbengewebe entsteht, in welches die zellige Hyperplasie des Marks übergegangen ist; schon vorher hatte E. NEUMANN im Anschluß an HEUCKs Fall eine solche Verödung des leukämischen Knochenmarks für möglich erklärt und ein späterer Fall von Lehndorff und Zack wird als Stütze dafür betrachtet, weil in ihm bei leukämischem Blutbefund und myeloischer Umwandlung des Milz- und Lebergewebes das Knochenmark fibrös war; bei letzterem spielt allerdings vielleicht das Alter des Kranken (76 Jahre) eine Rolle. Will man diese Anschauung für Baumgartens Fall und einige andere gelten lassen, so läßt sie sich doch auf die meisten späteren Beobachtungen nicht anwenden: Zunächst nicht auf die zum „aleukämischen" Typus gehörenden, in welchen, wie bei Askanazy-Assmann III, die Zellneubildung in Milz und Leber sich nicht auf Leukopoese beschränkt, sondern starke Erythropoese aufweist und dadurch zeigt, daß sie kompensatorisch nach einer vorherigen Erkrankung des Knochens entwickelt ist und nicht als Teilerscheinung einer aleukämischen Wucherung, man müßte denn annehmen wollen, daß ein ursprünglich aleukämischer Zustand des Knochenmarks bindegewebig-knöchern verödet und damit auch die ossale Erythropoese vernichtet ist und letztere nun kompensatorisch in der aleukämischen Wucherung der Milz und Leber Platz gegriffen hat. Noch weniger paßt die Theorie der Vernarbung für die Fälle, in denen Anämie, Aleukie und Polyglobulie vorliegen, wo jede Voraussetzung zum Übergang einer pathologischen Zellneubildung in Narbengewebe fehlt. Andererseits wird für diese Gruppe von Beobachtungen nicht einfach angenommen werden können, daß eine primäre sklerosierende Erkrankung des Knochens durch Vermauerung der Markräume die Blutveränderung nach sich gezogen hat; die Polyzythämie würde von vornherein diesem Gedankengang widersprechen, vor allem ist die Einschränkung des gesamten Markraums nicht immer so beträchtlich, in meinem Falle von Anämie war wesentlich weniger als die Hälfte des normalen Bestandes verloren gegangen. Das Hauptgewicht liegt auf dem krankhaften Zustand des Marks selbst und zwar sowohl seines blutbildenden Parenchyms, als seines endostalen Gerüsts; an letzterem äußert sich die Störung in der ungewöhnlichen Art der Knochenbildung ohne Mitwirkung richtiger Osteoblasten und in der Herabsetzung der Resorption, an ersterem in verschiedenen Formen, bald mangelhafter Erythropoese, bald zugleich mangelhafter Leukopoese, bald Steigerung der Erythropoese und bald der Leukopoese. Die Störung liegt also im Gesamtmark und die Erkrankungen der beiden in ihm vereinigten Gewebssysteme sind koordiniert. Dieser Vorstellung, welche ich zunächst für die osteosklerotische Anämie entwickelt hatte, haben Jores, Wolf und Krauspe auch für die aleukämische Form zugestimmt. Äußere Ursachen für das Einsetzen der Erkrankung im fortgeschrittenen Lebensalter sind aus den bisherigen Beobachtungen nicht abzuleiten. Für innersekretorische Einflüsse haben sich keine sicheren Anhaltspunkte finden lassen, denn gelegentliche geringe Abweichungen an der einen oder anderen Drüse (z. B. Verkleinerung der Hypophyse) haben nicht allgemeine Geltung bekommen.

4. Osteopoikilie.

Albers-Schönberg hat 1915 zuerst das Vorkommen von kleinfleckigen Verschattungen im Röntgenbild beschrieben, welche über das Skelet, unter Bevorzugung gewisser Teile, verstreut sind. Nach dem Hauptmerkmal ist der Zustand von anderer Seite mit dem Namen Osteopoikilie ($\pi o \iota \varkappa \iota \lambda \acute{o} \varsigma$ = gesprenkelt), ferner dem der Osteopathia condensans disseminata bezeichnet worden. Die Veränderung ist selten und klinisch bisher nur unsicher in die Erscheinung getreten und meist bei der Durchleuchtung aus anderen Gründen gefunden worden, einige Male im kindlichen Alter (früheste Feststellung in v. Bernuths Fall im 7. Lebensmonat), am häufigsten im 3. und 4. Jahrzehnt.

Die Verdichtungsherde sind stecknadelkopf- bis linsengroß und in den verschiedenen Lebensaltern von gleicher Beschaffenheit und Verbreitung; man kann daraus schließen, daß sie nach ihrer erstmaligen Entstehung sich nicht wesentlich verändern, vor allem keine geschwulstähnliche Wachstumsneigung besitzen; aus der einzigen vorliegenden histologischen Untersuchung [SCHMORL (b)] geht hervor, daß an ihnen Ab- und Anbauvorgänge ablaufen, offenbar in ungefähr demselben Umfang, wie am übrigen Knochen, und sogar im Bereich des ankylosierten Hüftgelenks in dem betreffenden Fall die Inaktivitätsatrophie der verwachsenen Knochen sich auch auf die Knoten erstreckte. Es könnene 100 und mehr solcher kleiner Herde vorhanden sein. Sie verschonen stets die Schädelknochen und häufen sich besonders in den Hand- und Fußwurzelknochen und den Epiphysen der Röhrenknochen, die Diaphysen sind spärlicher und vorwiegend in den metaphysären Abschnitten befallen, in den Phalangen und Metakarpalknochen aber scheint die Zahl der Schatten in den epiphysentragenden und epiphysenfreien Enden nicht verschieden zu sein. Frei bleiben häufig Wirbel, Schulterblatt, Schlüsselbein und Rippen. Der Sitz ist die Spongiosa, ob überhaupt die Rinde beteiligt wird, bleibt zweifelhaft, nur ALBERS-SCHÖNBERG hat in den Handwurzelknochen „stellenweise auch scheinbar in die Rinde eintretende" Knötchen gesehen. Auffallend dagegen ist ihre dichte Lagerung längs der Epiphysenlinien, vor allem ihrer dem Gelenk zugekehrten Seite, zuweilen sind sie mit denselben — auch in SCHMORLs anatomischen Präparaten — verschmolzen, eine Beziehung zu den Gelenkknorpeln besteht dagegen nicht. Die Herdchen sind vorwiegend spindelförmig, in den Epiphysen rundlich, und lassen, wie bereits ALBERS-SCHÖNBERG angab, eine deutliche Beziehung zum Bälkchenzug erkennen, z. B. im Calcaneus und im Femurhals sind sie zu Reihen angeordnet, welche dem Verlauf der Hauptlinien der Spongiosa folgen, konfluieren auch zuweilen zu Leisten. In Fällen von VOORHOEVE und von WINDHOLZ (Fall 3) war das untere Femurende von zahlreichen langen, zur Knochenachse parallelen Verschattungsstreifen durchzogen, welche sich wie verstärkte Teile der ortsständigen Struktur ausnehmen. Auch die mikroskopische Untersuchung durch SCHMORL zeigt, daß es sich nicht um versprengte Kompaktainseln handelt, sondern jeder Knoten einem kleinen Abschnitt des Spongiosanetzes entspricht, innerhalb dessen die Bälkchen vermehrt und bis zur Verschmelzung verbreitert sind, die Bälkchen der Umgebung gehen in die des Knotens über; die mehrfach erwähnte „büschelförmige Struktur" der letzteren entspricht der Zusammensetzung aus nebeneinander verlaufenden Balken. Sie bestehen vorwiegend aus flach liegenden Lamellen, nicht aus HAVERSschen Systemen, einzelne aus feinfaserigem Knochengewebe. WINDHOLZ hat einen der sog. versprengten Kompaktaherde, wie sie gelegentlich in spongiösen Knochen beobachtet werden, aus dem Os lunatum eines nicht mit Poikilie Behafteten mikroskopisch untersucht und gefunden, daß derselbe ebenfalls gar nicht Rindenbau besitzt, sondern geweblich mit den Poikilieherden übereinstimmt.

Die Knoten sind also richtige Enostosen und sie entstehen während der Knochenentwicklung, nicht in der schon bestehenden Spongiosa; in v. BERNUTHs Fall sind sie in den noch kleinen Knochenkernen der Vorderarmknochen bereits nachweisbar; offenbar vermehren sie sich mit der Vergrößerung derselben. Obwohl SCHMORL mikroskopisch keine Knorpeleinschlüsse in ihnen und keine Knorpelinseln zwischen ihnen gefunden hat (der Kranke war 16 Jahre alt), spricht doch die räumliche Beziehung der Herde zu den Epiphysenlinien, das regelmäßige Freibleiben des Schädeldaches und der Rinde der Röhrenknochen dafür, daß sie aus einer Störung der endochondralen Verknöcherung hervorgehen; in Einklang damit würde stehen, daß ALBERS-SCHÖNBERG in seinem Falle am Tuberculum minus humeri eine an eine Exostose erinnernde Anschwellung fand. Daß die Osteopoikilie auf einer konstitutionellen Anlage beruht, wird dadurch wahrscheinlich gemacht, daß VOORHOEVE sie bei zwei Geschwistern und angedeutet auch deren Vater und Windholz bei Vater und Tochter beobachtet hat und daß sie viermal (Buschke und Ollendorff und Windholz) mit knötchenförmigen Hautverdickungen (Buschkes Dermatofibrosis lenticularis) und einmal (v. Bernuth) mit diffuser Sklerodermie verbunden war. Für das Vorhandensein innersekretorischer Einflüsse haben sich bisher keine Anhaltspunkte gewinnen lassen, auch nicht für eine Störung des Kalkstoffwechsels; v. Bernuth hat bei seinem Kranken normale Ca- und P-Werte im Blut nachgewiesen.

5. Melorheostose.

Die Veränderung, welche Léri unter diesem Namen (d. i. an einem Glied herabfließende Hyperostose) beschrieben und Zimmer als Osteopathia hyperostotica bezeichnet hat, ist bisher ein fast rein röntgenologischer Begriff und nur in ganz unzureichendem Umfange Gegenstand der anatomischen Untersuchung geworden. Es sind von ihr ganz wenige Fälle bekannt. Sie führt den Kranken zum Arzt, weil die Beteiligung der Gelenkenden Bewegungsstörungen verursacht.

Es handelt sich stets um die Erkrankung nur einer Extremität, deren knöchernes Gerüst in ganzer oder fast ganzer Länge, aber nicht in allen Teilen betroffen wird, sondern an den hintereinander gereihten Knochen in einem fortlaufenden Streifen, der ungefähr, aber nicht streng einem Strahl entspricht. Es sind z. B. befallen bei Zimmer ganzer Femurkopf und laterale Hälfte des übrigen Femur, laterale Hälfte der Fibula bei fast völliger Verschonung der Tibia und fast nur die lateralen Teile des Fußskelets; in Léris Fall tritt die Streifenform ganz besonders darin hervor, daß das Knochengerüst des 2. und 3. Fingers mit ihren Metakarpi schwer verändert zwischen normalen Nachbarknochen liegt und die dichte Verschattung sich durch den mittleren Teil der Handwurzel auf die ulnare Hälfte der unteren Radiusepiphyse fortsetzt, weiterhin betraf sie den Humerus und den Proc. coracoideus des Schulterblattes; ähnlich waren in Kemkes' Fall Daumen und Zeigefinger, 1. und 2. Metakarpus, ganzer Radius und Teil der Ulna, Humerus besonders im Gelenkkopf und Gelenkteil des Schulterblatts betroffen, also die Extremität von der Wurzel bis Spitze; bei dem Kranken Kahlstorfs dagegen begann die Veränderung erst im unteren Drittel des Femur und reichte durch Tibia und Fibula bis zum Sprunggelenk.

Die Erkrankung besteht in Verdichtungen der Knochensubstanz in vorwiegend längsstreifiger Form und die sklerosierten Linien gehören teils dem Knocheninnern an, teils ist die Rinde verdichtet, aber unter Überschreitung ihrer normalen Konturen; in Kemkes' Fall z. B. sind Radius und die zwei Mittelhandknochen, welche fast diffuse Verschattung zeigen, zugleich plump und ungleichmäßig verdickt. Das Röntgenbild läßt aber gar keine klare Vorstellung über die anatomischen Grundlagen der Veränderung zu. Eine histologische Untersuchung ist nur einmal an einem aus dem Verdichtungsgebiet exzidierten Knochenstück von Putti vorgenommen worden; er glaubt in der Rinde die Verbreitung der Erkrankung mit derjenigen der Art. nutritiae in Zusammenhang bringen und auch an den Epiphysen und kurzen und platten Knochen die Hauptentwicklung dort suchen zu können, wo die Blutversorgung am reichlichsten ist; er findet ferner Zeichen von Nekrose und Auflösung am Knochengewebe, die er von der Obliteration eines Teils der sehr zahlreichen Blutgefäße ableitet, und nimmt an, daß dieser Gefäßverschluß das Wesen der Krankheit ausmacht und die Folge einer Sympathikusaffektion ist; von verschiedenen Beobachtern wird aber betont, daß die Ausbreitung der hyperostotischen Sklerose nicht mit dem Verzweigungsgebiet von Gefäßen und Nerven übereinstimmt. Mehrfache Zustimmung hat dagegen die von Zimmer aufgestellte Ansicht erfahren, daß die Krankheit in einem der Ursegmente angelegt ist, aus welchen jede Extremität hervorgeht.

Schrifttum.

I. Atrophie.

Adrian: Zbl. Grenzgeb. Med. u. Chir. 6, Nr 3—19 (1903). — Aschoff u. Koch: Skorbut. Veröff. Kriegs- u. Konstit.path. 1919, H. 1. — Askanazy, M.: (a) Festschrift für M. Jaffé. Braunschweig: J. Vieweg & Sohn 1902. (b) Schweiz. med. Jb. 1932, 1. — Askanazy, M. u. Rutishauser: Virchows Arch. 291, 653 (1933).

Beck: Erg. Chir. 18, 556 (1925). — Beneke, R.: Virchows Arch. 119, 60 (1890). — Berblinger: (a) Handbuch der inneren Sekretion, herausgeg. von M. Hirsch, 1932. (b) Med.

Klin. **1933** I, 831. — Bergmann, E.: Dtsch. Z. Chir. **234**, 761 (1934). — Billroth: (a) Beiträge zur pathologischen Histologie, S. 51 und 81. Berlin 1858. (b) Arch. klin. Chir. **2**, 118 (1861). — Blencke: Gochts Deutsche Orthopädie, Bd. 8. 1931. — Blühdorn: Mschr. Kinderheilk. **21**, 433 (1921). — Brandes: Fortschr. Röntgenstr. **21**, 551 (1914). — Brugsch: Med. Klin. **1927** I, 81. — Bruns: Berl. klin. Wschr. **1882** I, 164. — Büssum: Dtsch. Z. Chir. **231**, 418 (1931).

Charcot: (a) Bull. Soc. Anat. Paris **1873**, 744. (b) Arch. de Physiol. **1874**, 160. — Chiari, H.: (a) Virchows Arch. **210**, 425 (1912). (b) Z. Morph. u. Anthrop. **18**, 85 (1914). — Cushing: (a) Bull. Hopkins Hosp. **50**, 137 (1932). (b) Arch. int. Med. **51**, 487 (1933).

Debove: Union méd. **32**, 1069 (1881). — Dibbelt: (a) Arb. path. Inst. Tübingen **8**, 144 (1909). (b) Beitr. path. Anat. **48**, 147 (1910). — Dietrich, H.: Bruns' Beitr. **134**, 532 (1925). Düttmann: Bruns' Beitr. **139**, 720 (1927).

Exner: Fortschr. Röntgenstr. **6**, 1 (1902/03).

Fischler: (a) Dtsch. Arch. klin. Med. **92**, H. 4 (1908). (b) Physiologie und Pathologie der Leber. Berlin: Julius Springer 1916. — Forconi: Arch. ital. Anat. e Istol. pat. **6**, No 2 (1935).

Gans: Frankf. Z. Path. **16**, 37 (1914). — Gebhardt: Arch. Entw.mechan. **11/12** (1916); **16**, 377 (1903); **20**, 190. Zit. nach H. Petersen. — Gerth: Virchows Arch. **277**, 311 (1930). — Götting: Virchows Arch. **197**, 1 (1909). — Greaves u. C. L. A. Schmidt: Proc. Soc. exper. Biol. a. Med. **29**, 373 (1932). — Gusserow: Virchows Arch. **21**, 443 (1861). — György: (a) Klin. Wschr. **1930** I, 102. (b) Handbuch der normalen und pathologischen Physiologie, Bd. 16, II, S. 1555. 1931.

Häggquist: Acta chir. scand. (Stockh.) **65**, 180 (1929). — Harbitz, Hj.: Klin. Aarbog. **3** (1886). Zit. nach Fr. Harbitz. — Harbitz, Fr.: Bibliotheca internat. **11**, 341 (1910) (Lepra). — Herfarth: Bruns' Beitr. **132**, 165 (1924). — Hilgenreiner: Bruns' Beitr. **112**, 473 (1918). — Hofmann, M.: Bruns' Beitr. **123**, 173 (1921). — Holländer: J. ment. Sci. **47** (1901). Zit. nach Chiari (a).

Jaffé, H. L., Bodansky u. Blair: Klin. Wschr. **1930** II, 1717. — Jaffé, Bodansky and Chandler: J. of exper. Med. **56**, Nr 6 (1932). — Jamin: Münch. med. Wschr. **1934** I, 1045, 1083. — Jesu: Dtsch. Z. Chir. **242**, 488 (1934). — Jores, L.: Beitr. path. Anat. **66**, 433 (1920).

Katase: Einfluß der Ernährung auf die Konstitution des Organismus. Berlin u. Wien: Urban & Schwarzenberg 1931. — Kienböck: (a) Wien. med. Wschr. **1901** II. (b) Dtsch. Z. Nervenheilk. **37**, 105 (1909). — Köhler, A.: Knochenerkrankungen im Röntgenbilde, S. 10. Wiesbaden: J. F. Bergmann 1901. — König, J.: Z. Biol. **10**, 69 (1873).

Landing: Uppsala Läk.för. Förh. **28** (1922/23). — Lehmann, W.: Bruns' Beitr. **107**, 605 (1917). — Lenk: Fortschr. Röntgenstr. **26**, 301 (1918/19). — Leriche et Policard: Les problèmes de la physiologie normale et pathologique de l'os. Paris: Masson & Cie. 1926. (Siehe auch Policard.) — Levy, R.: Bruns' Beitr. **70**, 627 (1910). — Lipschütz: Arch. f. exper. Path. **62**, 210 (1910). — Lobstein: Lehrbuch der pathologischen Anatomie, Bd. 2, S. 179. 1834. — Löwy, G.: Presse méd. **1931**, No 89. — Looser: Verh. dtsch. path. Ges. **1907**, 291.

Mäder: Arch. Entw.mechan. **6**, H. 4, S. 5 (1898). — Mendel: Neur. Zbl. **7**, 401 (1888). — Mittersiller: Arch. klin. Chir. **122**, 944 (1923). — Moritz: Virchows Arch. **267**, 746 (1928). Müller, Fr.: Z. klin. Med. **12**, 45 (1887). — Müller, L. R.: Lebensnerven und Lebenstriebe, 3. Aufl., S. 774f. Berlin: Julius Springer 1931.

Neumann, H.: Knochenbrüchigkeit bei Geisteskranken. Diss. Heidelberg 1883. — Nonne: Fortschr. Röntgenstr. **5**, 293 (1901/02).

Oehme, C.: Beitr. path. Anat. **49**, 248 (1910). — Ohlmann: Fortschr. Röntgenstr. **24**, 517 (1916/17).

Papillon: Zit. nach J. König. — Petersen, H.: (a) Sitzgsber. Heidelberg. Akad. Wiss., Math.-naturwiss. Kl. II B **1919**. (b) v. Möllendorffs Handbuch der mikroskopischen Anatomie des Menschen, Bd. 2, S. 521. 1930. — Polgar: Röntgenprax. **1931**, 346. Zit. nach Schmorl und Junghanns. — Policard: Bull. méd. Québec. Canada, Juli **1927**. (Siehe auch Leriche et Policard.) — Pommer: (a) Osteomalazie und Rachitis. Leipzig: F. C. W. Vogel 1885. (b) Arch. mikrosk. Anat. u. Entw.mechan. **102**, 324 (1924). (c) Z. Anat. **75**, 382 (1925). — Prym: (a) Frankf. Z. Path. **22**, 1 (1919/20). (b) Münch. med. Wschr. **1921** I, 74.

Rabl, C. R. H.: (a) Virchows Arch. **249**, 335 (1924). (b) Münch. med. Wschr. **1924** I, 468. (c) Arch. klin. Chir. **145**, 514 (1927). — Recklinghausen, v.: Rachitis und Osteomalazie. Jena: Gustav Fischer 1910. — Ribbert: Tod aus Altersschwäche. Bonn 1908. — Rieder: Arch. klin. Chir. **177**, 400 (1933). — Rössle: (a) Beitr. path. Anat. **77**, 174 (1927).

(b) Beitrag path. Anat. 83, 261 (1929). (c) Erg. Path. 18, 2 (1917); 20, 2 (1924). — Rokitansky: Lehrbuch der pathologischen Anatomie, 3. Aufl., Bd. 2. 1856. — Rossbach: Dtsch. Arch. klin. Med. 46, 161 (1890). — Rotter: Arch. klin. Chir. 36, 1 (1887). — Roux: Ges. Abh. 1 (1895). — Rutishauser: (a) Arch. Gewerbepath. 3, 300 (1932). (b) u. Favarger u. Queloz: Schweiz. med. Wschr. 1935. Festschrift für Askanazy. (c) Dtsch. Arch. klin. Med. 175, 640 (1932).

Scaglietti: Arch. orthop. Chir. 30, 392 (1931). — Schaumann: Verh. dtsch. tropen-med. Ges., Beih. Arch. Schiffs- u. Tropenhyg. 12. Zit. nach Lipschütz. — Schiff u. Zack: Wien. klin. Wschr. 1912 I, 651. — Schmidt, C. L. A.: Siehe unter Greaves. — Schmidt, M. B.: Erg. Path. 4, 531 (1899). — Schmidtmann: Virchows Arch. 280, 1 (1931). — Schmorl: Arch. f. exper. Path. 73, 313 (1913). — Schmorl u. Junghanns: Die gesunde und kranke Wirbelsäule im Röntgenbild. Leipzig: Georg Thieme 1932. — Seidel: Münch. med. Wschr. 1910 II, 2034. — Seifert, E.: Bruns' Beitr. 116, 496 (1926). — Spillmann et Haushalter: Revue Méd. 1891, 775. — Stahnke: Dtsch. Z. Chir. 168, 6 (1922). — Stöltzner (a) (Miwa u. Stöltzner): Beitr. path. Anat. 24, 578 (1898). (b) Arch. f. Physiol. 122, 599 (1908). — Sudeck: (a) Arch. klin. Chir. 62, 147 (1900). (b) Fortschr. Röntgenstr. 5, 277 (1901/02).

Takasu: Dtsch. Z. Chir. 224, 240 (1930). — Tammann: Bruns' Beitr. 142, 83 (1928). — Theiler, A.: Schweiz. landw. Mh. 1933, H. 2/3.

Virchow: (a) Verh. physik.-med. Ges. Würzburg 4, 354 (1854). (b) Ges. Abh. 1856, 1000. — (c) Handbuch der speziellen Pathologie und Therapie, Bd. 1. 1854. (d) Berl. klin. Wschr. 1880 I, 409. — Volkmann, v.: Pitha und Billroths Handbuch der Chirurgie, Bd. 2, 2, S. 232. 1882.

Weir-Mitchell: J. med. Sci. 1873, 113. — Weiske u. Wildt: Z. Biol. 9, 541 (1873). — Weiske: Z. Biol. 10, 410 (1874). — Wendt, v.: Oppenheimers Handbuch der Biochemie, Bd. 4, 1, S. 561. 1911. — Weyrauch, Necke u. H. Müller: Z. Hyg. 116, 28 (1934). — Wolff, J.: Berl. klin. Wschr. 1883 II, 422, 438, 449.

Nachtrag (betr. experimentelle Osteodystrophia fibrosa):
Hanke: Frankf. Z. Path. 48, 171 (1935). — Perras: Virchows Arch. 296, 212 (1935).

II. Hypertrophie.

Arnold, J.: (a) Beitr. path. Anat. 10, 1 (1891). (b) Virchows Arch. 135, 1 (1894).
Bamberger, E.: (a) Wien. klin. Wschr. 1889 I, 225. (b) Z. klin. Med. 18, 193 (1891). — Benedict: (a) Siehe unter Putnam. (b) Putnam, Teel: J. med. Sci. 179, 489 (1930). — Beneke, Rud.: Beitrag zur wissenschaftlichen Medizin, Festschrift 69. Naturforsch.- u. Ärzte-Verslg Braunschweig, 1897. S. 109. — Berblinger: (a) Handbuch der inneren Sekretion, herausgeg. von Hirsch, 1932. (b) Med. Klin. 1933 I. — Böhmig: Beitr. path. Anat. 81, 172 (1928/29). — Bridgidi: Soc. med. fisica florentina 1877. Zit. nach Fritsche und Klebs. — Brissaud et Meige: Revue neur. 12, 191 (1904). — Broca: Arch. gén. Méd. 22, 656 (1888). — Buttenmüller: Berl. klin. Wschr. 1908 II, 1001.

Crump: Virchows Arch. 271, 467 (1929).

Dietrich, A.: Verh. dtsch. path. Ges. 1909, 78. — Duchesneau: Contribution à l'étude anatomique et clinique de l'acromégalie. Thèse de Lyon 1891. — Dufraul: Revue neur. 12, 746 (1904).

Erb: Dtsch. Arch. klin. Med. 42, 295 (1888). — Erdheim: (a) Lebensvorgänge im normalen Knorpel und seine Wucherungen bei Akromegalie. Pathologie und Klinik in Einzeldarstellungen. Berlin: Julius Springer 1931. (b) Virchows Arch. 281, 197 (1931). (c) Beitr. path. Anat. 46, 233 (1909). (d) Beitr. path. Anat. 95, 631 (1935). — Ewald: Berl. klin. Wschr. 1889 I, 388.

Fischer, Bernh.: (a) Münch. med. Wschr. 1905 I, 622. (b) Hypophysis, Akromegalie und Fettsucht. Wiesbaden: J. F. Bergmann 1910. — Fraenkel, A., Stadelmann u. Benda: Dtsch. med. Wschr. 1901 II. — Fraenkel, Eug.: Fortschr. Röntgenstr. 25, 401 (1918). — Frangenheim: Neue Deutsche Chirurgie, Bd. 10. 1913. — Friedreich: Virchows Arch. 43, 83 (1868). — Fritsche u. Klebs: Beitrag zur Pathologie des Riesenwuchses. Leipzig 1884.

Grafe, E. u. P. Schneider: Beitr. path. Anat. 56, 231 (1913).

Högler: Wien. Arch. inn. Med. 1, 35 (1920). — Hoffmann, V.: Dtsch. Arch. klin. Med. 130, 201 (1919). — Holschewnikoff: Virchows Arch. 119, 10 (1890). — Holsti: Z. klin. Med. 20, 298 (1892). — Hutchinson: (a) J. med. Sci., N. s. 110, 190 (1895). (b) N. Y. med. J. 1900, 133.

Jolly: Berl. klin. Wschr. 1899 I, 330.

LANGER, K.: Denkschr. Akad. Wiss. Wien 1872. — LAUNOIS u. ROY: (a) Arch. gén. Méd. 1903, 186. (b) Études biol. sur les géants. Paris: Masson & Co. 1904. — LEFÈBRE: Des deformations ostéo-articul. Thèse de Paris 1891. — LOCKE: Arch. int. Med. 15, 659 (1915). — LUCKE u. HÜCKEL: Arch. f. exper. Path. 169, 290 (1933).

MARIE, P.: (a) Nouv. iconogr. Salpêtrière 1, 173, 229 (1888); 2, 45 (1889). (b) Rev. Méd. 1890, 1. (c) Bull. Soc. méd. Hôp. Paris 1896, 423. — MARIE u. MARINESCO: Arch. Méd. expér. et Anat. path. 3, 539 (1891). — MASSOLONGO: Zbl. Nervenheilk. 1895, 281. — MÜLLER, W.: Bruns' Beitr. 127, 251 (1922).

OBERMAYER: Wien. klin. Rdsch. 11, Nr 38/39 (1897).

PENDE: Beitr. path. Anat. 49, 437 (1910). — PUTNAM, BENEDICT, TEEL: Arch. Surg. 18, 1708 (1930). (Siehe auch BENEDICT.)

RECKLINGHAUSEN, V.: (a) Virchows Arch. 119, 36 (1890). (b) Wien. klin. Wschr. (Sitzgsber.) 1896 II. — REINHARDT u. CREUTZFELDT: Beitr. path. Anat. 56, 465 (1913). — ROUSSY: Atti 1. Congr. internat. Pat. Turin 1911, 13. — ROUX: Ges. Abh. 1 (1895).

SALLE: Jb. Kinderheilk. 75, 540 (1912). — SCHLAGENHAUFER: Z. Heilk. 25, 1 (1904). — SCHMIDT, M. B.: (a) Erg. Path. 5, 895 (1900). (b) Beitr. Anat. usw. Ohre usw. 23, 595 (1926). [Dazu BIELSCHOWSKI: J. f. Psychiatr. 41, 50 (1930).] — SCHMINCKE: Verh. dtsch. path. Ges. 1914, 224. — SCHULTZE, F. u. B. FISCHER: Mitt. Grenzgeb. Med. u. Chir. 24, 607 (1912). — SCHULTZE, F. u. JORES: Dtsch. Z. Nervenheilk. 11, 31 (1897). — SCHULZ, E.: Neuer Fall von Akromegalie. Diss. Königsberg 1905. — SIMMONDS, M.: Fortschr. Röntgenstr. 7, 1 (1904). — SIMONS, A.: Z. Nervenheilk. 59, 301 (1918). — SOUZA-LEITE: De l'acromégalie. Thèse de Paris 1890. — SPILLMANN et HAUSHALTER; Rev. Méd. 1891, 775. — STERNBERG, M.: (a) Z. klin. Med. 27, 86 (1895). (b) NOTHNAGELs spezielle Pathologie und Therapie, Bd. 7, 2, 1. Abt. 1897. (c) NOTHNAGELs spezielle Pathologie und Therapie, Bd. 7, 2, 2. Abt. 1899. — STRÜMPELL: Dtsch. Z. Nervenheilk. 11, 51 (1897).

TAMBURINI: Zbl. Nervenheilk., N. F. 5, 625 (1894). — THOMAS: Arch. int. Med. 1933, 51. — THOMAS, E.: Z. Kinderheilk. 5, 401 (1912). — THOMAS, L.: Brit. med. J. 1895 I, 1198. — THOMSON: J. Anat. a. Physiol. 24 (1890).

UTHOFF: Berl. klin. Wschr. 1897 I, 461, 501, 537.

WESTMACOTT: Brit. med. J. 1896, 921.

III. Osteosklerose.

ALBERS-SCHÖNBERG: (a) Münch. med. Wschr. 1904 I, 365. Ver.ber. (b) Fortschr. Röntgenstr. 11, 261 (1907). (c) Fortschr. Röntgenstr. 23, 174 (1915/16). — ASKANAZY, M.: (a) Handbuch der speziellen pathologischen Anatomie, Bd. 1, 2, S. 891. 1927. (b) Verh. dtsch. path. Ges. 1904, 58. — ASSMANN: (a) Beitr. path. Anat. 41, 565 (1907). (b) Schweiz. med. Wschr. 1935 I.

BAUMGARTEN: Arb. path.-anat. Inst. Tübingen 2, 499 (1894/99). — BERNHARDT: (a) Münch. med. Wschr. 1925 II, 2127, Ver.ber. (b) Klin. Wschr. 1926 I, 415. — BERNUTH, V.: Z. Kinderheilk. 54, 103 (1933). — BRANDL u. TAPPEINER: Z. Biol. 28, 518 (1892). — BUSCHKE u. OLLENDORFF: Dermat. Wschr. 86, 257 (1928).

CLAIRMONT u. SCHINZ: Arch. klin. Chir. 132, 347 (1924).

DIJKSTRA: Ann. d'Anat. path. 12, 131 (1935). — DITTRICH: Arch. f. exper. Path. 168, 319 (1932). — DUPONT: L'ostéopétrose ou maladie des os marmoréens. Thèse de Lyon 1930. — DZIERZYNSKY: Z. Neur. 20, 547 (1913).

GIES: Arch. f. exper. Path. 8, 175 (1878). — GOODALL: Edinburgh med. J. 1, 500 (1912). Zit. nach KRAUSPE.

HÄSSLER u. KRAUSPE: Virchows Arch. 290, 193 (1933). — HEUCK: Virchows Arch. 78, 475 (1879). — HIRSCH, ED.: Arch. of Path. 19, Nr 1, 91 (1935).

JORES: Virchows Arch. 265, 845 (1927).

KAHLSTORF: Röntgenprax. 2, H. 16, 721 (1930). — KARSHNER: Amer. J. Roentgenol. 16, 405 (1926). — KASSOWITZ: Z. klin. Med. 7, 36, 93 (1884). — KEMKES: (a) Fortschr. Röntgenstr. 40, 90 (1929). (b) Arch. klin. Chir. 156, 268 (1929). — KOPYLOW u. RUNOWA: Fortschr. Röntgenstr. 40, 1042 (1929). — KORSAKOW: Internat. Zool.kongr. Moskau 1892. Zit. nach STÖLTZNER. — KRAUS, J. E. u. A. WALTER: Med. Klin. 1925 I. — KRAUSPE: Siehe HÄSSLER und KRAUSPE. — KUDRJAWTZEWA: Arch. klin. Chir. 159, 658 (1930).

LANG, C. A.: Arch. di Anat. e Istol. pat. 6, No 1, 3 (1935). — LAURELL u. WALLGREEN: Uppsala. Zit. nach LOREY und REYE. — LAUTERBURG: (a) Schweiz. med. Wschr. 1928 II, 677. (b) Dtsch. Z. Chir. 230, 308 (1931). — LEHNDORFF u. ZACK: Fol. haemat. (Lpz.) 4, 636 (1907). — LEHNERDT: (a) Beitr. path. Anat. 46, 468 (1909); 47, 215 (1910). (b) Jb. Kinderheilk. 72, 395 (1910). — LÉRI: Presse méd. 36, 810 (1928). — LÉRI et JOANNY: Bull.

Mém. Soc. méd. Hôp. Paris **46**, 1141 (1922). — LERICHE et POLICARD s. unter Atrophie. — LOREY u. REYE: Fortschr. Röntgenstr. **30**, 33 (1922/23).

MAAS: Tagebl. 45. Naturforsch. u. Ärzteverslg Leipzig 1872. S. 171. — MÖLLER, FLEMM. u. GUDJOUSSON: Acta radiol. (Stockh.) **13**, 269 (1932). — MUIR: Brit. med. J. **1900**, 909.

NADOLNY: Jb. Kinderheilk. **105**, 212 (1924). — NAUWERCK u. MORITZ: Dtsch. Arch. klin. Med. **84**, 558 (1905). — NEUMANN, E.: Berl. klin. Wschr. **1880** I, 281.

OEHME: Beitr. path. Anat. **49**, 248 (1910). — OESTERLIN: Virchows Arch. **247**, 589 (1924). — OTSUKI: Jap. J. med. Sci., Trans. Pharmacol. **1**, Nr 1, 75 (1926).

PACHALY: Arch. f. exper. Path. **166**, 1 (1932). — PASTORE: Policlinico **19**, 595 (1922). Zit. nach ASKANAZY (a). — PÉHU, POLICARD et DUFOURT: Lyon méd. **144**, No 36 et 42 (1929). Zit. nach DUPONT. — PIRIE, HOWARD: Amer. J. Röntg. **24**, II 145 (1930). — PUTTI: Chir. Org. Movim. **11**, 335 (1927). Zit. nach WINDHOLZ (b).

RICHARZ: Fortschr. Röntgenstr. **28**, 87 (1921/22). — ROSE: Dtsch. Z. Chir. **25**, 209 (1887). — ROST, E.: Internat. Kongr. Hyg. **1907**. — Ber. 4, 166 (1908).

SCHMIDT, M. B.: (a) Verh. dtsch. path. Ges. **1907**, 288. (b) Beitr. path. Anat. **77**, 158 (1927). — SCHMORL: (a) Münch. med. Wschr. **1904** I, 537. (b) Fortschr. Röntgenstr. **44**, 1 (1931). — SCHULZE, F.: Arch. klin. Chir. **118**, 411 (1921). — SCHWARZ: Z. Heilk. **22**, 294 (1901). — SICK: Festschrift des Eppendorfer Krankenhauses, S. 207. Leipzig u. Hamburg: Leopold Voß 1914. — SONNTAG: Arb. Reichsgesdh.amt **50**, 307 (1917). — STÖLTZNER: Arch. ges. Physiol. **122**, 599 (1908). — STUBENRAUCH, v.: (a) Lehre von der Phosphornekrose. Slg klin. Vortr. **1901**, Nr 303. (b) Arch. klin. Chir. **61**, 547 (1900). — SUTRO: Arch. of Path. **19**, 159 (1935).

VALENTIN: Fortschr. Röntgenstr. **37**, 884 (1928). — VOORHOEVE: Acta radiol. (Stockh.) **3**, 407 (1924). Zit. nach KAHLSTORF.

WACHTEL: Fortschr. Röntgenstr. **27**, 624 (1919/21). — WEGNER, G.: Virchows Arch. **55**, 11 (1872). — WINDHOLZ: (a) Z. Kinderheilk. **51**, 708 (1931). (b) Fortschr. Röntgenstr. **45**, 566 (1932). — WOLF, CH.: Beitr. path. Anat. **89**, 151 (1932).

ZADEK: Klin. Wschr. **1928** II, 1848. — ZIMMER: Bruns' Beitr. **140**, 75 (1927).

2. Kreislaufstörungen des Knochens.

Von

L. Haslhofer-Innsbruck.

Mit 7 Abbildungen.

Einleitung.

Eine Darstellung der Kreislaufstörungen des Knochens kann nur ein Versuch sein. Die Schwierigkeiten liegen einmal darin, daß man den Knochen einerseits als Gewebe, andererseits als Organ betrachten muß, daß er selbst wieder ein zweites Organ, das Mark einschließt. Es ist nicht leicht, ja wohl unmöglich, eine scharfe Grenze zwischen Knochen und Mark, sowohl dem Inhalt der kleinen Binnenräume als auch der großen Markhöhle zu ziehen. Der gegenseitigen Abhängigkeiten sind zu viele, wie jedes Kapitel der Knochenpathologie zu zeigen vermag. Der Rahmen der Darstellung ließe sich weit ziehen, wenn die Störungen der Blutversorgung, die sich in Abhängigkeit von anderen Erkrankungen des Knochens ergeben, im einzelnen berücksichtigt werden sollten.

Von besonderer Bedeutung scheinen die Unterschiede im Ausbau des Gefäßsystems im wachsenden und erwachsenen Knochen. Für manche Erkrankungen stellen sie geradezu die Vorbedingungen dar. Für eine restlose Erfassung der Bedeutung dieser Unterschiede sind aber die anatomischen Grundlagen zu wenig ausreichend.

Mancherlei Einflüsse des Nervensystems auf den Knochen kommen auf dem Wege über die Blutzirkulation zur Wirkung, viele offenbar von den Nerven abhängende Veränderungen können nach W. MÜLLER (a) bisher nur so gedeutet werden, „daß zunächst vom Nerven eine Beeinflussung des betreffenden Gefäßabschnittes und dadurch erst wieder des Knochens selbst ausgelöst wird" (S. 54). Im besonderen spielen die Zustände der Aktivität bzw. Inaktivität, die von den Nerven beherrscht werden, durch ihre Verknüpfung mit der Blutversorgung eine außerordentliche Rolle (W. MÜLLER).

Änderungen des Kreislaufes ergeben sich auch bei Ausgestaltungen des Gefäßnetzes, bei gesteigerter Vaskularisation, wie sie sich bei der Bruchheilung ausbildet [LEXER (c)].

Die Schwierigkeit einer scharfen Abgrenzung zwischen allgemeinen und örtlichen Kreislaufstörungen namentlich im Hinblick auf die Ausbildung örtlicher Erscheinungen bei allgemeinen Kreislaufstörungen würde eine Berücksichtigung des Verhaltens des Knochens bei derartigen Zuständen erfordern, wie auch bei Erkrankungen der Gefäße, oder bei Änderungen des Blutdruckes. Es erscheint aber eine so umfangreiche Bearbeitung des Gegenstandes auch deshalb nicht durchführbar, weil noch vieles Neuland ist und erst durch weitausgreifende Untersuchungen die Grundlagen geschaffen werden müßten.

Es sei daher die Darstellung auf die Erörterung der Kreislaufstörungen im herkömmlichen Sinne beschränkt, auf die Blutarmut bzw. Blutlosigkeit, die Blutüberfüllung, die Blutung, das Ödem, Thrombose, Embolie, Infarkt.

Es wird dabei aber auch nicht immer möglich sein, in gleichem Maße die Rolle des Knochens als Gewebe bezw. als Organ oder Skeletteil zu berücksichtigen, wie auch allen ursächlichen Momenten gerecht zu werden. Gelegentliche Hinweise auf andere Abschnitte dieses Handbuches müssen manches ersetzen, was die gezogenen Grenzen überschreiten würde.

Alles in allem muß aber mit W. Müller (a) hinsichtlich der Wirkungen der Kreislaufstörungen auf den Knochen betont werden, daß wir vielfach gerade über grundsätzlich wichtige Fragen noch recht unzureichend unterrichtet sind (S. 57).

Die Gefäßversorgung des Knochens.

Zum Verständnis der Kreislaufstörungen des Knochens ist es notwendig, eine kurze Darstellung der Gefäßversorgung des Knochens vorauszuschicken, sowie auf Besonderheiten hinzuweisen, die den Kreislauf innerhalb des Knochens von dem in anderen Organen unterscheiden. Verdanken wir auch Langer, Lexer (a, b), Nussbaum u. a. äußerst wertvolle Untersuchungen über die Knochengefäße, so bleibt doch noch manche Frage ungeklärt oder umstritten, die für die Erklärung bestimmter Krankheitsbilder und ihrer Beziehung zur Gefäßversorgung eindeutiger Lösung bedürfte. Im besonderen ist es die Frage nach dem Vorkommen anatomischer oder funktioneller Endarterien im Knochen, deren Bestehen in frühen Entwicklungsstufen wohl als gegeben angesehen werden muß. Wielange und in welchem Umfange aber Endarterien im wachsenden bzw. erwachsenen Knochen erhalten bleiben, wird nicht gleichartig beantwortet.

Die größeren Arterienzweige treten an langen Röhrenknochen nach Langer immer von Punkten ein, die in die Ansatzflächen von Muskeln und Faszien fallen. Die in der tiefen Schicht des Periostes verlaufenden Gefäße liegen dem Knochen unmittelbar an und sind vielfach in Furchen seiner Oberfläche eingesenkt, von denen aus sie in die kompakte Rinde eintreten. Die Venen treten aus den gleichen Öffnungen an der Knochenoberfläche aus, in denen somit eine Arterie und gewöhnlich eine Vene, selten zwei enthalten sind.

Die Venen verfolgen rückläufig denselben Weg wie die Arterien. Die Knochenvenen besitzen Klappen, eine Einrichtung, die Langer mit Eigentümlichkeiten des Blutkreislaufes in den Knochen in enge Beziehung bringt. Die Gefäße des Knochens sind in einem unnachgiebigen, dem äußeren Muskeldruck widerstehenden Aufbau eingeschlossen. Jeder Rücktritt des Blutes ist durch die an den Ausgängen angebrachten Klappen verhindert. Auf dem ganzen Gefäßbezirk des Knochens lastet nur der Arteriendruck, der in den kleinsten Arterien herabgesetzt wird, im Bereich der Venen aber auf ein Minimum sinken muß. Erklärt sich daraus schon die äußerste Dünnwandigkeit der Venen, so wird andererseits auch verständlich, wie es möglich ist, daß der Blutlauf innerhalb des zarten, nachgiebigen Markgewebes ohne Störung, namentlich ohne Extravasation vor sich gehen kann. Es ist nach Langer auch die Annahme nicht unbegründet, daß der Blutlauf in dem venösen Kreislaufschenkel äußerst verzögert ist und daß andere, äußere Einflüsse eingreifen werden, denselben zu fördern (S. 7).

Die Knochensubstanz erscheint unter Berücksichtigung des Abstandes der Haversschen Kanäle und des Kalibers der Gefäße in der Kompakta mit verhältnismäßig wenig Gefäßen ausgestattet und das Blut in viel weniger feine Ströme verteilt (Langer). Die ganze Dicke der Kompakta wird oft von Gefäßen durchsetzt, die als Vorkapillaren anzusehen sind, Arterienästen, die aus dem Periost abgehen und allerdings nach Abgabe von Seitenästen mit den aus dem Mark austretenden arteriellen Gefäßen in Verbindung stehen. Die in den Haversschen Kanälen enthaltenen Gefäße stellen demnach zu einem Großteil nur eine Folge von Anastomosen ohne dazwischen geschaltete Kapillaren dar.

Aus diesem Verhalten erklärt sich nach Langer auch die Variabilität der eigentlichen Arteria nutritia, der sich eine große Zahl von Gefäßen gleichhalten läßt. Die Arteria nutritia steht durch Anastomosen mit den Periostarterien in Verbindung, wie überhaupt die Gefäße der Kompakta sowohl mit den Periost- als auch mit den Markgefäßen anastomosieren.

Die Gefäße des Markes entstammen der Arteria nutritia und größeren Arterien an den Knochenenden, sowie auch kleineren, die durch die Kompakta ziehen. Alle Gefäße zusammen bilden somit ein Ganzes, eine Formation, die nach der Periostseite durch zahlreiche kleine und größere Stämme mit dem allgemeinen Kreislauf zusammenhängt.

Die Arteria nutritia gibt nach oben und unten einen Hauptast ab, die diesen entstammenden Zweige gehen untereinander Verbindungen ein und bilden ein großmaschiges Netz innerhalb des Markes. Aus der Nutritia gehen aber auch einzelne Zweige für die Corticalis ab.

Innerhalb des Canalis nutritius werden die Arterie, die Vene und die Nervenstämme von einem zarten Netz von Gefäßen (Vasa vasorum et nervorum) umsponnen, das sich an der Stelle, wo die Arterie den Markraum betritt, teils gegen das Mark, teils in die knöcherne Wand verteilt.

An Venen finden sich im Canalis nutritius eine stärkere und eine schwächere, die mit der größeren anastomosiert, sich nach LANGER aber anscheinend aus den feinen Venen des Geflechtes im Kanal sammelt. LANGER scheint noch ein zweites Venengeflecht bemerkenswert, das sich dicht auf der Wand einiger größerer arterieller Stämme findet. Diesen Geflechten, besonders den venösen kommt eine besondere Bedeutung zu. „Der ganze Gefäßkomplex ist in feste, unnachgiebige Wände eingeschlossen; ein Verschieben der wenn auch noch so nachgiebigen Marksubstanz ist daher nur möglich auf Grund des wechselnden Inhaltes der Venen. Da nun auch die schon ins Mark eingetretenen Arterien, selbst die mittleren Kalibers, noch mit allen Häuten ausgestattet sind, sich daher selbst bis zum vollen Abschluß der Wände kontrahieren können, somit ihr Volumen in verhältnismäßig größeren Differenzen verändern, so dürfte wohl den benachbarten Venen, deren Stämmchen ja so zahlreiche Emissare besitzen, aber auch den die Arterie umspinnenden Plexus die Aufgabe zufallen, diese noch wechselnden Differenzen ebenso rasch wieder zu begleichen (LANGER, S. 13).“

Im oberen Anteil des Knochens teilt sich die Vena nutritia sternförmig auf, die Zweige treten durch Nebenöffnungen direkt in den Kanal ein; im unteren Anteil bestehen mehr flächenförmig angeordnete Äste, ohne daß es — im Gegensatz zur Arterie — zur Ausbildung eines größeren Hauptstammes kommt. Dementsprechend ist die Richtung der einmündenden Äste im oberen Anteil des Knochens eine horizontale, während im unteren die Äste mehr oder weniger schräg aufsteigen. Außer dieser aus dem Markkörper austretenden Astfolge gibt es noch eine zweite, die aus der Kompakta der Diaphyse stammt. Allenthalben münden in die Zweige und Stämmchen Gefäße aus den Knochenwänden ein. Aus der Füllung der verschiedenen Gefäßgebiete des Knochens von der Nutritia her ergibt sich, daß eine durchgreifende Anastomose sämtlicher Venen eines Knochens besteht.

In der Spongiosa sind die Gefäße der Architektur möglichst angeschlossen, daher an den Enden nach der Länge des Knochens geordnet. Nur an der Stelle der ehemaligen Epiphysenfuge, wo die Längsbalken durch einen dicken Querbalken unterbrochen erscheinen, durchsetzen Arterien und angeschlossene Venenstämme das Trabekulargewebe in querer Richtung.

Der Anschluß der Arterien an die viel zahlreicheren venösen Gefäße, die zudem noch andere Ausgangspunkte haben, erfolgt über trichterförmige Erweiterungen der engen arteriellen Übergangsgefäße in die weiteren Äste des venösen Netzes. Nach NUSSBAUM sind die Anastomosen zwischen den zuführenden Kapillaren der Metaphyse gegen die Epiphyse hin trotz der Endarterien, bevor die Endschlingen erreicht werden, ziemlich reichlich, die venösen Kapillaren bilden sogar einen dichten Plexus weiter Blutbahnen. Die letzten Ausläufer gehen meist grade in die Endschlingen über und zeigen selten Anastomosen.

Der plötzliche Übergang weniger und enger Gefäßröhrchen in zahlreiche und meist weite beweist nach LANGER, „daß der Kreislauf des Blutes im Mark im Bereich der eigentlichen venösen Kapillaren ein äußerst retardierter sein müsse“ (S. 19).

Gegen den Gelenkknorpel hin, in die Spongiosabuchten, die durch die knöcherne Schlußplatte begrenzt werden, bilden die Gefäße Schlingen, ähnlich wie in den Papillen der Kutis.

Ähnlich verhalten sich auch die Gefäße im Bereiche der Ansatzflächen von Bändern, an denen allerdings auch größere Gefäße ein- und austreten, somit Gefäße des Bandes mit dem Gefäßsystem im Innern des Knochens in Verbindung stehen, wie beispielsweise am Femurkopf durch das Ligamentum teres (vgl. LANGER, S. 22—23).

An der Verknöcherungsgrenze der Diaphyse bilden die Gefäße in den Markraumbuchten nicht einfache Schlingen, sondern Schlingennetze. In der Regel hat dabei jeder Markraumfortsatz bzw. jede terminale Schlingenformation ihre eigene Arterie (LANGER). Die Venen anastomosieren meist schon im Bereich der Markraumfortsätze. Es gibt somit auch hier solche vorkapillare Arterienzweigchen, die im Sinne COHNHEIMs als Endarterien zu bezeichnen sind.

Durch den Epiphysenfugenknorpel ziehen auch Gefäße, die eine Verbindung zwischen dem inneren Gefäßsystem der Diaphyse und dem der Epiphyse herstellen. Jedoch erfolgt die Vereinigung der beiden Gefäßbezirke nicht unmittelbar an der Grenze des Gefäßterritoriums, also nicht mittels der Gefäße der Markraumfortsätze, sondern es erfolgt die Verbindung noch vor der Zone der terminalen Schlingen.

Hinsichtlich der intraossalen Gefäßverzweigungen lassen sich, wie LEXER (a) gezeigt hat, in den langen Röhrenknochen bis zum Abschluß des Wachstums drei Gefäßbezirke unterscheiden: das Ausbreitungsgebiet der Arteria nutritia, die metaphysären und die epiphysären Gefäße.

Am Femur bestehen zwei durch eine zarte Anastomose verbundene Arteriae nutritiae, in den anderen Röhrenknochen eine. Der Anfangsteil des Gefäßes ist oft merkwürdig gewunden, der Verlauf des ersten Stückes geht in entgegengesetzter Richtung als die, in der die Corticalis durchbohrt wurde. In der Tibia verläuft ein stärkerer Ast in der Richtung, in der das Gefäß eingetreten ist, nach unten, während ein schwächerer nach oben abbiegt. Verzweigungen der Arteria nutritia erstrecken sich bis in die spongiösen Diaphysenenden, in die Metaphysen hinein, wo sie ausnahmsweise bis dicht an die Knorpelfuge heranreichen. Dieses Gebiet wird vornehmlich durch den zweiten Gefäßbezirk versorgt, durch Arterien, die durch Kanäle der Corticalis von außen in die Metaphyse eintreten. Diese metaphysären Gefäße verzweigen sich nach Eintritt in die Spongiosa büschelförmig gegen die Knorpelfuge, ohne größere Verbindungen miteinander einzugehen. Abgesehen von seltenen arkadenartigen Bildungen handelt es sich bei den metaphysären Gefäßen um echte Endarterien [Langer, Lexer (a), Nussbaum u. a.]. Nach Lexer durchsetzen metaphysäre Gefäße auch an verschiedenen Stellen die Knorpelfuge. Die metaphysären Arterien versorgen den größten und kortikalwärts gelegenen Teil der Metaphyse, der zentrale Rest wird von den letzten als Endarterien gestalteten Ausläufern der diaphysären Markarterien versorgt (Lexer). Alle Arterien der metaphysären Spongiosa verlaufen außerhalb der Knochenbälkchen (Nussbaum). Der dritte Gefäßbezirk, der der Epiphyse, wird durch Gefäße dargestellt, die von allen Seiten, von den Ansatzstellen der Gelenkkapsel und Bänder dem Knochenkern zustreben. Im Gegensatz zum knorpeligen Stadium der Epiphyse, in dem die Gefäße Endarterien sind, besteht im knöchernen Stadium ein arterielles Kanalnetz, das unendlich viele Verbindungen zwischen den einzelnen Ästen auch bei noch vorhandener Epiphysenfuge aufweist (Nussbaum). Sind die epiphysären Gefäße des knöchernen Stadiums auch keine Endarterien im anatomischen Sinne, so sind sie es in funktionellem (Nussbaum). Solange die Epiphysenfuge erhalten ist, bestehen nach Nussbaum auch keine Verbindungen zwischen Epi- und Diaphyse. Ein Teil dieser Gefäße durchbricht auch die Knorpelfuge, jedoch in geringerer Zahl, als dies von der Metaphyse her geschieht. Nussbaum hält die Präparate Lexers, die solche Verbindungen zeigen, nicht für beweiskräftig und glaubt, daß Überlagerungen derartige Bilder vortäuschen. Langer gibt auch das Bestehen von Gefäßverbindungen zwischen Epi- und Diaphyse zu, doch nicht als regelmäßiges Vorkommnis. Nach Langer und Nussbaum sind Epi- und Diaphyse in der Ernährung meist völlig voneinander getrennt.

Es ergibt sich daraus und unter Berücksichtigung der Angaben von Kallius eine Versorgung der Diaphyse aus drei Quellen: der Nutritia, den Nutritia-Periostgefäßen und den myoperiostalen Gefäßen.

Die Metaphyse wird versorgt durch die seitlichen myoperiostalen und kapsulären Arterien und durch die zentralen Diaphysenarterien (Abkömmlinge der Arteria nutritia). Der Charakter der letzteren als Endarterien ist umstritten. Die Epiphyse erhält ihre Arterien von myoperiostalen, kortikalen und Kapselgefäßen, sowie den ebenfalls umstrittenen, die Wachstumsfuge perforierenden Nutritiaästen.

An den kurzen Röhrenknochen tritt mitten in der Diaphyse eine kräftige Arterie ein, die sich nach beiden Enden in büschelförmige Äste auflöst. Die noch knorpelige Epiphyse erhält nur ganz kleine Gefäßchen. Beim Erwachsenen ist das Verhältnis zwischen diaphysären und epiphysären Gefäßen der kurzen Knochen umgekehrt: Die Arteria nutritia ist nur mehr in Form einiger feiner Verzweigungen erhalten, dagegen sind die epiphysären Gefäße, die quer in die Epiphyse eindringen, in ihrer Stärke der Arteria nutritia des kindlichen Knochens fast gleich.

Die Wirbel weisen bei Neugeborenen und Kleinkindern stets zwei Gefäßpaare auf. Das erste wird durch zwei parallele, von hinten in den Wirbelkörper eindringende Arterien gebildet, die, wenn sie bis zu dessen Mitte verlaufen, von der Vorderseite her durch ganz kleine Gefäßchen ergänzt werden. Sind die beiden Arterien dagegen nur kurz oder nicht ausgebildet, so reichen die von vorn eintretenden Gefäße bis in die Mitte des Wirbelkörpers oder noch über diese hinaus nach hinten. Das zweite Gefäßpaar findet sich an der Basis der Querfortsätze.

Über die Gefäßversorgung der Lendenwirbel des Erwachsenen geben Untersuchungen von Wagoner und Pendergrass Auskunft. Zu jeder Seite des Wirbelkörpers gehen horizontale Abzweigungen der Bauchaorta. Sie liegen dem Wirbelkörper in der Mitte der Seitenflächen auf und senden einzelne Zweige in den Knochen. Jedes Gefäß teilt sich in der Höhe des Foramen intervertebrale zur Versorgung der Muskeln bzw. zur Anastomose mit paarigen vorderen und hinteren Spinalarterien. Von den vorderen Spinalarterien dringt je ein Zweig medial in die hintere Fläche des Wirbelkörpers ein. Der Blutabfluß erfolgt aus den Lendenwirbelkörpern durch 4 kräftige venöse Gefäße. In der mittleren horizontalen Ebene treten rechts und links von der Medianlinie an der Vorder- wie an der Rückseite der Wirbelkörper je eine große Vene aus. Die hinteren münden in die meningealen Plexus, die vorderen in das System der Cava und sind durch Anastomosen mit der Vena acygos und hemiacygos verbunden. Da das Kaliber der Venen das der Arterien um ein Vielfaches übersteigt, muß der Blutgehalt der Wirbelkörper sehr groß, die Blutströmung sehr langsam sein.

Der Zusammenhang der großen Wirbelkörpervenen mit dem Hauptvenensystem läßt WAGONER und PENDERGRASS annehmen, daß sich Druckschwankungen im Blutgefäßsystem den Gefäßen der Wirbelkörper mitteilen. Die vorderen und hinteren Venenzweige stehen miteinander in Verbindung. In der Mitte des Wirbelkörpers bilden die 4 Venen einen großen sinusartigen Raum, der auf horizontalen Schnitten die Gestalt eines H besitzt. Der Ursprung der 4 Gefäße ist ein Sammelgefäß aus einem weitverzweigten venösen System des Wirbelkörpers (intervertebrales sinuöses Geflecht). Zahlreiche Gefäße ziehen von dem mittleren Sinus nach oben und unten bis an die Grenzflächen des Wirbelkörpers.

An den Rippen treten von beiden Enden an die Knochenknorpelgrenze Arterien heran, eine lange feine Arteria nutritia und ein vom Perichondrium dicht an der Knorpelgrenze abgehendes Gefäß.

Bezüglich der Gefäßversorgung der übrigen Knochen (Schlüsselbein, Schulterblatt, Becken) sei auf die Originalarbeit LEXERs (a) verwiesen.

Die beim Neugeborenen unterscheidbaren drei Gefäßbezirke gehen im späteren Leben durch die Entwicklung zahlreicher Anastomosen ineinander über. LEXER (a) hält es aber für fraglich, ob damit alle Endarterien verschwinden. An Stelle des ziemlich geradlinigen Verlaufs der Zweige der Arteria nutritia des Neugeborenen und Säuglings, die nur durch wenige Anastomosen miteinander verbunden sind, entwickelt sich später (12. Jahr) ein stark geschlängelter rankenartiger Verlauf. Die Äste spalten sich in ein dichtes Netz auf, das in der Metaphyse durch die eintretenden metaphysären Gefäße verstärkt wird. Während beim Säugling die metaphysären Arterien keine rückläufigen Äste zur Diaphyse abgeben, finden sich bei Kindern schon solche Äste, die im Jugendalter zahlreicher werden und mit dem Diaphysennetz in Verbindung stehen. Beim Erwachsenen, in deren Röhrenknochen die Arteria nutritia nur ein verhältnismäßig zartes Gefäß darstellt, ist das Gefäßnetz sehr zart und weitmaschig. Nur in der Gegend der ehemaligen Wachstumszone ist es durch hinzutretende kleine Arterien dichter. Die Verzweigung der metaphysären Gefäße erfolgt nicht nur nach der Epihpyse, sondern auch nach der Diaphyse hin. Über das Verschwinden oder Erhaltensein von Endarterien im Bereich der früheren Epiphysenfuge beim Erwachsenen ist nichts Sicheres bekannt. Doch spricht der Befund NUSSBAUMs einer reichlichen Anastomosenentwicklung kurz vor Abschluß des Wachstums diaphysenwärts von der Epiphysenlinie eher gegen das Bestehen von Endarterien.

An den kurzen Röhrenknochen sendet die Arteria nutritia gegen Abschluß des Wachstums kräftige Zweige nach den Epiphysen, die mit den stark ausgebildeten epiphysären Arterien durch einzelne Anastomosen in Verbindung treten. Metaphysäre Gefäße sollen fehlen. Beim Erwachsenen sind die epiphysären Gefäße reichlich und kräftig entwickelt, die Nutritia selbst ist nur durch vereinzelte Zweige vertreten.

Aus dem Studium der Arterienverzweigungen im Knochen und der Übereinstimmung des Sitzes verschiedener hämatogen entstehenden Knochenerkrankungen, wie eitrige Osteomyelitis, Knochentuberkulose, metastatische Tumoren und parasitäre Zystenbildungen, ergibt sich nach LEXER die überragende Rolle der embolischen Anlage bzw. mechanischen Ablagerung im arteriellen System für die Entstehung solcher Knochenherde.

Auch aus den Umgestaltungen des Gefäßsystems im Laufe des Wachstums ergeben sich nach LEXER bedeutungsvolle Hinweise. Die feinen Zweige in der Diaphyse der kurzen und langen Röhrenknochen treten nach Vollendung des Wachstums weitgehend zurück, während die aus dem Gefäßnetz des Gelenkapparates stammenden Gefäße der ehemaligen Epi- und Metaphyse sehr kräftig und reichlich sind. Nach NUSSBAUM sind diese Angaben dahin auszulegen, daß nicht die Gelenkgefäße in der Jugend spärlicher sind, sondern der wachsende Knochen wesentlich dickere Gefäße hat als der alte. Die Knochenabschnitte, deren Arterienversorgung nach Schluß des Wachstums abnimmt, erkranken auch beim Erwachsenen viel seltener als in der Jugend. Dagegen bleiben diejenigen Stellen auch im Alter bevorzugt, die von kräftigen und reichlichen Gefäßen, die mit dem Gelenkapparat zusammenhängen, versorgt werden [LEXER (b)].

Aber nicht nur der Gefäßbaum des Markkörpers und die Gefäße der Spongiosa sind im Laufe des Wachstums eingreifenden Umgestaltungen unterworfen, auch die Gefäße der kompakten Rinde bleiben nicht als etwas unveränderliches bestehen. Dies vermögen in eindrucksvoller Weise die Rekonstruktionen von SCHUMACHER zu zeigen, der auf das zahlreiche Vorkommen von blind endigenden Längs- und Querkanälen aufmerksam machte. Dieser Befund kann nicht anders gedeutet werden, als daß das in den Knochen während seiner Bildung eingeschlossene Gefäßnetz weiteren Umbildungen unterliegt, sei es durch Bildung neuer Gefäßsprossen, sei es durch Verödung einzelner Kanalabschnitte (S. 158). Weitgehende örtliche Unterschiede im Kanalnetz und des darin eingeschlossenen Gefäßapparates lassen auf mancherlei Verschiedenheiten der funktionellen Struktur des Knochens schließen, doch würde die etwaige Aufdeckung von Gesetzmäßigkeiten langjährige Arbeit erfordern.

Die Lymphbahnen der langen Röhrenknochen verlassen nach Kallius teils als perivaskuläre Lymphscheiden, teils als selbständige, dem Gefäßnervenbündel dicht anliegende Bahnen den Knochen. Innerhalb des Knochens aber ist ihr Verlauf von dem der Gefäße abweichend, wenn er auch im allgemeinen der Gefäßrichtung (mit entgegengesetzter Stromrichtung) entspricht. Im diaphysären Markraum besteht ein lockeres, zentral sich verdichtendes Netz zarter Lymphbahnen, das dem der Spongiosaabschnitte der Epiphysen sehr ähnlich ist.

In der eigentlichen Knochensubstanz der Corticalis und der Bälkchen konnte Kallius keine Lymphgefäßversorgung aufdecken, abgesehen von den abführenden Gefäßen in den Knochenkanälen und gelegentlich innerhalb der Rindenkompakta neben kleinsten Blutgefäßen. Doch dürften nach Kallius methodische Unzulänglichkeiten der Darstellung der Kompaktalymphbahnen bisher im Wege gewesen sein.

Das Lymphgefäßnetz der Markhöhle junger langer Röhrenknochen nimmt seinen Abfluß durch die Gefäßlöcher, wie die Blutgefäße, es besitzt aber nicht die baumartige Verzweigung der Blutgefäße, sondern es breitet sich unabhängig von der Blutgefäßverzweigung gitterartig als gleich starkes Maschenwerk aus. Von der Diaphyse bzw. Metaphyse bestehen seitliche Verbindungen mit der Epiphyse und Gelenkkapsel, jedoch keine offene Verbindung zum Gelenkinnenraum.

Ischämie, Anämie.

Eine Verminderung der Blutversorgung eines Organs wird schon durch den Zustand der Inaktivität herbeigeführt, während vermehrte Tätigkeit zu stärkerer Durchblutung (Hyperämie) und Gefäßvermehrung führt [W. Müller (a), (S. 54)]. Abgesehen von der Unmöglichkeit, in experimentellen Untersuchungen Anämie bzw. Hyperämie in reiner Form, ohne gleichzeitige Aktivität oder Inaktivität hervorzurufen, sind auch klinische Beobachtungen in dieser Hinsicht selten ganz einwandfrei [W. Müller (a), S. 55].

Vollständige Unterbrechung der Blutzufuhr führt selbstverständlich zur Nekrose des Knochens, an die sich Sequestrierung und Regeneration anschließen kann. Ein Ausfall der Arteria nutritia hinterläßt auch bei Jugendlichen keine schädlichen Folgen, da die Blutversorgung des Knochens durch die zahlreichen kleinen Arterien, die aus dem periostalen Gefäßnetz die Corticalis durchsetzen und mit dem Marknetz anastomosieren, den Ausfall wettmacht (Nussbaum). Besondere Bedeutung kommt hierbei auch den metaphysären Arterien zu. Nur bei gleichzeitiger Zerstörung des periostalen Gefäßnetzes, wie sie bei Trennung der Verbindung des Periostes mit den Weichteilen zustande kommt, treten schädliche Folgen auf [Lexer (c)].

Verminderte bzw. fast aufgehobene Blutversorgung, wie sie bei der Atherosklerose, bei beginnender Gangrän der Extremitäten besteht, wie sie in den Grenzgebieten zwischen den bereits abgestorbenen Gebieten und solchen mit herabgesetzter Ernährung vorhanden sind, führt zu eigenartigen Knochenveränderungen, die W. Müller (c) als „fraktionierte" Nekrose des Knochengewebes bezeichnet hat. In Fällen, in denen eben beginnende Nekrose der periphersten Abschnitte einsetzt, ergeben sich — wie wir uns in Übereinstimmung mit W. Müller (c) überzeugen konnten — bei noch guter Erhaltung der Muskulatur und des Markgewebes, die noch kernhaltig sind, Knochengebiete, in denen die Knochenzellen geschwunden, die Knochenhöhlen leer sind, das Knochengewebe nekrotisch ist. Bemerkenswerterweise sind aber fast regelmäßig nur die Lamellensysteme betroffen, die nicht an die Oberfläche eines Binnenraumes des Knochens heranreichen und des Ausschlusses an gefäßführendes Weichgewebe entbehren. Es finden sich daher die feinen Spongiosabälkchen meist noch kernhaltig, dagegen in der dichten Kompakta die Schaltlamellen nekrotisch, während auch hier die Haversschen Lamellensysteme noch kernhaltig sind.

Vorgeschrittene Fälle bieten bei kernhaltigen Weichgeweben vielfach schon das Bild diffuser Nekrose des Knochengewebes. Diese Befunde der Knochennekrose bei Erhaltensein des Markgewebes zeigen, daß das Knochengewebe gegen Zirkulationsstörungen sehr empfindlich ist. W. MÜLLER (c) meint auch noch, daß die Befunde dahin auszulegen sind, daß die jüngsten Zellgruppen widerstandsfähiger sind als die älteren und daß bei Zirkulationshemmungen der die Zellen ernährende Flüssigkeitsstrom eben nicht hinreichend zu den tiefen Lamellensystemen vorzudringen vermag. Daraus geht auch hervor, daß die verschiedenen Lamellensysteme hinsichtlich ihrer Ernährung nicht gleichgestellt sind, die um ein Gefäß angeordneten HAVERSschen Systeme sind

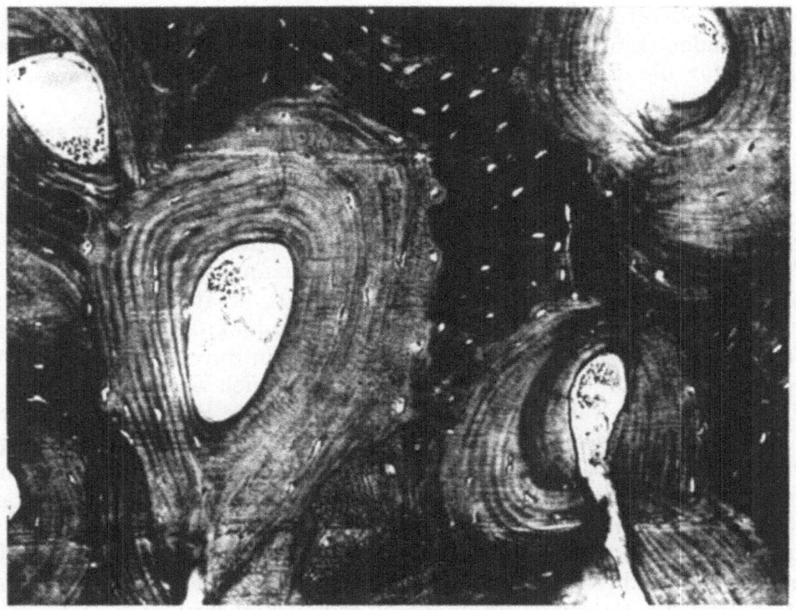

Abb. 1. Anämische Nekrose der Schaltlamellensysteme in der kompakten Tibiarinde bei atherosklerotischer Gangrän des rechten Beines (obturierende Arterienthrombose). Dunklere Färbung der nekrotischen Systeme gegenüber den noch kernhaltigen. (19773/333 v. 11. 9. 1931, 70 a Frau).

offenbar weitaus günstiger gestellt. Daraus, daß die Grenzen der nekrotischen Gebiete ziemlich scharf mit den Grenzen der entsprechenden Lamellensysteme zusammenfallen, ergibt sich, daß die Systeme, was die Ernährung betrifft, eine gewisse Einheit bilden und daß der Diffusionsstrom an den Kittlinien am Rand der Systeme Widerstand findet [W. MÜLLER (c), S. 621].

Ähnliche Erscheinungen beobachtete W. MÜLLER (c) auch in Osteomen, in denen die unmittelbar an die Oberfläche grenzenden Lamellen kernhaltig waren.

Nach W. MÜLLER (c) und den eigenen Erfahrungen unterscheiden sich die nekrotischen Lamellensysteme auch durch ihre Farbe, in der Abb. 1 erscheinen sie in dem nach BOCK gefärbten Schnitt wesentlich dunkler als die kernhaltigen. Es erhält dadurch eine Kompakta ein eigenartig scheckiges Aussehen. Die Ansicht W. MÜLLERs, daß die besondere Brüchigkeit bei alten Leuten auf derartige Nekroseabänderungen, im besonderen das geänderte physikalische Verhalten des teilweise nekrotischen Knochens zurückgeführt werden könnte, kann durch die Beobachtung eine Stütze erfahren, daß solche nekrotische Schaltlamellensysteme nicht selten von Rissen durchzogen sind und auch durch feine Spaltbildungen der Zusammenhang mit angrenzenden Systemen unterbrochen erscheint.

Auch bei Personen mit allgemein darniederliegendem Kreislauf konnte W. Müller ähnliche Befunde partieller Nekrose erheben.

Den geschilderten Befunden gleichzusetzen sind wohl auch die Nekrosen besonders stark sklerosierter Knochengebiete, wie man ihnen zuweilen bei der Ostitis deformans Paget begegnet. Die starke Verdichtung des Knochens bei unzureichender Kanalisierung verhindert den Zutritt der Ernährungsflüssigkeit.

Die tpyische Nekrose der zentralen Elemente bei Erhaltensein des Markes und der an dieses bzw. gefäßführendes Gewebe grenzenden Zonen des Knochens als Folgezustand verminderter Zirkulation gelangt bei verschiedenen, den Kreislauf hemmenden Einwirkungen zur Ausbildung und scheint auch besondere Bedeutung für die Entwicklung bestimmter wohl umgrenzbarer Krankheitsbilder zu besitzen.

Diese Form der Nekrose konnte W. Müller (c, d) bei der typischen Erkrankung der Sesambeine des Fußes beobachten und andauernden Druck und Zerrung als Ursache für die Kreislaufbehinderung verantwortlich machen. Neben dem mechanischen Moment räumte W. Müller aber auch der Disposition eine gewisse Rolle ein. Infolge der breiten Verbindung mit der Umgebung hält W. Müller bei den Sesambeinen das Zustandekommen der partiellen Nekrose für leichter möglich, als etwa beim Os lunatum, bei dem infolge ungünstiger Gefäßversorgung viel eher die Totalnekrose zustande kommt. Bei Totalnekrosen setzen sehr rasch Regenerationen durch Einwachsen jungen Bindegewebes vom Rand her ein (d, S. 508). Wenn auch W. Müller der Ansicht ist, daß es nicht ohne weiteres möglich sei, die genannte Erkrankung der Sesambeine mit der Köhlerschen Erkrankung, der Perthesschen Erkrankung, der Lunatumnekrose usw. auf eine Stufe zu stellen, wie dies Renander annahm, so dürfte es doch nicht ohne Berechtigung sein, vielleicht doch gleichartige Ursachen wie bei der Sesambeinerkrankung in Erwägung zu ziehen.

Auch Burckhardt teilte die Anschauung, daß Überdehnung und Überlastung der die ernährenden Gefäße führenden Bänder oder direkte Zusammenhangstrennung die Nahrungszufuhr zu einzelnen Knochenteilen so beeinträchtigen kann, daß durch die örtliche Anämisierung ernsthafte lokale Ernährungsstörungen entstehen.

Bei darauf gerichteten Versuchen sah Burckhardt in einem gewissen Gegensatz zu W. Müller die Grenzen der nekrotischen Gebiete aber nicht mit Kittlinien oder sonstigen natürlichen Grenzen zusammenfallen, sondern oft deutlich innerhalb der Lamellensysteme liegen. Burckhardt ist der Ansicht, daß dort, wo die Grenze zwischen nekrotischem und lebendem Knochen mit einer Kittlinie zusammenfällt, der lebende Anteil neugebildeter Knochen ist, die dem ernährenden Mark zu gelegene Knochenschichte sich somit als Appositionssaum erweist. Knochenbildung beobachtete Burckhardt nur bei gleichzeitiger Markschädigung, wenn diese auch nur in geringem Grade eingetreten war, und sieht daher nicht in der Nekrose der Knochengrundsubstanz, sondern in der Mark- bzw. Periostschädigung die Veranlassung zur Regeneration. Nach Phemister ist das Schicksal von Knochen, die infolge von Kreislaufstörungen nekrotisch werden, von der Ausdehnung des erhaltenen Stützgewebes abhängig, das neben dem funktionellen Reiz auch das Ausmaß des neugebildeten und umgebildeten Knochens bestimmt.

Eigenartig ist das Verhalten des Gelenk- und Epiphysenknorpels bei Anämisierung durch elastische Umschnürung (Burckhardt). Während der Gelenkknorpel stets völlig unversehrt blieb, erwies sich der Epiphysenknorpel zwar widerstandsfähiger als der Knochen, aber nicht so wie der Gelenkknorpel. Die Schädigung betrifft den Epiphysenknorpel stellenweise an der Verknöcherungsgrenze, erreicht aber nicht die ganze Dicke des Knorpels. Epiphysenwärts von den geschädigten Stellen ist noch eine Zone unveränderten Knorpels vorhanden. An den Stellen, wo die Verknöcherungsgrenze des Fugenknorpels unversehrt war, geht die Ossifikation weiter, biegt aber um die geschädigte Stelle um, wobei der jenseits der geschädigten Stelle liegende unversehrte Knorpel von der Seite her verknöchert, so daß jene beim weiteren Wachstum in das Innere der Metaphyse rückt. Das Bemerkenswerte dieser Versuche Burckhardts liegt in der Tatsache, daß durch mechanische Maßnahmen Ernährungsstörungen hervorgerufen werden konnten, die am längsten am Knochengewebe, in der Kompakta möglicherweise dauernd ihre Spuren hinterlassen. Burckhardt drängte sich der Vergleich dieser Abänderungen — Unversehrtheit aller übrigen Gewebe mit Ausnahme des Knochengewebes — mit den Epiphysennekrosen und verwandten Zuständen auf. Wohl mit Recht betont Burckhardt, daß der häufige Befund auch der Marknekrose bei den Epiphysennekrosen keinen durchgreifenden Unterschied bedeutet, sondern nur einen höheren Grad der Schädigung darstellt, vielleicht auch durch besondere anatomische Verhältnisse der Nahrungszufuhr und durch die Art der Unterbrechung bedingt ist. Auch der Hinweis auf die Mannigfaltigkeit der Auswirkungen grob mechanischer Faktoren im einzelnen, die mehr als hinreichend für die Erklärung der Besonderheiten der verschiedenen Fälle ist, in denen Knochennekrosen sich ausbilden, kann nur unterstrichen werden.

Hervorzuheben ist im besonderen auch ein Versuchsergebnis Burckhardts: eine Umschnürung, die als einmalige Maßnahme noch zu keiner Nekrose geführt hatte, brachte bei wiederholter Anwendung Nekrose zustande. Daraus läßt sich eine wichtige Parallele zur menschlichen Pathologie ableiten.

Trotz mancherlei Verschiedenheiten im einzelnen erscheint Burckhardt die überwiegende Bedeutung direkter mechanischer Einwirkungen für die Entstehung der sog. Epiphysennekrosen offenkundig.

Es mag am Platze sein, bei dieser Gelegenheit auch das Grundsätzliche der an verschiedenen Skeletteilen, namentlich Epiphysen, beobachteten und nach Köhler, König, Kienböck, Perthes usw. benannten Erkrankungen darzulegen, deren Gleichartigkeit wohl unumstritten, hinsichtlich deren Verursachung aber noch keine Übereinstimmung der Anschauungen erreicht ist. Und doch dürfte es keinen unüberwindlichen Schwierigkeiten begegnen, die wichtigsten ätiologischen Vorstellungen insoferne in Einklang zu bringen, als das Vertretbare aus diesen oder jenen Überlegungen, zu wenig Hervorgehobenes oder von anderen Mißdeutetes zu einer einheitlichen Anschauung zusammengefaßt werden kann. Erleichtert wird diese Aufgabe dadurch, daß doch schon eine reichliche Menge Beobachtungen von den verschiedensten Entwicklungsstufen dieser Erkrankungen vorliegt und daß manches hinsichtlich der einen oder anderen Örtlichkeit der Untersuchung noch nicht zugängliche Stadium auf Grund der Übereinstimmung anderer Entwicklungsstufen wohl mit Recht als gleichartig angenommen werden darf. Vor allem geben aber Vergleichsuntersuchungen und die vorhin dargelegten Befunde der Auswirkungen von Zirkulationsstörungen auf das Knochengewebe die Berechtigung, einen solchen Versuch zu wagen. Ohne vollends mit kurzen Worten dem ganzen Umfang der ätiologischen Vorstellungen einzelner Autoren gerecht werden zu können, lassen sich durch Hervorhebung des Grundgedankens die wichtigsten Meinungen dahin kennzeichnen: aseptische epiphysäre Nekrose mit reaktiven entzündlichen Vorgängen in der Umgebung (Koenig) („Osteochondritis"), traumatische unvollständige Impressionsfraktur (Barth), primäre epiphysäre

Nekrose auf Grund blander mykotischer Embolien (Axhausen), Traumen und deren Folgezustände, wobei im besonderen an das wiederholte „kleine" Trauma und das Weiterbestehen funktionell-mechanischer Einwirkungen gedacht ist [Lang (a, f), Dittrich], malacische Zustände auf Grund vorausgegangener Ernährungsstörung infolge traumatischer Gefäßzerreißung [Kienböck (a)].

Jede dieser Anschauung ist, soferne sie ausschließlich in allen Punkten und für jedes Stadium der Erkrankungen als ätiologische Erklärung angewendet wird, der Kritik zugänglich, hat aber für bestimmte Stadien entweder in vollem Umfang oder teilweise Geltung.

. Frühe Fälle, die röntgenologisch noch keine, makroskopisch keine nennenswerte Abänderung, vor allem keine Formveränderung erkennen lassen, bieten mikroskopisch das Bild einer Nekrose der Epiphyse samt Mark bei Erhaltung des Gelenkknorpels (Kappis, Axhausen). Eine (traumatische) Zusammenhangstrennung ist in diesem Stadium nicht vorhanden. Die epiphysäre Nekrose tritt unabhängig von einer Fraktur als Primärzustand auf.

Eine vollständige Nekrose, die die gesamte Epiphyse oder doch große Teile von ihr umfaßt, kann beim Fehlen einer Zusammenhangstrennung und beim Fehlen aller Zeichen irgendeines anderen krankhaften Vorganges doch nur in einer Unterbrechung des Kreislaufes begründet sein, also die Folge einer Ischämie darstellen.

Die weitere Entwicklung der Erkrankung, die Axhausen in seiner Abhandlung über den Abgrenzungsvorgang am epiphysären Knochen an einer lehrreichen Reihe von Beobachtungen hauptsächlich der Köhlerschen Erkrankung des Metatarsalköpfchens zeigen konnte, gestaltet sich folgendermaßen: An das Nekrosestadium schließen sich Regenerationsvorgänge an, wie dies auch aus den Versuchen Burckhardts hervorging und mit Koenigs Darlegungen übereinstimmt. Die nekrotische Epiphyse wird durch reaktive regenerative Einwucherungen, die sich vom Periost und der Synovialmembran ableiten, durchdrungen, wobei das tote Gewebe beseitigt, das Mark ersetzt und neuer Knochen gebildet wird. In geeigneten Fällen zeigt sich dieser Ersatz in Form von mehr oder weniger ausgedehnten Umscheidungen der abgestorbenen Spongiosabälkchen durch ungeordnete Knochenauflagerungen, die weiterem Umbau unterliegen, wobei auch mit der Zeit das nekrotische Kernstück der Bälkchen zum Verschwinden gebracht wird.

Der Substitutionsvorgang der zum vollständigen Ersatz der toten Epiphyse führen kann, erleidet aber nicht selten eine Unterbrechung durch ein Ereignis, das für die weitere Gestaltung des erkrankten Skeletabschnittes bestimmend ist und die weitere Entwicklung der reaktiven Vorgänge, den „Abgrenzungsvorgang" beherrscht.

Der durch das Absterben von Fibrillen in seiner Widerstandskraft gegen mechanische Einwirkungen wesentlich veränderte Knochen — es sei hiebei nochmals auf die häufigen Riß- und Spaltbildungen innerhalb der nekrotischen Bälkchen hingewiesen — erleidet unter der andauernden Beanspruchung, zuweilen auch durch eine einmalige heftigere mechanische Einwirkung eine Impressions- bzw. Kompressionsfraktur, deren Bruchspalt „überall und auf weithin von totem Knochen und totem Mark umgeben ist" [Axhausen (b), S. 472] und die zu äußeren Gestaltsabänderungen führt. Bei Weiterbestehen der Funktion reibt Bruchfläche gegen Bruchfläche, die Trümmer an der Bruchstelle werden allmählich zu feinem Mehl zerrieben. Durch Trümmer- und Zerreibungsmassen werden die Markräume verstopft, der Trümmerwall wird zum Hindernis für die Regeneration durch einsprossendes Keimgewebe, an dessen

Ausbreitung in miteinander in Verbindung stehende Markräume der Knochenumbau gebunden ist. Auf diese Weise wird das jenseits des Trümmerwalles gelegene Bruchstück zunächst von der Reorganisation ausgeschlossen, die erst erfolgen kann, wenn das vordringende Bindegewebe mit dem Trümmerwall in langsamer Resorption fertig geworden ist. Daß der diesseits des Trümmerwalls befindliche Epiphysenanteil neu ersetzt ist, geht daraus hervor, daß seine Knochenbälkchen vielfach geflechtartig sind und sich innerhalb des neugebildeten Knochens vielfach Einschlüsse alter toter Spongiosabälkchen finden. Auch abgekapselte Reste der Trümmerzone liegen in diesem wieder ersetzten Epiphysenanteil.

Das Ergebnis dieser Vorgänge ist die Einschaltung einer breiten Bindegewebsschicht zwischen den „wiederbelebten" Epiphysenanteil und das tote subchondrale trümmererfüllte Bruchstück, das dadurch von der lebenden Epiphyse „abgegrenzt" erscheint.

Der in Abgrenzung befindliche Epiphysenbezirk kann, bevor seine Reorganisation erreicht ist, durch sekundäre mechanisch-traumatische Einwirkungen losgelöst werden. Allerdings kommt eine solche Ablösung erfahrungsgemäß nur an bestimmten Gelenken zustande, in denen der Gelenkmechanismus dies gestattet, sie ist eine Besonderheit des Knie- und Ellbogengelenkes.

In einem weiteren Stadium ist der subchondrale Epiphysenanteil nahezu vollständig verlorengegangen, teils durch weitergehende Zermahlung, teils durch vorschreitende Reorganisation, so daß schließlich nur eine subchondrale Zone von Knochenmehl diesen Epiphysenrest andeutet.

Daß während all dieser Vorgänge mancherlei Störungen eintreten können und tatsächlich eintreten, in Form von neuerlichen Impressionen, Infraktionen mit Trümmerbildung und Zirkulationsunterbrechungen, braucht wohl kaum besonders hervorgehoben zu werden, wird aber namentlich durch den Befund bereits neugebildeter Knochenbälkchen, die im Zustand der Nekrose angetroffen werden, unterstrichen. Ebenso selbstverständlich ist es, daß durch solche Zwischenfälle, die die Folge der weiterwirkenden Beanspruchung sind, das Bild kompliziert werden kann und die Trennung früher oder später eingetretener Veränderungen nicht immer leicht ist.

Das Wichtigste in der Folge der Geschehnisse ist nach AXHAUSEN (b) die Impressionsfraktur des toten Knochens, die durch Ausbildung des Trümmerwalles gestörte Regeneration, die ohne dieses Ereignis zur völligen Wiederherstellung führen würde. Zu betonen bleibt aber, daß der der Abgrenzung unterliegende Epiphysenanteil nicht das gesamte Gebiet der ursprünglichen Nekrose umfaßt, sondern nur den durch die Impressionsfraktur ausgebrochenen subchondralen Anteil. Die ursprüngliche Nekrose ist vielmehr durch die eingetretene Regeneration bereits verkleinert.

Der Weg von der primären Epiphysennekrose bis zum Endpunkt der völligen Wiederherstellung einerseits, dem Abgrenzungsvorgang nach der Impressionsfraktur und dessen Ausgang mit der schließlichen Entwicklung einer deformierenden Arthritis andererseits, ist anatomisch geklärt.

Hinsichtlich der Vorgänge, die zur primären Epiphysennekrose führen, deren Entstehung ja doch nur in einer Kreislaufunterbrechung ihre Ursache haben kann, bringen die Darlegungen von FERGUSON und HOWARTH eine wesentliche Erweiterung unserer Vorstellungen. Begegnete die Annahme einer Gefäßsperre durch Kontinuitätsunterbrechung des Knochens mangels des Vorliegens entsprechender Befunde einerseits, des mikroskopischen Nachweises von Totalnekrosen bei erhaltenem Knochengefüge andererseits mit Recht der Ablehnung, so kam die von ASCHOFF geäußerte Möglichkeit einer Blutsperre durch plötzliche Verdrehung des Gelenkendes ohne Knochenverletzung den Verhältnissen schon bedeutend näher, die eine Epiphysennekrose im Gefolge haben können. Es wird sich zeigen, daß es nicht notwendig ist, sich auf einen bestimmten, für alle Fälle gleichartigen Modus der Kreislaufunterbrechung festzulegen, noch das Trauma in dem Sinne als Voraussetzung der Gefäßsperre zu postulieren, gegen den sich namentlich Axhausen unter Hinweis auf die völlig negative Anamnese ausspricht. Es wird sich vielmehr darum handeln, den Teil aus Axhausens Lehre zu verwerten, der durch die beigebrachten Befunde vertretbar ist. Die Annahme Axhausens, daß blande mykotische Embolien als Ursache der Kreislaufsperre in Betracht kommen, muß als unbewiesen und auch als unwahrscheinlich aus der Erörterung ausgeschieden werden. Einer vertretbaren Anschauung recht nahe ist Kienböck (b) gekommen, der eine Zerreißung der Gefäße durch ein dem Kranken nicht erinnerliches Trauma als Ursache annimmt. Kienböcks weiterer Gedankengang über einen durch Ernährungsstörung hervorgerufenen „osteomalacischen, halisteretischen" Zustand, in dem mechanische Einwirkungen zur Verformung des erkrankten Skeletteiles führen, scheint dagegen nicht haltbar.

Die Zirkulationsunterbrechung, die — es mag dies hervorgehoben sein — durchaus nicht immer sich auf alle die Epiphyse versorgenden Äste erstrecken mag und daher auch Teilnekrosen durchaus im Bereich der Möglichkeit liegen, ist wohl sicher traumatisch bedingt. Was das Trauma betrifft, sei einmal daran erinnert, daß zahlreiche Vergleichsuntersuchungen traumatische Einwirkungen auch in solchen Fällen sicherstellen, in denen keine Erinnerung daran besteht [Lang (a, e), Hörbst u. a.] und daß ferner unter Trauma durchaus nicht bloß gröbere Einwirkungen zu verstehen sind, die durch den Hergang ihres Geschehens oder ihre unmittelbaren Folgen sich dem Gedächtnis einprägen, sondern jede auch unter dem einprägsamen Schwellenwert liegende Einwirkung, die die normale Funktion und den Bestand des Gewebes zu gefährden vermag. Es ist eine fragliche Einwirkung aber auch nicht etwa im Hinblick auf ihre Einmaligkeit zu werten, sondern auch an das „Dauertrauma", als Summe sich ständig wiederholender, im einzelnen vielleicht noch nicht schädigender Reize zu denken. Gerade im Hinblick auf den letzten Punkt, sei auf die S. 95 mitgeteilten Erfahrungen Burckhardts verwiesen.

Was Ferguson und Howarth in erster Linie über die Perthessche Erkrankung ausgesprochen haben, kann fraglos auch für alle anderen gleichartigen Skeletveränderungen gelten: Der Grundzustand ist die Ischämie, die vorgenannten Skeletveränderungen sind „zweite Krankheiten".

Vermögen wir auch nicht alle 5 Ursachen der Ischämie, die Ferguson und Howarth anführen:

1. Blande unbemerkte Infektionen, die mit Sklerosierung der Kapsel heilen und Drosselung der Blutgefäße bewirken;
2. Infektionen im Gelenkkopf und der Umgebung des Gelenkes;
3. Frakturen und traumatische Epiphysenlösungen;
4. Stoß mit folgender Blutung und schließlich Ischämie mit Demarkierung des Kopfes;
5. Druck infolge großer Spannung der Weichteile

anzuerkennen, so verdient doch die eine besondere Beachtung: Druck infolge großer Spannung der Weichteile. Es ist nicht der Raum, alle die Möglichkeiten aufzuzeigen, unter denen etwa infolge zeitlicher oder dauernder Fehlhaltung eines Gelenkes, Druckwirkungen oder Zerrungen der das Gelenk umgebenden Weichteile eine Behinderung der Blutversorgung zustande kommen kann. Aber mit Rücksicht darauf, daß zu der Zeit, in welcher die in Rede stehenden Erkrankungen oft ihren Anfang nehmen, der Anschluß der Epiphyse an das Gefäßsystem der Diaphyse infolge des dazwischengeschalteten Epiphysenfugenknorpels nicht ausgebildet oder noch unzureichend ist, die Epiphyse einen eigenen Gefäßversorgungsbereich darstellt, der seine Stämme aus dem ansetzenden Periost-Kapselgewebe erhält, kommt Behinderungen der Blutversorgung an dieser Stelle wohl ausschlaggebende Bedeutung zu.

Die Auswirkungen der Ischämie hängen wesentlich vom Alter und Geschlecht ab (FERGERSON und HOWARTH), indem im Alter von 3—10 Jahren beispielsweise der Hüftkopf am vereltztlichsten ist und in späterem Alter der Intermediärknorpel. Beim weiblichen Geschlecht verschiebt sich die Altersabgrenzung nach unten. Derselbe Grad ischämischer Schädigung bewirkt nach FERGERSON und HOWARTH im Kindesalter z. B. einen „Perthes", im späteren Alter eine Coxa vara, während noch später eine Schädigung ausbleibt. Es vermag aber eine hinreichend schwere Ischämie noch eine Kopfschädigung in einem Alter zu bewirken, in dem sonst vielmehr die Epiphysenfuge anfällig ist.

Mit der Voranstellung der Ischämie als mechanisch traumatisch ausgelösten Einleitungszustand des ganzen Krankheitsvorganges behält aber auch die von LANG u. a. vertretene Auffassung einer traumatischen Verursachung dieser Zustände nicht nur was das vorgeschrittene und Endstadium betrifft, sondern auch hinsichtlich der Frühveränderung nicht nur ihre Berechtigung, sondern erlangt vielmehr besondere Unterstreichung.

Bei dem meist sich über lange Zeit, nicht selten Jahre erstreckenden Verlauf der Epiphysenerkrankungen und gleichartigen Zustände darf es nicht verwundern, daß die vorgeschrittenen Fälle kaum mehr etwas von der ursprünglichen Schädigung erkennen lassen und die sekundären Veränderungen das Bild beherrschen.

Es ist vielleicht nötig, dem Einwand zu begegnen, daß eine Zirkulationsunterbrechung doch auch länger wirkende Schädigungen veranlassen und auch der Reorganisation hinderlich sein müßte. Doch sei auch hier zur Entgegnung auf BURCKHARDTS Erfahrungen verwiesen, die dartun, daß intermittierende und vorübergehende Beeinträchtigungen der Blutversorgung den Knochen so schädigen können, daß er der Nekrose verfällt.

Aus diesen Darlegungen ergibt sich für die nach KÖHLER, PERTHES, KIENBÖCK, KOENIG usw. benannten Epiphysenerkrankungen folgender Zusammenhang der Einwirkungen und Veränderungen:

Primäre Schädigung: Behinderung der Blutversorgung, die auf verschiedene Weise zustande kommen kann, wobei aber eine embolische Gefäßsperre abzulehnen ist. Ischämie, Nekrose der Epiphyse. Fortwirken der funktionellen Beanspruchung, ohne daß es — gleichwie das für das Zustandekommen der Gefäßsperre gilt — zu einer als „Trauma" empfundenen Einwirkung kommen muß. Mehr oder weniger ausgedehnter Zusammenbruch der nekrotischen Epiphyse. Die schon ziemlich rasch einsetzende Reorganisation wird durch die Ausbildung des Trümmerwalles (Folge der andauernden Beanspruchung) verzögert, währenddessen wird das jenseits des Trümmerwalles gelegene Epiphysenstück durch die fortgesetzten Zermahlungen verkleinert. Nach Überwindung des Trümmerwalles wird auch das periphere Epiphysenstück, soferne es nicht in bestimmten Gelenken durch sekundäre traumatische Einwirkungen aus dem Zusammenhang gelöst wird, gleichfalls reorganisiert. Während des ganzen Vorganges vermag die andauernde funktionelle Beanspruchung zu vielerlei sekundären Störungen, neuerlichen mechanischtraumatischen Einwirkungen und deren Folgen zu führen, die im vorgeschrittenen Stadium das Bild beherrschen können.

Inwieweit die Knochennekrosen, die KLEINSCHMIDT durch Kälteeinwirkung erzeugen konnte, auf Beeinträchtigung der Blutversorgung oder unmittelbare Schädigung der Knochenzellen zu beziehen sind, wird schwer zu entscheiden sein. Jedenfalls gaben aber diese Versuche den Beweis, daß das

Knochengewebe meist weniger widerstandsfähig ist als Muskulatur, Bindegewebe und vor allem Knorpel, der in allen Fällen seine normale Struktur vollständig behielt und kein Zeichen einer Zellschädigung aufwies. Aber nicht nur darin, sondern auch in dem Umstand, daß Knochenneubildung von seiten des Periostes und des Markes zu einer Umscheidung des abgestorbenen Knochengewebes geführt hatte, liegt eine Ähnlichkeit mit den Vorgängen bei den ischämischen Epiphysennekrosen.

Hyperämie.

Sind die Wirkungen der Anämie auf den Knochen noch verhältnismäßig klar zu übersehen, so ist dies hinsichtlich der Hyperämie nicht der Fall. Wohl kennen wir eine ganze Reihe von Erscheinungen an gesunden und kranken Knochen, die als Hyperämiewirkungen zu deuten und als solche bekannt sind, aber die Entscheidung, ob es sich um die Folgen arterieller oder venöser Hyperämie handelt, ist vielfach nicht mit Sicherheit zu treffen. Abgesehen von der nicht hinreichend genauen Stellungnahme der einzelnen Forscher, welche Art der Hyperämie sie im Auge haben, läßt sich auch bei der getroffenen Versuchsanordnung bzw. im Hinblick auf die nicht restlos erfaßbaren Vorgänge bei krankhaftem oder therapeutischem Geschehen zumeist nicht entscheiden, ob rein arterielle oder rein venöse Blutüberfüllung vorgelegen hat, welche der beiden Arten tatsächlich die ausschlaggebende Rolle gespielt hat. Im besonderen mag dies für die venöse Hyperämie gelten, die sich an vermehrten Zufluß von der arteriellen Seite her anschließt. Selbst für grundsätzlich wichtige Fragen, wie die, ob Hyperämie zu Knochenanbau oder Knochenabbau führt, läßt sich aus den bisherigen Untersuchungen und Beobachtungen, wie schon W. Müller (a) betont hat, keine einheitliche Antwort gewinnen. Auf Grund mannigfacher Erfahrungen aus den verschiedensten Gebieten der Knochenphysiologie und -pathologie gelangt man zur Anschauung, daß ein bestimmter Grad arterieller Hyperämie einen Reiz zur Knochenbildung bedeutet, so wie zur Bildung und Erhaltung jeden Gewebes, soferne nicht besondere Zellleistungen ein Aufbrauchen des Gewebes herbeiführen, ein ausreichender Zufluß von Blut notwendig ist. Pathologische arterielle Hyperämie dagegen führt, wohl wesentlich unterstützt durch die gleichzeitig einhergehende Exsudation zum Knochenabbau, wie die Erfahrungen bei den Entzündungen des Knochens beweisen. Aber auch venöse Hyperämie wird, soferne sie mit entsprechender Transsudation einhergeht, Knochenabbau veranlassen. So gelangt man hinsichtlich der Wirkungen der arteriellen wie venösen Hyperämie in bezug auf den Abbau von Knochensubstanz auf einen beiden jeweils gemeinsamen Faktor, den Gewebsdruck.

Über diese Druckwirkungen hat sich Pommer anläßlich seiner Erörterungen über die Köllikersche Ostoklastentheorie eingehend geäußert. Daß auf den Ostoklasten ein Druck lastet, geht nach Pommer (a) schon daraus hervor, daß die Form der Ostoklasten direkt auf die Annahme eines solchen hinweist, der von Seite der anliegenden Gewebe bzw. von Seite der Gewebsflüssigkeit ausgeübt wird. Weiters läßt sich die knochenresorbierende Tätigkeit der Ostoklasten ohne einen auf denselben lastenden Druck nicht wohl vorstellen. Der eigene Wachstumsdruck reicht nach Pommer (a) zur Erklärung des Resorptionsvorganges nicht hin, wohl aber bietet sich eine befriedigende Antwort auf diese Frage in der Annahme dar, daß die Ostoklasten durch den Gewebsdruck, unter welchem sie stehen, daran gehindert werden, in die Weichgewebe allein hineinzuwachsen (S. 482).

Nach dem unter Heranziehung der Versuche von Körner, Glax, Klemensiewicz geführten Beweis, daß „wie im ganzen übrigen Organismus und an den

Außenflächen der Knochen, ebenso auch in den Binnenräumen der Knochen der Blutdruck besteht und wirksam ist" (a, S. 494/95), sah sich POMMER auch zu der Annahme berechtigt, „daß unter allen den Verhältnissen, bei welchen lakunäre Resorption beobachtet wird, der Blutdruck örtlich erhöht ist". Der örtlich gesteigerte Blutdruck regt durch Vermehrung der Transsudation und Änderung der Diffusionsverhältnisse in Zellen, die der Knochensubstanz nahe liegen, ein erhöhtes Zellenleben und die Entfaltung neuer physiologischer Eigenschaften an, so daß dieselben befähigt werden, die Knochensubstanz in einer nach dem jeweiligen Verhältnis, welches zwischen ihrem Wachstumsdruck, dem auf ihnen lastenden Gewebsdruck und dem Widerstand der Knochensubstanz besteht, variierenden Form und Ausdehnung zur Resorption zu bringen [POMMER (a), S. 504].

Einer Steigerung des Blut- und Gewebsdruckes sind nun die Kreislaufverhältnisse innerhalb des Knochens besonders günstig. Wie schon angeführt, ist der ganze Gefäßkomplex in feste, unnachgiebige Wände eingeschlossen und ein Verschieben der, wenn auch noch so nachgiebigen Marksubstanz, nur auf Grund des wechselnden Inhaltes der Venen möglich (LANGER). Die Venen sind äußerst dünnwandig, der Blutumlauf in ihnen muß nach LANGER ein sehr langsamer und der Blutdruck ein minimaler sein, wenn der Kreislauf innerhalb des überaus nachgiebigen und zarten Markgewebes ohne Störung vor sich gehen kann. Wenn auch andere Abflußbahnen in Form von Lymphräumen und -gefäßen vorhanden sind, so geht doch die Abfuhr der Gewebsflüssigkeit in den Markräumen im wesentlichen in der Form der Rücktranssudation in die Venen vor sich (vgl. KLEMENSIEVICZ). Unter normalen Verhältnissen genügen diese Einrichtungen, doch ist das Skeletsystem ungünstiger gestellt, wenn es notwendig ist, Kreislaufstörungen auszugleichen, wenn die Abflußbahnen versagen und es zu einer Blutstauung und zu Erhöhung der Blut- und Gewebsdruckes kommt (HÄUPL-LANG, S. 94).

In einem scheinbaren Widerspruch mit der durch Erhöhung des Blut- und Gewebsdruckes erklärten KÖLLIKERschen Ostoklastentheorie steht nach POMMER (b) der Schwund des Knochens, der bei der Inaktivitätsatrophie an entlasteten Stellen zutage tritt, während die in den Richtungen stärkeren Druckes Erschütterungen ausgesetzten Bälkchen durch Auflagerungen verdickt werden. Mit dieser Tatsache, die durch die Erfahrungen über die funktionelle Struktur der Knochen belegt wird [1], ist aber POMMERs Drucktheorie leicht vereinbar. „Die Tatsache" — so führt POMMER aus — „daß sich so gewöhnlich gegenüber oder überhaupt in der Nähe von Appositionsstellen der Resorption verfallene vorfinden, erscheint leicht begreiflich, wenn man an die räumlichen Veränderungen denkt, zu denen es immer im Bereiche neuer Knochenanlagerungen kommen muß. Ob es sich dabei um subperiostale Flächen oder um Binnenräume der Knochen oder um Verknöcherungsgrenzen handelt, müssen doch dabei Verschiebungen der Weichgebilde und damit örtliche Beengungen oder Zerrungen der Blutkapillaren bzw. der Lymphbahnen gegeben sein, die nicht ohne Einwirkung auf die Wandzellen der Blutkapillaren und somit auch nicht ohne Blutdruckänderungen und deren Folgen bleiben können. Von diesem Standpunkt aus ... erscheint es begreiflich, daß mit jedem im Wachstum der Knochen oder in deren funktioneller Beanspruchung oder in irgendwelchen pathologischen Reizungszuständen begründeten Anbau von Knochensubstanz auch deren Abbau mittels ostoklastischer Resorption vergesellschaftet ist ..." (b. S. 334/35). Die gleichen Vorstellungen gelten auch für krankhafte Vorgänge am Knochen, bei denen es durch die verschiedensten

---

[1] Vgl. ROUX: Ges. Abh. 1, 356, 434.

Ein- und Ablagerungen, durch Granulationsgewebe oder Neubildungen zu Raumbeengung und zu den Folgewirkungen erhöhten Blut- und Gewebsdruckes kommt [POMMER (b), S. 335].

Auch die Anregung bzw. Förderung der Knochenbildung durch arterielle Hyperämie einerseits, venöse andererseits wird verständlich, wenn bedacht wird, daß vermehrte Blutzufuhr innerhalb bestimmter Grenzen zu Leistungssteigerung und zum Gewebswachstum führt, aber auch die Neigung der Stützsubstanzen berücksichtigt wird, auf venöse Stauung mit vermehrter Gewebsbildung zu antworten.

Dazu treten noch nervöse Einflüsse in Form der Reize, wie sie die Aktivität mit sich bringt bzw. deren Mangel, Einwirkungen, die sich auch im Gefäßsystem geltend machen, deren Einfluß im einzelnen aber kaum abzuschätzen ist. Durch die Erfahrungen, daß Arterienunterbindung zu Wachstumshemmung, Venenunterbindung zu Wachstumssteigerung führt (BOREL, BERGMANN, PEARSE und MORTON), venöse Stauung wohl eine Steigerung der Knochenbildung bewirkt, wenn diese überhaupt bereits im Gange ist (und die arterielle Zufuhr nicht vermindert ist), nicht aber die Anregung zur Knochenbildung bringt (HELFERICH), mag manches an Widerspruch verlieren, wenn der Grad der Hyperämie berücksichtigt wird sowie die Dauer, der mehr oder weniger rasch einsetzende Ausgleich durch die Entwicklung kollateraler Bahnen und nicht zuletzt der Umstand, daß anfängliche Stauungshyperämie doch wieder eine arterielle Hyperämie veranlaßt. Mit W. MÜLLER (d) sei auch zu bedenken gegeben, daß die innerhalb der starren Wandungen der Corticalis gegebenen physikalischen Verhältnisse an den Wachstumszonen nicht in dem Maß vorhanden sind, und es daher verständlich ist, daß derselbe Zustand, der an einer Stelle des Knochens durch Druck Schwund bewirkt, an anderer Stelle, bei Wegfall des Druckes, infolge vermehrter Blutfülle vermehrte Knochenbildung verursacht.

Die große Wichtigkeit der (physiologischen) arteriellen Hyperämie für das Knochenwachstum geht schon aus der reichlichen Gefäßversorgung und der starken Blutfülle an den Wachstumsfugen einerseits und aus der Rückbildung der Gefäßfülle nach Abschluß des Wachstums (LEXER) hervor. Auch das Periost ist während der Wachstumszeit reichlichst mit Gefäßen ausgestattet. Alle Wachstumsvorgänge und -steigerungen an den Epiphysen, das physiologische und krankhafte Längenwachstum, aber auch das Dickenwachstum kommt letzten Endes auf dem Wege örtlicher Hyperämie zustande (LANGENBECK, HELFERICH, SCHÜLLER, SCHUBERT, BERGMANN, LANG (c) und überall wo reaktive Hyperämie auf die Epiphysenzone einwirkt, finden wir vermehrtes Längenwachstum [W. MÜLLER (d)]. Aber auch vermehrte Durchblutung einer ganzen Extremität veranlaßt Längenunterschiede zugunsten der hyperämischen Seite (BERGMANN). Pathologische arterielle Hyperämie bei Reizwirkungen traumatischer oder entzündlicher Natur in der Nachbarschaft der Epiphyse (chronische Osteomyelitis, Gelenktuberkulose, chronische Reizzustände eines Gelenkes) führt als kollaterale Hyperämie zu vermehrtem Längenwachstum (SCHUBERT), zur „reflektorischen enchondralen Ossifikationssteigerung“. Nach Beendigung des enchondralen Knochenwachstums kommt es nach LANGENBECK und HELFERICH zu keiner Knochenverlängerung mehr. Da die Verlängerung zuweilen aber nicht nur den erkrankten Skeletteil betrifft, sondern auch einen benachbarten, ist die Wirkung der kollateralen Hyperämie augenfällig.

Eine Längenzunahme des Knochens bei venöser Stauung wurde von BROCA, HELFERICH, KRAUSE, BOREL, ZOEGE v. MANTEUFFEL u. a. beobachtet, teils nach Umschnürung, teils nach arteriovenösen Aneurysmen der betroffenen Extremität (BROCA, KRAUSE), bei Varizen (BOREL), Gefäßektasien (ISRAEL), bei Angiomen (BOREL). Letztere Fälle lassen nach M. B. SCHMIDT und

W. MÜLLER (a) aber auch die Möglichkeit zu, daß die Wachstumssteigerung so wie die Gefäßanomalie kongenitalen Ursprungs sein könnte.

Auf die Bedeutung der arteriellen Hyperämie für entzündliche Knochenerkrankungen, vor allem die Osteomyelitis, deren rarefizierender Charakter in der Druckerhöhung durch Blutfülle und Exsudation bedingt ist, wurde schon hingewiesen.

Bei zahlreichen Erkrankungen des Knochens traumatischer und entzündlicher Natur, bei Geschwulstbildungen entsteht eine starke Hyperämie auch durch die begleitende reichliche Gefäßneubildung.

Große Bedeutung hat die Gefäßneubildung bei der Bruchheilung, bei der Kallusentwicklung, wo sie von LEXER (c), DELKESKAMP, ROHDE eingehend untersucht worden ist (Abb. 2). ,,Das ganze zu einem Knochen gehörige Arteriensystem antwortet auf das zur Fraktur führende Trauma mit starker Gefäßfülle und -neubildung"[LEXER(c),S.521]. Dabei zeigt die regelmäßige Wucherung der periostalen und intraossalen Arteriennetze, wie sehr die Heilung des Knochenbruches von der Ernährungszufuhr abhängig ist. Diese Wucherung bildet sich mit der Verknöcherung des Kallus und dem Schwinden der Bruchhyperämie zurück. Der Höhepunkt der Bruchhyperämie liegt nach den Untersuchungen von DELKESKAMP um die 5. Woche herum, bei Kindern früher als bei Erwachsenen.

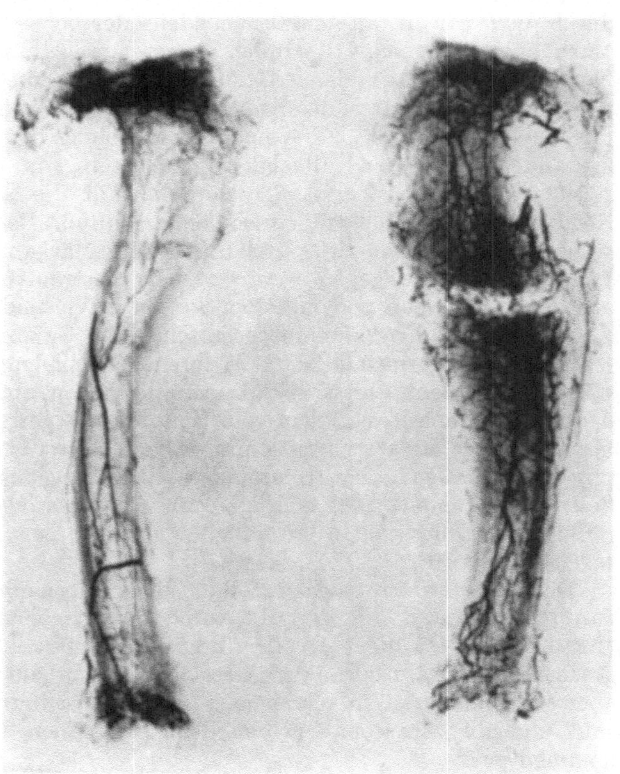

Abb. 2. Schienbeinfraktur eines Hundes nach 5 Wochen mit periostalem Gefäßnetz. Zum Vergleich die Knochen der unverletzten Seite. (Nach LEXER, c, Abb. 1.)

Nach LEXER hat die Bruchhyperämie zwei für die Heilung bedeutsame Folgen: Die Herstellung eines Kollateralkreislaufes und die Erholung und Ernährung der Bildungszellen für die Kallusentwicklung. Störungen dieser Vorgänge scheinen LEXER von besonderer, bis dahin zu wenig berücksichtigter Bedeutung für die Entstehung von Pseudarthrosen, trotzdem die Verhältnisse bei der medialen Schenkelhalsfraktur infolge des Fehlens eines periostalen Gefäßnetzes und der dadurch bedingten Kallusschwäche — im Gegensatz zu lateralen Fraktur, die im Bereich der periostalen und metaphysären Gefäße erfolgt — auf die Wichtigkeit der Gefäßversorgung hinweisen.

Eine Woche nach dem erfolgten Bruch zeigt sich bereits die Vermehrung der periostalen und intraossalen Arterien und deren stärkere Füllung weit über die Bruchstelle hinaus. Zuerst erfolgt die Wucherung des periostalen Netzes, dann bildet sich der Kollateralkreislauf mit den zerrissenen Markgefäßen aus, an dem sich bei Frakturen in der Mitte der Diaphyse auch die weit abliegenden metaphysären Gefäße beteiligen, letztere um so ausgiebiger, je näher der Bruch der Metaphyse liegt. ,,So strömt von der metaphysären Seite her das Blut, hauptsächlich aus den Kapselgefäßen stammend, durch die metaphysären Anatomosen rückläufig in die Nutritiaäste und mit ihnen gegen das zertrümmerte Mark der Frakturstelle. Andererseits wachsen aus dem gewucherten periostalen Netz kräftige Gefäße schon in der 2. Woche in den Bruchspalt, später auch durch die Corticalis an den Bruchenden oder bei seitlicher Verschiebung in die Markhöhle, wo sich allmählich Anastomosen mit den rückläufig gefüllten Nutritiagefäßen ausbilden. Dadurch bekommt die verletzte und außer Ernährung gesetzte Partie des Knochenmarkes von beiden Seiten arterielles Blut'' [Lexer (d), S. 528/29]. Erst nach der Erholung bzw. dem Ersatz ist das Mark imstande, sich an der Kallusbildung zu beteiligen, der Markkallus bleibt daher zeitlich hinter dem periostalen zurück. Für die Ausbildung des Markkallus ist aber auch die Bruchstelle nicht ohne Einfluß. Bei Brüchen an der Eintrittsstelle der Arteria nutritia sind die beiden Markabschnitte gleich geschädigt. Liegt der Bruch dagegen abseits davon, so strömt dem einen Fragment Blut aus dem erhaltenen und mit dem Stamm in Verbindung gebliebenen Zweig zu. An diesem Fragment kommt es rascher zur Gefäßvermehrung und zum Anschluß an das periostale Netz. Während in dem von der Arteria nutritia versorgten Fragment die Nutritiahyperämie schon am Ende der ersten Woche deutlich ist, dauert es an dem vom Hauptstamm getrennten Ende 4—5 Wochen, bis durch den Kollateralkreislauf genügend Blut aus den periostalen und metaphysären Gefäßen herbeiströmt und die Ernährung des Markes der an der anderen Seite gleichkommt. Bei Schräg- oder Splitterbrüchen mit ausgedehnter Zerreißung der Nutritiaäste ist daher viel mehr Zeit notwendig, bis das Mark regeneriert wird.

Den Hauptteil zur raschen Heilung eines Knochenbruches trägt die Nahrungszufuhr von seiten des Periosts durch dessen reichliche Gefäßneubildung bei [Lexer (d)]. Ist diese Quelle durch Loslösung der Weichteile vom Periost geschädigt, so kann zwar die Arteria nutritia allein die nötige Zufuhr leisten, aber erst viel später in ausreichendem Maß, da hierbei ihre Äste auch verletzt sind und die Anastomosen mit dem periostalen Gefäßnetz in Wegfall gekommen sind.

Am günstigsten liegen die Verhältnisse bei Brüchen der Metaphyse, da hierbei keine größeren Gefäße unterbrochen werden, deren Funktion erst durch einen Kollateralkreislauf ersetzt werden müßte. Sowohl von den Kapselgefäßen und metaphysären Arterien als auch von Ausläufern der Nutritia gelangt genügend Blut an die Bruchstelle heran. Die ausreichende Versorgung mit Blut von allem Anfang an läßt auch im Bereich der Metaphysen kaum Pseudarthrosen entstehen.

Auch die reichliche Gefäßversorgung, die bis zum Abschluß des Wachstums zwischen Epi- und Metaphyse besteht, läßt das Fehlen eines periostalen Gefäßnetzes und des Kallus am epiphysären Bruchstück nicht als einen der Heilung hinderlichen Umstand erscheinen, wogegen bei alten Leuten, bei denen das abgebrochene Fragment an keiner Stelle mit der Kapsel und ihren Gefäßen in Zusammenhang steht (z. B. Femurkopf) die ungünstigsten Verhältnisse für eine Heilung bestehen [Lexer (d), S. 530].

Bei Knochenatrophie, an gelähmten Extremitäten (Stackelberg), bei Gefäßerkrankungen (Atherosklerose) und im Alter ist die Bruchhyperämie unzulänglich, die Kallusbildung infolge der mangelhaften Ernährung gering, daher besonders starke Neigung zur Pseudarthrosebildung. Nach LEXERs und STACKELBERGs Untersuchungen bringen alle Schädigungen, welche die nach einem Knochenbruch einsetzende arterielle Hyperämie beeinträchtigen oder verhindern, eine Verzögerung und Erschwerung der Bruchheilung mit sich und begünstigen so die Pseudarthrosebildung.

Auch die passive, venöse Hyperämie in Form der Stauungshyperämie begünstigt die Kallusentwicklung (BUM, NICOLADONI u. a., PEARSE und MORTON), soferne sie entsprechend lange und in entsprechendem Grad wirksam ist.

Eine besondere Bedeutung gewinnen Hyperämiezustände für die Ausbildung verschiedener Osteoporoseformen [POMMER (c)]. Zur Erklärung der das Übergewicht erlangenden Resorptionsvorgänge dürften hierbei nach POMMER (c) im Wesen der Inaktivität begründete Verzögerungen des Blutstromes und damit gegebene örtliche Erhöhungen des Blutdruckes und deren Folgen in Erwägung zu ziehen sein, auch die mit senilen und marantischen Gefäßveränderungen einhergehenden Kreislaufstörungen, möglicherweise auch die unter atrophischen Verhältnissen ex vacuo sich einstellenden Hyperämiezustände. Die mit der Untätigkeit einhergehenden Hemmungen des Blut- und Saftverkehres bewirken Druckerhöhungen und wohl auch Kohlensäureanhäufungen, wodurch ostoklastische Resorptionsvorgänge begünstigt werden. In diesem Sinne sprechen Untersuchungen NASSEs über den Einfluß von Nervendurchschneidung. Die dabei beobachtete Anhäufung von Glykogen in gelähmten Teilen läßt auf Verminderung der Zirkulation und Oxydation und auf gesteigerte Kohlensäurespannung schließen. Auch die dabei vorhandene Erschwerung des Abflusses von Blut und Gewebsflüssigkeit fördert das Überwiegen der Resorption über den Ansatz von Knochensubstanz [POMMER (c)].

Nach POMMER (c) gelangt damit auf dem Gebiet der Inaktivitätsosteoporose eine Auffassung zur Geltung „auf die auch schon die bei der sog. entzündlichen Osteoporose ... bestehende Steigerung der lakunären Resorptionsvorgänge mit ihren durch örtliche Kreislaufstörungen bedingten Erhöhungen des Blut- und Gewebsdruckes hinweist" ... [(c) S. 17]. Auch das Mißverhältnis zwischen Abbau- und Anbauvorgängen bei den verschiedenen Formen der akuten Osteoporose findet damit seine Erklärung.

Die durch senkrechte Extension bei Oberschenkelbrüchen rachitischer Kinder auftretende akute Osteoporose (WICHMANN, STOELTZNER), die STOELTZNER auf Anämie zurückführt, ist nach POMMER (c) gleichfalls als Wirkung venöser Hyperämie zu deuten, da bei der Extensionshaltung ein Druck auf die Inguinalgegend ausgeübt wird. Als Beweis für die zur Osteoporose führende Wirkung venöser Stauung führt POMMER (c) auch die Versuche C. R. H. RABLs zur Ausgleichung rachitischer Verkrümmungen an.

Mit der Auffassung der bei akuter Osteoporose gesteigerten lakunären Resorption als Hyperämiewirkung stehen nicht nur die angeführten Versuche NASSEs, sondern auch die damit übereinstimmenden von KASSOWITZ in Einklang [POMMER (c)] und damit wird bestätigt, daß „als nächste Ursache einer rascher auftretenden Osteoporose stets eine Hyperämie der in der Knochensubstanz selbst enthaltenen Gefäße" erkannt werden muß [H. MEYER (1853)].

Nach POMMER (c) sind in diese Auffassung auch alle die Osteoporosefälle einzubeziehen, bei denen sich die betreffenden Skeletteile im Zustand kollateraler Hyperämie befinden, wie bei der „akuten traumatischen Knochenatrophie" (nach Frakturen) von SUDECK, unter deren klinischen Erscheinungen SUDECK selbst „am regelmäßigsten" „Zyanose und Ödem" antraf. Von W. MÜLLER (d) wird die SUDECKsche Knochenatrophie als diffuser Druckschwund durch Stauung angesehen und HEYDEMANN erblickt auf Grund seiner

Untersuchungen in einer ausgesprochenen venösen Abflußbehinderung sowie einer kollateralen Hyperämie die Vorbedingung für die akute Knochenatrophie. Behinderung der arteriellen Blutzufuhr zum Kochen löst dagegen keine akute Knochenatrophie aus.

Nach HEYDEMANN ist auch weniger die Fraktur selbst als die sie begleitenden Weichteilveränderungen für Grad und Ausdehnung der nachfolgenden Knochenatrophie verantwortlich. Da die akute Knochenatrophie nach HEYDEMANN stets zuerst in den am besten gefäßversorgten Knochengebieten auftritt, bestehen Unterschiede zwischen Kindern und Erwachsenen entsprechend den verschiedenartigen Durchblutungsverhältnissen. Auch die akute Knochenatrophie bei Entzündungsprozessen an den Extremitäten [KIENBÖCK (b)] ist gleichfalls auf Hyperämiewirkung zurückzuführen.

Ebenfalls als Hyperämiewirkungen sind die gesteigerten Resorptionsvorgänge im Bereiche von Markblutungen anzusehen (POMMER). Nach POMMER besteht aller Anlaß, bei der Aufklärung der Entstehungsart örtlicher Osteoporose immer vor allem die Frage ins Auge zu fassen, ob traumatisch verursachte reaktive Steigerungen der ostoklastischen, durch Blut- und Gewebsdruckerhöhung bedingten Resorptionsvorgänge vorliegen und die Osteoporose einleiten (c, S. 21).

Auch für die das fortschreitende endochondrale Längenwachstum vom 6. Lebensmonat bis zum 4. Jahr begleitende physiologische Osteoporose macht POMMER (c) hyperämisierende Rückwirkungen auf die Blutbahnen der Binnenräume der Diaphyse verantwortlich, die durch raumbeengende Vorgänge während der Anlagerung an die Pfeiler der primären und sekundären Markräume zustande kommen.

In das Gebiet der durch Stauungswirkungen zustande kommenden Osteoporose gehören auch die Veränderungen innerhalb tubulös gebauter Spongiosaabschnitte bei Osteomalacie und Rachitis, wie sie von POMMER (c) und LANG (b) beschrieben wurden. Auf dauernde Stauungen des Blutumlaufes in den venösen Gefäßen dieser Gebiete, wie sie infolge der Weichheit des Knochens eintreten, sind die gesteigerten Resorptionsvorgänge in den Markräumen der röhrigen Spongiosa zu beziehen.

Unter der Wirkung länger bestehender venöser Stauungszustände gelangen aber auch hypertrophische Gewebsveränderungen zur Ausbildung. Schon bei einfachen Stauungshyperämien sieht man nach ASKANAZY [1], daß die Zellen des Endostes gut hervortreten, dichter gestellt sind und die zarte Endostlage ihre Zellen in zwei oder mehrfachen Reihen entwickelt hat. Nach ASKANAZY reagiert das Knochenmark zwar nicht so deutlich wie die klassischen Stauungsorgane, es kommt nicht so leicht zur Induration mit Verdichtung des Stromas (S. 814).

Im Verlaufe mannigfacher Erkrankungen des Knochens treten aber vielenorts Fasermarkentwicklungen und schleimgewebsähnliche Umwandlungen des Markes auf, für deren Entstehung die ausschlaggebende Rolle von Kreislaufstörungen, in erster Linie Stauungen nicht von der Hand zu weisen ist. Es ist ohne weiteres klar, daß z. B. die in der Weichheit und Nachgibigkeit des osteomalacischen und rachitischen Knochens begründete Verbiegbarkeit und Verformbarkeit im besonderen mechanisch und statisch stark beanspruchter Skeletabschnitte nicht ohne Folgen auf die Blut- und Saftbahnen des Markes und Knochens bleiben wird [POMMER (c), LANG (b)]. Die Auswirkungen jeder Beeinträchtigung des Blut- und Saftstromes werden aber durch die Eigenart der Strombahnen innerhalb des Knochens begünstigt, die Stauungen nicht leicht

---

[1] Vgl. dieses Handbuch Bd. I/2.

auszugleichen gestattet. Örtliche Stauungen des Kreislaufes sah schon v. RECKLINGHAUSEN (a) als Ursache der fibrösen Markabänderungen an, die er mit der cyanotischen Induration der weichgewebigen Organe verglich. Nach v. RECKLINGHAUSEN (a) nehmen alle chronischen Krankheiten, die bindegewebige Induration und sklerotische Verdickung erzeugen, ihren Ausgang von den venösen Kapillaren. Veränderungen der Blutfülle durch regelmäßige Reizungen von geringer Stärke aber nachhaltigem Bestand schaffen die Bedingungen für die faserigen Markabänderungen. Galten diese Überlegungen in erster Linie für die sog. RECKLINGHAUSENsche Krankheit im engeren Sinne — für deren Fasermarkentwicklungen aber auch noch andere Umstände ursächlich in Frage kommen — so treffen sie doch für die Markfibrosen bei anderen Skeleterkrankungen, z. B. Osteomalacie und Rachitis, sowie verschiedene örtliche Skeletabänderungen zu. RECKLINHAUSEN (a) dachte hinsichtlich der Osteomalacie an arterielle Hyperämie ohne venöse Stauungen, doch ist diese Anschauung wohl nicht zutreffend.

LANG (b) deutete in Übereinstimmung mit POMMER (c) die fibrösen und schleimgewebigen Markabänderungen bei Osteomalacie und Rachitis und weiterhin auch bei verschiedenen örtlichen Gewebsveränderungen (in der Umgebung von Blutungsherden, Entzündungsgebieten, Geschwulstabsiedelungen usw.) als Phlegmasiezustände im Sinne von v. RECKLINGHAUSEN (b). Für die letzten Formen ist namentlich darauf hinzuweisen, daß Druckwirkungen seitens des Erkrankungsherdes auf die abführenden Venen zu Stauungen des Blutumlaufes und zu Ödembildung im Mark führen. Auf dieses sind die schleimgewebigen Veränderungen des Markes zurückzuführen. Betreffs der entsprechenden Markbefunde in der Umgebung von Knochenzysten und die daran angeschlossenen grundsätzlichen Erörterungen POMMERs (d) sei auf den Abschnitt Knochensystem dieses Handbuches verwiesen.

Abschließend kann über diese Faser- und Schleimgewebsabänderungen des Markes gesagt werden, daß sie sekundäre Entwicklungen darstellen, die in geänderten Kreislaufverhältnissen, in erster Linie Stauungszuständen begründet sind, deren unmittelbare Ursache aber in den einzelnen Fällen verschieden sein kann.

Weiterhin sind als Folgen der venösen Hyperämie Befunde erheblicher Knochenanlagerungen zu erwähnen, unter denen vor allem diffuse Hyperostosen des Schädeldaches bei chronischer Stauung im Bereiche der Vena cava superior zu nennen sind. In mehreren eigenen Beobachtungen waren derartige Befunde mit einer annähernd gleichmäßigen Verdickung des Schädeldaches bis zu $1^1/_2$ cm zu erheben. In einem Falle war die Stauung durch eine mächtige intrathorakale Struma verursacht, in einem anderen durch einen großen verkalkten Lymphknoten, der auf die Cava drückte. Wie aus den Abb. 3 und 4 zu ersehen ist, erfolgt die Dickenzunahme hauptsächlich durch Auflagerung an der perikranialen Seite des Schädels, die bis zu 50 Aufschichtungen aufweist, so daß eine mächtige sklerotische Tabula externa zur Ausbildung gelangt. MARCHAND erwähnte das Vorkommen derartiger Hyperostosen als nicht seltene Folge chronischer Stauungszustände.

In ähnlicher Weise wurden auch die eigentümlichen Veränderungen der Finger und Zehen erklärt, die als Trommelschlegelfinger bekannt sind und bei Erkrankungen der Lungen, bei Bronchiektasien mit putrider Sekretion, bei kongenitalen Herzfehlern (BAMBERGER, MARIE, KRÜGER [maligne Struma mit Metastasen)] zur Ausbildung gelangen. KRÜGER weist aber unter Bezugnahme auf DENNIG, LITTEN, ARNOLD u. a. darauf hin, daß venöse Stauung allein nicht imstande ist, die entsprechenden Knochenveränderungen zu erzeugen, die Trommelschlegelfinger bloß in Weichteilveränderungen ihre Grundlage

haben. Aus dem Fehlen von Knochenveränderungen selbst sei einer 30 Jahre
bestandenen Pulmonalstenose einerseits, dem Auftreten von Trommelschlegelfingern bei narbiger Pylorusstenose und dem Verschwinden der kolbigen Auftreibung der Endglieder nach Behebung der Stenose schloß Krüger, daß die
Veränderungen wohl nur als Folgewirkungen einer Intoxikation gedeutet
werden können.

Dieser Auffassung trägt auch die neuere Forschung über die Veränderung
Rechnung, indem an Stelle der ursprünglichen Bezeichnung „Ostéoarthropathie hypertrophiante pneumique" (P. Marie) die Benennungen „toxigene
rarefizierende Osteoperi-
ostitis (M. Sternberg)
oder allgemeine Osteophy-
tose (Crump) traten. Die
Zyanose, die vielfach mit
der Verdickung der Finger
und Zehen aber auch mit
dem vollen Bild der „Ostéoarthropathie" einhergeht,
läßt allerdings in erster
Linie an venöse Stauung
denken und M. B. Schmidt
erkannte sie auch für die
mit Herzfehlern verbun-
denen Fälle an, maß aber
auch toxischen Wirkun-
gen Bedeutung zu, der-
art, daß die betreffenden
toxischen Einflüsse eine
stauungserregende Wir-
kung darstellen.

Für eine ausführliche Er-
örterung der mit dem
genannten Krankheitsbild
bzw. den Trommelschlegel-
fingern zusammenhängen-
den Fragen ist hier nicht
der Platz, da wir doch
auf Grund der neueren
Ergebnisse in dem nach
Bamberger und Marie be-
nannten Krankheitsbild

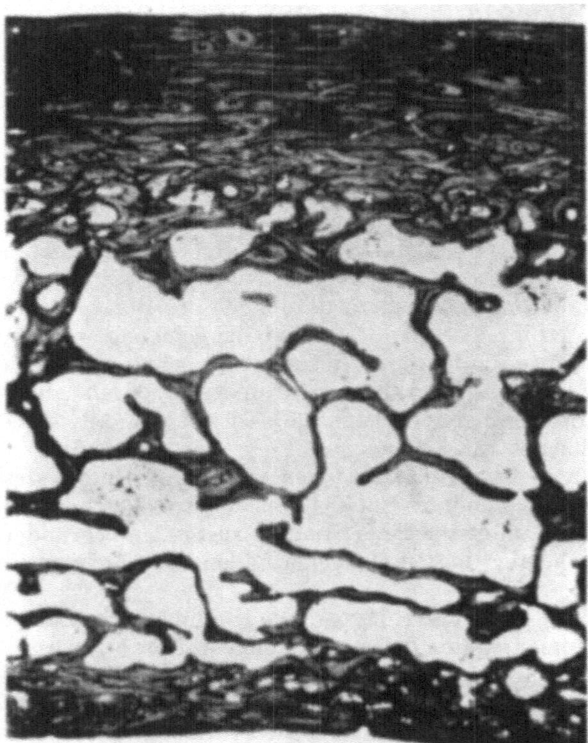

Abb. 3. Hyperostose des Schädeldaches mit starker Verdickung der äußeren Tafel bei hochgradiger Kompression der Vena cava superior durch
intrathorakale Struma. (19917/477 v. 26. 12. 1931, 54 a Mann) 10×.

die Folgen einer toxischen Erkrankung zu erblicken haben und die Trommelschlegelfinger nur eine Teilerscheinung derselben darstellen. Nach Crump, dem
wir aus dem Institut Erdheims eine bedeutungsvolle Arbeit aus der letzten
Zeit über diesen Gegenstand verdanken, handelt es sich wohl „um im Blut
kreisende, noch völlig unbekannte, abnorme Stoffe, die ihre krankmachende
Wirkung an drei ganz verschiedenen Geweben kundtun können: 1. Am Periost
und Knochen, wobei sich diese mit mächtigen neuen Auflagerungen überziehen
und der Porosierung verfallen; 2. an den Gelenken, die klinisch deutliche Erscheinungen von Entzündung zeigen; 3. an den Weichteilen der Endphalangen.
die sich im Sinne der Trommelschlegelfinger verändern" (S. 468).

Nach den derzeitigen Vorstellungen entstehen also alle drei Arten von Veränderungen auf Grund von Giftwirkungen, das Gift entstammt einer Quelle

und wird auf dem Blutwege zugeführt. Die 3 Arten von Veränderungen können einzeln für sich auftreten, sich zu zweit in verschiedener Weise kombinieren oder alle 3 vorhanden sein (CRUMP).

Als Quelle der schädlichen Stoffe kommen in der überwiegenden Mehrzahl der Fälle Lungenerkrankungen, allerdings sehr verschiedener Art in Frage: Tuberkulose, Bronchiektasie, Pleuraempyem, primäre und metastatische Gewächse der Lunge, aber auch Herzerkrankungen mit hochgradiger Stauung, Lebererkrankungen, Lymphogranulomatose u. a. CRUMP gibt aber auch zu, daß für die Fälle mit Herzfehlern die Toxinannahme im landläufigen Sinne gezwungen erscheinen mag.

Als anatomische Grundlage der Trommelschlegelfinger, soweit diese in Knochenveränderungen zu erblicken ist, konnte CRUMP subunguale Osteophytbildungen nachweisen. Dieser Befund steht im Gegensatz zu den bisherigen Angaben, nach denen die Trommelschlegelfinger auf einer Massenzunahme des subungualen Weichgewebes durch starke Gefäßentwicklung, Vermehrung oder Ödem des Bindegewebes beruhen.

Eine endgültige Aufklärung der Ursache der Trommelschlegelfinger kann aber heute noch nicht gegeben werden, zumal Trommelschlegelfinger mit und ohne Zyanose beobachtet werden, auch bei vorhandener Zyanose keine Veränderungen des Herzens gefunden werden, die eine solche zu erklären

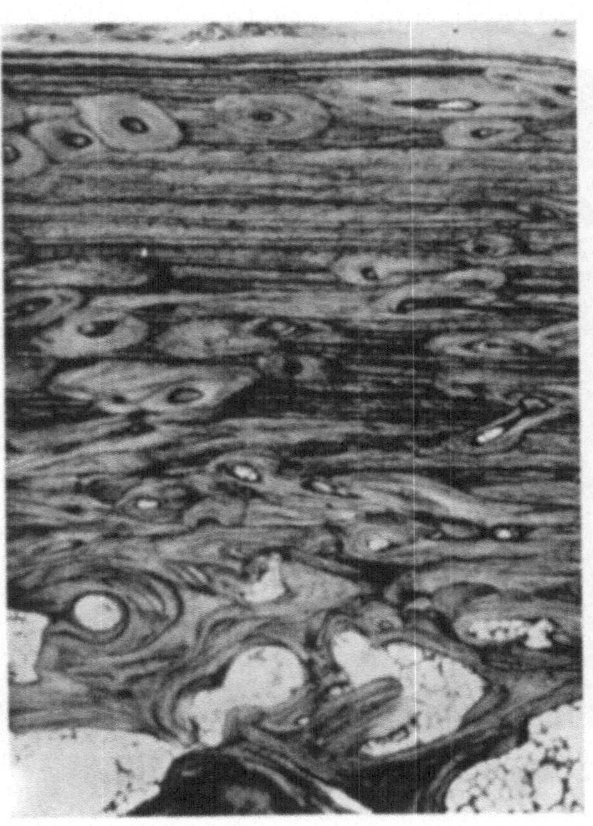

Abb. 4. Teilbild aus Abb. 3. Gleichmäßige Aufschichtung an der perikranialen Seite des Schädeldaches, die bis zu 50 Kittlinien aufweist. Stellenweise Einbau HAVERSscher Systeme in die Aufschichtungen.

vermöchten, wie z. B. in einem Fall von MARESCH, bei dem sie auch schon vor Auftreten einer Lungenerkrankung bestanden hatte. MARESCH denkt in diesem Fall an vasomotorische Störungen als Ursache der Zyanose und hält die lang andauernden Zirkulationsstörungen für einen wichtigen Faktor in der Entstehung der Osteoperiostitis.

Für einen engeren Zusammenhang mit Zirkulationsstörungen wären die Beobachtungen einseitiger Trommelschlegelfinger bei Aneurysma der Arteria subclavia (EBSTEIN, FODOR) heranzuziehen; EBSTEIN und FODOR legen aber mehr Gewicht auf die Reizung der Nerven durch den Druck des Aneurysmas als auf die Stauung selbst.

Man wird sich daher wohl am besten die von EBSTEIN geäußerte Meinung zu eigen machen, daß die Trommelschlegelfinger verschiedene Ursachen haben,

daß für einen Teil der Fälle aber doch die Wirkung venöser Hyperämie anerkannt werden muß. Wieweit an den am ehesten auf Stauung zu beziehenden
Fällen nicht' nur Weichteilveränderungen, sondern auch Knochenveränderungen
beteiligt sind, läßt sich aus den Angaben des Schrifttums kaum mit einiger
Sicherheit sagen.

Blutung.

Blutungen kommen am' und im Knochen bei traumatischen Einwirkungen infolge von Gefäßzerreißung teils ohne, teils mit gleichzeitiger Verletzung des Knochens vor. Periost, die Binnenräume der Kortikalis und Spongiosa oder die große Markhöhle können der Sitz der Blutung sein.

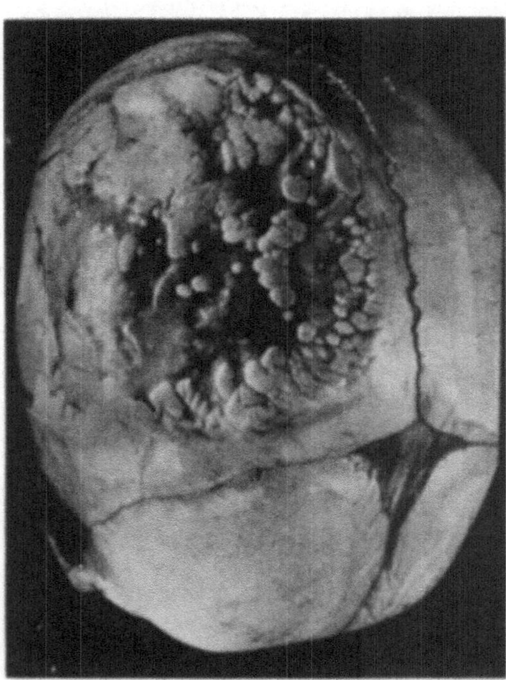

Abb. 5. In Organisation bezw. Ossifikation begriffenes Kephalaematoma externum. (Präparat des pathologisch-anatomischen Museums der Universität Berlin.)

Ferner können Schädigungen der Gefäßwände mehr oder weniger ausgedehnte Blutungen nach sich ziehen, wie bei der Möller-Barlowschen Krankheit, beim Skorbut der Erwachsenen, bei hämorrhagischer Diathese, bei verschiedenen Arten von Purpura, beim Morbus maculosis Werlhofii, im Verlauf verschiedener Infektionen, septischer bzw. septisch - hämorrhagischer Erkrankungen, bei kongenitaler Lues. Dabei handelt es sich hauptsächlich um subperiostale und intramedulläre Blutungen.

Schließlich wären noch Stauungsblutungen zu nennen als Begleiterscheinung einer mehr oder weniger ausgebreiteten Stauungshyperämie oder in der Nachbarschaft von raumbeengenden Prozessen.

Eine besondere Bedeutung kommt größeren Blutungen für die Entstehung
sog. Knochenzysten zu.

Kleine Blutungen, ganz gleich aus welcher Ursache, haben im allgemeinen
keine besondere Bedeutung, da sie rasch resorbiert werden und keine länger
dauernden Schädigungen des Gewebes nach sich ziehen.

Wird von Blutungen, die bei den seltenen intrauterinen Knochenbrüchen
vor sich gehen, abgesehen, so ist — zeitlich genommen — an erster Stelle unter
den traumatisch verursachten Blutungen das Kephalhämatom der Neugeborenen zu nennen. Beim Kephalaematoma externum handelt es sich
um eine Blutansammlung zwischen Periost und Schädelknochen infolge Zerreißung von Periostgefäßen im Verlaufe langdauernder schwerer Geburten.
Dabei ist die meist halbkugelige Vorwölbung infolge der festen Verbindung
zwischen Galea und Periost im Bereiche der Nähte durch diese begrenzt. Bei
der Resorption des Blutergusses bildet sich durch Knochenentwicklung vom
Periost in der Umgebung des Ergusses ein knöcherner Wall, der später wieder

verschwindet. Ausnahms-
weise erstreckt sich die Ossifikation auch auf das Zentrum des Herdes, so daß
eine dünne Knochenschale
entsteht (Abb. 5). Durch
Nachblutungen kann es zur
Vergrößerung des ursprünglichen Ergusses kommen. Zuweilen findet sich entsprechend dem äußeren Kephal-
ämatom auch ein Bluterguß
zwischen Schädelknochen
und Dura, ein Kephalaem-
atoma internum, wenn die
Schädelknochen verletzt
wurden und Blut aus den
Diploevenen austritt. Im
allgemeinen hat dieses epi-
durale Hämatom infolge des
straffen Anliegens der Dura
am Knochen nur geringe
Ausdehnung.

Ausnahmsweise kann ein
inneres Kephalhämatom
auch zu bedeutenden Rück-
wirkungen auf das Wachstum
des Schädels führen, wie der
von POMMER (e, f) eingehend
beschriebene Fall einer hochgradigen asymmetrischen
Ausgestaltung des Schädels
(und Gehirns) bei völlig un-
gehinderter körperlicher und
geistiger Entwicklung eines
49 Jahre alten Mannes be-
weist. Dabei fand sich entsprechend der supraduralen
Sackbildung an der Innen-
fläche des Schädeldaches ein
ovales Feld, das von einem
wulstigen bzw. kammartigen
Knochenwall umsäumt war
(Abb. 6). Hinsichtlich der ver
schiedenen Asymmetriebe-
funde und deren Entste-
hungsmechanismus sei auf
die Originalarbeiten POM-
MERs (e, f) verwiesen.

Traumatische Blutungen
sind in der Regel Begleiterscheinungen von Knochenbrüchen und hinsichtlich Sitz

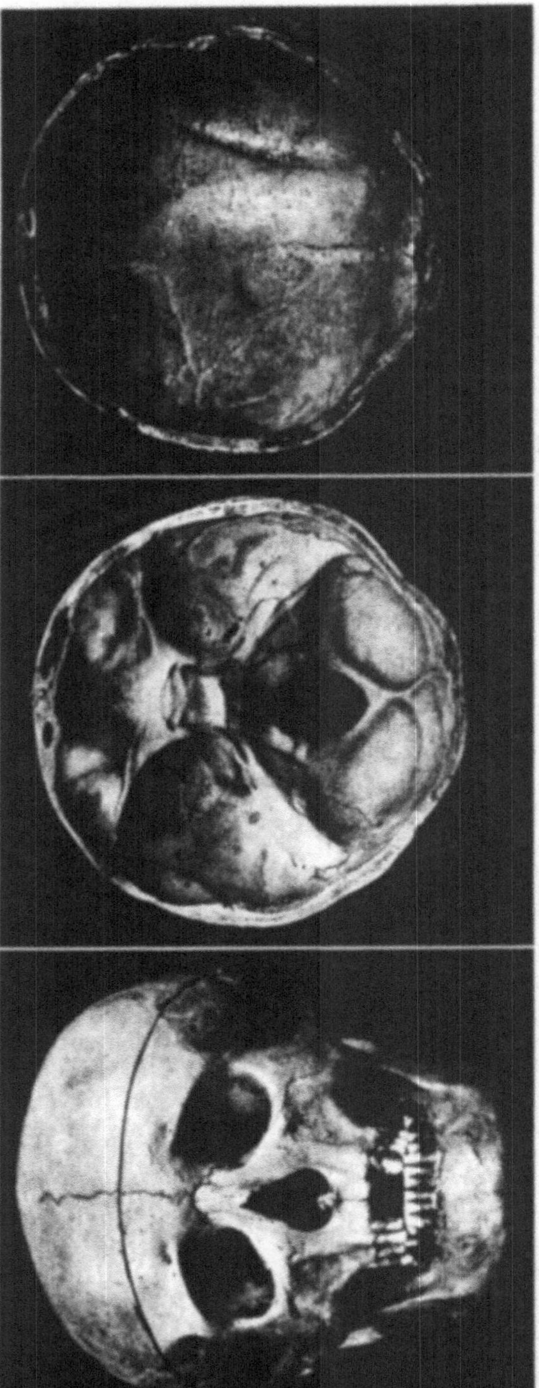

Abb. 6. Schädelasymmetrie infolge eines Kephalaematoma internum. Vorderansicht des Schädels, Innenansicht der Schädelbasis und Innenansicht des Schädeldaches. Das vom Knochenwall umgebene Ovalfeld des Hämatoms auf der Innenfläche des linken Scheitel- und Stirnbeins (rechts im Bilde). [Nach POMMER (e) (Abb. 1, 5 und 6).]

und Ausdehnung von diesen abhängig. Sie gelangen in Form blutiger Durchtränkung des Markes und Periostes, sowie als subperiostale Hämatome zur Ausbildung.

Die Blutergüsse im Bereiche von Knochenbrüchen bilden ein gewisses Hindernis für die Frakturheilung [Kaufmann, Lexer (c)], das erst durch Resorption beseitigt werden muß. Lexer (c) sieht im Bluterguß bzw. Blutgerinnsel nur das Füllmaterial einer Gewebslücke, das von Keimgewebe und Gefäßen durchwachsen wird. Nicht jedes Keimgewebe durchwächst den Bluterguß in gleicher Weise, am ausgiebigsten besorgt dies Bindegewebe, das zur Narbe wird. Das Keimgewebe des Knochens kann nach Lexer ein Blutgerinnsel nur dann völlig durchwachsen, wenn das gleichzeitige Einwachsen von Bindegewebe ausgeschlossen oder beschränkt ist, „z. B. in einem Blut gefüllten und gut ernährten Periostschlauch, in einer mit Periost oder mit Knochen verschlossenen Spongiosahöhle oder in seitlichen Periost-Kortikalisdefekten" [(c), S. 532]. Nach Lexer kann der Bluterguß nicht als Nährstoff für knochenbildendes Keimgewebe angesehen werden, wohl aber als Füllmaterial für eine zur Knochenbildung ausreichend befähigte Lücke des Knochens. Große Blutergüsse sieht Lexer (c) unter gewissen Voraussetzungen als Hindernis für die Frakturheilung an, wenn sie bei gleichzeitiger schwerer Schädigung der Bruchhyperämie des Periostes und des Markes eine Umwandlung in schwieliges Bindegewebe erfahren. Hebt der Bluterguß das mit den Weichteilen in Verbindung gebliebene Periost ab, so liegen die Verhältnisse für die Bruchheilung sehr günstig, da das periostale Keimgewebe „dank der guten Periosternährung aus der Nachbarschaft und infolge der rasch entstandenen Bruchhyperämie in die Fibrinmassen hineinwuchern und die Kortikalis erreichen kann", bevor Granulationsgewebe sich vor die eröffnete Markhöhle legt und in diese hineinwächst [Lexer (c), S. 572]. Insbesondere bei kleinen Blutergüssen und dicht aneinander stehenden Bruchenden ist dies der Fall. Bei großen Blutergüssen, die durch Verletzung der zum Periost führenden Gefäße zustandekommen, ist die Bruchhyperämie und die Tätigkeit des Periosts gehemmt, es kann sich reichlich Granulationsgewebe im Bereich des Blutergusses entwickeln und zur Narbe umbilden, bevor das spezifische Keimgewebe imstande ist, seine Aufgabe zu erfüllen. Mit der Rückbildung der Bruchhyperämie ist in solchen Fällen nach Lexer (c) das Schicksal der Frakturstelle entschieden, die Markhöhle ist bindegewebig verschlossen, der periostale Kallus wird atrophisch, die Folge ist eine Pseudarthrose.

Bei ausgedehnten Blutaustritten zwischen Periost und Knochen unter Zerstörung der die Knochensubstanz ernährenden Gefäße kann es auch zu oberflächlichen Nekrosen des Knochens kommen, die jedoch bald durch Ausbildung neuer Gefäßbahnen einer Reorganisation zugeführt werden.

Ausgedehnte Blutungen, die zu Periostlösung besonders im Epi- und Diaphysengebiet langer Röhrenknochen führen, treten beim Skorbut (Möller-Barlowsche Krankheit und Skorbut der Erwachsenen) auf, infolge des leichten Austrittes von Blut durch die geschädigten Gefäßwände, wobei mechanische Einwirkungen die Örtlichkeit der Blutungen weitgehend bestimmen (Aschoff und Koch). Die ausgedehnten Blutungen an der Knochenknorpelgrenze der Rippen stehen teils mit den daselbst erfolgenden Frakturen in Zusammenhang (Aschoff und Koch). Daneben kommt es auch zu kleineren und größeren kapillären Blutungen im Mark, die durch die hochgradige Stase der Kapillaren begünstigt sind. Die besondere Größe der traumatischen Blutungen beim Skorbut ist wohl auch durch die allgemeine hämorrhagische Diathese zu erklären. Bei der Möller-Barlowschen Krankheit erreichen die subperiostalen Hämatome oft die gleiche Dicke wie der Knochen selbst [1]

---

[1] Vgl. dieses Handbuch, Bd. IX 1.

Stauungsblutungen im Mark und in den Binnenräumen des Knochens gelangen in der Umgebung der verschiedenartigsten Krankheitsherde, die zu einer Abflußbehinderung in den Blut- und Lymphgefäßen führen, zur Ausbildung. In diesem Zusammenhang ist besonders auf die Befunde in der Nachbarschaft von Knochencysten und Riesenzellentumoren zu verweisen, sowie auf eine eigenartige Beobachtung Langs von Knochenhämatomen bei einem rachitischen und mutmaßlich luetischen Säugling. In dieser Beobachtung bestanden neben einzelnen größeren Blutsackbildungen, die ihrerseits zu Stauungswirkungen auf die Umgebung führten, noch andere Umstände, die der Entstehung von Blutungen günstig waren: Ikterus und Cholämie bei interstitieller

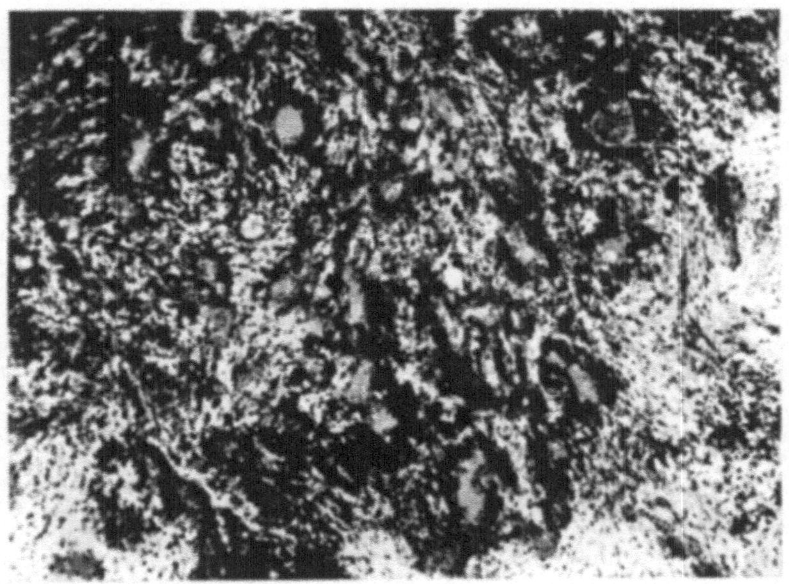

Abb. 7. Ring- bzw. mantelförmige Blutungen in der Nachbarschaft der Gefäße im verdichten Knochenmark eines rachitischen und mutmaßlich luetischen Säuglings. [Fall LANG (c)].

Hepatitis sowie eine in Anbetracht der vorhandenen Rachitis „ganz ungewöhnliche Beschränkung der Vaskularisation im Bereich der Knorpelwucherungszonen und des verdichteten Gebietes der primären Spongiosa; dabei kann man sich vorstellen, daß die besagte Veränderung der Knochenknorpelgrenze vielleicht die Ausbildung des Gefäßbaumes behinderte und durch dessen Einengung unter Blutdruckerhöhung die Blutungen begünstigte" [(d), S. 1464]. Im besonderen wären aus dieser Beobachtung die ausgebreiteten ring- bzw. mantelförmigen Blutungen in der Nachbarschaft der Gefäße des verdichteten Markgewebes hervorzuheben (Abb. 7).

Hinsichtlich der Bedeutung traumatischer Markblutungen namentlich bei Geschlossenbleiben des Knochengefüges für die Entstehung sog. Knochencysten, die Auswirkungen des Hämatoms auf die Umgebung mit den Erscheinungen der erhöhten Transsudation in den Blutungshohlraum, die stauenden Druckwirkungen, Ödembildung und die Entstehung der progressiven Druckusur des Knochens sowie die Anregung zur reaktiven Gewebsbildung bis zu geschwulstartigen Entwicklungen geben die Ausführungen des Abschnittes Riesenzellentumoren und Knochencysten Auskunft. An dieser Stelle seien nur die Namen von KONJETZNY, der 1909 auf die Bedeutung der Markblutungen für die Entstehung von Knochencysten hingewiesen hat, von

Beneke, Pommer, Lang genannt, denen wir grundlegende Erkenntnisse und die Ausgestaltung der Lehre von den Knochencysten verdanken.

Schließlich sei noch angeführt, daß Blutungen im Knochen gelegentlich auch durch Arrosion von Gefäßen, z. B. bei tuberkulöser Karies zustande-kommen können, doch sind diese Blutergüsse selten so umfangreich, daß sie durch Druck zum Schwund der Knochensubstanz führen (Birch-Hirschfeld).

Die Blutungen innerhalb von primären und metastatischen Geschwulst-bildungen des Knochen gehoren nicht mehr zu den Kreislaufstörungen des Knochens im engeren Sinn.

Ödem.

Der Ödembildung im Knochen bzw. seinem Mark kommt insofern Bedeutung zu, als die Flüssigkeitsansammlung, sei es in Form des entzündlichen Ödems, sei es in Form des Stauungsödems bei Erhöhung des Druckes im Venensystem zur Steigerung des Gewebsdruckes mit den bereits geschilderten Folgen der-selben Anlaß gibt.

In dem Zusammenwirken einer reaktiv produktiven Entzündung, wie sie beispielsweise bei abgesackten Blutungen durch die Fremdkörperwirkung des Blutungsherdes gegeben ist, mit Stauungsödem besteht der Phlegmasiezustand v. Recklinghausens, den Pommer (c) und Lang (b) zur Erklärung gewisser faseriger und schleimgewebiger Abänderungen des Knochenmarkes bei all-gemeinen und örtlichen Erkrankungen des Skelets heranzogen (vgl. S. 107).

Auswirkungen chronischer Lymphstauungen, wie bei der Elephantiasis lymphangiecta-tica congenita, bringen zuweilen eine beträchtliche Wachstumssteigerung der Knochen in den betroffenen Gliedmaßen bei gleichem Reifegrad wie an den nicht veränderten Extre-mitäten mit sich. In einem von Spinner beschriebenen einschlägigen Fall betrugen die Längenunterschiede an einzelnen Knochen der erkrankten Extremität gegenüber der gesunden bis zu 75%. In derartigen Beobachtungen dürfte es sich aber kaum um aus-schließliche Wirkung der Lymphstauung handeln, sondern es tritt — wie dies auch Spinner anführt — eine venöse Stauung hinzu, die eine gesteigerte Durchblutung der im Wachsen begriffenen Epiphysengegend veranlaßt.

Das Zusammenwirken von Lymph- und venöser Stauung dürfte wohl auch für die Knochenhypertrophie beim Naevus varicosus osteo-hypertro-phicus (Klippel und Trenaunay) bzw. der Haemangiectasia hyper-trophicans (Parkes Weber) verantwortlich sein (Literatur bei Kumer).

Thrombose, Embolie, Infarkt.

Thrombose von Knochengefäßen tritt vorzugsweise nach Zusammenhangs-trennungen, in der Umgebung von Nekrosen oder Blutungsherden auf. Bei dem großen Reichtum an Anastomosen der Knochengefäße bedingt der Ver-schluß einzelner Gefäße keine besonderen Störungen. Dies gilt in gleicher Weise für die Arterien wie für die Venen. Da eine Zerreißung der Arteria nutritia oder eine Unterbindung derselben keine nachteiligen Folgen für die Ernährung des Knochens hat (S. 92), gilt das gleiche für einen etwaigen thrombotischen oder embolischen Verschluß dieses Gefäßes.

Das Vorkommen keilförmiger Herde bei der Knochentuberkulose ließ die Frage aufwerfen, ob eine embolische Entstehung dieser Herde möglich ist. Anatomisch ist diese Möglichkeit gegeben, da solche Herde dem Ausbreitungs-gebiet bestimmter Knochenarterien, Endarterien in den Metaphysen, funktio-nellen Endarterien in den Epiphysen, entsprechen. Nach Nussbaum bleibt allerdings unentschieden, ob die Bazillenpfröpfe endangitischer Herde groß genug sind, um die fraglichen Knochenarterien zu verschließen, doch würden aus endangitischen Herden abgestoßene bazillenhaltige Bröckel hinreichen, die in Frage kommenden Gefäße von 80—300 μ zu verschließen. Vor allem die aus periangitischen tuberkulösen Herden in die Lungenvenen einbrechenden Käsebröckel würden die erforderliche Größe besitzen (NUSSBAUM).

Auch eine an Ort und Stelle sich ausbildende Arteriitis tuberculosa, hervorgerufen durch im Blut kreisende Bazillen, könnte allmählich zur Verlegung eines Gefäßes führen, vielleicht auch die Erreger in dem von der zugehörigen Arterie versorgten Gebiet verteilen (NUSSBAUM). Auch für kleinere Pfröpfe kann durch rückläufiges Übergreifen der durch sie gesetzten Veränderungen auf die Stelle, von der aus eine Ausschaltung eines größeren Gefäßbezirkes wirksam wird, die Entstehung von Keilherden abgeleitet werden.

Bei allen Vorgängen wird aber „das Vorhandensein von arteriellen Verbindungen" der Epiphyse einen Vorteil vor der Metaphyse gewähren und die vorzugsweise Ansiedelung in der letzteren (LEXER, OBERST, entgegen KRAUSE, GARRÈ u. a.) verständlich machen" (NUSSBAUM, S. 272).

Für die eitrige Osteomyelitis, die die gleichen Örtlichkeiten bevorzugt, wie die Tuberkulose, können ähnliche Überlegungen gelten, doch ist, wie NUSSBAUM ausführt, zu bedenken, daß wohl nur kleine Emboli in Frage kommen können, welche durch die Lungenkapillaren hindurchgehen. Solche Emboli würden wahrscheinlich kleinere Arterien verstopfen, von dort gegen den Blutstrom ansteigend zur Thrombose eines größeren, über 20 μ weiten Gefäße führen. Sobald eine derartige Thrombose eintritt, ist die Metaphyse wegen der Endarterien gegenüber der Epiphyse im Nachteil (S. 276).

Was schließlich die blanden Infarkte des Knochens anlangt, so sind die anämischen Nekrosen bereits erörtert worden. Es sei nur nochmals betont, daß hinsichtlich der Epiphysennekrosen, namentlich derer, die die ganze Epiphyse oder große Teile umfassen, eine embolische Entstehung zugunsten anderer, zu Gefäßsperre führender Vorgänge abzulehnen ist. Abgesehen von dem bisher nicht erbrachten Beweis derartiger Embolien müßte in solchen Fällen noch dazu eine unwahrscheinliche Massenembolie zahlreicher Gefäße erfolgen.

Hämorrhagischen Infarkten ähnliche Abänderungsgebiete hat SCHMORL an mehrere Fällen PAGETscher Ostitis deformans im Bereich der Schädelknochen sowie an zwei mäßig verdickten, aber sonst gesunden Schädeldächern beobachtet. Es handelte sich dabei um scharf abgegrenzte dunkelrot gefärbte Knochengebiete verschiedener Ausdehnung. Die Gefäße dieser Abänderungsgebiete befanden sich im Zustand der Stase. Eine Ursache der Zirkulationsstörung vermochte SCHMORL nicht anzugeben, doch lehnte er eine arterielle Kreislaufstörung ab. SCHMORL sah sich bei den in Rede stehenden Veränderungen an die sog. roten Infarkte der Leber erinnert und hob hervor, daß in allen Beobachtungen eine schwere, allgemeine, durch Herzerkrankung bedingte Stauung vorhanden war.

Schrifttum.

ASCHOFF, L.: Diskussionsbemerkung. Arch. klin. Chir. **126**, 132 (1923). — ASCHOFF, L. u. W. KOCH: Skorbut. Jena: Gustav Fischer 1919. — AXHAUSEN, G.: (a) Der anatomische Krankheitsablauf bei der KOEHLERschen Krankheit der Metatarsalköpfchen und der PERTHESschen Krankheit des Hüftkopfes. Arch. klin. Chir. **124**, 511 (1923). (b) Über den Abgrenzungsvorgang am epiphysären Knochen (Osteochondritis dissecans KÖNIG). Virchows Arch. **252**, 458 (1924). (c) Die Ätiologie der KÖHLERschen Erkrankung der Metatarsalköpfchen. Bruns' Beitr. **126**, 451 (1922).
BAMBERGER, E.: Über Knochenveränderungen bei chronischen Herz- und Lungenleiden. Z. klin. Med. **18**, 193 (1891). — BARTH, A.: Histologische Untersuchungen über Knochenimplantationen. Beitr. path. Anat. **17**, 65 (1895). — BERGMANN, E.: Über das Längenwachstum der Knochen. Dtsch. Z. Chir. **233**, 149 (1931). — BIRCH-HIRSCHFELD, F.: Lehrbuch der pathologischen Anatomie, 4. Aufl., Bd. 2, S. 3. Leipzig: F. C. W. Vogel

1894. — Borel: Über abnormes Längenwachstum der Knochen infolge venöser Stauung. Diss. Zürich 1922. — Broca, P. P.: Des anévrysmes et de leur traitement. Paris 1856. — Bum, A.: (a) Experimentelle Untersuchungen über den Einfluß der Stauung auf die Entwicklung des Knochenkallus. Zbl. Chir. 1901, 1153. (b) Die Entwicklung des Knochenkallus unter dem Einfluß der Stauung. Arch. klin. Chir. 67, 652 (1902). — Burckhardt, H.: Erzeugung von Knochennekrosen vermittels Anämisierung und Druckwirkung durch elastische Umschnürung. Bruns' Beitr. klin. Chir. 138, 625 (1927).

Crump, C.: Histologie der allgemeinen Osteophytose (Ostéoarthropathie hypertrophiante pneumique). Virchows Arch. 272, 467 (1929).

Delkeskamp: (a) Das Verhalten der Knochenarterien bei Knochenerkrankungen und Frakturen. Verh. dtsch. Ges. Chir. 1906. Zbl. Chir. 1906, Nr 28, Beil., 23. (b) Das Verhalten der Knochenarterien bei Knochenerkrankungen und Frakturen. Fortschr. Röntgenstr. 10, 219 (1906). — Dittrich, v. K.: Beitrag zur Köhlerschen Metatarsalerkrankung. Arch. orthop. Chir. 24, 554 (1926).

Ebstein: Dtsch. Arch. klin. Med. 89, 67 (1906). Mitt. Grenzgeb. Med. u. Chir. 22, 311 (1910).

Ferguson, A. B. and M. B. Howorth: Coxa plana and related conditions at the hip. J. Bone Surg. 16, 781 (1934). — Fodor, Imre: Aneurysma der Arteria subclavia mit Trommelschlegelfingern auf die rechte Hand isoliert. Therapia (Budapest) 4, 410 (1927).

Glax u. Klemensiewicz: Zit. nach Pommer.

Häupl, K. u. F. J. Lang: Die marginale Paradentitis. Berlin: H. Meußer 1927. — Helferich: Über künstliche Vermehrung der Knochenneubildung. Arch. klin. Chir. 36, 873 (1887). — Heydemann, E. R.: Gesetzmäßigkeiten der Knochenatrophie nach Frakturen. Bruns' Beitr. 157, 561 (1933). — Hilgenreiner, H.: Experimentelle Untersuchungen über den Einfluß der Stauungshyperämie auf die Heilung von Knochenbrüchen. Bruns' Beitr. 54, 531 (1907). — Hörbst, L.: Mikroskopische Befunde bei der sog. Schlatter-Osgoodschen Erkrankung (Apophysitis tibiae) und bei Osteochondritis des Mondbeines. Arch. orthop. Chir. 35, 229 (1933).

Israel, J.: Angiektasie im Stromgebiete der Arteria tibialis antica. Arch. klin. Chir. 21, 109 (1877).

Kallius, H. U.: Experimentelle Untersuchungen über die Lymphgefäße der Röhrenknochen. Bruns' Beitr. 155, 109 (1932). — Kappis, M.: Über Frakturen der Handwurzelknochen und Höhlenbildungen in ihrem Röntgenbild. Arch. orthop. Chir. 21, 317 (1923). Kassowitz, M.: Die normale Ossifikation und die Erkrankungen des Knochensystems bei Rachitis und hereditärer Syphilis. Med. Jb. Wien 1879, 424. — Kienböck, R.: (a) Über traumatische Malacie des Mondbeines. Fortschr. Röntgenstr. 16, 77 (1910). (b) Über akute Knochenatrophie bei Entzündungsprozessen an den Extremitäten (fälschlich sog. Inaktivitätsatrophie der Knochen) und ihre Diagnose nach dem Röntgenbild. Wien. med. Wschr. 1901 II. — Kleinschmidt, H.: Über das Verhalten des Knochens gegenüber Kälteeinwirkung. Virchows Arch. 197, 308 (1909). — Körner, M.: Die Transfusion im Gebiete der Kapillaren und deren Bedeutung für die organischen Funktionen im gesunden und kranken Organismus. Allg. Wien. med. Ztg. 1873, Nr 17 f.; 1874, Nr 1 f. Sep.-Abdr. Wien 1874, S. 18 f.; 32, 37 usw. — Konjetzny, G.: Disk. zu Kappis. Verh. dtsch. orthop. Ges. 20. Kongr. 1925. Z. orthop. Chir. 47, Beil.-H. 96 (1926). — Krause: Traumatische Angiektasie des linken Armes. Arch. klin. Chir. 2, 142 (1862). — Krüger: Zur Kenntnis der Ostéoarthropathie hypertrophiante pneumique. Virchows Arch. 185, 43 (1906). — Kumer, L.: Chronisches Trophoedem und Naevus varicosus osteo-hypertrophicus. Dermat. Z. 64, 129 (1932).

Lang, F. J.: (a) Über die Bedeutung des Traumas für die Entstehung der Köhlerschen Krankheit der Metatarsalköpfchen. Wien. klin. Wschr. 1924 II. (b) Über die genetischen Beziehungen zwischen Osteomalacie, Rachitis und Ostitis fibrosa. Virchows Arch. 257, 594 (1925). (c) Über die Beeinflussung des Längenwachstums durch Erkrankung der Knochen und Gelenke sowie unter funktionellen Einwirkungen. Klin. Wschr. 1923 I, 240. (d) Zur Kenntnis der Knochenhämatome bei einem rachitischen und mutmaßlich luetischen Säugling. Münch. med. Wschr. 1924 II, 1463. (e) Zur Kenntnis der Veränderungen der Hüftpfanne bei Arthritis deformans. Virchows Arch. 252, 578 (1924). (f) Über die Bedeutung des Traumas für die Entstehung der Osteochondritis coxae juvenilis deformans, der Köhlerschen Krankheit, der Osteochondritis dissecans, der Apophysitis tibialis, sowie der Osteochondritis des Mondbeins. Zbl. Chir. 1931, 770. — Langenbeck, B. R. C.: Über krankhaftes Längenwachstum der Röhrenknochen und seine Verwertung für die chirurgische Praxis. Berl. klin. Wschr. 1869. — Langer, C.: Über das Gefäßsystem der Röhrenknochen mit Beiträgen zur Kenntnis des Baues und der Entwicklung des Knochengewebes. Denkschr. Wien. Akad. Wiss. 36, 7 (1876). — Lexer, E.: (a) Die Entstehung entzündlicher Knochenherde und ihre Beziehung zu den Arterienverzweigungen der Knochen. Arch. klin. Chir. 71, 1 (1903). (b) Weitere Untersuchungen über Knochenarterien und ihre Bedeutung für krankhafte Vorgänge. Arch. klin. Chir. 73, 481 (1904). (c) Über die Entstehung von Pseudarthrosen nach Frakturen und nach Knochentransplantationen. Arch. klin. Chir. **119**, 520 (1922). (d) Blutige Vereinigung von Knochenbrüchen. Dtsch. Z. Chir. **133**, 170 (1915).

MARCHAND, F.: Die Störungen der Blutverteilung. Handbuch der allgemeinen Pathologie (KREHL-MARCHAND), Bd. 2, Abt. 1, S. 219. 1912. — MARESCH, R.: Ein Fall von hyperplastischer Periostitis. Verh. dtsch. path. Ges. 12. Tag. **1908**, 309. — MARIE, P.: De l'ostéoarthropathie hypertrophiante pneumique. Rev. Méd. **10**, 1 (1890). — MEYER, H.: Beiträge zur Lehre von den Knochenkrankheiten. Z. rat. Med. **3**, 148 (1853). — MÜLLER, W.: (a) Die normale und pathologische Physiologie des Knochens (experimentelle Orthopädie). Leipzig: Johann Ambrosius Barth 1924. (b) Die Wirkung verminderter Zirkulation auf das Knochengewebe. Arch. klin. Chir. **142**, 611 (1926). (c) Über das Verhalten des Knochengewebes bei herabgesetzter Zirkulation und das Bild von Nekrose der Zwischenlamellen. Bruns' Beitr. **138**, 614 (1927). (d) Weitere Beobachtungen und Untersuchungen zu der typischen Erkrankung der Sesambeine des I. Metatarsalknochens. Bruns' Beitr. **138**, 494 (1927). (e) Die Physiologie des Knochens. Z. orthop. Chir. **47**, Beih., 29 (1926).

NASSE, H.: Über den Einfluß der Nervendurchschneidung auf die Ernährung, insbesondere auf die Form und die Zusammensetzung der Knochen. Pflügers Arch. **23**, 361 (1880). — NUSSBAUM, A.: Über die Gefäße des unteren Femurendes und ihre Beziehungen zur Pathologie. Bruns' Beitr. **129**, 245 (1923).

PEARSE, H. E. and I. I. MORTON: (a) The stimulation of bone growth by venous stasis. J. Bone Surg. **12**, 33 (1930). (b) The influence of alterations in the circulation on the repair of bone. J. Bone Surg. **13**, 68 (1931). — PHEMISTER, D. B.: Aseptische Knochennekrose bei Frakturen, Transplantation und Gefäßverschlüssen. Z. orthop. Chir. **55**, 161 (1931). — POMMER, G.: (a) Über die Ostoklastentheorie. Virchows Arch. **92**, 296, 449 (1883). (b) Bemerkungen zu den Lehren von Knochenschwund. Arch. mikrosk. Anat. u. Entw.mechan. **102**, 324 (1924). (c) Über Osteoporose, ihren Ursprung und ihre differentialdiagnostische Bedeutung. Arch. klin. Chir. **136**, 1 (1925). (d) Zur Kenntnis der progressiven Hämatom- und Phlegmasieveränderungen der Röhrenknochen usw. Arch. orthop. Chir. **17**, 17 (1919). (e) Schädel -und Gehirnasymmetrie, verursacht durch ein Kephalaematoma internum. Beiträge zur Anthropologie von Tirol, 1894, S. 159. (f) Zur Kenntnis des inneren Schädelblutsackes (Kephalaematoma internum) und seiner Folgeveränderungen. Wiss. Ärzte-Ges. Innsbruck, 25. Febr. **1916**. Wien. klin. Wschr. **1916** II.

RABL, C. R. H.: Die Theorie der Kalkablagerung im Organismus und ihre praktische Bedeutung. Münch. med. Wschr. **1924** I, 469. — RECKLINGHAUSEN, F. v.: (a) Die fibröse oder deformierende Ostitis usw. Festschrift der Assistenten für R. VIRCHOW. Berlin-G. Reimer 1891. (b) Handbuch der allgemeinen Pathologie des Kreislaufes und der Ernährung. Deutsche Chirurgie, Bd. 2. Stuttgart: Ferdinand Enke 1883. — RENANDER: Zit. nach W. MÜLLER (d). — ROHDE: Über den Ablauf der Regenerationsvorgänge bei erhaltener und geschädigter Gefäßversorgung, zugleich ein Beitrag über Herkunft und Entstehungsbedingungen des Bindegewebes nach Knochenverletzungen. Arch. klin. Chir. **123**, 530 (1923).

SCHMIDT, M. B.: Allgemeine Pathologie und pathologische Anatomie der Knochen, II. Teil. Erg. Path. **5**, 895 (1898). — SCHMORL, G.: (a) Zur Kenntnis der Ostitis deformans PAGET. Verh. dtsch. path. Ges. 25. Tag. **1930**, 208. (b) Über Ostitis deformans PAGET. Virchows Arch. **283**, 694 (1932). — SCHUBERT, A.: Wachstumsunterschiede und atrophische Vorgänge am Skelettsystem. Dtsch. Z. Chir. **161**, 80 (1921). — SCHUMACHER, S.: Zur Anordnung der Gefäßkanäle in der Diaphyse langer Röhrenknochen des Menschen. Z. mikrosk.-anat. Forsch. **38**, 145 (1935). — SCHWARZ, E.: Eine typische Erkrankung der oberen Femurepiphyse. Bruns' Beitr. **93**, 1 (1914). — SPINNER, A.: Über vermehrtes Längenwachstum der Knochen bei Stauung. Dtsch. Z. Chir. **207**, 417 (1928). — STACKELBERG: Knochenhyperämie bei Lähmungen. Zbl. Chir. **1928**, 2703. — STERNBERG, M.: Vegetationsstörungen und Systemerkrankungen der Knochen. NOTHNAGELS Handbuch. Bd. 7, S. 2. 1899. — STOELTZNER, W.: Über Knochenerweichung durch Atrophie. Virchows Arch. **141**, 448 (1895). — STOELTZNER u. SALGE: Beiträge zur Pathologie des Knochenwachstums. Berlin 1901. — SUDECK, P.: (a) Die akute entzündliche Knochenatrophie. Arch. klin. Chir. **62**, 147 (1900). (b) Über die akute (reflektorische) Knochenatrophie nach Entzündungen und Verletzungen an den Extremitäten und ihre klinischen Erscheinungen. Fortschr. Röntgenstr. **5**, 277 (1901/02).

WAGONER, G. and E. P. PENDERGRASS: Intrinsic circulation of the vertebral body, with roentgenologic considerations. Amer. J. Roentgenol. **27**, 818. 834 (1932). — WICHMANN, J.: Schädliche Wirkung der senkrechten Extension in der Behandlung von Oberschenkelbrüchen rachitischer Kinder. Jb. Kinderheilk. **27**, 253 (1888).

ZOEGE VON MANTEUFFEL: Zit. nach BERGMANN.

3. Die Ernährungsunterbrechungen am Knochen.

Von

G. Axhausen-Berlin und **E. Bergmann**-Berlin.

Mit 97 Abbildungen.

Am Ende der Störungen, welche die Lebensvorgänge innerhalb des Knochens aufweisen können, steht das Aufhören jeder Lebensbekundung, der Knochentod. Er kann das eigentliche Knochengewebe, inliegendes Mark und aufliegende Knochenhaut, also alle drei Aufbauformationen gleichzeitig umfassen. Die Nekrose kann aber auch auf ein Einzelgewebe des Knochens beschränkt sein. So ist mitunter Knochengewebe und Mark abgestorben, die deckende Beinhaut ganz oder in Teilen am Leben geblieben. Mit ihr können auch Teile des Markes erhalten sein. Wollte man sprachlich genau sein, müßte zwischen Knochentod und Knochengewebstod unterschieden werden. Wie der Knochen nicht immer in all seinen Gewebsschichten der Nekrose anheimfällt, so oft auch nicht in seiner ganzen Ausdehnung. Dann spricht man von partieller Nekrose des Knochengewebes, des Markes und des Periosts.

Der Sprachgebrauch hat dahin entschieden, daß der statisch und funktionell wichtigste Anteil, das eigentliche Knochengewebe, für die Bezeichnung maßgebend ist. So wird von einer Totalnekrose des Knochens gesprochen, wenn der Gesamtbestand des Knochengewebes abgestorben ist, auch wenn Teile der Weichgewebe erhalten sind. Das Bild partieller Knochennekrose liegt dann vor, wenn ein Teil des Knochengewebes selbst am Leben geblieben ist.

I. Allgemeiner Teil.

Unser Wissen von Vorkommen, Wirkung und Bedeutung der Knochennekrose reicht noch nicht weit zurück. Bis vor nicht allzulanger Zeit galt die eitrige Abscheidung und Ausstoßung toter Knochenstücke, die Sequestrierung, als einzige Form der Knochennekrose. Sie wurde als die natürliche und gesetzmäßige Folgeerscheinung des Knochentodes angesehen. Knochennekrose und Sequester waren gleichbedeutende Begriffe. Noch 1907 heißt es im Lehrbuch von KAUFMANN: „Die Nekrose des Knochens ist der lokale Tod eines Knochenanteiles. Das infolge lokaler Ernährungsstörung abgestorbene Stück, Sequester, wird durch eine reaktive Entzündung (Eiterung und Granulationsbildung) gegen das lebende Gewebe abgegrenzt."

Unbestrittenes Verdienst des Chirurgen BARTH ist es, auf diesem Gebiete begriffliche Klarheit geschaffen zu haben. Die sorgfältige mikroskopische Untersuchung experimentell verpflanzter Knochenstücke aller Art, die BARTH als erster planmäßig durchführte, brachte ihn zu der Erkenntnis, daß der Knochentod durchaus andersartige Erscheinungen im Gefolge hat als jene gewebliche Reaktion, die man bis dahin mit ihm in Verbindung brachte. Das

Hinzutreten einer pyogenen Infektion erwies sich als unerläßliche Vorbedingung zur Einleitung jener Vorgänge von Granulation, Demarkation und Sequestration. BARTH schied daher die einfache oder aseptische von der infizierten Knochennekrose; an der einen können sich die regeneratorischen Kräfte des Körpers ungestört entfalten, die andere findet ihren Ausgang in der Sequestration.

Für die Verpflanzung von Knochengewebe galt bis dahin die Lehre OLLIERs von der Überlegenheit periostgedeckten Eigenknochens. Er begründete sie damit, daß nur dieser Knochen im Gegensatz zu jedem anderen Transplantationsmaterial in allen seinen Anteilen am Leben bleibe und weiter wachse. Demgegenüber konnte BARTH zeigen, daß auch der periostgedeckte Knochen nach der Verpflanzung abstirbt, wie sich aus dem völligen Verlust seiner Zellen ergibt. BARTH nahm sogar an, daß auch die Weichgewebe, Beinhaut und Mark stets und vollständig der Nekrose anheimfallen. Folgerichtig glaubt er daher nicht mehr an eine Überlegenheit verpflanzten periostgedeckten Eigenknochens. Diese Auffassung wurde später von AXHAUSEN dahin richtig gestellt, daß das regelmäßige Absterben bei der Transplantation periostgedeckten Eigenknochens nur für das Knochengewebe selbst, nicht aber für die Gesamtheit des anhaftenden Periostes und Markes Geltung hat. Durch den Nachweis überlebender wucherungsfähiger Anteile dieser Weichgewebe konnte die Übereinstimmung mit den klinischen Erfahrungen wiederhergestellt werden. Denn die praktischen Ergebnisse der freien Verpflanzung des Knochens hatten längst die Überlegenheit des periostgedeckten Eigenknochens unzweideutig erkennen lassen.

Was BARTH über die weiteren Folgeerscheinungen des Knochengewebstodes mitteilte, wurde durch alle späteren Untersuchungen im wesentlichen bestätigt.

Jedes tote Knochengewebe, gleich welcher Art und Herkunft, kommt zur Einheilung und findet Anschluß an die ernährenden Gefäße, so lange die Keimfreiheit im Wundgebiet gewahrt ist. Es wird von dem wuchernden Bindegewebe des Lagers umfaßt und durchdrungen. Sind in der Umgebung des Transplantates ossifikationsfähige Gewebszellen vorhanden, so wird es auf dem Wege des Ab- und Anbaues in lebenden Knochen umgewandelt (innere Substitution). Späterhin formt es sich nach den Gesetzen der funktionellen Anpassung den örtlichen Ansprüchen gemäß um. Dagegen verfällt das Transplantat allmählicher Resorption, wenn an ihm und in seiner Umgebung Knochenbildungszellen fehlen.

Also nicht Eiterung und Ausstoßung, sondern Einheilung, Umklammerung, Durchwachsung und Ersatz aus vorhandenen ossifikationsfähigen Geweben der Umgebung ist die gesetzmäßige Folge der Knochennekrose. Der tote Knochen bildet das Gerüst, an dem sich die regeneratorischen Kräfte des Körpers bis zur Wiederherstellung lebenden Knochens betätigen.

Unmöglich gemacht und in das Gegenteil verkehrt wird dieser Ablauf, sobald pyogene Keime in das Wundgebiet eindringen. Dann wird der absterbende transplantierte Knochen von dem alsbald entstehenden Eiter umspült, der Anlagerung und Eindringen des umgebenden wuchernden Bindegewebes unmöglich macht und damit den knöchernen Ersatz verhindert. Der tote Knochen wird zum infizierten Fremdkörper; er liegt als „Sequester" in seiner Granulationshöhle und unterhält die eitrige Entzündung, bis er ausgestoßen oder entfernt wird.

Der gleiche Vorgang vollzieht sich bei Nekrosen, die innerhalb des Knochens selbst im Ablauf eitriger Knocheninfektion entstehen. Freilich muß hier zum Zweck der Ausstoßung erst eine Trennung des toten vom lebenden Knochengewebe erfolgen, die der Körper durch einseitige Resorption an der Grenzlinie bewirkt. Auch hier spielen sich die regeneratorischen Kräfte des Körpers ab. Sie erreichen jedoch nicht ihr Ziel; der aus der lebenden Umgebung neu gebildete Knochen kann sich dem toten nicht unmittelbar anlagern; er bleibt durch Granulationsgewebe von ihm getrennt und kann ihn nur als „Totenlade" umscheiden. Der abgestorbene, pyogen infizierte Knochen wird gesetzmäßig zum Sequester.

Auch diese Auffassung Barths gilt nur mit gewisser Einschränkung. Wäre sie in vollem Umfange richtig, so müßte bei der Knochenverpflanzung der Ausbruch einer Eiterung im Wundgebiet stets die Ausstoßung des gesamten abgestorbenen Knochens zur Folge haben; das ist erfahrungsgemäß nicht immer der Fall. Axhausen konnte den Vorgang „partieller Sequestrierung" am transplantierten Knochen mehrfach histologisch nachweisen. Inmitten des überpflanzten abgestorbenen Knochens erfolgte die räumliche Trennung. Ein Teil unterlag der Sequestrierung, am übrigen Knochen vollzogen sich trotz pyogener Infektion im Wundgebiete die Vorgänge der knöchernen Substitution genau wie unter aseptischen Verhältnissen. Spätere Untersuchungen ergaben, daß auch bei anderen Formen infizierter Knochennekrose der Ablauf sich ähnlich gestaltet. Regelmäßig erfolgt die Trennung nicht an der Grenze zwischen lebendem und totem Anteil, sondern innerhalb des toten Knochens. Der Séquester ist nur ein Teil der pyogen infizierten Knochennekrose. In dem umgebenden Knochen lassen sich stets umfangreiche Reste alter toter Kompakta nachweisen, an der alle Zeichen knöchernen Umbaues zu erkennen sind. Offenbar bedarf es noch einer besonderen Schädigung des toten Knochens durch die Eitergifte, um die regeneratorischen Kräfte des Körpers völlig lahm zu legen. Heute wissen wir schließlich aus dem Ablauf der Osteomyelitis, daß auch die infizierte Knochennekrose gar nicht selten ohne jede Sequesterbildung restlos zum Umbau gelangen kann.

Die einfache aseptische Nekrose, die pyogen infizierte Nekrose und die Sequesterbildung sind mithin Vorgänge am Knochen, die in ihren Erscheinungen und Folgewirkungen voneinander zu trennen sind.

Nur die einfache oder aseptische Knochennekrose ist Gegenstand dieser Ausführungen. Eigene Untersuchungen hatten Axhausen zu der Überzeugung gebracht, daß die aseptischen Nekrosen weit über das Gebiet der Transplantation hinaus eine bedeutsame Rolle in der Pathologie der Knochen und Gelenke spielen, daß sie allein das Verständnis einer Reihe bis dahin unklarer anatomischer Befunde und kaum zu deutender klinischer Krankheitsbilder möglich machen. Eine unübersehbare Fülle klinischer und experimenteller Arbeiten hat sich seitdem mit diesem Gegenstand befaßt. Sie alle zu berücksichtigen, würde den Rahmen dieser Abhandlung weit überschreiten. —

Der Knochentod als solcher ist grobanatomisch nur an der begleitenden Nekrose des Markes festzustellen. Der Knochengewebstod selber ist bei makroskopischer Betrachtung nicht zu erkennen; auch röntgenologisch ist er nicht sichtbar zu machen.

Bei einem Durchschnitt beispielsweise durch den abgebrochenen und von der Ernährung ausgeschalteten Schenkelkopf ist im Anfang die Nekrose an der trockenen und bröckeligen Beschaffenheit des toten Markes wahrnehmbar. Wird später nur noch ein keilförmiger Bezirk gleicher Art angetroffen, so darf man hieraus nicht schließen, daß die Ernährung nur in diesem Anteil aufgehoben war. Die normale Durchblutung des übrigen Teils ist nicht Ausdruck des Überlebens dieser Knochenpartien; denn das mikroskopische Bild beweist durch die Kernlosigkeit des alten Knochens in ganzer Ausdehnung des Kopfes, daß ursprünglich der Schenkelkopf vollständig abgestorben war und daß das blutreiche Markgewebe in den randständigen Teilen erst nachträglich durch Einwucherung neu gebildet wurde. Der keilförmige nekrotische Teil ist weiter nichts als der noch unverändert gebliebene Rest ursprünglicher Totalnekrose, bis zu dem die Regenerationsvorgänge noch nicht vorgedrungen sind.

Durch Einsprossen lebenden Gewebes in die Markräume der toten Spongiosa entsteht nach Beseitigung der alten zerfallenen Markmasse revaskularisierter toter Knochen. Er ist bei Betrachtung der Durchsägungsfläche vom lebenden Knochen nicht zu unterscheiden. Blutende Markräume finden sich sowohl im lebenden als auch im revaskularisierten toten Knochen. Der Blutgehalt des spongiösen Maschenwerkes hat keine Beweiskraft für das Leben des Knochengewebes. Gerade dieses Zeichen aber ist immer wieder als Bestätigung des Knochenlebens angesehen worden. Schon OLLIER ist dieser Täuschung unterlegen, zu einer Zeit freilich, in der die Kernfärbung der Knochenzellen noch unbekannt war. Der gleiche Irrtum läßt sich aber auch bis in die Gegenwart verfolgen. Immer wieder muß daher betont werden: Über Lebensvorgänge im Knochengewebe gibt weder die makroskopische Betrachtung noch der Röntgenbefund sicheren Aufschluß. Maßgebend allein ist der mikroskopische Befund. Aber infolge der physikalischen Eigenheiten des Knochengewebes ist auch dann noch in der Deutung Vorsicht am Platze.

Das Kennzeichen des Knochentodes wird in dem Verlust färbbarer Zellen erblickt. Allein man darf nicht erwarten, daß in einer kompakten Knochenröhre oder in dem abgeschlossenen Höhlenmark der Gewebstod mit dem Einsetzen der Ernährungsunterbrechung unmittelbar kenntlich wird. Gerade die Überpflanzungsversuche gestatten es, die Zellveränderungen, die sich mit dem Aufhören der Zirkulation entwickeln, in allen Einzelheiten genau zu untersuchen. Daß das Knochengewebe tatsächlich abstirbt, geht aus dem Bilde der „leeren Knochenhöhlen" hervor, welches bei genügend langer Beobachtungszeit stets anzutreffen ist. Untersucht man aber frühzeitig, so ist der Befund bei gleicher Versuchsanordnung ganz anders.

Bis zum Ende der ersten Woche ist der Zellbefund nicht sichtlich verändert. AXHAUSEN nannte diesen Zustand das indifferente Stadium. Daß es sich hierbei um eine vorläufige Lebenserhaltung handeln sollte, ist nach dem weiteren Schicksal des Gewebes unwahrscheinlich. Vielmehr scheint für das Eintreten der Zellveränderungen die Einwirkung hinzutretender Gewebsflüssigkeit notwendig zu sein; dafür spricht die Tatsache, daß die Veränderungen von der freien Oberfläche des überpflanzten Stückes langsam zur Tiefe fortschreiten. Besonders am Markgewebe geschlossener Röhrenknochen ist diese Einwirkung deutlich zu verfolgen. Weiter spricht für diese Annahme der Umstand, daß bei Überpflanzung von Knochen, dessen Zellkerne durch Kochen oder durch Formalin vorher fixiert wurden, die auch hier erst allmählich einsetzende Kernlösung den gleichen Weg von der Oberfläche zur Tiefe nimmt.

Die bedeutsame Rolle, die der Gewebsflüssigkeit des Lagers für die Kernlösung zufällt, ist auch den folgenden vergleichenden Beobachtungen zu entnehmen. Tötet man ein kleines Versuchstier und bewahrt es unter Fäulnisausschluß auf, so zeigen die Zellen des Schädeldaches noch nach 14 Tagen ihre unveränderte Färbbarkeit. Überpflanzt man jedoch ein Schädelstück auf ein Tier gleicher Art, so sind nach derselben Zeit fast sämtliche Knochenhöhlen leer.

Der Verlust der Kernfärbbarkeit tritt am abgestorbenen Knochen nicht unvermittelt auf. Dem „indifferenten Stadium" schließt sich zunächst das Stadium der Kernschrumpfung (Pyknose) an. Sie ist nur bei scharfer Beobachtung und starker Vergrößerung zu erkennen. Die unregelmäßig zackigen, meist tiefer gefärbten Kerne können dann in Bröckel zerfallen und werden später gelöst; sie können auch ohne vorhergehenden Zerfall der Lösung unterliegen. Die Zone der leeren Knochenhöhlen liegt dann unmittelbar jener der geschrumpften Kerne an. Im Zustand der Kernschrumpfung verharren die Knochenzellen in der Tiefe dicker abgestorbener Knochenstücke mitunter sehr lange; so werden sie bisweilen noch nach Monaten gefunden. Sie führen leicht zu der irrigen Vorstellung, daß der Knochen zum Teil am Leben geblieben ist. Auch Beispiele solcher Täuschung sind im Schrifttum über Knochenverpflanzung vielfach festzustellen (Frankenstein). Vor dem Irrtum schützt die Berücksichtigung der feinen zellulären Veränderungen sowie die Tatsache, daß Partien erhaltener Kernfärbbarkeit nur an den dem Saftstrom des Lagers abgekehrten Stellen zu finden sind.

Ausschließlich an den Partien des Markgewebes und der osteogenetischen Beinhautschicht, die unmittelbar mit dem umgebenden Lager in Berührung treten, geht das indifferente Stadium der Zellen in das der Zellwucherung über: ein Zeichen ihrer Lebenserhaltung. Am transplantierten Röhrenknochen kann man bei richtiger Beobachtungszeit auf Längsschnitten den verschiedenen Erhaltungszustand nebeneinander beobachten: am offenen Ende der Markröhre untadelige Kernfärbung mit Wucherungsbildern und Zügen geflechtartig geordneten Osteoids, dahinter eine Zone völliger Kernlosigkeit und in der Tiefe Knochenmarkszellen mit zerbröckelten, geschrumpften, tief gefärbten Kernen. Wie langsam der Ersatz dicker Knochenstücke bei der Transplantation am Menschen vor sich geht, beweist die Tatsache, daß v. Haberer an einem verpflanzten geschlossenen menschlichen Wadenbein noch nach 10 Monaten im Mittelteil unverändertes totes Markgewebe mit pyknotischen Kernen neben

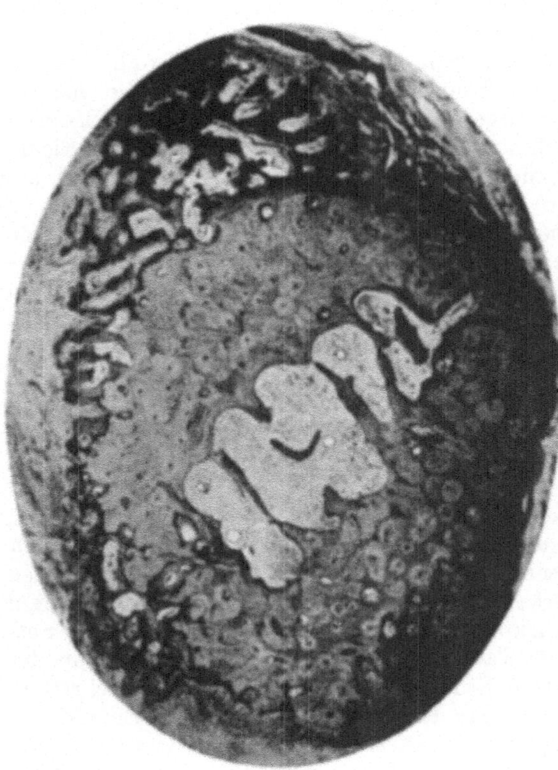

Abb. 1. Autoplastische Transplantation eines periostgedeckten Fibulastückes in die Weichteile. Versuchsdauer 3 Wochen. Der abgestorbene Fibulaknochen ist von einer Schicht periostal neugebildeten Knochens umgeben. Das tote Markgewebe ist durch Bindegewebe ersetzt. Erster Beginn des inneren Umbaues links unten. (Nach H. Hammer).

alter Kompakta „mit erhaltener Kernfärbung" auffand. Die Länge der Zeit bis zur Kernlösung ist wesentlich abhängig von der Größe des Knochens, seiner Struktur, seiner Durchgängigkeit für das eindringende organisierende Bindegewebe, von dessen Gefäßen die Lösung ausgeht. So finden wir die Kernfärbbarkeit (bei Schrumpfungsbildern) unverhältnismäßig lange an ringsum abgeschlossenen Knochenstücken, so bei verpflanzten Kniescheiben oder knorpelumschlossenen Epiphysen. Ist aber die Hülle erst einmal an einer Stelle durchbrochen und junges Bindegewebe in die Lücke eingedrungen, dann breitet sich die Kernlösung von hier aus rasch allseitig aus.

Das weitere Schicksal des toten Knochens hängt in der Hauptsache von der Beschaffenheit seiner Umgebung ab. Ziel des Körpers ist in jedem Fall die Ausmerzung des Toten. Das völlige Fehlen knochenbildungsfähiger Bestandteile in der Umgebung ist nur unter den erzwungenen Bedingungen des Experimentes vorhanden. Unter natürlichen Verhältnissen steht der absterbende Knochen in enger räumlicher Beziehung zu ossifikationsfähigen Geweben. Sie sind in der lebenden Umgebung vorhanden, sie finden sich im überlebenden Periost und Mark des Transplantates. Auf die schwierige Frage der parostalen Knochenbildung soll hier nicht eingegangen werden. Die Beseitigung des toten Knochens erfolgt unter natürlichen Verhältnissen auf dem Wege des knöchernen Ersatzes.

Form und Ablauf des Knochenumbaues bei der Überpflanzung geht aus den Abb. 1 und 2 klar hervor. Die Quelle des Knochenersatzes ist hier, bei der experimentellen Verpflanzung in Weichteile, ausschließlich der überlebende Anteil anhaftenden Periostes und Markes.

Über den feineren Vorgang des Umbaues toten Knochens bestehen noch immer verschiedene Meinungen. Nach BARTH und MARCHAND, denen andere Forscher folgten, geht die Substitution auf dem Wege des „schleichenden Ersatzes" vor sich. Danach soll der neugebildete lebende Knochen selber die Fähigkeit besitzen, toten Knochen aufzulösen und sich an seine Stelle zu setzen.

Nachdem insbesondere durch die Untersuchungen von POMMER der zelluläre Abbau durch ein- oder mehrkernige Osteoklasten als alleinige Form der Knochenresorption sichergestellt worden ist, wird durch den „schleichenden Ersatz" eine Sonderform der Knochengewebsbeseitigung aufgestellt. Da aber auch beim Umbau toten Knochens die Bilder lakunärer Resorption nicht vermißt werden (Abb. 3), müßte diese Sonderform neben dem üblichen Ablauf wirksam sein. Hinzu kommt, daß der Vorgang des schleichenden Ersatzes nicht eben leicht vorstellbar ist. Stets setzt sich der neugebildete Knochen mit scharfer Grenze (Kittlinie), aber ohne Lückenbildung gegen den toten Knochen ab. Oft weist die Grenzlinie lakunäre Form auf. Stets liegen die lebenden Zellen des neugebildeten Knochens innerhalb der Knochensubstanz und nicht etwa an der Grenze gegen den toten Knochen. Die Säfte, welche die Lösung des toten Knochens bewirken und die doch wohl nur zellulären Ursprungs sein können, müssen also von den Zellen des lebenden Knochens aus die Grundsubstanz durchdringen, ohne schädlich auf sie

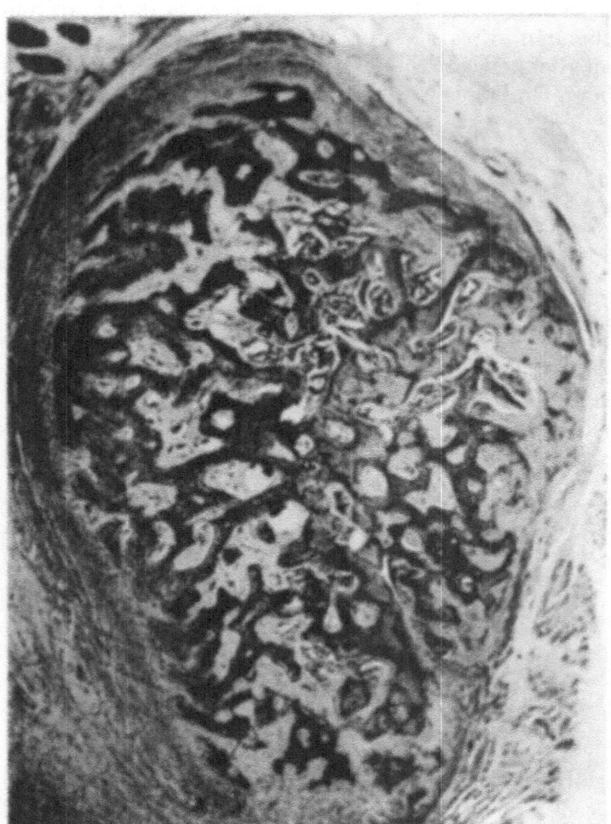

Abb. 2. Dieselbe Versuchsanordnung. Versuchsdauer 12 Wochen. Der innere Umbau ist fast beendet. Alter toter Knochen findet sich nur noch in eingemauerten Resten — heller gefärbt — in der Mitte des Präparates. (Nach H. HAMMER).

einzuwirken. Erst am toten Knochen angelangt, würden sie ihre lösende Wirkung entfalten, der die sofortige Neubildung von Grundsubstanz folgen müßte. Zudem müßte die Betätigung von Zellen ausgehen, die wir sonst als biologisch inaktiv ansehen. Schaltet man aber die Knochenzellen bei der Deutung des Lösungsvorganges aus, so ist man zu der schwierigen Vorstellung gezwungen, der fertigen Grundsubstanz eines Knochens die Fähigkeit zuzuschreiben, anliegende andere Knochengrundsubstanz auflösen zu können.

Von Axhausen wurde daher stets der Standpunkt vertreten, den „schleichenden Ersatz" nur dann anzuerkennen, wenn jede andere Erklärungsmöglichkeit für den Knochenumbau fehlt. Diese Vorbedingung fand er weder beim Umbau transplantierten Knochens noch toten Knochens anderen Ursprungs

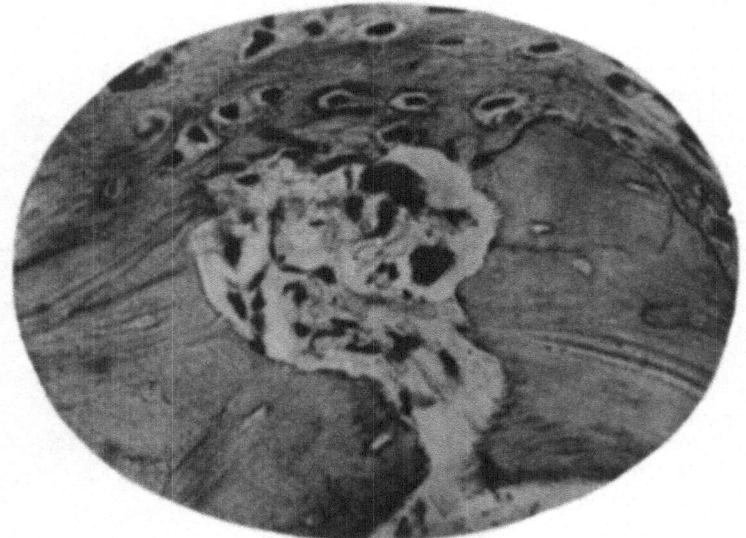

Abb. 3.   Die feinen Vorgänge der inneren Substitution toten transplantierten Knochens.   Lakunäre Resorption des zellosen Knochens, Auflagerung neu gebildeten lebenden Knochens.

erfüllt. Die vorliegenden Befunde ermöglichen es durchaus, auch beim Umbau toten Knochens für die Resorption den zellulären lakunären Abbau allein in Anspruch zu nehmen. Im übrigen handelt es sich bei dieser Streitfrage um ein histologisches Teilgebiet von minderer Bedeutung.

Den Anlaß zum Knochenumbau und zu den hierfür erforderlichen lebhaften Neubildungsvorgängen erblicken wir in der bloßen Anwesenheit des toten Knochens. Er übt auf die umgebenden ossifikationsfähigen Gewebe einen intensiven Anreiz zu spezifischer Betätigung aus. An Beweisen für diese Annahme fehlt es nicht.

Am frei überpflanzten Knochenstück beobachtet man lebhafte periostale und myelogene Knochenneubildung. Am alten Ort verblieben, hätten die Weichgewebe dieses Knochenstückes in ihrem Ruhezustand verharrt. Der Eingriff allein begründet den Unterschied nicht; denn verpflanzt man nur die Knochenhaut, so liefert sie beim erwachsenen Tier meist überhaupt keinen Knochen. Sie verändert also auch nach dem Trauma der Entnahme und der Überpflanzung ihren Ruhezustand nicht. Beim wachsenden Tier läßt die einzeln überpflanzte Knochenhaut eine bescheidene Knochenneubildung erkennen. Dabei ist aber zu berücksichtigen, daß sie während der Wachstumsperiode auch am natürlichen Ort in ständiger Tätigkeit bleibt. Das Verhalten allein überpflanzter Knochenhaut ändert sich auch nicht, wenn man sie um kleine gekochte Knochenstücke herumlegt. Also kann auch der Mangel von Kalksalzen nicht Ursache für die Untätigkeit verpflanzter Beinhaut sein. Nur im organischen Zusammenhang mit dem zugehörigen abgestorbenen Knochen werden die Ossifikationskräfte der Knochenhaut rege.

Dementsprechend findet man bei der Periostüberpflanzung auch am ausgewachsenen Tier reiche Knochenbildung nur an den Stellen, wo ein kleines Knochenstück bei der Entnahme am Periost hängen geblieben ist, während die übrige Beinhaut untätig bleibt. Auch am isoliert überpflanzten Mark ordnet sich der neugebildete Knochen um kleine mitgenommene Knochenbälkchen an. Man könnte einwenden, daß bei der Beinhautverpflanzung des erwachsenen Tieres die osteogenetische Schicht am Knochen hängen geblieben und daher nicht mit überpflanzt ist, während an den Stellen anhaftender Knochensplitter

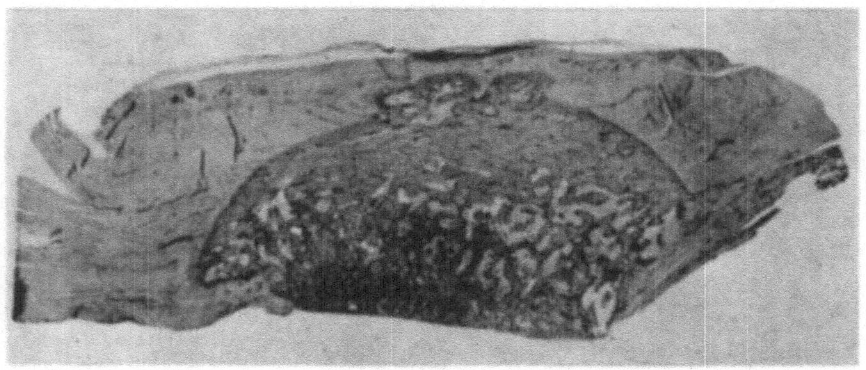

Abb. 4. Nekrose der Patella durch zirkuläre Umnähung. Versuchsdauer 3 Wochen. Knochengewebe tot, das Markgewebe zum Teil reorganisiert. Auflagerung periostal neugebildeten Knochens; der innere Umbau hat kaum begonnen. Der in diesem Fall schwer geschädigte Knorpel ist bis auf kleine Reste abgerieben.

alle Schichten des Periostes mitübertragen werden. Jedoch der lebhafte Knochenbildungsreiz, der vom toten Knochen ausgeht, läßt sich auch in anderer Versuchsanordnung erweisen.

Umnäht man die Patella nach Ablösung der deckenden Weichteile zirkulär, so wird sie außer Ernährung gesetzt. Gelingt die Ernährungsunterbrechung nicht vollständig, dann bleibt der Knochen unverändert, das Periost im Ruhezustand. Glückt sie völlig, so ist eine Totalnekrose von Knochengewebe und Mark sowie eine Teilnekrose des Patellarknorpels die Folge. Dann setzt aber sehr bald eine zunehmende Wucherung und Knochenneubildung am Patellarperiost ein (Abb. 4). Ihr schließt sich mit dem Eindringen in das Patellarinnere der Ersatz des toten Knochens an (AXHAUSEN und PELS). Vielfach unterliegt der geschädigte Knorpel der raschen Abschleißung (Abb 4).

Auch die bekannten Versuche von BUSCH sprechen für diese Auffassung.

BUSCH tötete durch elektrisch zum Glühen gebrachten Draht das Markgewebe von Röhrenknochen. Der damaligen Wundbehandlung entsprechend, kam es in der Mehrzahl der Versuche zur Infektion und zum Sequestrierungsvorgang. Für BUSCH war dies ein Beweis für die „Knochennekrose" durch Markabtötung. Mehrmals jedoch blieb die Infektion aus; dann trat stets massenhafter periostaler und myelogener Kallus auf. Die Kompakta wurde in poröses Knochengewebe umgewandelt. BUSCH nannte dies „Ostitis ohne Nekrose". Heute wissen wir, daß es sich hierbei im Gegensatz zu den infizierten Nekrosen der übrigen Versuche um eine örtlich begrenzte aseptische Nekrose mit ihren gesetzmäßigen Folgezuständen handelte. Eine Wiederholung der BUSCHschen Versuche ergab die Bestätigung (AXHAUSEN).

Eindrucksvoller als auf der Übersichtsaufnahme (Abb. 5) läßt sich die Reizwirkung der Knochennekrose auf die umgebenden ossifikationsfähigen Weichgewebe kaum darstellen.

Der gleiche Vorgang liegt offenbar auch den Versuchsergebnissen von W. Koch zugrunde.

Koch suchte durch Ligatur oder durch experimentelle Embolie in die Arteria nutritia die Zirkulation in bestimmten Abschnitten des Knochens aufzuheben. Wenn er hier nach einiger Zeit periostale Auflagerungen und Änderungen der Knochenarchitektur feststellte, so dürfte es sich auch hier um die Folgezustände aseptischer Nekrosen handeln, zumal Wollenberg später bei gleichem Vorgehen — allerdings nur gelegentlich und in beschränktem Umfange — der Nachweis nekrotischer Knochenbezirke geglückt ist. Auch Bergmann konnte durch Einspritzungen von Metallpulver in die Femoralarterie umschriebene aseptische Nekrosen, allerdings nur in der Diaphyse, erzeugen.

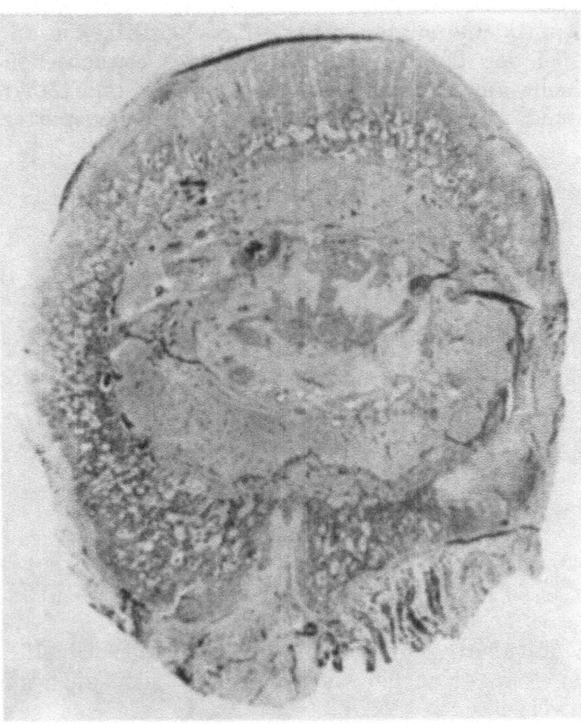

Abb. 5. Markzerstörung an der Tibia durch glühenden Draht. Versuchsdauer 3½ Wochen. Der toten Knochenröhre ist eine mächtige Schicht periostalen neugebildeten Knochens aufgelagert. Totes Knochenmark erst zum Teil reorganisiert. Erster Beginn des inneren Umbaues der toten Kompakta.

Auch die im Ribbertschen Institut angestellten Erfrierungsversuche von Kleinschmidt verdienen in diesem Zusammenhang Berücksichtigung.

Wurde der Versuch — Erfrierungen an den Hinterbeinen eines Kaninchens — so frühzeitig unterbrochen, daß das Leben des Gliedes, abgesehen von unbedeutenden Hautnekrosen, erhalten blieb, dann konnte mikroskopisch eine teilweise oder auch vollkommene Nekrose der Röhrenknochen dieses Gliedes nachgewiesen werden. Ribbert gab seiner Verwunderung darüber Ausdruck, daß der tote Knochen statisch und funktionell voll leistungsfähig blieb. Nach dem Stande der heutigen Kenntnisse kann man darin kaum etwas Überraschendes erblikken. Auch in diesen Fällen kommen die gleichen Folgeerscheinungen der aseptischen Knochennekrose zur Beobachtung. Abb. 6 gibt einen gleichartigen Versuch Axhausens wieder. Schon nach 8 Tagen ist der Beginn periostaler Knochenneubildung auf der Oberfläche der toten Femurkompakta deutlich zu erkennen.

Nach allen diesen experimentellen Feststellungen kann wohl ein Zweifel an dem Zusammenhang von Knochennekrose und Knochenneubildung nicht bestehen. Der tote Knochen übt auf das umgebende lebende und ossifikationsfähige Knochenweichgewebe einen intensiven Reiz aus und regt es zu spezifischer Betätigung, zur Wucherung und Knochenneubildung, zur Umklammerung, zum knöchernen Wiederaufbau an. Ist diese Vorstellung richtig, dann muß die gleiche Wirkung auch von den unter pathologischen Verhältnissen beim Menschen vorkommenden Knochennekrosen ausgehen. Dennoch ist diese Bedeutung der Knochennekrose beispielsweise bei der Frakturheilung von führenden Pathologen in Abrede gestellt worden.

Der knöcherne Umbau zieht eine Reihe weiterer Folgeerscheinungen nach sich. Untersuchungen Pommers haben erwiesen, daß der Knochen einer dauernden Erneuerung durch inneren Ab- und Anbau unterliegt. Die räumliche

egrenzung der Resorption und die rasch nachfolgende Apposition bringen
.s mit sich, daß der Umbau ·die normale Form und Struktur des Knochens grob
anatomisch nicht verändert. Auch im Röntgenbilde sind die physiologischen
Ab- und Anbauvorgänge nicht sichtbar zu machen. Ganz anders liegen aber
die Verhältnisse bei dem inneren Umbau toten Knochens. Die lebhafte Tätigkeit
der knochenbildenden Gewebe hat eine Zunahme von Knochengewebe auf der
äußeren Oberfläche, im Inneren aber ein weitaus stärkeres Wechselspiel von
Abbau und Anbau zur Folge. Dabei bleibt der Bestand des Knochens nicht
gewahrt; denn der Anbau hält mit dem Abbau nicht gleichen Schritt. So entsteht
eine stärkere Porosität des im Umbau befindlichen Knochens. Dieser Zustand, von AXHAUSEN als „Umbauatrophie" bezeichnet, geht mit gleichartigen Vorgängen geringerer Intensität in dem angrenzenden lebenden Knochen einher, dessen wucherndes Markgewebe an dem Ersatz wesentlichen Anteil hat („Begleitatrophie"). Röntgenologisch macht daher im Bereich der Nekrose die scharfe Knochenkontur und die wohlgeordnete Bälkchenzeichnung einem unscharf begrenzten und im Innern durchlässigeren, ungeordnet fleckigen Bilde Platz. Die Strukturveränderungen greifen, an Stärke abnehmend, auch auf den umgebenden Knochen über. So kann die Umbauatrophie an dem

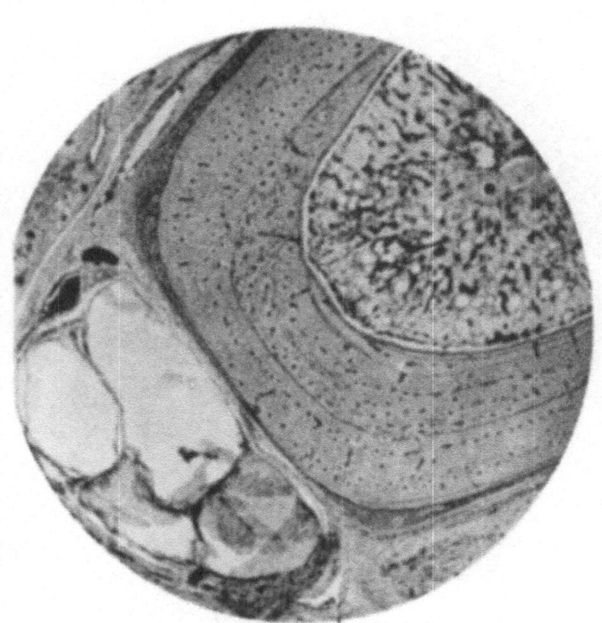

Abb. 6. Nekrotisierung der Tibia durch Erfrierung. Versuchsdauer 1 Woche. Dem toten Knochen ist eine dünne Schicht periostal neugebildeten Knochens aufgelagert. Das tote Knochenmark ist noch unverändert.

an sich porösen, abgebrochenen und nekrotischen Schenkelkopf so hochgradig
werden, daß sein Schatten im Röntgenbilde kaum noch wahrnehmbar ist.

Erst nach Abschluß des knöchernen Ersatzes glättet sich langsam, im Rönt-
genbilde verfolgbar, die Oberfläche des wieder aufgebauten Knochens. Die
Spongiosazeichnung wird wieder deutlich, die Bälkchen ordnen sich nach dem
Gesetze der funktionellen Beanspruchung.

Die Umbauatrophie setzt die Widerstandsfähigkeit des Knochens
gegen mechanische Einwirkungen herab. In erhöhter Neigung zu Frakturen solcher Knochen findet die Tatsache sichtbare Bestätigung. Im epiphysären Knochen kann sich die mangelnde Widerstandsfähigkeit bis zur Formbarkeit steigern. Die Deformierung des abgestorbenen Schenkelkopfes, wie sie
im Verlaufe geheilter Schenkelhalsbrüche beobachtet ist, wird sicherlich durch
die Umbauatrophie erleichtert. Der Spontanbruch eines im Umbau begriffenen
Knochentransplantates ist ein häufiges Ereignis. Auch an den Spontanfrakturen
bei diffuser Knochenlues hat die Umbauatrophie ihren Anteil.

Sie ist aber nicht die einzige Ursache der geringen Widerstandsfähigkeit
toten Knochens. Bedeutsam für das Verständnis ist besonders die Tatsache,

daß totes Knochengewebe dem lebenden physikalisch nicht gleichwertig, sondern abnorm brüchig ist.

Man kann den Einfluß des Zelltodes auf Leistungs- und Widerstandsfähigkeit des Gewebes auch bei der anderen festen Stützsubstanz des Körpers, dem Gelenkknorpel erkennen. Im Versuch hat sich gezeigt, daß toter Gelenkknorpel an den Hauptreibungsstellen ohne jede besondere funktionelle Beanspruchung sehr rasch der Zerfaserung und Abschleißung unterliegt (Axhausen). Der gleiche Vorgang wird beim Menschen regelmäßig an dem durch Infektion nekrotisierten Gelenkknorpel beobachtet; hier ist die Knorpelnekrose die alleinige Ursache der rasch fortschreitenden Abnutzungserscheinungen am Knorpel (sekundäre deformierende Arthropathie). In Analogie zu der mangelnden Widerstandsfähigkeit toten Knorpels steht die gesteigerte Brüchigkeit des toten Knochens. Man darf wohl annehmen, daß das Aufhören des Saftdurchflusses physikalische Veränderungen der Knochensubstanz herbeiführt. Es ist verständlich, daß diese Brüchigkeit im spongiösen Knochen in erster Linie zur Geltung kommt. Dazu kommt, daß das epiphysäre Maschenwerk an Stelle saftreichen, hydrostatisch aufs vorteilhafteste wirkenden Markgewebes trockene bröckelige Massen enthält. So erklärt sich ohne Zwang die verminderte Widerstandsfähigkeit toter Epiphysen.

Die abnorme Brüchigkeit nekrotischen Knochens offenbart sich nicht nur

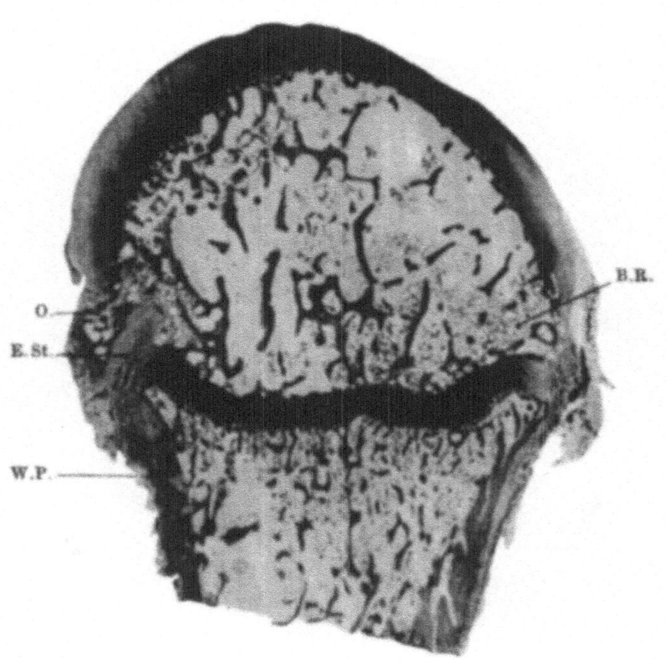

Abb. 7. Totalnekrose der formal noch unveränderten Epiphyse bei Köhlerscher Krankheit des Metatarsalköpfchens. Knochen- und Markgewebe der Epiphyse kernlos. Epiphysenknorpel und Metaphyse zeigen untadelige Kernfärbung. Das wuchernde metaphysäre Periost (W.P.) dringt bei E.St. in die tote Epiphyse ein. In der unmittelbaren Umgebung Reorganisation des toten Markgewebes, ebenso wie im anderen Winkel der Epiphyse (B.R.). Bei O ein neugebildeter Osteophyt.

in klinischen Beobachtungen. Sie konnte auch im Tierversuch erwiesen werden. Regelmäßig finden sich dabei in den toten Epiphysen ausgedehnte Einbrüche, ohne daß besondere Gewalten auf den Knochen eingewirkt hätten. Diese Erscheinung zeigte sich bei den Erfrierungsversuchen Burckhardts; sie kam auch in den eindrucksvollen Experimenten Nussbaums zum Ausdruck.

Nussbaum konnte beim Versuchshund nach zirkulärer Umschneidung des synovialen Halsüberzuges am Hüftkopfe stets eine Totalnekrose der Kopfepiphyse beobachten. Schon nach einigen Wochen war regelmäßig neben der Nekrose eine umfangreiche Zertrümmerung des epiphysären Knochengebälkes festzustellen. Die gewöhnliche, nach der Operation sogar sicherlich verminderte, funktionelle Inanspruchnahme des Hüftgelenkes hatte genügt, die tote epiphysäre Spongiosa zu zerbrechen.

Die Brüchigkeit der toten Epiphyse wird zur Grundlage für das Verständnis aller weiteren Veränderungen des Gelenkendes und weiter des ganzen Gelenkes. Die auf die Epiphysen einwirkenden Belastungskräfte werden von dem spongiösen Balkenwerk nicht mehr getragen: es bricht in sich zusammen.

Die spontanen Einbrüche sind in jeder Ausdehnung und Anordnung zu beobachten. Bevorzugt finden sie sich im subchondralen Gebiet in Form keilförmiger oder elliptischer Ausbrüche. Während im Fall der Abb. 7 die epiphysäre Totalnekrose noch keine merkliche Strukturänderung erkennen läßt, ist im Falle der Abb. 8 die subchondrale Impressionsfraktur der toten Epiphyse offenkundig. Man hat den Eindruck, daß die unter der Belastung sich eindellende elastische Knorpeldecke zu diesen Ausbrüchen führt. Da die ringsum geschlossene Knorpeldecke der jugendlichen Epiphyse eine Reorganisation des toten Gewebes zunächst unmöglich macht, bestehen die gleichen mechanischen Bedingungen fort und führen zu immer

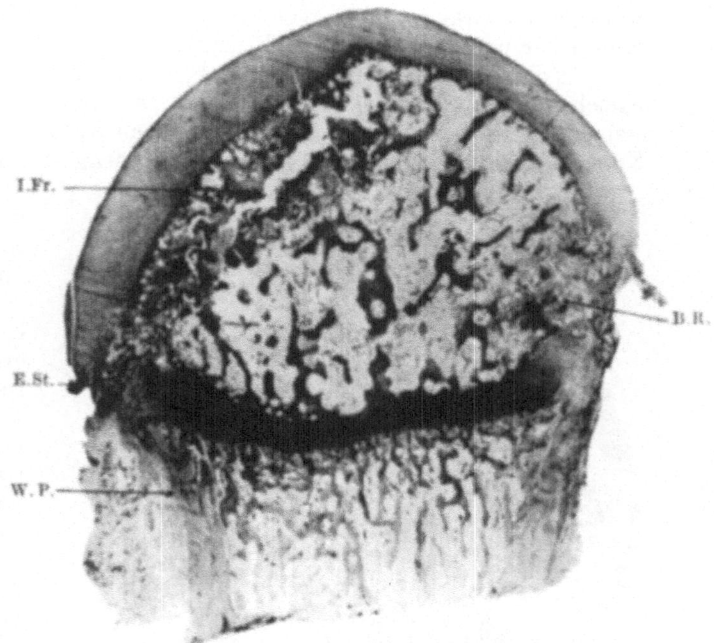

Abb. 8. Epiphysäre Totalnekrose bei KÖHLERscher Krankheit mit spontaner subchondraler Impressionsfraktur (I.Fr.). W.P. wucherndes metaphysäres Periost. E.St. Einbruch in die Epiphyse. Bei B.R. beginnende Reorganisation des toten epiphysären Knochenmarkes.

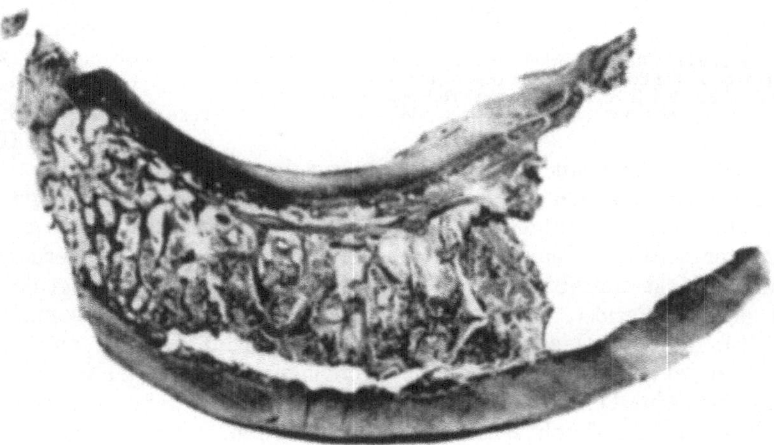

Abb. 9. Exstirpierte Mondbeinhälfte bei Mondbeinnekrose. Starke Abplattung des Knochens durch weitgehende innere Knochenzertrümmerung, Trümmermehlbildung. Am linken Winkel beginnender Knochenumbau.

neuen subchondralen bis in die Tiefe reichenden Brüchen. Je umfangreicher die Knochenzertrümmerung, um so ergiebiger muß auch die Knorpelhülle dem Belastungsdruck nachgeben. So kann das tote Knochengewebe des Mondbeins bis zu einem schmalen Bande zusammengepreßt werden (Abb. 9). Es macht dann im Röntgenbilde den Eindruck eines geschrumpften verdichteten strukturlosen Gebildes. Je länger die Kräfte auf den vielfach geborstenen, toten Knochen einwirken, um so stärker ist der Grad der Zertrümmerung, um so zahlreicher und feiner sind die Bruchstücke (Abb. 9).

Gibt die Umbauatrophie im Röntgenbilde Kenntnis von der diaphysären Knochennekrose, so findet die epiphysäre Nekrose durch die Kompression erst den charakteristischen röntgenologischen Ausdruck. Verlust der normalen Knochenzeichnung und Schattenverdichtung sind ihre Vorläufer. Die Verdichtung kommt zustande durch ein räumliches Zusammenrücken der Knochenbälkchen.

Da der Knochen normalerweise maximal mit Kalk erfüllt ist, können Verdichtungen über die normale Knochenzeichnung hinaus nicht auf weiterer Anlagerung von Kalk beruhen. Da entzündliche Vorgänge, die zu einer Sklerosierung Anlaß geben könnten, hier nicht vorliegen, da weiterhin die Verdichtung nicht vorgetäuscht wird durch eine Atrophie der Umgebung, muß die stärkere Verschattung auf einer Zusammenrückung der schattengebenden Gebilde beruhen.

Die Verdichtungen finden sich häufig zu einer Zeit, in der die Formveränderung der Epiphyse noch nicht auffällt. Oft

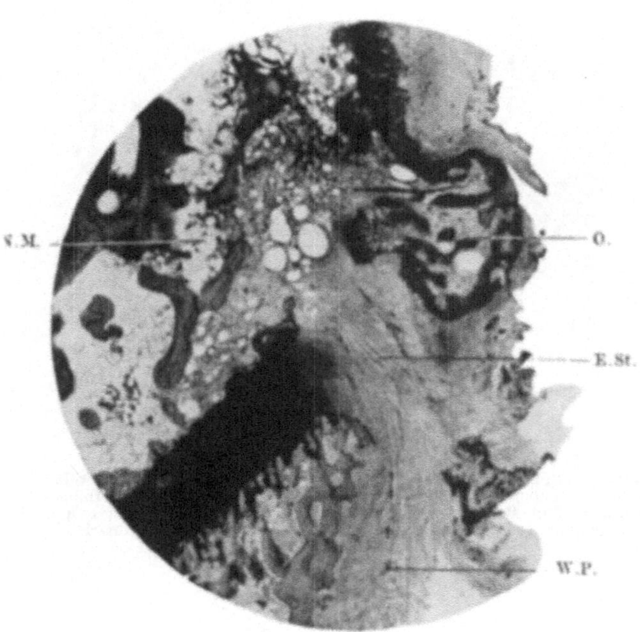

Abb. 10.   Beginnende Reorganisation der toten Epiphyse bei Köhlerscher Krankheit. Bei E.St. Eindringen des wuchernden metaphysären Periostes (W.P.). Bei N.M. noch unverändertes totes Knochenmark. Bei O eine osteophytäre Knochenneubildung.

aber gehen sie auch mit einer Deformierung der Epiphyse einher.

Der Widerstand, den die geschlossene Knorpelhülle dem Eindringen regeneratorischen Gewebes entgegensetzt, ist nur begrenzte Zeit wirksam. Früher oder später wird die Knorpeldecke an einer Stelle von dem wuchernden metaphysären Periost durchbrochen (Abb. 10 u. 11). In der Regel erfolgt der Durchbruch da, wo Periost, Gelenkknorpel und Wachstumsfuge zusammenstoßen (Abb. 10). Manchmal aber legt sich das wuchernde Gewebe zunächst dem Gelenkknorpel auf, seine Gefäße durchbrechen den Knorpel inmitten seiner Kontinuität (Abb. 11). Von den Durchbruchsstellen aus, denen sich bald andere, besonders auch am Epiphysenknorpel, hinzugesellen, nimmt die Reorganisation des toten epiphysären Markes und der Umbau des toten Knochens seinen Ausgang. Je geringer der Umfang der Knochenzertrümmerung, um so rascher erfolgt die Wiederbelebung der toten Epiphyse. Im Röntgenbilde macht sich dieser Vorgang in Aufhellung der Verdichtungen und in der Wiederkehr normaler Bälkchenzeichnung kenntlich.

Am Ende der Entwicklung findet sich wieder eine normal gebaute, lebende Epiphyse. Irreparabel aber bleibt beim Erwachsenen eine im Zustande der

Nekrose oder Umbauatrophie entstandene Formänderung der Epiphyse, gleich welchen Grad sie angenommen hat. Ist jedoch das Wachstum noch nicht abgeschlossen, so liegen die Bedingungen wesentlich günstiger. Gerade am Hüftkopfe läßt sich eindrucksvoll verfolgen, daß die endgültige Kopfform durchaus nicht dem Ausmaße der röntgenologisch am Knochenkern nachweisbaren Verunstaltung entspricht. Diese Wiederherstellung oder jedenfalls weitgehende Verbesserung der Form verdankt die Epiphyse den Ossifikationsvorgängen, die von der Gelenkknorpeldecke ihren Ausgang nehmen.

Der Gelenkknorpel wird fast ausschließlich von der Synovialflüssigkeit ernährt und bleibt bei einer Ernährungsunterbrechung in der knöchernen Epiphyse im wesentlichen am Leben. Nur die tiefsten Knorpellagen weisen mitunter Ernährungsschäden auf. Erst im dritten Lebensjahrzehnt vaskularisiert die Knorpeldecke und ist mit ihrer Ernährung nicht mehr allein auf die Synovia angewiesen. Im Wachstumsalter muß also der lebende Gelenkknorpel beim epiphysären Knochentod infolge der zeitweisen Unterbrechung endochondraler Ossifikation eine **Verdickung** erfahren, die röntgenologisch als **Verbreiterung des Gelenkspaltes** in die Erscheinung tritt. Mit dem Wiederaufbau des Epiphysenknochens setzt

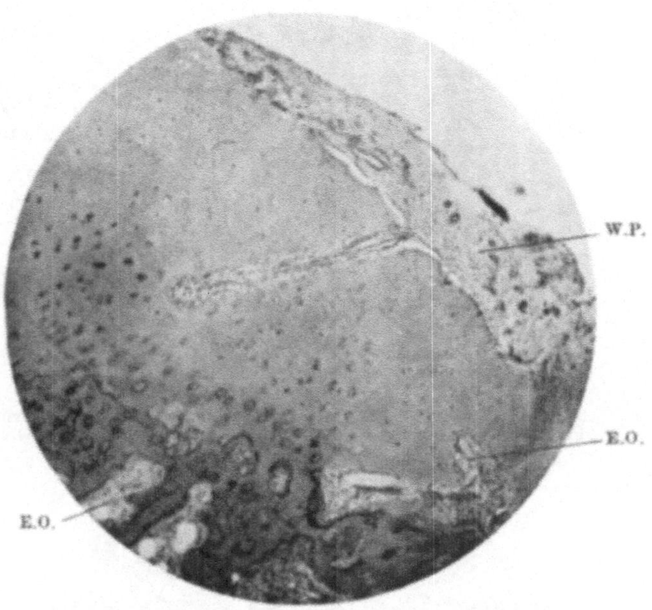

Abb. 11. Von dem übergewachsenen Bindegewebe des metaphysären Periostes (W. P.) aus dringt ein Gefäß resorbierend in den epiphysären Gelenkknorpel ein. Bei E.O. beginnende enchondrale Ossifikation der tiefen Knorpellagen vom metaphysären Mark aus.

dann auch eine erneute enchondrale Ossifikation ein, die die knöcherne Epiphyse vergrößert. Denn für das Epiphysenwachstum bedeutet der Gelenkknorpel das gleiche wie der Intermediärknorpel für das Längenwachstum des Schaftes. Das Bestreben, die ursprüngliche Formveränderung des Epiphysenknochens im Laufe des weiteren Wachstums nach Möglichkeit noch auszugleichen, findet gerade am Hüftkopfe besonders anschaulichen Ausdruck.

Die **ideale Form des Wiederaufbaus der toten Epiphyse** ist beim Erwachsenen freilich nur da gegeben, wo nicht durch Einbrüche des toten Knochens Störungen des Reorganisationsvorganges eingetreten sind. Diese günstigen Bedingungen liegen nur ausnahmsweise vor. Gewöhnlich machen sich die pathologischen Brüche am toten Knochen und die Unmöglichkeit unmittelbar einsetzender Heilungsvorgänge störend bemerkbar.

Die funktionelle Beanspruchung hält die Bruchstücke im toten Knochengebälk in dauernder Bewegung. Neue Zertrümmerungen und Zerreibungen zerlegen den Knochen in immer kleinere Stücke bis zur völligen Zermahlung (Abb. 12). Den Knochentrümmern mischt sich zerfallenes Mark und zusammengesintertes Blut zu einer dichten „amorphkörnigen" Masse bei. Sie ballt sich in den noch vorhandenen Räumen zusammen, umgibt die größeren Bruchstücke und preßt sich auch in deren Markräume ein (Abb. 13). In diesem charakteristischen „Trümmermehl", das sich bei Brüchen innerhalb der lebenden Epiphyse niemals nachweisen läßt, erblickt Axhausen ein wichtiges Kennzeichen der Spontanfraktur primär toten Knochens. Knöchern eingemauerte Reste oder bindegewebige Umscheidungen solchen Trümmermehles zeigen manchmal allein noch bei sonst vollständiger Reorganisation den Hergang der Ereignisse an (vgl. Abbildung 34).

Die Beimischung von Blutfarbstoff zum Trümmermehl, die sich durch Färbung nachweisen läßt (Weil), kann nicht überraschen; denn zu Blutaustritten ist beim Ablauf der epiphysären Knochennekrose hinreichend Gelegenheit. Mit dem Augenblicke der Zirkulationsunterbrechung verschwindet nicht alles Blut aus den epiphysären Gefäßen. Axhausen sah bei der frischen Nekrose ganze Markräume mit Blutkörperchen gefüllt. In den Gefäßen selbst fanden sich gleichfalls, zum Teil veränderte Erythrocyten. Vor allem aber ist zu berücksichtigen, daß bei der ersten Ausbreitung des die Reorganisation einleitenden, einsprossenden Bindegewebes die Brüchigkeit des toten Knochens noch nicht behoben ist. Selbstverständlich können bei den dauernden Bewegungen dieser Knochentrümmer Gefäße des jetzt vordringenden Bindegewebes zerrissen werden. Gewalteinwirkungen, welche die

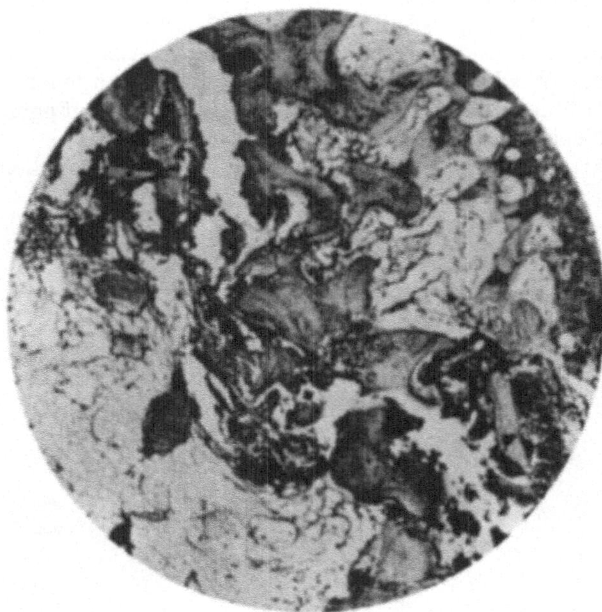

Abb. 12. Zunehmende Verkleinerung und Zerreibung der toten Knochenbruchstücke bei epiphysärer Totalnekrose (Köhlersche Krankheit).

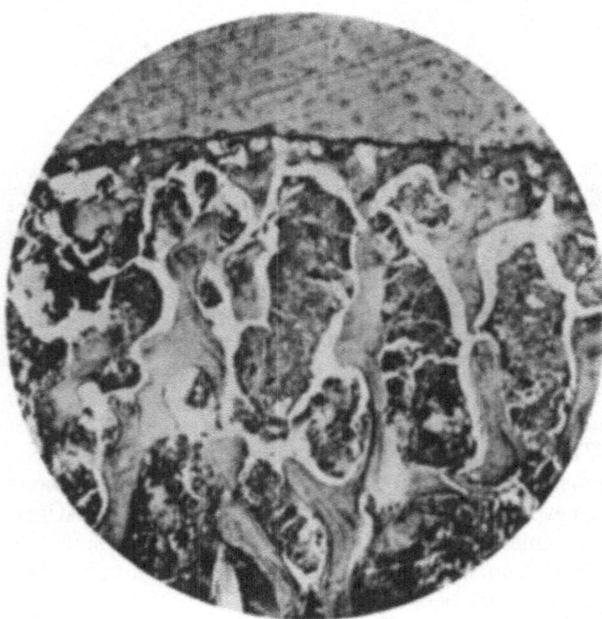

Abb. 13. Anfüllung der Spongiosaräume eines toten subchondralen Knochenstückes mit Trümmermehl (Perthessche Krankheit des Hüftkopfes).

Epiphyse beim vorgeschrittenen Ersatzvorgang treffen, führen sogar mitunter zu
Blutergüssen ins Gelenk (AXHAUSEN). Das in die Epiphyse ergossene Blut
breitet sich in den noch vorhandenen Markräumen aus. Es mengt sich auch,
soweit es nicht von dem lebenden Ersatzgewebe aufgesaugt wird, den dichten
Lagen zermahlenen Knochens bei. Daher darf besonders KAPPIS gegenüber
betont werden, daß aus der Anwesenheit von alten und frischen Blutungsherden ein Beweis für die traumatische Entstehung der epiphysären Nekrose
nicht abzuleiten ist. Ebensowenig kann der Nachweis von Blutfarbstoff im
Trümmermehl als Unterlage dafür gelten, daß dieses Trümmermehl nur aus
Blutresten bestehe (WEIL).

Das Trümmermehl ist ein nie fehlender histologischer Befund bei der
epiphysären Knochennekrose. Seine Menge wechselt im einzelnen. Die
kompakte Masse des Knochenmehles bedingt
eine Störung des Reorganisationsvorganges.
Während sich die einsprossenden Kapillaren
mit den begleitenden Fibroblastenzügen in
den offenen Markräumen des toten Knochens rasch ausbreiten können, stoßen sie
an dem festgefügten Trümmermehl auf ein
zunächst unüberwindliches Hindernis. Die
Vollendung der epiphysären Reorganisation
ist nur möglich nach Beseitigung dieser
festen Massen, die den Weg in die jenseits
gelegenen Markräume versperren. Hierzu
kann sich der Körper nur des üblichen
Weges der flächenhaften lakunären Resorption bedienen.

Das gleiche Mittel wendet der Körper
auch bei der Beseitigung experimentell ab-
getöteter Gelenkknorpelbezirke an, sofern
sie nicht an mechanisch exponierter Stelle
ohnehin rascher Abschleifung unterliegen.

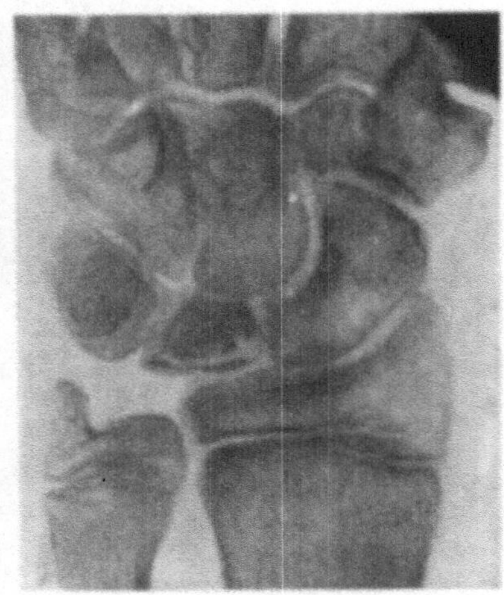

Abb. 14. Sequesterartiges Abgrenzungsbild
bei Lunatumnekrose.

An geschützten Stellen wandelt sich das subchondrale Markgewebe in wucherndes Bindegewebe um und drängt, nach Beseitigung der Knochengrenzlamellen,
flächenhaft resorbierend gegen die Unterseite des toten Knorpels an (AXHAUSEN).
Ebenso sieht man an der Grenze der Knochentrümmerzone das einsprossende
zarte Gewebe verdichtet. Ein- oder mehrkernige Zellen legen sich den amorphkörnigen Massen eng an. Die zahlreich beobachteten und verschiedenartigen
Zustandsbilder geben eine Vorstellung von dem allmählichen Abbau des
Trümmermehles bis zum ersten Durchbruch der Gefäßsprossen.

Man beobachtet die amorphkörnigen Massen zunächst und vorzugsweise an
der knöchernen Umgrenzung größerer, besonders subchondraler Bruchstücke.
Wenn nun im Laufe der Zeit das abschließende Trümmermehl von dem resorbierend heranrückenden Bindegewebe ersetzt ist, wird das tote Bruchstück oft
durch eine breite Bindegewebsschicht von der übrigen Epiphyse
getrennt, die ihrerseits bereits weitgehend oder ganz zu lebendem Knochen
umgebaut ist. Diese Phase im Ablauf der epiphysären Knochennekrose wurde
von AXHAUSEN als das „Abgrenzungsstadium" bezeichnet. Die histologischen
Einzelheiten sind von ihm in früheren Arbeiten ausführlich dargestellt worden.

Im Röntgenbild kann das ringsum abgegrenzte, von einem lichten Hof
umgebene, durch Trümmermehleinlagerung verdichtete Knochenstück leicht
den Eindruck eines Sequesters erwecken (Abb. 14). So ist es verständlich,
daß der Krankheitszustand in diesem Stadium früher oft als „tuberkulöser

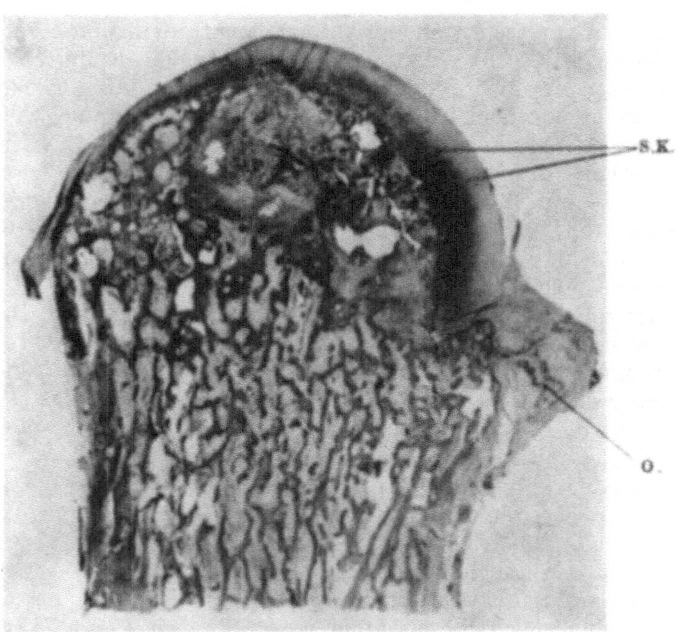

Abb. 15. Abgrenzungsstadium der Epiphyseonekrose bei Köhlerscher Krankheit (s. Text).

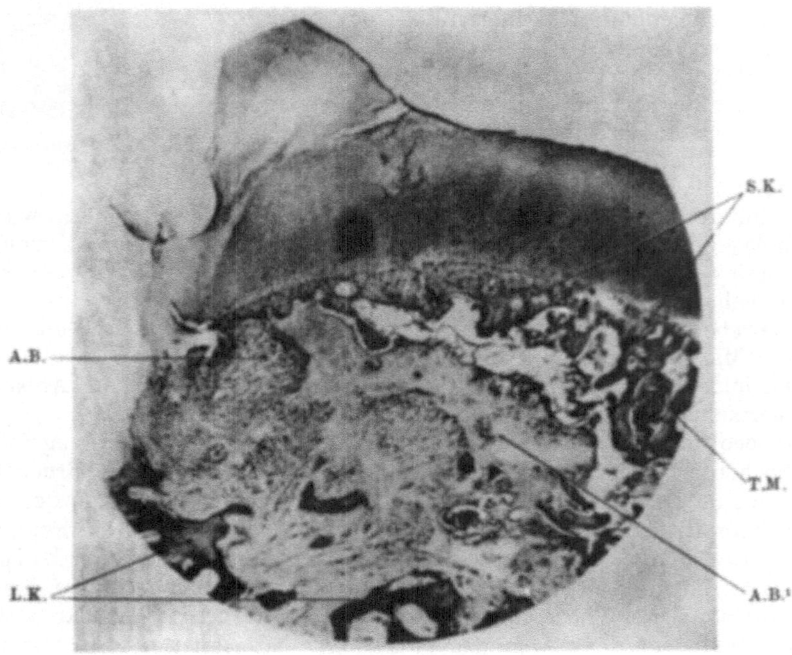

Abb. 16. Abgrenzungsstadium der Epiphyseonekrose bei Köhlerscher Krankheit. Stärkere Vergrößerung
(s. Text).

Knochenherd mit Sequesterbildung" aufgefaßt worden ist. Auch heute noch
stößt man nicht selten auf diese irrige Deutung. Die histologische Untersuchung

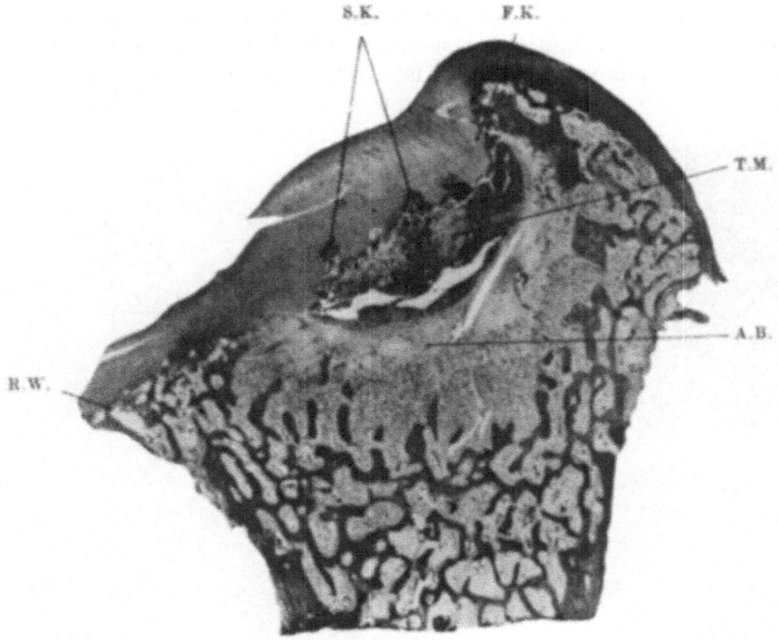

Abb. 17. Abgrenzungsstadium der Epiphyseonekrose bei KÖHLERscher Krankheit mit starker Deformierung (s. Text).

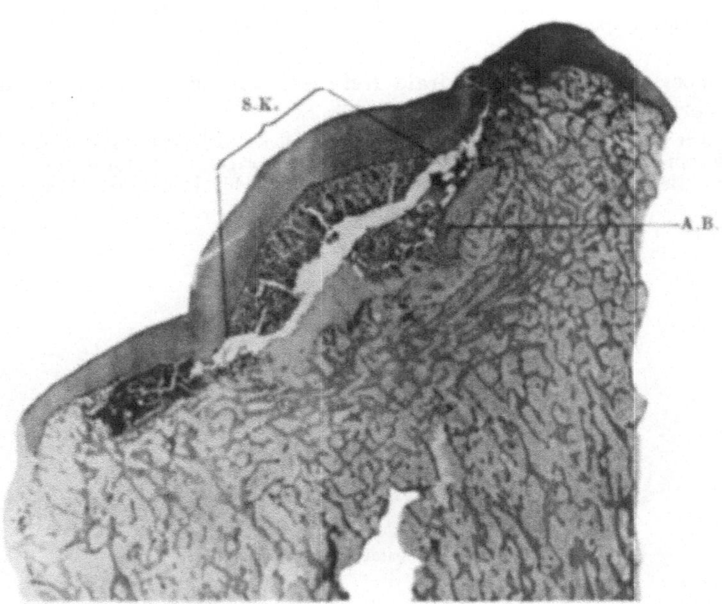

Abb. 18. Abgrenzungsstadium der Epiphyseonekrose bei PERTHESscher Krankheit. S.K. großes totes subchondrales Knochenstück, mit Trümmermehl dicht gefüllt. A.B. Abgrenzendes Binde-Faserknorpelgewebe.

freilich stellt das Fehlen jeglicher tuberkulöser Veränderung sicher; sie stellt damit auch die Übereinstimmung mit dem klinischen Bild wieder her, das mit Tuberkulose ohnehin nur schwer in Einklang zu bringen ist.

Der histologische Befund des Abgrenzungsstadiums ist kennzeichnend. Ein verschieden großer Abschnitt toten subchondralen Knochens, in dessen Maschenwerk vielfach Trümmermehl gelegen ist, haftet dem Gelenkknorpel an. Durch eine oft breite Zone lebenden Bindegewebes, zuweilen mit Einschlüssen von

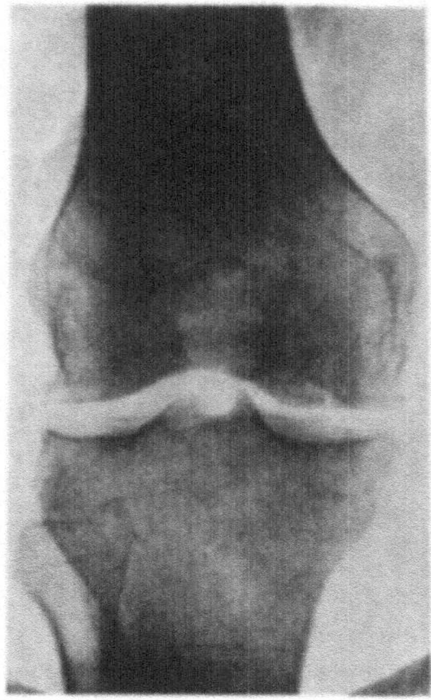

Abb. 19. Osteochondritis dissecans am inneren Femurkondylus.

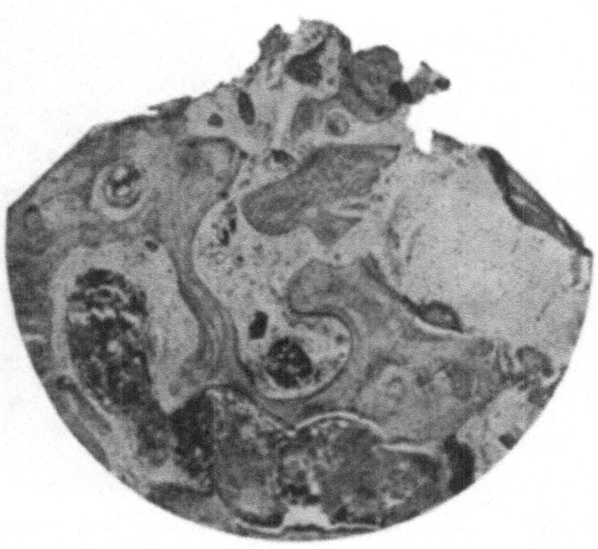

Abb. 21. Die Ablösungsfläche des Knochenstückes bei stärkerer Vergrößerung (s. Text).

Faserknorpel, ist die subchondrale Nekrose von der übrigen lebenden oder reorganisierten Epiphyse getrennt.

Abb. 15 zeigt bei Köhlerscher Krankheit ein kleines subchondrales Knochenstück (S.K.). das durch eine dicke Bindegewebsschicht von der übrigen reorganisierten Epiphyse getrennt ist. Bei O metaphysäre Knochenneubildung. Abb. 16 läßt den Vorgang im histo-

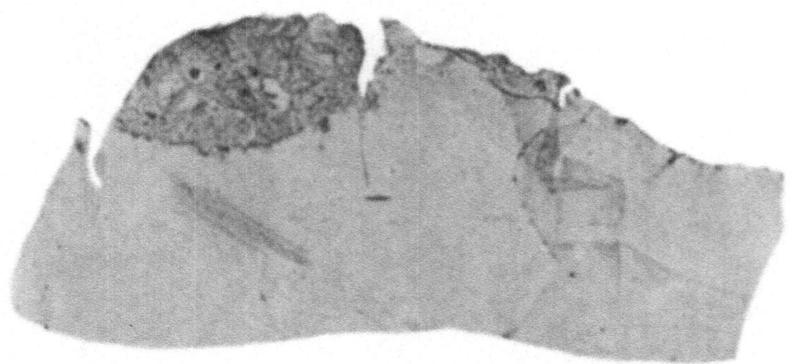

Abb. 20. Das Präparat dieses Falles (s. Text).

logischen Bild deutlicher erkennen. Oben liegt der tote subchondrale Knochen (S.K.), in seinen Räumen vielfach Trümmermehl (T.M.). Das abgrenzende Bindegewebe ist zum Teil zellreich (A.B.), zum Teil zur Ruhe gekommen [Faserknorpelbildung (A.B.[1])].

In der Beobachtung, die der nächsten Abbildung (Abb. 17) zugrunde liegt, finden sich nur noch kümmerliche Reste von Knochen (S.K.), dagegen liegen mächtige Massen von Trümmermehl (T.M.) dem Knorpel an. Die Schicht des abgrenzenden Bindegewebes ist hier ganz besonders dick, die epiphysäre Deformierung außerordentlich stark.

Die Abgrenzung eines großen toten Knochenstückes bei Perthesscher Krankheit wird durch die Abb. 18 wiedergegeben (Beobachtung von Heitzmann und Engel). Die schwere

Deformierung der jetzt schon völlig reorganisierten übrigen Epiphyse und der angrenzenden Metaphyse ist besonders eindrucksvoll.

Diese Bilder der vollendeten subchondralen Knochenabgrenzung decken sich vollkommen mit dem Zustandsbild, das FRANZ KOENIG vor Jahren als Osteochondritis dissecans beschrieben und das seitdem die chirurgische Forschung unaufhörlich beschäftigt hat: das unter unversehrter Knorpeldecke liegende tote, bisweilen mit dichten Massen erfüllte Knochenstück, von dem übrigen Gelenkende durch eine Schicht Bindegewebes getrennt. Entsprechend dieser völligen pathologisch-anatomischen Übereinstimmung glaubte AXHAUSEN die Entstehung aller dieser Krankheitszustände auf die gemeinsame Quelle primärer epiphysärer Nekrosen zurückführen zu dürfen. Er hat diese Auffassung in zahlreichen Arbeiten begründet.

Abb. 19 gibt das Röntgenbild eines Falles von Osteochondritis dissecans am inneren Femurgelenkende wieder; man sieht unmittelbar unter der Gelenkfläche das kleine abgegrenzte subchondrale Knochenstück, von einem lichten Hof kokardenartig umgeben. Abbildung 20 stellt das histologische Übersichtsbild des operativ gewonnenen Präparates dar. Das subchondrale Knochenstück haftet fest am Gelenkknorpel. Ein Teil des Abgrenzungsgewebes (Faserknorpel) ist an der Ablösungsfläche hängen geblieben (Abb. 21). Die Markräume sind zum Teil mit Trümmermehl ausgefüllt (Abb. 21).

Die Entstehung solcher Zustandsbilder im Verlauf einer primären Totalnekrose des epiphysären Knochens kann nicht überzeugender dargestellt werden als durch

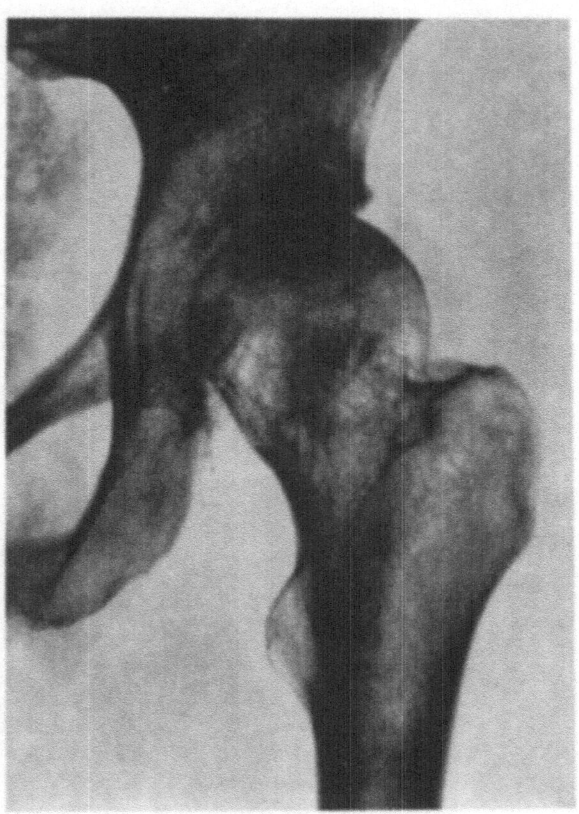

Abb. 22. Geheilter Schenkelhalsbruch ¹/₂ Jahr nach der Verletzung.

Beobachtungen von BERGMANN. Er konnte nach geheilten Schenkelhalsbrüchen innerhalb der nächsten zwei Jahre die Abgrenzung einer aseptischen Keilnekrose aus dem Hüftkopf verfolgen. Die beiden Folgen von Röntgenbildern (Abb. 22—24 und Abb. 25 und 26) lassen diesen Vorgang deutlich erkennen. Fraglos war hier die am abgebrochenen Schenkelkopf entstandene Nekrose das Primäre, pathologische Impression und nachträgliche Abgrenzung der Keilnekrose die Folge. Zugleich sind diese Beobachtungen ein weiterer Beweis für die Richtigkeit der AXHAUSENschen Ansicht, daß mit der Erreichung knöcherner Heilung beim Schenkelhalsbruch noch nicht der ganze Schenkelkopf wieder in den Bereich der Ernährung eingeschlossen zu sein braucht.

Die Abgrenzung größerer geschlossener Bruchstücke verzögert die Reorganisation der Gesamtepiphyse, kann sie aber auf die Dauer nicht verhindern.

Hat das umgebende Bindegewebe erst einmal an einer Stelle die amorphkörnige Grenzzone durchbrochen, so dringt gefäßreiches Gewebe von hier aus in gleicher

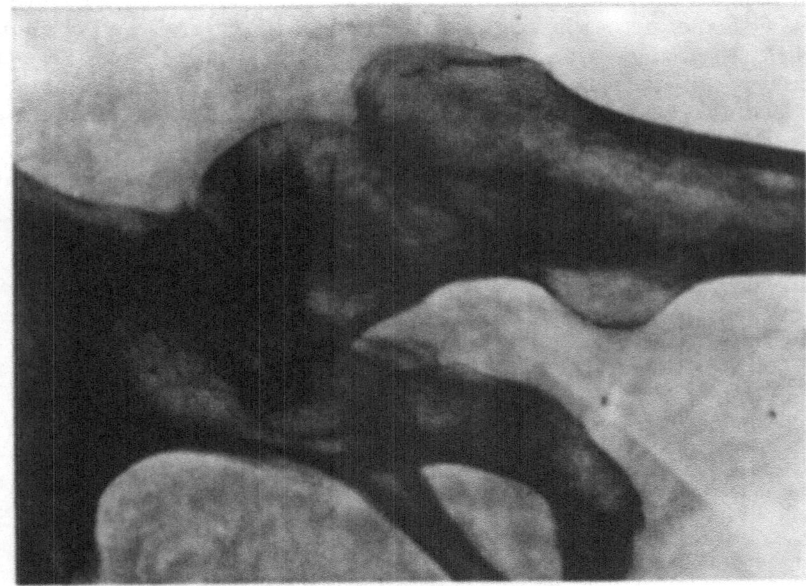

Abb. 24. Nach einem weiteren Jahr: Abgrenzung einer Keilnekrose. Starke Deformierung des Kopfes infolge Umbauatrophie.

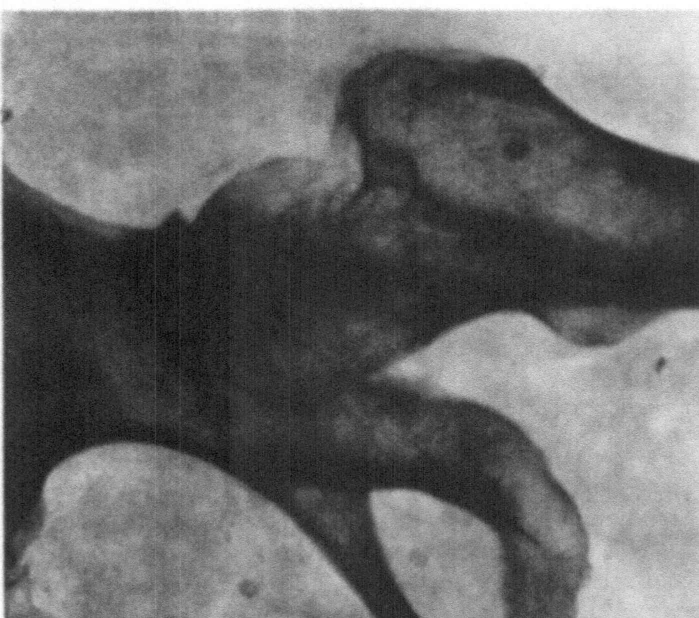

Abb. 23. 1 Jahr später: pathologische Impression an der Belastungsstelle des Kopfes.

Form und mit gleicher Wirkung in die noch offenen Markräume des abgegrenzten Stückes, wie vordem nach Durchbrechung der Knorpeldecke in die Gesamtepiphyse. Nur wird hier die Ausbreitung verlangsamt, entsprechend der notwendigen Resorption eingepreßter Trümmermassen.

Bei Perthesscher Krankheit und bei der Mondbeinnekrose sieht man daher in fortlaufenden Röntgenbildern den Schatten des sequesterartig abgegrenzten Stückes ganz langsam lichter werden und schließlich mit der Umgebung zusammenfließen. Auf gleiche Weise können auch die abgegrenzten subchondralen

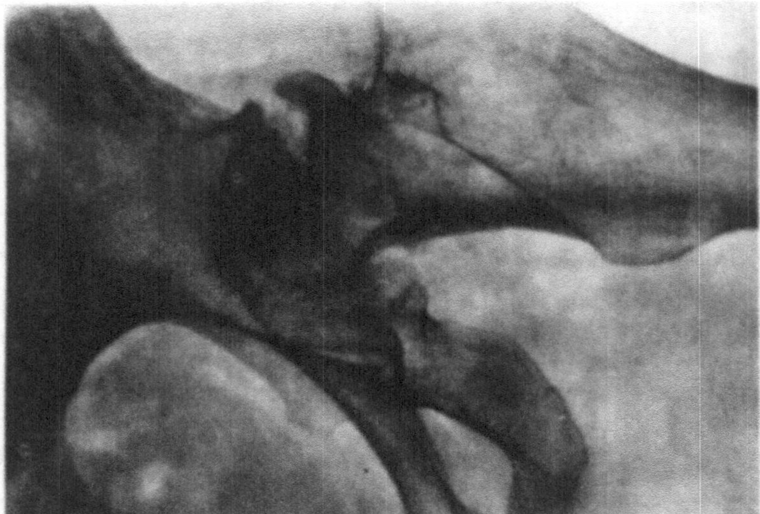

Abb. 26. 2 Jahre später: Abgrenzung einer großen Keilnekrose.

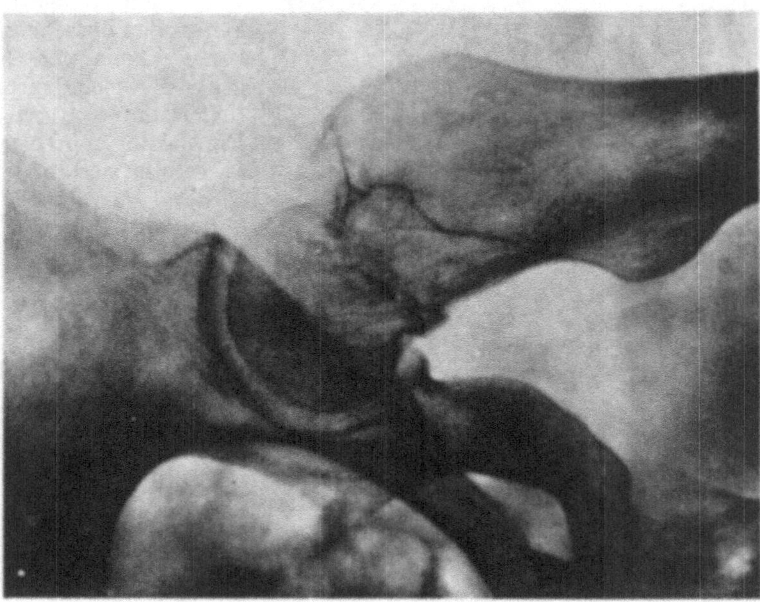

Abb. 25. Geheilter Schenkelhalsbruch.

Nekrosen bei der Osteochondritis dissecans nachträglich durch Umbau verschwinden. Beobachtungen von Spontanheilung der Osteochondritis dissecans sind hinlänglich bekannt (Lehmann, Löhr u. a.). Man kann dabei an fortlaufenden Röntgenaufnahmen verfolgen, wie das abgegrenzte Stück ganz allmählich in den Verband des umgebenden Knochens wieder aufgenommen wird. Aber die Spontanheilung führt gewöhnlich nicht zu einer vollständigen Wiederherstellung der ursprünglichen Form. An der Stelle der ehemaligen

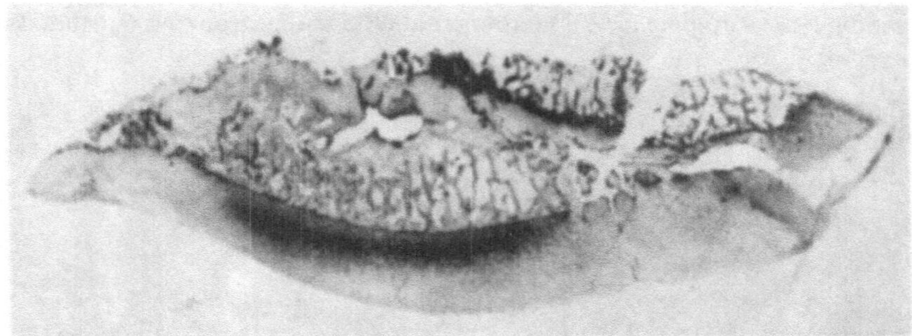

Abb. 27. Doppelseitige Osteochondritis dissecans am inneren Femurknorren. R e c h t e Seite (s. Text).

subchondralen Nekrose bleibt meist eine Abflachung oder Einsenkung der Gelenkfläche sichtbar, die beim Erwachsenen stets endgültig ist.

Die Wiedereinheilung abgegrenzter subchondraler Nekrosen erfolgt aber bei der Osteochondritis dissecans nur ausnahmsweise. Meist wird, und das entspricht ja auch den klinischen Erfahrungen, die Reorganisation des nekrotischen Stückes verhindert oder durch neue Störungen unterbrochen. Namentlich an den großen Zwischengelenken — Knie und Ellbogen —, welche mechanischen und traumatischen Einwirkungen besonders ausgesetzt sind, endet der Zustand gewöhnlich mit der endgültigen Ablösung des nekrotischen Körpers. Die Lösung kann jederzeit nach vollendeter Abgrenzung auftreten: frühzeitig, solange noch das Bruchstück unverändert im Lager liegt, später, wenn die nachträgliche Organisation schon im Gange ist.

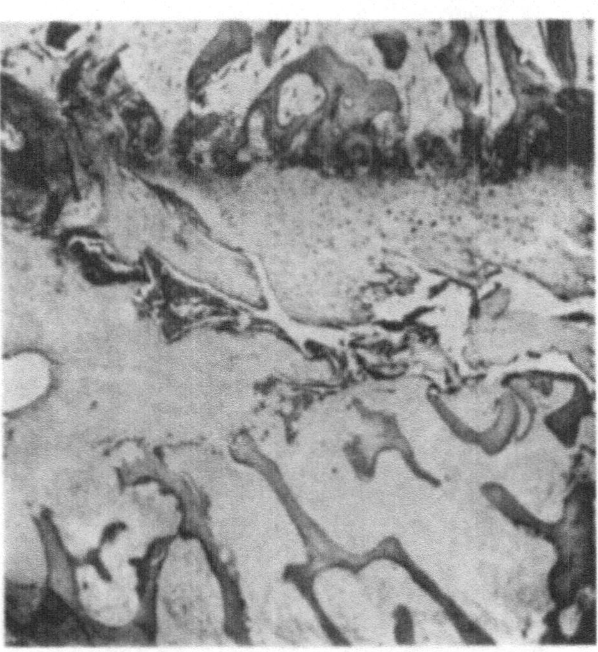

Abb. 28. Die Einrißstelle im abgrenzenden Binde-
Faserknorpelgewebe.

Die vollendete Abgrenzung von der epiphysären Unterlage lockert das subchondral gelegene tote Bruchstück. Nur durch den deckenden Knorpel steht es noch in fester Verbindung mit der Umgebung (Abb. 20). Schon leichte Gewalteinwirkungen, ja schon der normale Gebrauch eines Gelenkes können diese Verbindung ganz oder teilweise sprengen. Meist reißt dabei auch das abgrenzende Bindegewebe ein (Abb. 28). Eine Blutung aus dem bindegewebigen Lager ist die Folge. Sie kann sich auch im Gelenkraum ausbreiten. Der abgegrenzte Bezirk wird mit seiner Knorpeldecke entweder als freier Körper in das Gelenkinnere abgestoßen, oder er bleibt mit dem Lager durch einen Bindegewebsstiel im Zusammenhang (gestielter Gelenkkörper). Beiden Möglichkeiten entsprechen charakteristische klinische Erscheinungen.

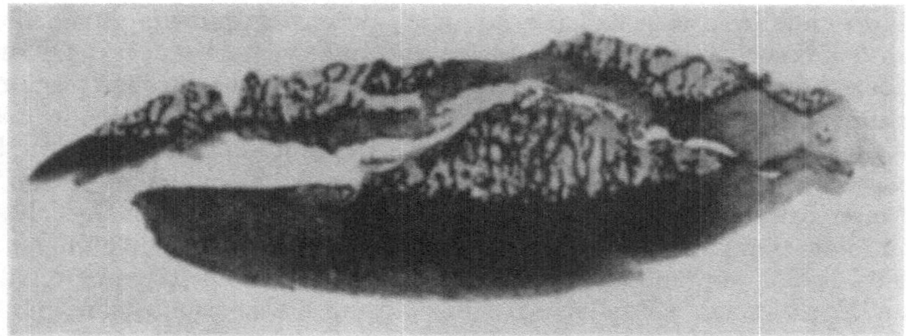

Abb. 29. Eine andere Stelle des gleichen Präparates; nahezu vollkommene Ablösung.

Abb. 27—31 zeigen die mikroskopischen Befunde bei einem Fall von doppelseitiger Osteochondritis dissecans des inneren Femurknorrens (AXHAUSEN).

Rechts wurde der noch haftende Körper mit dem Lager entfernt (Operateur: VON BRUNN). Abb. 27 zeigt den Körper noch in breiter Verbindung mit dem Lager; auf der

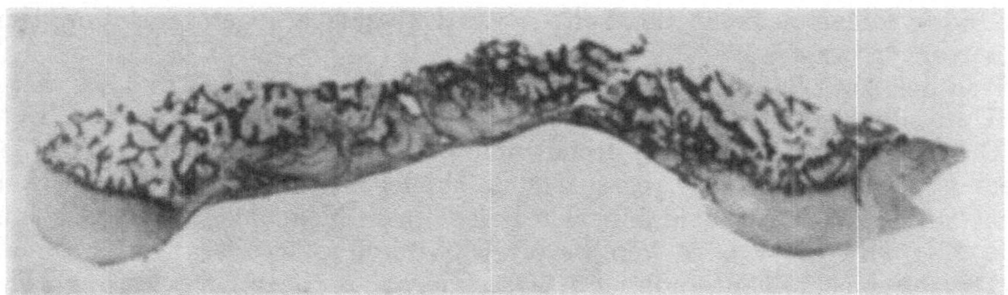

Abb. 30. Doppelseitige Osteochondritis dissecans am inneren Femurknorren. Linke Seite. Ablösungslager.

metaphysären Seite des abgrenzenden Binde-Faserknorpelgewebes ist enchondrale Ossifikation im Gange. Rechts ein traumatischer Einriß des abgrenzenden Bindegewebes; Abb. 28 gibt den Einriß bei stärkerer Vergrößerung wieder. An einer anderen Stelle des Präparates ist die traumatische Ablösung des hier keilförmigen toten Knochenstückes schon nahezu vollkommen (Abb. 29).

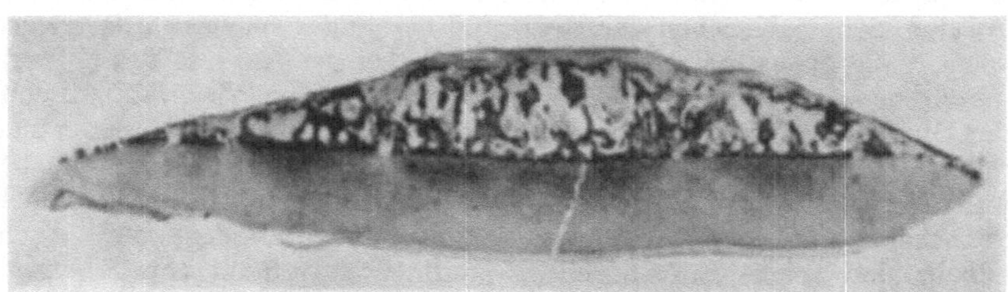

Abb. 31. Der dazu gehörige freie Gelenkkörper.

Links war die traumatische Ablösung des abgrenzenden Körpers bereits vollendet. Abb. 30 gibt das geglättete Lager, Abb. 31 den freien Gelenkkörper wieder. Auch am Gelenkkörper ist das anhaftende abgrenzende Bindegewebe geglättet.

Erfolgt die Abstoßung in einem Stadium, in dem die nachträgliche Organisation bereits im Gange ist, so fällt auch der im Inneren neugebildete lebende

Ersatzknochen erneuter Nekrose anheim. Ist noch ein ausreichender Stiel vorhanden, so können durch ihn die Regenerationserscheinungen aufrecht erhalten werden, um mit der vollständigen Ablösung abermals unterbrochen zu werden. Das bunte histologische Bild der noch haftenden und der freien Gelenkkörper wird durch diese Vorgänge restlos erklärt.

Man kennt freie Einzelkörper, die noch durchweg den ursprünglichen subchondralen Knochen enthalten, dessen Markräume vielfach mit festen Trümmermassen erfüllt sind. Andere wiederum weisen deutliche Zeichen beginnenden Umbaues an dem subchondralen Spongiosagebälk auf. Neuer, in der Färbung etwas abweichender Knochen ist in tiefe Resorptionsbuchten der alten Balken eingelagert. Trümmermehl wird dabei nur noch spärlich gefunden. Dann wieder trifft man Körper an, deren Aufbau mit subchondralem Knochen nichts mehr gemein hat, sondern sich als dichtes Maschenwerk neugebildeten Knochens erweist. Dabei werden nur Bindegewebszüge, aber kein Trümmermehl mehr in den Markräumen gefunden. An der Lösungsfläche sieht man im Anfang nicht selten noch Reste des abgrenzenden zellreichen Bindegewebes. Später glättet sich diese Fläche und wird von straffem Bindegewebe umhüllt, dessen oberflächliche Anteile unter dem ernährenden Einfluß der Synovia ein kümmerliches Leben fristen. Der gesamte Knochen, gleich welcher Herkunft, fällt ebenso wie der Inhalt der Markräume der Nekrose anheim. Die Gelenkknorpeldecke kann, von der Synovia her ernährt, ganz oder in Teilen am Leben bleiben. Vielfach, namentlich bei älteren Gelenkkörpern, zeigen aber auch hier mangelhafte oder fehlende Zellfärbbarkeit sowie Kalkablagerungen das Vorliegen regressiver Prozesse an.

Nach der Abstoßung des Körpers aus der Epiphyse bleibt notwendigerweise eine Unregelmäßigkeit der Gelenkoberfläche zurück, deren Umfang und Tiefe der Größe des subchondralen Bruchstückes entspricht. Die Oberfläche des Lagers ist von Teilen des abgrenzenden Bindegewebes bedeckt. Das Heilbestreben des Körpers geht dahin, den Defekt nach Möglichkeit auszugleichen. Dieses Ziel wird mehr oder weniger erreicht durch Sklerosierung des Bindegewebes, durch seine Umwandlung in Faserknorpel, der sich der ursprünglichen Gelenkdecke mehr und mehr anpaßt. An der Unterlage dieser neuen Knorpeldecke finden sich häufig Vorgänge enchondraler Verknöcherung, die übrigens oft schon während des Abgrenzungsstadiums angetroffen werden (Abb. 27 u. 28). Mit der Ablösung des toten Knochenstückes ist der Reorganisationsvorgang an der Epiphyse beendet. Aber die zurückbleibende Unregelmäßigkeit der Gelenkfläche, die, manchmal kaum merklich, auch hohe Grade erreichen kann, muß je nach ihrer Stärke ihren Einfluß auf das ganze Gelenk geltend machen (S. 14 f.).

An den kleinen Knochen der Hand und des Fußes spielt sich der Reorganisationsvorgang etwas anders ab. Namentlich bei der Nekrose des Sesambeins am Großzehengrundgelenk kann man verfolgen, daß der Wiederaufbau von den an der Oberfläche ansetzenden Bändern aus nach dem Knocheninneren zu fortschreitet. So sieht man die den Bandansätzen benachbarten Anteile bereits vaskularisiert und im Aufbau begriffen, während in der Knochenmitte noch ein nekrotischer Kern liegt, umgeben von abgrenzendem Bindegewebe. Auch am Mondbein sind solche Zustandsbilder häufig anzutreffen. Die Eigenart des konzentrischen Wiederaufbaus bringt es mit sich, daß bei der operativen Entfernung des Mondbeines der Knochen in diesem nekrotischen Mittelteil durchbricht und der hintere Abschnitt in der Wundtiefe zurückbleiben kann.

Abb. 32 zeigt eine exstirpierte Mondbeinhälfte, die die Anordnung von reorganisiertem und von totem Anteil erkennen läßt.

Die flächenhafte Resorption führt in langsamem Fortschreiten die Verkleinerung der zentral gelegenen nekrotischen Knochenmassen herbei. So kommen Bilder zustande, bei denen die Hauptmasse des Knochens bereits reorganisiert ist und nur im Mittelteil noch eine breite Schicht abgrenzenden Bindegewebes liegt. Hier und da schließt es noch Reste der amorphkörnigen Massen ein, ist sonst aber, schon im Ruhezustand, in Faserknorpel umgewandelt.

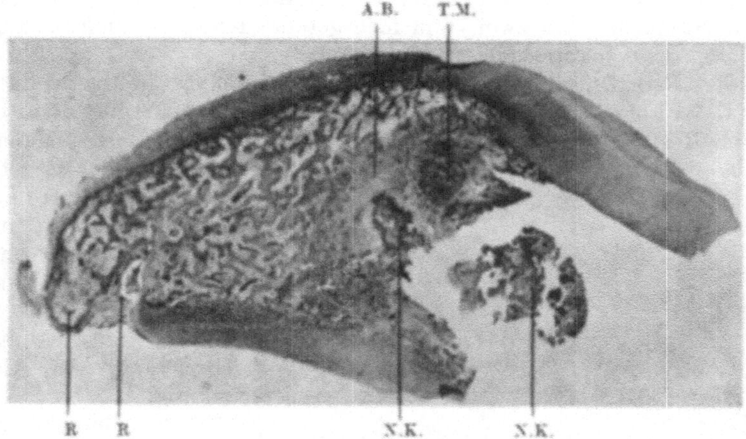

Abb. 32. Die eine Hälfte eines exstirpierten Mondbeines bei Lunatumnekrose im Abgrenzungsstadium. N.K. Rest des abgegrenzten toten Knochens. A.B. abgrenzendes Bindegewebe. T.M. Trümmermehl. Von R aus ist die Reorganisation des toten Knochens vor sich gegangen.

Mit dem Abschluß dieser Entwicklung ist schließlich alles Tote verschwunden. Eine breite Faserknorpelschicht, ähnlich der Trennungszone in Abb. 27, verläuft quer durch den Knochen von der einen Seite des Deckknorpels zur anderen. Zu beiden Seiten dieser Schicht liegt jetzt lebender Knochen mit lebendem Mark,

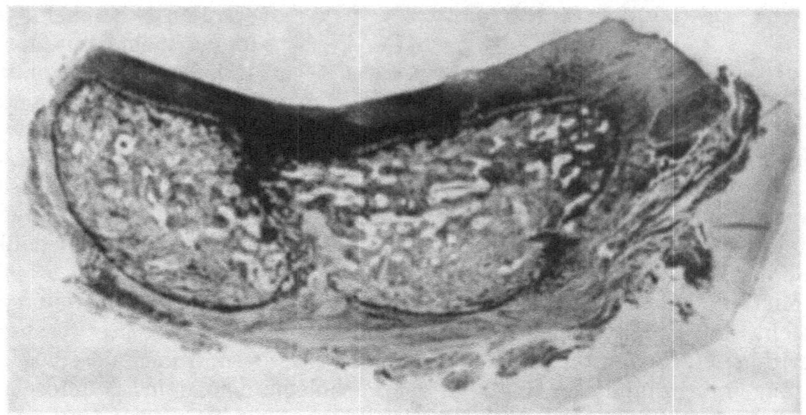

Abb. 33. „Zweiteilung" des Knochens bei Nekrose des Sesambeines. Schon die Architektur der beiden Knochenhälften zeigt an, daß es sich um „Umbauknochen" handelt.

letzteres vielfach bereits in Fettmark umgewandelt. Umschlossene Reste toten lamellären Knochens können mitunter noch auf die primäre Totalnekrose hinweisen. Auch Anhäufungen von Trümmermehl inmitten der trennenden Bindegewebs- und Faserknorpelschicht lassen den vorangegangenen Ablauf erkennen (Abb. 34). Das Bild des endgültigen Abschlusses wird manchmal noch verstärkt durch enchondrale Ossifikationsvorgänge auf beiden Seiten des Faserknorpels, ähnlich den Bildern, die wir bereits am abgrenzenden Bindegewebe bei der Osteochondritis dissecans kennen lernten (Abb. 27). Damit ist das Bild der Zweiteilung des Knochens vollständig (Abb. 33). Im Röntgenbilde gewinnt man den Eindruck einer Pseudarthrose oder eines Os bipartitum. Beide Möglichkeiten können Ausgang primärer Totalnekrose sein. Davon unberührt bleibt die Tatsache, daß zwei- und mehrgeteilte Knochen auch als Folge von Anlage- und Entwicklungsfehlern auftreten.

Mit der Reorganisation der nekrotischen Epiphyse in dieser oder jener Form sind die Folgewirkungen der Epiphyseonekrose freilich nur dann beendet, wenn eine Restitutio ad integrum erreicht wird. Das ist nur ausnahmsweise der Fall. In der Regel ist mit einer dauernden Verunstaltung des Gelenkendes zu rechnen, die nicht ohne Einfluß auf das Gelenkganze bleiben kann. Sie führt zwangsläufig zur Entwicklung einer deformierenden Gelenkerkrankung.

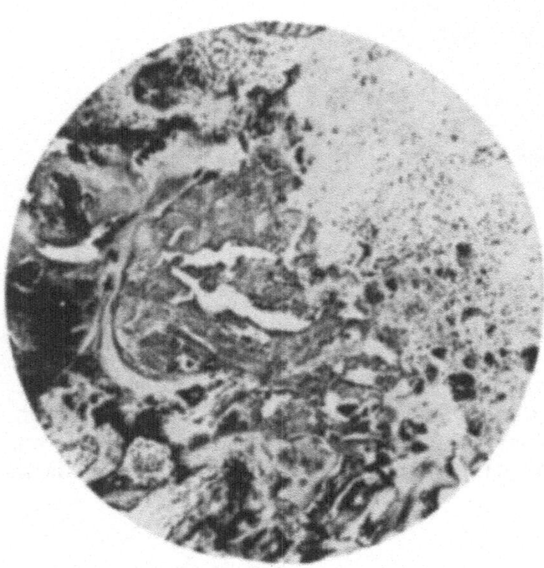

Abb. 34. Ein Teilbild des gleichen Präparates. Ein Rest von „Trümmermehl" im trennenden Binde-Faserknorpelgewebe.

Die Beziehungen der Perthesschen Hüftkopferkrankung (Osteochondritis coxae juvenilis) zur Arthritis deformans sind seit den ersten Mitteilungen über die Erkrankung Gegenstand lebhafter Erörterungen gewesen. Perthes selbst hat immer wieder mit gewichtigen Gründen den Standpunkt vertreten, daß beide Erkrankungen nichts miteinander zu tun haben. Demgegenüber wollen Kreuter und neuerdings F. J. Lang und seine Schule beide Krankheitsbilder geradezu identifizieren. Zwar konnten mit der Klärung des anatomischen Ablaufes, der von der primären epiphysären Nekrose seinen Ursprung nimmt, die Unterschiede zwischen beiden Gelenkerkrankungen klargestellt werden. Die Erwartung, daß damit einer Meinungsverschiedenheit die Grundlage entzogen wäre, hat sich allerdings nicht erfüllt.

Mit Perthes und der großen Mehrzahl anderer Untersucher sind wir der Ansicht, daß Epiphyseonekrose und Arthritis deformans keine wesensgleichen Begriffe sind. Schon die Möglichkeit einer restlosen und folgenlosen Wiederherstellung toter Epiphysen findet in der Pathologie der Arthritis deformans kein Gegenstück. Wohl aber schließt die Epiphyseonekrose aus den genannten Gründen häufig mit einer Verunstaltung des Gelenkendes ab. Diese bedingt eine ungleichmäßige Beanspruchung der Knorpeldecke und gibt dadurch Anlaß zu gesteigerter und fortschreitender Abnutzung des Knorpels. Erst in diesen Veränderungen erblicken wir das Wesen der Arthritis deformans. Es kann also die Epiphyseonekrose zur Ursache einer sekundären deformierenden Arthropathie werden.

Diese Form der deformierenden Arthropathie, deren letzte und alleinige Ursache die Nekrose des epiphysären Knochens ist, wurde von Axhausen als die ossale Form der Erkrankung bezeichnet. Diese Benennung hat sich nicht durchgesetzt. Und doch wird man zugeben müssen, daß die sekundäre Arthritis deformans, die den Ausgang von einer Epiphyseonekrose nimmt, etwas ganz anderes ist, als die übliche deformierende Gelenkerkrankung, die sich primär am Knorpel abspielt und einem Mißverhältnis zwischen Beschaffenheit und Beanspruchung des Knorpels ihre Entstehung verdankt. Bei der gewöhnlichen Arthritis deformans scheidet der epiphysäre Knochen als ursächlicher Faktor aus.

Grad und Entwicklungstempo der gesteigerten Knorpelabnutzung ist in weitem Umfang von dem Maß der epiphysären Deformierung abhängig. Dafür gibt die Klinik der Gelenkmauserkrankung eindrucksvolle Belege.

Ist der abgelöste Gelenkkörper klein, die Delle also wenig ausgedehnt und flach, dann ist die Formänderung nicht belangvoll, ihre Folgeerscheinungen sind unbedeutend. Die kleine Einsenkung wird von dem benachbarten unveränderten Knorpel „hohlgelegt". Ein solches Kniegelenk kann bis ans Lebensende ein fast normales Bild bieten. Anders aber, wenn umfangreiche Anteile des subchondralen Knochens in großen, oft mehrfachen Gelenkkörpern zur Ablösung gelangt sind. Hier tritt das unregelmäßig begrenzte Lager mit der gegenüberliegenden Gelenkseite in ausgiebige Berührung. Die Statik und Dynamik des Gelenkes wird durch den Substanzverlust der einen Seite beeinträchtigt. Der Boden des großen Defektes reibt mit seinen groben Unregelmäßigkeiten gegen den Knorpel der Gegenseite. So ist die Zerfaserung und Abschleißung des gegenüberliegenden Knorpels nur eine Frage kurzer Zeit. Die Knorpeldecke der Gegenseite wird bis auf den Knochen abgeschliffen, und auch der Defektgrund selbst bleibt nicht verschont. So entstehen mit der Zeit die „kongruenten Knochenschleifstellen", im Röntgenbilde kenntlich an der ausgesprochenen Verengerung des Gelenkspaltes; da-

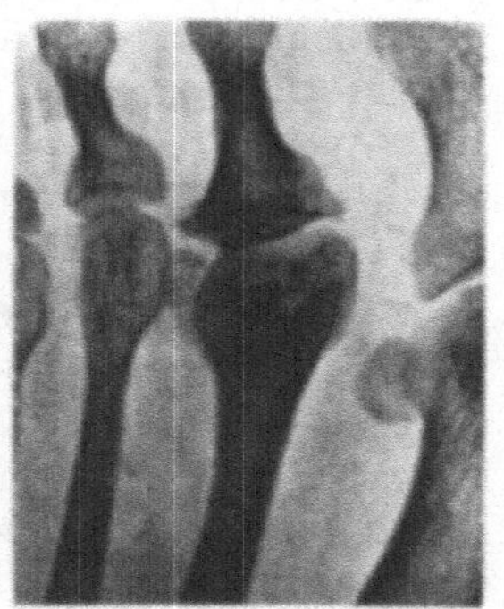

Abb. 35. Schwere deformierende Arthropathie als Ausgang der Epiphyseonekrose bei KÖHLERscher Krankheit.

neben finden sich starke Knochenwucherungen an den Gelenkrändern, große und kleine freie Körper im Gelenk.

Zwischen diesem Bilde schwerster deformierender Gelenkerkrankung mit vielfachen Gelenkmäusen und der kleinen bedeutungslosen Delle am Gelenkende liegt eine Kette fließend ineinander übergehender Zustandsbilder. Alle Versuche, zwischen den einfachen Gelenkmäusen und den „arthritischen" freien Gelenkkörpern Unterschiede im histologischen Bilde zu finden, mußten daher erfolglos bleiben. Bei allen gradweisen Unterschieden ist der Krankheitshergang doch der gleiche. Nicht im histologischen Bilde, wohl aber im Ausmaß der Veränderungen und in ihren Folgeerscheinungen kommt der Unterschied zum Ausdruck.

Bei den Verunstaltungen der Gesamtepiphyse liegen ähnliche Bedingungen für die Entstehung sekundärer Veränderungen vor. Hält sich die Formänderung in bescheidenen Grenzen, so wird die funktionelle Beanspruchung keine nennenswerte Knorpelabnutzung bedingen. So können nach PERTHESscher Krankheit mit nur wenig deformiertem Hüftkopf sichtbare Zeichen von gesteigertem Knorpelverschleiß lange Zeit ganz fehlen. Bei schwererer Verunstaltung jedoch bleibt frühzeitige fortschreitende Knorpelabnutzung nicht aus.

Besonders schwere Formen sekundärer Arthritis deformans finden wir oftmals bei der Nekrose des Mittelfußköpfchens, der KÖHLERschen Krankheit (Abb. 35). Wir beobachten sie auch gelegentlich als Ausgang PERTHESscher Erkrankung (Abb. 68). Nicht selten sieht man auch Kranke mit den klinischen Zeichen von auffallend früh einsetzendem Malum coxae „senile“, bei denen das Röntgenbild schwerste Hüftdeformierungen sichtbar macht. Aus der Form von Hüftkopf, Hals und Pfanne kann man dabei oft noch eine Perthessscher Erkrankung als Grundlage aller Veränderungen erkennen. Die sorgfältige Analysierung des Einzelfalles kann für die Unfallbegutachtung von entscheidender Bedeutung sein.

II. Spezieller Teil.

Der Knochen kann wie jedes Körpergewebe unter verschiedenen Bedingungen aus der Ernährung ausgeschaltet werden. Mechanisch-traumatische, thermisch-physikalische, chemische und bakteriell-toxische Einwirkungen können Grundlage der Nekrose sein. Auch spastisch-vasomotorische Einflüsse und Gefäßwanderkrankungen können Ischämie und Knochentod bewirken. Bei einer großen Gruppe epiphysärer Knochennekrosen ist die Entstehungsursache bis jetzt nicht sichergestellt. Ja, es besteht nicht einmal ein zwingender Grund für die Annahme einer einheitlichen Genese. Die Bezeichnung „spontane Epiphyseonekrose“ soll daher nur zum Ausdruck bringen, daß wir die Grundlage der Ernährungsunterbrechung nicht näher kennen.

1. Die traumatische Knochennekrose.

Bei jedem Knochenbruch verfällt ein Teil des dem Bruchspalt benachbarten Knochengewebes der Nekrose. Bonome hat hierauf schon vor vielen Jahren hingewiesen; Barth und Axhausen konnten es bestätigen. Der Umfang der Nekrotisierung hängt wesentlich von der Stärke der Gewalteinwirkung und der Bruchform ab. Geringfügig bei Fissuren und glatten Durchbrüchen, ebenso wie bei Osteotomien, kann sie bei Zertrümmerungsbrüchen ein gewaltiges Ausmaß annehmen. Viele Trümmer bieten das Bild totaler Knochennekrose. Völlig aus der Verbindung gelöst, sind sie frei verpflanzten Knochenstücken wesensgleich.

Wenn von der Anwesenheit toten Knochens gesetzmäßig ein lebhafter Anreiz zur Knochenneubildung ausgeht, so ist zu erwarten, daß auch die traumatische Randnekrose bei Frakturen in gleichem Sinne wirksam ist. Klinische und experimentelle Erfahrungen weisen eindeutig in diese Richtung. Die geringe Kallusbildung und verzögerte Konsolidierung bei linearen Osteotomien ist ebenso bekannt wie die mächtige Kallusentwicklung und das gute Heilbestreben der Trümmerbrüche. Dort zeigt das Experiment kleinste Randnekrosen, hier Knochentod größten Umfanges. Die früher viel geübte Nahtvereinigung pseudarthrotischer Knochenenden, die „unter peinlicher Schonung des ernährenden Periostes“ vorgenommen werden sollte, hat sich daher als wenig erfolgreich erwiesen. Ungleich wirkunsgvoller ist die gewaltsame Aufsplitterung der Bruchenden (Kirschner), die gleich dem Trümmerbruch umfangreiche Knochennekrosen erzeugt.

Ausgedehnte periostale und myelogene Knochenneubildung findet sich ganz besonders im Bereich der Randnekrose. Die einfache Anlagerung der neugebildeten Knochenmassen würde aber nur eine „Verkittung“ der Bruchstücke herbeiführen, wenn nicht die Randnekrose zur knöchernen Substitution zwänge. So wird überall im toten Knochenanteil in die Resorptionsräume wandständig neugebildeter Knochen abgelagert, der, mit dem äußeren Kallus in organischem Zusammenhang, an Stelle der Verkittung eine mechanisch weit vorteilhaftere „Verzahnung“ und „Verzapfung“ der Bruchstücke herbeiführt.

Um so auffallender ist die Tatsache, daß namhafte Pathologen an der Bedeutung der Knochennekrose für die Bruchheilung völlig vorübergegangen sind.

B. M. Schmidt läßt in seinen Arbeiten über die Ursachen der Kallusbildung die aseptische Knochennekrose unerwähnt. Marchand hat ihre Bedeutung für die Frakturheilung in Zweifel gezogen. Er begründet seinen Standpunkt damit, daß die gleichen aseptischen Nekrosen bei Amputationsstümpfen nur geringe Kallusbildung zur Folge haben. Man muß jedoch dabei berücksichtigen, daß es sich hierbei um einen Sonderfall des Knochenbruches, um eine Durchtrennung mit glattem Sägeschnitt nach Art der Osteotomie handelt. Der sehr geringen Ausdehnung der Randnekrose entspricht in diesen Fällen die Geringfügig-keit der Knochenneubil-dung. Die Beweiskraft der verschiedenartigen Versuche, die überein-stimmend den beson-deren Knochenbildungs-reiz der Nekrose erken-nen lassen, scheint uns durch Marchand nicht widerlegt. Eher könnte man einen Widerspruch erblicken zwischen der beim Schenkelhals-bruch auftretenden aus-gedehnten oder völ-ligen Kopfnekrose und dem bekannten schlech-ten Heilbestreben dieser Brüche. Hier liegen in-dessen besondere Bedin-gungen vor. Sie machen es erforderlich, gerade auf diese Bruchform aus-führlicher einzugehen.

Die Kopfnekrose beim Schenkelhals-bruch ist seit langem Gegenstand besonderer Aufmerksamkeit gewe-sen. Die Blutversorgung

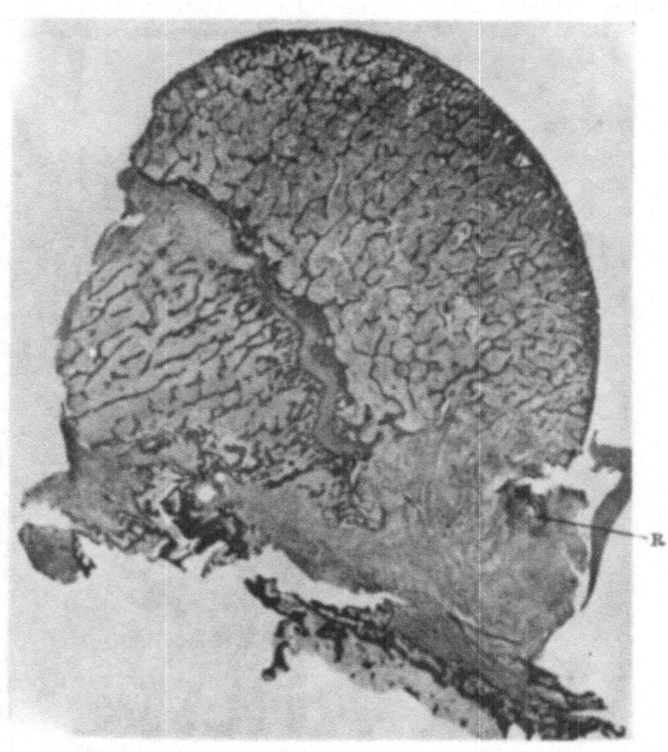

Abb. 36. Mit Dislokation geheilter Schenkelhalsbruch bei einem Jugendlichen. Totalnekrose des proximalen Bruchstückes. Von der Vereinigungsstelle aus erfolgt die Reorganisation des toten Bruchstückes. (R).

des Kopfes ist im wesentlichen Aufgabe von Gefäßen, die in der Gelenkkapsel verlaufen und mit ihr an den Schenkelhals herantreten. Brüche, die innerhalb des Kapselansatzes verlaufen, bedingen somit notwendigerweise eine völlige oder weit-gehende Ausschaltung des Kopfes von der Zirkulation. Das Bruchstück ist mit dem übrigen Körper nur noch durch das Ligamentum teres verbunden, dessen kümmerliche Gefäße zur Herstellung eines kollateralen Kreislaufes im allgemeinen nicht ausreichen. Nur bei Jugendlichen konnte Schmorl nachweisen, daß von dem Gefäß des Ligamentums allein die Ernährung des Kopfes übernommen werden kann. Diese Tatsache findet beredten Ausdruck in der klinischen Erfahrung weit günstigerer Heilungsbedingungen jugendlicher Schenkelhals-brüche. In höherem Alter aber verkümmert das Gefäß des Ligaments allmählich und ist zuletzt oft überhaupt nicht mehr vorhanden. So kommt es, daß der abgebrochene Kopf ganz oder zum großen Teil der Nekrose anheimfällt. Mitunter findet sich in der Umgebung des Bandansatzes, im Foveagebiet, ein umschriebener Bezirk lebend gebliebenen Knochens (Axhausen, Schmorl

u. a.). Phemister fand unter 49 intrakapsulären Schenkelhalsbrüchen nur an 17 Schenkelköpfen lebendes Knochengewebe. Dabei war das Endergebnis 8mal knöcherne Heilung und 9 Pseudarthrosen. Die übrigen 32 Schenkelköpfe waren teilweise oder völlig nekrotisch. Unter ihnen standen 4 knöchernen Heilungen 28 Pseudarthrosen gegenüber.

Zu Unrecht wurde früher die Kopfnekrose allein als Ursache der schlechten Heilergebnisse angesehen. „Eine knöcherne Heilung gilt nur als möglich, wenn das Kopffragment noch durch Periost ernährt wird" (Helferich). Daß diese Ansicht nicht zutreffend sein konnte, ergab sich nicht nur aus dem inzwischen festgestellten tatsächlichen Verhalten toten Knochens im Körper, sondern auch aus experimentellen und klinischen Befunden. Große, aus der Gelenkfläche völlig ausgelöste und wieder zurückgelagerte Knorpelknochenstücke (Abb. 44 u. 45) gelangen ausnahmslos zur knöchernen Einheilung (Axhausen). Daß die Totalnekrose des Schenkelkopfes die knöcherne Heilung nicht unmöglich macht, das hatten die klinischen Erfahrungen trotz der an sich sehr ungünstigen Heilungsziffern längst ergeben. Axhausen konnte den histologischen Nachweis an einem Jugendlichen mit 10 Monate altem Schenkelhalsbruch führen.

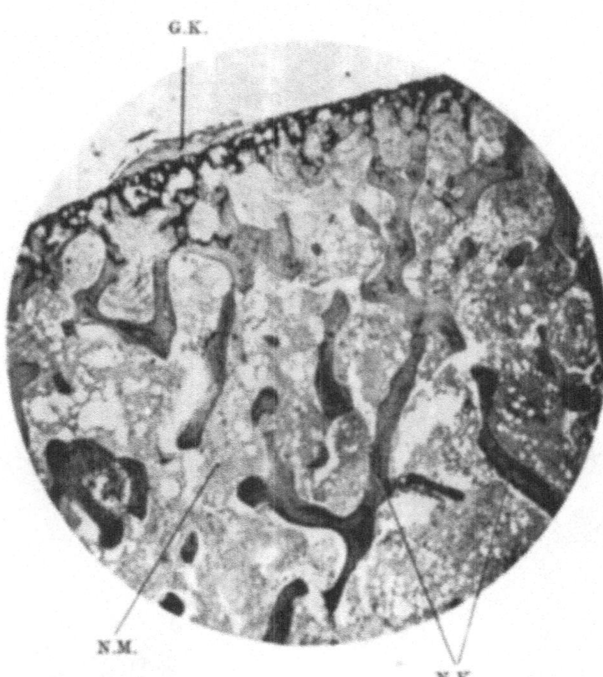

Abb. 37. Gelenkfläche des Präparates bei stärkerer Vergrößerung. G.K. Rest des abgeschälten schwer geschädigten Gelenkknorpels. N.K. Nekrotische Spongiosa. N.M. Nekrotisches Mark.

Aus dem Röntgenbild des Präparates ist ersichtlich, daß keine traumatische Epiphysenlösung, sondern ein echter Schenkelhalsbruch vorliegt, der allerdings mit erheblicher Verschiebung verheilt ist. Man könnte nach dem Übersichtspräparat annehmen (Abb. 36), daß das Kopffragment erhalten geblieben ist. Die histologische Untersuchung ergibt das Gegenteil. Die Hauptmasse der Epiphyse befindet sich auch jetzt noch im Zustande der Knochen- und Marknekrose (Abb. 37). Selbst an den Stellen, an welchen in der Epi- und Metaphyse das tote Markgewebe bereits durch eingesproßtes Bindegewebe ersetzt ist, weisen sämtliche Spongiosabalken leere Knochenhöhlen auf. Nur am unteren Rand ist der knöcherne Umbau im Gange, der vom Periost des angelagerten Halsfragmentes aus seinen Ursprung nimmt. Auffallend ist an dieser Stelle die hochgradige Umbauatrophie. Nur bei stärkerer Vergrößerung sind zarte Züge und Anlagerungssäume neugebildeten Knochens zu erkennen. Auch der Epiphysenknorpel ist, soweit vorhanden, zellos und tot. Sogar der Gelenkknorpel ist, soweit noch vorhanden, weitgehend nekrotisiert, obwohl der Schenkelhalsbruch im allgemeinen, besonders aber beim Jugendlichen, keine Schädigung des Deckknorpels erwarten läßt. In diesem Falle war schon makroskopisch ein großer Knorpeldefekt festzustellen. Abb. 38 läßt den Knorpeldefekt auch mikroskopisch erkennen. Hier nimmt die unveränderte Nekrose nur einen keilförmigen Teil der Epiphyse ein. Im übrigen weist die Epiphyse eingesproßtes lebendes Bindegewebe zwischen den toten Spongiosabalken auf. Die makroskopische Betrachtung dieser Schnittfläche ergibt mithin nur an diesem keilförmig begrenzten Bezirk das Bild „toten Knochens". Die übrige Epiphyse ist durchblutet und besteht anscheinend aus lebendem Knochen. In Wirklichkeit aber ist der Knochen tot und nur revaskularisiert.

Nach dem histologischen Befund ist mithin als Bruchfolge die **Total-nekrose des proximalen Fragmentes** zustande gekommen. Noch nach 10 Monaten ist der knöcherne Umbau nicht über Ansätze hinausgekommen. Die knöcherne Verbindung beider Bruchstücke aber wurde dadurch nicht beeinträchtigt.

Wir können mithin aus klinischen und experimentellen Befunden annehmen, daß die Kopfnekrose die knöcherne Vereinigung nicht verhindert. Es steht je-doch außer Frage, daß die Total-nekrose des einen Bruchstückes die Heilung außerordentlich er-schwert, da von dieser Seite aus eine Kallusbildung nicht erfolgen kann. Dazu kommt, daß auch der synoviale Halsüberzug, das sog. „Periost" nicht alle Schich-ten normaler Beinhaut aufzu-weisen pflegt und vor allem in höherem Alter seine knochen-bildende Fähigkeit mehr oder weniger verliert. Mitteilungen LINDEMANNs über periostale Kallusbildung beim Schenkel-halsbruch auch im hohen Alter sind sicher nur als Ausnahme-befunde zu werten. Im allgemei-nen bleibt als Quelle der Kno-chenneubildung nur das Mark-gewebe an der Bruchfläche des Schaftes übrig. Der Markkallus aber steht hier wie überall an Ausdehnung und Leistungsfähig-keit weit hinter dem Periost-kallus zurück. Einen größeren Bruchspalt zu überbrücken, ist er keinesfalls imstande. Ist dazu noch unspezifisches Bindegewebe von der Kapsel aus in den Bruch-spalt eingewuchert (LEXER), wie dies bei länger bestehenden Brü-chen die Regel ist, so ist das Vordringen des ohnehin spär-lichen Markkallus vollends er-schwert. Dementsprechend ist nur dann eine knöcherne Heilung

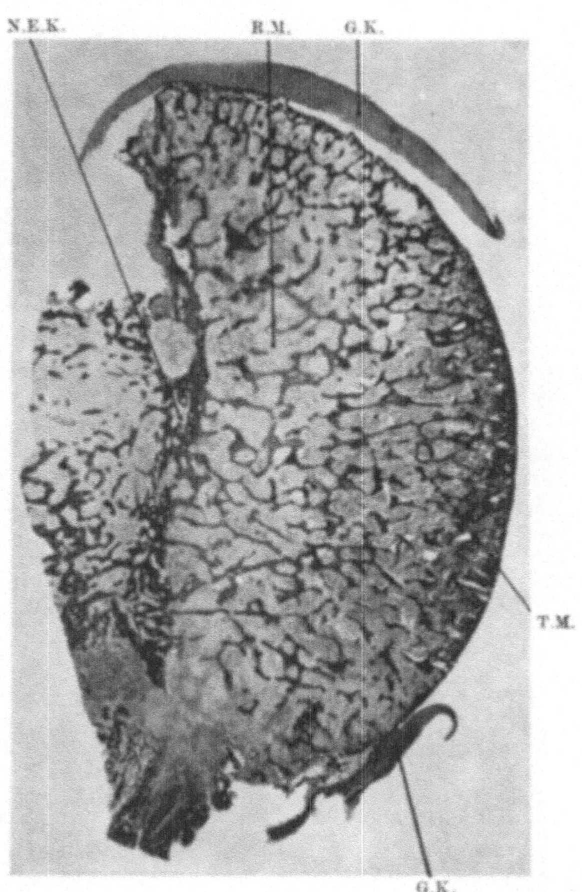

Abb. 38. Eine andere Stelle des gleichen Präparates. Bei N.E.K. Reste nekrotischen Epiphysenknorpels. G.K. Rest des schwer geschädigten Gelenkknorpels. Ein Teil des toten Mar-kes ist bereits bindegewebig ersetzt (R.M.); bei T.M. noch unverändertes totes Knochenmark.

dieser Brüche zu erwarten, wenn sogleich ein besonders genaues Aufeinander-passen der Bruchstücke und eine hinreichend lange Fixation derselben erfolgt. Dies erkannt und folgerichtig danach gehandelt zu haben, ist das Verdienst von WHITMAN.

Vorzeitige funktionelle Beanspruchung kann die Entstehung einer knöchernen Verbindung unmöglich machen. Wird der Schaft gegen das nekrotische Kopf-fragment bewegt, so macht sich die Brüchigkeit des toten Knochens geltend. Die Spongiosabalken an der Bruchfläche des Kopfes brechen in sich zusammen. Die feinen Bröckel verschließen die offenen Markräume vollkommen (Eburnisation).

Damit ist eine organische Verbindung beider Bruchstücke unmöglich geworden. Dann kann der Wiederaufbau der toten Kopfepiphyse nur noch vom Ligamentum teres aus erfolgen; wenn überhaupt, so geht das nur außerordentlich langsam vor sich.

Daß mit der Erreichung knöcherner Bruchheilung noch nicht der ganze Schenkelkopf Wiederanschluß an die Ernährung gefunden zu haben braucht, geht aus den Beobachtungen von Bergmann ebenfalls mit aller Deutlichkeit hervor. In Röntgenbildern geheilter Schenkelhalsbrüche ist die nachträglich einsetzende, langsam sich steigernde Aufhellung an Kopf und Hals der Ausdruck der Umbauvorgänge im Bereich noch vorhandener ausgedehnter Knochennekrosen. Schwarz konnte beobachten, daß nach einem Jahr im Röntgenbild der Knochenschatten des Kopfes fast vollständig geschwunden war. Die Formbarkeit des Umbauknochens kommt in der Schenkelhalsschrumpfung zur Geltung, die so weit gehen kann, daß am Ende der Kopf dem Trochantermassiv fast unmittelbar aufsitzt. Andererseits kann bei geheiltem lateralem Schenkelhalsbruch des kindlichen Alters unter der Wirkung der Umbauatrophie nachträglich noch eine Trennung und Verschiebung des Kopfes an der Epiphysenfuge auftreten (Schwarz). Schließlich kann der atrophische Umbaukopf unter der funktionellen Beanspruchung eine Formstörung erleiden, die die Entwicklung einer deformierenden Arthropathie einleitet.

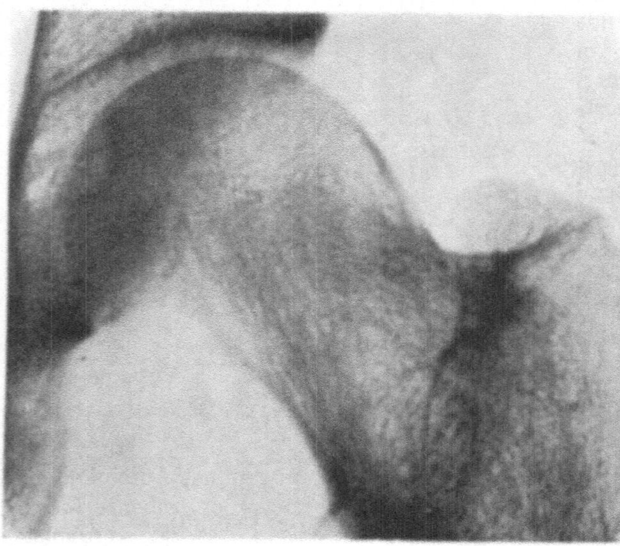

Abb. 40. Röntgenbefund 1 Monat nach der Einrichtung
einer Hüftluxation. (Nach Dyes.)

Im jugendlichen Alter steht dem Schenkelhalsbruch eine häufigere Form der Kontinuitätstrennung gegenüber, die Epiphysiolysis capitis. KAPPIS konnte auch hierbei im histologischen Bild den Zustand epiphysärer Totalnekrose fest-stellen. Die gelöste Epiphyse muß jedoch nicht nekrotisch werden, sie kann, wie AXHAUSEN festgestellt hat, am Leben bleiben. Das Schicksal der Epiphyse hängt wohl davon ab, ob die Trennung und Verlagerung plötzlich oder allmählich vor sich geht. Beide Formen werden beobachtet. Zwischen der traumatischen, durch eine einmalige Gewalteinwirkung bedingten und unmittelbar einsetzenden Epiphysenlösung und der sog. spontanen Epiphyseolysis sind die Übergänge fließend. Es steht aber außer Frage, daß die all-

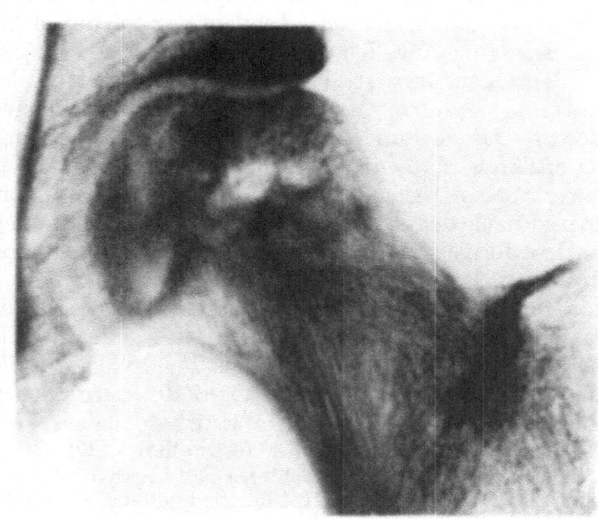

Abb. 41. Röntgenbefund nach 2 Jahren. (Nach DYES.)

mähliche Lösung, wie man sie bei der sog. Coxa vara adolescentium verfolgen kann, eine vordem kranke Halsmetaphyse betrifft, während die echte traumatische Lösung auch am gesunden Schenkelhals erfolgen kann.

Experimentell ist das Auftreten der Kopfnekrose bei traumatischer Epiphyseolysis capitis durch WALTHER MÜLLER nachgewiesen worden. Andererseits konnte BERGMANN bei experimentell erzeugter Lösung feststellen, daß die gelöste Kopfepiphyse ganz oder zum großen Teil am Leben bleiben kann. Somit entsprechen die experimentellen Untersuchungsergebnisse den verschiedenen klinischen Befunden.

Die Einwirkungen auf den abgerutschten Schenkelkopf sind natürlich verschieden, je nachdem die Lösung zur Nekrose geführt hat oder nicht. Daneben ist von wesentlichem Ein-

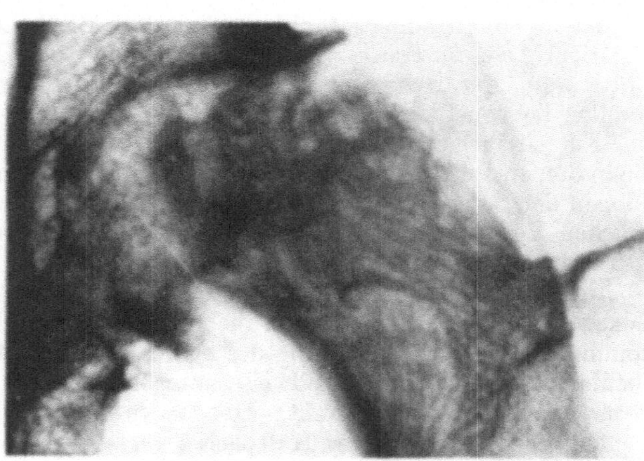

Abb. 42. Röntgenbefund 2¹/₂ Jahre später. (Nach DYES.)

fluß auch der Grad der Kopfverschiebung; denn der völlig von der Metaphyse abgeglittene Kopf wird von der Belastung kaum oder gar nicht mehr getroffen. Das Körpergewicht ruht dann hauptsächlich auf dem Schenkelhals. Diesen verschiedenen Möglichkeiten entsprechend, sind auch die sekundären Veränderungen nach Art und Ausmaß wechselnd. Starke Verunstaltungen sind naturgemäß dann zu erwarten, wenn der nekrotische Kopf weiterer funktioneller Beanspruchung ausgesetzt ist.

Heiderich wies auf die „höchst auffallende Tatsache" hin, daß bei der Nachuntersuchung früherer Coxa-vara-Kranker teils ein normales Hüftgelenk, zum anderen Teil schwerste deformierende Arthropathien mit weitgehendem Schwund des Schenkelhalses festgestellt werden konnten, während Übergangsbilder vollständig fehlten. In dem verschiedenen Schicksal der Epiphyse liegt die Erklärung für den unterschiedlichen Ausgang.

Bemerkenswert ist, daß auch nach Luxation des Hüftkopfes Kopfnekrosen auftreten können. Mikroskopische Untersuchungen darüber verdanken wir Bonn. Das Zustandekommen der Nekrose infolge der Luxation ist wohl so zu erklären, daß ein Teil der Kopfgefäße allein schon durch den Kapselriß unterbrochen wird. Hinzu kommt die starke Spannung, unter der die Gelenkkapsel nach der Luxation steht. Sie erschwert oder verhindert die Zirkulation in den übrigen Kapselgefäßen. Je später die Reposition erfolgt, desto leichter wird sich die Zirkulationsstörung geltend machen. Da nach dieser Verletzung das Bein sehr bald wieder belastet wird, so sind die Voraussetzungen für eine pathologische Impression des Kopfes und für die Entwicklung sekundärer Arthritis deformans gegeben. Bis zur vollen Ausbildung können freilich Jahre vergehen. Bergmann konnte etwa 10 Jahre nach traumatischer Hüftluxation einen aseptischen Keilherd im Hüftkopf neben Veränderungen im Sinne einer deformierenden Arthropathie feststellen (Abb. 39).

In einem von Dyes beobachteten Fall ergab das Röntgenbild 1 Monat nach der Reposition einer traumatischen Hüftluxation untadelige Form und Struktur des Hüftkopfes (Abb. 40). Spätere Vergleichsaufnahmen ließen dann das Auftreten von spontanen Impressionsfrakturen (Abb. 41) erkennen. Den Endausgang schwerster deformierender Arthropathie gibt die Abb. 42 wieder.

Die Kenntnis solcher Zusammenhangsmöglichkeiten ist mitunter für die Beurteilung von Unfallfolgen wichtig. Der erst Jahre nach der Luxation erfolgte Nachweis einer schweren deformierenden Gelenkerkrankung läßt den ursächlichen Zusammenhang ebensowenig ausschließen, wie das Fehlen von „Brückensymptomen".

Betrifft die traumatische Luxation den kindlichen Hüftkopf, dann muß folgerichtig das Auftreten der Kopfnekrose unter dem Bilde einer Perthesschen Erkrankung erwartet werden. Rehbein hat eine derartige Beobachtung mitgeteilt, die neuerdings durch einen Befund von Nicolaysen bestätigt worden ist. Ein elfjähriger Knabe erkrankte 1 Jahr nach traumatischer Hüftluxation, die in den ersten 24 Stunden eingerenkt worden war, mit den typischen Erscheinungen der Osteochondritis deformans coxae juvenilis. Auch Dyes konnte den gleichen Vorgang verfolgen, wie aus den eindrucksvollen Abbildungen seiner Arbeit zu ersehen ist.

Ähnliche Ernährungsstörungen des Hüftkopfes, wie sie die traumatische Luxation mit sich bringt, können auch bei bestimmten Hüftoperationen zustande kommen. Bei der Modellierung des arthritisch veränderten Hüftkopfes werden ebenfalls die Kapselgefäße teilweise unterbrochen, das Ligamentum teres, wenn noch vorhanden, durchtrennt. Bergmann konnte bei einem Kranken, der wenige Wochen nach einer Hüftplastik dieser Art zugrunde ging, eine ausgedehnte Nekrose des Kopfrestes feststellen. Auch Phemister berichtet über zwei Beobachtungen ähnlicher Art nach plastischer Wiederherstellung des Hüftgelenkes.

Totalnekrose des Gelenkkopfes kann auch bei der Kollumfraktur des Unterkiefers auftreten. Bei dem hohen Bruch, bei welchem die Durchtrennung oberhalb des einstrahlenden Musculus pterygoideus externus liegt, ist sie die Regel. Bei der tiefen Halsfraktur ist sie nur dann zu erwarten, wenn das Köpfchen gleichzeitig verrenkt und der Muskelansatz abgerissen ist. Eine entsprechende Beobachtung wurde von Axhausen mitgeteilt.

Abb. 43 stellt einen Schnitt durch das obere Bruchstück dar, das 3 Wochen nach der Verletzung operativ entfernt worden ist.

Die histologische Untersuchung ergab hier eine Totalnekrose des oberen Fragmentes. Der Knorpel war nur wenig geschädigt, die Markräume größtenteils noch von totem Markgewebe erfüllt. Nur im subchondralen Gebiet und im anstoßenden Halsteil war an Stelle der Marknekrose schon junges Bindegewebe eingewuchert. Von dem reorganisierten Mark aus machte sich auch schon der erste Beginn des knöchernen Umbaus bemerkbar (Abb. 43 bei ×).

Besonders folgenschwer muß sich die Köpfchennekrose beim Kollumbruch im frühkindlichen Alter auswirken. Denn am Kieferköpfchen hat an Stelle des fehlenden Intermediärknorpels der Gelenkknorpel für das Längenwachstum des aufsteigenden Kieferastes zu sorgen. Mit der Knochennekrose des Köpfchens wird die endochondrale Ossifikation und damit ·das Längenwachstum zunächst unterbrochen, bei Mitbeschädigung des Knorpels dauernd beeinträchtigt. Die Folge ist eine Verkürzung des aufsteigenden Kieferastes und eine Deformierung des in seiner Widerstandsfähigkeit herabgesetzten Köpfchens. Wer häufig Gelegenheit gehabt hat, Kranke mit kindlicher Kiefergelenk-„Ankylose" und sekundärer Wachstumsstörung des Unterkiefers (Vogelgesicht) zu operieren, der weiß, daß die erwartete feste bindegewebige oder knöcherne Gelenkversteifung fast immer vermißt wird. Der Gelenkspalt ist zwar stark verengt, doch vollständig erhalten, das Köpfchen von einer glatten Schicht knorpelartigen Gewebes bedeckt. Nur die Unmöglichkeit der röntgenologischen Darstellung des engen Spaltes führt zu der irrigen Annahme einer Ankylose. Besonders auffällig ist dabei die schwere Verunstaltung des stark verbreiterten

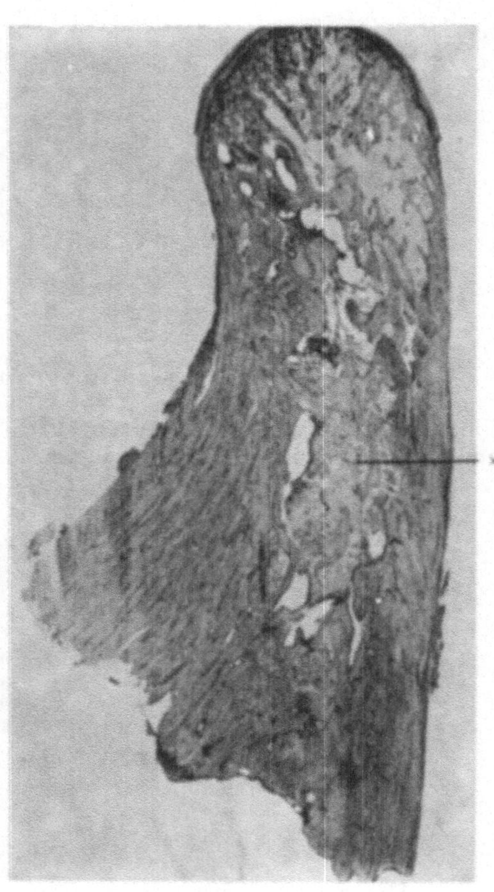

Abb. 43. Proximales Fragment bei tiefer Collum fractur des Unterkiefers. Totalnekrose des Bruchstückes. Bei × Beginn des knöchernen Umbaus.

Köpfchens. Es sitzt einem ungewöhnlich kurzen und dicken Hals auf. Die Gelenkfläche selbst ist fast zur Ebene abgeplattet. Die mangelnde Übereinstimmung der Form von Kopf und Pfanne und das Fehlen jeder Gelenkflächenwölbung macht nennenswerte Dreh- und Vorschubbewegungen unmöglich.

Die vermeintliche Ankylose ist also vorgetäuscht durch eine hochgradige Epiphysenköpfchendeformierung als Ausgang primärer Nekrose. Da in der Vorgeschichte fast stets von einer frühkindlichen Verletzung des Unterkiefers berichtet wird, kann wohl an der Grundlage einer „traumatischen" epiphysären Nekrose kaum gezweifelt werden. Die fehlenden Abnutzungserscheinungen an der Knorpeldecke sind mit der anatomisch bedingten Behinderung der Gelenkbewegung zu erklären.

Die bisher erörterten Verletzungen hatten aus anatomischen Gründen eine Nekrose des ganzen Gelenkendes zur Folge. Ihnen stehen gegenüber traumatische Einwirkungen, die nur eine Teilverletzung der Epiphyse bewirken. Hier spielt sich der Ablauf in ganz anderer Richtung ab. Experiment und klinische Beobachtungen legen hierfür Zeugnis ab. Wie immer man im Versuch eineEpiphysenverletzung hervorruft (intraartikuläreKompressionsbrüche, Ausmeißelung von Epiphysenstücken mit Rücklagerung usw.), ausnahmslos erfolgt rasche, störungslose Heilung durch Vereinigung und

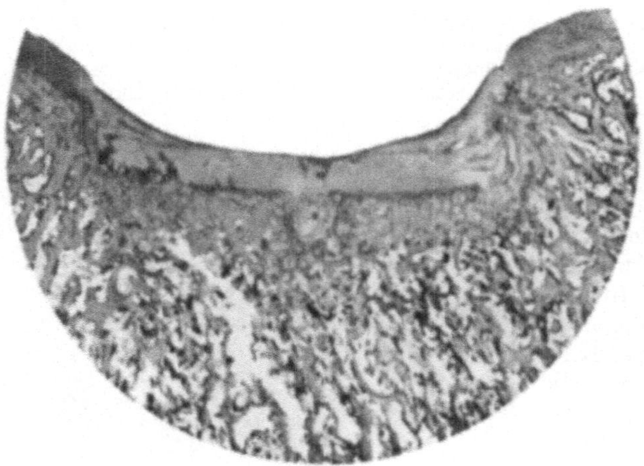

Abb. 44. Experimentelle Impressionsfraktur am Femurkondylus. Versuchsdauer 3 Wochen. Ungestörte knöcherne Verheilung.

Umbau der traumatischen Randzone oder durch knöchernen Ersatz der gelösten und damit aus der Ernährung augeschalteten Epiphysenstücke (Axhausen)

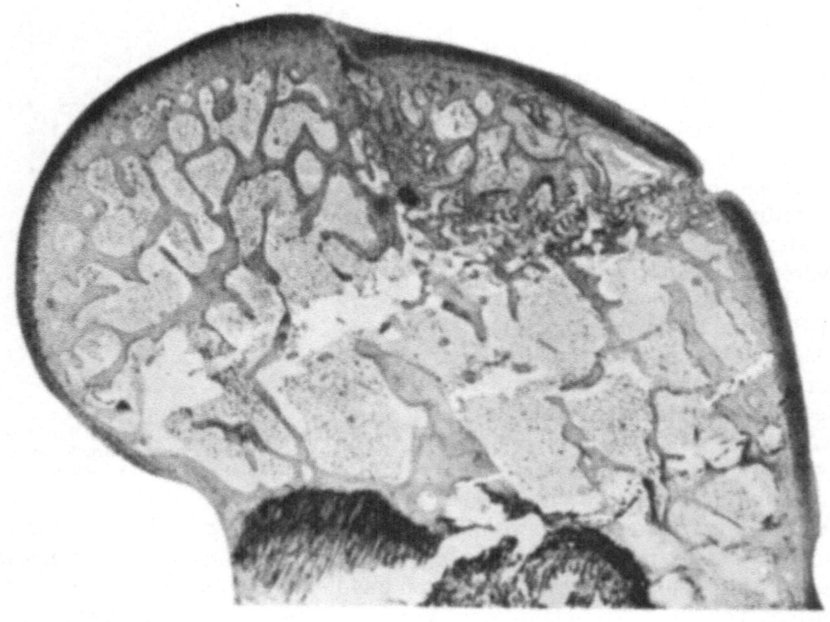

Abb .45. Ausmeißelung und Rücklagerung eines Knorpelknochenstückes aus der Femurgelenkfläche beim Hund. Versuchsdauer 4 Wochen. Ungestörte knöcherne Wiedereinheilung.

Von Knochenzermahlung, Trümmermehlbildung oder abgrenzendem Bindegewebe sind auch nicht Andeutungen aufzufinden.

Abb. 44 gibt den Heilungsausgang einer experimentellen Impressionsfraktur, Abb. 45 den Heilungsausgang nach Ausmeißelung und Rücklagerung eines keilförmigen Gelenkstückes wieder.

Der gleiche Vorgang konnte auch an den wenigen histologisch untersuchten Kompressionsbrüchen gesunder menschlicher Epiphysen verfolgt werden (AXHAUSEN). Die Bruchheilung war dabei ebensowenig gestört wie bei Splitterbrüchen des Schaftes.

Gleichwohl wird von namhaften Forschern an der Auffassung festgehalten, daß an den menschlichen Gelenkenden solche Teilverletzungen in der Bildung freier Gelenkkörper endigen können. Wir gehen nicht so weit, diesen Entstehungsweg völlig abzulehnen. Nur fehlt es für ihn bisher an den erforderlichen experimentellen und histologischen Unterlagen. Weder ist es bisher gelungen, im Experiment Aussprengungen freier Gelenkkörper herbeizuführen, noch haben sich im Tierversuch jemals traumatisch ausgelöste Gelenkabschnitte zu freien Gelenkkörpern umgebildet. Die histologischen Befunde im letzten Falle sind von der Histologie der haftenden und der freien Gelenkkörper des Menschen durchaus verschieden. Wenn immer wir an diesen die histologischen Bilder wiederfinden, die die subchondralen Spontanbrüche bei primärer epiphysärer Nekrose kennzeichnen, glauben wir ihre pathogenetische Deutung in der gleichen Richtung suchen zu müssen. Bei der Besprechung der Osteochondritis dissecans kommen wir auf diese Frage zurück.

Über die Möglichkeit des Knochentodes durch Dauertraumen, durch Dauererschütterungen wird in einem späteren Abschnitt gesprochen werden.

2. Die thermische Knochennekrose.

Knochennekrosen als Teilerscheinung des Absterbens ganzer Gliedmaßen bei Verbrennung oder Erfrierung bedürfen keiner besonderen Schilderung. Der Nachweis besonderer Empfindlichkeit des Knochengewebes gegen Kältewirkung ist durch die erwähnten Versuche KLEINSCHMIDTs geführt worden. Dabei zeigt es sich, daß der Knochen absterben kann, während die Weichgewebe die Kältewirkung überstehen. Diese Tatsache scheint auch in der menschlichen Pathologie ein Gegenstück zu besitzen. So konnte LÖHR nach Kälteeinwirkungen auf die Finger Störungen an den Epiphysenknochen feststellen, die vereinzelt bis zum völligen Schwund der Epiphyse gesteigert waren. Später hat LÖHR auch im Versuch durch Chloräthylvereisung Epiphysenstörungen hervorrufen können. An jugendlichen Ratten von 4—6 Wochen zeigte sich bei leichten Erfrierungen bereits nach einer Beobachtungszeit von 9 Tagen eine Aufhellung in der Epiphysenlinie mit Pyknose der Kerne. Der Knochen war kernlos, tot, der Gelenkknorpel von tadelloser Beschaffenheit. An einem anderen Gelenk des gleichen Tieres mit schwererem Grad der Erfrierung war die Epiphyse in einer Art Auflösung begriffen, die Kerne völlig aufgelöst, der Knochen tot, der Gelenkknorpel wiederum unversehrt. Bei noch schwererem Erfrierungszustand zeigte ein anderes Tier nach der gleichen Zeit die Epiphyse abgerutscht, den Knochen tot, den Gelenkknorpel völlig intakt. Nach 19 Tagen sieht man bei leichteren Erfrierungen den Epiphysenknorpel teils in Auflösung, teils in Degeneration befindlich, die Gelenkknorpeldecke wiederum völlig normal. Dieser grundsätzliche Unterschied im Erhaltungszustand des Epiphysenknorpels und des Gelenkknorpels ist sehr bemerkenswert. Der Epiphysenknorpel, von Blutgefäßen ernährt, ist höchst empfindlich gegen die Kältewirkung. Der Gelenkknorpel, von der Synovia ernährt, bleibt intakt. Das vorübergehende Erfrieren der Synovialflüssigkeit wird gut vertragen.

Auch noch nach 30 Tagen findet sich unveränderter Gelenkknorpel, während der Knochen abgestorben und der Epiphysenknorpel teils tot, teils in Degeneration begriffen ist. Nunmehr sind auch beginnende Regenerationszeichen anzutreffen. Bei noch längerer Beobachtungszeit ist das tote Gewebe ersetzt, der Epiphysenknochen wieder aufgebaut. Dabei können innerhalb des völlig restituierten Knochens Inseln der alten toten Epiphyse angetroffen werden, die nicht zur Resorption gelangt sind. In anderen Fällen wiederum sind keinerlei Reste der toten Epiphysen mehr zu finden. Der Gelenkknorpel bleibt stets am längsten erhalten. Er wird nur dann abgebaut, wenn er nicht mehr auf einer knöchernen, sondern auf einer bindegewebigen Unterlage ruht.

Auch Burckhardt hatte ähnliche experimentelle Beobachtungen anstellen können.

3. Die chemische Knochennekrose.

Auch hier kann der Knochentod Teilerscheinung des gesamten Absterbens von Gliedabschnitten sein, wie bei der früher nicht selten beobachteten Karbolgangrän der Finger. Bei schweren Verätzungen in der Mundhöhle kann die Giftwirkung auch auf den Knochen übergreifen. Infolge der offenen Verbindung mit der Mundhöhle ist eine sekundäre Infektion nicht zu vermeiden, die die Hauptmasse des nekrotischen Knochens auf dem Wege der Sequestrierung zur Abstoßung bringt. Erheblichen Umfang kann die auf chemischer Einwirkung beruhende Knochennekrose bei der Verwendung von Arsen annehmen, wenn dieses Mittel zu lange im Zahninneren belassen wird.

Der Erwähnung bedarf vielleicht auch die sog. Phosphornekrose. Aus den Untersuchungen von Wegner, deren Richtigkeit zunächst durch Kissel bestritten, dann aber von Miwa und Stöltzner, v. Stubenrauch u. a. bestätigt wurde, weiß man, daß durch chronische Vergiftung des Körpers mit weißem oder gelbem Phosphor Knochenveränderungen zustande kommen, die am ganzen Skelet, vorzugsweise aber am Unterkieferknochen auftreten. Die ersten Stadien der Erkrankung spielen sich in der Hauptsache am Periost ab, das unter der Einwirkung des Phosphors in einen chronischen Reizzustand versetzt wird. Das Periost antwortet, wie auch bei anderen Reizen, mit der Bildung neuen Knochengewebes, das sich dem Kiefer schalenartig anlagert, ihn im ganzen verdickt und seine vordem glatte Oberfläche rauh und höckerig macht. Es besteht also der Zustand einer chronischen ossifizierenden Periostitis, vielleicht auch einer chronischen Osteomyelitis. Erst das Hinzutreten einer pyogenen Infektion, die von schadhaften Zähnen aus leicht an den Kieferknochen gelangt und damit auch die bevorzugte Beteiligung dieses Knochens erklärt, macht das Auftreten einer Knochennekrose offenkundig, die nun aber als infizierte Nekrose in Sequestrierung oft großen Ausmaßes endigt.

Die Erkrankung, 1845 zuerst von Lorinser beschrieben, hat heute in Deutschland nur noch historisches Interesse, nachdem im Jahre 1907 die Verwendung weißen Phosphors zur Herstellung von Zündhölzern untersagt wurde. Dadurch ist es auch nicht möglich, die mitgeteilten Untersuchungsergebnisse bei dieser eigenartigen Erkrankung mit moderner histologischer Untersuchungstechnik nachzuprüfen.

4. Die Bestrahlungsnekrosen.

Der schädigenden Wirkung der Bestrahlung ist auch das Knochengewebe unterworfen. Klinik und Experiment lassen sogar übereinstimmend die besondere Empfindlichkeit dieses Gewebes gegenüber der Bestrahlung erkennen. Am jugendlichen Knochen machen sich die Strahlenschäden zunächst in einer Wachstumshemmung geltend (Perthes, Recamier, Iselin, Diterle, Försterling, Bergmann u. a.). Bei stärkerer Einwirkung der Strahlen stirbt das Knochengewebe ab. Vorwiegend amerikanische Untersucher (Phemister u. a.) haben die Entstehung der Radionekrose experimentell verfolgt.

Diese störende Begleiterscheinung der Strahlenbehandlung ist geeignet, die Heilergebnisse stark zu beeinflussen. Knochennekrosen, welche beispielsweise bei Bestrahlung von Tumoren in der Mundhöhle auftreten, können einen erheblichen Umfang erreichen; mitunter umfassen sie die ganze Dicke des Kieferknochens. Die Verbindung mit der Mundhöhle stempelt sie alsbald zu infizierten Nekrosen. Nach den bisherigen Beobachtungen scheint die Fähigkeit des Körpers, das infizierte Knochengewebe durch inneren Umbau zu beseitigen, äußerst gering zu sein. Aber auch der Demarkationsvorgang ist in ähnlichem Grad verändert. Die Strahlenschädigung ist sicher zugleich Ursache der mangelnden Regencrationskräfte und des trägen Demarkationsablaufes. Die Zeichen der demarkierenden Entzündung und der Eiterung sind nur angedeutet. Über Jahr und Tag anscheinend unverändert, liegt der periostentblößte gelbliche Kieferknochen im Schleimhautdefekt. Erst nach sehr langer Zeit zeigt die Lockerung die beendigte Demarkation des Sequesters an. Nach seiner Entfernung wird häufig die Heilung durch neue Sequesterbildung in die Länge gezogen. Bei der gleichzeitigen Schädigung des ossifikationsfähigen Gewebes der Umgebung ist Ausgang in eine Defektpseudarthrose nicht selten.

5. Die toxisch-mykotische Knochennekrose.

In überraschendem Umfange konnten aseptische Knochennekrosen bei luischer Knochenerkrankung nachgewiesen werden (AXHAUSEN).

Auch hier litt die frühere Beurteilung unter der Gleichsetzung von Knochennekrose und Sequester. Infolgedessen war die Knochennekrose nur bekannt als Ausgang der gummösen erweichenden Form der Knochenlues, am häufigsten beim ulzerierten Schädelgummi. Die Bildung der Sequester wurde als Teilerscheinung des gesamten Nekrotisierungsvorganges im Gummiknoten gedeutet. Allerdings fiel es auf, daß die Größe der Sequester den Umfang der Weichteilerkrankung oft um ein Vielfaches übertraf. Bei der zweiten Erscheinungsform, der diffusen, nicht erweichenden Knochensyphilis, deren genaue Kenntnis wir erst dem Röntgenverfahren verdanken, wurden die ausgedehnten Knochenverdickungen als „chronisch-entzündliche" Prozesse aufgefaßt. Diese plumpen, oft unförmlich verdickten Knochenstäbe lassen im Röntgenbilde die scharfe Umgrenzung und die innere Knochenzeichnung völlig vermissen. Mikroskopisch konnte man dabei ausgedehnte Knochennekrosen feststellen, während im inliegenden Knochenmark zwar Zeichen spezifischer chronischer Entzündung, aber nichts von Nekrose, Zerfall und Erweichung zu finden war (AXHAUSEN).

Im Beginn der Erkrankung erweist sich der gesamte alte Bestand des Röhrenknochens als völlig zellos. Während dicke Schichten subperiostalen lebenden neugebildeten Knochens der Außenfläche aufgelagert sind (schalige Einsargung), befindet sich der alte Knochen selbst in lebhaftem Umbau, der vorzugsweise vom lebenden Mark ausgeht. Neben großen, osteoklastenbesetzten Resorptionsräumen finden sich überall Randsäume lebenden Knochengewebes (Abb. 46). In späteren Stadien wird oft auch der Umbauknochen weithin ohne Zellen gefunden. Auch an ihm lassen sich die deutlichen Zeichen des Ab- und Anbaues erkennen. An einem daumendicken kindlichen Schädeldach konnten die verschiedenen, immer wieder abgestorbenen zellosen Ablagerungsschichten wie Jahresringe übereinander gefunden werden. Nur die innersten zarten Appositionssäume wiesen gleich dem Markgewebe untadelige Kernfärbung auf. Die rezidivierenden Nekrosen und der immer erneute Umbau sind Ursache der am Ende tumorartigen Verdickung.

Diese Befunde legen die Annahme nahe, daß das luische Virus eine ganz besonders toxische Wirkung auf die Knochenzellen ausübt, während die Zellen

des inliegenden Markes viel weniger beeinflußt werden. Ihren gesetzmäßigen
Folgeerscheinungen nach scheint auch hier die Knochennekrose Ursache der
gewaltigen periostalen Knochenneubildung und des lebhaften Umbaues im
Inneren zu sein. Die Brüchigkeit des toten Knochens im Verein mit der Umbauatrophie erklärt hinreichend die Häufigkeit der Spontanfrakturen (Abb. 47).

Mit der Durchführung der spezifischen Behandlung kommen die Nekroti-
sierungsvorgänge im Knochen zum Stillstand. Die Beseitigung der vorhandenen
Nekrosen und ihr Wiederaufbau nach den Grundsätzen der funktionellen Anpassung führt zu einer weitgehenden Wiederherstellung der äußeren Form und
der Architektur des Knochens.

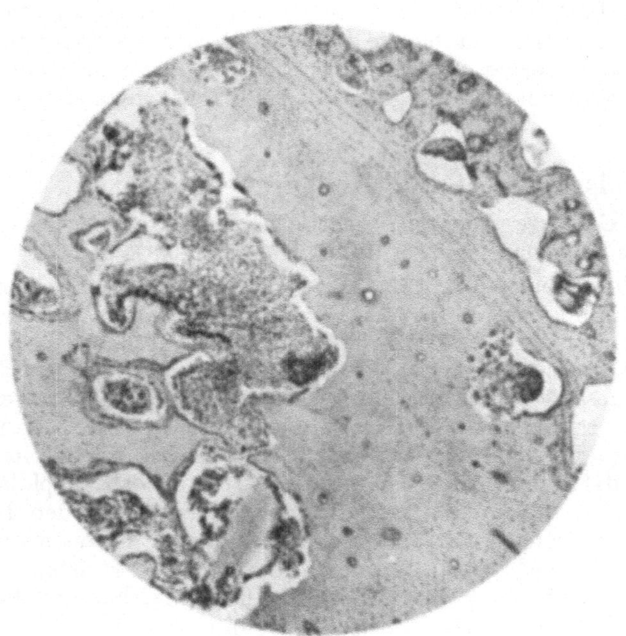

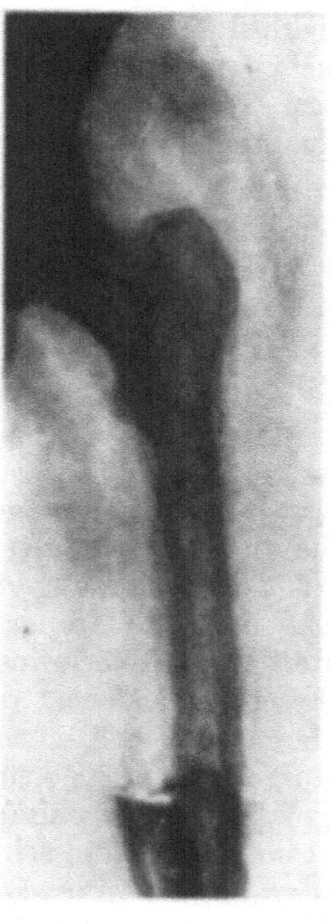

Abb. 46. Diffuse Knochenlues des Humerus. Die gesamte Kompakta ist
nekrotisch. Ein Teil der ausgedehnten Resorptionsräume weist appositionelle Säume neugebildeten lebenden Knochens auf. Der Außenfläche ist
eine dicke Schicht lebenden neuen Knochens aufgelagert.

Abb. 47.
Diffuse Knochenlues (Femur)
mit Spontanfraktur.

Auch bei der gummösen Schädellues reicht die Knochennekrose weit über
die Grenzen des Weichteilgummis hinaus. Bleibt der Gummiknoten geschlossen,
dann wird unter der spezifischen Behandlung der tote Knochen zu lebendem
umgebaut. Die Knochennekrose als solche bleibt unbemerkt. Mit der Erweichung und dem Durchbruch des Gummiknotens jedoch wird die vordem
aseptische Nekrose infiziert. Hieraus erklärt sich die überraschende Größe der
Sequester.

Auch in der Pathologie der Knochen- und Gelenktuberkulose begegnet
man der aseptischen Knochennekrose und zwar in zweierlei Form. Zunächst
findet man im Bereich der sich ausbreitenden epiphysären und metaphysären
Granulation kernlose, vielfach schon in Arrosion begriffene Spongiosabalken
als Zeichen einer toxisch-mykotischen Einwirkung von bescheidenstem Ausmaß.
Sehr bald werden die Reste dieser Knochenbalken in den Erweichungsvorgang
der tuberkulösen Granulation einbezogen. Sie bilden den „Knochensand" des
„tuberkulösen Knochenherdes".

Auf diesem Wege nicht erklärbar ist die Entstehung der großen „tuberkulösen Keilsequester" (Abb. 48 u. 49), die in der Chirurgie der Gelenktuberkulose eine große Rolle gespielt haben. Richtiger wäre es, von den tuberkulösen Keil-„Nekrosen" zu sprechen; denn mit dem Sequestrationsvorgang innerhalb pyogen infizierten Knochens haben diese Nekrosen nichts zu tun. Erst das Hinzutreten pyogener Keime, das beim Durchbruch nach außen leicht erfolgt, stempelt die abgegrenzten tuberkulösen Knochennekrosen zum mischinfizierten Sequester.

Schon FRANZ KÖNIG hat darauf hingewiesen, daß bei der Tuberkulose die epiphysäre Nekrose nicht immer Keilform besitzt. Gerade am kindlichen Hüftkopf umfaßt die Nekrose gewöhnlich die gesamte Epiphyse. Diese Tatsache konnte AXHAUSEN durch mikroskopische Untersuchungen einer großen Zahl resezierter Gelenkenden aus der Sammlung FRANZ KÖNIGs bestätigen.

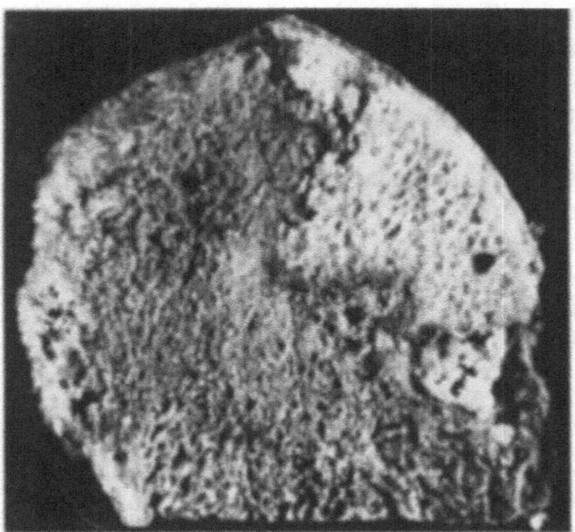

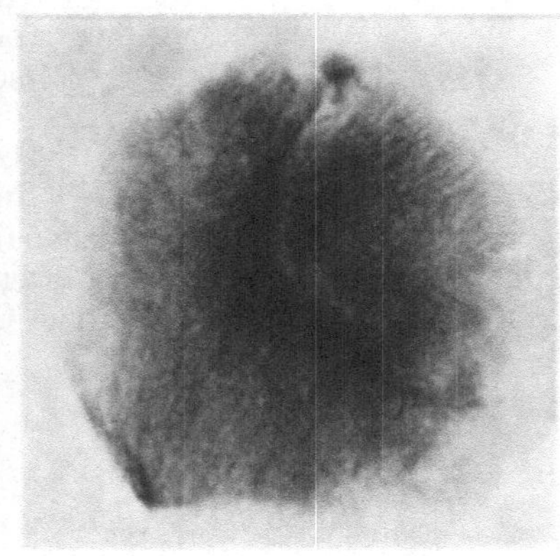

Abb. 48. Tuberkulöser Keilherd im Hüftkopf.   Abb. 49. Der gleiche Herd im Röntgenbild.

An einem kindlichen Hüftkopf konnte AXHAUSEN einen Befund erheben, der dem Bilde der PERTHESschen Erkrankung außerordentlich nahe stand: Totalnekrose der knöchernen Epiphyse mit vielen Trümmerbrüchen; in den Spongiosaräumen frische Marknekrosen; nur an einem begrenzten Bezirk der Epiphysenbasis fand sich einsprossendes junges Bindegewebe, das aber eindeutige tuberkulöse Formationen einschloß. Nur diese spezifischen Beimischungen unterschieden den Befund vom Frühstadium PERTHESscher Erkrankung.

Bei der Betrachtung großer epiphysärer Keilnekrosen tritt eine unverkennbare Ähnlichkeit mit den in Abgrenzung befindlichen großen subchondralen Bruchstücken bei einfacher epiphysärer Knochennekrose (Osteochondritis dissecans) zutage. Das Auftreten großer geschlossener Knochennekrosen ohne tuberkulöse Gewebsveränderungen innerhalb des abgestorbenen Knochens erschien schon KÖNIG nicht erklärbar auf dem Wege unmittelbarer toxischer Einwirkung. Es wird nur verständlich durch die schon von KÖNIG gegebene Deutung: die Entstehung durch einen embolisch-mykotischen Gefäßverschluß. Diese Erklärung hat allgemein Anerkennung gefunden. Die Annahme einer tuberkulösen Endarteriitis mit allmählichem Verschluß des Gefäßes (ORTH) weicht wohl mehr dem Grade als dem Grundsatze nach von der Auffassung KÖNIGs ab.

Die tuberkulösen epiphysären Nekrosen treten im Anfang röntgenologisch nicht in Erscheinung. Erst die weitere Entwicklung macht sie im Röntgenbefunde bemerkbar. Wiederum fällt zunächst eine Strukturverdichtung des Epiphysenknochens auf. Auch der weitere Ablauf vollzieht sich in den vorher beschriebenen Bahnen: spontane Einbrüche, Zermahlungen, Trümmermehlbildung, Abgrenzung durch angelagertes, hier freilich spezifisch tuberkulöses Granulationsgewebe.

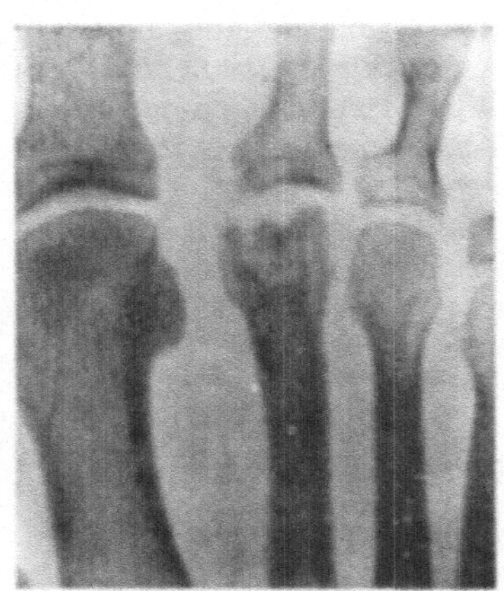

Abb. 50. Tuberkulöse Keilnekrose am 2. Metatarsalköpfchen.

Hierin liegt die Erklärung für die zunächst auffallende röntgenologische Übereinstimmung epiphysärer Knochentuberkulose mit der einfachen Epiphyseonekrose im Abgrenzungsstadium. Weiter wird hierdurch die Auffassung nahegelegt, daß die sog. tuberkulösen Keilnekrosen nicht die Gesamtheit des durch den tuberkulösen Embolus von der Ernährung ausgeschalteten epiphysären Knochens darstellen, sondern nur einen ausgesprochenen Teil desselben.

Der anfänglichen Ähnlichkeit der röntgenologischen und im gewissen Sinne auch der pathologisch-anatomischen Veränderungen steht jedoch ein klinisches Bild gegenüber, das im allgemeinen schon frühzeitig eine klare Trennung erlaubt.

Die tuberkulöse Natur des einsprossenden Granulationsgewebes bestimmt die Abweichung im weiteren Verlauf. Das kranke Granulationsgewebe ist wohl zum Knochenabbau, aber nicht zu nennenswertem Anbau befähigt. Damit wird im Röntgenbilde, je nach Schwere der Erkrankung früher oder später, das ganze Gelenk in einem Ausmaß auf Atrophie abgestimmt, wie es bei Perthesscher Erkrankung nicht beobachtet wird. Allmählich machen sich dann die degenerativen Vorgänge im kranken Granulationsgewebe deutlicher bemerkbar: Nekrotisierung, Verkäsung, Erweichung, Durchbruch nach außen und ins Gelenk.

Abb. 50 gibt das Röntgenbild einer tuberkulösen Keilnekrose am 2. Metatarsalköpfchen wieder. Die Ähnlichkeit mit dem Abgrenzungsstadium bei Köhlerscher Krankheit ist unverkennbar. Weitgehende Übereinstimmung zeigt auch das histologische Bild (Abb. 51): die deformierte, hochgradig abgeflachte Epiphyse, vielfache Einbrüche des toten Knochens,

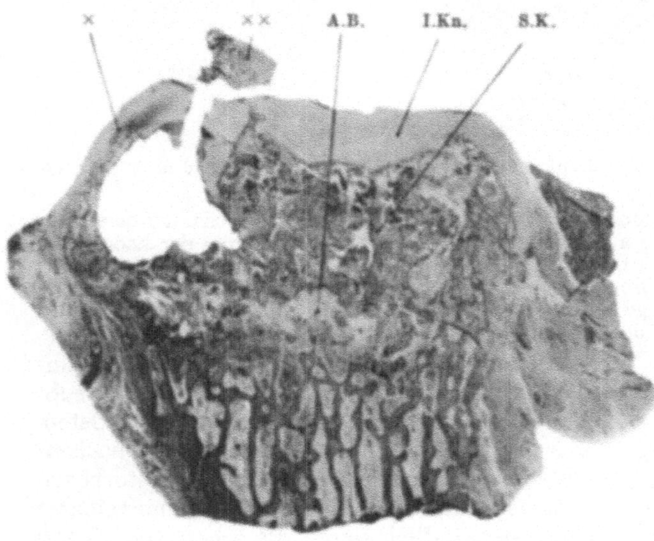

Abb. 51. Histologischer Befund dieses Falles. Dem imprimierten Knorpel (I.Kn.) haftet toter subchondraler Knochen an (S.K.). Durch die Impression ist offenkundig ein Teil des subchondralen Bindegewebes (× ×) aus einem Knorpelspalt herausgepreßt. In dem abgrenzenden Bindegewebe (A.B.) lassen sich nur bei stärkerer Vergrößerung vereinzelt tuberkulöse Formationen erkennen.

Trümmermehlbildung und resorbierend andrängendes Bindegewebe, in diesem allerdings eindeutige tuberkulöse Formationen.

Die irreführende Bezeichnung tuberkulöser „Sequester" ist schuld daran, daß jahrelang in der Chirurgie ein heftiger Kampf um die Frage geführt wurde, ob diese „Sequester" durch Ausheilung von selbst verschwinden können. Ein

Streit war nur möglich, weil die Erfahrungen über die sequestrierte pyogene Knochennekrose auf die abgegrenzte tuberkulöse Nekrose übertragen wurden. Die geschlossene tuberkulöse Knochennekrose ist eine aseptische Nekrose. Sie kann nicht, sie muß verschwinden mit der Ausheilung der Erkrankung. Denn damit dringt das gesundete Mark mit wiedergewonnener Knochenbildungskraft in die aseptische Knochennekrose zum Umbau ein. Solange eine abgegrenzte Knochennekrose im Röntgenbild nachweisbar ist, ist die Tuberkulose noch nicht ausgeheilt.

Anders als in den Epiphysen macht sich die embolisch erzeugte tuberkulöse Knochennekrose in dem periostgedeckten Knochenschaft geltend. Besonders eindrucksvoll lassen das die Befunde an den kindlichen Phalangen und Metakarpen erkennen (Spina ventosa). Auch hier ist die Knochennekrose zunächst röntgenologisch nicht faßbar. Sehr bald aber macht sich die von der Nekrose ausgehende Reizwirkung auf die bedeckende Knochenhaut geltend. Die periostale Knochenneubildung kann schon sehr weit vorgeschritten sein, bevor die zentrale Nekrose unter der zerstörenden Einwirkung der spezifischen Granulation röntgenologisch als vermeintlicher „tuberkulöser Sequester" sichtbar wird. BIER vertrat die Ansicht, daß die Periostitis nicht von der Knochennekrose abhängig sein könne, weil sie im Röntgenbilde den Primärbefund darstelle, der tuberkulöse Sequester im Inneren aber erst viel später röntgenologisch sichtbar werde. Dem ist entgegenzuhalten, daß dem „tuberkulösen Sequester" die aseptische tuberkulöse Knochennekrose lange vorausgeht, die aber röntgenologisch nicht erkennbar ist.

6. Die sogenannten „spontanen" Knochennekrosen.

Den traumatisch bedingten epiphysären Nekrosen, die vorher besprochen wurden, stellte AXHAUSEN die „spontanen" Epiphyseonekrosen gegenüber, bei denen jene groben Gewaltwirkungen nach Vorgeschichte und Befund nicht in Betracht kommen. Es hat sich weiterhin gezeigt, daß das Absterben unter gleichen Umständen auch an selbständigen spongiösen Knochen auftreten kann. Wir haben für diese ganze praktisch wichtige Gruppe von Krankheitszuständen die Bezeichnung „spontane Knochennekrose" beibehalten, weil die Entstehungsursache noch nicht aufgedeckt werden konnte, die sogar wahrscheinlich nicht einheitlicher Art ist.

Wir besprechen zunächst kurz die wichtigen Krankheitsbilder, die unter diese Gruppe fallen und teilen die bisher vorliegenden anatomischen Befunde mit. Hieran schließt sich eine kritische Gegenüberstellung der bisher versuchten ätiologischen Deutungen.

A. Die Krankheitsbilder.

a) Die KÖHLERsche Krankheit des Metatarso-Phalangealgelenkes. ALBAN KÖHLER hat im Jahre 1915 auf den eigenartigen Krankheitszustand im 2. Metatarso-Phalangealgelenk aufmerksam gemacht, dem er 1920 eine ausführliche Beschreibung widmete. Im ausländischen, namentlich amerikanischen Schrifttum wird die Urheberschaft für FREIBERG in Anspruch genommen, der schon 1914 den gleichen Zustand unter dem Titel „Einbruch am 2. Metatarsalknochen" beschrieben hat.

Das Leiden befällt vorzugsweise weibliche Personen zwischen 10 und 50 Jahren; ausnahmsweise tritt es doppelseitig auf. Die klinischen Erscheinungen bestehen in Schmerzen beim Abwickeln der Fußsohle, die gerade im Augenblick stärkster Belastung der Mittelfußköpfchen auftreten. Sie sind begleitet von einer Schwellung des Grundgelenkes, meist der 2. Zehe. Seltener wird das 3., sehr selten das 1. Grundgelenk befallen. Die Gegend des Mittelfußköpfchens ist umschrieben druckempfindlich. Bei länger bestehendem Leiden fühlt man hier eine Knochenverdickung. Bei gröberen Veränderungen ist auch die Basis der Grundphalanx erheblich verdickt. Im Frühstadium ist das Leiden röntgenologisch nicht gekennzeichnet. Später wird eine Schattenverdichtung zunächst im distalen Anteil des Metatarsalköpfchens bemerkbar. Der Zunahme der Verdichtung geht eine Formänderung des Köpfchens im Sinne einer Abplattung parallel. Danach entstehen im subchondralen Knochengebiet sequesterartige Abgrenzungsbilder, meist unter Zunahme der Abplattung. Im Laufe längerer Zeit glätten sich die Strukturanomalien im Innern bis zur Wiederkehr annähernd normaler Architektur. Die Deformierung des Köpfchens bleibt. Den Abschluß bilden die röntgenologischen Zeichen einer deformierenden Gelenkerkrankung.

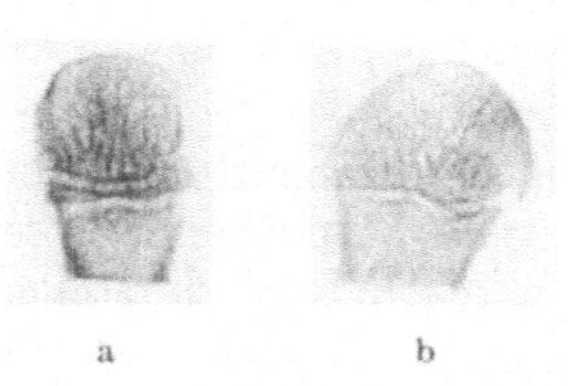

Abb. 52a und b. Röntgenbefund des resezierten Metatarsalköpfchens bei Köhlerscher Krankheit (Frühstadium).

Die Aufklärung des anatomischen Krankheitsherganges, die das Röntgenbild nicht erbringen konnte, wurde durch die histologische Untersuchung einer Reihe resezierter Köpfchen ermöglicht (Axhausen).

Im Frühstadium besteht nichts als eine Totalnekrose der knöchernen Epiphyse.

Der Knochentod ist weder im Röntgenbild (Abb. 52a und b) noch bei makroskopischer Betrachtung zu erkennen. Auch im mikroskopischen Längsschnitt (Abb. 7) ist Form und Innenstruktur der Epiphyse noch nicht merklich verändert. Nur an einer Randstelle ist die Kontinuität der Knorpelhülle durch einen eindringenden Bindegewebszug unterbrochen. An seiner Seite liegt ein kleiner Bezirk offenbar neugebildeten Knochens. Bei stärkerer Vergrößerung jedoch zeigt sich, daß die gesamte knöcherne Epiphyse mit

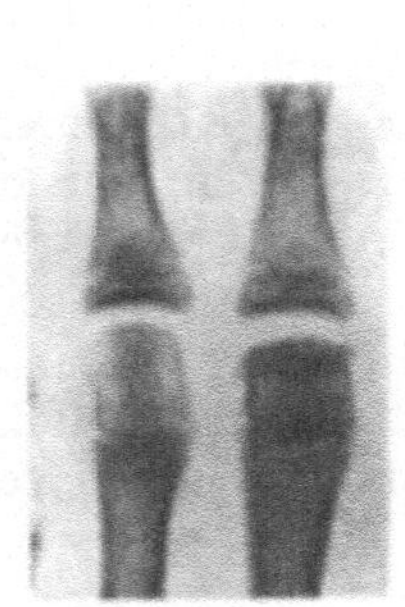

Abb. 53. Röntgenbild von Köhlerscher Krankheit (2. Stadium).

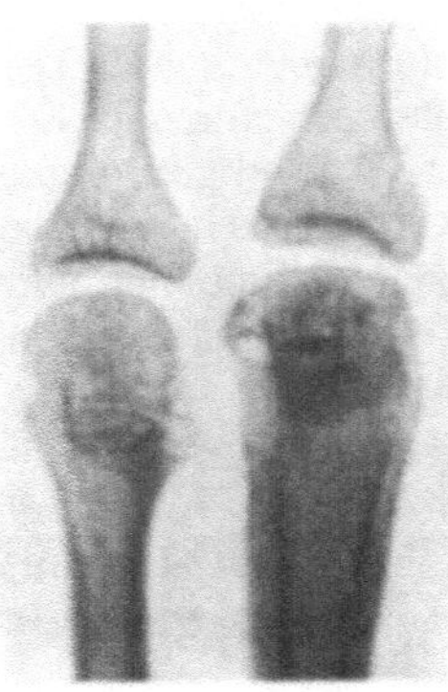

Abb. 54. Röntgenbefund bei Köhlerscher Krankheit (3. Stadium).

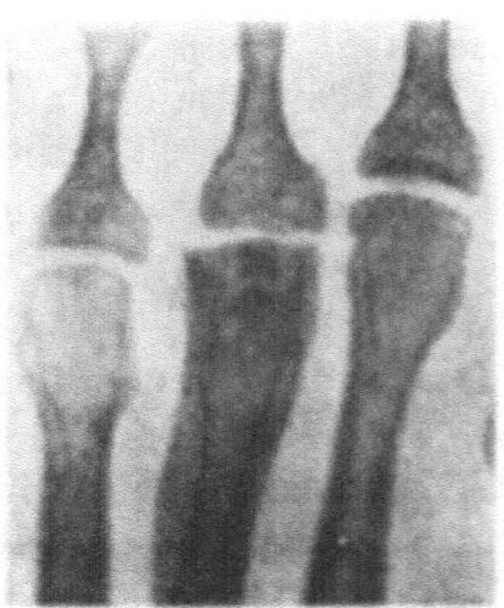

Abb. 55. Röntgenbefund bei Köhlerscher Krankheit (3. Stadium).

einliegendem Mark nekrotisch ist. In das tote Fettmark eingestreut, finden sich vielfach Erythrozyten. Größere Gefäßquerschnitte mit fehlender oder mangelhafter Kernfärbung der Wandung sind erfüllt von teilweise veränderten Erythrozyten. Die Nekrose ist ausschließlich auf die knöcherne Epiphyse beschränkt. Der deckende Knorpel ist nur wenig geschädigt. Der Epiphysenknorpel weist ebenso wie der metaphysäre Knochenabschnitt untadelige Kernfärbung auf. Der Gewebszug, der die Kontinuität des Knorpels an der einen Ecke unterbricht, besteht aus wucherndem Bindegewebe, das seinen Ursprung vom metaphysären Periost nimmt. Nur in der Umgebung der Einbruchstelle ist das tote Markgewebe bereits durch junges Bindegewebe ersetzt. Hier und da finden sich Anlagerungen neugebildeten lebenden Knochens auf den zum Teil arrodierten alten toten Spongiosabalken. Der allererste Anfang der Reorganisation ist auch an der gegenüberliegenden Ecke der Epiphyse bemerkbar.

Nach diesen Bildern, insbesondere auch nach dem in Abb. 10 wiedergegebenen Befund ist die Knorpellücke als örtlich begrenzte Durchbruchstelle des reorganisierenden Bindegewebes (Abb. 10, E.St.) nicht aber als traumatische Kontinuitätstrennung zu deuten.

Aus diesem Zustand nach Form und Struktur fast unveränderter epiphysärer Totalnekrose entwickeln sich in der vorher beschriebenen gesetzmäßigen Folge alle weiteren Bilder bis zur Epiphysendeformierung und sekundären deformierenden Arthropathie.

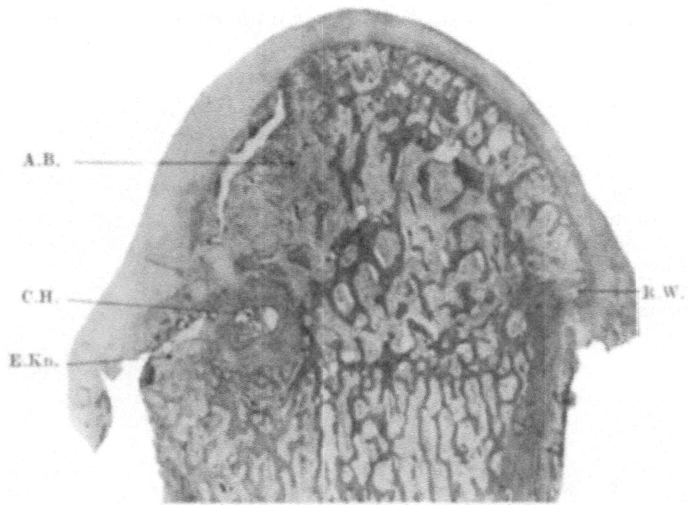

Abb. 56. Histologischer Befund zu Abb. 55. Das schmale tote subchondrale Knochenstück hat sich vom abgrenzenden Bindegewebe (A.B.) abgelöst. Bei C.H. ein eingekapselter Trümmermehlherd. E.Kn. Rest lebender Epiphysenknorpel. R.W. Randwulst.

Das Stadium der spontanen Impressionsfrakturen (2. Stadium) zeigt das Röntgenbild der Abb. 53. Ihm entspricht das Übersichtsbild in Abb. 8. Auch hier besteht eine epiphysäre Totalnekrose. Sie ist ebenfalls streng auf die knöcherne Epiphyse beschränkt. Wiederum sind die Einbruchstellen des reorganisierenden Bindegewebes an der Knorpelperiostgrenze zu finden. Von hier ausgehend, leiten sie den knöchernen Ersatz in beiden Epiphysenwinkeln ein.

Bei dieser Übereinstimmung bis ins Kleine scheint es erlaubt, auf die Gesetzmäßigkeit des Ablaufes zu schließen. Nach diesen Befunden muß unseres Erachtens die Ernährungsunterbrechung in der Gesamtepiphyse und ausschließlich in ihr als der anatomische Primärzustand der Erkrankung angesehen werden. Hieran schließen sich die im allgemeinen Teil besprochenen gesetzmäßigen Folgezustände.

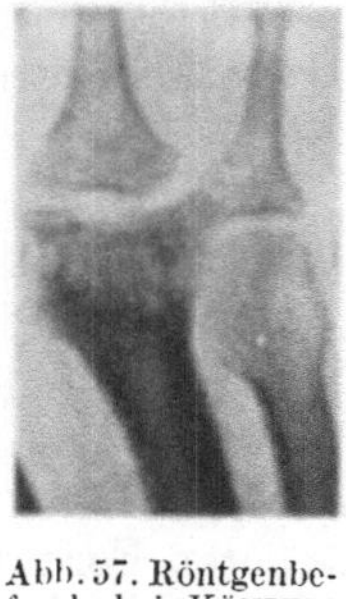

Der Abgrenzungsvorgang (3. Stadium) bei der Nekrose des Mittelfußköpfchens wird auf Abb. 54 in der Entstehung, auf Abb. 55 in der Vollendung gezeigt. Abb. 56 gibt ein Übersichtspräparat wieder; das anhaftende subchondrale tote Knochenstück ist hier nur klein.

Abb. 57. Röntgenbefund bei Köhlerscher Krankheit (4. Stadium).

Eine regelmäßige Begleiterscheinung der Köhlerschen Krankheit ist die knöcherne Verdickung der Metaphyse und des Schaftes. Sie ist in den beigegebenen Abbildungen (Abb. 54 u. 55) deutlich zu erkennen. Sie erklärt sich daraus, daß das Bindegewebe, welches die tote Epiphyse reorganisiert, vorzugsweise durch Wucherung des metaphysären Periostes entsteht. In diesem Reizzustand nimmt es seine spezifische Aufgabe appositioneller Knochenbildung auf.

Nicht minder wichtigen Anteil an den Wucherungsvorgängen des Bindegewebes hat das metaphysäre Mark, das den Epiphysenknorpel durchbricht.

Vorzeitiger Verlust der Knorpelscheibe ist daher ein regelmäßiger Befund bei jugendlichen Kranken. Die lebhafte Arbeit beider ossifikationsfähiger Gewebe, Periost und Mark, bringt es mit sich, daß im Abgrenzungsstadium die übrige Epiphyse bereits weitgehend oder ganz wieder knöchern ersetzt ist. Anordnung und Gewebstypus der Spongiosabalken tragen die Kennzeichen neugebildeten Knochengewebes. Nicht selten finden sich auch noch eingemauerte Reste alten toten lamellären Knochens.

Welche Formen die Verunstaltung der Epiphyse annehmen kann, läßt das Röntgenbild der Abb. 57 erkennen.

Besonders eindrucksvoll ist auch hier die nunmehr endgültige Verdickung des ganzen Knochenschaftes. Diesem Röntgenbild entspricht das Übersichtspräparat in Abb. 17. Hier ist die Beseitigung der Nekrose bis auf einen letzten Trümmermehlrest vollendet. Es ist wohl kein Zweifel, daß die schwere Deformierung begünstigt wird durch die hier besonders

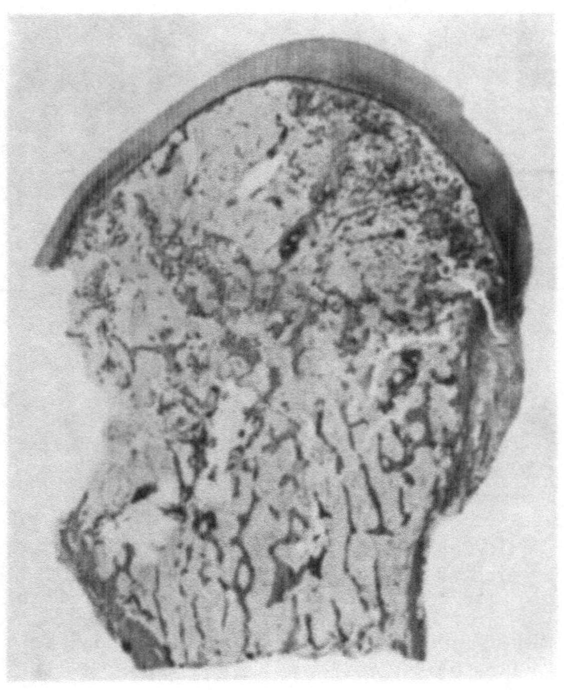

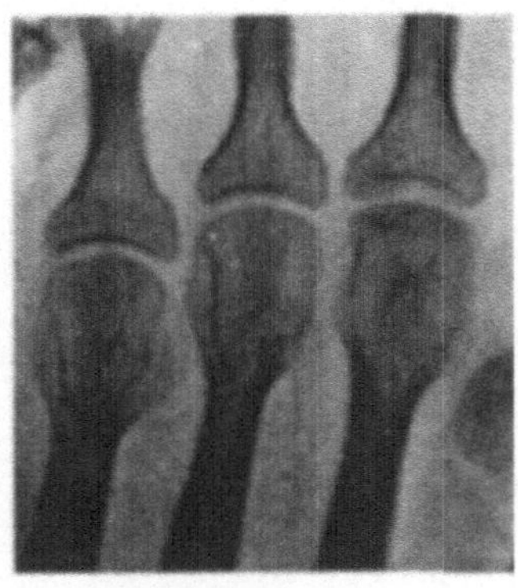

Abb. 58. Röntgenbefund eines Falles KÖHLERscher Krankheit.

Abb. 59. Histologischer Befund dieses Falles.

mächtige Entwicklung abgrenzenden Bindegewebes. Es setzt der Belastung keinen ausreichenden Widerstand entgegen.

Mit der Beseitigung des letzten Restes nekrotischer Massen haben die Knochenneubildungsvorgänge ihre Aufgabe erfüllt. Die Wiederherstellung lebender Spongiosa im ganzen Bereich der Epiphyse wird im Röntgenbilde erkennbar an der Wiederkehr geordneter Struktur. Die Verunstaltung der äußeren Form ist beim Erwachsenen endgültig. Sie ist Ursache der sekundären deformierenden Arthropathie, wie sie in den Abb. 57 und 35 zum Ausdruck kommt. Ist das Wachstum noch nicht abgeschlossen, so kann die weitere endochondrale Ossifikation noch einen gewissen Formausgleich schaffen.

Wie vordem ausgeführt, ist aber die Deformierung keine notwendige Folge der epiphysären Knochennekrose. Ob die äußere Form des Mittelfußköpfchens gewahrt bleibt oder nicht, ist wesentlich von den mechanischen Einwirkungen funktioneller Beanspruchung abhängig, die das Köpfchen während der Dauer seiner verminderten Widerstandsfähigkeit treffen. Erst die pathologische Impressionsfraktur mit ihren geschilderten Folgen leitet die Deformierung ein. Andernfalls ist auch kein Anlaß zur Entwicklung einer deformierenden Arthritis gegeben. Von der vollkommenen Wiederherstellung bis zu den schwersten sekundären Arthropathien werden alle Übergänge beobachtet.

Manchmal zeigen nur noch Bau und Anordnung des epiphysären Knochengebälkes, manchmal auch noch kleine Reste toter Spongiosabalken den Krankheitsablauf an. In einem solchen Falle konnte im Röntgenbild die zarte kalottenartige Verdichtung des Köpfchens ohne merkliche Deformierung (Abb. 58) zu der Annahme eines Frühstadiums verleiten. Der histologische Schnitt (Abb. 59) zeigt jedoch die ganze Epiphyse bereits reorganisiert, mit deutlicher Umbauatrophie. Auch eine kleine oberflächliche subchondrale Frakturstelle, welche die äußere Form des Köpfchens kaum beeinträchtigt, ist schon fast restlos knöchern wiederhergestellt. Nur einige letzte Reste eingemauerten toten Knochens deuten das vorausgegangene Ereignis an (Abb. 60).

Der hier geschilderte anatomische Krankheitsablauf hat seitdem vielfach Bestätigung gefunden. Vor allem KONJETZNY, der über ein operatives Untersuchungsmaterial von 21 Beobachtungen verfügt, gelangte zu durchaus gleichen Ergebnissen.

Es liegt auf der Hand, daß die Untersucher, denen Einzelfälle zur Verfügung standen, nur Teilbilder des ganzen Ablaufes zu sehen bekamen, die leicht zu irrigen Deutungen Anlaß geben konnten. Die Möglichkeit zur Täuschung wird um so größer, je weiter schon der Reorganisationsvorgang im Köpfchen vorgeschritten ist.

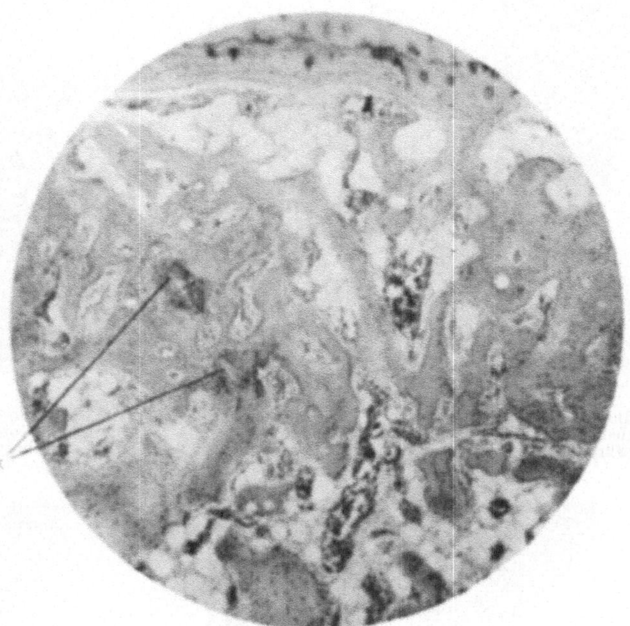

Abb. 60. Der subchondrale Knochen bei stärkerer Vergrößerung. Bei × eingemauerte Reste alter toter Spongiosa.

Nach beendigter Reorganisation oder gar im Stadium der sekundären deformierenden Arthropathie läßt sich den Präparaten über den Frühzustand der Erkrankung nichts mehr entnehmen.

Ausgedehnte Nekroseherde und Trümmerzonen wurden mehrfach beschrieben (CAHEN-BRACH, HERZOG, HOLST u. a.). Andere Untersucher fanden nur „minimale Nekroseherde" (KOENIG und RAUCH), wieder andere überhaupt nichts von Nekrosen (FROMME, KAPPIS). LIEK und SCHNEE untersuchten bereits Köpfchen im Stadium der deformierenden Arthropathie. Alle diese verschiedenen Befunde sind nach dem geschilderten Krankheitsablauf ohne weiteres verständlich.

Zu den irrigen Deutungen müssen wir die Auffassung von FROMME rechnen, der das beobachtete Zustandsbild der Spätrachitis zuteilte; zu ihnen auch die Angabe von KLETT, der die Befunde als Ostitis fibrosa ansprechen zu müssen glaubte. Knochenumbau, fibröses Mark und örtliche Anhäufungen von Riesenzellen genügen nicht zur Annahme einer Osteodystrophia fibrosa. Solche Bilder beobachtet man bei jeder reaktiven, resorptiven und kallösen Gewebswucherung innerhalb des Knochens (LANG). Hierzu ist bei der Substitution toten Knochens reichlich Anlaß gegeben.

Nach den übereinstimmenden Feststellungen von AXHAUSEN und KONJETZNY, die an einer sehr großen Zahl resezierter Köpfchen in allen Stadien

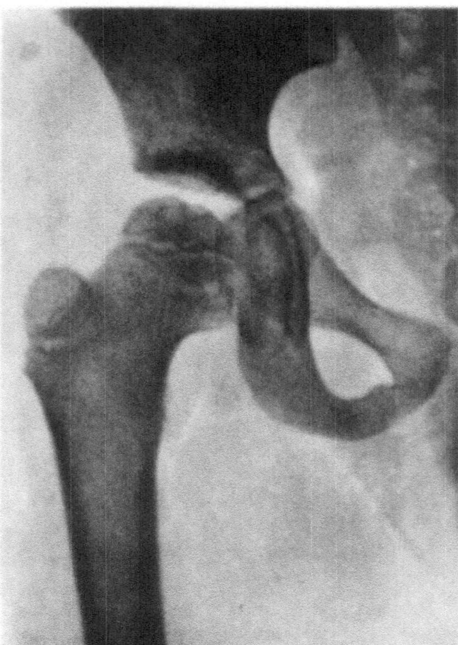

Abb. 61. Perthessche Erkrankung des Hüftkopfes im Krankheitsbeginn. Kopfepiphyse nicht mehr ganz regelmäßig begrenzt. Struktur teils etwas verdichtet, teils aufgehellt.

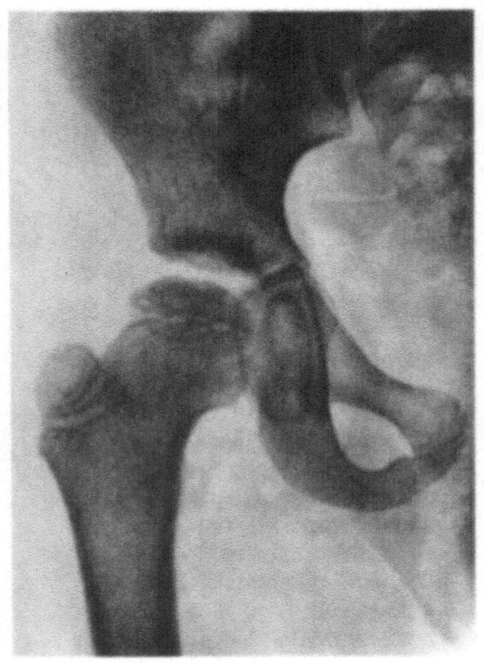

Abb. 62. Der gleiche Krankheitsfall. 6 Wochen später. Kopfepiphyse merklich abgeflacht. Strukturveränderungen deutlicher.

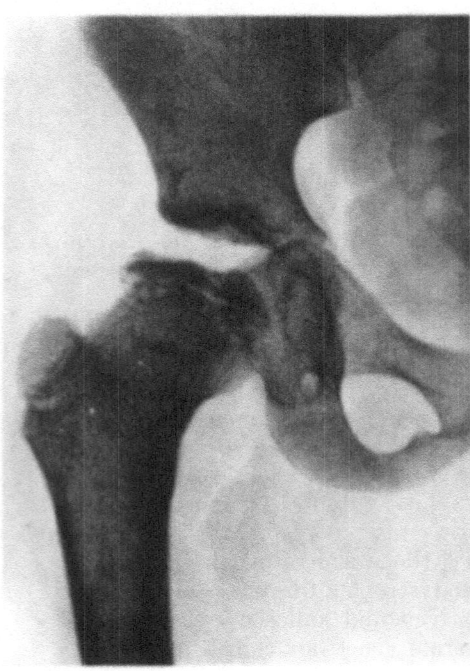

Abb. 63. Der gleiche Krankheitsfall. 6 Monate später, Kopfepiphyse noch stärker zusammengepreßt. Sequesterartige Abgrenzung.

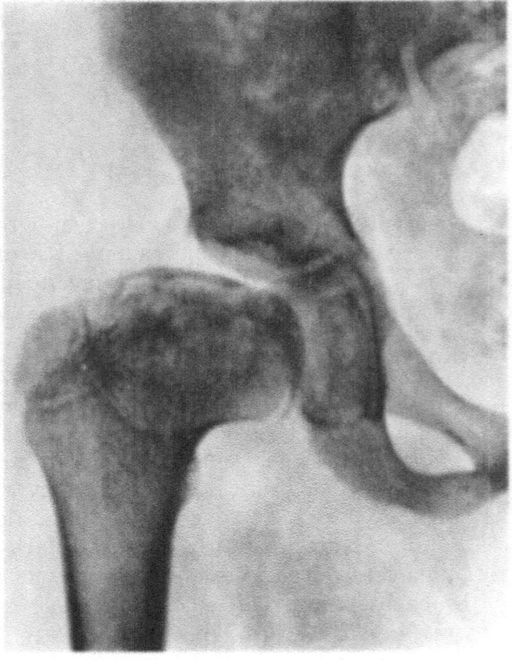

Abb. 64. Der gleiche Krankheitsfall nach 2½ Jahren. Übergang in „Walzenkopf", Epiphyse verschmälert, breit ausgezogen. Allmähliche Wiederkehr der Knochenstruktur. Schenkelhals verbreitert und verkürzt. Epiphysenfuge vorzeitig verknöchert.

der Erkrankung erhoben werden konnten, kann der geschilderte anatomische Krankheitsablauf als bewiesen gelten.

Von KONJETZNY, später ganz besonders von KOENIG und RAUCH wurde auf die starken Gefäßwucherungen im metaphysären Periost hingewiesen. Nach den Angaben der beiden letzten Autoren war die Wandung der Arterien hochgradig verdickt, das Lumen bis zu völligem Verschluß verengt, so daß der Befund einer Endarteriitis obliterans gegeben war. Der naheliegende Gedanke, in den Gefäßveränderungen den Primärzustand und die Ursache der epiphysären Nekrose zu suchen, wird dadurch hinfällig, daß gerade in den untersuchten Frühfällen nichts von diesen Gefäßveränderungen beobachtet werden konnte. Sie dürften danach wohl als sekundäre Veränderungen aufzufassen sein.

b) Die Osteochondritis deformans juvenilis coxae (PERTHESsche Krankheit). Die Hüfterkrankung wurde 1910 von PERTHES, gleichzeitig aber auch von LEGG und CALVÉ als selbständiges Krankheitsbild eingehend beschrieben, nachdem frühere Beobachtungen gleicher Art zumeist der ossalen Hüftgelenkstuberkulose zugewiesen worden waren.

Das Leiden beginnt meist zwischen dem 5. und 12. Lebensjahr, kann aber während des ganzen Wachstumsalters auftreten. Knaben werden weit öfter betroffen als Mädchen. Nicht selten, vielleicht in etwa 10 % der Fälle werden beide Hüften befallen, manch-

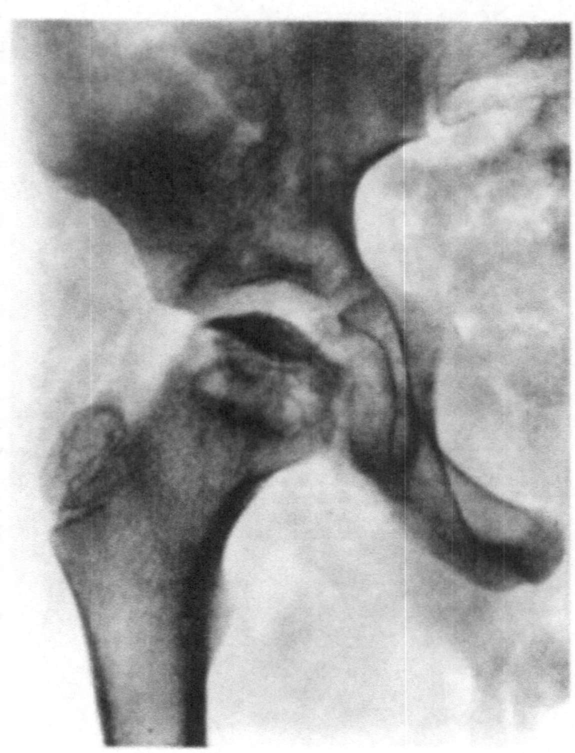

Abb. 65. PERTHESsche Krankheit mit besonders starker Aufhellung (Umbauatrophie) der Schenkelhalsmetaphyse. Epiphyse selbst stark verdichtet, verschmälert und entrundet.

mal gleichzeitig, manchmal nacheinander. Der Beginn des Leidens ist unauffällig, die Entwicklung schleichend, ähnlich wie bei der tuberkulösen Hüftgelenksentzündung. Von vorausgegangenen gröberen Gewalteinwirkungen ist zumeist nichts bekannt. Das Hinken ist, oft neben leichten schmerzhaften Empfindungen, das erste bemerkbare Symptom. Die klinische Untersuchung ergibt eine charakteristische Einschränkung der Hüftgelenksbeweglichkeit. Während frühzeitig eine Behinderung der Spreizfähigkeit und Rotation besteht, ist die Beugefähigkeit frei oder kaum beschränkt. Die klinischen Erscheinungen pflegen allmählich zuzunehmen. Der weitere Verlauf wird vor allem durch die eigenartigen röntgenologischen Veränderungen gekennzeichnet.

Die Röntgenveränderungen, deren Ablauf sich über mehrere Jahre hinzieht, stehen durchaus in Übereinstimmung mit den Befunden bei dem soeben beschriebenen Krankheitsbild (KÖHLERsche Krankheit). Im allerersten Beginn der klinischen Erscheinungen kann der Röntgenbefund der Femurepiphyse noch regelrecht sein. Sehr bald aber beginnt der Ablauf der typischen Veränderungen: Schattenverdichtung, zunächst im oberen Bereich der knöchernen Epiphyse, dann über die ganze Epiphyse ausgedehnt, Formänderungen durch zunehmende Abplattung, Abtrennung eines oder mehrerer Knochenstücke von der übrigen Epiphyse, so daß sequesterartige Bilder entstehen, Strukturverwaschungen auch im metaphysären Knochen; dann allmähliche Glättung der Struktur, Auflösung der „Sequester" in den übrigen Knochenschatten, Wiederherstellung annähernd normaler Architektur, selten nur annähernde Wiederkehr einer normalen Kopfform; in der Regel Verunstaltung der äußeren Form, wobei entweder ein übergroßer, mehr kugeliger oder ein ausgesprochen walzenförmiger Kopf entsteht, der dem dicken Hals kurz aufsitzt. Einige der charakteristischen Röntgenbefunde sind in den Abb. 61—68 wiedergegeben. In den Fällen deutlicher Kopfdeformierung ist der Ausgang die sekundäre deformierende Arthropathie (Abb. 68).

Solange die Deutung des Krankheitsherganges auf den Röntgenbefund angewiesen war, waren die Auffassungen vielgestaltig und unsicher; zumeist wurden in den Verwaschungen und Aufhellungen der Struktur „knochenzerstörende Prozesse" erblickt. Die notwendige anatomische Unterlage wurde erst durch die histologische Untersuchung resezierter Schenkelköpfe erbracht.

Axhausen konnte 1923 zuerst in einem Frühfall das Vorhandensein einer totalen epiphysären Nekrose feststellen.

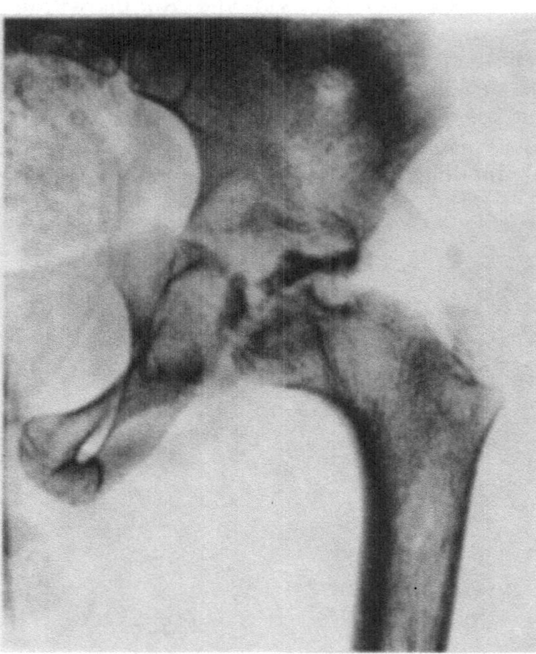

Abb. 66. Perthessche Krankheit auf der Höhe der Entwicklung im Abgrenzungsstadium. Besonders eindrucksvolle Fragmentation der nekrotischen Kopfepiphyse und sequesterartige Abgrenzung ihrer Bruchstücke.

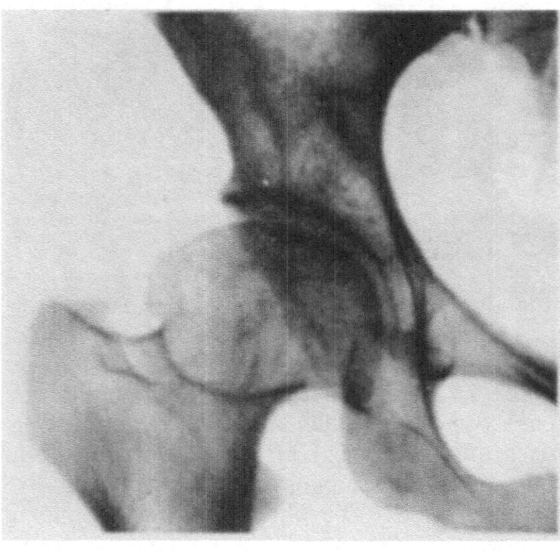

Abb. 67. Walzenförmiger Hüftkopf nach abgelaufener Perthesscher Erkrankung. Keine gröberen Zeichen von Arthritis deformans.

An einer von Fruend operativ gewonnenen oberen Femurepiphyse war der Gelenkknorpel während des Eingriffes abgeschält worden. Die unterliegende knöcherne Epiphyse erschien dem Operateur schon makroskopisch im Zustande der Nekrose. Die mikroskopische Untersuchung brachte die Bestätigung.

Das Übersichtsbild in Abb. 69 enthält den ganzen epiphysären Knochen und einen Teil der Epiphysenfuge. Zunächst fällt die hochgradige Abplattung der Epiphyse auf. Sie ist bedingt durch weitgehende Zertrümmerung des subchondralen Knochenwerkes (J.Fr.). Der gesamte epiphysäre Knochen sowie das epiphysäre Mark ist nekrotisch. Der Epiphysenknorpel (L.E.Kn.) weist durchweg untadelige Kernfärbung auf. Auf der linken Seite des Präparates sind im subchondralen Gebiet die zwischen den Knochentrümmern noch vorhandenen Räume mit körnig-krümeligen Massen von Trümmermehl erfüllt. Auf der rechten Seite des Präparates beginnt die Organisation der toten Epiphyse sich zu entwickeln. Bei R.M. ist das tote Mark bereits durch eingesproßtes junges Bindegewebe ersetzt, während die toten Spongiosabalken erst zum Teil lakunär arrodiert sind. Bei L.K. ist der Umbau der toten Spongiosabälkchen bereits in vollem Gange. Hier und da befindet sich schon wieder

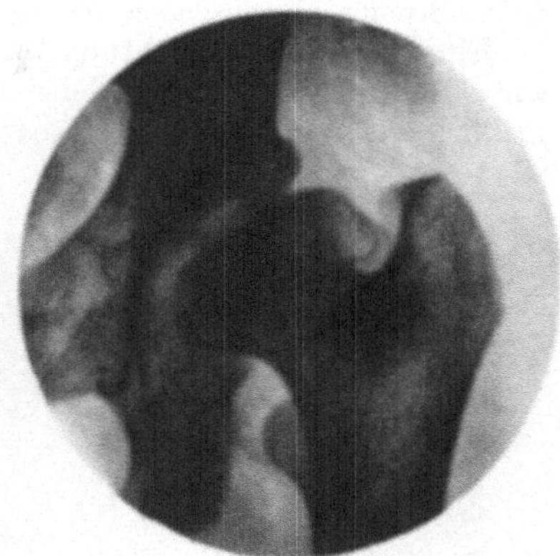

Abb. 68. Arthritis deformans nach PERTHESscher Erkrankung.

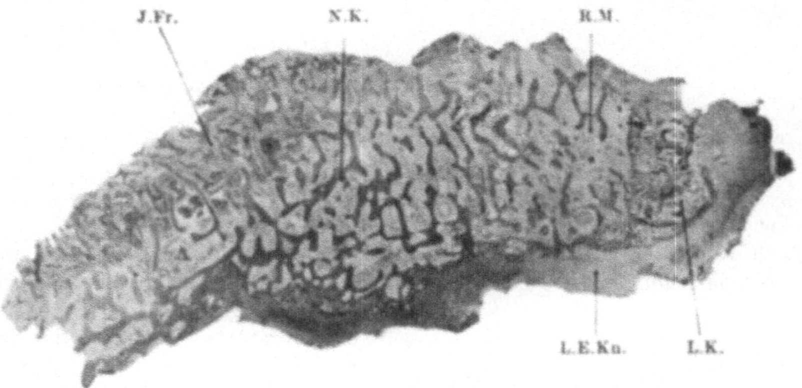

Abb. 69. Übersichtsbild der resezierten Kopfepiphyse bei PERTHESscher Krankheit (s. Text).

lebendes Fettmark zwischen den neugebildeten Zügen lamellären oder geflechtartig geordneten Knochens.

Die Übereinstimmung mit dem Abgrenzungsstadium der KÖHLERschen Krankheit ergab die folgende Beobachtung von HEITZMANN und ENGEL.

Bei dem jugendlichen Kranken bestand im Röntgenbilde eine schwere Deformierung der oberen Femurepiphyse mit einem sequesterähnlichen Befund im subchondralen Gebiet. Im Übersichtsbild des Kopfes (Abb. 18) ist die schwere Deformierung, Abplattung und Verbreiterung der Epiphyse erkennbar. Der Wachstumsknorpel ist bereits völlig durch Ossifikation verschwunden. Die Hauptmasse der Epiphyse besteht aus lebendem, nach Anordnung der Trabekel zweifellos neugebildetem Knochen und bindegewebigem Mark;

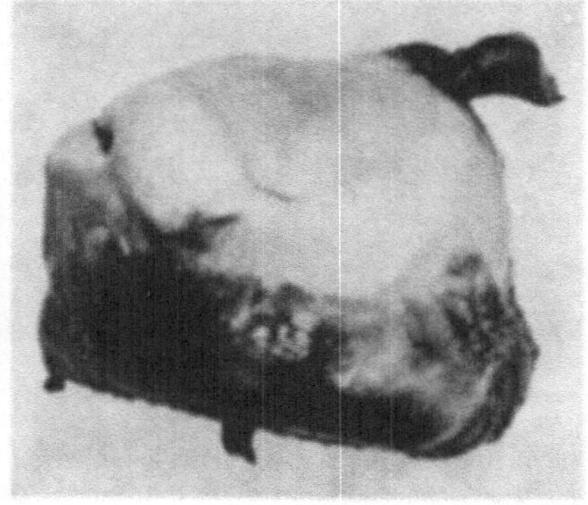

Abb. 70. Resektionspräparat eines Femurkopfes mit PERTHESscher Erkrankung (Beobachtung von KONJETZNY).

sie geht allmählich in die regelrecht gebaute Metaphyse über. Jedoch in der Mitte der Epiphyse haftet dem etwas vorgewölbten Knorpel ein großes Stück toten epiphysären Knochens mit allen Zeichen der Zertrümmerung und Zerreibung toten Spongiosagebälkes an (S.K.). Seitlich von dieser Stelle liegt ein Bezirk dichter körnig-krümeliger Massen unter dem Knorpel. Zwischen dem toten Knochenstück und der übrigen Epiphyse findet sich ein dicker Streifen abgrenzenden Bindegewebes, an dieser Stelle vorwiegend im Ruhestand.

Eine weitere Beobachtung im gleichen Stadium der Erkrankung verdanken wir Konjetzny. Es handelte sich um den resezierten Schenkelkopf eines 17jährigen Jungen, der seit längerer Zeit die Erscheinungen der Perthesschen Erkrankung bot (Abb. 70—72).

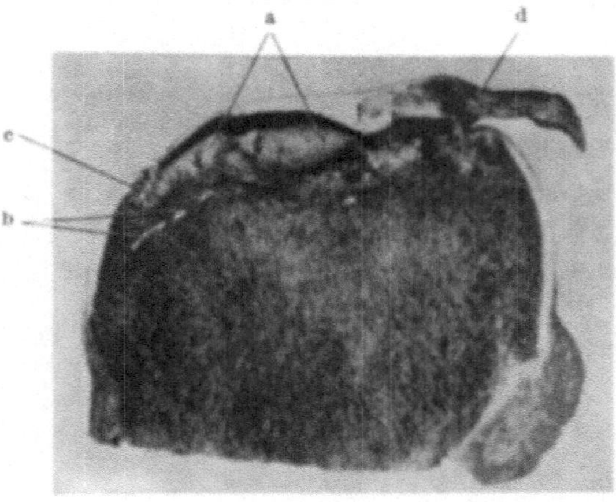

Abb. 71. Frontaler Sägeschnitt durch die Mitte des Schenkelkopfes. a subchondrale Nekrose; b Reste der Epiphysenlinien, c grabenförmige Knorpeleinfaltung, d Lig. teres. (Nach Konjetzny).

Der Kopf weist, entgegen der im Röntgenbilde sichtbaren Deformierung, eine mehr rundliche Gestalt auf. Der Gelenkknorpelüberzug ist makroskopisch von normaler Beschaffenheit. Mikroskopisch erweist er sich mäßig verdickt, aber im wesentlichen normal. Ein schon makroskopisch bemerkter, infarktähnlicher subchondraler Knochenbezirk erweist sich im histologischen Schnitt als nekrotisch (Abb. 73 c). Die toten Knochenbälkchen liegen in größeren und kleineren Bruchstücken durcheinander. Das nekrotische Markgewebe enthält alte und frische Blutbestandteile. Zwischen der scharf abgesetzten Nekrosezone und dem lebenden Knochen findet sich ein zell- und gefäßreiches Granulationsgewebe, mit zahlreichen Riesenzellen vom Typus der Osteoklasten (Abbildung 73d). Die mitentfernte Gelenkkapsel ist zellreicher als normal. Hie und da finden sich Rundzelleneinlagerungen, vor allem in der Umgebung der Gefäße mit auffallender obliterierender Wandverdickung.

Auch für das Spätstadium der Erkrankung konnte Konjetzny in einem Falle den genauen histologischen Befund mitteilen. Das Präparat stammt von einem 14jährigen, an Lungentuberkulose verstorbenen Jungen, der seit seinem 6. Lebensjahr an einer klinisch und röntgenologisch sorgfältig verfolgten Perthesschen Erkrankung litt. Im Alter von 10 Jahren schien die Erkrankung klinisch geheilt.

Die anatomische Untersuchung zeigt die aus den Röntgenbildern bekannte Pilzform des Hüftkopfes (Abb. 74). Ein Schenkelhals ist kaum vorhanden, der Gelenkknorpelüberzug zumeist glatt und normal gefärbt. Im Übersichtsbild (Abb. 76) findet sich in der Mitte der Kopfoberfläche eine unregelmäßig begrenzte, polsterartige Verdickung des Gelenkknorpels mit Zerfaserung seiner Oberschicht. An einer Stelle (Abb. 76a) sind nekrotische Knochenbälkchen von wucherndem Knorpelgewebe eingeschlossen. Im Innern der Epiphyse besteht Verdichtung des Knochengewebes und Markfibrose. Auffallend

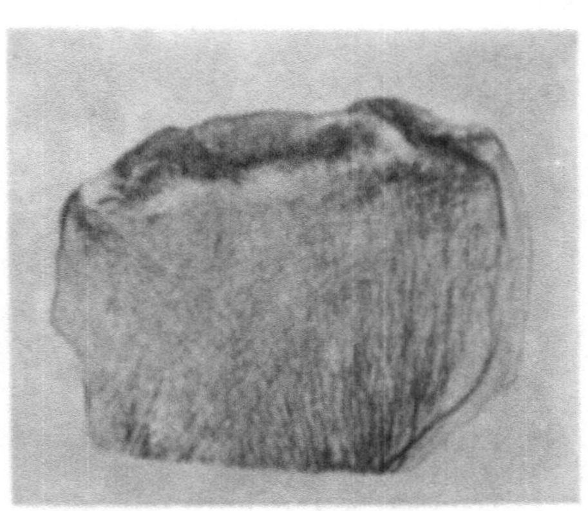

Abb. 72. Röntgenaufnahme des Präparates. (Nach Konjetzny).

ist die Anpassung der Hüftpfanne an die veränderte Form und Größe des Kopfes.

In diesem Falle bestanden eindeutige Symptome einer deformierenden Arthropathie. Aber die Knochenumbaubilder im Innern der Epiphyse, sowie die letzten eingemauerten Reste alter nekrotischer Spongiosabälkchen zeigten zusammen mit der langen Serie der Röntgenogramme die Entstehung aus einer Perthesschen Erkrankung sowie das Vorausgehen einer epiphysären Nekrose an.

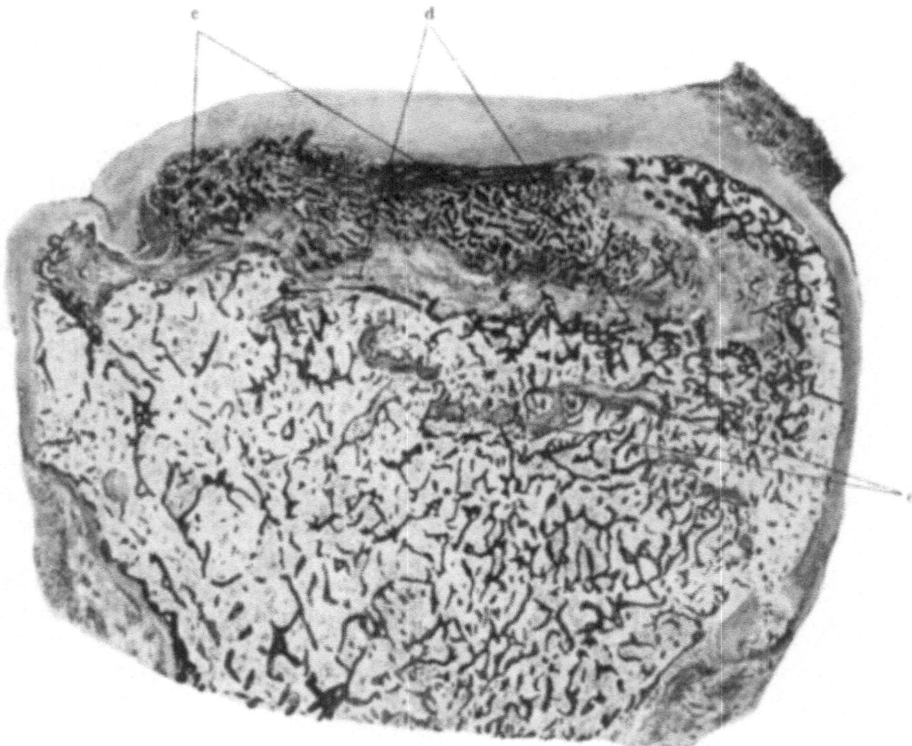

Abb. 73. Lupenvergrößerung eines Frontalschnittes. a Faltung des Gelenkknorpels, b Lig. teres, c subchondrale Knochennekrose, d Abgrenzungszone durch riesenzellhaltiges zellreiches Granulationsgewebe, e Reste des Epiphysenknorpels. (Nach KONJETZNY).

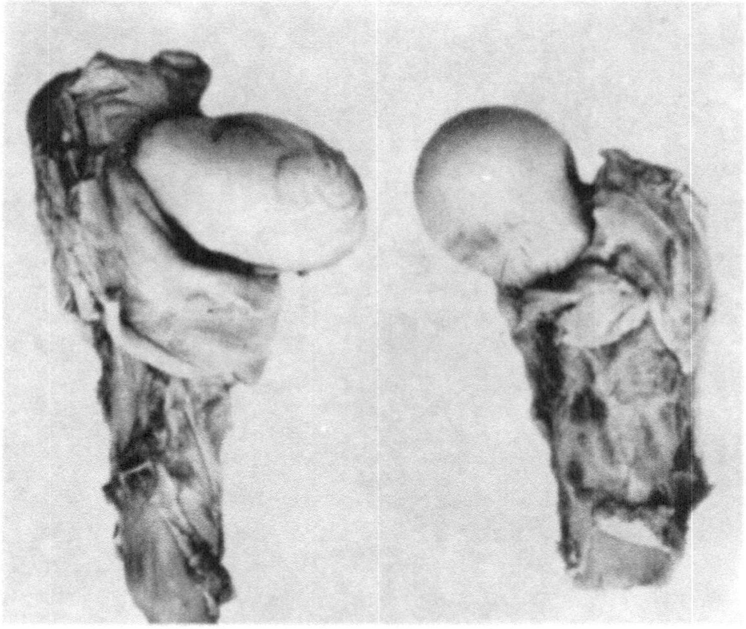

Abb. 74. Krankes und gesundes oberes Femurende eines mit 14 Jahren verstorbenen Jungen, der 8 Jahre hindurch wegen PERTHESscher Hüfterkrankung beobachtet wurde (KONJETZNY).

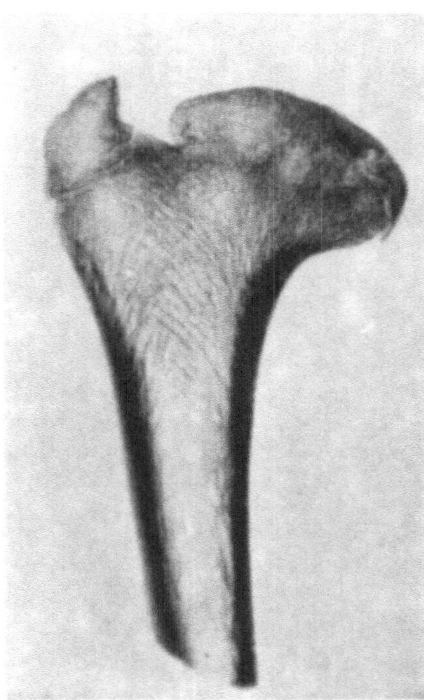

Abb. 75. Röntgenaufnahme des erkrankten Femurabschnittes. (Nach KONJETZNY).

In diese Befundfolge reihen sich eine Anzahl Beobachtungen anderer Untersucher ein.

Ausgedehnte epiphysäre Knochennekrosen wurden von ZEMANSKY, LIPPMANN und NAGASAKA gefunden. RIEDEL erhob einen Befund, der dem Abgrenzungsstadium entspricht: in einem ausgedehnten Nekrosebezirk fand sich ein gelöstes totes Knochenstück in einer Höhle liegend. Wenn RIEDEL aus dem Vorhandensein von stark riesenzellhaltigem Granulationsgewebe in der Umgebung mancher toter Knochenanteile auf das Vorliegen einer Ostitis fibrosa schloß, so können wir dem ebensowenig beipflichten, wie der gleichen Deutung, die KLETT den Befunden bei der KÖHLERschen Krankheit gegeben hatte.

Nach der bakteriologischen Seite hin sind die anatomischen Befunde von PHEMISTER, BRUNSCHWIG und DAY vervollständigt worden. Das Material wurde aus kleinen Höhlen entnommen, in denen Knochenstückchen nach Art von Sequestern in Granulationsgewebe eingebettet

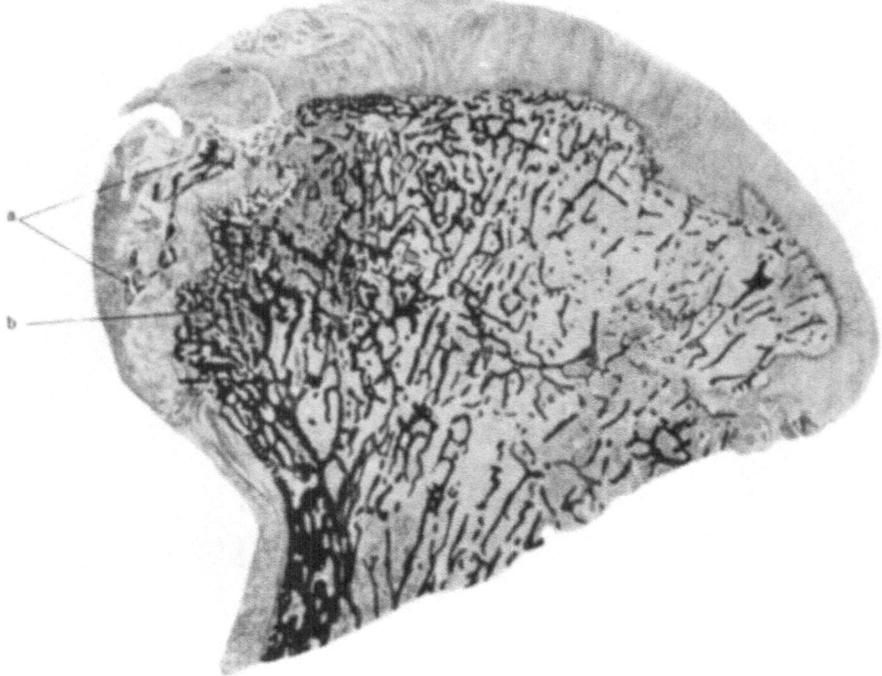

Abb. 76. Lupenaufnahme eines Frontalschnitts des erkrankten Femurkopfes. a Nekrotische Knochenbälkchen inmitten gewucherten Gelenkknorpels, der in den oberen Schichten stark aufgefasert und zerklüftet ist. b Zone vermehrter und verdickter Knochenbälkchen mit Markfibrose. (Nach KONJETZNY).

lagen. In manchen Fällen erwies sich das Material als steril; in anderen konnten aus ihm Reinkulturen von Streptococcus viridans gezüchtet werden

Es liegt auf der Hand, daß mit dem Abschluß des Umbaus das tote Knochengewebe mehr und mehr verschwindet und die mikroskopischen Befunde unauffällig werden müssen. Es kann daher nicht wundernehmen, daß Perthes selbst bei der Probeexzision aus dem Schenkelkopf eines älteren Falles der Erkrankung weder Knochennekrosen noch sonst auffällig histologische Veränderungen feststellen konnte, bis auf einige Knorpelinseln, die sich in der Tiefe der Epiphyse vorfanden.

Nach zwei Seiten bedarf die Perthessche Erkrankung einer scharfen Abgrenzung.

Es gibt auch im kindlichen Alter, wenn auch gewiß selten, eine deformierende Arthropathie des Hüftgelenkes, die mit der Perthesschen Erkrankung nichts zu tun hat. Sie schließt sich zumeist an eine infektiöse Arthritis, insbesondere Pneumokokkenarthritis an; manchmal kann der ursächliche Zusammenhang mit einer akuten Koxitis nur vermutet werden, wenn eine kindliche Infektionskrankheit (z. B. Scharlach) mit ausgesprochenen Hüftschmerzen vorausgegangen ist. Beobachtungen solcher Art verdanken wir Maydl, Zesas, Kreuter u. a. In diesen Fällen weisen die Röntgenbilder die Befunde am Gelenk auf, die auch die deformierende Arthropathie des Hüftgelenkes im Erwachsenenalter kennzeichnen: Verengerung des Gelenkspaltes, Randzackenbildung, Sklerosierung des gelenkwärts gerichteten Knochens, während die knöcherne Epiphyse selbst von auffälligen Veränderungen frei bleibt. In den wenigen histologisch untersuchten Fällen steht die Nekrotisierung, Zerfaserung und Abschleißung des deckenden Knorpels durchaus im Vordergrund. Diese postinfektiöse Arthropathia deformans infantilis muß von der Perthesschen Erkrankung ebenso wie von der sekundären deformierenden Arthropathie nach Perthesscher Krankheit getrennt werden; denn es handelt sich um genetisch und anatomisch völlig verschiedene Krankheitszustände.

Auch gegenüber epiphysären Knochenveränderungen anderer Art ist die Perthessche Krankheit abzugrenzen.

Die krankhaft kleinen, unregelmäßig strukturierten knöchernen Epiphysen der Kretinen haben mit der Perthesschen Krankheit gewiß nichts zu tun; es fehlen alle weiteren, für die Erkrankung charakteristischen Umwandlungen. Aber auch die röntgenologischen Veränderungen, die wir häufig an den Schenkelköpfen bei der angeborenen Hüftluxation vorfinden, können trotz mancher Ähnlichkeit im Röntgenbild nicht der Perthesschen Krankheit zugeteilt werden, weil die allerdings bisher nur spärlich vorliegenden histologischen Befunde von den Bildern der Perthesschen Erkrankung durchaus verschieden sind. Sie entsprechen vielmehr den im Tierversuch und am Menschen erhobenen Befunden bei traumatischen Impressionsfrakturen der Gelenkfläche. Es finden sich keine geschlossenen Bezirke toten subchondralen Knochens, keine Trümmerfelder oder amorphkörnige Massen, kein abgrenzendes Bindegewebe, sondern nur verstreute oder Gruppen von toten Knochenbälkchen, die, wie bei der üblichen Form der Bruchheilung, dem gewöhnlichen knöchernen Umbau unterliegen. Daneben sehen wir oft ausgedehnte Knorpelnekrosen und Knorpelzerfaserungen als Zeichen der traumatischen deformierenden Arthropathie infolge Maltraitierung der Gelenkfläche.

Heitzmann hat auf den grundsätzlichen histologischen Unterschied besonders eingehend hingewiesen. Er hat in seinen Fällen die epiphysären Impressionsfrakturen auf das Repositionstrauma zurückgeführt. Die Tatsache, daß ähnliche röntgenologische Veränderungen auch bei nicht reponierten Luxationen angetroffen werden, spricht keineswegs gegen ihre Deutung als traumatische

Schädigung der Gelenkfläche nebst den gesetzmäßigen Folgeerscheinungen. Denn auch der nicht reponierte Hüftkopf ist unaufhörlich einer fehlerhaften Inanspruchnahme und mechanisch-traumatischen Schädigungen ausgesetzt. In langsamer Entwicklung entstehen hieraus die schweren Formen der deformierenden Gelenkerkrankung, die wir an den luxierten Hüftgelenken im vorgeschrittenen Alter ausnahmslos vorfinden. Dem Wesen der Perthesschen Erkrankung stehen diese Zustände durchaus fern. Die Perthessche Krankheit ist in ihren klinischen und röntgenologischen Befunden ein scharf umschriebenes Krankheitsbild von durchaus typischem Verlauf; nach den bisher vorliegenden histologischen Befunden muß als ihr anatomischer Primärzustand die epiphysäre Totalnekrose angesehen werden.

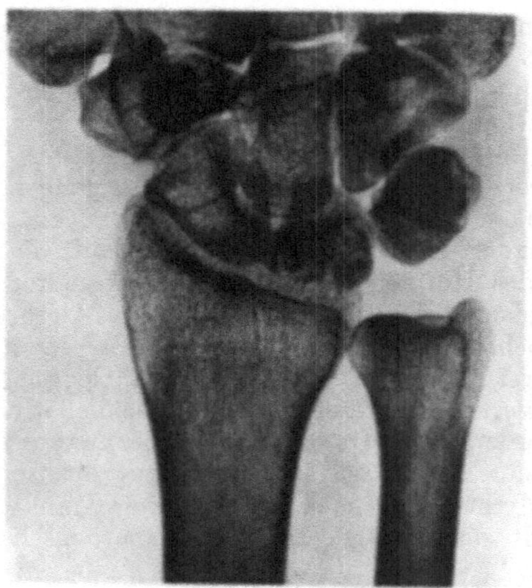

Abb. 77. Lunatumnekrose. Knochen zum Teil verdichtet, zum Teil vakuolenartig aufgehellt.

Es mag gewiß zutreffen, daß vielfach bei der Perthesschen Krankheit Zeichen angeborener Subluxation im Sinne von Calot vorliegen. Das Auftreten der epiphysären Nekrose wird jedoch durch die angeborene Entwicklungsstörung nicht verständlich gemacht.

c) Die Kienböcksche Erkrankung des Handgelenkes. Im Jahre 1910 hat Kienböck eine Erkrankung des Handgelenkes beschrieben, die mit eigenartigen röntgenologischen Veränderungen des Mondbeins einhergeht; die Gleichartigkeit der klinischen und röntgenologischen Zeichen schien ihm die Aufstellung eines selbständigen Krankheitsbildes zu rechtfertigen.

Das Leiden betrifft jugendliche Personen, vorzugsweise zwischen dem 20. und 30. Lebensjahr; das männliche Geschlecht ist bevorzugt. Die ersten Kennzeichen sind eine leichte bis mäßige Schwellung des Handgelenkes, besonders in der Gegend des druckempfindlichen Mondbeins sowie Schmerzen beim Arbeitsgebrauch der Hand. Der rasche Rückgang der Erscheinungen bei Ruhigstellung der Hand ist ebenso charakteristisch, wie ihr rasches Wiederauftreten bei jeder Aufnahme der Arbeit. Der Wechsel der Erscheinungen, der durch die üblichen Behandlungsmaßnahmen nicht beeinflußt wird, hält jahrelang an, bis in der Mehrzahl der Fälle die Symptome der deformierenden Handgelenkserkrankung offenkundig werden, während vereinzelt Ausheilung erfolgt.

Viele der Kranken vermögen über eine Veranlassung zur Krankheit nichts anzugeben. In den Fällen, in denen ein „Unfall" als Ursache angeschuldigt wird, erweist sich derselbe fast stets als ein alltägliches Betriebsereignis, das nichts von den Eigenschaften eines Unfalls aufweist. Nur in vereinzelten Fällen des Schrifttums wird von einer vorausgegangenen gröberen Gewalteinwirkung berichtet.

Die Röntgenbefunde zu schildern, heißt das in den beiden vorigen Abschnitten Gesagte wiederholen: Schattenverdichtung, Formänderung im Sinne einer Abplattung in der Längsrichtung, sequesterartige Abgrenzungsbilder; dann im Laufe von Jahren strukturelle Glättung, Wiederkehr annähernd normaler Architektur unter Fortbestand der äußeren Deformierung, Randzackenbildung und Verschmälerung des Gelenkspaltes (sekundäre deformierende Arthropathie). Bemerkenswert ist, daß im Stadium der Formänderung nicht selten Aufhellungslinien röntgenologisch wahrgenommen werden, die Bruchspalten zu gleichen scheinen (Abb. 77) und daß die Abplattung so hochgradig werden kann, daß nur noch ein schmales Knochenband die Stelle des Mondbeins einnimmt (vgl. Abb. 81).

Die Deutung, die Kienböck dem Krankheitshergang gegeben hat, ist heute wohl allgemein verlassen worden. Kienböck nahm einen halisteretischen Knochenschwund an, der durch traumatische Zerreißung der mit den Bändern eintretenden Gefäße verursacht sein sollte (Lunatummmalazie). Auch hier erbrachten erst die histologischen Befunde die erforderlichen Unterlagen für die Beurteilung.

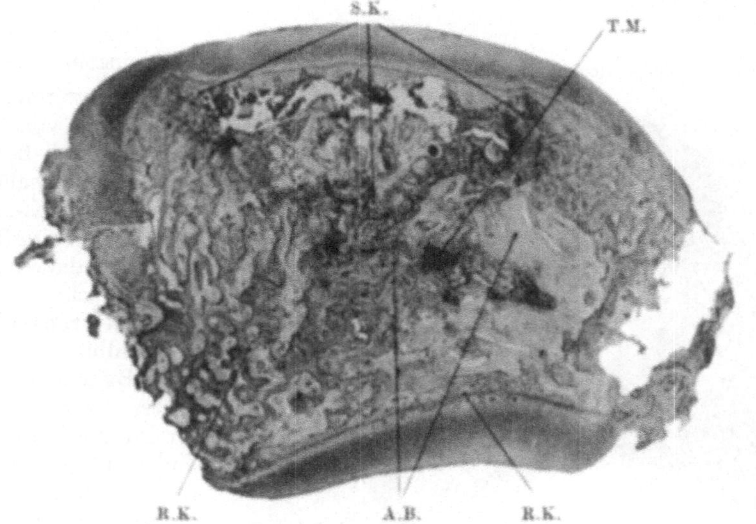

Abb. 78. Lunatumnekrose (Beobachtung von Baum) (s. Text).

Auf Grund der röntgenologischen Übereinstimmung vertrat Axhausen als erster die Auffassung, daß die Kienböcksche Lunatummalazie in Wirklichkeit nichts anderes sei, als eine Nekrose des Mondbeins. Diese Ansicht, die er durch Überprüfung älterer histologischer Befunde und durch Feststellungen an neu gewonnenen Präparaten erhärtete, führte ihn zu dem Vorschlag, die Bezeichnung „Lunatummalazie" durch die Bezeichnung „Lunatumnekrose" zu ersetzen. Im Schrifttum ist dieser Anregung weitgehend Folge gegeben worden.

Schon die Überprüfung des ersten, von Baum operierten und untersuchten Falles ergab eine weitgehende histologische Übereinstimmung mit dem Abgrenzungsstadium der beiden vorher beschriebenen Epiphyseonekrosen.

Abb. 78 gibt ein Übersichtsbild des entfernten Mondbeins. Der oberen langen Knorpelseite hängt ein keilförmiges Knochenstück an, dem knochenwärts vielfach amorphkörnige Massen an- und eingelagert sind (S.K.). Knochen- und Markgewebe dieses Stückes sind tot. Umgeben ist das ganze von einer teils jungen, teils älteren Bindegewebsschicht (A.B.), die einen großen Teil der Mondbeinmitte einnimmt. Diese Schicht wird umhüllt von dem übrigen lebenden Knochenwerk des Mondbeines (R.K.). Durch seine Anordnung, sein dichtes Gefüge, den oft geflechtartigen Bau und durch Einschlüsse alter toter Spongiosareste ist es als neugebildeter Umbauknochen kenntlich. Bemerkenswert sind örtliche Anhäufungen stark riesenzellhaltigen Gewebes.

Eine entsprechende Beobachtung, bei der die wesentlich kleinere, ringsum bindegewebig abgegrenzte Knochenrestnekrose zentral gelegen war, konnte Axhausen selber mitteilen (Abb. 32). Der umhüllende lebende Knochen erwies

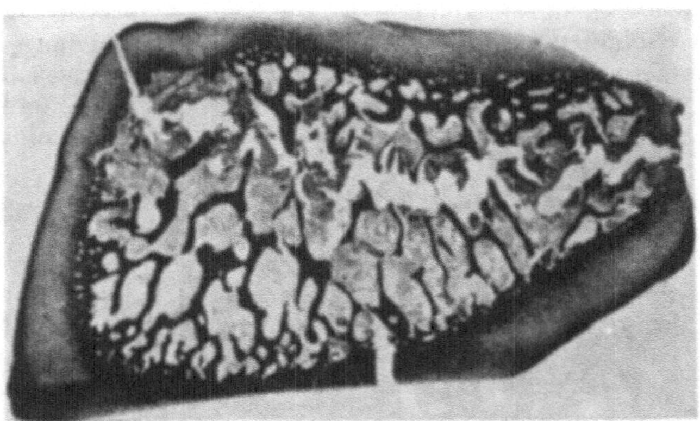

Abb. 79. Lunatumnekrose (Beobachtung von Cordes.)

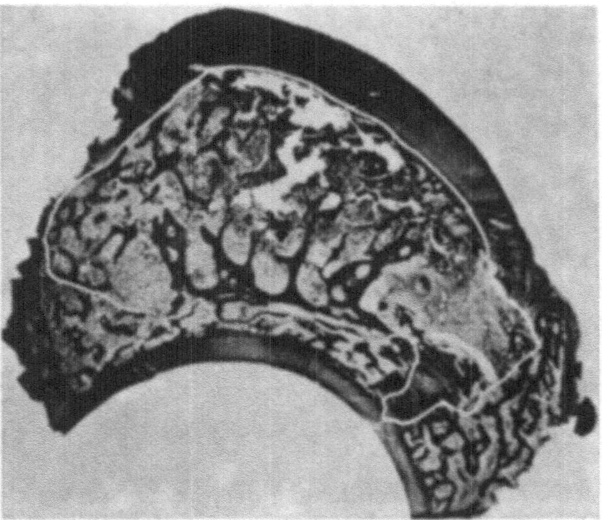

Abb. 80. Lunatumnekrose (Beobachtung von Cordes). In dem weiß
umgrenzten Bezirk ist das Knochengewebe nekrotisch.

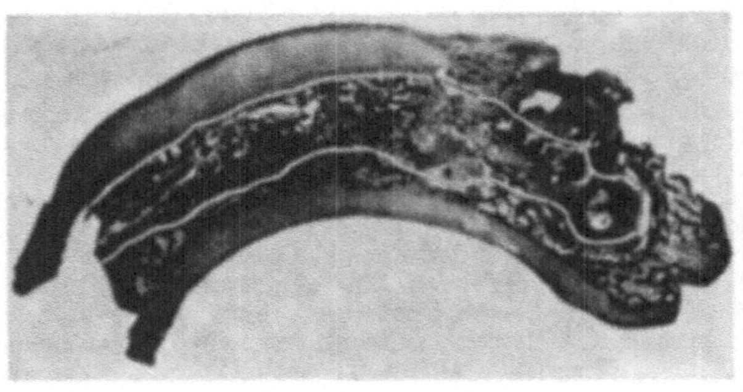

Abb. 81 Lunatumnekrose. (Beobachtung von Cordes).

sich nach seinem Bau und nach eingeschlossenen toten Spongiosaresten als typischer Umbauknochen.

Inzwischen ist die Histologie der Mondbeinerkrankung durch zahlreiche Beiträge klargestellt worden, die alle Stadien, von der primären Totalnekrose bis zur sekundären deformierenden Arthropathie, umfassen.

Fast unveränderte Totalnekrosen von Spongiosa und Mark bei erhaltenem Knorpelüberzug beobachteten Kappis und Zweig. Über eine fast völlige Knochennekrose mit pathologischen Impressionsfrakturen und Trümmermehlbildung berichtete Bergmann. Verbreitete Knochennekrosen im vorgeschrittenen Umbau fanden Sonntag und Friedrich. Hühne stellte an einem offenkundig älteren Falle neben Knochennekrosen und Deformierung Knorpelveränderungen im Sinne der deformierenden Gelenkerkrankung fest. Besonders sorgfältige histologische Untersuchungen an reichem Material verdanken wir Cordes.

Auch in seinen Fällen waren die geschlossenen Knochennekrosen ein regelmäßiger Befund. Ihre Ausdehnung schwankte sehr stark. Cordes beobachtete frische Totalnekrosen mit Erhaltung der äußeren Form (Abbildung 79), große Teilnekrosen, bei denen nur in den Winkeln lebendes Knochengewebe angetroffen wurde (Abb. 80), schließlich stark zusammengedrückte Mondbeine, die größtenteils mit dichtem Trümmermehl erfüllt waren (Abb. 81).

Bemerkenswert ist, daß Cordes den vorhandenen lebenden Knochen, der wandständig gelegen ist, ohne weitere Begründung als lebendgebliebene ursprüngliche Spongiosa ansieht. Der Möglichkeit, daß es sich um neugebildeten Ersatzknochen handeln könne, wird in den Ausführungen nicht Rechnung getragen. Und doch legt die Struktur des wandständigen Knochens in den Mikrophotogrammen von Cordes diese Auffassung durchaus nahe. Man beachte in Abb. 80 rechts am unteren Ende des Deckknorpels die weitgehende enchondrale Ossifikation. Sie findet sich nicht im ursprünglichen Zustande; aber sie ist typisch für die Reorganisation toter Epiphysen. Die „Teilnekrosen" von Cordes entsprechen den abgegrenzten Restnekrosen, die unmittelbar von abgrenzendem Bindegewebe und nach außen davon von der Schicht lebenden Ersatzknochens

umgeben sind. Nur die Auffassung, daß der lebend gefundene Knochen des Mondbeins die erhaltene ursprüngliche Spongiosa darstellt, führte Cordes zu der Annahme, daß die Ernährungsunterbrechung nicht immer den Gesamtknochen, sondern häufig nur Anteile desselben betrifft. Wir sind der Ansicht, daß diese Auffassung noch weiterer histologischer Begründung bedarf.

Einen auffälligen Befund konnten Gold und Winkelbaur in einem Fall von Mondbeinnekrose erheben. Sie fanden neben einer in Abgrenzung befindlichen Knochennekrose die Zeichen einer örtlich begrenzten eitrigen Entzündung, mikroskopisch kleine Abszesse.

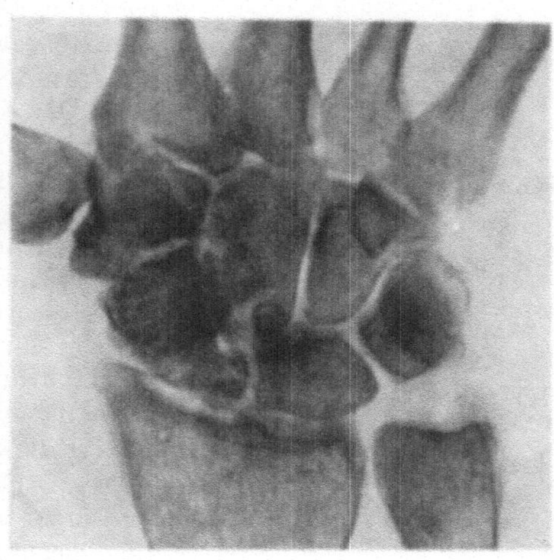

Abb. 82. Navikularnekrose mit sekundärer deformierender Arthropathie.

Die Übereinstimmung des Krankheitsbildes mit den bereits besprochenen Epiphyseonekrosen erstreckt sich auch auf den Krankheitsausgang. Erfolgt bei fehlender oder geringer Formänderung eine Restitutio ad integrum, so ist die Erkrankung damit abgeschlossen. Bei einer bleibenden Verunstaltung des Mondbeins aber ist das Auftreten der sekundären deformierenden Gelenkerkrankung nur eine Frage der Zeit. Entwicklungstempo und Schwere geht dem Grade der Deformierung parallel. Schon zu einer Zeit, als das Wesen der Mondbeinveränderungen noch nicht bekannt war, wurde auf die auffällige Tatsache hingewiesen, daß „Mondbeinbrüche" fast stets, Brüche der unteren Radiusepiphyse fast nie eine deformierende Gelenkerkrankung nach sich ziehen. Die Erklärung liegt in dem grundverschiedenen Zustand des epiphysären Knochens, der hier lebt, dort aber nekrotisch ist.

Ungleich seltener werden ähnliche Veränderungen am Kahnbein gefunden (Abb. 82). Die Bedeutung des Kahnbeines für die Funktion des Handgelenkes bringt es mit sich, daß Exstirpationen nur selten vorgenommen wurden, so daß histologische Befunde nur spärlich vorliegen. Durch die Untersuchungen von Wollenberg und Bibergeil konnte aber die histologische Übereinstimmung mit den Befunden bei der Lunatumnekrose festgestellt werden. Wir glauben, daß gerade am Navikulare die Umwandlungen der primären Nekrose häufig den Weg nehmen, der später bei der Nekrose des Sesambeines besprochen werden wird und der in dem Bilde der Pseudarthrose oder der Zweiteilung des Knochens endigt. Manche Pseudarthrose des Kahnbeins dürfte einer primären Nekrose ihre Entstehung verdanken. Doch bedarf gewiß diese Ansicht noch der histologischen Bestätigung.

d) Die Köhlersche Erkrankung des Os naviculare pedis. Der Mondbeinerkrankung im Krankheitsbeginn recht ähnlich ist die von Köhler 1908 beschriebene Erkrankung des Os naviculare pedis.

Das Leiden betrifft fast ausschließlich das frühe Kindesalter. Oft ohne äußere Veranlassung, mitunter nach leichten Gewaltwirkungen, wie sie jedes Kind erleidet, und nur ganz ausnahmsweise nach ernsten Traumen entsteht eine umschriebene Schwellung und Schmerzhaftigkeit der Navikulargegend. Nicht selten ist sie begleitet von leichten örtlichen Entzündungserscheinungen; Bewegungen im Fußgelenk und Belastung verursachen Beschwerden.

Im Röntgenbild unterscheidet sich das Kahnbein nach Form, Struktur und Schattendichte vom normalen. Der Knochenkern, welcher als letzter in der Fußwurzel entsteht, ist mehr oder weniger verkleinert und verdichtet; später werden Form- und Strukturunregelmäßigkeiten bemerkbar, oft ist der Knochen in mehrere Teile zerlegt. In der Abb. 83 ist er auf ein schmales Schattenband zusammengepreßt, durch welches ein aufgehellter Streifen hindurchzieht. Im Verlauf von 2—3 Jahren pflegt das „geschrumpfte" Navikulare nicht nur die normale Struktur, sondern auch annähernd die normale Form wiederzugewinnen.

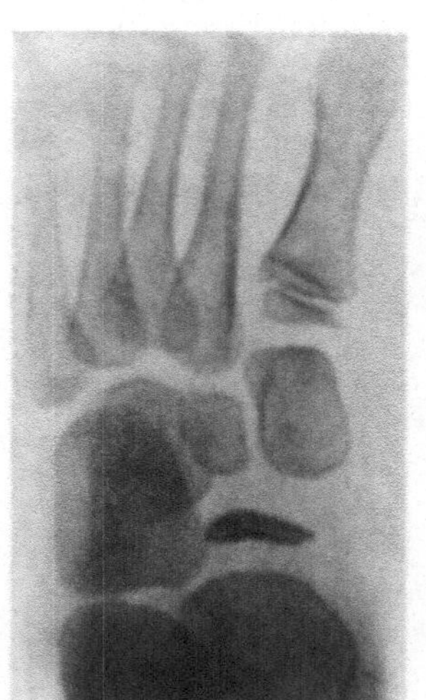

Abb. 83. Köhlersche Navikularerkrankung auf der Höhe der Entwicklung.

Die pathologisch-anatomischen Befunde sind gegenwärtig noch spärlich; aber sie stehen mit den vorher besprochenen Krankheitszuständen in Einklang. Mehrfach konnte der Nachweis geführt werden, daß der Knochenkern aus toten Knochenbröckeln und totem Mark bestand, während die Knorpelhülle, die die äußere Form des Knochens aufrecht erhält, unversehrt erschien (Axhausen, Behm). In einem anderen Falle erwies sich nur ein Teil des Knochenkerns als tot und frakturiert, während in seiner Umgebung lebhafte Knochenneubildungsvorgänge sichtbar waren (Speed). Es liegt nahe, auch hier für die verschiedenen Befunde unterschiedliche Entwicklungsstadien der Erkrankung verantwortlich zu machen; an den Anfang wäre auch hier die Totalnekrose des Knochens zu stellen.

Im Ausgang der Erkrankung läßt sich ein Unterschied gegen die Lunatumnekrose nicht verkennen. Fast stets kommt es zu einer weitgehenden Wiederherstellung der Knochenform, nicht zu bleibender Deformierung. Allein der Unterschied ist leicht erklärbar. Die Erkrankung tritt zu einer Zeit auf, in der der Knochenkern noch klein und von einer dicken Knorpelhülle umgeben ist. Mag auch unter der funktionellen Inanspruchnahme der unter dem nachgiebigen Knorpel gelegene Knochenkern in sich zusammenbrechen — die Knorpelhülle erhält die äußere Form des Knochens. Mit der Reorganisation des toten Knochens nimmt die enchondrale Ossifikation des Knorpels ihren Fortgang, bis zum Abschluß der Verknöcherung. Die Form der Knorpelhülle sichert die regelrechte Endform des Knochens.

Bemerkenswert ist eine Beobachtung von Herzog. Bei einer doppelseitigen typischen Erkrankung nahmen die Umwandlungen auf der einen Seite den üblichen Verlauf, während sich auf der anderen Seite ein kleiner chronischer

Abszeß entwickelte, dessen tuberkulöse Natur aus den Granulationen histologisch nachgewiesen werden konnte.

Über das Auftreten der Erkrankung bei Geschwistern, besonders auch bei Zwillingen, ist mehrfach berichtet worden (Nieden, Esau, Camerer).

e) Die Osteochondropathie der Sesambeine. Freiberg hat zuerst 1920 über schmerzhafte Schwellungen an der Beugeseite des Großzehengrundgelenkes berichtet, die sich meist ohne bekannte äußere Veranlassung eingestellt hatten. Mehrfach konnte dabei röntgenologisch eine Teilung des medialen Sesambeines festgestellt werden. Renander hat dann 1925 den Krankheitszustand, den er als Osteochondropathie der Sesambeine bezeichnete, auf Grund histologischer Untersuchungen den bereits bekannten Epiphyseonekrosen an die Seite gestellt.

Im Röntgenbilde finden sich Strukturveränderungen, Verdichtungen, scholliger Zerfall, manchmal begleitet von zystischen Aufhellungen. Oft ist das Sesambein unterteilt, bisweilen in mehrere Stücke zerlegt.

Die therapeutisch angezeigte Entfernung ermöglichte die Feststellung des histologischen Befundes.

Renander konnte eine totale Knochen- und Marknekrose bei erhaltenem Gelenkknorpel feststellen. Auch Kimmelstiel, Kremser und Richter fanden vorwiegend Nekrosen und Zertrümmerungen. Sie sprachen von einer „Osteochondrosis necroticans findens". Meffert sah einmal eine totale, ein anderes Mal eine partielle Nekrose des Knochens. Durch die Abgrenzung zwischen lebendem und totem Knochen war hier im Röntgenbild eine Teilung des Sesambeines vorgetäuscht worden. Ähnliche Befunde wurden von Schuetz erhoben. Dagegen beobachtete Walther Mueller nur umschriebene Bezirke toter Knochenbälkchen in dem zentral gelegenen Spongiosawerk. Das Mark war lebend und teilweise durch Fasermark ersetzt.

Auf die nicht seltene Zweiteilung des Sesambeins wurde bereits im allgemeinen Teil hingewiesen (vgl. S. 143 und Abb. 33). Dadurch, daß in dem zentralen Streifen abgrenzenden Bindegewebes der letzte tote Knochenrest verschwindet, das Bindegewebe unter vielfacher Umwandlung in Faserknorpel in den Ruhezustand übergeht und zu beiden Seiten die Bilder der enchondralen Ossifikation sichtbar werden, entsteht leicht der Eindruck, daß die Zweiteilung einen ursprünglichen Zustand dieses Sesambeines darstelle. Manchmal weisen noch eingemauerte Reste von „Trümmermehl" auf die Entstehung des Teilungszustandes hin (vgl. Abb. 34). Das Os sesamoides bipartitum kann als Ausgang einer Totalnekrose des Knochens ein erworbener Krankheitszustand sein. Die Möglichkeit einer Zweiteilung aus angeborener Anlage wird damit nicht in Zweifel gestellt.

f) Die Osteochondritis dissecans (Franz König). Anatomische Befunde liegen schließlich bei jenem eigenartigen und viel umstrittenen Krankheitsbilde vor, das von Franz König als Osteochondritis dissecans beschrieben wurde. Mit dem Nachweis der Abgrenzung geschlossener toter subchondraler Knochenstücke mit allen histologischen Einzelerscheinungen erscheint uns die Zugehörigkeit dieses Leidens zu den bisher geschilderten Krankheitsbildern hinreichend begründet.

Die Lehre von der Osteochondritis dissecans ist eng verknüpft mit der Frage nach der Entstehung der freien Knorpel-Knochenkörper der Gelenke, die nach ihrem Bau einem Anteil des Gelenkendes entsprechen. Der ursprünglichen Annahme, daß diese Körper aus dem Gelenkende traumatisch ausgesprengt seien, trat König mit der Behauptung entgegen, daß sie in Wahrheit allmählich am Orte gebildet werden, indem ein durch Quetschung mortifizierter Gelenkabschnitt durch Granulationsgewebe langsam von dem umgebenden lebenden Knochen getrennt würde. Es genügt hier, auf die lang dauernde Kontroverse zwischen BARTH, der die ursprüngliche Auffassung vertrat und FRANZ KÖNIG hinzuweisen. Dem Einwand, der sich aus der Beobachtung der noch haftenden Körper ergab, begegnete BARTH mit der Deutung, daß es sich hierbei um einen unvollkommenen Ausbruch mit Ausgang in Pseudarthrose handele. In neuerer Zeit hat sich besonders KAPPIS für die Auffassung von BARTH eingesetzt.

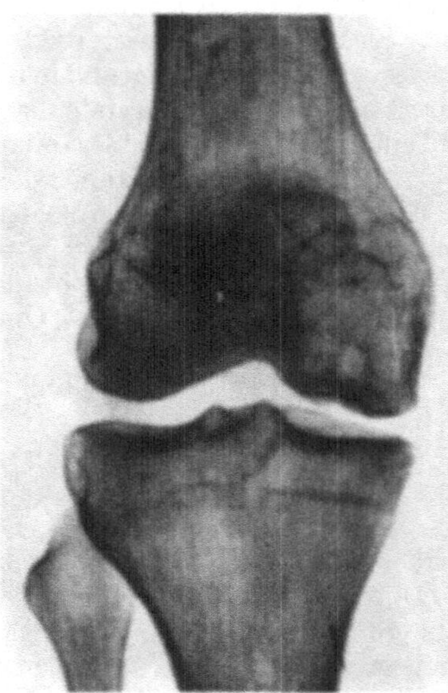

Abb. 84. Osteochondritis dissecans des inneren Femurknorrens.

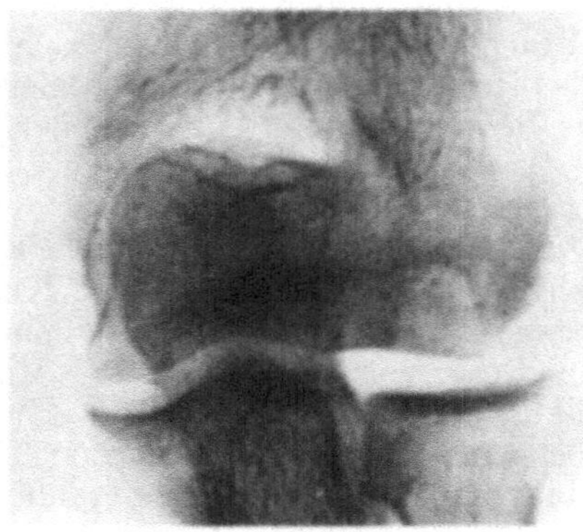

Abb. 85. Osteochondritis dissecans des Capitulum humeri.

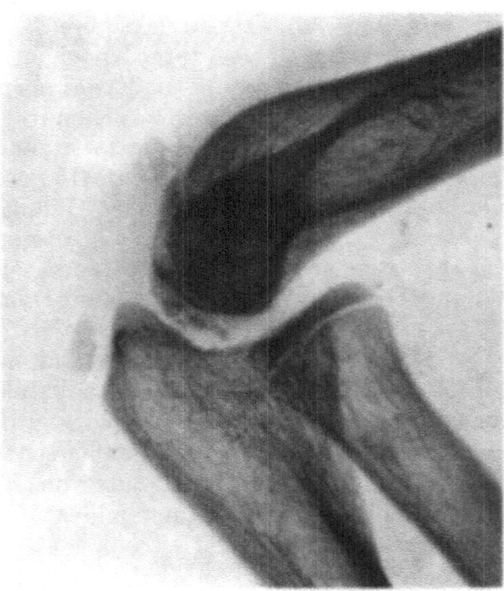

Abb. 86. Osteochondritis dissecans des Capitulum humeri beim Jugendlichen.

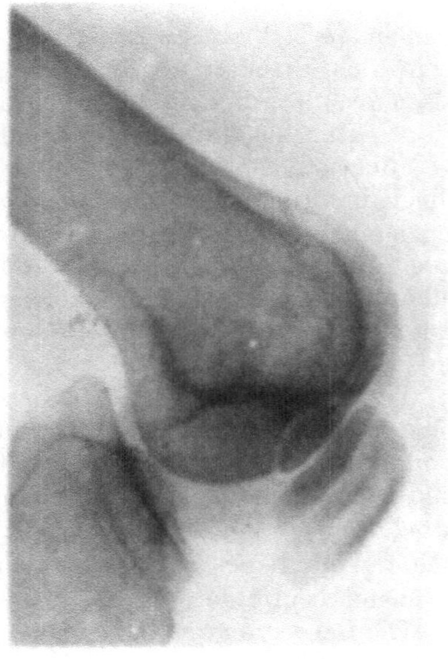

Abb. 87. Osteochondritis dissecans am inneren Femurkondylus. Das regelmäßig geformte abgegrenzte Knochenstück ist aus dem Lager leicht herausgehoben.

KÖNIG gründete seine Lehre·auf die immerhin seltenen operativ-autoptischen Befunde. Inzwischen hat das Röntgenverfahren und die histologische Untersuchung einen tieferen Einblick in den Krankheitshergang ermöglicht.

Die klinischen Erscheinungen der Osteochondritis dissecans sind lange Zeit unerheblich und unbestimmt: leichte Beschwerden beim Gelenkgebrauch, gelegentlich Steigerungen unter Auftreten geringer Ergüsse; später erst treten plötzlich auftretende Schmerzzustände, die als Einklemmungserscheinungen gedeutet werden, hinzu. Diagnostisch ausschlaggebend ist der Röntgenbefund.

Bei der klassischen Form der Erkrankung findet sich ein kleiner oder größerer Anteil des subchondralen Knochens in Form eines Keiles oder einer breit liegenden Ellipse verdichtet und durch einen hellen Hof ringsum von dem übrigen Knochen getrennt (Abb. 84 u. 85). Manchmal liegt der abgegrenzte Knochen glatt und regelmäßig wie ein Ei im Nest (Abb. 87). Häufig finden sich aber auch im Bereich des Körpers Unregelmäßigkeiten im Verlauf der Grenzlinie gegen das Gelenk. In anderen Fällen geht der örtliche Befund über ausgesprochene Strukturanomalien meist zusammen mit einer deutlichen Unregelmäßigkeit der knöchernen Gelenkfläche nicht hinaus. In Ausnahmefällen läßt sich im Laufe von Jahren ein allmähliches Verschwinden der Strukturanomalien feststellen (Spontanheilung, Lehmann, Löhr). In der Regel zeigt die zunehmende Verlagerung des Knochenstückes zum Gelenk hin die langsame Ablösung, Stielung und das Freiwerden des Körpers an. Daneben werden in der Randzackenbildung die Zeichen der sekundären deformierenden Arthropathie bemerkbar.

Weitaus bevorzugt befallen ist das Knie- und Ellenbogengelenk. Am Kniegelenk ist am häufigsten der innere Femurknorren, selten die Patella, noch seltener andere Gelenkteile Sitz der Erkrankung. Am Ellenbogengelenk steht

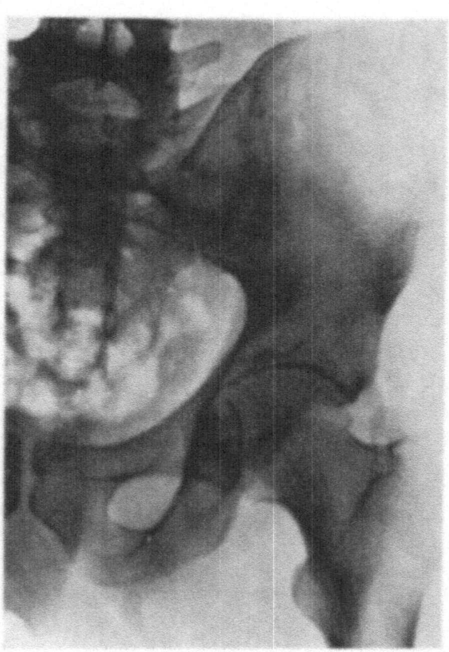

Abb. 88. Osteochondritis dissecans des Hüftgelenks.

in der Häufigkeitsskala weitaus voran die Eminentia capitata humeri. Bemerkenswert ist die häufige Doppelseitigkeit des Leidens, die im Kniegelenk auf 20% geschätzt wird. Auch an anderen Gelenkenden [Hüftgelenk (Abb. 88 u. 89), Schultergelenk, Fußgelenk (Abb. 90a u. b)] ist das Auftreten der Osteochondritis dissecans in Einzelfällen beschrieben worden.

Bei der operativen Freilegung ist im Frühstadium der Gelenkknorpel unverändert. Bei Druck auf den Knorpel an der Stelle des abgegrenzten Knochenstückes spürt man oft ein Federn der deckenden Knorpelschicht. Aber erst nach Durchschneidung des Gelenkknorpels an der Peripherie des abgegrenzten Körpers läßt sich der Gelenkbezirk stumpf aus seinem Lager heben. Dann sieht man das tote Knochenstück fest an der Innenfläche des Deckknorpels haften, während es von dem übrigen Epiphysenknochen durch eine Bindegewebs-Faserknorpelschicht völlig getrennt ist. Von hier beobachtet man eine Kette von verschiedenen Zustandsbildern, die auf eine gewaltsame Ablösung des abgegrenzten Gelenkbezirkes schließen lassen: Knorpelrisse an der Grenze des Knochenstückes, partielle Ablösung des Stückes, Stielung usw. bis zur vollständigen Trennung unter Zurücklassung einer entsprechenden Vertiefung, die sich allmählich glättet.

Das Einzigartige und schwer Verständliche des Dissektionsvorganges, das die Anerkennung der Königschen Lehre äußerst erschwerte, ist heute nicht mehr vorhanden, seitdem durch Axhausen das Vorkommen des gleichen Vorganges auch an anderen epiphysären und selbständigen Knochen nachgewiesen wurde und seitdem das Zustandekommen aus den gesetzmäßigen Folgeerscheinungen der primären epiphysären Nekrose erklärt werden konnte. In der Tat entspricht das Zustandsbild der Osteochondritis dissecans histologisch in allen Einzelheiten dem Abgrenzungsstadium im Ablauf der epiphysären Nekrose. Wir finden das geschlossene subchondrale Knochenstück mit Nekrose des

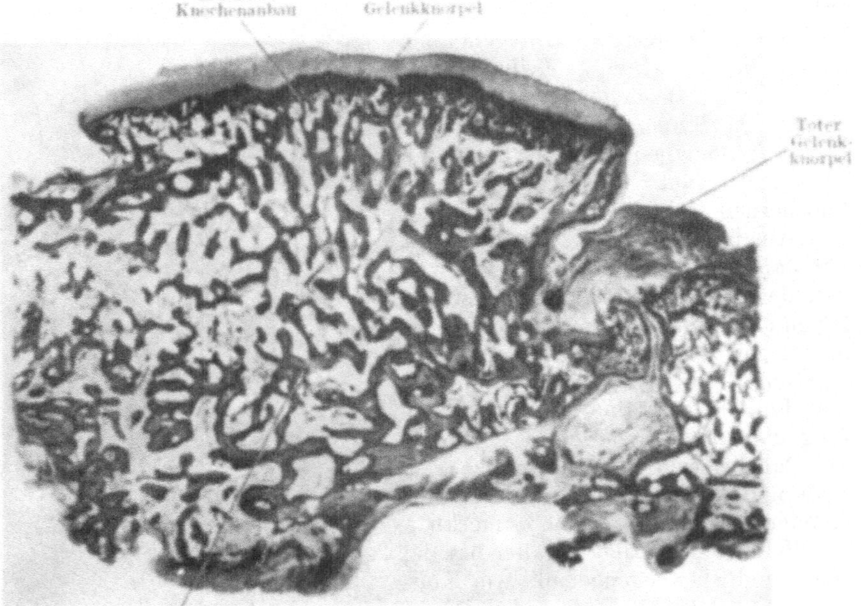

Abb. 89. Der abgegrenzte Körper aus dem Hüftkopf.

Knochens und des Markes, wir finden die Erfüllung mit Knochentrümmermehl, das abgrenzende Bindegewebe, das manchmal in aktivem Zustande resorbierend an den Trümmermassen tätig ist, ein andermal zur Ruhe gekommen und zum Teil in Faserknorpel übergegangen ist; wir finden schließlich den Vorgang der „nachträglichen Organisation" nach Durchbrechung der abschließenden Trümmerzone. Die Übereinstimmung wird dadurch geschlossen, daß auch die Histologie der freien Gelenkkörper mit dem Bilde der abgegrenzten Knochennekrose übereinstimmt (vgl. S. 137 f.). Auf Einzelheiten einzugehen, müssen wir uns versagen.

Aus der histologischen Gleichartigkeit auf eine genetische Übereinstimmung zu schließen schien um so mehr berechtigt, als auch der weitere Ablauf gleichen Wegen folgt. Die Spontanheilung der Osteochondritis dissecans entspricht der allmählichen Wiederherstellung der Struktur bei den abgegrenzten Bruchstücken der anderen Epiphyseonekrosen. Hier und dort bleibt häufig eine Mißstaltung der äußeren Form zurück, die in beiden Fällen gesetzmäßig eine deformierende Gelenkerkrankung nach sich zieht. Danach muß der Knochenanteil der Osteochondritis dissecans als ein subchondrales Bruchstück bei primärer epiphysärer Nekrose angesehen werden. Zum Unterschiede von den anderen Epiphyseonekrosen konnten allerdings die vorausgehenden Stadien der Osteochondritis dissecans bisher aus begreiflichen Gründen anatomisch noch nicht festgelegt werden; die Resektion der betreffenden Gelenkenden kommt chirurgisch nicht in Betracht. Es ist daher auch nicht bekannt, welchen Umfang die primäre Nekrose bei der Osteochondritis dissecans annimmt. Sicher aber weiß man, daß die Nekrose ausgedehnter ist, als das abgegrenzte Knochenstück; denn auch im Knochenlager der haftenden Gelenkmaus ist mehrfach noch totes Knochengewebe im Zustand der knöchernen Substitution gefunden worden. In Einklang hiermit steht die Tatsache, daß die epiphysäre Deformierung

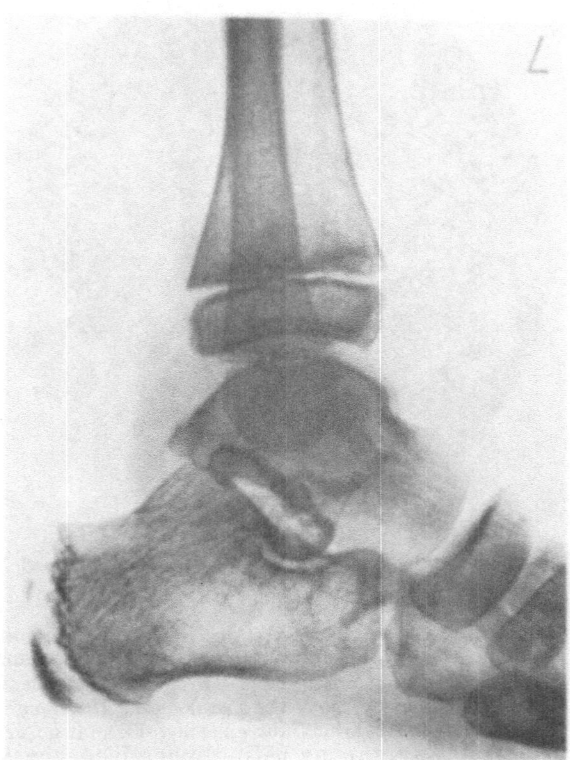

Abb. 90. a Freier Körper im Sprunggelenk, offenbar aus der Gelenkfläche der Fibula stammend. b Der gleiche Körper im seitlichen Bild. (Beobachtung von Glaessner.)

oft weit über das Gebiet des abgegrenzten Knochenstückes hinausreicht, als Ausdruck der hier vorhandenen Umbauatrophie, die das Vorhandensein toten epiphysären Knochens voraussetzt. Geschlossen wird die Beweiskette durch die Tatsache, daß sich an einem abgebrochenen und knöchern verheilten Schenkelkopf, bei dem die Totalnekrose weitaus die Regel ist, die nachträgliche Entwicklung einer Osteochondritis dissecans beobachten und röntgenologisch verfolgen ließ (vgl. Abb. 22—26). In der häufigen Störung des Reorganisationsvorganges durch mechanisch-traumatische Ablösung des abgegrenzten Stückes sehen wir keinen grundsätzlichen Unterschied gegenüber den anderen Epiphyseonekrosen. In Ausnahmefällen wurden solche Ablösungen auch bei diesen beobachtet. Daß sie in den geräumigen und traumatischen Einwirkungen stark ausgesetzten Knie- und Ellenbogengelenken sich besonders häufig ereignen, kann nicht wundernehmen.

Wie bereits vorher ausgeführt, lehnen wir die traumatische Entstehung freier Gelenkkörper als eine Entstehungsform des Leidens nicht ab, können sie aber als alleinige Ursache nicht anerkennen. Das Zustandsbild der Osteochondritis dissecans ebenso wie die Entstehung der Gelenkkörper von entsprechendem histologischen Bau — und sie bilden die Mehrzahl — scheint uns auf traumatischem Wege nicht erklärbar. Die von Schumm mitgeteilten histologischen Befunde an ,,traumatischen" Gelenkkörpern weisen doch bemerkenswerte und grundsätzliche Unterschiede im histologischen Bau auf.

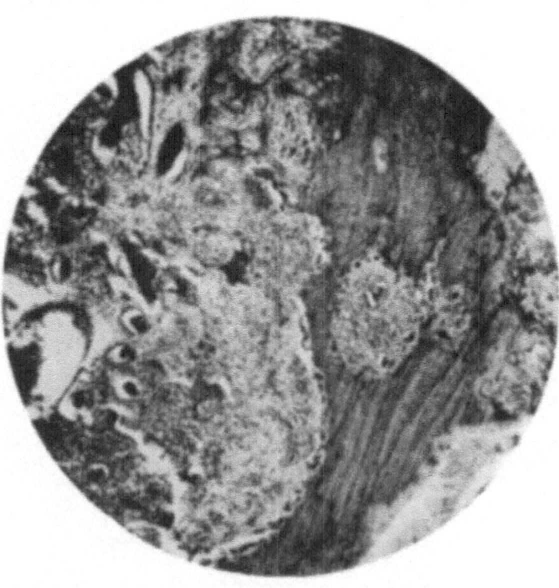

Abb. 91. Osteochondritis dissecans an der Trochlea humeri. Abgrenzung des toten subchondralen Knochens.

Der Nachweis einer Osteochondritis dissecans oder einer Gelenkmaus zusammen mit einem Hämarthros unmittelbar nach erheblichem Trauma beweist noch keineswegs die Entstehung durch den Unfall. Die Wirkung des Unfalls kann sich darauf beschränkt haben, eine Lockerung oder Lösung des abgegrenzten Knochenstückes herbeigeführt zu haben. Wie leicht hier Täuschungen möglich sind, beweist eine Beobachtung von Axhausen.

Einlieferung eines Arbeiters am Tage nach einer erheblichen Verletzung des rechten Ellenbogengelenkes. Starke Schwellung der Gelenkgegend. Bluterguß im Gelenk. Im Röntgenbild ist ein Stück der Humerusgelenkfläche von der Umgebung getrennt und leicht aus dem Niveau der Umgebung gelenkwärts herausgetreten. Die Annahme eines traumatischen Ausbruches lag nahe.

Die Operation ergab einen Bluterguß im Gelenk und einen noch haftenden, aber gelockerten Gelenkkörper. Die histologische Untersuchung des entfernten Gelenkabschnittes ergab, daß in Wahrheit nur eine unvollkommene traumatische Lösung eines schon lange in Abgrenzung befindlichen Knochenstückes vorlag. Im Bereich des noch haftenden Gelenkkörpers arbeitet zellreiches Bindegewebe mit zahlreichen Riesenzellen an der Abgrenzung des toten subchondralen Knochens (Abb. 91).

Auf der anderen Seite ist nicht zu verkennen, daß mechanische Einwirkungen bei dem Leiden eine besondere Rolle spielen müssen; denn die Erkrankung befällt vorwiegend junge kräftige Männer mit sportlicher und handwerklicher Betätigung. Am Arm wird meist der rechte Ellenbogen befallen. Ferner mehren sich in letzter Zeit die Mitteilungen von gehäufter Osteochondritis dissecans bei bestimmten erblichen und konstitutionellen Eigentümlichkeiten (Walther, Müller, Lehmann, Stören, Rahm u. a.). So konnte insbesondere Nielsen zeigen, daß die Verwandten von Osteochondritiskranken das gleiche Leiden in fünffacher Zahl aufwiesen als es der Häufigkeit entsprach, die sich bei wahllosen Reihenuntersuchungen ergeben hatte.

Über die Bewertung solcher Beobachtungen für die ätiologische Deutung der Osteochondritis dissecans wird später im Zusammenhang gesprochen werden.

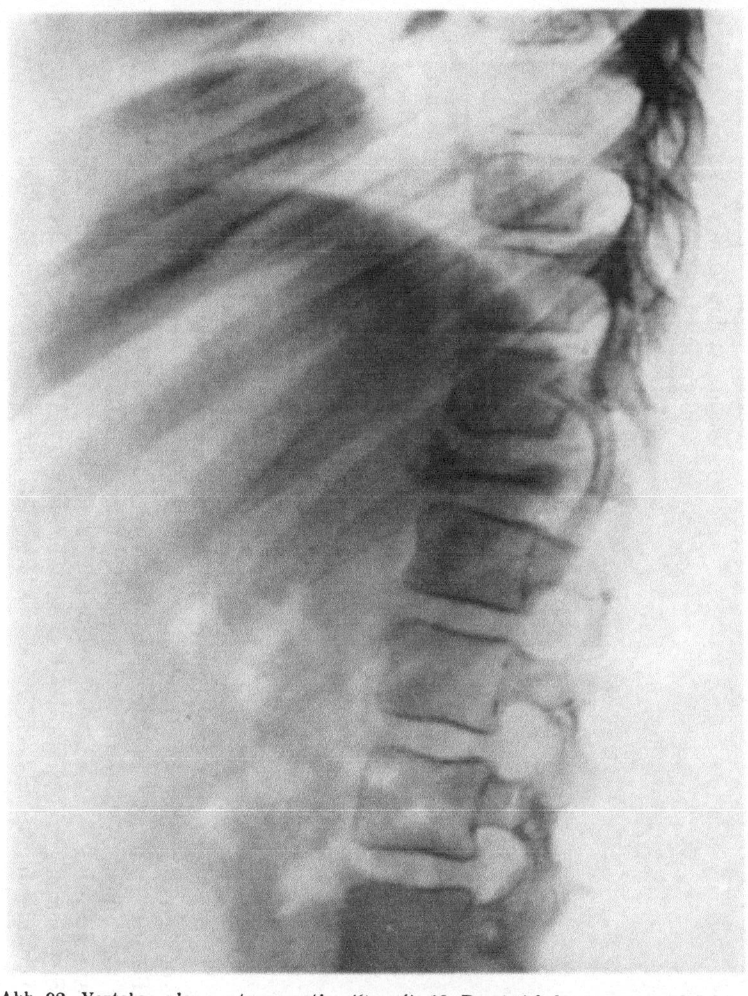

Abb. 92. Vertebra plana osteonecrotica (CALVÉ). 12. Brustwirbel zusammengedrückt. Zwischenwirbelräume erhalten. Wirbelkörper ragt nach vorn hervor. (Beobachtung von LÖHR.)

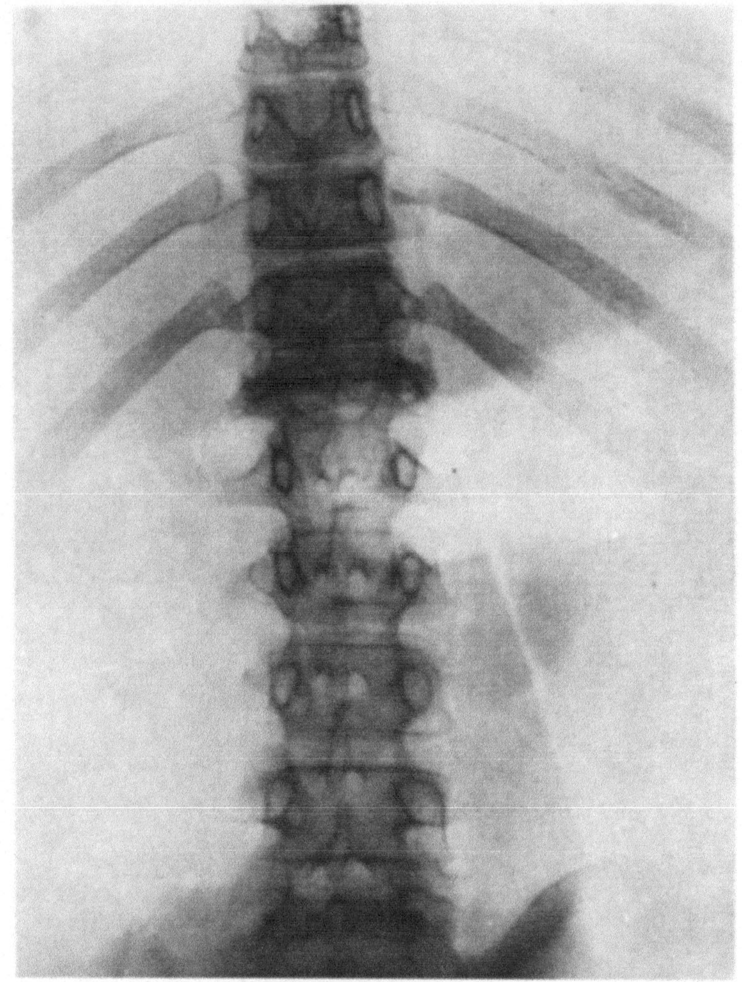

Abb. 93. Der zusammengedrückte 12. Brustwirbel ist auch nach beiden Seiten verbreitert. (Nach LÖHR).

g) Knochenveränderungen ähnlicher Art. Nach Aufstellung des Krankheitsbildes der Epiphyseonekrosen sind eine ganze Anzahl von Krankheitszuständen mitgeteilt worden, bei denen nach dem Röntgenbefund ein gleicher Vorgang angenommen wurde, ohne daß indessen diese Annahme durch histologische Befunde gestützt werden konnte. Einige von ihnen sollen hier kurz aufgeführt werden.

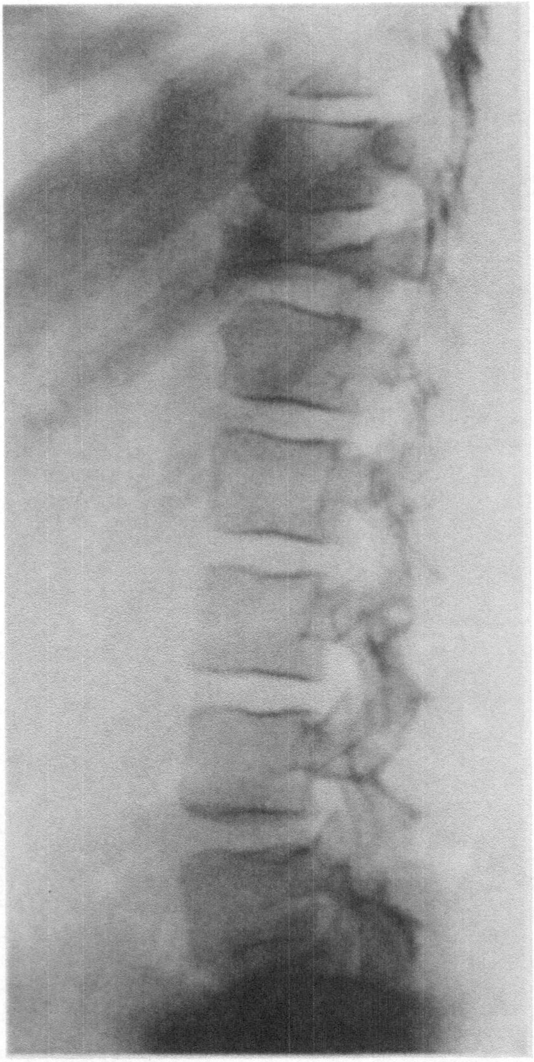

Als „Vertebra plana osteonecrotica" beschrieb Calvé 1924 einen Krankheitszustand der Wirbelsäule, der durch Gibbusbildung und subjektive Beschwerden der tuberkulösen Spondylitis ähnlich ist.

Kennzeichnend für das Leiden ist im Röntgenbild die Abplattung und Verdichtung eines einzelnen Wirbelkörpers bei normaler Breite der Zwischenwirbellücken. Der Wirbelkörper erscheint oft förmlich in die Breite gequetscht und überragt nach vorn und seitlich die übrigen Körper (Abb. 92 u. 93). Im Laufe längerer Zeit hellen sich die Verdichtungen langsam·wieder auf und der Knochen gewinnt wieder annähernd normale Architektur. Auch die äußere Form des Wirbelkörpers kann sich mit der Zeit weitgehend der Normalform nähern. In Abb. 92—95 ist ein von Löhr röntgenologisch verfolgter Krankheitsfall dieser Art in seinem Verlauf wiedergegeben.

Die klinische Abgrenzung gegen die tuberkulöse Spondylitis ergibt sich aus dem Freibleiben der Zwischenwirbelscheiben, dem Ausbleiben aller degenerativen Folgezustände und der weitgehenden Wiederherstellung der äußeren Form. Eine anatomische Untersuchung hat bislang nicht stattgefunden.

Abb. 94. 1¼ Jahre später. Wiederaufbau des 12. Brustwirbels ist im Gang. (Nach Löhr).

Örtlich begrenzte Schattenverdichtungen, zuweilen mit Abgrenzungsbildern konnten von Sorrel, Hass und Valentin am kindlichen Oberarmkopf, von Bergmann an der distalen Radiusepiphyse beobachtet werden.

Ähnliche Veränderungen an der kindlichen Kniescheibe wurden von Mau auf aseptische Knochennekrosen zurückgeführt. Wie weit die nicht seltene Spaltbildung innerhalb der Kniescheibe der Erwachsenen als Ausgang solcher Veränderungen zu betrachten ist, läßt sich zur Zeit nicht entscheiden.

FRIEDRICH hat am sternalen Schlüsselbeinende klinische und röntgenologische Veränderungen beschrieben, die er gleichfalls im Sinne einer Epiphyseonekrose deutet.

Ob die nicht seltenen Knochenveränderungen an der Tibiaapophyse (SCHLATTERsche Krankheit) und an der hinteren Kalkaneusapophyse auf Lebensunterbrechung der knöchernen Apophyse zurückzuführen sind, läßt sich zur Zeit mangels ausreichender histologischer Unterlagen nicht beurteilen.

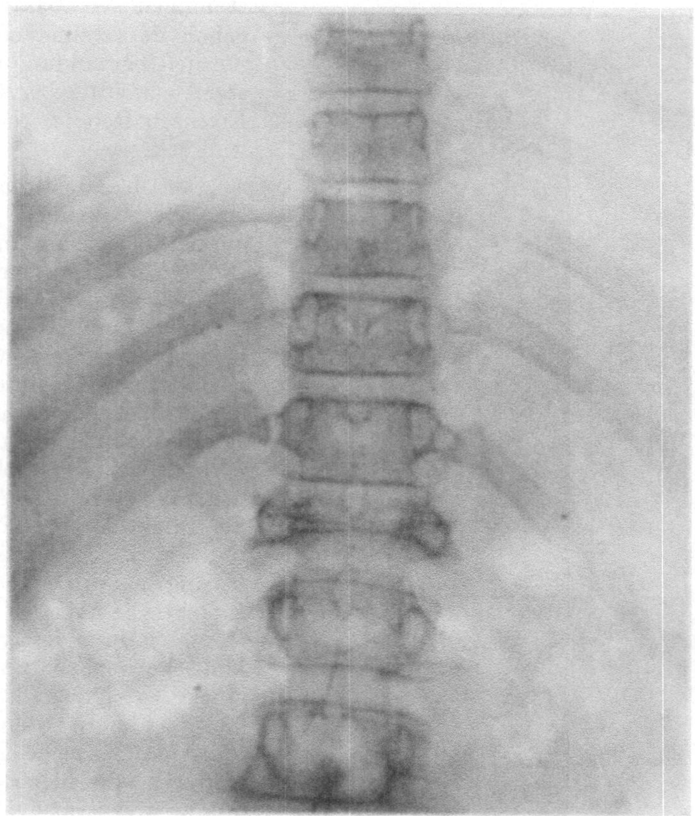

Abb. 95. 1¼ Jahre später. Allmählicher Neuaufbau des 12. Brustwirbels. Die ursprüngliche Verdichtung hellt sich wieder auf. Die Verbreiterung des Wirbelkörpers ist noch vorhanden. Auch die Zwischenwirbelräume sind noch verbreitert. (Nach LÖHR).

B. Die Ätiologie.

Jeder Versuch, die Entstehung der vorher zusammengestellten Krankheitsbilder zu deuten, muß von der anatomischen Tatsache der primären Knochennekrose ausgehen. Solange nur die Röntgenbefunde zur Verfügung standen, konnte man der Phantasie freien Lauf lassen. Das ist in reichem Maße geschehen, wie die zahllosen Deutungsversuche z. B. der PERTHESschen Krankheit anzeigen. Sie hier anzuführen, erscheint nicht angebracht; sie haben nur noch historisches Interesse. Angeborene und konstitutionelle Eigenheiten, welcher Art sie auch sein mögen, reichen allein nicht aus, das Auftreten der Knochennekrosen zu erklären. Das schließt nicht aus, daß ihnen eine Bedeutung als begünstigendes Moment im Ablauf der Ereignisse zukommt.

Die Aufklärung der Ursache für die Ernährungsunterbrechung im Knochen bedeutet auch die ätiologische Klärung jener Krankheitsbilder; als solche

Ursachen können in Betracht kommen: Gefäßverschlüsse durch Embolie, Wanderkrankung oder Krampf, sowie Gefäßverletzungen.

Axhausen hat in einer Reihe von Arbeiten die Auffassung zu begründen versucht, daß der Gefäßverschluß durch mykotische Embolie mit Ausgang in einen blanden Infarkt als ursächlicher Faktor voranstehe. Die Gefäßverstopfung durch keimhaltige Bröckel bewirke die Zirkulationsstörung oder leite sie wenigstens ein, thrombotische Vorgänge in den umgebenden Gefäßen vervollständigen sie. Das Nichtangehen der Keime oder ihre rasche Überwindung nach erster Ausbreitung begründe die Eigenschaften der reinen Gewebsnekrose.

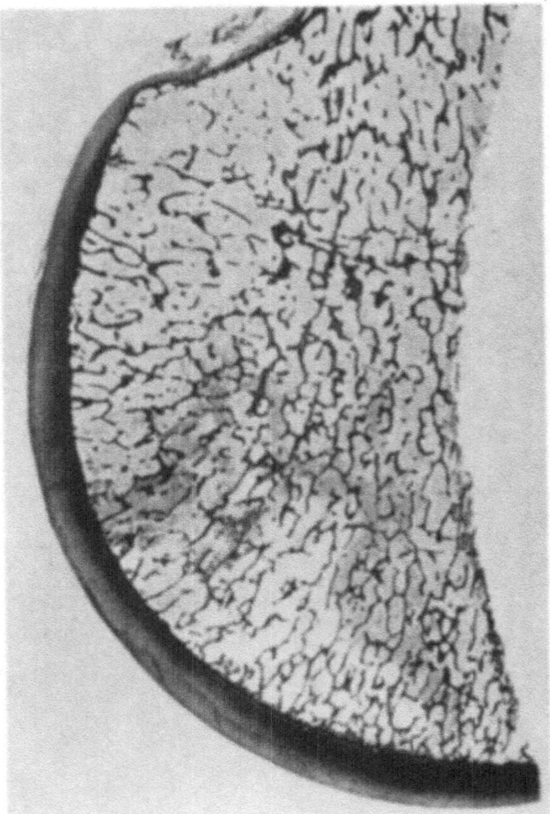

Der blande Infarkt ist ein feststehender Begriff der pathologischen Anatomie. L. Pick erinnerte noch kürzlich an sein häufiges Vorkommen in Milz und Niere bei manchen Formen pyogener Allgemeininfektion. Er könnte hier nur dadurch zustande kommen, daß nach der mykotischen Verstopfung einer Endarterie das Angehen der Infektion ausbleibt. Gerade am Knochen wurde aber bislang das Auftreten blander Infarkte in Abrede gestellt (Lubarsch). Indessen hat die klinische Beobachtung schon längst gezeigt, daß im Verlauf der akuten Osteomyelitis selbst umfangreiche Knochennekrosen, die hier doch nur durch mykotische Embolie entstanden sein können, ohne jede manifeste Eiterung und ohne Sequestrierung der langsamen knöchernen Substitution unterliegen können

Abb. 96. Frischer keilförmiger anämischer Infarkt an der unteren Femurepiphyse.

(Winkelbaur, Axhausen). Ebenso konnte Axhausen bei jener eigenartigen „trockenen“ Form der Osteomyelitis des Unterkiefers, die er als „Pseudopaget“ beschrieb, ausgedehnte, in Umbau begriffene Nekrosen der alten Kompakta neben vereinzelten mikroskopisch kleinen Abszeßchen nachweisen. Früher schon von A. Borchard, später von Phemister konnten in schwer deformierten kindlichen Schenkelköpfen neben kleinen Eiterhöhlen andere Hohlräume nachgewiesen werden, die nur mit nekrotischen Massen erfüllt waren; manchmal befanden sich die Massen schon in einer bindegewebigen Umhüllung — auch mikroskopisch ohne alle Erscheinungen eitriger Entzündung.

Frische blande Infarkte im Knochen konnte Axhausen in einem Fall aus dem Material von L. Pick beschreiben.

Es fanden sich bei der Sektion eines 41jährigen Mannes vielfache, frische anämische Infarkte in den Meta- und Epiphysen. Die epiphysären Infarkte lagen ausnahmslos subchondral und wiesen ausgesprochene Keilform auf.

Abb. 96 gibt einen großen keilförmigen Infarkt der unteren Femurepiphyse wieder. Das ganze, innerhalb der zarten Verdichtungslinien gelegene Knochen- und Markgewebe erwies sich als nekrotisch. Daß diese Ernährungsunterbrechung nur durch einen mykotisch-embolischen Verschluß entstanden sein konnte, ergab sich aus der Multiplizität der Veränderungen, aus Form, Anordnung und scharfer Begrenzung der Nekrosen. Überdies konnten aus einigen der anderen Herde anhämolytische Streptokokken gezüchtet werden. Gleichwohl konnte in dem in der Abb. 96 wiedergegebenen Herde, sowie auch an anderen Herden nicht das geringste von entzündlichen Veränderungen festgestellt werden. Der aseptische Charakter der Knochennekrose konnte sich durch den Beginn der Reorganisation des toten Markes und der knöchernen Substitution des toten Knochens nachweisen lassen (Abbildung 97).

Das Ausbleiben der pyogenen Infektion bei mykotischer Keimverschleppung kann nach solchen Feststellungen nicht als eine gezwungene Vorstellung angesehen werden. Aber auch das Nichtangehen einer örtlichen tuberkulösen Aussaat ist bei der ganzen Pathogenese der Tuberkulose gewiß kein ungewöhnlicher Vorgang. Zudem berichtete SCHMORL von eigenartigen Veränderungen, die er bei seinen Knochensektionen nicht allzu selten an der oberen Femurepiphyse beobachtet hat. Sie erwiesen sich als „nekrotische Herde, deren Ursprung häufig nicht aufzuklären war; in einigen Fällen sind sie wahrscheinlich tuberkulöser Natur gewesen". Wenn

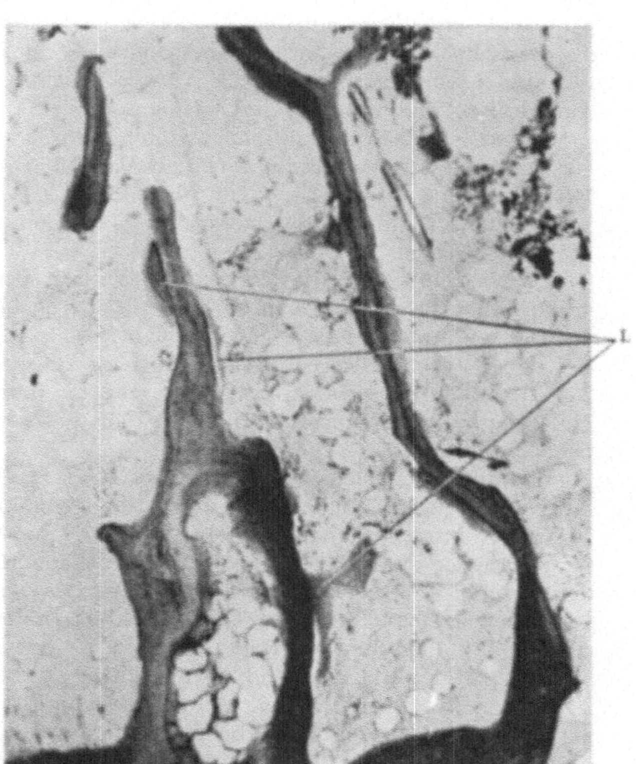

Abb. 97. Teilbild von der Grenze des Infarktes. Beginnende Reorganisation des toten Fettmarkes. Auflagerung neugebildeter Knochen (L.K.) auf die toten Spongiosabalken.

SCHMORL nur von der „Wahrscheinlichkeit" der tuberkulösen Natur spricht, so wird wohl die histologische Untersuchung dieser Bezirke tuberkulöse Gewebsformationen nicht ergeben haben. Die Angabe SCHMORLs darf daher nicht im histologischen, sondern im ätiologischen Sinne verstanden werden. In dieser Angabe ist die Bestätigung einer embolisch-mykotisch entstandenen einfachen Knochennekrose ohne Angehen der spezifischen Infektion enthalten.

Erkennt man danach das Vorkommen blander Infarkte im Knochen an, so steht die Deutung von AXHAUSEN bereits auf festem Boden. Schon FRANZ KÖNIG hatte festgestellt, daß bei der ossalen Hüftgelenkstuberkulose häufig eine Totalnekrose des Kopfes gefunden wird. AXHAUSEN fand in einem Fall der KÖNIGschen Sammlung eine scharf begrenzte epiphysäre Totalnekrose, genau wie bei PERTHESscher Krankheit; nur wies das hier wie dort eben einsprossende junge Bindegewebe tuberkulöse Formationen auf. Wäre die Entwicklung der Tuberkelbazillen ausgeblieben, so wäre das reine anatomische Bild der Perthesschen Erkrankung entstanden. Auf gleiche Weise würden die engen Beziehungen der Vertebra plana osteonecrotica zur tuberkulösen Spondylitis verständlich sein.

Eine Fülle anderweitiger Beobachtungen kann zur Unterstützung der Auffassung herangezogen werden.

Axhausen hat bereits auf die topische Übereinstimmung der spontanen und der mykotisch-embolischen Epiphyseonekrosen hingewiesen. In Gegenüberstellungen von Röntgenbildern zeigte er, daß der tuberkulöse Keilsequester nach Lage und Form mit dem abgegrenzten Knochenstück der Osteochondritis dissecans im Knie- und Ellenbogengelenk übereinstimmt. Wir denken an den Ausspruch von Franz König: „Unwillkürlich wird man an die Bilder der Tuberkulose und Osteomyelitis erinnert".

Weiter ist bekannt, daß die Entstehung der „spontanen Epiphyseonekrosen" vorzugsweise in das spätkindliche Alter fällt. Nicht minder geläufig ist die Tatsache, daß dieses Alter von den mykotischen Ausstreuungen bevorzugt wird. Nur 6% der akuten hämatogenen Osteomyelitis entstehen jenseits des Wachstumsalters.

Ferner kennt man die Multiplizität und Doppelseitigkeit embolisch-mykotischer Prozesse. Auch bei den Epiphyseonekrosen findet man nicht nur mehrfaches Auftreten am gleichen Kranken, sondern auch Doppelseitigkeit. Bei der Osteochondritis dissecans wird die doppelseitige Knieerkrankung auf 20%, im Ellenbogengelenk auf 26% geschätzt. Perthessche Erkrankung beider Hüftgelenke wird in etwa 10% der Fälle, teils gleichzeitig, teils nacheinander beobachtet.

Besonders eindrucksvoll ist das gleichzeitige Auftreten einer aseptischen Nekrose an einer Epiphyse und einer infizierten, osteomyelitischen oder tuberkulösen Nekrose an einer anderen Epiphyse. So konnte Hagenbuch bei einem Kinde an der einen Hüfte eine ausgesprochene Perthessche Erkrankung, an der anderen eine ebenso klare epiphysäre Osteomyelitis beobachten. In dem Falle von Herzog entstand bei einer röntgenologisch einwandfreien doppelseitigen Köhlerschen Erkrankung des Os naviculare pedis unter der Beobachtung auf der einen Seite eine Tuberkulose, während die andere den üblichen Verlauf in Restitution nahm. Axhausen konnte in einem Falle, der zunächst als klare Köhlersche Krankheit des Metatarsalköpfchens imponierte, später die Entwicklung einer Tuberkulose beobachten. Zuweilen wird die Kombination einer einfachen Epiphyseonekrose mit multiplen, herdförmigen metaphysären, der Epiphyse angrenzenden Knochensklerosen beobachtet, die nach Anordnung und Lage schon lange als Bilder osteomyelitischer Herderkrankung aufgefaßt werden (Valentin).

Wenn schließlich Pommer bei einem scharf begrenzten, keilförmigen, schleimig-bindegewebigen Herd des Schenkelkopfes eine auffallende Vergrößerung der ganzen Epiphyse gegenüber der anderen Seite feststellen konnte, so ist zu berücksichtigen, daß eine Steigerung des enchondralen Wachstums als Folge einer von nahegelegenen milden entzündlichen Herden ausgehenden Reizung der Knorpelzellen nichts Ungewöhnliches ist. Führt sie am Intermediärknorpel bei metaphysären Herden zu der bekannten Steigerung des Längenwachstums, so muß sie bei epiphysärer Lage eine Vermehrung der subchondralen Ossifikation des Gelenkknorpels und damit eine Vergrößerung der knöchernen Epiphyse nach sich ziehen.

Nach alledem halten wir die Entstehung einer aseptischen Knochennekrose auf der Grundlage blander mykotischer Embolie für durchaus annehmbar, wenn auch gewiß der histologische Nachweis der Gefäßverstopfung selbst noch nicht erbracht werden konnte. Es soll damit aber nicht gesagt sein, daß wir sie für die alleinige Ursache halten. Wir sind der Ansicht, daß für die Entstehung der Nekrosen eine einheitliche Ursache nicht erforderlich ist. Wie weit die embolische Entstehung zahlenmäßig Anteil an dem Auftreten der Epiphysenerkrankungen hat, läßt sich noch nicht übersehen.

Die Deutung von AXHAUSEN hat im Schrifttum bislang wenig Anklang gefunden. Von den Pathologen ist nur L. PICK rückhaltlos für sie eingetreten. Bei der ablehnenden Beurteilung, welche die Deutung im chirurgischen Schrifttum gefunden hat, vermißt man eine Würdigung seiner eingehenden Begründung. Es ist gewiß richtig, daß die Deutung nicht alle Erscheinungen der „spontanen" Knochennekrosen erschöpft. Es steht außer Frage, daß eine Reihe klinischer Tatsachen für die Wirksamkeit mechanischer Momente spricht. Man kennt das gehäufte Auftreten der Osteochondritis dissecans bei Sportsleuten und schweren handwerklichen Berufen, der Lunatumnekrose bei Schwerarbeitern und besonders häufig bei Arbeitern, die der ständigen Erschütterung durch Preßluftwerkzeuge ausgesetzt sind. Die Sesambeinnekrose bei Tänzerinnen und die KÖHLERsche Krankheit bei Frauen mit erhöhter mechanischer Beanspruchung des steil gestellten Fußes, insbesondere auch bei Motornähmaschinen-Arbeiterinnen liegt in ihrer Häufung sicher außerhalb des Zufälligen. Es ist danach verständlich, daß die Lehre von der traumatischen Entstehung dieser Knochennekrosen immer eine große Gefolgschaft gefunden hat: dies zunächst in dem Sinne, daß eine einmalige Gewalteinwirkung auf dem Wege über die Fraktur die Ernährungsunterbrechung herbeigeführt habe.

Wir sind der Ansicht, daß die vorliegenden klinischen und histologischen Befunde mit der Annahme einer Entstehung durch einmaliges Trauma nicht vereinbar sind. Wir beschränken die kritische Besprechung auf die beiden Krankheitsformen, bei denen diese Entstehung mit besonderem Nachdruck vertreten worden ist: die Lunatumnekrose und die Osteochondritis dissecans.

Die Entstehung durch einmaliges Trauma setzt das Vorliegen eines Traumas vor dem Krankheitsbeginn voraus. Mag es auch einmal vergessen sein, so muß es doch wenigstens in einer gewissen Häufigkeit in der Vorgeschichte wiederkehren. Es wurde bereits vordem erwähnt, daß bei der Lunatumnekrose von einem solchen Trauma fast nie etwas bekannt ist und daß es sich bei den etwa angegebenen „Unfällen" nur um belanglose Betriebsereignisse handelt. In 20 Fällen von Lunatumnekrose, die AXHAUSEN unfallgutachtlich zu beurteilen hatte, ging nicht in einem einzigen Falle ein Vorgang voraus, der den Namen Unfall verdient; es handelte sich ausnahmslos um alltägliche Vorkommnisse: Hochheben eines Steines, Andrehen einer Kurbel, hartes Aufsetzen des Spatens und ähnliches. In der Mehrzahl der Fälle wurde der „Unfall" erst nachträglich angegeben, nachdem der Betreffende ärztlicherseits auf Grund des Röntgenbildes auf das Vorhandensein eines „Mondbeinbruches" aufmerksam gemacht worden war.

Auf der anderen Seite ist es eine feststehende Tatsache, daß bei den schweren und schwersten Gewaltwirkungen, die das menschliche Handgelenk jahrein, jahraus tausendfach treffen und die Handwurzel in der Längsrichtung zusammenstauchen, zwar Radiusbrüche aller Schwere auftreten, noch niemals aber eine Lunatumnekrose entstanden ist. Wie sollte ein Knochen, der schweren Gewaltwirkungen ausnahmslos Widerstand leistet, plötzlich inmitten der gewöhnlichen Arbeitsleistung in sich zusammenbrechen!

Der gleiche Widerspruch zwischen Ursache und Wirkung besteht auch bei der Osteochondritis dissecans. Auf das überwiegende Fehlen einer einigermaßen passenden Gewaltwirkung ist bereits von FRANZ KÖNIG und seinen Schülern genugsam hingewiesen worden. Hier kommt noch die Möglichkeit hinzu, daß ein tatsächlich erfolgter Unfall zwar eine Lockerung oder Ablösung des vorgebildeten Körpers herbeigeführt, nicht aber ihn erzeugt hat (vgl. S. 184).

Das ist die klinische Seite. Nach der anatomischen Seite hin muß es schwer verständlich erscheinen, wie ein Stauchungsbruch des Mondbeins zu einem totalen Absterben des Knochens führen sollte, ebenso wie es kaum vorstellbar ist, daß ein epiphysärer Impressionsbruch des Metatarsalköpfchens und des Schenkelkopfes zu einer totalen und scharf auf die Epiphyse beschränkten Nekrose führen sollte. Darüber hinaus besitzen wir Beobachtungen von Mondbeinen, bei denen der Umfang der Nekrose zu der Geringfügigkeit des Bruches in keinem Verhältnis steht, wie wir ja auch Totalnekrosen des Metatarsalköpfchens kennen, bei denen von einer Kontinuitätstrennung des Knochens überhaupt nichts zu sehen ist. Bezüglich der Osteochondritis dissecans ist zu sagen, daß die jetzt reichlich vorliegenden histologischen Befunde dieses Zustandes sich grundsätzlich von den uns bekannten Bildern der Bruchheilung im subchondralen Knochengebiet (beim Menschen und beim Versuchstier) unterscheiden, wogegen wir sie regelmäßig wiederfinden, wenn sicher primäre Nekrosen, wie z. B. nach der Schenkelhalsfraktur der spontanen Frakturierung unterliegen. Daß alle Versuche, an der menschlichen Leiche oder am Versuchstier Ausbrüche nach Art der Osteochondritis dissecans zu erzeugen, trotz unendlicher Mühe ergebnislos verlaufen sind, soll nur nebenher erwähnt werden.

Nach diesen übereinstimmenden Tatsachen ist die Entstehung jener Krankheitszustände durch einmaliges Trauma nicht verständlich. Bei der Lunatumnekrose ist es immer wieder der röntgenologische Nachweis von Bruchlinien, der zur traumatischen Erklärung drängte. Aber man wird zugeben müssen, daß niemand dem Röntgenbild entnehmen kann, ob der Bruch am gesunden oder am primär toten Knochen entstanden ist. Die Bruchlinien beweisen nicht die traumatische Entstehung am gesunden Knochen; sie sprechen nicht gegen die Entstehung durch Spontanfraktur am toten Knochen.

Wenn trotzdem mechanischen Einwirkungen, wie oben ausgeführt, eine bedeutsame Rolle zufällt, so muß die Erklärung in anderer Richtung gesucht werden. Die auffällige Häufigkeit bei bestimmten funktionellen Leistungen muß Berücksichtigung finden. Wir finden bevorzugt die Lunatumnekrose bei Steinhauern und Preßluftarbeitern, die Sesambeinnekrose bei Tänzerinnen, die Nekrose des Metatarsalköpfchens bei Arbeiterinnen an Motornähmaschinen. In allen diesen Fällen sind die betroffenen Knochen einer unaufhörlichen Erschütterung ausgesetzt; an ihnen wirkt sich nicht ein einmaliges Trauma, sondern ein „Dauertrauma", ein ständig wiederholtes „Mikrotrauma" (Lang) aus. Das drängt zu der Vorstellung, daß Dauererschütterungen die Knochen oder Knochenanteile, durch welche die Hauptkraftlinien fließen, zum Absterben bringen. Die Zahnheilkunde liefert uns den unumstößlichen Beweis, daß dauernd wiederholte Erschütterungen selbst geringer Intensität ein blutreiches Markgewebe abtöten können. Wir finden nicht selten Nekrosen des Zahnmarkes an intakten Schneidezähnen bei Näherinnen, die gewohnheitsgemäß den Faden abbeißen. Wenn diese zarten, aber unaufhörlich wiederholten Erschütterungen eine Folgewirkung solchen Ausmaßes haben können, erscheint es uns nicht unverständlich, daß das Markgewebe des Os lunatum unter den Erschütterungen, denen es z. B. fortgesetzt bei der Arbeit mit dem Preßluft-Bohrhammer ausgesetzt ist, dem Tode verfällt und daß der Marktod den Tod des einliegenden Knochens nach sich zieht. Das gleiche ist auch für die anderen, oben genannten Beispiele vorstellbar. Wie allerdings die Ernährungsunterbrechung im einzelnen vor sich geht, bleibt zunächst ungeklärt. Man könnte sich denken, daß die zarten Markgefäße des spongiösen Maschenwerkes durch die Erschütterungen gequetscht werden und thrombosieren. Die Elastizität der Knorpeldecke und des spongiösen Knochens, die nach den Untersuchungen Göckes namentlich der jugendlichen Spongiosa eigen ist, erlaubt federnde Kompression, ohne daß Einbrüche des Knochengebälkes notwendigerweise auftreten müssen. So erscheint es auch möglich, daß die Dauertraumen bei intensiver Sportbetätigung die gleiche Wirkung auf die mechanisch besonders exponierten Gelenkanteile ausüben. Damit würde die Deutung der Osteochondritis dissecans auf die alte Anschauung Franz Königs zurückkehren, der sich dahin aussprach, daß der betreffende Gelenkbezirk „verstoßen" würde und dadurch abstürbe. Ohne die primäre Nekrose sind aber die histologischen Bilder der Osteochondritis dissecans nicht erklärbar. Ihre Entstehung durch Dauertraumen dieser Art würde den alten Streit zwischen König und Barth zum Austrag bringen, in dem, wie Walter sagt, beide recht haben: „Die osteochondritischen Gelenkmäuse entstehen ohne gröbere äußere Gewalt (Franz König), aber doch als Wirkung mechanischer Kräfte (Barth)". Auch für die Lunatumnekrose würde dieser Entstehungsweg sowohl den Anhängern einer traumatisch-mechanischen Theorie gerecht werden, als auch dem von Axhausen stets betonten sekundären Charakter der Impressionsfrakturen Rechnung tragen.

Gleichwohl bleibt etwas Auffälliges übrig. Es ist die Tatsache, daß nur Einzelindividuen der Berufsgruppe jene Krankheitsbilder aufweisen, während doch die Dauererschütterungen alle gleichmäßig betreffen. Hier wird man sich mit der Annahme einer individuellen Schädigungsbereitschaft helfen müssen, die vielleicht von angeborenen oder konstitutionellen Eigenschaften des spongiösen Knochens abhängig ist. Die bereits erwähnte familiäre Häufung jener Krankheitsbilder gibt für diese Annahme eine gewisse Unterlage. Mehr als eine begünstigende Bedeutung kann diesen Momenten wohl schwerlich beigemessen werden.

Wir können es aber nicht für richtig halten, wollte man in dem Dauertrauma die alleinige Ursache der „spontanen" Knochennekrosen erblicken. Bei einigen von ihnen, so bei der Perthesschen Krankheit, der Köhlerschen Krankheit des Naviculare pedis, der Vertebra plana osteonecrotica, kommen Dauererschütterungen ähnlicher Art gewiß nicht in Betracht. Für diese Zustände halten wir an der ursächlichen Bedeutung der blanden mykotischen Embolie fest; wir glauben aber auch, daß sie als Entstehungsursache der übrigen Krankheitsbilder ihren Anteil hat. Erkennt man beide Entstehungsursachen an, so ist die Gesamtheit der klinischen Krankheitsbilder dem Verständnis erschlossen. In beiden Fällen ist die aseptische Knochennekrose die Grundlage für das pathologische Geschehen und für alle bedeutsamen Folgeerscheinungen.

Abschließend haben wir einiger weiterer Deutungsversuche zu gedenken, die aber anatomisch nicht hinreichend gestützt erscheinen oder rein spekulativer Natur sind. Zu den ersteren rechnen wir die Versuche, die Knochennekrose auf Arterienwandveränderungen im Sinne der Endarteriitis obliterans zurückzuführen (Vana, König und Rauch). Das Vorkommen solcher Bilder ist auch von Konjetzny und Zweig nachgewiesen. Aber es sind Ausnahmebefunde; sie finden sich bei weitem nicht in der Regelmäßigkeit, die allein an eine ursächliche Abhängigkeit denken lassen könnte. Unter diesen Umständen muß die Auffassung, daß es sich bei den Wandveränderungen um Sekundärerscheinungen in Einzelfällen handelt, die größere Wahrscheinlichkeit besitzen.

Schäfer hat neuerdings den Versuch unternommen, die Entstehung der Nekrosen durch „Blutstrombahnverschlüsse nervalen Ursprunges", durch spastisch-vasomotorische Zirkulationsabdrosselung zu erklären. Löhr unterstellte Ischämie bestimmter Gelenkabschnitte, verursacht durch den langen Spannungszustand der Muskulatur, der auf die Dauer die Blutzufuhr behindert.

Block ist bestrebt, die wesensverwandten Krankheitsbilder durch die vereinigte Wirkung chemischer und physikalischer Störungen, insbesondere durch Veränderungen im Kolloidstoffwechsel des Knochens zu erklären. Wir können nicht finden, daß mit diesen Vorstellungen das Wesen jener eigenartigen Krankheitsbilder dem Verständnis näher gebracht wird.

Schrifttum.

Amstad: Beitrag zum Schwund des jugendlichen Schenkelkopfes. Bruns' Beitr. **102**, 652 (1916). — Appelmans, R. u. E. Picard: Die Köhlersche Krankheit des 2. Metatarsalknochens. Rev. belge Sci. méd. **1**, 853—860 (1929). Ref. Z.org. Chir. **49**, 872 (1930). — Archer, Vincent W. and Charles H. Peterson: Osteochondritis dissecans. South. med. J. **23**, 611—615 (1930). Ref. Z.org. Chir. **51**, 526 (1930). — Atsatt, Rodney F.: Freie Körper von der Kniescheibe stammend. J. Bone Surg. **10**, 258 (1928). — Axhausen: (a) Kritisches und Experimentelles zur Genese der Arthritis deformans. Arch. klin. Chir. **94**, 331 (1911). (b) Über einfache, aseptische Knochen- und Knorpelnekrose, Chondritis dissecans und Arthritis deformans. Arch. klin. Chir. **99**, 519 (1912). (c) Über das Wesen der Arthritis deformans. Berl. klin. Wschr. **1913** I, 298. (d) Beiträge zur Knochen- und Gelenksyphilis. Berl. klin. Wschr. **1913** II, 2361. (e) Die Entstehung der freien Gelenkkörper und ihre Beziehung zur Arthritis deformans. Arch. klin. Chir. **104**. (f) Neue Untersuchungen über die Rolle der Knorpelnekrose in der Pathogenese der Arthritis deformans. Arch. klin. Chir. **104**. (g) Die umschriebenen Knochen-Knorpelläsionen des Kniegelenks. Berl. klin. Wschr. **1919** I, 265. (h) Bemerkung und Beitrag zur Frage der Entstehung der freien Gelenkkörper. Arch. klin. Chir. **114**, 1 (1920). (i) Die Ätiologie der Köhlerschen Erkrankung der Metatarsalköpfchen. Bruns' Beitr. **126**, 451 (1922). (j) Die Nekrose des proximalen Bruchstücks beim Schenkelhalsbruch und ihre Bedeutung für das Hüftgelenk. Arch. klin. Chir. **120**, 325. (k) Über Vorkommen und Bedeutung epiphysärer Ernährungsunterbrechungen beim Menschen. Münch. med. Wschr. **1922** I, 881. (l) . . . . . spontanen Entstehung der Gelenkmäuse. Münch. med. Wschr. **1922** II, 1219. (m) Der anatomische Ablauf bei der Köhlerschen Krankheit der Metatarsalköpfchen und der Perthesschen Krankheit des Hüftkopfes. Arch. klin. Chir. **124**, 511 (1923). (n) Gelenkausbrüche und Gelenkeinbrüche im Tierversuch. Arch. klin. Chir. **124**, 543 (1923). (o) Über den Abgrenzungsvorgang am epiphysären Knochen (Osteochondritis dissecans König). Virchows Arch. **252**, 458 (1924). (p) Nicht Malazie sondern Nekrose des Os lunatum carpi. Arch. klin. Chir. **129**, 26 (1924). (q) Epiphysennekrose und Arthritis deformans. Arch. klin. Chir. **129**, 341 (1924). (r) Ist die embolische Genese der freien Gelenkkörper denkbar? Bruns' Beitr. **131**, 386 (1924). (s) Zur Histologie und Pathogenese der Gelenkmausbildung im Kniegelenk. Bruns' Beitr. **133**, 89 (1925). (t) Die Bedeutung der aseptischen Knochennekrose für die Knochen- und Gelenkchirurgie. Z. orthop. Chir. **47**, Beil.-H., 37 (1926) (20. orthop. Kongr.). (u) Die aseptische Knochennekrose und ihre Bedeutung für die Knochen- und Gelenkpathologie. Acta chir. scand. (Stockh.) **60**, 369 (1926). (v) Zum Vorkommen des Abgrenzungsvorgangs am Fußgelenk. Zbl. Chir. **1928**, 322. (w) Über anämische Infarkte am Knochensystem. Zbl. Chir. **1928**, 2142. (x) Über anämische Infarkte am Knochensystem und ihre Bedeutung für die Lehre von den primären Epiphyseonekrosen. Arch. klin. Chir. **151**, 72 (1928). (y) Aseptische Knochennekrosen. Z. orthop. Chir. **96**, Beil.-H. (z) Über Paget und Pseudopaget der Kiefer. Dtsch. Kieferchir. **1**, 4 (1934). — Axhausen u. Pels: Experimentelle Beiträge zur Genese der Arthritis deformans. Dtsch. Z. Chir. **110**, 515 (1911).

Baetzner: (a) Über Sportschäden am Bewegungsapparat. Med. Klin. **1927** I, 173, 559, 606; **1927** II, 1226, 1305, 1540, 1619. (b) Lunatummalazie und Unfall. Med. Klin. **1929** II, 1475. — Balensweig: Osteochondritis des Femurs bei Jünglingen und ihre Folgen. Epiphysenlösungen der Hüfte. Surg. etc. **43**, 604 (1926). — Balestra, G.: Über die Coxa plana. Arch. di Radiol. 4/5, 767 (1929). — Barth: (a) Die Entstehung und das Wachstum der freien Gelenkkörper. Arch. klin. Chir. **56**, 507 (1898). (b) Über die Entstehung der freien Gelenkkörper mit besonderer Berücksichtigung der arthritischen Gelenkkörper. Arch. klin. Chir. **112**, 369 (1919). — Bartoli: Entstehung der freien Gelenkkörper synovialen Ursprungs. Chir. Org. Movim. **14**, 594 (1930). — Baum: Über die traumatische Affektion des Os lunatum und naviculare carpi. Bruns' Beitr. **87**, 594. — Beck, H.: Epiphyseonekrosen des Hüftgelenks . . . . Med. Welt **1933**, 1423. — Behm: Beitrag zur Köhlerschen Erkrankung des Os naviculare pedis bei Kindern. Fortschr. Röntgenstr. **27**, 628 (1919/21). — Behr u. Körner: Über undramatisch verlaufende Knocheninfraktionen als Ursache von Diaphysen- und Epiphysenerkrankungen. Röntgenprax. **3**, 586 (1931). — Bellando-Randone: Osteochondritis der Hüfte und Coxa vara. Rev. d'Orthop. **12**, 377 (1925). Ref. Z.org. Chir. **33**, 76. — Belmonte, A. C.: Über Analogien bei verschiedenen aseptischen

Knochennekrosen. Nederl. Mschr. Geneesk. 16, 301—321 (1929). Ref. Z.org. Chir. 49, 387 (1930). — BERGMANN, E.: (a) Die Modellierung der Hüfte bei Arthritis deformans und ihre Spätresultate. Arch. klin. Chir. 150, 259 (1928). (b) Theoretisches, Klinisches und Experimentelles zur Frage der aseptischen Knochennekrosen. Dtsch. Z. Chir. 206, 12. (c) Osteochondritis dissecans des Hüftgelenks. Dtsch. Z. Chir. 217, 400 (1929). (d) Keilherde im Hüftkopf. Dtsch. Z. Chir. 223 (1931). (e) Spätschäden nach geheiltem Schenkelhalsbruch. Dtsch. Z. Chir. 245, (1935). — BERTONE: La coxa plana. S. Daniele-Friaul: Giuseppe Tabacco 1929. — BETTMANN: Beobachtungen über Hüftgelenksveränderung bei 19 Familienangehörigen. Z. orthop. Chir. 53, 327 (1930). — BIBERGEIL, E.: Weitere Mitteilungen über Osteoarthritis deformans coxae juvenilis, zugleich ein Beitrag zu den Spätfolgen nach unblutig reponierter Hüftluxation. Z. orthop. Chir. 30, 163 (1912). — BLENCKE, A.: (a) Die Lunatumnekrose der Hand und ihre Beziehungen zum Unfall. Acta chir. scand. (Stockh.) 67, 91—133 (1930). Ref. Z.org. Chir. 51, 713 (1930). (b) Ein weiterer Beitrag zur Lunatumnekrose. Arch. orthop. Chir. 31, 188—209 (1932). Ref. Z.org. Chir. 58, 344 (1932). (c) Die pathologische Fraktur des Os naviculare pedis. Dtsch. Z. Chir. 235, 252 (1932). — BLOCK, W.: (a) Chemische Untersuchungen bei Epiphyseonekrosen. Verh. 23. orthop. Kongr. S. 704. (b) Zur Pathogenese unspezifischer Spongiosaerkrankungen des Knochens, insbesondere der nach PERTHES, CALVÉ-LEGG, KÖNIG, KÖHLER, KIENBÖCK, OSGOOD-SCHLATTER, AXHAUSEN u. a. benannten und verwandten Krankheitsbilder. Arch. klin. Chir. 174, 172 (1933). — BÖHLER: Osteochondritis dissecans und Unfall. Münch. med. Wschr. 1930 I, 1189. — BÖHM: Synoviale Osteochondromatosis und Trauma. Dtsch. Z. Chir. 212, 274. — BOEREMA, J.: (a) Über die PERTHESsche Krankheit mit besonderer Berücksichtigung des Ischium varum und der Subluxation des Femurkopfes. Fortschr. Röntgenstr. 44, 473—480 (1931). Ref. Z.org. Chir. 56, 763 (1932). (b) Über Kyphosis dorsalis adolescentium. Arch. klin. Chir. 166 (1933). (c) Antwort an SCHMORL: Kyphosis adolescentium. Arch. klin. Chir. 168. — BÖRNER: Klinische und pathologisch-anatomische Beiträge zur Lehre von den Gelenkmäusen. Dtsch. Z. Chir. 70. — BONN: Zur Frage der knöchernen Heilungsfähigkeit subkapitaler Schenkelhalsfrakturen. I. Experimenteller Teil. Arch. klin. Chir. 128, 342 (1924). — BONOME: Bewegungsapparate. Pio Foà Anatomia patologica, 1927. Unione tipografica editrice Torinese. — BOORSTEIN: Osteochondritis der Wirbelsäule. J. Bone Surg. 9, 629 (1927). — BORCHARD: (a) Zur Frage der deformierenden Entzündung (Arthritis deformans) des Hüftgelenks bei jugendlichen Individuen. Dtsch. Z. Chir. 85, 74 (1906). (b) Arthritis deformans und Unfall. Mschr. Unfallheilk. 38, 193, 222 (1931). — BORCHERS, E.: Allgemeine und spezielle Chirurgie des Kopfes. Berlin: Julius Springer 1926. — BOUET, OLE: Osteochondritis juvenilis. Ugeskr. Laeg. (dän.) 1934, 722 bis 725. — BRAGARD: Beitrag zur Malakopathie der Metatarsalköpfchen. Z. orthop. Chir. 46, 49 (1925). — BRANDES: (a) Zur Osteochondritis deformans juvenilis. Verh. 43. chir. Kongr. 1914. (b) Nachuntersuchungen und weitere Beobachtungen zum Krankheitsbilde der Osteochondritis deformans juvenilis coxae. Dtsch. Z. Chir. 155, 216. (c) Über Spätdeformationen bei reponierter kongenitaler Hütfgelenkluxation und ihr Verhältnis zum Krankheitsbild der Osteochondritis deformans juvenilis. Z. orthop. Chir. 35, 274 (1916). (d) Über Fälle von einseitiger Luxatio coxae congenitalis mit Osteochondritis deformans juvenilis des nicht luxierten Hüftgelenks. Arch. orthop. Chir. 17, 526 (1920). — BRANDT, G.: Freie Gelenkkörperbildung bei PERTHESscher Krankheit. Münch. med. Wschr. 1932 I, 571. — BRANDT, G. u. KLAGES: Untersuchungen über die histologischen Veränderungen bei den Epiphyseonekrosen. Eine eigenartige Form der freien Gelenkkörperbildung bei PERTHESscher Krankheit. Arch. klin. Chir. 166, 474—499 (1931). Ref. Z.org. Chir. 56, 58 (1932). — BREITLÄNDER: Osteochondritis dissecans tali. Chir. Kongr. 1927. Arch. klin. Chir. 148, 149 (1927). — BRILL: Beiträge zur Ätiologie der PERTHESschen Erkrankung des Hüftgelenks und der KÖHLERschen Metatarsalerkrankung. Arch. orthop. Chir. 24, 64 (1926). — BRUCHHOLZ: Über doppelseitige Lunatummalazie. Dtsch. Z. Chir. 222, 296 (1929); 233, 297 (1930). — BUCHMAN, J.: Übersicht über die Osteochondritiden. Surg. etc. 49, 477—453 (1929). Ref. Z.org. Chir. 49, 387 (1930). — BUCHNER u. RIEGNER: Können freie Gelenkkörper durch Trauma entstehen? Arch. klin. Chir. 116, 460 (1921). — BÜDINGER: Über Ablösung von Gelenkteilen und verwandte Prozesse. Dtsch. Z. Chir. 84, 311 (1906). — BURCKHARDT, H.: (a) Über Entstehung der freien Gelenkkörper und über Mechanik des Kniegelenks. Bruns' Beitr. 130, 163 (1924). (b) Erzeugung von Knochennekrosen vermittels Anämisierung und Druckwirkung durch elastische Umschnürung. Bruns' Beitr. 138, H. 4. (c) Über Kälteschäden an den Knochen und Gelenken. Zbl. Chir. 1930, 30. (d) Traumatisch-mechanische Genese des Gelenkmausleidens und der Epiphyseomalazien. Zbl. Chir. 1931, 2397. (e) Arthritis deformans und chronische Gelenkkrankheiten. Stuttgart: Ferdinand Enke 1932. — BUSCHKE, FRANZ: Morbus KÖHLER-ähnliche Ossifikationsstörungen am Cuneiforme I bei Zwillingen. Acta radiol. (Stockh.) 15, 502—507 (1934). — BURMAN, M., J. N. WEINKLE u. M. J. LANGSAM: Osteochondritis symphysis pubis bei Jugendlichen. Betrachtungen über normale röntgenogr. Veränderungen der Symphysis pubis. J. Bone Surg. 16, 649—657 (1934). Ref. Z.org. Chir. 68, 759.

Caan, Paul: Osteochondritis deformans juvenilis coxae, Coxa plana, Calvé-Legg-Perthessche Krankheit. Erg. Chir. 17, 64—157 (1924). — Cahen-Brach: Zur Ätiologie der Köhlerschen Metatarsalerkrankung. Arch. klin. Chir. 124, 144 (1923). — Calot: Über neuere Anschauungen in der Pathologie der Hüfte auf Grund der Arbeiten der letzten Jahre. Z. orthop. Chir. 51, 134 (1928). — Camerer, J. W.: Zur Ätiologie der Köhlerschen Erkrankung des Os naviculare pedis. Dtsch. med. Wschr. 1935 I, 713. — Camitz, H.: Vergleichende Studie über die Coxa vara. Acta chir. scand. (Stockh.) 73 (1934). — Camurati: Der Endzustand der Coxa plana. Chir. Org. Movim. 9, 213 (1925). Ref. Z.org. Chir. 32, 59. — Carenko, C.: Zur Klinik der nekrotisierenden Osteochondropathien vom Typus Köhler. Vestn. Chir. (russ.) 14, H. 42, 60—69 (1928). Ref. Z.org. Chir. 47, 144 (1924). — Carter, F. W.: Perthessche Krankheit. Med. J. Austral. 17 I/7, 217 (1930). — Chandrikov: Köhlersche Erkrankung der Metatarsalknochen und ihre Beziehung zur Nähindustrie. Nov. Chir. (russ.) 9, 164—173 (1929). Ref. Z.org. Chir. 50, 352 (1930). — Christensen, O.: 40 Fälle von Malacia ossis lunati. Hosp.tid. (dän.) 1931 I, 673—682, 685—701. Ref. Z.org. Chir. 55, 572 (1931). — Christmann u. Fermenti: Köhlersche Erkrankung des Scaphoids. Rev. Orthop. y Traumat. 1932 I. — Ciaccia: Osteoarthritis deformans der kindlichen Hüfte. Arch. di Orthop. 44, 497 (1928). Ref. Z.org. Chir. 44, 476. — Colle u. Polacco: Experimentelle Beiträge zur Kenntnis der Ätiologie und Pathogenese der Osteoarthritis deformans. Arch. ital. Chir. 21, 193 (1928). — Comby, J.: Scapulalgie vortäuschende Osteochondritis der Schulter. Arch. Méd. Enf. 34, 241—247, 43 f. — Z.org. Chir. 55, 711 (1931). — Contargyris: Die Köhlersche Krankheit und Tuberkulose. Z. orthop. Chir. 62, H. 3, 330 (1934). — Conway, Fr.: Osteochondritis dissecans. Ann. Surg. 99, 410—431 (1934). — Cordes: (a) Über die Entstehung der subchondralen Osteonekrosen. A. Die Lunatumnekrose. Bruns' Beitr. 149, 28 (1930). (b) Über die Entstehung der subchondralen Osteonekrosen. B. Die Perthessche Erkrankung. Bruns' Beitr. 149, 248 (1930). — Crump: Histologie des Sesambeinbruches am Metatarsale I. Arch. klin. Chir. 150, 617 (1928).

Dahs, W.: Zur Osteochondritis deformans der Fingerphalangen. Dtsch. med. Wschr. 1930 II, 1439—1440. Ref. Z.org. Chir. 52, 236 (1931). — Danforth, M. S.: Die Behandlung der Legg-Calvé-Perthesschen Krankheit ohne Belastung. J. Bone Surg. 16, 516—534 (1934). — Delitala: (a) Osteochondritis der Hüfte und tuberkulösen Coxitis. Chir. Org. Movim. 9. (b) Osteochondritis des oberen Oberschenkelendes. J. orthop. Surg. 1915, 1. — Dessecker, C.: Zur Epiphyseonekrose der Mittelphalangen beider Hände. Dtsch. Z. Chir. 229, 327—336 (1930). Ref. Z.org. Chir. 54, 71 (1931). — Deutschländer: Zur Kenntnis der gelenknahen Nekroseherde im subchondralen Knochenmarkraum. Zbl. Chir. 1928, 469. — Dieterich, H.: Endstadien der Köhlerschen Affektion des kindlichen Naviculare pedis. Arch. klin. Chir. 175, 430 (1933). — Dittrich, K. v.: Beitrag zur Köhlerschen Metatarsalerkrankung. Arch. orthop. Chir. 24, 554 (1927). — Dominici: Fernresultate der Operation nach Lance bei einem Fall von Osteochondritis deformans der Hüfte mit Subluxation. Boll. Accad. Roma 54, 166 (1928). — Donati: Ein Fall von beiderseitiger deformierender Osteoarthritis der Hüfte beim Kinde. Ref. Z.org. Chir. 26, 471. — Driver, J.: Subchondrale Knochennekrosen und Pathologie der Funktion. Arch. klin. Chir. 166 (1931). — Durham, H. A. u. T. A. Outland: Blutkalzium und -phosphor bei Perthesscher Krankheit. J. Bone Surg. 10, 301 (1928). — Dyes, Otto: Hüftkopfnekrosen nach traumatischer Hüftgelenksluxation. Arch. klin. Chir. 172, 339 (1933).

Eckhardt, F.: Über das klinische Bild der Scheuermannschen Krankheit = Osteochondritis deformans juvenilis dorsi. Arch. Kinderheilk. 98 (1932). — Edberg: Perthessche Krankheit. Nord. med. Ark. (schwed.) 1918, 51. Ref. Z.org. Chir. 1919, H. 11. — Eichelbaum: Doppelseitige Arthritis deformans des Ellenbogengelenkes als Berufskrankheit. Zbl. Chir. 1930, 1534. — Erlacher: Osteopathia pubertatis. Z. orthop. Chir. 58. — Esau: Juvenile Epiphysenstörungen an den Fingern. Röntgenprax. 2, 374 (1930).

Faulkner, D. M.: Tuberkulose und Köhlersche Krankheit. J. Bone Surg. 1911, 13. — Feci, Lorenzo: Akute Epiphysitis und Osteochondritis der Hüfte. Chir. Org. Movim. 20, 541—544 (1934). Ref. Z.org. Chir. 70, 315 (1935). — Ferguson, A. B. and M. Beckett Howard: Coxa plana und verwandte Zustände des Hüftgelenks. J. Bone Surg. 16, 781 bis 803 (1934). — Filippi, G.: Beitrag zum Studium der Osteochondritis dissecans. Chir. Org. Movim. 16, 35—103 (1931). Ref. Z. org. Chir. 55, 241 (1931). — Fischer, M.: Beitrag zur Kenntnis vom Wachstum freier Gelenkkörper. Virchows Arch. 269, H. 1. — Fischl, E.: Beobachtungen über die Osteochondritis def. coxae juvenilis. Arch. f. Orthop. 33 (1933). — Fisher, A. G. T.: Pathologie, Ätiologie und Richtlinien zur Behandlung der Osteoarthritis. Lancet 1922 II, 55. Ref. Z.org. Chir. 20, 179. — Fleischner: Osteochondritis juvenilis der Finger. Fortschr. Röntgenstr. 31. — Fortschritte auf dem Gebiete der Röntgenstrahlen, Bd. 43, H. 4. Leipzig: Georg Thieme 1931. — Frangenheim: (a) Zur Pathologie der Osteoarthritis deformans juvenilis des Hüftgelenks, über Coxa vara und traumatische Epiphysenlösung am oberen Femurende. Bruns' Beitr. 65, 19 (1909). (b) Osteoarthritis deformans juvenilis coxae, Osteochondritis deformans, Coxa plana. Zbl. Chir. 1920, 946. — Freund, Ernst: (a) Zur Frage der aseptischen Knochennekrose. Virchows

Arch. **261**, 287 (1926). (b) Über die von KREUZ beschriebene ungewöhnliche Veränderung an den Hüftkopfepiphysen. Fortschr. Röntgenstr. **41**, 935—940 (1930). (c) Zur Deutung des Röntgenbildes der PERTHESSchen Krankheit. Fortschr. Röntgenstr. **42**, 435—464 (1930). Ref. Z.org. Chir. **53**, 373 (1931). (d) Über einen Fall von Pseudo-Osteochondritis des Femurkopfes. Arch. orthop. Chir. **30** (1931). — FRIEDRICH, H.: (a) Über ein noch nicht beschriebenes, der PERTHESSchen Erkrankung analoges Krankheitsbild des sternalen Clavicularendes. Dtsch. Z. Chir. **187**, 385 (1924). (b) Scheinbare Knochenzerstörung bei der PERTHESSchen Erkrankung und verwandten Krankheitsbildern. Dtsch. Z. Chir. **191**, 40 (1925). — FRIEDRICHSEN, H.: Ein Fall von CALVÉ-PERTHESSCher Krankheit. Acta paediatr. (Stockh.) **1934**. — FROMME: (a) PERTHES-Rachitis u. a. Bruns' Beitr. **118**, 493. (b) PERTHESSche Krankheit u. a. Dtsch. med. Wschr. **1920**, 170. (c) Spätrachitis usw. Erg. Chir. **15**, 1 (1923). — FUMAGALLI, R.: Multiple freie Gelenkkörper bei schweren chronischen traumatischen Osteosen des Knies. Atti Soc. lombarda Chir. **2**, 1974—1989 (1934).

GALDAU: Beiträge zur Osteopathologie der Bewegungsorgane (Osteochondritis). Chir. Org. Movim. **12**, 296 (1928). — GARDEMIN: Die Epiphysennekrose der Mittelfußköpfchen. Arch. orthop. Chir. **31**, 125 (1932). — GASTREICH: Anämischer Knocheninfarkt nach Fraktur. Arch. klin. Chir. **129**, 616 (1924). — GAUGELE: Der Pfannenperthes. Zbl. Chir. **1931**, 66. — GEORGIOU: Die KÖHLERsche Krankheit. J. de Radiol. **18**, 230—233 (1934). — GESSWEIN: Über Gelenkchondromatose unter besonderer Berücksichtigung des Hüftgelenks. Zbl. Chir. **1929**, 3035. — GIULIANI: (a) Skeletterkrankungen des Wachstums (KÖHLERsche Krankheit, OSGOOD-SCHLATTER). Chir. Org. Movim. **17**, 105—127 (1932). Ref. Z.org. Chir. **60**, 509 (1933). (b) Der Einfluß der Vaskularisierung bei der Knochen- und Knorpelbildung. Experimentelle Untersuchungen. Arch. ital. Chir. **38**, 645—686 (1934). — GLAESSNER: Studie über den Ausgang von Hüftgelenkserkrankungen. Z. orthop. Chir. **51**, Beil.-H., 290 (1929). — GLANZMANN: Über die KÖHLERsche Krankheit des Os naviculare pedis. Schweiz. med. Wschr. **1932** I, 205—207. Ref. Z.org. Chir. **59**, 80 (1932). — GOLD, ERNST: (a) Über das Vorkommen und das klinische Bild der dissezierenden Osteochondritis am Hüftgelenk. Dtsch. Z. Chir. **225**, 296, 307. Ref. Z.org. Chir. **51**, 716 (1930). (b) Gelenkkapselosteomatose. Zbl. Chir. **1930**, 2067. (c) Chirurgie der Wirbelsäule. Stuttgart: Ferdinand Enke 1933. — GOLD, ERNST u. WINKELBAUER: Mikroskopische Befunde bei Mondbeinnekrose. Arch. klin Chir. **146**, 510 (1927). — GONSALEZ-AGULAR: Die Pathogenese der PERTHESSchen Erkrankung. Arch. Med. y Chir. **34** (1931). — GORALEWSKI u. ELSB. ENGEL: Ein Beitrag zur Frage der Ätiologie der Osteochondritis coxae juvenilis PERTHES. Röntgenprax. **4**, 745—747. Ref. Z.org. Chir. **61**, 155 (1933). — GRACIANSKIJ: (a) Osteochondropathie des Kahnbeins am Fuße. Die 1. Krankheit ALBAN KÖHLERS Histologie. Sovet. Chir. **3**, 223—230. Ref. Z.org. Chir. **63**, 752 (1933). (b) Ein histologisch verfolgter Fall des Morbus A. KÖHLER I mit einer postoperativen Komplikation. Fortschr. Röntgenstr. **46**, H. 1. — GRAHAM, R. V.: PERTHESSche Krankheit. Med. J. Austral. **16** II, 15, 548 (1929). — GRANDCLAUDE, R. u. DRIESSEUS: Osteochondritis dissecans des Knies Ann. d'Anat. path. **9** (1932). — GREIFENSTEIN: Zur Frage der Femurkopfnekrose und subkapitularer Schenkelhalsfraktur. Arch. klin. Chir. **161**, H. 4 (1930). — GÜTIG, C. u. A. HERZOG: Der Beginn der sog. „Coxa vara congenita" aseptische Schenkelhalsnekrose. Bruns' Beitr. **156** (1932).

HABERLER: Beiträge zur Pathologie der Epiphysiolysis capitis femoris. Wien. klin. Wschr. **1934** I, 490—492. — HACKENBROCH: Coxa valga luxans? PERTHESSche Krankheit und Arthritis deformans. 20. orthop. Kongr., S. 76, Beil.-H. Z. orthop. Chir. **1926**, 47. — HAEBLER: Freie Körper in Gelenken und Unfall. Mschr. Unfallheilk. **40** (1933). — HAEBNER: Über Gelenkschädigungen durch Preßluftwerkzeuge. Mschr. Unfallheilk. **37**, 561 (1930). — HAENISCH: Osteochondritis der Hüfte. Zbl. Chir. **1925**, 999. — HÄUPTLI: Über Osteochondritis dissecans. Bruns' Beitr. **131**, 395 (1924). — HAHN, LUCIE: (a) Über die Entstehung der Gelenkkörper bei Arthritis deformans. Dtsch. Z. Chir. **149**, 288 (1919). (b) Über zentrale Destruktionsherde des Os naviculare nach Trauma. Bruns' Beitr. **121**, 704 (1931). — HARBIN, M.: Multiple fokale Osteochondritis. J. amer. Roentgenol. **29** (1933). — HARRENSTEIN: Die sog. Spontanluxation des Hüftgelenks. Nederl. Tijdschr. Geneesk. **1935**, 3487 bis 3499. — HARTWICH: Beiträge zur Lehre von den Gelenkmäusen. Arch. klin. Chir. **120**, 733 (1922). — HASS: (a) PERTHESSche Krankheit. Wien. med. Welt **1924**, 24. (b) Ätiologie d. Osteochondritis coxae juvenilis. Wien. med. Welt **1924**, 24. (c) Über die Ossifikationsstörung der Calcaneusepiphyse nebst mikroskopischem Befund. Z. orthop. Chir. **53**, 302 (1930). — HAUSER, E. D.: KÖHLERsche Krankheit. Amer. J. Dis. Childr. **37**, 1233. — HAYASHI u. MATSUOKA: Anatomische und radiologische Untersuchungen der Knochengerüste der kongenital verrenkten Hüftgelenke. Z. orthop. Chir. **30**, 196 (1912). — HEINE, J.: (a) Beiträge zur Pathogenese der Osteochondritis dissecans. Dtsch. Z. Chir. **206**, H. 1/3, 119—131 (1927). Ref. Z.org. Chir. **42**, 77 (1928). (b) KÖHLERsche Krankheit am Metatarsus II einer Chinesin. Dtsch. Z. Chir. **231** (1931). — HEITZMANN u. ENGEL: Epiphysenerkrankungen im Wachstumsalter. Klin. Wschr. **1923** I, 397, 444. — HENDERSON: Osteochondromatose des Hüftgelenks. Ref. Z.org. Chir. **29**, 469. — HENDERSON u. H. T. JONES:

Freie Körper in Gelenken und Schleimbeuteln, hervorgerufen durch Osteochondromatose des Hüftgelenks. J. Bone Surg. 5, 400 (1923). — Herzog, Arn.: Köhlersche Erkrankung und Tuberkulose des kindlichen Os naviculare pedis. Röntgenprax. 2, 839—941 (1930). Ref. Z.org. Chir. 53, 272 (1931). —Hesse, Friedrich: Chondromatose des Handgelenks. Arch. klin. Chir. 155, 83. — Hetzar, W.: Untersuchungen über Kyphosis adolescentium. Bruns' Beitr. 160, (1934). — Heydemann, H.: Osteochondritis oder Tuberkulose des Hüftgelenks. Beitrag zur Differentialdiagnose. Med. Welt 1932, 701—704. Ref. Z.org. Chir. 59, 458 (1932). — Hildebrand: (a) Experimenteller Beitrag zur Lehre von den freien Gelenkkörpern. Dtsch. Z. Chir. 42, 292 (1895). (b) Diskussion zu Axhausens Vortrag. Chirurgenkongr. 1923. Arch. klin. Chir. 126, 135 (1923). — Hilgenreiner, H.: Ein Beitrag zur Ätiologie der Osteochondritis coxae juvenilis. Med. Klin. 1933 I, 491. — Hirsch, A.: Über Osteochondritis ischiopubica. Kinderärztl. Praxis 1933, 458. — Hirsch, R.: Über Osteochondropathia juvenilis. Z. orthop. Chir. 58 (1932). — Hirsch, Edwin F. u. Ryerson: Nekrose der distalen Epiphyse des rechten Femur. J. amer. med. Assoc. 93, 679—684 (1929). Ref. Z.org. Chir. 48, 203 (1930). — Hörbst, L.: Mikroskopische Befunde bei der sog. Schlatter-Osgood-Erkrankung. Arch. orthop. Chir. 33 (1933). — Hoffheinz: Heilung von Knorpeldefekten der Patella. Chir. Kongr. 1931, 157. — Hueck, H.: Über Osteochondritis dissecans. Münch. med. Wschr. 1930 II, 1872. — Hühne, Thilo: Histologische Befunde bei der sog. Lunatummalazie und der Köhlerschen Erkrankung. Bruns' Beitr. 132, 226 (1924).

Jansson, Gösta: Osteochondritis dissecans (König), vom röntgenologischen Gesichtspunkt aus betrachtet. Acta radiol. (Stockh.) 11, 33 (1930). — Jaroschy, W.: (a) Die sog. Malacie des Os lunatum. Bruns' Beitr. 143, 75 (1928). (b) .... typische Erkrankung der Sesambeine. Z. orthop. Chir. 49, 456 (1928). — Johansson: (a) Über Epiphysennekrose bei geheilten Kollumfrakturen. Zbl. Chir. 1927, 2214. (b) Röntgenologische Studien über die Anatomie des proximalen Femurendes. Acta orthop. scand. (Stockh.) 5, 358—380 (1934). — Jones, Hugh T.: Freie Gelenkkörperbildung bei synovialer Osteochondromatose. J. Bone Surg. 6, 407 (1924). — Jumpertz: Spätfolgen der Epiphysenlösungen am oberen Femurende. Bruns' Beitr. 142, 460 (1928). — Junghanns, H.: Anatomische Grundlagen der Adoleszentenkyphose. Röntgenprax. 4 (1932). — Junker: Über Chondromatose der Gelenkkapsel. Dtsch. Z. Chir. 211, 135 (1928). — Just: Zur Ätiologie der Osteochondritis coxae juvenilis deformans. Wien. klin. Wschr. 1931, 889.

Kaiser, Hans: Über familiäres Auftreten von Osteochondritis deformans coxae (Perthes). Wien. Arch. inn. Med. 16, 61—72 (1928). Ref. Z.org. Chir. 44, 731 (1929). — Kappis: (a) Über eigenartige Knorpelverletzungen am Capitulum humeri und deren Beziehung zur Entstehung der freien Ellenbogengelenkkörper. Dtsch. Z. Chir. 142, 182 (1916). (b) Osteochondritis dissecans und traumatische Gelenkmäuse. Dtsch. Z. Chir. 157, 186 (1920). (c) Aseptische Knochennekrosen. 50. chir. Kongr. 1920. Zbl. 53, 1067. (d) Über Bau, Wachstum und Ursprung der Gelenkmäuse. Dtsch. Z. Chir. 157, 214 (1930). (e) Tatsachen und Hypothesen in der Erklärung der spontanen Entstehung der Gelenkmäuse. Münch. med. Wschr. 1922 II, 1158. (f) Die anatomische Bedeutung des Wachstums der Gelenkmäuse. Dtsch. Z. Chir. 170, 367 (1922). (g) Weitere Beiträge zur traumatisch-mechanischen Entstehung der spontanen Knorpelablösungen (sog. Osteochondritis dissecans). Dtsch. Z. Chir. 171, 12 (1922). (h) Die Ursache der Köhlerschen Krankheit an den Köpfchen der Mittelfußknochen. Bruns' Beitr. 129, 61 (1923). (i) Die Bedeutung der traumatisch-mechanischen Einwirkung für die Entstehung der umschriebenen Epiphysenerkrankungen. Verh. 20. Kongr. orthop. Ges. — Kargus, H.: Über die Pfannenveränderungen bei der Perthesschen Krankheit. Z. orthop. Chir. 59, 99—115 (1933). — Kartal, St.: Chondromatose der Gelenkkapsel. Čas. lék. česk. 1934, 64—66 und französische Zusammenfassung, S. 66. — Kehl: Beitrag zur Perthes-Krankheit. Chir.-Kongr. 1925, S. 65. — Kidner, Frederick C.: Ein ungewöhnlicher Fall von Legg-Perthesscher Krankheit. J. Bone Surg. 8, 565 (1926). — Kienböck, R.: (a) Über traumatische Malacie des Mondbeins. Fortschr. Röntgenstr. 16, 77 (1910/11). (b) Röntgendiagnostik der Knochen- und Gelenkkrankheiten, H. 3: Gelenkosteomatose und Chondromatose. Berlin u. Wien: Urban & Schwarzenberg 1934. — Kienböck, R. u. Selka: (a) Ein Fall von polyartikulärer Gelenkosteomatose. Röntgenprax. 3, 433 (1931). (b) Über Hüftgelenksaffektion mit aseptischer Schenkelkopfnekrose. Röntgenprax. 3, 541 (1931). — Kimmelstiel, Kremser u. Richter: Osteochondrosis necroticans findens (findo = spalten, zerteilen) der Sesambeine des 1. Metatarsale. Arch. klin. Chir. 172, 403—449. Ref. Z.org. Chir. 61, 704 (1933). — King, E. S. J.: Osgood-Schlattersche Krankheit und Patella partita. J. Bone Surg. 17, 88—90 (1935). — Kirschner: Ein Beitrag zur Entstehung der Gelenkmäuse im Kniegelenk. Bruns' Beitr. 64. — Kirste: Zur Ätiologie der Osteochondritis deformans juvenilis. Z. orthop. Chir. 44. — Kleinberg, S.: Osteochondromatosis des Ellbogens. Ann. Surg. 99, 480—486 (1934). — Kloiber: Osteochondritis juvenilis der Finger. Fortschr. Röntgenstr. 34. — Koch: Über Schädigungen des Gelenkknorpels durch übermäßige Druckwirkungen. Dtsch. Z. Chir. 201, 366 (1927). — König, Ernst u. Rauch: Zur Histologie und Ätiologie der Köhlerschen

Metatarsalerkrankung. Arch. klin. Chir. **128**, 69 (1924). — König, Franz: Über freie Körper in Gelenken. Dtsch. Z. Chir. **27**, 90 (1888). — Kohle, H.: Zur Genese der Adoleszentenkyphose. Diss. Münster 1931. — Konjetzny: (a) Zur Kenntnis der Perthesschen und Köhlerschen Krankheit. Chir.-Kongr. 1926. (b) Welche Stellung nimmt die Lunatumnekrose in der Unfallchirurgie ein? Chirurg **3**, H. 21 (1931). (c) Zur Pathologie und pathologischen Anatomie der Perthes-Calvéschen Krankheit. Acta chir. scand. (Stockh.) **74**, 361—377 (1934). — Kraft, R.: Zur traumatischen Grundlage der Osteochondritis coxae juvenilis deformans. Dtsch. Z. Chir. **233** (1931). — Kreuter: (a) Zur Ätiologie und Pathogenese der Osteochondritis deformans juvenilis coxae. Zbl. Chir. **1920**, 1162. (b) Über die Osteochondritis deformans coxae juvenilis (Perthes). Bruns' Beitr. **122**, 263 (1921). — Kreuz: Ungewöhnliche Veränderungen an den Hüftkopfepiphysen eines Jugendlichen. Fortschr. Röntgenstr. **40**, 1034—1041 (1929). — Kroh, Fritz: (a) Gelenkkapsel und Gelenkmäuse in einem Fall von Arthritis deformans adhaesiva. Arch. orthop. Chir. **21**, 267 (1922). (b) Klinische und histologische Beiträge zur Lehre von der Osteochondritis dissecans des Kniegelenks. Arch. klin. Chir. **149**, 420 (1928). — Krukenberg: Beiträge zur Kenntnis der Perthesschen Krankheit. Z. orthop. Chir. **53**, 176 (1930).

Labry, R. et R. Aufrère: Beitrag zum Studium der Osteochondritis dissecans. Lyon méd. **150** (1932). — Läwen, A.: (a) Doppelseitige Osteochondritis dissecans im Kniegelenk. Zbl. Chir. **1929**, 2847. (b) Über Osteochondritis dissecans am Talocruralgelenk und ihre operative Behandlung. Zbl. Chir. **1929**, 2498—2503. Ref. Z.org. Chir. **48**, 718 (1930). — Lance: Osteochondromatose der Gelenke. Gaz. Hôp. **1924**, 388. — Lang, F. J.: (a) Mikroskopische Befunde bei juveniler Arthritis deformans (Osteochondritis deformans juvenilis coxae, Legg-Calvé-Perthes). Virchows Arch. **239**, 770 (1922). (b) Über die Bedeutung des Traumas für die Entstehung der Osteochondritis coxae juvenilis deformans, der Köhlerschen Krankheit, der Osteochondritis dissecans, der Apophysitis tibialis, der Osteochondritis des Mondbeins. Zbl. Chir. **1931**, Nr 13. (c) Gegenüberstellung der Arthritis deformans und der Osteoarthritis juvenilis. J. Bone Surg. **14**, 563—573 (1932). Ref. Z.org. Chir. **60**, 149 (1933). — Lange, Max: (a) Die typische Sesambeinerkrankung des I. Metatarsalknochens mit Ausgang in Verbreiterung. Z. orthop. Chir. **49**, 595 (1928). (b) Zwei Fälle von doppelseitiger Osteochondritis dissecans der Femurköpfe. Z. orthop. Chir. **51**, 269 (1929). (c) Z. orthop. Chir. **61**, Beil.-H. (1934). — Laqua: Osteochondritis juvenilis der Finger. Bruns' Beitr. **145**. — Leb, Anton: Die Ätiologie der Osteochondritis dissecans (König). Arch. klin. Chir. **131**, 425 (1924). — Lehmann: (a) Ist eine Wiedereinheilung osteochondritischer Gelenkmäuse möglich? Dtsch. Z. Chir. **192**, 88 (1925). (b) Osteochondritische Gelenkmäuse. Chir.-Kongr. 1926. — Lehmann, J. C.: Über die Entstehung der Osteochondritis. Subchondrale Knochennekrose. Zbl. Chir. **1935**, 1443—1446. — Leriche, René: Experimentelle Untersuchungen über den Entstehungsmechanismus der Osteochondritis der Hüfte. Lyon chir. **31**, 610 (1934). — Lewin, Philipp: Osteochondritis deformans juvenilis des Schultergelenks. J. Bone Surg. **9**, 456 (1927). — Licschied u. Sellheim: Osteochondritis und endokrine Störungen. Dtsch. Z. Chir. **185**, 46 (1924). — Lindemann, K. u. W. Siemens: Betrachtungen über das Wesen der Perthesschen Krankheit. Z. orthop. Chir. **60** (1933). — Lippmann, R. K.: Die Pathogenese der Legg-Calvé-Perthesschen Krankheit auf Grund des pathologischen Befundes eines Falles. Amer. J. Surg. **6**, 785 (1929). Ref. Z.org. Chir. **47**, 520 (1929). — Löhr, W.: (a) Über Epiphysenstörungen im Ellenbogengelenk, zugleich ein Versuch der genetischen Klärung der Osteochondritis dissecans. Chir.-Kongr. 1930. (b) Dauererfolge bei der Behandlung der Osteochondritis dissecans (König). Arch. klin. Chir. **157**, 752 (Kongr.). (c) Kälteschäden. Zbl. Chir. **1930**. (d) Die Verschiedenheit der Auswirkung gleichartiger bekannter Schäden auf die Knochen Jugendlicher und Erwachsener, gezeigt an Epiphysenstörungen nach Erfrierungen und bei der Hämophilie. Zbl. Chir. **15**, 898 (1930). (e) Epiphysenstörungen durch Kälte. Chir.-Kongr. 1931. (f) Osteochondritis. Chir.-Kongr. 1931. (g) Die Vertebra plana osteonecrotica (Calvé). Chirurg **1933**, H. 15. — Lotzin: Osteochondritis dissecans und Trauma. Zbl. Chir. **1928**, 2704. — Lucchese, G.: Ein Fall doppelseitiger Köhlerscher Erkrankung des Tarsal-Scaphoids. Policlinico, sez. chir. **36/9**, 483 (1929).

Maele, M. van de: Die Osteochondritis juvenilis. J. belge Radiol. **21** (1932). — Mandl, Felix: Freie Gelenkkörper und Patellarluxation. Zbl. Chir. **1928**, 2763—2765. — Manevič, A.: Osteochondropathie des Sesambeins am I. Metatarsophalangealgelenk. Die Rennander-Müllersche Krankheit. Sovet. chir. **1**, 464—469 (1932). Ref. Z.org. Chir. **60**, 856 (1933). — Marian, M.: Ein Fall von Osteochondritis der Schulter. Rev. d'Orthop. **22**, 36—40 (1935). — Marion, Jon: Bemerkungen zu einem Fall von Osteochondritis der Schulter. Zbl. Chir. **60**, 1222 (1933). — Maselli, V.: Über Osteochondritis und Osteoarthritis juvenilis deformans der Hüfte. Chir. Org. Movim. **19**, 13—50 (1934). — Mazziani, R.: Über die sog. Platyspondylien. Z. orthop. Chir. **56**, 446. — Meffert, Karl: Über Erkrankungen der Sesambeine des 1. Metatarsophalangealgelenks. Bruns' Beitr. **146**, 124 (1929). — Meis, Franz: Über Osteochondropathie der Sesambeine. Arch. orthop. Chir. **26**, 580 (1928). — Meyer-Wildisen, R.: Osteochondritis dissecans und freie Körper des

Ellbogengelenks. Schweiz. med. Wschr. 1932. —Micotti, R.: Über Osteochondritis der Hüfte und ihre Endausgänge. Ortop. e. traumat. appar. mot. 4, 292—349 (1932). Ref. Z.org. Chir. 60, 76 (1933). — Minar: Osteochondritis deformans nach Reposition angeborener Hüftverrenkung. Ref. Z.org. Chir. 29, 647 (1927). — Möller: Klinische Betrachtung über Fälle ausgeheilter Calvé-Perthes-Krankheit im Hinblick auf die endgültigen Deformitäten. Acta radiol. (Stockh.) 5, 1 (1926). — Moffat, B. W.: Köhlersche Krankheit der Patella. J. Bone Surg. 1929, 11. — Mouchet, A.: (a) Osteochondritis der Hüfte. Presse méd. 86, 399 (1929). (b) Metatarsale Epiphysenentzündung. J. Bone Surg. 11, 87—93 (1929). Ref. Z.org. Chir. 47, 608 (1929). (c) Osteochondritis deformans der oberen Femurepiphyse. Rev. d'Orthop. 8, 101 (1921). Ref. Z.org. Chir. 12, 335, 1338. — Mühlbradt: Über Spätfolge nach Perthesscher Krankheit. Dtsch. Z. Chir. 213, 243 (1928). — Müller, Walther: (a) Über die Erweichung und Verdichtung des Os lunatum. Bruns' Beitr. 119, 664 (1920). (b) Beobachtungen zur Frage des Verlaufs der Endausgänge sowie des familiären Auftretens der Osteochondritis deformans coxae juvenilis. Arch. orthop. Chir. 20, 327 (1922). (c) Experimentelle Untersuchungen über Nekrosen und Umbauprozesse am Schenkelkopf nach traumatischen Epiphysenlösungen und Luxationen etc. Bruns' Beitr. 132, 490. (d) Malacie der Sesambeinknochen des 1. Metatarsale, ein typisches Krankheitsbild. Bruns' Beitr. 134, 299 (1925). (e) Die normale und pathologische Physiologie des Knochens. Leipzig: Johann Ambrosius Barth 1929. (f) Biologie der Gelenke. Leipzig: Johann Ambrosius Barth 1929. (g) Gleichzeitiges Auftreten von Osteochondritis dissecans in 6 Gelenken. Dtsch. Z. Chir. 238 (1933). (h) Osteochondritis dissecans. Zbl. Chir. 1934, 2292. Ref. Z.org. Chir. 70, 313 (1935). — Müller, Walther u. W. Hetzlar: Familiäre generalisierte Osteochondritis dissecans zahlreicher Gelenke und der Wirbelsäule. Dtsch. Z. Chir. 241, 795—804 (1933).

Nagasaka: (a) Histologische Studie von 8 Fällen von Osteochondritis coxae juvenilis. (Jap. Ref.) (b) Über die Pathogenese und Ätiologie der Osteochondritis deformans coxae juvenilis (Calvé-Legg-Perthes). Fukuoka Ikwadaigaku Zasshi (jap.) 23, englische Zusammenfassung, S. 5—6. Ref. Z.org. Chir. 53, 414 (1931). — Natzler: Präparat von unblutig reponierter, doppelseitiger angeborener Hüftverrenkung. Verh. orthop. Ges. (25. Kongr. 1929), 1930, 235, 266. — Neck, van: (a) Köhlersche Krankheit. Histologie. Z.org. Chir. 40, 128. (b) Osteochondritis des Schambeins. Arch. franco-belg. Chir. 27, 238 (1924). Ref. Z.org. Chir. 29, 469. — Neumann u. Suter: Beiträge zur Frage der Osteochondritis dissecans. Dtsch. Z. Chir. 146, 219 (1918). — Nicolaysen: Pathogenese des Malum coxae Calvé-Legg-Perthes auf Grund einer Beobachtung. Norsk Mag. Laegevidensk. 92, 985—989 und deutscher Zusammenfassung, S. 989. 1931. Ref. Z.org. Chir. 57, 301 (1932). — Nieden, H.: Zur Ätiologie der Köhlerschen Erkrankung am Kahnbein des Fußes. Dtsch. Z. Chir. 203/04, 488 (1927). — Nielsen, N. Aage: (a) Osteochondritis dissecans capituli radii. Ref. Z.org. Chir. 55, 571 (1931). (b) Osteochondritis dissecans capituli humeri. I. Pathogenese und Ätiologie; II. Verlauf und Prognose. Chirurg 6, 438, 479 (1934). Ref. Z.org. Chir. 68, 516, 517 (1934). (c) Osteochondritis dissecans und Epiphyseonekrose. Verh. jütl. med. Ges. 1934, 47—55; Hosp.tid. (dän.) 1935. — Niessen, H.: Über sog. Osteochondritis dissecans der lateralen Femurkondylen. Bruns' Beitr. 143 (1928). — Nussbaum: (a) Demonstration über die Entstehung von Osteochondritis juvenilis. Chir.-Kongr. 1923. (b) Die arteriellen Gefäße der Epiphysen des Oberschenkels und ihre Beziehungen zu normalen und pathologischen Vorgängen. Bruns' Beitr. 130, 495 (1923). (c) Die Gefäße am oberen Femurende und ihre Beziehungen zu pathologischen Prozessen. Bruns' Beitr. 137, 332 (1926).

Oberzimmer: Bestehen Beziehungen zwischen kongenitaler Hüftluxation und Osteochondritis juvenilis? Chir. Org. Movim. 18, 233—242 (1933). Ref. Z.org. Chir. 65, 765 (1934). — Oden, H.: Differentialdiagnose der Hüftgelenkstuberkulose und Perthesschen Krankheit. D. Tbk. Bl. 8, 81—88 (1934).

Paître, R. F. C.: Die freien Gelenkkörper. Arch. Méd. mil. 95, 164—193 (1931). Ref. Z.org. Chir. 57, 362 (1932). — Paître, R. F. C. u. du Bourget: Osteochondritis dissecans. Z.org. Chir. 42, 219. — Penalver, R.: Meine Erfahrung über die deformierende juvenile Osteochondritis. Cir. ortop. y traumatol. 2, 195—199 (1934). — Perthes: (a) Über Arthritis deformans juvenilis. Dtsch. Z. Chir. 107, 111, 145 (1910). (b) Über Osteochondritis deformans juvenilis. Chir.-Kongr. 1913. (c) Über Entwicklung, Endausgänge der Osteochondritis, sowie Verhältnis der Krankheit zur Arthritis deformans. Bruns' Beitr. 127, 477. — Perthes u. Welsch: Über Entwicklung und Endausgänge der Osteochondritis deformans des Hüftgelenks (Calvé-Legg-Perthes). Bruns' Beitr. 127, 477 (1922). — Pfab u. Schosserer: Zur Klinik und Therapie der Verletzungen und Erkrankungen des Mond- und Kahnbeins. Dtsch. Z. Chir. 216, 357 (1929). — Phemister, D. B.: (a) Ursachen und Veränderungen bei freien Körpern, die der Gelenkoberfläche entstammen. J. Bone Surg. 12, 278 (1930). (b) Knochenheilung bei aseptischer Nekrose. J. Bone Surg. 12, 769 (1930). (c) Aseptische Knochennekrose bei Frakturen, Transplantationen und Gefäßverschlüssen. Z. orthop. Chir. 55, 161 (1931). Ref. Z.org. Chir. 56, 681 (1932). (d) Schenkelhalsbrüche, Hüftgelenkverrenkungen und unklare Ernährungsstörungen, welche zur aseptischen Nekrose des Femurkopfes führen. Surg. etc. **59**, 415—440 (1934). Ref. Z.org. Chir. **70**, 317 (1935). — PHEMISTER, D. B. u. ALEX. BRUNSCHWIG u. DAY: KÖHLERsche, LEGG-PERTHESsche und KIENBÖCKsche Erkrankung in ihren Beziehungen zu Streptokokkeninfektionen. J. amer. med. Assoc. **95**, 995—1002 (1930). Ref. Z.org. Chir. **52**, 479 (1931). — PICK, L.: Die aseptische Knochennekrose und ihre Bedeutung für die Chirurgie. Dtsch. med. Wschr. **1932 II**, 1231. — PICKETT, J. C. u. M. KARBIN: Osteochondritis der Wachstumszentren. Surg. etc. **56** (1933). — PLATT, HARRY: Pseudokoxalgie, Osteochondritis deformans juvenilis coxae, milde Hüfterkrankung. Brit. J. Surg. **9**, Nr 35 (1929). — POKORNY, LILLI: Die Kienböcksche Erkrankung des Mondbeins und ihre Stellung im Rahmen der entschädigungspflichtigen Berufskrankheiten. Fortschr. Röntgenstr. **49**, 566—587 (1934). — POLACCO, EZIO: (a) Beitrag zur Kenntnis der beweglichen Gelenkkörper der Hüfte. Arch. ital. Chir. **24**, 671—689 (1929). Ref. Z.org. Chir. **49**, 866 (1930). (b) Freier Gelenkkörper als Fernausgang einer Fractura colli femoris. Arch. ital. Chir. **25**, 94—103 (1929). Ref. Z.org. Chir. **49**, 555 (1930). — POLGAR, FR.: Über Plattwirbel. Röntgenprax. **3**, H. 8 (1931). — POLIOKA: Kyphosis juvenilis osteochondropathica. SCHEUERMANN 1930. Ref. Z.org. Chir. **54**, 27. — POLLAK, RUDOLF: Osteochondritis ischio-pubica. Wien. med. Wschr. **1934**, 777. — POLLWEIN: Früh- und Spätstadien der Osteochondritis deformans juvenilis coxae. Bruns' Beitr. **135**, 608 (1926). — POULET u. VAILLARD: Beiträge zum Studium der freien Gelenkkörper. Arch. Physiol. norm. et path. **1885**, 266. — POZNIAKOV, L.: Chirurgische Behandlung der KÖHLERschen Metatarsalerkrankung. J. de Chir. **43**, 667—676 (1934). — POZZO, G. DAL: Ein Fall von beginnender KÖHLERscher Erkrankung. Arch. Sci. med. **54**, 570—576 (1930). Ref. Z.org. Chir. **52**, 320 (1931).

RAHM, H.: Zur Frage der Disposition bei der Osteochondritis dissecans capituli humeri. Zbl. Chir. **1934**, 2263—2271. Ref. Z.org. Chir. **70**, 74 (1935). — REHBEIN: Zur Ätiologie der PERTHESschen Krankheit, zugleich ein Beitrag zur traumatischen Hüftgelenksluxation im Kindesalter. Dtsch. Z. Chir. **174**, 416 (1922). — REINBERG: Zur Frage über die KÖHLERsche Krankheit und das Konstitutionsproblem. Zbl. Chir. **1926**, Nr 49. — RENANDER: 2 Fälle von typischer Osteochondropathie des medialen Sesambeins des 1. Mittelfußknochens. Acta radiol. (Stockh.) **3**, 521 (1925). — REY: (a) Zur Kenntnis der Osteochondritis dissecans. Zbl. Chir. **1931**, 2892. (b) Osteochondritis dissecans der Hüftgelenkspfanne. Z. orthop. Chir. **58** (1933). — RICHARDTS, T. K.: Osteochondritis dissecans. Amer. J. Roentgenol. **19**, 278 (1928). Ref. Z.org. Chir. **44**, 869. — RIEDEL: (a) Klinische Untersuchungsbefunde bei Osteochondritis deformans coxae juvenilis. Münch. med. Wschr. **1922 II**, 1592. (b) Beiträge zur pathologischen Anatomie der Osteochondritis deformans coxae juvenilis. Zbl. Chir. **1922**, 1447. (c) Zur pathologischen Anatomie und Ätiologie der Osteochondritis deformans coxae juvenilis. Virchows Arch. **244**, 335 (1923). — RIESS: Nachuntersuchungen bei Kranken mit Osteochondritis dissecans. Arch. orthop. Chir. **30**, 217 (1931). — RIMANN: Experimentelle Beiträge zur Lehre von der Entstehung der echten freien Gelenkkörper. Virchows Arch. **180**, 446. — RIXFORD: Osteochondromatose. Ann. Surg. **92**, 673 (1930). — ROCKEMER: Zur Histopathogenese der PERTHESschen Krankheit. Frankf. Z. Path. **1927**. — ROEDERER, C.: Die Folgen der Wirbelepiphysitis. Bull. méd. **1935**, 118—121. — ROEPKE: Osteochondritis der Patella unter dem Bilde der SCHLATTERschen Krankheit. Zbl. Chir. **1932**, 2538—2539. Ref. Z.org. Chir. **60**, 761 (1933). — ROESNER: Die Entstehungsmechanik der sog. Osteochondritis dissecans am Kniegelenk. Bruns' Beitr. **127**, 537 (1922). — ROESNER u. WEIL: Über die Nekrose der Epiphysen des 2. und 3. Metatarsalknochens. Bruns' Beitr. **133**, 470. — ROSENO: Aseptische Epiphysennekrose von Brust- und Lendenwirbeln. Zbl. Chir. **1928**, 2525—2527. Ref. Z.org. Chir. **44**, 637 (1929). — ROST: PERTHES. Dschr. Z. Chir. **125**, 62. — ROSTOCK, P.: (a) Corpus mobile im Foramen supratrochleare humeri. Dtsch. Z. Chir. **218**, 412 (1929). (b) Durch Arbeit mit Preßluftwerkzeugen im Ellbogengelenk hervorgerufene Veränderungen. Chir.-Kongr. 1930. (c) Ergebnisse operativer und konservativer Behandlung der Lunatumnekrose. Verh. dtsch. Ges. Chir. 56. Tagg **1932**. (d) Gelenkschäden durch chronische Erschütterungen. Zbl. Chir. **1934**, 630. (e) Die Zunahme einer Ellbogengelenkschädigung durch Arbeit mit Preßluftwerkzeugen bei der Fortsetzung dieser Arbeit. Mschr. Unfallheilk. **41**, 73—75 (1934). — RYFFEL, W.: Unterkiefernekrosen als Röntgenschädigung. Schweiz. med. Wschr. **1935 I**.

SANDOZ, A.: Beiträge zur Frage der Osteochondritis deformans juvenilis (CALVÉ-LEGG-PERTHESsche Krankheit). Bruns' Beitr. **143**, 189 (1928). Ref. Z.org. Chir. **43**, 875 (1928). — SANTOZKI, M.: Ein Beitrag zur sog. Malacia ossis lunati et navicularis (KIENBÖCK-PREISERsche Krankheit). Fortschr. Röntgenstr. **39**, 1060—1066 (1929). Ref. Z.org. Chir. **49**, 512 (1930). — SAUER, WALTER: Zur Pathogenese der KÖHLERschen Erkrankung des Os naviculare tarsi. Fortschr. Röntgenstr. **40**, 679. — SAUPE: Multiple, große geschichtete Gelenkkörper im Kniegelenk. Fortschr. Röntgenstr. **37**, 1 (1928). — SCABELL, ALBERT: Zur Pathogenese der Osteochondritis dissecans bei endemischem Kretinismus. Schweiz. med. Wschr. **58**, 703 (1928). Ref. Z.org. Chir. **44**, 111 (1929). — SCHAEFER: Über das Auftreten von

Erweichungsherden im Schlüsselbeinkopf. Chirurg 2, 71 (1930). — Schanz: Über Spät-
erkrankungen des Hüftgelenks nach eingerenkter angeborener Luxation. Z. ärztl. Fortbildg
23, 593 (1926). — Scheuermann: (a) Durch Epiphysentrennung verursachte Coxa valga.
Acta orthop. scand. (Stockh.) 1, 178 (1930). (b) Autopsie des Hüftgelenks $^3/_4$ Jahr nach
unblutiger Reposition. Z. orthop. Chir. 39. — Schieber: Zur Kenntnis der Osteochondritis
dissecans. Arch. orthop. Chir. 29 (1931). — Schinz, Baensch u. Friedl: Lehrbuch der
Röntgendiagnostik, 3. Aufl. Leipzig: Georg Thieme 1931. — Schlags, Karl: Über 3 Fälle
von kongenitalem Femurdefekt. Univ. Kjöbenh. Emsdetten: Lechte 1934. — Schmidt, A.:
(a) Zur Entstehung der freien Gelenkkörper. Bruns' Beitr. 131, 409 (1924). (b) Experimentelle Gelenkfrakturen. Zur Frage der Osteochondritis dissecans. Bruns' Beitr. 132, 129
(1924). — Schmidt, G. W.: Sekundäre Arthritis deformans und Unfall. Mschr. Unfallheilk.
36, 177 (1929). — Schmidt, W.: Die Endausgänge der Osteochondritis deformans juvenilis
Perthes. Bruns' Beitr. 160 (1934). — Schmieden: Ein Beitrag zur Lehre von den Gelenkmäusen. Arch. klin. Chir. 62 (1900). — Schmorl: (a) Kyphosis adolescentium. Arch.
klin. Chir. 168. (b) Bemerkungen zu der Arbeit von Mau. Z. orthop. Chir. 55, 274. —
Schmorl u. Junghanns: Die gesunde und kranke Wirbelsäule im Röntgenbilde. Leipzig:
Georg Thieme 1932. — Schnee, A.: Zur Chirurgie der Köhlerschen Erkrankung der Meta-
tarsalien. Ortop. i Traumatol. 3, 30—34 (1929). Ref. Z.org. Chir. 53, 478 (1931). —
Scholz: Röntgenologische Beckenstudien zur Frage des Zusammenhanges der Osteochondritis deformans coxae juvenilis und der angeborenen Subluxation der Hüfte, wie es
von Calot behauptet wird. Arch. orthop. Chir. 26, 572 (1928). — Schubert, M.: Zum
strukturellen Aufbau freier Gelenkkörper. Bruns' Beitr. 155, 553 (1932). — Schütz:
Beitrag zur Frage der typischen Erkrankungen der Sesambeine. Bruns' Beitr. 145, 65
(1928). — Schumm: (a) Klinische Beiträge zur Kenntnis der freien Gelenkkörper. Bruns'
Beitr. 141, 111. (b) Klinische Beobachtungen über freie Gelenkkörper. Med. Klin. 1927 I. —
Schwarz, E.: Eine typische Erkrankung der oberen Femurepiphyse. Beitr. klin. Chir.
93, 1 (1914). — Silberstein: Angeborene Hüftluxation und Osteochondritis. Ortop. i
Traumatol. 3, 76—81 (1929). Ref. Z.org. Chir. 51, 651 (1930). — Simons: (a) Über Osteopathia deformans des Os naviculare pedis. Z. orthop. Chir. 52, 564 (1930). (b) Zur Röntgen-
diagnose der Osteochondritis deformans coxae juvenilis. Fortschr. Röntgenstr. 48, 591,
592 (1933). — Sommer, R.: Die Osteochondritis dissecans (König). Bruns' Beitr. 129,
1 (1923). — Sonntag, E.: (a) Beitrag zur Köhlerschen Krankheit des Kahnbeins. Dtsch.
Z. Chir. 163, 145 (1922). (b) Über die Köhlersche Krankheit bei Kindern. Fortschr. Med.
38, Nr 13 (1924). — (c) Über die Köhlersche Erkrankung am Kahnbein des Kindes. Z.
Röntgenol. 1925, 73. (d) Je ein freier und ein in Ablösung begriffener Körper in beiden
Knien. Zbl. Chir. 1928, 2932. — Sorrel, E.: (a) 6 Fälle von Osteochondritis deformans
juvenilis der oberen Femurepiphyse. Rev. d'Orthop. 28, 31 (1921). Ref. Z.org. 12, 415.
(b) Infantile Osteochondritis deformans des oberen Femurendes im Alter von $21^1/_2$ Jahren.
Bull. Soc. nat. Chir. Paris 56/4, 143 (1930). — Sorrel, E. u. Bufnoir: 3 Fälle von Osteochondritis der Schulter. Rev. d'Orthop. 18, 56—63 (1931). Ref. Z.org. Chir. 54, 398 (1931). —
Speck, W.: Störungen der Knochenwachstumszonen nach Perthes. Z. ärztl. Fortbildg
1932, 145. — Speed, Kellog: Köhlersche Krankheit des Kahnbeins. Chir. Org. Movim.
12, 140 (1928). — Špišič, B.: Über den kongenitalen Charakter juveniler Osteochondritiden
des Hüftgelenks. Z. orthop. Chir. 52, 60—72 (1929). Ref. Z.org. 48, 265 (1920). — Spitzy:
Hüftgelenksluxation und Osteochondritis. Z. orthop. Chir. 45, 576 (1924). — Staa, v.:
Zur Frage der Operation bei der Osteochondritis dissecans. Arch. klin. Chir. 161, 281
(1930). — Stören, H.: Osteochondritis dissecans in den Hüftgelenken. Acta chir. scand.
(Stockh.) 1934, 1374. — Stracker, O.: (a) Zur operativen Behandlung und Histologie
der Schlatterschen Erkrankung. Zbl. Chir. 1932, 2167—2170. Ref. Z.org. Chir. 60,
762 (1933). (b) Zur Histologie der Schlatterschen Erkrankung. Z. orthop. Chir. 58 (1932). —
Sultan, G.: Zur Ätiologie der freien Gelenkkörper. Zbl. Chir. 1930, 1049. — Sundt:
Malum coxae Calvé-Legg-Perthes. Kristiania: Jacob Dybwad 1920. — Szabo, Istvan:
Zur Frage der Ätiologie der Osteochondritis juvenilis coxae. Magy. Röntgen Közl. 8,
69—75, 85 (1934).

Tamann: (a) Freie Körper. Arch. klin. Chir. 172, 450; 173, 77. (b) Über den feineren
Bau der freien Gelenkkörper. Arch. klin. Chir. Kongr. 1932; Bruns' Beitr. 158 (1933).
(c) Über experimentelle Osteochondritis dissecans. Arch. klin. Chir. 172, 450 (1933). —
v. Tempsky: Zur Klinik der freien Körper des Ellbogengelenks. Bruns' Beitr. 151, 521
(1931). — Thiemann: Osteochondritis juvenilis der Finger. Fortschr. Röntgenstr. 14. —
Tichy: Zwei Fälle von Arthritis chronica deformans juvenilis mit ausgeprägter Knochenatrophie. Bruns' Beitr. 121, 453 (1921). — Tillier, R. u. G. Bousser: Betrachtungen
über die Pathogenese der metaplastischen Erkrankungen der Hüfte vom Typ der Osteochondritis. Lyon chir. 28, 286—297 (1931). Ref. Z.org. Chir. 54, 858 (1931). — Töppner:
Beziehungen zwischen Chondromatose und Osteochondritis dissecans im Röntgenbild.
Arch. klin. Chir. 181, 406—417 (1934). — Tomoda, M. u. T. Saito: Über einen operativ
geheilten Fall von Osteochondromatosis des linksseitigen Kniegelenks. Zbl. Chlir. 1935,

374—378. — Tschmarke, D.: Über Osteochondritis dissecans als Unfallfolge. Münch. med. Wschr. **1934** I, 1038.

Vacchelli: Nuclei ossei paracotyloidei und freie Gelenkkörper der Hüfte. Chir. Org. Movim. **7**, 527 (1923). Ref. Z.org. Chir. **29**, 468. — Valentin: Beiträge zur Köhlerschen Erkrankung des 2. Metatarsophalangealgelenks. Fortschr. Röntgenstr. **29**, 173 (1922). — Valtancoli: Osteochondritis ischiopubica. Chir. Org. Movim. **9**, 281 (1925). Ref. Z.org. Chir. **32**, 122. — Velluda u. Nichita: Über die Entstehungsweise der Köhlerschen Krankheit. Virchows Arch. **276**, 548 (1930). — Vogel: Ein Fall von Knochenerweichung (Köhler, Kienböck u. a.) im Sprungbeinhals. Zbl. Chir. **1927**, 2510.

Wagner, A.: Über Osteochondritis deformans coxae juvenilis und Coxa vara adolesc. Arch. orthop. Chir. **18**, 380 (1920). — Wagner, W.: Lunatummalacie bei elektrischem Unfall. Arch. klin. Chir. **170** (1932). — Wagoner, G. and B. N. E. Cohn: Osteochondritis dissecans. Stud. Univ. Pennsylvania **3**, Nr 20. — Wakeley, C. P. G.: Köhlersche Krankheit mit maulbeerförmiger oberer Femurepiphyse. Proc. roy. Soc. Med. **23** 5, 600 (1930). — Waldenström: (a) Coxa plana, Osteochondritis deformans. Zbl. Chir. **1920**, 539. (b) Coxa plana. Lyon chir. **18**, 7 (1921). Ref. Z.org. Chir. **13**, 206. (c) Die Anfangsstadien der Coxa plana. Acta orthop. scand. (Stockh.) **5**, 1—32 (1934). (d) Nekrose der Femurepiphyse, entstanden durch unzureichende Ernährung vom Lig. teres. Acta chir. scand. (Stockh.) **75**, 185 (1934). — Walter, H.: (a) Zur Histologie und Pathogenese der Perthesschen Krankheit und der aseptischen Knochen-Knorpelnekrosen überhaupt. Arch. orthop. Chir. **23**, 672 (1925). (b) Die Entstehung der lokalen Malacien. Arch. orthop. Chir. **25**, 557. (c) Die Beziehung der Osteochondritis zur Osteomyelitis und zur funktionellen Überlastung. Chir.-Kongr. 1931. (d) Die Bedeutung der Umbauzonen des Knochens. Zbl. Path. **58** (1933). Festschrift für M. B. Schmidt. — Watermann: Kyphosis adolescentium. Arch. orthop. Chir. **24**, 179 (1926). — Wegner, Georg: Der Einfluß des Phosphors auf den Organismus. Virchows Arch. **1872**. — Wehner, E.: Operative Behandlung der Osteochondritis deformans juvenilis coxae. Erg. Chir. **19**, 77 (1926). — Weichselbaum: Zur Genesis der Gelenkkörper. Virchows Arch. **57**, 127 (1873). — Weil: (a) Über doppelseitige symmetrische Osteochondritis dissecans. Bruns' Beitr. **78**. (b) Über die Beziehungen der Osteochondritis deformans coxae juvenilis und der Alban Köhlerschen Krankheit. Bruns' Beitr. **122**, H. 2. (c) Beitrag zur Kenntnis der von A. Köhler beschriebenen Krankheit des 2. Metatarsophalangealgelenks. Fortschr. Röntgenstr. **28**, 133 (1921/22). (d) Osteochondritis juvenilis der Finger. Fortschr. Röntgenstr. **40** (1929). — Weil u. Bartels: Zur Frage der Osteochondritis dissecans. Klin. Wschr. **1932** I, 657. — Weiss, K.: (a) Über die Malacie des Os naviculare pedis. Fortschr. Röntgenstr. **40**, 1034—1041 (1929). (b) Über das Wesen der aseptischen Osteonekrosen. Wien. klin. Wschr. **1931** I, 1077. (c) Zur Pathogenese der aseptischen Nekrosen des Skeletts, ein röntgenologischer Beitrag. Fortschr. Röntgenstr. **43**, 442 (1931). — Wette, W.: (a) Die Lunatumnekrose als Unfallfrage und Berufskrankheit. Arch. orthop. Chir. **29**, H. 3. (b) Doppelseitige Lunatumnekrose. Mschr. Unfallheilk. **39** (1933). — Whitby, E.: Ein Fall von Erkrankung des II. Metatarsophalangealgelenks. Brit. J. Radiol. **3**/27, 141 (1930). — Whitman, R.: (a) Weitere Beobachtungen über die Legg-Perthessche Krankheit. Amer. J. Surg. **5**, 385 (1928). (b) Weitere Beobachtungen über die operative Behandlung der Legg-Perthesschen Krankheit. Amer. J. Surg. **6**, 791 (1929). Ref. Z.org. Chir. **47**, 520 (1929). — Widenhorn, H.: Beckenfraktur und Schenkelkopfnekrose. Dtsch. Z. Chir. **242**, H. 5/6. — Wiedhopf: Sesambeinnekrose durch Gicht. Zbl. Chir. **1930**, 2217. — Wiedhopf u. Greifenstein: Die histologischen Veränderungen. 1. Subchondrale Knochennekrose. Dtsch. Z. Chir. **234** (1931). — Wild: Ein Fall von Osteochondritis deformans juvenilis am Ellbogengelenk. Zbl. Chir. **1921**, 798. — Winter, H.: Die Perthessche Krankheit im Lichte neuer Stoffwechseluntersuchungen. Z. orthop. Chir. **52**, 592 (1930). — Wisbrun: Beitrag zur Pathologie und Therapie der Sesambeinerkrankungen. Arch. orthop. Chir. **29**, 473 (1931). Ref. Z.org. Chir. **55**, 576 (1931). — Wohlauer: Beitrag zur Frage der Köhlerschen Erkrankung des Os naviculare pedis. Z. orthop. Chir. **31**, 124 (1913). — Wollenberg: (a) Experimentelle Ernährungsstörungen am Knochen. Verh. 21. Kongr. dtsch. orthop. Ges. 365. (b) Über Knochennekrose. Z. orthop. Chir. **50**, 415 (1928). — Wülfing: Über Osteochondritis ischiopubica. Dtsch. Z. Chir. **199**, 413 (1926).

Zaajer: Osteochondropathia juvenilis parosteogenetica. Ref. Z.org. Chir. **11**, 206. Dtsch. Z. Chir. **163**, 228 (1922). — Zarenko: Zur Klinik der Osteochondropathia necroticans von Köhlerschem Typ. Arch. orthop. Chir. **27**, 11 (1929). — Zemansky, jr.: Pathologie und Pathogenese der Osteochondritis deformans juvenilis coxae (Legg, Calvé, Perthes). Amer. J. Surg. **4**, 169—184 (1928). Z.org. Ref. Chir. **43**, 133 (1928). — Zesas: Über die juvenile Osteoarthritis deformans coxae. Arch. f. Orthop. **7**, 214 (1909); **8** (1910). — Zweifel, C.: Subchondrale Knochennekrose am jugendlichen Wirbelkörper nach Trauma. Schweiz. med. Wschr. **1933** II.

4. Die Zusammenhangstrennungen der Knochen.

Die Knochenbrüche, die Bruchheilung und ihre Störungen.

Von

A. Lauche-Nürnberg.

Mit 71 Abbildungen.

I. Einleitung.

Es läßt sich nicht leugnen, daß das Studium der pathologischen Anatomie und Histologie der Knochenbrüche, der Bruchheilung und ihrer Störungen von den Pathologen etwas stiefmütterlich behandelt worden ist. Die außerordentlich zahlreichen Arbeiten auf diesem Gebiet stammen zum größten Teil von Chirurgen, und Chirurgen haben auch große Verdienste um die Aufklärung der zahlreichen Unklarheiten und Streitfragen, die hier bestanden und zum Teil noch nicht endgültig gelöst sind. Diese Tatsache ist sehr verständlich. Die Knochenbrüche bilden ein sehr wichtiges Kapitel der praktischen Chirurgie, und die Störungen der Bruchheilung beschäftigen den Chirurgen so außerordentlich häufig, daß sein großes Interesse auch an den theoretischen Fragen, die mit der Bruchheilung zusammenhängen, ganz selbstverständlich ist. Der Pathologe hat dagegen nur verhältnismäßig selten Gelegenheit, sich mit den Knochenbrüchen und ihren Folgen zu befassen. Die größte Mehrzahl der Frakturen kommt ihm entweder zu früh oder zu spät zu Gesicht. Entweder handelt es sich um Sektionen, die sofort oder nur wenige Stunden nach dem Unfall Verstorbene betreffen. Dann ist an der Bruchstelle noch nichts von Belang für die pathologische Histologie zu erwarten. Oder aber der Pathologe findet ganz alte Bruchstellen, die mehr als Nebenbefunde zu bewerten sind. Sie lassen zwar interessante statische Fragen bearbeiten, bieten aber pathologisch-histologisch nichts mehr. Die für den Pathologen wichtigsten Stadien aber, in denen die Heilungsvorgänge mitten im Gange sind, kommen nur selten zur Untersuchung, und es ist geradezu ein Zufall, daß man einmal Gelegenheit hat, Brüche eines bestimmten Knochens in verschiedenen Heilungsstadien untersuchen zu können. Nur die Rippenbrüche, die aber gewisse Besonderheiten aufweisen, machen hier eine Ausnahme.

Will der Pathologe selbst Erfahrungen auf dem Gebiete der Histologie der Bruchheilung an menschlichem Material sammeln, so ist ein sehr enges Zusammenarbeiten mit dem Chirurgen und dem Röntgenologen unbedingte Voraussetzung.

Auch mir wäre es nur in unzureichendem Maße möglich gewesen, die vorliegende Bearbeitung durch eigene Erfahrung zu vertiefen, wenn ich nicht in so dankenswerter Weise von Herrn Prof. Dr. v. REDWITZ, Direktor der Chirurgischen Universitätsklinik in Bonn, Herrn Prof. Dr. KREUTER, Direktor der Chirurgischen Klinik des Allgemeinen Städtischen Krankenhauses in Nürnberg, und Herrn Ober-Medizinalrat Dr. HAMMER, Vorstand des Röntgeninstitutes am Städtischen Krankenhaus in Nürnberg mit Material, Krankengeschichten und Röntgenbildern vielfach unterstützt worden wäre.

Zur Abgrenzung meines Themas sei folgendes vorausgeschickt: Entsprechend der Aufgabe dieses Handbuches habe ich die Darstellung der pathologischen Histologie ganz in den Vordergrund gestellt. Die Besprechung der verschiedenen Bruchformen, die an jedem einzelnen Knochen vorkommen können, war ebensowenig beabsichtigt, wie die Behandlung der Mechanik der Bruchentstehung. Diese speziellen Fragen müssen den Handbüchern der Frakturlehre vorbehalten bleiben. Hier konnte es sich nur darum handeln, eine mehr allgemein gehaltene Übersicht über die verschiedenen Bruchformen zu geben, das Hauptgewicht aber auf die Darstellung der pathologischen Histologie der Bruchheilung und ihrer Störungen zu legen. Dabei war es mein Bestreben, die aus den oben genannten Gründen noch überall klaffenden Lücken durch möglichst viele eigene Untersuchungen zu ergänzen. Die überaus zahlreichen Tierversuche aus dem Gebiet der Frakturheilung werde ich nur heranziehen, soweit es zur Klärung bestimmter Fragen notwendig ist. Ein näheres Eingehen auf die Tierexperimente wäre gleichbedeutend gewesen mit einer Darstellung der Physiologie der Bruchheilung. Eine solche zu geben, liegt nicht im Rahmen dieses Handbuches, so selbstverständlich es auch ist, über das rein Morphologische hinaus auch pathologisch-physiologische Fragestellungen zu erörtern. Besonders betonen möchte ich schließlich noch, daß die Besprechung des Knochenumbaues in den späteren Stadien der Bruchheilung in dem Abschnitt über die Belastungsverunstaltungen des Skelets von PUTSCHAR erfolgen wird, so daß ich auf diese Endzustände der Bruchheilung nur kurz eingehen werde.

II. Kurze Übersicht über die Einteilung und Mechanik der Knochenbrüche.

Unter Knochenbruch oder Fraktur versteht man eine plötzlich (akut) entstandene Zusammenhangstrennung im Bereiche eines Knochens. BAUER faßt den Frakturbegriff weiter und will nicht nur die Verletzung des Knochens, sondern die Verletzungskrankheit des ganzen regionären Bewegungsapparates (Knochen, Gelenke und Muskulatur) unter dem Frakturbegriff zusammengefaßt wissen. Wenn auch diese Definition vom anatomischen Standpunkt aus zu weit gefaßt ist, so müssen selbstverständlich auch in einer Darstellung der pathologischen Anatomie der Knochenbrüche die zugehörigen Veränderungen der umgebenden Weichteile die gebührende Berücksichtigung finden.

Die Zusammenhangstrennung kann einen vorher gesunden Knochen betreffen und erfordert dann eine Gewalteinwirkung, die erheblich über die physiologische Beanspruchung des Knochens hinausgeht. Wie stark die Gewalteinwirkung im Einzelfall sein muß, hängt von vielen Faktoren ab, von denen ich nur die physikalischen Eigenschaften des Knochens, die Dicke der Weichteilbedeckung und die Art und Einwirkungsweise der Gewalt nenne. Die meisten Frakturen werden durch Gewalteinwirkungen von außerhalb des Körpers hervorgerufen: traumatische Frakturen. In anderen Fällen veranlassen innerhalb des Körpers wirkende Kräfte einen Knochenbruch. Es sind dies plötzliche oder unkoordinierte Muskelkontraktionen, die meist zu Abrissen von Fortsätzen an den Ansatzstellen der betreffenden Muskeln (WAGNER, Lit., LÖNNERBLAD), seltener zu Frakturen von Rippen (HUBER, PORZELT, P. MEYER, Lit.), der Clavicula (MATTI) und ausnahmsweise auch einmal zum

Bruch eines größeren Röhrenknochens (Humerus, WILMOTH) führen können
(PIRKER, Lit.!)[1].

Nicht jedem Knochenbruch geht eine offensichtliche Überbeanspruchung
des Knochens voraus. Es kommt vielmehr nicht selten vor, daß ein Knochen
ohne besonders erhebliche Gewalteinwirkung, anscheinend von selbst, spontan,
bricht. Das ist natürlich nur möglich, wenn seine Festig-
keit zuvor aus irgendeinem Grunde stark herabgesetzt
war, z. B. durch Alters-, Inaktivitäts- und Druckatrophie
oder durch eine der zahlreichen Erkrankungen, die zu
einer umschriebenen oder allgemeinen Verminderung der
Bruchfestigkeit führen, z. B. Osteomyelitis, Geschwülste

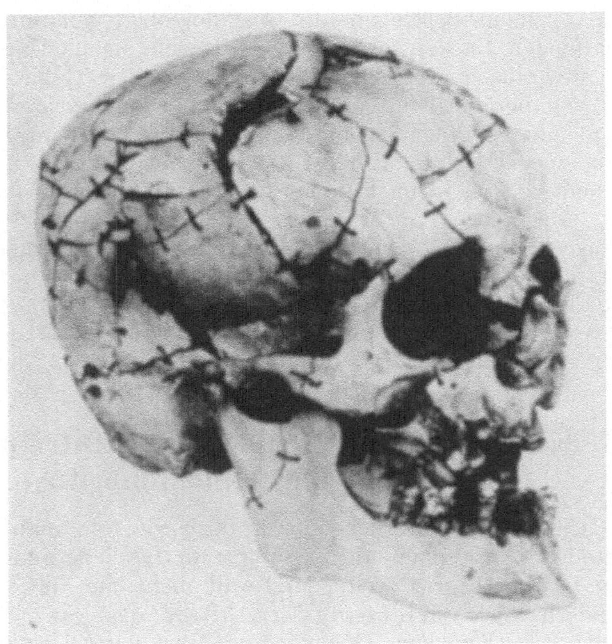

Abb. 1.   Abb. 2.

Abb. 1. Biegungsfraktur des Humerus. Sehr gute Stellung der Bruchenden. 24jähriger Mann. S.301,89, Basel.
(Nach Diapos. von Prof. RÖSSLE. Siehe auch MATTI, Abb. 53.)
Abb. 2. Zertrümmerungsbruch des Schädels. 53jähr. Mann. S. 245/92, Basel. (Nach Diapos. von Prof. RÖSSLE.)

und Geschwulstmetastasen (s. S. 289), sowie manche Systemerkrankungen des
Stützapparates. In den letzten Jahren hat man erkannt, daß auch eine häufig
einwirkende, im Einzelfall nicht erhebliche Überbeanspruchung eines Knochens
mit der Zeit zu einer starken Verminderung der Bruchfestigkeit führen kann.
So haben vor allem HENSCHEN und seine Mitarbeiter zeigen können, daß
z. B. die sog. Marschfrakturen (Lit. OSTERLAND) und die Wirbelbrüche
bei Tetanus (Lit. BÄCKER) als typische Schwingungsbrüche aufzufassen
sind, die auf dem Boden einer ständigen Überbeanspruchung der statischen,

---

[1] In einer soeben erschienenen Arbeit [Arch. klin. Chir. 185, 228 (1936)] weist BURCK-
HARDT darauf hin, daß auch ein großer Teil der „traumatischen Frakturen" durch innerhalb des Körpers wirkende Kräfte entsteht, und zwar durch plötzliche „Bremsung" einer
bereits eingeleiteten Bewegung. War der Knochen durch die in entgegengesetzter Richtung wirkenden kontrahierten Muskeln schon stark beansprucht, so genügt manchmal
schon eine sehr geringe zusätzliche Gewalteinwirkung von außen, um einen Bruch herbeizuführen.

dynamischen und Schwingungselastizität entstehen (s. S. 296).   Solche Knochenbrüche, die bereits nach einer verhältnismäßig geringfügigen Gewalteinwirkung entstehen, bezeichnet man seit langem als „Spontanfrakturen“. Neuerdings wird von einigen Forschern die Bezeichnung „pathologische Frakturen“ vorgezogen (z. B. von GRUNERT, MATTI). Ich halte die letztgenannte Bezeichnung aber für weniger glücklich. Sie soll bedeuten, daß es sich um Frakturen krankhaft veränderter Knochen handelt und damit diese prognostisch sicher ausschlaggebende Besonderheit betonen. Sie ist aber sprachlich falsch gebildet (eine Eigenschaft, die sie allerdings mit vielen unserer Fachausdrücke teilt) und erweckt unwillkürlich den Eindruck, als ob es auch „physiologische Frakturen“ gäbe, d. h. Knochenbrüche, die nicht als etwas Krankhaftes anzusehen sind. Wenn auch nicht jede Fraktur eines bereits anderweitig erkrankten Knochens streng genommen die Bezeichnung „Spontanfraktur“ verdient, weil etwa bei noch nicht sehr weit fortgeschrittener Erkrankung noch eine merklich über die physiologische Beanspruchung hinausgehende Gewalteinwirkung zur Erzeugung der Fraktur nötig war, so scheint mir die Bezeichnung

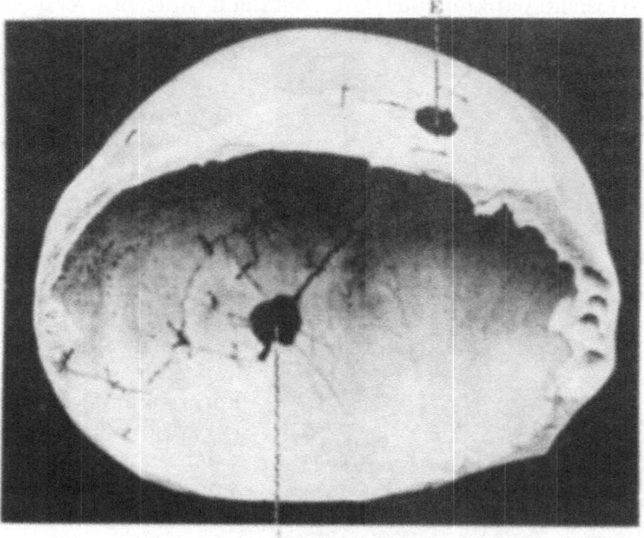

Abb. 3. Lochbruch. Schädeldurchschuß. Suizid. S. 711/33, Nürnberg. 51jähriger Mann. E Einschuß, A Ausschuß. Beide sind durch eine Fissur verbunden.

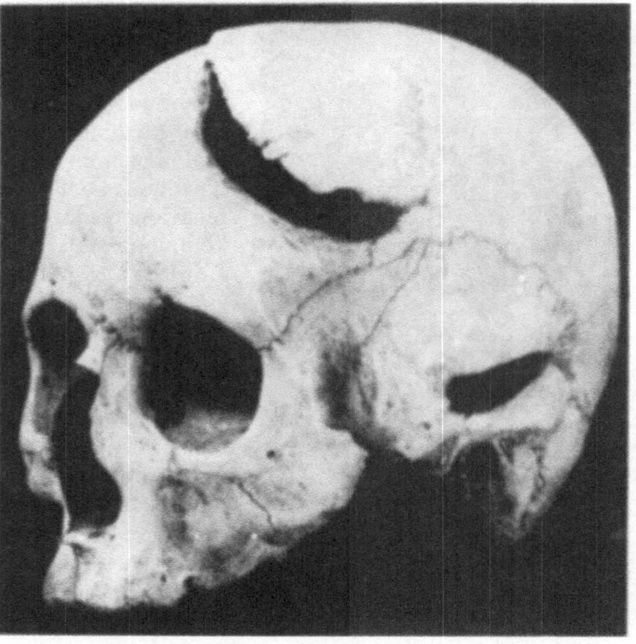

Abb. 4. Aposkeparnismus. Glattrandige, klaffende Knochennarbe im 1. Stirnbein. Defekt im 1. Schläfenbein. Nr. 23/34. (Präparat Prof. RÖSSLE.)

„pathologische Fraktur“ doch noch weniger glücklich zu sein. Ich ziehe daher die alte Bezeichnung „Spontanfraktur“ vor.

Die überaus mannigfaltigen Erscheinungsformen der Knochenbrüche haben zur Aufstellung von zahlreichen Einteilungen geführt, die von verschiedenen Gesichtspunkten aus vorgenommen wurden. Vom Standpunkt der Anatomie und Histologie sind diese Einteilungen von geringer Bedeutung. Ich werde sie daher nur kurz besprechen, und zwar im wesentlichen im Anschluß an die Darstellung von Matti.

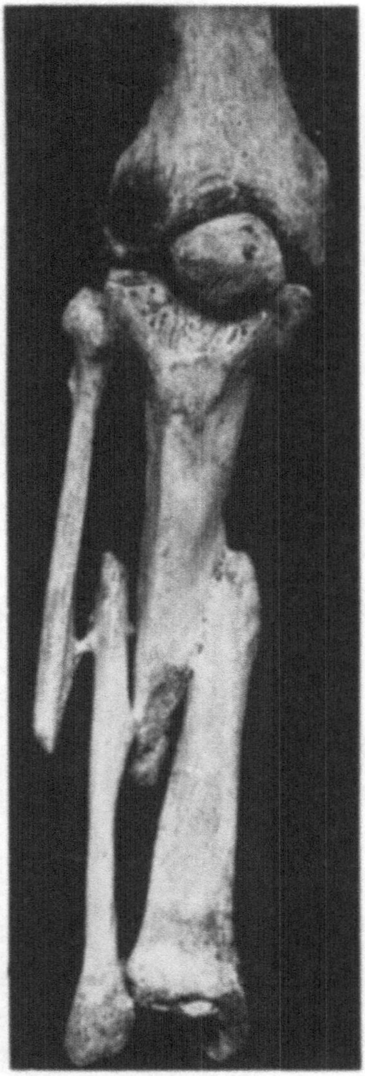

Die einfachste Einteilung ist die nach den morphologischen Verhältnissen. Ist der Zusammenhang des Knochens vollständig aufgehoben, so spricht man von einer vollständigen oder kompletten Fraktur, ist dies nicht der Fall, so liegt eine unvollständige oder inkomplette Fraktur vor. Ist das Periost intakt geblieben, so handelt es sich um eine subperiostale Fraktur. Diese Form kommt vor allem bei Kindern vor, deren Periost noch dehnbarer ist als bei Erwachsenen, bei denen es nur bei Drehungsfrakturen häufiger der Zerreißung entgeht.

Die vollständigen Frakturen kann man nun weiter einteilen nach dem Verlauf der Bruchlinien in Quer-, Schräg-, Längs- und Schrauben- oder Spiralbrüche (Abb. 1). Kombinationen dieser Formen in Gestalt von T- oder Y-Brüchen sind nicht selten. Sie bilden die Übergänge zu den Stück- oder Splitterbrüchen mit zahlreichen unregelmäßig verlaufenden Bruchlinien (Abb. 2). Sind mehrere Knochen gleichzeitig gebrochen oder finden sich mehrere Bruchstellen an demselben Knochen, so können die verschiedensten Kombinationen der genannten Bruchformen vorkommen. Als besondere Form ist noch der Lochbruch (Abb. 3) zu nennen, bei welchem ein größeres oder kleineres Stück durch eine ganz umschriebene, aber sehr heftige Gewalteinwirkung aus dem Knochen herausgeschlagen wird. Meist handelt es sich hierbei um Schußfrakturen. Durch tangentiale Einwirkung einer heftigen Gewalt (Beil- oder Säbelhieb u. dgl.) kann auch einmal ein flaches Stück aus dem Schädel, seltener aus einem anderen Knochen herausgeschlagen werden (Aposkeparnismus, s. Abb. 4).

Abb. 5. Mit starker Längsverkürzung und seitlicher Verschiebung geheilter Unterschenkelbruch. Mehrfache Knochenbrücken zwischen Tibia und Fibula. (Pathologisches Institut Berlin.)

Je nach der Stellung der Bruchenden zueinander kann man die vollständigen Frakturen auch in solche ohne und mit Verschiebung der Bruchenden einteilen: nichtdislozierte (gut stehende, Abb. 1) und dislozierte Frakturen (Abb. 5).

Die Verschiebung der Bruchenden gegeneinander kann in verschiedenenen Ebenen vor sich gehen. Man pflegt folgende vier Formen der Dislokationen zu unterscheiden:

1. Verschiebung in der Längsachse des Knochens: dislocatio ad longitudinem (Abb. 5).

2. Verschiebung in seitlicher Richtung: dislocatio ad latus (Abb. 5).

3. Winkelige Abknickung: dislocatio ad axin (Abb. 12).

4. Drehung der Bruchenden um die Längsachse des gebrochenen Knochens: dislocatio ad peripheriam.

Die Längsverschiebung kann zu einer Verlängerung des Knochens oder zu einer Auseinanderziehung der Bruchenden führen: dislocatio ad longit. cum distractione [Einlagerung von Weichteilen (Abb. 36), Abrißfrakturen]. Häufiger kommt es zu einer Verkürzung: dislocatio ad longit. cum contractione (Abb. 5) oder zu einer Einkeilung (Gomphosis) der Bruchenden ineinander: dislocatio ad longit. cum implantatione (Abb. 8). Nicht selten sind auch Verschiebungen in mehreren Ebenen gleichzeitig (Abb. 5).

Je nach dem Zeitpunkt, an welchem die Verschiebung eintritt, kann man eine primäre Dislokation, welche durch die den Bruch erzeugende Gewalt selbst hervorgerufen wird, unterscheiden von einer sekundären

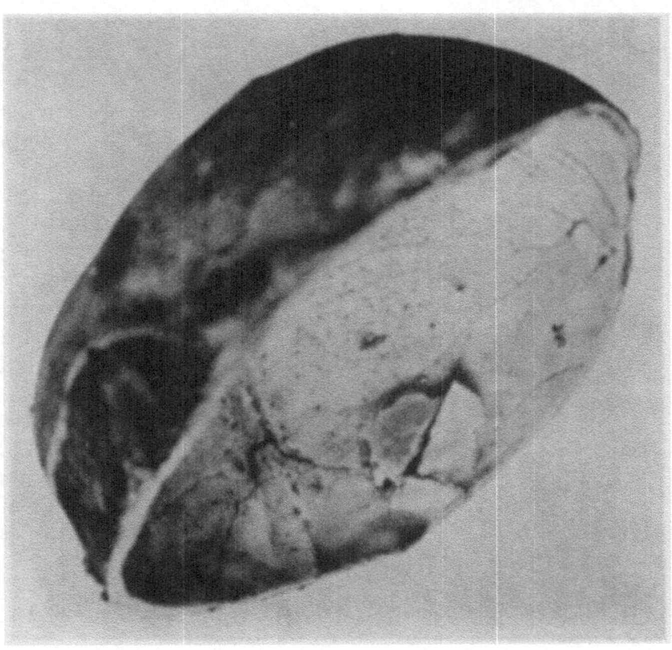

Abb. 6. Impressionsfraktur des Schädels. Selbstmord durch Sturz von der Großhesseloher Brücke. S. 552/09, München. (Prof. Rössle.)

Dislokation, die erst bei dem Versuch einer Belastung des gebrochenen Knochens oder beim Aufheben und Transport des Verunglückten entsteht.

Die unvollständigen Knochenbrüche lassen sich unterteilen in Einknickungsbrüche (Infraktionen, s. Abb. 12), Eindellungsbrüche (Impressionsfrakturen) und Spaltbrüche. Die Bezeichnung Fissuren für die Spaltbrüche wird auch für spaltförmige vollständige Frakturen verwendet, bei denen es nicht zu einer Verschiebung der Bruchstücke gekommen ist. Einknickungsbrüche findet man am häufigsten an den noch weicheren kindlichen Knochen: „Grünholzfrakturen". Eindellungsbrüche kommen so gut wie ausschließlich an platten Knochen, besonders am Schädel, vor (Abb. 6). Zu den unvollständigen Frakturen gehört auch ein Teil der Kompressions- oder Stauchungsfrakturen (Abb. 7, 8 u. 47), z.B. die mit einer wulstartigen Auftreibung der Epidiaphysengrenze einhergehenden Wulstfrakturen noch wachsender Knochen (Gossmann).

Während die bisher aufgeführten Einteilungen nur nach formalen Gesichtspunkten aufgestellt waren, ist es für das Verständnis der gerade vorliegenden Besonderheiten aufschlußreicher, eine Einteilung nach der

Entstehungsweise vorzunehmen. Am einfachsten ist eine Einteilung nach statischen Gesichtspunkten: Je nach der Richtung der einwirkenden Gewalt kann man Rißbrüche, Biegungsbrüche, Kompressionsbrüche, Schubfrakturen sowie Drehungs- oder Torsionsbrüche unterscheiden. Alle diese Formen kommen nur selten rein, sondern meist miteinander kombiniert vor. Bei den langen Röhrenknochen spielt fast immer eine Biegungskomponente eine Rolle. Die statische Betrachtungsweise der Bruchentstehung setzt die Annahme voraus, daß die zum Bruch führende Gewalt in langsam zunehmender Stärke längere Zeit einwirkt. Diese Annahme trifft aber für die weitaus meisten Frakturen nicht zu, indem die übergroße Mehrzahl der Knochenbrüche durch nur kurzdauernde, aber mit großer Wucht (Energie) einwirkende Kräfte zustande kommt. Für das Verständnis des Mechanismus der meisten Frakturen muß daher neben der Richtung der angreifenden Gewalt auch die Zeit und die Geschwindigkeit der bewegten Massen berücksichtigt werden, es muß also die statische Betrachtungsweise durch die dynamische ergänzt und erweitert werden. Je rascher ein Stoß gegen den Knochen geführt wird und je kleiner seine Angriffsfläche ist, um so leichter entsteht eine Fraktur. Der Verlauf der Bruchlinien ist also auch weitgehend von der Energie der

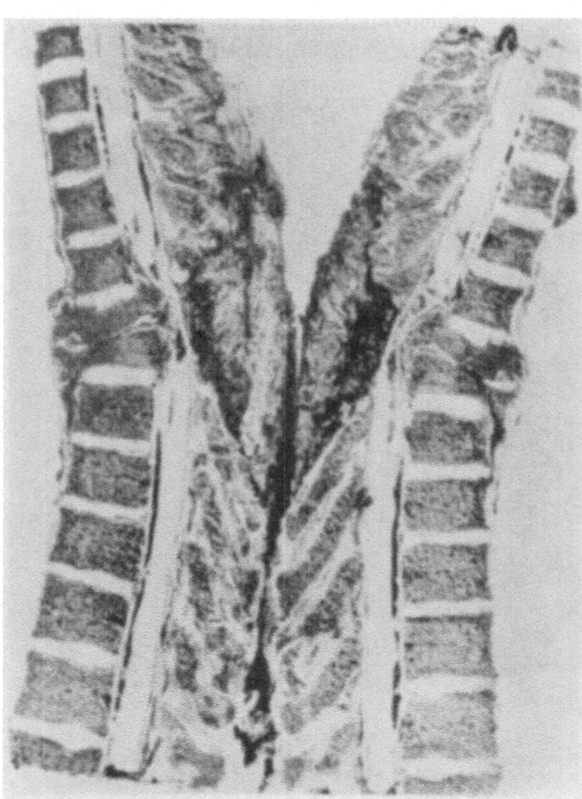

Abb. 7. Wirbelfraktur mit Kompression des Rückenmarkes. Sturz vom Baum. 37jähriger Mann. S. 395/13, München. (Nach Diapos. von Prof. Rössle.)

Gewalteinwirkung und der Größe der Einwirkungsfläche abhängig. Ferner spielen die mechanischen Eigenschaften des Knochens eine wichtige Rolle: die Elastizität und die Festigkeit, sowie die Härte des Knochens und die damit in gewissem Zusammenhang stehende Sprödigkeit.

Wenn ich hier auch nicht auf die Bruchmechanik näher eingehen kann und dieserhalb auf die Sonderwerke über die Frakturlehre verweisen muß [Triepel (1902), Matti, Lit.], so will ich doch kurz die Bedeutung der physikalischen Eigenschaften des Knochengewebes besprechen und einige Vergleichszahlen von in der Technik gebräuchlichen Werkstoffen geben, aus denen „die staunenswerte Leistung der Natur in bezug auf die physikalische Beschaffenheit der Knochen" [Rössle (1930)] klar ersichtlich ist (Tabelle S. 212).

Unter Elastizität versteht man die Eigenschaft eines Körpers, nach einer Deformierung die ursprüngliche Form wieder anzunehmen. Die Grenze innerhalb deren dies möglich ist, heißt die Elastizitätsgrenze. Wird ein Körper über diese Grenze hinaus beansprucht, so bleibt eine dauernde Deformierung zurück. Der Elastizitätsmodul ist das Gewicht, welches einen Körper vom Querschnitt 1 innerhalb der Elastizitätsgrenze um seine eigene Länge ausdehnen oder verkürzen würde (falls dies möglich wäre).

Da die Bestimmung der Elastizitätsgrenze praktisch Schwierigkeiten bereitet, bestimmt man statt ihrer die „Proportionalitätsgrenze". Sie ist durch diejenige Belastungsstufe gekennzeichnet, bis zu der eine proportionale Beziehung zwischen Belastung und Formänderung besteht. Diese Proportionalität bezeichnet man als HOOKEsches Gesetz. Jenseits der Proportionalitätsgrenze wird durch weiter steigende Belastung eine bleibende Deformierung verursacht. Bei der Untersuchung des Knochens auf seine Elastizität fällt die Proportionalitätsgrenze praktisch mit der Elastizitätsgrenze zusammen (RÖSSLE).

KÜNTSCHER hat durch Versuche an mit Harz überzogenen Knochen nachgewiesen, daß der Knochen funktionell als ein „homogener" Körper angesehen werden kann, daß sich also auf ihn das HOOKEsche Gesetz anwenden läßt.

In der Tabelle S. 212 (nach RAUBER-KOPSCH) sind Vergleichszahlen zwischen Knochen und technischen Werkstoffen bezüglich ihres Elastizitätsmoduls angegeben. Eine sinnfälligere Vorstellung von den physikalischen Eigenschaften des Knochengewebes geben die Zahlen von GÖCKE, nach denen z. B. ein Spongiosawürfel aus dem distalen Femurende eine Tragfähigkeit von 62,8 kg je Quadratzentimeter besitzt. Der normale Wirbelkörper kann im mittleren Alter 57 bis 70 kg auf den Quadratzentimeter tragen. Für einen vollständigen 12. Brustwirbel bestimmte GÖCKE die Elastizitätsgrenze bei einer Belastung von 900 kg, der Bruch erfolgte bei 1050 kg. Wichtig ist, daß die Elastizitäts- und Bruchgrenze stark herabgesetzt wird durch die Einwirkung häufig wiederholter Stöße, ohne daß die Knochenstruktur makroskopisch oder mikroskopisch nachweisbare Veränderungen aufweist. Die röntgeninterferenzmethodischen Untersuchungen von HENSCHEN und seinen Mitarbeitern haben nachgewiesen, daß hier in der anorganischen Knochensubstanz die gleichen Änderungen im kristallinischen Feinbau erfolgen, die von der „Ermüdung" der Werkstoffe schon länger bekannt sind (s. S. 298).

Eine weitere wichtige Eigenschaft des Knochens ist seine Festigkeit, d. h. der Widerstand, den er der Aufhebung des Zusammenhanges seiner Teile, seiner Kohäsion, entgegensetzt. Diese Festigkeit ist verschieden gerichteten Beanspruchungen gegenüber

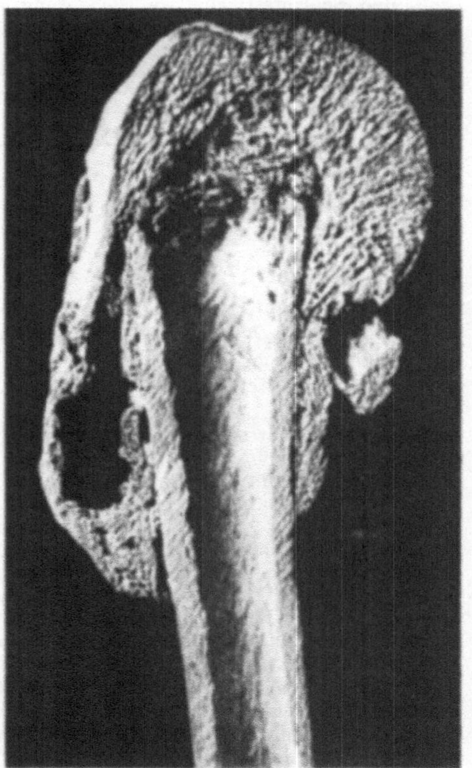

Abb. 8. Verheilte Stauchungsfraktur des Oberschenkelhalses. Aufgesägter mazerierter Knochen. 67jähriger Mann. Sammlung Basel, 115/82. (Nach Diapos. von Prof. RÖSSLE. Siehe auch MATTI, Abb. 1 b.)

verschieden groß, so daß man unterscheiden muß zwischen einer Zug-, Druck-, Schuboder Abscherfestigkeit, sowie einer Riß-, Biegungs- (Bruch-), Dreh- oder Torsionsfestigkeit und schließlich der Strebe- oder Knickfestigkeit. Die Untersuchungen auf diese verschiedenen Formen der Festigkeit hatten recht unterschiedliche Ergebnisse.

Die ersten Untersuchungen wurden an ausgesägten Knochenstücken vorgenommen (WERTHEIM, RAUBER u. a.). Später erkannte man, daß die Festigkeit des ganzen Knochens, auf die es praktisch ankommt, zu einem großen Teil durch seine Struktur bedingt ist. So wurden dann ganze Knochen untersucht (MESSERER, TRIEPEL, KÜNTSCHER u. a.), zunächst aber nur in statischen Belastungsversuchen. Wie oben schon betont (S. 210), spielt beim Zustandekommen der meisten Frakturen die Geschwindigkeit der bewegten Massen eine ausschlaggebende Rolle. Es handelt sich praktisch vorwiegend um Stoßbelastung, so daß die Untersuchung auf Schlagfestigkeit oder Schlagzähigkeit die praktisch wichtigsten Ergebnisse zeitigen würde. Derartige Untersuchungen sind erst in geringer Zahl unternommen worden und müssen durch weitere Versuche ergänzt werden, welche die Beziehungen der Schlagzähigkeit zu den übrigen Eigenschaften des Knochens (Härte, Sprödigkeit, Elastizität usw.) klar stellen (RÖSSLE 1930).

Nach Rössle (1929) beträgt die mittlere Schlagzähigkeit des Knochens 0,4—0,5 mkg/qcm gegen 9,3 mkg/qcm für Flußeisen. Einige weitere Daten und Vergleichszahlen zu Werkstoffen sind in der nachstehenden Tabelle angegeben.

Die Untersuchung der ganzen Knochen auf ihre Festigkeit ergab, daß die Festigkeit für die physiologische Beanspruchungsart besonders hoch ist, was auch aus der Tabelle für das Knochengewebe als „Werkstoff" zu ersehen ist. Nach Matti beträgt die Torsionsfestigkeit des Femurs zwischen 570 und 580 kg/qcm, seine Zugfestigkeit 674 kg/qcm, seine Druckfestigkeit aber schon 756 kg/qcm. Die Biegungsfestigkeit der Knochen ist sehr viel höher und schwankt zwischen 1040 und 1980 kg je nach dem Lebensalter.

Unter den physikalischen Eigenschaften, welche für die praktisch besonders wichtige Stoß- und Schlagfestigkeit von Bedeutung sind, ist vor allem die Härte des Knochens und die damit in gewisser Beziehung stehende Sprödigkeit zu nennen.

Material	Elastizitätsmodul für Zug	Festigkeitsmodul	
		für Zug	für Druck
Gußeisen	10000	13	73
Schmiedeeisen. . . .	19700	40,9	22
Feiner Gußstahl. . .	29200	102	
Messing	6400	12,4	110
Holz (in der Faserrichtung	1100	6,5	4,8
Kompakter Knochen in Längsrichtung .	1800—2500	9,25—12,41	12,56—16,80
in radialer Richtung	—	4,8	8,0
Ossein (längs). . . .	3,88	1,52	2,72

Unter der Härte eines Körpers versteht man den Widerstand, den er dem Eindringen eines anderen Körpers beim Erleiden einer bleibenden Formänderung entgegensetzt. Die Härte des Knochengewebes wurde von Rössle (1927) mittels der Brinellschen Kugeldruckmethode untersucht. Es ergab sich, daß eine Stahlkugel von 1,6 mm Durchmesser bei einer Belastung mit 10 kg einen Eindruck von durchschnittlich 600 μ Durchmesser im Knochen bewirkt. Dies entspricht einer Härtezahl von 0,035 der Technik. Zum Vergleich seien einige Härtezahlen für Metall angefügt:

Blei 5,5; Zinn 14; Kupfer 55; Flußeisen roh 130; Gußeisen 166; Werkzeugstahl (glashart) 650 (Wawrziniok). Nach Rössles Untersuchungen ist jugendlicher Knochen wesentlich weicher, erreicht aber in kurzer Zeit schon im Kindesalter fast die Härte des erwachsenen Knochens. Als Beispiel sei angeführt, daß die Durchmesser der Eindrücke bei einem totgeborenen Knaben $D = 700\,\mu$ (bei 5 kg Druck), bei einem 6jährigen Mädchen bereits $D = 676\,\mu$ (bei 10 kg Druck) und bei einem 13jährigen Knaben $D = 610\,\mu$ betrugen (Rössle). Seniler Knochen zeigt auch bei starker osteoporotischer Atrophie im allgemeinen normale Härte, ist eher sogar als härter anzusehen als im mittleren Lebensalter. Eine Verminderung der Härte findet sich bei lokalen und allgemeinen Knochenerkrankungen.

Es ist noch nicht klar, worauf die Härte des Knochens beruht. Nach Schade soll die Härte auf den anorganischen Bestandteil, der elastische Widerstand und die Druckfestigkeit des Knochens vorwiegend auf dem kolloidalen Gerüst beruhen. Nach Rössle bestehen zwar allgemeine Beziehungen der Härte zum spezifischen Gewicht, aber nicht zum Ca-Gehalt der Knochen. Die Sprödigkeit des Knochengewebes hängt einerseits mit seiner Härte zusammen, andererseits aber auch mit der Aufhebung der normalen Architektur (Matti). So sehen wir, daß eine gewisse Sprödigkeit des Knochengewebes einmal im Zusammenhang mit der Abnahme der organischen Knochensubstanz und der Vergrößerung der Kristallite der Knochensalze (Henschen) im Alter auftritt, daß andererseits bei Knochensklerosen infolge von chronischer Osteomyelitis und auch bei ausheilender Rhachitis ebenfalls eine Sprödigkeit des Knochens sich dadurch bemerkbar macht, daß schon auf verhältnismäßig geringe Gewalteinwirkungen hin scharf begrenzte, oft auch verzweigte Frakturspalten auftreten, die wie Sprünge in sprödem Glas aussehen (Matti).

Diese kurzen Bemerkungen über die physikalischen Eigenschaften des Knochengewebes lassen erkennen, daß auf dem Gebiet der Knochenmechanik noch sehr vieles ungenügend untersucht ist und daß vor allem die Beziehungen zwischen den einzelnen Eigenschaften des Knochengewebes noch sehr wenig klargestellt sind.

Für den Heilungsverlauf und die Auswirkung der Fraktur auf den übrigen Körper ist von großer Bedeutung, ob von der Gewalteinwirkung außer dem Knochen noch sonstige Organe in der Umgebung des Bruches im größeren Ausmaß betroffen wurden, d. h. also ob ein einfacher oder ein komplizierter Bruch vorliegt. Ich möchte den Begriff „komplizierte Fraktur" in dem von Matti vorgeschlagenen weiteren Sinne verstanden wissen und unter der „Komplikation" nicht nur das Verhalten der Haut, sondern aller außerhalb des

Knochens geschädigter Gewebe einbegreifen, d. h. also z. B. auch die Zerreißung von Nerven oder großen Gefäßen, die Quetschung oder Zerreißung des Rückenmarks (Abb. 7), die Anspießung der Pleura oder der Lungen und anderes mehr. Wenn auch das Vorhandensein oder Fehlen einer Hautwunde von besonders großer Bedeutung für den Heilungsverlauf ist, so kann doch die Schädigung anderer Gewebe in manchen Fällen noch wichtiger für die Beurteilung des Krankheitsverlaufes sein. Es besteht daher keine Berechtigung, das Verhalten der Haut so stark in den Vordergrund zu stellen, daß man unter „komplizierter Fraktur" nur die mit einer Verletzung der äußeren Haut einhergehenden Knochenbrüche verstehen will. Man sollte vielmehr besser von einer geschlossenen und von einer offenen Fraktur sprechen, wenn man das Verhalten der Haut an der Frakturstelle besonders bezeichnen will. Die besondere Hervorhebung des Vorhandenseins oder Fehlens einer Hautwunde über der Frakturstelle ist ja deswegen durchaus berechtigt, weil von dem Verhalten der Haut in erster Linie das Auftreten oder Ausbleiben einer Infektion der Bruchstelle abhängt und die Infektion den Ablauf der Bruchheilung wesentlich beeinflußt und abändert (s. S. 278).

III. Die makroskopische Anatomie der Knochenbrüche und des Kallus.

Der makroskopische Befund an einer frischen Bruchstelle kann so verschieden sein, daß es sich hier nur darum handeln kann, die wesentlichsten, gemeinsamen Merkmale einer frischen Knochenbruchstelle kurz anzuführen. Ich halte mich dabei an die Beschreibung, die vor allem KÖNIG von dem Aussehen der frischen Bruchstelle beim Lebenden gegeben hat und ferner an die Befunde, die man bei der Sektion immer wieder erheben kann. In den meisten Fällen ist die Bruchstelle schon von außen an einer Schwellung und Verfärbung der Haut, sowie an einer mehr oder weniger ausgesprochenen Formveränderung des gebrochenen Gliedes zu erkennen. Die Feststellung von anormaler Beweglichkeit macht an der Leiche manchmal Schwierigkeiten. Bei der Freilegung der Bruchstelle findet man eine Durchtränkung der umgebenden Weichteile mit einer wechselnd ausgedehnten Blutung. Die Muskulatur ist häufig durch die scharfen Kanten der Knochensplitter zerrissen. Nerven und größere Gefäße sind meist nur

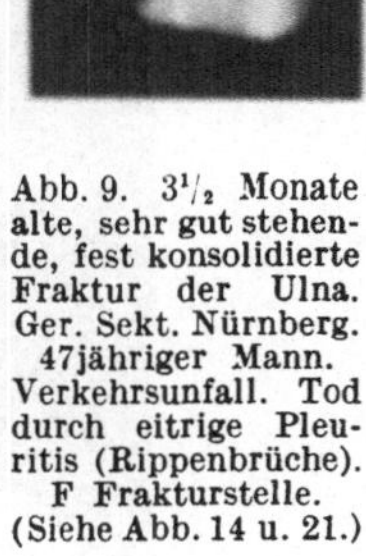

Abb. 9. 3¹/₂ Monate alte, sehr gut stehende, fest konsolidierte Fraktur der Ulna. Ger. Sekt. Nürnberg. 47jähriger Mann. Verkehrsunfall. Tod durch eitrige Pleuritis (Rippenbrüche). F Frakturstelle. (Siehe Abb. 14 u. 21.)

bei sehr starker Gewalteinwirkung zerstört. Sie pflegen auszuweichen, so daß größere Hämatome nicht die Regel bilden. Das Knochenmark ist gewöhnlich 2—3 cm jederseits der Bruchstelle blutig durchtränkt, im Bereiche der größeren Röhrenknochen bei älteren Leuten ist es vielfach zu einem blutigen Brei zermalmt, in dem zahlreiche Fetttropfen aus den zerstörten Fettzellen schwimmen. Derartige freie Fetttropfen finden sich meist auch in der Blutung um die Bruchstelle herum. Sie bilden das Material für die, vor allem bei älteren Leuten so häufigen Fettembolien nach Frakturen[1]. Innerhalb von 6—8 Stunden pflegt ein nicht allzu großer Bluterguß zu gerinnen. Größere Hämatome bleiben, wenigstens in den zentralen Abschnitten, nicht selten Tage bis Wochen flüssig. Etwa vom 2.—4. Tag ab entwickelt sich eine wechselnd starke ödematöse

---

[1] Siehe dieses Handbuch, Bd. III/2.

Durchtränkung (v. RECKLINGHAUSEN, LERICHE und POLICARD) in der ganzen Umgebung der Bruchstelle (E. W. LEXER, SKOSSOGORENKO, LINDSAY und

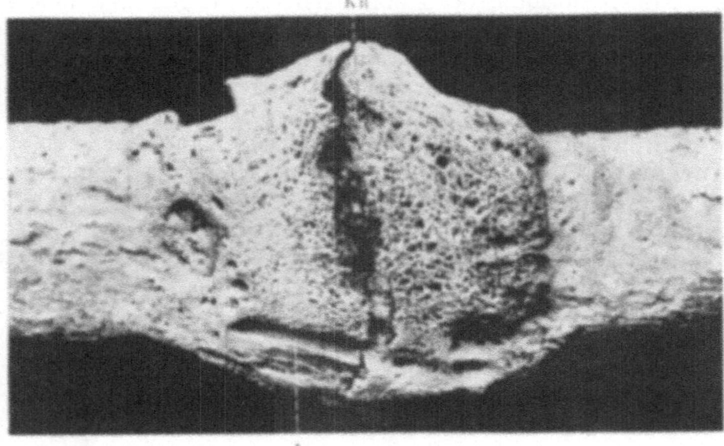

Abb. 10. Provisorischer knöcherner Kallus einer Rippenbruchstelle. Etwas über natürliche Größe. Kn Bruchspalt, der durch knorpeligen Kallus und Bindegewebe ausgefüllt war. A durch Interkostalarterie bedingte Rinne. Sammlung Nürnberg, ohne nähere Daten.

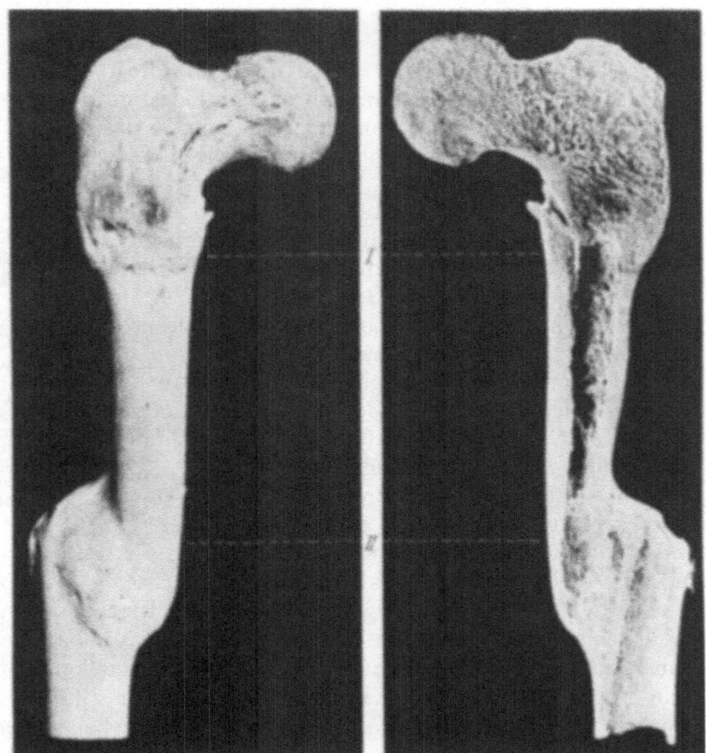

Abb. 11. 17½ Jahre alte doppelte Oberschenkelfraktur. Obere Frakturstelle eingekeilt, untere stark seitlich und längs verschoben. 60jähriger Mann. S. 19/33, Nürnberg.

HOWES), die mit einer starken Hyperämie verbunden ist. Diese Bruchhyperämie bleibt mehrere Wochen bestehen (F. LEXER, E. W. LEXER).

Im Bereich der ödematösen Zone bildet sich nun ein neues Gewebe, welches die Bruchenden wieder vereinigt: der **Kallus**. Normalen Heilungsverlauf vorausgesetzt, erreicht die Kallusbildung in der 4.—6. Woche nach Eintritt der Fraktur ihren Höhepunkt, um von dieser Zeit an langsam an Umfang wieder abzunehmen. Die zunächst meist ausgesprochen spindelförmige Verdickung des Knochens an der Bruchstelle bildet sich dabei langsam zurück, um bei guter Stellung der Bruchenden im Verlauf von einigen Monaten vollständig zu verschwinden. In günstigen Fällen ist daher die Bruchstelle am freigelegten Knochen mit bloßen Augen schon nach 3—4 Monaten manchmal nicht mehr mit Sicherheit festzustellen (s. Abb. 9). Am mazerierten Knochen erkennt man, daß der knöcherne Kallus zunächst bimssteinartig porös ist (Abb. 10). Bleibt der Kallus längere Zeit erhalten (besonders bei mangelhafter Stellung der Bruchenden), so wird er im Laufe der Zeit durch Umbau dem normalen kompakten Knochen immer ähnlicher, bis er bei ganz alten Frakturen die glatte, dichte Beschaffenheit der normalen Knochenoberfläche erreicht hat oder auch zuckergußartig die Bruchstelle überzieht (Abb. 5 u. 11).

Die bisher gegebene Schilderung bezieht sich nur auf die Röhrenknochen und die Rippen. Bei den platten Knochen, vor allem bei den bindegewebig vorgebildeten Schädelknochen und auch bei den meisten kurzen Knochen liegen die Verhältnisse insofern anders, als hier die Kallusbildung meist so geringfügig ist, daß man sie mit bloßem Auge an der Außenfläche der Knochen kaum feststellen kann. Gelegentlich fehlt sie auch völlig. Die Heilung der Fraktur kommt dann lediglich durch Bindegewebe zustande (s. S. 237). Diese wenigen allgemeinen Bemerkungen mögen zunächst genügen, weitere Einzelheiten und Besonderheiten werden bei der Besprechung der mikroskopischen Verhältnisse und der Abweichungen vom typischen Heilungsverlauf noch erwähnt.

IV. Die mikroskopische Anatomie der Knochenbruchheilung.

A. Die ungestörte Bruchheilung.

Im Schrifttum finden sich nur verhältnismäßig wenige Schilderungen über die histologischen Einzelheiten bei der ungestörten Bruchheilung. Die meisten Mitteilungen betreffen Knochenbrüche, bei denen Abweichungen von dem normalen Verlauf der Heilungsprozesse vorlagen. Trotzdem kann ich die Schilderung der Histologie der Knochenbruchheilung vollständig auf menschliches Material stützen, zumal der Vergleich mit den überaus zahlreichen Untersuchungen über die Bruchheilung beim Tier ergeben hat, daß die Vorgänge bei Tier und Mensch im wesentlichen die gleichen sind.

a) Die Diaphysenbrüche der langen Röhrenknochen.

Wir wollen die Histologie der Kallusbildung zunächst am Verlauf der Heilung einer nicht infizierten, gut stehenden Diaphysenfraktur eines langen Röhrenknochens betrachten[1] und dann die Abweichungen an den Knochen schildern, die irgendwelche Besonderheiten bei der Bruchheilung aufweisen.

---

[1] Bei dem Studium der Bruchheilung ist die Untersuchung von Übersichtsschnitten bei Lupenvergrößerung oft besonders aufschlußreich. In gleicher Weise, wie bei der Bearbeitung der Lungenentzündungen in Bd. III/1 dieses Handbuches, habe ich daher möglichst viele Übersichtsschnitte zu den Abbildungen verwendet. Die Herstellung dieser Schnitte, die beim Knochensystem technisch oft sehr schwierig ist, verdanke ich der Kunstfertigkeit von Fräulein Joh. Haagen, techn. Oberassistentin am Pathologischen Institut in Nürnberg.

Die meist gewählten Rippenfrakturen eignen sich insofern nicht so gut als
Beispiel für die ungestörte Bruchheilung, als sie durch die ständig einwirkenden Atembewegungen immer gewisse Abweichungen zeigen, auf die ich
später noch eingehen werde (s. S. 242).

Die Heilung eines Knochenbruches verläuft in 2 Stadien: 1. in der Bildung des vorläufigen, provisorischen Kallus und 2. in dem Umbau des
provisorischen in den endgültigen oder definitiven Kallus. Auch die Bildung des provisorischen Kallus läßt sich wieder in 2 Stadien zerlegen:

    a) in die Bildung des bindegewebigen Kallus und

    b) dessen Umprägung in den knöchernen Kallus.

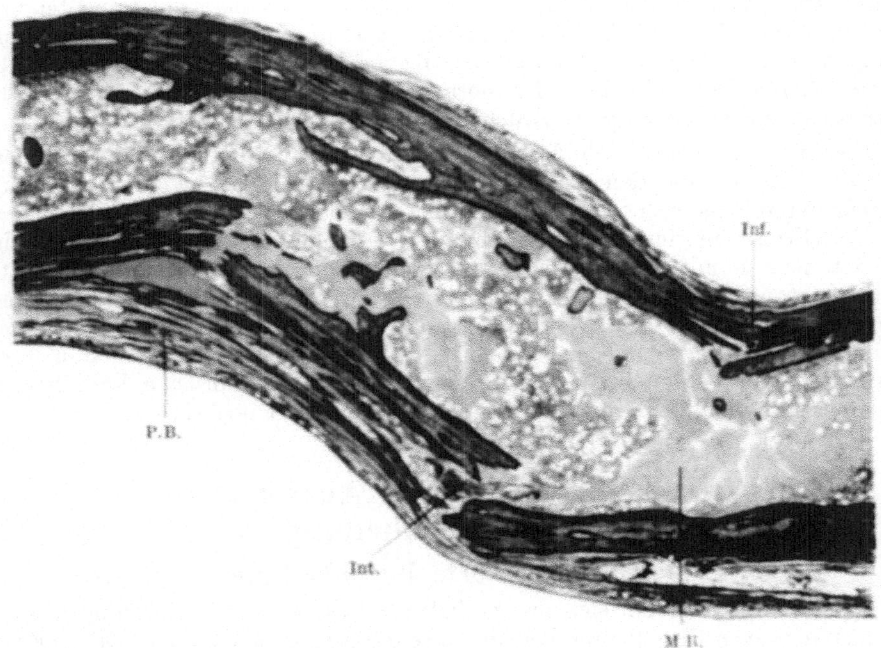

Abb. 12. Frischer Rippenbruch. Tod 5 Stunden nach Unfall. 34jähriger Mann. S. 762/33, Nürnberg. Bei
Inf. unvollständige Fraktur (Infraktion), bei Int. Einlagerung von Periost in den Bruchspalt (Interposition),
M.B. Markblutung mit Zerstörung des Markgewebes, P.B. Blutung in das Periost mit Auffaserung der
Periostschichten.

Ein knorpeliger Kallus wird nicht in jedem Fall gebildet, sondern vor
allem, vielleicht beim Erwachsenen auch nur dann, wenn die Bruchstelle während
des Ablaufes der Heilungsvorgänge von abscherend wirkenden Bewegungsreizen
getroffen wird (SCHAFFER, KAPSAMER, GIANI, ROUX, M. B. SCHMIDT u. a.).
Da dies sehr häufig der Fall ist, hat man früher geglaubt, daß ein knorpeliges
Stadium in den Verlauf jeder Bruchheilung eingeschoben wäre (OLLIER). Wir
wissen aber heute, daß knorpelige Kallusmassen nicht notwendig gebildet werden
müssen, daß sie vielmehr stets nur inselförmig auftreten, wobei sich oft sehr
deutlich Beziehungen zu dem Angriff abscherender Bewegungen nachweisen
lassen (siehe die Besprechung der Rippenbruchheilung S. 242 ff.).

**1. Die Histologie der frischen Bruchstelle und die Bildung des vorläufigen
(provisorischen) Kallus.** Die mikroskopische Untersuchung einer frischen
Knochenbruchstelle zeigt ein sehr gleichförmiges Bild. In den ersten Stunden
nach dem Eintritt der Fraktur finden sich an der Knochensubstanz selbst
außer den Bruchlinien noch keine Veränderungen. Die Umgebung des Knochens

ist in wechselndem Ausmaß von frischen Blutungen durchsetzt. Diese Blutungen heben die Beinhaut mehr oder weniger weit vom Knochen ab und drängen sie nicht selten in einzelne Lagen auseinander (Abb. 12). Sie erstrecken sich wechselnd weit auch in die Umgebung zwischen die mehr oder weniger stark zerrissenen Weichteile, in die HAVERSschen Kanäle und in das Knochenmark.

Vom Ende des 2. Tages nach Eintritt der Fraktur an findet man eine starke Blutüberfüllung der Gefäße in der Umgebung der Bruchstelle. Die Bindegewebszellen im Bereich des Bruches sind aufgequollen, beginnen sich zu vermehren und zusammen mit Gefäßsprossen in das Fibrinnetzwerk des inzwischen geronnenen Blutergusses auszuwachsen (Abb. 59 u. 60). Auch die Weichteile in der Umgebung der Bruchstelle sind ödematös durchtränkt und von einer — meist geringen — Zahl von Granulozyten durchsetzt. Es handelt sich dabei um eine sero-fibrinöse aseptische Entzündung, die nur bei Infektion oder anderweitiger Verunreinigung der Bruchstelle einen mehr eitrigen Charakter annimmt. Bis zum 5.—8. Tage nach Eintritt des Knochenbruches ist ein nicht allzu ausgedehntes Hämatom mitsamt dem dazu kommenden sero-fibrinösen Exsudat vollständig von Bindegewebszellen und Gefäßsprossen durchwachsen. Nur der Spalt zwischen den Knochenbruchstücken selbst enthält noch flüssiges Blut, vielfach auch kleine Knochensplitter und Detritus (Abb. 30—33). Die äußersten Enden der Knochenbruchstücke und völlig aus dem Zusammenhang gelöste Knochensplitter lassen jetzt eine beginnende Nekrose, kenntlich an dem Schwund der Kerne der Knochenzellen, erkennen, die aber bei nichtinfizierten Frakturen nur wenige Zellen an den Bruchenden betrifft (Abb. 15, 60) (BONOME, FUJIKI, E. W. LEXER).

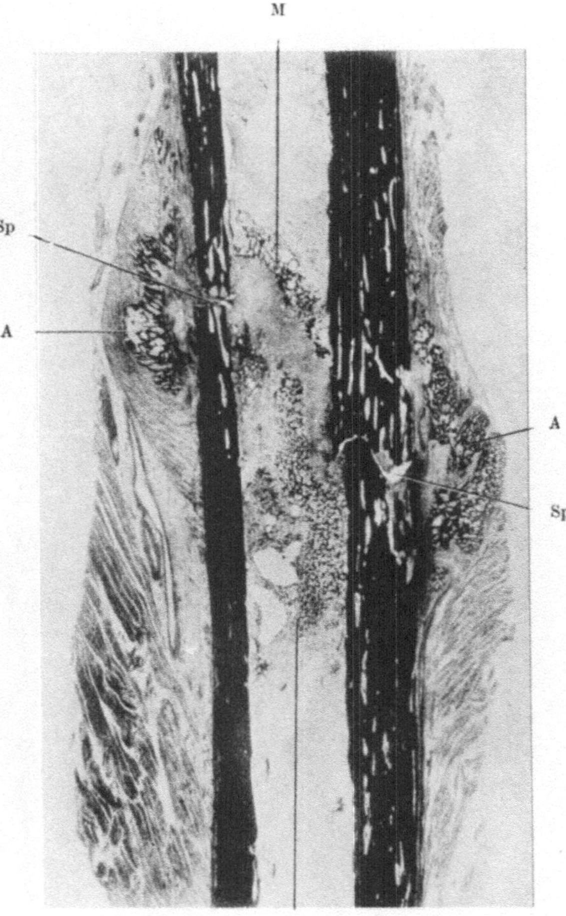

Abb. 13. 24 Tage alte, gut stehende Fibulafraktur. 61jähr. Mann. S. 1068/34, Nürnberg. Verkehrsunfall. A äußerer Kallus, M Markkallus, Sp detritushaltige Bruchspalten im Bereich der Kortikalis. Schwache Lupenvergrößerung.

Die Durchwachsung des Blutergusses an der Bruchstelle mit Bindegewebe und Gefäßsprossen ist der gleiche Vorgang, wie bei jeder Organisation eines Blutergusses im Körper. An diesem Organisationsvorgang beteiligt sich der Gefäßbindegewebsapparat aller in der Umgebung befindlichen Gewebe. Sowohl vom Periost aus, wie vom Knochenmark, wie schließlich auch aus den HAVERSschen Kanälen heraus erfolgt das Einwachsen von Bindegewebszellen und Gefäß-

sprossen in das Fibrinnetz an der Bruchstelle. Bei stärkerer Zertrümmerung
der Weichteile in der Umgebung beteiligt sich auch das Gefäßbindegewebe der
Muskulatur an dieser Organisation.

Man pflegt am Kallus vier Zonen zu unterscheiden:

1. den äußeren, peripheren oder periostalen Kallus auf der Außenfläche des Knochens und außen um den Bruchspalt herum (Abb. 13, A),

2. den inneren, zentra-
len, endostalen oder Markkallus im Bereich des Markraumes (Abb. 13, M),

3. den mittleren oder
intermediären Kallus zwi-
schen den Bruchstücken der
Knochenrinde (Abb. 19, 21).
Dazu kommt in manchen
Fällen

4. der parostale (musku-
läre) Kallus in der wei-
teren Umgebung der Bruch-
stelle, vor allem im Bereich
der umgebenden Muskulatur
(Abb. 41, S. 261).

Die lange Zeit strittige
Frage nach dem Ausgangs-
material für die Kallusbildung
ist auf Grund zahlreicher
Tierexperimente heute mit
Sicherheit in dem Sinne entschieden, daß sowohl das
„Periost", wie das „Mark",
wie der Inhalt der Haversschen Kanäle, wie schließlich
in besonderen Fällen auch
das Bindegewebe in der weiteren Umgebung der Bruch-
stelle Kallus bilden kann. Die
Befunde an menschlichen
Frakturen sprechen durchaus
im gleichen Sinne. Ob die
Knochenzellen selbst, soweit
sie durch den Bruch oder
durch Resorptionsvorgänge

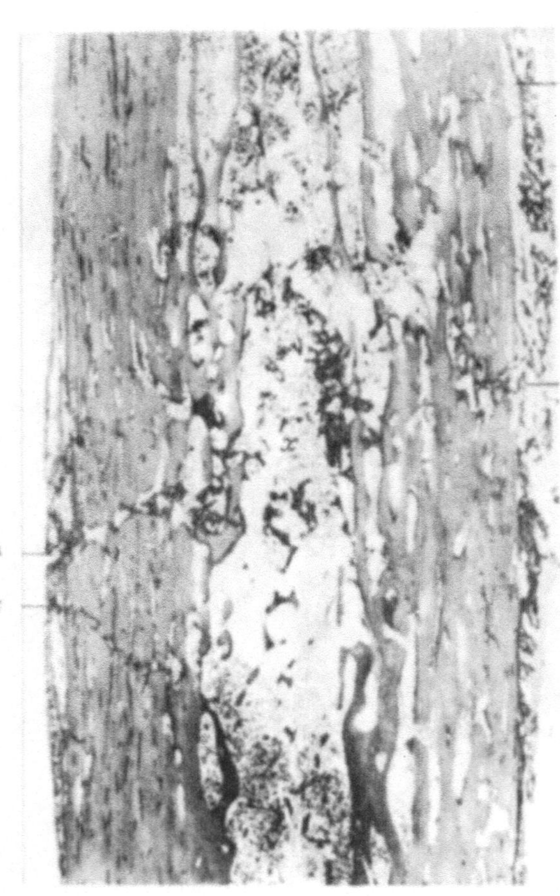

Abb. 14. 110 Tage alte, sehr gut verheilte Fraktur der Ulna
(s. Abb. 9). 47jähriger Mann, A—B Hauptfrakturlinie.
Bei C und D weitere verheilte Bruchlinien (s. Abb. 21).

freigelegt worden sind, ebenfalls wieder neuen Knochen bilden können, ist
noch immer strittig (Weidenreich). Mit Marchand lehnen die meisten
Untersucher eine Beteiligung der Knochenzellen an der Kallusbildung ab.
Sicher spielen sie niemals eine nennenswerte Rolle. Von manchen Forschern
wird aber bis in die neueste Zeit (Häggquist) behauptet, daß die Knochenzellen
nach Demaskierung von dem Osteoid wieder zu „Osteoblasten" werden könnten.
Ich habe niemals Bilder gesehen, die in dieser Weise zu deuten wären. Die zahlreichen Transplantationsversuche haben auch keine eindeutige Klärung dieser
Frage gebracht (de Josselin de Jong und Eijkman van der Kemp, Lit.).
Auch die Explantationsversuche lassen noch kein sicheres Urteil zu (Wjereszinski, Fell, Murray, Roulet, Lit.).

In den meisten Fällen ist der äußere Kallus am stärksten entwickelt, oft findet sich auch eine erhebliche Markkallusbildung. Die HAVERSschen Kanäle liefern nur geringe Mengen neuer Knochensubstanz und das parosteale Gewebe wird nur in Ausnahmefällen zur Kallusbildung herangezogen. Durch vielfache Experimente, meist von chirurgischer Seite (HEINE, OLLIER, BOENNINGHAUS, KOCH, MARTIN, MAYER und WEHNER, MARCHAND, BIER, LEXER, KÖNIG und ihre Schüler und viele andere), wissen wir, daß unter Umständen sowohl das Mark, wie das Periost allein einen vollwertigen Kallus liefern kann. Beim Menschen kommt jedoch eine so einseitige Quelle der Kallusbildung praktisch niemals vor. Wir sehen vielmehr, daß das gesamte Mesenchym der Umgebung der Bruchstelle an der Bildung des bindegewebigen Kallus beteiligt ist. Der erwachsene Knochen besitzt ja weder ein „Periost" im Sinne einer histologisch abgrenzbaren persistierenden besonderen Keimschicht an der Außenseite, wie sie am embryonalen Knochen zweifellos vorhanden ist, noch findet sich ein „Endost" als persistierende Keimschicht an der Grenze von Knochen und Markraum (WEIDENREICH, PETERSEN). Es bildet sich vielmehr ein im histologischen Präparat hervortretendes Keimgewebe erst dann, wenn durch eine Gewalteinwirkung, eine Entzündung oder einen anderen Reiz die Veranlassung dazu gegeben ist. Dieses Keimgewebe entsteht dann aber nicht nur an der Grenze von Knochen und umgebendem Bindegewebe oder nur als Innenauskleidung des Markraumes, sondern im Bereiche der ganzen Randzone des bei der Fraktur geschädigten und von Blutungen durchsetzten Gebietes.

Der Beginn der Heilung eines Knochenbruches besteht, wie schon gesagt, in der „Organisation" des an der Bruchstelle und in ihrer Umgebung entstandenen Hämatoms. Von allen Seiten wachsen Bindegewebszellen und Gefäßsprossen in die geronnenen Blutmassen ein. Die Richtung und Anordnung der einwachsenden Gefäße ist hierbei von ausschlaggebender Bedeutung für die Anordnung der später entstehenden osteoiden und knöchernen Kallusbälkchen, d. h. also für den Bau des provisorischen Kallus (MAASS, LERICHE und POLICARD, BANCROFT), denn wir werden sehen, daß die Abscheidung der Knochengrundsubstanz in enger Beziehung zu dem Gefäßsystem vor sich geht. Der Bluterguß zwischen der Knochenoberfläche und der mehr oder weniger weit abgehobenen Beinhaut wird vom „Periost" aus organisiert. Die von diesem ausgehenden Gefäßsprossen dringen senkrecht zur alten Knochenoberfläche oder auch in schrägem Verlauf gegen den Knochen vor. Ist das Hämatom umfangreicher, so bilden sich auch maschenförmige, netzartige Verbindungen zwischen den einzelnen Gefäßsprossen (Abb. 31). Ist auf der Knochenoberfläche eine Lage von Bindegewebe haften geblieben, wie es vor allem bei jugendlichen Knochen häufig vorkommt, so sprossen auch von der Knochenoberfläche senkrecht zu ihr feine Gefäße in das Blutgerinnsel ein. Meist ist jedoch die Bildung von Gefäßsprossen seitens der Knochenoberfläche sehr gering. So kommt es, daß der periostale Kallus gewöhnlich nur von außen gegen die Knochenoberfläche vorwächst. Treffen die vordringenden Gefäßsprossen dann auf den Knochen, so biegen sie vielfach um und verlaufen nun an der Oberfläche entlang. Da, wie wir später sehen werden, die Anordnung der Knochenbälkchen im Kallus dem Verlauf der Gefäße entspricht, so sehen wir auch die Knochenleisten des äußeren Kallus vom abgehobenen „Periost" aus senkrecht oder schräg gegen die Knochenoberfläche angeordnet und können oft feststellen, daß sie den Knochen in frühen Stadien der Kallusbildung noch nicht oder nur mit wenigen Bälkchen erreicht haben (Abb. 30, S. 242). Eine festere Verbindung des periostalen Kallus mit der Knochenoberfläche kommt oft erst bei den Umbauvorgängen zustande, die den provisorischen Kallus zum endgültigen umformen (Abb. 19 u. 20). Da das Hämatom an der Bruchstelle selbst meist am ausgedehntesten ist, findet sich hier auch die umfangreichste Kallusbildung. Sie umgibt kappenförmig (körperlich betrachtet als ein Ring mit spindelförmigem Querschnitt) außen den Bruchspalt (Abb. 13, 32) und besteht aus einem Netzwerk von Kallusbälkchen, weil hier das organisierende Bindegewebe von allen Seiten in das Hämatom einwuchs und die Gefäßsprossen sich zu Maschen vereinigten. Der Markkallus zeigt ebenfalls einen spongiösen Bau (Abb. 13), denn das organisierende Bindegewebe wächst auch hier von allen Seiten in die bei der Gewalteinwirkung entstandene Blutung. Der intermediäre Kallus bildet sich meist erst später, wenn die Bruchstelle durch den äußeren und inneren Kallus bereits

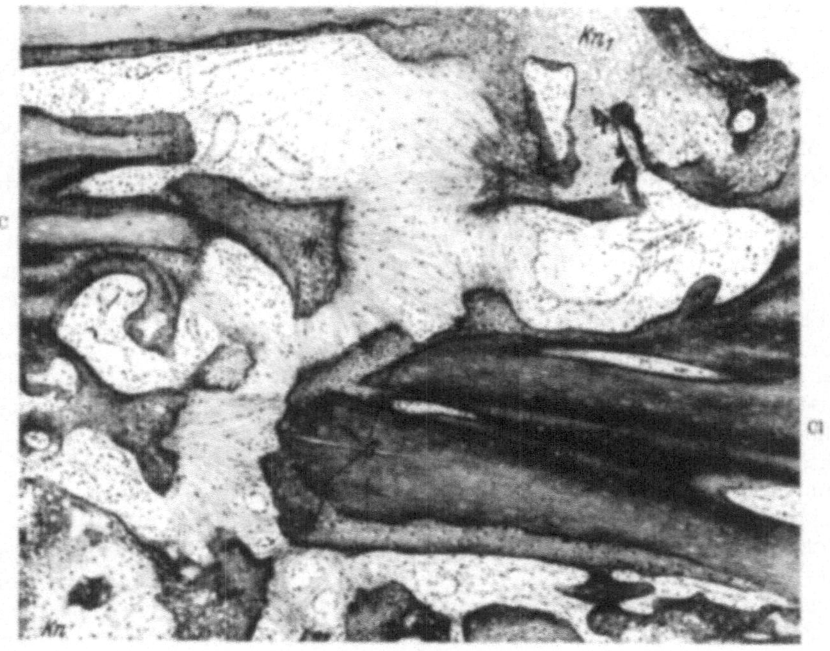

Abb. 15. Strahlig-büschelförmiger intermediärer bindegewebiger Kallus. Etwa 3¹/₂ Monate alter Rippenbruch. C und Cl Kortikalisbruchstücke, Kn knorpeliger äußerer Kallus, Kn₁ knorpeliger innerer Kallus, G Grenze zwischen dem nekrotischen Kortikalisende und neu aufgelagertem Knochen (N), K noch lebender, kernhaltiger Teil der alten Kortikalis. 55jähriger Mann. S. 48/33, Bonn (s. auch Abb. 35).

verfestigt ist. Vorher werden die Ansätze zur bindegewebigen Organisation zwischen den Bruchenden immer wieder zerrieben, wenn die Knochenteile sich gegeneinander bewegen (Abb. 13). In den zentralen Teilen des Markkallus und in der Zone des äußeren Kallus, welche in der Verlängerung des Bruchspaltes liegt, bleibt der bindegewebige Kallus oft lange als solcher bestehen und wird erst spät durch knöchernen Kallus ersetzt, der dann in gleicher Weise wie der intermediäre Kallus von vornherein als lamellärer Knochen angebildet wird (Abb. 19). Daß im Bereich dieser Zone sehr oft auch eine knorpelige Kallusbildung auftritt, wird später noch besprochen (s. S. 241 ff.).

Nach dieser Übersicht über den gröberen Bau des Kallus, der am besten auf Übersichtspräparaten bei Lupenvergrößerung zu erkennen ist, wenden wir uns nun zu den bezüglich ihrer Deutung noch recht umstrittenen feineren Vorgängen bei der Kallusbildung.

Die Kallusbildung beginnt etwa am 2. Tage mit dem Einwachsen des Gefäßbindegewebes in das Hämatom an der Bruchstelle. Das Organisationsgewebe, welches sich hierbei bildet, unterscheidet sich zunächst nicht nachweisbar von dem Gewebe, welches bei der Organisation von Blutergüssen an anderen Stellen des Körpers auftritt. Es durchsetzt in etwa 5—8 Tagen (je nach der Ausdehnung des Hämatoms) den Bluterguß. Erst am 3.—4. Tage treten Veränderungen auf, welche das zunächst uncharakteristische Organisationsgewebe zu dem bindegewebigen Kallus umprägen. Diese Veränderungen bestehen in der Durchtränkung der ganzen Bruchstelle mit einer Art von gelatinösem Ödem („suc osseux" von LERICHE und POLICARD).

Hierdurch erhält das Organisationsgewebe eine eigenartige starre Beschaffenheit, die schon v. RECKLINGHAUSEN als wichtige Vorbedingung für die Knochen-

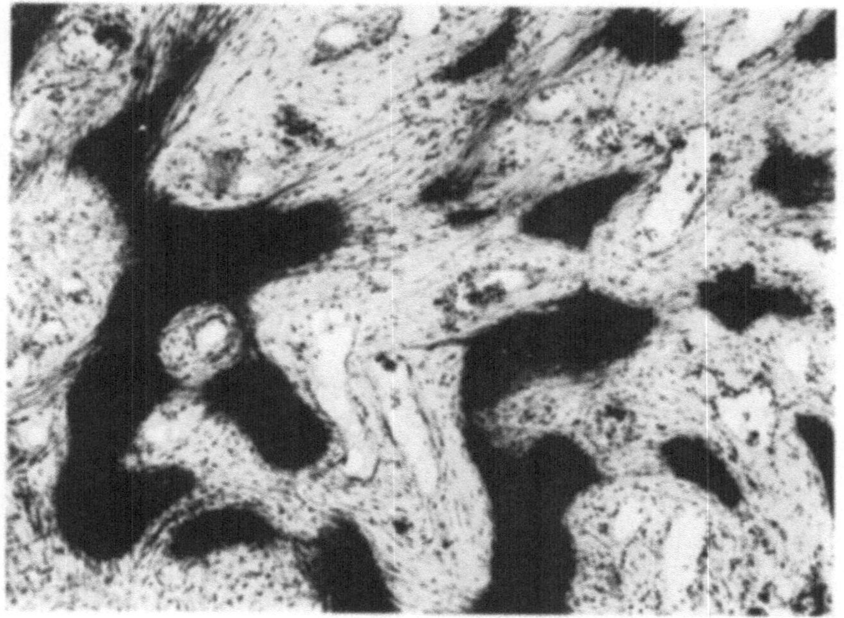

Abb. 16. Beginnende „Osteoid"-Ablagerung im bindegewebigen Kallus (Zwickelbildung). 71jährige Frau. S. 182/26, Bonn (s. auch Abb. 31, M_1).

bildung bekannt war und von ihm als „Lymphstauung" bezeichnet wurde. In dem so vorbereiteten Bindegewebe treten dann zahlreiche kollagene Fasern auf, die oft merkwürdig büschelförmig angeordnet sind (Abb. 15). Sie zeigen keine Beziehungen zum Verlauf der Gefäße, sondern lassen sich über lange Strecken durch das mesenchymale Maschenwerk des Organisationgewebes hindurch verfolgen. Manchmal hat man den Eindruck, daß diese Fasern in ihrer Richtung von Zugkräften beeinflußt sind, die auf die Bruchstellen einwirken[1]. In anderen Fällen bilden die Fasern auch Flechtwerke, die keine Beziehungen zu „richtenden" Zugkräften erkennen lassen.

Schon sehr bald nach dem Auftreten der kollagenen Fasern, etwa von 4 bis 5 Tage ab, treten an ganz bestimmten Stellen des ödematösen Organisationsgewebes Verdichtungsherde auf: An den Stellen, die am weitesten von den Gefäßlichtungen entfernt liegen, verschmelzen die Fasern zu einer anscheinend gleichmäßigen, homogenen Masse, dem „Osteoid" („substance préosseuse"). Da man in diesen Herden die Fasern durch geeignete Färbemethoden noch nachweisen kann, spricht man besser von einer „Maskierung" (HUECK) der Fasern durch

---

[1] Siehe auch die soeben erschienene Abhandlung von ST. KROMPECHER (1936).

die Ausfällung eines Eiweißkörpers, der den gleichen Brechungsindex hat, wie
die kollagenen Fasern. Während die zuerst entstandenen kollagenen Fasern
keine Beziehungen zu der Anordnung der Blutgefäße erkennen lassen, vielmehr
über weite Strecken des Gesichtsfeldes in bald größerer, bald geringerer Entfernung von den Gefäßen hinziehen, tritt die Abscheidung des Osteoids in deutlicher Beziehung zu dem Gefäßverlauf ein. Wie aus Abb. 16 klar ersichtlich,
finden sich die ersten Anfänge der Osteoidbildung in Gestalt von kleinen „Zwik-
keln" in möglichst weitem Abstand von den Gefäßen. Die weitere Osteoidbildung
erfolgt nun so, daß sich benachbarte „Zwickel" miteinander vereinigen zu
einem netzartigen oder körperlich betrachtet, schwammartigen Maschenwerk,

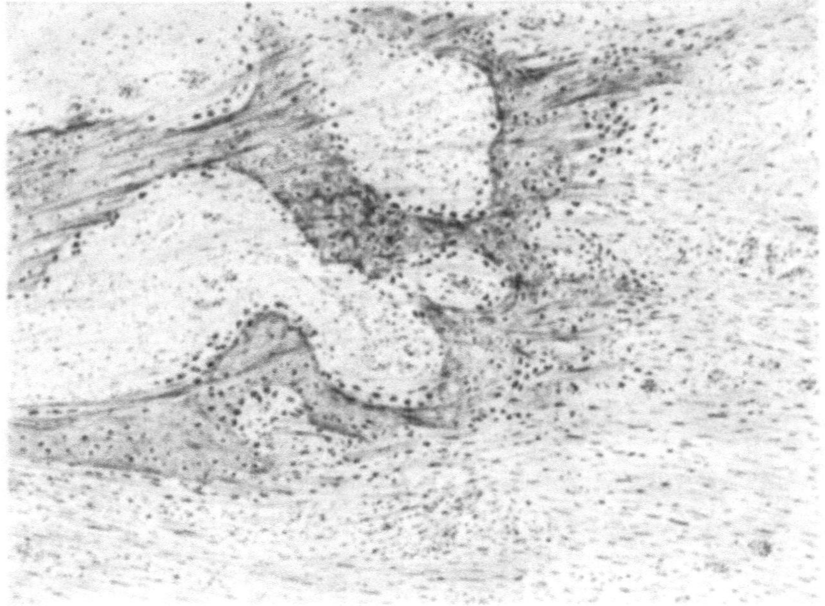

Abb. 17. Bildung osteoider Bälkchen in bindegewebigem Kallus, unabhängig von der Verlaufsrichtung der
Bindegewebsfasern. 38 Tage alte Rippenfraktur bei 57jährigem Mann. S. 740/34, Nürnberg.

welches die Blutgefäße als Achsen umschließt. Es findet also auch die weitere
Ausfällung des Osteoids in möglichst weitem Abstand von den Gefäßen statt. Die
Gefäße sind dabei zunächst noch von einer Zone ödematös durchtränkten Binde-
gewebes umgeben. Streckenweise folgt die Osteoidausfällung den kollagenen
Faserbündeln. Hierbei entstehen vielfach pinselartige Figuren (Abb. 16) an den
Stellen, an denen die noch nicht „maskierten" Fasern aus dem osteoiden Bälkchen
„austreten". Häufiger findet man jedoch, daß die kollagenen Fasern auf ihrem
Verlauf mehrere osteoide Verdichtungszonen quer oder schräg durchziehen und
zwischen ihnen auch durch die osteoidfreien Zonen um die Gefäße hindurchlaufen
(Abb. 17). Offensichtlich sind also die Bedingungen für die Bildung der kollagenen
Fasern ganz andere, als für die Ausfällung der osteoiden Substanz, die unab-
hängig von dem Faserverlauf des bindegewebigen Kallus zustande kommt.
Wir werden darauf noch bei der Besprechung der Deutung der histologischen
Bilder (S. 224) zurückkommen. Wie aus Abb. 16 und 18 deutlich hervorgeht,
treten an den „Zellen"[1] des Organisationsgewebes während der Bildung des

---

[1] Unter „Zelle" verstehe ich hier das zu einem Kern gehörige Protoplasmagebiet
des mesenchymalen Synzytiums.

Osteoids zunächst keine Veränderungen auf. Sie werden von dem Osteoid in
der Lage und Anordnung in der sie sich gerade befinden eingeschlossen. Sie
behalten auch ihre Verbindungen mit den umgebenden „Zellen" in Gestalt
zahlreicher feinster plasmatischer Ausläufer, die in den sog. „Knochenkanälchen"
verlaufen. Diese Ausläufer sind allerdings mit den gewöhnlichen Färbemethoden
schlecht und nur teilweise sichtbar zu machen. Sie lassen sich aber mit dem
Verfahren von RUPPRICHT im „desmogenen" Bindegewebsknochen ebenso
nachweisen, wie im lamellären Knochen (ST. KROMPECHER). Um den Kern
der „Zellen" bleibt ein schmaler Hof von Protoplasma frei von Osteoid (Abb. 17).
Ich habe an meinen Präparaten nicht finden können, daß ein Teil der in das

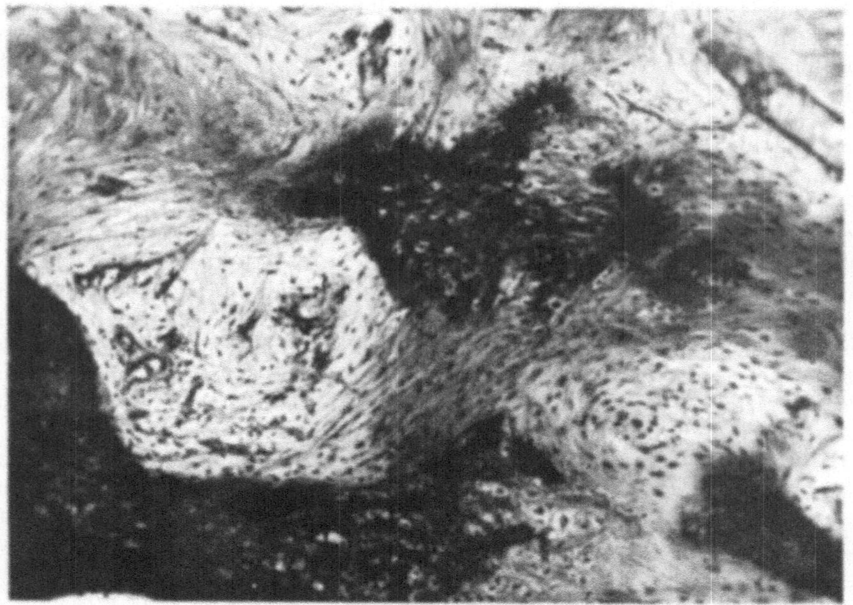

Abb. 18. Beginnende Kalkablagerung im provisorischen Kallus. Rippenfraktur.
Präparat von Dr. SCHULTZ-BRAUNS, Bonn 1932.

Osteoid eingeschlossenen „Zellen" zugrunde geht, wie LERICHE und POLICARD
behaupten.

Die „Zellen", welche den osteoiden Bälkchen außen anliegen und zuerst
nur auf einer Seite von Osteoid umgeben sind, unterscheiden sich in diesem
Stadium der Kallusbildung nicht von den noch ganz freiliegenden Mesenchymzellen (Abb. 16). Erst in den späteren Stadien der Kallusbildung heben sie
sich dadurch ab und treten im Präparat deutlich hervor, daß sie aufquellen und
manchmal in dichten Reihen, geradezu epithelartig, die osteoiden Bälkchen
umsäumen (Abb. 17, 68). In diesem Zustand bezeichnet man sie gewöhnlich nach
GEGENBAUR und KÖLLIKER als „Osteoblasten". Da es sich hier nicht um
„wuchernde" Zellen handelt, sondern um Zellen, die nach der Auffassung
der meisten Forscher mit der Knochenbildung zu tun haben, sollte man diese
Schreibweise aufgeben und besser von „Osteoplasten" sprechen (s. hierzu
SALTYKOW und G. HERZOG, 26. Tagung der Deutschen Pathologischen Gesellschaft, S. 138 und 144. 1931). In geeigneten Präparaten kann man deutlich
erkennen, daß dieser Quellungszustand der mesenchymalen Zellen allmählich
eintritt. Er ist oft an einem osteoiden Bälkchen erst streckenweise ausgeprägt

vorhanden, während die Quellung an anderen Stellen erst einsetzt oder noch gar nicht begonnen hat. Aus solchen Befunden geht hervor, daß die Osteoplasten nur ein besonderes Zustandsbild der „Zellen" des mesenchymalen Synzytiums sind, mit dem sie auch ständig in Verbindung bleiben (Lubosch, Häggvists Osteoblastem). Man kann sie nicht als von irgendwoher an die Knochenbildungsstelle eingewanderte Zellen auffassen. Je älter das Stadium der Kallusbildung, um so gleichmäßiger sind die Osteoplastensäume an den dann schon größtenteils verkalkten Knochenbälkchen ausgebildet. Da sich aber in den früheren Stadien alle Übergänge zu dem „grobgebündelten" Faserknochen finden, muß man mit Lubosch und vielen anderen annehmen, daß es keinen grundsätzlichen Unterschied zwischen grob- und feingebündeltem oder zwischen Faser- und lamellärem Knochen gibt. Die Unterschiede im Bau dieser Knochenformen sind vielmehr durch die Geschwindigkeit der Knochenbildungsvorgänge und abhängig von dem Ausmaß der Schwankungen im physikalisch-chemischen „Milieu" der Knochenbildungsstätte zu erklären. Je größer die Schwankungen, um so schneller und unregelmäßiger die Ausfällung des Osteoids, je gleichmäßiger das „Milieu", um so regelmäßiger die Osteoidbildung und um so feinkörniger die Verkalkung. Die Verkalkung beginnt bereits etwa vom 6. Tage ab, schon bevor es zu einer vollständigen Vereinigung der osteoiden Zwickel zu einem geschlossenen Maschenwerk gekommen ist (Abb. 18). Die Kalkablagerung ist zunächst verhältnismäßig grobkörnig (Pommer, Weidenreich), später im lamellären Knochen ist sie äußerst feinkörnig. Im Hämatoxylinpräparat färbt sich der grobkörnige Kalk dunkelblau (Eisengehalt!), während der feinkörnig abgelagerte eine viel hellere Farbe aufweist. Durch diese Unterschiede in der Färbbarkeit läßt sich der zunächst entstandene grobgebündelte Faserknochen des provisorischen Kallus sehr gut von dem später langsamer gebildeten lamellären Knochen des endgültigen Kallus unterscheiden (Abb. 20).

Hier ist wohl der Ort, auf die zur Zeit noch bestehenden, sogar in letzter Zeit wieder neu aufgeflackerten Streitfragen einzugehen, die sich auf die Deutung der beschriebenen histologischen Bilder von der Knochenneubildung beziehen. Bis vor wenigen Jahren war die von Gegenbaur, Kölliker und Waldeyer begründete Lehre von der knochenbildenden Tätigkeit der „Osteoplasten" ebenso selten bestritten, wie die von Kölliker und Pommer vertretene Ansicht, daß die „Osteoklasten" knochenresorbierende Zellen seien. Diesen Ansichten gegenüber, die auch in allen Lehrbüchern der Pathologie vertreten werden, behaupten neuerdings vor allem Leriche und Policard, daß die „Osteoplasten" ebenfalls knochenlösende Fähigkeiten besäßen und unterstreichen die schon 1909 von Liesegang aufgestellte Behauptung, daß die Osteoplasten als „unnötige Parasiten des Knochengewebes" anzusehen wären, die sofort ihre zerstörende Wirkung auf den Knochen aufnehmen, sowie sie durch entsprechende Umweltbedingungen dazu befähigt würden. Leriche und Policard sind der Ansicht, daß es nur dann zu einer Ausfällung des Osteoids kommen kann, wenn die mesenchymalen Zellen an der betreffenden Stelle in ihrer Vitalität stark geschädigt sind. Sie sprechen daher von einer Reaktion des Bindegewebes auf das „Ödem" an der Frakturstelle, welche „nahe an eine Degeneration grenzt". Sie behaupten ferner, daß infolge dieser schlechten Ernährungsverhältnisse an der Frakturstelle eine große Zahl von Mesenchymzellen bei der Kallusbildung zugrunde ginge und nur ein Teil als Knochenkörperchen in die osteoiden Bälkchen aufgenommen würde. Sowie es infolge besserer Ernährung wieder zu einer Erholung der mesenchymalen Zellen kommt, sollen diese sofort ihre knochenzerstörende Tätigkeit wieder aufnehmen. Ein Teil der Zellen soll sich durch amitotische Teilung zu „Osteoklasten" umwandeln. Nach dieser Auffassung, die auch von einer Reihe anderer Forscher geteilt wird (siehe die ausführliche Darstellung bei WEIDENREICH), sind die „Osteoplasten" und die „Osteoklasten" nur verschiedene Formen der gleichen Zellart mit der gleichen knochenlösenden Funktion. Die Ausfällung des Osteoids geschieht danach ohne jede Beteiligung der „Osteoplasten". Ich kann mich dieser Ansicht ebensowenig anschließen wie WEIDENREICH, wenn ich auch zugeben muß, daß eine derartige Deutung möglich ist und die alte gegenteilige Auffassung nicht als sicher bewiesen hingestellt werden kann. Man findet jedoch „Osteoplastensäume" immer dort, wo sicher Knochen neugebildet wird, und „Osteoklasten" in größerer Zahl immer dort, wo sicher Knochen abgebaut wird. Es läßt sich allerdings aus dem mikroskopischen Bild allein nicht entscheiden, ob die „Osteoplasten" irgendeine aktive Rolle bei der Ausfällung des Osteoids spielen. Da diese Ausfällung über ganze Zellterritorien hinweg in gleicherweise vonstatten geht ohne sich an bestimmte „Zellgrenzen" zu halten (Abb. 17), kann man nicht mehr davon sprechen, daß sich die „Osteoplasten durch eine „Sekretion" von Osteoid „einmauern", sondern man kann nur die Meinung vertreten, daß sie anscheinend einen Stoff liefern, der zur Ausfällung des Osteoids notwendig ist (WEIDENREICH). Diese Frage kann aber noch nicht als endgültig entschieden angesehen werden.

Ebensowenig entschieden ist die Frage, wo die Ausfällung des Osteoids stattfindet. Auch hier stehen sich die verschiedensten Ansichten noch schroff gegenüber. Ich muß hier auf die ausführliche Darstellung der verschiedenen Auffassungen durch WEIDENREICH verweisen. Eine sichere Entscheidung scheint mir auch auf diesem Gebiet noch nicht möglich zu sein. Persönlich möchte ich glauben, daß das Osteoid im Sinne der HUECKschen Mesenchymlehre in den Maschen des mesenchymalen Synzytiums ausgefällt wird. Ich habe niemals Bilder gesehen, die mich von der Richtigkeit der Ansicht von LANG hätten überzeugen können, nach der die Fortsätze der Knochenzelle selbst zur Knochensubstanz werden sollen, oder von der Richtigkeit der Auffassung von HANSEN und HÄGGQVIST, nach der das Ektoplasma der Zellen zu Osteoid umgebildet wird. Alle meine eigenen Beobachtungen deuten vielmehr darauf hin, daß die Ausfällung des Osteoids, ähnlich wie die des Amyloids, in den Maschenräumen des mesenchymalen Netzwerkes, also extrazellulär, zustande kommt.

Die gleiche Unstimmigkeit besteht auch bezüglich der Bedeutung der „Osteoklasten". Während LERICHE und POLICARD wohl mit den meisten Forschern die ursprüngliche Ansicht von KÖLLIKER teilen, treten neuerdings besonders HÄGGQVIST und seine Schüler wieder mit der früher schon einmal von VIRCHOW u. a. (s. WEIDENREICH) geäußerten Ansicht hervor, daß die „Osteoklasten" keine knochenresorbierenden Zellen seien, sondern daß sie durch Zusammenfluß von Knochenzellen entstehen, die nach humoraler Auflösung der Knochengrundsubstanz „demaskiert", d. h. wieder frei geworden seien. Daß die „Osteoklasten", mag nun ihre Funktion sein, welche sie will, nicht durch Zusammenfließen frei gewordener Knochenzellen entstehen können, hat schon vor vielen Jahren KÖLLIKER bewiesen durch die Feststellung, daß diese Zellen auch bei der Resorption von Elfenbeinstiften auftreten, also bei der Resorption eines Gewebes, welches keine lebenden Zellen mehr enthält. Die gleiche Feststellung ist später vielfach gemacht worden, z. B. bei der Untersuchung von implantierten ausgeglühten Knochenspänen, bei der Resorption toter Knochensequester usw. Es erübrigt sich daher, weitere Beobachtungen anzuführen, die gegen diese Theorie sprechen, aber weniger beweiskräftig sind. Nur auf eine Beobachtung möchte ich noch hinweisen, weil hier zum ersten Male der „Lebenslauf" eines Osteoklasten unter dem Mikroskop, wenigstens eine Zeitlang, verfolgt werden konnte. Es handelt sich um die Beobachtung von KIRBY-SMITH, der die Knochen-

neubildung und sogar die Heilung eines kleinen Knochenbruches im Leben beobachten konnte, und zwar in einer Sandisonschen Kammer im Kaninchenohr.
In die Kammer war ein Stück von endostalem Kallus der Kaninchenspeiche
eingesetzt und längere Zeit hindurch beobachtet worden. Dabei zeigten sich an
Abbaustellen stets „Osteoklasten" und in einem Falle ließ sich auch nachweisen,
daß der „Osteoklast" vorhanden war, ehe der Abbau begann. Er konnte demnach nicht aus frei gewordenen Knochenzellen entstanden sein. Die Methode
der Sandisónschen Kammer ist zur Zeit wohl die einzige, mit der sich viele
noch strittige Fragen des Knochenan- und -abbaues durch direkte Beobachtung
vielleicht lösen lassen. Die Gewebszüchtung (Fell, Roulet) läßt hier auch im
Stich, da die Verhältnisse infolge Fehlens des Kreislaufes zu wenig den physiologischen im Körper entsprechen. Immerhin läßt die Beobachtung der lebenden
Zelle auch in der Kultur weitergehendere Schlüsse zu, als das Studium toter
gefärbter Präparate. Ich möchte daher meine oben geäußerte Auffassung von
der extrazellulären Ausfällung der „Knochengrundsubstanz" noch belegen
durch die Ergebnisse der Studien von Roulet an Gewebskulturen von embryo-
nalem Knorpel und Knochen. Auch Roulet kommt zu dem Ergebnis, daß die
Bindegewebsfäserchen, welche die Grundlage von Knorpel und Knochen darstellen, niemals durch Umwandlung von Protoplasmateilen oder durch einen
Sekretionsvorgang entstehen, sondern immer im extrazellulären Substrat
geprägt werden. Bei der Verknöcherung entstehen nach Roulet „in einer
offenbar mit verflüssigtem Kollagen gesättigten strukturlosen Interzellular-
flüssigkeit bzw. -masse plötzlich, wie durch einen Ausflockungs- oder Auskristalli-
sierungsvorgang, den man ohne weiteres mit dem Übergang eines kolloidalen
Sols zum Gelzustand vergleichen kann, reichliche Faserfilze. Die neuen osteoiden
Schichten sind dabei zellenlos entstanden." Diese Auffassung deckt sich durchaus
mit meiner oben gegebenen Darstellung und entspricht meines Erachtens auch
am besten den histologischen Befunden.

Über die Bedingungen, welche zu der Kalkablagerung in dem neu
gebildeten Osteoid führen, sind wir auch erst recht unvollkommen unterrichtet.
Auch hier haben es Untersuchungen an Gewebskulturen wahrscheinlich gemacht,
daß zur Ausfällung der Kalksalze die Mitwirkung eines in den Zellen gebildeten
Fermentes notwendig ist, und zwar die Wirkung der von Robison entdeckten
Knochenphosphoresterase. Fell und Robison konnten in Gewebskulturen
nachweisen, daß die Phosphatase in den Osteoplasten gebildet wird (s. Oppenheimer: Die Fermente und ihre Wirkungen, Suppl.). Nach Robison werden
die als lösliche Phosphorsäureester dem Knochen zugeführten Salze durch die
Phosphoresterase gespalten und in unlöslicher Form niedergeschlagen, nachdem
sie in genügender Menge angereichert waren. Die Wirkung der Esterase ist
an eine bestimmte Wasserstoffzahl gebunden. So ist es auch ganz verständlich,
daß die Ausfällung der Kalksalze, ähnlich wie die Ausfällung der osteoiden
Substanz in ganz bestimmter Entfernung von den Gefäßen beginnt und mit
zunehmender Konstanz der Kreislaufverhältnisse gleichmäßiger und feinkörniger
wird, entsprechend der Zunahme der Konstanz des physiko-chemischen „Milieus".

Für den Beginn der Verkalkung ist ferner nach Bucher die Anwesenheit
von Kristallkeimen und die kristallinische Zustandsform der zunächst gebildeten
kollagenen Fibrillen von Bedeutung. Über die sonstigen Einzelheiten des „osteo-
trophen Milieus" sind wir noch ziemlich ungenügend unterrichtet. Ich kann
hier nicht auf die überaus zahlreichen Arbeiten über dieses Gebiet eingehen,
welche die Physiologie der Bruchheilung behandeln und die Bedeutung der
Drüsen mit innerer Sekretion, das Gesamtstoffwechsels und seiner Störungen,
die Rolle der Ernährung usw. behandeln. Ich muß dieserhalb auf die zusammenfassenden Arbeiten von W. Müller, Häbler und v. Redwitz verweisen,

in denen ein umfangreiches Schrifttum verzeichnet und besprochen ist. Bei der Besprechung der Störungen der Bruchheilung werde ich auf die Bedeutung einzelner dieser Faktoren an geeigneter Stelle kurz eingehen. Hier möchte ich mich darauf beschränken, die kurze Darstellung der chemisch-physikalischen Vorgänge bei der Bruchheilung anzuführen, welche HÄBLER in seinem Buche über „Physikalisch-chemische Probleme in der Chirurgie" gibt:

„Ist eine Verletzung des Knochens zustande gekommen, so erfolgt, genau wie bei jeder Wunde, zunächst eine lokale Zunahme der H-Ionenkonzentration und der CO_2-Spannung. Dadurch wird einmal die Zustandsform des im Frakturgebiet vorhandenen Kalziums im Sinne einer Zunahme der Ionisation (also der für jede chemische Reaktion notwendigen Form) verändert und zum anderen aus dem Knochen der Umgebung Kalk gelöst. Mit Einsetzen der reparativen Vorgänge kehrt auch die normale Reaktion wieder zurück und die CO_2-Spannung sinkt. Die Reaktion nähert sich einerseits dem Optimum der Phosphatasewirkung und schafft andererseits die Möglichkeit, daß das in größerer Menge herangeholte Kalzium ausfallen und es zur Bildung der ersten Kristallkeime kommen kann. Die dazu notwendige Erhöhung der Phosphatkonzentration wird durch die Wirkung der Phosphatase und Steigerung des Blutphosphatgehaltes gewährleistet. Tritt infolge irgendwelcher Störungen die Rückbildung der lokalen Azidität nicht ein, oder besteht eine Änderung der allgemeinen Stoffwechselrichtung im Sinne einer Azidose, so kann es nicht zu Ausfällung der Salze kommen.

Typische Beispiele dafür sind: eintretende Infektion, alte Blutergüsse, langdauernder Zerfall zertrümmerten Gewebes und Schwangerschaft (Azidose), sowie Störung der Blutzirkulation (infolgedessen ungenügender Ausgleich der lokalen Azidität), bei denen bekanntlich die Bruchheilung verzögert ist. Eine weitere Möglichkeit der Störung besteht darin, daß die Bedingungen zu der anfänglich notwendigen Anhäufung und Herbeischaffung von gelöstem Kalk nicht gegeben sind, kenntlich an den Fällen mangelnden Abbaues in der Umgebung der Fraktur. Dabei kann die Schaffung einer Entzündung und der mit ihr verbundenen lokalen Azidität durch Injektion von Jodtinktur, durch operative Eingriffe mit und ohne Einlegung von Fremdkörpern günstig sein. Transplantation von Knochenstücken an die Bruchstelle wirkt im gleichen Sinne, denn das Transplantat wird abgebaut und dadurch das gelöste Kalzium vermehrt. Außerdem bewirkt sie eine allgemeine Steigerung des Kalziumspiegels im Blut. Die entwickelte Anschauung stimmt also gut zu den klinischen Beobachtungen und es wäre wünschenswert, sie experimentell noch genauer zu begründen."

Vorausgesetzt, daß keine erneute Gewalteinwirkung die Bruchheilungsstelle trifft, ist mit der Bildung der grobkörnig verkalkten provisorischen Kallusbälkchen im Bereich aller organisierten Hämatome an der Bruchstelle und in ihrer Umgebung die provisorische Kallusbildung beendet. Es beginnt nunmehr der Um- und Abbau des provisorischen zu dem endgültigen Kallus.

2. Die Histologie des endgültigen Kallus. Während wir über die Morphologie und die Entstehungsgeschichte des provisorischen Kallus recht gut unterrichtet sind, da Frakturen in diesem Stadium häufiger untersucht werden, sind unsere Kenntnisse über die Bildung des endgültigen Kallus noch recht lückenhaft. Dies ist auch ohne weiteres verständlich: Einmal verlaufen die hierbei vor sich gehenden Um- und Abbauvorgänge sehr langsam, so daß das histologische Bild zu den verschiedenen Zeiten nur geringe Unterschiede aufweist. Zweitens gelangen Frakturstellen in diesem Stadium überhaupt nur selten zur mikroskopischen Untersuchung. Es handelt sich nämlich um die Zeit von etwa 4 bis 6 Wochen nach dem Eintritt der Fraktur an, in welcher Todesfälle als Frakturfolge nur noch selten eintreten, wenn es sich nicht um Veränderungen (vor allem Infektion) der Bruchstelle selbst handelt. Die Präparate von infizierten Fällen sind aber zum Studium der ungestörten Umbauvorgänge natürlich nicht brauchbar. So ist man auf die seltenen Fälle angewiesen, in denen entweder mehrere Knochenbrüche vorhanden waren, von denen nur einer infiziert war und die Todesursache abgab, während andere ungestörten Heilungsverlauf zeigten oder auf Fälle, die gerade in diesem Stadium der Bruchheilung zufällig auf andere Weise zu Tode kamen. Es ist also erklärlich, daß im Schrifttum so gut wie gar keine Befunde aus der Zeit des Beginnes des Kallusumbaues vorliegen. Ich selbst hatte auch nur Gelegenheit, zwei einschlägige Fälle zu untersuchen: einmal eine 3—3$^1/_2$ Monate alte Rippenfraktur bei einem 59jährigen Mann und eine 110 Tage alte, gut stehende Ulnafraktur. Diese Präparate eignen sich zwar sehr gut zum Studium der Neubildungsprozesse bei der Entwicklung des endgültigen Kallus, sie geben jedoch keinen klaren Aufschluß über die Abbauvorgänge.

Wenden wir uns zunächst zu den Neubildungsvorgängen. Wir haben gesehen, daß die Knochensubstanz des provisorischen Kallus als ein typischer Bindegewebsknochen oder grobgebündelter Faserknochen bezeichnet werden

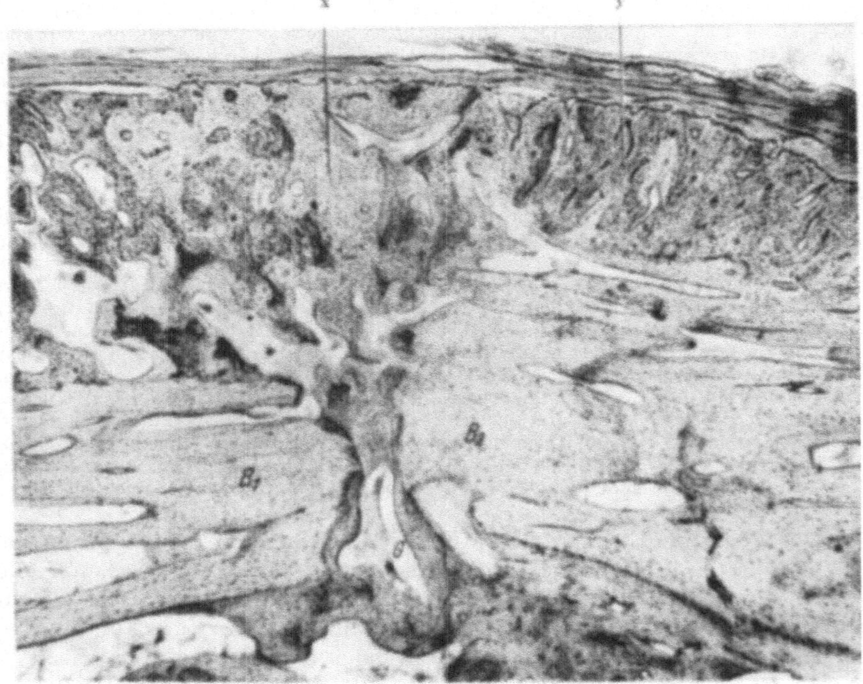

Abb. 19. Endgültiger intermediärer Kallus. Etwa 3$^1/_2$ Monate alter Rippenbruch von 59jährigem Mann. S. 48/33, Bonn. G Gefäß zwischen den Bruchenden B$_1$ und B$_2$, von neugebildetem lamellären Knochen umgeben.

muß. Er geht aus einem bindegewebigen mesenchymalen Netzwerk hervor durch die Einlagerung von osteoider Grundsubstanz, die dann grobkörnig verkalkt und die vorher vorhandenen „Bindegewebszellen" als „Knochenzellen" einschließt. Es handelt sich also grundsätzlich um den gleichen Vorgang, wie wir ihn von der normalen Entwicklung der bindegewebig vorgebildeten Knochen kennen. In der gleichen Weise, wie im kindlichen Körper der zunächst gebildete Faserknochen im Laufe der weiteren Entwicklung vollständig durch feingebündelten lamellären Knochen ersetzt wird, so wird auch im Kallus der zunächst entstandene Bindegewebsknochen im Laufe von mehreren Monaten bis Jahren durch lamellären Knochen ersetzt.

Den Beginn der Bildung des lamellären Knochens in dem endgültigen Kallus können alte wir sehr gut in Abb. 19 verfolgen. Es handelt sich um eine gut stehende 3—3$^1/_2$ Monate Rippenfraktur eines 59jährigen Mannes. Die Bruchenden der Kortikalis B$_1$ und B$_2$ sind durch Ablagerungen von lamellärem Knochen auf den Bruchenden fest miteinander verbunden. Die neugebildeten Knochenlamellen sind an ihrem Verlauf, senkrecht zur Anordnung der Lamellen in der alten Kortikalis, ohne weiteres zu erkennen. Der intermediäre Kallus ist also von vornherein als lamellärer Knochen gebildet worden. Das gleiche gilt auch für den Kallus in der Verlängerung des Bruchspaltes (x), während seitlich davon (y) zunächst Leisten und Netzwerke aus bindegewebig vorgebildetem Knochen entstanden waren, die

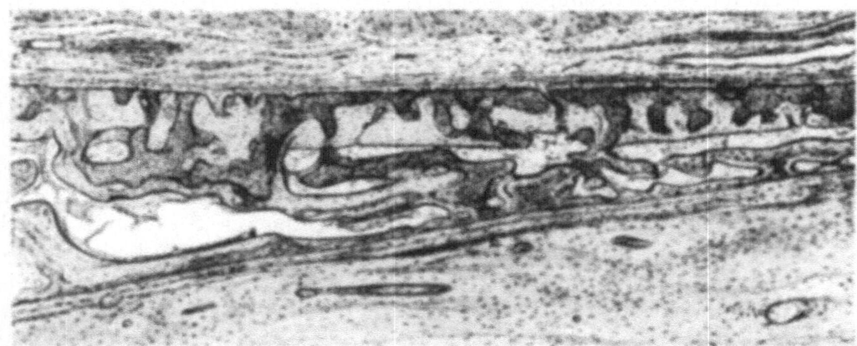

Abb. 20. Zusammenfassung der radiären Bälkchen des provisorischen Kallus (dunkel) zu einer einheitlichen Knochenleiste durch Ablagerung von lamellären Knochen (hell). Etwa $3^{1}/_{2}$ Monate alte Rippenfraktur bei 59jährigem Mann. S. 48/33, Bonn.

durch ihre etwas dunklere Farbe deutlich hervortreten. Diese Bälkchen des provisorischen Kallus sind erst nachträglich durch lamelläre Knochenlagen zu einem dichten, sehr feinporigen Knochen zusammengefaßt worden. Auch in den seitlichen Teilen des äußeren

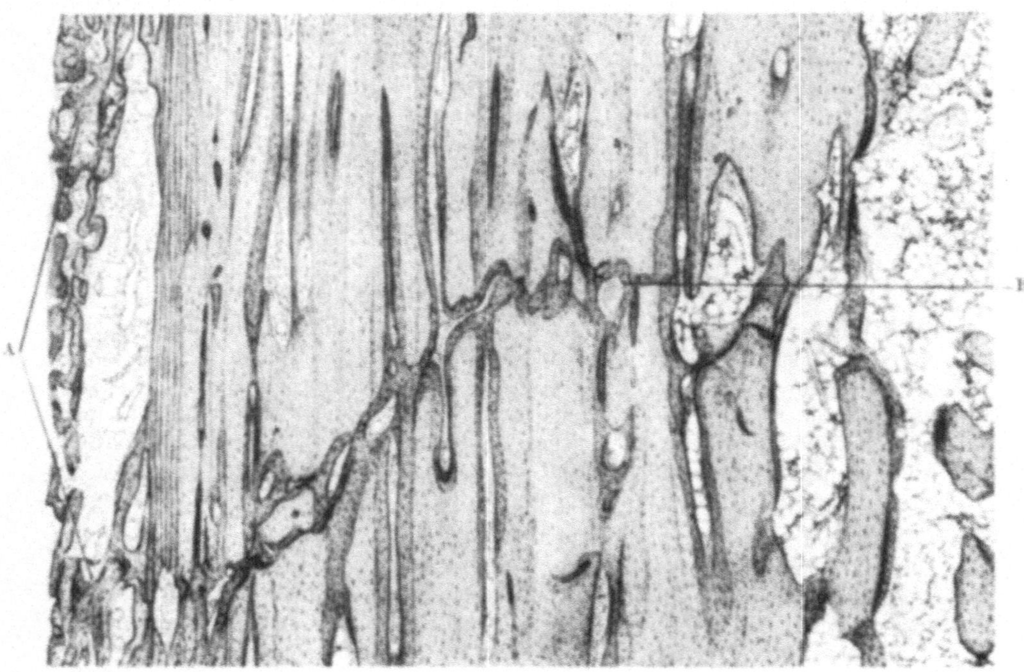

Abb. 21. Verheilte Bruchstelle einer 110 Tage alten sehr gut stehenden Ulnafraktur, Teilbild von Abb. 14. A äußerer Kallus. Zwischen B und B_1 der verheilte Bruchspalt. Neugebildete Knochenlamellen dunkel.

Kallus (Abb. 20) ist diese Zusammenfassung der zunächst getrennt stehenden provisorischen Kallusleisten zu einer einheitlichen Knochenspange sehr gut zu erkennen.

Die gleiche regelmäßige feste Verkittung der Bruchenden durch lamellären intermediären Kallus erkennt man auch auf Abb. 21, die von einer 110 Tage alten sehr gut stehenden Ulnafraktur eines 47jährigen Mannes stammen. In diesem Falle war der äußere Kallus sehr gering entwickelt und, wie das Übersichtsbild Abb. 14, S. 218 zeigt, auch nur eine sehr geringe Markkallusbildung vorhanden.

Die weiteren Veränderungen am Kallus nach der endgültigen knöchernen Vereinigung der Bruchenden lassen sich histologisch schwer verfolgen. Sie verlaufen außerordentlich langsam und bestehen in einem ganz allmählichen Umbau des Kallus, bei dem nur die statisch beanspruchten Teile erhalten bleiben. Alles funktionell wertlose wird abgebaut. So verschwindet mit der Zeit bei gut stehenden Frakturen sowohl der äußere, wie der innere Kallus. Die Oberfläche des Knochens wird wieder glatt und der Markraum wieder völlig hergestellt. KÜNTSCHER konnte an mit Harz überzogenen Knochen nachweisen, daß auch die Homogenität des Knochens gegenüber statischer und dynamischer Beanspruchung nach der Bruchheilung wieder gewonnen wird. In diesem Zustand ist die Bruchstelle schließlich mit bloßem Auge weder von außen noch auf einer Sägefläche mehr zu erkennen. Nur durch die histologische Untersuchung kann man sie noch Jahre lang nachweisen, vorausgesetzt, daß die Fraktur einen ausgewachsenen Knochen betraf (BAJARDI).

Fand der Knochenbruch dagegen im jugendlichen Alter statt, so verschwindet auch der intermediäre Kallus im Verlauf des weiteren Knochenwachstums, indem im Laufe von mehreren Monaten die ganze Rinde des Knochens vom Markraum aus abgebaut wird und gleichzeitig außerdem im Inneren der Kortikalis langsame Umbauvorgänge den Knochen umformen.

Die Frage, in welcher Weise die Resorption des funktionell wertlosen Kallus und — bei schlecht stehenden Frakturen auch — der nicht mehr beanspruchten alten Knochenteile vor sich geht, wird in dem Abschnitt über die „Belastungsverunstaltungen" behandelt. Erwähnen möchte ich hier kurz, daß die Bruchstelle durch die Röntgenuntersuchung noch verhältnismäßig lange nachweisbar bleibt, weil die Entkalkung der Bruchenden (KIELING, Lit.!) erst langsam wieder ausgeglichen wird. Da überdies der Kallus gewöhnlich mehr Kalksalze enthält, als der normale Knochen, hebt sich die Bruchstelle im Röntgenbild oft besonders deutlich ab.

b) Besonderheiten der Bruchheilung anderer Lokalisation.

1. Histologie der Epiphysenbrüche. Die bisher gegebene Schilderung des Bruchheilungsverlaufes bezog sich auf Knochen, die nur spärliche oder keine Spongiosa an der Bruchstelle aufwiesen. Liegt die Frakturstelle im Bereich der spongiosahaltigen Epiphysen, so sind einige Abweichungen und Besonderheiten gegenüber dem bisher geschilderten Verlauf zu beobachten, die kurz besprochen werden sollen.

Als Beispiel diene eine gut stehende Radiusfraktur unbekannten Alters (2—3 Wochen?) bei einer 68jährigen Frau (Abb. 22). Auf dem Übersichtsbild bei Lupenvergrößerung erkennt man, daß die Bruchlinie den Knochen in einer wenige mm-breiten Zone durchsetzt. In dieser Zone sind die Spongiosamaschen, die vorher Fettmark enthalten hatten, durch ein dichteres Gewebe ausgefüllt. Bei stärkerer Vergrößerung (Abb. 23) erkennt man, daß es sich hier um ein „zellreiches" Bindegewebe handelt, welches sehr reichlich Blutgefäße enthält. Außerdem finden sich Trümmer der alten Spongiosa darin, die zum Teil keine Kernfärbung mehr zeigen, also ganz oder teilweise abgestorben sind. Zwischen diesen Trümmern finden sich zahlreiche neugebildete osteoide Bälkchen, die ein viel engeres Maschenwerk darstellen, als die ursprüngliche Spongiosa. Die neugebildeten Spongiosabälkchen setzen vielfach an die Reste der alten Spongiosa an. Diese werden also in den Kallus eingebaut (MARCHAND, RIBBERT, BARTH u. a.) Abbauvorgänge finden sich in diesem Stadium der Kallusbildung auch an den

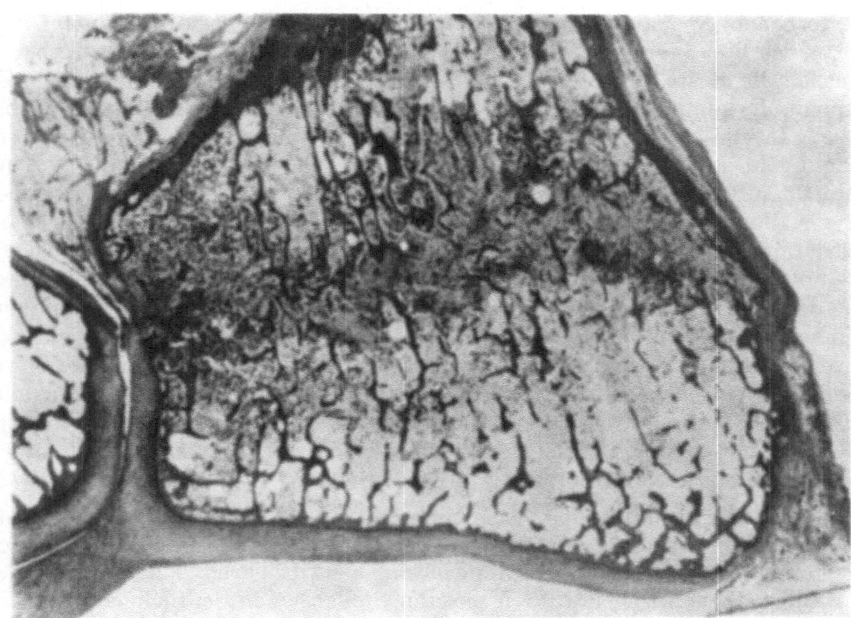

Abb. 22. Sehr gut stehende Radiusfraktur. 68jährige Frau. Alter der Fraktur nicht genau bekannt (2—3 Wochen). S. 1324/33, Berlin. (Präparat von Prof. RÖSSLE.)

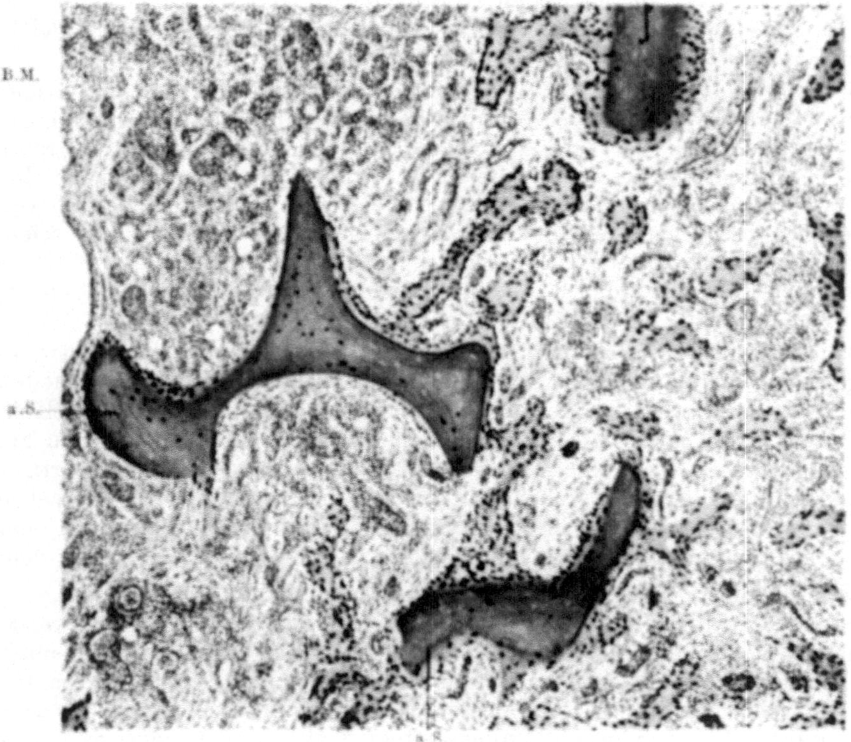

Abb. 23. Einbau alter Spongiosabruchstücke in den Kallus. Radiusfraktur. 68jährige Frau. Siehe Abb. 22. a.S. teilweise nekrotische Bruchstücke der alten Spongiosa, B.M. von Blutungen durchsetztes Mark. Rechts junge Kallusbälkchen.

IX/3.

abgestorbenen Spongiosabruchstücken nirgends. Sie treten erst später beim Umbau des provisorischen in den endgültigen Kallus auf. Man kann aber gelegentlich die Reste der alten Spongiosa an ihrer Kernlosigkeit noch lange Zeit erkennen. Es kommt nicht zu einem Einwandern von Zellen in die toten Knochenstücke. In dieser Beziehung verhalten sich die nekrotischen Trümmer der Spongiosa an einer Bruchstelle genau wie Knochentransplantate (Cornil und Coudray, Axhausen, de Josselin und Eykman van der Kemp). Ein peripherer Kallus ist in dem vorliegenden Falle nirgends gebildet worden. Das hängt wohl damit zusammen, daß das Periost an der Bruchstelle außerordentlich fest am Knochen haftete und von der Oberfläche nicht abgelöst worden ist. Durch diese Besonderheit ist es zu erklären, daß in manchen Fällen von gelenknahen Brüchen die Kallusbildung sehr gering bleibt, eine Tatsache, die von Wichtigkeit ist, weil sie erklärt, weshalb auch bei gelenknahen Brüchen manchmal die Beweglichkeit so wenig beeinträchtigt wird. Im Gegensatz dazu kommt es vor allem am Oberschenkel und am Oberarm, sowie am Ellenbogen bei Frakturen, welche das Gelenk mit betreffen, oder auch nur in der Gelenknähe verlaufen, häufig zu sehr ausgedehnten Kallusbildungen (s. S. 260).

Das nähere Studium der neugebildeten Kallusbälkchen im vorliegenden Falle zeigt, daß es sich hier um eine Übergangsform zwischen dem grobfaserigen Bindegewebsknochen und dem lamellären, feinfibrillären Knochen handelt. Die Kallusbälkchen zeigen an den meisten Stellen einen deutlichen Besatz von „Osteoplasten". Nur an den Stellen etwas ausgedehnterer Blutungen sind die zentralen Teile der neugebildeten Knochenbälkchen aus Faserknochen aufgebaut. Dieser Befund bestätigt wieder die Anschauung, daß kein grundsätzlicher Unterschied zwischen diesen beiden Knochenformen besteht, sondern daß es sich um zwei durch Übergänge verbundene Formen eines im Grunde gleichartigen Gewebes handelt.

Die bisherige Darstellung der Histologie der Bruchheilung wurde am Beispiel der Dia- und Epiphysenbrüche der langen Röhrenknochen gegeben, weil diese Frakturen die häufigsten sind und dementsprechend die größte praktische Bedeutung besitzen. Außerdem sind unsere Kenntnisse von den feineren Vorgängen bei der Bruchheilung vorwiegend aus Untersuchungen von Bruchstellen dieser Knochen und der Rippen gewonnen worden. Wie schon bemerkt, werden die Rippenbrüche und die Frakturen des Oberarm- und Oberschenkelkopfes wegen der hier fast stets auftretenden Besonderheiten erst später besprochen (S. 242ff. u. 265ff.).

Ob die Eigenart, welche das Schlüsselbein hinsichtlich seiner Entwicklungsgeschichte unter den Knochen auszeichnet, sich auch in Besonderheiten der Bruchheilung auswirkt, vermag ich nicht zu sagen. Das Schlüsselbein verkalkt als erster unter allen Knochen, bereits von der 6. Fetalwoche an. Sein Mittelstück ist nicht knorpelig vorgebildet, sondern geht als eigenartiger „Vorknorpel" direkt in den Knochen über. Nur die Enden sind als knorpelige Epiphysen vorgebildet. In dem sternalen Ende bildet sich erst zwischen dem 15. und 20. Jahr ein besonderer Knochenkern, der um das 25. Jahr mit dem Mittelstück verschmilzt (Rauber-Kopsch).

Im Schrifttum fand ich keine histologischen Befunde über Klavikularfrakturen in genügend frühen Stadien und hatte auch selbst keine Gelegenheit einen solchen Bruch in einem genügend frühen Zeitpunkt nach der Fraktur zu untersuchen. Da die Schlüsselbeinbrüche mit etwa 15% aller Frakturen recht häufig sind, kann man allerdings ältere Frakturstellen häufiger untersuchen. Sie bieten aber keine Besonderheiten. Die Heilungsdauer hält sich mit 4—6 Wochen durchaus in normalen Grenzen.

Mikroskopische Untersuchungen frischer Heilungsstadien von Brüchen anderer Knochen sind im Schrifttum nur in verhältnismäßig geringer Zahl mitgeteilt. Sie finden sich sehr verstreut und oft gelegentlich von Untersuchungen aus anderem Anlaß, so daß es leicht möglich ist, daß ich die eine oder andere Mitteilung übersehen habe. Im folgenden sollen die Besonderheiten der Histologie der „normalen" Bruchheilung an den kurzen und platten Knochen besprochen werden, und zwar sowohl der knorpelig wie der bindegewebig vorgebildeten. Die makroskopischen Besonderheiten und besonderen mechanischen Verhältnisse werden entsprechend der neuen Einteilung der Abschnitte dieses Handbuches von den Bearbeitern der speziellen Pathologie der Wirbelsäule, des Schädels und des Beckens im vierten Teil dieses Bandes behandelt. Ich verweise daher ausdrücklich auf diese Kapitel.

2. Über die **Histologie der Wirbelbruchheilung** sind wir noch sehr schlecht unterrichtet. Die Kallusbildung ist hierbei so gering, daß man sich darüber streiten konnte, ob an den Wirbeln überhaupt eine knöcherne Kallusbildung vorkommt. Durch Röntgenuntersuchung ist dies nicht zu entscheiden, da die leichte Verschattung an der Bruchstelle auch durch ineinander geschobene Spongiosabälkchen verursacht sein kann. SCHMORL hat aber an mikroskopischen Präparaten nachgewiesen, daß innerer Kallus, wenn auch nur in geringer Menge, gebildet wird. Schwieriger ist eine sichere Entscheidung darüber, ob die häufig nach Wirbelfrakturen vorkommenden „Randzacken" und sonstigen Unebenheiten an der Außenfläche der Wirbel als Kallus zu bewerten sind. Solche Bildungen kommen als Spondylitis oder besser Spondylosis deformans so häufig vor, ohne daß ein Trauma vorausging oder wenigstens bemerkt wurde, daß rein anatomisch hier keine Entscheidung zu fällen ist. Eine sichere Beurteilung wäre nur durch Röntgenreihenbilder möglich (SCHMORL). Histologische Beobachtungen über frischen, in Bildung begriffenen äußeren Kallus liegen für die Wirbel anscheinend nicht vor. Auch ich konnte nur höchstens 3 Tage alte oder ganz alte, längst zur Ruhe gekommene Wirbelbrüche histologisch untersuchen, bei denen eine Kallusbildung noch nicht zu erwarten war oder von nichttraumatisch entstandenen Randzacken nicht mehr mit Sicherheit unterschieden werden konnte.

Da bei den meisten Wirbelbrüchen gleichzeitig Bandscheibenverletzungen vorliegen, sei kurz auf deren Histologie eingegangen. Unter Zerreißung der Knorpelplatte kommt es zu einer entweder mehr gleichförmigen oder umschriebenen hernienartigen Einpressung von Zwischenwirbelscheibengewebe in die Wirbelspongiosa. Andererseits tritt zermalmtes Spongiosagewebe in die Rißstellen der Zwischenwirbelscheibe ein. Bei der Ausheilung kann sich aus dem Bandscheidengewebe, welches in die Spongiosa ausgetreten ist, ein sog. SCHMORLsches Knötchen entwickeln. Sehr wahrscheinlich ist aber nur ein Teil der SCHMORLschen Knötchen traumatisch entstanden. Der sichere Nachweis einer traumatischen Entstehung ist nur zu führen, wenn kurz nach dem Trauma durch Röntgenaufnahmen nachgewiesen ist, daß noch kein Knötchen vorhanden war, nach Ablauf einiger Wochen oder Monate aber ein solches nach Ausbildung einer röntgenologisch nachweisbaren Knochenschale darstellbar wird (SCHMORL-JUNGHANS, Lit.!)[1].

Bei der Beurteilung mikroskopischer Präparate von Wirbelfrakturen muß man daran denken, daß es oft schwer oder gar nicht mit Sicherheit möglich ist, während des Lebens durch das Trauma entstandene Spongiosazertrümmerungen von Zerstörungen zu unterscheiden, die erst beim Durchsägen der Wirbel entstanden sind (SCHMORL, A. SCHULTZ). Mit Sicherheit kann man derartige

---

[1] Siehe auch den Abschnitt über die „Pathologie der Wirbelsäule" von JUNGHANS in Band IX/4 dieses Handbuches.

Kunstprodukte nur ausschalten, wenn man die Wirbel erst nach der Entkalkung vorsichtig mit dem Messer ·durchschneidet und auch dann noch die ersten Schnitte des Zelloidinblocks bei der Deutung unberücksichtigt läßt. Da die früheren Untersuchungen ohne diese Vorsichtsmaßnahmen vorgenommen wurden, lassen sich die damals mitgeteilten Befunde heute nicht mehr mit Sicherheit beurteilen, besonders so weit sie sich darauf beziehen, daß noch nach langer Zeit Spongiosa-Detritus in der Umgebung der Bruchstelle gefunden werden soll. Nach Schmorl wird der in die Bandscheibenrisse eingepreßte Spongiosabrei mit der Zeit aufgesaugt und durch fibröses Bindegewebe und neugebildeten spongiösen Knochen ersetzt. Dadurch können sich mit der Zeit Funktionsstörungen entwickeln. Sind die Bandscheibenveränderungen sehr ausgedehnt, so kommt es zu mehr oder weniger umfangreichen Verschmelzungen der Wirbel miteinander. Da dies auch bei Tuberkulose und als angeborene Blockwirbelbildung vorkommt, ist die Entstehungsweise solcher Wirbelverschmelzungen oft nicht mit Sicherheit zu beurteilen. Unentschieden ist auch noch immer die Frage, ob die im Faserring der Bandscheiben vorkommenden kleinen Knochenstückchen ihre Entstehung einem Trauma verdanken (Schmorl) oder ob sie durch Störungen bei der Verknöcherung der Wirbelkörperrandleiste entstanden sind (Janker). Die von mir untersuchten Fälle machten durchaus den Eindruck einer traumatischen Bildung (s. auch Ruge, Lit.!). Wirbelbrüche bei Tetanus s. S. 297.

3. Ähnlich wie die Wirbel verhalten sich auch die übrigen vorwiegend spongiösen **kurzen Knochen**, besonders die **der Hand- und Fußwurzel** (Lit. Schneck). Sie zeigen ebenfalls geringe Neigung zu knöcherner Kallusbildung, so daß es nicht selten nur zu einer bindegewebigen Vereinigung der Bruchenden kommt, oder eine feste Vereinigung überhaupt ausbleibt (s. Pseudarthrosebildung, S. 247). Isolierte unkomplizierte Brüche dieser Knochen sind verhältnismäßig selten. Sie heilen langsam und machen häufig lange Zeit Beschwerden, da auch schon geringe Abweichungen in der äußeren Form schmerzhafte Funktionsbehinderungen zur Folge haben. Hindernd auf die Kallusbildung wirkt wahrscheinlich die verhältnismäßig schlechte Blutversorgung dieser Knochen und die so häufige Beteiligung der zahlreichen Gelenkflächen an der Fraktur (s. den Abschnitt über Gelenkbrüche, S. 265). Auf die Frakturen der Hand- und Fußwurzelknochen, die wahrscheinlich im Gefolge von aseptischen Nekrosen durch mechanische Überbeanspruchung und Kreislaufstörungen entstehen (Lunatum-Malazie usw.) gehe ich nicht ein, da diese Erkrankungen Gegenstand einer besonderen Bearbeitung sind[1]. Es sei hier nur soviel bemerkt, daß es sich hierbei um „Spontanfrakturen" schon vorher geschädigter Knochen handelt. Die Art und das Zustandekommen der Schädigung ist allerdings noch nicht sicher geklärt. Neben Kreislaufstörungen wird auch hier der Einwirkung häufig wiederkehrender mechanischer leichter Überbeanspruchung mit langsamen Umbau des kristallinischen Feinbaus der Knochensubstanz eine Rolle zugeschrieben (s. S. 297).

4. Die **Brüche der Kniescheibe** zeigen insofern Besonderheiten bei den Heilungsvorgängen, als die Bruchstücke sehr häufig durch Muskelzug auseinandergezogen werden. Nur bei senkrecht verlaufenden Bruchlinien kann es zu einem störungsfreien Heilungsprozeß kommen, der allerdings auch in diesem Falle nur selten beobachtet wird, da die Beteiligung der Gelenkfläche meist Störungen im Heilungsverlauf bedingt (s. die Gelenkbrüche S. 265).

Durch eine Reihe von Untersuchungen an menschlichen Kniescheibenbrüchen verschiedenen Alters sind wir über die Besonderheiten des Heilungs-

---

[1] Axhausen, G. u. Bergmann: Ernährungsstörungen der Knochen. Dieses Handbuch, Bd. IX/3.

verlaufes gut unterrichtet (Löw-Beer). Meist wird der Bruchspalt zunächst mit Bindegewebe ausgefüllt. Dieses ordnet sich unter der Einwirkung einseitig auftretender Zugbelastung funktionell zu einem derbfibrösen Bande, welches von einem Bruchstück zum anderen zieht. Die feste Verankerung dieses Bindegewebes an den Bruchstücken erfolgt durch eine dicht auf der Spongiosa sich neubildende Schicht von Faserknorpel, welche schubweise verkalkt und durch enchondrale Ossifikation von der Spongiosa her in Knochen umgewandelt wird. Auf diese Weise verschmälert sich allmählich die Bindegewebsschicht. Die knöcherne Vereinigung der Bruchstücke wird in manchen Fällen dadurch gefördert, daß inmitten des Bindegewebes zwischen den Bruchstücken hier und da „Schaltknochen" auftreten. Sie entstehen aus Verkalkungsherden, deren Faserknochen von innen her unter gleichzeitiger Bildung von schwammartigen Markräumen zu lamellärem Knochen umgewandelt wird. Liegen solche Schaltknochen in der Nähe des Kniegelenkes oder berühren sie sich an Stellen,

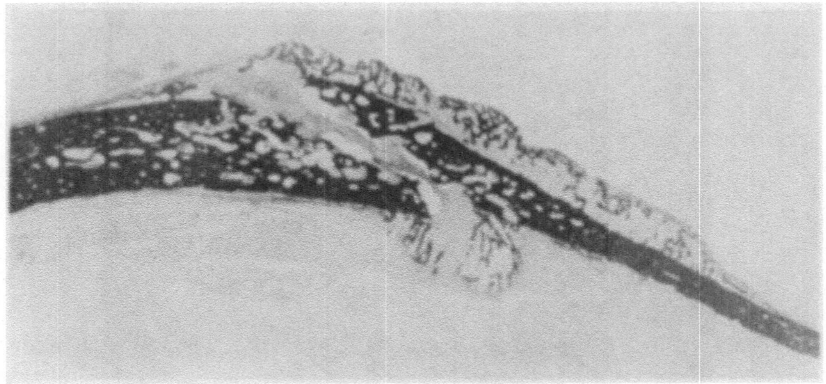

Abb. 24. 20 Tage alte Schulterblattfraktur. Lupe. S. 406,34, Nürnberg. 49jähriger Mann.

die gegeneinander bewegt werden, so kann sich an ihrer Oberfläche an den von abscherend wirkenden Bewegungsreizen getroffenen Stellen ein Überzug von Faserknorpel bilden, wie wir ihn in ähnlicher Form auch an der Oberfläche von „Sesambeinen" finden (Löw-Beer). Die hierdurch entstehenden Nearthrosen können mit der ursprünglichen Gelenkhöhle in Verbindung treten oder auch selbständig bleiben. Ist ein Schaltknochen der mechanischen Beanspruchung nicht gewachsen, so kann er brechen. Man findet in solchen Fällen zunächst Spongiosaschädigungen und feine Risse in der Knochensubstanz. Später bilden sich im Inneren derartig geschädigter Schaltknochen gelegentlich auch zystische Hohlräume (Löw-Beer, Link, s. Abb. 49). Eine feste Vereinigung der Bruchstücke durch knöcherne Vereinigung der Schaltknochen wird nur selten beobachtet.

5. Die Brüche der knorpelig vorgebildeten platten Knochen, des Brustbeins, der Schulterblätter und der Beckenknochen, zeigen bezüglich der Kallusentwicklung eine Mittelstellung zwischen den Rippen- und den Schädelknochen.

Als Beispiel diene eine 20 Tage alte Schulterblattfraktur bei einem 49jährigen Mann (Abb. 24). Der Patient beging 3 Wochen nach dem Sturz von einer Leiter Selbstmord. Da der Selbstmord mit dem Unfall in Beziehung gebracht wurde, erhielt ich Kenntnis von der vorausgegangenen Schulterblattfraktur und hatte damit die seltene Gelegenheit, eine Schulterblattfraktur in einem verhältnismäßig günstigen Stadium untersuchen zu können. Aus dem

Übersichtsbild ist zu ersehen, daß der Bruchspalt nur durch Bindegewebe ausgefüllt ist. Knöcherner Kallus findet sich ausschließlich an der Außenfläche des Schulterblattes, und zwar anscheinend soweit, als das Periost bei der Fraktur vom Knochen abgehoben wurde. Da aber auch im äußeren Kallus in der Gegend der Verlängerung des Bruchspaltes Knochenleisten fehlen, trägt die Bildung des periostalen Kallus so gut wie nichts zur Konsolidierung des Bruches bei. Die von dem Bruch eröffneten Markräume sind nur mit bindegewebigem Kallus angefüllt. Knochenneubildung fehlt auch hier vollständig. Knorpeliger Kallus

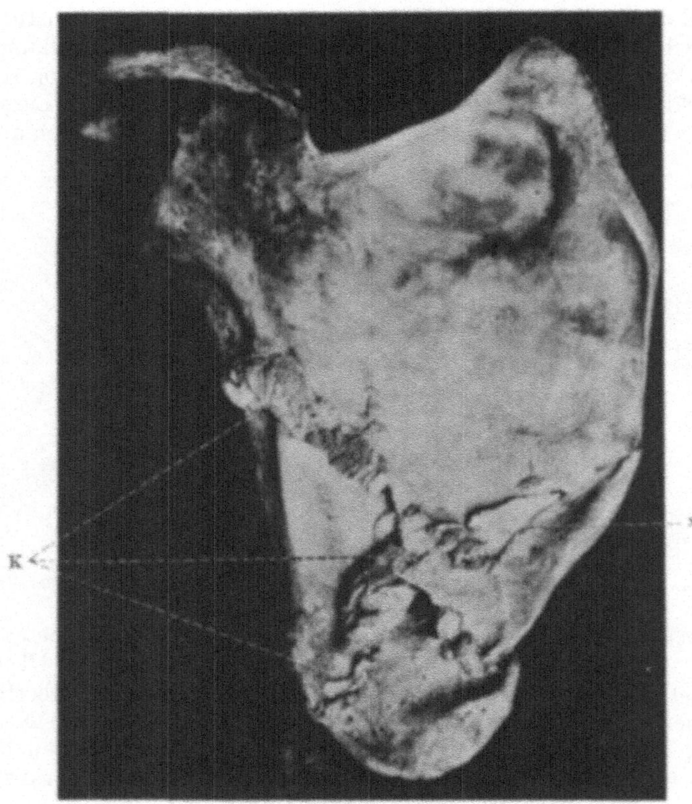

Abb. 25. 23 Tage alte, bereits teilweise knöchern verheilte Schulterblattfraktur. 67jähriger Mann. S. 196, 3, Nürnberg. K periostaler knöcherner Kallus. Bei x völliges Fehlen von Kallusbildung.

konnte nirgends nachgewiesen werden. Seine Ausbildung unterblieb anscheinend deswegen, weil keine wesentlichen Bewegungen der Bruchenden gegeneinander stattgefunden hatten. Über den weiteren Heilungsverlauf ist natürlich nichts Sicheres auszusagen. Der Befund von knöchern verheilten Schulterblattfrakturen beweist aber, daß in anderen Fällen eine knöcherne Vereinigung der Bruchstücke des Schulterblattes zustande kommt. (S. den kürzlich beobachteten weiteren eigenen Fall. Abb. 25.) Ein Teil der Schulterblattfrakturen heilt aber (ähnlich wie manche Schädelbrüche) nur bindegewebig aus. Dabei wird im Laufe der Zeit der periostale Kallus resorbiert. Er hat ja auch fuktionell keinerlei Bedeutung und entsteht nur zwangsläufig aus dem Organisationsgewebe im Bereich der bei der Fraktur eintretenden superiostalen Blutung.

Nach klinischen Erfahrungen heilen die Frakturen der knorpelig vorgebildeten platten Knochen etwa in der gleichen Zeit, wie die der langen Röhrenknochen. Die geringe Kallusbildung an den markraumarmen Stellen der Knochen ist aus röntgenologischen Beobachtungen seit langem bekannt und im Röntgenbild erkenntlich an den noch lange Zeit nachweisbaren, feinen Spaltbildungen an der Stelle der Fraktur.

6. Die Bruchheilung an den bindegewebig vorgebildeten Schädelknochen [1]. Die Bruchheilung an den bindegewebig vorgebildeten Schädelknochen zeigt ein sehr wechselndes Verhalten. Einerseits sieht man (allerdings selten) eine vollständige Ausheilung selbst bei stark gesplitterten Schädelbrüchen und eine

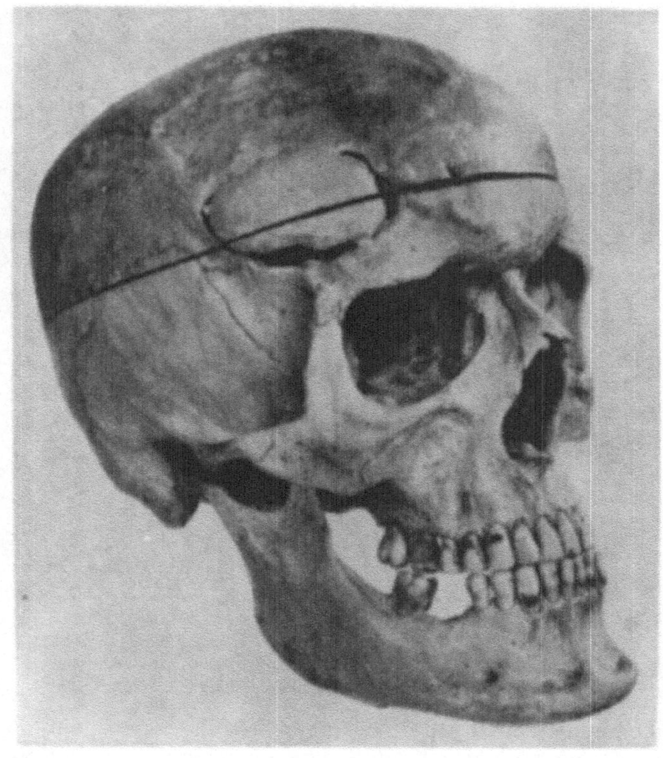

Abb. 26. Schädelbruch durch Sturz aus dem Fenster vor 19 Jahren. Knochentransplantation. Tod im epileptischen Anfall. S. 120/09, München. Beob. Rössle.

ausgezeichnete Einheilungsneigung selbst völlig losgelöster Splitter (s. Abb. 26), auch können bis handtellergroße Knochendefekte bei erhaltener Dura vollständig oder bis auf kleine Reste knöchern ausheilen. Auf der anderen Seite bleiben nicht selten sogar kleine Knochendefekte dauernd bestehen und werden nur bindegewebig verschlossen (Abb. 4, 26), wie auch feine Fissuren vielfach lange Zeit röntgenologisch sichtbar bleiben, weil auch sie nur bindegewebig verschlossen werden und jegliche knöcherne Kallusbildung vermissen lassen (GULEKE, Lit.). Dieses wechselnde Verhalten ist einmal bestimmt durch die mehr oder weniger starke Schädigung der Dura und durch das Ausmaß der traumatischen Blutung und der Bewegungsmöglichkeit der Frakturstücke gegeneinander. Die Dura ist sehr empfindlich gegen Schädigungen aller Art. Da sie am stärksten an der Kallusbildung beteiligt ist, viel stärker als das äußere Periost des Schädeldaches, hängt

---

[1] Siehe hierzu auch K. KRAUSPE: Die Pathologie des Schädels. Dieses Handbuch, Bd. IX, 4.

es gerade von ihrem Erhaltungszustande ab, ob und wie weit eine Knochenneubildung an der Stelle des Traumas, vor allem bei Vorhandensein von Defekten einsetzt (Berezowsky). Weiter ist von Wichtigkeit, ob bei Defekten die Dura frühzeitig mit dem äußeren Periost verwächst oder nicht. Bei Verwachsungen zwischen diesen beiden Schichten unterbleibt die knöcherne Kallusbildung überhaupt (Grekow). Entsprechend der verschieden starken Beteiligung der Dura und des perikraniellen Periostes an der Knochenneubildung findet man häufiger exostosenartige Neubildungen in der Umgebung von Bruchstellen an der Innenfläche des Schädels als außen und die Heilung der Bruchlinien ist an der Innenseite

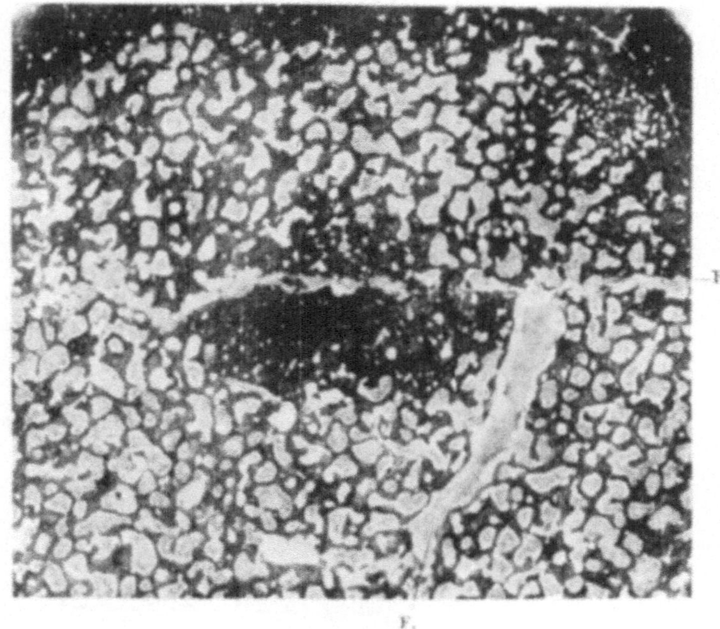

Abb. 27. 8 Tage alter Schädelbruch. Flachschnitt durch das Stirnbein mit zwei Fissuren (F und F_1). S. 412/34, Nürnberg. 52jähriger Mann. Sturz mit dem Rade. Lupe.

meist vollkommener, als an der Schädeloberfläche. So findet man die Bruchlinie innen oft so gut verheilt, daß man sie kaum, oder gar nicht mehr mit Sicherheit erkennen kann, während sie außen an einer rinnenförmigen flachen Einsenkung noch deutlich erkennbar ist. Die Heilung der Schädelknochenwunden erfordert durchweg längere Zeit als bei gleich starken Röhrenknochen. Fast stets handelt es sich um mehrere Monate bis zu einem Jahr. Das Fehlen jeglicher Bewegungsreize und die meist geringe Hämatombildung zwischen den Knochensplittern ist neben den schon erwähnten Gründen ebenfalls als Ursache der geringen Heilungsneigung der Schädelbrüche anzusehen.

Trotz des langsamen Heilungsverlaufes kommt es aber in den meisten Fällen doch zu einer knöchernen Vereinigung der Bruchstücke, wenn diese nicht mehr als 1 mm klaffen. Größere Lücken werden sehr oft durch Einlagerung von Weichteilen an der knöchernen Vereinigung gehindert (de Quervain). Sehr häufig kommt es zu Einlagerung von Dura und auch zum Prolaps von Gehirnsubstanz. Bei Kindern findet man im Innern der vorgefallenen Weichteile auch bei intakt gebliebener äußerer Haut manchmal liquorführende Räume, die mit den subarachnoidealen Lymphräumen oder auch mit den Hirnventrikeln selbst in Verbindung stehen können (Kephalokele traumatica de Quervains).

Bei Erwachsenen sind solche Befunde sehr selten. Auch ohne Einlagerungen von Weichteilen bleiben Defekte in der Schädelkapsel oft dauernd bestehen

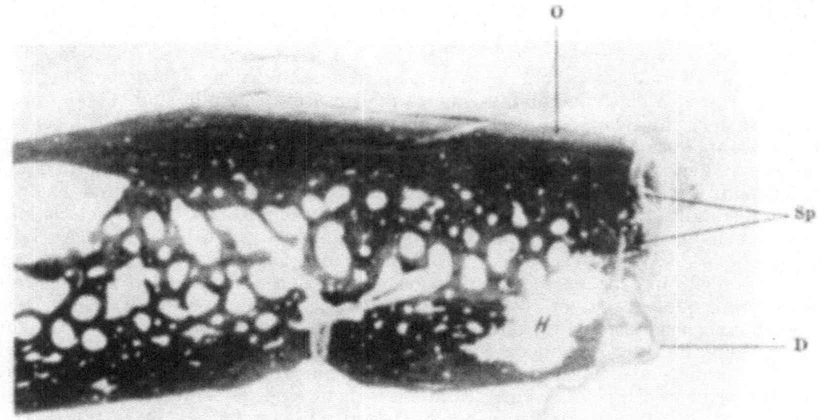

Abb. 28. 22 Monate alte Trepanationswunde. 42jährige Frau (Gliatumor). S. 556/34, Nürnberg. D Dura, O flache Osteophytenbildung, Sp von bindegewebe umgebene Knochensplitter (Sägemehl), H durch lakunäre Resorption erweiterte Markräume.

und werden nur durch Bindegewebe verschlossen. Das ist vor allem dann der Fall, wenn der Durchmesser des Defektes über 5 cm beträgt. Oft bleiben aber

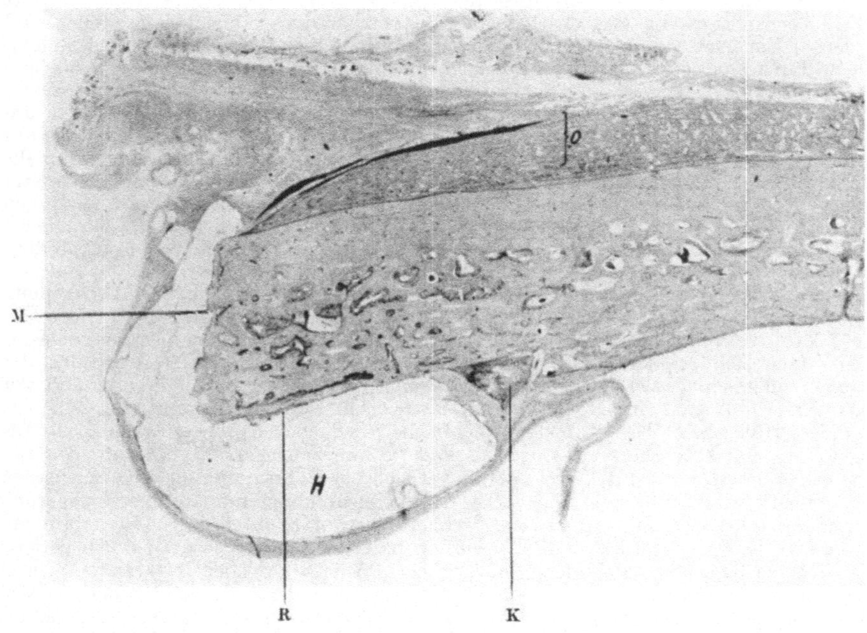

Abb. 29. 7 Monate alte Trepanationswunde bei Meningeom. 45jährige Frau. S. 649/34, Nürnberg. M durch schmalen knöchernen Kallusstreifen abgeschlossener Markraum, K dreieckiges neugebildetes Knochenstück an der Umschlagstelle der Dura auf den mit fetthaltigem Detritus gefüllten Hohlraum H, der die Trepanationswunde umgibt. Bei R Fremdkörperriesenzellen am Rande der Detritusmassen, O Osteophyt an der Schädeloberfläche.

auch wesentlich kleinere Defekte ohne knöcherne Ausheilung. Es runden sich dann mit der Zeit nur die Ränder des Defektes ab (s. Abb. 4) und vom Mark wird eine knöcherne Abschlußleiste gebildet, welche die eröffneten Markräume der Diploe verschließt. Selbst diese geringen Heilungsprozesse benötigen manchmal viele Monate, ja über ein Jahr zu ihrem Abschluß (GULEKE).

Als Beispiele für die Heilung von Schädelwunden dienen die Abb. 27, 28 und 29. In Abb. 27 handelt es sich um einen 8 Tage alten Schädelbruch mit zahlreichen feinen Fissuren im Scheitelbein und Stirnbein bei einem 52jährigen Manne. Auf dem Übersichtsbild (Tangentialschnitt) erkennt man einige der zahlreichen sich gabelnden Fissuren. die nur sehr wenig klaffen und mit einer Inhaltmasse ausgefüllt sind, deren Zusammensetzung bei der schwachen Vergrößerung nicht näher erkennbar ist. Die Diploe ist nur in sehr geringem Ausmaß gesplittert. Bei stärkerer Vergrößerung erkennt man, daß die Füllmasse in den Fissuren aus Blutgerinnseln besteht, die in beginnender Organisation begriffen sind. An der in Abb. 27 wiedergegebenen Stelle ist das Blutgerinnsel im Bruchspalt bereits vollständig von jungem Bindegewebe durchwachsen, es findet sich jedoch noch nirgends auch nur eine Andeutung der Bildung von osteoider Substanz. Auch vermißt man jegliche Abbauvorgänge an den Bruchstellen der Diploebälkchen. Nur an ganz vereinzelten Stellen sind die an die alten Knochenbälkchen angrenzenden Bindegewebszellen ödematös aufgequollen und zu „osteoplastenartigen Zellen" umgewandelt. Eine Ablagerung von neuer Knochensubstanz auf die alten Knochenbälkchen ist noch nirgends festzustellen. Die Hyperämie und die Blutungen erstrecken sich nur in die allernächste Nähe der Bruchlinie auf die anliegenden markhaltigen Diploemaschen. Im Vergleich zu einer entsprechend alten Fraktur einer Rippe oder eines Röhrenknochens sind die Veränderungen am Schädelknochen hinsichtlich der bindegewebigen Organisation nicht im Rückstand, wohl aber hinsichtlich der Neubildung von Knochensubstanz.

Abb. 28 stammt von einer 22 Monate alten Trepanationswunde, die bei einer 42jährigen Frau zur Druckentlastung wegen eines nicht näher lokalisierbaren Hirntumors (Duratumor) angelegt worden war. Bei der Sektion bestand ein großer Hirnprolaps. Die Dura war über den Knochenrand nach außen geschlagen und mit der äußeren Haut verwachsen. Makroskopisch sah der Rand der Trepanationswunde ganz scharf und frisch aus. Dieser Eindruck bestätigt sich auch am histologischen Präparat. Es findet sich so gut wie keine Knochenneubildung. Die über die Knochenwunde geschlagene Dura bedeckt einige Knochensplitter, die von der Trepanation herrührendes Sägemehl darstellen und in ein derbes Bindegewebe eingelagert sind. Nur an zwei Stellen sind diese Knochenmehlstückchen durch eine ganz geringfügige Knochenneubildung mit dem Rand der Knochenwunde fest verbunden. Die bei der Trepanation eröffneten Diploeräume sind nirgends wieder verschlossen worden. Es findet sich im Gegenteil an manchen Stellen (H) eine starke unregelmäßige Erweiterung der Markräume. Das Knochenmark ist in der nächsten Nähe der Trepanationswunde zu einem wenig zellreichen ödematösen Fasermark umgewandelt. Die nicht von der Operation betroffenen Markräume enthalten ein sehr zellarmes Fettmark. Im ganzen sind hier also nach fast zwei Jahren erst ganz geringfügige Veränderungen an der Knochenwunde festzustellen. Auch die Neubildung von Knochen an der Oberfläche des Schädels ist äußerst gering. Es findet sich hier nur eine ganz schmale Osteophytenbildung.

Eine etwas bessere Knochenneubildung zeigte ein weiterer Fall (Abb. 29). Es handelte sich um eine 45jährige Frau, ebenfalls mit einem Duratumor (parasagittales Meningeom). bei der 7 Monate vor dem Tode eine Entlastungstrepanation vorgenommen worden war. Auch hier fand sich bei der Sektion ein großer Hirnprolaps und eine Verwachsung der nach außen umgeschlagenen Dura mit der äußeren Haut. Zwischen der Dura und der Knochenwunde fand sich eine Höhle, die mit fettreichem Detritus angefüllt war (H). Die Wand dieser Höhle zeigt bei R an der Innenfläche des Knochens eine schmale Zone aus Bindegewebe mit Fremdkörperriesenzellen und zahlreichen Fettphagozyten. An der Umschlagstelle der Dura auf die Zystenwand hat sich bei K ein dreieckiges Knochenstück neugebildet. Im übrigen besteht die ganze Knochenneubildung nur aus der Anlagerung einer ganz schmalen Abschlußleiste an der Trepanationswunde, durch welche die eröffneten Markräume verschlossen worden sind (M). Ferner finden sich im Gegensatz zu dem vorigen Falle auch feine Knochenneubildungen an der Innenfläche zahlreicher Markräume, welche hierdurch in großer Ausdehnung stark verengert worden sind. Auch die Neubildung von Knochenschichten auf der Oberfläche des Knochens ist hier sehr viel stärker (O). Sie erreicht eine Dicke von etwa ein Drittel der früheren Stärke des Schädeldaches.

Ein Beispiel guter Wundheilung am Schädel kann ich aus eigenem Material nicht geben. Ich fand auch im Schrifttum keine entsprechende Abbildung und keine nähere histologische Beschreibung einer guten Wundheilung am Schädelknochen. Aus den Beschreibungen des makroskopischen Befundes geht hervor, daß vom Rande der Knochenwunde aus eine nach der Mitte des Defektes zu immer dünner werdende Knochenlamelle gebildet wird. Diese Lamelle verschließt jedoch nur in einem kleinen Teil der Fälle den Defekt vollständig.

Meist bleibt die Mitte frei und wird nur von einer bindegewebigen Membran verschlossen. Die zunächst rauhe Oberfläche der neugebildeten Knochenplatte glättet sich mit der Zeit. Der Endzustand ist dann eine glatte flache Eindellung der Schädeloberfläche mit oder — seltener — ohne Defekt in der Mitte.

Die Bildung von knorpeligem Kallus ist bei der Heilung von Schädelbrüchen oder künstlich gesetzten Knochenwunden der platten Schädelknochen nicht beschrieben. Bei Jochbeinbrüchen und in selteneren Fällen auch am oberen Orbitalrand wurde von KOLLER und HANAU in Tierversuchen knorpeliger Kallus beobachtet. Die genannten Forscher bringen diesen Befund in Zusammenhang mit der Möglichkeit des Auftretens von abscherenden Bewegungen an diesen Knochen durch die Wirkung der Kau- und Schläfenmuskulatur. Dieser Befund ist deswegen theoretisch interessant, weil er zeigt, daß auch im Bereich von bindegewebig vorgebildeten Knochen ein knorpeliger Kallus gebildet werden kann, wenn die für die Differenzierung zu Knorpel notwendigen Bedingungen während der Bruchheilung gegeben sind (s. auch S. 246), obwohl während der normalen Entwicklung dieser Knochen kein knorpeliges Stadium durchlaufen wird. Die Fähigkeit des Keimgewebes der platten Schädelknochen zur Knorpelbildung geht auch aus der gelegentlichen Beobachtung von Knorpelinseln an den Rändern der Nähte hervor (SITZEN).

Schädelbasisbrüche und Nahtsprengungen der Schädelknochen heilen meist nur bindegewebig aus. Trotzdem ist das Ergebnis funktionell gut, da auch die bindegewebige Narbe den hier in Frage kommenden Beanspruchungen gerecht wird. Unkomplizierte Brüche der Gesichtsknochen zeigen histologisch keine Besonderheiten bei ihrer Heilung. Unterkieferbrüche konsolidieren durchschnittlich in 5 Wochen, Jochbeinbrüche in etwa 4 Wochen. Für die Oberkieferbrüche lassen sich wegen ihrer Vielgestaltigkeit keine Durchschnittswerte der Heilungszeit angeben (MATTI). Voraussetzung für die angegebenen Zeiten ist natürlich, daß keine Infektion der Bruchstelle stattfindet, wie dies bei den Brüchen der Gesichtsknochen außerordentlich häufig der Fall ist.

Über die Heilung von Zahnfrakturen, die nicht Gegenstand meiner Bearbeitung sind, sei der Vollständigkeit halber bemerkt, daß die Bruchstücke nach Einwachsen von Bindegewebe in den Bruchspalt durch neue Zementbildung wieder fest miteinander vereinigt werden können. Eine Dentin-Neubildung kommt nur bei ganz jugendlichen Zähnen in Frage (ROEMER, SIEGMUND-WEBER, MAYRHOFER, GOTTLIEB, WUNSCHHEIM, EULER, STRICHT).

B. Die Störungen der Knochenbruchheilung.

Die Heilung eines Knochenbruches kann aus den verschiedensten Ursachen Störungen erleiden. Besondere örtliche Verhältnisse oder den ganzen Körper betreffende Besonderheiten bedingen oft Abweichungen von dem bisher geschilderten Heilungsverlauf, indem die Kallusbildung in ihrem geweblichen Aufbau oder auch nur mengenmäßig oder zeitlich Unterschiede gegenüber dem „normalen" Ablauf aufweist. Da sich in vielen Fällen nicht mit Sicherheit entscheiden läßt, ob örtliche oder allgemeine Störungen für die Abweichungen verantwortlich zu machen sind, und da häufig beide zusammenwirken, läßt sich keine Einteilung der Bruchheilungsstörungen auf dieser Grundlage durchführen. Ich werde die Besprechung der Störungen der Frakturheilung daher nach den im Vordergrund stehenden Besonderheiten lose aneinander reihen.

a) Die Bildung von knorpeligem Kallus.

Es wurde bereits mehrmals erwähnt, daß man früher glaubte, jede Frakturheilung durchlaufe ein knorpeliges Stadium der Kallusbildung (OLLIER u. a.).

Ein genaueres Studium, vor allem der seltener zur Untersuchung kommenden
ungestört heilenden Knochenbrüche ergab jedoch, daß unter idealen Heilungsbedingungen kein Knorpel auftritt. Auf Grund von Tierversuchen nahmen
RIGAL und VIGNAL, KASSOWITZ, KAPSAMER, GIANI, ROUX, SCHAFFER (Lit.)
und viele andere an, daß sich Knorpel dann bildet, wenn die Bruchenden aufeinander reiben, wenn also abscherend wirkende Bewegungsreize in gewisser
Stärke die Frakturstelle während der Bildung des Kallus treffen. Daß diese
Ansicht auch für viele menschliche Frakturfälle zutrifft, läßt sich am besten
an Rippenfrakturen zeigen. Sie entwickeln bei ihrer Heilung fast stets
knorpeligen Kallus. Die ständigen und stets in der gleichen Richtung und in
fast gleichbleibender Stärke einwirkenden Atembewegungen liefern sehr günstige
und eindeutige Vorbedingungen für das Studium des Einflusses von Bewegungen

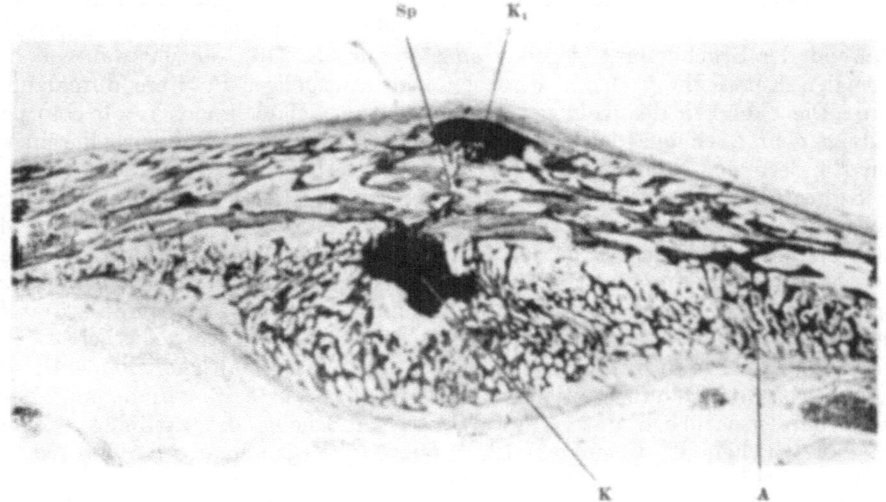

Abb. 30. Rippenfraktur. 4 Monate altes Kind. Präparat Prof. CEELEN, Bonn.

der Bruchenden auf die gewebliche Zusammensetzung des Kallus. Die Folge
der Regelmäßigkeit der auf die Bruchenden einwirkenden Bewegungsreize bei
den Rippenfrakturen ist die Entwicklung von sehr regelmäßig angeordneten
Knorpelmassen an ganz bestimmten Stellen des Kallus. Man kann immer
wieder beobachten, daß der knorpelige Kallus als ring- oder scheibenförmige
Lage die Bruchstelle umgibt. Ist die Bruchstelle unregelmäßig gestaltet, so ist
auch die Knorpelbildung unregelmäßig; es lassen sich aber auch dann meist
mit genügender Klarheit Beziehungen zwischen der Anordnung der Knorpelherde
und der Einwirkungsstelle von Bewegungsreizen erkennen. Druckeinwirkung,
die ST. KROMPECHER neuerdings (1936) als auslösenden Faktor für die Bildung
von knorpeligem Kallus annimmt, kommt für die Rippenfrakturen kaum in
Betracht.

Zur Erläuterung dieser Verhältnisse gebe ich in Abb. 30—33 Beispiele von
Rippenfrakturen bei Lupenvergrößerung. Sie sind so ausgewählt, daß
sie außerdem noch andere Besonderheiten der Bruchheilung zeigen. Ich habe
bereits in früheren Abschnitten mehrfach auf diese Bilder hingewiesen. Sie
stammen aus den verschiedensten Lebensaltern, zeigen sehr verschieden starke
Verschiebung der Bruchenden und eine möglichst verschieden starke und verschieden angeordnete Kallusbildung. Das Alter der Frakturstelle ist nur in
einem Falle auf den Tag genau bekannt. Die übrigen drei Fälle stammen aber

auch aus der Zeit von 3—4 Wochen nach der Fraktur. In keinem Falle ist bereits der Umbau zum endgültigen Kallus im Gange.

Die Beschriftung ist in allen Fällen die gleiche: A = äußerer Kallus; M = Markkallus; K = knorpeliger Kallus; Sp = noch nicht konsolidierte Spalten mit Gewebstrümmern als Inhalt.

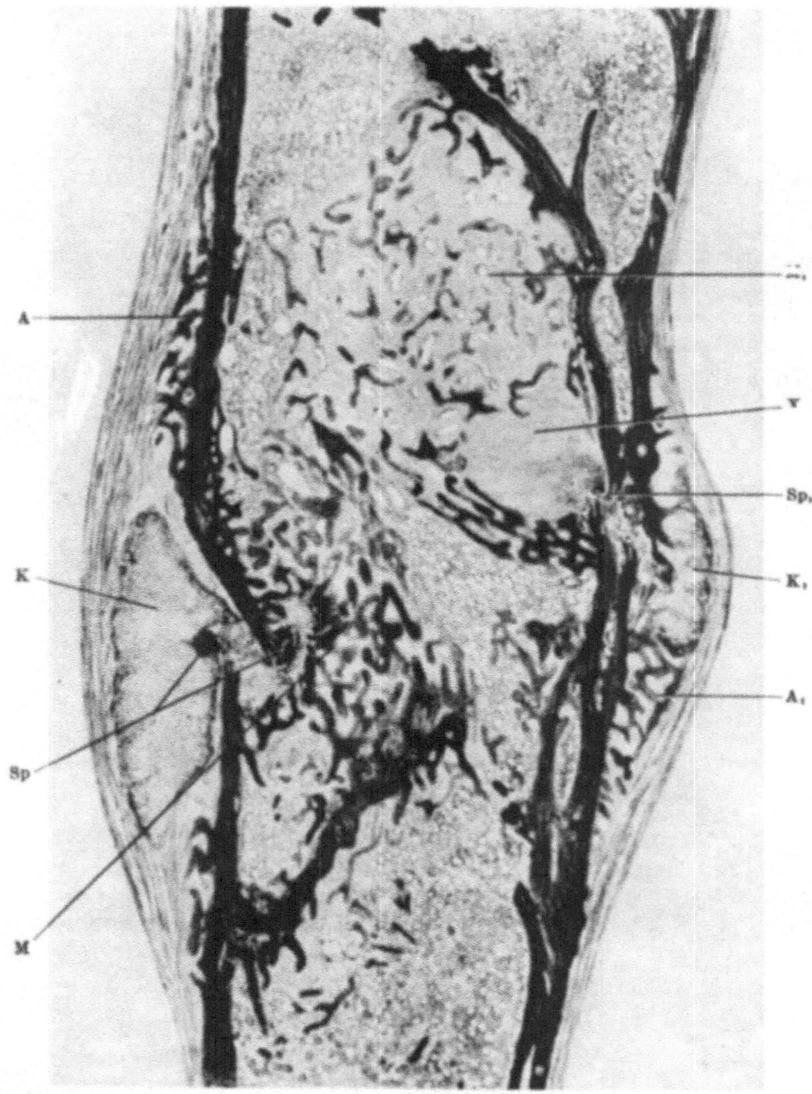

Abb. 31. Rippenbruch bei 71jähriger Frau. Senile Demenz. S. 182/26, Bonn. Stelle M_1 in Abb. 16 stärker vergrößert.

Abb. 30; 4 Monate altes Kind. Sehr ausgedehnte äußere Kallusbildung, aber nur auf der konkaven Seite der gebogenen Frakturstelle. Nur sehr geringfügige innere Kallusbildung. Der Bruchspalt durchsetzt die Rippe in schräger Richtung und ist auf beiden Seiten von einer polsterartigen Knorpelplatte umgeben. An keiner anderen Stelle des Kallus findet sich Knorpel. Die einseitige Entwicklung des äußeren Kallus ist damit zu erklären, daß sich nur auf dieser Seite ein Hämatom ausgebildet hatte, während das Blut von der anderen Seite durch das straff darüber hinziehende Periost verdrängt worden war. Die radiäre Anordnung der Knochenbälkchen des äußeren Kallus ist besonders an den

16*

seitlichen Abschnitten zu erkennen. Hier sieht man auch, daß die Knochenbälkchen die Oberfläche der Rippe nur zum Teil erreicht haben (s. S. 219).

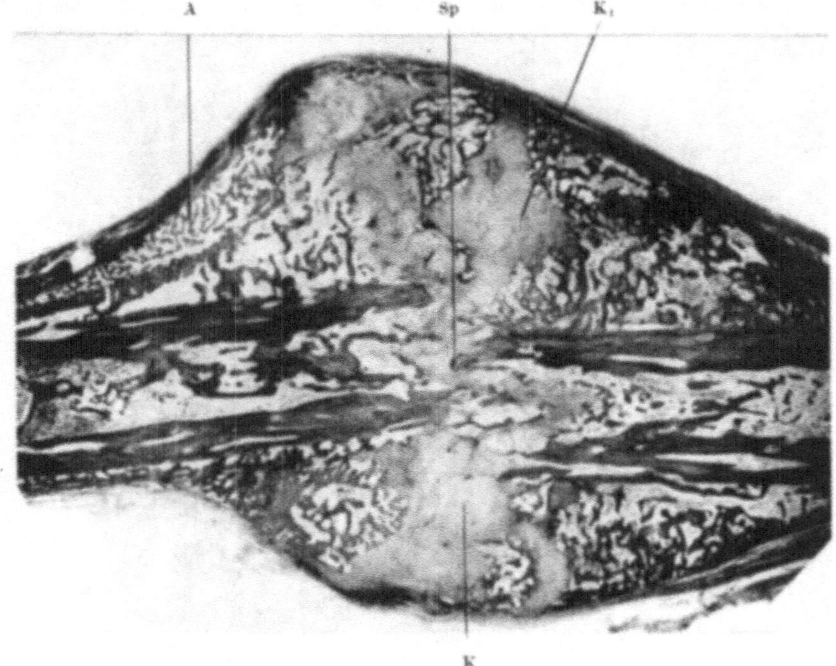

Abb. 32. 3—4 Wochen alte Rippenfraktur bei 54jährigem Mann (Paranoia). Lupe.
(Präparat Dr. SCHULTZ-BRAUNS, Bonn 1932.)

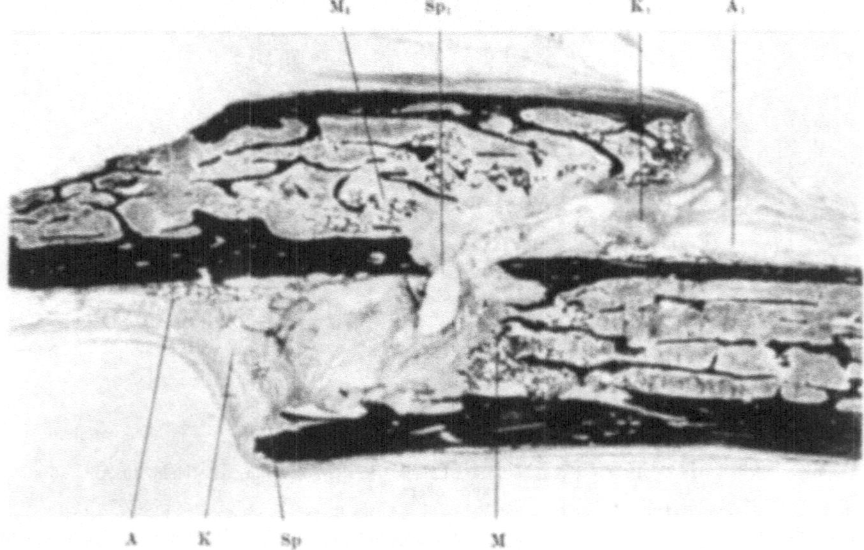

Abb. 33. 27 Tage alte Rippenfraktur mit starker seitlicher und Längsverschiebung. 47jährige Frau.
Suizidversuch: Sprung aus dem Fenster. S. 627/33, Nürnberg.

Abb. 31; 71jährige senil-demente Frau. Nur geringe äußere Kallusbildung, sehr viel ausgedehntere innere Kallusmassen. Ausgesprochene senile Osteoporose der Rippe. Der Bruchspalt ist hier im Bereich des Markes bereits verschwunden. Nur die sich verhältnismäßig günstig gegenüberstehenden Rindenteile sind noch durch einen mit Gewebstrümmern gefüllten Spalt getrennt. Der äußere Kallus ist sehr deutlich radiär zur alten Rippenoberfläche angeordnet. Auch in diesem Falle findet sich nur über der Durchtrittsstelle des Bruchspaltes durch die Rinde des Knochens knorpeliger Kallus, und zwar ebenfalls als ein (körperlich betrachtet) ringförmiges Polster. Der Markkallus zeigt besonders deutlich die Abhängigkeit der Bildung der Knochenbälkchen des Kallus von der Anordnung der Gefäße (s. auch Abb. 16, S. 221). In der Verlängerung des Bruchspaltes der Kortikalis findet sich bei x im Markkallus eine Insel von reinem oder fast reinem, bindegewebigem Kallus.

Abb. 32: 54jähriger Mann. Sehr umfangreiche äußere Kallusbildung, die jederseits die Dicke der Rippe übertrifft. Der Bruchspalt ist bis auf eine sehr kleine Spalte zwischen den Enden der oberen Kortikalisbruchstücke verschwunden. Eine wolkige, unregelmäßige Knorpelmasse durchsetzt den ganzen Kallus in Gestalt einer etwas wellig verlaufenden Knorpelplatte. Der spärlich entwickelte Markkallus besteht nur aus Bindegewebe und Knorpel. Der äußere Kallus läßt besonders an den seitlichen Abschnitten wieder deutlich die typische radiäre Struktur erkennen. Die Kortikalisbruchenden sind um eine halbe Rippenbreite seitlich gegeneinander verschoben. Eine Längsverschiebung besteht nicht. Möglicherweise ist die starke Kallusbildung in diesem Falle darauf zurückzuführen, daß es sich um einen sehr unruhigen Patienten gehandelt hat.

Abb. 33: 47jährige Frau. Alter der Fraktur 27 Tage (Sprung aus dem Fenster, Selbstmordversuch). Sehr geringe Entwicklung von äußerem Kallus, etwas stärkere des Markkallus. Der Bruchspalt ist noch ausgedehnt vorhanden. Die Bruchstelle ist in diesem Falle um eine ganze Rippenbreite seitlich und etwa um den gleichen Betrag mit Verkürzung in der Längsrichtung verschoben. Es stehen sich also die Bruchfläche der linken unteren und der rechten oberen Rindenschicht der Rippe gegenüber. Zwischen diesen Bruchenden findet sich eine kleine mit seröser Flüssigkeit gefüllte Zyste. Außerdem ist der schräg verlaufende Bruchspalt noch ausgedehnt mit Fibrinmassen angefüllt (s. Abb. 42). Knorpeliger Kallus findet sich wiederum nur in der Richtung des schräg verlaufenden Bruchspaltes. Er bildet auch hier (körperlich betrachtet) einen schräg zur Längsachse der Rippe liegenden Ring von etwas unregelmäßigem Querschnitt.

In allen vier Fällen geht aus der Anordnung und Lage des knorpeligen Kallus deutlich seine Beziehung zur Einwirkungsstelle der Bewegungsreize hervor.

Bei der Heilung von Brüchen der langen Röhrenknochen sind die Verhältnisse viel unübersichtlicher. Es ist hier häufig nicht mit Sicherheit zu entscheiden, ob die oft recht unregelmäßig verstreuten Knorpelinseln beim Erwachsenen im Kallus nur an solchen Stellen entstehen können, die der Einwirkung abscherender Bewegungsreize ausgesetzt waren. Eine sichere Entscheidung dieser Frage wäre nur möglich, wenn man die ganze Bruchstelle mit den Knorpelherden körperlich rekonstruieren würde und das Modell unter Berücksichtigung der Muskelansätze auf die Bewegungsmöglichkeiten untersuchen könnte. Solche Untersuchungen sind meines Wissens bisher noch nicht ausgeführt worden und dürften auch auf erhebliche Schwierigkeiten stoßen. Die Frage muß also für den Erwachsenen vorerst als unentschieden bezeichnet werden. An sich besteht durchaus die Möglichkeit zu der Annahme, daß auch ohne die Einwirkung bestimmt gerichteter Bewegungsreize Knorpel entstehen kann, da wir an intrauterin entstandenen Rippenfrakturen auch Knorpelinseln auftreten sehen, also an einer Stelle, die während der Bruchheilung noch keinen Atembewegungen ausgesetzt war. Als Beispiel führe ich einen eigenen Fall von multiplen intrauterinen Rippenfrakturen bei Osteogenesis imperfecta an (Abb. 56). Diese Beobachtung beim Neugeborenen beweist aber noch nicht, daß auch beim Erwachsenen knorpeliger Kallus ohne Einwirkung entsprechender Bewegungsreize entstehen kann[1].

In den Fällen, die übersichtlich genug gelegen waren, fand ich bisher beim Erwachsenen stets Beziehungen der Knorpelherde im Kallus zu den Einwirkungsstellen abscherender Bewegungen. Auch die Tatsache, daß bei der Heilung

---

[1] Es sei an dieser Stelle darauf hingewiesen, daß bei niederen Wirbeltieren (Salamander, Triton) die Bildung von knorpeligem Kallus reichlich zu sein pflegt (ZIEGLER, WURMBACH, Lit.). Es hängt dies wohl damit zusammen, daß der Knorpel das primitivere Gewebe ist. Auch die geringe Neigung dieses knorpeligen Kallus zu Umbau in Knochen wird von WURMBACH als ein primitives Merkmal gewertet.

bindegewebig vorgebildeter Knochen nur am Jochbein und Supraorbitalrand des Stirnbeins knorpeliger Kallus beobachtet worden ist (Hanau, Koller), spricht für die Bedeutung der Bewegungsreize, denn nur diese Knochen unter den bindegewebig vorgebildeten sind während der Heilung einer Fraktur durch die Wirkung der Stirn- und Kaumuskulatur Verschiebungen ausgesetzt. An den Knochen der Schädelkapsel sind entsprechende Einwirkungsmöglichkeiten meist nicht gegeben. Bei Kindern kommen allerdings an den Rändern der Nähte der Schädelknochen manchmal kleine Knorpelinseln vor. Sitzen vergleicht solche Stellen geradezu mit einer Pseudarthrose.

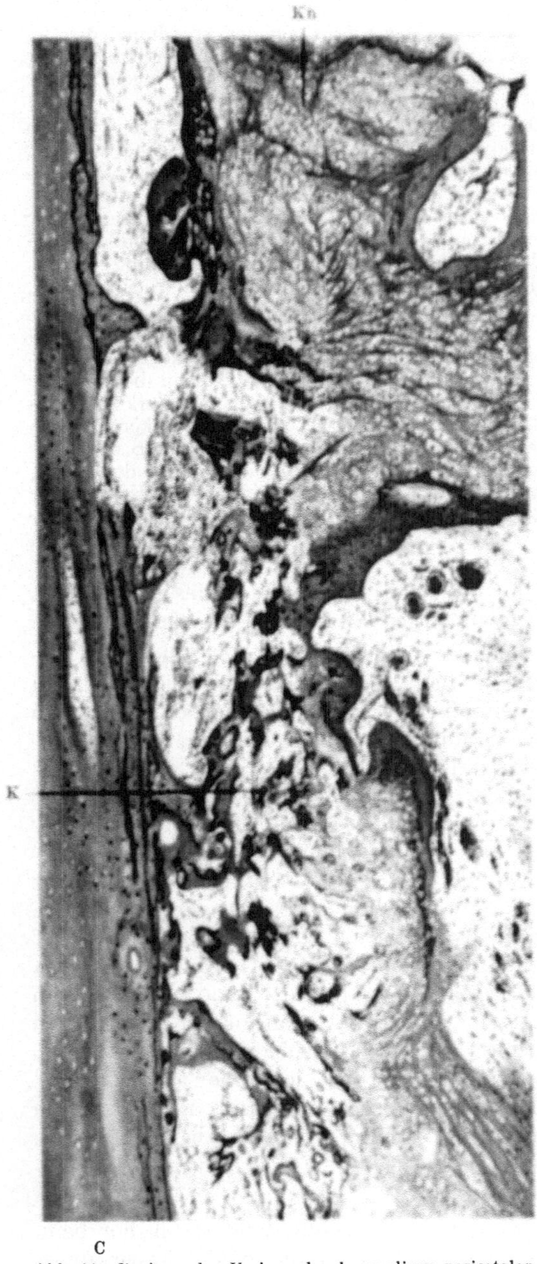

Das weitere Schicksal der Knorpelherde im Kallus kann ein verschiedenes sein. Meist wird der Knorpel nach Abschluß der provisorischen Kallusbildung von Gefäßen aufgebrochen und nach Art der „enchondralen Ossifikation" durch lamellären Knochen ersetzt. Im Schrifttum fand ich allerdings keine einschlägigen Beobachtungen mitgeteilt, wie denn überhaupt die Umwandlung des provisorischen in den endgültigen Kallus noch wenig studiert ist (Leriche und Policard). Die Untersuchung einer 3—3,5 Monate alten Rippenfraktur eines 59jährigen Mannes, auf die ich mich schon mehrfach bezogen habe, gab mir aber Gelegenheit, das weitere Schicksal des knorpeligen Kallus zu untersuchen.

In Abb. 34 erkennt man deutlich das Einwachsen von zahlreichen Gefäßsprossen in die knorpeligen Kallusmassen, welche die Rippenfrakturstelle umgaben und in schräger Richtung durchsetzten. Bei K finden sich bereits feine Knochenauflagerungen auf den stehengebliebenen Resten des knorpeligen Kallus, d. h. also völlig das Bild der enchondralen

Abb. 34. Beginnender Umbau des knorpeligen periostalen Kallus (Kn). Aufbruch des Knorpels durch einwachsende Gefäße und Ablagerung von Knochenleisten (K) auf den Knorpel. C alte Rippenoberfläche. Etwa 3½ Monate alter Rippenbruch. 59jähriger Mann. S. 48/33, Bonn.

Ossifikation. Im Verlauf der weiteren Umbauvorgänge werden die zentral noch Knorpelreste enthaltenden Bälkchen durch reinen lamellären Knochen ersetzt.

Es ist anzunehmen, daß auch die in luxuriierendem Kallus sich bildenden Knorpelinseln in der gleichen Weise abgebaut werden. Ich habe dies im Beginn bei einer älteren Humerusfraktur gesehen, bei welcher die Knorpelherde von Gefäßen aufgebrochen wurden, es aber noch nicht zur Anlagerung von Knochenlamellen gekommen war.

Der knorpelige Kallus bleibt nur dann länger erhalten, wenn auch die Bewegungsreize, die zu seiner Bildung führten, in genügender Stärke weiter einwirken, so daß es zur Entwicklung einer Pseudarthrose kommt. In solchen Fällen bleibt entweder von vornherein an der Bruchstelle ein Spalt bestehen, der von knorpeligem Kallus umgeben wird, oder es bildet sich erst sekundär eine

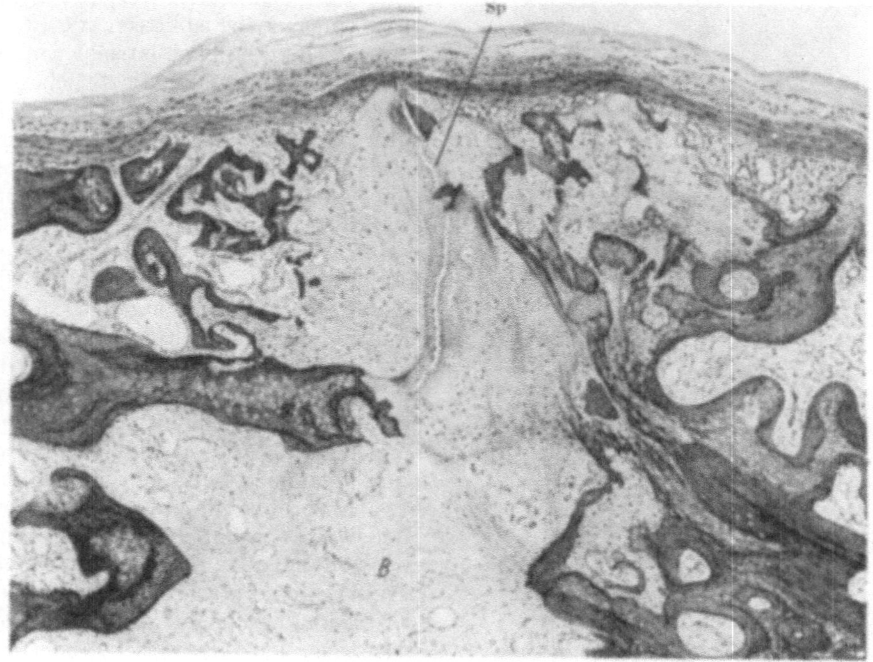

Abb. 35. Etwa 3½ Monate alte Rippenfraktur mit beginnender Spaltbildung im knorpeligen Kallus (Sp). Bei B büschelförmige Anordnung der Bindegewebsfasern. 59jähriger Mann. S. 48/33, Bonn.

Spalte innerhalb der bindegewebigen oder knorpeligen Kallusmassen (Abb. 35). Die Begrenzungsflächen solcher Spalten werden zu den „Gelenkflächen" des Falschgelenkes. In den meisten Fällen bestehen sie aus derbem Bindegewebe (s. S. 250). Sie können aber auch aus Knorpel bestehen und knorpelig bleiben, wenn der „Gelenkspalt" sich innerhalb von knorpeligem Kallus gebildet hatte oder bestehen geblieben war. Die zunächst unregelmäßige Grenze des knorpeligen Kallus gegen den spongiösen, knöchernen Kallus in der Umgebung wird in solchen Fällen allmählich zu einer „Epiphysenlinie" umgewandelt, die dem Pseudarthrosenspalt parallel verläuft, indem durch enchondrale Ossifikation der Knorpel von den Seiten her bis auf eine schmale Scheibe abgebaut wird. Siehe hierzu auch den Abschnitt über die Pseudarthrosenbildung.

b) Dauerndes Ausbleiben der knöchernen Vereinigung der Bruchenden: Die Bildung von Falschgelenken (Pseudarthrosen).

1. Einteilung der Pseudarthrosen. Bleibt die knöcherne Vereinigung zweier Bruchenden dauernd aus oder tritt nach vorübergehender Vereinigung durch

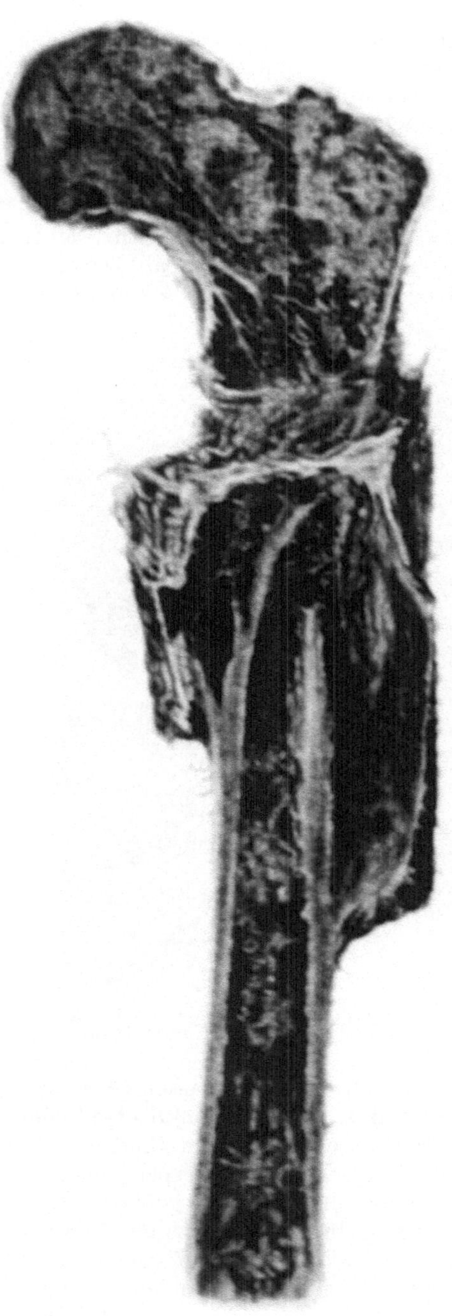

Abb. 36. Interpositions - Pseudarthrose. 63 jähriger
Mann. S. 320/31. Pathologisches Museum Berlin.
Reichliche Kallusbildung. Verhinderung der
knöchernen Heilung durch eingelagerte Weichteile
(Fett, Faszien).

Kallusmassen sekundär wieder eine Spaltbildung im Kallus auf, so spricht man von der Bildung eines „falschen Gelenkes", einer Pseudarthrose. Die nähere Untersuchung solcher „falscher Gelenke" zeigt, daß unter dieser Bezeichnung verschiedenartige Bildungen zusammengefaßt werden[1]. Einmal handelt es sich darum, daß nach Ausfall größerer Knochenbruchstücke (bei Splitterbrüchen, durch operative Entfernung von Knochensplittern oder durch Sequesterbildung nach eitriger Entzündung der Bruchstelle) die Bruchenden so weit auseinander stehen, daß auch bei guter Kallusbildung eine Vereinigung der Frakturenden nicht zustande kommen kann. Man bezeichnet diese Form zweckmäßig als Ausfall- oder Defektpseudarthrose[2]. Von einer richtigen „Gelenkbildung" kann hier natürlich nicht die Rede sein, es handelt sich vielmehr um die Einschaltung von Narbengewebe zwischen die Bruchenden, so daß die Knochenstücke gegeneinander abnorm beweglich bleiben. Schon mit bloßem Auge läßt sich feststellen, daß die Knochenenden durch narbiges Bindegewebe verbunden sind, welches mehr oder weniger weit in die Umgebung einstrahlt. Länger bestehende Defektpseudarthrosen pflegen zugespitzte oder sich leicht verjüngende, abgerundete Knochenenden aufzuweisen, auch wenn zunächst eine Verdickung durch Kallusmassen bestanden hatte, denn dieser Kallus wird mangels irgendwelcher Funktion mit der Zeit wieder abgebaut. Auch vom Markkallus bleibt meist nur eine knöcherne Abschlußleiste zum Verschluß der Markhöhle bestehen. Patholoisch-anatomisch bietet diese Form der Pseudarthrose kein besonderes Interesse, zumal ihre Entstehung keine Erklärungs-

---

[1] Eine Aufführung der verschiedenen älteren und neueren Einteilungsversuche, die vom pathologisch-anatomischen Standpunkt aus nicht im einzelnen besprochen werden brauchen, findet sich bei v. REDWITZ.

[2] Ganz ähnliche Verhältnisse liegen in den seltenen Fällen vor, in denen eine Pseudarthrose durch zu starke Extension der Bruchenden zustande kam (KUNZ). Bei einem zwei- oder mehrknochigen Gliedabschnitt wird die Vereinigung der Bruchenden gelegentlich durch den nicht gebrochenen Parallelknochen verhindert: Sperrpseudarthrosen.

schwierigkeiten bereitet. Infolge der Häufung stark gesplitterter und infizierter Schußfrakturen im Weltkriege hatte die Zahl der früher nicht häufigen Defektpseudarthrosen stark zugenommen, zumal zeitweise die Knochensplitter in solchen Fällen in großer Zahl entfernt wurden. Später erkannte man (BIER u. a.), daß die Gefährlichkeit der infizierten Splitterfrakturen überschätzt worden war und daß es zweckmäßiger ist, die Splitter nach Möglichkeit zurückzulassen, da von ihnen oft noch eine gute Kallusbildung ausgehen kann (s. auch S. 280). Diese Erkenntnis und der damit verbundene Wechsel in der Behandlungsweise hat dazu geführt, daß trotz der Zunahme der Schußfrakturen und der Verkehrsunfälle mit schweren offenen Splitterfrakturen die Zahl der Defektpseudarthrosen nicht wieder in dem gleichen Maße zugenommen hat.

Die zweite Form der Falschgelenkbildung kommt durch die Einlagerung von Weichteilen zwischen die Bruchenden zustande: Einlagerungs- oder Interpositionspseudarthrose. Einlagerungen von Weichteilen werden bei der heute häufig vorgenommenen operativen Eröffnung von Frakturen häufiger gefunden, als man früher angenommen hatte (KÖNIG, OKONEK, BODE u. a.). Da nur die Einlagerung von größeren Weichteilmassen die knöcherne Vereinigung der Bruchenden auf die Dauer verhindert, kommt die Einlagerungspseudarthrose am häufigsten am Oberschenkel und Oberarm vor, viel seltener am Unterschenkel und am Unterarm (OLLIER, BRUNS, W. MEYER, PAYR, RINGEL). Das zwischengelagerte Gewebe besteht vorwiegend aus Periost, Muskulatur und Faszien, seltener auch außerdem aus Fettgewebe (Abb. 36). Die zwischen die Bruchenden eingelagerten Gewebe verfallen einer langsamen Resorption und werden durch derbes, narbiges Bindegewebe ersetzt, welches eine Vereinigung der an den beiden Bruchenden gebildeten, meist nicht sehr erheblichen Kallusmassen verhindert. Ältere Interpositions-Pseudarthrosen zeigen die gleiche Abrundung und Zuspitzung der atrophisch gewordenen Bruchenden, wie die Defektpseudarthrosen. Auch bei ihnen wird der zunächst gebildete Kallus mit der Zeit wieder völlig resorbiert, und es bleibt nur eine schmale Knochenplatte als Abschluß der bei der Fraktur eröffneten Markräume erhalten.

Während die Entstehung der beiden bisher genannten Formen der Falschgelenke keine Erklärungsschwierigkeiten bietet, liegen die Bedingungen, die zur Entstehung der häufigsten Form des Falschgelenkes, der gemeinen oder spaltförmigen Pseudarthrose (BIER) führen, meist nicht klar zutage. Es handelt sich hier um ein dauerndes Ausbleiben der knöchernen Vereinigung der Bruchenden, am häufigsten im Bereich der Diaphysen der langen Röhrenknochen bei Frakturen, die keine wesentliche Verschiebung der Bruchenden aufweisen und aus zunächst nicht klar ersichtlichen Gründen oft eine schlechte oder verzögerte Kallusbildung zeigen. Im weiteren Verlauf der Heilung kommt es nicht zu einer Konsolidierung der Bruchstelle, die Bruchenden werden vielmehr durch eine bindegewebige oder — seltener — knorpelige Gewebsschicht miteinander verbunden und bleiben mehr oder weniger ausgiebig gegeneinander beweglich.

Eine lückenlose bindegewebige Vereinigung bezeichnet man als Syndesmose, eine knorpelige als Synchondrose. Nur wenn zwischen den Bruchenden ein Spalt bestehen bleibt oder im Kallus neu entsteht, liegt ein wirkliches „falsches Gelenk", eine Pseudarthrose im eigentlichen Sinne vor. Manche sprechen in den Fällen, in denen eine solche Gelenkbildung mit einem Gelenkspalt und einer Gelenkkapsel vorhanden ist, auch von einer „Nearthrose". Zweckmäßiger sollte man diese Bezeichnung aber nur für die Neubildung eines Gelenkes verwenden, welches an der Stelle eines früher vorhandenen Gelenkes entstanden ist, also nach einer Gelenkresektion oder nach der operativen Beseitigung einer Ankylose. Vom anatomischen Standpunkt aus ist allerdings eine solche Unterscheidung von geringer Bedeutung, da sich histologisch kein wesentlicher Unterschied feststellen läßt, mag nun die neue Gelenkbildung an der Stelle entstanden sein, wo vorher schon ein Gelenk war, oder an der Bruchstelle eines Knochens. Es ist zwar zuzugeben, daß die Gelenkneubildung an den Stellen, an denen sich normalerweise ein Gelenk befindet, häufiger einem normalen Gelenk ähnlicher wird als an solchen Stellen, an denen sich vorher kein Gelenk befunden hatte (BIER, Lit. KALIMA). In seltenen Fällen gibt es aber auch an Frakturstellen eines langen Röhrenknochens Pseudarthrosenbildungen mit einem Knorpelüberzug an den Frakturenden und einer Gelenkkapsel mit Synovia im Gelenkspalt. Andererseits bleibt die Neubildung eines Gelenkes an der Stelle eines operativ entfernten oft unvollkommener als manche Pseudarthrose an einer Bruchstelle. BIER hat dies besonders in neuerer Zeit beobachtet.

   2. Makroskopische Anatomie. Sitz. Häufigkeit. Ob eine Synostose oder eine Diarthrose vorliegt, d. h. ob ein Spalt zwischen den Bruchenden fehlt, oder vorhanden ist, läßt sich meist erst nach Freilegung der Pseudarthrose mit Sicherheit feststellen. Die Größe der Beweglichkeit ist kein sicherer Anhaltspunkt, da eine lückenlose bindegewebige Vereinigung sehr schlaff sein kann und andererseits die Bewegungsmöglichkeit trotz eines „Gelenkspaltes" manchmal sehr gering ist. Auch das Röntgenbild gibt in dieser Hinsicht nicht immer eine klare Auskunft, da die Kallusmassen und der oft schräge Verlauf des Bruchspaltes zu Täuschungen Veranlassung geben können. Mit dem bloßen Auge läßt sich nicht immer mit Sicherheit sagen, ob die Bruchenden durch Bindegewebe oder Knorpel verbunden sind, ob also eine Syndesmose oder eine Synchondrose vorliegt, denn derbes, narbiges Bindegewebe und Faserknorpel können einander sehr ähnlich sehen. Aus dem gleichen Grunde ist es ohne mikroskopische Untersuchung auch nicht mit Sicherheit möglich, zu entscheiden, ob die „Gelenkenden" der die Pseudarthrose bildenden Knochen mit Knorpel überzogen sind oder nicht. Sie haben oft ein durchaus knorpelartiges Aussehen und erweisen sich bei der histologischen Untersuchung doch als nur mit straffem Bindegewebe überzogen (SUMITA).

   Die Gestalt und Richtung des „Pseudarthrosestreifens" oder „Zwischenstreifens", d. h. der Weichteilscheibe zwischen den Bruchenden, ist in der Hauptsache abhängig von der Richtung und dem Verlauf der Bruchlinie. Sie wird aber nicht selten im Laufe der Zeit verändert, und zwar durch Abschleifung vorspringender scharfer Kanten und Spitzen und dann auch durch die Einbeziehung von peripherem Kallus. Ist zwischen den Bruchenden ein „Gelenkspalt" verblieben oder neu entstanden, so bilden die Frakturenden die „Gelenkflächen" des falschen Gelenkes. Nach längerem Bestehen eines Falschgelenkes sind die „Gelenkflächen" nicht ganz selten mit einem knorpelartigen, glatten, bläulich- oder gelblich-weißem Überzug versehen, der sich aber bei der mikroskopischen Untersuchung (s. S. 255), wie schon erwähnt, meist als bindegewebig herausstellt. Die Form der „Gelenkenden" ist sehr verschieden. Es finden sich kugel- oder scharniergelenkartig aufeinander passende Flächen. Dabei kann der konvexe, gelenkkopfartige Teil sowohl dem proximalen wie dem distalen Bruchstück angehören. In anderen Fällen ist die Gelenkfläche komplizierter gebaut, wie etwa im abgebildeten Fall mit welligem Verlauf des Gelenkspaltes (Abb. 37). Hier ist sowohl am distalen wie am proximalen Bruchstück eine konkave „Gelenkpfanne" wie auch ein konvexer „Gelenkkopf" vorhanden. Dies kommt im vorliegenden Falle dadurch zustande, daß jederseits Teile des peripheren Kallus erhalten geblieben und in die „Gelenkfläche" einbezogen sind. Durch Umbau des Kallus und des alten Knochens, vor allem der Rindenteile, ist bereits eine deutlich erkennbare einheitliche „funktionelle Struktur" der beiden Bruchenden zustande gekommen. Man erkennt auch den schon beendeten Verschluß der bei der Fraktur eröffneten Markhöhle durch eine „Abschlußlamelle", die POMMER als „Druckaufnahmefläche" bezeichnet.

Leider sind von dem in Abb. 37 wiedergegebenen älteren Sammlungspräparat aus Bonn keine näheren Daten mehr vorhanden, so daß das Alter der Pseudarthrose nicht mehr genau festgestellt werden kann. Aus der Tatsache, daß der periphere Kallus bereits vollständig in lamellären Knochen umgebaut ist, muß aber geschlossen werden, daß diese Pseudarthrose wenigstens 1,5—2 Jahre alt ist. Wahrscheinlich ist sie aber wesentlich älter, da in den Spongiosamaschen auch des peripheren Kallus bereits reines Fettmark enthalten ist.

Der Sitz der Pseudarthrosen. Die Angaben im Schrifttum über die Häufigkeit der Beteiligung der einzelnen Knochen an der Gesamtzahl der Pseudarthrosen wechseln und lassen sich auch nicht ohne weiteres miteinander vergleichen. Manche Angaben im Schrifttum beziehen sich nur auf die Pseudarthrosen der Diaphysen der langen Röhrenknochen, andere rechnen auch die Falschgelenke an anderen Stellen und anderen Knochen in den statistischen Angaben mit. Überdies wechselt die Alters- und Geschlechtszusammensetzung des Krankengutes und der Anteil von schweren Verkehrs- und Betriebsunfällen so stark, daß es keinen Sinn hat, sich vom pathologisch-anatomischen Standpunkt aus näher mit diesen Zahlenverhältnissen zu befassen[1]. Wichtiger für die Beurteilung der „Ursachen" der Pseudarthrosen ist die Betrachtung des Lieblingssitzes der Pseudarthrose im Bereich des einzelnen Knochens. Die am häufigsten betroffenen Knochen, Femur, Humerus, Tibia und Ulna, Fibula und Radius weisen ganz bestimmte Lieblingssitze der Pseudarthrosen auf. Es handelt sich nach REHN um die Stellen der Diaphyse, an denen keine Muskelansätze vorhanden sind,

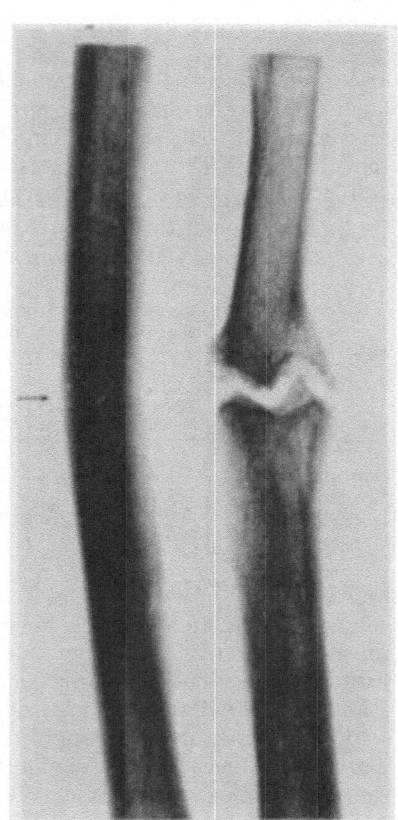

Abb. 37. Röntgenbild einer älteren TibiaPseudarthrose mit beginnender Umbauzone in der Fibula in Höhe des Pfeiles. Sammlung Bonn. Ohne nähere Daten.

während die mit Muskelmassen bepackten Partien sehr viel seltener Pseudarthrosebildungen aufweisen. An den Unterarm- und Unterschenkelknochen sowie am Femur ist etwa die Grenze von mittlerem und distalem Drittel bevorzugt, am Humerus die Grenze von mittlerem und proximalem Drittel.

Über die Häufigkeit der Pseudarthrosen unter der Gesamtzahl der Frakturen lassen sich aus den oben genannten Gründen auch keine allgemeingültigen Zahlen angeben. Im Durchschnitt kann man mit MATTI wohl

---

[1] Es spielt auch die Schwierigkeit der Abgrenzung der Pseudarthrosen von den Frakturen mit verzögerter Konsolidation in den Zusammenstellungen eine Rolle, so daß die widerspruchsvollen Zahlenangaben im Schrifttum weitgehend auf der verschiedenen kritischen Veranlagung und dem Temperament der Beobachter beruhen, auch fehlen neuere große Sammelstatistiken (v. REDWITZ).

eine Pseudarthrose auf 200—250 Frakturen rechnen. Teilt man die Frakturen in 1. geschlossene unblutig behandelte, 2. geschlossene blutig behandelte und 3. primär offene ein, so fand z. B. Hellstadius unter 434 der ersten Gruppe 0,23%, unter 166 Fällen der zweiten Gruppe 2,4% und unter 70 Fällen der dritten Gruppe 7% Pseudarthrosen. Das männliche Geschlecht ist etwa 3mal häufiger betroffen als das weibliche, in der Hauptsache wohl wegen der stärkeren Beteiligung an schweren Unfällen. Nach dem oben Gesagten ist es klar, daß auch die Art der Behandlung, vor allem die mehr oder weniger gute Beherrschung der operativen Behandlungsmethoden einen Einfluß auf die Zahl der beobachteten Falschgelenke hat (E. Seifert). Da ein Teil der Pseudarthrosen selbst nach längerem Bestehen noch spontan heilen kann, bedingt auch die stärkere oder geringere Neigung zu abwartender Therapie wegen der an sich nicht sehr erheblichen Zahl der Gesamtfälle schon merkliche Unterschiede in den Prozentzahlen (Ringel und Aussprache zu seinem Vortrag, Anschütz, Schilling, v. Redwitz).

3. Die Pseudarthrosen im Kindesalter. Wie viele andere Erkrankungen, so zeigen auch die Pseudarthrosen im Kindesalter eine Reihe von Besonderheiten. Wie vor allem Jüngling dargelegt hat, ist ein großer Teil der Falschgelenke im Kindesalter auf Entwicklungsstörungen zurückzuführen. Es handelt sich um wahrscheinlich schon im 2. Embryonalmonat (Sperling) einsetzende mechanische Schädigung der noch knorpeligen Unterschenkelknochen, die zu starken Verbiegungen und Atrophien führen.

Prozentuale Verteilung der Frakturen und Pseudarthrosen.

	Erwachsene		Kinder	
	Frakturen	Pseudarthrosen	Frakturen	Pseudarthrosen
Oberarm. . . .	14,3	30,5	27,1	10,7
Vorderarm . . .	28,7	14,1	38,9	2,3
Oberschenkel. .	16,1	24,2	25,2	10,7
Unterschenkel .	40,9	31,2	8,8	**76,3**

Die auf dem Boden dieser Störungen entstehenden Frakturen zeigen eine besonders große Neigung zur Falschgelenkbildung, die im übrigen im Kindesalter viel seltener zur Beobachtung kommen als bei Erwachsenen Jüngling rechnet alle auf dem Boden solcher Entwicklungsstörungen entstandenen Pseudarthrosen zu den „kongenitalen Pseudarthrosen", auch wenn die Fraktur des atrophischen Knochens erst nach der Geburt eintrat. Durch diese verhältnismäßig häufigen „kongenitalen Falschgelenke" verschiebt sich das Zahlenverhältnis der Pseudarthrosen beim Kinde gegenüber dem Erwachsenen sehr zugunsten der Unterschenkelpseudarthrosen. Nach Jüngling ist das Verhältnis von Oberarm- zu Vorderarm- zu Oberschenkelfrakturen sowohl wie -Pseudarthrosen beim Erwachsenen und Kind etwa das gleiche, während die Zahlen für die Unterschenkel ganz aus dem Rahmen fallen (s. Tabelle), auch wenn man die soeben gemachten Einschränkungen bezüglich der Statistik in Betracht zieht.

Es finden sich also über $^3/_4$ aller Pdeudarthrosen beim Kinde an den Unterschenkeln, obwohl Unterschenkelbrüche nur 8,8% der kindlichen Knochenbrüche ausmachen. Das erklärt sich daraus, daß die an sich sehr seltenen Unterschenkelfrakturen beim Kind fast ausschließlich durch Entwicklungsstörungen geschädigte Knochen betreffen, die dann wegen dieser Schädigung nicht die sonst beim Kinde zu beobachtende besonders gute Regenerationsfähigkeit aufweisen. Der Sitz dieser Pseudarthrosen ist fast stets an der Grenze des mittleren und unteren Drittels des Unterschenkels. Diese Lokalisation erklärt sich durch das sog. Humphry-Olliersche Gesetz, nach welchem die Wachstumsenergie der verschiedenen Epiphysen eine verschiedene ist. Da das Wachstum der proximalen Epiphyse beim Unterschenkel etwa doppelt so schnell ist, als das der distalen, wandern alle umschriebenen Veränderungen an der Diaphyse wachsender Knochen scheinbar im Laufe der Zeit in der Richtung auf den sog. „fixen Punkt", der am Unterschenkel entsprechend dem Verhältnis der Längenzunahme an den Endpunkten von 2 : 1 etwa an der Grenze des mittleren und unteren Drittels liegt. Eine zweite Besonderheit der kindlichen Pseudarthrosen liegt darin, daß die betroffenen Knochen sowohl im Längen-, wie im Dickenwachstum stark zurück bleiben. Diese Hypoplasie betrifft die distalen Abschnitte stärker als die proximalen; auch das Dickenwachstum ist an den distalen Enden erheblicher und gleichmäßiger gestört, als an den proximalen, an denen es ähnlich wie an kindlichen Amputationsstümpfen (REICH, JÜNGLING, SAYNISCH) oft nur zonenmäßig eingeschränkt ist, und zwar so, daß nur die von Muskelansätzen freien Abschnitte eine gleichmäßige Querschnittsabnahme zeigen. Durch diese Atrophie kommt es zu einer konischen Zuspitzung der knöchernen Bruchenden. Trotz hochgradiger Zuspitzung der Knochenenden kann aber eine richtige Gelenkbildung zustande kommen. In diesem Falle werden die Gelenkflächen von Knorpel gebildet (JÜNGLING). Histologische Untersuchungen derartiger „kongenitaler Pseudarthrosen" liegen meines Wissens bisher nicht vor.

Die sonstigen Falschgelenkbildungen des Kindesalters sind recht selten. JÜNGLING stellt aus dem Weltschrifttum bis 1914 zusammen:

7 Fälle von Pseudarthrosen			der Clavicula
13 „	„	„	des Humerus
2 „	„	„	der Ulna
2 „	„	„	des Schenkelhalses
14 „	„	„	des Femurschaftes.

Die klinischen und vor allem die anatomischen Angaben über diese Fälle sind meist sehr lückenhaft, so daß über die Entstehungsursachen meist nichts Sicheres bekannt ist. Mehrfach scheint auch hier eine mangelhafte Anlage eine Rolle zu spielen; in einigen Fällen ist Rachitis oder „fetale Rachitis" (Osteogenesis imperfecta) angegeben, in einigen weiteren fand sich eine Muskelinterposition als Ursache der Falschgelenkbildung.

4. Die mikroskopische Anatomie der Pseudarthrosen. Mikroskopische Untersuchungen von menschlichen Pseudarthrosen finden sich im Schrifttum erst in recht spärlicher Zahl. Die ausführlichste Beschreibung mikroskopischer Befunde stammt von MITTERSTILLER, der in zwei Arbeiten 4 Pseudarthrosen verschiedenen Alters eingehend schildert. Zwei von diesen Fällen waren bereits von POMMER kurz mitgeteilt. Weitere Befunde von menschlichen Pseudarthrosen finden sich bei SCHILLING, CORNIL und COUDRAY, BRUN, W. MÜLLER, BIER, sowie RIGAL und VIGNAL, in ASCHOFFS Lehrbuch (BORST), Bd. 1, 4. Aufl., Abb. 323, einzelne Bemerkungen ferner bei JÜNGLING, HEY-GROVES, BANCROFT, sowie LERICHE und POLICARD. Alle diese Mitteilungen zusammen ergeben bereits ein recht vollständiges Bild von der Histologie der Falschgelenkbildungen, zumal die mitgeteilten Fälle sehr verschieden alt waren. Die zahlreichen Ergebnisse tierexperimenteller Untersuchungen bestätigten die Befunde beim Menschen, wenn man beachtet, daß einzelne Abweichungen durch die Unterschiede des Heilungsverlaufes bei Mensch und Tier bedingt sind. Ich brauche daher hier auf die Tierversuche nicht weiter einzugehen.

Meine Darstellung stützt sich im wesentlichen auf die schon erwähnten 4 Fälle von MITTERSTILLER, die eine $4\frac{1}{2}$ Monate alte Tibiapseudarthrose bei einem 57jährigen Mann (Fall L), eine 11 Monate alte Tibiapseudarthrose bei einem 28jährigen Mädchen (Fall H), eine $1\frac{1}{2}$ Jahre alte Humeruspseudarthrose bei einem 23jährigen Holzknecht (Fall M) und schließlich eine 4 Jahre alte Pseudarthrose der rechten Ulna bei einem 21jährigen Landstürmer (Fall O) betreffen. Bei den ersten 3 Fällen ist bemerkenswert, daß sich die Fraktur, die zur Pseudarthrosenbildung führte, im Winter beim Holzfällen bzw. beim Wintersport ereignete.

Bei fast allen näher beschriebenen menschlichen Pseudarthrosefällen fand sich zunächst eine gute Kallusbildung, durch welche die Bruchstelle deutlich spindelförmig aufgetrieben war. In frischen Fällen war der Kallus ungeordnet und bestand aus grobgebündeltem Bindegewebsknochen. Mit zunehmendem Alter der Pseudarthrose wird der Kallus in der früher beschriebenen Weise durch lamellären Knochen ersetzt und erhält dabei gleichzeitig eine „funktionelle Struktur". Der zunächst gebildete, vielfach knorpelige Kallus kann die beiden Bruchenden zunächst an den Randpartien der Frakturstelle miteinander verbinden (Fall L). Im weiteren Verlauf der Pseudarthrosebildung kommt es dann erst zu einer sekundären Trennung der Bruchenden, in dem sich innerhalb des knorpeligen Kallus kleine Spalten bilden, die größer werden und sich miteinander zu einem einheitlichen „Gelenkspalt" vereinigen. In anderen Fällen können die kleinen Spaltbildungen aber auch jahrelang voneinander getrennt bestehen bleiben (Abb. 39). Diese Spalten entwickeln sich sowohl im inneren, wie im äußeren Kallus, der an diesen Stellen meist den Bau von Faserknorpel, seltener inselweise auch den Bau von hyalinem Knorpel aufweist oder auch nur rein fibrös ist. In frischeren Fällen sind die Spalten von einem gefäßreichen

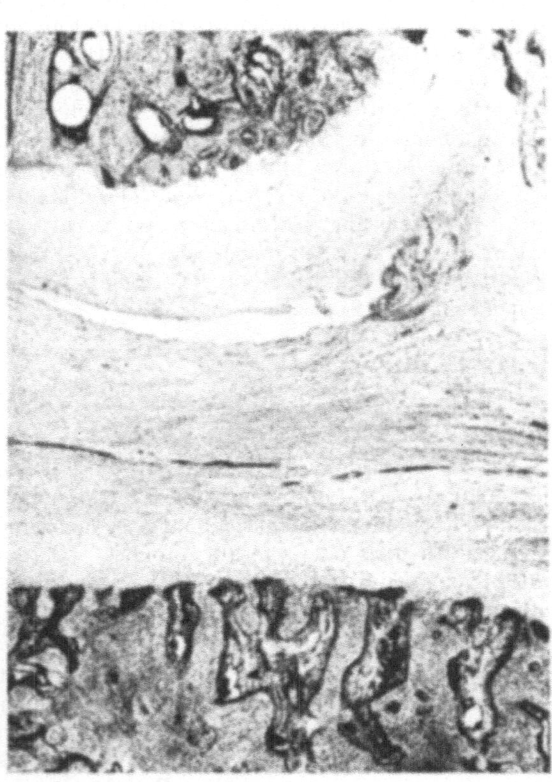

Abb. 38. Zwischenstreifen einer Tibiaspeudarthrose mit Druckaufnahmefläche (unten). Beginnende Spaltenbildung im Bindegewebe des Zwischenstreifens. [Aus Mitterstiller: Arch. klin. Chir. 122, 943 (1923). Fall H., 28jähriges Fräulein, vor 11 Monaten Fraktur.]

Granulationsgewebe umgeben, welches von Blutungen durchsetzt ist und oft zahlreiche Riesenzellen enthält. Im Inneren der Spalten finden sich nekrotische Gewebstrümmer, abgestorbene Knochenbälkchen und feinkörniger Detritus, der vielfach als „Schleifschlamm" bezeichnet wird. Diese Bezeichnung ist durchaus angebracht, da die Detritusmassen durch die Bewegungen der Bruchenden gegeneinander aus dem Granulationsgewebe und dem in Bildung begriffenen Kallus „abgeschliffen" werden. In der Umgebung solcher „Trümmerherde" sind die Blutgefäße des Kallus oft in weiter Ausdehnung thrombosiert. Hierdurch kommt es zu Kreislaufstörungen in Form von ödematöser Schwellung und Nekrosen. In den Randteilen frischer Pseudarthrosen sind manchmal Reste von Muskelfasern zwischen den Bruchenden nachzuweisen (Fall L), die bei der Fraktur zwischen die Bruchenden eingelagert wurden. Bei längerem Bestehen der Pseudarthrose werden die Enden des frakturierten Knochens immer mehr abgeglättet und erhalten dadurch mit der Zeit immer mehr die Form normaler Gelenkenden. Diese Abglättung erfolgt einmal durch die Resorption vorspringender Knochenteile durch Osteoklasten, in der Hauptsache aber durch die mechanischen Einwirkungen der Bruchenden aufeinander; sie schleifen sich geradezu aufeinander ein. Gleichzeitig erkennt man eine zunehmende „Ordnung" des bindegewebigen oder faserknorpeligen Kallus zwischen den Frakturenden. Die zunächst ungeordnet nach allen Richtungen verlaufenden Bindegewebsfasern erhalten mehr und mehr eine gemeinsame Verlaufsrichtung parallel der Bruchlinie. Auf diese Weise wird der „Zwischenstreifen" zwischen den Bruchenden zu einem „funktionell orientierten" bindegewebigen (Abb. 38) oder — seltener — auch knorpeligen Überzug über den Bruchenden und kann einer normalen Gelenkfläche sehr ähnlich werden. Im histologischen Präparat wird diese Ähnlichkeit mit einer normalen Gelenkfläche besonders auffallend, wenn sich im Laufe der Zeit die Bruchenden der einzelnen Knochenlamellen durch die Bildung einer knöchernen Abschlußleiste über den eröffneten Markräumen miteinander vereinigen und dadurch eine gleichmäßige Begrenzung des Knochens gegen die „Zwischenscheibe" zustande kommt. Manchmal bildet sich an der Grenze von Knochen und Zwischenscheibe geradezu eine neue „Ossifikationszone" aus (W. MÜLLER). Zu einer nennenswerten enchondralen Knochenneubildung von seiten dieser neugebildeten „Epiphysenlinie" kommt es aber nur in seltenen Fällen und anscheinend nur bei noch jugendlichen Personen. Mit der Ausbildung der knöchernen Abschlußleiste und der funktionel-

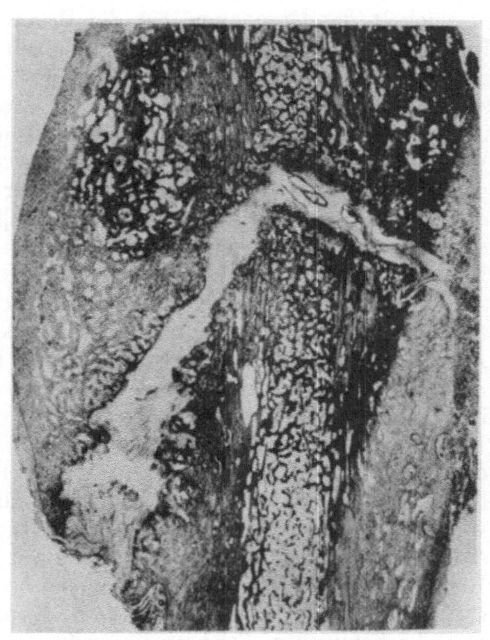

Abb. 39. Pseudarthrose der Ulna. 4 Jahre alt. 21jähriger Mann. [Aus MITTERSTILLER: Arch. klin. Chir. **122**, 942 (1923). Fall O.]

len Orientierung der bindegewebigen oder knorpeligen Zwischenscheibe ist die Pseudarthrosebildung abgeschlossen. Zu dieser Zeit ist auch der funktionelle Umbau der erhalten gebliebenen inneren und äußeren Kallusmassen und des alten Knochens an der Bruchstelle beendet. Sind größere Mengen von peripherem Kallus in die Pseudarthrosebildung einbezogen worden, so ist auch eine deutliche Resorption der alten Knochenkortikalis zu beobachten (s. Abb. 37). Hierdurch wird das „Gelenkende" des Knochens an der Pseudarthrose oft mit einer recht einheitlichen Struktur versehen, die einem normalen Gelenkende weitgehend ähnlich sieht.

5. Theorie der Pseudarthrosebildung. Bei der Besprechung der besonders im chirurgischen Schrifttum sehr eifrig erörterten Frage nach den „Ursachen" der Falschgelenkbildung müssen wir davon ausgehen, daß zum Zustandekommen einer „normalen" Bruchheilung das Zusammenwirken von zahlreichen örtlichen und allgemeinen Faktoren notwendig ist. Es ist danach nicht zu erwarten, daß alle Falschgelenke auf die gleiche Weise „erklärt" werden könnten, daß vielmehr Störungen im Verlauf der Bruchheilung auf die

verschiedenste Weise und zu ganz verschiedenen Zeiten einwirken können. Es
wird wahrscheinlich meist auch nicht nur eine „Ursache" für das Ausbleiben
der knöchernen Bruchheilung angeschuldigt werden können, sondern es werden
meist mehrere Faktoren zusammenwirken. Dabei braucht das Ausmaß der
einzelnen Störung nicht immer so erheblich zu sein, daß es klinisch oder anatomisch ohne weiteres faßbar ist. Bei der engen Abhängigkeit vieler Faktoren
voneinander und bei ihrem engen Zusammenwirken wird es vielfach von der
Untersuchungsmethodik und von der Arbeitsrichtung des Untersuchenden
abhängen, welcher Faktor besonders erfaßt und dann nicht selten überbewertet
wird. Betrachtet man die Ergebnisse der Unzahl von Arbeiten auf diesem Gebiet
unvoreingenommen, so erhält man ein sehr eindrucksvolles Bild davon, wie
verwickelt das Geschehen bei der Bruchheilung ist, und erkennt, wie unbefriedigend eine einseitige Betrachtung sein muß. Wenn man sich aber bemüht,
die vielen bisher festgestellten Einzeltatsachen zu berücksichtigen und daran
zu denken, daß die mechanischen und die chemisch-physikalischen Faktoren
in engster Wechselwirkung stehen und daß sie sowohl direkt wie durch ihre
Wirkung auf das Gefäßsystem, und zwar wieder direkt oder durch Vermittlung
des Nervensystems, das Geschehen an der Bruchstelle beeinflussen, so erscheint
es mir durchaus möglich, zu einer einheitlichen Auffassung zu kommen und die
so zahlreichen im Schrifttum niedergelegten Ansichten auf einen gemeinsamen
Nenner zu bringen. Es ist nur nötig, hier wie auf allen Gebieten der Medizin
sich vor der Überbewertung eines Faktors zu hüten und sich darüber klar
zu bleiben, daß die Bruchheilung nur bei ungestörtem Zusammenspiel vieler
Einzelvorgänge zu einem zweckmäßigen Endergebnis führt.

Da die „Ursachen" der Defekt- und Interpositionspseudarthrosen
infolge der groben Störungen, die hier offen zutage liegen, keiner weiteren
Erörterung bedürfen, beschränke ich mich in den folgenden Ausführungen auf
die spaltförmigen oder gemeinen Pseudarthrosen. Auch von ihnen
läßt sich ein Teil ohne weiteres verständlich machen, nämlich alle die Fälle,
welche Menschen betreffen, die an anderweitigen Erkrankungen leiden, welche
entweder den gesamten Gesundheitszustand stark herabsetzen oder lokal die
Regenerationsfähigkeit des Knochens beeinträchtigen [Infektion der Frakturstelle, allgemeine Infektionen, z. B. Syphilis, Skorbut, Rhachitis, innersekretorische Störungen, Störungen der Innervation, Tabes, starke Röntgenstrahlen-
wirkung (Klapp) u. a. m., Literatur v. Redwitz]. Wir brauchen uns daher
hier nur mit den Pseudarthrosen befassen, die sich bei sonst gesunden Menschen
entwickeln, bei denen wir annehmen können, daß gesunde, gut regenerations-
fähige Zellen vorhanden sind und der gesamte Stoffwechsel in Ordnung ist,
so daß auch kein Mangel an einem wichtigen Baustoff vorliegt. Ich sehe hier
ferner ab von den seltenen und noch nicht ganz sichergestellten Fällen von
verzögerter Bruchheilung während der Schwangerschaft (Tammann, Israel)
und den Fällen von Pseudarthrosebildung bei Vorhandensein zahlreicher Frakturen, bei denen gelegentlich eine von mehreren Frakturen mit Pseudarthrosebildung heilt und vielleicht mit einem gewissen Mangel an anorganischem Bau-
material gerechnet werden könnte [1].

Lassen wir also alle diese Fälle, bei denen irgendwelche Besonderheiten im
Spiele sein können, außer Betracht, so bleibt doch noch eine ganze Reihe
von Pseudarthrosen übrig, die „jeder Erklärung spotten", wie Bier sich ausdrückt. Diese Fälle sind es vor allem, die zur Aufstellung der zahlreichen
Theorien über die Pseudarthrosebildung Veranlassung gegeben haben. Alle

---

[1] Hierher gehört auch die neuerdings mitgeteilte Beobachtung von W. König, der
bei Kranken mit stark verzögerter Bruchheilung eine Verringerung des Grundumsatzes
bis um 20% fand.

diese Theorien leiden meines Erachtens daran, daß sie einen Faktor ungebührlich zu sehr in den Vordergrund stellen, die einen die mechanischen Faktoren, die anderen die Kreislaufverhältnisse oder auch die den Zellen des Regenerationsgewebes selbst innewohnenden, ererbten Fähigkeiten.

Überblicken wir das Ergebnis der histologischen Untersuchungen der gemeinen Pseudarthrosen, so ist festzustellen, daß eine primäre mangelhafte Kallusbildung meist nicht vorliegt [Ausnahmen bilden vor allem die Schenkelhalsbrüche (s. Abb. 45 u. 46)]. Für die meisten Pseudarthrosen kommt auch der ungünstige Einfluß ganz glatter Wundflächen (z. B. künstlich mit der Säge hergestellter Knochenwunden mit unbedeutender Ablösung des Periostes und nur geringer Hämatombildung sowie der schädigende Einfluß etwa eingeführter Fremdkörper, FICK, ORSÓS, BOEREMA, KOELSCH u. a.) oder besonders ungünstige Blutversorgung der Bruchenden (wie am Oberarm- und Oberschenkelkopf; s. S. 268) nicht in Betracht. Es handelt sich vielmehr darum, daß das an sich in genügender, oft sogar recht reichlicher Menge gebildete mesenchymale Organisationsgewebe an der Bruchstelle nicht zu Knochen umgeprägt wird, sondern entweder bindegewebig bleibt oder sich zu Knorpel umwandelt, wobei zwischen den Bruchenden entweder von vornherein eine Spaltbildung bestehen bleibt oder in dem zunächst gebildeten Organisationsgewebe neu auftritt.

Die wesentliche Frage ist daher: Unter welchen Bedingungen differenziert sich das an der Bruchstelle entstandene jugendliche mesenchymale Organisationsgewebe nicht zu Knochen, sondern zu Knorpel oder derbem, faserigem Bindegewebe? Es handelt sich also bei dem Pseudarthroseproblem um ein Differenzierungsproblem und damit um Fragen, zu deren endgültiger Beantwortung uns heute noch vielfach die notwendigen Kenntnisse fehlen. Trotzdem lassen sich auf Grund der Erfahrungen durch klinische Beobachtung und experimentelle Untersuchungen bereits eine ganze Anzahl wichtiger Faktoren anführen, die von Bedeutung für das Zustandekommen einer Pseudarthrose sind.

Zunächst ist festzustellen, daß auch beim Erwachsenen bis in das höchste Alter hinein das Organisationsgewebe, welches sich an der Bruchstelle bildet, die Fähigkeit hat, sich zu Bindegewebe oder Knorpel oder Knochen zu differenzieren. Das Ausgangsmaterial ist also für alle drei Gewebsarten das gleiche, zunächst uncharakteristische, neugebildete Keimgewebe, welches das Hämatom an der Bruchstelle organisiert. Was aus diesem Keimgewebe im weiteren Verlauf der Bruchheilung wird, hängt einmal von den ererbt den Zellen innewohnenden Fähigkeiten und dann von den Umwelteinflüssen ab. Es kann sich ein indifferentes mesenchymales Gewebe auch ohne Einfluß äußerer Reize zu Knochen und Knorpel ausdifferenzieren, z. B. im Embryo, in Geschwülsten, in der Gewebskultur. Bei den Regenerationsprozessen im erwachsenen Organismus hängt die Differenzierungsrichtung aber, anscheinend mit dem Alter zunehmend, weitgehend auch von dem „richtenden" Einfluß äußerer Reize ab [s. auch KROMPECHER (1936)]. Auch beim Menschen besitzen die jugendlichen mesenchymalen Zellen noch einen Rest der bei niederen Organismen viel ausgeprägter vorhandenen Fähigkeit zu vollkommener Regeneration selbst ausgedehnter und verwickelt zusammengesetzter Körperteile. Sie vermögen augenscheinlich — vor allem beim Kind[1] — unter dem übergeordneten Einfluß organisatorischer Kräfte „ganzheitsbezogene", zweckmäßige Regenerate zu liefern, die zu einer völligen Wiederherstellung des ursprünglichen Zustandes führen. Das müssen wir wohl annehmen, wenn man beobachtet, daß nach einem schlecht geheilten Knochenbruch beim Kinde, im Laufe weniger Monate durch An- und Abbau-

---

[1] Auch bei freilebenden Tieren (KORSCHELT und STOCK).

vorgänge ein dem normalen Zustand ganz gleichwertiger Knochen wiederhergestellt
wird, wobei unter Umständen auch die Wachstumsvorgänge an den Epiphysenlinien entsprechend beschleunigt oder gehemmt werden. Es ist sicher, daß auch
beim Kinde diese Regenerationsvorgänge durch „funktionelle Reize" gefördert
werden. Ohne Annahme eines gewissen „nisus formativus" sind sie aber doch sehr
schwer verständlich (Bier). Dieser „nisus formativus" ist zudem heute durchaus
kein „mystischer" Begriff (Lexer) mehr. Er ist vielmehr der „Organisatorenwirkung" bei der normalen Entwicklung zu vergleichen. Diese kann doch heute
auch nicht mehr geleugnet werden, obwohl man über ihren Mechanismus noch
keineswegs genügend unterrichtet ist. Der Organisatorenwirkung ähnliche
Wechselwirkungen der einzelnen Gewebe aufeinander sind beim erwachsenen
Organismus noch wenig bekannt und schwer direkt zu untersuchen. Neuere
Ergebnisse der Geschwulstforschung (Schürmann, Pflüger und Norrenbrock) und auch der Gewebezüchtung (Roulet) machen es aber sehr wahrscheinlich, daß wir auch bei den Regenerationsprozessen mit derartigen Wirkungen zu rechnen haben. Heute ist allerdings hierüber noch nichts Sicheres
zu sagen. So können wir uns auch noch kein näheres Urteil darüber bilden,
wie weit sie zu der Erklärung sonst nicht recht verständlicher Vorgänge bei der
Pseudarthrosebildung herangezogen werden können.

Mit zunehmendem Alter des von einer Fraktur betroffenen Menschen nimmt
augenscheinlich die in den Geweben selbst gelegene Fähigkeit, sich unabhängig
von funktionellen Reizen zu differenzieren ab, so daß man bei dem Studium
der Pseudarthrosen von Erwachenen immer mehr den Eindruck erhält, daß
hier Umwelteinflüsse, vor allem mechanische Einwirkungen auf das
Regenerat, eine ausschlaggebende Rolle spielen (Roux, Pommer und Schüler,
Pauwels). Ich habe bei der Besprechung der Histologie der normalen Kallusbildung und bei der Erörterung der Bildung von knorpeligem Kallus auf diese
Verhältnisse mehrfach hingewiesen. Auf der anderen Seite bestehen beim
Erwachsenen sicher enge Beziehungen zwischen der Kallusbildung und
der Gefäßversorgung des Frakturgebietes. Auch auf diese Beziehungen
habe ich öfters aufmerksam gemacht. Bei dieser Sachlage ist es verständlich, daß
eine Reihe von Forschern die mechanischen Faktoren für die Störungen der Bruchheilung in den Vordergrund stellt (Roux, Pommer, Payr und ihre Schüler,
Pauwels u. a.), während eine große Zahl anderer Autoren den Kreislaufverhältnissen die wichtigste Rolle zuteilen möchte (Bruchhyperämie Lexers
und seiner Schule). Die erste Gruppe verweist vor allem auf die experimentell
sichergestellten Beziehungen zwischen Knorpelbildung und abscherend wirkenden
Bewegungsreizen (s. S. 242), auf die Pseudarthrosebildung in implantierten
Knochenspänen (Bier) und die neuerdings auch für den Menschen sichergestellte
Bildung einer Pseudarthrose in einem vorher intakten oder zunächst gut verheilten Knochen bei Pseudarthrose des daneben liegenden Knochens einer
zweiknochigen Extremität („sympathischer Knochenschwund", Martin u. a.,
s. S. 297). Hier handelt es sich zweifellos wie bei den „Marschfrakturen"
(s. S. 297) um eine Änderung des kristallinischen Feinbaues der anorganischen
Knochensubstanz durch Überbeanspruchung, ähnlich der Ermüdung von
Werkstoffen (Henschen, s. S. 298). Diese mechanischen Verhältnisse lassen
sich aber nicht auf alle Pseudarthrosen übertragen. Ebensowenig ist es möglich,
für alle Pseudarthrosen eine primäre Kreislaufstörung anzunehmen. Eine
von W. Schilling angenommene primäre „Dysfunktion" der Kapillaren ist
völlig hypothetisch und unbewiesen. Zweifellos schädigt die Zerreißung der
Art. nutritia oder ihrer großen Äste (Dax, Rhode) die Kallusbildung ebenso
sehr wie die ausgedehnte Unterbrechung der Blutversorgung des „Periostes".
Daß schlecht ernährte Knochen zu Pseudarthrosebildung neigen (Oberschenkel-

kopf, Handwurzelknochen), wird niemand bestreiten können (s. S. 268). Solche Besonderheiten in der Blutversorgung treffen aber nicht für alle Pseudarthrosen zu. Diese Schwierigkeiten lassen sich beheben, wenn wir uns vergegenwärtigen, daß auch die mechanischen Einwirkungen einen großen Einfluß auf die Blutversorgung haben, sei es in dem Sinne, daß sie die Gefäße oder das neugebildete Organisationsgewebe direkt schädigen (PAUWELS u. a.), sei es, daß sie über das Nervensystem die Weite der Gefäße beeinflussen, und zwar sowohl im Sinne einer Verengerung oder einer Erweiterung (Wirkung der Gefäßnervendurchschneidung auf die Pseudarthrose, FONTAINE, BRAEUCKER, v. REDWITZ, Lit.!). REHN hat mit vollem Recht auf die günstige Wirkung der intermittierenden tetanischen Muskelkontraktionen hingewiesen, die nach Abklingen des Wundschmerzes etwa am 5.—8. Tage einsetzen, gerade zu einer Zeit, in der gewöhnlich die Organisation des Blutergusses an der Bruchstelle beendigt ist (s. auch AD. SCHMIDT, V. SCHAEFER). Durch diese unwillkürlichen feinen Muskelkontraktionen wird zweifellos die Blutversorgung der Bruchstelle günstig beeinflußt und das zur Ausfällung des Osteoids und der nachfolgenden Kalkablagerung notwendige „osteotrophe Milieu" mit seinem bestimmten chemisch-physikalischen Charakter (HAEBLER, BUCHER, Lit.) hergestellt und erhalten. Eine Störung dieser optimalen Verhältnisse durch Einwirkung gröberer, inadäquater mechanischer Reize (PAYR) wird auf dem Wege über den Kreislauf vor allem Änderungen in der aktuellen Reaktion (P_H) des Frakturgebietes herbeiführen und die zunächst noch indifferenten jungen mesenchymalen Zellen zur Differenzierung in der Richtung zu Knorpel und straffem kollagenem Bindegewebe veranlassen, zu der sie an sich ebenso befähigt sind wie zur Knochenbildung. Es kommt unter diesen ungünstigen Bedingungen entweder stellenweise oder im Bereich der ganzen Bruchstelle zu einer „Fehldifferenzierung des Kallusgewebes". Man kann hier aber nicht von einem „Kampf" oder „Wettrennen" zwischen osteogenem und indifferentem Bindegewebe sprechen (wie BURCKHARDT, H. KOCH, LEXER 1922), denn es handelt sich nicht darum, daß zwei Gewebe verschiedener Herkunft um den Vorrang streiten, sondern darum, welche der verschiedenen Differenzierungsmöglichkeiten in dem zunächst undifferenzierten jugendlichen Gewebe verwirklicht wird. Nach allen klinischen und histologischen Beobachtungen hängt dies beim Erwachsenen vorwiegend von der Art und Stärke der mechanischen Einwirkungen ab, während sich beim Kind (und beim Tier) die „zweckmäßige" Differenzierung in vielen Fällen anscheinend auch gegen den störenden Einfluß von Bewegungsreizen durchsetzen kann.

Mit der hier ausgeführten Betrachtungsweise glaube ich sowohl der Ansicht von BIER („nisus formativus") wie den Forschern gerecht zu werden, welche mechanische oder den Kreislauf betreffende Faktoren in den Vordergrund stellen. Alle diese Faktoren spielen eine Rolle und hängen eng miteinander zusammen. In einem Falle werden die einen, in dem anderen Falle die anderen mehr hervortreten, ohne daß einer von ihnen alleinige Geltung beanspruchen kann.

c) Die übermäßige Kallusbildung: Callus luxurians, parostaler Kallus, Brückenkallus, Kalluszysten, Kallusgeschwülste und Geschwülste an Knochenbruchstellen.

Nimmt die Kallusbildung einen Umfang an, der weit über das gewöhnliche Maß hinausgeht, so spricht man von einem Callus luxurians. Derartige Regenerationsexzesse erstrecken sich häufig in die umgebenden Weichteile, vor allem in die Muskulatur um die Bruchstelle: es bildet sich ein parostaler Kallus. Die Bedingungen, die zu übermäßiger Kallusbildung führen, sind mannigfacher Art. Starke Zertrümmerung der Bruchstelle (Schußfrakturen) und ausgedehnte Weichteilzerreißungen und -quetschungen sowie auch manche Infektionen der Bruchstelle bei offenen Brüchen spielen hier die größte Rolle. Nach BIER soll ferner die Verlagerung von Knochenmark in die Weichteile einen starken chemischen Reiz ausüben, der die Bildung ungewöhnlich reichlicher Kallusmassen auslösen soll. Ich habe für diese Ansicht keine histologischen Anhaltspunkte gefunden. Da sich übermäßige Kallusbildung besonders an dem oberen Drittel des Femur- und Humerusschaftes findet, hat man daran gedacht, daß vielleicht das Eindringen von Gelenkflüssigkeit in das Frakturgebiet die Kallusbildung fördern könne (BIER). In manchen Fällen solcher übermäßiger Kallusbildung ist aber das Gelenk gar nicht an der Fraktur beteiligt. Auch ist es nicht gelungen, durch Injektion von Gelenkflüssigkeit in eine Frakturstelle luxuriierende Kallusbildungen zu erzeugen (BAUER). Zudem weisen gerade Gelenkfrakturen vielfach eine besonders schlechte Kallusbildung auf (s. S. 265). Da hat man sich mit der Annahme geholfen, daß geringe Mengen von Gelenkflüssigkeit, die in die weitere Umgebung der Bruchstelle gelangen, eine die Kallusbildung fördernde Wirkung haben sollen, während erheblichere Mengen, wie sie in der direkten Umgebung der Bruchstelle eines Gelenkbruches vorausgesetzt werden könnten, eine hemmende Wirkung entfalten sollten (BIER). Für diese Ansichten haben sich jedoch keine Beweise erbringen lassen (SCHMORL, HESSE, BAUER u. a.). Wahrscheinlicher ist es,

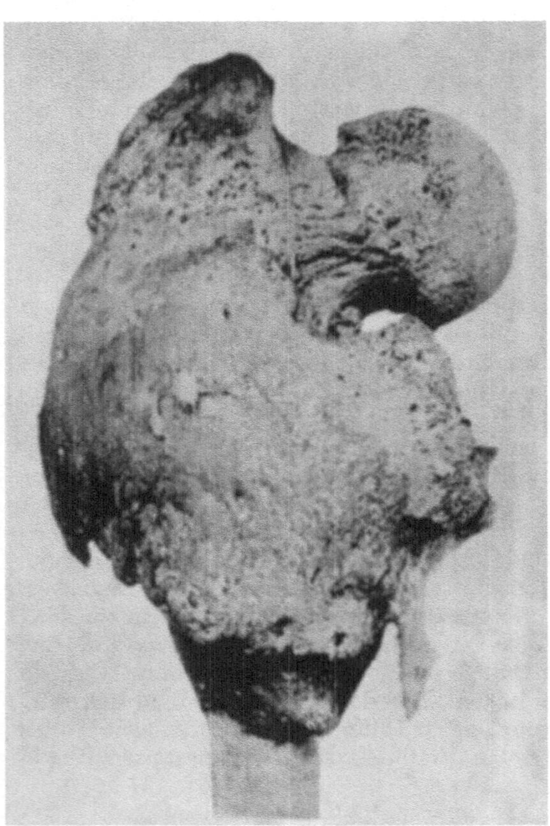

Abb. 40. Callus luxurians. Geheilte Oberschenkelfraktur. 56jähriger Mann. S. 389/92, Basel. (Nach Diapos. von Prof. RÖSSLE.)

daß neben den oben schon genannten Faktoren auch die mangelhafte Fixierungsmöglichkeit vieler Gelenkbrüche eine Rolle spielt, indem durch die ausgiebigen Bewegungen ausgedehnte Blutungen und Zerreißungen in den umgebenden Weichteilen zustande kommen können. Die Bruchstelle selbst zeigt in diesen Fällen ja oft eine Pseudarthrosenbildung, während der übermäßige Kallus die Bruchstelle erst in einiger Entfernung umgibt. Er kann so erheblich sein, daß er das ganze Gelenk unbeweglich macht: Knochenbrückenankylose. Es können auch zwei benachbarte Knochen durch die Bildung eines sog. Brückenkallus (Abb. 5) miteinander verbunden werden.

Für die Fälle von Callus luxurians, in denen keine ersichtliche Ursache für die übermäßige Regeneration zu finden ist, nimmt man eine individuelle Neigung zu solchen Überschußwucherungen an (FRANGENHEIM, ORTH), wie man sie ja auch sonst gelegentlich annehmen muß, z. B. bei der übermäßigen Narbenbildung in Gestalt des Narbenkeloids.

Die mikroskopische Untersuchung der luxuriierenden Kallusbildungen ergibt außer einer oft reichlichen Bildung von Knorpelinseln keine nennenswerten Besonderheiten. Da die Knorpelinseln keine deutlichen Beziehungen zu dem Angriff abscherend wirkender Bewegungsreize erkennen lassen, hat ORTH die Beziehungen zwischen der Bildung von knorpeligem Kallus und der Einwirkung solcher Bewegungsreize überhaupt abgelehnt. Er ist damit meines Erachtens aber zu weit gegangen, da solche Beziehungen in übersichtlichen Fällen (z. B. bei den Rippenbrüchen) ganz klar zutage liegen. Es fragt

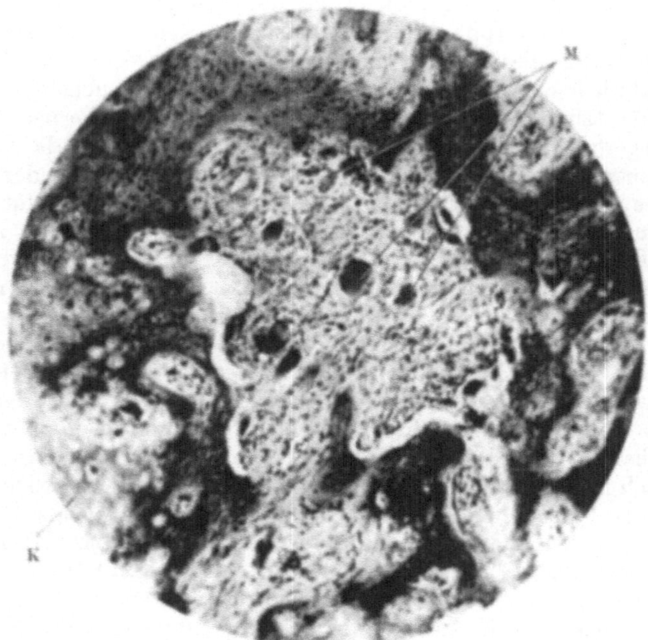

Abb. 41. Parostaler Kallus mit Resten von Muskulatur (M) in den Knochen- und Knorpel (K)-Maschen. Oberschenkel. 42jähriger Mann. Probeexzision D. 571/22, Bonn.

sich nur, ob nicht auch andere Bedingungen die Entwicklung von knorpeligem Kallus auslösen können. Die Möglichkeit hierzu muß unbedingt zugegeben werden, denn wir sehen ja im Verlauf der normalen Embryonalentwicklung und in Geschwülsten häufig Knorpelbildung, ohne daß Bewegungsreize für ihre Entstehung eine Rolle spielen könnten. Bevor man aber für die Bildung von knorpeligem Kallus im späteren Leben außerhalb von Geschwülsten die Beziehungen zu mechanischen Einwirkungen mit Sicherheit ablehnen kann, müßte man, wie schon S. 245 betont — zunächst durch körperliche Rekonstruktion der Knorpelinseln im Kallus und durch die genaue Untersuchung ihrer Beziehungen zu der umgebenden Muskulatur und den Bewegungsmöglichkeiten im Einzelfalle nachweisen, daß in dem betreffenden Falle solche Beziehungen nicht in Frage kommen. Das ist bisher meines Wissens noch niemals geschehen und würde auch sehr umständlich und schwierig sein. Solange also derartige Untersuchungen noch nicht vorliegen, ist durchaus mit der Möglichkeit zu rechnen, daß auch für die unübersichtlich liegenden Fälle von knorpeliger Kallusbildung die gleichen Vorbedingungen gelten wie für die übersichtlichen und einfach gelagerten, d. h. also, daß auch sie bestimmt gerichteten Bewegungsreizen ihre Entstehung verdanken.

Der parostale Kallus ist histologisch nur dann als solcher zu erkennen, wenn sich Reste von quergestreiften Muskelfasern in den Maschen des spongiösen Kallus nachweisen lassen (s. Abb. 41). Aus entsprechenden histologischen Bildern geht hervor, daß der intramuskuläre, parostale Kallus sich aus dem Organissationsgewebe entwickelt, welches die intramuskuläre Blutung organisiert. Dabei werden die erhalten gebliebenen Muskelfasern in das Maschenwerk des Kallus eingeschlossen und sind hier oft noch monatelang nachweisbar. Überblickt man die mikroskopischen Befunde von der Entwicklung des parostalen Kallus verschiedensten Alters, so erhält man durchaus den Eindruck, daß es sich hier darum handelt, daß auch in der weiteren Umgebung der eigentlichen Bruchstelle ein „osteotrophes Milieu" zustande kommt. In diesem müssen dann zwangsläufig die gleichen Knochenbildungsprozesse ablaufen, wie wir sie für gewöhnlich nur in der näheren Umgebung der Bruchstelle finden. Die diffuse Durchsetzung ausgedehnter Muskelpartien mit knöchernem und knorpeligem Kallusgewebe läßt sich nicht dadurch erklären, daß man die Versprengung von Periostfetzen oder auch von „Endost" in die Umgebung der Bruchstelle oder gar die Einschleppung von „Osteoplasten" durch das Blut (Maceven) als Vorbedingung für die Knochenbildung fordert. Wir müssen vielmehr annehmen, daß auch das Gefäßbindegewebe in weiterer Umgebung vom Knochen die Fähigkeit hat, knöchernen Kallus zu bilden, wenn die dazu notwendigen Umweltbedingungen gegeben sind. Dieses vorwiegend chemisch-physikalisch bestimmte „osteotrophe Milieu" kann sogar ohne das Vorhandensein eines Knochenbruches innerhalb der Muskulatur zustande kommen. Wir sehen dies bei der sog. traumatischen Muskelverknöcherung und bei dem Auftreten sonstiger heterotoper Knochenbildungen. Diese zeigen histologisch das gleiche Verhalten wie der parostale intra- und intermuskuläre Kallus und gehen vielfach in diesen über, so daß man manchmal nicht mit Sicherheit sagen kann, ob eine Knochenbildung innerhalb der Muskulatur als Kallusbildung (Frakturfolge) aufzufassen ist oder ohne Vorausgang eines Knochenbruches entstand (v. Seemen, v. Dittrich, G. B. Gruber, v. Meyenburg).

In gleicher Weise wie bei der Bildung des äußeren und inneren Kallus wird auch der parostale Kallus mit der Zeit um- und abgebaut. Nur verlaufen diese Vorgänge meist wesentlich langsamer, so daß lange Zeit (oft Jahre hindurch) eine poröse bimsteinartige Knochenmasse die Bruchstelle umgibt (Abb. 40). Auch beim parostalen Kallus sehen wir, daß mit dem Auftreten konstanter chemisch-physikalischer Umweltbedingungen die Bildung der Knochenleisten im Kallus regelmäßiger wird; es entstehen dann lamellär gebaute Knochenbälkchen mit deutlichen Osteoplastensäumen (s. Abb. 308 bei Borst in Aschoffs Lehrbuch, 8. Aufl., Bd. 1), während die zunächst gebildeten osteoiden Kallusmassen durchaus dem bindegewebig vorgebildeten Faserknochen entsprechen (Abb. 41). Auch das Schicksal der Knorpelinseln ist das gleiche wie im äußeren und inneren Kallus. Sie werden nach vorausgegangener Verkalkung von Gefäßen aufgebrochen und nach Art der enchondralen Verknöcherung durch lamellären Knochen ersetzt.

In übermäßigen Kallusbildungen, vor allem am Oberschenkel findet man gelegentlich zystenartige Hohlräume, sog. Kalluszysten (Frangenheim, Ribbert, Leriche et Policard, Matti, Bd. 2, Abb. 798). Es handelt sich dabei um glattwandige bis walnußgroße Hohlräume, deren Wand aus derbem Bindegewebe besteht. Die histologische Untersuchung der Wandpartien ergibt, daß keine besondere Auskleidung der Hohlräume vorhanden ist. Gelegentlich finden sich Reste von Blutungen mit hämosiderinpigmentierten Zellen, die darauf hinweisen, daß die Zysten als Reste ausgedehnterer Hämatome angesehen werden müssen. Außen sind die Zysten von spongiösem Knochen umgeben, der oft durch seinen Gehalt an einzelnen Muskelfasern in den Spongiosamaschen als parostaler Kallus erkennbar ist.

Ähnliche zystische Bildungen, nur von erheblich kleinerem Ausmaß, finden sich nicht selten bei der histologischen Untersuchung von Knochenbrüchen, die längere Zeit hindurch nicht fixiert waren. Es handelt sich hier um von bindegewebiger Wand umgebene, mit fibrinreicher Flüssigkeit gefüllte Zysten zwischen den Bruchstücken der Kortikalis oder — bei dislozierten Frakturen — auch zwischen Kortikalis auf der einen und Mark auf der anderen Seite (Abb. 33 u. 42).

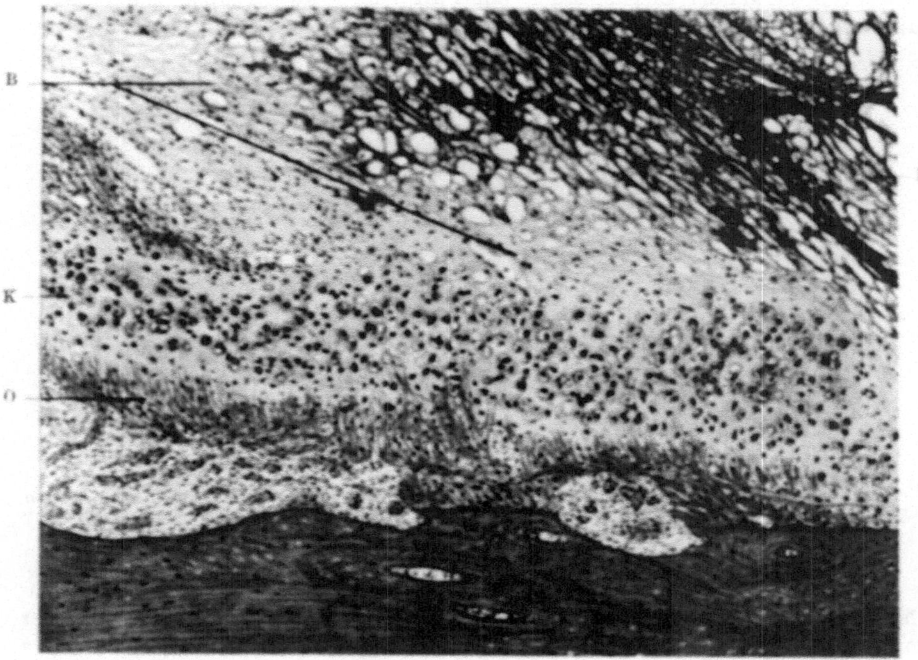

Abb. 42. Beginnende Kalluszyste. 27 Tage alte Rippenfraktur. 47jährige Frau. S. 627/33, Nürnberg. Siehe auch Übersichtsbild Abb. 33. F Fibrin, B organisierendes Bindegewebe, K knorpeliger Kallus, O älterer derbbindegewebiger Kallus.

Diese Zystenbildungen kommen durch die wiederholte Zerstörung des in Bildung begriffenen intermediären Kallus zustande, wenn die Konsolidierung der Fraktur sich verzögert und eine mangelhafte Feststellung der Bruchenden längere Zeit gröbere Bewegungen gestattet. Sie spielen wahrscheinlich eine Rolle bei der Entstehung mancher Pseudarthrosen.

Das Vorkommen übermäßig starker Kalluswucherungen läßt die Frage aufwerfen, ob es auch Kallustumoren im Sinne echter Blastome gibt. Diese Frage muß verschieden beantwortet werden, je nachdem, was man unter einem „Kallustumor" verstehen will. Streng genommen kann man von einem Kallustumor nur sprechen, wenn sich eine Geschwulstbildung aus mesenchymalem Gewebe unmittelbar an die Kallusbildung anschließt, in der Weise daß die Regenerationswucherung nicht aufhört, sondern in tumorartiges, dauerndes Wachstum übergeht. Die im Schrifttum mitgeteilten derartigen Fälle sind alle unsicher und lassen sich nachträglich nicht mehr einwandfrei beurteilen. In allen Fällen ist die Möglichkeit nicht auszuschließen, daß die Tumorbildung bereits vor Eintritt der Fraktur vorhanden war, so daß es sich auch um eine

Fraktur wegen des bereits vorhandenen Tumors handeln könnte. Vielfach
versteht man unter Kallustumoren aber auch Geschwülste, die nach einem
mehrere Jahre dauernden Intervall an einer alten Bruchstelle auftreten. Man
sollte in einem solchen Fall besser von „Geschwülsten an Frakturstellen"
sprechen. Auch derartige Fälle sind sehr selten. Einige sind aber doch wohl
als genügend sichergestellt anzuerkennen. (Fall 1 von WEISSFLOG: Rundzellen-
sarkom 3 Jahre nach Radiusfraktur an der Bruchstelle; KAUFMANN: polymorphzelliges Sarkom an einer Kniegelenksresektionsstelle 8 Monate nach der Operation;
PICK: Sarkom 2 Monate nach Lochschuß im Oberschenkel, genau im Schußkanal;
nach COENEN gehört hierher auch ein Fall von FINOTTI, über den er keine
näheren Angaben macht.)

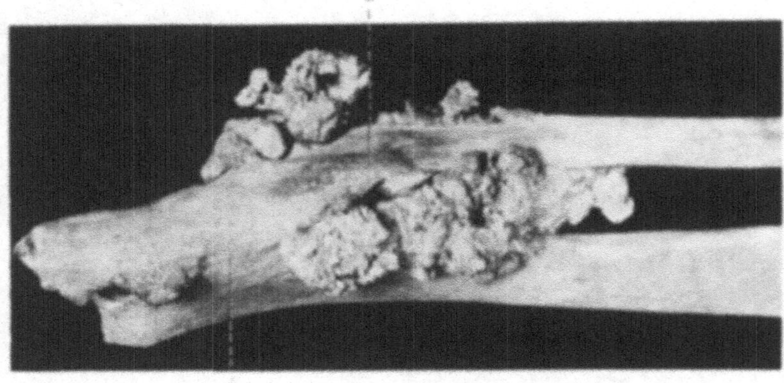

Abb. 43. Skelet einer Tumorbildung (ausgedehnt verkalktes Chondrom) an der Stelle einer schlecht geheilten,
über 20 Jahre alten Unterschenkelfraktur. 36jähriger Mann. Präparat des Bonner pathologischen Instituts
A. 1988/34. B Verheilte Bruchstelle der Tibia. S Synostose zwischen Tibia und Fibula.

Aus dem Untersuchungsmaterial des Bonner Institutes stand mir ein einschlägiger Fall zur Verfügung, von dem Abb. 43 stammt. Es handelt sich hier
um ein Chondrom mit ausgedehnter Verkalkung, welches sich an der Stelle
eines in der Kindheit erlittenen, schlecht verheilten Unterschenkelbruches
bei einem 33jährigen Mann zu entwickeln begann und nach 2jährigem Bestehen
zur Amputation des Unterschenkels führte. Die Geschwulstbildung wurde von
dem Patienten allerdings nicht auf die Fraktur im Kindesalter bezogen, sondern
auf einen Unfall, den er 3 Monate vor dem Bemerken der Geschwulstbildung er-
litten haben will. Der Unfall soll in einem Sturz von der Leiter bestanden
und keine weiteren Folgen nach sich gezogen haben als eine schwarzblaue Verfärbung des Unterschenkels. Röntgenologisch wurde eine „Osteombildung" an
der alten Frakturstelle festgestellt. Die Geschwulst wuchs im Laufe der Zeit
langsam. $1^3/_4$ Jahre nachdem sie zuerst bemerkt worden war, wurde eine Probeexzision aus der Geschwulst entnommen und ein stellenweise verkalktes Chondrom
festgestellt. Kurze Zeit darnach wurde der Unterschenkel amputiert.

Die Untersuchung des übersandten Präparates (A 1988/34 Bonn) ergab eine knollige
Geschwulstbildung von 15 cm Länge und 4 cm Durchmesser, die als unregelmäßige,
walzenförmige Verdickung an der Stelle der schlecht und mit Synostosenbildung zwischen
den beiden Unterschenkelknochen verheilten Fraktur saß. Die Geschwulstbildung wurde
in der Mitte durchsägt und zur Hälfte als Weichteilpräparat aufbewahrt, zur anderen Hälfte
mazeriert. Auf der Sägefläche erkennt man, daß die Geschwulst außen auf der alten Frakturstelle aufsitzt. Ihre zentralen Abschnitte sind ausgedehnt verkalkt (s. Abb. 43). Die peripheren Abschnitte bestehen aus Knorpelgewebe, welches zwar zellreich ist, aber histologisch
keinen sicheren Anhalt für Malignität bietet. Da auch jetzt die Geschwulstbildung keine
Verdünnung der Kortikalis der betroffenen Knochen zur Folge gehabt hat, ist keine

Veranlassung, anzunehmen, daß die Fraktur in der Kindheit bereits auf das Vorhandensein der Geschwulstbildung zurückgeführt werden müßte. Die ganze Anordnung des Geschwulstgewebes an der Außenfläche der alten Frakturstelle spricht vielmehr mit größter Wahrscheinlichkeit dafür, daß sich die Geschwulst erst nachträglich an der Frakturstelle gebildet hat. Das als auslösende Ursache angeschuldigte Trauma vor 2 Jahren muß meines Erachtens als unwesentlich angesehen werden, denn die Geschwulstbildung muß nach ihrem ganzen Verlauf und histologischen Befund sicher für älter als 2 Jahre angesprochen werden. Eine Mitwirkung des Traumas könnte höchstens in dem Sinne anzuerkennen sein, daß es eine Beschleunigung des Geschwulstwachstums ausgelöst hat. Daß die Geschwulstbildung sich erst nach vielen Jahren klinisch bemerkbar machte, ist nichts Auffallendes, da eine längere Latenzzeit zwischen dem Auftreten einer Geschwulstbildung und einem vorausgegangenen Trauma bekannt und anerkannt ist. Außerdem handelt es sich hier um ein Chondrom mit Neigung zur Verkalkung, also um eine Geschwulst, die meist sehr langsames Wachstum zeigt.

Daß Frakturen die Entstehung von Geschwülsten an der Bruchstelle nicht nennenswert begünstigen, geht besonders eindringlich aus der Tatsache hervor, daß von einem Häufigerwerden von „Kallustumoren" oder „Geschwülsten an Frakturstellen" nach dem Weltkrieg nichts bekannt geworden ist, obwohl durch den Krieg eine ungeheure Zunahme der Schußfrakturen zu verzeichnen war (PICK). Auch die dauernde Steigerung der Zahl der Verkehrs- und Betriebsunfälle hat bisher keine Zunahme von Kallustumoren gezeitigt.

d) Die Besonderheiten der Gelenkbrüche.

Die Knochenbrüche, deren Bruchlinien ganz oder teilweise innerhalb eines Gelenkes verlaufen, zeigen einige Besonderheiten, die einer kurzen Besprechung bedürfen. Es handelt sich einmal um die Folgen der Schädigung oder des Bruches der knorpeligen Gelenküberzüge und die Heilung der Knorpelwunden und dann um Besonderheiten der Bruchheilung, die in erster Linie auf die Eigenart der Blutgefäßversorgung an den proximalen Gelenkenden des Oberarm- und Oberschenkelkopfes zu beziehen sind. Es ist hier also der Ort, die Histologie der praktisch so wichtigen Brüche der Oberarm- und Oberschenkelkopfgegend zu besprechen, die nicht nur wegen ihrer Häufigkeit, sondern auch wegen ihrer meist sehr geringen Heilungsneigung die Aufmerksamkeit der Chirurgen seit langem in besonderem Maße auf sich gelenkt haben. Es ist daher verständlich, daß — im Gegensatz zu den meisten anderen Frakturen — aus dem Gebiet der Schenkelhalsfrakturen auch zahlreiche histologische Untersuchungen vorliegen. Weniger zahlreich sind die histologischen Untersuchungen, die sich mit den Veränderungen an frakturierten Gelenkknorpeln befassen. Aber auch auf diesem Gebiet sind wir trotzdem durch die Arbeiten von POMMER, KAPPIS, AXHAUSEN, WALKOFF (Schußfrakturen), MASON, MORITZ, CRUMP (Sesambein), LÖW-BEER u. a. recht gut unterrichtet.

Zum Verständnis der Besonderheiten der Heilung der das Gelenk beteiligenden Brüche am oberen Ende des Humerus und des Femur ist eine kurze Besprechung der Blutversorgung der Gelenkköpfe dieser Knochen notwendig, da die Abweichungen bei der Frakturheilung hier zum großen Teil auf den Besonderheiten der Gefäßversorgung beruhen. Über die Gefäße des oberen Femurendes sind zahlreiche Untersuchungen angestellt worden. Ich nenne nur die wichtigsten Arbeiten von LEXER, FRANGENHEIM, LANG, FUJIKI, NUSSBAUM, SCHMORL, HESSE, FREUND, SANTOS, CHANDLER und KREUSCHER. Aus diesen Untersuchungen geht hervor, daß drei Gefäßgebiete für die Ernährung des Femurkopfes in Betracht kommen. 1. Die Gefäße, welche an der Ansatzstelle der Gelenkkapsel eintreten, 2. die Gefäße des Ligamentum teres und beim Erwachsenen 3. außerdem noch Anastomosen, die sich zwischen den Gefäßen der Spongiosa des Kopfes und des Schenkelhalses bilden, nachdem der Epiphysenknorpel verschwunden ist. Am Oberarmkopf kommen nur die

Kapselansatzstelle und Markanastomosen in Betracht. Im Einzelfalle finden sich große Verschiedenheiten bezüglich der Zahl und Weite der Gefäße jeder dieser Gruppen. Es handelt sich hierbei nicht nur um Unterschiede in den verschiedenen Lebensaltern, sondern auch in der Anlage, sowohl in bezug auf die Zahl wie auf die Weite der Gefäße. So fanden z. B. Chandler und Kreuscher unter 114 Fällen das Ligamentum teres in 4 Fällen fast gefäßfrei, in 8 Fällen nur mit zahlreichen kleinen Gefäßen versehen, in 16 Fällen bestand eine Sklerose der Gefäße mit teilweisem oder völligem Verschluß der Lichtung; 36mal fanden sich mittelweite Gefäße mit einem Durchmesser von 0,2—0,4 mm und 50mal weite Gefäße mit 0,4—1,5 mm Durchmesser.

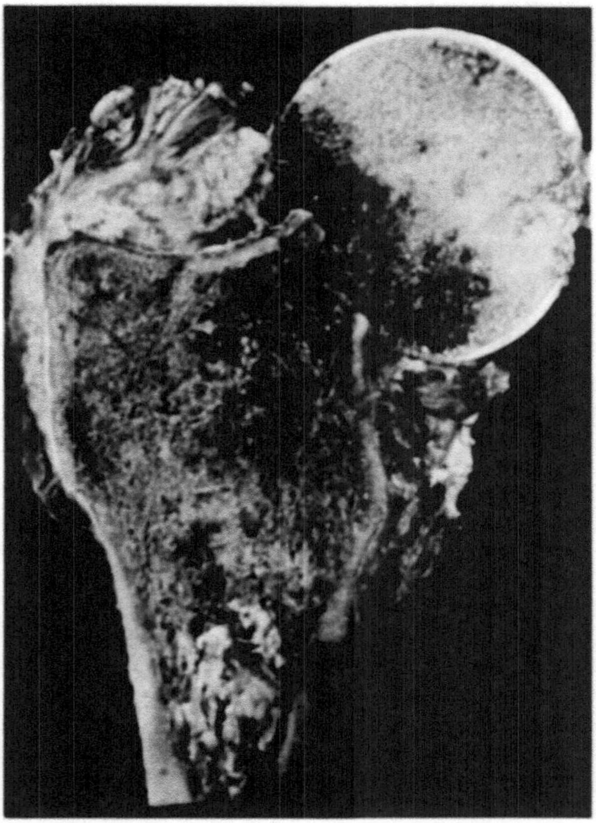

Ob diese Gefäße zur Ernährung des abgebrochenen Gelenkkopfes ausreichen, hängt nicht nur von ihrer Weite ab, sondern auch davon, ob sie nach dem Unfall noch durchgängig geblieben sind (Kreuz). Sie können jedenfalls auch bei an sich genügender Weite leicht abgeklemmt werden, so daß die Ernährung des proximalen Bruchstückes in jedem Falle stark gefährdet ist, zumal dann, wenn das gebrochene Glied zu früh belastet wird. Die Zahl der Verbindungen zwischen den Gefäßen der Schenkelhals- und der Gelenkkopfspongiosa wechselt ebenfalls sehr. In manchen Fällen sind Anastomosen reichlich vorhanden (Nuss-

Abb. 44. Frische eingekeilte Schenkelhalsfraktur. 76jähriger Mann. S. 1390/31. (Präparat Prof. Rössle.)

baum), in anderen Fällen anscheinend nur spärlich (Schmorl), da sich manchmal die frühere Lage des Epiphysenknorpels sehr deutlich daran erkennen läßt, daß an frakturierten Schenkelhälsen die Hyperämie des Markes in der Gegend der früheren Epiphysenlinie scharf aufhört. Bezüglich der Gefäßversorgung des Schenkelhalses selbst haben die heute wohl allgemein anerkannten Untersuchungsergebnisse Nussbaums die vorher allgemein geltende Ansicht Langs widerlegt, nach welcher diese Gegend sich durch große Gefäßarmut auszeichnen sollte (Schmorl, Anschütz und Portwich).

Zu den ganz oder teilweise innerhalb des Gelenkes verlaufenden Brüchen am oberen Humerusende sind die Frakturen zu rechnen, die als supratuberkuläre Frakturen zusammengefaßt werden, nämlich die seltenen isolierten Brüche des Gelenkkopfes und die häufigen Brüche des anatomischen Halses. Von den tiefer gelegenen Brüchen können sich auch die

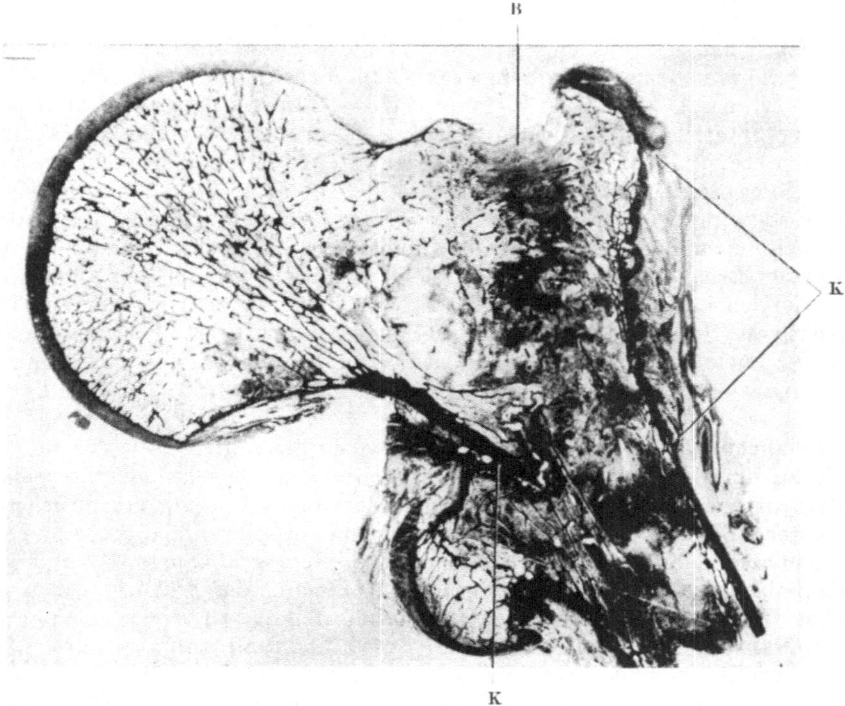

Abb. 45. 28 Tage alte, eingekeilte pertrochantere laterale Schenkelhalsfraktur. 75jähriger Mann. S. 793/34, Nürnberg. B bindegewebiger Kallus, K geringer periostaler knöcherner Kallus, Übersichtsschnitt, nat. Größe.

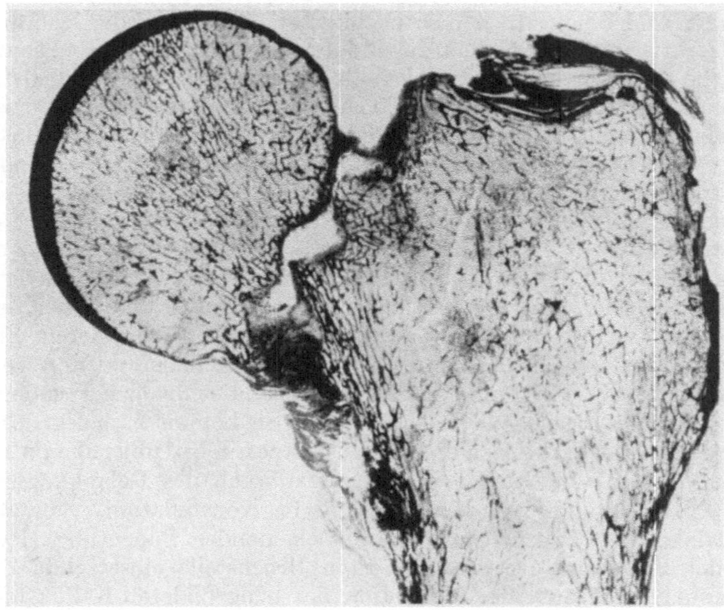

Abb. 46. 3 Monate alte Schenkelhalsfraktur mit Pseudarthrose. 70jährige Frau. Fall auf die Hüfte. S. 600/35, Nürnberg. Fast völliges Fehlen von knöcherner Kallusbildung.

pertuberkulären und die Zwischen- und Übergangsformen zu den Schaftbrüchen gelegentlich bis in das Gelenk hinein erstrecken und dann erhebliche Kreislaufstörungen in dem proximalen Bruchstück zur Folge haben. Am Oberschenkel verlaufen die medialen Schenkelhalsfrakturen ganz oder größtenteils innerhalb des Gelenkes. Man rechnet hierzu die isolierten Frakturen des überknorpelten Gelenkkopfes (meist Stauchungsbrüche), die subkapitalen Schenkelhalsfrakturen, deren Bruchlinie in der Höhe des Knorpelrandes verläuft, und die „Epiphysenlösungen", die natürlich nur bei Jugendlichen vorkommen. Auch am Oberschenkel ziehen die tieferliegenden Brüche nicht selten das Gelenk in Mitleidenschaft, vor allem ein Teil der vielfach noch zu den medialen Schenkelhalsfrakturen gerechneten intermediären Schenkelhalsfrakturen (KOCHER, ROTH, KREUZ, ANSCHÜTZ und PORTWICH), ferner von den lateralen Schenkelhalsfrakturen viele der inter- oder pertrochanteren Brüche (FRANGENHEIM, SCHMORL, KREUZ u. a.).

Erfahrungsgemäß kommt es bei allen oben genannten Bruchformen häufig nicht zu einer knöchernen Bruchheilung, sondern zu einer Pseudarthrosebildung. Hierfür ist zweifellos die schlechte Blutversorgung des proximalen Bruchstückes in erster Linie verantwortlich zu machen, da sie sehr oft zu einer mehr oder weniger ausgedehnten Nekrose des Gelenkendes führt. Genauere Untersuchungen haben aber gezeigt, daß auch bei völliger Aufhebung der Blutzufuhr zum proximalen Bruchstück dennoch eine knöcherne Heilung zustande kommen kann (AXHAUSEN, BONN, SCHMORL, LINDEMANN) und daß auf der anderen Seite trotz erhaltener Blutversorgung sehr häufig Pseudarthrosen entstehen. Es müssen also noch weitere störende Faktoren eine Rolle spielen (ROTH, ANSCHÜTZ und PORTWICH). PAUWELS hat in einer soeben erschienenen Arbeit überzeugend dargelegt, daß es vor allem von der „mechanischen Konstellation" abhängt, ob die an sich geringe Regenerationsfähigkeit ausreicht, eine knöcherne Heilung zu Wege zu bringen oder ob die auf die Bruchstücke wirkenden Kräfte als Schwerkraft und Zugkraft den neugebildeten Kallus wieder zerstören oder eine Differenzierung des Kallus zu Bindegewebe veranlassen. Die genauere mechanische Analyse einiger histologisch untersuchter Schenkelhalsfrakturen bestätigte die Anschauung, daß funktioneller Druck, d. h. Druck, der periodisch mit Druckentlastung wechselt, die Bildung von knöchernem Kallus fördert (JORRES), während Zug- und Scherkräfte die Differenzierung zu Bindegewebe und Knorpel fördern. Die so häufig ungünstige „mechanische Konstellation" in Verbindung mit der — infolge ungünstiger Gefäßversorgung — geringen Regenerationsfähigkeit ist die Ursache, daß bei Oberschenkel- und auch bei Oberarmkopfbrüchen der zur knöchernen Heilung erforderliche Gleichgewichtszustand zwischen der Leistungsfähigkeit des Regenerates und seiner Leistungsbeanspruchung viel leichter gestört sein kann, als bei anderen Frakturen (W. MÜLLER, PAUWELS). Auch eingekeilte Schenkelhalsfrakturen zeigen oft nach anfänglicher Verfestigung eine Lockerung und schließlich Pseudarthrosenbildung, wenn die Bruchstelle belastet wird. So kommt es gelegentlich noch 1—2 Jahre nach der Fraktur zu einer sekundären Kopfnekrose (ZUR VERTH, E. BERGMANN u. a.) und zu einem Zusammenbruch des Gelenkkopfes. Auch für diese Spätschädigung ist die „mechanische Konstellation", vor allem der Neigungswinkel der Bruchebene, von entscheidender Bedeutung (PAUWELS). Die mit der Belastung der eben geheilten Bruchstelle einsetzende Zug- und Scherspannung führt zu einer Resorption des neugebildeten Kallus unter dem Auftreten einer röntgenologisch nachweisbaren Aufhellungszone und schließlich zu einem so hochgradigen Schwund des Knochengewebes, daß der Gelenkkopf zusammenbricht. Dieses Ereignis kann nicht nur bei älteren Personen eintreten, die bereits an einer Altersporose des Knochens litten, sondern auch bei Jugendlichen (ZUR VERTH).

Über die histologischen Befunde bei der primären völligen oder teilweisen Kopfnekrose und der Substitution oder „Wiederbelebung" (FREUND) des proximalen Bruchstückes sind wir durch die Untersuchungen von FRANGENHEIM, AXHAUSEN, GASTREICH, SCHMORL, HESSE, BONN, A. SCHMIDT und FREUND genauer unterrichtet. Aus diesen Arbeiten geht hervor, daß je nach dem Grad der Störung der Blutversorgung das ganze proximale Bruchstück mit Knochen und Mark zugrunde gehen kann oder nur größere oder kleinere infarktartige Abschnitte des Kopfes. Der Knorpel wird meist von der Gelenkflüssigkeit genügend ernährt, so daß er in seiner Form erhalten bleibt und nur bei stärkerer Beanspruchung Abschleifungen und kleine Nekrosen aufweist oder auch einbricht (AXHAUSEN, A. SCHMIDT, bei Hungerosteopathie). Ein Abbau des nekrotischen Gewebes kommt nur zustande, wenn noch Verbindungen mit gefäßhaltigem Gewebe vorhanden sind. Vollständig frei in der Gelenkhöhle liegende Bruchstücke werden nicht resorbiert. Sie können aber Kalksalze aufnehmen und erscheinen dann im Röntgenbild dichter als vorher (PHEMISTER, ZUR VERTH). Ansätze zum Abbau findet man zuweilen in Gestalt von Makrophagenansammlungen in dem nekrotischen Mark (FREUND). Diese Freßzellen bilden sich anscheinend in den ersten Tagen nach Eintritt der Fraktur aus dem dann noch lebenden weniger empfindlichen perivaskulären Gewebe des Bruchstückes selbst. Sie gehen aber nach etwa einer Woche ebenfalls zugrunde. Wird die Bruchstelle genügend lange entlastet, so können mit der Umgebung stellenweise noch in Verbindung gebliebene Frakturstücke, die zunächst nekrotisch geworden waren, „wiederbelebt" werden. Es wächst dann von den erhalten gebliebenen Kapselansatzstellen und — beim Femur — auch von der Ansatzstelle des Ligamentum teres aus resorbierendes und organisierendes Gefäßbindegewebe in das nekrotische Mark ein. Wie vor allem FREUND gezeigt hat, kann man bei dieser „Wiederbelebung" oder Substitution fünf Zonen unterscheiden: An das nekrotische, sonst aber unveränderte Gewebe grenzt zunächst eine Zone, die von nekrotischen Leukozyten durchsetzt ist. Es folgt eine zweite Zone, die sich durch die Anwesenheit von zahlreichen großen Fetttropfen auszeichnet (Öltropfenzone FREUNDs). Die Fetttropfen stammen aus zerfallenen nekrotischen Fettzellen und können von Fremdkörperriesenzellen umgeben sein (GASTREICH). In der nächsten Zone findet man den Beginn des Einwachsens von Gefäßen und Bindegewebe in die Spongiosa, d. h. eine Neubildung von Fasermark unter Resorption des nekrotischen Markgewebes. In dieser Zone beginnt schon stellenweise die Neubildung von Faserknochen, der sich meist an die nekrotischen alten Spongiosabälkchen anlehnt (AXHAUSEN, HESSE, FREUND) und diese in gleicher Weise in den Neubau der Spongiosa einbezieht, wie es früher schon bei der Besprechung der Heilung der Epiphysenbrüche beschrieben wurde (S. 230). Die Substitution des nekrotischen Knochens geht sehr langsam vor sich. Sie ist von der Aufrechterhaltung des Blutkreislaufes in den ständig gefährdeten Verbindungsstellen des Fragmentes mit der Umgebung abhängig. So ist es verständlich, daß hier sehr häufig Störungen eintreten und ein gutes Endergebnis nur bei sehr lange dauernder Entlastung der Bruchstelle zu erwarten ist (ANSCHÜTZ und PORTWICH). In den verhältnismäßig seltenen Fällen (meist handelt es sich um eingekeilte Frakturen) von knöcherner Heilung des Schenkelhalsbruches beteiligt sich an der Substitution des proximalen Bruchstückes auch das Kallusgewebe an der Bruchstelle, indem es von dem distalen Bruchstück aus in die Spongiosamaschen des proximalen Stückes einwächst und schon frühzeitig eine Verbindung mit den dortigen Gefäßen wiederherstellt (PHEMISTER). Auch dieser Vorgang ist Störungen durch mechanische Einwirkungen stark ausgesetzt, so daß es in den meisten Fällen schließlich doch zu einer Pseudarthrosebildung kommt, zumal die Kallusbildung sehr langsam zu verlaufen pflegt und oft nur zur Bildung von bindegewebigem Kallus führt. Es handelt sich in der größten Mehrzahl der Frakturen am oberen Humerus- und Femurende ja um altersporotische Knochen, deren Mark wenig reaktionsfähig ist (SCHMORL). Die Gelenkkapsel und das „Periost" des Schenkelhalses zeigen bei älteren Personen so wenig Neigung zur Bildung von jungem Bindegewebe, daß man diesen Teilen die Bedeutung als „Periost" völlig absprechen wollte (FRANGENHEIM, SCHMORL, BONN u. a.). Man kann dies aber nicht mit der Begründung tun, daß hier keine persistierende spezifische Cambiumschicht vorhanden sein sollte, denn wir müssen heute annehmen, daß jedes neugebildete Bindegewebe sich zu knöchernem Kallus ausdifferenzieren kann, wenn nur die Umweltbedingungen entsprechend sind (s. S. 218). Daran fehlt es aber augenscheinlich bei den Schenkelhalsbrüchen sehr oft. Weil es meist nur zu sehr geringfügigen Blutungen kommt, so bildet sich auch nur sehr wenig Organisationsgewebe. Dieses wenige junge Bindegewebe wird dann sehr leicht durch Bewegungen der Bruchenden wieder zerstört. Da das „Periost" sich am Schenkelhals nicht oder nur wenig vom Knochen abhebt, kommt hier auch keine periostale Kallusbildung zustande, welche die Bruchstelle bald feststellen würde. Liegt die Fraktur wenigstens teilweise tiefer am Schaft des Humerus oder Femur, so findet man oft eine sehr starke Kallusbildung, entsprechend der dann ausgedehnteren Ablösung des „Periosts" mit entsprechend stärkerer Blutung und Gewebszertrümmerung. Diese Kallusbildung ist sogar nicht selten so übermäßig, daß sie in einiger Entfernung um die selbst fast reaktionslos bleibende Schenkelhalsbruchlinie eine dicke Schale bildet und das Gelenk versteift oder wenigstens in seinen Bewegungen stark behindert (s. S. 260).

SCHMORL fand in 75% seiner Fälle als weiterer Faktor, der die Entstehung einer Pseudarthrose am Schenkelhals begünstigt, die sehr häufige Einlagerung von Kapselteilen zwischen die Bruchstücke. Diese Einlagerung kommt dadurch besonders leicht zustande, daß bei vielen Frakturen der oft stark porotische Schenkelhals erheblich verkürzt wird, so daß die Kapsel viel zu weit wird und sich in Falten legt. Diese schon lange bekannte auffällige Verkürzung des Schenkelhalses (FRANGENHEIM, SCHMORL, ROTH, ANSCHÜTZ und PORTWICH, PAUWELS) ist eine für den Schenkelhalsbruch geradezu kennzeichnende Eigentümlichkeit. Man muß einen primären und sekundären Schenkelhalsschwund unterscheiden. Der primäre setzt bald nach der Fraktur ein, und zwar auch dann, wenn die Bruchstelle durch einen Zugverband entlastet ist. Er ist zum Teil durch die Resorption beim Bruch zertrümmerter Halskortikalis zu erklären, die gerade bei altersporotischen Knochen oft in ausgedehntem Maße festzustellen ist (Abb. 46). Zum Teil entwickelt sich der Schwund aber erst in den nächsten Wochen und ist auf die Resorption funktionell nicht genügend beanspruchter Knochenteile oder auch auf mechanische Schädigung der Bruchenden durch Zugspannung bei ungenügender Fixation zu beziehen (PAUWELS). Der sekundäre Schwund tritt erst nach Beginn der Belastung auf. Es bildet sich an der Stelle der größten Biegungsbeanspruchung eine Aufhellungszone, die durchaus einer LOOSERschen Umbauzone entspricht (s. S. 298). Der Abbau kann fast den ganzen Schenkelhals betreffen. Die histologische Untersuchung zeigt dann ein straffes Bindegewebe zwischen den Bruchstücken, welches nicht als zwischengelagerte Kapsel, sondern als neugebildetes Bindegewebe aufzufassen ist (WALTER, PAUWELS). Die nähere Analyse der mechanischen Verhältnisse ergibt, daß auch hier das Auftreten von freier Scherkraft den Abbau von Kallus und gesundem Knochengewebe zur Folge hat (PAUWELS).

Kleine Knochentrümmer, die sich in dem Grunde der Gelenkpfanne (Fossa acetabuli) und in der Grube des Gelenkkopfes (Fovea capitis femoris) festsetzen, rufen gelegentlich nach mechanischer Schädigung des Gelenküberzuges eine entzündliche Granulationsgewebsbildung hervor. Diese breitet sich als

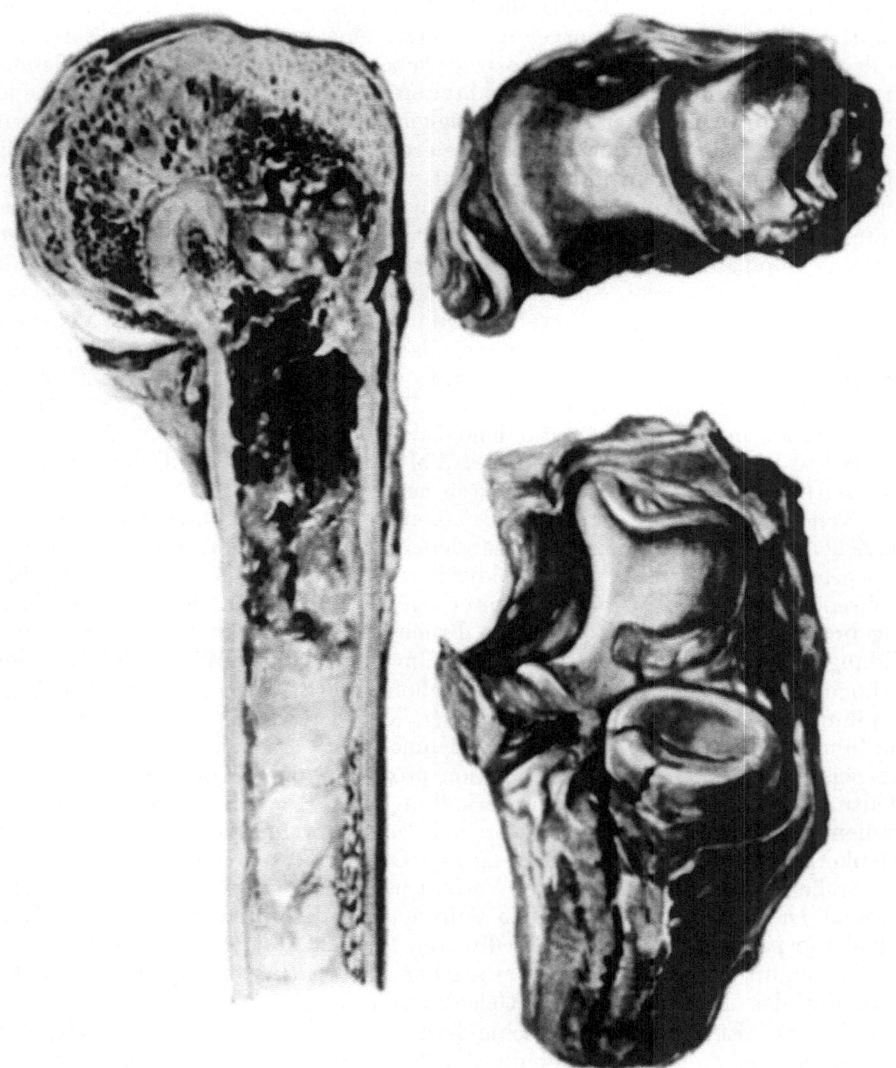

Abb. 47. Geheilte Stauchungsfraktur des Humerus und Stauchungsinfraktion des Radiusköpfchens. Blutungsreste im Schulter- und Ellenbogengelenk. 56jähriger Mann. Pathologisches Institut Berlin, S. 369/33.

eine flache pannusartige Wucherung auch auf der Oberfläche des Gelenkknorpels aus und kann zu Verwachsungen zwischen Kopf und Pfanne führen. Ist der Gelenkknorpel an einer Stelle völlig zerstört, so kann von dem Mark des Knochens aus der zunächst bindegewebige Pannus verknöchern, so daß es zu einer mehr oder weniger ausgedehnten knöchernen Ankylose kommt (SCHMORL).
Wieweit die so häufig bei Schenkelhalsfrakturen gleichzeitig vorhandene „Arthritis deformans" mit der Fraktur ursächlich zusammenhängt, ist strittig. SCHMORL, A. SCHMIDT, ANSCHÜTZ und HESSE halten sie für unabhängig von

der Fraktur entstanden, während Axhausen und Bonn für einen ursächlichen Zusammenhang eintreten. Einen begünstigenden Einfluß wird man besonders bei Jugendlichen nicht leugnen können.

Nun zu den Veränderungen am Knorpel selbst:

Ähnlich wie an einer Bruchstelle des Knochens, wird auch am Rande einer Fraktur, die den Gelenkknorpel durchsetzt, eine wechselnd breite Zone des an den Bruchspalt grenzenden Knorpelgewebes nekrotisch. Eine anschließende, oft regelmäßig gestaltete, meist etwas breitere Zone wird aufgehellt, anscheinend durch die Einwirkung der Gelenkflüssigkeit. Das beim Eintritt der Fraktur in wechselnder Menge in die Gelenkhöhle ergossene Blut bleibt lange Zeit flüssig und gerinnt meist nur in dünner Schicht auf der Oberfläche des frakturierten Knorpels. Da das Knorpelgewebe sich nicht an der Kallusbildung beteiligt, kommt es nur zu einer bindegewebigen Organisation des in die Bruchspalten ergossenen und auf der Knorpeloberfläche geronnenen Blutes, und zwar in Gestalt einer pilzförmig aus der Spongiosabruchstelle auf die Gelenkoberfläche vorwachsenden pannusartigen Gewebsneubildung. Von diesem Pannus aus wird der Gelenkknorpel angegriffen, indem das Organisationsgewebe unter Auflösung der Knorpelgrundsubstanz zapfenförmig in den aufgelockerten Knorpel einwuchert. Die hierbei vordringenden gefäßhaltigen Bindegewebszapfen eröffnen schon vorher im Knorpel entstandene Lückenbildungen, die sog. Weichselbaumschen Lücken. Auf diese Weise wird oft ein großer Teil des Gelenkknorpels auch seitlich von der Frakturstelle durch neugebildetes Gewebe ersetzt, welches zum Teil aus den eingewachsenen Gefäßen und Bindegewebszellen, zum Teil aus Zellen und Fasern des vorher vorhandenen Knorpels besteht (unvollkommener Knorpelabbau Pommers). Ist die knöcherne Grenzlamelle, welche beim Erwachsenen den Knorpel von der darunterliegenden Spongiosa abgrenzt, mehrfach eingebrochen, so kommt es von allen Bruchstellen aus nach vorausgegangener Bildung von Fasermark in den Markräumen zu einem Wiederaufleben der enchondralen Verknöcherung, d. h. die schon zum Stillstand gekommene Umwandlung des Gelenkknorpels in spongiösen Knochen wird erneut aufgenommen und führt zu einer mehr oder weniger gleichmäßigen Verschmälerung des Gelenkknorpels. Wir sehen solche Resorptionsprozesse vom Mark her unter Vorschaltung einer präparatorischen Verkalkung des Knorpels auch in späteren Stadien der Bruchheilung noch vor sich gehen, wenn nach Resorption des Gelenkergusses wieder eine Belastung der Gelenkenden eintritt, und zwar an den Stellen, die unter den neuen Verhältnissen besonders stark beansprucht werden. Die hierdurch entstehende Schwächung des funktionell so wichtigen Gelenkknorpels wird als eine Vorbedingung für das Auftreten sekundärer Veränderungen an den Gelenkflächen angesehen, die als „Arthritis deformans" so häufig das Endergebnis der Gelenkbruchheilung so ungünstig gestalten (Löw-Beer). Eine weitere Verschmälerung des Knorpelüberzuges tritt bei Brüchen mit stärkerer Verschiebung der Bruchenden auf, wenn nach Wiedereinsetzen der Bewegung Vorsprünge und Kanten durch die gegenüberliegende Gelenkfläche abgeschliffen werden. Auch der bindegewebige Pannus, welcher manchmal aus der Knorpelwunde hervorwächst, wird häufig wieder abgeschliffen, wenn der Erguß im Gelenk resorbiert ist. Soweit das Pannusgewebe erhalten bleibt, bildet es sich in ein immer derber werdendes, funktionell geordnetes Bindegewebe um, welches an einzelnen Stellen oder auch überall, wo es die neue Gelenkoberfläche bildet, den Charakter von Faserknorpel annehmen kann. Da echter, hyaliner Knorpel bei Menschen nicht neugebildet wird, kann man die Bruchstelle eines Gelenkbruches auch nach vielen Jahren immer noch daran erkennen, daß sie mit dem bläulichen, sehnenartigen Faserknorpel überzogen ist, der sich deutlich von dem meist mehr gelblichen und durchscheinenden ursprünglichen

Gelenkknorpel unterscheidet. Es kommt also im Gegensatz zu den Knochenwunden bei den Knorpelwunden niemals zu einer restitutio ad integrum. Trotzdem ist das funktionelle Resultat oft gut, da der Faserknorpel den gleichen Dienst tut wie der vorher vorhandene hyaline Knorpel.

Die oft so unbefriedigenden Ergebnisse der Gelenkbruchheilung müssen auf verschiedene Ursachen zurückgeführt werden. Einmal können sie auf der manchmal sehr starken Erweiterung der Gelenkhöhle durch Ergußbildung beruhen, wenn nach Resorption des Ergusses ein funktionsunfähiges Schlottergelenk entsteht. Ferner kann es nach längerer Ruhigstellung des Gelenkes

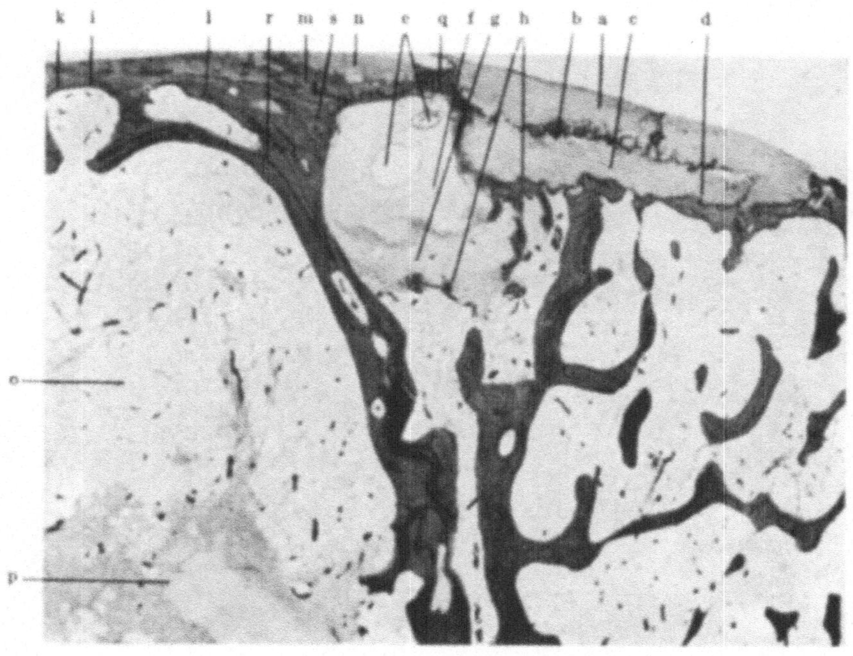

Abb. 48. 24 Jahre alte Talusfraktur. 73jährige Frau. a alter hyaliner Gelenkknorpel mit präparatorischer Verkalkungszone b, darunter neuer Faserknorpel c mit neuer präparatorischer Verkalkungszone d, q dicke Knochenbrücke an der Stelle eines ehemaligen Bruches durch den ganzen Gelenkknorpel samt präparatorischer Verkalkungszone und knöcherner Grenzlamelle. Um die Zyste e liegt ein hydropisches Fasermark f und weiter nach außen konzentrisch geschichtetes Bindegewebe g, von zarten neuen Knochenbälkchen h gestützt. Die präparatorische Verkalkungszone i des alten Gelenkknorpels stark verdickt (m) liegt der knöchernen Grenzlamelle k auf, ist gegen das Lumen abgeschliffen und liegt bis l in der Gelenklichtung bloß. n kalkloser Gelenkknorpel, fast nur aus Gleitschicht bestehend. o großer Markraum mit Fett ohne Knochenbälkchen, p Teil eines sehr großen Bindegewebsherdes, r sklerotische Spongiosa, s sklerotische knöcherne Grenzlamelle. (Nach LÖW-BEER: Virchows Arch. 273, Abb. 20.)

zu einer Versteifung durch Schrumpfung der Kapsel sowie der umgebenden Sehnen und Muskeln kommen und im Anschluß an eine länger dauernde derartige Versteifung zu einem Schwunde des Knorpelüberzuges und einer knöchernen Vereinigung der beiden Gelenkenden: sekundäre Ankylose. Eine Ankylose entsteht nur dann primär, d. h. durch Vermittlung des bindegewebigen Pannus, wenn beide gegenüberliegende Gelenkflächen von der Fraktur betroffen wurden und der jederseits entstehende Pannus sich mit dem der Gegenseite vereinigen kann. Eine weitere Ursache für die schlechte Prognose der Gelenkbrüche bildet, wie schon erwähnt, die „Arthritis deformans", die nicht selten im Lauf der Zeit entsteht, wenn die geschädigten alten oder neu gebildeten Teile der Gelenkflächen der mechanischen Beanspruchung nicht gewachsen sind. Schließlich bilden auch abgesprengte Knorpel- und Knochenstückchen in Gestalt von traumatisch entstandenen Gelenkmäusen manchmal ein schweres Hindernis für die Bewegung. Sie können allerdings auch bindegewebig im Niveau der Gelenkfläche wieder einheilen und sind dann, ohne daß sie wesentliche Störungen bedingen, noch jahrelang röntgenologisch nachweisbar (ERNST).

Die Heilungsvorgänge in der Spongiosa unterhalb der Gelenkenden können dadurch Abweichungen von dem bereits geschilderten „normalen Verhalten" aufweisen, daß Gelenkflüssigkeit in die Spongiosawunde eingepreßt wird. Es entstehen dann mit dem Gelenk in direkter Verbindung stehende Ausbuchtungen in der Spongiosa, die mit Gelenkflüssigkeit und Frakturtrümmern angefüllt

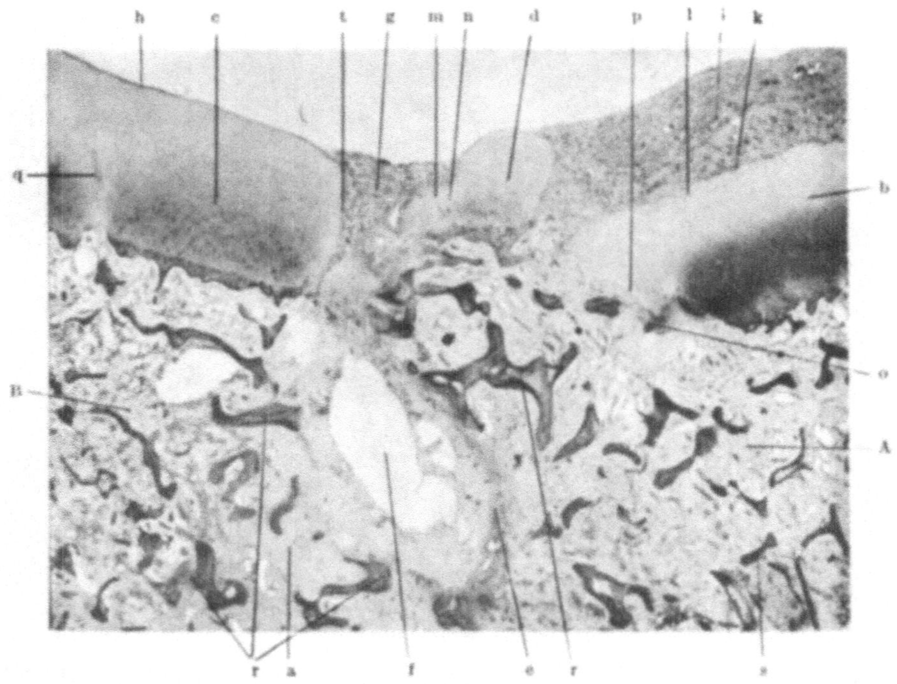

Abb. 49. 4 Monate alte Kniescheibenfraktur (Granatsplitterverletzung). 25jähriger Mann. A das eine Bruchstück mit Fasermark, B das andere Bruckstück mit zellreichem Fettmark, t quere Bruchfläche. Bei a Gallertmark, b und c Gelenkknorpelüberzug der beiden Fragmente, zwischen ihnen ein kleines Stück d, welches teilweise abgebaut und gegen die Gelenkhöhle verschoben ist. Im Bruchspalt bei e faseriges Bindegewebe, bei f Zysten, bei g sehr gefäß- und zellreiches Bindegewebe, welches einen feinen Pannusüberzug h entsendet und in seinem Bau mit dem dicken Pannusüberzug i des Gelenkknorpels b übereinstimmt, k zackige Abbaufläche des Knorpels b gegen den Pannus. Gleitschicht des Knorpels abgebaut, so daß die Knorpelsäulen (l) an den Pannus grenzen, m neugebildeter Faserknorpel, bei n scharf gegen den alten Knorpel d abgesetzt, o an die Bruchfläche des Knorpels b angelagerter neuer Faserknorpel, p Aufhellungszone des alten Knorpels, q unvollständiger Bruchspalt im Gelenkknorpel, der die Druckschicht, präparatorische Verkalkungsschicht und die knöcherne Grenzlamelle durchsetzt, r nekrotische, nicht abgebaute alte Spongiosabälkchen, s porotische Spongiosa. (Aus LÖW-BEER: Virchows Arch. 273 (1929), Abb. 6.]

sind. Unter dem Einfluß des starken im Gelenk herrschenden Druckes schließen sie sich gegen das umgebende Markgewebe durch eine bindegewebige Kapsel ab. Diese Kapsel verknöchert im Laufe der Zeit, indem das Bindegewebe nach Kalkaufnahme in Faserknochen übergeht. Dieser Faserknochen wird, wie überall, schließlich durch lamellären Knochen ersetzt. Bei diesem Umbau schiebt sich die Knochenbildung an der Unterfläche des Gelenkknorpels entlang und kann die Verbindung der Ausbuchtung mit der Gelenkhöhle zum Verschwinden bringen. Auf diese Weise entstehen die schon von POMMER bei der „Arthritis deformans" und von MORITZ bei der tabischen Arthropathie beschriebenen subchondralen Zysten (Abb. 48).

Nicht selten werden auch Knorpelstücke von der Gelenkfläche in die Spongiosa hinein verlagert. Sie können teilweise oder ganz resorbiert oder auch in den inneren Kallus eingebaut werden. Löw-Beer bildet ein derartiges dreieckiges Knorpelstück ab, welches im Sinne des sog. „kalzioprotektiven Gesetzes" von Erdheim in der Mitte eine dreistrahlige Verkalkungszone aufweist, deren Ausdehnung dem Verlauf der „Kraftlinien" bei der statischen Beanspruchung entspricht.

Der Markkallus bei Gelenkfrakturen läßt gelegentlich besonders deutlich erkennen, daß nekrotische Spongiosabruchstücke manchmal ohne jede Abbauerscheinungen lange Zeit erhalten bleiben und in den Kallus eingebaut werden können. Man sieht dies besonders gut dann, wenn die lebenden Spongiosabälkchen durch Inaktivitätsatrophie mit einer hochgradigen Osteoporose weitgehend verschmälert wurden. In solchen Fällen fallen die toten, in die Spongiosa eingebauten Bruchstücke durch ihren ursprünglichen weitmaschigen Bau schon bei oberflächlicher Betrachtung im Präparat auf (s. Abb. 49).

Einer Erwähnung bedarf noch die Tatsache, daß bei genauer histologischer Untersuchung von Gelenkbrüchen häufig feine Nebenbrüche in größerer Zahl aufgedeckt werden, die mit bloßem Auge nicht sichtbar waren. Sie betreffen zum Teil den Knorpel in Gestalt von feinen Sprüngen und erstrecken sich entweder nur in die unverkalkten Schichten, manchmal aber auch in die präparatorische Verkalkungszone und die Abschlußlamelle. Andere derartige Nebenbrüche betreffen nur die Abschlußlamelle und können daher von der Gelenkfläche aus nicht sichtbar sein, da der Knorpel über ihnen erhalten ist. Sie haben aber trotzdem eine nicht gering einzuschätzende Bedeutung für das endgültige Heilungsergebnis, weil von ihnen in der schon oben besprochenen Weise ein Abbau des Gelenkknorpels ausgeht. Sie sind deshalb von Wichtigkeit für das spätere Auftreten einer „Arthritis deformans".

e) Besonderheiten der Heilung von Schußfrakturen.

Einer kurzen Besprechung bedürfen die Schußverletzungen der Knochen, da die besondere Art der Gewalteinwirkung bei ihnen Veränderungen hervorrufen kann, die sonst kaum beobachtet werden. Diese Besonderheiten sind bedingt durch die ungewöhnliche Stärke der plötzlich und an ganz umschriebener Stelle einwirkenden Gewalt. Es entstehen hierdurch an den platten Knochen und an den spongiosareichen Enden der Röhrenknochen der Größe des Geschosses entsprechende loch- und kanalförmige Substanzverluste oder aber hochgradige Zertrümmerungen der Spongiosa. Werden die Diaphysen der Röhrenknochen betroffen, so kommt es zur Bildung von Splitterbrüchen, wie sie in diesem Ausmaß sonst nicht beobachtet werden. Der Knochen kann in großer Ausdehnung in ein Trümmerfeld kleiner und kleinster Splitter zersprengt werden, wobei die Splitter manchmal durch das weniger geschädigte Periost wie durch einen etwas zu weiten Schlauch einigermaßen zusammengehalten werden. (Borst gibt eine kurze Zusammenfassung der Geschoßwirkung auf die Knochen in dem Handbuch der ärztlichen Erf. im Weltkrieg, S. 220f., auf die hier verwiesen sei.) Ähnlich, wie bei Frakturen durch Verkehrsunfälle sind die umgebenden Weichteile oft ebenfalls stark in Mitleidenschaft gezogen, von ausgedehnten Blutungen durchsetzt und vor allem um den Ausschuß stark zerfetzt. Diese ausgedehnte Weichteilzerstörung ist neben den oft ungünstigen äußeren Verhältnissen wohl die Ursache für die zunächst nicht erwartete Tatsache gewesen, daß ein sehr hoher Hundertsatz der Knochenschußverletzungen im Kriege als infiziert angesehen werden mußte: 70—80% bei Schrapnellschüssen (Payr), 90—95% bei Frakturen durch Artilleriegeschosse (Payr) und selbst bei Infanterieschußbrüchen 60—70% (Perthes).

Die Heilung der nichtinfizierten Knochenschüsse zeigt nach Walkoff insofern ebenfalls Abweichungen von dem gewöhnlichen Verlauf, als das Exsudat, welches sich in der Umgebung der Bruchstelle bildet, sehr häufig von zahlreichen Leukozyten durchsetzt ist. Anscheinend ist die stärkere Zertrümmerung der Gewebe durch die mit so großer Energie auftreffenden Geschosse die Ursache hierfür. Größere Nekrosen, die nicht so schnell eingeschmolzen werden können, und umfangreichere Blutergüsse bilden offensichtlich Hindernisse für die Kallusbildung und werden von dem sich zunächst bildenden Organisationsgewebe umgangen. Walkoff will hierin einen Gegenbeweis gegen die Biersche Ansicht finden, daß das Hämatom und Gewebszerfallstoffe kallusfördernd wirken. Wenn man die fördernde Wirkung darin begründet sieht, daß das Fibringerinnsel der Blutung das Leitband für die einwachsenden Bindegewebszellen bildet und daß aus den zerfallenden Zellen wachstumsfördernde Stoffe frei werden, so ist es klar, daß zu große Hämatome, deren Zentrum flüssig bleibt oder wieder verflüssigt wird, bevor eine Organisation stattfinden konnte, der Kallusbildung hinderlich sein müssen. Auch wissen wir, daß beim Zerfall ausgedehnter Gewebsteile, zumal durch geringfügige Infektion befördert, giftige Stoffe entstehen, welche gleichfalls schädigend auf die Kallusbildung wirken. Es ist also die Umgehung und spätere Abkapselung solcher Bezirke nichts auffälliges und spricht nicht dagegen, daß kleinere Blutungen und der Zerfall der verhältnis-

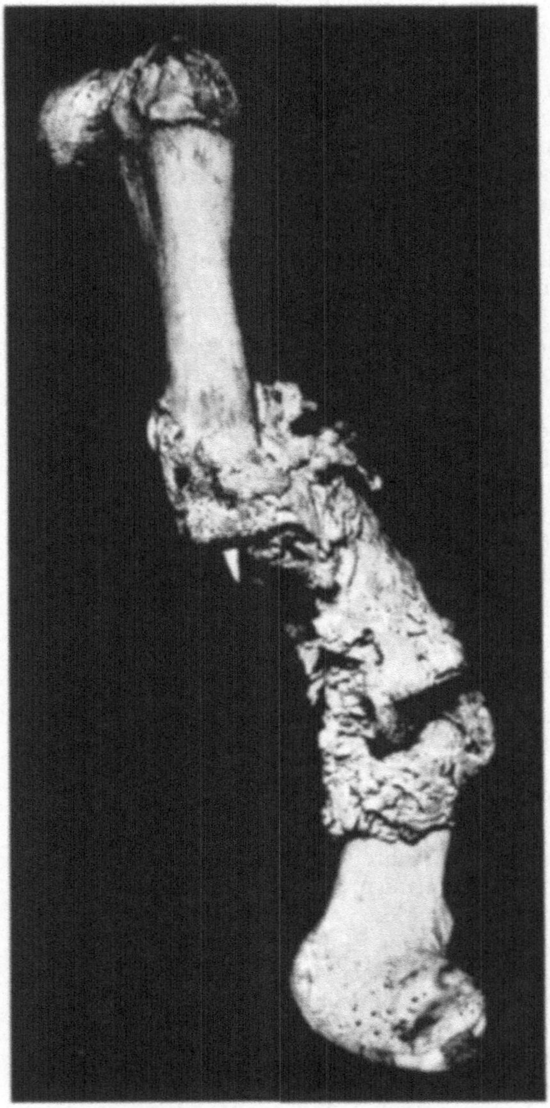

Abb. 50. Alte Femurzertrümmerung durch Granatsplitter. Kriegsverletzung. 23jähriger Mann. S. 5/1917. Sammlung Horst-Wessel-Krankenhaus, Berlin.

mäßig wenig zahlreichen Zellen bei gewöhnlichen unkomplizierten Frakturen der Kallusbildung förderlich sind. Im Inneren größerer Blutungen und Nekrosen kann die bindegewebige Durchwachsung nur langsam fortschreiten. Inzwischen hat sich außen bereits eine Zone von knöchernem Kallus gebildet, die sich manchmal gegen die noch nicht organisierten zentralen Partien durch eine narbige Bindegewebskapsel abschließt. In verhältnismäßig seltenen Fällen bleibt das Zentrum dauernd flüssig, so daß eine **Kalluszyste** entsteht (s. S. 262). Die starke Weichteilzertrümmerung und die weit zwischen die umgebenden Weichteile sich erstreckenden Blutungen sind die Ursache dafür, daß Knochenschußfrakturen so häufig eine ausgedehnte parostale Kallusbildung zeigen. Mit dem parostalen Kallus verschmelzen gegebenen Falles auch die Kallusinseln, die von Knochensplittern ausgehen, welche so vielfach an der Ausschußstelle aus dem Knochen herausgerissen und in die Umgebung verschleppt werden. Soweit diese Splitter mit Periost versehen sind und noch Anschluß an die Blutversorgung haben oder schnell wieder gewinnen, bleiben sie am Leben und beteiligen sich selbst an der Kallusbildung.

Abgestorbene Splitter werden bindegewebig abgekapselt und dienen oft als Anlagerungspunkte für Knochenbälkchen, die von dem umgebenden Bindegewebe gebildet werden; sie werden also in den parostalen Kallus eingebaut und können wahrscheinlich zum Teil dauernd erhalten bleiben und auch in den definitiven Kallus aufgenommen werden. Die Bildung von innerem Kallus ist bei Schußfrakturen oft sehr gering. Anscheinend schädigt die starke Erschütterung des Markes die Gefäße in weitem Umkreis von der Frakturstelle, so daß das Mark weiter als bei gewöhnlichen Frakturen nekro

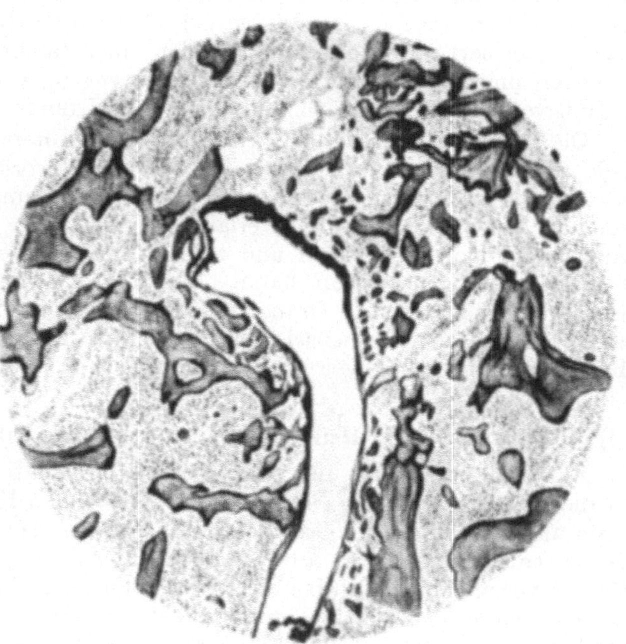

Abb. 51. 7 Wochen alte, aseptisch gebliebene Minensplitterfraktur der unteren Femurepiphyse. Der Spongiosaschußkanal, mit Fibrin ausgekleidet, ist erhalten geblieben. Keine An- oder Abbauvorgänge an den Knochensplittern. (Nach WALKOFF: Handbuch der ärztlichen Erfahrungen im Weltkriege, Bd. 8, Tafel II.)

tisch wird und einer nur langsam fortschreitenden Resorption verfällt. So fand z. B. WALKOFF bei einer 33 Tage alten Artilleriedurchschußfraktur einer Rippe erst eine ganz geringfügige, auf die Peripherie beschränkte „Markkallusbildung“, während bereits ein mächtiger äußerer Kallus gebildet war. Besonders gering pflegt die innere Kallusbildung auch zu sein, wenn die Knochenrinde nur lochartige Ein-und Ausschüsse aufweist, der Knochen aber nicht im eigentlichen Sinne gebrochen ist, sondern seine Form und Festigkeit im übrigen behielt. In solchen Fällen sind die Wände des Schußkanals durch die umgebende, mit der Rinde in Verbindung gebliebene, Spongiosa gut abgestützt. Es kommen keine Bewegungsreize auf die Bruchstelle zur Einwirkung. So bleiben die Schußkanäle oft lange Zeit als zunächst mit Trümmern gefüllte und später Flüssigkeit führende Räume bestehen, die mit Bindegewebe ausgekleidet werden können. Siehe Abb. 51 nach WALKOFF, die einen 7 Wochen alten Minensplittergang in der unteren Femurepiphyse darstellt.

Von den lochartigen Ein- und Ausschüssen in der Rinde strahlen oft feine Fissuren in die Knochensubstanz ein. Sie verlaufen unabhängig von der Richtung

der Haversschen Kanäle oder splittern den Knochen in feine Lamellen auf.
Diese Fissuren werden vielfach zunächst nur bindegewebig ausgefüllt und verschwinden erst nach längerer Zeit durch den ständigen Umbau der Knochensubstanz.

Durch die starke Erschütterung beim Auftreffen rasanter Geschosse kommt
es auch in der Rinde gelegentlich zu ausgedehnten Nekrosen an den Bruchenden,
sog. „Kommotionsnekrosen" (Arnold). Sie können bis zu 3 cm lange
Stücke der Kortikalis betreffen und kommen nicht nur an der Durchschuß-
stelle, sondern auch in der Umgebung sekundärer Biegungsbrüche vor, ein Beweis dafür, daß Hitzewirkung des Geschosses für ihre Entstehung nicht verantwortlich zu machen ist (Walkoff). Auch diese Nekrosen werden nur teilweise resorbiert. Sie können bei Fehlen einer Infektion von neuen Knochenlamellen umlagert und in den Kallus einbezogen, wahrscheinlich sogar in den
definitiven Kallus mitübernommen werden (Ribbert, Walkoff).

Die Heilung infizierter Schußfrakturen unterscheidet sich nicht wesentlich von derjenigen sonstiger infizierter Splitterbrüche, z. B. solchen nach
Verkehrsunfällen. Die ausgedehnten Zertrümmerungen bedingen einen besonders langwierigen Heilungsverlauf, während dem es noch nach Jahren zu
Ausstoßung von Sequestern und zu immer wieder einsetzendem Aufflackern
der Entzündung kommen kann. Eine fortschreitende akute Osteomyelitis
wurde besonders nach Granatsplitterverletzungen beschrieben (Walkoff).
Amyloidose nach Knochenschüssen wurde von Els und Walkoff selten, von
Borst und Payr häufiger und manchmal schon nach 5 Wochen gesehen.

f) Besonderheiten im Heilungsverlauf offener und infizierter Knochenbrüche.

Eine der häufigsten und wichtigsten Komplikationen der Knochenbrüche
ist die Verletzung der die Bruchstelle überziehenden Haut. Die Hautverletzung
kann auf verschiedene Weise zustande kommen. Am häufigsten verletzt die
Gewalteinwirkung, welche den Bruch erzeugt, gleichzeitig die Haut.
Das ist vor allem der Fall bei Schußverletzungen und dann bei den jetzt immer
mehr zunehmenden Betriebs- und Verkehrsunfällen. Während vor dem Kriege
der Hundertsatz der offenen Frakturen etwa 20% betrug (Matti u. a.), werden
neuerdings Zahlen um 38—40% genannt (Estes). An dieser Gesamtzahl sind
die verschiedenen Knochen in sehr verschiedener Weise beteiligt. So gibt
Gurlt für die Zehen- und Fingerphalangen 88% und 73%, für die Mittelfuß-
und Mittelhandknochen 52 und 44% offene Brüche an. Unter den Unterschenkelfrakturen fand er 17,9%, unter den Vorderarmbrüchen 11,6%, offene
Frakturen. Die von mehr Weichteilen bedeckten Oberarm- und Oberschenkelbrüche stellten damals nur 7 und 6,6% offene Frakturen. Diese Zahl hat sich
allerdings heute durch die Zunahme der schweren Verkehrs- und Betriebsunfälle besonders stark erhöht.

Seltener und vor allem bei Knochen, die dicht unter der Haut liegen (Schienbein), kommt eine Verletzung der Haut zustande durch das Anspießen
der Weichteile durch die Bruchstücke des Knochens. Eine dritte noch
seltenere und praktisch weniger wichtige Form der Hautverletzung kommt als
sekundäre Hautschädigung infolge von Hämatomdruck bei Gefäßzer-
reißungen unter Begünstigung durch den Druck von unzweckmäßig angelegten
Verbänden gelegentlich zur Beobachtung.

Die Form der Hautwunden wechselt sehr von glattrandigen Platzwunden
und feinen, fast punktförmigen Einschüssen bis zu stark buchtigen Quetsch-
Rißwunden mit großen Defekten vor allem bei Verkehrsunfällen und Zertrümme-
rungswunden in der Umgebung des Ausschusses von stark gesplitterten Schuß-

wunden. Neuerdings wird häufig die operative Freilegung der Bruchstelle und damit die künstliche Schaffung offener Brüche von den Chirurgen ausgeführt. Allerdings wird in diesen Fällen durch Naht die Hautwunde über der Fraktur wieder geschlossen; die zeitweise Freilegung der Bruchstelle und die häufig geübte Einführung von Fremdkörpern (Bolzen, Nägeln usw.) in den Knochen kann aber auch hier Abweichungen in dem Heilungsverlauf bedingen, die allerdings von den verschiedenen Schulen sehr verschieden bewertet werden und je nach der Operationstechnik, dem zur Bolzung verwendeten Material und vor allem der Asepsis auch verschieden zu bewerten sind (KÖNIG, SEIFERT, GOETZE, GOETZE und BRACKERTZ, TROELL, ORSÓS, FICK, BOEREMA, KOELSCH).

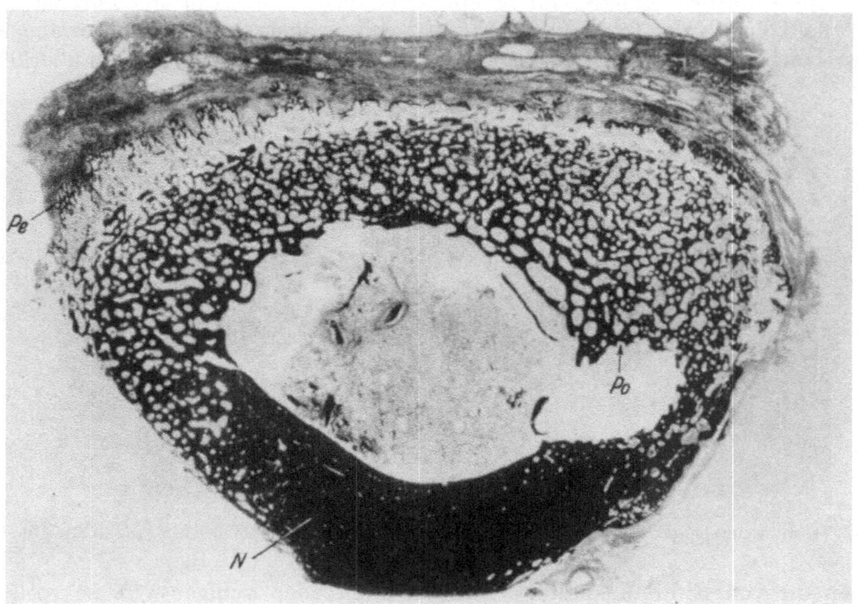

Abb. 52. Querschnitt durch die Tibia, dicht oberhalb einer mit Gasbrand infizierten offenen Splitterfraktur (Verkehrsunfall). 46jähriger Mann, 42 Tage nach dem Unfall. Starke Porosierung des größten Teiles der Rinde: Po. Beginnende periostale Knochenneubildung (Pe). Untersuchung Nr. 500 a/33, Nürnberg. Lupe.

Die Hauptgefahr der offenen Brüche liegt in der leichten Infektionsmöglichkeit. So sind besonders die stark gequetschten und verunreinigten Frakturen durch Verkehrsunfälle und die Schußfrakturen (s. diese S. 275) mit Zertrümmerung des Knochens einer großen Infektionsgefahr ausgesetzt. Die ausgedehnten Blutungen und Gewebstrümmer bilden einen guten Nährboden für Eitererreger und vor allem auch für Anaerobier, wie Gasbrand- und Tetanusbazillen. Ferner begünstigt die Eröffnung der Blut- und Lymphgefäße eine Ausbreitung der Infektion im ganzen Körper. Früher hat man auch dem Abfluß des Hämatoms und der Zerfallsprodukte der Gewebstrümmer an der Bruchstelle eine die Kallusbildung ungünstig beeinflussende große Rolle zugeschrieben. Neuere Erfahrungen haben aber gezeigt, daß nichtinfizierte offene bzw. eröffnete Bruchstellen oft eine ausgezeichnete Heilung zeigen können (z. B. TROELL). Anscheinend übernimmt dann das fibrinöse Exsudat aus der Umgebung der Bruchstelle die Rolle des Blutgerinnsels als Leitband für das einwachsende Bindegewebe. Für die Anregung der Kallusbildung sind anscheinend die mechanischen Reize wichtiger als die von den zerfallenden Gewebstrümmern ausgehenden chemischen, die auch in geringer Konzentration bereits eine ausreichende Wirkung entfalten, wie wir ja aus der Gewebezüchtung heute zur Genüge wissen. So unterscheiden sich die Heilungsvorgänge bei nichtinfizierten offenen Frakturen nicht nennenswert von denen bei geschlossenen Frakturen.

Kommt es aber zu einer Infektion, so treten erhebliche Abweichungen auf, die je nach dem Infektionserreger und auch abhängig von einer Reihe anderer Faktoren verschiedener Art sind. Sind die Erreger sehr virulent, so bildet sich in dem zertrümmerten Gewebe oft mit großer Schnelligkeit eine phlegmonöse Entzündung, die zur Einschmelzung des Gewebes, zur Vereiterung des Knochenmarkes und zu so schweren Allgemeinerscheinungen führt, daß das gebrochene Glied abgesetzt werden muß oder, schon bevor dies möglich ist, der Tod eintritt. Wird die Frakturumgebung eitrig eingeschmolzen, so kann im Bereich der Eiterung keine Kallusbildung stattfinden, da es dem Granulationsgewebe an einem Leitband fehlt, um zwischen die Frakturenden zu gelangen. Außerdem

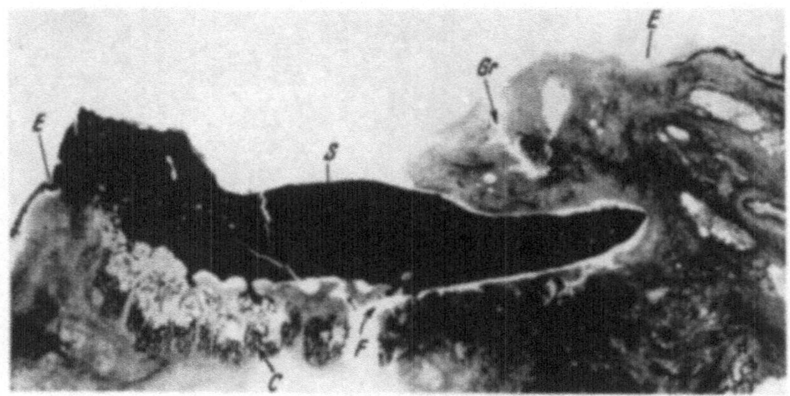

Abb. 53. Teilweise eingeheilter, teilweise von Eiter umspülter Knochensplitter der gleichen Fraktur wie Abb. 52.

werden die von Eiter umspülten Knochen mehr oder weniger weit nekrotisch und unterhalten als Sequester die Eiterung. In der weiteren Umgebung der Bruchstelle wird allerdings durch die Infektion, wahrscheinlich vor allem durch die entzündliche Hyperämie, die Kallusbildung meist stark angeregt. Es bildet sich ein Callus luxurians, der als ein unregelmäßiges, sehr poröses Knochengewebe die infizierte Bruchstelle umgibt und als Totenlade, in gleicher Weise wie bei der chronischen Osteomyelitis in einer Kloake im Inneren abgestorbene Knochensplitter einschließen kann. Durch die übermäßige Kallusbildung wird zwar die Bruchstelle in vielen Fällen verfestigt, aber unter so starker Verunstaltung, daß das Ergebnis sehr unbefriedigend ist, zumal wichtige Weichteile wie Nerven und Sehnen in den Kallus eingemauert und geschädigt werden können. Außerdem kommt es bei Doppelknochen, also am Unterarm und Unterschenkel, nicht selten zur Entwicklung von einem sog. Brückenkallus, der die beiden nebeneinander liegenden Knochen verbindet und die Beweglichkeit des Gliedes stark beeinträchtigt. Ist der Knochen stark gesplittert, wie dies besonders bei Schußfrakturen oft zu beobachten ist, so beteiligen sich die periosthaltigen Splitter an der Kallusbildung, soweit sie nicht von Eiter umspült sind (Abb. 53). Auf diese Weise können selbst ausgedehnte Zersplitterungen langer Röhrenknochen ein verhältnismäßig gutes Heilungsergebnis zeitigen, vorausgesetzt, daß die Infektion nicht zu erheblich war. Die Erkenntnis dieser Tatsache hat zu einem Wandel in der Behandlung der Splitterfrakturen geführt: die Splitter werden nicht mehr so radikal entfernt und die Bildung von Defektpseudarthrosen ist seitdem sehr viel seltener geworden (BIER). Besonders folgenschwer ist die offene Fraktur, wenn durch die Verletzung eine Infektion eines Gelenkes erfolgt ist. Gelenkfrakturen haben ohnehin eine ungünstigere Prognose (s. S. 265). Die Infektion einer Gelenkfraktur führt fast stets zu einer Versteifung des Gelenkes, wenn es nicht schon vorher zu einer allgemeinen Infektion kommt oder das Glied amputiert werden muß.

Sehen wir auf der einen Seite eine starke Anregung der Kallusbildung durch die Infektion, so ist auf der anderen Seite fast bei jeder infizierten Fraktur ein gesteigerter Abbau des Knochens in der Umgebung der Fraktur

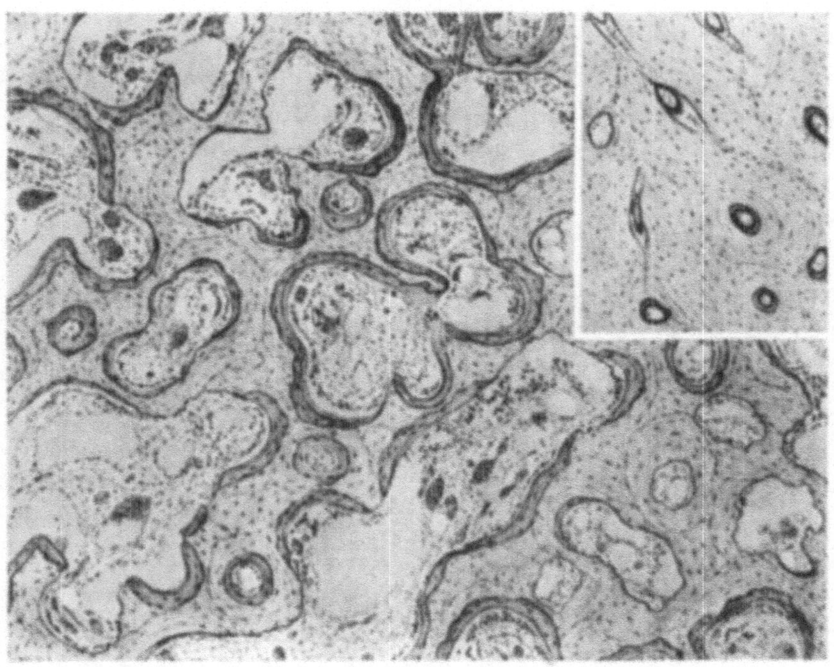

Abb. 54. Infizierte Tibiafraktur. Starke Porosierung der Rinde. Teilbild aus Abb. 52 bei stärkerer Vergrößerung. Rechts oben ein Stück der normalen Rinde zum Vergleich. 42 Tage nach der Fraktur wegen Gasbrand amputiert. Geheilt. Chirurgische Untersuchung Nürnberg Nr. 500 a/33.

zu finden. Die Frakturenden werden oft in weiter Ausdehnung stark porosiert (s. Abb. 52). Die HAVERSschen Kanäle werden durch Osteoklastentätigkeit stark erweitert. Außerdem werden auch die Enden der Bruchstücke oft in großem Ausmaß angefressen, so daß sie wie ausgefräst erscheinen (s. Abb. 55). Diese Resorptionsvorgänge vermindern natürlich die Tragfähigkeit des Knochens und können zu einer erneuten Fraktur dicht neben der alten Bruchstelle führen. Auch der Kallus kann wieder eingeschmolzen werden, wenn der Körper der Infektion nicht Herr wird. Von Eiter umspülte Knochenstücke werden aber nicht weiter abgebaut (POMMER, LANG). Wir sehen also, daß durch die Infektion einer Bruchstelle sowohl die Neubildungs- wie die Resorptionsvorgänge gesteigert werden können. Das Endergebnis hängt davon ab, ob der Körper die Infektion überwindet oder nicht: Vom Fehlen jeglicher Kallusbildung und der Entstehung einer schnell tödlichen Allgemeininfektion gibt es alle Übergänge zu jahrelang bestehenden chronischen Entzündungen mit dauernden Fistelbildungen und hochgradiger Verunstaltung der Bruchstelle. Es kann auch zu einer latenten Infektion kommen, die bei einem erneuten

Trauma wieder aufflackert und zu Sequester- und Fistelbildung führen kann, nachdem der erste Prozeß eine Zeitlang anscheinend zur Heilung und Ruhe gelangt war. Bezüglich der Folgen solcher langdauernder Eiterungen für den übrigen Körper verweise ich auf meine Ausführungen bei Besprechung der chronischen Osteomyelitis[1].

Die Infektion einer offenen Fraktur mit Fliegenmaden braucht, wie besonders Erfahrungen im Weltkrieg gezeigt haben, nicht schädlich zu sein.

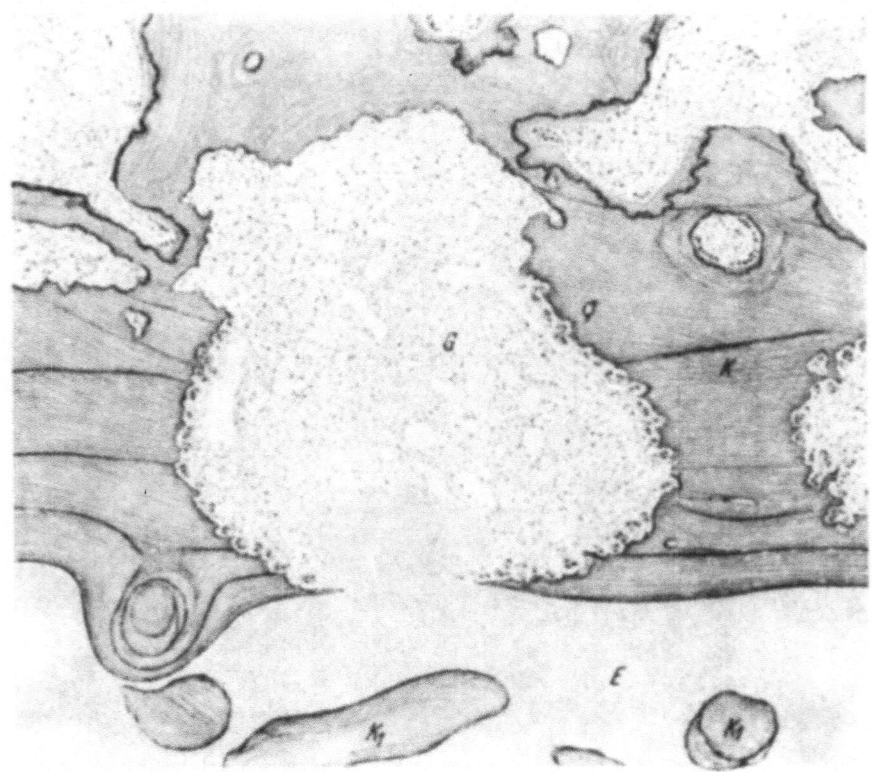

Abb. 55. 42 Tage alte offene Unterschenkelfraktur (Verkehrsunfall) mit Gasbrand (Fraenkel) infiziert. 46jähriger Mann. Bein amputiert. Untersuchung Nr. Chir. 500 a/33, Nürnberg. K nekrotische, durch Osteoklasten stark porosierte Kortikalis. K₁ von Eiter (E) umgebene nekrotische Knochenstückchen, G gefäßreiches fibröses Mark s. Abb. 52—54.

Sie kann im Gegenteil den Heilungsverlauf günstig beeinflussen, indem die Maden das nekrotische Gewebe, welches die Eiterung unterhält, wegfressen. Vielleicht wirken die Maden auch durch die Bildung von Stoffen, welche die Granulationsgewebsbildung fördern, günstig. Auf dem Boden dieser Beobachtungen wurde von amerikanischen Forschern die Behandlung der eitrigen Knochenentzündung mit Fliegenmaden ausgebildet und vereinzelt auch in Deutschland angewendet (Schürch, Lang, Lit.!). Eine Infektion eines geschlossenen Knochenbruches durch zufällig im Blute kreisende Bakterien kommt nur in seltenen Ausnahmefällen vor (z. B. Flemming, Vereiterung einer geschlossenen Klavikularfraktur bei einem 10 Monate alten Kind, 9 Monate nach der Fraktur; bakteriologisch wurden Streptokokken gefunden. E. Lexer: Hämatogene Infektion einer Transplantatfraktur der Tibia, 1⁴/₄ Jahre nach Implantation. Auch hier Streptokokken).

[1] Siehe dieses Handbuch, Bd. IX/4.

g) Besonderheiten der Knochenbrüche und der Bruchheilung in den verschiedenen Lebensaltern.

Intrauterine Frakturen und Frakturen unter der Geburt. Ob eine Gewalteinwirkung, die den schwangeren Uterus trifft, einen Knochenbruch in einem normalen kindlichen Körper verursachen kann, ohne daß die Schwangerschaft unterbrochen wird, erscheint mir sehr fraglich. Es sind zwar mehrfach Fälle mitgeteilt worden, in denen sofort nach der Geburt eine mit Kallusbildung versehene Bruchstelle der Klavikula, des Humerus, des Femur oder des Unterarms (NAUJOKS, MOYSICH, Lit.) vorgefunden wurde und während der Schwangerschaft ein erhebliches Trauma die Mutter betroffen hatte. Meist handelte es sich um Sturz von einer Treppe, Stoß mit einer Wagendeichsel gegen den Unterleib und ähnliche Unfälle. Aus den vorliegenden Beschreibungen geht aber nicht mit völliger Sicherheit hervor, daß wirklich eine Fraktur

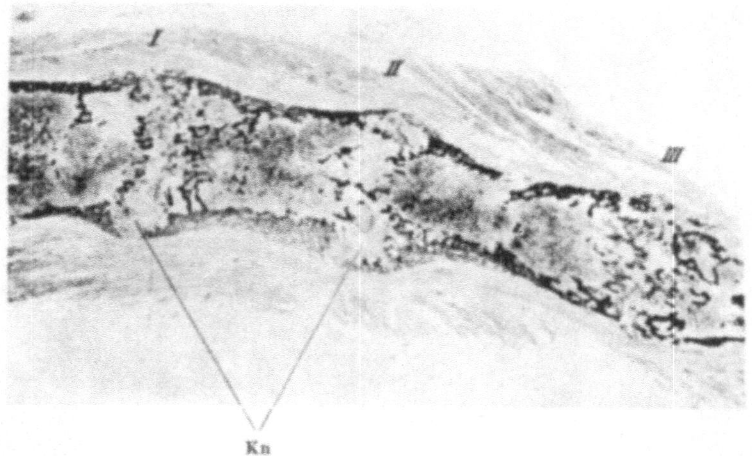

Abb. 56. Multiple intrauterine Rippenfrakturen bei Osteogenesis imperfecta. 4 Tage altes Mädchen. S. 316/20, Bonn. Kn knorpeliger Kallus.

mit Kallusbildung vorgelegen hat, wenn nicht gleichzeitig Anzeichen einer Knochenerkrankung, vor allem von Osteogenesis imperfecta, bestanden. So wurde schon von KELLER u. a. bezweifelt, daß es sich in den meisten dieser Fälle um sichere intrauterine entstandene Knochenbrüche durch das angeschuldigte Trauma gehandelt hat (A. MAYER). In dem Fall von DOLINSKI wird dem abnorm geringen Fruchtwasser eine begünstigende Wirkung zugeschrieben. Es handelt sich also auch da nicht um eine völlig normale Schwangerschaft. Wenn man auch mit A. MAYER zugeben muß, daß eine normale Schwangerschaft gelegentlich die schwersten Traumen (Beckenbrüche, Bauchverletzungen usw.) der Mutter vertragen kann, ohne unterbrochen zu werden, so ist es doch zum mindesten ungewöhnlich selten, daß durch ein solches Trauma Knochenbrüche in einem normalen kindlichen Körper entstehen. Das ist ja auch durch die geschützte Lage des Embryo durchaus verständlich. Zweifellos kommen intrauterine Frakturen vor. Die sichergestellten Fälle betreffen aber stets Kinder mit Knochenerkrankungen oder Mißbildungen. Am häufigsten handelt es sich um Fälle von Osteogenesis imperfecta (GÖTZ, HAMMERSCHLAG, HÖLDER, KREHWINKEL, eigener Fall).

Als Beispiel diene eine eigene Beobachtung. Sektion 316/1920, Bonn. Es handelt sich um ein 4 Tage altes Mädchen, welches mit zahlreichen Frakturen an den Rippen und Extremitäten geboren wurde. Die mikroskopische Untersuchung ergab, daß es sich um eine typische Osteogenesis imperfecta handelt. Die zahlreichen Rippenfrakturstellen

wiesen eine deutliche Kallusbildung auf. In Abb. 56 sind drei dicht nebeneinander gelegene Frakturstellen einer Rippe bei Lupenvergrößerung wiedergegeben. An den Frakturstellen ist die Kortikalis der Rippe deutlich knotenförmig vorgewölbt und durch eine
spindelige äußere Kallusbildung verdickt. Es findet sich auch ein ziemlich ausgedehnter
innerer Kallus, der meist zentral aus einer Bindegewebs- oder Knorpelscheibe besteht,
an die an den Randpartien neugebildete Knochenbälkchen angelagert sind. Die Frakturstellen bieten also histologisch grundsätzlich dasselbe Bild, wie wir es früher für den
Erwachsenen kennen gelernt haben (S. 242). An den langen Röhrenknochen war die Kallusbildung viel weniger ausgesprochen. Diese Knochen sind entsprechend der außerordentlich

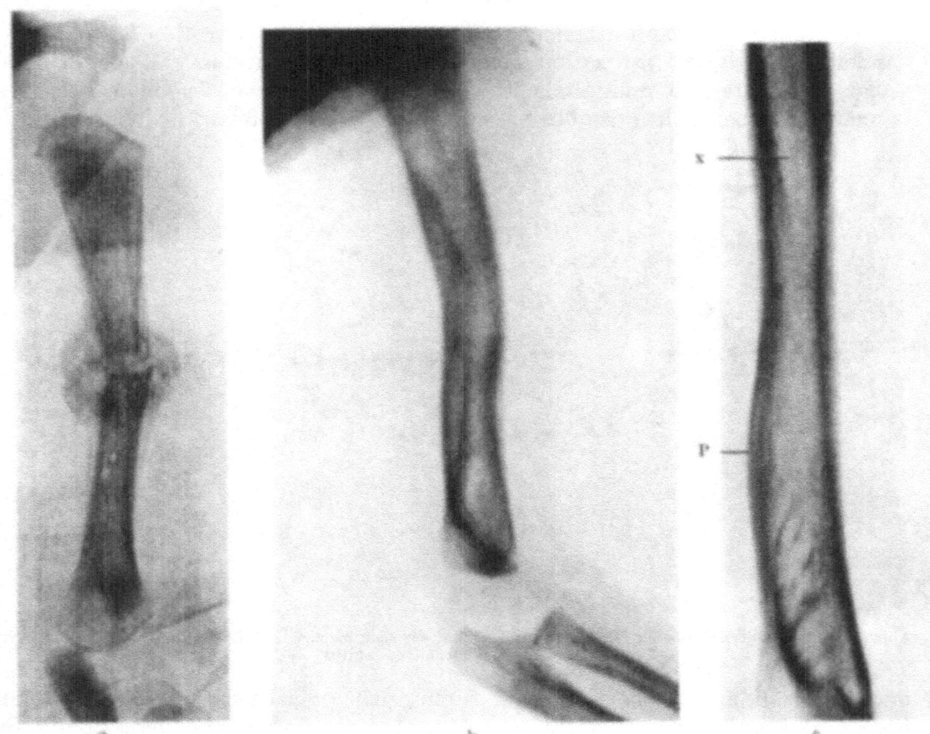

Abb. 57a—c. Oberarmfraktur. Mädchen, zur Zeit der Fraktur 9 Tage alt. a 11 Tage nach der Fraktur. Reichliche Kallusbildung. b 82 Tage nach der Fraktur. Kallus stark abgebaut, nur an der konkaven Seite des leicht
abgeknickten Knochens verstärkt. c 2½ Jahre nach der Fraktur. Der inzwischen stark gewachsene Knochen
läßt bei x noch die alte Bruchstelle an der Einengung der Markhöhle erkennen. Die Abknickung des Knochens
ist inzwischen völlig ausgeglichen. (Röntgenbilder von Ob.-Med. Rat Dr. Hammer, Nürnberg.)

dünn und mangelhaft entwickelten Kortikalis mehr verbogen als eingebrochen. An den
Infraktionsstellen ist aber hier und da eine geringe Kallusbildung zu erkennen, die an keiner
der untersuchten Stellen knorpelige Einlagerungen aufweist, sondern vorwiegend bindegewebig ist mit Einlagerungen spärlicher osteoider Bälkchen.

Selten, aber in einzelnen Fällen wohl anzuerkennen, sind Knochenbrüche
im Verlauf einer Spontangeburt. In vielen Fällen läßt sich allerdings
nicht mit Sicherheit ausschließen, daß ein allzukräftig ausgeübter Dammschutz
oder eine andere Maßnahme des Geburtshelfers (z. B. eine Armlösung) an der
Entstehung des Bruches beteiligt ist. Die mehrfach beschriebenen Klavikularfrakturen (Adler, Hukewytsch, Muus, Naujoks u. a.) werden durch Druck
des Beckens auf das Akromion oder durch Druckwirkung des Promontoriums
erklärt und kommen besonders bei großen Kindern vor. Schwieriger zu verstehen sind Humerusfrakturen (Engel, Jäger u. a.). Man denkt an Ein-
klemmung des Armes zwischen Kopf und Symphyse oder auch an Druck des

Armes gegen eine scharfe Knochenkante (NAUJOKS). Die Brüche der Knochen der unteren Extremitäten, des Femur (BERTKAU, HÖLDER, MURKEN) oder des Unterschenkels (HOFFA-OTTERBACH, v. BÜNGNER) sollen beim Anstemmen

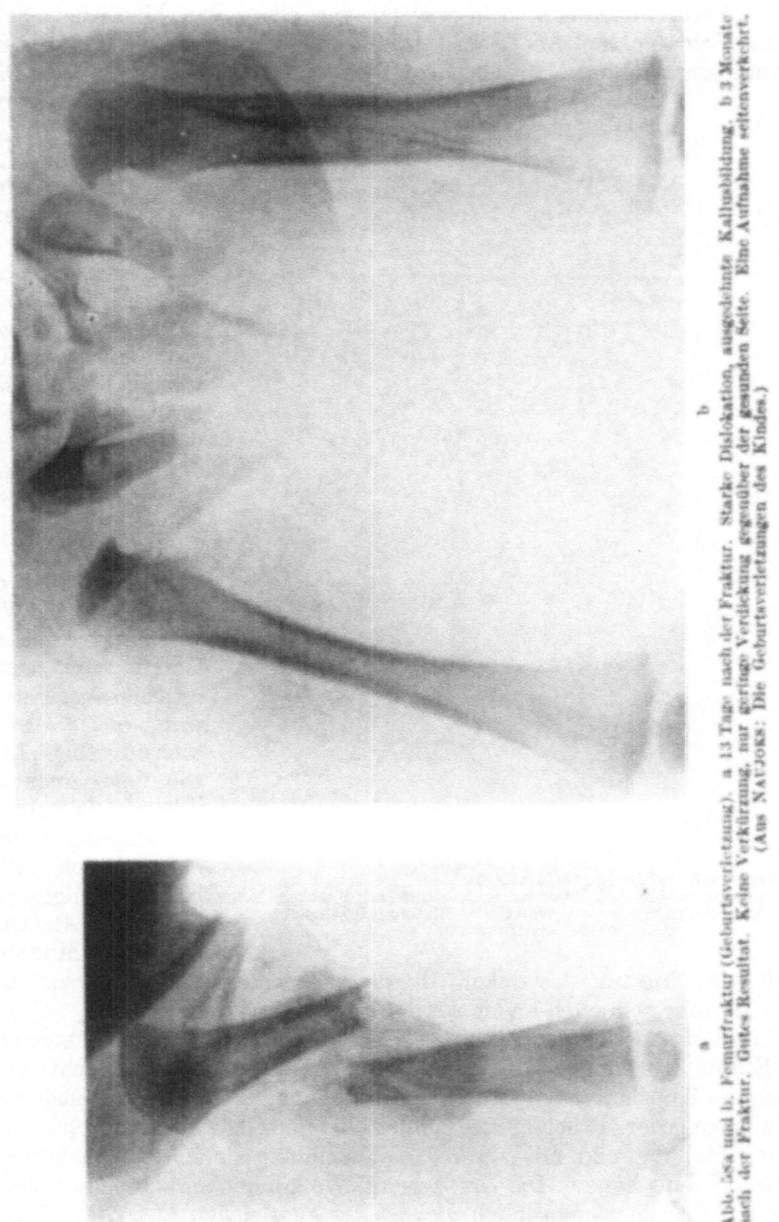

Abb. 55a und b. Femurfraktur (Geburtsverletzung). a 13 Tage nach der Fraktur. Starke Dislokation, ausgedehnte Kallusbildung. b 3 Monate nach der Fraktur. Gutes Resultat. Keine Verkürzung, nur geringe Verdickung gegenüber der gesunden Seite. Eine Aufnahme seitenverkehrt. (Aus NAUJOKS: Die Geburtsverletzungen des Kindes.)

der Unterschenkel gegen den Beckenrand zustande kommen. Manchmal sind hier aber wohl außerdem Mißbildungen, z. B. Spina bifida mit Beugekontraktur in den Hüftgelenken (BERTKAU), Kontrakturen nach Nabelschnurumschlingung (GREEN), mit im Spiele.

Die Mehrzahl der Knochenverletzungen im Verlaufe der Geburt ist auf operative Eingriffe zurückzuführen. Schon ein zu energisch ausgeführter Dammschutz kann Schlüsselbeinbrüche, eine Armlösung Humerusfrakturen zur Folge haben (Naujoks u. a.). Viel häufiger ist die Zange als Schadenstifterin anzusehen. Sie verletzt vor allem den kindlichen Schädel: Stirn- und Schläfenbeinbeine, Scheitel- und Jochbeine, seltener auch die Kiefer. Bei Wendungen kommen Brüche des Ober- und Unterschenkels vor. Die Extraktion ist gelegentlich die Ursache von „Epiphysenlösungen", die nicht in der eigentlichen Epiphysenlinie, sondern in der dicht darunter gelegenen präparatorischen Verkalkungszone verlaufen (Linser). Auch Unterschenkel- und Wirbelbrüche sind nach Wendungen beobachtet worden (von Büngner, O. Küstner, Bruns, Noell, Naujoks, Moysich).

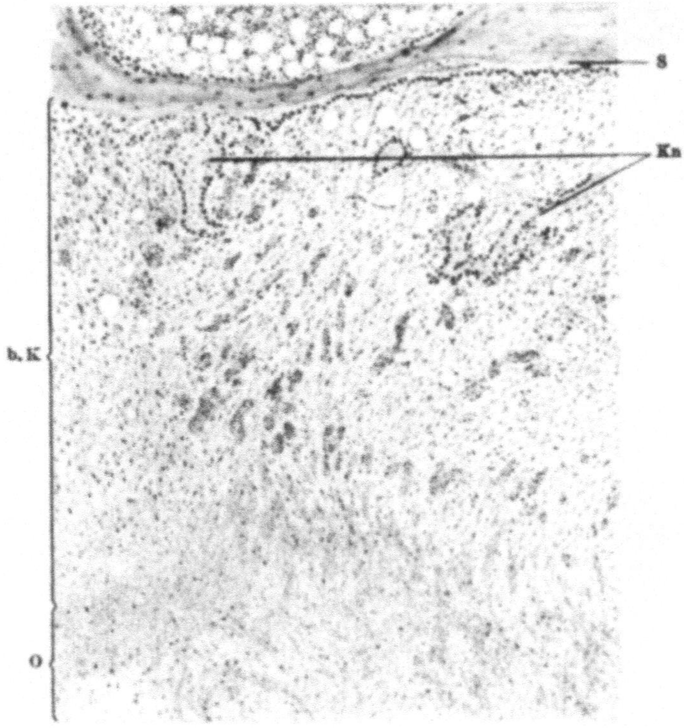

Das Neugeborene ist vor allem bei Wiederbelebungsversuchen der Gefahr von Knochenbrüchen ausgesetzt. Sowohl die Sylvestersche künstliche Atmung wie ungeeignet ausgeführte Schultzesche Schwingungen können Rippenbrüche und Wirbelverletzungen zur Folge haben. Als Unikum beschreibt Moysich einen Fall von Fraktur des linken Oberarmnochens, die bei einem Kaiserschnitt, der sehr schnell beendet werden mußte, zustande kam.

Abb.59. 6 Tage alte Rippenfraktur bei 91jährigem Mann. S. 532/34, Nürnberg. b.K vorwiegend bindegewebiger Kallus mit einzelnen Knochenbälkchen (Kn), O in Organisation befindliche Blutung, S schmaler neugebildeter Knochensaum.

Die Heilungsaussichten aller dieser Frakturen sind im allgemeinen gut (Birt, Engel, Jüngling, König, Naujoks, Moysich), wenn nicht eine Erkrankung des Knochensystems an ihrer Entstehung beteiligt war. Selbst stärkere Verschiebungen der Bruchenden können bei anfänglicher Konsolidierung in schlechter Stellung und mit starker Kallusbildung doch schließlich noch ein gutes Endergebnis haben. Die Umbauvorgänge können gerade beim kindlichen, wachsenden Knochen erstaunlich viel wieder ausgleichen (Jeffery, Naujoks, s. auch Abb. 57 u. 58). Zur Wiederherstellung der normalen Knochenform trägt nicht nur die Resorption des funktionell nicht beanspruchten Kallus bei, sondern auch die Anpassung der Wachstumsvorgänge an der Epiphysenlinie an die veränderte Beanspruchung. Durch verschieden starkes Wachstum an den einzelnen Abschnitten der Epiphysenzone wird der Knochen mit der Zeit wieder gerade gerichtet (W. Müller). Ein Knochenbruch und auch eine „Epiphysenlösung" bedingt meist kein Zurückbleiben des gebrochenen Gliedes im Wachstum. Im Gegenteil beobachtet man nicht selten, daß die Knochenkerne der Epiphyse auf der gebrochenen Seite eher auftreten oder sich schneller vergrößern, als auf der gesunden Seite (JEFREMOWSKY, LEVANDER, MARIQUE, W. MÜLLER, H. O. KLEINE, NAUJOKS). Auch können die proximalen Bruchenden ein stärkeres Wachstum aufweisen als die entsprechenden Teile der gesunden Seite. Daß die Epiphysenlösungen meist keine Wachstumsstörungen nach sich ziehen, erscheint vielleicht zunächst auffällig, erklärt sich aber dadurch, daß die eigentliche Wachstumszone, die Knorpelwucherungszone, durch die Fraktur meist

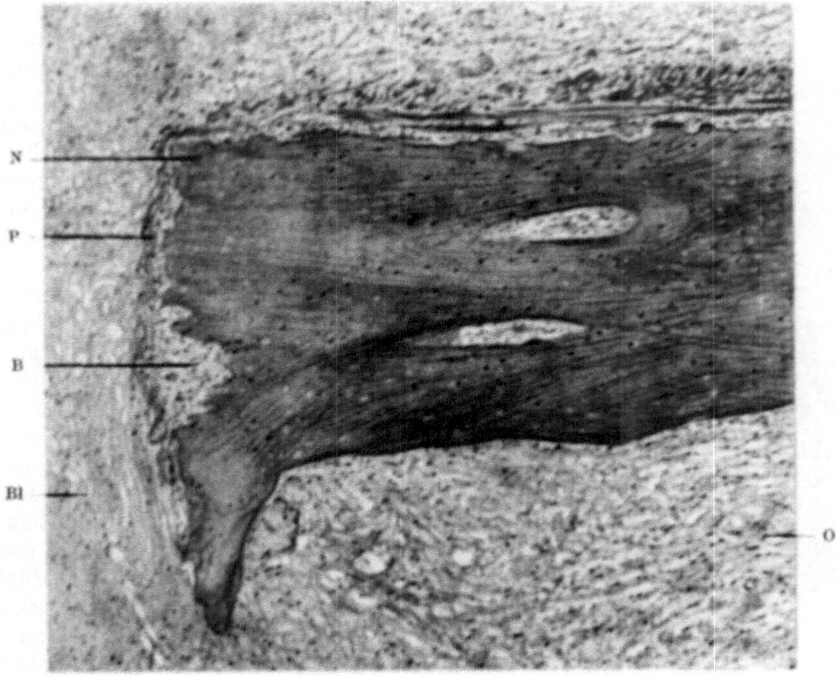

Abb. 60. 6 Tage alte Rippenfraktur von 91jährigem Mann. Das Periost (P) ist über die teilweise nekrotische (N) Bruchstelle geschlagen und bereits bindegewebig (B) mit dem Knochen verwachsen. Bl noch nicht organisierter Bluterguß, O organisierter Bluterguß. S. 532/34 Nürnberg.

nicht geschädigt wird. Der Bruch erfolgt vielmehr in der präparatorischen Verkalkungszone oder im Bereich der neugebildeten Knochenbälkchen. Die in den Knorpel vordringenden Gefäße, die bei der Fraktur zerrissen wurden, gewinnen sehr bald wieder Anschluß an den Kreislauf. Durch die Hyperämie an der Bruchstelle wird die nur kurze Zeit dauernde Verzögerung im Wachstum sehr bald wieder aufgeholt, zuweilen sogar überkompensiert. Wird die Knorpelwucherungszone selbst geschädigt, was bei Frakturen nur selten, bei Osteomyelitis und Tuberkulose dagegen häufiger vorkommt, dann bleibt natürlich auch das Längenwachstum des betreffenden Knochens beträchtlich zurück. Auffallend ist die schlechte Heilungsneigung vieler der an sich seltenen Unterschenkelbrüche beim Neugeborenen (s. den Abschnitt über Pseudarthrosen). Hier spielen Wachstumsstörungen eine Rolle, die wohl mit der Tatsache in Beziehung zu setzen sind, daß diese Unterschenkelbrüche mit Mißbildungen der betreffenden Extremität zusammenhängen (TURNER, JÜNGLING, Lit.).

Besonderheiten der Knochenbrüche und ihrer Heilung im hohen Alter sind zunächst bezüglich der Bruchentstehung dadurch gegeben, daß infolge der physiologischen Altersatrophie der Knochen die Gewalteinwirkung, die zur Fraktur führt, häufig eine nur recht geringfügige ist. So entstehen nicht selten Oberschenkelfrakturen bei einfachem Fall auf ebenem Boden oder nach so geringer Beanspruchung des Knochens, daß man geradezu von Spontanfrakturen sprechen kann. Die erhöhte Brüchigkeit des alternden Knochens ist nicht nur durch die Verminderung seines Querschnitts bedingt, sondern vor allem auf den veränderten Feinbau sowohl der Hartsubstanzen wie der organischen Grundsubstanz zu beziehen. Die röntgeninterferenzmethodischen Versuche von C. Henschen und seinen Mitarbeitern und Saupe haben ergeben, daß mit zunehmendem Alter eine wesentliche Vergrößerung der anorganischen Kristalle des Knochens festzustellen ist. Da nun ein Material um so widerstandsfähiger gegen Schwingungsbeanspruchungen ist, je feinkörniger sein Gefüge, so ist die ausgesprochene Erniedrigung des Elastizitätskoeffizienten und die tiefliegende Grenze der Brüchigkeit von altem Knochengewebe zum Teil auf die Vergrößerung der anorganischen Kristalle der Knochensalze im Alter zurückzuführen (s. Bucher, S.353, und Saupe). Weiter spielt aber hierbei auch die Entquellung (Altersgelose, Schade) der organischen Knochensubstanz eine Rolle.

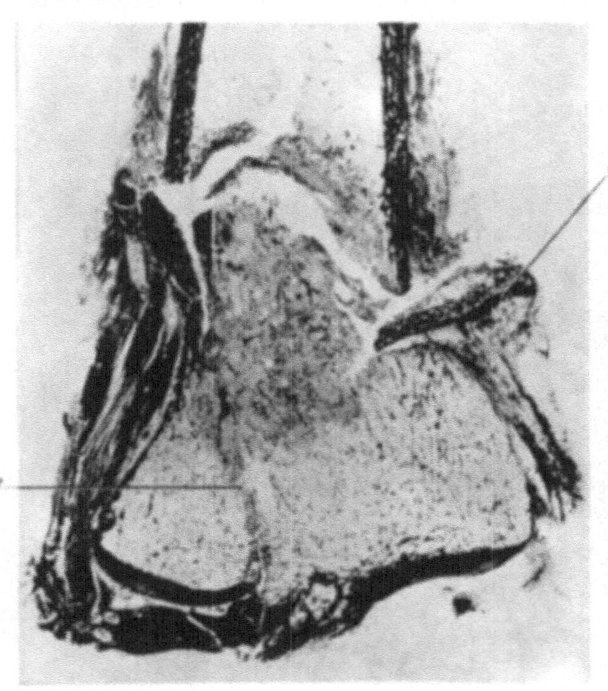

Abb. 61. 17 Tage alte Stauchungsfraktur des Tibiakopfes bei 74jährigem Mann. Autounfall. Tod an Pneumonie. S.131/36. Nürnberg. S quergestellter Splitter. F Fissur bis ins Kniegelenk.

Mit der stärkeren Brüchigkeit der Knochen im höheren Alter muß aber keineswegs immer eine deutliche Verminderung der Regenerationsfähigkeit einhergehen. Man findet vielmehr gar nicht selten selbst bei sehr alten Leuten noch eine recht gute Kallusbildung. Bier spricht sogar davon, daß atrophischer Knochen besonders gut heilt, und fand z. B. noch bei einer 100jährigen Patientin innerhalb von 8 Wochen eine feste Verknöcherung eines Oberschenkelbruches. Die Schnelligkeit der Kallusbildung ist aber zweifellos bei älteren Personen in den meisten Fällen deutlich vermindert, so daß eine Abnahme der Vitalität des Gewebes im Greisenalter auch für die Knochenregeneration angenommen werden muß.

Die Abb. 59, 60 und 61 aber zeigen, daß in vielen Fällen im höheren Alter die Regenerationsfähigkeit doch gegenüber früheren Lebensabschnitten deutlich herabgesetzt ist. Abb. 59 und 60 betreffen eine Rippenfraktur bei einem 91jährigen Mann, die 6 Tage nach dem Unfall (Sturz und Anschlagen gegen eine Möbelkante) zwar deutliche Ansätze zu einer bindegewebigen Organisation der ausgedehnten Blutung an der Bruchstelle zeigt, aber doch im Vergleich zu gleichalten Rippenbrüchen jüngerer Personen eine mengenmäßig deutlich geringere Bindegewebsneubildung aufweist und ferner eine sehr deutliche Verzögerung der Osteoidbildung, die erst zur Entwicklung von ganz vereinzelten osteoiden Bälkchen geführt hat.

Eine noch stärkere Hemmung der Kallusbildung erkennt man auf Abb. 61 von einer 17 Tage alten Stauchungsfraktur der Tibia bei einem 74jährigen Manne. Es findet sich noch keine Spur von äußerem Kallus und im Mark nur der allererste Beginn einer bindegewebigen Durchwachsung des hämorrhagisch durchtränkten Markes im Bereich der bis in das Kniegelenk reichenden Frakturlinie F.

C. Besonderheiten der Brüche und der Bruchheilung an krankhaft veränderten Knochen: Spontanfrakturen (pathologische Frakturen), Marschfrakturen und verwandte Veränderungen.

Die Häufigkeit und praktische Bedeutung der Brüche krankhaft veränderter Knochen rechtfertigt eine kurze Zusammenstellung der wichtigsten Krankheiten, in deren Verlauf Spontanfrakturen beobachtet werden, sowie eine Besprechung der Abweichungen im Heilungsverlauf dieser Knochenbrüche. Da die verschiedenartigsten Krankheiten, nämlich alle, die eine erhebliche Herabsetzung der Bruchfestigkeit des Knochengewebes zur Folge haben, zu Spontanfrakturen führen können, so sind Zusammenfassungen nach verschiedenen Gesichtspunkten möglich. Überschneidungen lassen sich in keinem Falle vermeiden. Um nach allgemein-pathologischen Gesichtspunkten Zusammengehöriges möglichst wenig auseinanderzureißen und die Besprechung der Störungen der Bruchheilung möglichst kurz fassen zu können, will ich die Knochenkrankheiten, in deren Verlauf es nicht selten zu Spontanfrakturen kommt, in 6 Gruppen zusammenfassen.

1. Spontanfrakturen nach den verschiedenen Formen der Knochenatrophie.
2. Spontanfrakturen bei allgemeinen Stoffwechselstörungen.
3. Spontanfrakturen bei Systemerkrankungen des Knochens.
4. Spontanfrakturen bei entzündlichen Knochenerkrankungen.
5. Spontanfrakturen bei primären und metastatischen Knochengeschwülsten, Zysten und Parasiten.
6. Spontanfrakturen nach dauernder, im Einzelfall geringer Überbeanspruchung des Knochens (Marschfrakturen und verwandte Veränderungen).

1. Alle Formen der **Knochenatrophie** können Spontanfrakturen zur Folge haben. Auf der Grenze zum „Normalen" steht die senile Osteoporose (Altersatrophie). Schon die Beanspruchungen des täglichen Lebens können einen stärker altersporotischen Knochen zu Bruch bringen. Bei der Heilung derartiger Knochenbrüche bestehen keine eindeutigen Beziehungen zwischen der Stärke der Osteoporose und der Menge und Schnelligkeit der Kallusbildung (BIER). Selbst stark verdünnte Knochen können zuweilen noch gute Kallusbildung zeigen. Im allgemeinen ist aber im höheren Alter die Kallusbildung merklich herabgesetzt und verlangsamt (s. S. 288). Nach den Untersuchungen von RUTISHAUSER und MAULBETSCH sollen reine Fälle von seniler Osteoporose höheren Grades selten sein. Diese beiden Untersucher fanden bei Osteoporose mit Spontanfraktur fast stets gleichzeitig andere Alterskrankheiten (Hochdruck, Nephrosklerosen, Leberzirrhose), die sämtlich mit einer Vermehrung der basophilen Zellen der Hypophyse einhergehen sollen. Diese Angaben bedürfen noch der Nachprüfung, ebenso die Anschauung, daß die Osteoplasten durch das

Sekret der basophilen Hypophysenzellen gehemmt werden, wodurch das Mißverhältnis zwischen Knochenan- und -abbau bei der Osteoporose bedingt sein
soll. Auf diese vielfach noch ungeklärten Fragen näher einzugehen, ist hier
nicht der Ort. Ich verweise dieserhalb auf die Bearbeitung der Knochenatrophien
von M. B. SCHMIDT in diesem Handbuch. Auch bei den übrigen Formen der
Knochenatrophien, der Inanitionsatrophie (Hungerosteopathie, v. BRÜCKE,
A. SCHMIDT, SEELIGER, Lit.!), der Inaktivitätsatrophie bei Ankylosen,
lange liegenden fixierenden Verbänden und Lähmungen (neuroparalytische

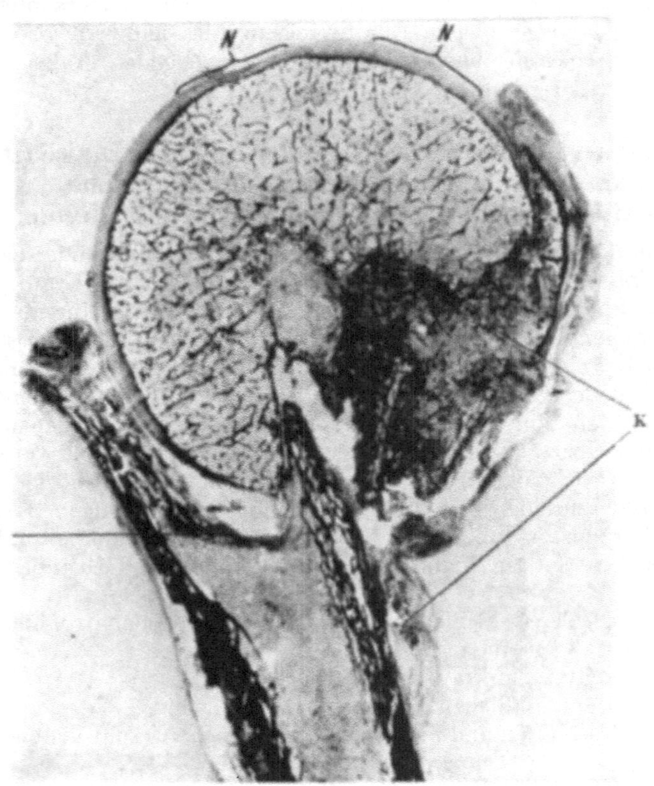

Atrophie) kommen
nicht selten Spontan-
frakturen zur Beobach-
tung, desgleichen bei
der Druckatrophie
durch Aneurysmen (vor
allem der Aorta) und
durch außerhalb des
Knochens gelegene Ge-
schwülste. Eine häufige
Ursache bildet ferner
die in ihrer Entste-
hungsweise noch nicht
ganz geklärte Knochen-
brüchigkeit nach Tabes,
Paralyse und Syringo-
myelie, die meist als
neurotische Atro-
phie bezeichnet wird
(BAUM, GRUNERT, Lit.!,
MILNER, ALAJOUANINE,
MAURICE und CAMUS
(Syringomyelie), VON
BRÜCKE). Die Kallus-
bildung bei Spontan-
frakturen nach Tabes
ist meist reichlich, oft
sogar übermäßig. Es
kommt jedoch trotzdem
nicht selten zu einer
Pseudarthrosenbildung,
hauptsächlich wohl des-
halb, weil die Bruch-

Abb. 62. 4 Wochen alte, eingekeilte Oberarmkopffraktur. 66jähriger
Mann mit hochgradiger seniler Osteoporose und Arteriosklerose. S. 192/35,
Nürnberg. N Nekrosen (keilförmig), K Kallus, B vorerst bindegewebiger
Abschluß der Markhöhle.

enden infolge der fehlenden Schmerzhaftigkeit oft stark gegeneinander bewegt
werden (BLENCKE, MÜHLBÄCHER).

2. Unter den **allgemeinen Stoffwechselstörungen,** welche zu einer Herabsetzung der Knochenfestigkeit führen, ist die Rachitis und der Skorbut früher
von Bedeutung für die Entstehung von Spontanfrakturen gewesen. Mit der in den
letzten Jahren so erfolgreich gewordenen Bekämpfung dieser Krankheiten sind auch
Spontanfrakturen auf dieser Basis so gut wie ganz verschwunden. Eine Besonderheit
der rachitischen Frakturen war das häufige Auftreten von subperiostalen Brüchen
unter Erhaltung des Periostes und von unvollständigen Frakturen (Einknickungen). Sie waren bedingt durch das gleichzeitige Vorhandensein von Biegsamkeit
und Brüchigkeit des Knochens. Die Kallusbildung bei der Rachitis ist an sich

---

[1] Siehe M. B. SCHMIDT, dieses Handbuch, Bd. IX/1, S. 76.

gut, nur bleibt der Kallus in gleicher Weise wie der übrige neugebildete Knochen weich, so daß die Heilung meist unter starker Deformierung des gebrochenen Knochens zustande kommt. Diese unerwünschten Besonderheiten lassen sich heute durch entsprechende Behandlung der Rachitis ganz vermeiden. So wird man in Zukunft auch die von M. B. SCHMIDT gelegentlich gefundenen kernlosen oder kernarmen Auflösungsbezirke im Kallus rachitischer Knochen nur noch selten zur Beobachtung bekommen. Beim Skorbut wurde früher gelegentlich sekundäre Erweichung schon fest gewordener Bruchstellen beobachtet (z. B. auf langen Seereisen, s. die Darstellung bei HERTZ, Lit.!). Der infantile Skorbut (MÖLLER-BARLOW) führt häufig durch die in der Gegend der Wachstumszone gelegenen starken Veränderungen im Knochenmark zu einem Zusammenbruch des Knochens unter Bildung einer Trümmerzone, in deren Bereich die Verbindung zwischen Knochen und Knorpel oft so locker ist, daß man beide Teile schon am undurchsägten Knochen ausgedehnt gegeneinander verschieben kann [1]. Besonders häufig ist das proximale Ende des Oberschenkelknochens betroffen. Die Kallusbildung ist meist gut, sie führt nur infolge der oft sehr ausgedehnten subperiostalen Blutungen manchmal nicht zu einer Verfestigung der Bruchstelle.

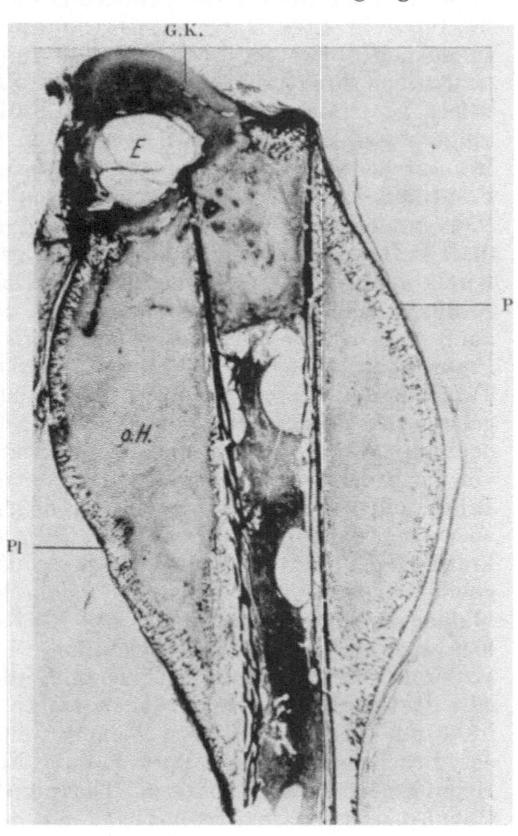

Abb. 63. Epiphysenlösung und ausgedehnte subperiostale Blutung bei infantilem Skorbut, Sammlung Nürnberg, ohne nähere Angaben. G.K. Gelenkknorpel. P und Pl periostale Kallusbildung am Rande des großen, organisierten Hämatoms (o.H.). E Epiphyse mit Cyste.

In Abb. 63 nach einem Falle aus der Nürnberger Instituts-Sammlung (leider ohne nähere Angaben) erkennt man die Bildung zahlreicher radiärer Knochenbälkchen an der Frakturstelle und an den Rändern des großen, bereits vollständig bindegewebig organisierten Hämatoms. Im Bereich des Schaftmarkes sowohl wie innerhalb des Knochenkernes der Epiphyse finden sich mehrere zystische Hohlräume. Anscheinend handelt es sich hier um den Beginn einer Zystenbildung, wie sie auch von E. FRÄNKEL als seltener Heilungsausgang des infantilen Skorbutes beobachtet worden ist.

Im Verlauf einer Osteomalazie treten Spontanfrakturen besonders im Anfangsstadium auf (Osteomalacia fracturosa). Wegen der zunehmenden Biegsamkeit der Knochen findet man in späteren Stadien mehr Knickungen und Verbiegungen als Frakturen. Die Neigung zur Kallusbildung ist auch bei der Osteomalacie meist gut (M. B. SCHMIDT), sofern es sich um vollständige Frakturen handelt und nicht nur um Infraktionen. Wie bei der später zu erwähnenden Osteogenesis imperfecta neigen die Kallusbildungen zu stärkerer Verkalkung

[1] Siehe E. FRÄNKEL, dieses Handbuch, Bd. IX/1, S. 226.

als das nichtfrakturierte Knochengewebe, so daß die Frakturstellen später widerstandsfähiger sind, als der umgebende Knochen.

Zu den Spontanfrakturen bei allgemeinen Stoffwechselstörungen gehören in gewissem Sinne auch die selten beobachteten Frakturen bei lange Zeit bestehenden Gallenfisteln (Seidel). Sie zeigten ebenfalls eine leidlich gute Kallusbildung.

3. Von den **Systemerkrankungen des Knochens** ist als Ursache von Spontanfrakturen in erster Linie die Osteogenesis imperfecta fetalis und tarda zu nennen[1]. Die fetale Osteogenesis imperfecta liefert die Mehrzahl der intrauterinen Frakturen (s. S. 283). Die Kallusbildung ist an sich reichlich, sie liefert aber meist viel knorpeligen Kallus. Auch in dem von mir untersuchten Fall durchsetzten Scheiben von fast reinem Knorpel die zahlreichen Bruchstellen an den Rippen (Abb. 56). Da es sich hier um intrauterin entstandene Frakturen handelt, kommt eine mechanische Einwirkung durch abscherende Bewegungsreize für die Knorpelbildung nicht in Betracht. Ich habe daher diese Befunde als Beispiele dafür angeführt, daß beim Embryo und beim jungen Kinde auch ohne solche mechanische Einwirkungen eine Differenzierung des Kallus zu Knorpel stattfinden kann (s. S. 245). Ähnlich wie bei der Osteomalazie kann man auch bei der Osteogenesis imperfecta beobachten, daß der Reiz der Fraktur zu einer „Aufrüttelung" der daniederliegenden knochenbildenden Tätigkeit des „Periostes" führt (Dietrich), so daß auch in der weiteren Umgebung der Bruchstelle die Entwicklung der Knochenrinde und der Spongiosa deutlich besser wird, als an den unverletzten Stellen in weiterer Entfernung von der Bruchstelle oder an völlig unverletzt gebliebenen Knochen. Sind mehrere Bruchstellen vorhanden, wie dies besonders an den Rippen häufig vorkommt, so werden die Rippen durch diese Zonen stärkerer Knochenbildung mit rosenkranzartigen Auftreibungen versehen, die aber nicht etwa durch reichlich gebildeten periostalen Kallus, sondern durch die Anregung der normalen Knochenbildung zustande kommen. Es ist klar, daß die Bruchstellen und ihre Umgebung hierdurch gegen neuerliche Gewalteinwirkungen widerstandsfähiger werden, als der unverletzt gebliebene Knochen. Bei der Osteopsathyrosis idiopathica oder Osteogenesis imperfecta tarda heilen die oft zahlreichen Spontanfrakturen (bis zu 100) meist schnell, wenn auch vielfach mit Verschiebungen der Bruchenden. Nach chirurgischen Eingriffen an Knochen soll aber die Heilungsneigung schlecht sein (Dietrich). Hinsichtlich der Zurechnung der Osteopsathyrosis idiopathica zu der Osteogenesis imperfecta verweise ich auf die Bearbeitung von A. Dietrich in diesem Handbuch, Bd. IX/1.

4. Im Verlauf **entzündlicher Erkrankungen der Knochen** kommen Spontanfrakturen nicht allzu häufig vor, am häufigsten noch bei Osteomyelitis (Gossmann, Britner, eigener Fall[2]), seltener bei Tuberkulose und Syphilis. — Carpenter und Pierce fanden z. B. unter 1086 Osteomyelitisfällen 22mal Spontanfrakturen, darunter 4mal sekundäre Epiphysenlösung nach eitriger Gelenkentzündung. Unter ihren 54 im ganzen beobachteten Spontanfrakturen fanden sich keine, die auf Syphilis beruhten und nur eine bei Knochentuberkulose. v. Brücke sah unter 36 Spontanfrakturen einmal eine Osteomyelitis, aber keinmal Tuberkulose oder Syphilis des Knochens als Ursache (die ältere Literatur siehe bei Grunert). Zu den Spontanfrakturen bei Knochentuberkulose kann man den Zusammenbruch von kariösen Wirbeln rechnen; selten sind tuberkulöse Spontanfrakturen langer Röhrenknochen, etwas häufiger kommen sie an den Rippen und den Hand- und Fußwurzelknochen vor (Bruns). Die Kallusbildung ist bei Tuberkulose

---

[1] Siehe die eingehende Bearbeitung in diesem Handbuch von A. Dietrich, Bd. IX/1.
[2] Siehe die Bearbeitung der Osteomyelitis in Band IX/4 dieses Handbuches.

gering, wenn keine sekundäre Infektion der Bruchstelle vorhanden ist. Im Verlaufe der erworbenen Syphilis ereigneten sich Spontanfrakturen meist im

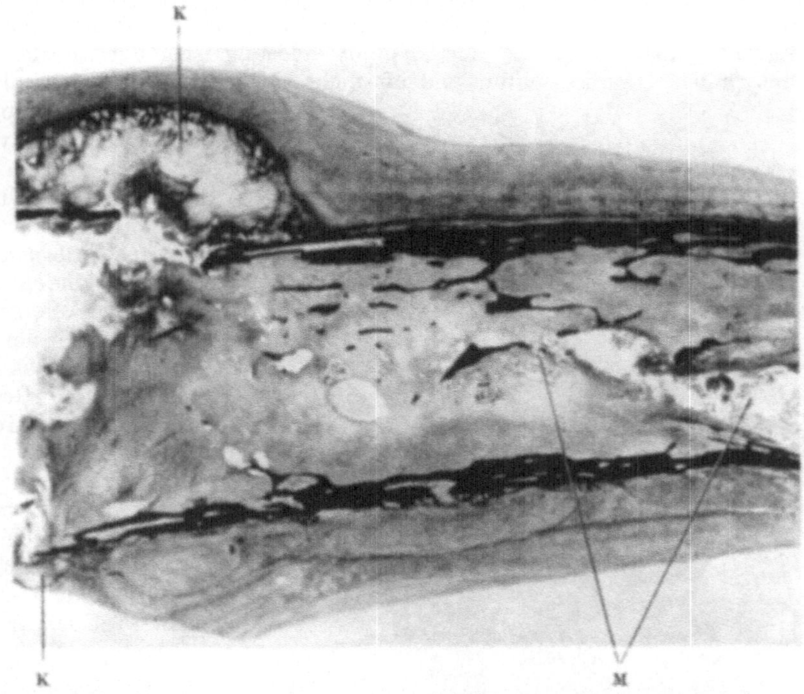

Abb. 64. Knorpelige Kallusbildung nach Spontanfraktur der 7. linken Rippe an der Stelle einer Metastase eines malignen Parotistumors. 73jähriger Mann. S. 838/34, Nürnberg. K knorpelige Kalluskappen über der Frakturlinie, M Reste des Knochenmarkes. Die übrigen Markräume von Tumorgewebe erfüllt und das Periost durch Tumorgewebe verdickt.

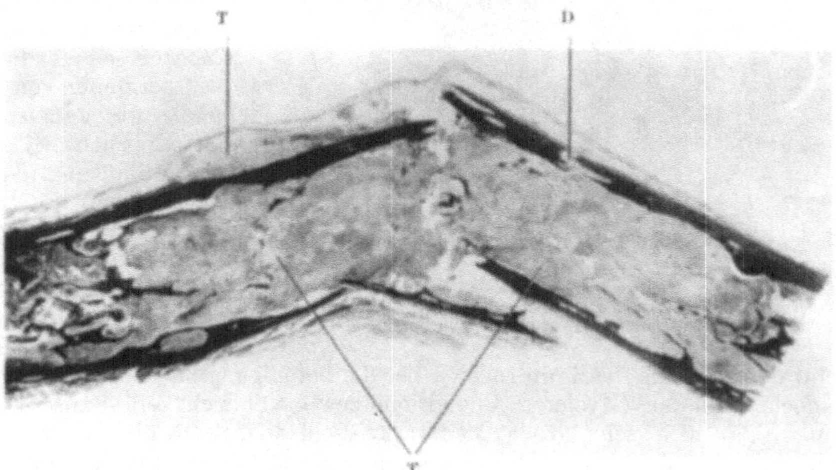

Abb. 65. Spontanfraktur einer Rippe an der Stelle der Metastase eines Harnblasenkarzinoms. S. 529/33, Nürnberg. 56jähriger Mann. T Tumorgewebe innerhalb des Markes, ausgedehnte Zerstörung der Spongiosa, T₁ Abhebung des Periostes durch Tumorgewebe, D Durchbruch des Tumorgewebes durch die Kortikalis.

Anschluß an eine Gummibildung innerhalb des Knochengewebes (FRANGEN-HEIM, BEITZKE, Lit.!). Seitdem infolge der Fortschritte der Behandlungsweise Gummen kaum noch beobachtet werden, ist auch das Vorkommen von Spontanfrakturen bei Syphilis außerordentlich selten geworden. Aus früheren Jahren sind einige Fälle von Gummibildung im Kallus beschrieben (STOLPER, AX-HAUSEN, BEITZKE, Lit.!). Die Kallusbildung bei syphilitischen Spontanfrakturen ist meist gut, oft sogar übermäßig, vor allem an der Außenfläche der Knochen. Umstritten ist noch die Frage der „Epiphysenlösung" bei der angeborenen Knochensyphilis. Hier ist schwer und oft nicht sicher zu entscheiden, ob die Trennung der Epiphyse von der Diaphyse wirklich durch mechanische Einwirkungen im Uterus oder während der Geburt als Einbruch der Kalkgitterzone entstanden ist (M. B. SCHMIDT) oder ob es sich um eine Lösung durch das Einwachsen von Granulationsgewebe (HOCHSINGER) handelt[1]. Die Kallusbildung an der Bruchstelle ist meist gering, wie auch die Blutung an der „Frakturstelle" nicht nennenswert´zu sein pflegt.

5. Der weitaus größte Teil der Spontanfrakturen ereignet sich im Anschluß an das Auftreten von **primären und sekundären Tumoren** im Knochen, seltener durch das Übergreifen von Tumoren von außen auf den Knochen (KAUFMANN, Lippen-Ca. mit Kieferfraktur, Ca. auf dem Boden eines Ulcus cruris, Lupus-Narben-Ca. mit Humerusfraktur). Unter den primären Tumoren spielen

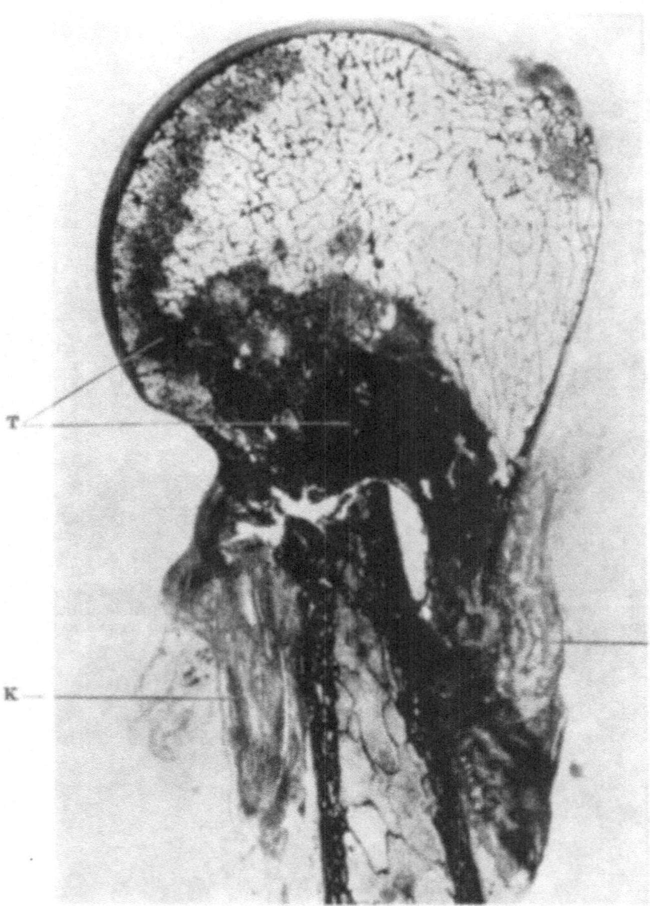

Abb. 66. Spontanfraktur unbekannten Alters im Collum chirurgicum des Humerus. 83 jähriger Mann. S. 223/35, Nürnberg. T Metastasen eines Prostatakarzinoms, K periostale Kallusbildung.

die zentralen Sarkome die Hauptrolle. Über die Beteiligung der sonstigen primären Knochentumoren (Myelome, Chondrome usw.) läßt sich kein klares Urteil gewinnen, da noch sehr große Meinungsverschiedenheiten hinsichtlich der Bezeichnung und Abgrenzung der Knochengeschwülste bestehen (COLEY und SHARP, GRUNERT, älteres Schrifttum, CARPENTER und PIERCE, v. BRÜCKE. Siehe hierzu auch die Bearbeitung der Knochengeschwülste in diesem Handbuchbande von G. HERZOG.) Unter den metastatischen Knochengeschwülsten spielt das Karzinom die Hauptrolle. Metastatische Sarkome sind als Ursache von Spontanfrakturen nur selten beschrieben worden (GRUNERT,

---

[1] Über diese Fragen siehe PICK, dieses Handbuch Bd. IX, S. 254.

HELLNER, Lit.). Unter den Karzinomen stellen die Mamma-, Prostata- und Schilddrüsenkarzinome, sowie die malignen Nierengeschwülste (Hypernephrome und hypernephroide Karzinome) die Mehrzahl der zu Spontanfrakturen führenden Metastasen (HELLNER, Lit.). Natürlich kann auch jedes andere Karzinom, welches Knochenmetastasen macht, den Anlaß zu einer Spontanfraktur geben. So kommen gelegentlich auch nach Uterus-, Magen-, Ösophagus- und Bronchialkarzinomen und anderen Spontanfrakturen vor (HELLNER, Lit.).

Die Kallusbildung ist manchmal recht gut, so daß es sogar zu einer Konsolidation der Bruchstelle kommen kann und zwar sowohl bei Sarkomen (BRUNS, GRUNERT, Lit., BORST, Geschwulstlehre I, 493: Spontanfraktur der Klavikula bei Myelom) wie auch bei Karzinommetastasen (GRUNERT, Lit., SCHMORL: Geheilte Oberschenkelfraktur bei Mamma-Ca.-Metastase und Oberarmfraktur bei Prostatakarzinom, ENGELMANN, Lit.! Obararmmetastase bei Prostata-Ca., Oberschenkelmetastase bei Hypernephrom; eigener Fall: Beckenschaufelmetastase bei Rektum-Ca., Abb. 67). In den meisten Fällen werden aber die Ansätze zur Kallusbildung durch das schnellere Wachstum des Geschwulstgewebes wieder zerstört. Vor allem schwindet der knöcherne Kallus schnell, während Knorpelinseln der zerstörenden Wirkung des Tumorgewebes oft länger Widerstand leisten (Abbildung 64). Nicht selten vermißt man aber auch jeden Ansatz zu einer Kallusbildung (Abb. 65). Osteoplastische Metastasen führen naturgemäß selten zu Spontanfrakturen, da sie mit einer Sklerosierung des Knochens einhergehen. Die an ihrer Randzone gelegentlich zu beobachtenden periostalen Knochenneubildungen sind meist nicht als Kallusbildung nach einer Fraktur anzusehen, sondern entsprechend den Knochenschalenbildungen, die wir so oft um langsamer wachsende Geschwülste verschiedenster Art finden (Abb. 68). Sind in den fraglichen Neubildungen Knorpelinseln vorhanden, so kann man diese wohl sicher als Kallusbildungen nach Fraktur ansprechen, da mir nicht bekannt ist, daß im Verlauf von Knochenschalenbildung ebenfalls Knorpelinseln

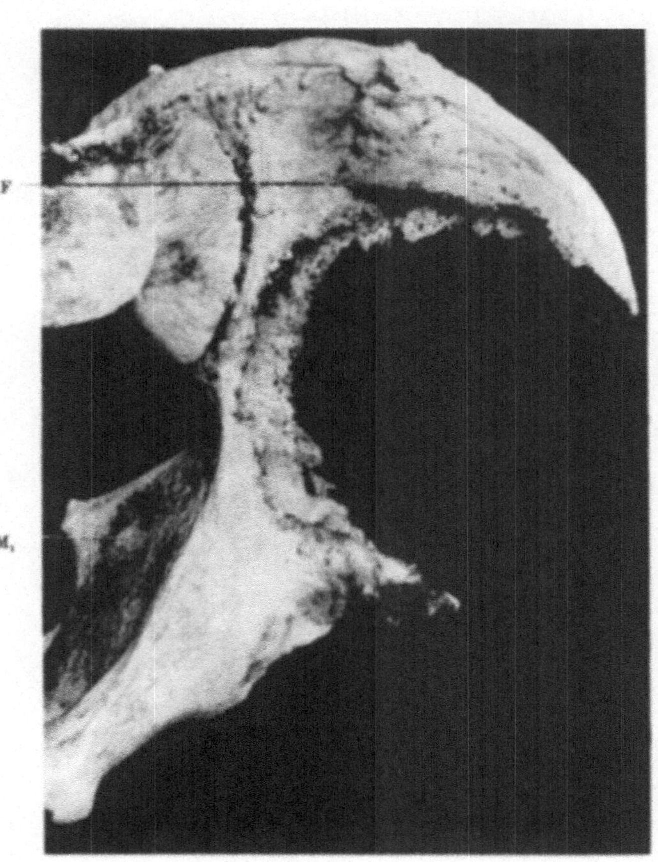

Abb. 67. Wieder verheilte Spontanfraktur der Beckenschaufel (F) bei kindskopfgroßer Metastase eines Rektumkarzinoms. Gleichzeitig bestand ein zweites primäres Karzinom im Ösophagus. S. 146/36, Nürnberg. M₁ Sitz einer zweiten kleineren Metastase.

vorkommen. Kurz erwähnt mag hier noch werden, daß es bei Krebskranken mit hochgradiger Kachexie auch Spontanfrakturen gibt, die nicht auf Knochenmetastasen zu beziehen sind, sondern in der allgemeinen Atrophie des Knochensystems auf dem Boden der Kachexie ihre Erklärung finden. Von einigen Forschern ist behauptet worden, daß eine starke Röntgenbestrahlung (vor allem bei Uteruskarzinomen) zu einer Schädigung des Knochens und zu Spontanfrakturen im Bereich der von den Strahlen getroffenen Knochen führen kann (Kropp, Baensch, Philipp). Die hierzu mitgeteilten Fälle lassen sich nicht alle genügend sicher beurteilen. Nur in einem Falle ist eine mikroskopische Untersuchung vorgenommen worden, so daß das Vorhandensein einer Metastase an der Frakturstelle mit Sicherheit ausgeschlossen werden konnte. Es fand sich eine uncharakteristische Osteoporose, deren Beziehungen zu der vorausgegangenen Bestrahlung zwar möglich, aber nicht zu beweisen ist. In seltenen Fällen läßt es sich mehr oder weniger wahrscheinlich machen, daß eine Frakturstelle einen „Locus minoris resistentiae" bildete, an welchem sich die Metastase angesiedelt hat (Walther).

In gleicher Weise wie bei den echten primären und metastatischen Geschwülsten entstehen auch die Spontanfrakturen bei Knochen-

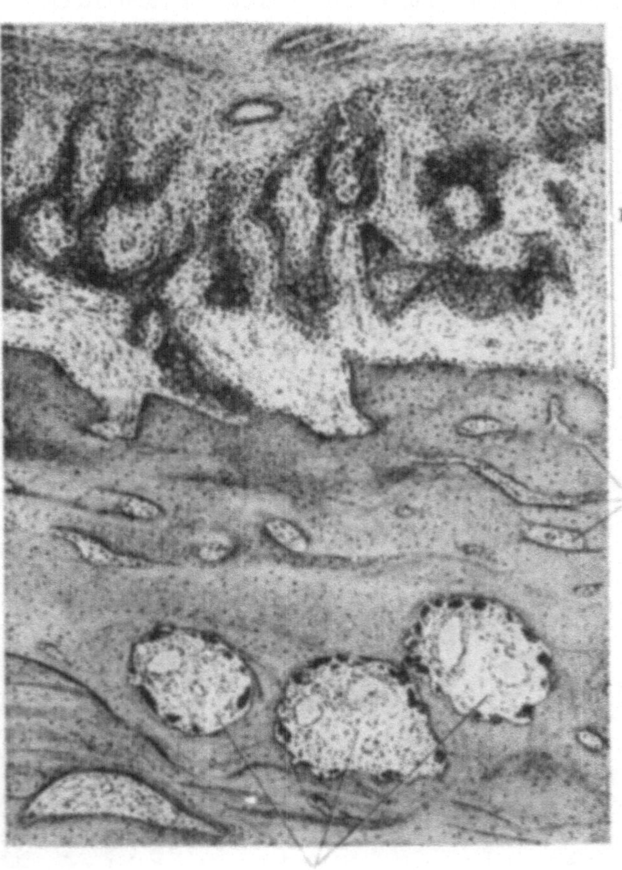

Abb. 68. Knochenresorption und -neubildung über einem Adamantinom des Unterkiefers. Kurspräparat, Bonn. P periostale Knochenneubildung, H₁ unveränderte Haverssche Kanäle, H durch lakunäre Resorption erweiterte Haverssche Kanäle.

zysten verschiedener Art, bei der Osteodystrophia fibrosa und deformans Paget (Abb. 69) sowie bei Parasiten (Echinokokken, Thierolf) des Knochens (Grunert, Lit.!, Haslhofer und Lang, Woytek, Michaelis).

6. In der letzten Gruppe möchte ich diejenigen **Spontanfrakturen** zusammenfassen, die auf dem Boden von **„Insuffizienzschäden" der Knochen** entstehen. Unter „Insuffizienzschäden" der Knochen (W. Müller, Henschen, König, Walter) faßt man heute eine Reihe von Knochenveränderungen zusammen, welche durch eine allmählich entstehende Herabsetzung der Bruchfestigkeit vor allem gegenüber Schwingungsbeanspruchung gekennzeichnet sind. Die Schädigung des Knochens tritt zonenförmig als Aufhellungs- oder Umbauzone

an der Stelle der stärksten mechanischen Beanspruchung auf und ist zuerst im Röntgenbild zu erkennen. Als auslösende Ursache kommen rhythmisch wiederkehrende, im Einzelfall nicht sehr erhebliche Überbeanspruchungen (Überanstrengungen) des Knochens in Betracht: Erschütterungen des Knochens beim Marschieren: Fußgeschwulst und schleichende Marschfraktur der Soldaten (BORCHARDT, OSTERLAND, Lit.; GENZ); Überanstrengung des Fußgewölbes durch dauerndes Stehen: DEUTSCHLÄNDERsche Mittelfußerkrankung (DEUTSCHLÄNDER, VOGEL,W. MÜLLER); Überanstrengungen beimSport: plötzliche Frakturen der Tibia, Fibula, ja des Oberschenkels (HENSCHEN, SCHERF, SEELIGER, FROMME, KÖNIG, OLLONQVIST, A. RAESS). Man rechnet hierher ferner die Wirbelbrüche nach Tetanus (EBERSTADT, HENSCHEN, BÄCKER, Lit.!, RANDERATH), die Frakturen in Knochenspänen, welche zur Stützung der Wirbelsäule bei Ka-ries oder zur Überbrükkung von Pseudarthrosen implantiert wurden (LEXER, BIERu.a.), weiter die sog. „sympathische Knochenerkrankung" (MARTIN, W. MÜLLER, WALTER, WEIL), d. h. das Auftreten einer „Spontanpseudarthrose" in einem bisher gesunden Knochen im Bereiche eines zwei- oder mehrknochigen Gliedabschnittes bei Bestehen einer Pseudarthrose in dem anderen Knochen. Auch in den Beckenknochen wur

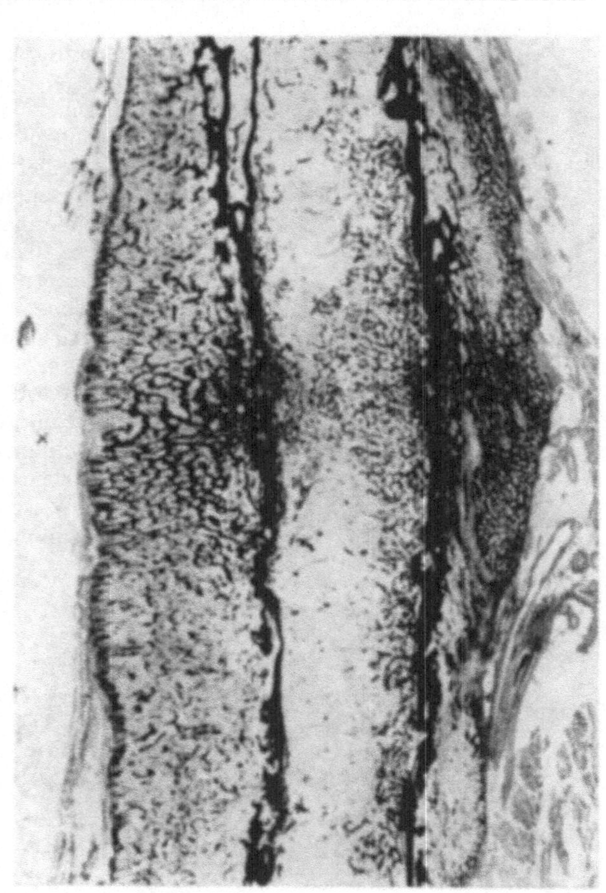

Abb. 69. Verheilte Spontanfraktur der Fibula bei Osteodystrophia deformans (PAGET). S. 1010/35, Nürnberg. 75jährige Frau.

den derartige Veränderungen beobachtet. Sie betrafen in den Fällen von SEELIGER alle vier Schambeinäste. Wahrscheinlich spielen derartige Ermüdungserscheinungen der Knochen auch bei vielen anderen Knochenerkrankungen eine wichtige Rolle, so bei der „Osteochondritis dissecans" der Hüfte (PERTHES), der KÖHLERschen Erkrankung des Os naviculare pedis, bei der Lunatummalazie und ähnlichen Erkrankungen, die hier nicht weiter besprochen werden sollen, da sie Gegenstand einer gesonderten Bearbeitung durch AXHAUSEN und BERGMANN in diesem Handbuchbande sind.

Bis vor kurzem stand man diesen Knochenveränderungen ziemlich ratlos gegenüber. Bevor feinere röntgenologische und histologische Untersuchungen vorlagen, sprach man von „Kallusbildungen ohne Fraktur", dachte an entzündliche Veränderungen (DEUTSCHLÄNDER) oder auch an die Wirkung einer

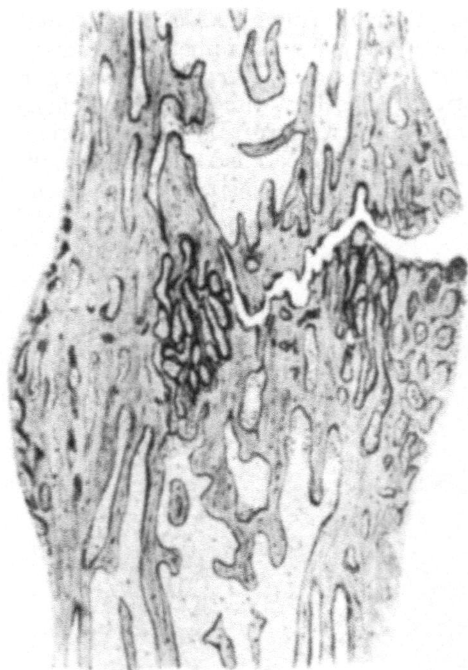

Abb. 70. Schleichende Fraktur der r. Ulna.
31jähriges Mädchen. (Aus Seeliger:
Arch. klin. Chir. 122, Abb. 4.)

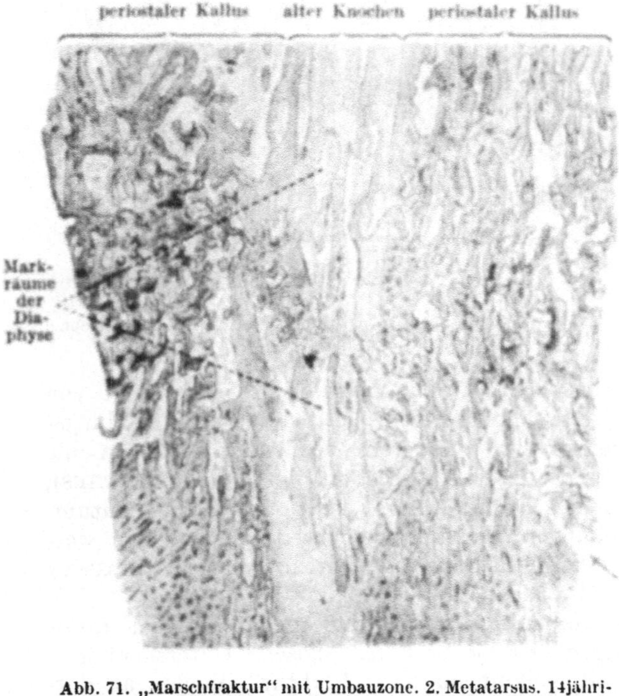

Abb. 71. „Marschfraktur" mit Umbauzone. 2. Metatarsus. 14jähriges Mädchen. Die Pfeile bezeichnen die Richtung der Umbauzone.
(Aus Walter: Festschrift für M. B. Schmidt. Zbl. Path. 1923.)

unbekannten „Noxe", welche z. B. die „sympathische Knochenerkrankung" hervorrufen sollte (Martin). Erst nachdem 1920 Looser an rachitischen und osteomalazischen Knochen an der Stelle der stärksten mechanischen Beanspruchung die von ihm als „Umbauzonen" bezeichneten Aufhellungszonen näher beschrieben und als mechanisch bedingte Schädigungen des Knochens erkannt hatte, brachte man die oben genannten, röntgenologisch ganz ähnlich aussehenden Veränderungen gleichfalls mit einer mechanischen Überbeanspruchung in Zusammenhang. Henschen gebührt vor allem das Verdienst, mit seinen Mitarbeitern gezeigt zu haben, daß der Knochen bei ständiger Überbeanspruchung die gleichen „Ermüdungserscheinungen" zeigt wie ein anorganischer Werkstoff. Durch Untersuchungen mittels der Röntgeninterferenzmethode (Debye-Scherrer) konnten Henschen und seine Mitarbeiter auch für die Knochensalze nachweisen, daß es bei einer Überbeanspruchung des Knochens zu einer Vergrößerung der anorganischen Kristallite kommt. Da nun die Widerstandsfähigkeit gegen mechanische Beanspruchung um so größer ist, je feinkörniger das Gefüge der betreffenden Substanz ist (Bucher, Lit.!), so war mit dem Nachweis der Vergrößerung der Kristallite auch die Erklärung für die beobachtete erhöhte Brüchigkeit der Knochen gegeben. Entlang den vergrößerten Kristallflächen treten bei erneuter Beanspruchung kleinste, immer weiterschreitende Fissuren auf, die zu kleinsten Nekrosen und schließlich zu makroskopisch erkennbaren Rissen und Bruchlinien führen können.

Es sind erst ganz vereinzelte Fälle von solchen „schleichenden Frakturen" histologisch untersucht worden. Seeliger gibt das erste histologische Bild von einer schleichenden

Fraktur der Tibia bei einem 31 jährigen Fräulein (Abb. 70), und WALTER bestätigt SEELIGERs Befunde bei der histologischen Untersuchung einer „schleichenden Fraktur" des 2. Metatarsus bei einem 14jährigen Mädchen mit einer typischen „Mittelfußgeschwulst" (Abb. 71). In beiden Fällen handelt es sich um eine ausgedehnte periostale Kallusbildung im Bereich feiner Spalten und Nekrosen mit einem weitgehenden „Umbau" der Knochenspongiosa zu einem kallusartigen engmaschigen Knochen. Es ist nach diesen Befunden verständlich, daß es in derart geschädigten Knochen schon durch eine nicht sehr erhebliche Überbeanspruchung zu einer vollständigen Fraktur kommen kann, und zwar gelegentlich durchaus unter dem Bilde einer „Spontanfraktur", da die in Bildung begriffene Umbauzone meist keine wesentlichen Beschwerden macht.

Schrifttum [1].

a) Allgemeines, ungestörte Bruchheilung.

AREY: The origin and fate of osteoclasts and their relation to bone resorption. Amer. J. Anat. **26**, 315 (1920). — AXHAUSEN: Die aseptischen Knochennekrosen und ihre Bedeutung für die Knochenpathologie. Verh. path. Ges. **16**, 307 (1913).

BÄCKER: Wirbelfraktur bei Tetanus. Bruns' Beitr. **138**, 555 (1926). — BAJARDI: Über die Bildung und Rückbildung des Kallus. MOLLESCHOTTs Untersuchungen zur Naturlehre, Bd. 12 u. 13. Zit. BRUNS: Deutsche Chirurgie, Lief. 27, S. 199. 1882. — BANCROFT: Process of union after fracture. Ann. Surg. **90**, 546 (1929). — BARTH: Histologische Untersuchungen über Knochenimplantation. Beitr. path. Anat. **17**, 64 (1895). — BAUER, K. H.: Frakturen und Luxationen. Übersichtsreferat im Jahresbericht für Chirurgie, 33. Jg., S. 184. Berlin: Julius Springer 1929. — BEREZOWSKY: Untersuchungen über die Bedingungen und Methoden operativer Druckentlastung des Gehirns. Dtsch. Z. Chir. **53**, 53, 264 (1899). — BIER: a) Die Bedeutung des Blutergusses für die Heilung des Knochenbruches. ... Med. Klin. **1905 I.** b) Beobachtungen über Knochenregeneration. Arch. klin. Chir. **100**, 91 (1913). — BIER, A.: Beobachtungen über Regenerationen beim Menschen. XII. Regeneration der Knochen. 2. Die Pseudarthrose. Dtsch. med. Wschr. **1918 I**, 425, 452. — BOEMINGHAUS: Untersuchung über die Beeinflußbarkeit des Knochenwachstums und der Knochenregeneration. Dtsch. Z. Chir. **238**, 684 (1933). — BONOME, A.: Zur Histogenese der Knochenregeneration. Virchows Arch. **100**, 293 (1881). — BRUNS: Die allgemeine Lehre von den Knochenbrüchen. Deutsche Chirurgie, Bd. 27. 1886. — BRUNSCHWIG and HARMON: Studies on bone sarcoma. Surg. etc. **57**, 711 (1933). — BUCHER: Das Knochensystem. Medizinische Kolloidlehre von LICHTWITZ, LIESEGANG, SPIRO †. Dresden u. Leipzig: Theodor Steinkopff 1934. Lit.!

CORNIL et COUDRAY: Fractures du cartilage de conjugaison, fractures juxta-epiphysaires et fractures des extrémités osseuses. Arch. Méd. expér. et Anat. path. **16**, 257 (1904).

EULER: Die Rißfraktur am Wurzelzement. Österr. Z. Stomat. **1927**, 801.

FELL: (a) Experiments of the differentiation in vitro of cartilage and bone. Arch. exper. Zellforsch. **7**, 390 (1928/29). (b) The osteogenic capacity in vitro of periosteum and osteum isolated from the limb skeleton of fowl embryos and young chicks. Amer. J. Anat. **66**, 157 (1932). — FUJIKI, HIROSHI: Über Heilungsvorgänge der Frakturen im Tierversuch nebst einem Beitrag über die Metaplasie. Arch. klin. Chir. **146**, 642 (1927).

GEGENBAUR: Über die Bildung des Knochengewebes. Jena. Z. Naturwiss. **1**, 343 (1864). — GIANI, R.: Influenza del movimento nella produzione del callo cartilagineo. Arch. Sci. med. **28**, 65 (1904). Ref. MOPURGO: Erg. Path. **12**, 52 (1908). — GÖCKE, C.: (a) Über das Spannungs-Dehnungsdiagramm des spongiösen Knochens nach Stoßbelastung. Dtsch. med. Wschr. **1926 I**, 108. (b) Das Verhalten spongiösen Knochens im Druck- und Schlagversuch. Z. orthop. Chir., Kongreßbd. **1926**. (c) Beiträge zur Druckfestigkeit der spongiösen Knochen. Bruns' Beitr. **143**, 538 (1928). — GOSSMANN: Knochen und Gelenke. PFAUNDLER-SCHLOSSMANNs Handbuch der Kinderheilkunde, 3. Aufl., Bd. 9, S. 819. 1930. — GOTTLIEB: Histologische Untersuchung einer geheilten Zahnfraktur. Österr. Z. Stomat. **1922**, 286; Vjschr. Zahnheilk. **1922**, 270. — GRUNERT: Über pathologische Frakturen. Dtsch. Z. Chir. **76**, 251 (1905). — GULEKE: Die Schußverletzungen des Schädels im jetzigen Kriege. Erg. Chir. **10**, 116 (1918) (Lit.!). — GURLT: Handbuch der Lehre von den Knochenbrüchen, Berlin 1862 (Lit.!).

HAEBLER: Physikalisch-chemische Probleme in der Chirurgie. Berlin: Julius Springer 1930. — HAEGGQVIST: Über Entwicklungs- und Auflösungsprozesse im Bindegewebe.

---

[1] Die Aufführung der mehrere tausend betragenden einschlägigen Arbeiten kam schon aus räumlichen Gründen nicht in Betracht. Es sind daher nur die im Text erwähnten wichtigsten bzw. letzten Arbeiten aufgeführt, aus denen die früheren zu ersehen sind (Lit.!).

Knorpel und Knochengewebe. Acta chir. scand. (Stockh.) **65**, 180 (1929). — HAM, A. W.: A histological study of the early phases of bone repair. J. Bone Surg. **28**, 827 (1930). — HANAU: Nachträge zu der Arbeit des Herrn Dr. KOLLER usw. Arch. Entw.mechan. **3**, 657 (1896). — HANSEN: Über die Genese einiger Bindegewebsgrundsubstanzen. Anat. Anz. **16**, 417 (1899). — HEINE, B.: Versuche über Knochenregeneration. Sein Leben und seine Zeit. Bearb. von K. VOGELER, H. WALTER u. a. Berlin: Julius Springer 1926. — HENSCHEN: Die mechanischen Arbeitsschäden des Kniegelenkes und der Menisken in sportlicher, militärischer, beruflicher Betätigung durch Übernutzung der statischen, der dynamischen und der Schwingungselastizität (Schwingungsrisse der Menisken). Schweiz. med. Wschr. **1929 II**, 1368. — HENSCHEN, C.: Röntgenspektrographische (kristallo-chemische) Untersuchungen am gesunden und kranken Knochen und am Kallus mit der DEBYE-SCHERRER-Methode. Schweiz. med. Wschr. **1933 II**, 1029. — HENSCHEN, STAUMANN u. BUCHER: Ergebnisse röntgenspektrographischer Untersuchungen am Knochen. 1. Mitt. Kristallitbau des anorganischen und organischen Knochens. Dtsch. Z. Chir. **236**, 485 (1932). — HUBER, R.: Über die Frakturen der 1. Rippe. Arch. klin. Chir. **179**, 280 (1934). — HUECK: Über das Mesenchym. Beitr. path. Anat. **66**, 330 (1920).

JANKER, R.: Persistierende Apophysen der Wirbelsäule. Fortschr. Röntgenstr. **44**, 519 (1931). — DE JOSSELIN DE JONG u. EYKMAN VAN DER KEMP: Experimentelle Untersuchungen über die Autotransplantation von Knochengewebe. Beitr. path. Anat. **79**, 268 (1928).

KAPSAMER: Zur Frage der knorpeligen Kallusbildung. Virchows Arch. **152**, 157 (1898). — KIELING: Röntgenologische Studien über den Knochenabbau bei Frakturheilung. Arch. orthop. Chir. **25**, 345 (1927). — KIRBY-SMITH: Bone growth studies. A miniature bone fracture observed microscopically in a transparent chamber introduced into the rabbits ear. Amer. J. Anat. **53**, 377 (1933). — KOCH: (a) Experimentelle Studien über Knochenregeneration und Knochenkallusbildung. Bruns' Beitr. **132**, 364, 440 (1924). (b) Über Knochenregeneration. Arch. klin. Chir. **135**, 48 (1925). — KÖLLIKER: Handbuch der Gewebelehre des Menschen, 6. Aufl. Leipzig: Wilh. Engelmann 1889. — KÖNIG: (a) Über Abbau am gebrochenen Knochen, sein Wesen und seine Bedeutung. Arch. klin. Chir. **146**, 624 (1927). (b) Operative Chirurgie der Knochenbrüche. Berlin: Julius Springer 1931 (Lit.!). — KÖNIG u. MAGNUS: Frakturen und Luxationen. Handbuch der gesamten Unfallheilkunde, Bd. 3. Stuttgart: Ferdinand Enke 1933. — KOLLER: Ist das Periost bindegewebig vorgebildeter Knochen imstande, Knorpel zu bilden? Arch. Entw.mechan. **3**, 624 (1896). — KORFF v.: Die Degeneration des Knochenbruches, insbesondere die Differenzierung des lockeren Bindegewebes der Bruchstelle in Knorpel und Knochengewebe des Kallus. Virchows Arch. **276**, 111 (1930). — KROMPECHER: (a) Die Entwicklung der Knochenzellen und die Bildung der Knochengrundsubstanz bei der knorpelig und bindegewebig vorgebildeten sowie der primären reinen Knochenbildung. Verh. anat. Ges. Anat. Anz· **78**, Erg.-H., 34 (1934). (b) Experimentelle Beeinflussung der Art der regenerativen Knochenbildung durch mechanische Einwirkungen. Anat. Anz. **81**, Erg.-H., 138 (1936). — KÜNTSCHER: Die Bedeutung der Darstellung des Kraftflusses im Knochen für die Chirurgie. Arch. klin. Chir. **182**, 489 (1935).

LANG, F. J.: Von den mikroskopischen Befunden der Knochenanbildung usw. Z. Anat. **75**, 424 (1925). — LERICHE et POLICARD: Les problèmes de la physiologie normale et pathologique des los. Paris: Masson & Cie. 1926 (Lit.!). — LEXER, E. W.: (a) Untersuchungen über die Knochenhärte des Humerus. Z. Konstit.lehre 14, H. 2 (1928). (b) Experimentelles und klinisches zur Operationsanzeigestellung der Knochenbrüche. Arch. klin. Chir. **117**, 114 (387) (1933). (c) Über den zeitlichen Ablauf der Heilvorgänge am Knochenbruch. Bruns' Beitr. **159**, 372 (1934). — LEXER, F.: (a) Untersuchungen über Knochenarterien. Berlin: August Hirschwald 1904. (b) Über die Entstehung von Pseudarthrosen nach Frakturen und nach Knochentransplantationen. Arch. klin. Chir. **119**, 520 (1922). (c) Die gesamte Wiederherstellungschirurgie, Bd. 1. Leipzig: Johann Ambrosius Barth 1931 (Lit.!). — LIESEGANG: Versuch einer Kolloidchemie des Lebens. Leipzig: Theodor Steinkopff 1909. — LINDSAY and HOWES: The breaking strength of healing fractures. J. Bone Surg. **29**, 491 (1931). — LÖNNERBLAD, L.: Über Dornfortsatzfraktur durch Muskelzug, insbesondere über sog. Schleuderbruch. Acta chir. scand. (Stockh.) **73**, 285 (1934). — LÖW-BEER: Über die Heilung von Gelenkbrüchen. Virchows Arch. **273**, 191 (1929). — LUBOSCH: Die Osteoblasten und ihre Metamorphose. Z. mikrosk.-anat. Forsch. **12**, 279 (1928).

MAASS, H.: Knochenwachstum und Knochenaufbau. Stuttgart: Ferdiand Enke 1926. — MARCHAND: Der Prozeß der Wundheilung mit Einschluß der Transplantation. Deutsche Chirurgie, Lief. 16. 1901. — MARTIN, B.: (a) Über Regeneration der Röhrenknochen. Dtsch. Arch. klin. Chir. **113**, 1 (1920). (b) Zur Knochenregeneration aus dem Periost. Arch. klin. Chir. **120**, 744 (1922). — MATTI: Die Knochenbrüche und ihre Behandlung, 2. Aufl. Berlin: Julius Springer 1931. — MAYER u. WEHNER: Neue Versuche zur Frage der Bedeutung der einzelnen Komponenten des Knochengewebes bei der Regeneration und Transplantation von Knochen. Arch. klin. Chir. **103**, 732 (1914). — MAYRHOFER: Chirurgie der dentalen Mund- und Kieferkrankheiten. Neue deutsche Chirurgie, Lief. 51. Stuttgart: Ferdinand Enke 1930. — MEYER, P.: Isolierte Fraktur der ersten Rippe durch Muskelzug. Dtsch.

Z. Chir. **244**, 395 (1935). — Messerer, O.: Über Elastizität und Festigkeit der menschlichen Knochen. Stuttgart: Cotta 1880. — Müller, W.: Die normale und pathologische Physiologie des Knochens. Leipzig: Johann Ambrosius Barth 1924 (Lit.!). — Murray, M. R.: Ossification, in vitro, of cranial rudiments from the rat. Arch. exper. Zellforsch. **16**, 1 (1934). — Ollier, L.: Traité expérimental et clinique de la régénération des os etc. Paris 1867. — Oppenheimer, C.: Die Fermente und ihre Wirkungen, Suppl. Lief. 1. 1935. — Osterland: Spontanfrakturen bei Soldaten nach Reichsheerbeobachtungen. Arch. klin. Chir. **179**, 566 (1934).

Petersen, A. H.: Die Organe des Skeletsystems. Handbuch der mikroskopischen Anatomie, Bd. 2, 2, S. 521—693. 1930, Lit.! — Pirker: Die Verletzungen durch Muskelzug. Erg. Chir. **27**, 553 (1934). — Pommer: Untersuchungen über Osteomalacie und Rachitis ... Leipzig: F. C. W. Vogel 1885. — Porzelt: Ein Fall von isoliertem Bruch der ersten Rippe durch Muskelzug. Zbl. Chir. **1931**, 1264. — Püschel: Wirbelfrakturen nach leichterem Trauma und ihre Röntgendiagnostik. Arch. klin. Chir. **143**, 78 (1926).

Quervain, de: Über Cephalocele traumatica. Arch. klin. Chir. **51**, 459 (1896).

Rauber-Kopsch: Lehrbuch der Anatomie des Menschen, Abt. 2, 14. Aufl. Leipzig: Georg Thieme 1932. — Recklinghausen, v.: Untersuchungen über Rachitis und Osteomalazie. Jena 1910. — v. Redwitz: Der derzeitige Stand der Pseudarthrosenfrage. Arch. klin. Chir. **182**, 649 (1935). — Ribbert: Die funktionelle Brauchbarkeit nekrotischer Stützgewebe. Dtsch. med. Wschr. **1915 I**, 333. — Robison: Bone phosphatase. Erg. Enzymforsch. **1**, 280 (1932). Zusammenfassung der zahlreichen Arbeiten. Siehe auch Oppenheimer. — Römer, O.: Die Pathologie der Zähne. Henke-Lubarschs Handbuch der speziellen Pathologie, Anatomie und Histologie, Bd. 4/2, S. 135. 1928. — Rössle, R.: (a) Untersuchungen über Knochenhärte. Beitr. path. Anat. **77**, 174 (1927). (b) Versuche über die Schlagfestigkeit des menschlichen Oberschenkelknochens. Beitr. path. Anat. **83**, 261 (1929). (c) Die mechanische Prüfung menschlicher Gewebe. Jkurse ärztl. Fortbildg **1930**, H. 1. — Rostock, P.: Allgemeines über Frakturen. Handbuch der gesamten Unfallheilkunde, Bd. 3, S. 67. 1934. — Roulet: Studien über Knorpel und Knochenbildung in Gewebekulturen, zugleich ein Beitrag zur Lehre der Entstehung der sog. Grundsubstanzen. Arch. exper. Zellforsch. **18**, 1 (1935). — Roux: (a) Beiträge zur Histologie der funktionellen Anpassung. Arch. f. Anat. **1885**. III. Beschreibung und Erläuterung einer knöchernen Kniegelenksankylose. (b) Gesammelte Abhandlungen über Entwicklungsmechanik der Organismen, Bd. 1 u. 2. Leipzig: Wilh. Engelmann 1895. (c) Berichtigungen zu den Aufsätzen R. Thomas: Über Histologie des Skelets. Virchows Arch. **206**, 190 (1911). — Ruge: Die geschlossenen Verletzungen der Wirbelsäule. Erg. Chir. **26**, 63 (1933). Lit.! — Rupprich: (a) Arch. mikrosk. Anat. **75**, 748 (1910). — (b) Zur Morphologie der Knochenzelle. Verh. Ges. dtsch. Naturforsch. 85. Verslg Wien **1913 II**, 2, 977. — Verh. anat. Ges. Amsterdam **1930**.

Saupe: Über die Anwendung der Röntgenspektrographie, der Spektralanalyse und Elektronenbeugung für Biologie und Pathologie. Frankf. Z. Path. **47**, 485 (1935). — Schade: Gewebselastometrie zu klinischem und allgemein ärztlichem Gebrauch. Münch. med. Wschr. **1926 II**, 2241. — Schaffer, J.: (a) Über die Fähigkeit des Periostes Knorpel zu bilden. Arch. Entw.mechan. **5** (1897). (b) Das Knorpelgewebe. Handbuch der mikroskopischen Anatomie, Bd. 2, 2, S. 210, 374. 1930. — Schmidt, M. B.: Allgemeine Pathologie und pathologische Anatomie der Knochen. I. u. II. Teil. Erg. Path. **4**, 531 (1897); **5**, 895 (1898). Ältere Lit.! — Schmorl u. Junghanns: Die gesunde und kranke Wirbelsäule im Röntgenbild. Fortschr. Röntgenstr. Erg.-Bd. **43** (1932). Lit.! — Schneck: Die Verletzungen der Handwurzel. Erg. Chir. **23**, 1 (1930) Lit.! — Schönbauer: Die Chirurgie der Knochen. Handbuch der Chirurgie, Kirschner-Nordmann, Bd. 2, 2, S. 1583. 1930. — Schultz, A.: Pseudonekrosen der Wirbelkörper. Verh. path. Ges. 22. Tagg **1927**, 267. — Siegmund-Weber: Pathologische Anatomie der Mundhöhle. Leipzig: S. Hirzel 1926. — Sitzen, A. E.: Über die Ursachen der Verknöcherung der Schädelnähte. Frankf. Z. Path. **48**, 499 (1935). — Skossogorenko: Zur Frage über die osteogenetische Beteiligung der Muskeln bei der Konsolidation der Röhrenknochenfrakturen (experimentelle Untersuchungen). Arch. orthop. Chir. **30**, 125 (1931). — Stricht, L.: Untersuchungen über die Frakturheilung und Dentrikelbildung an Elefantenstoßzähnen. Virchows Arch. **290** (1933).

Triepel, H.: (a) Die Stoßfestigkeit der Knochen. Arch. f. Anat. **1900**, 229. (b) Physikalische Anatomie. Wiesbaden 1902. (c) Über gestaltliche Beziehungen zwischen Struktur und Organform. Z. Anat. **63**, 608 (1922).

Wagner: Über Frakturen durch Muskelzug. Arch. klin. Chir. **171**, 503 (1932). — Watt, J. C.: The development of bone. Arch. Surg. **17**, 1017 (1928). Lit.! — Wawrziniok, O.: Handbuch des Materialprüfungswesens, 2. Aufl. Berlin: Julius Springer 1923. — Weidenreich: (a) Knochenstudien. Z. Anat. **69** (1923). (b) Das Knochengewebe. Handbuch der mikroskopischen Anatomie des Menschen von v. Möllendorff, Bd. 2, S. 391 bis 508. 1930. — Wertheim: Über die Elastizität und Festigkeit der vorzüglichsten Gewebe des menschlichen Körpers. Zit. nach Rauber-Kopsch. — Wilmoth: Recurrent fracture of the humerus due to sudden extreme muscular action. J. Bone Surg. **28**, 168 (1930). — Wjereszinski: Vergleichende Untersuchungen über Explantation und Transplantation von Knochen, Periost und Endost. Virchows Arch. **251**, 268 (1924). — WUNSCHHEIM: Frakturen, Infraktionen und Knickungen der Zähne. Österr.-ung. Vjschr. Zahnheilk. **1904**, 45.

b) Störungen der Bruchheilung. Pseudarthrose.

ANSCHÜTZ u. PORTWICH: Prognose und Therapie der veralteten Schenkelhalsfraktur. Erg. Chir. **20**, 1 (1927). — BANCROFT: The use of small bone transplants in bridging a bone defect. Ann. Surg., April **1918**, 457. — BIER, A.: Beobachtungen über Regeneration beim Menschen. XII. Regeneration der Knochen. 2. die Pseudarthrose. Dtsch. med. Wschr. **1918 I**, 425, 452. (b) Beobachtungen über Regeneration beim Menschen, XIX. Regeneration der Gelenke, 2. Teil. Dtsch. med. Wschr. **1919 I**, 617, 649. — BODE, F.: Bemerkungen zur operativen Behandlung der frischen Knochenbrüche. Arch. klin. Chir. **182**, 331 (1935). BOEREMA: Die antiseptische Wundbehandlung bei offenen Frakturen als Ursache von verzögerter Kallusbildung. Arch. klin. Chir. **176**, 666 (1933). — BRAEUCKER: Heilung von Pseudarthrosen durch Sympathikusoperation. Dtsch. med. Wschr. **1934 II**, 1615. — BRANDT: Die Pseudarthrosenentstehung und -behandlung. Arch. klin. Chir. **177**, 115 (1933). BRUN: (a) Über das Wesen und die Behandlung der Pseudarthrosen, zugleich ein Beitrag zur Lehre von der Regeneration und Transplantation von Knochen. Zürich: Rascher u. Co. 1918/19. (b) Pseudarthrose und verzögerte Konsolidation. Schweiz. med. Wschr. **1927 I**, 540. — BRUNS: Die allgemeine Lehre von den Knochenbrüchen. Deutsche Chirurgie, Lief. 27. 1886. Lit.! — BUCHER: Das Knochensystem. Medizinische Kolloidlehre von LICHTWITZ, LIESEGANG, SPIRO †. Dresden u. Leipzig: Theodor Steinkopff 1934. Lit.! — BURCKHARDT, H.: (a) Knochenregeneration. Bruns' Beitr. **137**, 63 (1926). (b) Über das Regenerationsproblem und über chemische Beeinflussung der Knochenregeneration. Bruns' Beitr. **144**, 1 (1928).

CORNIL and COUDRAY: Evolution anatomique des fractures mobilisées dans le but de provoquer des pseudarthroses. Rôle des muscles dans la consolidation des fractures et dans les pseudarthroses. Rev. de Chir. **2** (1904). Zit. nach MITTERSTILLER.

DAX: Über die Beziehungen der Zirkulationsstörungen zur Heilung von Frakturen der langen Röhrenknochen mit besonderer Berücksichtigung der Art. nutritia. Bruns' Beitr. **104**, 313 (1917). — DELKESKAMP: Das Verhalten der Knochenarterien bei Knochenerkrankungen und Frakturen. Fortschr. Röntgenstr. **10**, 219 (1906/07).

FICK: Über Knochenbruchheilung bei Fremdkörpereinwirkung. Arch. Orthop. u. Unfallheilk. **28**, 689 (1930). — FONTAINE: A propos de huit cas de retard de consolidation et de pseudarthrose, traités par la sympathectomie periarterielle. Rev. de Chir. **54**, 95 (1926).

GIANI: Influenza del movimento nelle produzione del callo cartilagineo. Arch. Sci. med. **28**, 65 (1904).

HAEBLER: (a) Physikalisch-chemische Probleme in der Chirurgie. Berlin: Julius Springer 1930. (b) Chemische und physikalische Eigenschaften des Knochenkallus. Arch. klin. Chir. **177**, 95 (1933). — HANAU: Nachträge zu der Arbeit des Herrn Dr. KOLLER. Arch. Entw.mechan. **3**, 657 (1896). — HANSEMANN, v.: Über Kallusbildung nach Knochenverletzungen. Verh. Berl. med. Ges. **1915**. — HELLSTADIUS: (a) A clinical study of the causation of pseudarthrosis of the diaphysis of the long bones of the extremities. Acta chir. scand. (Stockh.) **73**, 111 (1933). (b) Über die Ursache der Diaphysenpseudarthrosen an den langen Röhrenknochen der Extremitäten. Med. Welt **1935**, Nr 6, 186. — HENSCHEN: Röntgenspektrographische Untersuchungen am gesunden und kranken Knochen und am Kallus mit der DEBYE-SCHERRER-Methode. Schweiz. med. Wschr. **1933 II**, 1029. Lit.! — HEY-GROVES: Repair of bone injuries. Brit. med. J. **1921**, 1005; **1922**, 440.

ISRAEL, A.: Über den Einfluß der Schwangerschaft auf die Knochenbruchheilung. Arch. klin. Chir. **148**, 157 (1927).

JÜNGLING: Über Pseudarthrosen im Kindesalter. Bruns' Beitr. **90**, 649 (1914).

KALIMA: Pathologisch-anatomische Untersuchungen über operative Nearthrosen. Bruns' Beitr. **124**, 662 (1921). — KAPSAMER: Zur Frage der knorpeligen Kallusbildung. Virchows Arch. **152**, 157 (1898). — KASSOWITZ: Die normale Ossification und die Erkrankungen des Knochensystems. Teil 1. Wien: Wilhelm Braumüller 1881. — KLAPP: Wird heute häufiger eine verschlechterte Knochenbruchheilung beobachtet und liegen Beobachtungen über den Einfluß von Röntgendurchleuchtungen auf die Knochenbruchheilung vor? Med. Welt **1934**, Nr 24, 854. — KOCH, H.: (a) Experimentelle Studien über Knochenregeneration und Knochenkallusbildung. Bruns' Beitr. **132**, 364, 440 (1924). (b) Über Knochenregeneration. Arch. klin. Chir. **135**, 48 (1925). — KÖNIG, F.: Operative Chirurgie der Knochenbrüche. Berlin: Julius Springer 1931. Lit.! — KÖNIG, W.: Die Behandlung langsam oder gar nicht heilender Knochenbrüche. Münch. med. Wschr. **1935 I**, 862. — KOLLER: Ist das Periost bindegewebig vorgebildeter Knochen imstande Knochen zu bilden? Arch. Entw.mechan. **3**, 624 (1896). — KORFF, v.: Die Degeneration des Knochenbruches, insbesondere die Differenzierung des lockeren Bindegewebes der Bruchstelle usw. Virchows Arch. **276**, 111 (1930). — KORSCHELT: Über Frakturen und Skeletanomalien der Wirbeltiere. Beitr. path. Anat. **89**, 419 (1932) Lit.! — KORSCHELT u. STOCK: Geheilte Knochenbrüche bei wildlebenden und in Gefangenschaft gehaltenen Tieren. Berlin: Gebr. Bornträger 1928. —

KROMPECHER, E.: Exper. Beeinflussung der Art der regenerativen Knochenbildung durch mechan. Einwirkungen. Verh. anat. Ges. 1935. Anat. Anz. 81, Erg.-H., 138 (1936). — KUNZ, H.: Über verzögerte Frakturheilung, ihre Ursache und ihre Behandlung. Chirurg 3, 650 (1931). LERICHE et POLICARD: Les problèmes de la physiologie normale et pathologique de l'os. Paris: Masson & Cie. 1926. — LEXER: (a) Über die Entstehung von Pseudarthrosen nach Frakturen und nach Knochentransplantationen. Arch. klin. Chir. 119, 520 (1922). (b) Die gesamte Wiederherstellungschirurgie, Bd. 1. Leipzig: Johann Ambrosius Barth 1931. Lit.! MATTI: (a) Die Knochenbrüche und ihre Behandlung, 2. Aufl. Berlin: Julius Springer 1931. Lit.! (b) Über die Behandlung der Pseudarthrosen mit Spongiosatransplantation. Arch. orthop. Chir. 31, 218 (1932). — MEYER, L.: Über Muskelinterposition bei Frakturen als Ursache von Pseudarthrosenbildung. Beitr. klin. Chir. 16, 353 (1896). — MITTERSTILLER: (a) Beiträge zur Kenntnis der mikroskopischen Befunde bei Pseudarthrosen nebst allgemeinen Erörterungen über die Entstehungsbedingungen und Schicksale derselben. Arch. klin. Chir. 122, 939 (1923). Lit.! (b) Zur Histologie der Pseudarthrose. Beitr. path. Anat. 87, 169 (1931). Lit.! — MÜLLER, W.: Die normale und pathologische Physiologie des Knochens. Leipzig: Johann Ambrosius Barth 1924. Lit.!

OKONEK: Über Zwischenlagerung von Weichteilen bei Knochenbrüchen. Arch. orthop. Chir. 33, 200 (1933). — OLLIER: Traité expérimental et clinique de la régénération des os. Paris 1867. — ORSÓS: Über stromerzeugende Knochennähte. Zbl. Chir. 1915, 1014.

PAUWELS, FR.: Der Schenkelhalsbruch. Ein mechanisches Problem. Beilageheft zur Z. orthop. Chir. Stuttgart: Ferdinand Enke 1935. — PAYR: Gelenksteifen und Gelenkplastik. Berlin: Julius Springer 1934. — POMMER: Zur Kenntnis der mikroskopischen Befunde bei Pseudarthrosen. Wien. klin. Wschr. 1917 I, 11.

REDWITZ, v.: Der derzeitige Stand der Pseudarthrosefrage. Hauptbericht, erstattet auf 87. Tagg Ver.igg niederrhein.-westf. Chir. Arch. klin. Chir. 182, 649 (1935). — REHN: (a) Fraktur und Muskel. Arch. klin. Chir. 127, 640 (1923). (b) Über Muskelzustände und ihre Bedeutung für die Frakturbehandlung. Arch. klin. Chir. 133, 410 (1924). — RIEVEL: Knochenpathologie der Tiere. Erg. Path. 11, 2 (1907). — RIGAL et VIGNAL: Recherches expérimentales sur la formation du cal et sur les modifications des tissues dans les pseudarthroses. Arch. de Physiol. 13, 529 (1881). — RINGEL: Über die Ursache verzögerter Kallusbzw. Pseudarthrosebildung, insbesondere bei subkutanen Unterschenkelbrüchen, und ihre Behandlung. Vortr. nordwestdtsch. Chir. Hamburg, 16.—17. Dez. 1927. Zbl. Chir. 1928, Nr 13, 782. — ROHDE, KARL: (a) Über den Ablauf der Regenerationsvorgänge am Röhrenknochen bei erhaltener und geschädigter Gefäßversorgung usw. Arch. klin. Chir. 123, 530 (1923). (b) Beiträge zur Frage der Metaplasie des Bindegewebes im Knochen II. Arch. klin. Chir. 129, 435 (1924). — ROULET: Studien über Knorpel- und Knochenbildung in Gewebskulturen, zugleich ein Beitrag zur Lehre der Entstehung der sog. Grundsubstanzen. Arch. exper. Zellforsch. 17, 1 (1935). — ROUX: Gesammelte Abhandlungen über Entwicklungsmechanik. Leipzig 1895.

SAYNISCH, H.: Über einen Fall von angeborener Pseudarthrose des Oberschenkels. Diss. Breslau 1925. — SCHAEFER, V.: Über die funktionelle Behandlung von Gliedern mit Knochenbrüchen durch Schonung der Funktion als erster und Üben der Funktion als zweiter Akt. Zbl. Chir. 1934, Nr 20, 1163. — SCHAFFER: Das Knorpelgewebe. Handbuch der mikroskopischen Anatomie des Menschen, Bd. 2, 2. 1930. Der Knorpelkallus, S. 341. Lit.! — SCHILLING, W.: Das Pseudarthroseproblem und seine Beziehungen zur normalen Knochenregeneration. Bruns' Beitr. 157, 121 (1933). — SCHMIDT, A.: (a) Histologische Untersuchung bei experimentellen Pseudarthrosen. Bruns' Beitr. 136, 463 (1926). (b) Histologische Untersuchung bei Pseudarthrose nach medialer Schenkelhalsfraktur. Bruns' Beitr. 138, 305 (1927). — SCHÜRMANN, PFLÜGER u. NORRENBROCK: Die Histogenese mesodermaler Mischgeschwülste der Mundhöhle. Leipzig: Georg Thieme 1931. — SEELIGER: Spaltbildungen in den Knochen und schleichende Frakturen bei den sog. Hunger-Knochenerkrankungen. Arch. klin. Chir. 122, 588 (1923). — SEIFERT, E.: Der heutige Stand der blutigen Knochenbruchbehandlung. Fortschr. Ther. 10, 321 (1934). — SITZEN: Über die Ursachen der Verknöcherung der Schädelnähte. Frankf. Z. Path. 48, 499 (1935). — SUMITA, M.: Experimentelle Beiträge zur operativen Mobilisierung embryonaler Gelenke. Eine klinische und histologische Studie über gestielte Weichteillappen in experimentell verödete Gelenke. Arch. klin. Chir. 99, 755 (1912).

TAMMANN, H.: Über die Störungen der Frakturheilung. Bruns' Beitr. 160, 544 (1934).

WURMBACH, H.: Histologische Untersuchung über die Heilung von Knochenbrüchen bei Amphibien. Z. Zool. 129, 253 (1927).

ZIEGLER, P.: (a) Studien über die Heilung subkutaner Brüche langer Röhrenknochen. Dtsch. Arch. klin. Med. 66, 435 (1899). (b) Über das mikroskopische Verhalten subkutaner Brüche langer Röhrenknochen. Dtsch. Z. Chir. 60, 201 (1901).

c) Übermäßige Kallusbildung. Kallusgeschwülste.

BAUER, C.: Kann im Experiment parostaler Kallus durch Einwirkung der Synovia erzeugt werden? Arch. orthop. Chir. 29, 181 (1931). — BIER: Beobachtungen über

Regeneration beim Menschen. XI. Abh. Der Kallus. Dtsch. med. Wschr. **1918** I, 281. — Bruns, A.: Allgemeine Lehre von den Knochenbrüchen. Deutsche Chirurgie, Lief. 27. 1886.
    Coenen: Die Geschwülste. Kirschner-Nordmanns Die Chirurgie, Bd. 2, S. 104 f. 1927.
    Dittrich, v.: Beitrag zur Lehre von der circumscripten traumatischen Muskelverknöcherung und zur Frage der Metaplasie. Virchows Arch. **260**, 436 (1926).
    Frangenheim: (a) Über die Beziehung zwischen der Myositis ossificans und dem Kallus bei Frakturen. Arch. klin. Chir. **80**, 445 (1906). (b) Studien über Schenkelhalsfrakturen und die Vorgänge bei ihrer Heilung. Dtsch. Z. Chir. **83**, 401 (1906). (c) Über Calluscysten. Dtsch. Z. Chir. **90**, 87 (1907).
    Gruber, G. B.: Anmerkungen zur Frage der Weichteilverknöcherungen besonders bei Myopathia osteoplastica. Virchows Arch. **260**, 457 (1926).
    Haslhofer u. Lang: Über keloidartige Callustumoren der Knochen unter dem Bilde sog. Knochencysten. Beitr. path. Anat. **87**, 124 (1931). — Hesse: Zur pathologischen Anatomie der Schenkelhalsfraktur. Arch. klin. Chir. **134**, 141 (1925).
    Kaufmann, E.: Polymorphzelliges Sarcom an der Kniegelenkresektionsstelle. Lehrbuch, 7. u. 8. Aufl., S. 950. — König: Bösartige Geschwülste der Knochen. Handbuch der gesamten Unfallheilkunde, Bd. 3, S. 24. 1934. — Konjetzny: Multiples Osteoidchondrom des Skelets. Münch. med. Wschr. **1908** I, 1098.
    Matti: Die Knochenbrüche und ihre Behandlung, 2. Aufl. Berlin: Julius Springer 1931. — Meyenburg, v.: Knochenbildung im Muskel. Dieses Handbuch Bd. 9, 1, S. 363 f. 1929.
    Orth: Ein Beitrag zur Kenntnis des Knochenkallus. v. Leuthold-Gedenkschrift, Bd. 2, S. 3—22. 1906.
    Pick, L.: Zur traumatischen Genese der Sarkome. Med. Klin. **1921** I, 406. — Pochhammer: Über die Entstehung parostaler Callusbildungen und die künstliche Kalluserzeugung an Tieren und beim Menschen. Arch. klin. Chir. **94**, 352 (1911).
    Rohde: Beitrag zur Frage der Metaplasie des Bindegewebes im Knochen. Arch. klin. Chir. **128**, 302 (1924). — Ribbert: Lehrbuch der Pathologie, 6. Aufl. Leipzig: F. C. W. Vogel 1919.
    Schmorl: Die pathologische Anatomie der Schenkelhalsfrakturen. Münch. med. Wschr. **1924** II, 1381. — Schulze, W.: Histologische und experimentelle Untersuchungen zur Frage der metaplastischen Knochenbildung. Dtsch. Z. Chir. **217**, 33 (1929). — Sebestyén, J.: Traumatische Knochensarkome. Arch. klin. Chir. **136**, 716 (1925). — Seemen, v.: Über die Entstehungsbedingungen metaplastischer Knochenbildungen. Dtsch. Z. Chir. **217**, 60 (1929). — Sudeck: Periostabriß als Ursache parostaler Bildung von Callus luxurians. Gegen die Theorie der Myositis ossificans traumatica. Dtsch. Z. Chir. **150**, 105 (1919).
    Takata: Über parostale Knochenneubildung. Virchows Arch. **192**, 248 (1908).
    Wagner: Über einen Fall von multiplem Osteoidchondrom und ein Osteoidchondrom mit knorpeligen Venenthromben. Diss. Marburg 1886. — Weisflog: Über Callustumoren. Bruns' Beitr. **10**, 433 (1893). — Wurm: Über heterotope Knochenbildung. Verh. path. Ges. 25. Tagg **1930**, 191.

d) Gelenkbrüche, insbesondere die Brüche des oberen Humerus- und Femurendes.

Anschütz u. Portwich: Prognose und Therapie der veralteten Schenkelhalsfraktur. Erg. Chir. **20**, 1 (1927). — Axhausen: (a) Die Nekrose des proximalen Bruchstückes beim Schenkelhalsbruch und ihre Bedeutung für das Hüftgelenk. Arch. klin. Chir. **120**, 325 (1922). (b) Heilverlauf bei Ein- und Ausbrüchen der Gelenkflächen. Arch. klin. Chir. **126**, 96 (1923). (c) Histologie und Pathologie der Gelenkmausbildung im Kniegelenk. Bruns' Beitr. **133**, 89 (1925).
    Barthels: Über Knochenneubildungsvorgänge an Gelenkenden im Tierversuch. Bruns' Beitr. **162**, 371 (1935). — Bennett, G. A. u. W. Bauer: A study of repair of the articular cartilage and the reaction of normal joints of adult dogs to surgically created defects of articular cartilage, joints mice and patellar displacement. Amer. J. Path. 8, Nr 5 (1932). — Bergmann, E.: Spätschäden nach geheilten Schenkelhalsbrüchen. Dtsch. Z. Chir. **245**, 496 (1935). — Bier: Beobachtungen über Regeneration beim Menschen. XIX. Regeneration der Gelenke. Teil 2. Dtsch. med. Wschr. **1919** I, 617, 649. — Bonn: Zur Frage der knöchernen Heilungsfähigkeit subkapitaler Schenkelhalsfrakturen. Arch. klin. Chir. **134**, 270 (1925).
    Chandler and Kreuscher: A study of the blood supply of the ligamentum teres and its relation to the circulation of the head of the femur. J. Bone Surg. **30**, 834 (1932). — Cornil et Coudray: Fractures du cartilage de conjugaison, fractures juxtaepiphysaires et fractures des extrémités osseuses. Arch. Méd. expér. et Anat. path. **16**, 257 (1904). — Crump: Histologie des Sesambeinbruches am Metatarsale I. Arch. klin. Chir. **150**, 617 (1928).
    Erdheim: Rachitis und Epithelkörperchen. Denkschr. Akad. Wiss. Wien **90** (1914). — Ernst, Max: Klinische Beobachtungen über die Heilung subchondraler Knochenaussprengungen. Arch. klin. Chir. **179**, 637 (1934).

Frangenheim: Studien über Schenkelhalsfrakturen und die Vorgänge bei ihrer Heilung. Dtsch. Z. Chir. **83**. 401 (1906). — Freund: Über die mikroskopischen Vorgänge im Hüftkopf nach Schenkelhalsbrüchen. Virchows Arch. **277**, 326 (1930).

Gastreich: Anämischer Knocheninfarkt nach Fraktur. Arch. klin. Chir. **129**, 616 (1924).

Jores: Experimentelle Untersuchungen über die Einwirkung mechanischen Druckes auf den Knochen. Beitr. path. Anat. **66**. 433 (1920).

Hesse: Zur pathologischen Anatomie der Schenkelhalsfraktur. Arch. klin. Chir. **134**, 141 (1925).

Kappis: Beiträge zur traumatisch-mechanischen Entstehung der spontanen Knorpelablösung. Dtsch. Z. Chir. **171**, 13 (1922). — Kocher: Beiträge zur Kenntnis einiger praktisch wichtiger Frakturformen. Basel 1896. — Kreuz: Hüftgelenkkapsel und Schenkelhalsbruch. Arch. klin. Chir. **137**. 401 (1925).

Lang: Beiträge zur Lehre von den Schenkelhalsbrüchen auf Grund anatomischer und klinischer Studien. Dtsch. Z. Chir. **135**, 111 (1916). — Lindemann: Beiträge zur Frage der periostalen Kallusbildung bei Schenkelhalsfrakturen unter Mitteilung eines anatomisch geheilten Falles von medialer Schenkelhalsfraktur. Dtsch. Z. Chir. **214**, 300 (1929). — Löw-Beer: Über die Heilung von Gelenkbrüchen. Virchows Arch. **273**, 191 (1929).

Mason: Über die Heilung der Gelenkbrüche. Beitr. klin. Chir. **138**, 58 (1926). — Moritz: Tabische Arthropathie. Virchows Arch. **267**, 746 (1928).

Nussbaum: (a) Die arteriellen Gefäße der Epiphysen des Oberschenkels. Beitr. klin. Chir. **130**, 495 (1924). Lit.! (b) Die Gefäße am oberen Femurende und ihre Beziehungen zu pathologischen Prozessen. Beitr. klin. Chir. **137**, 332 (1926). — Nigrisoli: Experimentelle Untersuchung über den Heilungsprozeß intraartikulärer Frakturen. Arch. ital. Chir. **1927**, 532.

Palmer: Über die Ausheilungsbedingungen der medialen Schenkelhalsbrüche nach Osteosynthese mit einem Nagel aus rostfreiem Stahl, illustriert durch eine histologische Untersuchung. Acta chir. scand. (Stockh.) **75**, 416 (1934). — Pauwels: Der Schenkelhalsbruch, ein mechanisches Problem. Grundlagen des Heilungsvorganges, Prognose und kausale Therapie. Stuttgart: Ferdiand Enke 1935. — Phemister: (a) Repair of bone in the presence of aseptic necrosis resulting from fractures, transplantations and vascular obstruction. J. Bone Surg. **28**, 769 (1930). (b) Aseptische Knochennekrose bei Frakturen, Transplantationen und Gefäßverschlüssen. Z. orthop. Chir. **55**, 161 (1931). — Pommer: Ausheilungsbefunde bei Arthritis deformans, besonders im Bereiche der Knorpelusuren nebst einem Beitrag zur Kenntnis der lakunären Knorpelresorption. Virchows Arch. **219**, 261 (1915).

Roth: Der Schenkelhalsbruch. Erg. Chir. **6**, 109 (1913).

Santos: Changes in the head of the femur after complete intracapsular fracture of the neck. Their bearing on non-union and treatment. Arch. Surg. **21**, 470 (1930). — Schmidt, A.: Histologische Untersuchungen bei Pseudarthrosen nach medialer Schenkelhalsfraktur. Bruns' Beitr. **138**, 305 (1927). — Schmorl: Die pathologische Anatomie der Schenkelhalsfrakturen. Münch. med. Wschr. **1924 II**, 1381.

Walkoff: Die Schußverletzungen des Knochengewebes inklusive Gelenke. Handbuch der ärztlichen Erfahrungen im Weltkrieg, Bd. 8, S. 248. 1921. — Walter: Zur Pathologie und Histologie des Schenkelhalsbruches. Verh. dtsch. orthop. Ges. **1932**.

Zur Verth: Sekundäre Kopfnekrose nach Schenkelhalsfrakturen Jugendlicher. Arch. klin. Chir. **177**, 98 (1933).

e) Schußbrüche, infizierte Brüche.

Arnold: Anatomische Beiträge zur Lehre von den Schußwunden, 1873.

Bauer, C.: Kann im Experiment parostaler Kallus durch Einwirkung der Synovia erzeugt werden? Arch. orthop. Chir. **29**, 181 (1931). — Bier: Die Bedeutung des Blutergusses für die Heilung des Knochenbruches. Med. Klin. **1905 I**. — Boerema: Die antiseptische Wundbehandlung bei offenen Frakturen als Ursache von verzögerter Callusbildung. Arch. klin. Chir. **176**, 666 (1933). — Borst: Allgemeines über die Wirkung der Geschosse, Waffen usw. Handbuch der ärztlichen Erfahrungen im Weltkrieg, Bd. 8, S. 206. 1921.

Demel: Operative Frakturenbehandlung. Wien: Julius Springer 1926. Ref. Z.org. Chir. **36**, 246 (1927).

Els: Über Sequesterbildung bei infizierten Schußwunden. Bruns' Beitr. **105**, 667 (1917). — Estes: Compound fractures of the bones of the extremities. Internat. J. of Med. **39**, 427 (1926). Ref. Z.org. Chir. **38**, 4 (1927).

Fick: Über Knochenbruchheilung bei Fremdkörpereinwirkung. Arch. orthop. Chir. **28**, 689 (1930). — Flemming, C.: Suppuration in a closed fracture of the clavicle. Lancet **1934 I**, 346 (5765).

Goetze: Aufbau und Abbau bei der Frakturheilung als Wegweiser für die Therapieform. Arch. klin. Chir. **148**, 59 (1927). — Goetze u. Brackertz: Die histologischen Unterschiede der subcutanen und der offenen Frakturheilung. Arch. klin. Chir. **178**, 565 (1933). — Guleke: Über die Pseudarthrosen der langen Extremitätenknochen nach Schußfrakturen. Arch. orthop. Chir. **16** (1919). — Gurlt: Handbuch der Lehre von den Knochenbrüchen. Berlin 1862.

Koelsch, K. A.: Experimentelle Studie über die Kallusbildung bei Anwesenheit von Fremdkörpern (Draht, Seide, Catgut). Dtsch. Z. Chir. **246**, 641 (1936).

Lang, H. J.: Die Behandlung der chronischen Osteomyelitis mit Fliegenmaden. Bruns' Beitr. **163**, 406 (1936). — Lexer: Einige Erkrankungen von Knochentransplantaten. Zbl. Chir. **1935**, 1987.

Maceven: The growth of bone. Glasgow 1912.

Orsós: Über stromerzeugende Knochennähte. Zbl. Chir. **1915**, 1014.

Payr: Kriegschirurgentagung Brüssel 1915. Münch. med. Wschr. **1915 I**, 605. — Perthes: Über Schußfrakturen. Münch. med. Wschr. **1916 I**, 264.

Schürch, O.: Zur Behandlung der Osteomyelitis mit Fliegenmaden. Bruns' Beitr. **158**, 613 (1933). Lit.! — Seidel, H.: Die Schußverletzungen der oberen Extremitäten mit besonderer Berücksichtigung der Schußfrakturen. Erg. Chir. **10**, 802 (1918). — Seifert, E.: Der heutige Stand der blutigen Knochenbruchbehandlung. Fortschr. Ther. **10**, 321 (1934).

Tappeiner, v.: Die Knochenfistel nach Schußverletzungen und ihre Behandlung. Erg. Chir. **12**, 369 (1920). — Troell, A.: Operative Behandlung von Diaphysenfrakturen der langen Röhrenknochen. Arch. klin. Chir. **179**, 725 (1934).

Walkoff: Die Schußverletzungen des Knochengewebes inklusive Gelenke. Handbuch ärztlicher Erfahrungen im Weltkriege, Bd. 8, S. 248. 1921.

f) Bruchheilung in den verschiedenen Lebensaltern.

Intrauterine Frakturen, Frakturen unter der Geburt und im frühen Kindesalter.

Adler: Zur Frage der Clavicularfraktur der Neugeborenen bei Spontangeburt. Zbl. Gynäk. **1928 I**, 879.

Bertkau: Zwei merkwürdige Fälle von Oberschenkelfraktur unter der Geburt. Münch. med. Wschr. **1912 II**, 1715. — Birt: Über das spätere Schicksal kindlicher Frakturen. Bruns' Beitr. **64**, 437 (1909). — Bruns: Die allgemeine Lehre von den Knochenbrüchen. Deutsche Chirurgie, Lief. 27. 1886. — Büngner, v.: Über intra partum entstandene Unterschenkelfrakturen. Arch. klin. Chir. **47**, 174 (1891).

Dolinski: Ein Fall von intrauteriner traumatischer Fraktur des Femur, Luxation im linken Hüftgelenk bei einem Neugeborenen. Ginek. polska **7**, 375 (1928). Zit. nach Naujoks.

Engel: Die kindlichen Knochenbrüche unter der Geburt. Diss. Berlin 1905.

Götz: Über Osteogenesis imperfecta. Zbl. Gynäk. **1926**, Nr 25, 1645. — Green: Frische Oberschenkelfraktur beim Neugeborenen. Z. Geburtsh. **41**, 522 (1899).

Hammerschlag: Trauma und Operation bei Schwangerschaft. Halban-Seitz' Biologie und Pathologie des Weibes, Bd. 7, 1, S. 957. 1927. Geburtsverletzungen, S. 980f. — Hellner: Untersuchungen über die amniogene Entstehung der Gliedmaßenmißbildungen. Arch. klin. Chir. **172**, 133 (1932). — Hölder: Intrauterine Femurfrakturen bei Spontangeburt in Schädellage. Zbl. Gynäk. **47**, 127. — Hoffa: Intra partum erworbene Unterschenkelfraktur. Berl. klin. Wschr. **1897 I**, 193. — Hukewytsch: Schlüsselbeinbrüche der Neugeborenen bei Spontangeburten in Schädellage. Mschr. Geburtsh. **83**, 25 (1929).

Jäger: Über kindliche Oberarmfrakturen bei Spontangeburt in Schädellage. Gynäk. Rdsch. **1912**, Nr 14. — Jeffery: Femoral regeneration in child. J. Bone Surg. **27**, 404 (1929). — Jefremowsky: Klinische Beobachtung über das Längenwachstum junger Knochen nach traumatischen Läsionen. Arch. russ. med. Ges. Warschau **1890**. Ref. Zbl. Path. **1890**, 458. — Jüngling: Über Pseudarthrosen im Kindesalter. Bruns' Beitr. **90**, 649 (1914). Lit.!

Keller: Die Krankheiten des Neugeborenen in den ersten Lebenstagen. Die deutsche Klinik am Eingang des 20. Jahrhunderts. Berlin-Wien 1905. — Kleine, H. O.: Ein neues röntgenologisches Symptom zur Unterscheidung von Epiphysenlösung und Hüftgelenksluxation im Säuglingsalter. Klin. Wschr. **1933 I**, 629 u. Arch. Gynäk. **153**, 222 (1933). — König: Die späteren Schicksale dysform geheilter Knochenbrüche, besonders bei Kindern. Arch. klin. Chir. **85**, 187 (1908). — Krewinkel: Ein Fall von Osteogenesis imperfecta. Diss. Bonn 1921. — Küstner: Die typischen Verletzungen der Extremitätenknochen durch die Geburtshelfer. Halle 1877.

Levander, G.: Über die Behandlung von Brüchen des Oberschenkelschaftes. Nebst Beitrag zur Kenntnis des gesteigerten Längenwachstums der Röhrenknochen der unteren Extremität nach Bruch derselben. Acta chir. scand. (Stockh.) Suppl. **12** (1929). — Linser: Über die traumatische Epiphysentrennung. Beitr. klin. Chir. **29**, 350 (1900).

Marique, P.: L'accélération de la croissance des fémurs fracturés chez l'enfant. Presse méd. **39**, 1905 (1931). — Mayer, A.: Weibliche Geschlechtsorgane und Unfall. Handbuch der gesamten Unfallheilkunde von König-Magnus, Bd. 4, S. 643. 1934. — Moysich: Die Geburtsverletzungen (Frakturen und Lähmungen) der Extremitäten des Kindes bei spontanen und operativen Geburten und ihre Prognose. Diss. Berlin 1934. Lit.! — Müller, W.: Die normale und pathologische Physiologie des Knochens. Leipzig: Johann Ambrosius Barth 1924. — Murken: Doppelseitige symmetrische Femurschaftfraktur bei Spontangeburt. Zbl. Gynäk. **51**, 2236. — Muus: Clavikularfrakturen Neugeborener bei Geburten in Schädellage. Zbl. Gynäk. **1903**, 689.

Naujoks: Die Geburtsverletzungen des Kindes. Stuttgart: Ferdinand Enke 1934. Lit.! — Noell: Statistik der Geburtenverletzungen. Diss. Marburg 1923.

Otterbach: Die intra partum erworbenen Unterschenkelbrüche. Diss. med. Würzburg 1899.

Schaeffer: Verletzungen, Verwundungen und Operationen bei Schwangeren. v.Winkels Handbuch der Geburtshilfe, Bd. 2, Teil 2. 1904.

Turner: Über sog. intrauterine Unterschenkelbrüche und ihre Behandlung. Vrač. Gaz. (russ.) **1911**. Ref. Zbl. Chir. **38**, 593 (1911).

g) Bruchheilung an krankhaft veränderten Knochen. Spontanfrakturen.

Alajouanine, Maurice et Camus: Les fractures spontanées dans la syringomyelie. Bull. méd. **41**, 1317 (1927). Ref. Z.org. Chir. **41**, 613 (1928). — Axhausen: Beiträge zur Knochen- und Gelenksyphilis. Berl. klin. Wschr. **1913 II**, 2361.

Bäcker: Wirbelfraktur bei Tetanus. Bruns' Beitr. **138**, 555 (1926). — Baensch: a) Knochenschädigung nach Röntgenbestrahlung. Fortschr. Röntgenstr. **36**, 1245 (1927). (b) Über Spontanfraktur des Schenkelshalses nach Röntgenbestrahlung. Röntgenprax. **4**, 716 (1932). — Baum: Knochenbrüche bei Tabes und deren ätiologische Stellung. Dtsch. Z. Chir. **89**, 1 (1907). — Becher: Kyphoskoliose nach Tetanus. Münch. med. Wschr. **1918 II**, 1316; **1920 II**. — Beitzke: Erworbene Syphilis der Knochen. Handbuch der speziellen Pathologie und Histologie, Bd. 9, 2, S. 468. 1934. — Bier: Beobachtungen über Regeneration beim Menschen. XII. Regeneration der Knochen. Dtsch. med. Wschr. **1918 I**, 425, 452. — Blencke: Neuropathische Knochen- und Gelenkaffektionen. Münch. med. Wschr. **1936 I**, 406. — Borchardt, M.: Die Chirurgie des Fußgelenkes und des Fußes. Handbuch der praktischen Chirurgie, 5. Aufl., Bd. 6, S. 598. — Britnev, A.: Pathologische Knochenbrüche bei entzündlichen Prozessen: Osteomyelitis, Osteoperiostitis albuminosa et Tuberculosis ossium. Ref. Z.org. Chir. **39**, 338 (1927). — Brücke, v.: Über Oberschenkelbrüche. Dtsch. Z. Chir. **244**, 405 (1935). — Bruns: Die allgemeine Lehre von den Knochenbrüchen. Deutsche Chirurgie, Bd. 27. 1886. — Brunzel: Über Gibbusbildung nach allgemeinem und lokalem Tetanus. Dtsch. Z. Chir. **150**, 258 (1919). — Bucher: Knochensystem. Medizinische Kolloidlehre. Lichtwitz, Liesegang, Spiro. Dresden u. Leipzig: Theodor Steinkopff 1933. Lit.!

Carpenter and Pierce: Pathological fractures in Osteomyelitis. J. Bone Surg. **30**, 501 (1932). — Chasin: Über Veränderungen in der Wirbelsäule nach Tetanus. Fortschr. Röntgenstr. **45** (1932). — Coley and Sharp: Pathological fractures in primary bone tumors of the extremities. Amer. J. Surg. **2**, 255 (1930).

Deutschländer: Über eine eigenartige Mittelfußerkrankung. Zbl. Chir. **1921**, Nr 39, 1422. — Dietrich, A.: Angeborene Mangelhaftigkeit der Knochenbildung (Osteogenesis imperfecta). Handbuch der speziellen Pathologie und Histologie, Bd. 9, 1, S. 194. 1929. Eberstadt: Über Gibbusbildung bei Tetanus. Münch. med. Wschr. **1918 II**, 1318. — Engelmann: Über die Heilung von Spontanfrakturen auf neoplasmatischer Grundlage. Diss. med. Halle 1935. — Erb: Kallusbildung ohne Fraktur am 3. Metakarpale. Dtsch. med. Wschr. **1935 II**, 1343. — Ernst, P.: Verschiedene Arten der Knochenresorption durch Metastasen maligner Geschwülste. Verh. path. Ges. 4. Tagg **1902**, 241. — Eyles: Die Marschfraktur. Münch. med. Wschr. **1915 II**, (803) 1703.

Falk, P.: Studien über die Mechanik von Druckwirkungen in lebenden Geweben. Beitr. path. Anat. **93**, 151 (1934). — Fraenkel, E.: Infantiler Skorbut (Möller-Barlowsche Krankheit). Handbuch der speziellen Pathologie und Histologie, Bd. 9, 1, S. 238. 1929. — Frangenheim: (a) Ostitis gummosa mit Spontanfraktur. Dtsch. Z. Chir. **88**, 127 (1907). (b) Die Syphilis der Knochen. Handbuch der Haut- und Geschlechtskrankheiten, Bd. 17, S. 3. 1928. Lit.! — Freund: Über die mikroskopischen Vorgänge im Hüftkopf nach Schenkelhalsbrüchen. Virchows Arch. **277**, 327 (1930). — Fromme: Die Spätrachitis, die spätrachitische Genese sämtlicher Wachstumsdeformitäten und die Kriegsosteomalacie. Erg. Chir. **15**, 1 (1922). — Fuss: Über abnorme Knochenbrüchigkeit. Arch. klin. Chir. **182**, 425 (1935).

Garr: Spontaneous fractures following bone bandling for fractures. J. Bone Surg. **8**, 377 (1926). — Genz: (a) Vermehrtes Auftreten der alten Marsch- und Fußgeschwulst (Mittelfußerkrankung). Veröff. Heeressan.wes. **1935**, H. 98, 58 (b) Periostale Auflagerung (Knochenhautentzündung) am Schienbein mit Spontanfraktur. Veröff. Heeressan.wes. **1935**, H. 98, 69 — Gossmann: Knochen und Gelenke. Pfaundler-Schlossmanns Lehrbuch der Kinderheilkunde, 3. Aufl., Bd. 9. 1930. — Grunert: Über pathologische Frakturen. Dtsch. Z. Chir. **76**, 251 (1905).

Haslhofer u. Lang: Über keloidartige Kallustumoren unter dem Bilde sog. Knochencysten. Beitr. path. Anat. **87**, 124 (1931). — Hellner, H.: Knochenmetastasen bösartiger Geschwülste. Erg. Chir. **28**, 72 (1935). — Henschen: (a) Die mechanischen Arbeitsschäden des Kniegelenkes und der Menisken in sportlicher, militärischer und beruflicher Betätigung durch Übernützung der statischen, dynamischen und der Schwingungselastizität. Schweiz.

med. Wschr. **1929 II**, 1368. (b) Röntgenspektrographische Untersuchungen am gesunden und kranken Knochen und am Kallus mit der DEBYE-SCHERRER-Methode. Schweiz. med. Wschr. **1933 II**, 1029. Lit.! — HENSCHEN, STRAUMANN u. BUCHER: Ergebnisse röntgenspektrographischer Untersuchungen am Knochen. Dtsch. Z. Chir. **236**, 485 (1932). — HERTZ: Studier over Frakturhelingen. København: Levin & Munksgaard 1935. Lit.!

ISRAEL u. FRAENKEL: Über den Einfluß der Avitaminose auf die Heilung von Knochenbrüchen. Klin. Wschr. **1926 I**, 94.

KAUFMANN, E.: Lehrbuch der speziellen Pathologie, 7.—8. Aufl., 1922. — KLAPP: Wird heute häufiger eine verschlechterte Knochenbruchheilung beobachtet und liegen Beobachtungen über den Einfluß von Röntgendurchleuchtung auf Knochenbruchheilung vor? Med. Welt **1934**, Nr 24, 854. — KÖNIG: Insuffizienzschäden an den Knochen. Handbuch der gesamten Unfallheilkunde, Bd. 3, S. 1. 1934. — KONSCHEGG, TH.: Die Tuberkulose der Knochen. Handbuch der speziellen Pathologie und Histologie, Bd. 9, 2, S. 377. 1934. — KROPP: Über Spontanfrakturen des Schenkelhalses nach Röntgenbestrahlung wegen Uteruskarzinoms. Münch. med. Wschr. **1934 I**, 214.

LEXER, E.: Einige Erkrankungen von Knochentransplantaten. Zbl. Chir. **1935**, 1987. — LOOSER: Über Spätrachitis und Osteomalazie. Dtsch. Z. Chir. **152**, 210 (1920).

MARTIN: Die sympathische Knochenerkrankung. Arch. klin. Chir. **129**, 45 (1924). — MARTIN, B.: Zur Entstehung der sympathischen Knochenerkrankungen. Arch. klin. Chir. **178**, 81 (1933). — MAU, C.: Spontanfraktur der Patella. Zbl. Chir. **1934**, Nr 36. — MICHAELIS: Ostitis deformans (PAGET) und Ostitis fibrosa (v. RECKLINGHAUSEN). Erg. Chir. **26**, 380 (1933). — MILNER, ALLEN: Des fractures spontanées tabétiques. Diss. Paris 1926. — MÜHLBÄCHER: Diaphysenbrüche der Elle, von denen Kranker und Arzt nichts wußten. Münch. med. Wschr. **1936 I**, 179. — MÜLLER: Über Kallusbildungen ohne Fraktur an den Metatarsalia. Münch. med. Wschr **1922 II**, 1475. — MÜLLER, W.: (a) Die normale und pathologische Physiologie des Knochens. Leipzig: Johann Ambrosius Barth 1924. Lit.! (b) Die Insuffizienzerkrankung der Metatarsalia. Bruns' Beitr. **133**, 452 (1925).

NATALI, CL.: Die Lipoidosis cholesterinica granulomatosa (SCHÜLLER-CHRISTIAN). Frankf. Z. Path. **47**, 1 (1934).

OLLONQVIST: Über Kallusbildung am Schienbein ohne Knochenbruch. Arch. klin. Chir. **166**, 413 (1931). — OSTERLAND: Spontanfrakturen bei Soldaten nach Reichsheerbeobachtungen. Arch. klin. Chir. **179**, 566 (1934).

PARTSCH: Über gehäuftes Auftreten von Osteomalacie. Dtsch. med. Wschr. **1919 II**, 1131. — PHILIPP: Knochenerkrankungen bei wegen Uteruscarcinom mit Röntgenstrahlen bestrahlten Frauen. Strahlenther. **44**, 363 (1932). — PICK, L.: Angeborene Knochensyphilis. Handbuch der speziellen Pathologie und Histologie, Bd. 9, 1, S. 240. 1929. — PÜSCHEL: Wirbelfrakturen nach leichterem Trauma und ihre Röntgendiagnostik. Arch. klin. Chir. **143**, 78 (1926).

RAESS: Demonstration von spontanen Tibiafrakturen. Dtsch. med. Wschr. **1936 I**, 450. — RANDERATH: Veränderungen der Wirbelsäule bei Tetanus. Zbl. Path. **64**, 289 (1936). — REMÉ: Über umbauende Knochensyphilis. Beitr. path. Anat. **92**, 290 (1933). — RUTISHAUSER u. MAULBETSCH: Der Calcium-Phosphorgehalt des Skelets und des Blutserums bei einfacher, seniler Osteoporose. Beitr. path. Anat. **94**, 332 (1934).

SCHERF: Frakturen oder Umbauzonen an der Fibula im Anschluß an besondere sportliche Beanspruchung? Zbl. Chir. **1933**, Nr 47. — SCHMIDT, M. B.: Rachitis und Osteomalacie. Handbuch der speziellen Pathologie und Histologie, Bd. 9, 1, S. 1. 1929. — SCHMORL, G.: (a) Die pathologische Anatomie der Schenkelhalsfrakturen. Münch. med. Wschr. **1924 II**, 1381. (b) Über Krebsmetastasen im Knochensystem. Verh. path. Ges. 12. Tagg **1908**, 89. — SEELIGER: Spaltbildungen in den Knochen und schleichende Frakturen bei den sog. Hungerknochenerkrankungen. Arch. klin. Chir. **122**, 588 (1923). Lit.! — SEIDEL: Permanente Gallenfistel und Osteoporose beim Menschen. Zbl. Chir. **1910**, Nr 31, 105. — SPIESS: Kyphoskoliose nach Tetanus. Münch. med. Wschr. **1920 I**, 288. — STOLPER: Über die Beziehungen zwischen Syphilis und Trauma usw. Dtsch. Z. Chir. **65**, 117 (1902). Lit.! — STROHMANN: Zur Frage der Spontanfrakturen bei Osteomalacie und O.-ähnlichen Erkrankungen. Fortschr. Röntgenstr. **27**.

TAMMANN: Über die Beeinflussung der porotischen Osteomalacie nach Gallenfistel durch das D-Vitamin. Bruns' Beitr. **142**, 83 (1928). — THIEROLF: Zusammenhangsfragen zwischen Oberarmfraktur und Echinokokkusansiedlung. Mschr. Unfallheilk. **1934**, 248.

VOGEL, K.: Über eine eigenartige Mittelfußerkrankung. Zbl. Chir. **1922**, Nr 15, 505.

WALTER, H.: Die Bedeutung der Umbauzonen des Knochens. Zbl. Path. **58**, Sonderbd., 203 (1933). — WALTHER, F.: Über die Lokalisation von Metastasen an traumatisch geschädigten Körperstellen. Mschr. Unfallheilk. **28**, 272 (1921). — WEIL, S.: Schleichende Fraktur des Wadenbeins bei Pseudarthrose der Tibia. Bruns' Beitr. **163**, 454 (1936). — WILLICH: Experimentelles über Knochenregeneration und Pseudarthrosenbildung. Arch. klin. Chir. **129**, 203 (1924). — WOYTEK, G.: Ostitis deformans PAGET und Frakturdisposition. Mschr. Unfallheilk. **39**, 560 (1932).

5. Gelenkgicht.
(Arthritis urica.)

Von

F. J. Lang-Innsbruck.

Mit 29 Abbildungen.

Die Kenntnis der Gelenkgicht hat ihre wesentlichste Förderung durch die mikroskopischen Untersuchungen POMMERs (a—e) erfahren, die vor allem Einblick ·in die Vorgänge eröffneten, zu denen die Uratablagerungen an Gelenkknorpel, Gelenkkapsel und Synovialmembran, in der Gelenkhöhle und innerhalb des Knochenmarkes, an seinen Tophusknoten und an denen der Knochenknorpelgrenze führen. Diese Untersuchungen POMMERs (a—e) bestätigten dabei nicht nur die Eigenart der Gelenkgicht, sondern erbrachten auch den Beweis, daß den Uratablagerungen keine Gewebsnekrose vorausgeht. POMMERs Untersuchungen gelangten auch zu dem Ergebnis, daß die Gelenkgicht eine selbständige, von der Arthritis deformans geschiedene Gelenkentzündung darstellt, die unter dem Einfluß der durch die Uratablagerungen zugleich bedingten Synovitis und ihrer Folgezustände und auch der damit verbundenen Knochenatrophie zur Ausbildung gelangt.

Anatomische Erkennung der Gelenkgicht.

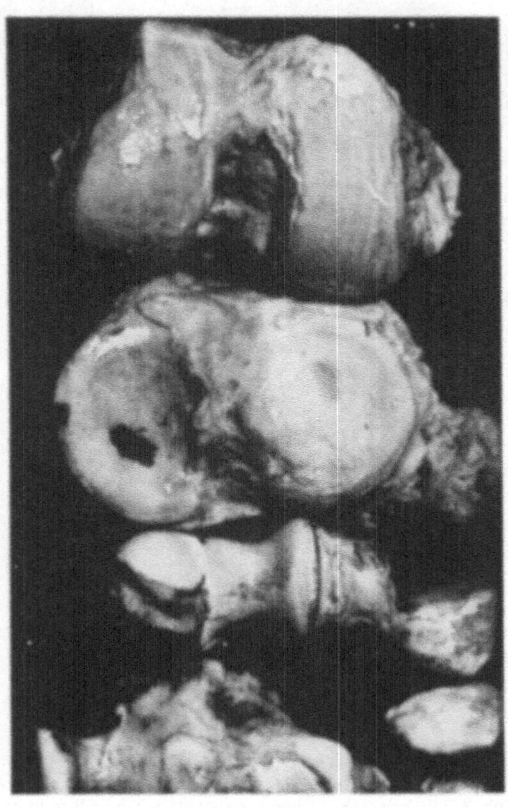

Abb. 1. Schwere Gelenkgicht mit fleckigen Gichtablagerungen im Knorpel des Kniegelenkes. Gleichmäßig über die ganze Gelenkfläche ausgebreitete Abscheidungen im Ellbogengelenk, bzw. im Knorpel einzelner Handwurzelknochen. (Beobachtung von Prof. R. MARESCH-Wien.)

Die anatomischen Veränderungen bieten je nach dem Grad der Erkrankung ein verschiedenartiges Bild, bzw. eine verschiedenartige Ausbreitung. Die ersten und auffälligsten Störungen zeigen sich zumeist am Gelenkknorpel, der kreideweiße, mörtelartige Uratablagerungen in Form kleinerer oder größerer Flecken und zarter oder grober Spritzerchen aufweist (Abb. 1)

(ZIEGLER, ORTH, M. B. SCHMIDT, KAUFMANN u. a.). Die Abscheidungen beginnen in der Regel in der oberflächlichen Schicht des Knorpels und greifen, in abnehmender Dichtigkeit, in die Tiefe (Abb. 2) (M. B. SCHMIDT). Eine Steigerung der

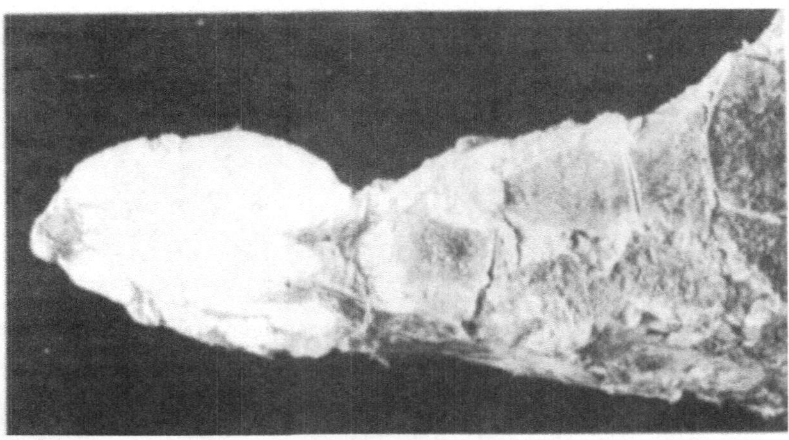

Abb. 2. Durchschnitt durch den linken Fuß bei schwerer Gelenkgicht eines an Urämie verstorbenen, 65 Jahre alten Mannes (Tapezierer) mit Beteiligung sämtlicher Gelenke, auch der Wirbelsäule, im besonderen der Fußgelenke, der Handgelenke und der Ellbogengelenke. [Beobachtung von Prof. N. JAGIĆ-Wien und Privatdozent H. CHIARI-Wien, denen ich auch folgende Abbildungen (3, 4, 5, 6 und 7) dieses Falles verdanke.]

Veränderungen erweist sich in einer gleichmäßig die ganze Gelenkfläche einnehmenden Abscheidung, so daß das Gelenk wie „mit Gips ausgeschmiert" erscheint [KAUFMANN, S. 980 (vgl. Abb. 1, Trochlea humeri)]. Neben dem

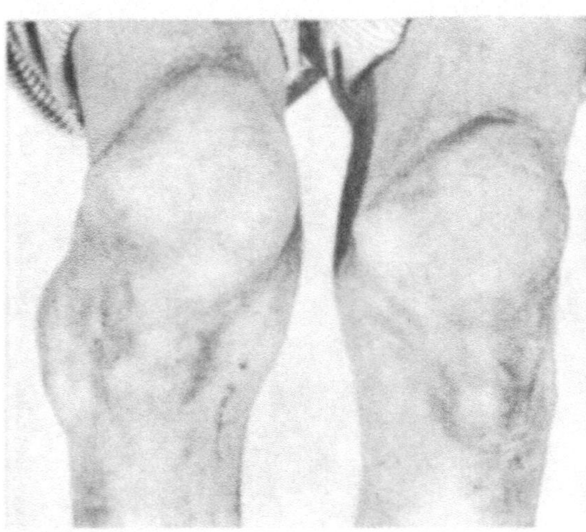

Gelenkknorpel zeigt sich auch die Synovialmembran befallen, die — abgesehen von der lebhaften reaktiven Entzündung, namentlich zur Zeit des Gichtanfalles — weiße punktförmige Herdbildungen, bzw. auch größere Abscheidungen enthält, die besonders den verdickten Gelenkzotten angehören. Nach M. B. SCHMIDT kann auch die Synovia weiße Flocken und sandartige Bröckeln führen und in chronischen Fällen ganz dick und bis breiartig werden.

Der höchste Grad der Veränderungen ist durch Uratabscheidungen gekennzeichnet, die nicht nur sämtliche Gelenke (FROBOESE) befallen,

Abb. 3. Besonders auffällige periartikuläre Uratablagerungen im Bereiche der Kniegelenke der Beobachtung Prof. N. JAGIĆ-Wien.

sondern auch Kapsel und Bänder der Gelenke, Periost und Sehnen, Schleimbeutel und das subkutane wie intramuskuläre Bindegewebe (Abb. 2 und 3), sowie die Bandscheiben der Wirbelsäule und den Knorpel außerhalb des Gelenkknorpels betroffen zeigen. In chronischen Fällen können nach M. B. SCHMIDT namentlich die kleinen Gelenke mit einer starren Kapsel umgeben und die Uratherde zu mehr oder minder großen, umschriebenen Vorwölbungen. bzw. weißlichen, mörtelartigen grobhöckerigen Knoten (Gichtknoten, Tophi, Tuffsteine) zusammenfließen (vgl. Abb. 2, 3, 4). Die Entscheidung, ob die Gichtknoten, welche besonders an den kleinen, aber auch an den größeren Gelenken zur Beobachtung kommen (Abb. 2—4), nur unter der Haut liegen oder dem paraartikulären Gewebe, bzw. den Gelenkkörpern angehören, läßt sich oft erst durch die Röntgenuntersuchung treffen, die bei Beteiligung des Knochens zumeist scharf umschriebene, zum Teil konfluierende Aufhellungen (Zysten-

bildungen) mit Verdichtungen an den Rändern und gelegentlicher Schalenbildung aufdeckt. (Abb. 5, Fall Prof. N. JAGIĆ-Wien, inzwischen von MANIZADE veröffentlicht.) Seltene selbständige Gichtablagerungen im Knochen sind unter anderen von LITTEN, TOLLENS beschrieben worden. In TOLLENS' Fall waren die Markräume der Finger „völlig von weißlichen Harnsäureverbindungen" angefüllt (S. 167) und auch die Spongiosa der Gelenkenden wiesen Uratablagerungen auf.

In weit fortgeschrittenen Fällen der Erkrankung können sich an den Gelenken umfangreiche Knorpel- und Knochenusuren, ja schließlich vollkommener Schwund der Gelenkkörper einstellen: im Bereiche der periartikulären Ablagerungen entstehen mit Entzündung der Umgebung verbundene Gewebserweichungen, die zur Bildung mit Uraten und Eiter gefüllter Höhlen führen, schließlich

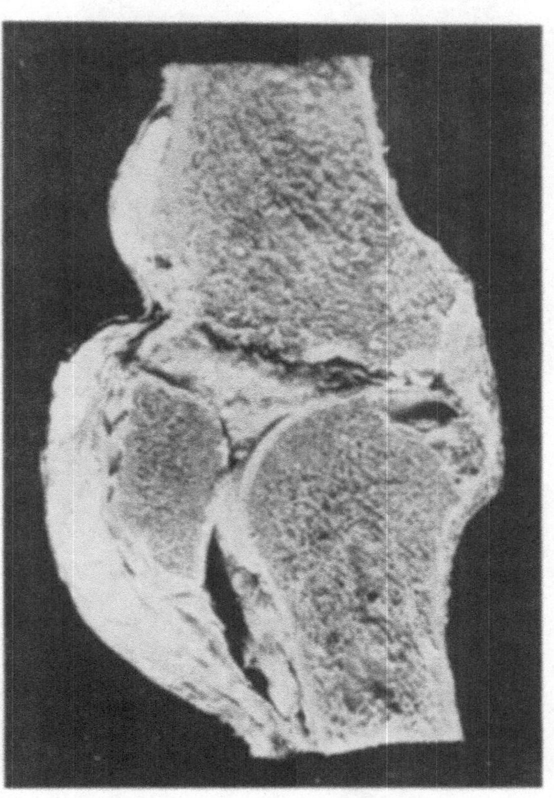

Abb. 4. Gichtknoten im Bereiche des Lig. patellare des linken Kniegelenkes des Falles Prof. N. JAGIĆ - H. CHIARI-Wien.

durchbrechen und ihren kalkweißen schmierigen Inhalt nach außen entleeren [Abb. 6 und 7] (ZIEGLER). Auch ein Einbruch der periartikulären und Knochenherde ist gelegentlich zu beobachten. In anderen Fällen bildet nach KAUFMANN die Umgebung eine mehr oder weniger derbe fibröse Kapsel um die Herde. Gleichzeitig sind vielfach bedeutsame Verunstaltungen der Gelenke, so namentlich des Fußes und der Hand, mit Auftreibungen, Einschnürungen und Stellungsabweichungen sowie fibröse, seltener knöcherne Versteifungen im besonderen der kleineren Gelenke der Finger und Zehen zu beobachten, die eine völlige Gebrauchsunfähigkeit bedingen können (vgl. Abb. 6 und 7).

Ergänzend sei angeführt, daß in schweren Fällen der Erkrankung auch noch im Knorpel außerhalb des Gelenkknorpels Gichtknoten an den Ohren, in der Nase, im Kehlkopf [GUDZENT (a), FROBOESE] sowie an den Rippen (LITTEN) zur Ausbildung gelangen.

Sollen gichtisch veränderte Gelenkkörper zu Sammlungszwecken unter Erhaltung des Uratbestandes konserviert werden, so kommt als Fixierungs-,

Härtungs- und Aufbewahrungsflüssigkeit nur der absolut wasser- und säurefreie Alkohol in Betracht. Den Beweis hierfür liefert die von Westenhöffer ausgearbeitete „Formoldampfmethode", die Westenhöffer (b) zur Konservierung der Harnsäureniederschläge an den Gelenken von Gichtikern angegeben hat und die er folgendermaßen darstellt:

I. Akt. Aufhängen der Organe in einem Gazenetz in einem geschlossenen Kasten über feuchten Formoldämpfen, die wichtige Seite nach oben. Harnsäureinfarkte von Neugeborenen nicht länger als vier Stunden, sonstige Gichtpräparate 12, 18, 24 Stunden. Auf alle Fälle müssen die Präparate herausgenommen werden, sobald sich Zeichen einer Lösung der Niederschläge (!) (Undeutlichwerden) bemerkbar machen. Das zum Verdunsten benutzte Formol muß jedesmal frisch sein (in einer gut verschlossenen Flasche aus braunem Glase aufbewahrt sein), da bei schon im Gebrauch gewesenem, also öfter offen gestandenem und dem Sonnenlicht ausgesetztem zuviel freie Ameisensäure enthalten ist und mit solchem Formol stets schlechte Erfahrungen gemacht wurden.

II. Akt. Härten der Präparate in absolutem Alkohol, dem auf Watte am Boden etwas Quecksilberoxyd zugesetzt ist, auf die man die Präparate legt, Hauptseite nach oben. Auch den Alkohol empfiehlt es sich jedesmal frisch zu nehmen.

III. Akt. Aufbewahrung in Glyzerin. Auf den Boden des Präparatenglases bringt man mit einer entsprechenden Fließpapierscheibe oder ganz wenig Watte zugedeckt etwas Quecksilberoxyd, so daß der Boden bedeckt ist, und legt außerdem

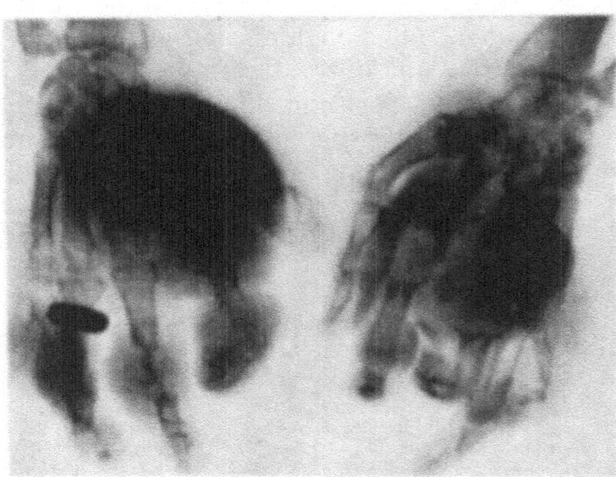

Abb. 5. (Röntgenbild des Falles Prof. N. Jagić-Wien.) Rechte und linke Hand mit weitgehender, auch vollständiger Zerstörung der gelenknahen Knochen verschiedener Metakarpalabschnitte und Phalangen, gekennzeichnet durch Aufhellungen mit gelegentlicher Knochenverdichtung der Ränder der zystischen Bildungen. Hochgradige para- und periartikuläre Weichteilschwellung.

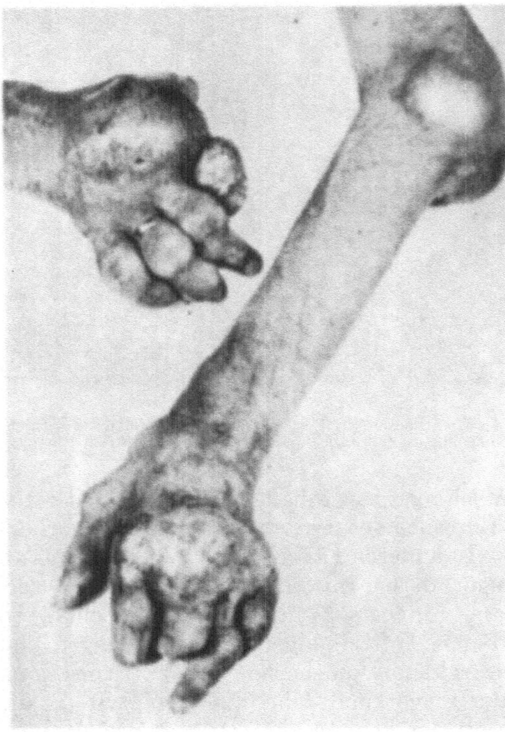

Abb. 6. Fistel- und Geschwürsbildungen der Haut mit Verunstaltungen der Hand und des Ellbogens. (Fall Prof. N. Jagić-Wien.)

noch ein kleines Leinwand- oder Fließpapierbeutelchen mit Quecksilberoxyd allein oder mit diesem und Magnesia usta āā (nach Schätzung) gefüllt hinein.

Man kann auch das Präparat mit etwas Watte überschichten und auf diese noch etwas fein pulverisiertes Quecksilberoxyd ausstreuen. Man vermeidet die direkte Berührung der Ansichtsseite mit Quecksilberoxyd, weil aus diesem, unter der Einwirkung von Ameisensäure, sich reichlich metallisches Quecksilber bildet, das einen graphitfarbenen Niederschlag gibt, aus dessen Menge und raschem Auftreten man einen deutlichen Beweis für die relativ großen Mengen von vorhandener freier Ameisensäure ersehen kann. Es empfiehlt sich, nach den ersten 2 Wochen das Präparat in neues Glyzerin mit neuem Quecksilberoxyd zu bringen. Auch nach so langer Zeit schlägt sich nachher immer noch reichlich

metallisches Quecksilber nieder, ein Beweis, daß immer noch Säure vorhanden ist, welche wohl genügen dürfte, die harnsauren Salze zu lösen (!). Gichtgelenke werden nach Alkoholhärtung zunächst 24—48 Stunden in Glyzerin gebracht, worin die natürliche Farbe völlig wiederkehrt, sodann in Glyzerinwasser je nach der natürlichen Transparenz aufbewahrt. Meistens ergibt sich das Verhältnis von Glyzerin zwei Teile, Wasser einen Teil. Dieser Schlußlösung wird in gleicher Weise Quecksilberoxyd und Magnesia usta zugesetzt. So oft das gelbe Quecksilberoxyd grau geworden ist (!), wird die Aufbewahrungsflüssigkeit erneuert mit neuem Zusatz von Quecksilberoxyd (S. 260 und 261).

BENDA bedient sich zur Uratkonservierung des

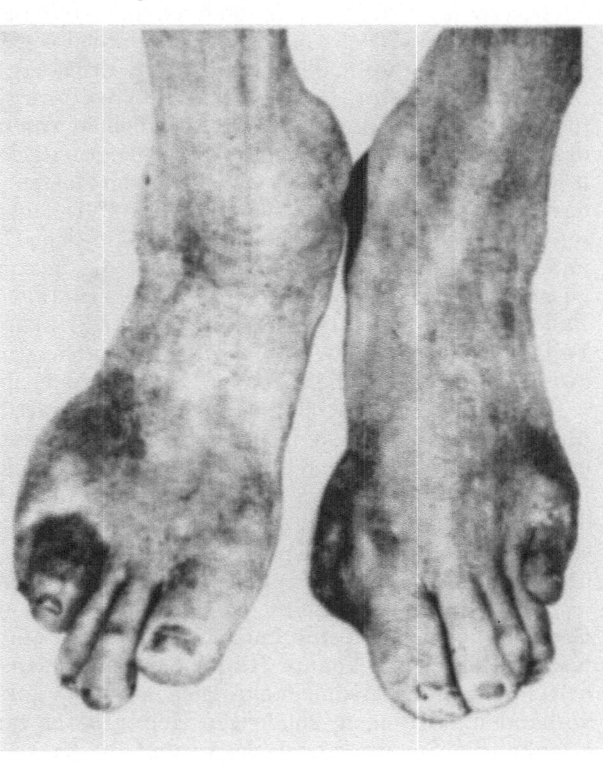

Abb. 7. Gichtknoten mit Druckgeschwüren und Mißstaltung der Füße. (Fall Prof. N. JAGIĆ-Wien.)

SPALTEHOLZschen Verfahrens, das durch die Öldurchtränkung alle Gewebe und selbst den Kalk durchsichtig macht, die Sichtbarkeit der Urate aber erhöht. In derartig konservierten Präparaten ist der Knochen vollkommen durchsichtig geworden, die Urateinlagerungen des Knorpels behalten ihre weiße Farbe.

Häufigkeit und Örtlichkeit der Gelenkgicht.

Nach LICHTWITZ (a) ist die Zahl der Gichtkranken in Deutschland, Frankreich, Amerika und England in ständigem Rückgang begriffen. Im übrigen schwanken die Angaben über die Häufigkeit der Gelenkgicht, besonders auch über das zahlenmäßige Auftreten der Gicht bei Frauen, außerordentlich stark. Wenn man nach BURCKHARDT nur solche Fälle als Gicht gelten läßt, in denen die Gelenkerkrankung wirklich in Beziehung zur Ablagerung von Uraten steht, schränkt sich das Vorkommen der Gicht, besonders bei Frauen,

außerordentlich stark ein (vgl. Gudzent). Beitzke (Berlin) fand z. B. bei
200 Leichen in 16 Fällen Gelenk-, Nieren- oder Knotengicht oder eine Verbindung dieser Formen, also in 8%, Heine (Dresden) in anatomischen Erhebungen
unter 1000 wahllos ausgesuchten Fällen 11mal, also in 1,1% Gelenkgicht. Unter
diesen 11 Gichtkranken Heines befand sich nur eine Frau, demnach wird die
Frau — und damit stimmen auch andere Untersuchungen hinsichtlich der Verteilung der Gicht auf die beiden Geschlechter überein — viel seltener als der
Mann von der Gicht befallen. Nach Heine macht das männliche Geschlecht
demnach 91%, das weibliche Geschlecht nur 9% aller Gichterkrankungen aus.
Lichtwitz (a) betont im besonderen die Heredität der Erkrankung mit der
Angabe, daß die Gicht in manchen Familien seit 400 Jahren (in dominantem,
bisweilen in unregelmäßig dominantem Erbgang) nachweisbar ist.

Hinsichtlich der Örtlichkeit der Gelenkgicht ist die Tatsache anzuführen, daß die Erkrankung im allgemeinen vorzugsweise die kleinen Gelenke
des Fußes, im besonderen das Großzehengrundgelenk (Podagra) und der Hand
(Chiragra) befällt. Diesen Örtlichkeiten folgen das Kniegelenk (Gonagra),
das Ellbogengelenk, das Schultergelenk (Omagra) und das Hüftgelenk. In
schweren Fällen zeigen sich schließlich sämtliche Gelenke betroffen. Wiedhopf
und Greifenstein berichten über Gicht des Sesambeins der großen Zehe. Nur
ausnahmsweise scheint die Wirbelsäule erkrankt zu sein, im besonderen die
Bandscheiben der Halswirbelsäule (Heine, Übermuth); auch im abgebildeten
Falle Jagić-Chiari (Wien) wurden Uratablagerungen an den Bandscheiben
zwischen 4. und 5. und 5. und 6. Halswirbel beobachtet.

Nach den im besonderen vorliegenden statistischen Erhebungen Heines
über die Harnsäuregicht ist in erster Linie das erste Metatarsophalangealgelenk
erkrankt. Das rechte und linke dieser beiden Gelenke fand Heine unter 11 Fällen
je 8mal erkrankt, also in 70,3%, 7mal also in 63,1% waren beide Gelenke bei
der gleichen Person gleichzeitig befallen. Dem ersten Metatarsophalangealgelenk
steht nach Heine das Kniegelenk an Häufigkeit der Erkrankung nur wenig
nach. Im rechten Kniegelenk beobachtete Heine 8mal = 70,3%, im linken 6mal
= 54,5%, in beiden Kniegelenken gleichzeitig ebenfalls 6mal Uratablagerungen.
Gemeinschaftliche Erkrankungen beider Metatarsophalangealgelenke I und
beider Kniegelenke konnte Heine bei 6 Personen feststellen. Eine ausschließlich auf die Metatarsophalangealgelenke beschränkte Gicht war 3mal = 27,3%
vorhanden. Bei einem 25jährigen Heizer waren sämtliche große Extremitätengelenke, die Schultergürtelgelenke und die ganze Wirbelsäule mit Harnsäureablagerungen übersät. Dagegen waren sämtliche Metatarsophalangealgelenke
frei. Unter den 11 Gichtfällen Heines fand sich nur noch einer, in dem die
letztgenannten Gelenke ebenfalls von der Gicht unberührt geblieben und wo nur
beide Kniegelenke, der rechte Ellbogen und die linke Ohrmuschel mit Harnsäure-
salzen durchsetzt waren. Im ganzen genommen bleiben also bei der Gelenkgicht die Metatarsophalangealgelenke nach Heine nur in 18,2% aller Fälle
verschont. Nächst den Kniegelenken sind nach den Erhebungen Heines die
Ellbogengelenke am häufigsten von der Gicht heimgesucht. Das rechte und
linke Ellbogengelenk war im ganzen je 2mal = 18,2%, beide gleichzeitig nur
in einem Fall erkrankt. Gichtablagerungen als Einzelvorkommnis konnte Heine
an folgenden Gelenken feststellen: rechte Schulter, rechtes und linkes Hüftgelenk, rechtes Akromioklavikulargelenk, rechtes und linkes Sternoklavikular-
gelenk, Wirbelsäule, Endphalanx der rechten Großzehe, linkes Metatarsophalangealgelenk II, rechtes und linkes Metatarsophalangealgelenk III und
endlich das linke Metatarsophalangealgelenk V. Eine Bevorzugung einer bestimmten Körperhälfte scheint nach Heines Ermittlungen bei der Gicht nicht
stattzufinden. Auch die Menge der Gichtablagerungen und auch die Zahl der

befallenen Gelenke ließen in HEINEs Untersuchungen keine Einheitlichkeit erkennen.

Hinsichtlich der **regionären Verteilung** ist bemerkenswert, daß die Gicht nach POMMER (a) in Tirol so gut wie nicht vorkommt. POMMER (a) beobachtete unter 15000 Obduktionsfällen (1887—1922) 1mal in einem Grundphalangen-knorpel der Großzehe eine kreideweiße Urateinlagerung. Ausgesprochene und auffällige Gelenkgichtveränderungen kamen dagegen nicht zum Nachweis. Erst im Jahre 1924 wurde eine einschlägige Beobachtung gemacht. Nach POMMER (a) dürfte es den Lebensbedingungen der Menschen des „Landes im Gebirge" zuzuschreiben sein, daß sich ihm so lange kein Gichtfall zur Untersuchung bot. In München scheint nach den Angaben BROGSITTERs die Gicht dagegen häufiger zu sein, am verbreitetsten ist sie nach Bemerkungen von BURCK-HARDT in England. Auch nach BURCKHARDT hängt diese regionäre Verschie-denheit wohl mit der verschiedenen Lebensweise zusammen, insofern als über-mäßiger Fleisch genuß und Alkohol die Entstehung der Erkrankung zu be-günstigen scheinen.

Anhangsweise sei hier erwähnt, daß auch bei **Tieren** Gicht zur Beobachtung gelangt. Nach KIONKA, KITT, HUTYRA-MAREK usw. werden fast ausnahmslos Vögel von Gicht befallen, im besonderen Hühner [bei denen auch im Versuch gichtähnliche Veränderungen erzeugt wurden (MENNITI-IPPOLITO)], seltener Wassergeflügel und Tauben. Am häufigsten wird die Krankheit nach HUTYRA-MAREK bei den Raubvögeln der zoologischen Gärten beobachtet, nur selten bei Zimmervögeln. Die Ähnlichkeit der Geflügelgicht mit der menschlichen Gicht beruht nach M. B. SCHMIDT (a) in dem Vorhandensein einer echten Gelenkgicht mit dem besonderen Befallensein der Metatarsal- und Zehengelenke und dem Auftreten von Tophusbildungen in Sehnen, Periost und Unterhautzellgewebe und herdförmigen Uratablagerungen in den Nieren. Als Eigentümlichkeit gegenüber der menschlichen Gicht erwähnt M. B. SCHMIDT (a) weiße Auflagerungen auf Herzbeutel, Bauchfell und Luftsäcken.

Unter den Säugetieren wurden nach HUTYRA-MAREK nur bei älteren Hunden Gicht gesehen. Mitgeteilte Beobachtungen von Gicht bei Pferden, Rindern, Schweinen führen HUTYRA-MAREK auf Verwechslungen mit entzündlichen und zum Teil rhachitischen Gelenk-erkrankungen zurück. Von KITT wird auch über Gicht bei Reptilien (Alligatoren, Schlangen) berichtet.

Über Guaningicht der Schweine vgl. M. B. SCHMIDT (a).

Chemische Zusammensetzung der Gichtknoten und kristallographische Feststellungen.

Nachdem durch WOLLASTON der Nachweis erbracht war, daß die gichtischen Körper Harnsäure enthalten, wurden unter anderem von R. F. MARCHAND, SPRAGUE (EBSTEIN und SPRAGUE) genauere chemische Analysen vorgenommen, die offenbarten, daß weitaus den Hauptbestandteil der Gichtknoten harnsaure Salze ausmachen.

Die chemische Untersuchung eines Gichtknotens, die SPRAGUE (EBSTEIN und SPRAGUE) ausführte, ergab:

Harnsäure im Mittel .	59,7%	Magnesium	
Tierische Materie . .	27,88%	Eisen	
Natriumoxyd	9,3%	Phosphorsäure . .	Spuren
Kaliumoxyd	2,95%	Schwefel	
Kalziumoxyd	0,17%		

Ein zweiter von SPRAGUE (EBSTEIN und SPRAGUE) untersuchter Gicht-knoten enthielt:

Harnsäure	61,27%
Tierische Materie . .	26,45%
Natriumoxyd	12,28%.

In diesem Zusammenhang ist auch noch über die kristallographischen Feststellungen (ermittelt von Prof. Br. Sander-Innsbruck) zu berichten, die Pommer (a) in seinen mikroskopischen Untersuchungen über die Gelenkgicht erwähnt. Br. Sander fand, „daß die Nadeln optisch einachsig mit negativem Charakter sind und ihnen — wie trigonalen, tetragonalen und hexagonalen überhaupt — Wirtelkristalle entsprechen. Die körnchenähnlichen Gebilde ergeben sich als isotrop und sind zum Teil sicher Querschnitte der Nadeln; diese bilden nebst radial strahligen Aggregaten auch verfilzte, knäuelförmige" [Pommer (a) S. 42].

In einer letzten Mitteilung Pommers (e) über einen neuen Gichtfall fanden sich in Knochenmark- und Gelenkgichtherden neben Anhäufungen und Einlagerungen des gewöhnlichen, in feinen Nadeln kristallisierenden und leicht in Wasser löslichen Harnsalzes des Mononatriumurates Einlagerungen einer in Gestalt plumper Leisten kristallisierenden Harnsalzabart, die sich durch Unlöslichkeit in Wasser, in wässerigem Glyzerin und Alkohol und in verdünnter Kali- und Natronlauge auszeichnet. Die ebenfalls von Prof. Br. Sander (Innsbruck) durchgeführte kristallographische Untersuchung ergab, daß sich die Kriställchen außer an der Gestalt [verhältnismäßig große Kristalle in Gestalt kurzer Leisten, durchschnittlich 0,003 : 0,015 mm mit ziemlich starker Doppelbrechung und gerader Auslöschung mit γ' in der Längsachse L und Auslöschungsschiefen bis zu 37^0 ($L : \gamma'$)] durch ihre Optik, welche für monoklinisches System spricht, gut von den nadeligen Kristallen mit α in der Längsachse und immer gerader Auslöschung unterscheiden lassen.

Pommer (e) fand beweisende Anzeichen dafür, daß diese Harnsalzabart neben und unabhängig von dem gewöhnlichen nadeligen Harnsalz entstehen kann, daß auch ein schichtenweiser Wechsel der beiden Kristallbildungen vorkommt und sich innerhalb strahlig gebauter Aggregatherde sogar eine Umwandlung des nadeligen Harnsalzes in die Abartform vollziehen kann.

Mikroskopische Erkennung der Gelenkgicht.

Da zur Verfolgung der durch die Urateinlagerungen verursachten Gewebsveränderungen während des wechselhaften Verlaufes der Gichterkrankungen ein besonderes Untersuchungsverfahren notwendig ist, bei dem auch die Uratablagerungen selbst und nicht nur ihre Auflösungsrückstände zur Darstellung gelangen, so sei einleitend kurz über die von Pommer (a) ausgearbeitete Methode berichtet.

Die Entkalkung in einer gesättigten Lösung von Pikrinsäure (Trinitrophenol) in wasserfreiem Alkohol stellt zugleich ein Konservierungsverfahren der Urate dar, bei dessen sorgfältiger und vorsichtiger Ausführung jegliche Einbuße an Uraten durch teilweise Auflösung völlig vermieden bleiben kann.

Die Schnitte, die von den betreffenden Stücken, nach deren Entkalkung mit alkoholischer Pikrinsäurelösung und Einbettung in Zelloidin, immer unter Alkoholbespülung des Mikrotommessers hergestellt werden, kommen zunächst für einige Zeit in absoluten Alkohol, dem wenige Tropfen einer gesättigten wässerigen Ferridpikratlösung [1] zugesetzt wurden. Daraus werden die Schnitte unmittelbar in eine gesättigte alkoholische Hämateinlösung gebracht. Zum Erfolg des Verfahrens genügt im großen und ganzen ein 18 bis 36 Stunden langes Verweilen der Schnitte in der besagten Eisenbeize und darauf die Ein-

---

[1] Zur Vermeidung einer stärkeren Verwässerung des Beizungsalkohols werden nach Pommer (a) nur zwei und höchstens fünf Tropfen der gesättigten wässerigen Lösung des pikrinsauren Eisenoxyds auf je 10 ccm absoluten Alkohols in entsprechend kleinen, gut verschließbaren Fläschchen angewendet. Die Zugabe so weniger Tropfen einer gesättigten wässerigen Lösung von Ferridpikrat zu absolutem Alkohol gefährdet, wie Pommer (a) erprobte, den Uratbestand nicht.

wirkung der gesättigten alkoholischen Hämateinlösung von drei, neun, zwölf Stunden Dauer, und zwar in der geringen Menge von 10—20 ccm, ebenfalls in kleinen gut schließbaren Fläschchen.

„Es hängt im wesentlichen von dem Verhalten der Schnittpräparate (von ihrer Dünnheit, ihrem Gehalt an zur Bindung des Farbstoffes befähigten Gebilden und von deren Farbstoffanziehungsgrade) ab, ob sich dabei ohne weiteres der gewünschte Erfolg guter Kernfärbung und entsprechender Färbungsunterschiede überhaupt herausstellt, oder ob man veranlaßt ist, durch Ausdehnung des Beizungs- und Färbungsverfahrens über mehrere Tage eine Überfärbung der Schnitte herbeizuführen und die dabei eintretende allgemeine Schwarzfärbung darauf durch die Waschung der Schnitte in halb- oder viertelgesättigtem Pikrinsäurealkohol und durch nachfolgende weitere Waschung mit absolutem Alkohol zu entsprechender Minderung und differenzierender Einschränkung zu bringen.

Im ersteren Falle ergibt sich dabei nebst einer bläulichschwarzen Färbung aller Zellkerne eine ähnlich gesättigte Schwarzbraunfärbung des verkalkt gewesenen Knochengebälkes, während die kalkärmeren und die unverkalkt gewesenen Knochenanteile ein verschiedenartig lichtes Braun zeigen, wie ihre Säume und Felder verhält sich mehr oder minder auch das Gewebe des Periosts, Perichondriums, der Sehnenscheiden und des Fasermarkes, während das Sehnen- und Bandansatzgewebe sich gesättigter färbt, was auch von den Grenzrändern und Kittlinien der verkalkten Knochengebiete und von der Verkalkungsschicht des Gelenkknorpels gilt. Die unverkalkten Knorpelanteile bieten eine lichtbraune Färbung dar und lassen darin ebensowohl die dichten Massen der die Oberflächenregion des Gelenkknorpels einnehmenden Urateinlagerungen, als auch die von hier aus in den Knorpel verschieden tief vorgreifenden Kristallnadelausstrahlungen in ihrer leuchtenden Pikrinsäuregelbfärbung auffallen, insoweit deren Nadeln und Nadelbüschel nicht in schwarzer Färbung zutage treten. Letzteres Verhalten ist augenscheinlich dadurch bedingt, daß die Uratkristalle in diesen ihren zarten peripherischen Ausstrahlungen gelegentlich schon vorher, während der Aufbewahrungszeit der Stücke oder Schnitte oder auch hernach bei zu wenig gelungener Abkürzung und Mäßigung der Lösungswirkungen beim Wechsel der verschiedenen alkoholischen Flüssigkeiten, mehr oder minder zur Auflösung gelangen, so daß sich in ihrem Matrizenspältchen der Farbstoff des schwarzen Eisenhämateins in Form feinster Körnchen niederschlagen kann. Auch von dem unter solchen Umständen oft ganz licht gelblich erscheinenden Knochenmark oder lockeren Bindegewebe heben sich darin vorhandene Uratherde mit allen den verschiedenen, vom Grade ihrer Raumbeschränkung abhängigen Besonderheiten ihres Gefüges und ihrer Form und Abgrenzung durch auffällig leuchtend gelbe adsorptive Sättigung mit Pikrinsäure ab. Auch sie können hierbei unter den besagten Umständen da oder dort eine mehr oder minder durchgreifende Auflösung erfahren, die ihren Gehalt an nadelig oder körnig erscheinenden Uratkristallen und damit auch die Stärke ihrer Pikrinsäurefärbung verringert. Der Kalkgehalt mancher Uratherde und -felder bedingt aber, daß sie, sei es in allgemeiner Ausbreitung oder nur örtlich in verschieden großen Flecken und vielfach auch nur auf ihre Ränder beschränkten Ausdehnung, eine grauschwärzliche oder sogar gesättigte Schwarzfärbung zeigen" [Pommer (a) S. 15 und 16].

Beim Überfärbungsverfahren kommt es nach Pommer (a) „zur Auslöschung vieler der bisher beschriebenen Färbungsverschiedenheiten, doch lassen sich damit trotzdem, nach Durchführung der zur Differenzierung erforderlichen, vorhin angeführten Waschungen der Schnitte, Befunde von Belang herstellen. Es ergeben sich dabei neben der starken Schwarzfärbung der Zellkerne und der gelegentlich, ja häufig in den venösen Blutgefäßen der Schnitte vorfindlichen Fibringerinnsel, ferner der verkalkten Knorpel-, Knochen- und Uratherdgebiete, auch an den durch ihren Elastingehalt dazu veranlagten Sehnen und Bandansätzen tiefe, der Auswaschung lange trotzende Schwärzungen. Die kalkfreien Uratherdgebiete fallen zugleich durch ihre grelle Pikrinsäuregelbfärbung auf, obwohl unter der Wirkung der Überfärbung eine mehr oder minder beträchtliche Gelbfärbung des Knochenmarkes und des Tophusgewebes und der ansonsten vorfindlichen lockeren Bindesubstanzbildungen vorhanden bleibt.

Neben den gegebenenfalls an den Uratherden anzutreffenden infolge ihres starken Kalkgehaltes tief geschwärzten Anteilen können manche auch auf eine ausgebreitete diffuse schwächere Beimischung vom Kalkurat zum typischen Mononatriumurat dadurch hinweisen, daß sich an ihren Überfärbungspräparaten statt der hellgelben eine tiefere braungelbe Färbung zeigt, wobei sich dann der Kalkgehalt an solchen Stellen bei ihrer Behandlung mit Schwefelsäure durch das Aufschießen reichlicher Gipskristallnadeln darlegen ließ.

In der unverkalkten Gelenkknorpelsubstanz, die unter der Wirkung der Überfärbung eine mehr oder minder lichtblaugraue oder auch bläulichschwarze Färbung zeigt, sind auch bei solchen Überfärbungspräparaten nicht nur die oberflächlicheren verkrustenden Anhäufungen der Urate, sondern ist auch ihre Ausläuferzone von Kristallnadelbüscheln weit herein durch die hellste Pikrinsäuregelbfärbung auffällig gemacht, sofern nicht unter den vorhin erwähnten Umständen durch die Auflösung der Uratnadeln wieder Gelegenheit gegeben ist, daß sich in ihren Auflösungsmatrizen feinkörnige schwarze Eisenhämateineinlagerungen niederschlagen.

In solchen Überfärbungspräparaten erscheint dann in aller Schärfe, aber in Schwarz, der Befund wiedergegeben, den sonst die der Auflösung entzogenen Urateinlagerungen in grell gelber Pikrinsäurefärbung der Gelenkknorpelgrundsubstanz verleihen" [Pommer (a) S. 20].

Werden Schnitte, in denen durch Alkoholverwässerung, wiederholten Alkoholwechsel bei lang dauernder Aufbewahrung der Schnitte oder durch verhältnismäßig zu reichliche Alkoholanwendung die Uratherde und Einlagerungen zur Auflösung und Auslaugung gelangt sind[1], dem angegebenen Färbungsverfahren unterzogen, so hängt nach Pommer (a) auch unter solchen Umständen „die Beschaffenheit der Befundbilder der Präparate besonders von der Ausführungsweise des Färbungsverfahrens, also davon ab, ob es ohne oder mit Überfärbung und mit darauf hin nötiger differenzierender Nachbehandlung mit Pikrinsäurealkohol ausgeführt wird. Vorweg ist hier hervorzuheben, daß außer der im ersteren Falle gegebenen Braunfärbung und der im zweiten Fall zu erreichenden Schwarzfärbung auch eine Grünfärbung an den verkalkt gewesenen Knochengebieten und an den sonstigen Schnittgebilden von ähnlichem Farbstoffanziehungsverhalten in Erscheinung treten kann. Diese Grünfärbung steht aller Wahrscheinlichkeit nach in Abhängigkeit von der zur Auflösung der Urate führenden Vorbehandlung der betreffenden Untersuchungsstücke und Schnitte, wobei vermutlich an eine seinerzeitige Versetzung ihres Aufbewahrungsalkohols, der die Uratauflösung bewirkte, mit Leitungswasser von Eisen- und Kalkgehalt zu denken sein dürfte".

„Unter allen diesen Umständen ist dabei in betreff der Uratherde und Einlagerungen immer. der Befund gegeben, daß statt der Urate eine nach ihrer Auflösung durch besagte Alkoholeinwirkungen zurückbleibende Rückstandssubstanz, und zwar bei völlig entsprechendem Verhalten betreffs Ausdehnung, Lage und Gefüge der Herde und Einlagerungen zutage tritt." Sie zeigt dabei, sofern es sich nicht um verkalkte Uratbezirke handelt, eine lichte, blaß graubläuliche, ja weißliche Färbung, durch die sie in den Schnitten hervorsticht. „In dieser Rückstandssubstanz läßt sich wie auch schon im ungefärbten Zustande, das Matrizengepräge der Urate bemerken, so ein Überwiegen des Nadelbüschel- und Strahlenbildes unter günstigen räumlichen Verhältnissen, z. B. bei neu hinzugekommenen Uratanlagerungen, hingegen ein hauptsächliches Vorherrschen grob- und feinkörnig erscheinenden Gefüges in älteren verdichteten und besonders in schon kalkhaltig gewordenen oder völlig verkalkten Uratherden bzw. Anteilen größerer Uratherde. Solchen ist durch das Färbungsverfahren unter allen Umständen auch hier wieder nach der besagten uratlösenden Alkoholeinwirkung, eine hervorstechende dunkel graue bis tiefschwarze Färbung gegeben.

Sehr von Einfluß auf die Befunde des Färbungsverfahrens ist auch unter diesen Verhältnissen der Uratauflösung, ob das schwächer lichtbrechende Glyzerin ob Kanadabalsam zur Einschließung der Schnitte verwendet wird.

Während in Glyzerin gleichwie alle sonstigen Texturfeinheiten der Schnitte auch das Matrizengepräge der Uratherde und -einlagerungen deutlich hervortritt, zeigt es sich bei Verwendung des Kanadabalsams, außer an Schnitten von besonderer Dünnheit und stärkster Färbung, wenn sie überdies in sehr dünnflüssigem Kanadabalsam eingeschlossen werden, undeutlich und verschwommen, ja homogen" [Pommer (a) S. 23 und 24].

Das Pommersche Verfahren der Untersuchung des Uratbestandes bei Gicht gestaltet sich zusammenfassend nach Lang und Haslhofer folgendermaßen:

1. Fixierung in absolutem Alkohol.

2. Entkalkung in einer gesättigten Lösung von Pikrinsäure (Trinitrophenol) in wasserfreiem Alkohol.

3. Überführung in Alkohol absolutus, bzw. Ätheralkohol und Zelloidineinbettung.

4. Anfertigung der Schnitte unter Bespülung des Mikrotommessers mit Alkohol absolutus oder mit 96%igem Alkohol.

---

[1] Zum Verständnis dieser Angabe ist die durch Freudweiler und besonders durch Bennecke festgestellte Tatsache in Betracht zu ziehen, daß „selbst in stärkstem Alkohol bei längerer Einwirkung ein Teil der Kristalle, natürlich besonders die periphersten am dünnsten gelagerten" zur Auflösung gelangen und daher die Schnitte nicht länger als nötig in Alkohol aufzubewahren sind.

5. Übertragung der Schnitte in absolutem Alkohol (in dicht verschließbare kleine Gefäße).

6. Beizung der Schnitte (in entsprechenden kleinen, gut verstopfbaren Fläschchen) in Ferridpikratalkohol durch 18—36 Stunden.

Herstellung der Beizungsflüssigkeit: Zufügung· weniger Tropfen (2—5) einer gesättigten wässerigen Lösung pikrinsauren Eisenoxydes auf je 10 ccm absoluten Alkohols. Pikrinsaures Eisenoxyd erhält man durch Behandlung von Eisenoxydhydrat (gefällt aus Eisenchlorid mittels Ammoniaks) mit Pikrinsäure.

7. Färbung der Schnitte in 10—20 ccm einer gesättigten alkoholischen Hämateinlösung durch 3, 9, 12 Stunden, im allgemeinen bis Dunkelfärbung eintritt. (Die Färbung muß in kleinen, gut verschließbaren Schalen erfolgen.)

8. Waschen in Alkohol absolutus.

9. Einschließen in wasserfreies Glyzerin oder in Kreosotkanadabalsam.

10. Bei Überführung Waschung der Schnitte mit halb- oder viertelgesättigtem Pikrinsäurealkohol und nachfolgende Waschung mit absolutem Alkohol, am besten auf dem Objektträger.

Alle in dieser Arbeit bildlich wiedergegebenen Schnitte sind, wenn nicht besonders angeführt, nach diesem Verfahren untersucht und gehören dem Gichtfalle K 143$_1$ an, der namentlich die kleinen Gelenke des Fußes gichtisch erkrankt zeigte.

a) Uratablagerungen im Gelenkknorpel und in synovialen Gewebsausbreitungen.

Für die bekannte Bevorzugung der Harnsäureablagerungen im Gelenkknorpel bei Gicht ist von Bedeutung, daß der Knorpel den höchsten Gehalt an Natrium-Ionen aufweist (VAN LOGHEM, STURM), indem dieser um das 8fache den Natriumgehalt des Blutes übersteigt; außerdem kommt auch die auf dem Gehalt an Chondroitin-Schwefelsäure beruhende saure Reaktion und auffällige Basophilie der Knorpelgrundsubstanz und ihr hoher Wassergehalt (SCHAFFER) in Betracht. In letzterer Hinsicht ist noch von besonderem Belang, daß sich die oberste Gelenkknorpelschicht, in der bei der Gicht die Urate die stärkste Anhäufung erfahren, von besonderem Flüssigkeitsgehalt erweist (BENNINGHOFF). Mit POMMER [(a), S. 146, 147, (b) S. 5] entkräften diese Tatsachen die Angabe DUCKWORTHs, daß die Harnsäureablagerungen kein unentbehrliches und charakteristisches Zeichen der Gicht seien und widerlegen auch die Behauptung MUNKs (a), daß keine Affinität des Knorpels zur Harnsäure bestehe.

Die Veränderungen des Gelenkknorpels, die die Erkrankung kennzeichnen, bestehen vor allem in Uratablagerungen, die in verschiedener Ausdehnung den Gelenkknorpel einnehmen (Abb. 8). Die Uratnadeln und die auch körnig erscheinenden Uratablagerungen sind im besonderen in der oberflächlichen Schicht des Gelenkknorpels abgelagert und dringen von hier aus auf verschiedene Tiefen in den Knorpel vor (Abb. 9, 10). Nach POMMERs (a) Untersuchungen besteht der Eindruck einer unter allen Umständen überwiegend senkrecht oder steilschräg zur Oberfläche verlaufenden Strichelung der Uratnadeln selbst oder der ihnen entsprechenden nach auflösender Alkoholbehandlung zutage tretenden Matrizen. Zur Erklärung der Anhäufung der Urate in den obersten Schichten des Gelenkknorpels ist mit POMMER (a), der „aus der starken Färbbarkeit der obersten Schicht der Tangentialzone mit sauren oder basischen Farben von BENNINGHOFF gefolgerte Gehalt an ‚koagulierter Synovialflüssigkeit in den feinsten Spalten der Oberfläche‘ heranzuziehen" (S. 36).

Innerhalb der Uratinkrustationen des Knorpels sind vielfach noch rundliche Ballen zu beobachten, die Knorpelzellen entsprechen, die selbst, bzw. deren

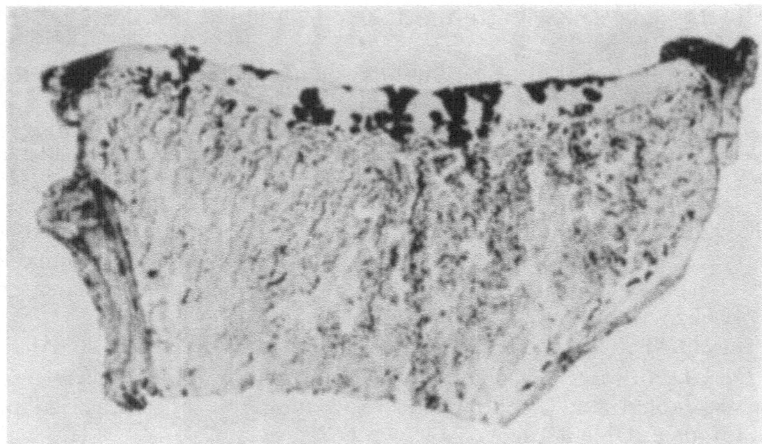

Abb. 8. Übersichtsbild eines ungefärbten Schnittes der Metatarsuspfanne des Großzehengrundgelenkes mit Uratablagerungen vorwiegend im Gelenkknorpel sowie in der Kapsel des Gelenkes. (Museumpräparat K 143₁.)

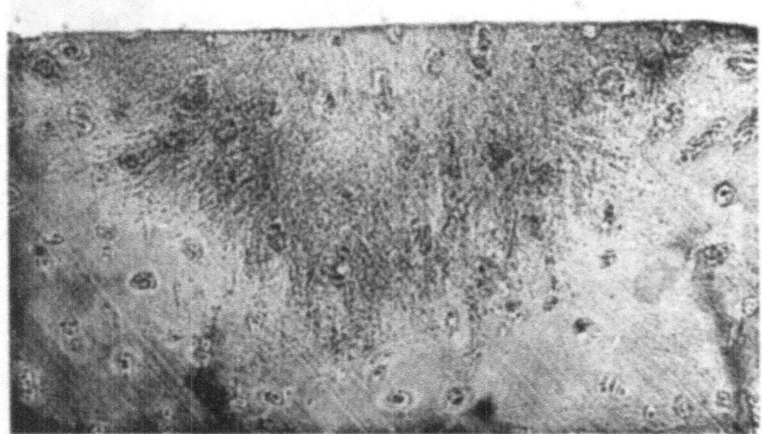

Abb. 9. Teilbild der Abb. 8 mit oberflächlichen Uratnadelabscheidungen.

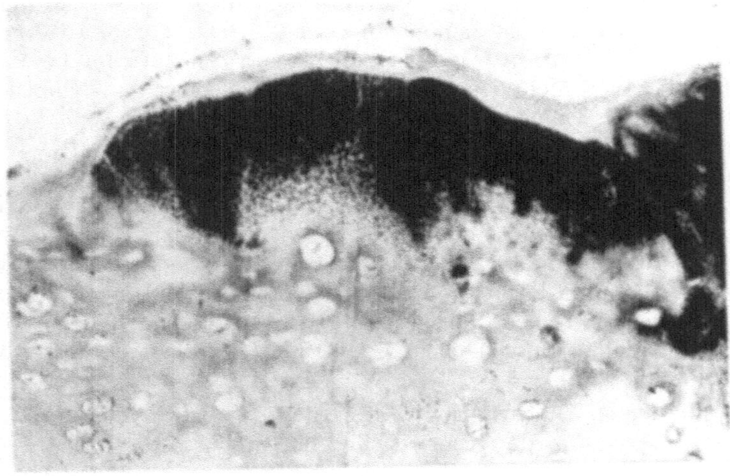

Abb. 10. Teilbild der Abb. 8 Körnig erscheinende Uratablagerungen in der oberflächlichen Schicht des Metatarsus-Gelenkknorpels.

perizellulären Höfe von Uratkristallen eingenommen sind (Abb. 11—13). Diese Befunde legen mit POMMER (a) nahe, daß die Knorpelzellen und ihre peri-

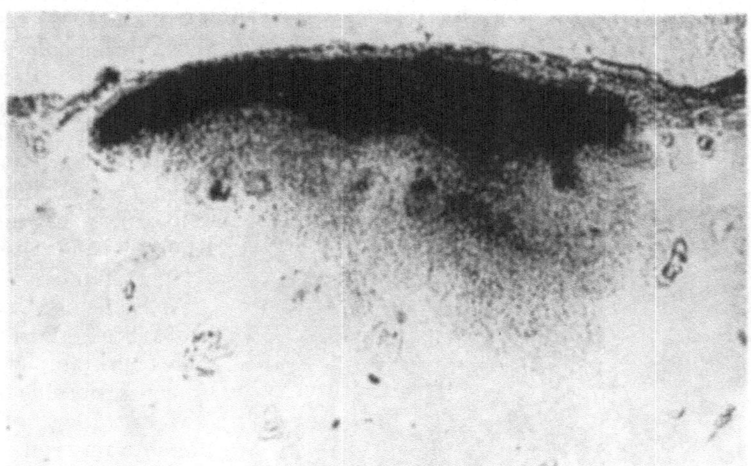

Abb. 11. Teilbild der Abb. 8. Uratballen innerhalb einer oberflächlichen Inkrustation des Gelenkknorpels.

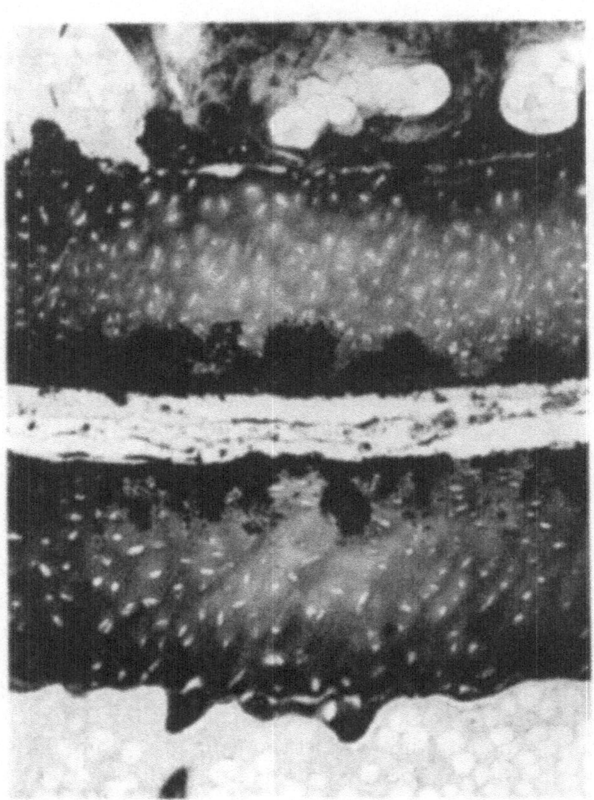

Abb. 12. Gelenkknorpelgebiet des Köpfchens und der Pfanne des Großzehengrundgelenkes mit Gelenkspalt, der synoviale Überwachsungshäutchen erkennen läßt. (Gefärbter Schnitt.)

zellulären Substanzhöfe zu den Hauptablagerungsstätten der Urate gehören. Damit in Übereinstimmung steht, daß auch nach ASCHOFF und GAYLORD in den Knorpelzellen die Anhäufung feiner Nadeln zur Bildung von Ballen bedeutender Größe führt. Auch für Rindfleisch bilden die Knorpelhöhlen den Mittelpunkt sternförmiger Kristallbüschel, die den Knorpel durchsetzen. Ähnliche Äußerungen finden sich auch bei Ebstein, Duckworth sowie bei Brogsitter. Nach Brogsitter sind der Ausgangspunkt der Niederschlagsbildung „vorwiegend die Knorpelzellen, weil als häufig wiederkehrender Befund im Zentrum eines kleinen Büschels oder einer großen Uratgarbe eine nekrotische Zelle festgestellt wird". (S. 20). Brogsitter führt aber immerhin noch an, daß er auch ohne nachweisbaren Zusammenhang mit Zellkörpern Urate in der Knorpelgrundsubstanz abgelagert fand.

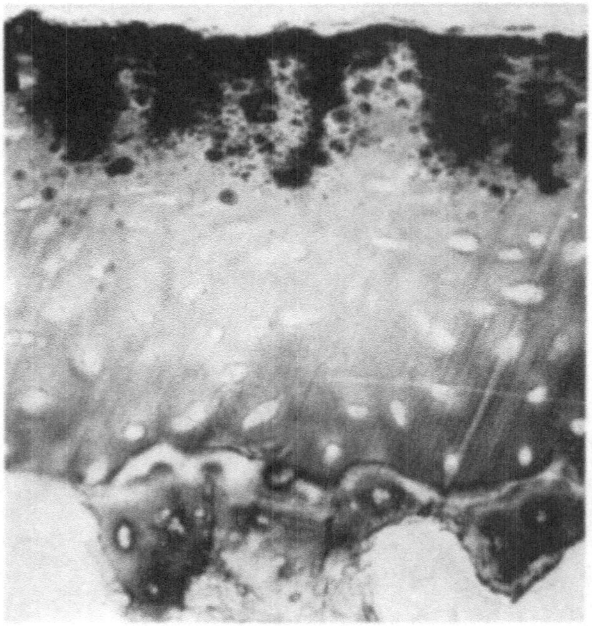

An Stelle der Uratballen beobachtete Pommer (a) mehrfach klumpige Anhäufungen grobeckiger Harnsäurekristalle, die das Vorstadium von konkrementartigen Harnsäureinkrustationen darstellen. Pommer (a) beschrieb auch bei mehr oder minder unvollständiger Uratauflösung die Abgrenzung der Uratballen „von einer durch ihre dunkle Blaufärbung auf Verkalkung der Umfassungskapsel hinweisenden, in verschiedenem Maße kreisförmig geschlossenen Bogenlinie gebildet" (S. 38).

Abb. 13. Teilbild der Abb. 12 mit Uratablagerungen und Uratnadelballen in der obersten Schicht des Gelenkknorpels.

Pommers (a) Untersuchungen deckten in Ergänzung der dargelegten Befunde auch Uratnadelballen auf, die durch vorragende Nadelspitzen stachelig umsäumt erscheinen, sowie unabhängig davon auch stern- und drusenförmige Aggregate von Uratkristallen, namentlich in Knorpelgebieten mit reichlichem Flüssigkeitsgehalt.

Abgesehen von den Zellhöfen entsprechenden Uratballen und abgesehen von Uratanhäufungen in der obersten Knorpelschicht, die durch ihren Saftgehalt dazu veranlagt erscheint, weisen nach Pommer (a) die Knorpelbilder keine Abhängigkeit der Harnsalzablagerungen von dem Gewebsbau des Gelenkknorpels nach. Der Mangel einer bestimmenden Einflußnahme des Baues des Gelenkknorpels auf Grad und Verteilung der Uratablagerungen wird mit Pommer (a) auch noch durch teils spießförmige, teils zylindrische, auch zapfen- und röhrenförmige Urataggregationen, die sich durch wirtelige Querlagerungen der Nadeln geradezu knoten- und wirtelstabförmig gestalten können, aufgezeigt. Beweise für die im Gelenkknorpel ermöglichte, selbständige Auswirkung der Mononatriumkristalle sind nach Pommer (a) auch in dem dichten Filzwerk zu erblicken, das mit seinen sich durchkreuzenden Uratkristallen die Knorpelgrundsubstanz innerhalb massiger Inkrustationsstrecken einnimmt und dadurch den Gelenkknorpel auffällig brüchig werden läßt [vgl. Pommer (a), S. 37, Abb. 26].

In Vervollständigung dieser Befunde sind noch die Rückstandsbilder der Uratablagerungen im Gelenkknorpel zu erwähnen, die nach auflösender Alkohol- und Wassereinwirkung in Erscheinung treten und einen Einblick in die Zustandsabänderungen der Knorpelgrundsubstanz gewähren. Die Rückstandssubstanz der Uratablagerungen im Gelenkknorpel wie auch in Uratherden anderer Gewebe, so von Sehnen, läßt, mit POMMER (a, b) eine den Matrizen ihrer nadeligen oder auch körnig erscheinenden Kriställchen entsprechende Zeichnung bemerken. Die Uratrückstandsbilder des Knorpels machen nach POMMER (a) die Annahme unabweisbar, „daß ihre Abscheidung und infiltrative Einlagerung mit einer kolloid- oder leimähnlich (oder verleimigend) zu nennenden degenerativen Veränderung der Knorpelgrundsubstanz einhergeht. Diese gichtische Knorpelentartung überhaupt, und besonders die im Bereiche der verschiedenen Urataggregatbildungen bedingt eine Einbuße an Elastizität und Kohärenz, die schon an sich, namentlich aber im Gebiete von Überwachsungen des Gelenkknorpels seitens der Synovialis und ihrer Fortsatzausbreitungen, sowie andererseits im Bereiche der synovialen Unterminierungen des Gelenkknorpels zu Einbiegungen und Einknickungen, Einbrüchen und Verlagerungen inkrustierter Knorpelstrecken führt" [(a) S. 150].

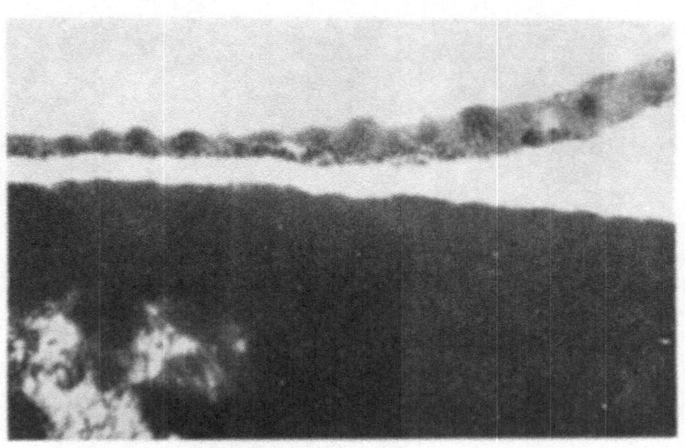

Abb. 14. (Abgehobene) von Uratkristalldrusen eingenommene, synoviale Überwachsungsmembran des oberflächlichen Inkrustationsgebietes des Gelenkknorpels des distalen Endstückes des linken Keilbeines. [Nach POMMER (a) Abb. 49, S. 59.]

Von besonderer Bedeutung ist in diesem Zusammenhang, daß nach POMMER die Rückstandssubstanz nirgends das Texturbild eines nekrotisierten Gewebes bemerken läßt. Es entspricht daher auch nicht den Tatsachen, daß die Uratrückstände als Nekroseherde aufgefaßt werden, wie dies durch EBSTEIN (a) und in neuerer Zeit durch BROGSITTER geschehen ist. Schon RIEHL, LIKATSCHEFF, KRAUSE, MINKOWSKI machten darauf aufmerksam, daß die homogen erscheinende Substanz der Rückstandsherde als feinstreifige Zeichnung die „Abdrücke", „Schatten" oder „Einschlüsse" der ausgewaschenen Kristalle darbiete; auch MUNK (b) hatte sie als den mit den Kristallen ausfallenden „Eiweißbestandteil" der Tophusbildung erkannt.

Die Tatsache, daß die Urateinlagerungen in der oberflächlichen Gelenkknorpelschicht die größte Dichte aufweisen, im besonderen aber die Bildung inkrustierter synovialer Überwachsungsmembranen (vgl. Abb. 12 und 14) beweisen, daß den Urateinlagerungen ein vom synovialen Inhalt der Gelenkhöhle aus stattfindender Infiltrationsvorgang zugrunde liegt [POMMER (a, b)].

Für die Abhängigkeit der Urateinlagerungen im Gelenkknorpel von der Synovialis und ihrer Flüssigkeitsabsonderung sind aus dem Schrifttum die Angaben ASCHOFFS und GAYLORDS zu erwähnen, daß die Ausstrahlungsrichtung der Uratnadeln von der Oberfläche in die Tiefe geht. In Übereinstimmung damit stehen die Befunde von R. BASS und K. HERZBERG, die in der Gelenkflüssigkeit bei 2 Gichtkranken eine außerordentlich hohe Harnsäurekonzentration ermittelten, die den Harnsäuregehalt des Blutes um das Vielfache übertraf. Über einen hohen Gehalt an Harnsäure in der Gelenkflüssigkeit bei Gicht berichtet auch ABDERHALDEN. Die gegenteiligen Fälle alkalischer Reaktion der Gelenkflüssigkeit im Kachexiestadium der Gicht (BROGSITTER) finden mit POMMER [(a) S. 44, (b) S. 8] wohl in dem mit Remissionen einhergehenden Krankheitsverlauf der chronischen Gicht ihre Erklärung.

Auf Grund der mikroskopischen Veränderungen und der bisherigen Erörterungen ist mit POMMER (a, b) die Auffassung zu vertreten, „daß eine mit Harnsäureanreicherung in der Gelenkflüssigkeit einhergehende

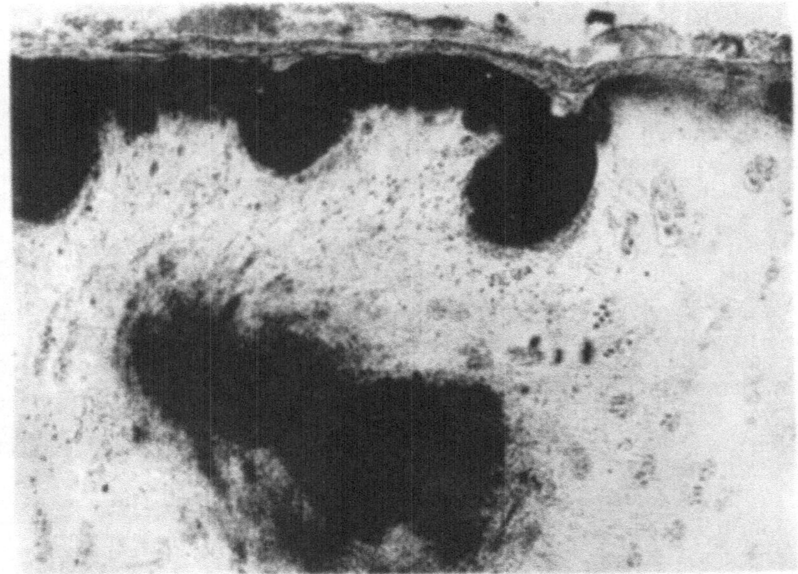

Abb. 15. Überwachsungsmembran im Bereiche eines von mächtigen Uratherden inkrustierten Gelenkknorpelgebietes des Großzehengrundgelenkes des Falles der Abb. 8.

Synovitis zu den Uratablagerungen im Gelenkknorpel führt, die Gelenkzustände überhaupt einleitet und weiter beherrscht" [POMMER (b) S. 8]. Diese Auffassung, die sich mit den Äußerungen GARRODS, VIRCHOWS, MUNKS (b) deckt, steht in Widerspruch zur Anschauung BROGSITTERS, der unter Berufung auf EBSTEIN glaubt, daß die Uratdurchtränkung des Knorpels von der Epiphyse ausgeht und nicht von der Gelenkhöhle her erfolgt. Aus POMMERS (a) Untersuchungen ergibt sich, daß die oberflächlichste schmale Schicht des Gelenkknorpels, die BROGSITTER frei von Uratkristallen fand, nicht dem Gelenkknorpel angehört, sondern eine ihm bei der Gelenkgicht aufgelagerte synovitische Bindegewebsbildung darstellt. Diese Deutung wird vor allem dadurch wahrscheinlich gemacht, daß in POMMERS (a) und in eigenen Untersuchungen innerhalb des faserigen Gewebes der Überwachsungsmembranen Entzündungszellen sowie Fibrinabscheidungen nachweisbar waren (vgl. Abb. 15). Gelegentlich fand POMMER [(a) S. 83, (b) S. 9] auf längere Strecken hin, die fasergewebige Lage vom Gelenkknorpel abgehoben und dabei Einsenkungen gebildet, denen entsprechend im Knorpel Urataggregationen entstanden, die bei ihrer Auflösung aufgehellte Rückstandsbildungen von Trichter-, Becher- und Napfform hinterließen. Als bedeutungsvoll für die erörterte Frage ist anzuführen, daß POMMER [(a) S. 40] innerhalb mehr oder minder tiefer Einsenkungen der synovialen Überwachsungsmembranen eine verdrängende Druckwirkung feststellen konnte, die seitens der Uratablagerungen auf Grundsubstanz und Zellen des Knorpels ausgeübt wird.

Als Umstand, der die Uratabscheidungen im Gelenkknorpel begünstigt, ist neben der einleitend erwähnten kolloid-chemischen Beschaffenheit des Knorpels, im besonderen auch der außerordentlich verlangsamte Kreislauf der Gewebsflüssigkeit in den faserdichten Schichten des gefäßlosen Knorpels bedeutsam. In diesem Sinne bezieht auch RINDFLEISCH (b) die besondere Eignung der Sehnen, Sehnenscheiden, Schleimbeutel und Gelenke zum Auskristallisieren der Harnsäure. Auch nach VIRCHOW (a, b) findet die Ablagerung der harnsauren Salze wesentlich in so gefäßlosen Teilen statt,

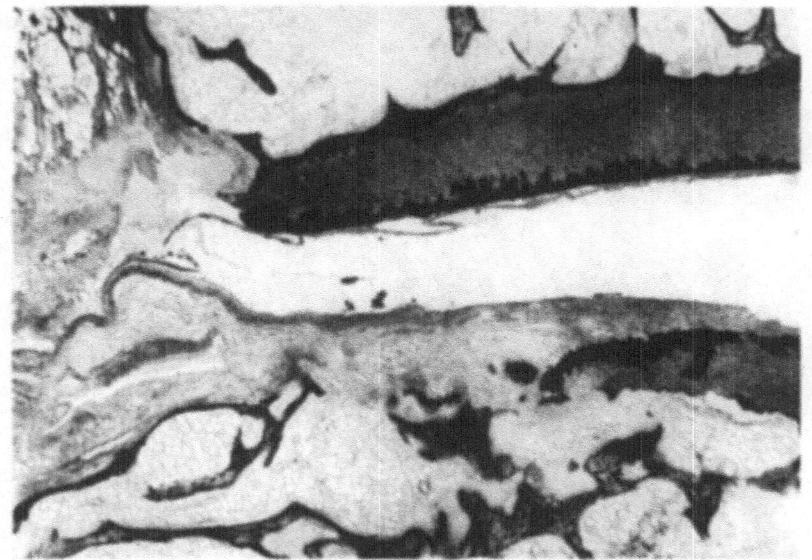

Abb. 16. Großzehengrundgelenk mit Uratablagerungen in den oberflächlichen Lagen des Pfannenknorpels; vom Rand her erfolgende synovitische Ersetzung des ebenfalls inkrustierten Knorpels des Köpfchens.

wie in den Gelenkknorpeln und demnächst in den „ligamentösen Apparaten im Umfang aller Knochen der großen Zehe bis zu dem Würfelbein hin" (S. 138, bzw. S. 104).

Ganz allgemein gehören „zu den Bedingungen, die das Auskristallisieren der Urate begünstigen und auslösen, ... nebst der Stoffwechselstörung der Gicht, die damit sich einstellende Harnsäuresättigung der Synovialflüssigkeit, des Blutes selbst, in Blutergüssen und Gefäßthromben und der von ihm abhängigen Flüssigkeitsabsonderungen in Gewebssäften, Transsudaten und Exsudaten; ferner die unter solchen Umständen in den Kernbestandteilen und im Protoplasma der Zellen, besonders in der Nachbarschaft schon bestehender Uratherde und in diesen selbst als Kristallisationspunkten wirksame Veranlagung zur Anbildung (Apposition) oder Einlagerung (Intussuszeption) der Uratkristalle" [POMMER (a) S. 150].

In Ergänzung zu den synovitischen Veränderungen der Gelenkgicht, die im besonderen die Eigenart der Erkrankung kennzeichnet, sind noch die synovialen Fortsatzbildungen, sowie die synovitischen Gewebsausbreitungen hervorzuheben, die zu Einwucherung, Ersetzung, Unterminierung und Durchbrechung des Gelenkknorpels führen und schließlich eine Ankylose bewirken können.

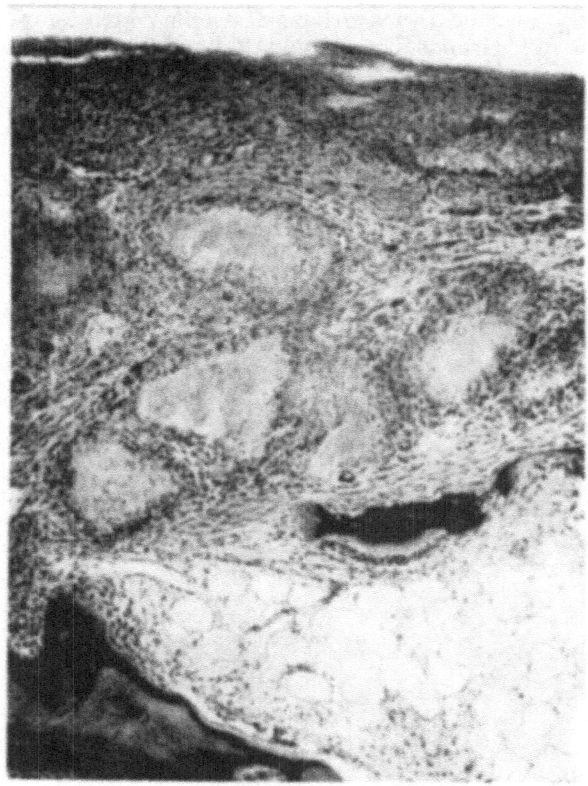

Abb. 17. Auflösungsbefund der Uratablagerungen in einer den Gelenkknorpel ersetzenden synovialen Gewebsausbreitung.

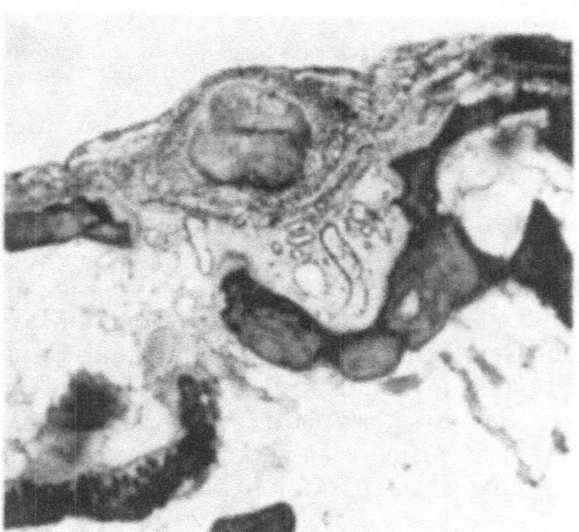

Abb. 18. Synoviale Gewebsausbreitung mit kleinem, rundlich gestaltetem, die Oberfläche überragendem Uratherd.

Mit Pommer [(a) S. 78, 79; (b) S. 11] erweist sich die Gelenkgicht als eine eigenartige, in Versteifung ausgehende Synovitis, wobei anfänglich die synovitischen Veränderungen durch hyperplastische und pannöse Synovialwucherungen am Gelenkknorpel und durch Fortsatzwucherungen dargestellt sind, um später unter Entstehung einer Gelenkversteifung zu Unterminierung und Durchwachsung des Gelenkknorpels zu führen. Im Gegensatz zu anderen versteifenden Gelenkentzündungen werden die synovialen Gewebsausbreitungen ebenso wie der Gelenkknorpel zur Zeit der Krankheitssteigerung der Gicht von Uraten inkrustiert.

So ist in Abb. 16 eine synoviale Fortsatzbildung und eine Ersetzung des Gelenkknorpels wiedergegeben, die den Knorpel auf eine größere Strecke hin betrifft und den subchondralen Knochen freilegt. Innerhalb der faserigen, der knorpelersetzenden synovialen Gewebsausbreitung lassen sich als Beweis der Eigenart der Veränderungen Uratherde bemerken, die von zellreichem, auch riesenzellhaltigem jungem Bindegewebe umsäumt sind (Abb. 17) und die fettmarkhaltigen eröffneten subchondralen Markräume begrenzen. An den subchondralen Knochenbälkchen sind Fasergewebsbildungen an ihrer Oberfläche bemerkbar, die auch Neuanlagerung von Knochen aufweisen. Andere Befunde zeigen die synoviale Gewebsausbreitung auffällig dünn und nur zum Teil mit dem auch faserigen gefäßreichen Gewebe der subchondralen Markräume vereinheitlicht, die eröffnet erscheinen und deren begrenzende Knochenbälkchen schmale Anlagerungszonen unverkalkten Knochens tragen. Innerhalb des faserigen Tophusgewebes trifft man auch wieder Uratablagerungen an, die eine zellreiche Umrahmung aufweisen und die Oberfläche etwas überragen (Abb. 18). Es erscheint besonders

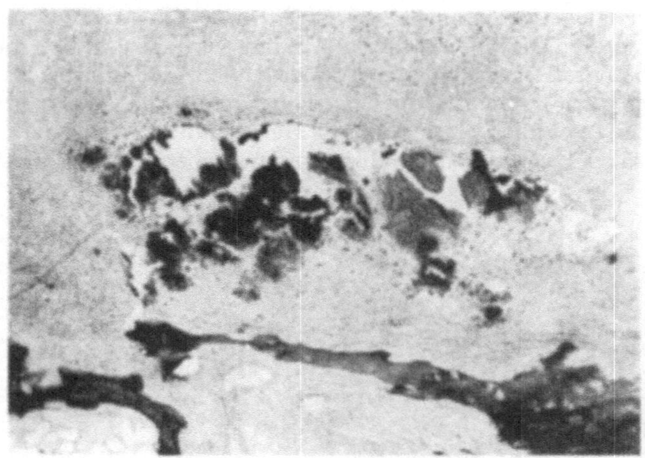

Abb. 19. Zertrümmerte inkrustierte Knorpelreste der Metatarsuspfanne innerhalb einer synovialen Gewebsausbreitung.

beachtenswert, daß die basalen Knochenbälkchen und ihr Fettmark keine wesentliche Beeinflussung seitens der schweren Veränderungen der synovialen Ersetzung erfahren haben (Abb. 16—18). Erwähnenswert ist noch, daß sich innerhalb der synovialen Gewebsausbreitungen häufig noch Reste des urat-inkrustierten Gelenkknorpels finden, die sekundär einer Zertrümmerung und Zerbröckelung verfallen sind (Abb. 19) und in denen es mit Krankheitssteigerungen der Gicht neuerdings zu Ablagerung von Uraten (Uratsternen) kommen kann (Abb. 20).

Die Ersetzung des Gelenkknorpels durch synoviale Gewebsausbreitungen erfolgt durch vollständigen und auch unvollständigen lakunären Abbau, zum Teil aber auch unter Entstehung sog. WEICHSELBAUMscher Lückenbildungen; dabei bleiben vielfach inselförmige Reste des Knorpels innerhalb des Tophusgewebes erhalten (Abb. 21). Der

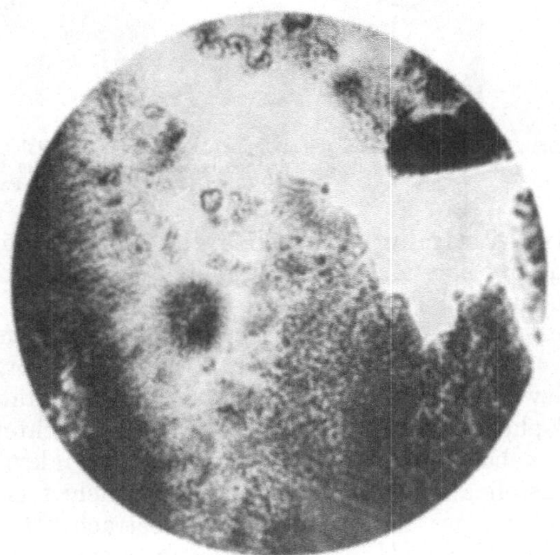

Abb. 20. Teilbild der Abb. 19. Bildung von Uratstern und Uratnadeln innerhalb eines zertrümmerten inkrustierten Knorpelrestes einer synovialen Gewebsausbreitung.

Abbau des Knorpels kann aber nach POMMER [(a) S. 126] auch dadurch erfolgen, daß die vorgreifenden Uratablagerungen die Knorpelsubstanz in kolloid- oder leimähnliche degenerative Veränderung versetzen.

Kommt es ohne Entstehung einer synovialen Fortsatzbildung und ohne deren Folgewirkungen zur synovialen Ersetzung des Gelenkknorpels, so bleiben nach Pommer [(b) S. 12] die mit Krankheitssteigerungen einhergehenden Harnsalzablagerungen auf dieses Gebiet beschränkt und auch die subchondralen Markräume sind in die den Gelenkknorpel ersetzenden synovialen Gewebsausbreitungen nicht einbezogen. Gerade durch diese Befunde ist gezeigt, daß die synovialen Gewebsausbreitungen in ihrer Entstehung unabhängig von dem subchondralen Markgewebe sind. Damit wird neuerdings die schon von C. Hueter betonte Gegensätzlichkeit zwischen den Veränderungen der Arthritis ankylopoetica und der Arthritis deformans aufgezeigt. C. Hueter erblickte den Unterschied vor allem darin, daß die Gefäßneubildung bei der ankylosierenden Arthritis ihre Basis in den Gefäßen der den Knorpel pannös überwachsenden

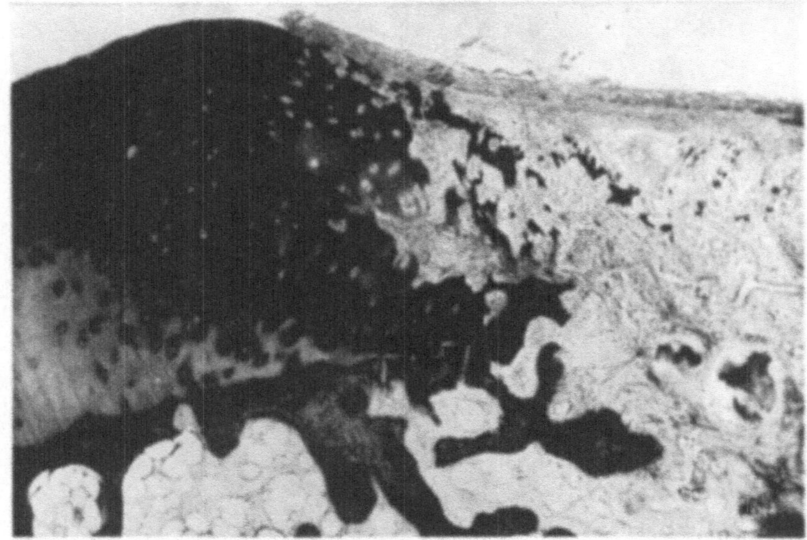

Abb 21. Grenzgebiet des Gelenkknorpels und einer synovialen Gewebsausbreitung mit lakunärem Abbau des Knorpels, von dem zahlreiche inselförmige Reste im Pannusgewebe erhalten geblieben sind. (Hämatoxylin-Eosin-Färbung.)

Synovialmembran und nicht in den Gefäßen der subchondralen Markräume hat. Zu gleichen Ergebnissen führten auch die aufschlußreichen Untersuchungen Pommers [(a) S. 141, 142], die beweiskräftige Belege gegen die Annahme einer durch Gelenkgicht bedingten Arthritis deformans erbrachten.

Über den wechselnden Verlauf der Vorgänge im Bereiche synovitischer Gewebsausbreitungen, die durch ihre Uratablagerungen als endochondrale Tophusbildungen anzusprechen sind, berichtet im besonderen Pommer (a), daß — neben Anläufen zur Abmarkung von inkrustierten Reststücken durch Osteoblasten ähnlich beschaffene Zellvermehrungen und auch durch neugebildetes kleinzelliges Knorpelgewebe — beträchtliche Anteile dieser Gewebsbildungen neuerlichen Urateinlagerungen ausgesetzt sind und darunter degenerativer Zersetzung und Auflösung entgegengehen. Darauf weisen nach Pommer (a) vor allem eingestreute Uratnadeln und Uratkörner hin sowie infiltrativ durchsetzende Ablagerungen von Uratnadeln innerhalb der oft saumartig aneinandergereihten Zellen der synovitischen Gewebsausbreitungen.

Gerade diese Befunde bieten, wie Pommer (b) betont, „Einblick in die wechselvollen Kampfvorgänge, die sich zwischen den durch die Uratinkrustationen des Gelenkknorpels angeregten reaktiven synovialen Gewebswucherungen und den zeitweise wieder ebensowohl vom Rande jener vorgreifenden als auch zur

Bildung neuer Herdpunkte führenden Uratablagerungen abspielen und die auch zwischen deren Abkapselungsvorgängen und den im Verlaufe von Krankheitssteigerungen sich einstellenden neuerlichen Uratein- und -anlagerungen den Ablauf nehmen, sei es im Bereiche bereits bestehender Uratherde oder ihrer Resorptionsreste, sei es innerhalb des zelligen Granulations- und Abkapselungsgewebes selbst" (S. 13/14).

Erweiterungen dieser Erkenntnisse über den Verlaufswechsel der Vorgänge bei Gelenkgicht bieten mit POMMER [(a) S. 92—96] auch noch die synovitischen Unterminierungsvorgänge; sie zeigen mit POMMER (a) an, daß sich an der Ausgestaltung der Vereinheitlichung der Tophusbildungen, die vom

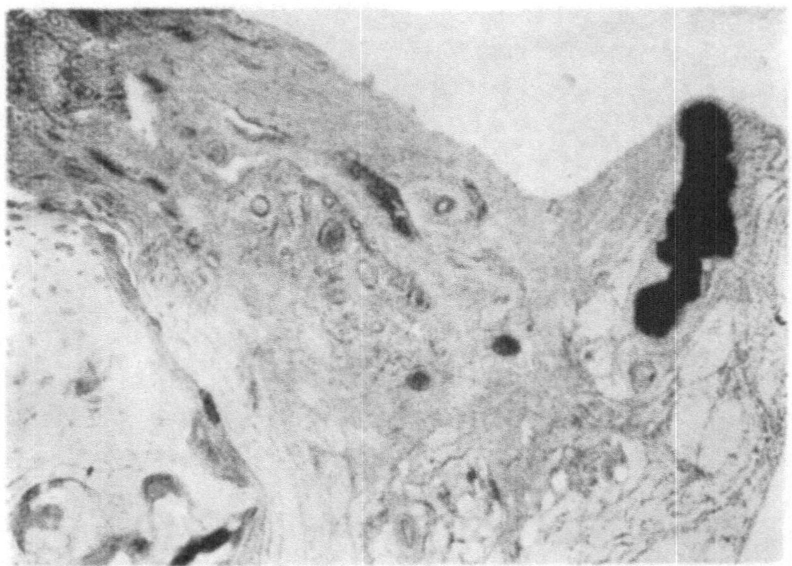

Abb. 22. Uratherd im Tophusgewebe der Gelenkkapsel des Großzehengrundgelenkes. (Teilbild der Abb. 8.)

synovialen Fortsatz- und Unterminierungsgewebe bzw. von dessen Durchbruchspfröpfen und den daraus hervorgehenden Überwachsungsbögen geliefert sind, auch in beträchtlichem Maße das subchondrale Tophusgewebe beteiligt, das Einknickungen und Einbrüchen der Knochenknorpelgrenze seinen Ursprung verdankt.

Schließlich ist noch darauf hinzuweisen, daß sich nach den Untersuchungen POMMERS [(a) S. 110 f.] in ankylosierenden Gewebsausbreitungen, die etwa von den Synovialisfortsätzen aus die Gelenkhöhle überbrücken, weite in ihrer Wand verkalkte Venen und auch arterielle Gefäße finden, die von Urateinlagerungen eingenommen sind. POMMER [(a) S. 113] entdeckte bei seinen Untersuchungen varikös erweiterte Venenschlängelungen, die ebenso wie im Bereiche subchondraler Tophusbildungen in Uratthromben untergegangen waren.

b) Veränderungen der Gelenkkapsel und des Periosts.

Im Gegensatz zu den massigen Uratablagerungen im Gelenkknorpel und den Tophusbildungen der Synovialhaut offenbart die fibröse Gelenkkapsel und das Periost im allgemeinen eine nur geringe Beteiligung, eine Beobachtung, die auch in den Untersuchungen POMMERS (a) festgestellt ist, wenn auch bei

schwerer Gelenkgicht besonders die Gelenkkapsel in den allgemeinen Gelenks-
veränderungen begründete, entzündliche Verdickungen in beträchtlichem Ausmaße aufweisen kann. Die kleinen Uratherde, die in der Faserschicht der
Gelenkkapsel liegen (Abb. 22) zeigen dabei zumeist eine nur geringe reaktive
Zellbildung in ihrer Umgebung. Vereinzelt — namentlich im Grenzbereiche
größerer synovialer Abscheidungen und Gewebsausbreitungen — finden sich
auch größere Tophusknoten und gehäufte Uratablagerungen mit entsprechenden
reaktiven Veränderungen in ihrer Nachbarschaft. Verkalkungen der Uratherdchen sind nur hie und da aufzudecken im Gegensatz zu den häufig zu beobachtenden Verkalkungen von Uratablagerungen in den benachbarten synovitischen

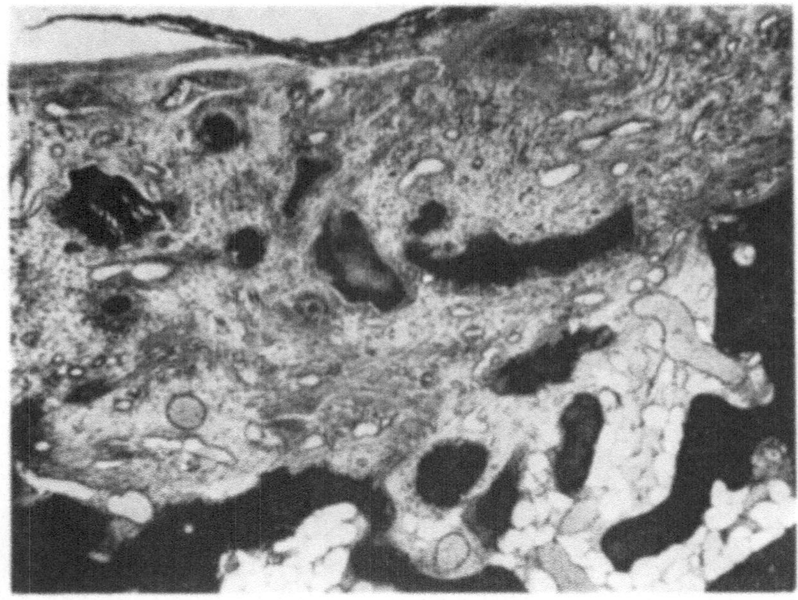

Abb. 23. Der Gelenkkapsel des Großzehengrundgelenkes benachbarte, synovitische Gewebswucherung mit
zahlreichen verkalkten Uratherden.

Wucherungen und Tophusbildungen (Abb. 23). Mit POMMER (a) lassen sich an
den Band- und Sehnenansatztophi keine Knochenbildungen, geschweige denn
Exostosen finden, die durch Urateinlagerungen als gichtisch gekennzeichnet
wären. Wohl aber sind gichtfreie höckerige periostale Vorragungen gelegentlich
nachweisbar, die im Gegensatz zu gichtischen Knochenwucherungen (BENEKE)
einen funktionell bestimmten Bau aufweisen. Von Belang sind in dieser Richtung
auch die Angaben WYNNEs, der als eine Eigentümlichkeit der sog. Exostosen
der Gicht, gegenüber den als Ekchondrosen bezeichneten periostalen Knochen-
auswüchsen bei den Formen der rheumatischen und rheumatoiden Arthritis,
ihren Mangel an Knorpelbelägen hervorhebt, eine Feststellung, die auch DUCK-
WORTH macht. Mit Recht weist POMMER (a) zur Erklärung dieses Befundes
auf die Tatsache hin, daß bei der Gelenkgicht mit ihrer Neigung zur Gelenkversteifung die besonderen funktionellen Vorbedingungen dafür im allgemeinen
fehlen.

Ergänzend ist hier noch zu bemerken, daß als Folgezustand von Anreiche-
rungsvorgängen an subperiostalen Tophusbildungen die dichten fibrösen Periost-
faserzüge eine mechanische Verdrängung erfahren können.

In Übereinstimmung mit dem Verhalten des Kapselgewebes stehen nicht nur die Ergebnisse der Untersuchungen POMMERs (a), sondern auch andere Darlegungen des Schrifttums. So wird von LITTEN die fibröse Kapsel als Bedeckung des die betreffenden Gelenke einnehmenden gipsartig weißen bröckeligen oder breiigen Inhaltes und von R. BENEKE die Dehnung der Gelenkkapsel und die Hyperostosen in letzteren in der Umgebung der Konkrementablagerungen und der Hyperostose der Gelenkstümpfe beschrieben. Auch BROGSITTER führt an, daß bei schwerer Gelenkgicht die Gelenkkapsel selbst nicht verschont bleibt und zuweilen eine recht beträchtliche Verdickung und damit eine Verminderung ihrer normalen Entfaltungsmöglichkeit erleidet.

Gerade diese Befunde weisen auf die schon von VIRCHOW, GARROD, MUNK erkannte und besonders von POMMER (a) betonte und bewiesene Tatsache hin, daß „eine mit Exsudat- und Gewebsbildung einhergehende Synovitis neben den Uratablagerungen zu den für die Gelenkgicht wesentlichen und sie von vornherein und andauernd begleitenden Veränderungen gehört", wofür „die schon in den Anfangsstadien und auch bei geringeren Graden der Gelenkgicht" entstehende Überwachsungsmembran der Synovialhaut beredtes Zeugnis ablegt [POMMER (a) S. 151].

c) Veränderungen an der Knochenknorpelgrenze sowie am Knochen und Knochenmark.

In besonders auffälliger Weise sind an der Knochenknorpelgrenze als Folge zeitweiliger und örtlicher funktioneller oder auch traumatischer Stoß- und Druckwirkungen eigenartige Sprung- und Spaltbildungen zu erwähnen, die sich oft in größerer Anzahl nebeneinander gereiht antreffen lassen. Durch Vereinigung können auch größere Spaltraumbildungen entstehen. Wie die Abbildungen 24—27 aufzeigen, weiten sich die bei Gichtbrüchigkeit im Bereiche der verkalkten Knorpelregion auftretenden Sprungbildungen und Spaltklüfte unter Auswirkung der Urataggregationen aus. Oft sind noch, wie POMMER (a) hervorhebt und auch bildlich belegt (Abb. 23, 92—94), ihre Rückstandsmatrizen in diesen Knorpelspalten an Stelle hämorrhagisch angehäufter Ansammlungen urikämischen Blutes entstanden zu erkennen. Bemerkenswert ist, daß sich häufig von den Spalträumen aus Uratnadelausstrahlungen in den unverkalkten Knorpel hinein erstrecken. Wie POMMER (a) ausführt, liegen damit Befunde vor, die belegen, daß ausnahmsweise von der Tiefe aus, von den mit urikämischen Blutansammlungen erfüllten Spalträumen aus, eine nach der Oberfläche zugreifende Uratabscheidung erfolgen kann. In diesem Zusammenhang ist nochmals mit POMMER (a, b) hervorzuheben, daß mit Ausnahme dieser von Spaltraumbildungen der Knochenknorpelgrenze aus vorgreifenden Uratablagerungen die Knorpelinkrustation durch die synoviale Flüssigkeitszufuhr bedingt und bestimmt wird. Die synoviale Saftzufuhr führt im Ausmaß der Bildung synovitischer Überwachsungsmembranen zu den gichtischen Uratablagerungen im Gelenkknorpel.

Die Eigenart der Gelenkgicht ist auch durch diese Veränderungen an der Knorpelknochengrenze zum Ausdruck gebracht. Wir sehen so mit POMMER (a, b) die Auffassung BROGSITTERs widerlegt, daß die Gelenkgicht „schließlich Zustandsbilder hervorrufen" könne, die „im histologischen Präparat einer Arthritis deformans im Sinne POMMERs durchaus entsprechen" (BROGSITTER, S. 119); damit ist auch die Zuordnung der Gicht zur Arthritis deformans abgelehnt, wie sie von v. MÜLLER, UMBER, HEILNER (a, b) vorgenommen wurde. Dieser Annahme widersprechen nach POMMER [(a) S. 154, 156; (b) S. 19, 20] schon jene Befunde subchondraler Atrophie, die sich bei Ersetzung des

Gelenkknorpels durch vorgreifende synoviale Tophusbildungen und bei seiner synovitischen Unterminierung offenbaren.

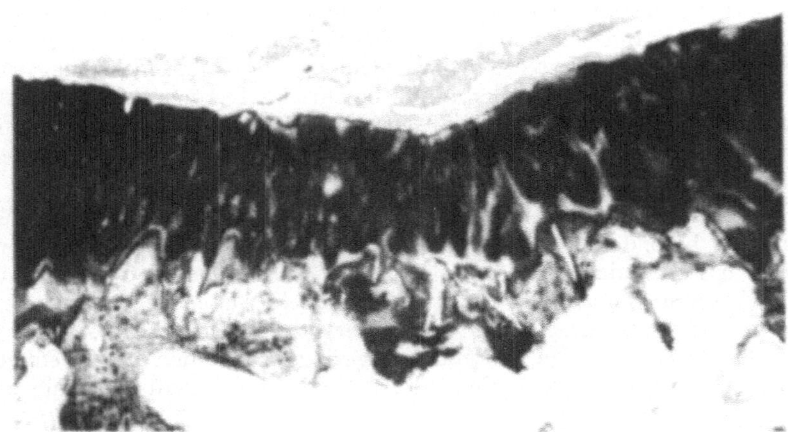

Abb. 24. Zahlreiche zum Teil uraterfüllte Spaltraumbildungen an der Knochenknorpelgrenze des Großzehengrundgelenkes. Fibrinöse Exsudatbedeckung der Knorpeloberfläche. Großer gefäßreicher Kallusherd im subchondralen Knochen.

Auch die vorhin angeführten Veränderungen an der Knorpel-Knochengrenze, im besonderen die unter den Umständen der Gichtbrüchigkeit zu beobachtenden Ausweitungen der Spaltraumbildungen durch Uratanhäufungen in den

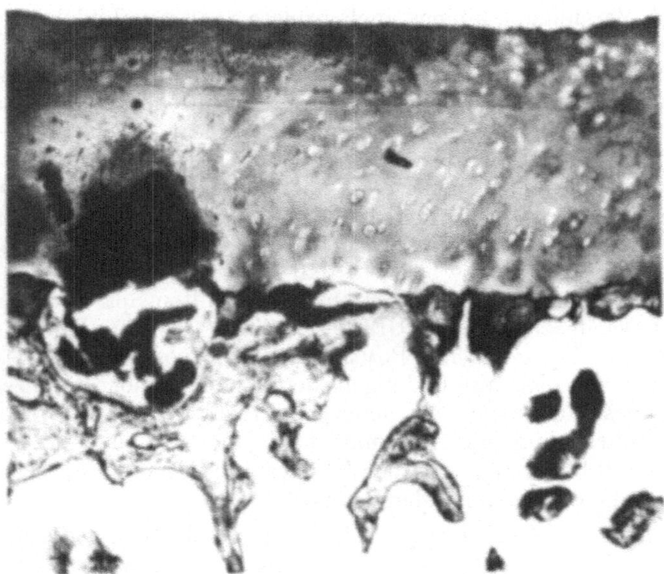

Abb. 25. Spaltraumbildungen an der Knochenknorpelgrenze, die zum Teil parallel zur Oberfläche verlaufen. In den Knorpel und Knochen vorgreifende Uratabscheidungen.

Sprungklüften des verkalkten Knorpels sprechen gegen jene Auffassung der genannten Autoren.

Als Befunde gichtischer Eigenart kennzeichnen sich nach Pommer [(a) S. 128, 137; (b) S. 20] auch die Vereinigungen derartiger Spaltraumbildungen der

Knorpelknochengrenze mit den tiefgreifenden Urataggregationen des Gelenkknorpels sowie die kegelförmigen Durchbrüche des Gelenkknorpels, zu denen

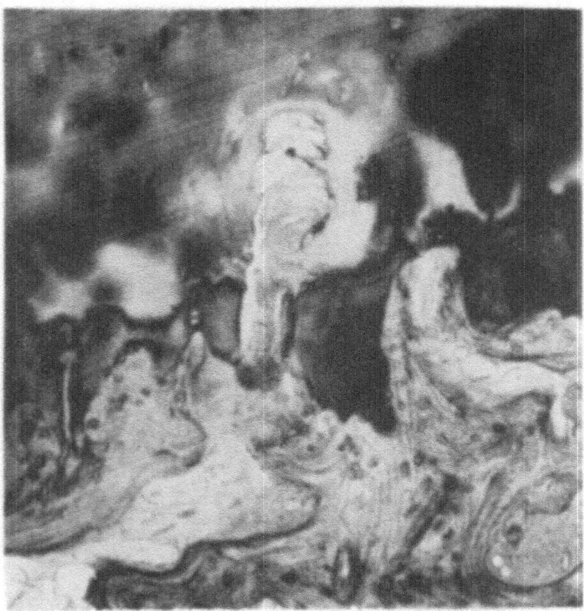

Abb. 26. Teilbild eines in Abb. 24 wiedergegebenen Schnittes. Spaltraum der Knochen-Knorpelgrenze mit Rückstandsmatrizen als Inhalt.

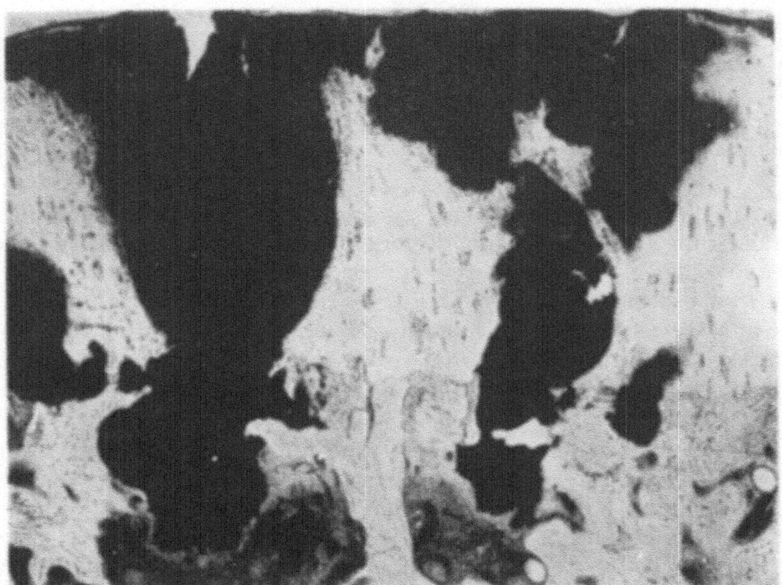

Abb. 27. Den ganzen Gelenkknorpel der Pfanne des Großzehengrundgelenkes durchsetzende Spaltbildungen, deren dichter Uratinhalt auch in die eröffneten subchondralen Markräume reicht.

die infiltrativen und degenerativen Auswirkungen der Uratablagerungen von den subchondralen Marktophusbildungen führen. Im besonderen macht in dieser

Hinsicht Pommer (a) auf die kolloidähnliche Veränderung des Knorpels aufmerksam, die sich im Bereiche der sich infiltrativ vorerstreckenden Uratherde eines oberflächlich gelagerten Marktophus zur Entwicklung kam.

Es ist unter Hinweis auf die Abb. 24—27 zu betonen, daß den Veränderungen an der Knorpelknochengrenze bei Gicht jegliche Ähnlichkeit mit den Gefäß-, Markraum- und Knochenbildungen abgeht, die bei Arthritis deformans von den subchondralen Markräumen aus in den Gelenkknorpel vorgreifen und ein so wichtiges diagnostisches Merkmal dieser Erkrankung darstellen. Die Veränderungen der Knorpelknochengrenze vervollständigen den Beweis, daß es bei Gelenkgicht keineswegs zur Entstehung einer Arthritis deformans kommt.

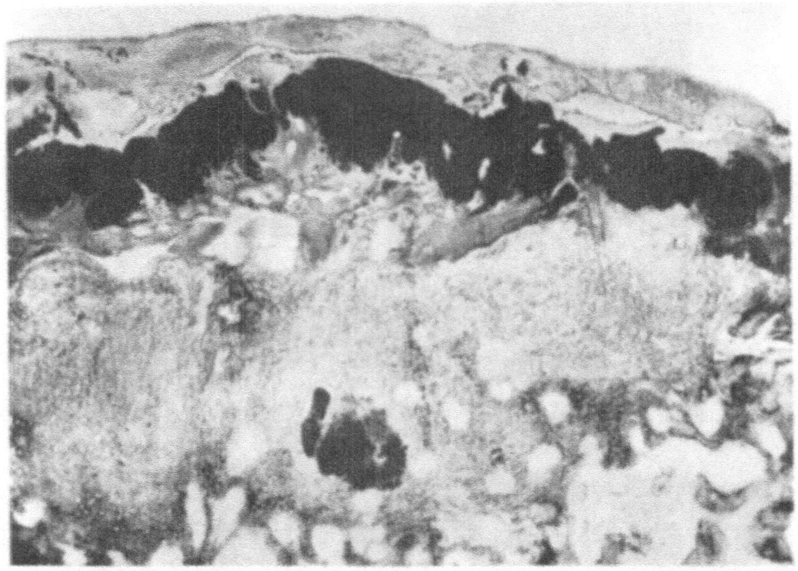

Abb. 28. Großer subchondraler knorpeliger und knöcherner Kallusherd im Bereiche eines fast vollständig uratinkrustierten Gelenkknorpelgebietes. Synovitische Überwachsungsmembran an der Oberfläche. (Nähere Beschreibung im Text.)

ja ihre Ausbildung eher behindert als gefördert erscheint, denn je weiter die Veränderungen bei Gelenkgicht vorgeschritten sind, um so weniger ist die Gesamtheit der Vorbedingungen zur Entwicklung der Arthritis deformans gegeben. Wie Pommer [(a) S. 155; (b) S. 21] besonders betont, fehlt es gegenüber der sich dabei auswirkenden Eigenart der gichtischen Synovitis und ihrer Folgezustände notwendigerweise von vornherein an den Bedingungen einer Vergesellschaftung der Gicht und Arthritis deformans.

Hinsichtlich der Veränderungen am Knochen und Knochenmark sind in Fortführung der voranstehenden Erörterungen als Folgewirkungen von funktionell oder traumatisch bedingten Einbrüchen und Einknickungen, Einbiegungen und Auseinandertreibungen des inkrustierten Knorpels, der Knorpel-Knochengrenze, neben hyperostotischen Entwicklungen, knorpelige und auch knöcherne Kallusbildungen hervorzuheben, die — unterbrochen von Lückenbildungen und frischen Uratabscheidungen (Abb. 28) — oft auch große Gebiete des subchondralen Knochens einnehmen und von mehr oder minder stark inkrustiertem Gelenkknorpel überdacht sind. So zeigt sich in Abb. 28 der größte Teil des Gelenkknorpels von zusammenhängenden, geschlossenen Urateinlagerungen eingenommen, zerklüftet und selbst wieder eingebrochen. Während basale Anteile des Gelenkknorpels noch uratfrei erscheinen, bzw. von subchondralen Markgewebe nur abgebaut werden, ist die Oberfläche des in Abb. 28 wiedergegebenen Gebietes von einer synovitischen Überwachsungsmembran überdeckt, die vereinzelte kleine Uratniederschläge enthält. Nach den Beobachtungen POMMERs (a) lassen sich gelegentlich auch kleine Knorpelknötchen entwickelt finden, wie solche bei Arthritis deformans von Einbrüchen der Usurgebiete aus zur Entstehung gelangen können und die unter allen Umständen regenerative Ersatzbildungen im Bereiche eingetretener Zusammenhangsstörungen darstellen. Mehr oder minder ausgedehnte Fasermarksentwicklungen in den Markräumen des subchondralen Knochens vervollständigen das Bild resorptiver und reaktiver

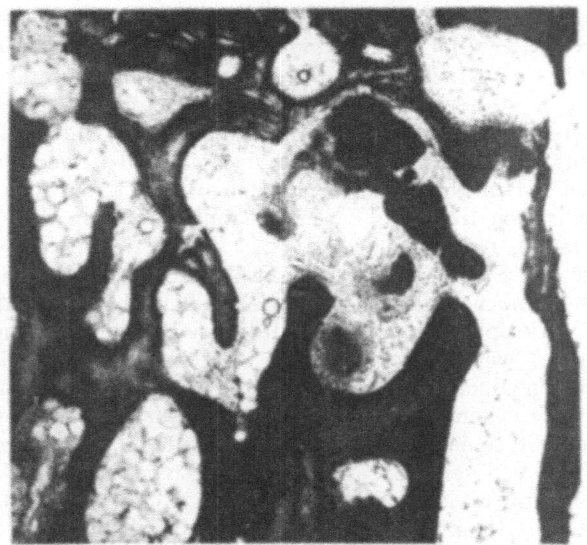

Abb. 29. Herdförmige Uratablagerungen in den Markräumen der Spongiosa der Phalanx I der großen Zehe.

Veränderungen, die in Zusammenhangstrennungen und deren Folgen ihre Veranlassung haben. Zur Erklärung dieser subchondralen Veränderungen ist anzunehmen, daß diese Gebiete trotz der waltenden Synovitiszustände und deren Auswirkungen zu faserigen Versteifungen zeitweilig wenigstens nicht nur großem Gelenkdruck, sondern auch dem Einfluß von Scherungen und Verschiebungen bei den gleitenden Gelenkkörperbewegungen sowie Erschütterungen und Stoßeinwirkungen ausgesetzt waren, die ja auch zu den schon erwähnten Einknickungen und Einbiegungen der Knorpelknochengrenze Anlaß geben.

Außer dem Übergreifen der synovitischen Wucherungen auf den subchondralen Knochen und den Veränderungen, die Einbiegungen, Einknickungen und Einbrüchen an der Knorpelknochengrenze folgen, und den Zeichen der Inaktivitätsatrophie und reaktiv veranlaßten hyperostotischen Veränderungen sind als besondere Befunde des Knochengebälkes die Tophusknoten in tiefer Lage der Spongiosa anzuführen, die schon VIRCHOW, HARTMANN, CORNIL und RANVIER, LITTEN gesehen haben und zu deren Entstehung nach POMMER (a, b) Uratablagerungen innerhalb des Knochenmarkes die Grundlage abgeben. Wie auch schon POMMER (a, b) angibt, widersprechen diese Tophusbildungen des Knochenmarkes und die sich daraus ergebenden Folgerungen den Ausführungen BROGSITTERs, daß er „niemals Marktophi ... ohne gleichzeitige weitverbreitete Zerstörungen im Knorpel" beobachtet habe und daß die von ihm gefundenen Herde „auf die subchondrale Rindenzone beschränkt" gewesen seien (S. 84, 109). Eigene Beobachtungen sowie die Befunde Pommers [(a) Abb. 98; (b) S. 16] widerlegen auch v. Kress, der die Möglichkeit einer primären Tophusbildung im Knochen ablehnt. Die Ergebnisse der Untersuchungen Pommers (a) widerlegen auch Rosenbachs, Brogsitters Auffassung, die Uratherde im Knochenmark als „Nekroseherde" anzusehen und die Behauptung Brogsitters vom „höchst seltenen Vorkommen primärer Uratablagerungen im Mark" (S. 109, 110). Eigene Erfahrungen zusammen mit den Befunden Pommers [(a) Abb. 2, 72, 93] offenbaren nicht so selten einen großen Reichtum an Uratherden in der Tiefe der Spongiosa (vgl. Abb. 29), die zum Teil frei in Markräumen, umrahmt von zellreichem Bindegewebe, liegen, zum Teil von Knochenbälkchen mehr oder minder umschlossen, ja auch in sie einbezogen sind, indem es nach Pommer [(a) S. 118f.; (b) S. 16f.] hier im Umrahmungsgewebe der Uratherdchen des Knochenmarkes zu Knochengewebsbildung, unter zumeist sehr knapp und enge an sie heranreichender Verkalkung, gekommen ist.

Besonders bemerkenswert an solchen umknöcherten Uratherdchen sind die Befunde Pommers [(a) Abb. 98], die zeigen, daß jene selbst wieder zum Kristallisationspunkt neuer Uratablagerungen werden, deren ausstrahlende Matrizenhöfe dann örtlich auch über die Fasermarkzone hinaus in das Fettmark der Markräume vorragen und sichtbar sind.

Mit Pommer [(a) S. 162; (b) S. 17] beweisen die von Knochen umhüllten Uratherdchen des Knochenmarkes gleichwie die Knochenverdichtungen in der Umgebung der Marktophusbildungen, daß diesen Uratherdbildungen innerhalb des Knochenmarkes weit zurückliegende „Vorgänge metastasenähnlicher örtlicher Auswirkungen einer chronischen, vor langer Zeit schon bestandenen Urikämie" zugrunde liegen. Zur Unterstützung dieser Auffassung weist Pommer auf die Abb. 88 und 90 seiner Abhandlung (a) hin, die eine Uratthrombose innerhalb arterieller und venöser Blutbahnen in einer synovitischen Gewebsausbreitung wiedergeben und als Beweis der Urikämie angesehen werden müssen.

Beweisend für den langen Bestand der Uratablagerungen in die Spongiosa sind die schon von Litten, Ebstein, Duckworth bei Gicht beobachteten Verkalkungen der Uratherde, die nach Pommer [(a) S. 62, 66; (b) S. 17] **Krankheitsbesserungen** bekunden und zugleich auch, da die Uratherde den Strahlensaum der Matrizen an ihnen aufgeschlossener **neuer Uratkristallnadeln** erkennen lassen, das Auftreten von neuerlichen **Krankheitssteigerungen** offenbaren.

Den Wechsel im Krankheitsverlauf der chronischen Gicht veranschaulichen aber nicht nur die Verkalkungen und Neuablagerungen der Urate, sondern im besonderen auch **Befunde resorptiven Schwundes** unter lakunärem Abbau der Uratherdchen. Pommer, der über diese Befunde in einer eigenen Mitteilung (c) berichtet, macht dabei auf die Unterschiede aufmerksam, die an diesen Resorptionsveränderungen zutage treten, je nachdem die Uratherde „der **lakunären Resorption von ihrer Oberfläche** her oder unter **aushöhlender Durchlöcherung verfallen**". In diesem Zusammenhang erwähnt Pommer (c), daß sich bereits Rindfleisch (b) bei der Untersuchung eines Olekranontophus von dessen Verkleinerung durch umgebende mehrkernige Freßzellen überzeugt hat. Rindfleisch (b) erblickt in seinen Abbaubefunden durch Riesenzellen den Hinweis auf ihre „zellulare Hilfe" und einen Beleg für die Annahme, daß sie „unter günstigen Bedingungen" als Freßzellen „eine Verkleinerung der Harnsäuredepots" (S. 368) zu bewirken vermögen.

Aber auch in den Resorptionsbuchten der Uratherde lassen sich wieder als Beweis des neuerlichen Ausbruches der gichtischen Stoffwechselstörung **Urat-**

nadelsäume neuer Ablagerung an Stelle der Riesenzellen nachweisen. Pommer [(a) S. 119f.; (b) S. 17f.] macht darauf aufmerksam, daß unter solchen Umständen Uratsäume und Uratfelder neuer Bildung auch die kalklosen Randstrecken neugebildeter Knochenbälkchen besetzen.

Die Frage, ob etwa die letzterwähnten Befunde zur Annahme einer halisteretischen Kalkberaubung des Knochengewebes seitens der Uratablagerungen berechtigen, beantwortet Pommer [(a) S. 121; (b) S. 18] dahin, daß es sich dabei nicht um lamellöse, sondern ungeordnet gebaute, großzellige Knochenumrahmungen neuer Bildung handelt, die nicht vollständig verkalkt sind. Pommer gelangt daher für die Gelenkgicht zur Ablehnung einer Halisterese, die von Umber, Munk (a, d) für die Gicht ausgesprochen wurde.

d) Veränderungen der Sehnen und ähnlich gebauter Fasergewebe.

Wie Pommer in seiner Abhandlung über Gelenkgicht (a) hervorhebt, verschaffen gerade Tophusbildungen der Weichgewebe Einblick in die Vorgänge bei den gichtischen Harnsalzablagerungen. Bei diesen Untersuchungen offenbart sich mit Pommer [(a) S. 167, 168; (b) S. 2], daß die nadeligen Uratkristalle in unverändertes Gewebe und zwischen Zellen mit gut erhaltener Kernfärbbarkeit garbenförmig abgelagert werden. Es ist nochmals festzuhalten, daß dieser Ablagerung keine Gewebsnekrose vorausgeht, wohl aber bestimmen nach der Form der Kristallanhäufungen das Protoplasma der Zellen und die Kernbestandteile ihr Aufschießen. Dadurch wird auch nahegelegt, daß dem Vordringen der Uratablagerungen innerhalb eines Tophusknotens nicht nur ein durchsetzender (infiltrativer), sondern auch ein zersetzender (degenerativer) Vorgang zugrunde liegt. Weiterhin zeigen nach Pommer (a, b) die Anhäufungen der Kristallnadeln an, daß die Uratherde nicht nur als Kristallisationspunkte Anlagerungen, sondern auch durch Einlagerungen eine Vergrößerung erfahren.

In Übereinstimmung mit diesen Ergebnissen der Tophusuntersuchungen stehen auch die Befunde an gichtisch veränderten Sehnen, Sehnenscheiden und Sehnenansätzen, zwischen und innerhalb deren Faserbündeln Uratablagerungen stattfinden und mechanische Auswirkungen, bzw. Verdrängungen der Sehnenfaserbündel veranlaßt werden. Wie Pommer [(a) S. 163; (b) S. 3; (c) S. 514] ausführt, zeigen Frühstadien der Uratherdbildungen die Auswirkung der Uratabscheidungen auf ödematöse Lockerung des Zusammenhanges, begleitet von reaktiven Zellansammlungen, beschränkt, um erst später bei Vergrößerung der Ablagerung verdrängende Wirkungen auszuüben. Entsprechend den Untersuchungen Pommers [(a) S. 49f., (b) S. 3; (c) S. 514] weist die Aneinanderreihung solcher Herdchen zwischen den Sehnenfaserbündeln auf die Begünstigung ihrer Entstehung durch die Saftbahnen hin. Zur Erklärung der Entstehung die Sehnenfaserbündel quer durchsetzender Uratherdchen zeigen sich nach Pommer (a, b) im organischen Sehnenbau keine ersichtlichen Anhaltspunkte. Pommer (a) erblickt daher in diesen Ablagerungen — ebenso wie im Gelenkknorpel — nur das Ergebnis eines Vorganges von Kristallaggregation.

Die besondere Widerstandsfähigkeit der Sehnenfaserbündel innerhalb der Uratherde gegenüber einer verquellenden Zersetzungswirkung der Harnsalzablagerungen ergibt sich auch aus den Rückstandsbefunden, die die Faserbestände der Tophusbildungen ebenso wie die Matrizen wohl erhalten und nur mehr oder minder die Zellen des Tophusgewebes einbezogen zeigen.

Gerade die Rückstandsbilder bestimmten Pommer [(a) S. 54; (b) S. 4] zu betonen, daß diese keineswegs das Strukturbild einer Nekrose darbieten und daher nicht als „Nekroseherde" aufgefaßt werden können. Die Richtigkeit dieser Deutung ergab sich für Pommer (a, b) im besonderen aus seinen Lösungsversuchen, die offenbarten, „daß ihre kolloid- und leimähnlich erscheinende Substanz, zum Unterschiede gegenüber Leim, völlige Widerstandsfähigkeit gegen langdauernde Einwirkung verdünnter Salzsäure bei 40⁰ C zeigt, und daß dieses Verfahren in der bei schwächerer Vergrößerung strichelig und körnig aussehenden Substanz, bei stärkerer Vergrößerung die Hohlformmatrizen der Uratkriställchen" darstellbar macht [Pommer (b) S. 4].

Wie Pommer [(a) S. 71, 72] abschließend bemerkt, bringt diese Kenntnis der vom Eiweißgerüst der Uratkristalle dargestellten Hohlformmatrizen die Uratablagerungen der Gicht in Parallele zu den Konkrementbildungen der Harnsteine und zu den experimentellen Uratablagerungen verschiedener Körpergewebe.

Eigenart der Gelenkgicht gegenüber anderen Gelenkentzündungen.

Auf Grund vorliegender Ausführungen und nach den mikroskopischen Eigenartsveränderungen der Gicht, die vor allem von Pommer (a, b, c, e) untersucht und erkannt wurden, ist die Gelenkgicht (Arthritis urica) von der Arthritis deformans abzutrennen. Pommers Untersuchungen (a) gelangten zu dem Ergebnis, daß „je mehr die Gelenkgicht zur Ausbildung gelangt und sich auswirkt und je mehr sie sich zu ihrem schließlichen Zustandsbild gediehen zeigt, um so weniger ihre Befunde der Arthritis deformans entsprechen und mit solchen sich vergesellschaftet finden". Die verschiedenen, die Gelenkgicht bestimmenden Komplikationen (Einbrüche und Einknickungen des inkrustierten und synovialen Gewebsausbreitungen verfallenen Gelenkknorpels und die synovitischen Gelenkverödungen, durch deren Zusammengreifen die so eigenartigen Bilder der Gicht geschaffen werden) schalten von vornherein die weitere Ausbildung der Arthritis deformans aus. Mit Pommer (a) kann sich die durch die gichtischen Urateinlagerungen dem Gelenkknorpel zugefügte Beeinträchtigung seiner Elastizität „nur so lange und in dem Ausmaße in Anläufen zu den Befunden einer örtlich beschränkten geringgradigen Arthritis deformans auswirken, als deren Mitbedingung, eine verhältnismäßige Überbeanspruchung der betreffenden Gelenkteile funktioneller oder statischer Natur sich geltend zu machen vermag; nur insofern können sich unter den Umständen der Gelenkgicht Anzeichen geringgradiger Arthritis deformans ... beigesellt zeigen" (S. V.). Wie Pommer (a) in diesem Zusammenhang bemerkt, entspricht es auch diesen Erkenntnissen, daß sich zur Erklärung der gegenteiligen Annahme Brogsitters nur die Auffassung möglich erweist, daß es sich bei seinen Befunden um die Anzeichen einer der Gelenkgicht vorausgegangenen, mit ihr kombinierten Arthritis deformans, nicht aber um Auswirkungen der gichtischen Ablagerungen handelt.

Mit der Erkenntnis der Eigenart der gichtischen Veränderungen ist auch der von Minkowski für die Gelenkgicht geforderte Beweis „durchgreifender Unterscheidungsmerkmale" erbracht, die in anatomischer Hinsicht ihre Veränderungen von denen unterscheiden lassen, „die durch chronisch entzündliche Prozesse anderer Art, wie z. B. den chronischen Gelenkrheumatismus und die Arthritis deformans hervorgerufen werden können" (S. 215). Damit entfällt auch mit Pommer [(a) S. 147, 148] ohne weiters die Möglichkeit im Sinne Heilners (a, b) der Arthritis urica und der Arthritis deformans dasselbe „ursächliche Moment" und mit anderen chronischen Gelenkentzündungen „prinzipiell die völlig gleiche Ätiologie" zuzuschreiben, die Heilner im „Versagen" des „angeborenen physiologischen lokalen Gewebsschutzes" erblickt.

Gegenüber anderen, zur Versteifung führenden Gelenkentzündungen, im besonderen dem chronischen Gelenkrheumatismus, unterscheidet sich die Gelenkgicht bei sonst grundsätzlicher Übereinstimmung im Bild der hyperplastischen, pannösen und ankylosierenden Synovitis durch den Befund der Harnsalzablagerungen, durch die die synovialen Gewebsausbreitungen inkrustiert sind, wie überhaupt die Uratablagerung den Krankheitsvorgang einleiten und beherrschen.

Mit GUDZENT ist POMMER (a) der Meinung, daß zur Charakterisierung eines Gichttophus der Nachweis der Harnsäure durch chemische und mikroskopische Untersuchungen gefordert werden muß und klinisch nur der akute Gichtanfall und die Ablagerung von Mononatriumurat die Diagnose Gicht gestatten.

Überblickt man die ermittelten Tatsachen, die in mikroskopischen Untersuchungen begründet sind, so kennzeichnet also mit POMMER die Eigenart der Befunde die Gelenkgicht als eine völlig selbständige, von der Arthritis deformans zu trennende chronische Gelenkentzündung, die unter dem Einfluß der durch die Uratablagerungen bedingten Synovitis und ihrer Folgewirkungen zur Entstehung gelangt.

Schrifttum.

ABDERHALDEN, E.: Lehrbuch der physiologischen Chemie, 5. Aufl, Teil 1. Berlin-Wien 1923. — AMALGIA, M.: Zur Lehre vom Harnsäurestoffwechsel. 3. Mitt. Über das Absorptionsvermögen der Knorpelsubstanz für Harnsäure. Beitr. chem. Physik u. Path. 7, 466f (1906). — ARNOLD, J.: Über Siderosis und siderofere Zellen. Virchows Arch. 161, 284f. (1900). — ASCHOFF, L.: Verkalkung. Erg. Path. 8 I, 575f. (1902). — ASCHOFF, L. u. H. GAYLORD: Kursus der pathologischen Histologie. Mit einem mikroskopischen Atlas. Wiesbaden 1900.

BASS, R. u. R. HERZBERG: Beiträge zur Pathologie der Gicht. Dtsch. Arch. klin. Med. 119, 482f. (1916). — BEITZKE, H.: Über die sog. Arthritis deformans atrophica. Z. klin. Med. 74, 215f. (Sonderabdr. 1—15) (1912). — BENDA, C.: Die Uratkonservierung nach dem SPALTEHOLZschen Verfahren. Verh. dtsch. path. Ges. 16. Tagg 1913, 270. — BENEKE, RUD.: Pathologisch-anatomische Grundanschauungen zur Lehre von den chronischen Gelenkleiden. Fortschr. Röntgenstr. 33, 843f. (1925). — BENNECKE, ERICH: Beitrag zur Anatomie der Gicht. Arch. klin. Chir. 66, 658f. (1902). — BENNINGHOFF, A.: Form und Bau der Gelenkknorpel in ihren Beziehungen zur Funktion, 2. Teil. Z. Zellforsch. 2, 787f. (1925). — BERKART: Pathology of the Gouty Paroxism. Brit. med. J. 1895 I. — BIRCH-HIRSCHFELD, F. v.: Lehrbuch der pathologischen Anatomie, Bd. 2. Leipzig: F. C. W. Vogel 1894. — BROGSITTER, AD.: Histopathologie der Gelenkgicht. Leipzig 1926. — BURCKHARDT, H.: Arthritis deformans und chronische Gelenkkrankheiten. Neue Deutsche Chirurgie, Bd. 52. 1932.

CHARCOT: Gaz. Hôp. 1865 u. 1867. — Oeuves compl., Tome 7. Paris 1890. — CORNIL, V. u. L. RANVIER: Manuel D'Histologie pathologique. Paris 1869—73.

DUCKWORTH, D.: Die Gicht. Ins Deutsche übertragen von H. DIPPE. Leipzig 1894.

EBSTEIN: (a) Die Natur und die Behandlung der Gicht. Wiesbaden 1882. (b) Die Natur und die Behandlung der Gicht. Verh. 8. Kongr. inn. Med. Wiesbaden 1889, 121f. — EBSTEIN, W. u. CH. SPRAGUE: Beiträge zur Analyse gichtischer Tophi. Virchows Arch. 125, 267 (1891).

FICK, R.: Handbuch der Anatomie und Mechanik der Gelenke, 3. Teil. Jena 1911. — FREUDWEILER, M.: (a) Experimentelle Untersuchungen über das Wesen der Gichtknoten. Dtsch. Arch. klin. Med. 63, 266f. (1899). (b) Experimentelle Untersuchungen über die Entstehung der Gichtknoten. Dtsch. Arch. klin. Med. 69, 155f. (1901). — FROBOESE, C.: Bleigicht. Verh. dtsch. path. Ges. 28. Tagg 1935, 279.

GARROD, A. B.: Die Natur und die Behandlung der Gicht und der rheumatischen Gicht (übersetzt von EISENMANN). Würzburg 1861. — GIERKE, E. v.: Über den Eisengehalt verkalkter Gewebe unter normalen und pathologischen Bedingungen. Virchows Arch. 167, 318f. (1902). — GIGON, A.: Eisen- und Alkaliimprägnation des Lungengewebes. Beitr. path. Anat. 55, 46f. (1913). — GUDZENT, F.: (a) Gicht und Rheumatismus. Berlin 1928. (b) Physikalisch-chemisches Verhalten der Harnsäure und ihrer Salze im Blut. Hoppe-Seylers Z. 63, 455f. (1909).

HARTMANN, G. J.: Über einen Fall von Arthritis urica. Inaug.-Diss. Berlin 1868. — HEILNER, E.: (a) Die allgemeine ätiologische Bedeutung des mangelnden lokalen Gewebsschutzes. 2. Mitt. Münch. med. Wschr. 1917 II, 933f. (b) Die Behandlung der Gicht und anderer chronischer Gelenkentzündungen mit Knorpelextrakt. 3. Mitt. Münch. med. Wschr. 1918 II, 983f. — HEINE, J.: Über die Arthritis deformans. Virchows Arch. **260**, 521 (1926). — HIS, W.: Schicksal und Wirkungen des sauren harnsauren Natrons in Bauch- und Gelenkhöhle des Kaninchens. Dtsch. Arch. klin. Med. **67**, 81f. (1900). — HUECK, WERNER: Über den angeblichen Eisengehalt verkalkter Gewebe. Zbl. Path. **19**, 774f. (1908). — HUETER, C.: Klinik der Gelenkkrankheiten, H. 1. Leipzig 1870. — HUSEMANN: Bleigicht. EULENBURGS Jahrbücher, Bd. 7. 1897. — HUTYRA, FRANZ v. u. JOSEF MAREK: Spezielle Pathologie und Therapie der Haustiere, Bd. 3, S. 187. Jena: Gustav Fischer 1922.

KAUFMANN, E.: Lehrbuch der speziellen Pathologischen Anatomie, 7. und 8. Aufl., Bd. 1. Berlin u. Leipzig: Walter de Gruyter & Co. 1922. — KITT: Pathologische Anatomie der Haustiere, Bd. 1, S. 369. 1905. — KIONKA, H.: Entstehung und Wesen der „Vogelgicht" und ihre Beziehungen zur Arthritis urica des Menschen. Arch. f. exper. Path. **44**, 186 (1900). KLEINSCHMIDT, O.: Die Harnsteine. Ihre Physiographie und Pathogenese. Mit Vorwort von L. ASCHOFF. Berlin 1911. — KLINGE, F.: Der Rheumatismus. Erg. Path. **27** (1933). — KNAGGS, LAWFORD R.: A report on the Strangeways collection of the rheumatoid joints in the museum of the Royal College of Surgeons. Brit. J. Surg. **20**, 113, 309, 425 (1932—33). KOSSA, J. v.: Über die im Organismus künstlich erzeugbaren Verkalkungen. Beitr. path. Anat. **29**, 163f. (1901). — KRAUSE, K. A.: Zur Kenntnis der Uratablagerungen im Gewebe. Z. klin. Med. **50**, 136f. (1903). — KRESS, H. v.: Mikroskopische Befunde bei einem Fall schwerer Gelenkgicht. Mitt. Grenzgeb. Med. u. Chir. **41**, 287 (1929).

LANCEREAUX: Atlas d'anatomie pathol. Paris 1871. — LANG, F. J.: (a) Arthritis deformans und Spondylitis deformans. Handbuch der speziellen und pathologischen Anatomie und Histologie von LUBARSCH-HENKE, Bd. 9/II, S. 252. Berlin: Julius Springer 1934. (b) Über die mikroskopischen Befunde des Knorpelschwundes. Zugleich ein Beitrag zur Kenntnis des Knorpelödems und der Knorpelentzündung. Virchows Arch. **256**, 189f. (1925). LANG, F. J. u. L. HASLHOFER: Verfahren zur Untersuchung des Knochens, des Knorpels und der Gelenke. Handbuch der biologischen Arbeitsmethoden, Abt. VIII, S. 1403. Berlin u. Wien: Urban & Schwarzenberg 1932. — LICHTWITZ, L.: (a) Gicht. Schweiz. med. Wschr. **1934**. (b) Krankheiten des Stoffwechsels und Krankheiten als Folge der Ernährung. Lehrbuch der inneren Medizin, Bd. 2. Berlin: Julius Springer 1934. — LIKATSCHEFF, AL.: Experimentelle Untersuchungen über die Folgen der Ureterunterbindung bei Hühnern, mit besonderer Berücksichtigung der nachfolgenden Uratablagerungen. Beitr. path. Anat. **20**, 102f. (1896). — LITTEN, M.: Ein Fall von schwerer Gicht mit Amyloiddegeneration. Virchows Arch. **66**, 129f. (1876). — LOGHEM, J. v.: Versuche zur Frage der Gicht. Zbl. ges. Physiol. u. Path. Stoffwechs., N.F. **2**, 244f. (1907). — LOOSER, E.: Über Spätrachitis und die Beziehungen zwischen Rachitis und Osteomalacie. Mitt. Grenzgeb. Med. u. Chir. **18**, 678f. (1908).

MANIZADE, M. D.: Über einen Fall von exzessiver Gicht mit besonderer Berücksichtigung der Nierenveränderungen. Wien. Arch. inn. Med. **27**, 301 (1935). — MARCHAND, F.: Ein Gichtfall. Dtsch. med. Wschr. **1901** I, 179. — MARCHAND, R. F.: Lehrbuch der physikalischen Chemie. Berlin: M. Simion 1844. — MEDVEL, C. v.: Über ein bemerkenswertes Zusammentreffen von Arthritis urica, Erythrämie Typ Vaquez und Hypernephroma malignum. Wien. Arch. inn. Med. **24**, 417 (1934). — MENNITI-IPPOLITO, R.: Spontane Gicht und experimentelle Gicht. Arch. ital. Otol. **46**, 321 (1934). — MINKOWSKI: Die Gicht. Spezielle Pathologie und Therapie, herausgeg. von H. NOTHNAGEL, Bd. 7, 2. Hälfte, Wien 1903. — MORITZ: Über den Einschluß von organischer Substanz in den kristallisierten Sedimenten des Harns, besonders denen der Harnsäure. Verh. 14. Kongr. inn. Med. Wiesbaden **1896**, 323f. — MÜLLER, F. v.: Differentiation of the diseases included under chronic arthritis. 17. internat. Kongr. Med. London 1913, Sonderabdr. S. 1—31. — MUNK, FR.: (a) Zur Pathogenese und pathologischen Anatomie der Gicht. Dtsch. med. Wschr. **1919** II. (b) Zur Pathologie und pathologischen Anatomie der Gicht. Dtsch. med. Wschr. **1920** I, Nr 8. (c) Die chronischen Erkrankungen der Gelenke. Spezielle Pathologie und Therapie, herausgeg. von KRAUS und BRUGSCH, Bd. 9. Berlin-Wien 1923. (d) Über Pathologie, Diagnostik und Therapie der chronischen Gelenkerkrankungen. Med. Klin. **1924** I, 133f.

NOESSKE: Über das Vorkommen und die Bedeutung von Eisen in verkalktken Geweben, insbesondere in den Knochen. Zbl. Path. **20**, 223f. (1909).

ORTH, J.: Pathologisch-anatomische Diagnostik. Berlin: August Hirschwald 1917.

POMMER, G.: (a) Mikroskopische Untersuchungen über Gelenkgicht. Jena: Gustav Fischer 1929. (b) Über die Vorgänge bei den Harnsalzablagerungen der Gicht. Wien. klin. Wschr. **1932** I/II. (c) Von den Frühstadien und den Rückbildungsbefunden der gichtischen Harnsalzablagerungen. Beitr. path. Anat. **90**, 513 (1933). (d) Zur Kenntnis der mikroskopischen Gichtbefunde und ihrer Untersuchungsverfahren. Klin. Wschr. **1929 I**, 1201. (e) Über das Vorkommen einer Harnsalzabart in Knochenmark- und Gelenkgichtherden. Beitr. path. Anat. **95**, 92 (1935). (f) Mikroskopische Befunde bei Arthritis deformans. Denkschr. Akad. Wiss. Wien **89**, 65—316 (1913).

RECKLINGHAUSEN, F. v.: Handbuch der allgemeinen Pathologie des Kreislaufes und der Ernährung. Deutsche Chirurgie, Lief. 2 u. 3. Stuttgart 1883. — RIEHL, G.: Zur Anatomie der Gicht. Wien. klin. Wschr. **1897 II**, 761f. — RINDFLEISCH, E.: (a) Lehrbuch der pathologischen Gewebelehre, 4. Aufl. Leipzig 1875. (b) Über Bildung und Rückbildung gichtischer Tophi. Virchows Arch. **171**, 361f. (1903). — ROLLETT, A.: Von den Bindesubstanzen. S. STRICKERs Handbuch der Lehre von den Geweben, S. 34f. Leipzig 1871. — RONDONI, P.: Experimentelle Beiträge zur Pathogenese der Gicht und der Gelenkerkrankungen. Krkh.-forsch. **9**, 211 (1931). — ROSENBACH, FR.: Zur pathologischen Anatomie der Gicht. Virchows Arch. **179**, 359f. (1905).

SCHAFFER, J.: Lehrbuch der Histologie und Histogenese, 2. Aufl. Leipzig 1922. — SCHMIDT, M. B.: (a) Ablagerung harnsaurer Salze. Kapitel V. Handbuch der allgemeinen Pathologie von KREHL und MARCHAND, Bd. 3, Abt. 2, S. 266f. Leipzig: S. Hirzel 1921. (b) Kalkmetastase und Kalkgicht. Dtsch. med. Wschr. **1913 I**, Sonderabdr. S. 1—13. — SCHMORL, G.: (a) Über Rachitis tarda. Dtsch. Arch. klin. Med. **85**, 170f. (1905). (b) Die pathologisch-histologischen Untersuchungsmethoden, 11. Aufl. Leipzig 1921. — SCHULZE, WERNER: Die Anwendung neuerer mikrochemisch-elektrolytischer Reaktionen auf das Verkalkungsproblem bei der Osteogenese. ROUX' Arch. **106** (BRAUS-Band), 62f. (1925). — SENATOR, H.: Gicht. ZIEMSSENs Handbuch der speziellen Pathologie, Bd. 13, 1. Hälfte, S. 95f. Leipzig 1875. — STOELTZNER, W.: Über Metallfärbungen verkalkter Gewebsteile. Virchows Arch. **180**, 362f. (1905). — STURM, A.: Der Stoffwechsel. Lehrbuch der speziellen Pathologischen Physiologie. Jena: Gustav Fischer 1935.

THANNHAUSER, S. J.: (a) Lehrbuch des Stoffwechsels und der Stoffwechselkrankheiten. München 1929. (b) Stoffwechselprobleme. Vorträge aus den Gebieten der Physio-Pathologie usw. Berlin: Julius Springer 1934. — TOLLENS: Gicht und Schrumpfniere. Ausscheidung von Harnsäure und Purinbasen im Kote des Gichtkranken bei Nierenstörungen. Hoppe-Seylers Z. **53**, 164 (1907).

UEBERMUTH, H.: (a) Über die Altersveränderungen der menschlichen Zwischenwirbelscheiben und ihre Beziehung zu den chronischen Gelenkleiden der Wirbelsäule. Sitzgsber. sächs. Akad. Wiss. Leipzig **81**, 111 (1929). (b) Vgl. auch: Die Bedeutung der Altersveränderungen der menschlichen Bandscheiben für die Pathologie der Wirbelsäule. Arch. klin. Chir. **156**, 567 (1929). — UMBER, J.: Ernährungs- und Stoffwechselkrankheiten, 2. Aufl. Berlin-Wien 1914.

VIRCHOW, R.: (a) Seltene Gichtablagerungen. Virchows Arch. **44**, 137f. (1868). (b) Über Nephritis arthritica. Berl. klin. Wschr. **1884 I**.

WESTENHÖFER: (a) Atlas der pathologisch-anatomischen Sektionstechnik. Berlin 1908. (b) Die Konservierung harnsaurer Niederschläge in Organen. Verh. dtsch. path. Ges. 7. Tagg **1904**, 259. — WICK, L.: Zur Pathogenese der Gicht. Wien. med. Wschr. **1911 I**. — WIEDHOPF, O. u. A. GREIFENSTEIN: Gicht des Sesambeines. Dtsch. Z. Chir. **234**, 741 (1913). — WOLLASTON: On gouty and urinary concretions. Philos. trans. **1797 II**, 386. — WYNNE, E. T.: Note on a point of difference in the pathology of gouty and rheumatoid arthritis. Lancet **1889 I**, 933.

6. Die ENGEL-RECKLINGHAUSENsche Knochenkrankheit.

(Ostitis bzw. Osteodystrophia fibrosa generalisata v. RECKLINGHAUSEN.)

Von

L. Haslhofer-Innsbruck [1].

Mit 85 Abbildungen.

Einleitung.

Seit der letzten ausführlichen Erörterung der mit dem Namen „Ostitis fibrosa v. RECKLINGHAUSEN" verbundenen Knochenerkrankungen in der deutschen pathologischen Gesellschaft im Jahre 1926 [CHRISTELLER, FRANGENHEIM, SCHMORL (d, e), SIEGMUND, LOOSER (d, e), LUBARSCH, M. B. SCHMIDT (a), STERNBERG, ASKANAZY (e), POMMER (a), LANG (a, b), BENEKE (a) u. a.] hat sich in den Anschauungen über die sog. Ostitis fibrosa ein Wandel vollzogen. Auf Grund gemeinsamer anatomischer und mikroskopischer Merkmale, einer in vielem gleichartigen Histogenese der Veränderungen waren Erkrankungen zusammengefaßt, die wir heute vermöge mancher Einblicke in die Ursachen, ihre klinischen Besonderheiten und nicht zuletzt auch durch die Herausarbeitung bestimmter anatomischer und mikroskopischer Unterschiede zu trennen vermögen. So lassen sich als selbständige Erkrankungen betrachten: die RECKLINGHAUSENsche oder mit Rücksicht auf ihre erste Beschreibung ENGEL-RECKLINGHAUSENsche Knochenkrankheit (Ostitis bzw. Osteodystrophia fibrosa generalisata v. RECKLINGHAUSEN), die PAGETsche Knochenkrankheit (Ostitis bzw. Osteodystrophia deformans PAGET), die gutartigen Riesenzelltumoren und die

[1] Zu besonderem Dank ist der Verfasser verpflichtet: Prof. J. ERDHEIM-Wien für die großzügige Überlassung eines fast vollständigen, feucht konservierten Skeletes (Fall M. P.), durch dessen Verarbeitung im Innsbrucker pathologischen Institut die Unterlagen für einen Großteil der makroskopischen und mikroskopischen Abbildungen gewonnen wurden, sowie Präparate, nach denen die Abb. 83 bis 85 angefertigt wurden. — Außerdem: Prof. M. ASKANAZY-Genf: für Präparate, nach denen die Abb. 35 und 36 angefertigt wurden. — Prof. BUDAY-Budapest: für die Vorlage der Abb. 31 sowie mikroskopische Präparate. — Doz. E. GOLD-Wien: für die Abb. 74 sowie das Präparat, nach dem die Abb. 77—80 hergestellt wurden. — Prof. G. HERZOG-Gießen: für die Überlassung von feucht konserviertem Material des Falles ENGEL, die Anfertigung der Vorlagen für die Abb. 21—24 durch Frl. BROCHIER und die Vorlage für Abb. 10. — Dr. JARISCH-Villach: für die Überlassung der Röntgenplatten des Falles J. F. — Prof. E. LOOSER-Winterthur: für die Überlassung der Abb. 26, 27, 37, 40, 81 und Präparate, nach denen die Abb. 38 und 39 hergestellt wurden. — Prof. R. MARESCH-Wien: für die Vorlagen der Abb. 2 und 34 sowie Präparate, nach denen die Abb. 75, 76, 80 angefertigt wurden. — Prof. E. RANZI-Wien: für die Bewilligung zur Verwertung des Falles A. St. aus der Chirurgischen Klinik Innsbruck. — Prof. R. RÖSSLE-Berlin: für die Überlassung zweier Farbenbilder der im Pathologischen Institut der Universität Berlin obduzierten Fälle M. K. und E. S. (Abb. 30 bzw. Abb. 40 des Abschnittes Riesenzellentumoren und Knochenzysten). — Dr. E. RUCKENSTEINER-Innsbruck: für die Anfertigung der Röntgenaufnahmen des von Prof. ERDHEIM überlassenen Skelets. — Prim. Dr. L. STECHER-Kreckelmoos: für die Vorlagen der Abb. 22.

Knochenzysten, die sowohl selbständig als auch als Beiwerk der RECKLING-HAUSENschen Knochenkrankheit vorkommen. Weiterhin sind die Ostitis fibrosa-Veränderungen im histogenetischen Sinn bei einer Reihe von Allgemeinerkrankungen des Knochensystems (z. B. bei Rachitis, Osteomalazie u. a.) sowie als örtliches Vorkommnis abzutrennen. (Vgl. Abschnitt Kreislaufstörungen.) Es ist daher der Begriff der RECKLINGHAUSENschen Krankheit einerseits eingeengt, andererseits aber auch weiter gefaßt als früher, insofern als nunmehr Krankheitsformen bzw. Stadien miteinbezogen sind, die v. RECKLINGHAUSEN selbst nicht als Grundlage seiner Untersuchungen zur Verfügung hatte. Es sind dies in erster Linie Frühstadien, durch deren Einbeziehung auch dem Kriterium der Deformierung nicht mehr die Bedeutung zukommt wie ehedem.

Die ENGEL-RECKLINGHAUSENsche Knochenkrankheit ist eine langsam verlaufende Erkrankung, die das gesamte vorher gesunde Knochengerüst ergreift. Sie ist in vorgeschrittenem Zustand gekennzeichnet durch eine verminderte Festigkeit der Knochen, durch oft weitgehende Verbiegungen, Verdikkungen und Verkrümmungen derselben, die in einem Umbau des Knochens in ein meist gleichmäßig feinporiges Knochengewebe begründet sind. Spontanbrüche verschiedener Skeletteile sind häufig. Dazu kommen noch örtliche Auftreibungen der Knochen, deren anatomische Grundlage Zystenbildungen und sog. braune Tumoren sind. Diese Zystenbildungen und riesenzellenhältigen Aufsaugungsneubildungen in verschiedenen Knochenabschnitten müssen als eine häufige, wenn auch nicht regelmäßige Begleiterscheinung der Erkrankung angesehen werden. Die Umwandlung des Knochenmarkes in Fasermark innerhalb ausgedehnter Bereiche, die auch für die Benennung des Krankheitsbildes als fibröse Ostitis maßgebend war, gibt dem mikroskopischen Bild ein besonderes Gepräge.

VON RECKLINGHAUSEN (c) gab folgende Kennzeichen an, die die Einordnung einer allgemeinen Knochenveränderung in das später nach ihm benannte Krankheitsbild rechtfertigen:

1. müssen sich die Verunstaltungen der Knochen im Laufe von Jahren eingestellt haben, und zwar an Knochenabschnitten, die vorher ihre gewöhnliche Gestalt und Widerstandsfähigkeit besessen haben;

2. müssen die Veränderungen von hochgradigen Schmerzausbrüchen begleitet sein;

3. müssen die veränderten Knochenabschnitte trotzdem dieselbe Gestalt und einen ähnlichen Bau erkennen lassen „wie die richtigen Komponenten der Knochensubstanz";

4. der mikroskopische Nachweis von Riesenzellen und die deutlichen Zeichen lakunärer Resorption und bei vorhandenem Neubau faserhaltigen Gewebes in diesem der jugendliche Typus des ungeordnet gebauten Knochenbälkchens (S. 389/390).

Nach v. RECKLINGHAUSEN (c) muß ein langsamer Wechsel der Gewebe, wenigstens ihrer Massenverhältnisse vollzogen worden sein „in der Art, daß der verbogene und mißgestaltete Knochen seine typische Form trotz des starken, sogar als ‚überstürzt' bezeichneten Umbaues bewahrt hat" (S. 390).

Nach den Erfahrungen der letzten Jahre gehören auch Erhöhung des Blutkalkes, beträchtliche Vermehrung der Kalkausscheidung im Harn sowie geschwulstartige Veränderungen einer oder mehrerer Nebenschilddrüsen zu den wichtigen Merkmalen zumindest bestimmter Entwicklungsstufen der Erkrankung.

Mit diesen Angaben ist das Krankheitsbild in seinen wichtigsten Merkmalen gekennzeichnet, ohne daß wir aber imstande wären, eine vollständige, scharf umrissene Begriffsbestimmung sowohl hinsichtlich der Erscheinungsformen als auch hinsichtlich der Art der Erkrankung zu geben.

Wenn auch im Laufe der Zeit eine beträchtliche Anzahl von Beobachtungen zum Teil in sehr ausführlicher Schilderung mitgeteilt ist, so fehlen doch in einer Reihe von Fällen Angaben über Veränderungen und Begleiterscheinungen, die uns heute für die Abgrenzung des Krankheitsbildes und vor allem für die genaue

Kenntnis der Entwicklungsstufen wesentlich erscheinen. Gleichwohl können wir eine Reihe von Beobachtungen, die früher unter den Bezeichnungen zystische Degeneration des Skeletes, Osteomalazie mit Riesenzellsarkomen, deformierende Ostitis mit Zysten und Tumoren, multiple Knochensarkome mit Ostitis deformans, Ostitis fibrosa mit Zystenbildung oder ähnlichen Benennungen beschrieben worden sind, der Recklinghausenschen Knochenkrankheit zuzählen. Von manchen Autoren ist diese Zugehörigkeit ja auch seinerzeit schon vermutet worden.

So gibt z. B. Hanau für seinen als Osteomalazie beschriebenen Fall an, daß er sich offenbar derjenigen Gruppe nähere, die v. Recklinghausen unter dem Namen Ostitis fibrosa abtrennt. Hanau sieht seinen Fall für ein früheres Stadium an als es die von Recklinghausen beschriebenen darstellen, die mit Zystenbildung einhergingen. Andererseits betrachtet Schönenberger in seiner Arbeit „Über Osteomalazie mit multiplen Riesenzellsarkomen und multiplen Frakturen" aus dem Jahre 1901 auch die Fälle 5 und 6 von Recklinghausen (b) „bis zu einem gewissen Grade hierher gehörig" (S. 190).

Vielfach begegnet jedoch die Deutung von Fällen des älteren Schrifttums mancherlei Schwierigkeiten. Dies gilt auch für spätere Fälle, in denen z. B. Nebenschilddrüsenveränderungen der Gegenstand besonderer Untersuchungen waren, bei denen aber die Knochen nicht in dem Umfange und nach solchen Verfahren untersucht werden konnten, wie wir es für wünschenswert und im Hinblick auf die eindeutige Erkennung des Falles für geboten halten. Zu der Schwierigkeit der Bestimmung, welches Krankheitsbild vorgelegen hat, trägt neben der unklaren Abgrenzung gegen die Osteomalazie vor allem die nicht scharf durchgeführte Trennung zwischen Recklinghausenscher und Pagetscher Knochenerkrankung bei, die sich auch in der Anwendung der ursprünglich von v. Recklinghausen gebrauchten Bezeichnung Ostitis fibrosa deformans oder anderen entsprechend modifizierten Bezeichnungen kundgibt. Wie auch Schupp (S. 201) betont, ist die Frage der Zugehörigkeit verschiedener Beobachtungen an Hand der Literatur nicht zu lösen. Aber auch Erfahrungen der letzten Zeit haben gelehrt, daß einzelne Krankheitszeichen, denen man differentialdiagnostische Bedeutung beizumessen geneigt war, nicht überwertet werden dürfen und nur durch Zusammenfassung aller fachkundig erhobenen Befunde die Erkennung der Erkrankung möglich ist.

Was die Häufigkeit der Recklinghausenschen Knochenkrankheit betrifft, so muß dieselbe trotz des Umstandes, daß sich die Zahl der beschriebenen Fälle in den letzten Jahren erheblich vergrößert hat, noch immer zu den seltenen Knochenkrankheiten gerechnet werden. Aus der Zeit vor Recklinghausens grundlegenden Untersuchungen stammen 8 Beobachtungen, die sich trotz der zum Teil unvollständigen Untersuchung des Skeletes in die „Ostitis fibrosa generalisata" einreihen lassen, darunter der Fall Engels aus dem Jahre 1864. Recklinghausen selbst verfügte 1891 über 3 Fälle, 2 weitere konnte er 1910 in seinem Werk über Osteomalazie und Rachitis hinzufügen. Lotsch stellte 1915 37 Fälle aus dem Schrifttum zusammen, Morton konnte 1922 die Zahl der Mitteilungen auf 62 erhöhen, worunter aber so manche Fälle sind, für die die vorhin vorgebrachten Bedenken gelten. Ein Versuch, die Reihe fortzuführen, ergibt 342 Fälle (wobei allerdings die Mitteilungen des Jahres 1934 noch nicht vollständig berücksichtigt werden konnten), die mit Sicherheit oder zumindest mit größter Wahrscheinlichkeit als Recklinghausensche Knochenkrankheit anzusprechen sind.

So manche der im Schrifttum als Recklinghausensche Erkrankung niedergelegten Beobachtungen gehören aber in das Gebiet der multiplen Zysten bzw. braunen Tumoren, der Osteomalazie, der Xanthomatose des Skeletes, der Pagetschen Erkrankung, oder sind mangels genauerer Angaben nicht verwertbar, was auch für einen Teil der Beobachtungen gilt, bei denen nur die Ergebnisse der Röntgenuntersuchung vorliegen. Es muß betont werden, daß eine sorgfältige Kasuistik für künftige zusammenfassende Darstellungen und im besonderen für die Bearbeitung vieler noch zu klärender Fragen eine wertvollere Grundlage bildet, als Arbeiten, die einen unzureichend beobachteten Fall zum Ausgangspunkt wenig begründeter theoretischer Ausführungen machen und dabei vielfach nur das berücksichtigen, was eine recht oberflächliche Suche nach Quellen zutage förderte.

Die Verteilung der Erkrankungsfälle auf die beiden Geschlechter ergibt ein ungleich stärkeres Vorherrschen des weiblichen. Von den 342 Fällen der eigenen Zusammenstellung betreffen 212 Frauen, 87 Männer, bei 43 liegen keine Angaben vor. Unter 115 Beobachtungen, die GUTMAN, SWENSON und PARSONS erwähnen und bei denen entweder bei der Operation oder bei der Leichenöffnung ein Epithelkörpertumor gefunden wurde, finden sich 86 Frauen und 29 Männer. Das bevorzugte Alter ist durchschnittlich das mittlere, nicht selten gegen Mitte der Dreißiger Jahre, zuweilen auch schon früher. Die Altersverteilung in dieser Beobachtungsreihe ergibt sich aus folgender Tabelle, die der Arbeit der genannten Autoren entnommen ist:

	Alter in Jahren							
	1—9	10—19	20—29	30—39	40—49	50—59	60—69	70+
Zur Zeit der Operation oder des Todes . .	—	7	17	19	28	23	5	1
Zur Zeit des Beginns der Erkrankung .	2	10	21	25	23	17	2	—

Berichte über RECKLINGHAUSENsche Erkrankung im Kindes- oder frühen Jugendalter sind mit großer Vorsicht aufzunehmen, Beobachtungen aus diesem Alter, die der Kritik standhalten, sind wohl äußerst selten.

Krankheitsverlauf.

Der Beginn der Erkrankung kann nicht mit Sicherheit festgestellt werden, er liegt nicht selten mehrere Jahre zurück, bevor die Kranken ärztliche Behandlung suchen. Die ersten Beschwerden, die mit dem Leiden in Zusammenhang gebracht werden, sind unbestimmte oder stechende, auch ziehende „rheumatische" Schmerzen, Reißen in den langen Röhrenknochen der unteren Gliedmaßen, im Becken oder in der Wirbelsäule sowie rasche Ermüdung beim Stehen und Gehen und allgemeines Schwächegefühl. Gewichtsverlust und Appetitlosigkeit sind vielfach schon am Beginn des Leidens vorhanden. Die Schmerzen setzen zeitweise aus, um dann zumeist in vermehrter Heftigkeit wieder zu kommen. Namentlich bei längerem Bestand der Erkrankung können sich die Schmerzen zu einer fast unerträglichen Druckempfindlichkeit der Knochen steigern, die aber oft nicht so über das ganze Knochengerüst ausgebreitet ist, wie bei der Osteomalazie. Es muß aber hervorgehoben werden, daß es Fälle gibt, in denen dieses im allgemeinen sichere Krankheitszeichen fehlt.

So teilte BERGSTRAND (a) einen Fall mit, in dem die Erkennung des Leidens nicht möglich war, da nur unbestimmte Rückenschmerzen, heftige Kopfschmerzen, aber keine Zeichen örtlicher oder allgemeiner Knochenveränderungen bestanden. Erst bei der Röntgenuntersuchung nach dem Tode wurde die „Atrophie" der Knochen entdeckt.

Zu den Schmerzen gesellen sich häufig Klagen über Unsicherheit der Bewegungen, im besonderen beim Gehen, zuweilen auch völlige Unmöglichkeit desselben. Die Bewegungsbehinderung ist vielfach ein Zeichen, daß bereits Verunstaltungen der Knochen bestehen, auch wenn dieselben äußerlich nicht zum Ausdruck kommen. Die Unsicherheit des Ganges führt häufig zu Stolpern und Stürzen bei kleinen Hindernissen, ja auch ohne solche. Nach KIENBÖCK (d) führen die Kranken die Erscheinungen nicht selten auf einen Sturz zurück. Aber meist ist der Sturz nur durch die bereits bestehende Schwäche und Unsicherheit der Bewegungen infolge der bestehenden Knochenveränderungen zustande gekommen. Als Folge derartiger, durchaus nicht immer schwerer Unfälle treten Brüche eines oder mehrerer Knochen auf. Hin und wieder genügt bereits eine verhältnismäßig geringfügige Anstrengung bei irgendwelcher Arbeit, Heben bzw. Absetzen eines schweren Gegenstandes oder eine ungeschickte Bewegung zur Herbeiführung eines Knochenbruches. Aber nicht immer besteht der Eindruck einer sog. Spontanfraktur, sondern manche Brüche erwecken den Eindruck richtiger traumatischer Frakturen. Die Knochenbrüche sind in einer Reihe von Fällen das erste merkbare Krankheitszeichen bzw. der Anlaß, ärztliche Behandlung zu suchen. Allerdings offenbart die genaue Befragung der Kranken dann zumeist das Bestehen oft lang zurückreichender aber bisher vernachlässigter Beschwerden oder Schmerzen.

In erster Linie bricht der Oberschenkel, dann folgen der Häufigkeit nach der Oberarm, das Schienbein, das Schlüsselbein, die Rippen, die anderen Knochen erst spät, wenn schon zahlreiche Brüche der genannten Skeletabschnitte bestehen. Der Bruch ist von Schmerzen begleitet, die anfangs sehr heftig sein können, im späteren Verlauf der Krankheit können aber Brüche mangels der Schmerzen unbemerkt bleiben. Tritt der Bruch an bevorzugten Örtlichkeiten, an im Sinne einer Zyste oder eines Tumors veränderten Stellen ein, so lassen die dort bestehenden Schmerzen meist plötzlich nach. Mehr oder weniger ausgiebige unnatürliche Beweglichkeit in den Schaftstücken und ausgedehnte Blutungen sind häufige Begleiterscheinungen der Brüche. Winkelstellungen der gebrochenen Knochen sind nicht immer ausgeprägt. Krepitation ist nur kurze Zeit nach dem Bruch feststellbar infolge des raschen Knochenschwundes an den Bruchenden. Die Heilung dieser Brüche geht wenigstens in den frühen Stadien der Erkrankung bei geeigneter Behandlung meist in gewöhnlicher Zeit vonstatten. In fortgeschrittenen Krankheitsstadien kommt es nur schwer zu einer Heilung der Brüche. Vielfach bildet sich nur ein fibröser Kallus, der eine dauernde unnatürliche Beweglichkeit bedingt. Andernfalls ist die Entwicklung von Kalluszysten begünstigt und damit ein neuerlicher Bruch erleichtert. Auch überschüssige Kallusbildung ist beobachtet.

In vorgeschrittenen Fällen treten die Spontanbrüche auch bei vorsichtigem Umbetten der Kranken auf, oft gleichzeitig an mehreren Knochen, nicht nur an den Stellen der Auftreibungen, sondern auch außerhalb derselben, im „atrophischen" Knochen.

In anderen Fällen lenken druckempfindliche schmerzhafte aber auch schmerzfreie, bisweilen rasch an Größe und Zahl zunehmende „Schwellungen", Auftreibungen an einem Röhrenknochen, am Becken, im Bereiche des Schädels oder der Kiefer die Aufmerksamkeit auf die Erkrankung. Ihre Entstehung im Anschluß an traumatische Einwirkungen ist in manchen Fällen augenscheinlich. Diese Auftreibungen sind häufiger bei den langsamer verlaufenden Formen der Erkrankung zu beobachten, seltener in denen, die mit ausgiebiger und rascher Verarmung an kalkhältigem Knochen einhergehen. Die Form der „Tumoren" ist spindelig, annähernd kugelig oder eiförmig, die Oberfläche oft leicht höckerig, die Größe verschieden, die Konsistenz zumeist die des Knochens. Zuweilen besteht beim Betasten der Auftreibungen aber auch der Eindruck deutlichen Pergamentknitterns der verdünnten Knochenrinde oder Fluktuation. Die Haut über den aufgetriebenen Stellen ist frei verschieblich, unverändert oder nur durch die Dehnung gespannt und verdünnt, auch gerötet, ödematös, mit gestauten Blutgefäßen. Die größte Ausdehnung erreichen die Tumoren im allgemeinen im Verlauf einiger Wochen bzw. Monate, um dann im weiteren Verlauf der Krankheit in dieser Größe zu verbleiben. Selten wird eine mehr oder weniger plötzliche

Verkleinerung beobachtet, die aber nicht als Zeichen des Rückganges der Erkrankung aufgefaßt werden darf. Der Zahl und Anordnung nach stehen die Tumoren einzeln oder auch in Gruppen, manchmal symmetrisch. Nach Eintritt der Spontanbrüche können die Auftreibungen der Knochen verschwinden, sie können aber auch im Laufe der Zeit an Größe und Zahl mehr oder weniger rasch zunehmen, ohne daß es zu weiteren Zusammenhangstrennungen kommt.

In der zeitlichen Folge der Beschwerden, des Auftretens der Verbiegungen, Auftreibungen und Brüche bestehen große Verschiedenheiten, die trotz vieler kennzeichnender gemeinsamer Züge dem Krankheitsbild manche Abwechslung verleihen.

Hinsichtlich der Tumoren der Kiefer wäre zu bemerken, daß sie in der Tiefe des Kiefers oder des Alveolarfortsatzes ihren Ursprung nehmen und zum Auseinandertreten der Zähne, Lockerung und Ausfallen derselben, zu Störungen beim Kauen führen. Zahnausfall, mehr oder weniger allgemein, kann auch ein Frühzeichen der Erkrankung darstellen und ist verursacht durch die Umbauvorgänge bzw. den Abbau des Alveolarfortsatzes. Die Zähne selbst sind dabei unversehrt hart, ihr Kalkgehalt nicht verändert, selbst wenn die Kiefer wie Kautschuk biegsam sind (NÄGELSBACH).

Vielfach schon vor der Zusammenhangstrennung des Knochens, im Zustand der Auftreibung, dann aber nach erfolgtem Bruch, der auch an mehreren Stellen desselben Knochens erfolgen kann, bilden sich Verbiegungen und Verkrümmungen sowie Verkürzungen der Knochen aus. Diese Veränderungen sind oft das Ergebnis einer Reihe im Laufe der Zeit erfolgter mehr oder weniger ausgedehnter Einbrüche bzw. der Stauchung der wenig widerstandsfähigen Knochen durch den Muskelzug. Die Beine liegen dann oft in Abduktionsstellung und nach außen gerollt oder überkreuzt bzw., wie auch die Ober- oder Unterarme, winkelig gebogen in ganz ungewöhnlichen Stellungen (Abb. 1 und 2). Die merkwürdigsten Formen einzelner Abschnitte der Gliedmaßen können beobachtet werden, auch federnde Weichheit und Biegsamkeit der verschiedenen Knochen. Infolge der Verbiegungen und Brüche werden die Kranken früher bettlägerig als bei der PAGETschen Knochenerkrankung, bei der Brüche verhältnismäßig seltener und in geringerer Zahl zur Beobachtung gelangen.

Wird die Verunstaltung der Knochen vielfach nur durch die Verbiegungen und Verkrümmungen hervorgerufen, so trägt nicht minder häufig auch eine sich in verschiedenen Grenzen haltende mehr oder weniger gleichmäßige Verdickung dazu bei. Von dieser Verdickung können sowohl die Röhrenknochen als auch die kurzen platten Knochen und der Schädel betroffen sein, wobei die Ausdehnung der Verdickung keine gleichmäßige zu sein braucht.

Durch das Auftreten einer Skoliose bzw. Kyphoskoliose zum Teil mit ausgleichender Lordose, zusammen mit den Verkürzungen der Gliedmaßen kommt eine mitunter recht erhebliche Verringerung der Körpergröße zustande. SNAPPER bzw. LANZ berichtet über eine Abnahme der Körpergröße bei einem 56 Jahre alten Mann von 175 auf 145 cm und ebenso LOOSER über eine von gleicher Ausdehnung. QUICK und HUNSBERGER verzeichnen eine Größenabnahme von 182 auf 104 cm. Der Kopf sinkt vornüber, die Kranken sinken in sich zusammen, die unteren Rippen können die Darmbeinkämme berühren. Auch das Becken sinkt zusammen bzw. wird zusammengedrückt und erhält die Kartenherzform wie bei der Osteomalazie.

Der elende Zustand der Kranken kann Jahre andauern, es können vorübergehende Besserungen eintreten, die auch Heilungen vortäuschen, bis meist unter zunehmender Abmagerung der Tod an allgemeiner Erschöpfung, nicht selten unter dem Zeichen einer Kreislaufschädigung, Bronchitis oder Pneumonie, begünstigt durch die Erschwerung der Atmung und Herztätigkeit infolge der

Verunstaltung des Brustkorbes, eintritt, wenn nicht früher eine Zufallserkrankung dem qualvollen Leiden ein Ende bereitet. In nicht wenigen Fällen ist Urämie die Todesursache. Eine etwas ungewöhnliche Todesursache war in Sauers Beobachtung (1922) eine Zystitis und Pyelonephritis bei Querschnittläsion infolge Zusammenbruches des 11. Brustwirbelkörpers mit Gibbusbildung. Die Dauer der Erkrankung bewegt sich in weiten Grenzen. Als kürzester Zeitraum finden wir 2 Jahre vermerkt, häufiger sind jedoch erheblich längere Zeiträume von 4—20, im Falle von Lotsch zur Zeit seiner Veröffentlichung sogar

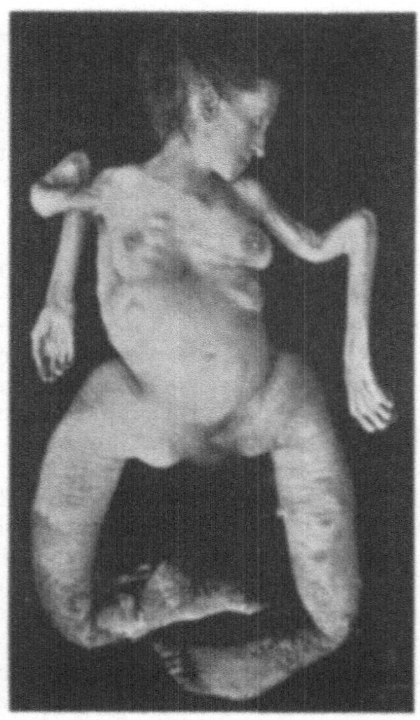

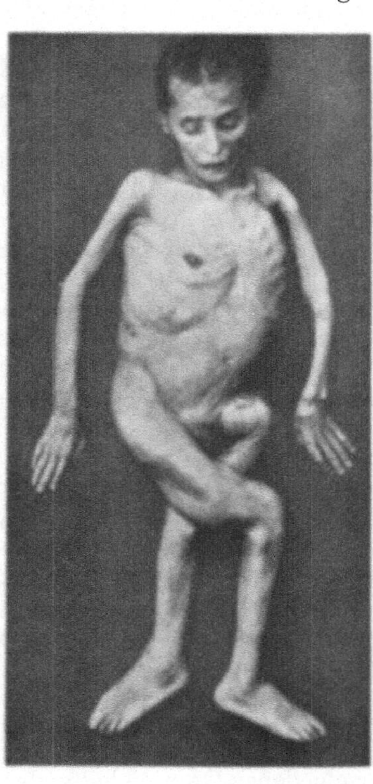

Abb. 1. 33 Jahre alte Frau mit Recklinghausenscher Krankheit. Fall 1 von Hanke (c). Ungewöhnlich verunstalteter Körper, 120 cm groß.

Abb. 2. 65 Jahre alte Frau mit Recklinghausenscher Krankheit. (Beobachtung von Prof. Maresch-Wien.)

32 Jahre. Fall 10 der Untersuchungsreihe von Albright, Aub und Bauer wies eine Krankheitsdauer von 39 Jahren auf.

Leichte Fälle der Erkrankung können nach Looser (a) heilen, ohne Verunstaltungen der Knochen zu hinterlassen. Zysten und Riesenzelltumoren verschwinden im Laufe von Monaten oder Jahren, an ihrer Stelle ist dann im Röntgenbild ein verdichteter Knochenschatten bemerkbar.

Aber selbst bei längerem Bestand und grober Verunstaltung kann eine Spontanheilung erfolgen (Fall Wrede-Willich), wobei an Stelle der Zysten bzw. Riesenzelltumoren wieder eine deutliche Markhöhle gebildet wurde, deren Kortikalis etwas verstärkt und besonders schattendicht erscheint. Wesentliche, einer Heilung gleichzusetzende Besserung kann zuweilen auch nach medikamentöser Behandlung (Vigantol) erreicht werden (Regnier, Snapper und Boevé).

Neben den bisher besprochenen Erscheinungen, die von Anfang an auf Beziehungen zum Bewegungsapparat hinweisen, stehen am scheinbaren Beginn der Erkrankung sowie in ihrem weiteren Verlauf auch Störungen, die auf eine

Beteiligung anderer Organe zu beziehen sind. Auf diese Krankheitszeichen ist erst in den Beobachtungen der letzten Jahre genauer geachtet worden. Beschwerden, die auf andere Organe zu beziehen sind, können in jedem Stadium der Erkrankung auftreten. Sie können auch bestehen, ohne daß Beschwerden von seiten des Bewegungsapparates vorhanden sind, oder äußerlich sichtbare Veränderungen vorliegen, und die Veränderungen der Knochen werden als Zufallsbefund bei der Untersuchung des Kranken vor dem Röntgenschirm entdeckt (Fall PEMBERTON und GEDDIE, HUBBARD und WENTWORTH, FONTANA).

Einschaltend sei bemerkt, daß in ASKANAZYs progressiver Knochenatrophie, die wir ja als Anfangsstadium der RECKLINGHAUSENschen Knochenkrankheit ansehen müssen, klinisch keine Zeichen einer Beteiligung des Knochensystems bestanden.

Ein überaus bemerkenswertes und fast regelmäßiges Krankheitszeichen ist die Ausscheidung oft großer Mengen von Kalk mit dem Harn. Die Ausscheidung eines trüben milchigen Harns, der einen auffallenden weißen Niederschlag von Kalziumsalzen bildet, wird auch zuweilen von den Kranken selbst angegeben (BERNER). Gesteigerte Ausscheidung von Kalk im Harn ist bereits in den Fällen von ENGEL (1864), LANGENDORFF und MOMMSEN (1877) und MESLEY (1897) vermerkt. Auch RECKLINGHAUSEN (c) hat darauf besonders hingewiesen, daß reichliche Ausscheidungen von Kalkverbindungen, selbst Konkremente bei derjenigen Form der Knochenerweichung auftreten, der er „das spezielle Kriterium als metaplastisch" gegeben und früher die Bezeichnung fibröse Ostitis beigelegt hat (S. 413). RECKLINGHAUSEN führt auch an, daß die Kalkausscheidung nur zeitweise bestehen kann, besonders dann, wenn der Abbau des Knochengewebes im Steigen begriffen ist. Diese Feststellungen stimmen mit der Tatsache überein, daß schubweise Verschlechterungen des Zustandes mit neuerlicher Erhöhung der Kalkausscheidung verbunden sind. Andererseits kann mit dem Eintreten einer Niereninsuffizienz die Kalkausscheidung aufhören.

Nierenschädigungen können bei der RECKLINGHAUSENschen Krankheit das klinische Bild beherrschen, selbst mehrere Jahre, bis andere Krankheitserscheinungen auftreten (LIÈVRE, Fall 2). In Form von Koliken, die durch Kalkkonkremente verursacht werden, können Krisen durch mehrere Tage oder auch Wochen auftreten, die sich oft regelmäßig wiederholen oder in ein allgemeines Schmerzgefühl übergehen. Konkrementbildungen in der Niere und den Harnwegen werden nicht nur überaus häufig bereits bei der klinischen Untersuchung (BARR und BULGER, DU BOIS und Mitarbeiter, FRASER, HUNTER, HURST und COSIN, ALBRIGHT, AUB und BAUER u. a.), sondern auch bei den Leichenöffnungen festgestellt, wenn sie auch keine ständige Begleiterscheinung der Erkrankung bilden, ein Umstand, der in früheren Beobachtungen zweifellos zu wenig beachtet wurde. Die Konkremente können gelegentlich auch schon bei der Röntgenuntersuchung bemerkt werden.

ALBRIGHT, BAIRD, COPE und BLOOMBERG teilen die beim „Hyperparathyreoidismus" auftretenden Nierenschädigungen in drei Formen ein: 1. Pyelonephritis im Gefolge von Steinbildungen im Nierenbecken, die selbst durch die vermehrte Kalzium- und Phosphorausscheidung begünstigt sind. 2. Nierenveränderungen durch Kalkeinlagerungen im Parenchym, seltener im Nierenbecken („Nephrocalcinosis"). 3. Die seltene Form der akuten Parathormonvergiftung mit Anurie, Tod innerhalb weniger Tage, Kalziumablagerungen im Nierenparenchym und in anderen Organen. Unter 83 hinsichtlich der Nierenschädigung von ALBRIGHT, BAIRD, COPE und BLOOMBERG überprüften Fällen fand sich 23mal die 1., 17mal die 2. Form. Die bei der 2. Form mit sekundärer Nierenschädigung vorhandene Niereninsuffizienz kann die typischen Symptome des Hyperparathyreoidismus: Hypophosphatämie, Hyperphosphaturie, verminderte Kalkausscheidung durch den Darm und Hyperkalziurie vollständig verdecken.

Zeichen, die auch ein Versagen der Nierentätigkeit ankündigen, sind das Auftreten von Eiweiß und Zylindern sowie Pollakisurie und Polyurie. Am häufigsten ist die Albuminurie, die sich gewöhnlich in mäßigen Grenzen hält. Die Pollakisurie kann abgesehen von ihrer Bedeutung als Insuffizienzzeichen auch auf eine Zystitis hinweisen. Polyurie begleitet von Polydipsie, zwei in letzter Zeit häufiger beobachtete Symptome, setzten oft mit plötzlicher Verschlechterung der Krankheit ein. Im Falle von Nägelsbach bestand eine hochgradige Polyurie ähnlich wie beim Diabetes insipidus mit einer Harnausscheidung von 13 Litern, in einem Falle von Gold dagegen eine Oligurie. Das Vorkommen von Diabetes-insipidus-artigen Störungen wird von Disqué als häufig bezeichnet und geraten, bei Verdacht auf diese Erkrankung auch eine Röntgenuntersuchung des Skeletes vorzunehmen. Die Polyurie könnte auch unmittelbar unter dem Einfluß einer erhöhten Nebenschilddrüsentätigkeit zustande kommen, da Verabreichung von Nebenschilddrüsenextrakt auch zu Polyurie führt (McCann). Polyurie und Polydipsie sind u. a. beobachtet von Amberg, Boyd, Milgram und Stearns, Hunter (c), Pemberton und Geddie, Quick und Hunsberger, Rosenbach und Disqué, Keynes und Taylor. Albright, Aub und Bauer vermerken unter ihren 17 Beobachtungen von Hyperparathyreoidismus 9mal Polyurie bzw. Polydipsie oder beides, ein Umstand, der sehr für die Auffassung dieser Erscheinungen als Äußerungen der Überfunktion der Nebenschilddrüsen spricht. Diabetes-insipidus-ähnliche Erscheinungen könnten auch durch Beteiligung der Hypophyse hervorgerufen werden, wie eine solche ja auf Grund des Zusammenhanges der endokrinen Drüsen in funktioneller Hinsicht nicht verwunderlich wäre.

Der Reststickstoff ist häufig erhöht, sinkt aber nach der Entfernung des Epithelkörpertumors ab (Mimpriss und Butler), soferne nicht bereits schwere Nierenschädigungen bestehen. Überhaupt hängt das Schicksal der Kranken auch nach der Entfernung des Epithelkörpertumors wesentlich vom Zustand der Nieren ab, im besonderen vom Vorhandensein metastatischer Verkalkungen, die zweifellos irreparabel sind.

Ödeme gehören zu selteneren Begleiterscheinungen und können abgesehen von ihrer Entstehung infolge der Kreislaufbehinderung durch die Verunstaltung der Gliedmaßen auch auf die Zurückhaltung von Chloriden durch die geschädigten Nieren zu beziehen sein (Fontana).

Differentialdiagnostisch wichtig gegenüber dem multiplen Myelom ist das Fehlen des Bence-Jonesschen Eiweißkörpers im Harn.

Störungen, die auf die Verdauungsorgane zu beziehen sind, gehören zu den weniger häufig beobachteten Krankheitserscheinungen. Lièvre berichtet von seinem Fall 2 über das Bestehen einer 15 Tage dauernden Krise im 3. Krankheitsjahr mit andauerndem Erbrechen, das dann plötzlich aufhörte und nicht wieder auftrat. In Lièvres 3. Fall wiederholten sich gastrische Krisen im 2. Jahr der Erkrankung in Abständen von 2—3 Wochen. Es bestand intensive Nausea, dann Erbrechen durch 3—4 Tage und Krämpfe von unregelmäßigem Rhythmus, die einige Minuten dauerten. Dabei bestanden keine Beziehungen zur Nahrungsaufnahme. Gleichartige Störungen wurden auch von anderen Autoren festgestellt, so von Gold (c) als eines der ersten Zeichen der Krankheit, auch von Boyd, Hunter, Pemberton und Geddie, Herzenberg, Keynes und Taylor, Gutman, Swenson und Parsons, sowie Barr, Bulger und Dixon, in deren Beobachtung gastrische Krisen die Jahre vor Auftreten der Knochenzeichen kennzeichneten, ebenso im Fall von Quick und Hunsberger, weiterhin von Ball, Rosenbach und Disqué u. a.

Über Verlangsamung der Peristaltik und verzögerte Entleerung des Magens bei Röntgenuntersuchung berichtet Ask-Upmark, über Achylie Bergstrand.

Wenn auch die Zeichen von seiten der Verdauungsorgane nicht besonders kennzeichnend sind, so besitzen nach Lièvre doch die gastrischen Krisen mit

Vorherrschen des Erbrechens einen diagnostischen Wert, der nicht vernachlässigt werden darf. Eigentümliche Krisen traten in der Beobachtung von NÄGELSBACH auf. Ein Tag lang gesteigerter Durst, dann zwei Tage unstillbares Erbrechen und Singultus. Bei einem solchen Singultus kam es zu einer Fraktur des Brustbeins.

Das völlige Zurücktreten der Beschwerden von seiten des Bewegungsapparates gegenüber den seitens der Verdauungsorgane vermag insbesonders der von HERZENBERG (1933) mitgeteilte Fall zu beweisen.

Zwei Jahre vor dem Tod des Kranken bestanden dumpfe Schmerzen in der Herzgrube, Aufstoßen und Sodbrennen nach dem Essen. Unter der Annahme eines Magengeschwürs wurde der Kranke auf entsprechende Diät gesetzt, er wurde dabei aber immer schwächer. Trotzdem eine Röntgenuntersuchung ein halbes Jahr vor dem Tod kein Geschwür zeigte — es wurde angenommen, daß das Geschwür vernarbt sei — bekam der Kranke dauernd Ulkusdiät. Die Schmerzen nahmen zu, nach dem Essen trat Erbrechen auf. Allgemeine Schwäche, Abmagerung sowie die Zunahme der seit einigen Jahren bestehenden Schmerzen in den Beinen führten zur Aufnahme ins Krankenhaus. Auf Grund der Magensaftuntersuchung wurde Krebs angenommen. Zwei Tage später starb der Mann an akuter Herzschwäche. Bei der Leichenöffnung erwies sich die Magenschleimhaut im Fundus verdickt, schmutzig braungrau, höckerig und blutunterlaufen, in den übrigen Anteilen schieferig verfärbt, sonst o. B. Die mikroskopische Untersuchung offenbarte ausgedehnte Verkalkungen der Schleimhaut (s. S. 424). Die dauernde Kalziumausscheidung in der Magenschleimhaut darf wohl als Ursache des eigenartigen Verlaufes der Erkrankung in diesem Fall angesehen werden.

Neben der Vermehrung der Kalkausscheidung im Harn gehört nach unseren jetzigen Kenntnissen eine beträchtliche Erhöhung des Serumkalkes bei gleichzeitigem Absinken des Wertes für den Serumphosphor zu den regelmäßigen und bedeutungsvollen Zeichen der Erkrankung (vgl. S. 354 f.).

Im Zusammenhang mit der Hyperkalzämie und Hyperkalziurie verdienen außer den bereits erwähnten Konkrementbildungen in den Harnorganen metastatische Verkalkungen besondere Beachtung. Metastatische Verkalkungen sind häufig, jedoch werden sie meist erst bei der Leichenöffnung entdeckt, da Verkalkungen im Herzen, in den Lungen, in der Leber, in der Milz durch kein bestimmtes Zeichen zu erkennen sind. LIÈVRE berichtet über zahlreiche verkalkte Flecken in den Lungen bei seinem Fall 2, die bei der Röntgendurchleuchtung des Thorax festgestellt wurden und wohl Kalkmetastasen entsprachen. Ob die von BERGSTRAND in zwei Fällen in den Gallenwegen gefundenen Niederschlagsbildungen und die Zeichen einer Cholezystitis — übrigens seltene Befunde — als metastatische Verkalkungen in dem hier gemeinten Sinne gelten können, muß unentschieden bleiben.

Ein eigenartiges Vorkommnis stellt die symmetrische Gangrän der Zehen als Folge der auf Kalkmetastasenbildung beruhenden Arterienverkalkung dar, die in dem von ASSMANN bzw. LAUBMANN bzw. HOFF und JEDDELOH mitgeteilten Fall eines 16 Jahre alten Jünglings zustande gekommen war.

Die Beobachtung von HUBBARD und WENTWORTH mit Fluktuationen in der Gegend der großen Gelenke und Knoten entlang der Gefäße, die röntgenologisch als Kalkniederschläge gedeutet wurden und deren Punktion eine kremige Flüssigkeit (Aufschwemmung von Kalziumphosphat in einer zellfreien Flüssigkeit) ergab, weist in dieser Hinsicht große Ähnlichkeit mit der sog. Kalkgicht auf, dagegen dürfte der von SELYE als Kalkgicht beschriebene Fall mit einem Epithelkörperadenom der RECKLINGHAUSENschen Krankheit zuzurechnen sein, obwohl eine Untersuchung des Skeletes nicht durchgeführt wurde.

Der Krankheitsverlauf mit seinen vielfältigen Erscheinungen wäre nicht hinreichend geschildert, wenn nicht auch das Verhalten der Nerven und Muskel berücksichtigt würde. Die oft schon frühzeitig auftretende Müdigkeit ist der Ausdruck einer Muskelschwäche, einer Muskelhypotonie oder -atonie (BARR und BULGER, COMPERE, LIÈVRE, BALL u. a.). In hohen Graden kann die Abnahme der Muskelkraft so weit gehen, daß infolge der Unbeweglichkeit der Eindruck einer Parese, ja sogar einer Paralyse der Extremitäten besteht. Die Reflexe können in ihrer Stärke vermindert sein, die Sehnen- und Periostreflexe namentlich in Fällen, in denen bereits schwere Knochenveränderungen bestehen, nicht auslösbar sein. Die wichtigsten neuro-muskulären Zeichen sind nach Lièvre die Atonie und verminderte elektrische Erregbarkeit, die von allen Autoren, die daraufhin untersucht haben, gefunden wurde.

Störungen in der Funktion des Herzens und der Gefäße, wie sie in den drei von Lièvre mitgeteilten Beobachtungen in Form von Tachykardieanfällen bestanden, scheinen im allgemeinen zu wenig auf ihre Beziehungen zur Erkrankung beachtet.

Ebenso scheinen die Angaben über Störungen der Sexualfunktionen, Unregelmäßigkeit der Menstruation, vorzeitige Menopause, welche Veränderungen von manchen Autoren in Beziehung zur Erkrankung gesetzt werden, noch zu wenig ausreichend, der Zusammenhang derartiger Störungen mit der Erkrankung nicht eindeutig. Das gleiche gilt hinsichtlich der Beziehungen zur Schwangerschaft. Im Gegensatz zu den Mitteilungen über Verschlechterung oder Ausbruch der Erkrankung kurz nach einer Schwangerschaft sei angeführt, daß in einer

	Anfangs-erscheinungen % der Fälle	Spät-erscheinungen % der Fälle
Skelet:		
1. Schmerzen im Rücken oder Extremitäten . . .	72	62
2. Muskelschwäche	22	23
3. Pathologische Frakturen	28	40
4. Knochenauftreibungen .	26	22
5. Grobe Verunstaltungen .	19	30
6. Gehstörungen	24	22
7. Bettlägerigkeit	4	31
Nieren:		
1. Polyurie, Polydipsie . .	10	11
2. Koliken	9	3
Verdauungsorgane:		
1. Nausea, Erbrechen . . .	8	12
2. Appetitlosigkeit	3	9
3. Schmerzen im Epigastrium	2	5
Allgemeines:		
Erheblicher Gewichtsverlust	10	24

(eigenen) Beobachtung nach einer Schwangerschaft, die während der Erkrankung eintrat und mit einer Fehlgeburt endete, eine deutliche Besserung des Leidens sich einstellte.

Die klinische Feststellung der bei der Recklinghausenschen Knochenkrankheit so überaus häufig gefundenen Epithelkörpertumoren ist äußerst unsicher. Nur in einer geringen Anzahl von Fällen war der Tumor tastbar (Churchill und Cope). Abgesehen von versteckter tiefer Lage besteht die Möglichkeit der Verwechslung von palpierbaren Resistenzen im Trigonum thyreoideum mit Strumaknoten. So erwies sich im Fall von Compere ein tastbarer Tumor im Trigonum als Schilddrüsenadenom, während auf der anderen Seite, wo nichts zu tasten war, sich ein großes Nebenschilddrüsenadenom fand. Ask-Upmark (c) äußerte sich dahin, daß das Auffinden einer Resistenz im Trigonum thyreoideum in den Fällen, wo die übrigen Symptome die Diagnose zulassen, als sehr verdächtig angesehen werden muß. Bisweilen können nach Ask-Upmark auch die Ergebnisse der Röntgenuntersuchung wie Verlagerung bzw. Eindellung der Luftröhre auf die Anwesenheit eines Epithelkörpertumors hindeuten. Der Versuch, einen Epithelkörper röntgenologisch darzustellen, sollte aber immer gemacht werden. So konnten Albright, Aub und Bauer in zwei Fällen — wenn auch erst nach erfolgloser operativer Suche — einen Tumor im vorderen Mediastinum entdecken. Die genannten Autoren meinen auch, daß sich ein Epithelkörpertumor beim Durchfließen von Kontrastmitteln durch die Speiseröhre bemerkbar machen

könnte, auch kann unter Umständen eine Verkalkung der Kapsel oder ein
Füllungsdefekt bzw. eine Verlagerung der Speiseröhre den Sitz des Tumors
anzeigen (CHURCHILL und COPE).

Die Häufigkeit der einzelnen Krankheitserscheinungen in einer Reihe von
115 Fällen ist aus der Zusammenstellung auf S. 352 zu ersehen, die der Arbeit
von GUTMAN, SWENSON und PARSONS entnommen ist.

Da bei der RECKLINGHAUSENschen Knochenkrankheit das blutbildende
Mark in vielen Knochen durch die fibrösen Gewebsentwicklungen mehr oder
weniger vollständig ersetzt wird, ist das Auftreten von Blutveränderungen
nicht zu verwundern. Die ersten genauen Blutbefunde, die im deutschen Schrifttum
niedergelegt sind, stammen von ROTH und VOLKMANN, deren Arbeit die
nachstehende Zusammenstellung entnommen ist:

	4. 3.	1. 5.	20. 5.	16. 6.	12. 7.	28. 8.	15. 10.	10.11.
Hämoglobin	70	55	65	70	75	80	85	90
Rote Blutkörperchen	3560000	2211000	3320000	3120000	3400000	3620000	3530000	3080000
Färbeindex	1	1,4	1,1	1,2	1,2	1,2	1,3	1,6
Weiße Blutkörperchen	3400	3440	4200	2880	3580	2780	2900	3560
Polynukleäre neutrophile Leukozyten	54,7%	52,3%	61,5%	48,25%	61,75%	50,5%	55,5%	61,5%
Eosinophile Leukozyten	8	5	2,75	5,25	5,75	10,75	6	6
Lymphozyten	35	37,7	32	42	27,25	34,5	36	27,5
Monozyten	2	3	4	4,25	2,5	4,25	1,75	4,75
Mastzellen	0,25	0,7	0,25	0,25	—	—	0,25	0,25
Neutrophile Myelozyten	—	1,3	—	—	2,75	—	—	—

ROTH und VOLKMANN zogen daraus folgende Schlüsse: In Zeiten schlechten
Befindens nahmen die Werte für Hämoglobin und rote Blutkörperchen stark ab,
mit der Abnahme der roten stieg der Färbeindex. In der folgenden Zeit des
Wohlbefindens stieg der Hämoglobingehalt, der Färbeindex aber auch, da die
Zahl der roten dauernd herabgesetzt blieb. Erniedrigter Färbeindex ist mehrfach
von anderen Autoren mitgeteilt, in den Beobachtungen der letzten Zeit ist
häufig eine hypochrome Anämie vermerkt. Eine leichte Anisozytose wurde von
ROTH und VOLKMANN und auch von anderen beobachtet wie auch Poikilozytose
(PENECKE). Im Gegensatz zu den Befunden ROTHs und VOLKMANNs, die über
dauernd geringe Leukozytenwerte berichten, fanden — um nur einige Beispiele
anzuführen — SAUER 9600—12000, TOENNIESSEN und HECKER 12400, BARR
und BULGER 8500, LÜTZENBERGER 10300, CHIEVITZ und OLSEN 8320—15000,
KHVOROFF 7800 weiße Blutkörperchen. Auch unter den 17 von ALBRIGHT,
AUB und BAUER mitgeteilten Beobachtungen finden sich 10 mit Werten von
8—15000. TOENNIESSEN und HECKER beziehen die Leukozytose auf eine bestehende
Pyelitis, eine Annahme, die bei der häufigen Kalkmetastasen- und
Konkrementbildung im Verlauf des Morbus RECKLINGHAUSEN wohl auch für
eine Reihe anderer Fälle zutreffen dürfte. Die Lymphozytenzahlen weisen in
verschiedenen Fällen Vermehrungen auf, erscheinen bei ROTH und VOLKMANN
auffallend hoch, was von diesen Autoren damit erklärt wird, daß ihre Beobachtung
aus der Unterernährungszeit stammt und die Unterernährung eine
Mobilisierung des Körperfettes zur Folge hat, wobei es zu erhöhter Fettspaltung
im Blut kommt, deren Ausdruck die Lymphozytose ist. Vermehrung der eosinophilen
Leukozyten findet sich bei ROTH und VOLKMANN dauernd, einmal sogar
bis zu 10,75%, bei SAUER zu drei Untersuchungszeiten ebenfalls (3,5, 6,5, 8%).

Sprach bei ROTH und VOLKMANN die Funktionsprüfung des Knochenmarks
für eine Störung des myeloischen Systems, indem sich nach Injektion von
Natrium nucleinicum nach anfänglichem Absinken nur eine geringes Ansteigen

der Leukozytenzahl ergab (normalerweise tritt nach der Injektion eine Vermehrung um durchschnittlich 70% ein), so fand sich in einer Beobachtung von Roseno nach dieser Probe die normale Steigerung.

Gemeinsam ist den Blutbefunden der angeführten Autoren (mit Ausnahme von Sauer) und auch einer Reihe anderer die niedrige Zahl der roten Blutkörperchen mit Werten von 2200000 bis 3900000, also ein Zeichen erheblicher Anämie. Unter den 17 Fällen von Albright, Aub und Bauer haben 5 Werte unter 4 Millionen und nur 2 5 bzw. 5,2 Millionen. Der Hämoglobingehalt dieser Beobachtungsreihe schwankt zwischen 50 und 85% und betrug nur in einem Fall 90% (bei zwei Fällen liegen keine Angaben vor). Mitteilungen über auffällige Blutarmut finden sich übrigens auch in einer Anzahl von Krankheitsberichten, in denen keine Angaben über das Blutbild vorliegen.

Über die Blutungszeit liegen nur spärliche Untersuchungen vor, die zu keinen sicheren Schlüssen berechtigen. Erwähnt sei nur, daß in dem nach allen Richtungen sorgfältig durchuntersuchten Fall von Chievitz und Olsen 5 Minuten (gegenüber einem Normalwert von 3) gefunden wurden, eine Zeit, die nach der Entfernung des Epithelkörpertumors auf $2^1/_2$ Minuten zurückging.

Untersuchungen der blutbildenden Organe, im besonderen auch über das etwaige Auftreten extramedullärer Blutbildungsherde (zum Ausgleich des Funktionsausfalls des Knochenmarks) liegen in keiner verwertbaren Form vor, bzw. deckten in den wenigen Fällen, in denen darauf geachtet wurde (O. Meyer), keine derartigen Veränderungen auf. Wohl ist hin und wieder über Milz- oder Lebervergrößerungen berichtet, die zum Teil im weiteren Verlauf der Erkrankung wieder schwanden. Mangels verwertbarer mikroskopischer Untersuchungen bleibt die Ursache der Milz- und Lebervergrößerungen ungeklärt, wenn man sie nicht auf vorübergehende oder andauernde Blutstauungen beziehen will, zu deren Entwicklung ja bei den oft beträchtlichen Verunstaltungen des Skelets und den dadurch gegebenen Rückwirkungen auf die Kreislauforgane reichlich Gelegenheit ist.

Auf eine Veränderung sei noch hingewiesen, die einen Ausgleich innerhalb des blutbildenden Systems selbst darstellt, zumindest in Stadien der Erkrankung, in denen die Fasergewebsentwicklung noch nicht zu ausgebreitet ist: in den Schaftstücken der langen Röhrenknochen findet sich blutbildendes Mark oder doch gemischtes Mark, in dem der blutbildende Anteil überwiegt, bei Kranken, die ein Alter erreicht haben, in welchem sonst bereits Fettmark vorhanden ist.

Stoffwechsel.

Unter den Stoffwechselveränderungen beim Morbus Recklinghausen beanspruchen in erster Linie die Änderungen des Kalk- und Phosphorstoffwechsels Beachtung. In ihnen haben wir nicht nur diagnostisch wichtige Vorgänge zu erblicken, sondern sie geben auch Aufschluß über den Verlauf der Erkrankung und zeigen uns vor allem die Zweckmäßigkeit bestimmter Behandlungsverfahren. Die regelmäßige bzw. wiederholte Prüfung der Stoffwechselvorgänge ist bedeutungsvoll für die Diagnose und Behandlung (Wagoner). Nicht zuletzt gewähren uns die Stoffwechseländerungen auch Einblick in das Wesen der Erkrankung.

Schon frühzeitig war es manchen Untersuchern aufgefallen, daß der Harn der Kranken reichlich Kalksalze enthielt und Kalkniederschläge bildete. Da diese Hyperkalziurie der Ausdruck einer erst in späteren Untersuchungen beachteten Hyperkalzämie ist, sei zuerst diese Erscheinung erörtert.

Seit Christeller (b), dem wir die ersten Serumkalziumbefunde bei „Osteodystrophia fibrosa generalisata" verdanken, ist von einer großen Zahl von Autoren der Blutkalk untersucht und erhöht gefunden worden. Die Erhöhung wird als wichtiges und wesentliches Merkmal der Erkrankung angesehen. Gegenüber einem Normalwert von 9—11 mg-%[1] finden wir Werte bis 23,8 mg-% (SNAPPER) verzeichnet. Für die besondere Höhe des Serumkalziums in der Beobachtung von SNAPPER und BOEVÉ wird von den Autoren der Umstand verantwortlich gemacht, daß der Kranke eine Pyelonephritis mit leichter Nierenfunktionsstörung hatte. Solche Nierenschädigungen sind wohl auch in manchen anderen Beobachtungen mit die Ursache der Steigerung der Serumkalkwerte. Am häufigsten dürften Werte von 14—17 mg-% beobachtet werden, demgegenüber aber auch Angaben von fast normalen und nur gering erhöhten Werten stehen. Nach WANKE (a) unterliegen die Serumkalkwerte aber auch großen Schwankungen, wobei erst mit zunehmender Wendung zum Schlechten ungewöhnlich hohe Steigerungen auf 19,3, 15,73 und 20 mg-% auftreten (vgl. LIÈVRE, S. 193). Folgende Beobachtungen von LOOSER (f) zeigen dieses Verhalten der Blutkalziumwerte:

G. L. 52 a ♀		Z. O. 29 a ♀	
20. 1. 33	. . . . 13,4 mg-%	9. 12. 29	. . . . 14,26 mg-%
21. 2.	. . . . 12,3 „	25. 1. 30	. . . . 12,0 „
4. 3.	. . . . 11,6 „	4. 3.	. . . . 12,3 „
28. 7.	. . . . 12,0 „	10. 4.	. . . . 10,84 „
14. 9.	. . . . 12,3 „	30. 5.	. . . . 12,84 „
1. 11.	. . . . 14,1 „	9. 2. 31	. . . . 14,1 „
		12. 11.	. . . . 14,66 „

WANKE (a) erscheinen diese Unregelmäßigkeiten nicht befremdend, da ein Organismus wohl nicht durch lange Zeit unter ständig negativer Kalkbilanz leben kann. Es gibt ja wohl Fälle, in denen in der ganzen Zeit der Beobachtung jedesmal beträchtlich erhöhte Kalkwerte gefunden werden, es sind das diejenigen, die in verhältnismäßig kurzer Frist einen hochgradigen Schwund des kalkhältigen Knochens erleiden und ziemlich rasch zugrunde gehen. In anderen Fällen ist aber mit der Möglichkeit zu rechnen, daß die Untersuchungen zufällig immer in Perioden stärkeren Kalkverlustes fielen. Für die Befunde normaler oder nur gering erhöhter Kalkwerte, die von einigen Autoren erhoben wurden, spricht WANKE (a) die begründete Vermutung aus, daß es sich hierbei um Remissionen der Erkrankung handelte, namentlich dann, wenn nur eine oder sehr wenige Untersuchungen vorliegen. Nach der Entfernung eines Epithelkörpertumors erfahren die Serumkalkwerte einen zumeist sturzartigen Abfall — nicht selten so stark, daß latente oder deutliche Tetanie auftritt — um dann unter geringen Schwankungen innerhalb der physiologischen Grenzen zu verbleiben (Abb. 3). Ein stärkeres Wiederansteigen ist wohl als Beweis dafür zu werten, daß die Ursache der Störung nicht hinreichend ausgeschaltet ist (Tumorrezidiv, Bestehen eines zweiten Tumors), wie dies durch den eindrucksvollen Fall HELLSTRÖMs (a) gezeigt wird (Abb. 4) (vgl. S. 441). Ein ähnliches Verhalten der Kalziumkurve bot auch der Fall von QUICK und HUNSBERGER, bei dem der Tumor stückweise in mehreren Operationen entfernt wurde.

Gleichen Schritt mit der Hyperkalzämie hält gewöhnlich auch die Kalkausscheidung durch den Harn. Auch die Hyperkalziurie gehört zu den regelmäßigen und bedeutsamen Krankheitszeichen. Dabei ist aber auch wieder mit Remissionen der Krankheit zu rechnen, ein Umstand, den bereits v. RECK-

---

[1] HOLMQUIST gibt als Normalwerte gesunder 20—25 Jahre alter Personen bei normaler Kost 8,1—12,5 mg-% an. Dabei besteht in den Schwankungen des Kalziumgehaltes eine Tagesrhythmik mit einem Maximum (beim Menschen) während der Nacht und im Schlafzustand. Das Maximum im Kalziumgehalt fällt mit dem Minimum der Körpertemperatur und des Adrenalingehaltes im Blut zusammen und umgekehrt.

linghausen in Betracht zog, indem er aus dem Fehlen der vermehrten Kalkausscheidung in längeren Zeitabschnitten schloß, daß die sonst schleppende
Erkrankung einen akuten Verlauf nehmen könne, wobei mit dem zunehmenden
Knochenab- und -umbau die Kalkausscheidung gesteigert werde. Die Kalkausscheidung beträgt durchschnittlich 300 mg, aber selbst 1300 mg gegenüber
der Norm von 180—200 mg (Barrenscheen und Gold) in 24 Stunden sind beobachtet. Die Kalkausscheidung wird durch die Entfernung des Epithelkörpertumors ebenso beeinflußt wie die Hyperkalzämie, es erfolgt gleichfalls ein

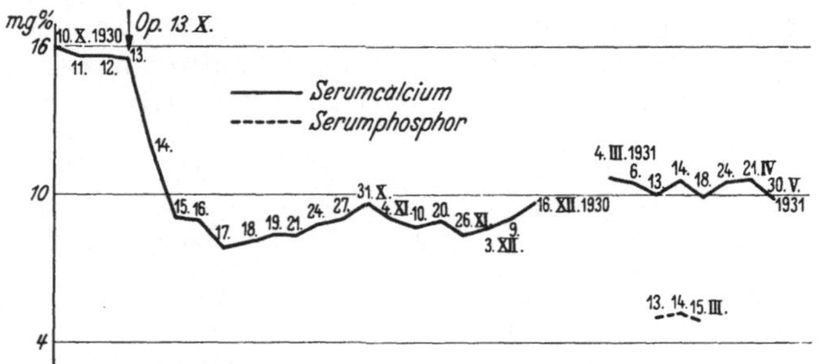

Abb. 3. Serumkalk- und Serumphosphorwerte bei Recklinghausenscher
Knochenkrankheit nach der Entfernung eines Epithelkörpertumors. Typischer
sturzartiger Abfall der Blutkalkkurve (42 Jahre alte Frau, Hellström, Fall 1).

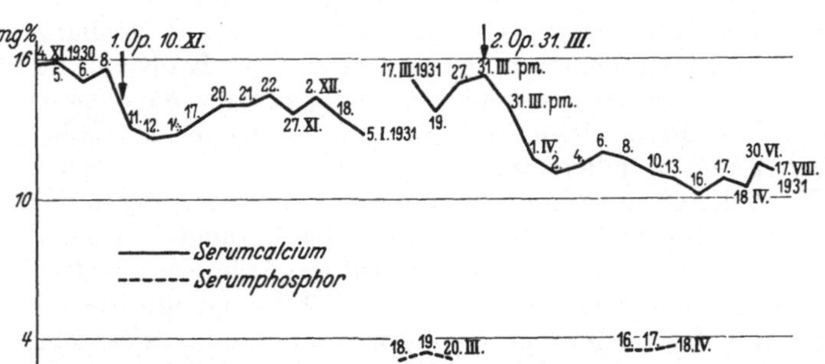

Abb. 4. Serumkalk- und Serumphosphorwerte des Falles 2 von Hellström
(44 Jahre alte Frau). Absinken der Blutkalkwerte nach der Entfernung des
einen Epithelkörpertumors, langsamer Wiederanstieg, nach der Entfernung
des zweiten Epithelkörpertumors Abfall zu normalen Werten.

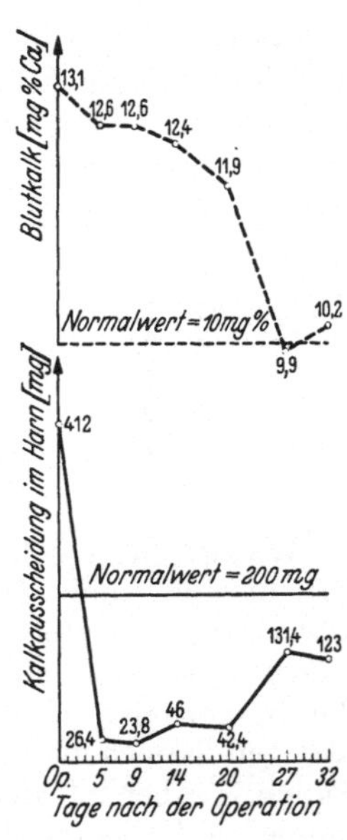

Abb. 5. Werte des Blutkalkes und der Kalkausschei-
dung im Harn während eines
zusammenhängenden Zeit-
raumes von 32 Tagen nach
der Entfernung des Epithelkörpertumors im ersten von
Gold operierten Fall
(54 Jahre alte Frau). Nach
Gold (c) Fig. 8.

zumeist sturzartiger Abfall. Die wiedergegebenen Kurven bzw. Tabellen des
1. von Gold (c) operierten Falles (Abb. 5) sowie der Beobachtung von Snapper
veranschaulichen diese Verhältnisse und können als typisch gelten.

Serumkalkwerte des Falles Snapper (57 a ♂).

13. 2. 29	. . . .	23,6 mg-%	9. 4. 29	7,78 mg-%
14. 2.	. . . .	22,8 „	20. 4.	9,86 „
22. 2.	. . . .	19,0 „	23. 4.	9,04 „
27. 2.	. . . .	21,4 „	1. 5.	8,83 „
28. 2.	. . . .	Operation	15. 5.	8,15 „
1. 3.	. . . .	14,9 mg-%	28. 5.	9,04 „
5. 3.	. . . .	8,5 „	4. 6.	9,66 „
17. 3.	. . . .	7,2 „	27. 9.	11,20 „
22. 3.	. . . .	6,6 „	19. 2. 30	10,03 „
25. 3.	. . . .	8,0 „	19. 6.	11,37 „
4. 4.	. . . .	7,67 „	18. 9.	11,70 „

Harnkalkwerte des Falles SNAPPER (57 a ♂)
(bei konstanter Diät, bei der von Gesunden 100 mg Ca ausgeschieden werden).

Datum		Menge	Ca mg	Datum	Menge	Ca mg
24. 2. 29		2400	411	22. 4. 29	1380	26,5
25. 2.		2300	393	23. 4.	1500	28,8
26. 2.		2500	425	24. 4.	1560	39,1
27. 2.		2400	432	10. 5.	1100	36,1
28. 2.	(Operation)	2200	322	11. 5.	1680	41,5
14. 3.		2300	2,2	28. 5.	1700	37,6
15. 3.		1900	25,0	29. 5.	1580	48,0
16. 3.		2000	37,0			

Die massige Kalziumausscheidung im Harn bleibt nicht ohne Einfluß auf die
Kalkbilanz. Zumeist ist diese **negativ**, was auch ein wichtiges Kennzeichen
der Erkrankung ist. In gleicher Weise aber, wie der Blutkalk zu Zeiten annähernd
normale Werte erreichen kann, ergibt sich im Verlauf der Erkrankung bei wiederholten Untersuchungen auch hin und wieder eine positive Kalkbilanz. Als
Beispiel sei ein Fall von LOOSER (f) angeführt.

29 a ♀ Z. O.

11.—13. 12. 29	Ca-Einfuhr . . . . 5,4127 g	
	Ca-Ausscheidung . . . . 6,1665 g	
	Bilanz in 3 Tagen	− 0,7538 g

| 8. 1. 30 | Operation Strumektomie. | |

2.— 4. 4. 30	Ca-Einfuhr . . . . 7,3008 g	
	Ca-Ausscheidung . . . . 1,4894 g	
	Bilanz in 3 Tagen	+ 5,8114 g

28.—30. 4. 30	Ca-Einfuhr . . . . 5,9340 g	
	Ca-Ausscheidung . . . . 6,1406 g	
	Bilanz in 3 Tagen	− 0,2066 g

11.—16. 7. 30	Ca-Einfuhr . . . . 8,123 g	
	Ca-Ausscheidung . . . . 4,393 g	
	Bilanz in 6 Tagen	+ 3,730 g

28. 11.—1. 12. 30	Ca-Einfuhr . . . . 2,2760 g	
	Ca-Ausscheidung . . . . 1,9177 g	
	Bilanz in 4 Tagen	+ 0,3583 g

In Zeiten klinischer Besserung, wie sie zuweilen auch durch Verabreichung
von Vitamin D (WILDER) erreicht werden kann, bessert sich auch die Kalkbilanz.
Es kommt zu einer Kalkretention. In diesem Sinn ist wohl auch die Wirkung
von Calcium lacticum zu erklären, wie sie JACOBY und SCHROTT (1912), von denen
die ersten Kalkbilanzstudien bei RECKLINGHAUSENscher Krankheit stammen,
im Fall LOTSCH feststellen konnten. CHIEVITZ und OLSEN, die auch eine
geringe positive Kalkbilanz feststellten, weisen darauf hin, daß weder klinisch
noch experimentell der Beweis erbracht ist, daß der Organismus vollständig an
Kalk verarmt. Es könnte nach CHIEVITZ und OLSEN angenommen werden, daß
am Beginn die Kalziumausfuhr größer ist als später, wenn der Kalziumgehalt
des Organismus schon vermindert ist.

Aus einer Reihe von Untersuchungen, die CHIEVITZ und OLSEN an ihrer
Kranken durchführten, ergaben sich wichtige Anhaltspunkte über das Zustandekommen und die Beeinflußbarkeit der Abänderungen des Kalkstoffwechsels.
So führte eine Steigerung der Kalziumzufuhr mit der Nahrung zu keiner Vermehrung der Kalkausscheidung im Harn, was entweder durch eine mangelhafte Resorption des Kalziums durch den Darm zu erklären ist, oder durch ein

Ansteigen der Kalkablagerung im Organismus. Dagegen ergab sich ein erheblicher Anstieg der Kalkausscheidung im Harn nach intravenöser Kalziumgabe (Anstieg der Kalziumausscheidung in 24 Stunden von 251 auf 335 mg). Dies drängt die Annahme auf, daß eine mangelhafte Resorption des Kalziums durch den Darm besteht, und zeigt weiter an, daß die Fähigkeit des Organismus zur Kalkretention unzureichend ist.

Beachtenswerte Überlegungen stellen Chievitz und Olsen (S. 187/188) weiterhin zu der Frage an, durch welche Kalziummengen der Normalgehalt des Organismus wieder hergestellt werden könnte. Normal enthält der Organismus 1% Ca und 99% dieses Kalziums wieder sind in den Knochen abgelagert. Unter Zugrundelegung des Körpergewichtes ihrer Kranken von 42,6 kg müßte dieser Organismus 426 g Kalzium enthalten, bei der mehrjährigen Dauer der Erkrankung ist die Menge jedoch wesentlich niedriger anzunehmen. Nimmt man mit Cantarov 0,3 g als den täglichen Kalziumbedarf eines wachsenden Kindes — möglicherweise besteht aber in der Zeit des Wiederaufbaues des Skelets ein größerer Bedarf — so würde es bei einem täglichen Ansatz von 0,3 g 1420 Tage dauern, bis der normale Gehalt an Kalzium wieder erreicht ist. Können diese Zahlen auch keinen Anspruch auf unbedingte Richtigkeit erheben, so vermögen sie doch einen Maßstab für die Zeit zu geben, mit der man nach der Rückkehr der Kalzium-Stoffwechselstörung zur Norm (post operationem) für die Wiederherstellung des Skelets rechnen muß. Wie manche der in dieser Richtung röntgenologisch verfolgten Fälle zeigen, scheint die Festigung des Skelets durch den Aufbau und Bestand kalkhältigen Knochens schon in kürzerer Zeit möglich zu sein. So sah Léri (bzw. Lièvre, Fall 1) 3 Monate nach der Operation bereits eine deutliche Zunahme der Schattendichte und 16 Monate nach der Operation werden die Knochen als „wieder verkalkt" bezeichnet und der Kranke als klinisch vollständig geheilt angesehen.

Nach der Entfernung eines Epithelkörpertumors führt auch Kalziumzufuhr zu keiner Erhöhung der Ausscheidung, es bleibt vielmehr bei einer konstanten, sogar unternormalen Kalziumausscheidung. Zur Erklärung dieses Verhaltens bestehen nach Chievitz und Olsen zwei Möglichkeiten: entweder es besteht eine Störung der Kalziumresorption vom Darm oder es wird Kalzium resorbiert und gespeichert. Auch intravenöse Kalziumverabreichung führt nunmehr zu keinem Anstieg der Ausscheidung im Harn. Somit scheint der Schluß berechtigt, daß der Organismus jetzt imstande ist, Kalzium abzulagern. 5 Monate nach der Operation ergab sich in der Beobachtung von Chievitz und Olsen aber ein wesentlicher Anstieg der Kalziumausscheidung, die normale Werte von 100—200 mg in 24 Stunden erreichte. Die Autoren nahmen dies als Zeichen, daß der Organismus jetzt nicht nur große Mengen von Kalzium absorbiert hat, sondern, daß auch von diesem Zeitpunkt an die Kalziumlager anscheinend aufgefüllt sind, so daß ähnlich wie beim Gesunden ein Überschuß an Kalzium auf dem Wege der Harnausscheidung beseitigt wird (S. 191). Intravenöse Verabreichung von Kalzium führte 5 Monate nach der Operation gleichfalls zu einem deutlichen Anstieg des Harnkalziums. (Vor der Operation hatte diese Probe auch einen Anstieg der Kalziumausscheidung bewirkt, es zeigte sich aber damals, daß vom Darm aus kaum Kalzium resorbiert worden war.) Aus diesem Verhalten läßt sich annehmen, daß die Menge des Harnkalkes normalerweise vom Kalziumgehalt des Blutes abhängig ist (S. 194).

Aus den vorhergehenden Darlegungen ist zu entnehmen, daß die Hyperkalzämie wohl eine überaus häufige Krankheitserscheinung ist. Es kann die Diagnose Recklinghausensche Krankheit bei Vorliegen normaler Werte nicht ausgeschlossen werden, doch dürfte in solchen

Fällen eine mehrmalige Untersuchung in verschiedenen Zeitabständen Unregelmäßigkeiten der Blutkalkwerte aufzeigen. Die Hyperkalzämie ist auch nicht pathognomonisch für die RECKLINGHAUSENsche Krankheit, da auch bei einer Reihe anderer mit Knochenzerstörung einhergehender Erkrankungen im besonderen bei Krebsmetastasen erhöhte Serumkalkwerte gefunden werden (vgl. BARRENSCHEEN und GOLD).

So wie bei einer positiven Kalkbilanz eine RECKLINGHAUSENsche Erkrankung nicht ausgeschlossen werden kann, ergeben sich andererseits auch negative Kalkbilanzen bei anderen knochenzerstörenden Erkrankungen (multiples Myelom, ostoklastische Karzinose). Die Ähnlichkeit der Kalziumstoffwechselstörung ist namentlich beim multiplen Myelom sehr groß (LENSHOEK).

Ein charakteristisches Verhalten zeigt ferner der anorganische Phosphor bei der RECKLINGHAUSENschen Krankheit. Im allgemeinen besteht gegenüber dem Normalwert von durchschnittlich 4 mg-% eine Verminderung des Serumphosphors bei gleichzeitiger vermehrter Ausscheidung im Harn, auch eine negative Phosphorbilanz. Nach der Entfernung des Epithelkörpertumors steigt der Blutphosphor rasch auf die normale Höhe an. Als Beispiel seien die Werte der Beobachtung von CHIEVITZ und OLSEN angeführt:

10. 3. 30 2,3	7. 4. 31 5,5
4. 4. 3,7	27. 4. 4,4
25. 4. 2,3	27. 5. 4,7
23. 5. 1,6	28. 6. 4,6
17. 6. 2,4	31. 7. 4,8
7. 8. 2,4	26. 8. 4,0
15. 8. 2,6	26. 9. 4,3
31. 10. 2,3	28. 10. 4,2
26. 3. 31 . . . . Operation	26. 11. 4,2
30. 3. 4,1	

Die von einzelnen Autoren gefundenen normalen Phosphorwerte und positiven Bilanzen dürften wohl unter den gleichen schon erwähnten Umständen zustande kommen wie die normalen und positiven Werte von Blutkalzium und Kalziumbilanz. Die Unterschiede in den Werten des Blutphosphors, die WANKEs Ergebnisse in Gegensatz zu den Befunden anderer Autoren stellen, sind darin begründet, daß WANKE (o) den Gesamtphosphor, die anderen Autoren aber den anorganischen Phosphor bestimmt haben.

Bei vorgeschrittener Erkrankung und Eintreten einer Niereninsuffizienz sind aber auch hohe Phosphorwerte im Blut (4—5 mg-%) zu beobachten.

Wichtiger als die Verschiedenheiten der absoluten Zahlen des Blutkalziums und Blutphosphors gegenüber der Norm erscheint WAGONER das Verhältnis dieser beiden Werte. Bei einem Normalgehalt von 10 mg Ca und 4 mg P für 100 ccm Serum wäre der Index 10 : 4 = 2,5. Jede Steigerung des Index zeigt die ungewöhnlichen Verhältnisse des Ca- und P-Stoffwechsels in Fällen von Überfunktion der Nebenschilddrüsen.

Chemische Analysen der Knochen ergeben einen erheblichen Verlust an Kalzium und Phosphor und einen relativen, wenn nicht einen absoluten Gewinn an organischer Substanz (ARNDT). WILDER fand folgende Zusammensetzung zweier zu verschiedenen Zeiten entnommener Probestücke:

	Organische Substanz %	Ca %	P %	Mg %
23. 5. 27 Darmbeinkamm	70,0	11,2	8,4	0,34
15. 11. 28 Femurrinde	50,0	15,5	6,25	
Gegenüber Durchschnittswerten von . . .	40,0	22,8	14,6	0,24

Plasmaphosphatase bei der Recklinghausenschen Krankheit.

Ein weiteres Hilfsmittel für die Diagnose der Recklinghausenschen Erkrankung ist die Bestimmung der Plasmaphosphatase, eines Enzyms, das im Serum und Plasma des Blutes vorhanden ist und anorganischen Phosphor aus organischen Phosphorverbindungen abspaltet und eine spezifische Rolle bei der Ablagerung und Erhaltung des Kalziums und Phosphors in den Geweben spielt. [Bestimmung nach dem Verfahren von Kay (Milligramm) bzw. Bodansky (Einheiten)]. Gegenüber einem Normalwert von 5—12 Einheiten bei Kindern, 1,5—4 Einheiten in 100 ccm Serum bei Erwachsenen ist der Wert bei der Recklinghausenschen Krankheit durchschnittlich auf das 4—20fache erhöht [Kay (a), Hunter und Turnbull, Quick und Hunsberger, Keynes und Taylor, Dyke, Walker und Freeman, Abel, Thomson und Hawksley, Wagoner, Albright, Aub und Bauer, Gutman, Swenson und Parsons u. a.]. Die Erhöhung ist kein für die Recklinghausensche Erkrankung allein bestehendes Merkmal, da sie auch bei anderen mit Knochenzerstörung und Knochenneubildung einhergehenden Erkrankungen vorhanden ist. Der Phosphatasespiegel wird als Index des Grades der osteoblastischen Aktivität angesehen. Er ist bei Hyperparathyreoidismus, bei der Recklinghausenschen Krankheit im Verhältnis zur Schwere der Knochenveränderung erhöht, ist aber unabhängig vom Grad des Hyperparathyreoidismus. Nach der Entfernung des Epithelkörpertumors sinkt der Phosphatasegehalt ab (Hunter, Albright,

Tage nach der Operation	Serum-Ca	Serum-P	Phosphatase, (Bodansky-Einheiten)	Harn-Ca-Ausscheidung in 24 Stunden bei niedriger Ca-Diät (mg)	Probeausschnitt
— 15	16,9	3	21,9		
— 7	16,8	2,9	25,5	594	
0	16,4	2,5	31,9	312	Ostoklasten +++ Osteoblasten +++ Fibrose ++
1/6	13,4	2,8			
3/6	11,7	2,2		30	
5/6	11,3	1,8		8	
1	10,2	1,5		17	
2	9,2	1,8		16	
3	8,4	2,2		19	
5	6,6	2,2	33,1	20	
8	6,3	2,3		21	Keine Ostoklasten Osteoblasten +++ Fibrose ++
13	5,9	2,8	26,6	13	
21	5,5	3,9	17,6		
22	5,1	4,6			
28	5	5	12,5		
29	5,1	4,8			
37	5,4	5,8			Keine Ostoklasten Osteoblasten ++ Fibrose ++
50	5,1	6,4	7,5		
66	6,7	5,4	5,5		
93	8,1	4			
101	7,2	4,3	6,6		
112	9,8	3,7			
119	9,2	3,7			Keine Ostoklasten Osteoblasten ++ Fibrose ++

Aub und Bauer u. a.). Das Absinken erfolgt nach Kay (b) in Übereinstimmung mit der vermehrten Kalkablagerung in den Knochen. Differentialdiagnostische Anhaltspunkte im Hinblick auf den Phosphatasegehalt sind aus der Tabelle S. 450 zu ersehen. Als Beispiel für das Verhalten der Phosphatase im Verlauf der Recklinghausenschen Erkrankung seien die Werte des Falles 9 von Albright, Aub und Bauer wiedergegeben, wobei in der Tabelle auch die entsprechenden Angaben über Serumkalzium und -phosphor, Kalkausscheidung sowie die wichtigsten Kennzeichen des histologischen Befundes zu verschiedenen Zeiten nach der Entfernung des Epithelkörpertumors verzeichnet sind.

Röntgenbefunde.

Die Röntgenuntersuchung gibt während des Lebens den einzigen Aufschluß über die Ausbreitung der Veränderungen, die vielfach weit über das klinisch feststellbare Maß hinausgehen und Anteile des Knochengerüstes ergriffen zeigen, die in ihrer Form noch keine Abänderungen aufweisen. Belege hierfür gibt wohl jeder einschlägige Fall. Äußerst wertvoll ist die Röntgenuntersuchung auch für die Darstellung der Skeletteile, die im allgemeinen einer anatomischen Untersuchung nicht zugänglich sind, wie Hände und Füße (Pick). Eindrucksvolle Bilder der Erkrankung vermitteln gleichzeitige Aufnahmen entsprechender Skeletteile einer Vergleichsperson auf demselben Film, wie sie von Dunlap und Moore vorgeschlagen und in der Arbeit von Hunter und Turnbull wiedergegeben sind. Solche Aufnahmen veranschaulichen die oft überraschend starke Durchlässigkeit der Knochen für die Röntgenstrahlen bei der Recklinghausenschen Krankheit.

Die Röntgenbefunde, bei deren Darlegung wir im wesentlichen den Darstellungen Kienböcks (d) und Loosers (a) folgen, ergeben am Beginn des Leidens das Bild einer einfachen Osteoporose, die von der Altersosteoporose bzw. der Osteoporose bei Osteomalazie kaum zu unterscheiden sein dürfte. Im Vordergrund des Bildes steht die Verminderung der schattengebenden, das ist kalkhältigen Knochensubstanz, eine Verringerung der Schattendichte, was ja auch unseren Kenntnissen über die Frühstadien der Erkrankung im Sinne einer progressiven Knochenatrophie im mikroskopischen Bild entspricht. Die erhöhte Durchleuchtbarkeit der Knochen ist das wichtigste röntgenologische Kennzeichen (Albright, Aub und Bauer). Am Beginn des Leidens sind die Veränderungen so gering, daß sie nur durch Vergleichsaufnahmen gesunder Knochen erfaßt werden können. Wir finden demnach eine Verdünnung der Kompakta, eine Auflockerung der Kortikalis und Spongiosa annähernd gleichmäßig in allen Knochen, ohne daß eine Änderung in der Architektur der Knochen eingetreten ist. Die Struktur des Knochens ist besser sichtbar als am gesunden, die feinen Knochenbälkchen erscheinen deutlich voneinander getrennt und verschmälert. In der Folge kann die Auflockerung zu einem Verschwinden der Rinde bis auf einen dünnen Streifen führen, ja auch zu oberflächlichen Defektbildungen. Zuweilen fehlt in größeren Gebieten die Rinde ganz. Dieser Mangel schattengebender Substanz, der auf Ersatz des kalkhältigen Knochens durch fibröses Gewebe bzw. kalklosen Knochen zu beziehen ist, wird von Kienböck je nach der Örtlichkeit als zentrale, periostale bzw. totale Fibrose des Knochens bezeichnet. Auf der Höhe der Erkrankung besteht eine hochgradige feinwabige Auflockerung (Abb. 6), die schattengebende Masse der Knochen ist nur mehr durch ein zartes unregelmäßiges Netzwerk dargestellt. Trotz der weit vorgeschrittenen diffusen Porosierung erscheinen die Knochen oft normal geformt. An den unteren Extremitäten sah Looser den Knochenschatten nach

langdauernder Ruhigstellung zwecks Behandlung von Brüchen fast ganz verschwinden, später, nach erfolgter Heilung des Bruches aber wieder auftreten.
Das Verschwinden großer Teile der Knochen, ja selbst ganzer Knochen bis zur

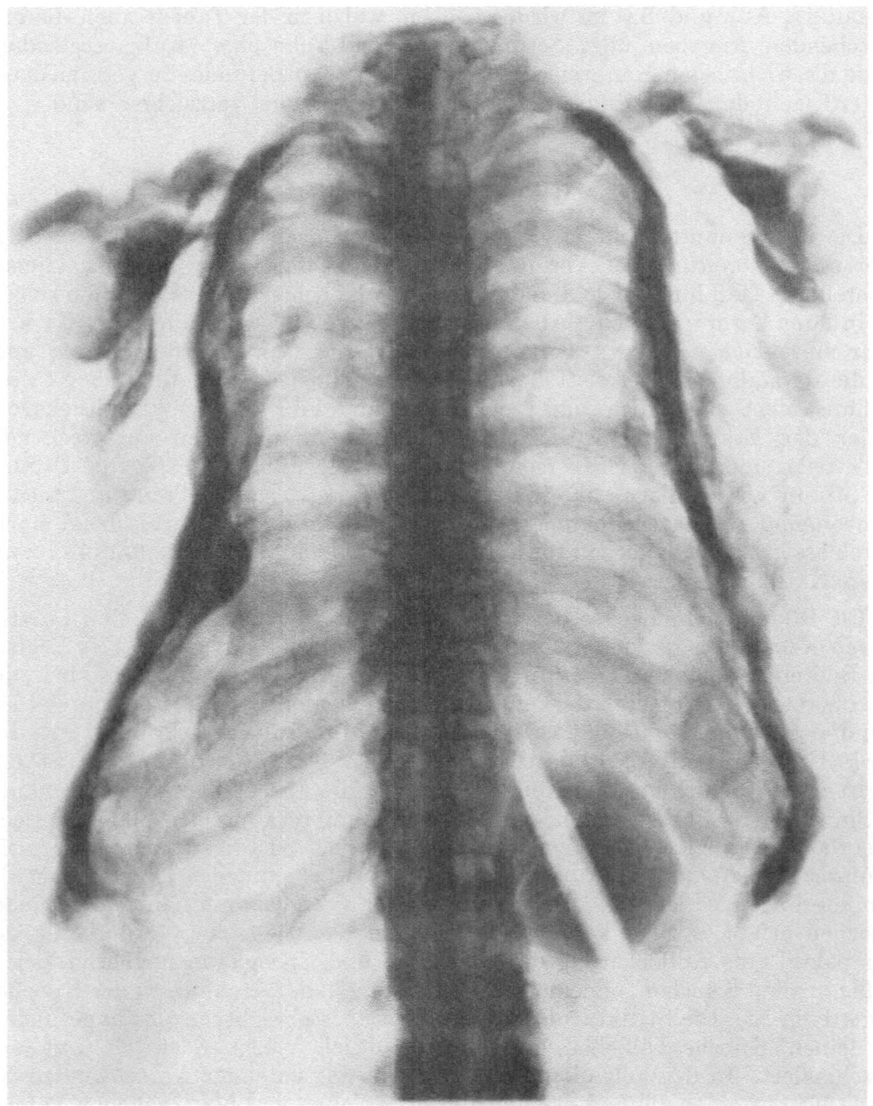

Abb. 6. Brustkorb einer 32 Jahre alten Frau (Fall M. P.). Glockenform. Großwabige Struktur der Rippen.
Braune Tumoren in der rechten 9., in der linken 9., 10. und 12. Rippe. Faltung der Schulterblätter.
Vgl. Abb. 17 und 29.

Dichte des Weichteilschattens namentlich bei hochgradig verunstalteten Knochen
ist des öfteren beschrieben und wird durch die Abb. 7 belegt. Mit dem Fortschreiten der Erkrankung zeigt sich weiterhin ein mehr oder weniger vollständiger
Umbau des Knochens, indem an Stelle der gewöhnlichen Struktur ein wirres
Bälkchenwerk tritt, das unregelmäßige Aufhellungen in sich schließt und dem

Knochen ein wolkiges Aussehen verleiht, das gewisse Ähnlichkeiten mit dem PAGET-Knochen besitzt, wobei aber bemerkt werden muß, daß der PAGET-Knochen regelmäßiger gebaut erscheint. Derartige helle Herde werden zuweilen

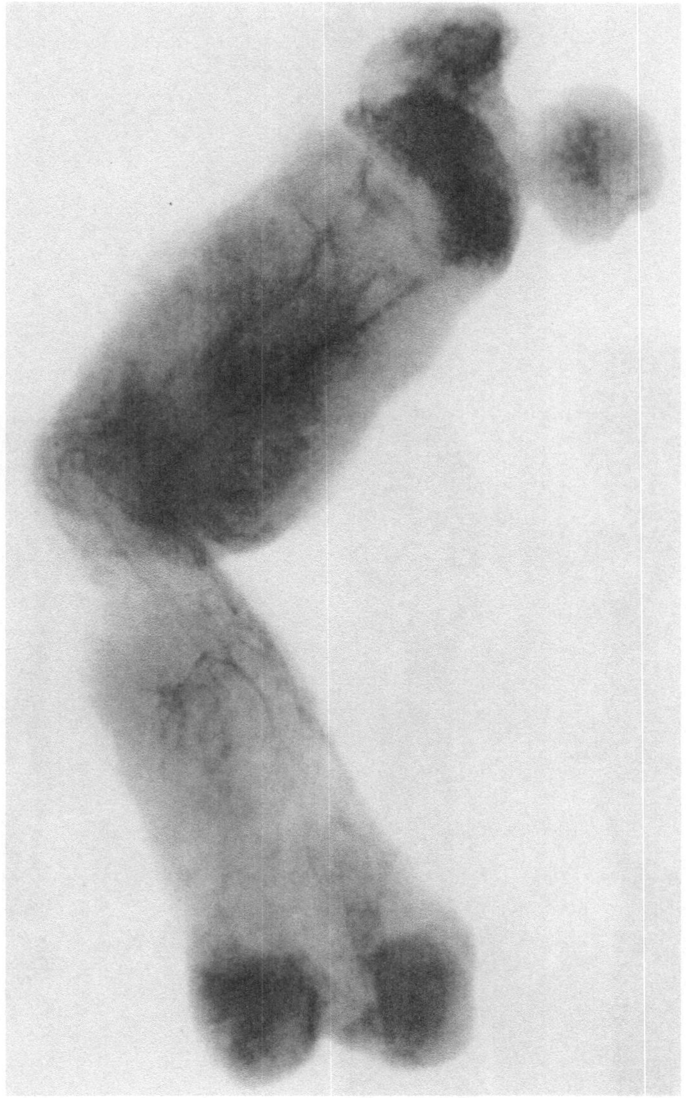

Abb. 7. Rechter Oberschenkelknochen einer 32 Jahre alten Frau (Fall M. P.). Mächtige Auftreibung des geknickten Knochens. Starke Verringerung der Schattendichte. Zarte netzige Spongiosastruktur. Rinde kaum angedeutet. Vgl. Abb. 18.

als Zysten mißdeutet, entsprechen in Wirklichkeit fibrösen Gebieten bzw. sind aus unverkalktem Knochen aufgebaut. Bei Abheilen der Erkrankung kann man die Wahrnehmung machen, daß sie rasch in kalkhältiges Knochengewebe übergehen. Mit fortschreitendem Umbau und bei reger Neubildung von Knochengewebe können namentlich bei Übergang in Heilung die Skeletteile auch dichter erscheinen als in früheren Stadien der Erkrankung, so daß sogar der Eindruck

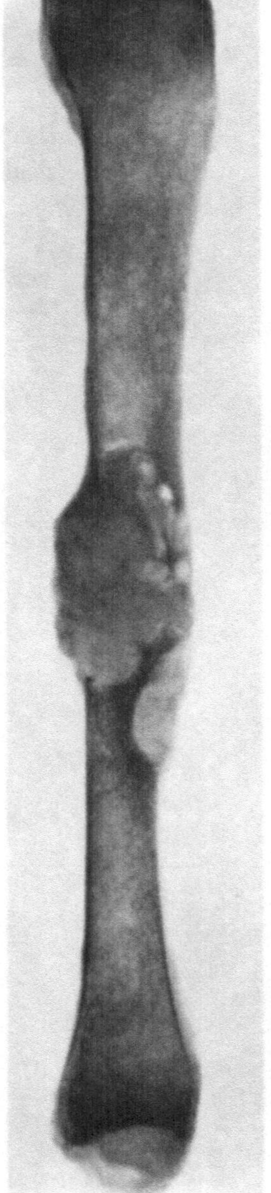

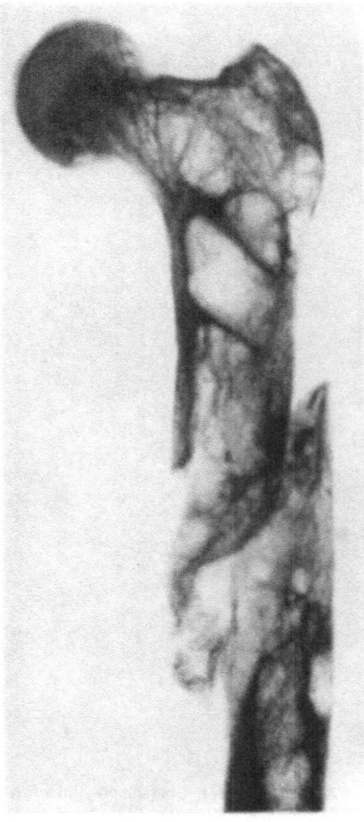

Abb. 8.   Abb. 9.   Abb. 10.

Abb. 8. Rechter Unterschenkel einer 42 Jahre alten Frau (Fall J. F.). Rarefizierung, grobblasige Struktur; ausgedehnte Zystenbildung, die im Bereiche des Kopfes und der oberen Schafthälfte das Schienbein stark auftreibt. Im Wadenbein mehrere umschriebene Aufhellungen (braune Tumoren!). Verwaschenheit der Zeichnung. Aufblätterung der Rinde.

Abb. 9. Seitenansicht eines Schienbeines des Falles Paltauf-Looser. Porose des Knochens. Zysten- bzw. braune Tumorbildung in der Schaftmitte. Vgl. Abb. 27.

Abb. 10. Oberschenkel des Falles Engel (55 Jahre alte Frau) mit bindegewebig geheiltem Bruch und zahlreichen Zysten. Vgl. Abb. 21.

von sklerotischen Hyperostosen besteht. Die Markhöhle der langen Röhrenknochen erscheint zum Teil nach Art von Pseudozysten, vielfach aber auch in ganzer Ausdehnung des Schaftes erweitert, später kann sie auch kaum mehr abgrenzbar sein.

Die Brüche, die als Spontanfrakturen das Bestehen von Knochenveränderungen voraussetzen, zeigen sich im allgemeinen als Quer- oder Schrägbrüche des „osteoporotischen" Knochens. Die Bruchenden sind im Anfang scharf, um aber bald ihre scharfe Begrenzung zu verlieren, ein Vorgang, der in dem raschen Verlust kalkhältigen Knochens während der Erkrankung seine Erklärung findet. Der Bruch tritt aber nicht immer an den Stellen des Knochens auf, an denen die kalkhältige Substanz am stärksten geschwunden ist.

Bevorzugte Örtlichkeiten von Zusammenhangstrennungen sind vor allem die Gebiete der langen Röhrenknochen, die im Sinne von Zysten oder braunen Tumoren (Abb. 8 und 9) abgeändert sind. Derartige Abänderungsgebiete, „expansive" zystischschalige Herde, deckt die Röntgenuntersuchung zuweilen in großer Zahl auf, wenn die betreffenden Knochen auch äußerlich noch keine Abweichungen aufweisen oder eine Fraktur auf das Vorliegen solcher Entwicklungen hinweist (Abb. 10). Die Zahl der Zysten und braunen Tumoren steht aber in keinem Verhältnis zur Schwere der Erkrankung.

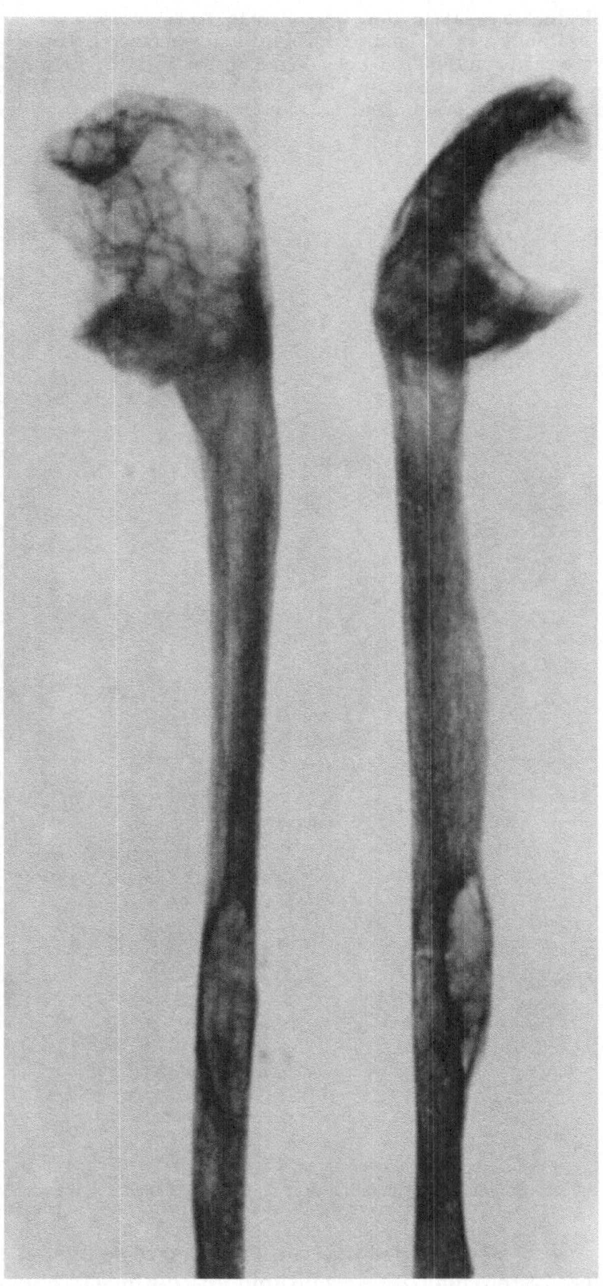

Abb. 11. Elle des Falles PALTAUF-LOOSER. Rarefizierung des Knochens. Auftreibung und grobwabiger Bau des proximalen Gelenkendes durch einen braunen Tumor. Kleinerer brauner Tumor im Schaftstück. Vgl. Abb. 27.

So berichtet Looser (a) über einen Fall, der 8 Jahre beobachtet wurde und bei dem am Beginn der Erkrankung vier Zysten nachgewiesen werden konnten, die nach operativer Eröffnung geheilt sind. Obwohl die allgemeine Osteoporose nach der Heilung der Zysten fortschritt und einen so hohen Grad erreichte, daß der Kranke infolge Stauchung der Knochen durch den Muskelzug im Verlauf mehrerer Jahre um 30 cm an Körpergröße abnahm, traten keine neuen Zysten und auch keine Riesenzelltumoren mehr auf.

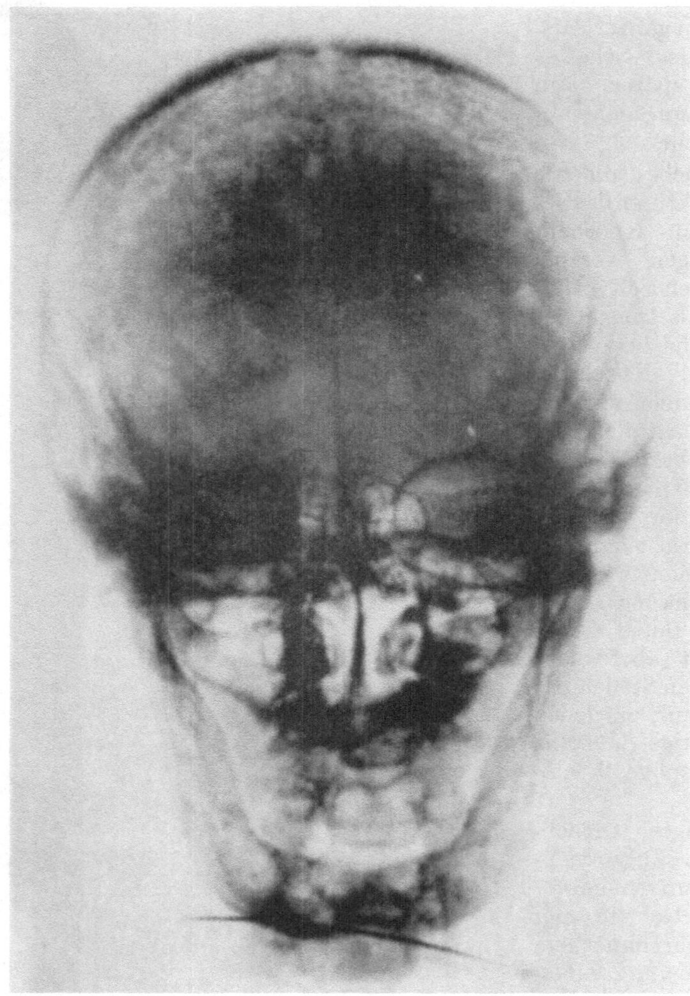

Abb. 12. Schädel einer 36 Jahre alten Frau (Fall A. St.). Grobporige Auflockerung, schwammige Zeichnung der Knochen des Hirn- und Gesichtsschädels.

Wie schon v. Recklinghausen hervorhob, sind mit Vorliebe die Stellen Sitz der Zysten und Riesenzelltumoren, die mechanischen Einwirkungen besonders ausgesetzt bzw. statisch beansprucht sind. Die Zysten, die ebenso wie die Riesenzelltumoren im Röntgenbild gleiches Aussehen haben wie die entsprechenden solitären Bildungen in sonst gesunden Knochen, erscheinen als scharf umschriebene örtliche Aufhellungen, wobei von den größeren der Knochen im Bereich der verdünnten Rinde oft auf ein Mehrfaches der Schaftdicke schalig aufgetrieben wird. Nach Kienböck (d) sind die genannten Herde im allgemeinen kleiner als bei den solitären und multiplen „Zystofibromen". Zuweilen scheinen die

Zysten nur von einer eierschalendicken (neugebildeten) Kortikalis umschlossen
(Abb. 8).

Die Riesenzelltumoren, die meist exzentrisch auf einer Seite der Epiphyse
liegen und als grobblasige, oft vielkammerige Aufhellungen mit vollständiger
Zerstörung der ursprünglichen Knochenstruktur in dem befallenen Abschnitt
in Erscheinung treten, füllen die Epiphyse oft bis zum Gelenkknorpel hin aus.
Der Gelenkknorpel selbst ist dabei aber nicht zerstört.

Manche dieser riesenzelligen Gewebsbildungen zeigen sich als flach dellen-
förmige, napfartige, umschriebene subperiostale Aussparungen des Knochens

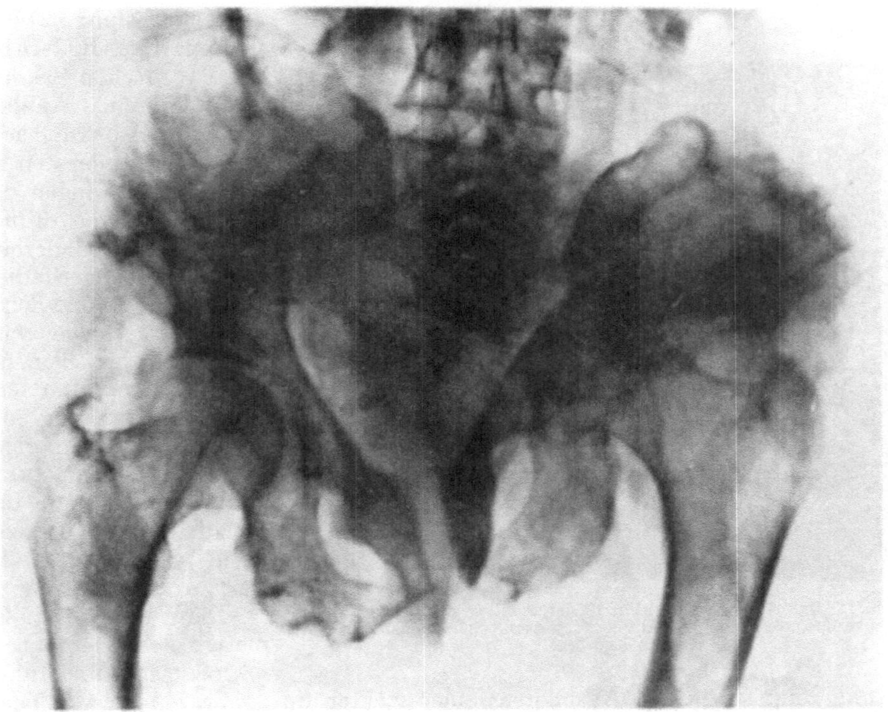

Abb. 13. Becken einer 36 Jahre alten Frau (Fall A. St.). Kartenherzform, Gegend der linken Hüftpfanne
tief eingedrückt, dadurch Schrägstellung der Schambeinfuge. Zystische Aufhellungen in den Beckenschaufeln.

(kortikale Form). Auch diese Tumoren können sich zu stark vorgewölbten Bildungen auswachsen.

Im Verlauf von Monaten kann zuweilen eine spontane „Ausheilung“ der
Riesenzelltumoren beobachtet werden, wobei sie eine Umwandlung in einen verdichteten Knochenschatten erfahren. Zu gleicher Zeit bemerkt man aber auch,
daß in der Nachbarschaft sowie in anderen Knochen neue Riesenzelltumoren
auftreten. Eine einwandfreie Unterscheidung zwischen Zysten und Riesenzelltumoren ist nicht immer durchführbar.

Es erübrigt noch, kurz auf einzelne Befunde bestimmter Skeletabschnitte
einzugehen, soweit ihre Veränderungen als kennzeichnend angesehen werden
können. Die Verunstaltungen der Knochen sind begründet in der Porose,
Brüchigkeit und Weichheit der Knochen, ihre Art wechselt sehr und entspricht
nach KIENBÖCK (d, S. 19) vor allem dem betroffenen Skeletteil, da der anatomische Bau und die Funktion der Teile großen Einfluß haben. Schaft- und spongiöse
Teile verhalten sich nach KIENBÖCK stets anders. Bei den spongiösen Teilen sind

die malazischen Verbiegungen besonders häufig, bei den Schaftteilen dagegen die Brüche (S. 19).

Der Schädel (Abb. 12), der sich nach Looser (a) bei genauer Untersuchung fast immer vergrößert zeigt, mehr oder weniger verdickt ist, auch unregelmäßig, indem er einzelne breite, flach buckelige Verdickungen aufweist, manchmal auch ganz ähnlich dem Paget-Schädel sein kann, ergibt im Röntgenbild ein poröses, fleckiges, unruhig getüpfeltes, feinwabiges Aussehen der verdickten Schale mit etwas unscharfen rundlichen Verdichtungen bzw. Aussparungen. Miliare Aufhellungen, vergleichbar mit Madenlöchern, sowie eine Störung der Konturschärfe der Tabula interna und externa (Morelle und Boine) kann zu Verwechslung mit den flockenartigen Bildern bei der Pagetschen Erkrankung führen. Ähnlich wie beim Paget-Schädel kommt es mit der Zeit zu einem Verschwinden der Schichtung, die diffuse feinporige Abänderung kann in späteren Stadien kaum vom Paget-Schädel zu unterscheiden sein, wenn auch bisweilen bei der Recklinghausenschen Erkrankung die Auflockerung feinporiger erscheint als beim Paget. Eine Vorwölbung der Schädelbasis („Konvexobasie") kommt nicht selten zur Beobachtung.

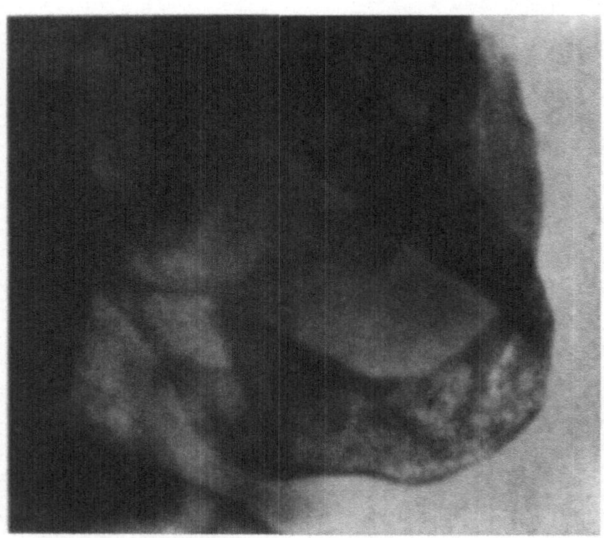

Abb. 14. Unterkiefer des in Abb. 12 dargestellten Schädels. Völliger Zahnverlust, Schwund des Alveolarfortsatzes. Schwammartiger Bau des Knochens.

Die Wirbelsäule ist meist stark porotisch, nach Schmorl und Junghanns zeigt sie infolge Ausbildung einer dichten Spongiosa ein verwaschenes Aussehen. Die Randgebiete der Wirbelkörper treten oft durch eine rahmenförmige Spongiosazeichnung deutlich hervor. Geringfügige Fischwirbelform kann vorkommen. Infolge Verminderung der Widerstandsfähigkeit des Bälkchenwerkes können einzelne Wirbelkörper zusammensinken bzw. kann durch Keilwirbelbildung eine Kyphose entstehen.

Die Beckenknochen (Abb. 13) gleichen hinsichtlich der Porosierung und des Auftretens von zystischen Aufhellungen den übrigen Knochen. Die Verformung des Beckens ist ebenso wie die anderer Knochen gleich der bei der Osteomalazie (Kartenherz- und Schnabelbecken).

Die platten Knochen (Abb. 14), vor allem die Rippen, erscheinen unregelmäßig umrissen, verdünnt, oft mit wabigen Aufhellungen bzw. spindeligen Auftreibungen verschiedener Größe.

Bemerkenswerte Veränderungen werden nicht selten an den Händen beobachtet (Abb. 15). Die Mittelhandknochen erfahren eine zystische Blähung und Einbrüche der Rinde, wodurch Verkürzungen und Knickungen zustande kommen. Neben einer „Oberflächenfibrose" an den Grund- und noch mehr Mittelphalangen tritt eine „Totalfibrose" der Endphalangen mit Verkürzung und Verbreiterung auf, wobei aber die Basen derselben (also die Epiphysen!) erhalten bleiben.

KIENBÖCK bezeichnet diese Abänderung als Erweichungstrommelschlegelfinger. Außer den Basen der Endphalangen ist oft nur noch die Tuberositas unguicularis sichtbar. Für das oft auffällig stärkere Ergriffensein der distalen Teile wählte KIENBÖCK den Ausdruck Akrotyp.

Trotz der weitgehenden Einblicke, die die Röntgenuntersuchung hinsichtlich der Art und Ausbreitung der Veränderungen nicht nur örtlich, sondern auch zeitlich gewährt, sind wir aber wohl noch nicht imstande, daraus unfehlbare Schlüsse über die Weiterentwicklung eines Falles zu ziehen. Mit zeitweiligem Stillstand

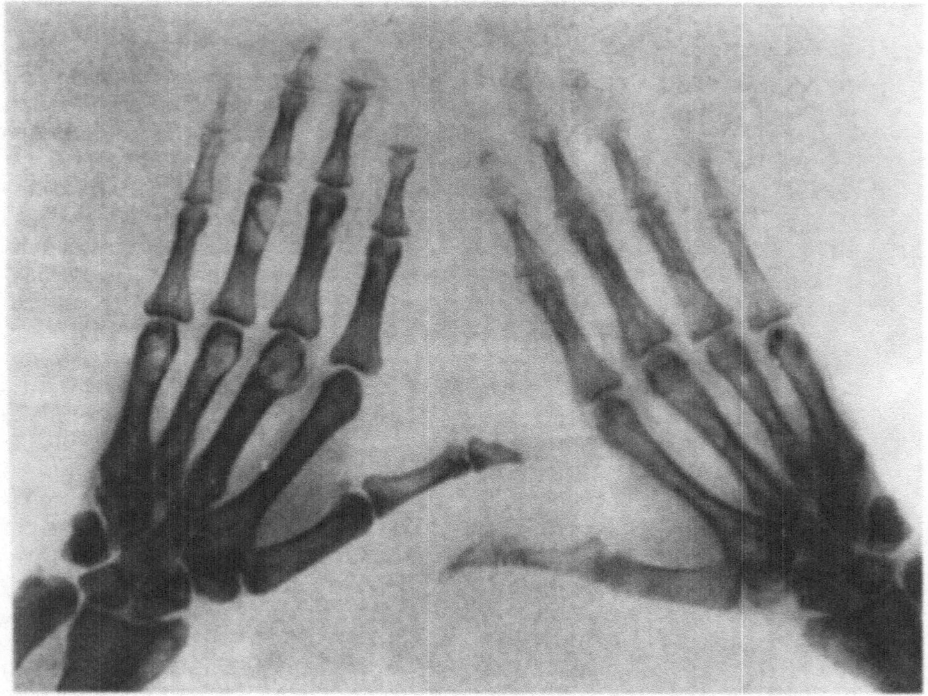

Abb. 15. Hände einer 36 Jahre alten Frau (Fall A. St.). Diffuse Rarefizierung rechts. Auflockerung der Struktur. Links zystische Aufhellungen in einigen Metakarpalköpfchen und Grundphalangen (teilweiser Verlust der 2. und 3. Endphalange nicht in Zusammenhang mit der Erkrankung).

der Erkrankung und mehr oder weniger ausgeprägten Heilungserscheinungen ist zu rechnen, wenn auch im allgemeinen ohne Behandlung ein unaufhaltsames Fortschreiten des Leidens erfolgt. Über die Schwere der Erkrankung ein sicheres Bild zu bekommen ist bei geringen äußeren Zeichen wohl auch nur bei vollständiger Untersuchung des Skelets möglich. Ist die RECKLINGHAUSENsche Knochenkrankheit auch als Systemerkrankung anzusehen, so bestehen doch häufig beträchtliche Unterschiede im Grad des Ergriffenseins der einzelnen Knochen. Art und Stärke der Einwirkungen, im besondern auch die Funktion sind imstande, das Bild wesentlich zu beeinflussen, auch der Umstand, ob die Kranken bettlägerig sind oder ob sie sich bewegen, ist namentlich für die Veränderungen der Wirbelsäule und des Beckens von Bedeutung. So können bestimmte Verformungen durch die Bettlägerigkeit herbeigeführt, andere wieder verhindert werden. Beschränkt bewegte, entlastete oder außer Gebrauch gesetzte Skeletteile werden naturgemäß auch bei der Röntgenuntersuchung infolge der dazukommenden Inaktivitätsatrophie ein anderes Bild zeigen als funktionell beanspruchte Abschnitte.

Es sei an dieser Stelle aber nochmals hervorgehoben, daß so manche der als Recklinghausensche Knochenkrankheit beschriebenen Fälle — im besondern sind die nur klinisch und röntgenologisch untersuchten gemeint — nicht hierher gehören, sondern multiple braune Tumoren und Zysten (multiple Zystofibrome — Kienböck), Pagetsche Erkrankung, multiple Myelome, Sarkome, Chondrome, Xanthome sind, eine Tatsache, auf die Kienböck des öfteren hingewiesen hat. Nach Kienböck (d, S. 68) kann die Unterscheidung im Röntgenbild Schwierigkeiten bereiten. Wenn selbst Kienböck (i) über die Röntgenbilder des Falles Engel schreibt: „Sie entsprechen bei Berücksichtigung der mikroskopischen Befunde von Engel — einer ungewöhnlichen (!) Form von Ostitis fibrosa cystica, sonst hätte ich sie eher für multiple Xanthome gehalten", so möge dies die Irrtumsmöglichkeiten, denen ein in Knochenerkrankungen weniger erfahrener Röntgenologe ausgesetzt ist, zur Genüge beleuchten.

Die von Meyer-Borstel (b) bei Recklinghausenscher Knochenerkrankung beschriebenen periostalen Wucherungen werden von Michaelis (a. S. 451) als irrtümliche Deutung erklärt.

Die Besserung und Heilung der Erkrankung, wie sie vor allem nach der Entfernung eines Epithelkörpertumors sich einstellt, äußert sich im Röntgenbild im Wiedersichtbarwerden der Rinde, in der Zunahme der Schattendichte der Knochen. Die Zysten erfahren vielfach eine deutliche Abgrenzung durch stärkeres Hervortreten der Wandungen und Umgebung oder sie verschwinden. Ein gelegentliches Größerwerden einzelner Zysten spricht nicht gegen den Heilerfolg im allgemeinen (s. S. 440). Am Schädel zeigt sich die Besserung durch Verschwinden der Fleckung und Sprenkelung, in der schärferen Abgrenzung der Ränder und im Wiederaufscheinen der Gefäßfurchen.

Von den röntgenologisch faßbaren Veränderungen weichgewebiger Organe wäre auf die metastatischen Verkalkungen hinzuweisen, die zumindest an

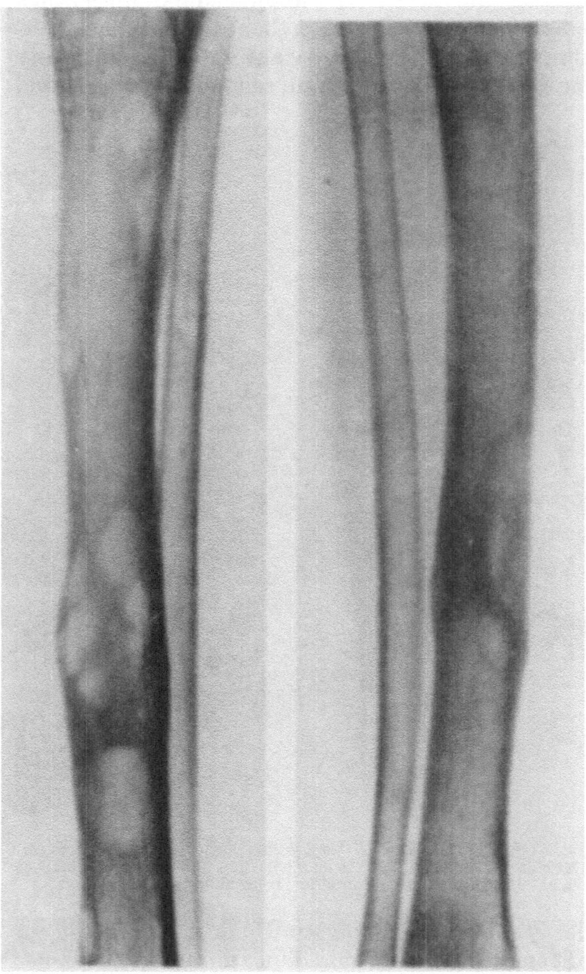

a   b

Abb. 16 a u. b. Unterschenkel einer 41 Jahre alten Frau (Fall A. B.). a Verringerung der Schattendichte, zahlreiche Zysten bzw. braune Tumoren. Streifige Knochenstruktur. b Aufnahme 2 Jahre später. Zunahme der Schattendichte, Verschwinden der Aufhellungen (Heilung der meisten Zysten und braunen Tumoren!).

Leichenorganen, vor allem in der Niere sich als mehr oder weniger zahlreiche, dichtstehende kleine Schatten zur Darstellung bringen lassen. Aber auch während des Lebens gelingt zuweilen die Darstellung der Parenchymverkalkungen, was für die Erkennung der Erkrankung von Wichtigkeit sein kann. So gaben im Falle 9 der Beobachtungsreihe von ALBRIGHT, AUB und BAUER sternförmige Gruppen punktförmiger Schatten, die den Umrissen der Nierenpyramiden entsprachen, den Hinweis für die richtige Diagnose (ETTINGER und MAGENDANTZ).

Anatomische Veränderungen der Knochen.

Schon die von v. RECKLINGHAUSEN gebrauchte Bezeichnung bzw. die damals vorgenommene Einbeziehung der Erkrankung in die „deformierende Ostitis" brachte zum Ausdruck, daß ein hervorstechender Wesenszug des Leidens in der Verunstaltung des Skelets erblickt worden war. Die beiden Abb. 1 und 2 vermitteln eindrucksvoll den Zustand, der in weit vorgeschrittenen Fällen besteht, und zeigen, welche hochgradigen Abänderungen an den einzelnen Skeletteilen, an Stamm und Gliedmaßen eingetreten sind. Es ist undurchführbar, alle Möglichkeiten der Verformung der einzelnen Knochen aufzuzeigen, doch dürfte sich mit der Anführung einiger der häufig in ähnlicher Art auftretenden Gestaltsabweichungen ein hinreichendes Bild geben lassen, das zusammen mit den Abbildungen wohl unschwer die Zuordnung entsprechender Beobachtungen gestatten wird.

Bevor auf die Besonderheiten einzelner Skeletteile eingegangen wird, seien einige allgemeine Merkmale hervorgehoben. Die Veränderungen müssen nicht an allen Knochen gleichmäßig stark sein. Manchmal ist die untere Körperhälfte stärker ergriffen, ein anderes Mal das Skelet des Rumpfes, während die Gliedmaßen kaum beteiligt sind. Die Gründe dieser Bevorzugung verschiedener Gebiete lassen sich wohl weitgehend mit der physiologischen Beanspruchung und dem weiteren Gebrauch bereits erkrankter Teile des Stütz- und Bewegungssystems erklären. Es wird der Grad der Veränderungen auch davon abhängig sein, mit welcher Schnelligkeit die Krankheit verläuft, von der allgemeinen Widerstandskraft der Kranken gegen Beschwerden, die den einen früher, den anderen später veranlassen, Bewegungen einzuschränken bzw. das Skelet zu entlasten. Bei Vorherrschen der Störungen von seiten innerer Organe kann ja auch früher Bettlägerigkeit notwendig werden, als es die Knochenveränderungen unmittelbar erheischen würden. In solchen Fällen ist aber dann mit einer Änderung des morphologischen Bildes infolge der Inaktivitätsatrophie zu rechnen. An stark beanspruchten Teilen werden sich sekundäre Veränderungen, wie Zystenbildungen und braune Tumoren in weit stärkerem Maße ausbilden als an den weniger gebrauchten Skeletabschnitten. Alle diese Umstände bestimmen das Bild der Erkrankung im einzelnen Fall.

Verhältnismäßig wenig vorgeschrittene Fälle zeigen bei erhaltener Form und Festigkeit der Knochen das Bild einer mehr oder weniger ausgeprägten Osteoporose mit Verschmälerung der Rindengebiete, Lichtung der Spongiosa, Erweiterung der Gefäß- bzw. Markräume innerhalb der Knochensubstanz.

Je nach dem Grad der fortschreitenden Porose und dem eingetretenen Umbau der Knochen erlangen dieselben eine Weichheit bis zur Schneidbarkeit und Biegsamkeit, die der eines künstlich seiner Kalksalze beraubten Knochens gleichkommt. Einzelne Umstände, die zur Erklärung der Biegsamkeit dienen, werden bei Besprechung der mikroskopischen Verhältnisse noch zu erörtern sein. Die Weichheit kann bereits erheblich sein, ohne daß äußerlich nennenswerte Abänderungen bestehen.

Die in der Weichheit begründete Widerstandslosigkeit bzw. verminderte Widerstandsfähigkeit gegen die Wirkungen des Muskelzuges, der Belastung und Schwere bringt es mit sich, daß einzelne Knochen im Laufe kürzerer oder längerer Zeit bleibende Verformungen (Verbiegungen, Knickungen, Verdrehungen) erleiden, an denen oft rückschließend die Art der Einwirkungen zu erkennen ist. Beispiele für letzteres wären das Plattwerden des Brustkorbes, auch des Beckens, bei diesem auch die häufig anzutreffende Kartenherzform, das Zusammensinken der Wirbelsäule, die Verbiegung der Darmbeinkämme und Sitzbeine u. a. m. (Abb. 17).

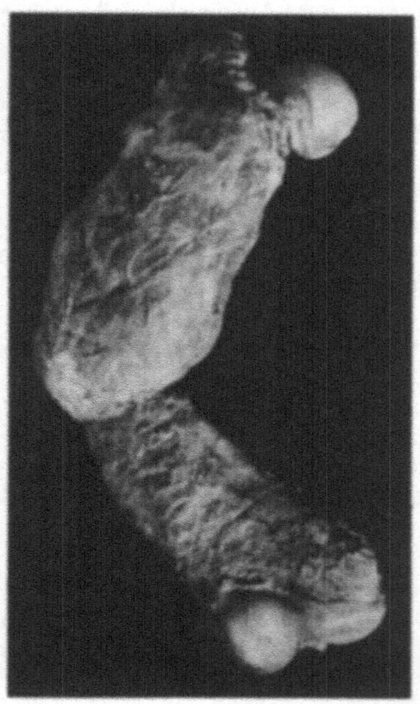

Abb. 17.   Abb. 18.

Abb. 17. Rumpfskelet einer 32 Jahre alten Frau mit Recklinghausenscher Krankheit. Abflachung und seitliche Einfaltung des Brustkorbes, Faltung der Schulterblätter, großer Riesenzelltumor der linken 12. Rippe, zusammengedrücktes Becken mit (eröffneter) Zystenbildung im linken Schambein (Fall M.P.). Vgl. Abb. 6.

Abb. 18. Rechter Oberschenkelknochen des Falles M. P. Mächtige Auftreibung des Schaftes durch Zystenbildungen. Knickung nach außen und nach hinten. Vgl. Abb. 7.

Zusammen mit so weitgehenden Verunstaltungen werden dann auch gewöhnlich Verdickungen einzelner Knochen in gleichmäßiger oder beschränkter Ausbildung angetroffen, die Zeugnis geben, daß der Umbau im besondern die äußeren Rindenschichten betrifft, daß weiterhin der in ganzer Breite erfolgte Umbau eine Stauchung der Knochen, namentlich ihrer Schaftstücke ermöglicht, soferne nicht durch Vorgänge mit dem Bestreben zur Ausdehnung, wie Zystenbildung oder braune Tumoren, eine zunehmende Auftreibung der Knochen in mehr oder minder ausgedehntem Maße bewirkt wird.

Mit der Ausbildung der Zysten ist eine weitere Ursache für Formveränderungen gegeben, nämlich das Zustandekommen von Brüchen, die in einem Skeletabschnitt, der seines geschlossenen Gefüges weitgehend beraubt ist, leichter eintreten als in bloß porotisch gewordenen Knochen. ·Brüchen und

Pseudarthrosenbildungen gleichzusetzen sind auch Zystenentwicklungen oder braunen Tumoren, die den ganzen Querschnitt eines Knochens einnehmen. Die lose, aber auch feste Verheilung derartiger Zusammenhangsunterbrechungen in ungewöhnlicher Stellung kann auch Verformungen bedingen. Dabei ist hervorzuheben, daß die Verunstaltung nicht selten durch wiederholte kleine Einbrüche der Rindengebiete über einer Zyste entsteht, wobei die einzelnen Einbrüche keine besonderen Beschwerden verursachen.

Mit dem Umstand, daß die Knochen nicht immer in ihrer ganzen Ausdehnung gleichmäßig befallen sind, hängt es zusammen, daß sie sich — wie bereits v. RECKLINGHAUSEN (c) angibt — nur an den hart gebliebenen Stellen leicht und glatt aus den Weichteilen ausschälen lassen. An den festgebliebenen Stellen löst sich auch das Periost im großen und ganzen gut ab, während in den weichen und weitgehend umgebauten Gebieten eine Trennung des Periostes von den umliegenden

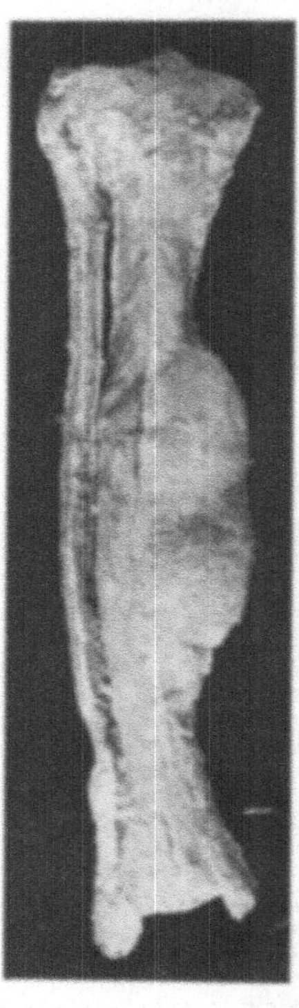

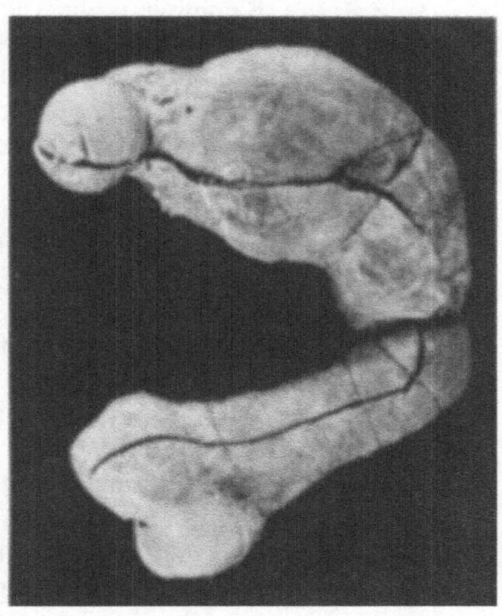

Abb. 19. Linker Oberschenkelknochen des Falles M. P. (der Länge nach durchschnitten). Mächtige Auftreibung der oberen Hälfte durch Zystenbildungen. Hochgradige Verkrümmung nach vorn, Einwärtsdrehung des unteren Schaftstückes. Vgl. Abb. 25.

Abb. 20. Rechte Unterschenkelknochen des Falles M. P. Auftreibung des Schienbeinschaftes durch Zystenentwicklungen, leichte Verbiegung der Knochen nach innen.

Weichteilen bzw. dem Knochen nur schwer oder kaum möglich ist. Eine Abtrennung des Periosts führt an solchen Stellen zur Bildung großer Defekte in der Rinde. An den vom Periost befreiten Stellen bietet die Rinde ein poriges, grubiges Aussehen dar, fast nirgends ist mehr eine solide Kompakta zu sehen. Die rauhe Rinde erscheint grau oder gelb-rötlich, v. RECKLINGHAUSEN vergleicht sie hinsichtlich ihrer Farbe und Konsistenz mit weichem, nicht ganz jugendlichem Osteophyt. An Durchschnitten ist die Rinde gewöhnlich verbreitert, ein Unterschied zwischen Kompakta und Spongiosa tritt meist nicht mehr hervor, die Verbreiterung ist oft so stark, daß die Markhöhle nur mehr unvollständig oder als enger Kanal erhalten ist bzw. örtlich durch feinporige Knochensubstanz abgeschlossen erscheint (Abb. 28). Die in vorgeschrittenen Fällen zur Gänze neugebildete Rindensubstanz, eigentlich ein fibröses Gewebe mit mehr oder weniger dichter Einlagerung schwammartiger Knochenbälkchen, hebt sich durch ihre graurote Farbe und sandige Schnittfläche von den Gelenkenden ab, die meist noch eine verdünnte, gewöhnlich gebaute Rinde und lockere, an Fettmark reiche Spongiosa mit gewöhnlich gerichteten, jedoch etwas verbreiterten Bälkchen aufweisen. Stellenweise kann die Rinde vollständig oder zum größten Teil durch ein mehr oder weniger festes fibröses Gewebe ersetzt sein, das keine oder nur spärliche Knochenbälkchen enthält. In solchen Gebieten kommt es mitunter zu eigenartigen Einfaltungen des „Rinden"-Schlauches.

In einem gewissen Gegensatz zu den oft so wunderlichen Verbiegungen der Knochen steht die kaum veränderte Form der Gelenkenden, die äußerlich keine Spuren von Schädigungen wahrnehmen lassen. Nur unmittelbar unter dem Knorpel kann zuweilen ein Streifen feinporigen Knochengewebes an Stelle der gewöhnlichen Spongiosa beobachtet werden. Auch dann, wenn Zysten oder braune Tumoren unmittelbar an den Gelenkknorpel heranreichen, erweist sich dieser makroskopisch dadurch nicht beeinträchtigt.

Das Markgewebe der Knochen verhält sich verschieden. So wie in den wenig veränderten Gelenkgebieten Fettmark anzutreffen ist — nur die subchondrale Knochenschicht birgt oft Fasermark gleichwie sich die Spongiosabälkchen zuweilen von einer faserigen Hülle umgeben zeigen —, so enthalten die Schaftstücke, auch wenn ihre Rinde schon einen weitgehenden Umbau erfahren hat, Fett- oder mit Fettzellen gemischtes blutbildendes Mark, dessen

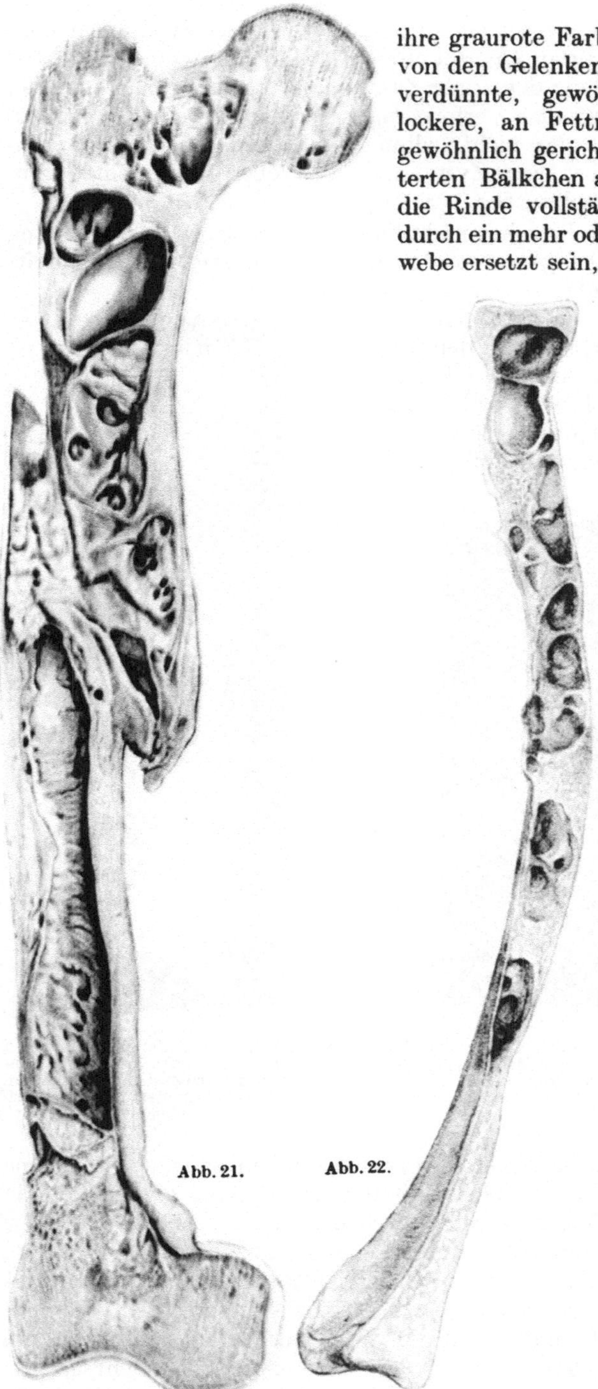

Abb. 21. Oberschenkelknochen des Falles Engel (1864) mit geheiltem Bruch. Zahlreiche Zystenbildungen (die Markhöhle des distalen Stückes fast zur Gänze in eine solche umgewandelt). (Sammlungsstück des pathologischen Institutes Gießen.) Vgl. Abb. 10.

Abb. 22. Speiche des Falles Engel (55 Jahre alte Frau) mit zahlreichen Zysten.

Gefäße allerdings gewöhnlich stark blutgefüllt sind und damit dem Mark eine auffällige Röte verleihen. Nicht selten begegnet man auch einer fleckigen Beschaffenheit des Markes, die dadurch zustande kommt, daß Inseln von Lymphoid- bzw. Fettmark abwechseln. Ist dabei die Grenze zwischen Mark und der mehr oder weniger abgeänderten Knochensubstanz im allgemeinen eine scharfe, so kann bei dem bereits erwähnten Verschwinden des Unterschiedes zwischen Kompakta und Spongiosa und in weiterer Folge bei der zunehmenden Verbreiterung der Rinde die scharfe Grenze verloren gehen, im besondern bei dünnen und platten Knochen die ganze Breite von faserigem Markgewebe bzw. dem neugebildeten feinporigen Knochen eingenommen sein. Eine andere Verteilung der verschiedenen Markgewebsarten veranschaulicht Abb. 39 der Beobachtung von PALTAUF-LOOSER, in der die äußeren Gebiete der bereits völlig spongiosierten Rinde Fasermark, die inneren noch überwiegend Fettmark führen. Mehr oder weniger deutlich umschriebene Fasergewebsgebiete, in der älteren Literatur des öfteren als Fibrome bezeichnet, können innerhalb von Fett- oder auch blutbildendem Mark bzw. innerhalb der Spongiosa der Gelenkenden beobachtet werden. Auffällig ist die oft schon mit freiem Auge wahrnehmbare rostbraune Färbung verschiedener Abschnitte des Faser- bzw. Markgewebes wie auch des Periosts, die durch Blutpigmente entstanden ist.

Über die braunen Tumoren und Zystenbildungen siehe Abschnitt 7. dieses Bandes.

Die Veränderungen der einzelnen Skeletteile.

Der Schädel, namentlich das Schädeldach, weist oft eine Verdickung auf, die 1—1¹/₂ cm, stellenweise sogar mehr erreichen kann, wie z. B. v. RECKLINGHAUSENs Fall 5 (b) und VIRCHOWs Beobachtung „allgemeiner Hyperostose des Skelets mit Zystenbildung" aus dem Jahre 1886 beweisen. Dagegen finden sich aber auch Mitteilungen über auffallende Atrophie des Schädels und äußerst geringe Dicke seiner Knochen, die stellenweise papierdünn und durchscheinend sind. Ist die Verdickung annähernd gleichmäßig, so kann eine gewisse Ähnlichkeit mit dem PAGET-Schädel bestehen.

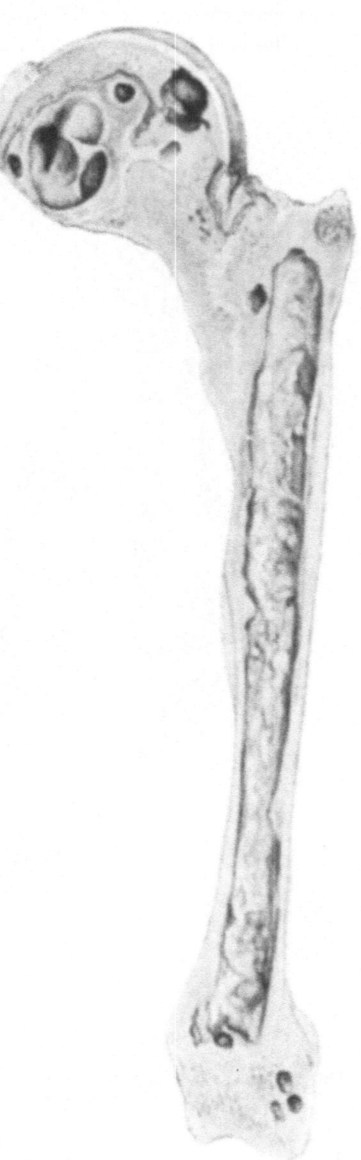

Abb. 23. Oberarmknochen des Falles ENGEL (55 Jahre alte Frau) mit geheiltem Bruch und Zystenbildungen hauptsächlich im Kopf.

Das Gewicht des Schädels wird verschieden angegeben, von manchen Autoren werden die Schädeldächer als verhältnismäßig schwer bezeichnet, während LANGENDORFF und MOMMSEN ein Gewicht von 390 g gegenüber 800 in der Norm (in mazeriertem Zustand) und STENHOLM in seinem Fall 9 ein solches von 179 g verzeichnen. Dem verhältnismäßigen

Überwiegen des Hirnschädels sowohl bei dessen nennenswerter Verdickung als
auch bei „atrophischen" Verhältnissen über den Gesichtsschädel stehen aber auch
Veränderungen gegenüber, die hauptsächlich die Knochen des Gesichtes betreffen
und in den klinischen Begriff der Leontiasis ossea fallen. Auch beim Mangel
bemerkenswerter Verdickungen zeigen oft sämtliche Gesichtsknochen poröse
Oberflächen (Stenholm, Fall 9). Die Augen stehen weit voneinander entfernt,

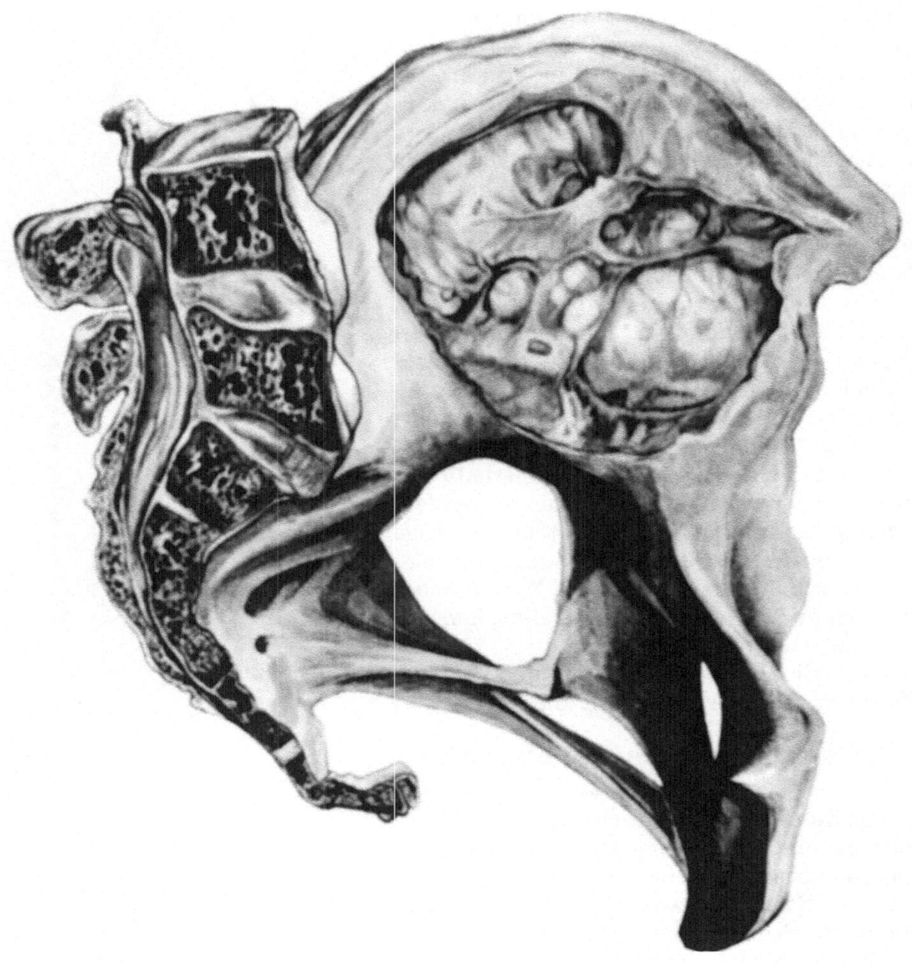

Abb. 24. Linke Beckenhälfte des Falles von Engel (1864) mit ausgedehnter Zystenbildung im Darmbein.
(Sammlungsstück des pathologischen Institutes Gießen.)

die Nasenwurzel und Stirn scheinen eingesunken, die Warzenfortsätze vergrößert,
die Augenhöhlenränder, Jochbogen, Ober- und Unterkiefer sind erheblich verdickt. Diese Schädelveränderungen treten oft symmetrisch aber auch mit auffälliger Bevorzugung einer Seite auf, z. B. Asymmetrie des Schädels durch Vergrößerung eines Scheitelbeins (Schupp), jedoch nicht so, daß eine Hälfte vollständig verschont bleibt. Der Schädel kann auch der Sitz von braunen Tumoren,
umfangreichen Fasergewebsentwicklungen oder Zysten sein, die mehr oder
weniger regelmäßig begrenzte Höcker bilden. In der erwähnten Beobachtung
von v. Recklinghausen (b) (Fall 5) war die rechte Hinterhauptsgegend von

einer größeren Verdickung befallen, die auch fast die ganze hintere Hälfte der Pyramide einnahm und aus weiß-grauem fibrösem Gewebe bzw. einer Zyste bestand. Die Schädelnähte erscheinen äußerlich zum großen Teil verstrichen. Die Außenfläche des Knochens ist häufig gefleckt graurötlich mit kleinsten Grübchen besetzt, wie angenagt, wurmstichig. MOLINEUS beschrieb in seinem Fall 1 erbsen- bis kirschgroße weißgelbe Gebilde, die als flache Höcker über die Umgebung hervorragten, so daß sich der Schädel leicht gebuckelt anfühlte. Diese „Enostosen" erwiesen sich bei der mikroskopischen Untersuchung nicht

so scharf abgesetzt, wie nach dem makroskopischen Verhalten zu vermuten war. Die Innenfläche des Schädels kann glatt sein mit mehr oder weniger tiefen Gefäßfurchen, blaßrot, oder gleichmäßig feingrubig bzw. bunt rotgelb-weißlich gesprenkelt (HERZENBERG). Die Beschaffenheit der Oberflächen ist aber meist durch die festhaftenden weichen Schädeldecken bzw. die harte Hirnhaut der Betrachtung entzogen oder diese nur möglich, wenn die Weichgebilde entfernt werden, was sich aber nicht immer leicht durchführen läßt. Auf der Schnittfläche sind äußere und innere Tafel sowie die Diploe meist nicht mehr zu unterscheiden, der Knochen ist ziemlich gleichmäßig porös. Erscheint er auch sehr dicht gebaut, so ist er doch mit dem Messer gewöhnlich leicht schneidbar. Die Nachgiebigkeit des Knochens gegenüber Druckwirkungen kann ungewöhnliche Grade erreichen wie beim „Kautschukschädel" ASKANAZYs (b), der sowohl im Längs- als auch im Querdurchmesser weitgehend komprimierbar war, nach

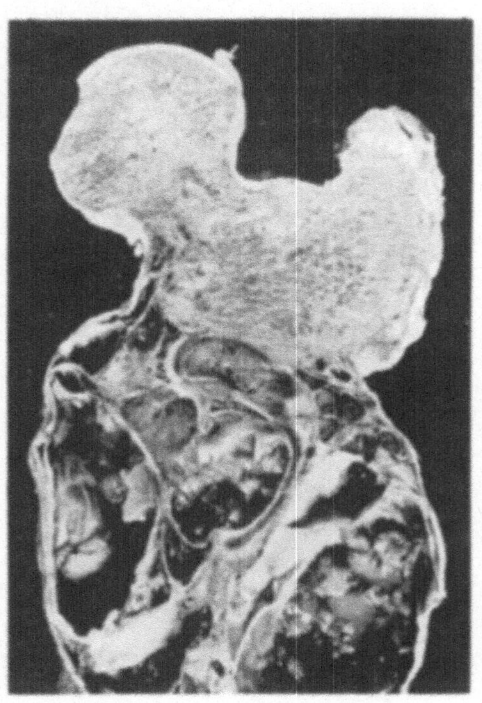

Abb. 25. Schnittfläche des oberen Teiles des linken Oberschenkelknochens des Falles M. P. Zahlreiche Zystenbildungen, deren Inhalt zum Teil herausgefallen ist. Vgl. Abb. 19.

der Verformung aber sogleich wieder die alte Gestalt annahm. Ein ähnliches Verhalten boten auch die Schädel der Beobachtungen von SCHLAGENHAUFER (Fall 1) und STRAUCH. STENHOLM fand in seinem Fall 9 in der Perietalgegend und in den hinteren Schädelgruben Lochbildungen, die er mit der rachitischen Kraniotabes vergleicht und durch Knochenschwund infolge Gegendruckes der Unterlage erklärt. Die Schädelbasis ist zuweilen deutlich emporgedrängt. In Übereinstimmung mit der bereits erwähnten oft ungleichmäßigen Beteiligung der einzelnen Skeletabschnitte wäre anzuführen, daß die Schädelveränderungen in sonst wenig ausgeprägten Fällen erheblich sein können. Die Frage, warum sie dagegen in schweren Erkrankungsfällen nahezu fehlen, beantwortet LIÈVRE damit, daß es sich anscheinend um ein Krankheitszeichen handelt, das in langsam sich entwickelnden Fällen zur Ausbildung gelangt, in denen ein bedeutender Knochenumbau vor sich gehen kann.

Die Wirbelsäule erleidet im Verlauf der Erkrankung vielfach erhebliche Formveränderungen als Ganzes im Sinne einer Skoliose bzw. Kyphose mit ausgleichender Lordose, wenn sie auch bei sonst verhältnismäßig weit vorgeschrittenen

Fällen keine Verkrümmung zu zeigen braucht (Schupp). Die Höhe der Wirbelsäule nimmt ab, die Gesamthöhe der Wirbelkörper kann geringer werden als die der Zwischenwirbelscheiben. Durch die vertikale Zusammenschiebung kommt es zu einer Verringerung der Höhe um 15—20 und mehr Zentimeter [Looser (a)]. Von der Kompression können auch einzelne Wirbel besonders stark betroffen sein, wie der 1. Lendenwirbel im Fall 9 von Stenholm, der stellenweise nur mehr 0,2 cm dick war. Entsprechend dieser Kompression

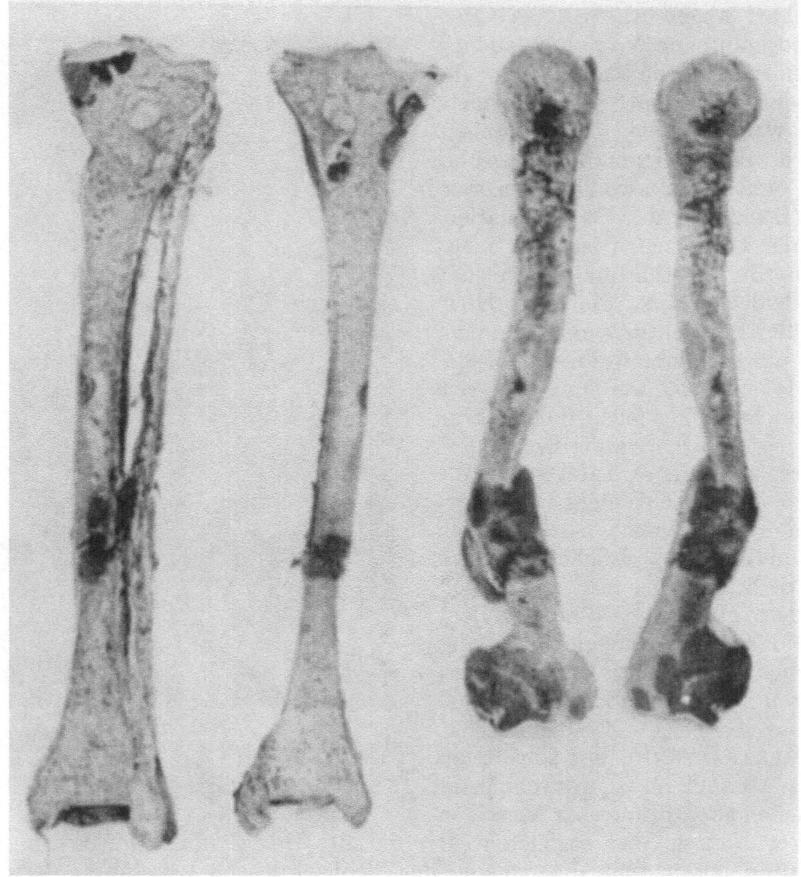

Abb. 26. Unterschenkelknochen und Oberarm des Falles Paltauf-Looser mit braunen Tumoren, Frakturen und kleinen Zysten.

erfuhren die Zwischenwirbelscheiben eine Vorwölbung und Verbreiterung bis auf 1,5 cm. Als Folge der weichen morschen Beschaffenheit des Knochens ist neben der allgemeinen Abplattung auch Keilwirbelbildung bekannt (Abb. 29). Ausgesprochene Kompressionsfrakturen eines Wirbelkörpers wurden von Sauer und Kienböck-Markovits beobachtet. Die Oberfläche der Wirbel ist mehr oder weniger glatt oder feinporös. Im allgemeinen besteht eine dünne Rinde und eine feinnetzig verschlungene Spongiosa, es finden sich aber ähnlich wie in anderen Knochen auch noch Reste gewöhnlich gebauter Spongiosa mit rotem Mark in verschiedener Ausdehnung, die sich deutlich gegen den feinporigen Knochen und das graurote Fasermark abheben. Zysten und braune Herde durchsetzen die Wirbelkörper und auch die Bogen und Fortsätze oft in großer Zahl.

Mit der Verunstaltung der Wirbelsäule geht auch gewöhnlich eine solche des gesamten Brustkorbes einher, der nach längerer Bettlägerigkeit vor allem in der Richtung von vorn nach hinten stark abgeplattet ist, wobei das Brustbein tief einsinken kann (Abb. 29).

Andererseits tritt bei seitlicher Kompression das Brustbein kielartig vor. Infolge der Weichheit der Rippen bildet sich mitunter auch eine ausgesprochene Glockenform des Brustkorbes aus. Das Brustbein kann die verschiedensten Verkrümmungen erfahren. Bei gleichzeitigem Zusammensinken der Wirbelsäule werden die Rippen übereinander geschoben, die Rippenbogen berühren die Darmbeinkämme oder sind nach außen oder innen über dieselben abgeknickt. Die Rippen weisen bei mehr oder weniger erhaltener Festigkeit oft eine große Anzahl höckeriger fester Auftreibungen auf, die Kallusentwicklungen entsprechen, oder sind in ihrem Verlauf durch teils weiche, teils zystisch-schalige Tumoren von oft beträchtlicher Größe unterbrochen. In anderen Fällen sind die Rippen platt, bandartig (STENHOLM, Fall 9), dabei lederartig weich. An den Seiten des Brustkorbes entstehen nicht selten tiefe Furchen, Einfaltungen durch das Einknicken einer größeren Anzahl von Rippen (Abb. 29).

Die Schulterblätter erleiden beim Liegen durch den Druck des Rumpfes Verformungen, beeinflussen andererseits auch die Gestalt der Rippen an der dorsalen Seite. Akromion und Processus coracoideus erscheinen abgeknickt, das Blatt selbst oft mehrfach gefaltet.

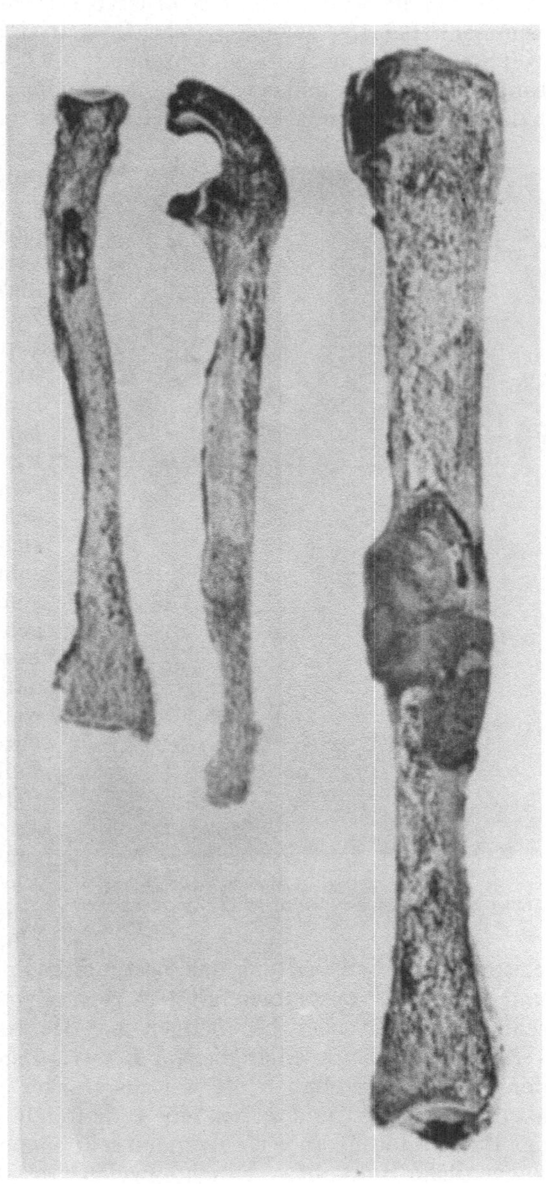

Abb. 27. Speiche, Elle und Schienbein des Falles PALTAUF-LOOSER mit braunen Tumoren und Zysten. Vgl. Abb. 9 und 11.

Verbiegungen der Schlüsselbeine können zur Verringerung, Brüche derselben zur Erweiterung der Schulterbreite führen.

Das Becken behält entweder annähernd seine normale Gestalt oder es erfolgt eine Verformung ähnlich wie bei der Osteomalazie, wobei es bedeutend verkleinert wird und eine typische Kartenherzform mit schnabelartig vorspringender

Symphyse erhält. Alle Beckenmaße sind dementsprechend verringert, die Conjugata vera kann Werte von 4,5 cm erreichen (Stenholm, Fall 9). Es sind aber auch ausgesprochen abgeplattete Becken beobachtet, die wohl in gleicher Weise wie die Abflachung des Brustkorbes bei langer Bettlägerigkeit zustande kommen. Schiefe, asymmetrische Becken sind ebenfalls beobachtet wie z. B. von Schupp, der die schrägen Durchmesser 9 bzw. 12 cm fand. Die Lendenwirbelsäule springt stark in das von allen Seiten komprimierte Becken vor, während das niedrige Kreuz- und Steißbein scharf nach vorn abgebogen sein kann. Die Azetabula sind weit gegen das Beckeninnere vorgetrieben. Die Darmbeinschaufeln stehen steil nach oben, sind nach innen umgebogen, manchmal papierdünn, dann wieder stark verdickt, von großen glattwandigen Zysten durchsetzt, blasig aufgetrieben (Fälle Engel, Virchow, Möncke-berg, Stenholm u. a.), an diesen Stellen fast vollständig des Knochens beraubt und auf Druck nachgiebig, wie nicht selten eine federnde Biegsamkeit, lederartige Beschaffenheit des ganzen Knochens besteht, der sich mit geringem Kraftaufwand zusammendrücken läßt. Die Sitzbeine sind nach außen auseinander gebogen, aufgewulstet. Die Auswärts-bzw. Aufbiegung kann so weit gehen, daß eine Halbrinne entsteht, die teilweise in den Pfannenhohlraum einbezogen ist [v. Recklinghausen (b), Fall 5].

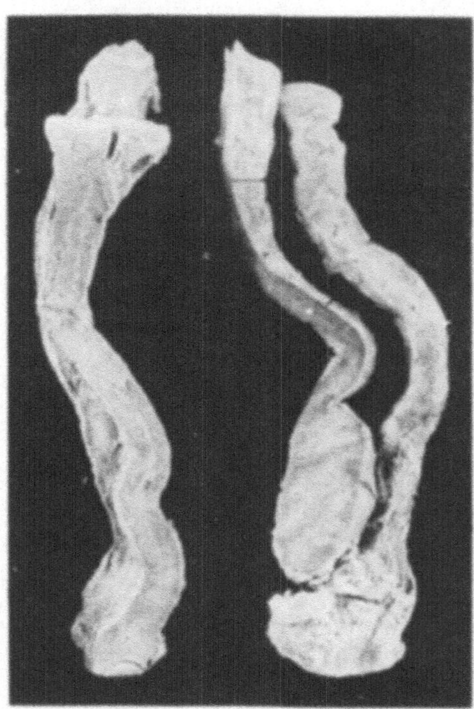

Abb. 28. Verkrümmte Unterarmknochen des Falles M. P. Großer Riesenzelltumor im distalen Drittel der linken Elle.

Hinsichtlich der langen Röhrenknochen wäre außer den bei den allgemeinen Erörterungen dargelegten Veränderungen auf zwei einander scheinbar widersprechende Umstände hinzuweisen, die zur Verunstaltung beitragen: Die Beibehaltung einer bestimmten Funktion, die Möglichkeit des Gehens und Stehens, die zusammen mit dem Verlust von Knochengewebe das Zusammenschieben der Knochen begünstigen und das rasche Fortschreiten der Substanzverminderung bei unzulänglichem Ersatz. Dementsprechend sind die Knochen der unteren Gliedmaßen oft weitaus stärker von der Verunstaltung betroffen als die der oberen und weisen eine bedeutende Längenabnahme auf, wobei Teile der Extremitäten ganz geschwunden sein können. Ringförmige Furchen grenzen dabei dicke Haut- bzw. Weichteilwülste ab, die Glieder sind plump, oft abnorm beweglich. Bei erhaltener äußerer Form der Knochen findet sich eine mitunter hochgradige Verdünnung und Auflockerung der Kortikalis und Spongiosa, entsprechend geräumige, mit glatter Wand versehene Markhöhlen. Vorgeschrittene Fälle weisen den schon mehrfach erwähnten Umbau mit Verbreiterung der Rinde auf, die gelegentlich zu Einengung der Markhöhle führt. Die gummiartig biegsamen Knochen zeigen mehr oder weniger scharf abgebogene Gelenkenden, die großen Gelenke werden daher in Varus- oder Valgusstellung angetroffen. Der Oberschenkel scheint der Knochen zu sein, der am ehesten eine kennzeichnende Formveränderung erleidet, nämlich die eigenartige hirtenstabförmige Krümmung des oberen Anteils, wobei der große Rollhöcker bzw. der Krümmungscheitel höher zu stehen kommt als der Kopf. Damit verbunden ist meist eine erhebliche Verkürzung des Halses, der senkrecht zum Schaft steht. Der Hals kann auch spiralig gedreht, aber auch weitgehend geschwunden sein, so daß der Kopf nur durch eine schmale Weichgewebsbrücke

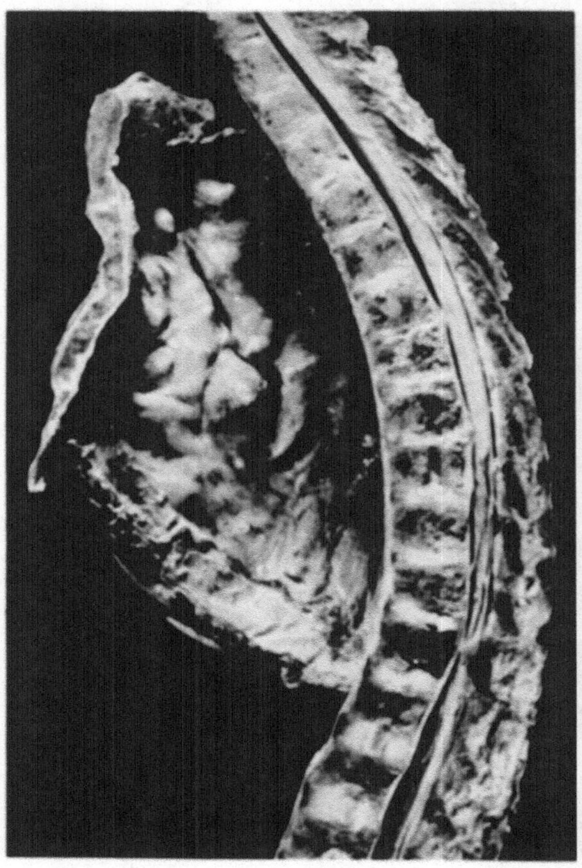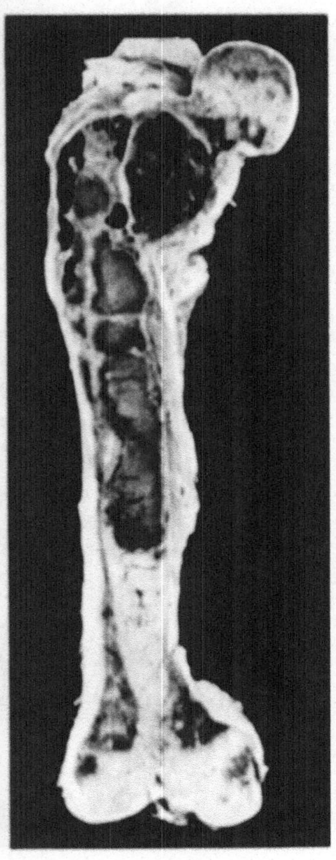

Abb. 29.　　　　　　　　　　　　　　　　Abb. 30.

Abb. 29. Median-Sagittalschnitt durch den in Abb. 17 dargestellten Rumpf. Kyphose der Wirbelsäule, Keilform des 11. Brustwirbels, Riesenzelltumor in der hinteren Hälfte des 12. Brustwirbels, Fischwirbelform des 2. und 3. Lendenwirbels. Einbiegung des Brustbeins, seitliche Einfaltung des Brustkorbes, Riesenzelltumoren in mehreren Rippen (Fall M. P.). Vgl. Abb. 6, 55, 61.

Abb. 30. Oberschenkelknochen bei RECKLINGHAUSENscher Krankheit. Osteoporose bis zu fast völligem Schwund der Kortikalis. Erweiterung der Markhöhle, Zystenbildung am proximalen Ende des stark verkürzten Knochens (Fall M. K., 28a ♀, Präparat des Pathologischen Museums der Universität Berlin).

mit dem Schaft verbunden erscheint. Das obere Drittel des Oberschenkels ist oft der Sitz ausgedehnter zystischer Auftreibungen und diese wiederum die Örtlichkeit von Einbrüchen, denen ein Zusammensinken des betroffenen Teiles folgt. Die scharfe Absetzung der Gelenkenden geht namentlich bei ausgedehnten Zystenentwicklungen verloren, der Knochen verjüngt sich ober- bzw. unterhalb der in ihrer Form kaum beeinträchtigten Gelenkenden nur allmählich oder weist sogar eine Verdickung auf. Die Verdickungen selbst erscheinen häufig grob-buckelig, ihre Kuppen eindrückbar, braunrot verfärbt Die Verkrümmungen

der Röhrenknochen können alle erdenklichen Grade erlangen von einer einheitlichen halbkreisförmigen bis zu mehrfacher schlangenlinienähnlicher Biegung.

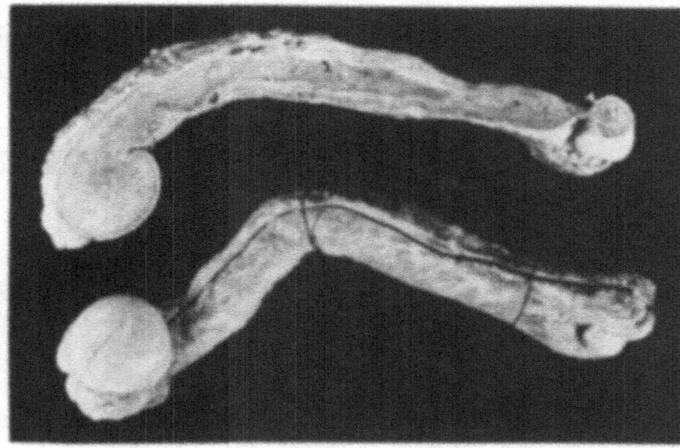
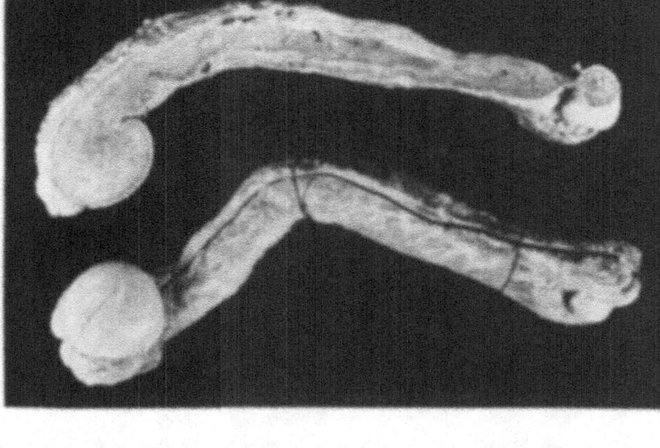

Abb. 31.

Abb. 32.

Abb. 33.

Abb. 31. Verkrümmter rechter Oberschenkel einer 62 Jahre alten Frau. (Beobachtung von Prof. Buday, Budapest.)

Abb. 32. Durchschnitt der linken Unterschenkelknochen des Falles M. P. Zahlreiche Zysten im Schienbeinkopf, der nach außen abgebogen ist. Kallös geheilter Bruch etwas unterhalb der Schaftmitte des Schienbeins, Verdrehung des Schaftes im distalen Anteil.

Abb. 33. Linker und rechter (durchschnittener) Oberarmknochen des Falles M. P. Abbiegung der Köpfe mit Einfaltung der Rinde an der konkaven Seite. Abknickung bzw. Verdrehung der Schaftstücke. Vgl. Abb. 54.

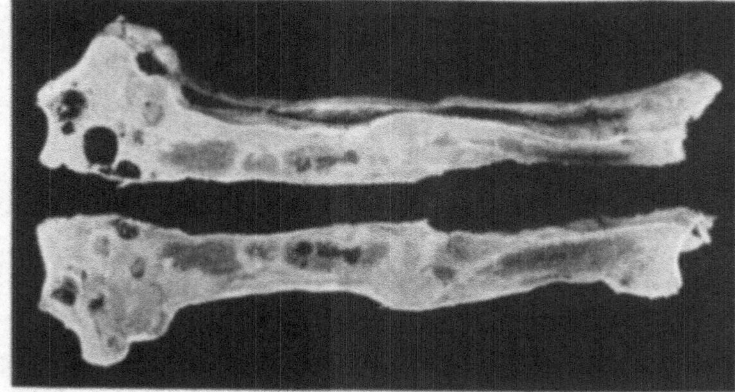
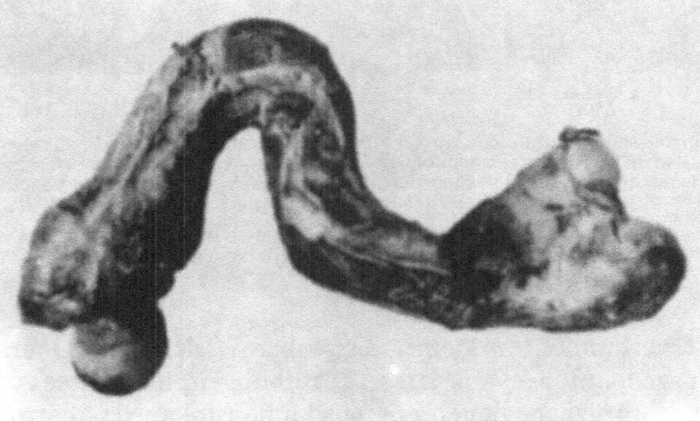

Dazu gesellt sich oft auch eine unter dem Muskelzug oder der Schwere zustande
kommende Verdrehung der Knochen (Abb. 31, 32, 33).

Die Knochen der oberen Gliedmaßen weisen im allgemeinen geringere Form-
abänderungen auf, doch ist dies durchaus nicht die Regel, wie aus der Abb. 1

des Falles HANKE und aus der Beschreibung von LANGENDORFF und MOMMSEN zu ersehen ist, in welchem Fall der Humerus eine langgewundene Spirale bildete. Die Endphalangen der Finger erweisen sich in manchen Fällen kolbig aufgetrieben, dabei verkürzt auf ein Drittel der Länge der Mittelphalangen, die Nägel oft dreimal so breit als lang. KIENBÖCK bezeichnet diese Abänderung, die bereits in der Beobachtung von LANGENDORFF und MOMMSEN erwähnt ist, als Erweichungstrommelschlegelfinger („clobbing fingers" der englisch-amerikanischen Literatur). Gleiche Befunde sind mitgeteilt von BIHL, DYKE, WALKER und FREEMAN, GÜNTHER, GUTMAN, SWENSON und PARSONS, KEYNES und TAYLOR, MESLEY, MOLL, REGNIER u. a. (vgl. Abb. 34).

Zu erwähnen wäre noch, daß auch bei Verknöcherung der Kehlkopfknorpel diese an den Veränderungen teilnehmen, leicht eindrückbar sind. MOLINEUS beschreibt in seinem 1. Fall einen erbsengroßen, die Oberfläche überragenden braunen Tumor in der rechten verknöcherten Schildknorpelplatte.

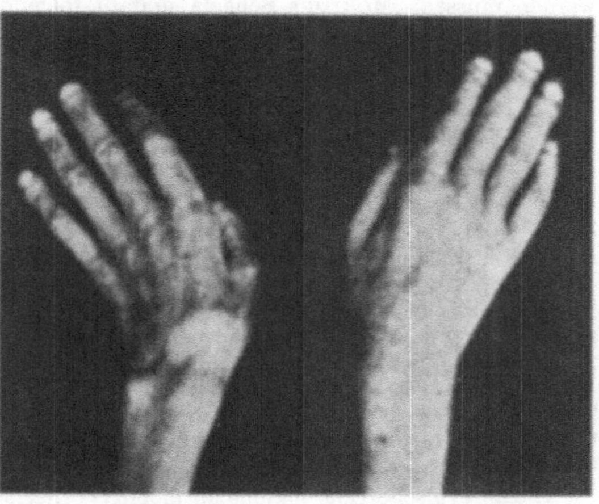

Abb. 34. Die Hände der in Abb. 2 dargestellten Frau mit sog. Erweichungstrommelschlegelfingern.

Formen der RECKLINGHAUSENschen Knochenkrankheit.

Versuche, aus dem ungemein reichhaltigen Formenkreis der RECKLINGHAUSENschen Knochenkrankheit bestimmte Typen und Stadien herauszugreifen, wurden von verschiedener Seite unternommen. Wenn wir von der Einteilung CHRISTELLERs (a) absehen — da hierbei die Scheidung zwischen M. RECKLINGHAUSEN und M. PAGET nicht in dem Maße durchgeführt ist, wie sie heute notwendig erscheint — so wären die Einteilungen zu nennen, die von KIENBÖCK, MORTON und LIÈVRE gegeben wurden. KIENBÖCK, der bereits zu einer Zeit, in der der Streit um die dualistische bzw. unitarische Auffassung der „Ostitis fibrosa" lebhaft hin- und herwogte und trotz gegenteiliger Stellungnahme namhafter Pathologen (CHRISTELLER, SCHMORL u. a.) mit Recht an der Trennung von RECKLINGHAUSENscher und PAGETscher Krankheit festhielt, unterschied folgende Formen (f, S. 697):

A. Nach der Art der Veränderungen 1. mit einfacher Porose, fast ohne andere Veränderungen; 2. mit osteomalazischen Verbiegungen; 3. mit multiplen Brüchen; 4. mit multiplen buckeligen und spindeligen Knochenauftreibungen, zystischen Blähungen, Expansivzysten; 5. mit multiplen braunen Tumoren. Dabei kommen alle möglichen Kombinationen vor.

B. Nach dem Sitz (nach der besonders auffällig veränderten Örtlichkeit) 1. Schädel („pagetoide" Veränderungen); 2. Wirbelsäule und Brustkorb (Kyphoskoliose, Eindrückung und Asymmetrie, Wirbelbruch); 3. Becken (osteomalazische Deformierung oder nur Bruch); 4. Gliedmaßen a) Arme: Verbiegungen, Brüche, Expansivzysten, braune Tumoren — teils an den Schaftstücken, teils an den epiphysären Enden. Erweichungstrommelschlegelfinger; b) Beine: osteomalazische Verbiegung, zystische Blähungen, Brüche.

Diese Einteilung KIENBÖCKs (f) wird wohl am ehesten den vielfältigen Erscheinungsformen der Erkrankung gerecht, beweist aber durch den Hinweis auf die Möglichkeit von vielerlei Kombinationen, daß sich die einzelnen Formen nicht in ein starres Schema zwängen lassen.

Eine andere Einteilung war 1922 von MORTON getroffen worden, wenn auch die Zugehörigkeit des Falles, den MORTON zum Ausgangspunkt seiner Abhandlung nahm, ernstlich bezweifelt werden muß. Es ist auch notwendig, darauf hinzuweisen, daß in den Tabellen MORTONs eine Reihe von Fällen verzeichnet ist, gegen die die gleichen Bedenken erhoben werden müssen. MORTONs Schema umfaßt folgende Gruppen:

Gruppe I: ohne Riesenzelltumoren.

A. mit zahlreichen Zysten, Markfibrose und auf mehrere Knochen begrenzter „Malazie".
B. mit zahlreichen Zysten, Markfibrose und Hervortreten der allgemeinen „Malazie".
C. mit zahlreichen Zysten, Markfibrose, allgemeiner „Malazie" und Hyperostose.

Gruppe II: mit Riesenzelltumoren.

A. mit Zysten, Markfibrose, aber ohne ausgesprochene „Malazie".
B. mit Zysten, Markfibrose und Tumoren sowie ausgesprochener Malazie.
C. mit Zysten, Markfibrose, Tumoren, Malazie und Hyperostose.

Gründet sich MORTONs Einteilung überwiegend auf anatomisch untersuchte Fälle, so scheint LIÈVRE seiner Einteilung mehr klinische bzw. physiologisch-pathologische Gesichtspunkte zugrunde zu legen. Einschränkend muß aber bemerkt werden, daß LIÈVRE in seinen Begriff der „Ostéose parathyroïdienne" auch Skeleterkrankungen einbezieht, bei denen wohl Epithelkörperveränderungen bestehen, die wir aber doch nicht alle zum Morbus RECKLINGHAUSEN rechnen dürfen. Damit hat LIÈVREs Schema nur bedingte Giltigkeit. Es umfaßt:

1. Die typische Entwicklungsform mit Vorherrschen der Knochenerscheinungen, Frakturen, Verbiegungen, Erweichung, mit Hyperkalzämie, negativer Kalkbilanz, Veränderung der elektrischen Erregbarkeit der Muskel. LIÈVRE gibt als durchschnittliche Dauer dieser Erkrankungsform 3—6 Jahre an.

2. Die „lokalisierte Form". Die Heraushebung dieser Form scheint meines Erachtens nicht berechtigt. LIÈVRE führt als Beleg die Beobachtung von BARR und BULGER an (38 Jahre alter Mann, Hyperkalzämie, faradische Untererregbarkeit der Muskulatur, Riesenzelltumoren im Kiefer, Epithelkörpertumor, der operativ entfernt wurde), muß aber zugeben. daß eine genaue Skeletuntersuchung möglicherweise doch noch andere Veränderungen aufgedeckt hätte.

3. Die „renale" Form. Bei Besprechung der klinischen Erscheinungen ist schon auf das nicht seltene Auftreten von Zeichen schwerer Nierenschädigungen und Insuffizienz dieses Organes hingewiesen worden — Erscheinungen, denen gegenüber die anderen Veränderungen zurücktreten können — wie auch auf das häufige Vorkommen von Konkrementen und metastatischen Verkalkungen in den Nieren.

4. Die Form nach Art der metastatischen Verkalkungen. Die Beispiele dieser Gruppe. die LIÈVRE anführt, gehören aber anscheinend der Kalkgicht an, es bestanden bei ihnen mit Ausnahme der Beobachtung von HUBBARD und WENTWORTH keine Knochenveränderungen. Sie können daher nur bedingt dem Morbus RECKLINGHAUSEN zugerechnet werden.

5. Die Form mit Sklerodermie und metastatischen Verkalkungen. Sie muß meines Erachtens ausgeschieden werden, da die Knochenveränderungen, über die LIÈVRE in einem Fall berichtet, anscheinend anderer Art sind, als beim Morbus RECKLINGHAUSEN.

6. Die mit Kachexie einhergehende Form. Es scheint wohl nicht nötig, eine solche Form besonders herauszuheben, vielmehr bildet sich ein solcher Zustand in rasch verlaufenden Fällen und auch häufig als Endstadium aus, noch dazu, wenn Schädigungen der Verdauungsorgane zur Schwächung der Kranken führen.

7. Die langsam verlaufende Form. LIÈVRE führt hierbei als Beispiel die Beobachtung von PARREIRA und CASTRO FREIRE an mit einer Krankheitsdauer, die sich über Jahrzehnte erstreckte. Die lange Dauer führte zur besonders auffälligen Entwicklung mancher Veränderungen, so des Schädels, der große Ähnlichkeit mit der PAGETschen Erkrankung zeigte. Auch „diffuse Hypertrophien" anderer Knochen gleichen PAGET-Veränderungen. Aber auch dieser Fall dürfte nur eine der möglichen Variationen des Krankheitsverlaufes darstellen, ohne die Berechtigung zur Aufstellung einer eigenen Form zu geben.

8. Die spontan zum Stillstand bzw. zur Heilung kommende Form. Die von LIÈVRE angeführten Fälle sind aber nicht als RECKLINGHAUSENsche Krankheit anzuerkennen, sondern stellen PAGETsche Ostitis deformans vor.

Aus der Einteilung von CHRISTELLER (a) könnten zur Kennzeichnung verschiedener Entwicklungsstufen die Bezeichnungen hypostotisch bzw. hyperostotisch sowie pseudoosteomalazisch (zur Kennzeichnung des Verbiegungsstadiums) übernommen werden.

ALBRIGHT, AUB und BAUER geben je nach dem Vorherrschen der Erscheinungen von seiten des Skelets oder der Harnorgane folgende Einteilung:

a) Der klassische Hyperparathyreoidismus (v. RECKLINGHAUSENsche Krankheit) mit Vorherrschen der Skeletveränderungen, Rarefizierung des Knochens, Zysten, Tumoren, Frakturen.

b) Die osteoporotische Form des Hyperparathyreoidismus: Mit allgemeiner Rarefizierung der Knochen, ohne Zysten und Tumoren.

c) Hyperparathyreoidismus mit Nephrolithiasis, dabei keine erheblichen Skeletveränderungen.

d) Hyperparathyreoidismus mit Niereninsuffizienz (Nephrokalzinosis). Die Symptome sind die der BRIGHTschen Krankheit.

e) Akute „parathyroid poisoning", ein Zustand der der akuten rasch tödlich verlaufenden Parathormonvergiftung bei Hunden gleicht. In diese Gruppe gehört der Fall von DAWSON und STRUTHERS.

f) Hyperparathyreoidismus, der der PAGETschen Krankheit gleicht (oder mit ihr vergesellschaftet ist). Diese Form ist aber nicht sichergestellt.

Andere Einteilungen, wie die von BALLIN bzw. BALLIN und BLOOM mit der Unterscheidung einer langsam fortschreitenden Wirbelform mit Wirbelkompression und Kyphose, einer schnell fortschreitenden infantilen Form, einer arthritischen Form, einer PAGET-Form und einer Form, bei der Muskelhypotonie und Symptome der Verdauungsorgane überwiegen sowie eine Form mit Knochenzysten bieten wohl auch keine größeren Vorteile. Ja die Einbeziehung der infantilen Form mit Chondromen, Epiphysengleiten und Frakturen (BALLIN und BLOOM) muß Bedenken erregen. Die wichtigste Feststellung zu diesem Einteilungsversuch von BALLIN und BLOOM ist die, daß es fließende Übergänge zwischen den einzelnen Gruppen gibt, was sogar die Regel sei. Auch können manche Körperteile in der einen, andere in der anderen Form befallen sein. Mit dieser Tatsache wird aber jeder Einteilungsversuch zu rechnen haben und eine in jeder Hinsicht zufriedenstellende Einteilung, die sowohl klinischen als auch anatomischen Bedürfnissen gerecht wird, wird kaum durchzuführen sein. Wird eine besondere Kennzeichnung eines Falles angestrebt, so dürfte die Beifügung der hervorstechendsten Merkmale zur Bezeichnung RECKLINGHAUSENsche Knochenkrankheit am zweckmäßigsten sein.

Die Fälle sog. „Osteodystrophia fibrosa unilateralis" (SALZER bzw. GOLDHAMER, BORAK und DOLL, FREUND) scheinen noch zu wenig geklärt und es ist nicht sicher, ob sie der O. f. cyst. gen. ENGEL-RECKLINGHAUSEN entsprechen. GOLDHAMER selbst sagt ja auch: „Die Unterscheidung der Osteodystrophia fibrosa gegenüber anderen, sowohl klinisch als auch röntgenologisch ähnlichen Systemerkrankungen des Skeletsystems stößt zuweilen ... auf große Schwierigkeiten" (S. 475). Auch in der „histologischen Verifizierung durch Probeexzision" (Fall GOLDHAMER) kann bei dem geringen Material, das der Untersuchung zugeführt werden konnte, nicht über die Deutung des pathologischen Anatomen (PRIESEL) hinausgegangen werden, der von einem „fibrös-ostitischen Prozeß" gesprochen und der Vermutung Ausdruck gegeben hatte, das Gewebe könnte der Wand einer Knochenzyste entstammen. Es mag in derartigen Fällen eine „Osteodystrophie" vorliegen, eine „O. f. symptomatica", aber damit ist nicht gesagt, daß eine ENGEL-RECKLINGHAUSENsche Erkrankung besteht.

Mikroskopische Befunde am Knochen und Histogenese.

An die Spitze der Erörterungen über das mikroskopische Verhalten des Knochens können die Worte gestellt werden, die Recklinghausen selbst in der Einleitung seiner Arbeit über die fibröse Ostitis 1891 schrieb: Daß die Vorgänge des Knochenschwundes und der Knochenneubildung bei den Knochenkrankheiten „qualitativ nicht abweichen von den Umgestaltungen des Knochens bei seinem physiologischen Aufbau". Auch am pathologisch veränderten Knochen läßt sich nachweisen, daß wie beim normalen Wachstum Anbau und Abbau des Knochengewebes räumlich nebeneinander hergehen oder zeitlich in kürzesten Perioden aufeinander folgen, ja miteinander wiederholt abwechseln können (S. 3). Im Innern „gleichsam innerhalb der mikroskopischen Dimensionen" stehen die Vorgänge des Umbaues auch am krankhaft veränderten Knochen nicht still, auch wenn mit dem Stillstand der Erkrankung die äußere Gestalt schließlich eine endgültige wird (S. 3). Die Großartigkeit des inneren Umbaues auch in Knochengebieten, die ihre äußere Gestalt erhalten haben, können aus den Bildern der nach Recklinghausen benannten Erkrankung besonders deutlich veranschaulicht werden. ·

Ist damit zum Ausdruck gebracht, daß die wesentlichen mikroskopischen Befunde in den Erscheinungen des Knochenschwundes und der Knochenneubildung bestehen, jener Vorgänge, die jegliches Krankheitsgeschehen am Knochen, wenn auch in zeitlich und örtlich verschiedenem Ausmaß und wechselnder Intensität kennzeichnen, so muß gerade den letzteren Umständen für die Beurteilung der Erkrankung die entscheidende Bedeutung zuerkannt werden. Die wiederholt vorgebrachte Forderung Pommers nach Untersuchung möglichst vieler Gebiete und an Übersichtsschnitten kann durch nichts eine stärkere Bekräftigung erfahren als durch den Hinweis auf die Tatsache, daß gerade bei einer Reihe von Knochenveränderungen (Recklinghausensche und Pagetsche Krankheit, Osteomalazie, Rachitis, um nur einige zu nennen) vielfach Bilder aufzufinden sind, die selbst dem einigermaßen Erfahrenen es kaum gestatten, eine sichere Entscheidung zu treffen, welcher Erkrankung sie angehören, soferne bei der Untersuchung hinsichtlich Örtlichkeit und Ausdehnung derselben Beschränkungen auferlegt sind. Diese alten Erfahrungen, die auch Lotsch zu dem Hinweis veranlaßten, „daß keineswegs aus der Formengleichheit und der Ähnlichkeit auf eine gleiche Genese geschlossen werden kann" (S. 64), sind jüngst von Michaelis (b) dahin formuliert worden: „... es entspricht nicht jeder Ätiologie ein ihr spezifischer histologischer Befund. Vielmehr ist jedes morphologische Zustandsbild als Reaktionsform des Gewebes zu verstehen, dem es entstammt. Es ist gebunden an die Reaktionsmöglichkeiten des nach Herkunft, Aufbau und Bestimmung streng determinierten Gewebes. Zahl und Art der Ätiologien aber ist nicht determiniert, weil weder von den Eigenschaften eines Gewebes noch überhaupt von biologischen Gesetzen allein abhängig."

Es sind also die Vorgänge, die wir am Skeletsystem beobachten, Reaktionen des Knochengewebes im allgemeinen und Äußerungen seiner mechanisch-statischen Funktion.

Für die Deutung der mikroskopischen Bilder geben die Grundlage die Anschauungen Ebners, Köllikers und Pommers, sowie die Arbeiten F. J. Langs über Ostitis fibrosa (a, b) im besonderen in pathogenetischer Hinsicht.

Im Vergleich zu den Beobachtungen vorgeschrittener Recklinghausenscher Krankheit, bei denen mikroskopische Untersuchungen durchgeführt wurden, ist die Zahl der Beginn- bzw. Frühstadien der Erkrankung, die mikroskopischer Untersuchung zugänglich waren, äußerst dürftig. Es ist eigentlich nur eine einzige Beobachtung· beim Menschen, die uns Einblick in ein wohl allererstes

Stadium gewährt, ASKANAZYs (a) vielgenannter Fall progressiver Knochen-atrophie.

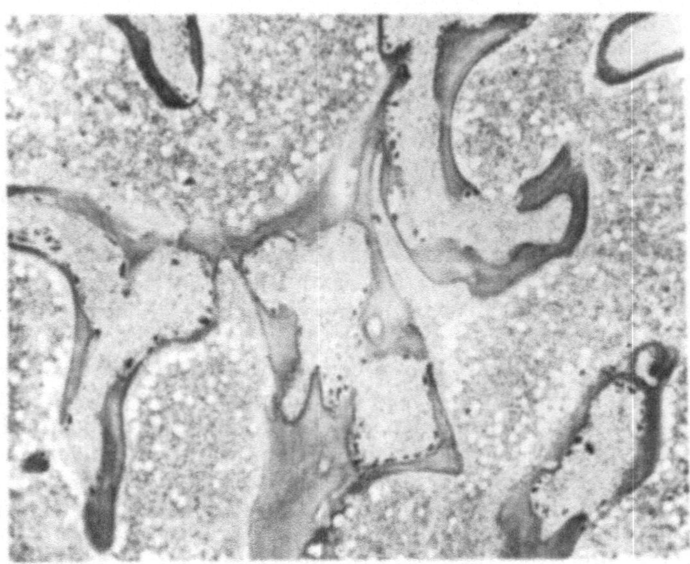

Abb. 35. Beginnstadium der RECKLINGHAUSENschen Knochenkrankheit (ASKANAZYs Fall „progressiver Knochenatrophie"). Wirbelkörper. Aushöhlung der lamellös gebauten Knochenbälkchen durch Fasermark-entwicklung. Die „Binnenräume" dicht mit Ostoklasten besetzt. (Nach einem Präparat Prof. ASKANAZYs.)

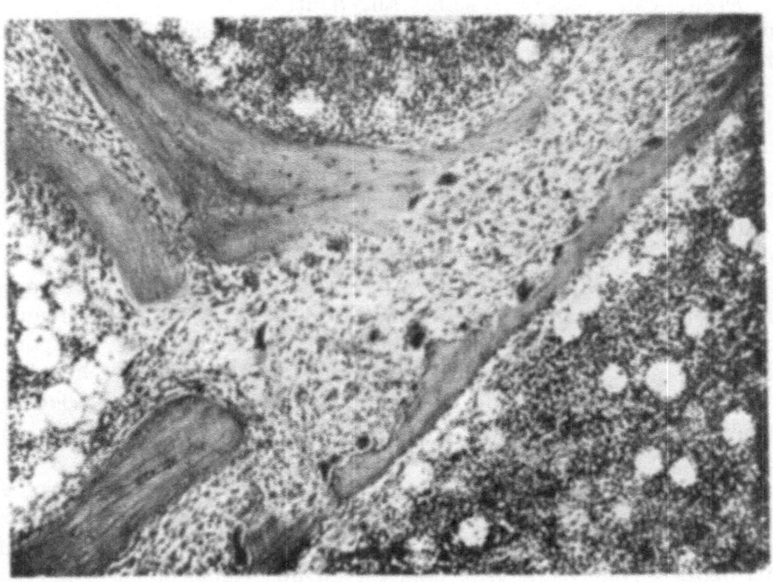

Abb. 36. Beginnstadium der RECKLINGHAUSENschen Knochenkrankheit (ASKANAZYs Fall „progressiver Knochenatrophie"). Wirbelkörper. Überwiegend lamellär gebautes Spongiosabälkchen, das durch zellreiche Fasermarkentwicklung zum größten Teil ersetzt ist. Die schmalen, noch erhaltenen Randanteile grubig angenagt, in den Gruben mehrkernige Ostoklasten. 90×. (Nach einem Präparat Prof. ASKANAZYs.)

In dieser Beobachtung war in allen untersuchten Knochen in der Mitte der Bälkchen ein gefäßreicher Gewebsstreifen auffällig, der die Bälkchen ausein-ander zu drängen schien. Sowohl an Längs- als auch an Querschnitten der

Bälkchen ist zu ersehen, daß diese Gewebsentwicklung gewöhnlich so breit wie die knöcherne Hülle, oder noch erheblich breiter ist. Solide Knochenbalken sind selten. Die dem faserigen Gewebsstreifen zugekehrten Innenflächen der Bälkchen sind grubig begrenzt, in den Gruben liegen vielkernige Ostoklasten (Abb. 35). Durch die vielfach in ununterbrochener Reihe liegenden Ostoklasten werden die Knochenbälkchen ausgehöhlt, oft von einer Seite mehr, so daß nur dünne Knochenblättchen, und diese zum Teil unterbrochen, die Grenze des umliegenden Markes bilden (Abb. 36). Stellenweise finden sich auch fibröse Streifen, die nur mehr geringe Reste von lakunär angenagtem Knochen enthalten. Hin und wieder findet sich auch an der Außenseite der Bälkchen eine schmale Bindegewebslage. An vereinzelten Stellen hat im Inneren der Bälkchen die Anlagerung einer schmalen Schicht jungen Knochengewebes stattgefunden. Örtliche Anhäufungen mehrerer Riesenzellen innerhalb des fibrösen Markes lassen auf die eben vollendete vollständige Aufzehrung von Bälkchenteilen schließen.

Dieser eigenartige Vorgang progressiver Atrophie der Knochen, der bis dahin und auch später kaum ein Gegenstück aufzuweisen hatte und zu dessen Entdeckung beim Fehlen klinischer, auf eine Knochenerkrankung hinweisender Zeichen die ausgedehnten Kalkmetastasen in Lungen und Nieren, die kreidige Konkrementbildung in den Harnwegen führten, fügt sich ungezwungen in die Recklinghausensche Knochenkrankheit ein. Gleichartige morphologische Veränderungen sind beim künstlichen Hyperparathyreoidismus beobachtet, die metastatischen Verkalkungen auf Grund einer Hyperkalzämie gehören ebenso regelmäßig zum Bild des „Recklinghausen" wie das Nebenschilddrüsenadenom. Die Möglichkeit eines Zusammenhanges zwischen der Knochenveränderung und einer später als Parastruma in maligner Entartung aufgefaßten Geschwulst wurde bereits von Askanazy selbst angedeutet.

Auch die von Askanazy aufgeworfene Frage „ob sich das hier geschilderte Knochenleiden nicht bei längerem Bestand zu einer deformierenden Ostitis von Paget entwickelt hätte ' (S. 231) — eine Ansicht, die in seiner 1903 erschienenen Arbeit (b) schärfer hervorgehoben wird, indem es heißt, „daß mein Fall rein progressiver Knochenatrophie ein initiales Stadium der fibrösen Ostitis repräsentiert" (S. 21) — deutet Überlegungen im Sinne einer Zugehörigkeit des Krankheitsbildes zur „Ostitis fibrosa" an, zumal der Gedanke an den „Paget" nicht verwundern darf, da damals noch nicht eine so strenge Trennung von „Recklinghausen" und „Paget" vorgenommen wurde wie heute. Gleichwohl konnte sich Askanazy (1903) noch nicht entschließen, die Bezeichnung progressive Knochenatrophie aufzugeben, vielmehr wollte er zum Ausdruck bringen, daß die deformierende Ostitis, unter Umständen von vornherein als rein progressive Knochenatrophie, also ohne sofortigen Knochenanbau in Erscheinung treten kann. Christeller (a) war der Ansicht, daß die progressive Knochenatrophie wahrscheinlich ein Vorstadium der „Osteodystrophia fibrosa" darstellt. 1927 bezeichnete Askanazy (d) die progressive Atrophie selbst als ein Anfangsstadium oder eine Teilform der fibrösen Ostitis (S. 780). In seiner Ansicht, „ein im anatomischen Bilde typisches Stadium eines Krankheitsprozesses für sich nominell zu fixieren" (S. 22) können wir Askanazy aber auch heute nicht nur aus historischen Gründen, sondern auch mit Rücksicht auf die Ergebnisse experimenteller Untersuchungen zustimmen.

Der 1931 von Bergstrand mitgeteilte Fall dürfte hinsichtlich des Entwicklungsgrades der Erkrankung der Beobachtung von Askanazy am nächsten kommen. Bilder, die den Befunden aus Frühstadien von Tierversuchen entsprechen, bietet die Beobachtung von Hitzrot und Comroe.

Die Art der geschilderten Veränderungen bzw. Vorgänge zeigt, daß es notwendig ist, Knochen und Markgewebe zugleich zu betrachten, daß es unmöglich ist, die Aufmerksamkeit auf Abänderungen des einen Gewebes zu lenken, ohne dabei wichtige und wesentliche Vorgänge im anderen zu vernachlässigen. Knochen und Mark, zumindest die als Endost bezeichneten Markanteile gehören zusammen. Es ist daher auch müßig, darüber zu streiten, ob die Veränderungen der „Ostitis fibrosa" im Knochen oder im Mark beginnen, wenn man sich vor Augen hält, daß, wie an der Oberfläche des Knochens, am Periost, jeder Vorgang, der zu einer Vermehrung oder Verminderung an Knochensubstanz führt, seinen Ausgang vom Endost nimmt (KÖLLIKER, ZIEGLER u. a.), jenem zarten Grenzstreifen zwischen Knochensubstanz und Parenchym des Markes, der „den wesentlichen Träger der osteoblastischen und ostoklastischen Funktion im Innern der Markräume" darstellt [ASKANAZY (d), S. 780].

Im Ruhezustand, wie zumeist bei Erwachsenen, erweist sich das Endost als feine Linie in einiger Entfernung aufeinander folgender Bindegewebskerne, zwischen denen oder neben denen einige feine kollagene Fäserchen verlaufen, die sich weiterhin in das Retikulum verlieren. Nach ASKANAZY (d) lehren im besonderen die krankhaften Vorgänge, namentlich die progressive Atrophie des Knochens, daß das Endost eine von der übrigen Bindesubstanz des Markes gesonderte Existenz führt und zum osteogenen Gewebe gehört. „Während das Endost dann das „fibröse Mark" um und in den Knochenbälkchen erzeugt, verhält sich das übrige Mark und gerade das Markparenchym, lange Zeit so, als wenn es der im Endost und Knochen ablaufende Prozeß „gar nichts anginge" [ASKANAZY (a) bzw. (d), S. 780].

Außer dem Endost nimmt an den Veränderungen der „Ostitis fibrosa" der Teil des Markes Anteil, der als schmaler Bindegewebsstreifen die kleinen Arterien und Arteriolen begleitet.

An den kleinsten Arteriolen wird dieser Streifen zur schmalen Adventitia. Mit dem Endost einerseits, den Gefäßen andererseits steht das Retikulum des Markes in Verbindung, das eigentliche Stroma desselben. Dieses Grundgewebe bildet ein zartes, ziemlich kleinmaschiges Fasermark, das sich aus kleinen, spindeligen oder eckig begrenzten, mit faserigen Fortsätzen strahlig, sternförmig erscheinenden Zellen und in verschiedener Richtung verlaufender Fäserchen zusammensetzt und sich färberisch wie die kollagenen Fibrillen verhalten. Die Zellen und Fasern werden um so deutlicher sichtbar, je spärlicher die Parenchymzellen sind. Die Zellen des Retikulums treten auch besser hervor, wenn sie mit Pigment beladen sind oder proliferieren, wie bei Entzündungen (ASKANAZY, d).

Von diesen beiden Ursprungsstätten, dem Endost und dem perivaskulären Bindegewebe geht die Umbildung des Markgewebes aus, die seit jeher als ein Wesenszug der Erkrankung angesehen worden war, zu ihrer Benennung als fibröse Ostitis [RECKLINGHAUSEN (b)], später allgemein als Ostitis fibrosa Anlaß gab. Die Umwandlung nimmt im weiteren Verlauf solche Ausdehnung an, daß die ganze Breite des Knochens vom Periost bis zur Markhöhle und auch oft noch diese selbst von ihr eingenommen sind.

MEYER, der der zellulären Ableitung und ersten Bildung des Fasermarks seine Aufmerksamkeit widmete, fand kleinste Häufchen und Zonen jugendlichen Bindegewebes in ausgesprochener Beziehung zu der Wand kleinster Gefäße, daß kaum eine derartige Insel ohne direkte Anlehnung an ein derartiges Gefäß gefunden wurde. Bei dem geringen Umfang dieser Gewebsinseln — 6—15 Zellen — erwiesen sie sich zum Studium der Entstehung des fibrösen Markgewebes besonders geeignet, um so mehr als sich von diesen kleinsten Herdchen bis zu größeren Gewebszonen in der Umgebung der Knochenbälkchen und von diesen wieder alle Übergänge bis zu der ganz diffusen Ausbreitung des Fasermarkes auffinden ließen (S. 145). Nach MEYER kommen als Ausgangpunkt des fibrösen Markgewebes adventitielle Zellen in der Hauptsache in Betracht, daneben aber auch unabhängig von der Wand der kleinen Gefäße Retikulumzellen, die Fibroblasten und Bindegewebszellen liefern können. Im Vordergrund stehen nach MEYER aber die Vorgänge in der Wand der kleinen Gefäße. Nach diesem Autor kann es keinem Zweifel unterliegen, daß aus den Zellen des so entstandenen jugendlichen Bindegewebes einerseits die typischen Ostoklasten hervorgehen, ... und daß andererseits dieses jugendliche Bindegewebe auch fähig ist, direkt ohne die Zwischenstufe der Osteoblasten Knochensubstanz zu bilden (S. 146), Vorgänge, die bei der RECKLINGHAUSENschen Krankheit sich immer wieder abspielen und vielfach dem Bild das Gepräge geben. Im Gegensatz zu VON RECKLINGHAUSEN, der den Anfang der „fibrösen Metaplasie" ausschließlich in die Bildungssphäre der jugendlichen Knochenbälkchen verlegt, hebt MEYER (S. 146) hervor, „daß die indifferenten Zellhaufen des Fettmarks sich vielfach ohne lokale Beziehung zu Knochenbälkchen finden und daß selbst kleine Inseln fibrösen Markgewebes, die wegen ihrer Beziehung zu jenen indifferenten Gewebszellen als Beginn der fibrösen „Markmetaplasie" angesprochen werden müssen, sich ohne Zusammenhang mit Knochen finden".

Mit dieser „Aktivierung" des Endostes, die sich anfänglich im Auftreten zahlreicher meist mehrkerniger Ostoklasten äußert und weiterhin zur Bildung der bindegewebigen Umhüllungen der Knochenbälkchen bzw. Überkleidung der Oberflächen führt, ist die erste Phase des krankhaften Geschehens am Knochen gekennzeichnet. Das gleiche wie an den Oberflächen der Bälkchen spielt sich auch an den kleinen und kleinsten Binnenräumen des Knochens, in den Haversschen und Volkmannschen Kanälen ab. Auch in diesem Hohlraumsystem findet eine Zunahme des Bindegewebes, eine Zellvermehrung in der Umgebung der Gefäße statt, die in kürzester Zeit zu einer Ausweitung der Kanäle durch Abbau des Knochens führt. Ist schon im Stadium der „progressiven Atrophie" die Aushöhlung der Bälkchen bzw. der kompakten Rindenanteile ausgesprochen, so daß die Bälkchen das Aussehen breiter, von zarten Knochenschalen umschlossener Bindegewebsstreifen gewinnen, so ergibt sich mit dem Fortschreiten der Erkrankung eine ziemlich gleichmäßige Porosierung, Spongiosierung der ursprünglich kompakten Knochenanteile.

Diese Abänderungen des Skeletes, die sich im Röntgenbild als einfache Osteoporose äußern, sind an sich keine spezifische Veränderung, vielmehr sind sie im Tierversuch unter den verschiedensten Bedingungen zu erreichen. Auch beim Menschen sind gleichartige Bilder bekannt geworden, z. B. bei der Basedowschen Erkrankung [Rutishauser, Askanazy (c)], wenn sie auch noch nicht den Grad erreichten, wie die klassische progressive Atrophie. Es ist daher auch vom rein formalen Standpunkt gegen die Bezeichnung Ostitis fibrosa für derartige Veränderungen nichts einzuwenden, wenn nicht außer acht gelassen wird, daß morphologisch gleiche Bilder verschiedene Ätiologien haben können. Die nähere Bezeichnung parathyreogene Ostitis fibrosa (Barr) für die Recklinghausensche Erkrankung auf Grund ihrer Auffassung als Äußerung einer Überfunktion der Nebenschilddrüsen, würde diesem ätiologischen Bedürfnis gerecht werden.

Ein Stadium, das über jenes der progressiven Atrophie hinausgeht, in dem auch bereits Anbauvorgänge am Werke sind, beschreibt v. Recklinghausen (b) S. 46, 47:

„So wie sich die perforierenden Kanäle hauptsächlich an den Vereinigungsstellen der Knochenblättchen ausbilden, so entwickeln sich von den Markmassen aus in diese massiveren Stellen hinein, rundliche, Knöpfe tragende Massen eines Granulationsgewebes, durch welche dann die Knochenblättchen gleichsam ausgekehlt und von ihrem Inneren her disseziert werden. Während der so geschaffene Haverssche Raum auch der Breite nach wächst und der begrenzende Knochen immer weiter angenagt wird, tritt auf der vom Raum abgewendeten Seite des Knochenbalkens Fasermark und ein Anbau neuer Knochensubstanz als Ersatz für das resorbierte Material auf. Ist diese Auskehlung von den Winkeln des ursprünglichen Markraums aus in das Knochenmassiv weit eingedrungen, so kann es erscheinen, als ob die blumenkohlartige Granulationsmasse überzogen wäre mit einer schmalen Hülle von Knochensubstanz, deren Grenzkontur auf der aufsitzenden Seite stark sinös, also lakunär aussieht, während die andere Seite, die der Apposition fast glatte, höchstens leicht wellige Grenzkonturen besitzt."

So wie von den ersten Stadien, so sind auch Befunde aus verschiedenen Zeiten der Erkrankung beim selben Individuum äußerst selten, Material in größerem Umfang nur in der Zeit zu gewinnen gewesen, wo noch unter der irrtümlichen Annahme bösartiger Neubildungen verstümmelnde Operationen vorgenommen wurden. In letzter Zeit steht spärliches, aber wertvolles Material bei einer Reihe von Fällen zur Verfügung, in denen gelegentlich der Entfernung von Epithelkörpertumoren eine Probeexzision aus dem Knochen durchgeführt wurde (Fälle von Hunter und Turnbull) bzw. der Verlauf nach der Operation durch mehrfache Probeexzisionen verfolgt wurde (Albright, Aub und Bauer).

Wertvolle Aufschlüsse über die Knochenveränderungen zu verschiedenen Zeiten der Erkrankung gibt im besonderen der von Naumann 1921 veröffentlichte

Fall einer 48 Jahre alten Frau, der 13 Monate vor ihrem Tode der rechte Unterschenkel wegen einer „Geschwulst" abgesetzt worden war.

Aus NAUMANNs Beschreibung und einem seiner Arbeit beigegebenen Bild ist zu ersehen, daß es sich dabei um eine der bei der RECKLINGHAUSENschen Krankheit so häufig vorkommenden Zystenbildungen handelte.

Aus der Schilderung der mikroskopischen Befunde eines Tibiaquerschnittes oberhalb der Zyste geht hervor, daß in diesem Teil am ganzen Umfang eine 3—4 mm dicke Kompakta zu erkennen ist, die noch deutliche äußere und innere Grundlamellen, Spezial- und Interstitiallamellen enthält. Die HAVERSschen Kanäle sind fast durchwegs erweitert und bilden durch Zusammenfließen mit benachbarten unregelmäßig buchtig begrenzte, kleeblattförmige Räume. Die Bälkchen, die in den peripheren Teilen der Markhöhle ein zusammenhängendes Gitterwerk bilden, zeigen ziemlich gleichbleibende Breite. Während das Mark in weiten Markräumen der Markhöhle atrophisches Fettmark ist, wird es nach der Kompakta zu etwas zellreicher. Entlang der Spongiosabälkchen, meist nur an einer Seite derselben, schiebt sich fibröses Mark zwischen Fettmark und Bälkchenoberfläche vor. Stellenweise und besonders an den Kreuzungspunkten sind die Spongiosabälkchen bis auf dünne Knochenschalen ausgehöhlt, die Gruben und Räume von fibrösem Mark erfüllt. An den Stellen beginnender Verdrängung des Fettmarkes finden sich dichte Lager von Osteoblasten, oft unmittelbar daneben Ostoklasten in HOWSHIPschen Lakunen. Je weiter man peripherwärts in die Kompakta gelangt, um so reichlicher tritt fibröses Mark auf, bis zur völligen Verdrängung des Fettmarkes. Die erweiterten HAVERSschen Räume sind von ununterbrochenen Osteoblastensäumen besetzt, die zumeist schmale kalklose Anlagerungssäume bedecken. Der kalkhaltige Knochen überall deutlich lamellös gebaut.

In den äußersten Rindenschichten sind die erweiterten HAVERSschen Räume durch dünne Knochenschalen gegen das Periost abgegrenzt, oft ist auch diese dünne Lage eingebrochen bzw. die Markräume grenzen unmittelbar an das Periost. An solchen Stellen sind auch schmale Knochenbälkchen von geflechtartigem Bau an den alten lamellösen Knochen der Kompaktareste angeschlossen. Zwischen diesen völlig verschieden gebauten Knochenarten besteht eine scharfe Trennungslinie. Die jungen Bälkchen, die in ihrem Inneren zuweilen noch scharf lakunär begrenzte lamellöse Knochenscheiben einschließen, führen oberflächlich schmale kalklose Säume.

Diese, in NAUMANNs Arbeit auch durch 2 Abbildungen belegten Veränderungen bieten ein Bild dar, das Vorgänge zeigt, wie sie uns einerseits in ASKANAZYs progressiver Knochenatrophie begegnet sind, andererseits — was vor allem die Befunde der ausgedehnten Spongiosierung der Kompakta mit nachfolgenden zeitweisen Anbauvorgängen betrifft — in wiederholten Tierversuchen zur Erzeugung von der RECKLINGHAUSENschen Knochenkrankheit analogen Veränderungen wiederholt beobachtet wurden.

Demgegenüber stehen die Veränderungen nach mehr als einem Jahre, deren Kenntnis durch die anläßlich der Obduktion vorgenommene Untersuchung von Wirbel, Brustbein und Rippen gewonnen wurde. Wir folgen auch hiebei den Beschreibungen NAUMANNs:

Die stark verunstalteten „Fischwirbel" hatten eine Höhe von 18—20 mm, waren schneidbar wie morsches Holz und ließen keine Kompakta erkennen. Die ganze Schnittfläche wird von einer schwammartigen, äußerst feinporigen Spongiosa eingenommen mit zahlreichen braunen herdförmigen Flecken, in deren Bereich Knochenbälkchen vollständig zu fehlen scheinen. Daneben auch zahlreiche kleine bis hanfkorngroße Höhlenbildungen, die von einer glatten weißen Membran ausgekleidet sind. Die Höhlen fließen zum Teil zusammen und bilden mehrbuchtige Hohlräume. Gleiche Veränderungen zeigte auch das S-förmig gekrümmte, weiche, elastische Brustbein und die Rippen, an denen allerdings noch eine schmale Kompakta zu erkennen war.

Mikroskopisch boten diese Knochen ein von der beschriebenen Tibia abweichendes Verhalten schon bei Betrachtung mit schwacher Vergrößerung. An Stelle der gewöhnlichen grobmaschigen Spongiosa erscheint eine ungewöhnlich große Menge nicht zusammenhängender, dicht gedrängter Bälkchen und -stumpfe von geringerer Breite als normale Bälkchen. Von der Kompakta sind nur Reste erhalten und diese nicht breiter als die Knochenbälkchen. Neben reichlichen schmalen kalklosen Anlagerungssäumen sind in allen Gesichtsfeldern Ostoklasten in einer physiologische Maße weit überschreitenden Zahl — zuweilen 10—12 Stück einem Bälkchen anliegend — zu bemerken. Die Markräume, die zum Teil gegen das Periost offen stehen, beherbergen fast überall dichtes fibröses Mark. An Stellen des Fasermarkes, wo nur noch wenige Bälkchen vorhanden sind, liegen die Ostoklasten mitunter im Fasermark. Vereinzelt sind Inseln von Fettmark anzutreffen, die im Gegensatz zu den sonst kurzen Knochenbälkchen von langen Bälkchen umrahmt werden. Stärkere Vergrößerungen zeigen eine verschiedenartige Knochenstruktur. Reste der Kortikalis, ihr benachbarte Spongiosabälkchen sowie die das Fettmark umgebenden Bälkchen weisen lamellösen Bau ihrer zentralen kalkhaltigen Anteile auf. Dagegen vermißt man an den im dichten Fasermark gelegenen spongiösen Bälkchen die lamellöse Struktur, sowohl in der kalkhaltigen Mitte, als auch an den Säumen. Die Knochenkörperchen sind unregelmäßig und groß, dichter gelagert.

Ein Bild dieser Abänderungen gleicht vollends dem, wie es in vorgeschrittenen Fällen Recklinghausenscher Krankheit zu beobachten ist. Die beiden Stadien der Erkrankung, in die wir durch die Untersuchung des Operationspräparates und später der Leichenorgane Einblick haben, lassen sich kurz dahin kennzeichnen, daß in ersteren die Porosierung der Kompakta vorherrscht, während die Neubildung von Knochengewebe noch nicht so weit vorgeschritten ist wie in späteren Stadien, in dem der Knochen durch die ausgiebige lakunäre Resorption zusammen mit ausgedehnter Knochenneubildung völlig umgebaut erscheint. Von altem lamellösem Knochen sind nur noch Reste erhalten. Auch die Entwicklung des Fasermarkes, der Matrix der Knochenneubildung ist demgemäß viel weiter vorgeschritten. Wenn Naumann die von Marchand für diesen Fall gestellte Diagnose „fibröse deformierende Ostitis im Anschluß an nicht puerperale Osteomalazie" aufrecht hält, so scheint dies wohl auf die Überwertung der Befunde kalkloser Anlagerungssäume zurückzugehen. Heute müssen wir im Hinblick auf die eingehende Schilderung der Beobachtung an der Auffassung als Recklinghausensche Krankheit (mit Zysten, braunen Tumoren und multiplen Frakturen) festhalten.

Mit der Wiedergabe der Befunde Naumanns aus zwei verschiedenen Erkrankungszeiten ist auch schon in großen Zügen angedeutet, wie sich die Erkrankung weiter entwickelt, daß die vorgeschrittenen Stadien vom Umbau des Knochens und seinen Begleit- und Folgezuständen beherrscht werden, die nunmehr des Näheren zu erörtern sind.

Was zunächst das allgemeine Aussehen des Knochens anlangt, wo wäre vorerst der Befunde zu gedenken, die gleichsam im Grenzgebiet zwischen makroskopischer und mikroskopischer Anatomie zu erheben sind, bei binokularer Lupenvergrößerung mazerierter Knochen, ein Untersuchungsverfahren, das für die Knochenerkrankungen von Schmorl (c) angegeben und angewendet wurde. Schmorl beschreibt die Kompakta und auch die Spongiosa als in eine sehr engmaschige Spongiosa verwandelt, aus einem Netzwerk gleichmäßig dicker, stets aber fein durchlöcherter Knochenplättchen, die regelmäßig geformte Markräume umgrenzen. „Während beim Paget die plumpe Form und die knorrige

Oberfläche der Knochenplatten und Balken vorherrschen, und die Markräume
verschieden weit und ungleichmäßig umgrenzt sind, zeigt sich hier eine außerordentlich große Regelmäßigkeit und eine Gleichmäßigkeit im Aufbau. Auch
in den Knochenwucherungen die ... an Stellen, die besonderen Reizwirkungen
ausgesetzt waren (Infraktionen und Frakturen), auftreten, findet man die gleichen
regelmäßigen und gleichmäßig feinen Strukturen, die auch auf Längsschnitten

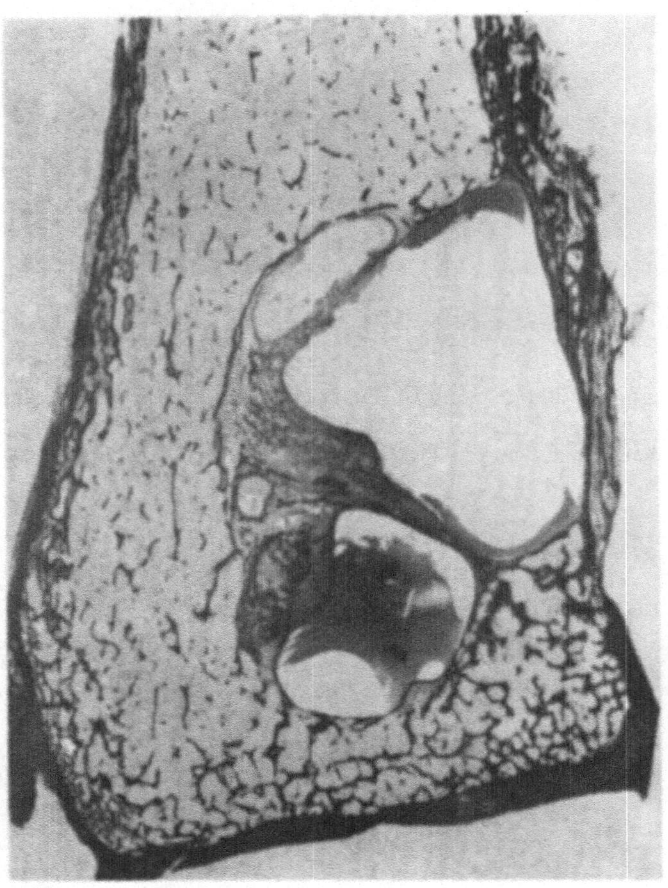

Abb. 37. Längsschnitt durch das untere Radiusende des Falles PALTAUF-LOOSER. Hochgradige Atrophie der
Kortikalis und Spongiosa, die in erheblichem Ausmaß noch aus lamellärem Knochen besteht. Fasermark im
Bereich der spongiosierten Rinde und in der nächsten Nähe des Gelenkknorpels, im übrigen Fettmark. Mehrkammerige Zystenbildung an der ulnaren Seite der Epiphyse, die örtlich an die auf ein schmales Bälkchen
verringerte Rinde grenzt. Innerhalb des dreieckigen Zystenseptums junge geflechtartige Knochenbälkchen
[nach LOOSER (b) Abb. 10, S. 139].

in gleicher Weise in Erscheinung treten" [(c), S. 595/96]. SCHMORL vergleicht
die Spongiosa bei der RECKLINGHAUSENschen Krankheit mit einem Gummi-
schwamm.

Für die Schilderung eines vorgeschrittenen Stadiums der Erkrankung kann
der Fall PALTAUF-LOOSER herangezogen werden. Die Erkrankung dürfte nicht
allzulange bestanden haben, aus der Krankengeschichte ist das Bestehen stärkerer Beschwerden erst 1 Jahr vor dem Tod vermerkt. Die makroskopischen
Präparate [vgl. Abb. 26 und 27 und die Abbildungen der Arbeit LOOSERs (b)]
weisen auch noch keine besonders ausgeprägten Verunstaltungen der Knochen
auf, wenn es auch bereits zu mehrfachen Frakturen und zur Entwicklung brauner

Tumoren und Zysten gekommen ist. Dabei ist das Aussehen des Knochens in verschiedenen Skeletabschnitten nicht unerheblichen Unterschieden unterworfen. Vorherrschend ist in Loosers Präparaten die hochgradige Osteoporose,

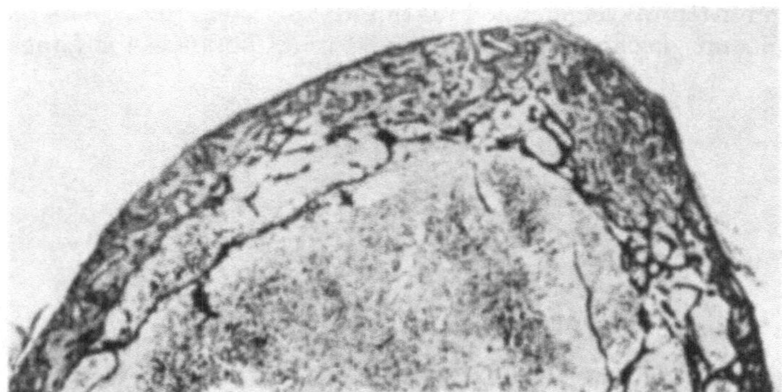

Abb. 38. Querschnitt des Humerusschaftes des Falles Paltauf-Looser. Spongiosierung der Rinde, die fast in der ganzen Breite Fasermark führt. Hochgradige Atrophie der angrenzenden Spongiosa. Herdförmige Knochenneubildung in der Rinde (rechts oben im Bilde). Nach einem Präparat Prof. Loosers.

die die Spongiosabälkchen zumeist nur als zarte kurze Striche erscheinen läßt (Abb. 37). Überwiegend sind diese Bälkchen als Reste der ursprünglichen Spongiosa anzusehen, gleichwie ein Großteil der zu einer Spongiosa umgewandelten

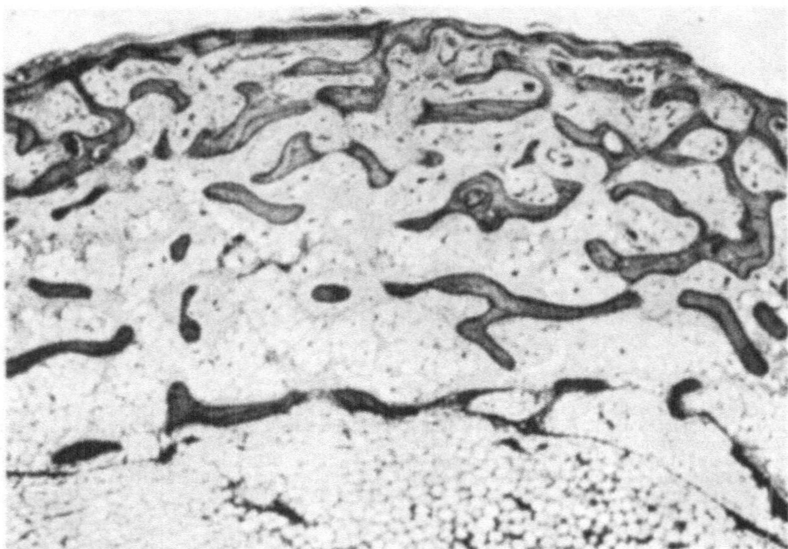

Abb. 39. Rindengebiet aus dem Humerusquerschnitt des Falles Paltauf-Looser. Überwiegend lamellärer Knochen ohne wesentliche im Gang befindliche An- und Abbauvorgänge. Fasermark hauptsächlich in den äußeren Rindenschichten. In der Markhöhle fast reines Fettmark. 30×. (Nach einem Präparat von Prof. Looser. Vgl. hierzu Abb. 44.)

Rinde. Den Aufbau aus lamellärem Knochen, die Streichrichtung der Lamellen geben dafür hinlänglich Anhaltspunkte. Teilweise sind auch mehr oder weniger große Anteile der verschmälerten äußeren und inneren Generallamellen vorhanden. An manchen Stellen ist aber keine sichere Entscheidung zu treffen, welcher Generation die vorhandenen Lamellensysteme angehören, ihr Verlauf ist derartig, daß er auch ebensogut als im Verlauf der Erkrankung angelegt betrachtet werden kann. Die Richtung der Lamellen ist oft zu sehr mit der Begrenzung der Resorptionsräume in der spongiosierten Rinde übereinstimmend, dabei die Oberflächen ohne Zeichen erst kürzlich zum Stillstand gekommener Resorption, als daß sie als Reste alten Bestandes angesehen werden könnten. Im Abbau begriffene Stellen sind verhältnismäßig selten, auch sind keine besonders lebhaften Anbauvorgänge zu bemerken, so daß ein gewisses Ruhestadium

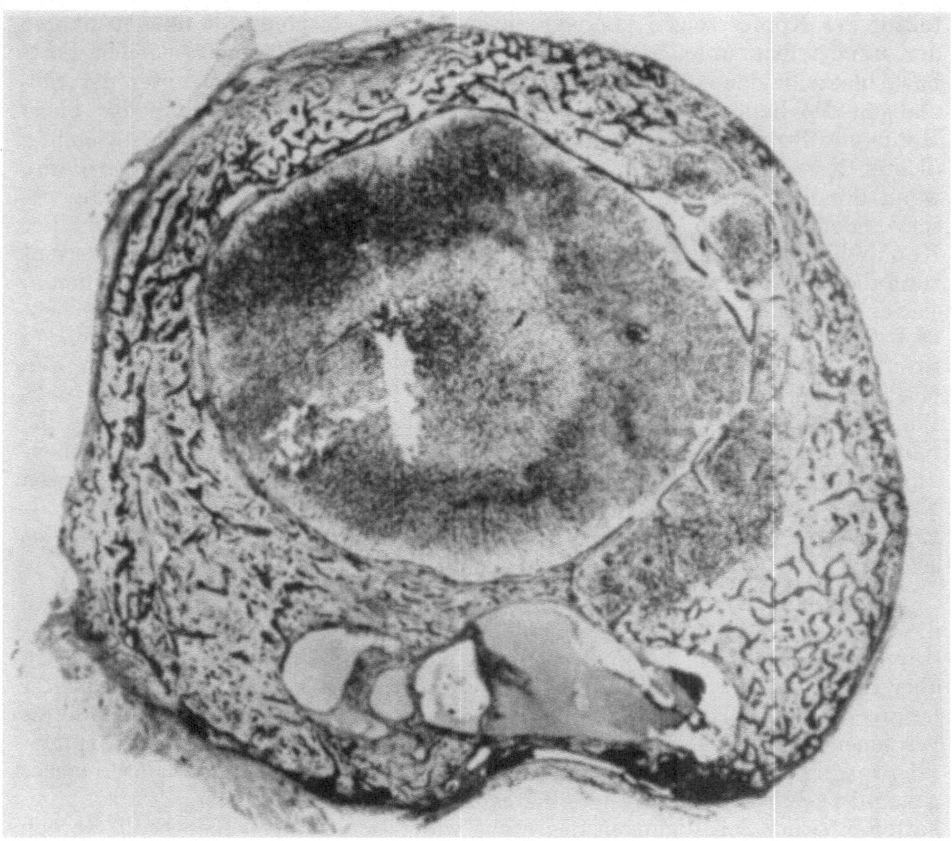

Abb. 40. Querschnitt durch den Femurschaft 5 cm unterhalb einer difform geheilten Fraktur des Falles PALTAUF-LOOSER. Hochgradige „Porose" der Rinde, diese schon vielfach, namentlich in den inneren Schichten durch neugebildeten geflechtartigen Knochen dargestellt. Mehrkammerige Zystenbildung in der dorsalen (unteren) Schaftseite. Im zentralen Markraum fett- bzw. blutzellenbildendes Mark. [Nach LOOSER (b) Abb. 7, S. 135.]

vorzuliegen scheint. Dem entspricht auch, daß die nachweisbaren kalklosen Säume nur geringe Breite haben, daß sie bei weitem nicht so ausgedehnt und allgemein vorkommen, wie in anderen Beobachtungen. Weiterhin stimmt damit überein, daß das Fasermark vielfach nicht einmal in der ganzen Breite der spongiosierten Rinde anzutreffen ist, oft nur auf die äußere Hälfte der Rindenbreite beschränkt erscheint (Abb. 38—40). An manchen Stellen des Skeletes hat aber auch eine mitunter recht ausgiebige Neubildung von Knochen stattgefunden in Form mehr oder weniger dichter Netzwerke geflechtartigen Knochens in unregelmäßiger Anordnung, die zum Teil mit den Resten des alten Knochens in Verbindung getreten sind und mit Ausnahme schmaler Randzonen durchwegs gut verkalkt sind. In diesen Gebieten ist ein größerer Reichtum an mehrkernigen Riesenzellen auffällig, die sowohl den alten als auch den neugebildeten Knochen annagen.

An Längsschnitten durch die Gelenkenden der Röhrenknochen zeigt sich in der Beobachtung von Paltauf-Looser ein eigentümliches Verhalten der Struktur, das auch in weiter vorgeschrittenen Fällen noch deutlich ausgeprägt und fast gesetzmäßig ist. Der Gelenkkopf selbst weist die stark gelichtete Spongiosa auf, deren dünne Bälkchen in ihrer Verlaufsrichtung die typische Architektur des Kopfes zeigen [Looser (b)]. Dieses Gebiet enthält mit Ausnahme der unmittelbar unter dem Gelenkknorpel gelegenen Spongiosastreifen Fett- bzw. blutzellbildendes Mark. Daran schließt sich meist knapp unter der ehemaligen Epidiaphysenlinie ein Gebiet, das als konfluierende bindegewebige Herde und Streifen mit Einschluß von Resten alter Bälkchen bzw. Entwicklung dichter Netze neuen geflechtartigen Knochens beschrieben wird. Auch dann, wenn der alte Knochen innerhalb dieser Herde und Streifen vollständig geschwunden ist, ist die Anordnung dieser Fasergewebszüge in der Fortsetzung der Kopfarchitektur unverkennbar. Namentlich dann, wenn man die äußere Begrenzung dieser Bänder verfolgt, zeigt sich, daß sie einer gewissermaßen überdimensierten, weitgehend funktionell gerichteten Spongiosaarchitektur entsprechen, daß die mit fett- oder blutzellbildenden Mark erfüllten Lücken zwischen den Streifen keineswegs regellos dazwischen gestreut sind, daß sie vielmehr den Markräumen der normalen Spongiosa entsprechen, daß das ganze als ein funktionelles Tragwerk anzusehen ist. Es gleicht in dieser Hinsicht der einzelne Konstruktionsteil — die nach der Breite gewachsene Spongiosa, knochenumsäumte und durch Bälkchen verspreizte Fasergewebspfeiler — dem ganzen Knochen, der mit der Zeit eine ähnliche Umwandlung, eine Verbreiterung als Ersatz für die verloren gegangene Festigkeit des ursprünglich kompakten Systems erfährt.

Schreitet die Erkrankung weiter, so bildet dieses Gebiet der „Röhrenspongiosa" die Überleitung zu den Gewebsabänderungen, wie sie im vollentwickelten Zustand vielfach schon in den unteren Anteilen des Gelenkkopfes, besonders deutlich aber im Schaft vorherrschend sind. Diese dritte Art von Struktur soll später besprochen werden (S. 407). Als häufige Befunde dieses Entwicklungsstadiums verdienen noch frische und ältere Blutungen, Blutungsreste in Form von Hämosiderinpigment innerhalb des ziemlich lockeren, gefäßreichen Fasermarkes genannt zu werden. Die Zystenbildungen und Riesenzelltumoren, Zeichen namhafter örtlicher Schädigungen des wenig widerstandsfähigen Knochens, werden als sekundäre Entwicklungen gesonderte Besprechung erfahren.

Die eben beschriebenen bzw. genannten Veränderungen eines typischen, mit allen dabei vorkommenden Abweichungen behafteten, aber durchaus noch nicht zum höchsten Grad vorgeschrittenen Falles bieten bereits ausgiebige Einblicke in das Zustandekommen der Veränderungen. Die mikroskopisch erkennbaren Vorgänge der Erkrankung sind gegeben durch die einleitende ausgiebige Resorption des alten Knochens, der Kompakta und Spongiosa, der Umwandlung der festen Rinde in eine feinporige Spongiosa bei gleichzeitiger Entwicklung von fibrösem Mark. An Stelle des alten Knochens tritt allmählich neuer, ungeordnet, geflechtartig gebauter, der aus dem fibrösen Mark entsteht. Wie die weitere Verfolgung der Erkrankung ergeben wird, ist auch der neugebildete Knochen nicht von Bestand, es tritt an seine Stelle aber meist nicht wieder lamellärer, sondern mangels gesicherter mechanischer Verhältnisse [Looser (b)] wiederum geflechtartiger. Der Umbau des Skeletes besteht gewissermaßen in Permanenz, lamellärer Knochen ist schließlich überhaupt nicht mehr auffindbar.

Es muß aber namentlich mit Rücksicht auf den herangezogenen Fall PALTAUF-
LOOSER betont werden, daß nicht alle Phasen des Entwicklungsganges der
Veränderungen in ein und demselben Skelet auffindbar sind. Die bei Erörterung

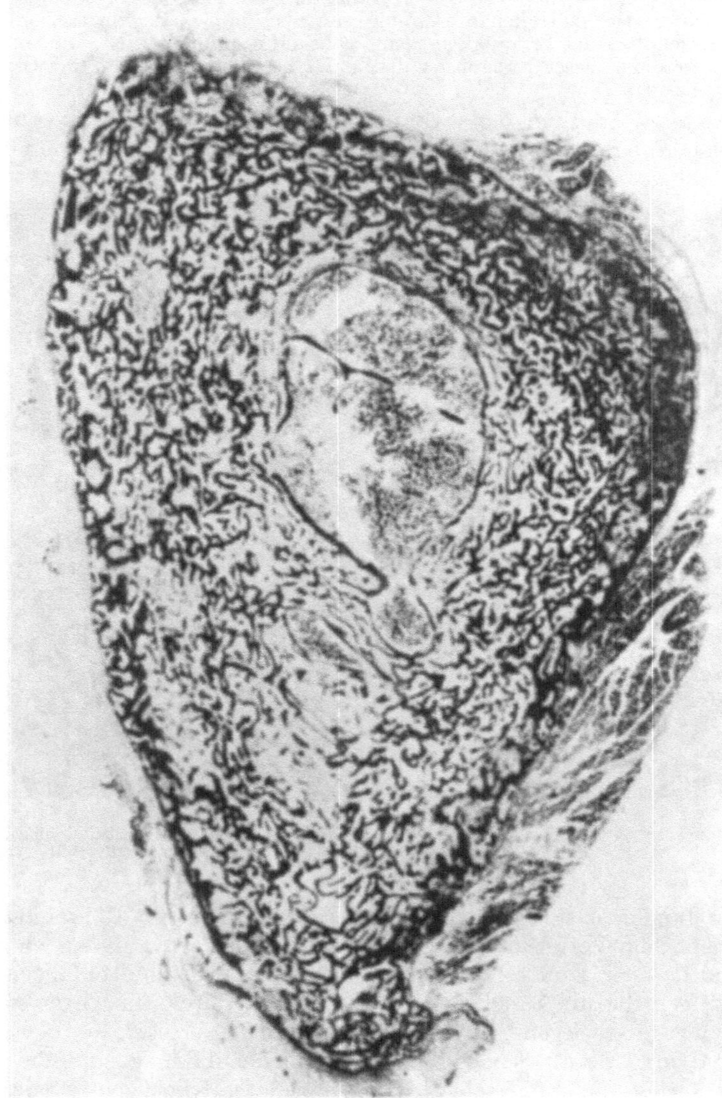

Abb. 41. Humerusquerschnitt des Falles J. F. Vollständiger Umbau der Rinde in feinporigen Knochen mit
ausgiebiger Fasermarkentwicklung. Die enge scharf abgegrenzte Markhöhle mit fett- bzw. blutzellbildendem
Mark erfüllt.

der klinischen Erscheinungen und der Formen hervorgehobene Tatsache des Vorkommens von Stillstand und auch scheinbarer Heilung der Erkrankung spiegelt
sich im mikroskopischen Aussehen wieder.

So ist es bemerkenswert, daß z. B. LOOSER anführt, daß „nirgends die Zeichen einer
abnormen Resorption des Knochens" erkennbar waren (S. 152), sondern die „die Resorption
besorgenden Ostoklasten und die ihnen entsprechenden HOWSHIPschen Lakunen in normaler
Zahl vorhanden" waren. Auch die „Osteoblasten finden sich in mancher Beziehung eher

spärlich". „Die überall auch an kleinen Knochenbälkchen, relativ zahlreichen und eng-
stehenden Kittlinien weisen aber darauf hin, daß die einzelnen Appositionsphasen, die auf
solche der Resorption gefolgt sind, nur abnorm schmale Schichten von Knochen anzulagern
vermocht haben." Auf Grund dieser Befunde der Hemmung der physiologischen Apposition
und des Mißverhältnisses zwischen Apposition und Resorption zu ungunsten der ersteren
faßte Looser (b) die vorliegende Systemerkrankung als einfache Osteoporose auf, eine
morphologisch an sich zutreffende Deutung, die aber infolge der inzwischen erreichten
genaueren Erkenntnis der Erkrankung nicht mehr aufrechtzuhalten ist. Looser hat auch
in späteren Arbeiten dieser Erkenntnis durch die Bezeichnung „endokrine Osteoporose"
Rechnung getragen.

Ein weiteres Stadium der Erkrankung veranschaulichen die Abb. 41—44
einer Beobachtung, in der das Leiden der Krankengeschichte zufolge mindestens

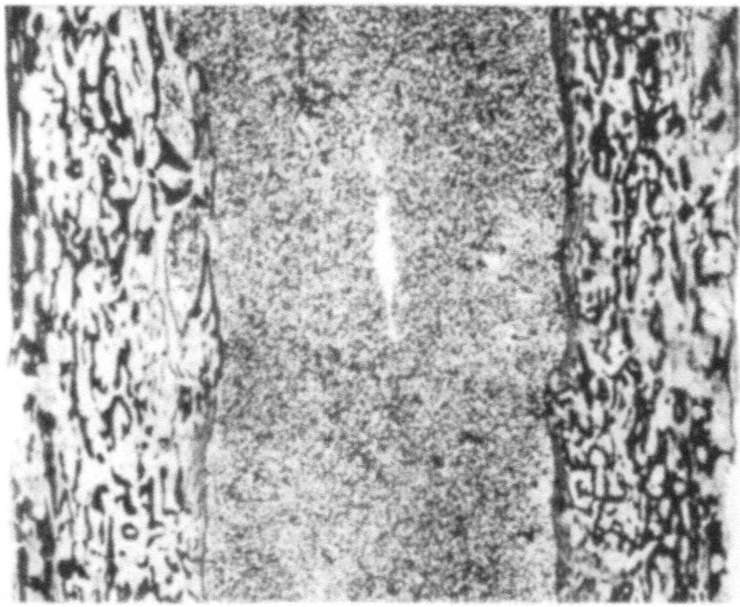

Abb. 42. Längsschnitt durch den Humerusschaft des Falles J. F. Vollständige Spongiosierung und Fibrose
der Rinde. Die zentrale Markhöhle erhalten, mit blutzellbildendem bzw. Fettmark erfüllt. (Nach Lang:
Arch. klin. Chir. 172, Abb. 2, S. 677.)

3 Jahre bestanden hatte. Trotzdem war es an den langen Röhrenknochen zu
keiner erheblichen Verunstaltung gekommen, wenn man vom Bereich einzelner
Zysten und brauner Tumoren absieht. Quer- und Längsschnitte langer Röhrenknochen zeigen die ursprünglich kompakte Rinde durch ein wirres schwamm-
artiges Gefüge überwiegend zarter Knochenbälkchen ersetzt, die in Fasermark
eingebettet sind. Trotz der lebhaften Knochenneubildung sind die Grenzen
gegen das Periost nicht überschritten, die Form des Knochens ist gewahrt, die
Markhöhle fast durchwegs in voller Breite erhalten, ihr Inhalt ein an Fettzellen
ziemlich reiches blutzellbildendes Mark. Die Abgrenzung der Markhöhle ist im
allgemeinen eine scharfe, doch keine kontinuierlich knöcherne. Sowohl an
Längs- als auch Querschnitten laufen entlang der Grenze schmale lange Knochenbälkchen, an vielen Stellen ist der Zusammenhang jedoch unterbrochen, so daß
das Fasergewebe der Rinde und der Inhalt der Markhöhle unmittelbar aneinander
stoßen. Im Aufbau der Rinde fällt oft schon bei schwacher Vergrößerung auf,
daß in den äußeren Schichten dickere, auf weite Strecken zusammenhängende
Bälkchen vorherrschen, während die inneren Anteile durch schmale, in das Fettmark eingestreute Bälkchen dargestellt sind. Der feinere Aufbau der Bälkchen

läßt erkennen, daß Schnelligkeit und Intensität des Knochenumbaues sich in nicht geringem Maße gegenüber anderen Fällen (z. B. PALTAUF-LOOSER) unterscheiden. So sind an vielen Stellen noch deutliche Reste der ursprünglichen Rinde in Form von Bruchstücken der Generallamellen und HAVERSschen Systeme innerhalb der Bälkchen auffindbar. Diese erweisen sich vielfach, in manchen Schnitten fast ausschließlich lamellär gebaut, die Kittlinien jedoch in solcher Entfernung voneinander, wie es ungefähr physiologischen Verhältnissen entspricht. Anordnung und Richtung der Lamellen weisen aber darauf hin, daß die Anlagerung bereits im Verlauf der Erkrankung erfolgt ist, die Lamellen sind weitgehend den neuen Oberflächen der „Rindenspongiosa" angepaßt. Bekräftigt wird die Deutung dieser Lamellensysteme als während der Erkrankung angelegt durch den überaus häufigen Befund zentraler Einschlüsse ungeordnet gebauten Knochens, deren Begrenzung durch in den verschiedensten Richtungen angelegte Resorptionsflächen besteht. Die Oberfläche der Bälkchen tragen fast durchwegs ziemlich breite kalklose Säume innerhalb eines Osteoblastenbelages, also Zeichen eines fortdauernden Anbaues. Daß die Verhältnisse aber keineswegs als beständig angesehen werden können, beweist der weit über physiologische Ausmaße hinausgehende Abbau, der sich in der Besetzung zahlreicher Bälkchenanteile mit Osteoklasten, mit der fortschreitenden Aushöhlung verschie-

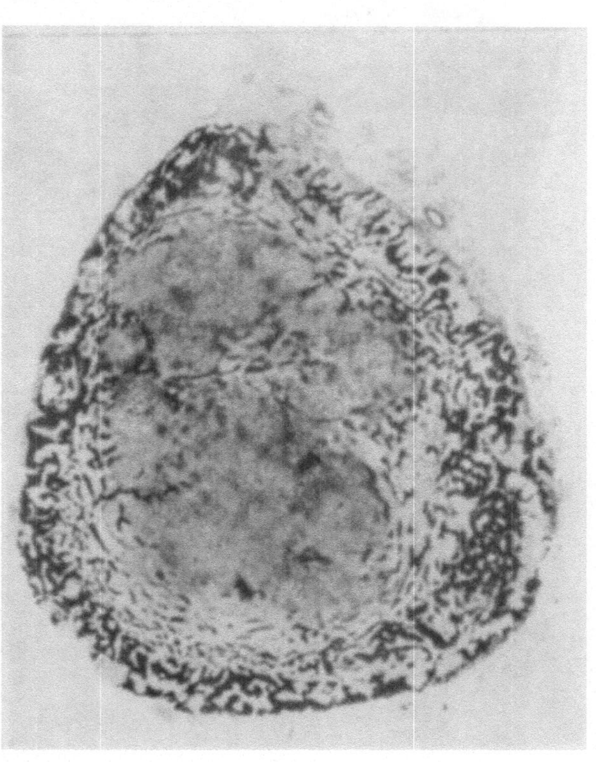

Abb. 43. Querschnitt durch die Ulna des Falles J. F. Die Markhöhle in diesem Bereich zur Gänze durch einen Riesenzelltumor ausgefüllt, ihre Abgrenzung gegen die spongiosierte Rinde nicht so scharf wie in anderen Querschnitten. Die Bälkchen der inneren Rindenschichten lockerer und zarter.

dener Bälkchen äußert. Das faserige Markgewebe der Rinde zeigt ein verschiedenartiges Verhalten. Wo lebhafte An- oder Abbauvorgänge am Knochen sich abspielen, wo es als Bildungsstätte neuen Knochengewebes in Funktion tritt, ist der Zellgehalt reichlicher, die Zellen größer, dort wo zur Zeit ruhigere Verhältnisse am Knochen herrschen, tritt der Zellgehalt zurück, die Zwischensubstanzbildung bis zur auffallenden fibrillären Differenzierung herrscht vor. Die oft recht wechselnden Verhältnisse in eng benachbarten Gebieten vermögen die Abb. 45 bis 48 zu veranschaulichen, die aus einem Querschnitt der Ulna stammen. Die einzelnen Ausschnitte ergeben Befunde, wie sie einerseits in Remissionsstadien, andererseits in voll in Gang befindlichen Fällen erhebbar sind. Aplastische Oberflächen der Bälkchen und gleichmäßig aufgebautes zwischensubstanzreiches Fasermark in einem Teilgebiet, lebhafte Anbauvorgänge mit Bildung breiter kalkloser Säume und Zunahme des Zellgehaltes im Mark namentlich in

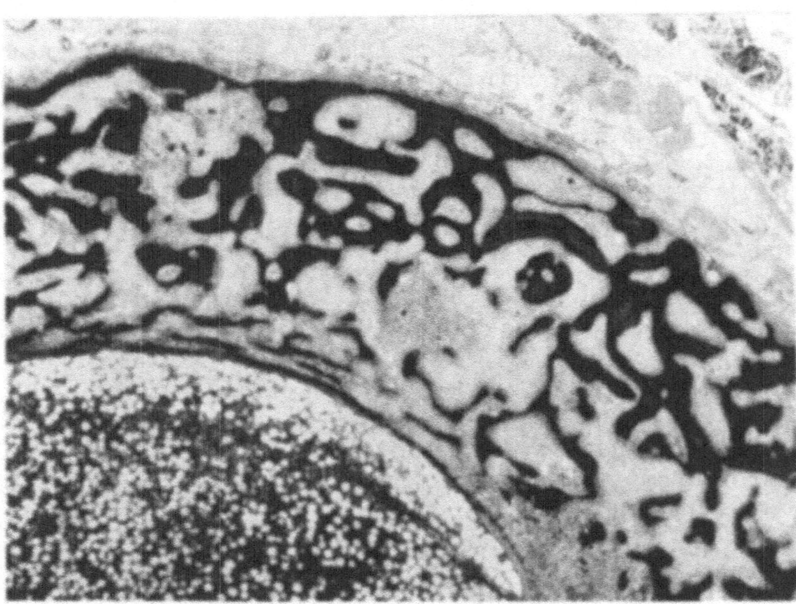

Abb. 44. Teilgebiet eines Radiusquerschnittes des Falles J. F. Fasermarkentwicklung in der ganzen Breite der Rinde. Die breiten Knochenbälkchen der Außenzone deutlich lamellär gebaut, die der Innenzone schmal, geflechtartig. Blutzellhaltiges Fettmark in der zentralen Markhöhle, die gegen das Fasermark der Rinde wohl scharf, aber nicht durch eine fortlaufende Knochenlage abgegrenzt ist. 30×. (Vgl. demgegenüber Abb. 39.)

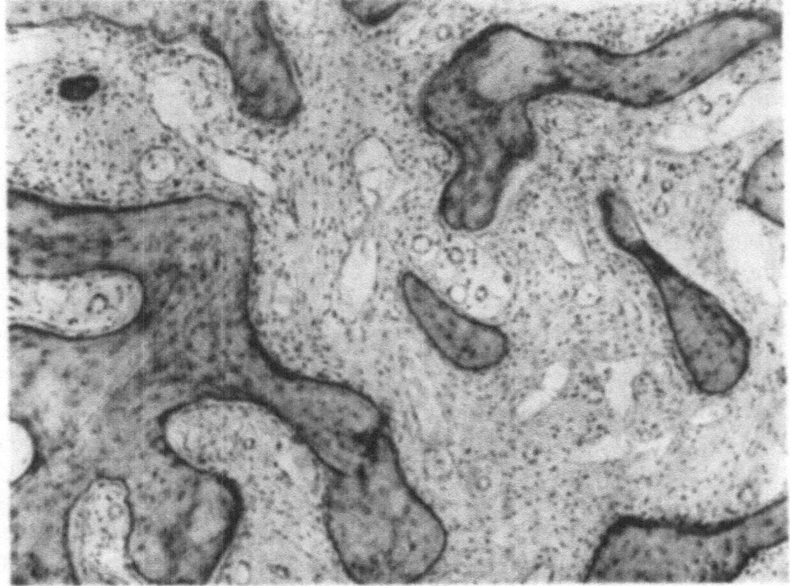

Abb. 45. Querschnitt durch die Ulna des Falles J. F. Ungeordnet gebaute Knochenbälkchen mit fast durchwegs aplastischen Oberflächen. Zwischensubstanzreiches Fasermark mit weiten Gefäßen. Unvollständig entkalkt in Müllerscher Flüssigkeit, Gefrierschnitt, Hämalaun, Glyzerin. 85×.

den den Bälkchen unmittelbar anliegenden Zonen in einem anderen. Die Knochenneubildung erfolgt dabei entweder durch schichtweise Anlagerung an bestehende Bälkchen oder unmittelbar aus dem Bindegewebe heraus.

Dieser ungleichmäßige Befund kalkloser Anlagerungssäume, der nicht nur in eng benachbarten Gebieten, sondern auch in verschieden ausgedehnten und voneinander entfernten Bereichen manchem Wechsel unterworfen ist, veranlaßt, hier einiges über eine Form der Erkrankung zu sagen, die mit dem Zusatz „ohne osteoides Gewebe" bezeichnet wurde. ASKANAZY veröffentlichte 1903 eine Beobachtung von „Ostitis deformans ohne osteoides Gewebe", die er bei der Entscheidung, ob „in das Gebiet der deformierenden oder fibrösen Ostitis" gehörend, „in die Klasse fibröser Ostitiden" einreiht (S. 15 und 16). Es wurde also die Zugehörigkeit der „Ostitis deformans ohne osteoides Gewebe" zur RECKLING-HAUSENschen Krankheit betont, von einer grundsätzlichen Trennung der

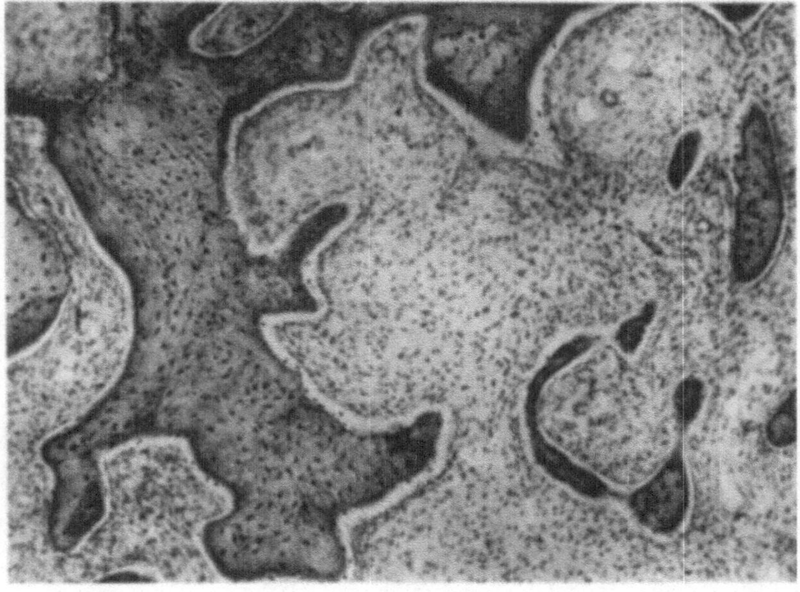

Abb. 46. Querschnitt durch die Ulna des Falles J. F. Zum Teil breite, ungeordnet gebaute Knochenbälkchen mit kalklosen Anlagerungssäumen. Fasermark zellreicher als in Abb. 45. Unvollständig entkalkt in MÜLLERscher Flüssigkeit, Gefrierschnitt, Hämalaun, Glycerin. 85×.

RECKLINGHAUSENschen und PAGETschen Krankheit war man damals noch weit entfernt [ASKANAZY (c) S. 6].

Hinsichtlich des „Osteoids", das ist des unverkalkten Knochengewebes macht ASKANAZY folgende Feststellungen: „Nirgends waren kalkfreie Bälkchen, nirgends auch nur ein mattglänzender in Karmin färbbarer Saum um die ... Knochenbälkchen zu entdecken" ... „aus allen diesen Schnitten ergab sich nun mit Sicherheit: Der Schädel enthielt keine Spur osteoiden d. h. kalklosen Knochengewebes" (b, S. 8) ... daß „auch Gefrierschnitte durch die unentkalkte Oberschenkelrinde weder an den alten noch an den jungen Bälkchen Spuren osteoiden Gewebes erkennen" ließen (b, S. 12) ... „auch am Becken fielen" ... sämtliche Prüfungen auf osteoide Substanz negativ" aus (b, S. 13). Diese Feststellungen können aber mit Rücksicht auf die Angaben, daß „das Gros sämtlicher Bälkchen neugebildet ist, zum guten Teil noch ganz jungen Charakter zeigt" (b, S. 9) und mehrfach „die Resorption des älteren Knochens nicht bis zum Ende durchführt" ist, sondern auf die Knochenreste eine Apposition jungen Knochens mittels Osteoblasten stattgefunden" hat (b, S. 10), auch im Femur „an der Oberfläche der alten Knochenbälkchen" ... „sich an manchen Orten eine Apposition von neuer, von Osteoblasten bedeckten Knochenlage" zeigte (b, S. 12), nicht ohne den Vorbehalt hingenommen werden, daß nicht doch Befunde „osteoiden", das ist unverkalkten Knochengewebes zu erheben gewesen wären.

Diese von ASKANAZY als auffällig hervorgehobene Tatsache, „daß es an keinem Punkte der untersuchten Skeletteile gelang, eine Spur osteoiden Gewebes

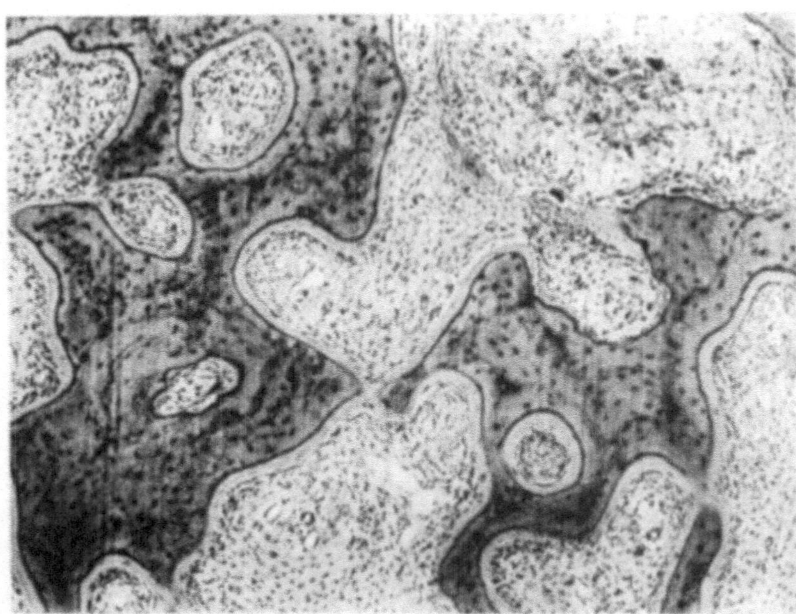

Abb. 47. Querschnitt durch die Ulna des Falles J. F. Überwiegend ungeordnet gebaute Knochenbälkchen mit breiten kalklosen Anlagerungssäumen. Zellreiches Fasermark. Unvollständig entkalkt in Müllerscher Flüssigkeit, Gefrierschnitt, Hämalaun-Eosin. 85×.

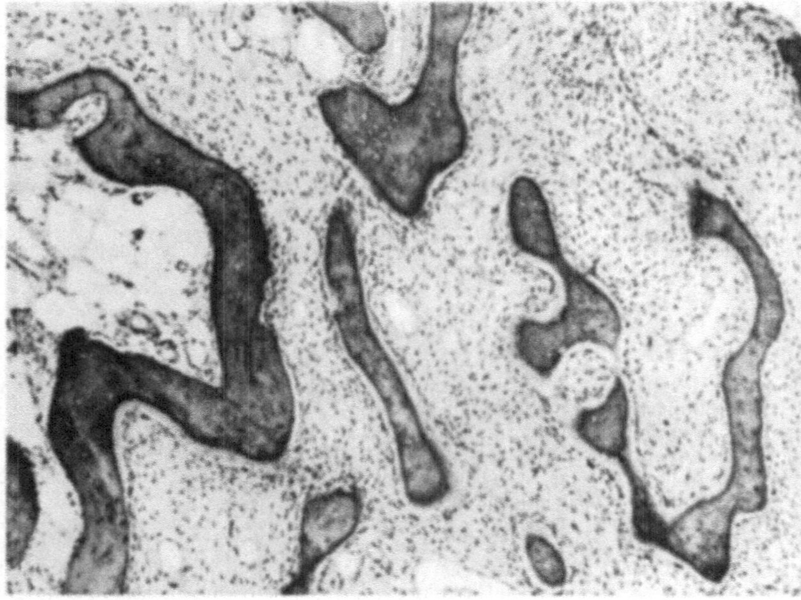

Abb. 48. Querschnitt durch die Ulna des Falles J. F. Größtenteils ungeordnet gebaute Bälkchen, teils mit kalklosen Anlagerungen. Rechts oben ein vollkommen kalkloser Bälkchenanteil. Fasermark, das örtlich Inseln von Fettmark umschließt. Unvollständig entkalkt in Müllerscher Flüssigkeit, Gefrierschnitt, Hämalaun-Eosin. 85×.

nachzuweisen" (b, S. 16) wobei festzuhalten war, „daß der Knochenprozeß durchaus nicht abgelaufen oder stationär geworden ist, sondern, daß sich überall fortschreitender Knochenschwund und Anlage neuer Bälkchen verfolgen läßt"

(b, S. 16) und der in mehrfacher Hinsicht bemerkenswerte Hinweis „von dem
Fehlen des kalklosen Knochengewebes" (b, S. 16) — wovon sich nach einer
weiteren Mitteilung ASKANAZYs (c, S. 6) auch andere Pathologen, denen die
Schnitte vorgelegt waren, überzeugten — kann nur auf ungünstiger Auswahl
der zur Untersuchung gelangten Knochenstücke oder auf Heranziehung unge-
eigneter Untersuchungsverfahren beruhen. Jedenfalls zeigen Schnitte, die
Professor ASKANAZY seinerzeit Hofrat POMMER überlassen hat und die dann
nach dem Verfahren von BOCK gefärbt wurden, „osteoides", d. i. unverkalktes
Knochengewebe (Abb. 49) nicht nur in Form kalkloser Säume an den Oberflächen der zumeist ungeordnet gebauten Knochenbälkchen, sondern auch in

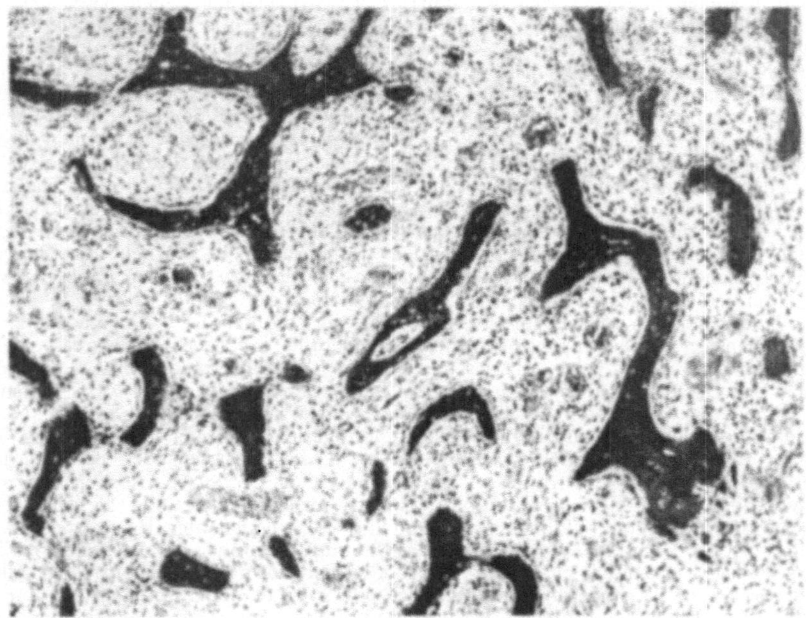

Abb. 49. Schnitt aus dem Schädeldach von ASKANAZYs Fall „Ostitis deformans ohne osteoides Gewebe".
Anlagerung kalkloser Säume an fast allen Bälkchenoberflächen dieses Gebietes (vgl. Text).

Form junger, gänzlich unverkalkter, aus dem Fasermark entstehender Bälkchen.
Behalten die Schlußfolgerungen, die ASKANAZY für die Biegsamkeit der Knochen
aus der Untersuchung dieses Falles ableitete (s. S. 411), ihre Richtigkeit auch für
Fälle, in denen reichlich unverkalkte Knochensubstanz vorhanden ist, so kann
seiner Beobachtung nicht mehr die Bedeutung zuerkannt werden, die in der
Benennung zum Ausdruck gebracht und die im Schrifttum wiederholt hervorgehoben wurde. Was ASKANAZYs Beobachtung jedoch heute um so bedeut-
samer erscheinen läßt, war die Auffindung des Nebenschilddrüsentumors, ein
Befund, der in Gemeinschaft mit den anderen makro- und mikroskopischen Skelet-
und Organveränderungen ihre zwanglose Einreihung in die RECKLINGHAUSEN-
sche Knochenkrankheit ermöglicht.

In seinem Referat 1926 veröffentlichte CHRISTELLER (a) eine Beobachtung
jener „seltenen Fälle von Osteodystrophia fibrosa ohne Osteoid" (S. 26) und
führt weiter zum Beweis „daß hier ein Typus vorliegt" (S. 26) auch einen Fall
von PICK-STENHOLM an. CHRISTELLERs Ausführungen und Deutungen können
aber nicht unwidersprochen bleiben. Die Beschreibung der Befunde an den
Knochen des 72 Jahre alten Mannes, sowie die entsprechenden Abbildungen

lassen entnehmen, daß es sich um einen einwandfreien Fall von Ostitis deformans Paget handelt und nicht um eine „Osteodystrophia fibrosa ohne Osteoid". Es können also die genannten Beobachtungen nicht als Grundlage zur Aufstellung einer besonderen Form herangezogen werden.

Es ist wohl angezeigt, an dieser Stelle einige Erwägungen anzufügen, die sich aus der Tatsache des Vorkommens kalkloser Anlagerungssäume bei der Recklinghausenschen Knochenkrankheit ergeben. Jedes Vorkommen kalklosen Knochengewebes ist nur so zu deuten, daß in demselben keine Kalkablagerung stattgefunden hat (Pommer, b). Wird nun ein derartiger Befund erhoben, so ist zu entscheiden, ob es sich um eine Knochenanlagerung handelt, die erst kürzlich erfolgt ist, bei der das Kalklossein noch physiologisch ist, oder ob das Ausbleiben der Verkalkung als krankhafter Zustand anzusehen ist. Für die Erklärung der oft ungewöhnlichen Breite der kalklosen Säume bei der Recklinghausenschen Knochenkrankheit bestehen nur zwei Möglichkeiten: 1. Die Anlagerung neuen Knochengewebes erfolgt in solchem Ausmaß und in solcher Schnelligkeit, daß die Verkalkung damit nicht Schritt halten kann. Ein solcher Vorgang wäre verständlich aus dem Bestreben, den Verlust von Knochengewebe möglichst weitgehend auszugleichen.
2. Das Vorhandensein der breiten kalklosen Säume ist in einer Verzögerung, in einem Ausbleiben, in einer Störung der Verkalkung begründet. Es darf der Beurteilung der kalklosen Knochenentwicklungen der Recklinghausenschen Krankheit aber nicht derselbe Maßstab zugrunde gelegt werden, der für die Diagnose der Osteomalazie angewendet wird, denn bei dem herrschenden gewaltigen Knochenumbau tritt an vielen Stellen gleichzeitig und in großer Ausdehnung unverkalkter Knochen auf. Wird ferner berücksichtigt, daß der größte Teil des vorhandenen Knochengewebes neugebildet ist, so darf die Tatsache reichlicher und auch breiter kalkloser Anlagerungen nicht wundernehmen. Es geht die Menge des kalklosen Knochens nicht über das Maß hinaus, das bei dem bestehenden Umbau erwartet werden kann und es liegt auf Grund dieser Befunde kein Anlaß vor, eine Störung in der Kalkablagerung anzunehmen. Gegen eine solche Störung spricht auch der Umstand, daß vielfach schon die kleinsten im Fasermark entstandenen ungeordnet gebauten Knochenbälkchen eine deutliche zentrale Verkalkung aufweisen. Für die Annahme einer Verkalkungsstörung im Sinne der Osteomalazie sind auch keine ausreichenden Grundlagen vorhanden. In dieser Beurteilung der kalklosen Knochenanlagerungen bei der Recklinghausenschen Erkrankung kann ich mich auf die Begutachtung durch den erfahrensten Kenner der Osteomalazie, Hofrat Pommer berufen, der die Güte hatte, die entsprechenden Schnitte durchzusehen. In dieser Hinsicht dürfen auch die Befunde nicht irreführen, die sich in den Versuchen von Schour und Ham, bzw. Schour, Tweedy und McJunkin über die Wirkung von Nebenschilddrüsenhormon auf die Verkalkung des Dentins bei der Ratte ergaben. Sie beobachteten eine Verminderung der Dentinverkalkung während des Anstieges des Blutkalziums, dagegen in der folgenden Zeit des Abfalles zur Norm eine vermehrte Verkalkung. Die Überverkalkung ist dadurch zu erklären, daß eine größere Menge Kalzium aus dem Blut frei wird. Entsprechen die Befunde von Schour und Mitarbeitern zwar den Veränderungen, die Erdheim (d, e) und Toyofuku am Nagezahn der Ratte bei parathyreopriver Tetanie beobachtet haben, so ist doch wohl darin ein Unterschied zu erblicken, daß bei der parathyreopriven Tetanie eine dauernde Ströung der Verkalkung besteht, während bei der Parathormonwirkung ein vorübergehendes Aussetzen der Kalkablagerung eintritt, das nach Abklingen der Wirkung in das Gegenteil umschlägt. Eine Erklärung dieser bemerkenswerten Verhältnisse, daß sowohl bei Unter- als auch bei Überfunktion der Epithelkörper gleiche Veränderungen in Erscheinung treten ist sonst wohl schwer zu geben. Möglicherweise könnte die Ursache in Änderungen der Zustandsformen des Blutkalziums gefunden werden, auf deren große Bedeutung für die Beurteilung biologischer Vorgänge Spiegler hingewiesen hat und wie solche von diesem Autor unter der Wirkung des Nebenschilddrüsenhormons aufgezeigt wurden.

Zurückkehrend zur Schilderung des mikroskopischen Baues in vorgeschrittenen Fällen ist anzuführen, daß auch in solchen die einzelnen Abschnitte des Skeletes große Unterschiede aufweisen. Manche Knochen, deren äußere Form kaum geändert erscheint, bieten Verhältnisse dar, wie sie aus weniger weit vorgeschrittenen Stadien der Erkrankung bekannt sind. Es mögen wohl die namentlich bei bettlägerigen Kranken geringeren äußeren Einwirkungen ausgesetzten Skeletteile sein, die die schweren Umgestaltungen des gröberen und feineren Aufbaues vermissen lassen oder doch trotz erfolgter Abänderungen des feineren Aufbaues eine gewisse Regelmäßigkeit desselben erkennen lassen. So zeigt z. B. die in Abb. 50 dargestellte Kniescheibe einen Aufbau, der in seinen Grundzügen an die physiologische Struktur erinnert. Entlang der Vorderseite

ist eine feinmaschige Spongiosa, innerhalb der die Richtungen parallel zur Vorderfläche vorherrschen. Die Bälkchen sind nur von schmalen Zonen Fasermark
umgeben, das übrige Markgewebe ist Fettmark. Die anschließende Spongiosa,
in ihrer Hauptsache gleichwie in der normalen Kniescheibe mit Überwiegen der

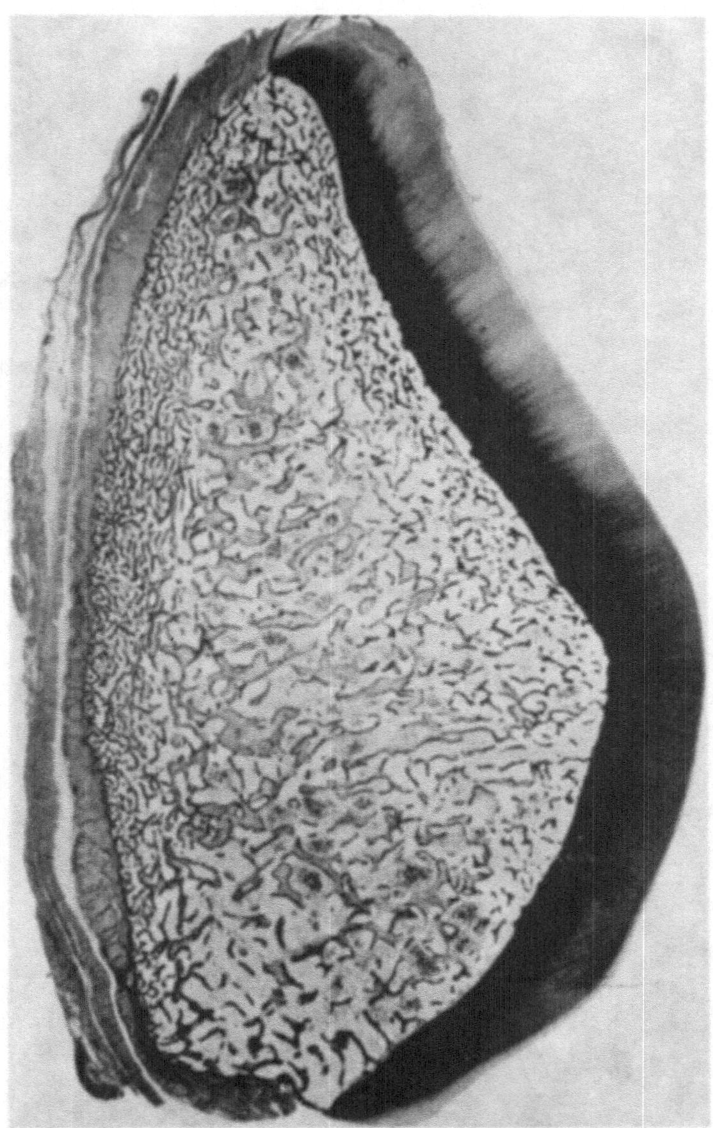

Abb. 50. Übersichtsschnitt durch die Kniescheibe des Falles M. P. (vgl. Text).

Richtungen senkrecht auf die Vorderfläche bzw. die Facies articularis, ist nach
Art der als Röhrchenspongiosa bezeichneten Formation gebaut. Innerhalb des
Fettmarkes liegen breite Streifen und Inseln von Fasermark, die in ihrer Aus-
dehnung ein Vielfaches der sie begrenzenden Knochenbälkchen ausmachen.
Die äußere Oberfläche der Bälkchen ist wieder vielfach von schmalen Faser-
gewebslagen überzogen. Unterhalb des Gelenkknorpels erscheint die Struktur

ähnlich wie an der Vorderseite. Abb. 51 und 52 geben bei gleicher Vergrößerung zwei unmittelbar aneinander grenzende Abschnitte mit den beiden Strukturtypen wieder.

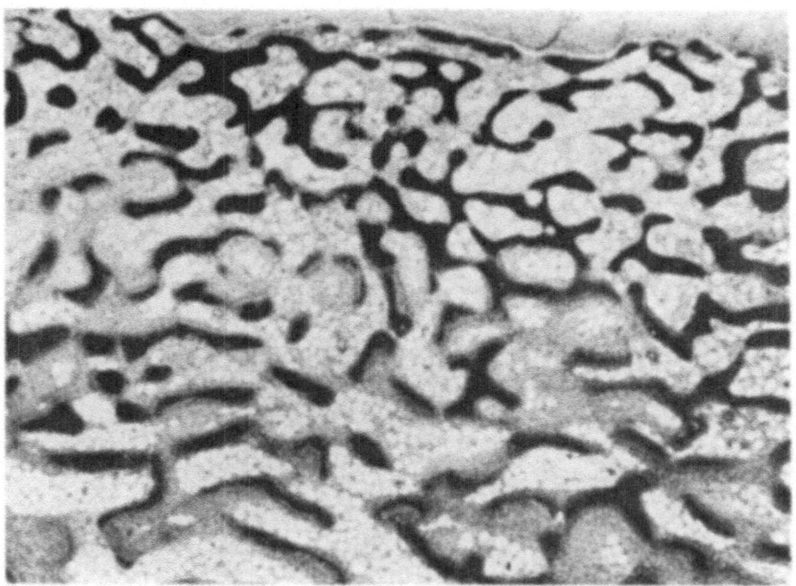

Abb. 51. Teilgebiet der Abb. 50 bei 30× Vergrößerung.

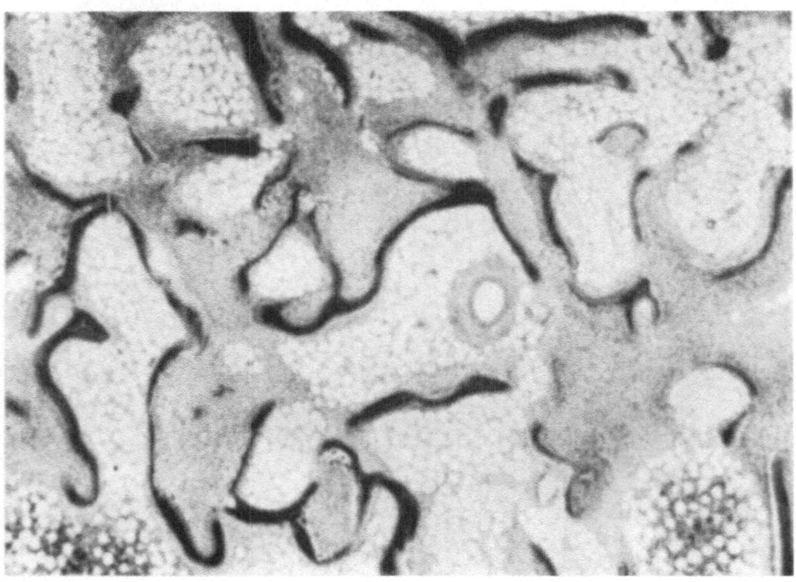

Abb. 52. Teilgebiet der Abb. 50 bei 30 × Vergrößerung, unmittelbar anschließend an den in Abb. 51 dargestellten Ausschnitt.

Knochen, die stärkerer Belastung, Schwerewirkung oder auch Muskelzug ausgesetzt sind, erfahren tiefgreifende Umformungen und Abänderungen der Struktur. In schweren Fällen zeigt sich besonders deutlich, daß gewisse Knochen und Knochenanteile besonders bevorzugt sind, ein Umstand, den schon v. RECKLINGHAUSEN als Ergebnis der Untersuchung seines Falles VII vermerkte. In erster Linie sind die langen Röhrenknochen und Wirbel, das Kreuzbein, die Schädelbasis, weiterhin die platten Knochen des Brustkorbs, des Beckens, Schulterblätter und Schädeldach betroffen, weniger, aber doch auch regelmäßig die Mittelfuß- und Mittelhandknochen sowie einzelne Phalangen.

Es ist damit nicht gesagt, daß in jeder Beobachtung diese Reihenfolge in der Schwere der Veränderungen eingehalten sein muß, dazu sind die Bedingungen in den einzelnen Fällen doch zu verschieden.

Ist die Erkrankung zu voller Höhe entwickelt, so ist der ursprüngliche lamelläre Knochen fast restlos aufgezehrt, an seine Stelle neugebildeter ungeordneter Knochen in den schon früher erwähnten Anordnungen getreten. Dabei steht die Menge der neugebildeten Knochensubstanz in gleichem Verhältnis zur Masse der ursprünglich an dieser Stelle vorhandenen Tela ossea (v. RECKLINGHAUSEN). Da die früher festgefügte Knochensubstanz durch ein mehr oder weniger lockeres Maschenwerk zarter Bälkchen ersetzt wird, ergibt sich daraus eine Zunahme der Dicke der entsprechenden Knochenanteile, die entweder nach der Oberfläche zu oder nach der Markhöhle zu, bzw. nach beiden Richtungen erfolgt. Die größte Masse des neugebildeten Knochens liegt daher immer in den Diaphysen der langen Röhrenknochen (v. RECKLINGHAUSEN). Ähnlich liegen die Verhältnisse auch in den Metatarsalknochen und zum Teil in den Phalangen, wofür die Abb. 53 einen Beleg gibt. Diese verbreiterten Diaphysenanteile stellen in gewissem Sinne eine dritte Art Knochenstruktur dar, die sich zuweilen auch in anschließende Teile der Gelenkenden fortsetzt (Abb. 54) sowie auch in manchen platten Knochen findet (Abb. 55). Der Hauptteil derartiger Strukturen, die als das schwerste

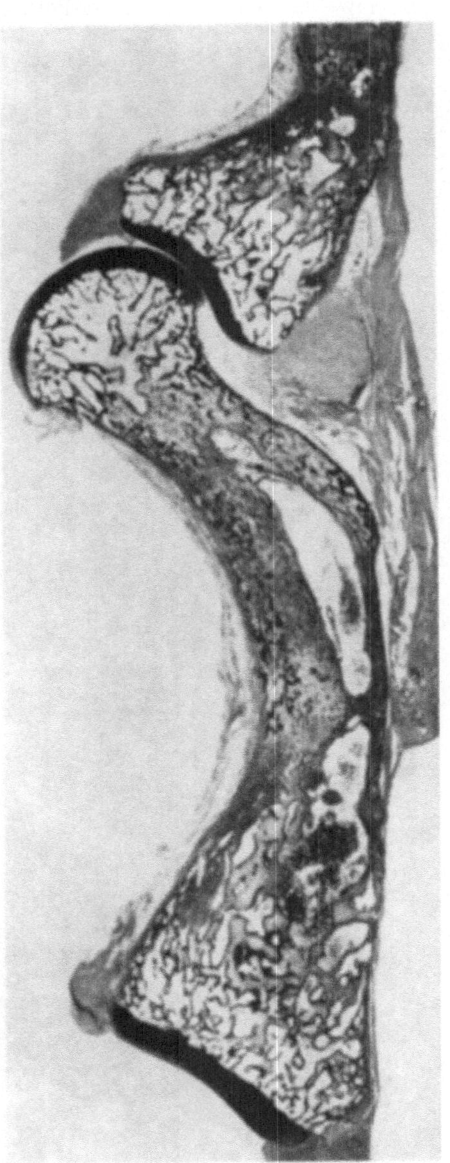

Abb. 53. Grundphalange einer Zehe des Falles **M. P.** mit starker Verbiegung des vollständig umgebauten Knochens.

Stadium der Veränderungen bezeichnet werden kann, wird dabei aber nicht mehr durch von Fasermark begleitete Bälkchensysteme dargestellt, vielmehr tritt das faserige Markgewebe so in den Vordergrund, daß es die ganzen Zwischenräume zwischen den Bälkchen ausfüllt. Es sind in solcherart veränderten Skeletteilen auch alle Übergänge der zunehmenden Fibrose bis zur

vollständigen Verdrängung des Fett- bzw. blutzellbildenden Markes zu beobachten (Abb. 56 und 57). Moosartige Geflechte und Verzweigungen feinster,
dann und wann auch gröberer Knochenbälkchen breiten sich innerhalb des fibrösen Gewebes aus. An den Stellen, an denen das fibröse Gewebe das Periost

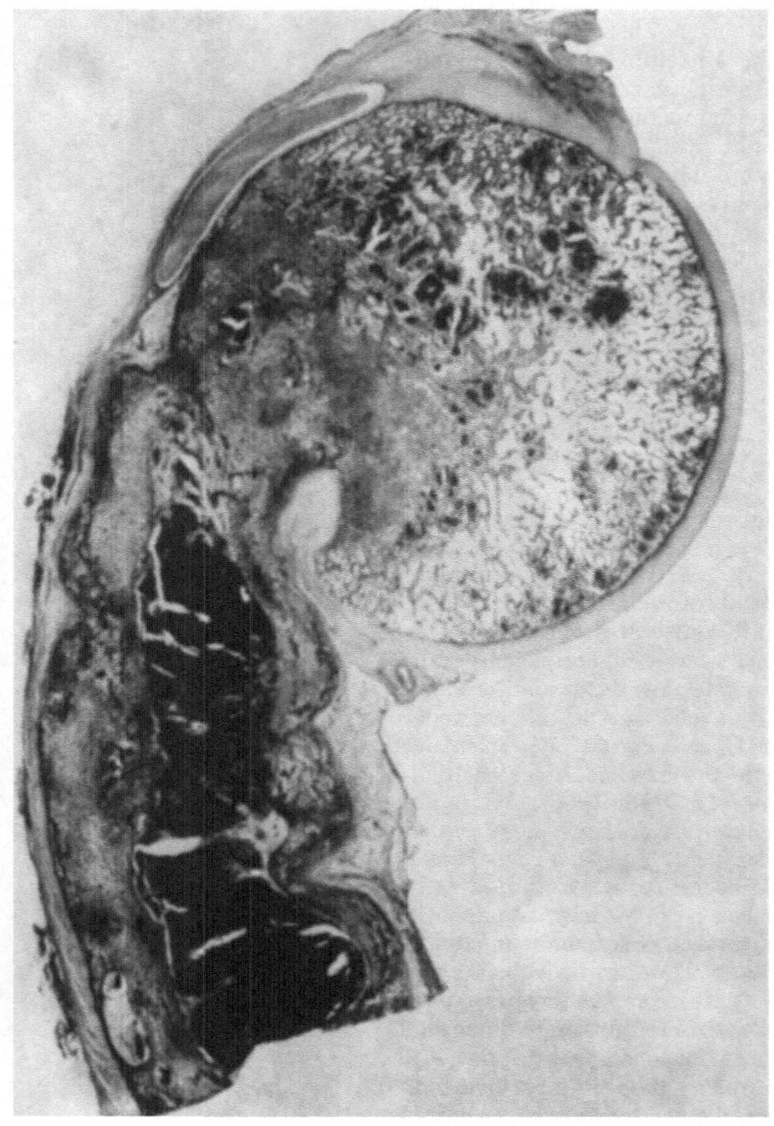

Abb. 54. Übersichtsschnitt durch einen Humeruskopf mit angrenzendem Schaftstück des Falles M. P.
Verschiedenartige Strukturen in den einzelnen Abschnitten des Kopfes und im Schaft. Abknickung des Kopfes,
Faltung der Rinde. Zystenbildung innerhalb der Schaftrinde links unten. Vgl. Abb. 33.

erreicht, geht es ohne deutliche Grenze in dieses über. Am Schädeldach, das in
dieser Hinsicht der Schaftrinde der langen Röhrenknochen gleicht, seine Schichtung vollständig verliert, erfolgt der Übergang in gleicher Weise in die harte
Hirnhaut bzw. die Galea. Das wirre Maschenwerk der vielfach verflochtenen

neugebildeten Bälkchen läßt meist nur insoferne besondere Richtungen erkennen, als unter dem zellarmen Periost zunächst der Oberfläche parallele Bälkchen liegen, die aber bald in solche von unregelmäßiger Verlaufsrichtung übergehen. Eine zusammenhängende subperiostale Knochenlage fehlt. Das Periost erscheint an der Bildung des knochenbälkchenreichen fibrösen Gewebes nahezu unbeteiligt. Die Stätte des Gewebsneubaues ist im Knochengewebe und im zugehörigen Mark gegeben (v. RECKLINGHAUSEN). Die Dichtigkeit dieser Geflechte ist auch äußerst wechselnd. Ein Großteil der Entwicklungen zeigt keine oder nur eine zentrale Verkalkung, ist also jüngsten Ursprungs. Derartige fibröse und auch aus unverkalktem Knochen aufgebaute Gebiete können mangels schattengebender Substanz und ihrer oft scharfen Abgrenzung gegenüber der Umgebung Zysten vortäuschen, eine ebenso häufige wie irrige Annahme [KIENBÖCK (f)].

Seiner Bauweise nach ist der Knochen Bindegewebsknochen mit Einschluß verschieden zahlreicher Fasern und Faserbündel des fibrösen Markes. Vielfach ist aber auch an den Oberflächen der Bälkchen eine Verstärkung durch appositionelle Vorgänge, die Anlagerung lamellärer Schichten unter typischen Osteoblastenbelägen zu bemerken. In dieser Art sind oft große Abschnitte der Knochen aufgebaut. Das in reichlicher Menge oder spärlich neugebildete Knochengewebe ist aber nicht von Bestand, was die vielenorts recht lebhaft vor sich gehenden Abbauvorgänge beweisen (Abb. 58). Die Resorption erreicht vielfach nicht denselben Grad wie die Knochenneubildung. Bei Überwiegen dieser kommen Verdickungen und plumpe Formen der Skeletteile zustande, es kann eine Hyperostose sich ausbilden.

Es sind weiterhin auch reichlich große Fasermarkherde aufzufinden, in denen nur Spuren einer Knochenbildung nach Art der Entstehung des Bindegewebsknochens wahrgenommen werden können (Abb. 59) bzw. solche, in denen jede Knochenbildung vermißt wird. Derartige Herde erreichen in ihrer Ausdehnung mitunter fast die ganze Breite der Rinde (Abb. 60). Entwicklungen dieser Art, die mehr oder weniger reichlich Riesenzellen enthalten, lassen eine Deutung in zwei Richtungen zu. Einmal kann es sich um Markbereiche handeln, in denen alle Knochenbälkchen der Resorption verfallen sind. Es läßt sich aus manchen Anordnungen der Riesenzellen schließen, daß sie an Stellen gelegen sind, wo ein Knochenbälkchen vorhanden

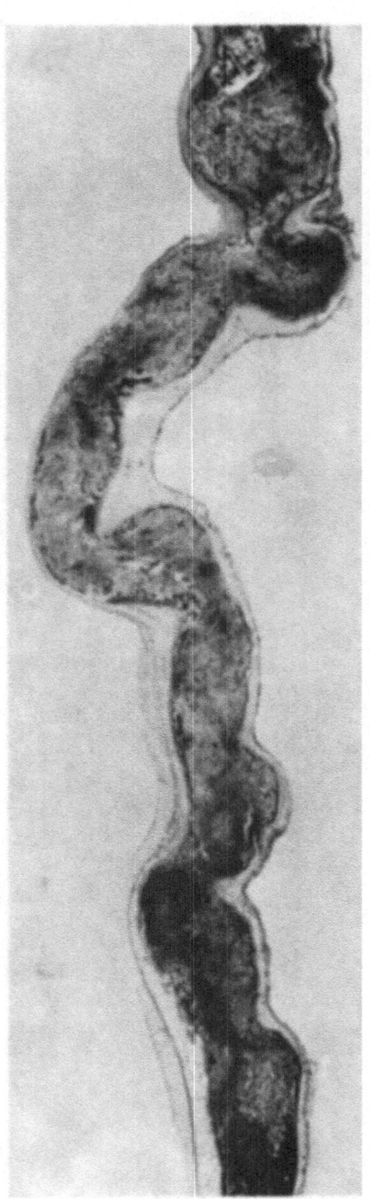

Abb. 55. Längsschnitt durch eine Rippe des Falles M. P. Hochgradige Faltung des zum größten Teil aus Fasermark bestehenden Knochens.

war, das unter ihrer Einwirkung zugrunde gegangen ist. Andererseits könnte darin auch ein Beginn der Entwicklung von Riesenzelltumoren erblickt werden.

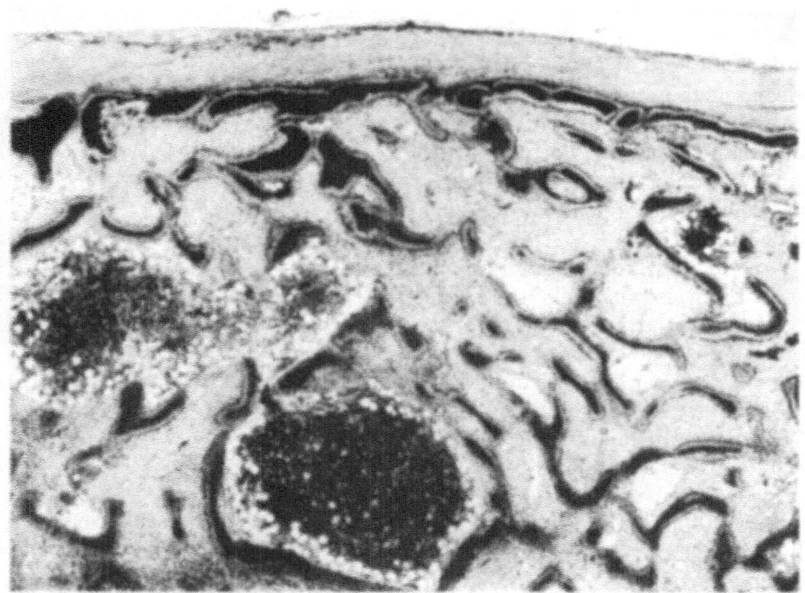

Abb. 56. Gebiet aus dem Manubrium sterni des Falles M. P. Zunehmende Fibrose des Markes. Örtlich noch größere Inseln blutzellhaltigen bzw. Fettmarkes erhalten. 30×.

Bemerkt sei noch, daß diese Fasergewebsherde in der älteren Literatur häufig als Fibrome bezeichnet sind.

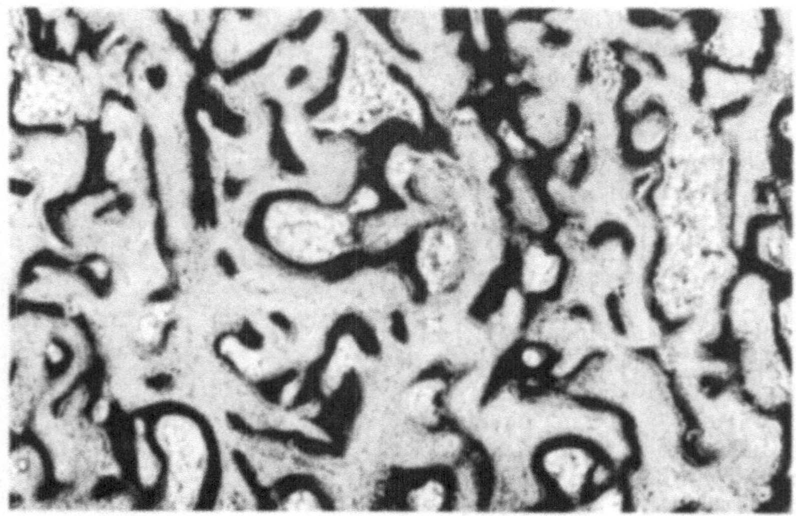

Abb. 57. Gebiet aus dem 2. Brustwirbel des Falles M. P. dicht unter der Zwischenwirbelscheibe. Fast vollständige Verdrängung des ursprünglichen Markgewebes durch Fasermark. 30×.

Das zum Teil im Übermaß gebildete Knochengewebe ist in seiner Minderwertigkeit und vollständig regellosen Anordnung lediglich der Ausdruck eines verzweifelten Reparationsversuches (STENHOLM). Die Bruchfestigkeit des Knochens ist auch bei beträchtlicher Dickenzunahme nicht erhöht, im Gegenteil, er ist sogar besonders gebrechlich, da es sich um Verbieiterungen aber kaum um wesentliche Zunahme des Knochengewebes handelt.

Der Knochen von der eben geschilderten Bauweise besitzt besondere Biegsamkeit, deren Ursachen sich aus den mikroskopischen Befunden ableiten lassen, wie dies zum Teil schon von ASKANAZY (b) und LOOSER (b) geschehen ist. Die reichliche Neubildung eines gefäßreichen und zellreichen Bindegewebes macht den Knochen nachgiebig, biegsam, zusammendrückbar. Diese reichliche Bindegewebsentwicklung ermöglicht aber auch den von ihr umschlossenen Knochen-

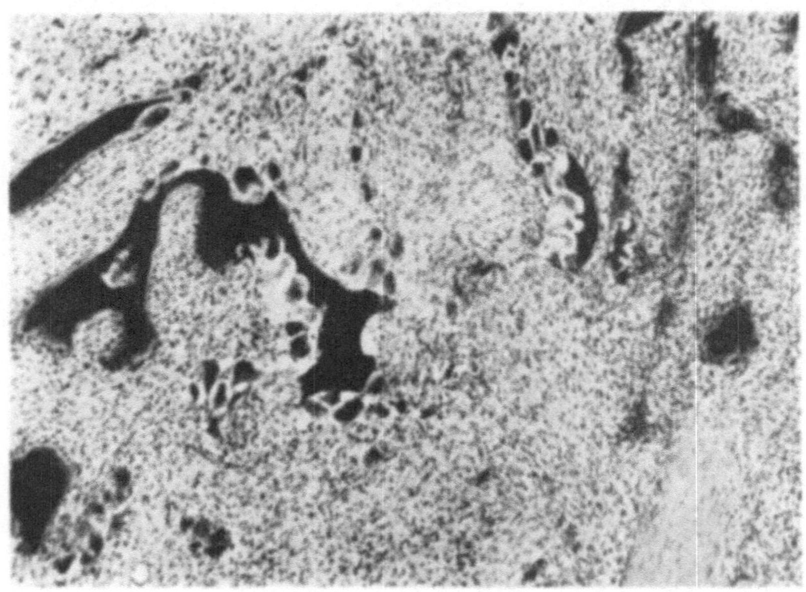

Abb. 58. Lebhafter ostoklastischer Abbau des ungeordnet gebauten Knochens im Schädeldach (Fall M. P.). 85×.

bälkchen, die ja vielfach nicht miteinander zusammenhängen, sich gegeneinander zu verschieben. Dieses Verhalten, das in den mikroskopischen Bildern überaus deutlich zum Ausdruck kommt, ist wohl die Hauptursache für die Biegsamkeit der Knochen, da ja kalkloses Knochengewebe vielfach nur in beschränkter und ungleichmäßiger Menge vorhanden ist. Nach ASKANAZY ist auch die Annahme nicht zu umgehen, daß die jungen Knochenbälkchen selbst eine gewisse Elastizität besitzen. Die geringe Widerstandsfähigkeit der Knochen gegen äußere Einwirkungen, wozu auch das Nachgeben gegenüber dem Muskelzug gerechnet werden muß, zeigt sich außer den groben Verformungen, wie sie an Übersichtsschnitten sichtbar sind (Abb. 53—55), auch im besonderen in der eigenartigen Faltenbildung, die die Rinde an der konkaven Seiten gekrümmter Knochen erfährt (Abb. 54). Die Berücksichtigung dieser Verhältnisse macht auch die Verkürzung der einzelnen Knochen wie auch die Abnahme der Körpergröße verständlich. Kraftwirkungen, die die Form der Skeletteile beeinflussen, stellt aber auch z. B. die Spannung der Zwischenwirbelscheiben dar, die bei der Weichheit des Knochens zur bikonkaven Form des Wirbelkörpers führt. Das zarte subchondrale Bälkchenwerk gibt dem Druck des Nucleus pulposus nach. Einbrüche an den Grenzflächen der Wirbelkörper sind von ausgiebigem Vorquellen

des Zwischenscheibengewebes bzw. von Knorpelkallusbildungen gefolgt (Abb. 61).
Beachtenswert ist auch das Verhalten der venösen Gefäße des Fasermarks, die
in manchen Knochenabschnitten eine auffällige Erweiterung zu sinusartigen
Räumen aufweisen. Diese Ausweitung ist durch die Stauungen zu erklären, die

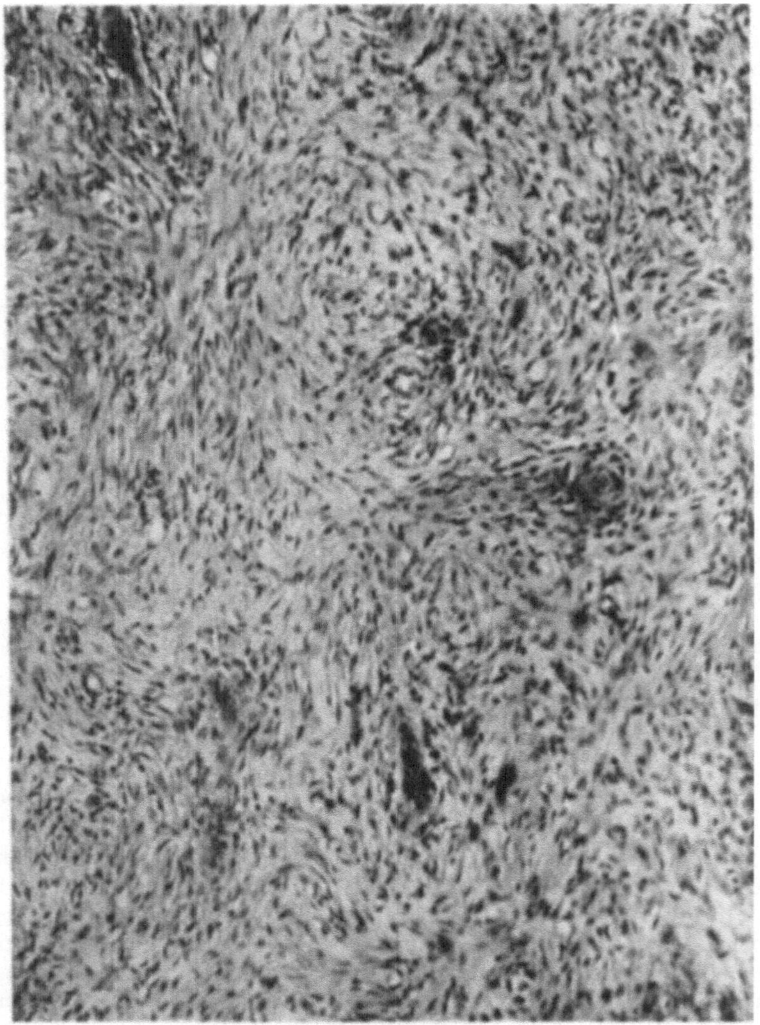

Abb. 59. Bildung kleinster Bälkchen von Bindegewebsknochen innerhalb des Fasermarkes. Schädeldach des
Falles J. F. 170×.

in dem nachgiebigen, biegsamen Knochen leicht zustande kommen können
(Abb. 62).

Das Auftreten örtlicher Kreislaufstörungen wird, wie schon v. Recklinghausen (b, S. 76) dargelegt hat, durch die reichliche Ansammlung von Blutpigment bewiesen, wenn auch v. Recklinghausen für ihre Entstehung hauptsächlich entzündliche Vorgänge als veranwortlich ansieht.

In diesem Zusammenhang ist nochmals der Auffassung v. Recklinghausens
über die Entstehung der faserigen Markabänderungen zu gedenken, der sie den
Veränderungen der zyanotischen Induration gleichsetzte, eine Auffassung, die

später von POMMER, LANG u. a. unter Wiederaufnahme des von v. RECKLING-
HAUSEN gebildeten Phlegmasiebegriffes — als eines Zusammenwirkens von
Stauungs- und Entzündungszuständen — auf die Ostitis fibrosa Veränderungen
bei Osteomalazie und Rachitis ausgedehnt wurde (s. Abschnitt Kreislaufstörungen
dieses Handbuches).

Sicherlich spielen derartige Verhältnisse auch bei der RECKLINGHAUSENschen
Krankheit eine Rolle, namentlich in späteren Stadien, in denen es bereits zur
Ausbildung merklicher Verkrümmungen der Knochen gekommen ist. Es wird
aber schwer sein, zu entscheiden, wo die Grenze der als Endostaktivierung
bezeichneten fibrösen Abänderung des Markes und der auf Stauungswirkung zu

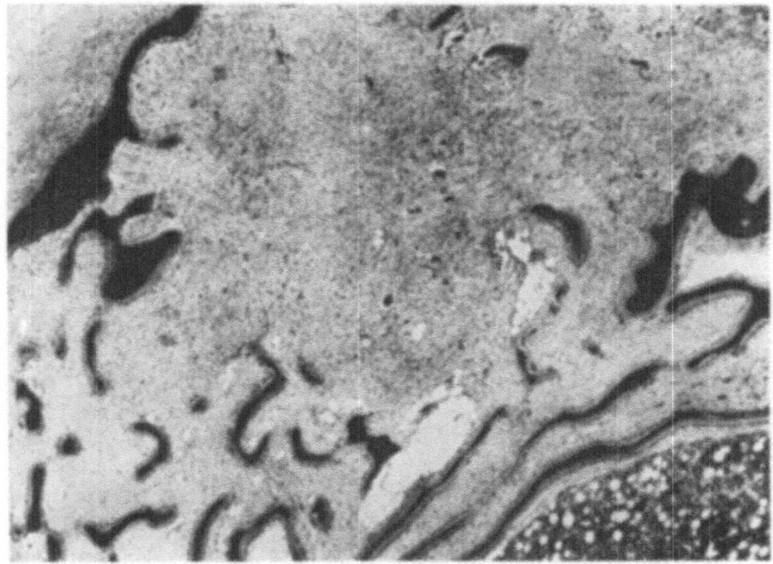

Abb. 60. Aus einem Querschnitt des Tibiaschaftes mit riesenzellhaltigem Fasermarkherd, der fast die ganze
Breite der Rinde einnimmt (Fall M. P.). 30×.

beziehenden Fibrose liegt. Von diesen Fasermarkbefunden zu trennen sind aber
die Veränderungen, die im Verlauf der Atrophie des Fettmarkes zustande kommen,
und die als Gerüstmark bezeichnet werden.

Als Veränderungen, die zur Begründung einer entzündlichen Genese der
Markfibrose angeführt wurden, sind die Befunde von Plasmazellenansammlungen
und Rundzellenhaufen zu erwähnen. Sie treten aber nach MEYER im Gesamtbild
der Markfibrose so zurück und lassen sich ohne Schwierigkeiten durch die aus
der mechanischen Schädigung des weichgewordenen Knochens sich ergebenden
Blutungen und deren Ablauf im Gewebe erklären (S. 151). So finden sie sich
auch vorzugsweise an den Stellen, die äußeren Einwirkungen besonders ausgesetzt sind, in der Nachbarschaft kleinster Infraktionen, Zertrümmerungen oder
an Knickungs- und Biegungsstellen. Auf die Natur mancher dieser Zellansammlungen als Reste blutbildenden Markes ist bereits hingewiesen worden.

Besondere örtliche Befunde.

Die Bauweise des Fasermarkes aus anastomosierenden Zellen von der Art der
Fibroblasten und mehr oder weniger stark ausgebildeter Zwischensubstanz tritt
manchenorts gegenüber dem Vorherrschen bestimmter Richtungen zurück. So

sind an der Oberfläche der Knochen oder doch nahe derselben, wo keine geschlossenen Knochenlager die Abgrenzung gegen das Periost bilden, die Zellen und Fasern in mehreren Schichten zu parallelen Bündeln geordnet, wobei die Kerne länger und schmäler sind als in dem mehr regellos gebauten Fasermark (Abb. 63). An anderen Stellen verlaufen die Faserbündel in Kurven, bilden wirbelähnliche Formationen oder verflechten sich in den verschiedensten Richtungen. Derartige Anordnungen, im besonderen die parallelstreifigen entlang der Oberfläche

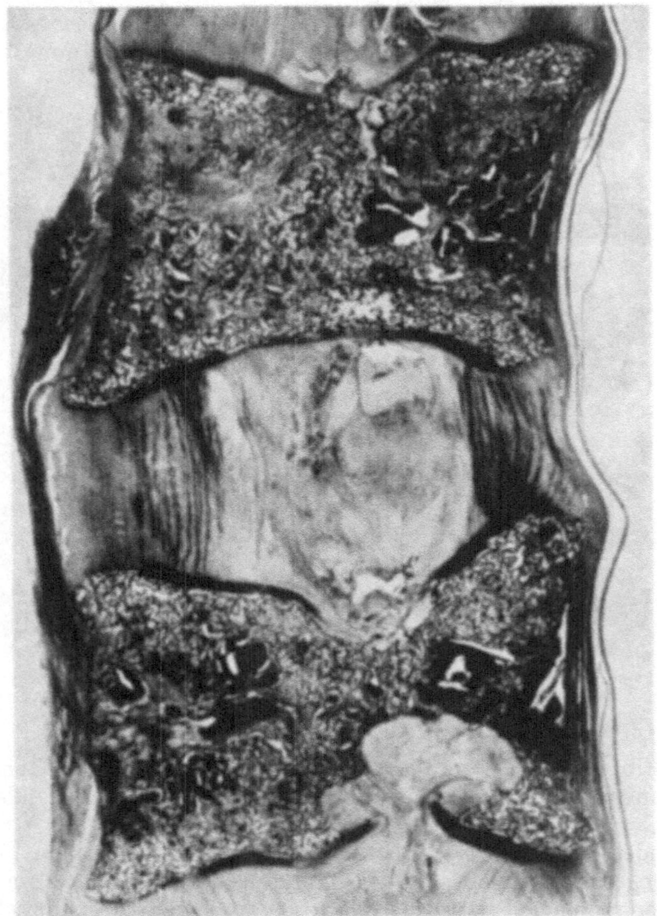

Abb. 61. 2. und 3. Lendenwirbel des Falles M. P. Bikonkave Form des Wirbelkörpers. Einbrüche mit Bandscheibenhernien an den Grenzflächen im besonderen des 3. Lendenwirbels.

röhriger oder platter Knochen müssen als funktionelle Orientierungen angesehen werden. Gelegentlich sind auch Umwandlungen der Zwischensubstanz in breitbalkiges hyalinisiertes Bindegewebe zu beobachten, wobei die Kerne an Stellen, wo die knöcherne Begrenzung unterbrochen ist, polyedrische Gestalt annehmen und innerhalb der homogenisierten Zwischensubstanz feinkörnige Kalkablagerungen stattfinden. Die nächste Umgebung erweist sich meist kalkfrei. Solche Gewebsabschnitte besitzen eine gewisse Ähnlichkeit mit Knorpel- bzw. Knochengewebe (Abb. 64).

Anhangsweise sollen noch einige Befunde Erörterung finden, die sich aus den bisher gebildeten Veränderungen ergeben und die vor allem in der Festigkeitsverminderung der Knochen begründet sind. Es unterliegt keinem Zweifel, daß beim Fehlen eines entsprechenden Ausgleiches durch Knochenneubildung der

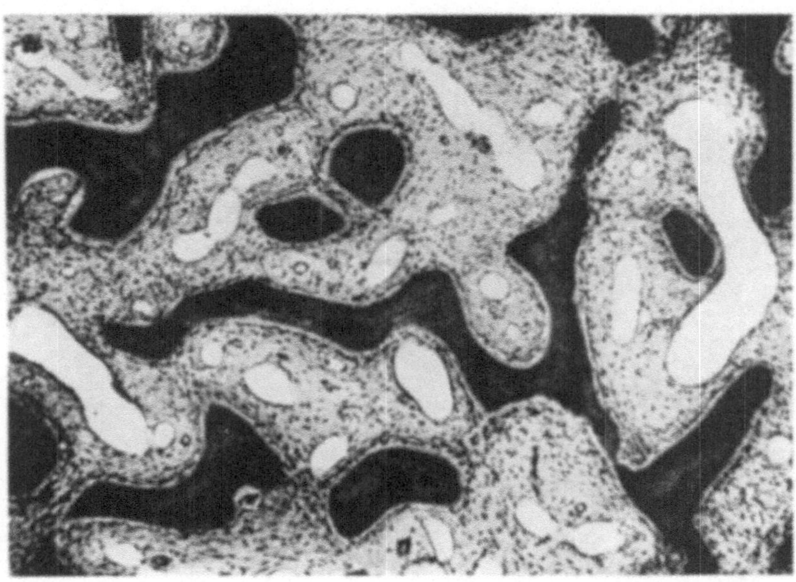

Abb. 62. Starke Erweiterung der Venen des Fasermarkes. Humerusquerschnitt des Falles J. F. 90×

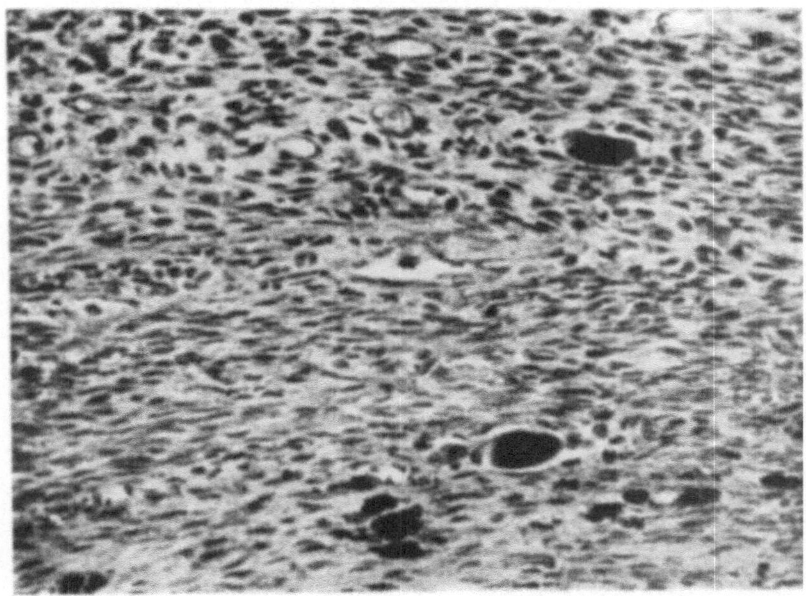

Abb. 63. Streifiges Fasermark dicht innerhalb der nur mehr in Fragmenten erhaltenen „Rinde". Einzelne Riesenzellen und Pigmentzellen [Fall Askanazy (b)]. 300×.

durch die Resorption bewirkte Knochenschwund das Skelet äußeren Einwirkungen gegenüber weniger widerstandsfähig wird, ein Umstand auf den schon HIRSCHBERG und MOLINEUS hingewiesen haben. Selbst geringe äußere Einwirkungen, die noch innerhalb der physiologischen Breite liegen können, genügen unter diesen Verhältnissen, um mit bloßem Auge unsichtbare Frakturen zu

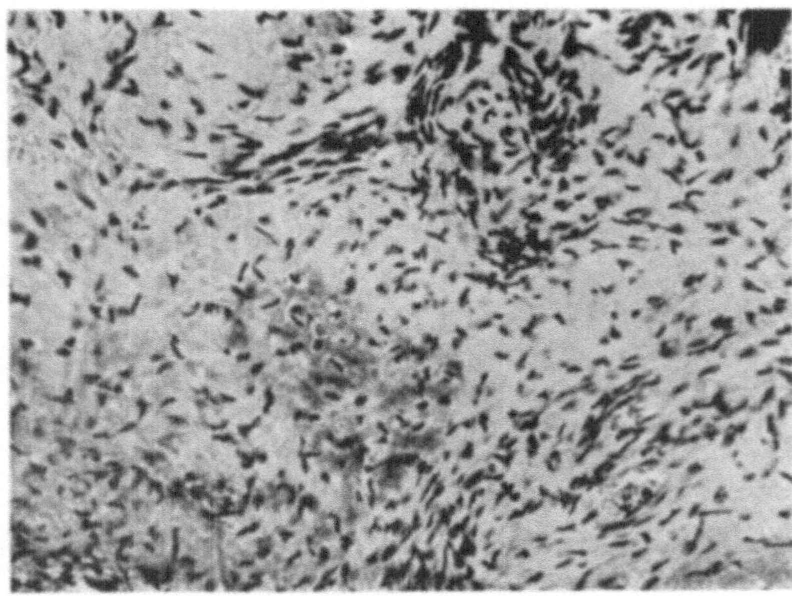

Abb. 64. Hyalinisierung und wolkige Verkalkung im Fasermark im Bereiche einer Unterbrechung der Rinde (nahe unter dem Periost). Schädel des Falles v. Recklinghausen 1910. 300×.

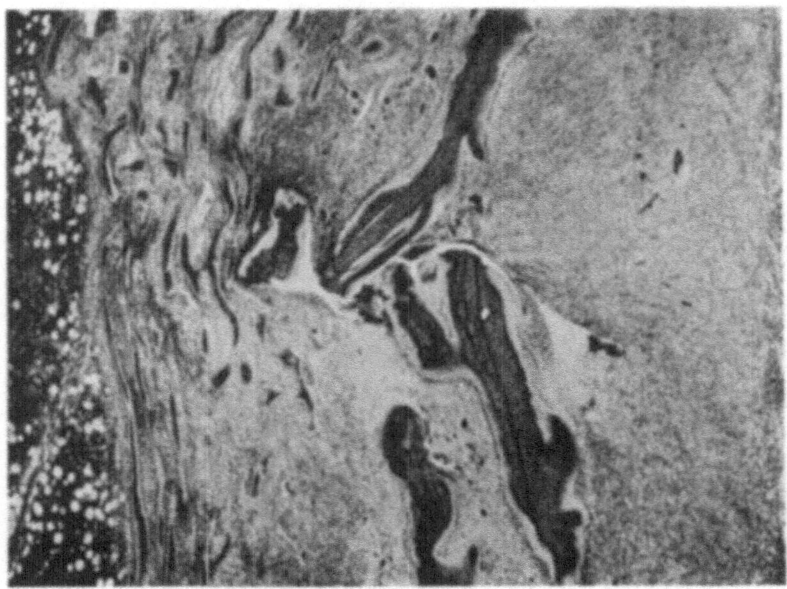

Abb. 65. Kleine Frakturen im Rindengebiet der Tibia oberhalb des Knöchels mit pseudarthroseartiger Spaltbildung zwischen den beiden abgerundeten Bruchstücken (Fall M. P.). 30×.

setzen (Molineus). Auch können unter diesen Umständen viel leichter Blutungen entstehen, da die Gefäße gegen äußere Einwirkungen weniger geschützt sind als im normalen Knochen. Kleine Einbrüche und Zertrümmerungen von

Knochenbälkchen, meist in den äußeren Anteilen der ursprünglichen Rinde sind bei aufmerksamer mikroskopischer Untersuchung nicht so selten zu entdecken. Dabei finden auch Verschiebungen der Enden der gebrochenen Knochenbälkchen, auch Zersplitterungen mit Verlagerungen von Bruchstücken, Kompressionen und Einklemmungen des faserigen Markgewebes und schließlich Abrundungen der Frakturenden und Ausbildung von Spalten wie bei Pseudarthrosen statt (Abb. 65). In der Nachbarschaft derartiger Bruchgebiete und kleinster Pseudarthrosen ist auch die Entwicklung eines zellreichen Knorpelgewebes zu beobachten (Abb. 66). Die mechanischen Verhältnisse im Gebiete von Zertrümmerungen sind bei der an sich schon bestehenden Nachgiebigkeit des

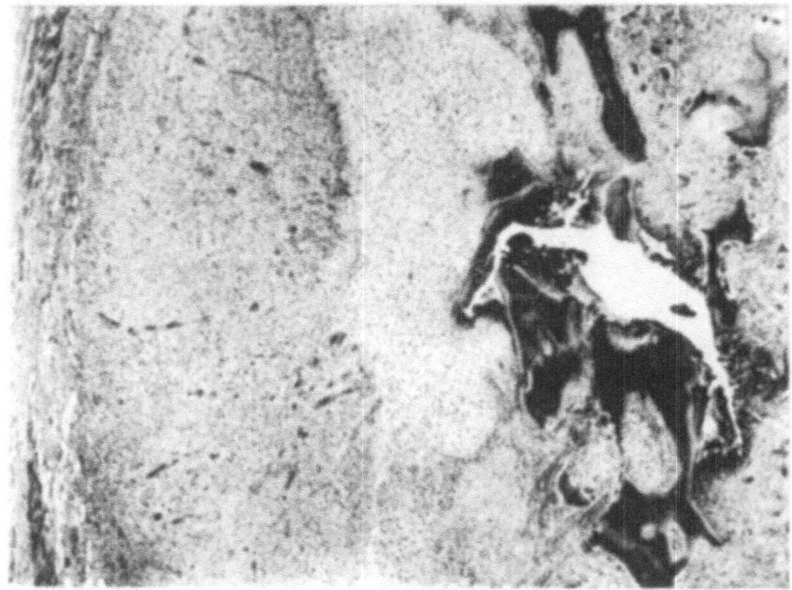

Abb. 66. Zertrümmerungsherd in der Rinde des Humerus mit Spaltbildung und knorpeliger Kallusentwicklung in der Nachbarschaft. Fall M. P. 30×.

Knochens der Ausbildung von Knorpelgewebe nur günstig. Treten solche mikroskopische Frakturen an zahlreichen Stellen und immer wieder auf, so kann dadurch mit der Zeit eine Verunstaltung des Knochens hervorgerufen werden. Es dürfte aber doch eine zu weit gehende Behauptung sein, wenn MICHAELIS (a, S. 439—440) die Verbiegungen der Knochen bei der RECKLINGHAUSENschen Krankheit als durch „difform verheilte Frakturen" vorgetäuscht betrachtet und somit das Vorkommen von Verbiegungen leugnet. Für manche Verunstaltungen mag das ja gelten, diese sind auch ohne weiteres als durch Bruch bzw. dessen Heilung in schlechter Stellung zu erkennen. Für andere dagegen, wie etwa die in Abb. 31 dargestellten, dürfte diese Erklärung kaum angängig sein, und eine Biegung bzw. Verdrehung des nachgiebigen Knochens durch Muskelzug und Schwerewirkung das Naheliegende sein. Die Verbiegung kann selbstverständlich kleinste Einbrüche in größerer Zahl und an verschiedenen Stellen nach sich ziehen, die kleinen Frakturen sind aber dann die Folge der Verbiegung.

Auch in Knochengebieten, in denen nichts von einer Zertrümmerung oder von Brüchen zu bemerken ist, entwickelt sich mitunter Knorpelgewebe. Wie schon nach den funktionellen Bedingungen, unter denen diese Art von Gewebe aufgebaut wird, zu erwarten ist, sind die Fundstätten des heterotopen Knorpel-

gewebes die Bereiche von Abbiegungen, Knickungen, Stauchungen, im besonderen platter Knochen, wie der Rippen, in denen durch den andauernden Wechsel

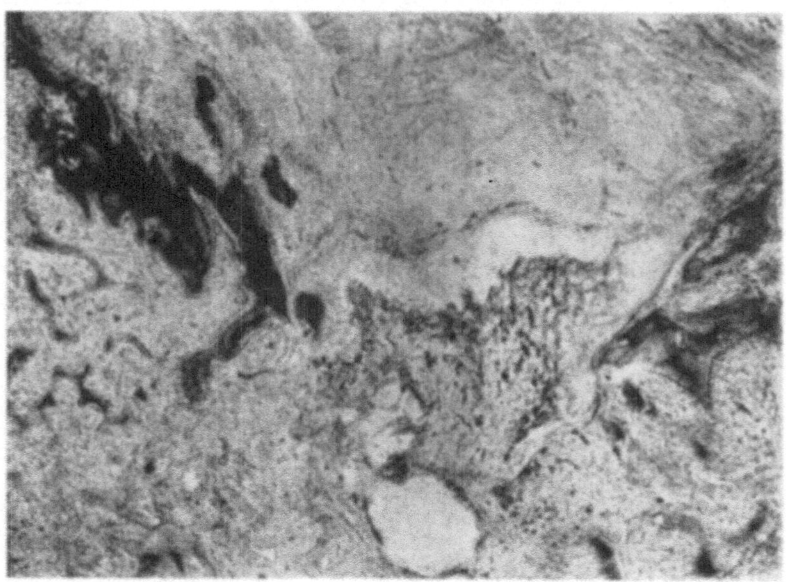

Abb. 67. Knorpelentwicklung im Knickungswinkel einer Rippe mit Ausbildung einer „Wachstumszone"
Knorpelinsel in der Tiefe. Fall M. P. 30×.

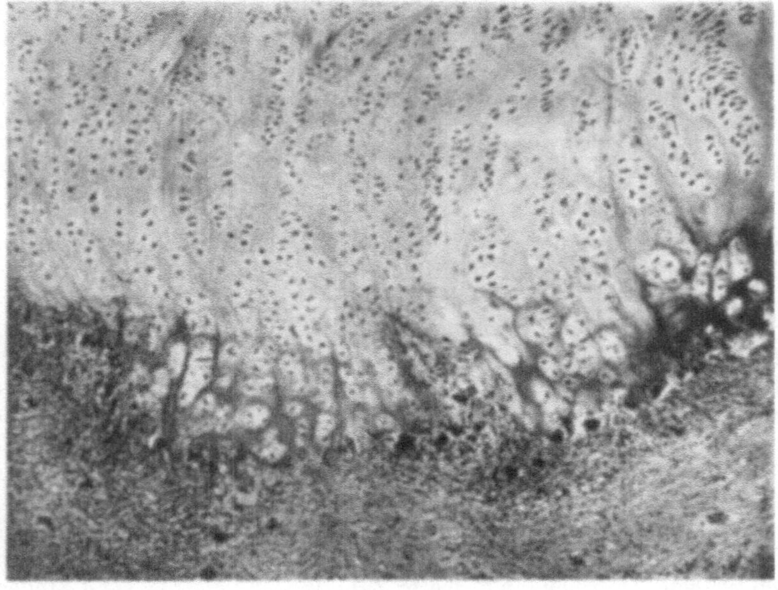

Abb. 68. „Wachstumszone" im Bereiche einer Knickungsstelle einer Rippe. Säulenknorpel mit chondroklastischer Resorption der basalen Knorpelschicht, die das Fasermark begrenzt. Fall M. P. 85×.

von Spannung und Entspannung, im Wirksamwerden abscherender Kräfte die
Bedingungen für die Entstehung des Knorpels gegeben sind. An den stark

gefalteten Rippen des Falles M. P. waren Knorpelentwicklungen mehrfach zu beobachten, darunter an drei Stellen derselben Rippe und zwar weitab vom sternalen Ende, so daß eine Deutung als Reste im Verlauf einer Ossifikation der Rippenknorpel nicht zur Erwägung gezogen werden braucht. Als Fundstellen waren sowohl oberflächliche, subperiostale als auch zentrale Gebiete der Rippe zu vermerken. Das Knorpelgewebe selbst findet sich teils in ungeordneten Haufen nach Art eines knorpeligen Kallus mit örtlicher Verkalkung der Grundsubstanz und allmählichem Übergang in das Fasermark, teils in Form breiter Polster mit deutlicher Schichtenbildung, wie sie an Wachstumsfugen sich ausbildet (Abb. 67). Derartige Formationen waren anzutreffen unmittelbar unter dem Ansatz eines breiten Muskelbündels und am Scheitel eines Knickungswinkels, an letzterem mit Ausbildung regelrechter Wucherungsfelder und Zellsäulen. Die stark basophilen basalen Anteile an der markwärts gelegenen Seite waren im Zustand lebhafter chondroklastischer Resorption durch dichtgereihte mehrkernige Riesenzellen (Abb. 68).

Veränderungen an den knorpeligen Skeletteilen.

Wie schon früher hervorgehoben, weisen die knorpeligen Skeletteile im besonderen die Gelenkknorpel i. a. keine makroskopischen Veränderungen auf, die unmittelbar auf die Krankheit zu beziehen wären. Es ist gleichfalls schon betont worden, daß die wohl erhaltene äußere Form der Gelenkenden, die Unversehrtheit des Gelenkknorpels in einem auffallenden Gegensatz zu den schweren Knochenveränderungen steht. Nicht berücksichtigt sind dabei allerdings Veränderungen, die als Abnutzung der Gelenkknorpel zu bewerten sind, die sich in oberflächlichen Auffaserungen und Zerspaltungen äußern. Sie stellen ja Veränderungen dar, die für die Erkrankung nicht spezifisch sind, und erreichen auch bei dem meist nicht vorgeschrittenen Alter der Kranken nur geringe Grade. Dagegen sind bei der mikroskopischen Untersuchung zuweilen recht bemerkenswerte Abänderungen aufzudecken. So sind einerseits Resorptionsvorgänge, andererseits ein Wiedererscheinen der enchondralen Ossifikation und dieser nahestehender Knorpelwucherungen an den Gelenkenden nachweisbar (SCHMORL, f), wie sie auch sonst bei Knochenkrankheiten beobachtet werden können, bei denen ein statisch minderwertiges Knochengewebe gebildet wird. Der Knorpel wird bei funktionellen Einwirkungen stärker beansprucht als unter normalen Verhältnissen und dadurch wird die Knorpelwucherung ausgelöst. An den Rippen sah MEYER (Fall 2) die Knorpelsubstanz im allgemeinen ohne Bildung einer präparatorischen Verkalkungszone unmittelbar an das fibröse Mark angrenzen, und erst in einer gewissen Distanz von der Grenze in dem fibrösen Mark unregelmäßige kleine Knochenbälkchen auftreten. Das fibröse Mark schob sich an vielen Stellen deutlich gegen die Knorpelschicht vor. In den so zustandegekommenen Buchten der Knorpelsubstanz lagen an manchen Stellen Gruppen von Riesenzellen (Chondroklasten) der Knorpelzone unmittelbar an. Auch das Hineinsprossen kleiner Gefäße von fibrösem Mark in die Knorpelsubstanz war an einigen Stellen deutlich zu erkennen. SCHMORL fand in einigen Fällen schon mit unbewaffnetem Auge wahrnehmbare schwache Auftreibungen der Knochenknorpelgrenze, mikroskopisch herdweises Wiederauftreten der enchondralen Ossifikation mit deutlicher Säulenstellung, Verkalkung der Knochengrenze und Resorption durch Gefäße. Auch an den Symphysen konnte SCHMORL das Wiedererwachen der enchondralen Ossifikation feststellen. An den Gelenkknorpeln der Extremitätenknochen sind die Befunde wechselnd. Auch wenn die Fasermarksentwicklung unmittelbar an den Gelenkknorpel heranreicht, die knöcheren Schlußplatte teilweise oder ganz der Zerstörung anheim gefallen ist, können Veränderungen des Knorpels fehlen (Abb. 69). Der Abbau der Schlußplatte und der basalen

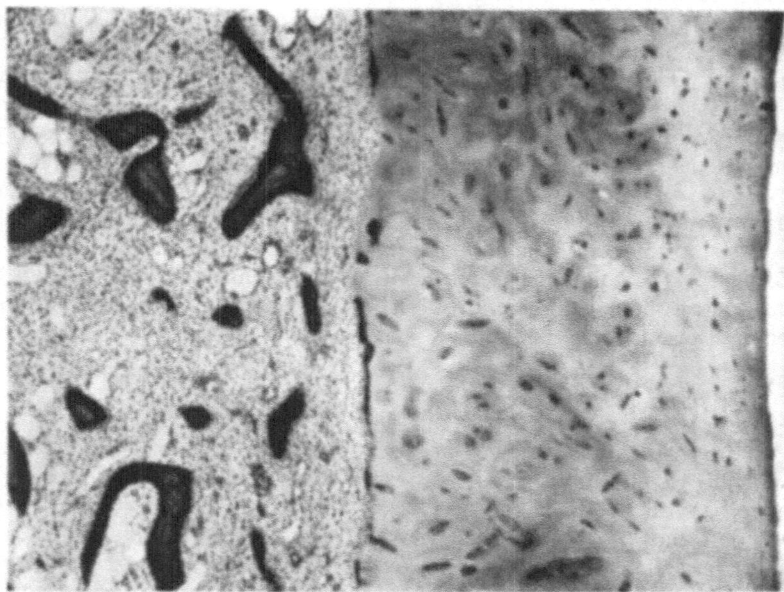

Abb. 69. „Knochenknorpelgrenze" der Hüftpfanne mit Verlust der knöchernen Schlußplatte und der basalen verkalkten Knorpelschicht, von der nur schmale spangenartige Reste erhalten sind [Fall ASKANAZY (b)]. 45 ×.

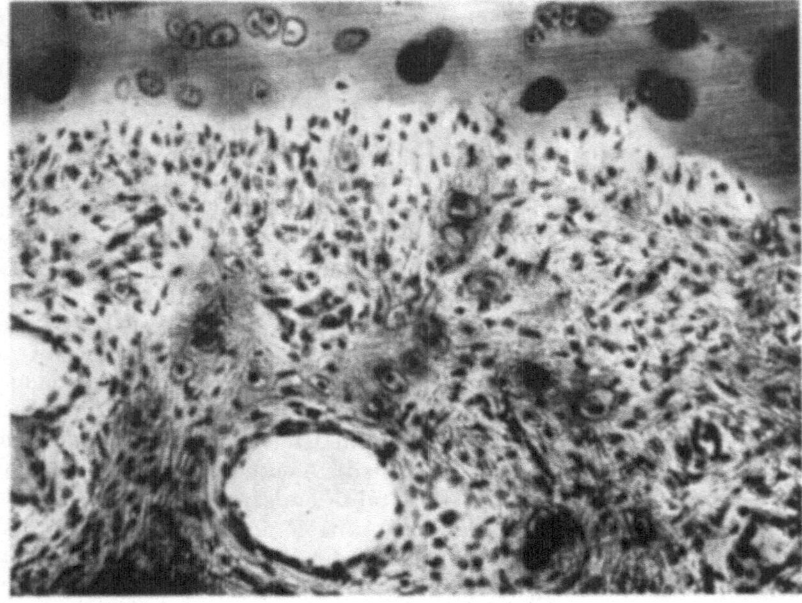

Abb. 70. Subchondrales Gebiet des Humeruskopfes (Fall J. F.) mit erhaltenen Knorpelresten im vordringenden Fasermark. 190 ×.

Knorpelschichten erfolgt nicht überall in gleicher Ausdehnung, so daß Stellen mit erhaltener knöcherner Schlußplatte in nächster Nachbarschaft solcher gefunden werden, in denen das Fasermark bereits an nicht verkalkten Knorpel grenzt. Die Grenzlinie verläuft leicht gebuckelt, wie es dem Ablauf der chondroklastischen Resorption entspricht (Abb. 69). Örtlich finden sich in den subchondralen Fasermarkentwicklungen manchmal noch abgespaltene erhaltene Reste des basalen Knorpels in Form einzelner verstreuter oder in Gruppen liegender Knorpelzellen mit umgebender Grundsubstanz (Abb. 70). Die Zerstörungen an der Knochenknorpelgrenze erfolgen aber im allgemeinen derart, daß keine gröberen Unregelmäßigkeiten in ihrem Verlauf zustande kommen und die Knochenknorpelgrenze nur in einer wenig gebuckelten Linie verläuft. Manchmal kann aber auch die Anlagerung kalklosen Knochens sowie die Wiederherstellung einer knöchernen Schlußplatte entlang der Resorptionsfläche des Gelenkknorpels beobachtet werden, sowie neuerlicher Abbau dieser Gewebsbildungen. Auch an Örtlichkeiten, in denen Zystenentwicklungen unmittelbar an den Gelenkknorpel heranreichen, kann der Knorpel vollkommen reaktionslos bleiben, die faserige

Wand der Zysten legt sich der buchtigen Resorptionsfläche des Knorpels an (Abb. 71). Im allgemeinen hält der Gelenkknorpel dem Vordringen der Zysten und auch der Riesenzelltumoren lange Zeit stand, wie ja makroskopisch auf Grund der äußeren Unversehrtheit des Gelenkknorpels nicht zu vermuten ist, daß er oft bereits seiner basalen Schichten verlustig geworden ist. Wenn die Verkalkungsschicht des Knorpels durch das andrängende Fasermark und die chondroklastische Resorption geschädigt bzw. zerstört ist, können sich nach SCHMORL (f) Wucherungen an den Zellen der Druckschicht einstellen und außerordentlich hochgradig werden. Als

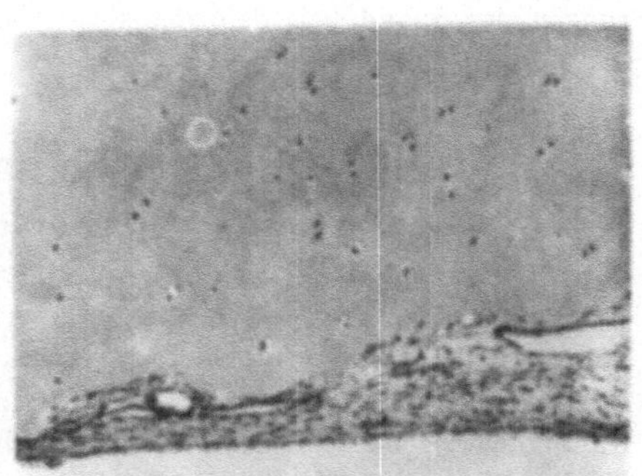

Abb. 71. Fasergewebige Begrenzung einer Zyste in unmittelbarer Anlagerung an den durch eine buchtige Resorptionsfläche begrenzten Gelenkknorpel des Schlüsselbeines (Fall M. P.). 85×.

Gründe dafür, daß die genannten Veränderungen nicht regelmäßig zu finden sind, kommen nach SCHMORL verschiedene Umstände in Betracht. Es handelt sich ja dabei um regressive und progressive Vorgänge (Schwund der Knochenschlußplatte und Verkalkungsschicht des Knorpels bzw. Knorpelwucherungen). Die regressiven Vorgänge treten an den Rippen, an der Symphyse und am Sakroiliakalgelenk zurück, dagegen sind sie an den Gelenkenden auffällig. Die Knorpelwucherungen treten nach SCHMORL nur an den knorpeligen Skeletteilen auf, die diaphysären Charakter haben, bei denen auch nach Abschluß des Wachstums die Fähigkeit, auf bestimmte Reizwirkungen mit enchondraler Ossifikation zu antworten, nicht verloren gegangen ist. Daß die Knorpelwucherung und das Wiedererwachen der enchondralen Ossifikation von dem Schwund der Endplatten und Verkalkungszone bzw. von dem Vorhandensein eines statisch minderwertigen Knochengewebes an der Knochenknorpelgrenze abhängig ist, geht nach SCHMORL daraus hervor, daß die genannten Veränderungen nur an Gelenkenden festzustellen waren, wo diese Abschnitte geschädigt waren. Der funktionellen Beanspruchung kommt für die Entwicklung der Wucherungen eine ausschlaggebende Rolle zu. Ist sie nur gering, wie dies bei lange Zeit bettlägerigen Kranken anzunehmen ist, werden sie nur gering sein oder fehlen.

Auch die Knorpelplatten der Wirbelbandscheiben besitzen die Fähigkeit zu wuchern, und zu enchondraler Knochenbildung. SCHMORL (f) fand in vier Beobachtungen die Knorpelplatten fast stets schwer geschädigt, vielfach vollständig fehlend oder nur in Resten erhalten und die chondroklastische Resorption bereits auf den Annulus fibrosus übergreifen. An Stellen, wo die Knorpelplatten hochgradig verdünnt oder zerstört waren, fanden sich zahlreiche und deutlich vergrößerte Zellen im Annulusgewebe. Sie lagen auch dichter als unter normalen Verhältnissen. Die Annahme, daß es sich hiebei um Wucherungserscheinungen handelt, wird dadurch nahegelegt, daß das in dieser Weise veränderte Annulusgewebe befähigt ist, in die Knorpelplatten bzw. in die in ihnen befindlichen Lücken einzuwachsen. An umschriebenen Stellen mancher Knorpelplatten fanden sich auch in Säulenform geordnete, in Brutkapseln eingeschlossene Knorpelzellen. Gegen das Knochenmark zu war eine dünne Verkalkungsschicht vorhanden mit Befunden vaskulärer Resorption, also auch wieder Vorgänge einer in Gang kommenden enchondralen Ossifikation.

Die in einer eigenen Beobachtung (Fall M. P.) an einem zusammenhängenden Stück von 16 Wirbelkörpern vorhandenen Abänderungen im Gebiet der Wirbelkörper-Bandscheibengrenzen und der Bandscheiben selbst sind so vielgestaltig und zudem mit Veränderungen der Spondylitis deformans vergesellschaftet, daß ihre Darstellung den gegebenen Rahmen überschreiten würde.

Veränderungen weichgewebiger Organe bei der Recklinghausenschen Knochenkrankheit.

Bleiben die Veränderungen der Epithelkörper vorläufig unberücksichtigt, so sind als wichtigste Befunde der weichgewebigen Organe Abänderungen zu nennen, die der Kalkmetastase Virchows entsprechen.

Wie Askanazy (a, S. 208) ausführt, liegt der Kernpunkt der Lehre Virchows von der Kalkmetastase in dem Gedanken, „daß bei ausgedehnteren Zerstörungen des Knochensystems unter der Bedingung, daß die Ausscheidung der bei der Knocheneinschmelzung in Lösung gehenden Salze nicht gleichen Schritt hält mit der Resorption, eine Überladung der Körpersäfte, insbesondere des Blutes, mit Kalksalzen zustande kommt, die sich dann als Metastasen in gewissen Geweben abscheiden und zu gewöhnlich schon makroskopisch ins Auge fallenden Kalkinkrustationen führen".

Die Bedingungen zur Entstehung metastatischer Verkalkungen sind bei der Recklinghausenschen Krankheit mit der ausgedehnten und vielfach rasch vor sich gehenden Knochenzerstörung unter Überladung des Blutes mit Kalksalzen gegeben. Am häufigsten und auch leicht erklärlich ist das Befallensein der Nieren (vgl. Albright, Baird, Cope und Bloomberg). Die Verkalkungen sind oft schon mit freiem Auge als weiße Streifchen und Herdchen in den Pyramiden wahrnehmbar, die vielfach deutlich dem Verlauf der geraden Kanälchen folgen. Die Verkalkung scheint zuweilen das Mark der Niere zu bevorzugen oder die Markrindengrenze, vielfach ist aber keine besondere Lokalisation zu erkennen, und Mark und Rinde scheinen annähernd gleich betroffen.

Mikroskopisch finden sich die Kalkablagerungen teils in den Epithelien der Kanälchen, in den Basalmembranen und Glomerulusschlingen, teils anscheinend regellos im Gewebe verteilt (Abb. 72). Größere Herde liegen nicht selten innerhalb eines rundzellig durchsetzten Granulationsgewebes. Manchmal sind in größeren Kalkherden Reste von Zellen zu erkennen. Die Kanälchenlichtungen beherbergen häufig körnige Kalkmassen sowie Kalkzylinder. Die ausgedehnten Parenchymverkalkungen können zu sekundärer Schrumpfniere und Niereninsuffizienz führen (Albright, Bair, Cope und Bloomberg).

Neben den Parenchymverkalkungen stellen die Konkremente jeder Größe, die sich in den Kelchen und im Nierenbecken finden, gleichfalls einen ungemein häufigen Befund dar. Bereits in den älteren Beobachtungen ist dieses Befundes Erwähnung getan (Langendorff und Mommsen, Askanazy u. a.). Konkrementbildungen ziehen häufig eitrige Pyelitis bzw. Pyelonephritis nach sich, was aus zahlreichen Krankengeschichten zu ersehen ist, und schaffen die Vorbedingungen für eine Niereninsuffizienz und den Tod durch Urämie oder Sepsis.

AKERBERG sieht in dem Zusammentreffen von Kalkmetastasen und Kalkkonkrementen in den Nieren bei Skeleterkrankungen mit erhöhtem Blutkalkspiegel und gesteigerter Kalkausscheidung eine Kausalität. Die Ursache kann aber nach AKERBERG nicht die reine Hyperkalzämie sein, auch nicht die vermehrte Kalkausscheidung, was aus den Fällen von Ostitis fibrosa hervorgeht, die ohne Kalkmetastasen verlaufen. AKERBERG ist der Ansicht, daß hiefür andere Erklärungen gesucht werden müssen: 1. Teilweise unerforschte Störungen der

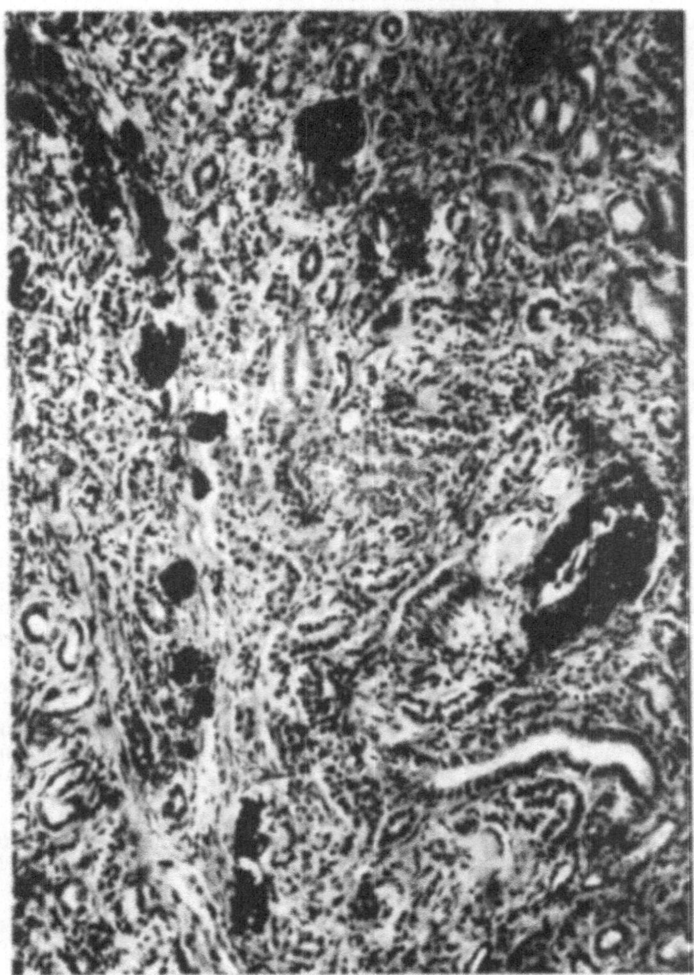

Abb. 72. Metastatische Verkalkungen in der Niere bei RECKLINGHAUSENscher Knochenkrankheit. (Fall J. F.) 180×.

kolloidalen Salzverbindungen im Blut und Harn, 2. Traumatische Organläsionen, 3. Toxische Gewebsschäden, die entweder mit der Grundkrankheit einhergehen oder durch komplizierende Infektionen entstanden sind, in welchen später infolge erhöhter renaler Kalkabsonderung oder eines erhöhten Blutkalkspiegels Kalksalze sich leichter absetzen.

So wie in VIRCHOWs Beobachtungen trifft man die metastatischen Verkalkungen auch bei der RECKLINGHAUSENschen Knochenkrankheit in zahlreichen anderen Organen. Über die zeitliche Abfolge des Befallenseins anderer Organe ist nichts Sicheres bekannt, doch dürfte auch hier VIRCHOWs Vermutung gelten, „daß gerade bei gehinderter Ausfuhr der Kalksalze durch die Nieren innere Ablagerungen derselben stattfinden müßten" (S. 108). Wahrscheinlich gemacht wird diese Vermutung durch den Umstand, daß in vielen Beobachtungen nur Verkalkungen der Niere festzustellen waren, in anderen dagegen auch Ablagerungen in Lungen, Magen (Dawson und Struthers, Herzenberg), Leber (Hedinger, Herzenberg, Paul, Hanke: Fall 2), Herzmuskel (Penecke, Bihl), Trachealschleimhaut, Epithelkörper (Penecke, Bihl), Gefäße, Milz, Haut (Laubmann). Als seltene Vorkommnisse sind darunter die Befunde metastatischer Verkalkungen in der Leber (Hedinger, Paul, Herzenberg, Hanke) und im Magen (Herzenberg) hervorzuheben.

In Pauls Beobachtung fielen in der verkleinerten, auf der Schnittfläche kleinazinös gezeichneten Leber mikroskopisch „mit Hämatoxylin intensiv schwarzblau gefärbte Schollen auf, die inmitten des Parenchyms gelegen, sich bei genauerer Betrachtung als verkalkte Leberzellen und Zellbalken erweisen und oft das Azinuszentrum einnehmen. Viele Leberzellen zeigen auch bei erhaltener Kernfärbung kleinere und größere Kalkschollen in ihrem Protoplasma. Ebensolche Schollen und Bänder sind auch in der Wandung der größeren venösen Gefäße eingelagert, weniger intensiv in die Wand der Pfortaderäste. Intensiv schwarzblau gefärbte netzige Linien konturieren an vielen Stellen auch größere Areale von Leberzellbalken, wobei also der Kalk an der Grenzfläche zwischen Blutbahn und Zellbalken ausgefällt erscheint (Gallengangsdarstellung?)" … „der schollig abgelagerte Kalk" färbt sich „bei Anstellung der Turnbullreaktion nach Hueck durchaus intensiv blau" (S. 509). Weitgehend übereinstimmende Befunde hatte Hedinger bei einem 36 Jahre alten Mann erhoben, der an „Osteomalazie mit Zysten im rechten Humerus und im 12. Brustwirbelkörper" erkrankt war. Die Erkrankung kann wohl mit großer Wahrscheinlichkeit als Recklinghausensche Knochenkrankheit angesehen werden.

In der Beobachtung Herzenbergs war allerorts in den Leberzellen Kalk abgelagert, teils feinkörnig, teils grobschollig. Auch die Wandungen der Zentralvenen waren meistens verkalkt. Das Bild wurde vervollständigt durch schwarzblau gefärbte Linien, die sich maschenartig über das Parenchym ausbreiteten und wahrscheinlich verkalkte Retikulumfasern darstellen (S. 234).

Hanke (c) sah in seinem Fall 2 in den Leberläppchen an manchen Stellen mit Hämalaun stark schwarzblau gefärbte Umscheidungslinien von Zellen wie auch Gallengängen: Kalkablagerungen, die manchmal auch in der Wand einer Zentralvene anzutreffen sind [1].

Über die metastatischen Verkalkungen im Magen berichtet Herzenberg: Im Bereich des Fundus sind die Membranae propriae der Drüsen sämtlich verkalkt. Parallel gestellte geschweifte, dunkelviolette Linien begrenzen einen jeden Drüsenschlauch von der Schleimhautperipherie bis zur Submukosa. Von den Haupt- und Belegzellen sind nur kümmerliche Reste übrig geblieben. Und auch nicht überall, stellenweise füllen sie als ungeordnete, äußerst atrophische Gebilde die Schläuche aus; dazwischen sind aber letztere bloß von Schollen und körnigem Zerfall, in welchem sich nur mit Mühe Zellgrenzen konstatieren lassen, ausgefüllt. Die Drüsenkuppen gehen an manchen Stellen fließend in eine breite Schicht erweiterter, prall mit Blut gefüllter Gefäße über. An anderen wieder liegt ihnen eine schmale Schicht nekrotischen, von Erythrozyten durchsetzten Detritus auf. In den Gefäßen der Submukosa ist Verkalkung zu verzeichnen. Die Muskularis und Serosa o. B. Der pylorische Anteil des Magens weist keine Abweichungen von der Norm auf (S. 234).

Als gewiß nicht häufiges Vorkommnis sei noch auf die ausgedehnte Verkalkung des Unterhautbindegewebes hingewiesen („Kalkpanzerhaut"), die Laubmann bzw. Hoff und Jeddeloh kürzlich erwähnten.

Veränderungen anderer Art in bestimmten Organen, im besonderen in innersekretorischen Drüsen, sind hinsichtlich ihres Zusammenhanges mit der Recklinghausenschen Knochenkrankheit noch zu wenig erforscht. Aus diesem Grund muß auch auf die Deutung des gleichzeitigen Vorkommens eines Hypophysentumors (Molineus, Hoff) oder einer Basedowerkrankung (Meyer-Borstel) bzw. von Nebennierenveränderungen (Paul) verzichtet werden und vorläufig nur das Nebeneinanderbestehen solcher Organveränderungen vermerkt werden. Das gleiche gilt auch für Befunde an den Ovarien, für deren Auswertung auch noch zu wenig Unterlagen vorhanden sind.

---

[1] Vgl. Hankes Abb. 15, Arch. klin. Chir. 172, 387.

Epithelkörper und RECKLINGHAUSENsche Knochenkrankheit.

Vorkommen und Häufigkeit der Epithelkörpervergrößerung.

Geschwulstartige Vergrößerungen der Epithelkörper stellen im Gegensatz zur Behauptung STENHOLMs (S. 162) einen überaus häufigen Befund bei der RECKLINGHAUSENschen Knochenkrankheit dar. HOFFHEINZ, der 1925 die Epithelkörpervergrößerungen zusammenstellte, gelangte zu einer Anzahl von 45 Fällen, von denen 27 Skeletveränderungen aufwiesen. Darunter waren wieder 17 Beobachtungen von „Ostitis fibrosa", 8 von Osteomalazie und 2 von Rachitis. Nach dieser Zusammenstellung waren in etwas mehr als der Hälfte der Epithelkörpervergrößerungen diese mit einer Skeleterkrankung vergesellschaftet, und zwar mit „Ostitis fibrosa" über doppelt so häufig als mit Osteomalazie (HOFFHEINZ, S. 729). Nach ASK-UPMARK (a) waren von 83 Fällen von Epithelkörpertumoren 54 mit Knochenveränderungen vergesellschaftet und darunter 39 mit Ostitis fibrosa generalisata, also 47% aller Fälle. Meine Zusammenstellung (S. 455) ergibt unter 342 Fällen von Morbus Recklinghausen bzw. als solchem beschriebener Erkrankungen 190 Fälle mit Epithelkörpertumoren! Scheint somit erst in ungefähr der Hälfte der Beobachtungen ein positiver Tumorbefund erhoben, so möge bedacht werden, daß unter den 342 Beobachtungen eine Anzahl ist, bei denen die Diagnose RECKLINGHAUSENsche Erkrankung nicht unbedingt sicher steht, sich somit die Zahl der positiven Tumorbefunde in Wirklichkeit erhöhen dürfte. Auch mögen folgende Gegenüberstellungen zu denken geben: Von 1838—1907 ist in 5 (3 sicher, 2 wahrscheinlich) unter 32 Fällen ein Tumor vermerkt, von 1908—1925 unter 80 Fällen 27mal, im Jahre 1930 unter 33 Fällen 16mal, 1931 unter 37 Fällen 27mal, 1932 unter 23 Fällen 16mal, 1933 unter 38 Fällen 31mal, 1934 unter 63 Fällen 53mal. Dabei ist unter den Beobachtungen dieser letzten Jahre eine Reihe nur klinisch untersuchter Kranker, bei denen mangels eines operativen Vorgehens oder einer Obduktion nicht überprüft werden kann, ob nicht auch bei ihnen ein Epithelkörpertumor vorhanden ist. Weiterhin ist zu bedenken, daß das Nichtfinden eines Tumors sowohl bei der Operation als auch bei der Leichenöffnung ein Vorhandensein nicht ausschließt, ein Umstand, der nicht nur bei der Bewertung von Beobachtungen aus früherer Zeit, sondern auch in manchen Fällen aus der Zeit des chirurgischen Vorgehens zu beachten ist. Wissen wir doch, daß Epithelkörpertumoren überall dort vorkommen können, wo sich Epithelkörperanlagen finden (in der Nähe der Arteria carotis communis [MANDL (c)], in der Nähe des Nervus phrenicus [ASKANAZY], im Fettgewebe des Halses, in der Thymus), daß sie namentlich innerhalb der Schilddrüse zur Entwicklung gelangen können (Fälle von GOLD und SCHLESINGER, WICHMANN, LEROUX und CHAUVEAU, ELMSLIE, FRASER usw. [Fall 1], VENABLES, HUNTER (1931) Fall 1, GORDON TAYLOR, SCHUPP, CORYN, RANKIN und PRIESTLY). Beim Fehlen oberer Epithelkörper ist besonders auf die Verlagerung in die Schilddrüse zu achten. Mehrfach sind Epithelkörpertumoren auch im vorderen Mediastinum retrosternal gefunden worden [HUNTER, Fall 3, HANNON, SHORR, McCLELLAN und DuBois bzw. CHURCHILL und COPE, GÖDEL, LIÈVRE und MAY, RENAUD, PETIT usw., DYKE, WALKER und FREEMAN, MANDL (d), RITTER, MIMPRISS und BUTLER]. Einige Male lag der Tumor auch zwischen Luft- und Speiseröhre. WALTON gab eine ausgezeichnete Darstellung der Möglichkeiten und Wege eines Descensus der Epithelkörpertumoren in das Mediastinum. Wird nicht das ganze in Betracht kommende Gebiet bei der Obduktion sorgfältig abgesucht, so kann ein derartiger Befund entgehen. Im besonderen sei hier an die im Schrifttum wiederholt als Fall Du Bois genannte

Beobachtung aus dem Jahre 1930 hingewiesen — Berichte und Untersuchungen
darüber stammen von Richardson, Aub und Bauer, Hannon, Shorr,
McClellan und Du Bois, Bauer, Albright und Aub, McClellan und Hannon,
Bauer, Patterson, Albright, Bauer, Claflin und Cockrill, Albright,
Baird, Cope und Bloomberg, Albright, Aub und Bauer, Churchill und
Cope — bei der nach Entfernung zweier Epithelkörper und wiederholter sorgfältiger Suche nach einem Epithelkörpertumor ein solcher bei der 7. Operation
(vordere Mediastinotomie) von Churchill 1933 gefunden wurde. Der in diesem
Fall durch die Entfernung zweier unveränderter Epithelkörper bewirkte anfängliche Erfolg war zeitlich begrenzt und kann durch die dadurch bewirkte Einschränkung der Hormonabgabe erklärt werden. Die Entfernung unveränderter Epithel-

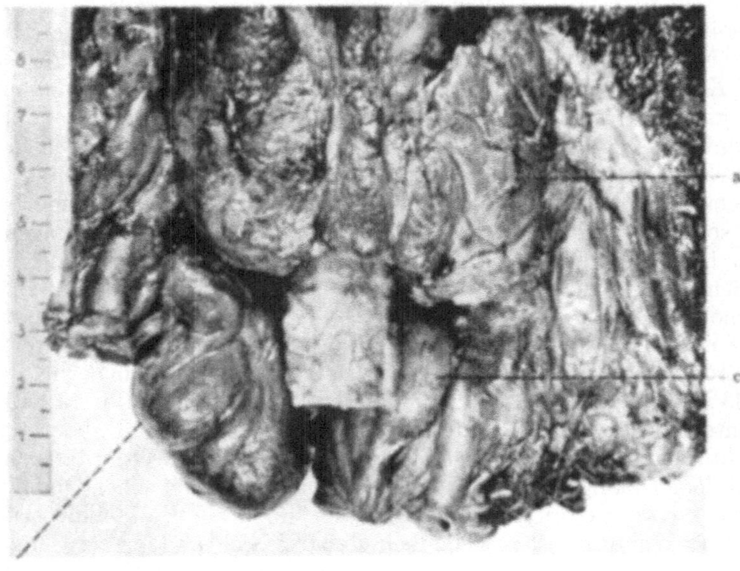

Abb. 73. Lage der Epithelkörpertumoren des Falles 2 von Hanke (49 Jahre alte Frau). a Schilddrüse, b rechter
Epithelkörpertumor, c linker Epithelkörpertumor. Nach Hanke: Arch. klin. Chir. 172 (1933), Abb. 11, S. 381.

körper als therapeutische Maßnahme ist aber in keinem Fall zu empfehlen,
wird später doch der Tumor gefunden, so kann die seinerzeitige Entfernung
von Epithelkörpern sich verhängnisvoll auswirken (Churchill und Cope). Es
bleibt dann nur die Resektion des Tumors übrig, wie sie von Churchill und
Cope angegeben ist, die aber die Gefahr eines Rezidivs in sich schließt. Es ist
daher von der Wegnahme oder Ausschaltung (durch Gefäßdrosselung!) normaler
Epithelkörper dringend zu warnen! An dieser grundsätzlichen Einstellung
sollte auch der von Hitzrot und Comroe durch die Entfernung dreier normaler
Epithelkörper erreichte Erfolg nichts ändern. Es besteht die Möglichkeit, ja
Wahrscheinlichkeit, daß in diesem Fall durch die so ausgiebige Wegnahme von
Epithelkörpergewebe die durch ein (nicht gefundenes) Adenom bedingte Mehr-
leistung ausgeglichen wurde. Es ist dies die einzige Beobachtung, in der ein länger
anhaltender Erfolg durch die Entfernung normaler Epithelkörper zustande
gebracht wurde, doch bleibt der Fall, wie Churchill und Cope betonen, ab-
zuwarten.

   Ist in der Mehrzahl nur einer der am gewöhnlichen Sitz befindlichen Epithelkörper geschwulstartig vergrößert, so sind doch Beobachtungen bekannt, in

denen einerseits zwei oder mehrere Epithelkörper sich an der Veränderung beteiligten (HOFFHEINZ, HUNTER, Fall 1, 2, 4), BERGSTRAND, MOLINEUS (Fall 3), GÖDEL, MARESCH, BECK, BIHL, HELLSTRÖM (Fall 2), PAUL, QUICK und HUNSBERGER, HANKE (Fall 1 und 2), ABEL, THOMSON und HAWKSLEY, FAHR, HOFFMEISTER u. a.), andererseits die Veränderung von einem überzähligen Epithel-

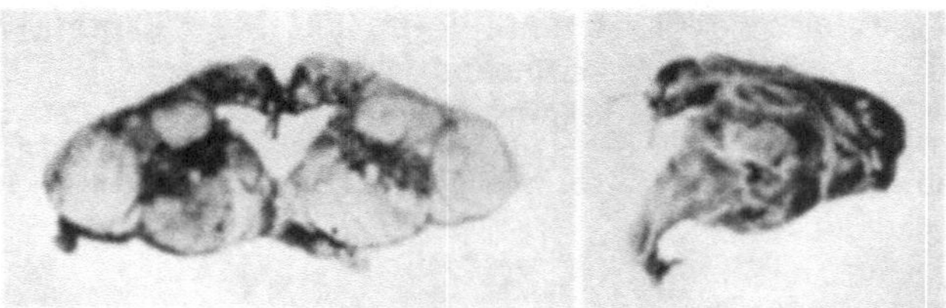

Abb. 74. Durchschnitt und Außenansicht des adenomatös abgeänderten, operativ entfernten rechten oberen Epithelkörpers des Falles GOLD (1927), 54 Jahre alte Frau.

körper bei Vorhandensein von vier normalen ausging [STRADA, PALTAUF-LOOSER, MEYER (Fall 2), HOFFHEINZ, DAWSON und STRUTHERS]. Es beweist somit das Auffinden von vier normalen Epithelkörpern noch nicht, daß kein Epithelkörpertumor vorhanden ist. Nach MANDL (d) finden sich die Epithelkörpertumoren bei den operierten Fällen am häufigsten an Stelle des linken unteren Epithelkörpers

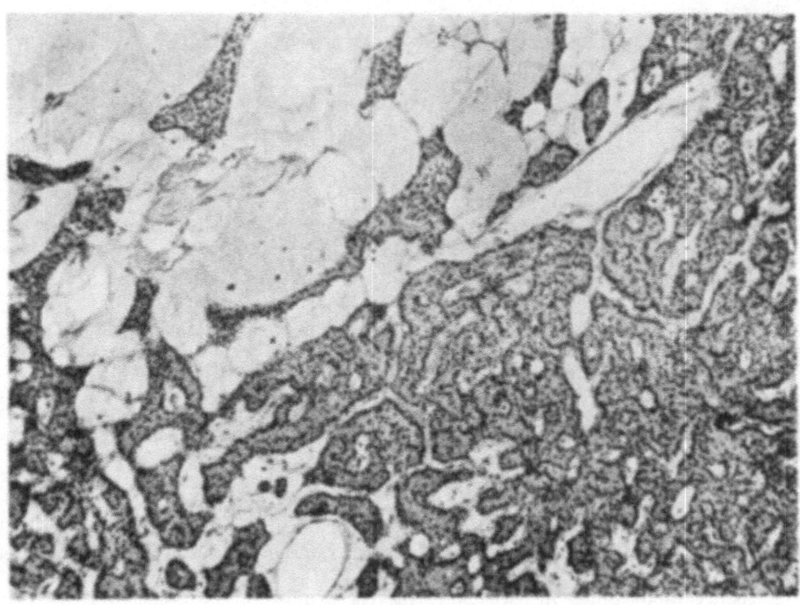

Abb. 75. Epithelkörpertumor des Falles GOLD (1927), 54 Jahre alte Frau. Balkige Anordnung der Zellen. (Übergangsformen zwischen Hauptzellen und blassen oxyphilen Zellen.) Örtliche Auseinanderdrängung der Zellbalken durch Gerinnungsmassen in einem Erweichungsgebiet. 90×. (Nach einem Präparat des Pathologischen Institutes Wien, 1468/27.)

im Gegensatz zu den Befunden bei Leichenöffnungen, die zumeist das Vorkommen an der rechten Seite ergaben. Jedenfalls scheinen die unteren Epithelkörper häufiger befallen zu sein als die oberen (Abb. 73), was auch aus einer Angabe von CASTLEMANN und MALLORY hervorgeht: Unter 76 Tumoren betrafen 12 einen oberen, 64 einen unteren Epithelkörper. Eine ungewöhnliche Lage der Epithelkörpertumoren besteht in ungefähr einem Viertel der Fälle [vgl. auch MANDL (d)].

Auf Grund der mitgeteilten Tatsachen könnte man versucht sein, zu behaupten, daß es keine Recklinghausensche Knochenkrankheit ohne Epithelkörpertumor gibt.

Die Größe der Tumoren schwankt innerhalb beträchtlicher Grenzen, die größten bisher bekannten sind von Gödel (100 : 20 mm), Hunter (Fall 4), (75 : 50 : 18 mm und 26,2 g schwer), Hartwich (70 : 25 : 10 mm), Hellström (68 : 35 mm), Khvoroff (60 : 70 mm), Paul (60 : 30 : 30 mm), Schlesinger und Gold (50 : 40 : 40 mm) beschrieben.

Als erste Feststellung eines Epithelkörpertumors bei Recklinghausenscher Knochenkrankheit könnte eine Stelle aus der Beschreibung Schönenbergers (1901) angesehen werden, die besagt: „Auf dem einen Lappen der Schilddrüse liegt eine mandelgroße, lappige, nicht

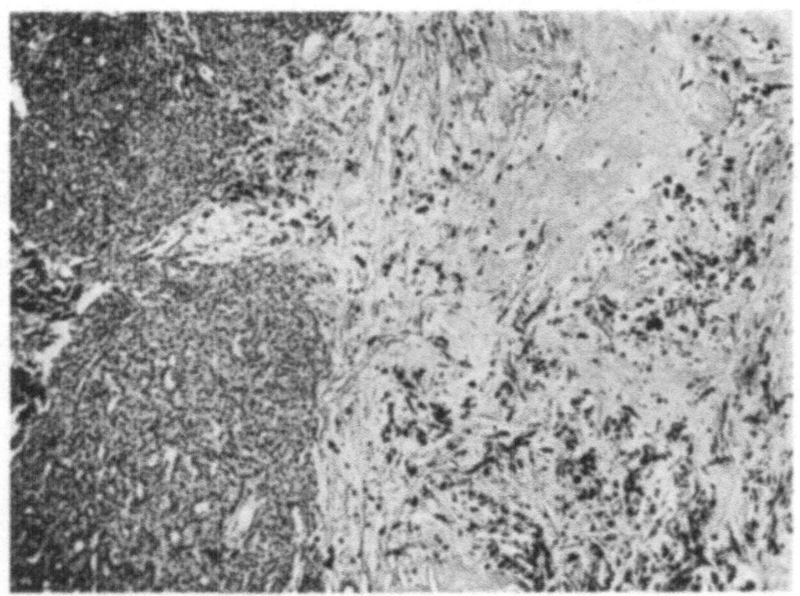

Abb. 76. Epithelkörpertumor des Falles Gold (1927), 54 Jahre alte Frau. Zentraler Anteil mit Hyalinisierung des Bindegewebes, in dem reichlich Blutpigment eingelagert ist. 90×. (Nach einem Präparat des Pathologischen Institutes Wien, 1468/27.)

körnige, gelbrote Drüse in lockerer Verbindung mit der Hauptdrüse (Nebenschilddrüse?)" (S. 195). Eine mikroskopische Untersuchung dieses Gebildes scheint aber nicht vorgenommen worden zu sein.

Einen Zusammenhang zwischen der allerdings bösartigen metastasierenden Epithelkörpergeschwulst und der Skelettveränderung vermutete Askanazy (a) in seiner Beobachtung „progressiver Knochenatrophie" (1901). Als erster sicherer Fund eines Epithelkörpertumors gilt Askanazys (b) Fall „Ostitis deformans ohne osteoides Gewebe" aus dem Jahre 1903.

Es entbehrt nicht eines historischen Interesses, daß im zweiten, von v. Recklinghausen in seinem nachgelassenen Werk (1910) niedergelegten Fall „allgemeiner metaplastischer Malazie = typischer Ostitis fibrosa" neben vier „normalen" Epithelkörpern ein Epithelkörpertumor bestand. Scheint er auch v. Recklinghausen selbst unbekannt geblieben zu sein — wenigstens findet sich in seinen Ausführungen davon nichts erwähnt — so beschrieb ihn Strada aus dem Institut Chiaris.

Art der Epithelkörpervergrößerung. Hyperplasie oder Adenom.

Die Frage nach der Art der Epithelkörpervergrößerung beim Morbus Recklinghausen ist nicht einheitlich zu beantworten. Von den einzelnen Untersuchern wird teils von Hyperplasie, teils von adenomatöser Hyperplasie bzw.

Adenom gesprochen, teils erfolgt keine bestimmte Stellungnahme. Auch aus den gegebenen Beschreibungen ist nicht immer zu ersehen, welche Veränderung vorgelegen hat. Beim Bestehen scheinbar gleichmäßig über den ganzen Epithelkörpertumor verbreiteter Veränderungen wäre auch zu überlegen, ob nicht mangels einer Untersuchung an Serienschnitten ein komprimierter Rest des ursprünglichen Epithelkörpers der Beachtung entgehen kann und daher eine diffuse Hyperplasie angenommen wird. Auch die mehrfach beschriebenen Befunde von Epithelkörpergewebe in der Kapsel des Tumors wären einer solchen Erklärung zugänglich. Seit 1927 spricht sich der Großteil der Autoren für die Deutung als Adenome aus. Die grundsätzlichen Schwierigkeiten der Deutung sollen im folgenden unter Heranziehung

anderer Beispiele aus der Pathologie aufgezeigt werden und gleichzeitig die Frage nach der Funktion derartiger Entwicklungen im allgemeinen erörtert werden, ohne zunächst hinsichtlich der Epithelkörpertumoren zu deren Auffassung als primäre oder sekundäre (im Sinne einer Ausgleichsleistung zu bewertende) Veränderung Stellung zu nehmen. Letztere Frage ist eng verknüpft mit der Auffassung der RECKLINGHAUSENschen Krankheit. Vorweggenommen sei, daß sich hier zwei Ansichten gegenüberstehen. 1. Die Epithelkörpertumoren beim Morbus RECKLINGHAUSEN stellen einen Anpassungsvorgang dar, der durch die Störung des Kalkstoffwechsels begründet wird, eine Meinung, die die ERDHEIMsche Auf-

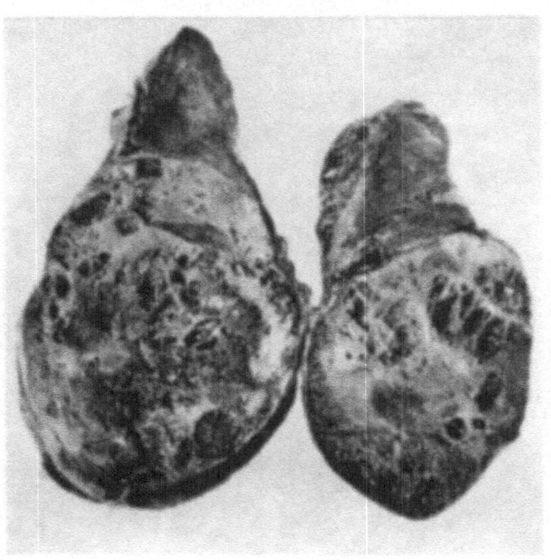

Abb. 77. Großer zystisch und hämorrhagisch abgeänderter operativ entfernter intrathyreoidaler Epithelkörpertumor des Falles SCHLESINGER-GOLD (1932), 62 Jahre alte Frau.

fassung über die kompensatorische Bedeutung der Epithelkörpervergrößerung bei Osteomalazie auf den Morbus RECKLINGHAUSEN überträgt, und 2. die Auffassung, daß der Epithelkörpertumor die Ursache der RECKLINGHAUSENschen Erkrankung ist. Einen vermittelnden Standpunkt vertritt ASKANAZY (c), indem er zu erwägen gibt, ob nicht der Epithelkörpertumor nach einer Phase kompensatorischer Tätigkeit die Rolle des scheinbar primären Faktors übernimmt.

Ziehen wir als Vergleichsobjekt die knotige Hyperplasie der Schilddrüse heran, so haben wir nach WEGELIN eine Mittelstufe zwischen der normalen und der diffus hyperplastischen Drüse und dem echten Adenom vor uns und können sie von den Anfangsstadien eines Adenoms nicht mit Sicherheit unterscheiden. Vom funktionellen Standpunkt müssen diese Knötchen nach HUECK als vollwertig angesehen werden, wenigstens solange, als ihr Epithel nicht geschädigt ist.

Dieselben Einwände, die WEGELIN gegen die Ansicht HUECKs hinsichtlich der Auffassung bestimmter Formen der Kolloidstrumen als Adenome — die ja „keineswegs eine einförmige Kopie" der gewöhnlichen Struktur des Organs sind — vorbringt, da die Knoten aus funktionierendem Gewebe bestehen, können auch betreffs analoger Bildungen in den Epithelkörpern gelten. WEGELIN wirft die Frage auf, ob denn Tumorgewebe unbedingt funktionslos sein muß, und weist auf die Erfahrungen über die Funktion von Metastasen maligner Schilddrüsengeschwülste hin.

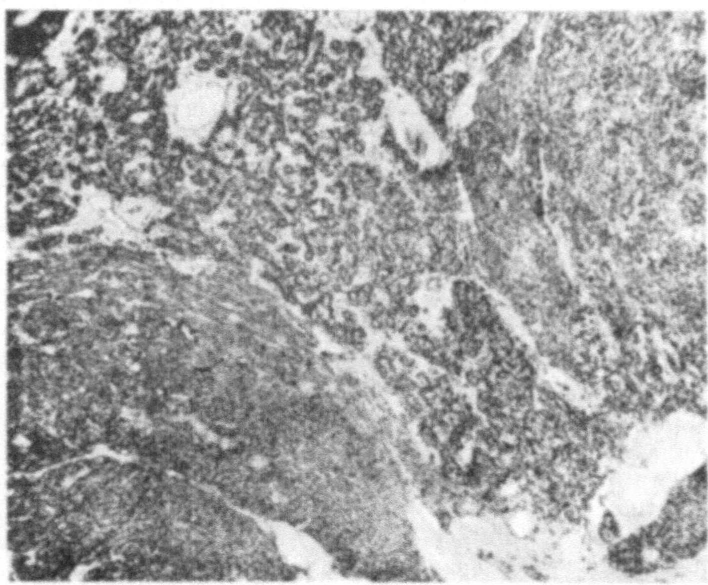

Abb. 78. Epithelkörpertumor des Falles Schlesinger-Gold (1932), 42 Jahre alte Frau. Randgebiet mit keilförmigem Rest des ursprünglichen Epithelkörpers zwischen soliden adenomatösen Entwicklungen. 42×.

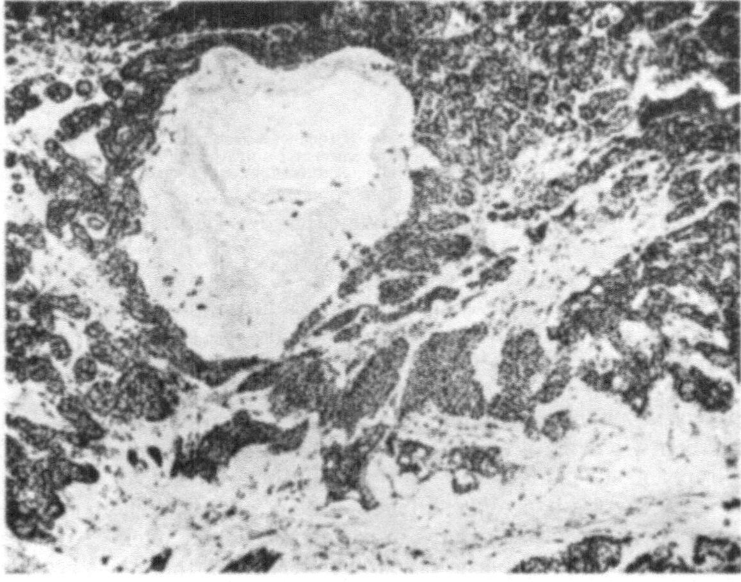

Abb. 79. Epithelkörpertumor des Falles Schlesinger-Gold (1932), 42 Jahre alte Frau. Solide Zellhaufen und Stränge, die zum Teil infolge seröser Durchtränkung des Gewebes gelockert sind. 88×.

Für die Auffassung von „Wucherungsherden" als Adenome wird vielfach Wert auf das Vorhandensein einer Kapsel gelegt. Auch für die Epithelkörper dürften gleiche Verhältnisse bestehen, wie sie Wegelin hinsichtlich der Schild-

drüse angibt und für eine Möglichkeit auch abbildet (S. 196): Die „Kapsel-
bildung" um ein Adenom durch komprimiertes Drüsengewebe.

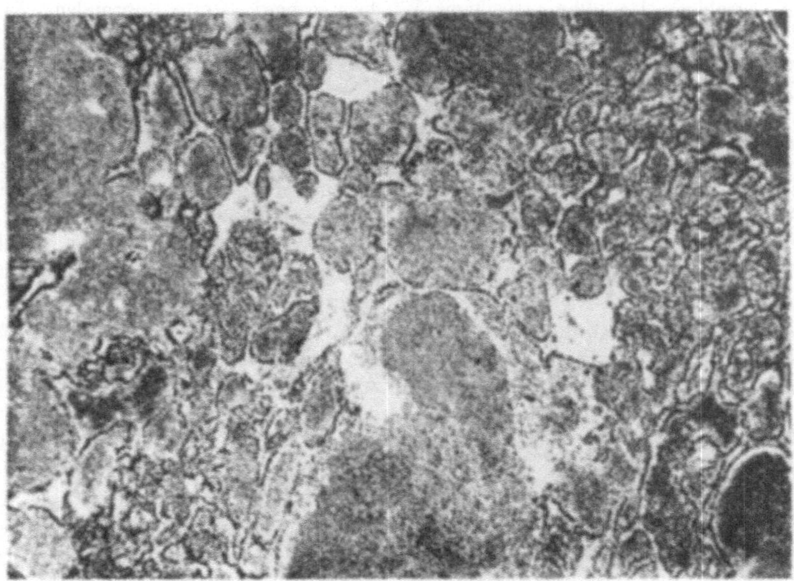

Abb. 80. Epithelkörpertumor des Falles SCHLESINGER-GOLD (1932), 42 Jahre alte Frau. Hämorrhagisch
abgeänderter glandulär-zystischer Anteil. 88×.

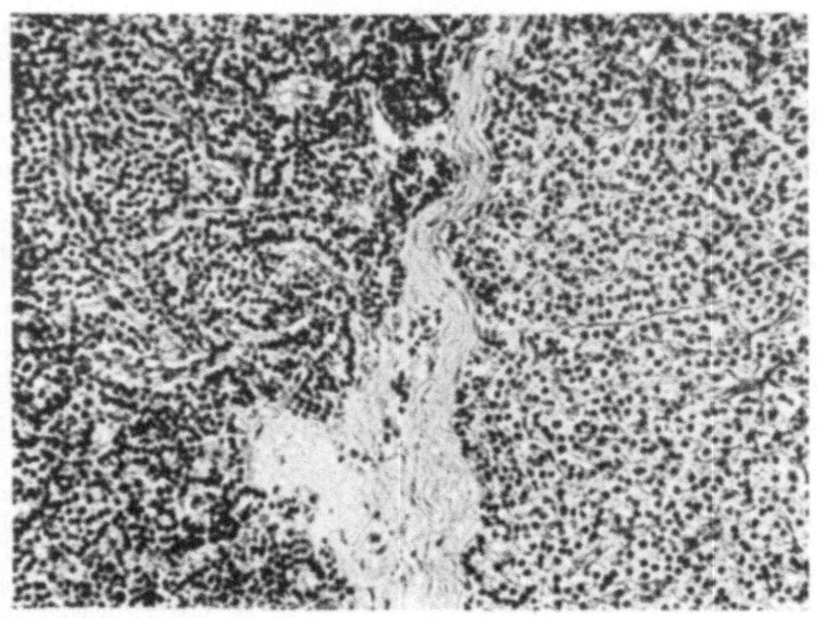

Abb. 81. Epithelkörpertumor des Falles GOLD (1932), 19 Jahre altes Mädchen. Knoten aus wasserhellen
Zellen (Übergangsformen) und Hauptzellen unmittelbar nebeneinander. 200×. (Nach einem Präparat des
Pathologischen Institutes Wien, 1571/32.)

Adenome, die noch innerhalb des Parenchyms eines Sekundärläppchens liegen, entbehren nach WEGELIN einer selbständigen Kapsel. Erst wenn die Wucherung bis zu
den bindegewebigen Umscheidungen der Drüsenläppchen vorgedrungen ist, stellt das

interlobäre Bindegewebe die erste zarte Kapsel des Tumors dar. Zur Verdickung der Kapsel trägt dann bei weiterem Wachstum die Atrophie des benachbarten Drüsengewebes bei. Entsprechende Befunde sind auch bei Epithelkörpertumoren beschrieben, wo sich im Bereiche der bindegewebigen Umhüllung größerer Wucherungsherde Reste „normalen" Epithel-körpergewebes fanden.

Ähnliche Verhältnisse begegnen uns auch bei den Hypophysentumoren und der Akromegalie.

Liegt dabei zwar in der überwiegenden Mehrzahl der Beobachtungen ein eosinophiles Adenom vor, so sind doch auch Fälle von Akromegalie bekannt, in denen die Vergrößerung der Hypophyse durch Hyperplasie der eosinophilen Zellen zustande kam. Auch diffuse und knotige Hyperplasien sind beschrieben. Die Schwierigkeiten in der Abgrenzung zwischen Hyperplasie und Adenom liegen auch bei der Hypophyse in gleicher Weise vor.

Weitere Vergleichspunkte, im besondern im Hinblick auf die Frage nach der Funktion, bieten die Veränderungen der Schilddrüse beim Morbus Basedow und beim toxischen Adenom bzw. der Hyperthyreose.

Bei diesen Erkrankungen bestehen Veränderungen einmal diffuser Art, das andere Mal in umschriebener knotiger Form. Einer anderen Form der Hyper-thyreose liegt das sog. toxische Adenom zugrunde, ein Adenom, das Basedow-symptome auszulösen vermag, ohne daß aber im mikroskopischen Bild die Merkmale des Basedowkropfes bestün-den. Zu achten ist allerdings, daß es keinen einheitlichen Typ der Basedow-struma, keine für alle Fälle kennzeich-nende Veränderungen der Schilddrüse beim Morbus Basedow gibt.

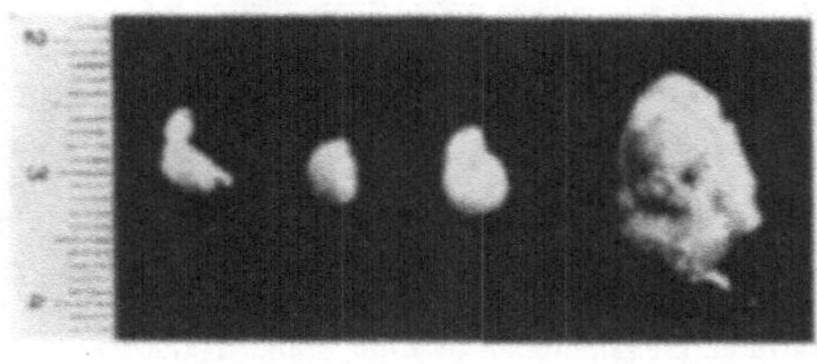

Abb. 82. Epithelkörpertumor und drei nicht vergrößerte Epithelkörper des Falles Looser (c) (1933), 28 Jahre alte Frau. Obduktionsbefund.

Unter so weitgehender vergleichs-weiser Heranziehung der Erfahrungen aus der Schilddrüsenpathologie könnte auch, wie dies Gold bereits getan hat, ohne weiteres der Ausdruck Struma der Epithelkörper („Struma parathyreoidea") angewendet und zwischen einer knotigen Hyperplasie, einer diffusen Struma (Hyperplasie) und einer Struma nodosa unterschieden werden, wobei nochmals an die nicht bestimmt abgrenz-bare Überleitung von der Hyperplasie zum Adenom zu erinnern wäre. Es muß aber nochmals betont werden, daß die für die Beurteilung der Veränderungen an den Epithelkörpertumoren nötige Kenntnis des Aufbaues des ganzen Organes nur an Hand von Serienschnitten zu gewinnen sein wird.

Mit Rücksicht auf mehrfache Erörterungen im Schrifttum sei noch eines Umstandes Erwähnung getan, dessen verschiedentliche Deutung zur Entscheidung darüber heran-gezogen wurde, ob die Epithelkörpervergrößerungen Geschwülste oder Hyperplasien dar-stellten: Das Befallensein nur eines bzw. die Vergrößerung aller Epithelkörper. Stellt man sich auf den Standpunkt der Erdheimschen Auffassung der kompensatorischen Hyper-plasie — eine Auffassung. die, wie bereits erwähnt, nicht von Erdheim selbst auf die Reck-linghausensche Erkrankung übertragen wurde — so scheint die Vergrößerung eines Epithelkörpers auf den ersten Blick nicht recht verständlich. Hoffheinz hat besonders auf diesen Widerspruch hingewiesen und angeführt, daß Erdheim selbst diese Schwierigkeit der Deutung erkannt habe, es aber als möglich ansah, daß die Vergrößerung eines Epithel-körpers genüge, um gesteigerten funktionellen Ansprüchen gerecht zu werden. Macht man sich aber eine Auffassung Hellströms zu eigen, die in der Nebenschilddrüse nur ein in gewöhnlich 4 Teile aufgespaltenes einheitliches Organ sieht, so wäre auch die Vergrößerung einer Nebenschilddrüse oder auch eines Teiles einer solchen als Ausdruck funktioneller An-passung — in dem der ursächliche Faktor nur bestimmte Teile der Drüse zur Proliferation anregt — keine absolut von der Hand zu weisende Erklärung.

Es würde an sich auch nicht gegen eine Hyperplasie sprechen, wenn man annimmt, daß nur jeweils ein Teil der Drüse auf vermehrte Anforderungen anspricht, ein Umstand, der durch das Verhalten vieler operativ behandelter Fälle nahegelegt wird: Mit der Entfernung des Epithelkörpertumors scheint nicht nur die Quelle der Überfunktion beseitigt, sondern es macht sich auch zuweilen eine Insuffizienz der übrigen Epithelkörper bemerkbar (Tetanie!).

die erst schwindet, wenn die zurückgebliebenen Epithelkörper ihre Funktion wieder voll erlangt haben (HELLSTRÖM).

CASTLEMAN und MALLORY, die die operativ entfernten Epithelkörpertumoren von 25 Beobachtungen von „Hyperparathyreoidismus" (der Reihe von ALBRIGHT, AUB und BAUER) einer sorgfältigen Untersuchung unterzogen, trennen scharf

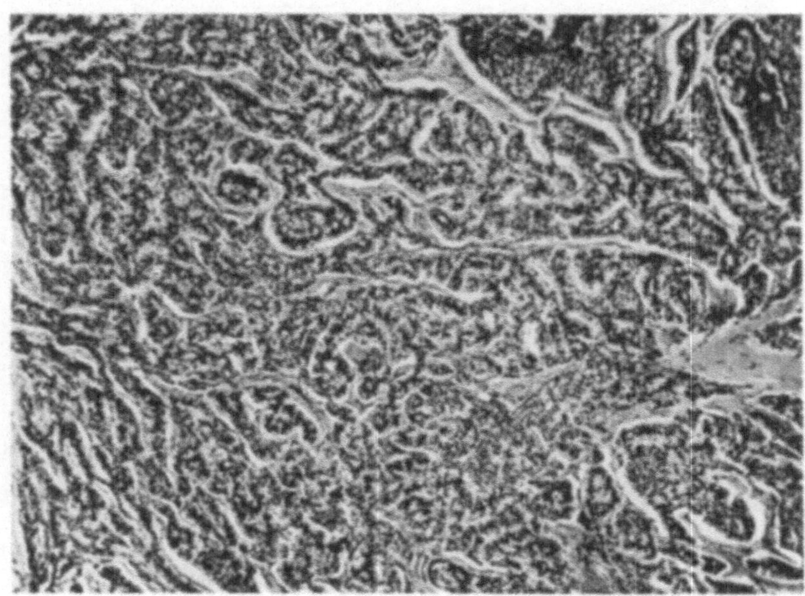

Abb. 83. Bösartige Epithelkörpergeschwulst des Falles M. P. 58×.

zwischen Hyperplasie (an der alle Drüsen beteiligt sind) und Geschwulstbildung (einer Drüse, eines Teiles einer, seltener zweier Drüsen) und gelangen unter Heranziehung von 160 Beobachtungen des Schrifttums zu folgendem Ergebnis[1]:

	Fälle von CASTLEMAN und MALLORY	Fälle des Schrifttums	%
A. Hyperplasien (mehrerer Epithelkörper) 22 Fälle . . .			13,6
1. Wasserhelle Zellen (diffus)	5	14	
2. Hauptzellen	1	2	
B. Geschwülste (140 Fälle)			86,4
1. Einzelne (128 Fälle)			
a) Hauptzelltyp (114 Fälle)			
1. Hauptzellen diffus	3	59	
2. Hauptzellen mit Riesenformen	2	3	
3. Übergangsformen zu wasserhellen Zellen . .	5	17	
4. Übergangsformen zu oxyphilen Zellen . . .	2	6	
5. Glandulär-zystische	3	14	
b) Wasserhelle Zellen (14 Fälle)			
1. Diffus	1	11	
2. Herdförmig	1	1	
2. Multiple (12 Fälle)			
a) Hauptzellen	2	7	
b) ? oxyphile Zellen		3	
	25	137	100

<hr>

[1] Diese Zahlen verlangen jedoch eine an sich nicht wesentliche Korrektur, da bei CASTLEMAN und MALLORY einige Beobachtungen irrtümlich doppelt angeführt sind: Fall 40 = 41, 76 = 77, 101—103 = 131—133!

Eine gewisse Sonderstellung nehmen die von Albrigth, Bloomberg, Castleman und Churchill gesondert beschriebenen Fälle 15, 16 und 17 der Reihe von

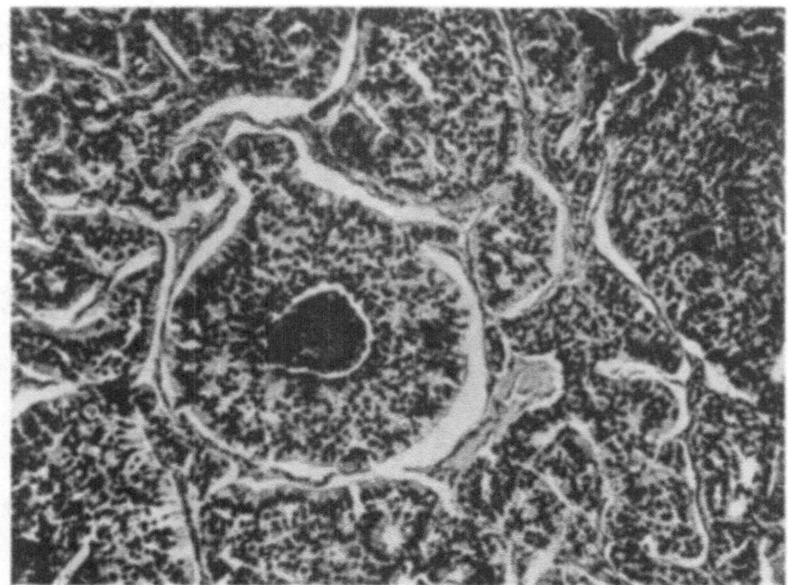

Abb. 84. Bösartige Epithelkörpergeschwulst des Falles M. P. Zentrale Nekrosen innerhalb der sehr zellreichen
Geschwulstläppchen. 92×.

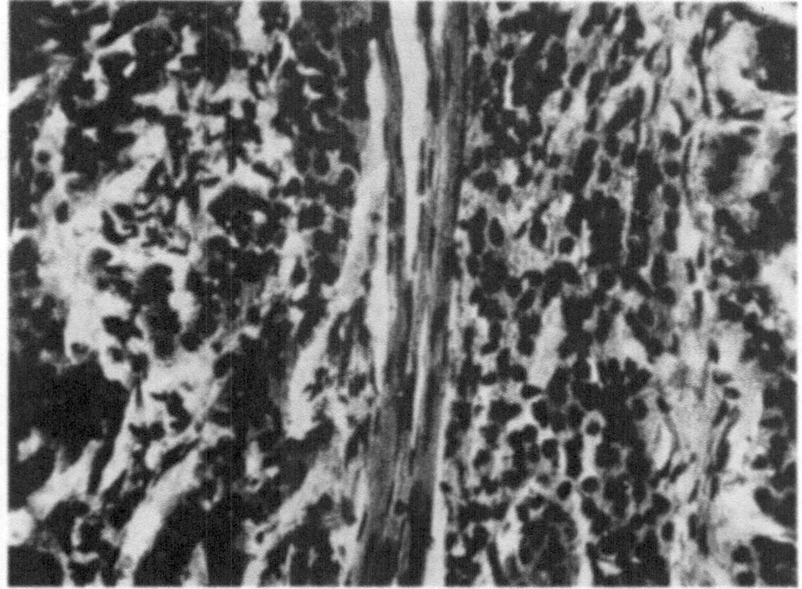

Abb. 85. Bösartige Epithelkörpergeschwulst des Falles M. P. Quergestreifte Muskelfasern innerhalb der infiltrativ
wachsenden Geschwulst. 330×.

Albright, Aub und Bauer ein. Sie wiesen eine Hyperplasie aller Nebenschilddrüsen auf. Die Autoren sehen diese Fälle als besondere Erkrankung an, deren
Kenntnis wichtig sei, und die eine besondere Behandlung verlange. In allen

drei Beobachtungen bestand eine Erhöhung des Serumkalziums, in zweien Konkremente in den Harnwegen, eine Erniedrigung des Serumphosphors, ein Absinken der Blutkalkwerte nach der operativen Entfernung bzw. Resektion der Tumoren. Es bestand also das typische Bild des Hyperparathyreoidismus, wenn auch röntgenologisch (!) keine Skeletveränderungen nachzuweisen waren. Das histologische Bild war nicht nur bei allen Tumoren desselben Falles ähnlich, sondern die Fälle glichen sich auch in dieser Hinsicht und unterscheiden sich deutlich von den Tumoren der übrigen Fälle dieser Reihe. Sie boten das Bild einer Hyperplasie ausschließlich der wasserhellen Zellen mit Neigung zur Bildung drüsenähnlicher Formationen.

Ausnahmsweise kann ein Epithelkörpertumor auch Zeichen von Bösartigkeit bieten mit Polymorphie der Zellen und Vorwachsen in die Nachbarschaft, wodurch Teile der angrenzenden Muskulatur in die Geschwulst einbezogen werden (Abb. 83—85).

Bedeutung der Epithelkörpervergrößerung.

Diffuse und knotige Formen der Epithelkörpervergrößerung können — in Analogie zur Hyperthyreose — als Grundlage einer Überfunktion angesehen werden, ja nach ASK-UPMARK (d) muß die Vergrößerung wahrscheinlich als toxisches Adenom aufgefaßt werden. Daß bei der RECKLINGHAUSENschen Erkrankung eine Überfunktion der Nebenschilddrüse besteht, scheint durch die therapeutischen und durch experimentelle Erfahrungen wohl begründet. Wenn wir auch aus den Befunden der Epithelkörpertumoren bei der RECKLINGHAUSENschen Erkrankung in der bisherigen Annahme, in den Hauptzellen den vornehmlichen Träger der Funktion zu erblicken, bestärkt werden — es sind nur ganz vereinzelt oxyphile Adenome beschrieben, und auch da bleibt es offen, ob nicht die rosaroten Hauptzellen gemeint sind — so sind unsere Kenntnisse über die Bedeutung der einzelnen Zellformen noch recht mangelhaft. Es muß weiterhin auch hinsichtlich der Epithelkörper, wie es DANISCH ausgesprochen hat, das Ziel jeder anatomischen Forschung bleiben, die einer bestimmten Funktion zugrunde liegenden strukturellen Eigentümlichkeiten aufzudecken und zu versuchen, entweder auf experimentellem Wege oder deduktiv von den krankhaften Zuständen aus die physiologischen Bilder festzulegen. Es ist daher auch eine sich verlohnende Aufgabe, eine größere Reihe von Epithelkörpertumoren nach einheitlichen Gesichtspunkten zu untersuchen, besonders wenn dabei auch eine einheitliche Beurteilung gewährleistet ist. In dieser Hinsicht ist die jüngste Veröffentlichung von CASTLEMAN und MALLORY über 25 Beobachtungen von Epithelkörpertumoren bei Hyperparathyreoidismus wohl der bedeutsamste Beitrag zu dieser Frage. Sie unterscheiden 4 Zellformen: 1. Hauptzellen, 2. wasserhelle Zellen = Hauptzellen, deren Protoplasma vollständig vakuolisiert ist, 3. blasse oxyphile Zellen und 4. dunkle oxyphile Zellen. Alle diese Zellen, deren Anteil an der Zusammensetzung der Drüse mit dem Alter wechselt, sind Varianten einer Stammzelle, wie ja auch verschiedene Übergangsformen zwischen den 4 besonders herausgehobenen Formen bestehen. Die Hauptzelle ist nach diesen Autoren auch die einzig proliferationsfähige Form. Ungeklärt bleiben aber auch die Beziehungen zwischen Ausmaß der Gewebswucherung und Überfunktion, wie es auch derzeit unmöglich ist, zu beurteilen, was selbst wenige Zellen noch funktionell zu leisten vermögen (PAUL). Daß dabei große Unterschiede bestehen, ist nicht nur verständlich, sondern wird auch durch die recht wechselnde Größe der gefundenen Epithelkörpertumoren nahegelegt. Auch kann eine Parallele mit den Hypophysentumoren gezogen werden: Der Grad der Akro- bzw. Splanchnomegalie ist nicht abhängig von der Größe des Tumors.

Bei großen Adenomen kann das Krankheitsbild bloß angedeutet sein, während kleine eosinophile Adenome mit schwerster Akromegalie einhergehen können (E. J. Kraus). Castleman und Mallory stellen allerdings eine gewisse Beziehung zwischen der Größe der Tumoren und der Überfunktion, gemessen an der Höhe des Blutkalziums, her. Sie fanden:

	Blutkalzium	Durchschnittsgröße des Tumors
5 Fälle	weniger als 12 mg	255 cmm
9 „	12—14 mg	3 830 cmm
8 „	mehr als 14 mg	16 000 cmm

Versuche, eine Beziehung zwischen dem Grad der Überfunktion und dem histologischen Bild der Tumoren herzustellen, sind nach Castleman und Mallory fruchtlos, es gibt derzeit noch kein Kennzeichen, das auf die toxische Wirksamkeit eines Epithelkörpertumors schließen läßt.

Ob die Anschauung Schmorls (1913) und Günthers, daß das Zusammentreffen der Epithelkörperveränderungen und der braunen Tumoren bei der Recklinghausenschen Krankheit kein zufälliges ist, zu Recht besteht, müßte erst untersucht werden. Da aber die braunen Tumoren eine bereits länger bestehende Erkrankung voraussetzen, scheint das Bestehen größerer Epithelkörpertumoren in solchen Fällen — sofern man Größe und Leistung in Abhängigkeit bringen will — nicht verwunderlich.

Genau so wie bei der Basedowschen Krankheit gewisse histologische Bilder dafür sprechen, daß sich an ein Stadium vermehrter Sekretion ein solches verminderter Funktion anschließen kann (Wegelin), könnte die Übertragung auf die Epithelkörper das Eintreten von Remissionen der Erkrankung bei weiterem Bestand des Epithelkörpertumors erklären.

Sehen wir uns bei der Frage nach der Bedeutung der Epithelkörpervergrößerung zunächst nach dem Vorkommen einer solchen und ihrer Erklärung bei anderen Skeleterkrankungen um, so ist zunächst der bei Osteomalazie an den Epithelkörpern erhobenen Befunde zu gedenken.

Die ersten Mitteilungen hierüber stammen von Erdheim (a). Erdheim faßte die gefundenen Epithelkörperhyperplasien als Ausdruck erhöhter Inanspruchnahme durch Vermehrung gewisser den Knochen beeinflußender Stoffwechselprodukte auf, zieht jedoch als Gegengründe gegen diese Auffassung den Umstand in Erwägung, daß nur in einem Teil der Fälle alle Epithelkörper hyperplastisch waren, während die Vergrößerung eines einzigen mit der Auffassung als Ausdruck erhöhter Inanspruchnahme nicht ohne weiteres erklärbar wäre.

Ein als Stütze seiner Anschauung bezüglich des Zusammenhanges der Osteomalazie mit den Epithelkörpern angeführter Fall Schmorls (1907) einer mit multiplen melanotischen Knochenmarkstumoren kombinierten Osteomalazie (Epithelkörpertumor von 28 : 18 : 5 mm) muß jedoch ausgeschieden werden, da er ein unzweifelhafter Morbus Recklinghausen ist.

Im ganzen erachtete aber Erdheim die Zahl der Beobachtungen noch zu gering, um einen Zusammenhang von Osteomalazie mit den Epithelkörpern aufstellen zu können.

Stradas mehrfach als einschlägig bezeichnete Veröffentlichung (1909) muß hinsichtlich der Epithelkörperveränderungen bei Osteomalazie ebenfalls ausgeschieden werden, da der als Osteomalazie angesehene Fall 1 mit Epithelkörpertumor ein Morbus Recklinghausen ist und überdies identisch mit dem von v. Recklinghausen in seinem nachgelassenen Werk S. 393—397 beschriebenen, von Chiari obduzierten und von diesem auf der Pathologentagung 1909 erwähnten Fall. Der 2. Osteomalaziefall Stradas war hinsichtlich der Epithelkörper negativ.

Untersuchungen von Th. Bauer, Todyo, Hohlbaum, Maresch, Schickele, Thomas, Ritter, Herxheimer, Kerl zeigten, daß bei der Osteomalazie wohl in der Mehrzahl der Fälle Vergrößerungen der Epithelkörper mit Wucherungsherden zu finden sind. Die Veränderung betrifft meist alle Epithelkörper. Auch vereinzelte kleine Adenombildungen sind beschrieben. Die Behauptung von HOFFHEINZ, daß es nicht erwiesen sei, daß die Größe der Epithelkörper bei Osteomalazie hinter der bei „Ostitis fibrosa" zurückstehe (S. 730), muß wohl in ihrer Allgemeingültigkeit bezweifelt werden. Vergleichsfälle und Beobachtungen bei seniler Osteoporose (TODYO) ergaben aber auch oft Befunde, die nicht wesentlich von denen bei Osteomalazie abwichen. Bei einigen der beschriebenen erheblichen tumorartigen Epithelkörpervergrößerungen ist die Diagnose Osteomalazie nach unseren jetzigen Kenntnissen nicht mehr berechtigt (Fälle von SCHMORL, STRADA, ein Fall von MARESCH), sie gehören der RECKLING-HAUSENschen Krankheit an, für einige andere muß im Hinblick auf die früher angeführten Gründe die Diagnose Osteomalazie mit Vorbehalt aufgenommen werden.

Von Wichtigkeit für die Beantwortung der Frage nach den Beziehungen von Epithelkörpertumoren zu Skeleterkrankungen sind weiterhin die Beobachtungen solcher Tumoren bei Fehlen von Skeletveränderungen. [Nähere Angaben darüber bei ERDHEIM (2), (1907), MARESCH (1916) und bei HERXHEIMER, ds. Handbuch, Bd. 8, S. 618—621.]

Für die Bewertung dieser Fälle ist jedoch von Wichtigkeit, daß in einigen keine Angaben über die Beschaffenheit des Skeletes gemacht sind, dieses anscheinend nichts Auffälliges bot, was eine genaue Untersuchung veranlaßt hätte.

MARESCH kommt daher zu dem Schluß, daß diese Fälle nicht geeignet sind, gegen die Annahme eines engeren Zusammenhanges zwischen der Knochenerkrankung und der Epithelkörpervergrößerung herangezogen zu werden, daß das Bestehen einer unbeachtet gebliebenen Skeletveränderung nicht auszuschließen ist, eine Auffassung, der sich auch TH. BAUER und MEYER anschlossen. Auch der Nachweis der Epithelkörpernatur der Geschwülste scheint nicht immer mit genügender Genauigkeit geführt worden zu sein [MARESCH (b), S. 165].

Auch der 1905 von McCALLUM mitgeteilte Fall eines Epithelkörpertumors bei „chronischer Nephritis" muß heute als Hyperparathyreoidismus mit Knochen- und Nierenveränderungen aufgefaßt werden, stellt also eine RECKLINGHAUSENsche Erkrankung dar. Einer späteren Mitteilung McCALLUMs (in der Arbeit von ALBRIGHT, BAIRD, COPE und BLOOMBERG) zufolge ergab die Nachuntersuchung der Knochen eine Ausweitung der HAVERschen Kanäle sowie Markfibrose mit zahlreichen Ostoklasten.

MARESCH teilte die anscheinend nicht mit Skeletveränderungen einhergehenden Epithelkörpervergrößerungen in 2 Gruppen: 1. in solche, die den bei malazischen Erkrankungen vorkommenden histologisch gleichen, hyperplastische und hypertrophische Veränderungen darstellen, und bei denen das Fehlen einer Knochenveränderung nicht erwiesen ist, und 2. in Epithelkörperadenome, bei denen das Bestehen einer zu diesen in Beziehung stehenden Skeleterkrankung nicht zu erwarten ist (b, S. 155). MARESCH fügte allerdings die Einschränkung bei, daß weitere Beobachtungen erweisen müssen, ob diese Einteilung aufrechtzuerhalten ist. Wir glauben, daß diese Frage inzwischen durch den Nachweis so zahlreicher einwandfreier Adenome bei RECKLINGHAUSENscher Krankheit entschieden ist.

Auch ERDHEIM, der die bis dahin beobachteten Fälle von Epithelkörpertumoren in den Kreis seiner Erwägungen über deren Beziehungen zur Osteomalazie einbezog, hebt hervor, daß in keinem der genannten Fälle etwas über das Bestehen einer Osteomalazie vermerkt ist. ERDHEIM gibt aber zu bedenken, daß aus den Untersuchungen HANAUs bekannt sei, daß „bei histologisch im Knochen nachweisbaren osteoiden Säumen, selbst in einer Breite und Ausdehnung wie bei Osteomalazie, das klinische und grob anatomische Verhalten des Skeletes ein ganz unauffälliges sein kann" (ERDHEIM, b, S. 358). Als weitere Gründe für die Erklärung des Fehlens osteomalazischer Skeletveränderungen bei Epithelkörpervergrößerung führt Erdheim die Möglichkeit ·an, daß die Osteomalazie nicht die einzige Ursache der Epithelvergrößerung ist, eine Auffassung, die seither durch die Erfahrungen bei der Recklinghausenschen Krankheit vollends bestätigt worden ist.

Auch Meyer sprach sich dahin aus, daß es sehr unwahrscheinlich sei, daß alle Epithelkörpertumoren ohne Rücksicht auf ihre besonderen anatomischen Eigenheiten mit Knochenerkrankungen verbunden sein sollen, ebensowenig wie z. B. alle Hypophysentumoren mit Akromegalie oder alle Strumen mit Basedow vergesellschaftet sind.

Aus der Gegenüberstellung der Epithelkörpertumoren zu den Schilddrüsenveränderungen scheinen aber die Schwierigkeiten einer Erklärung der Befunde von Epithelkörpertumoren ohne begleitende Skeletveränderungen behoben, wenn man an die strumösen Veränderungen denkt, denen auf Grund ihres mikroskopischen Bildes eine Funktion nicht gut zugeschrieben werden kann. Unbeschadet dieser Erklärungsmöglichkeit muß es aber doch das Bestreben bleiben, bei jedem Epithelkörpertumor das Skelet auch nach Zeichen abgelaufener Erkrankungen, und zwar genau und ausgiebig mikroskopisch unter Anwendung geeigneter Verfahren zu untersuchen. Es sind dabei auch die früher geäußerten Bedenken und Zweifel an der Deutung dieses oder jenes Falles nicht gegenstandslos.

Tiefere Einblicke in die Zusammenhänge zwischen Epithelkörpervergrößerung und Recklinghausenscher Erkrankung brachten erst Behandlungsversuche und -erfolge, die auch zur derzeit wohl allgemein anerkannten Auffassung der Erkrankung als Ausdruck einer Hyperfunktion der Epithelkörper führten.

Der Gedanke, die Recklinghausensche Knochenkrankheit auf dem Wege über die Nebenschilddrüsen zu beeinflussen, wurde erstmalig von Schlagenhaufer 1915 in scharf umschriebener Form ausgesprochen, nachdem Askanazy — wie bereits erwähnt — gelegentlich der Entdeckung einer „Schilddrüsengeschwulst" in seinem Fall sog. progressiver Knochenatrophie die Frage aufgeworfen hatte, ob nicht Beziehungen zwischen dieser Geschwulst und den Knochenveränderungen bestünden.

Schlagenhaufer berichtete am 3. 12. 15 in der Gesellschaft der Ärzte Wiens über das Untersuchungsergebnis eines Falles Recklinghausenscher Knochenkrankheit bei einem 43 Jahre alten Mann, dessen linke untere Nebenschilddrüse geschwulstartig vergrößert war. Im Anschluß an diese Beobachtung befürwortete Schlagenhaufer die Entfernung der „hyperplastischen" Nebenschilddrüsen. Auch Maresch sprach sich in der gleichen Sitzung im Hinblick auf die Machtlosigkeit jeder sonstigen Behandlung für diesen Eingriff aus, der kaum eine weitere Schädigung des Kranken zur Folge haben dürfte, und dem nicht nur große wissenschaftliche, sondern möglicherweise auch praktische Bedeutung zukomme. J. Bauer hielt dagegen unter Hinweis auf die Beziehungen zwischen Osteomalazie und Tetanie und auf Grund der Auffassung der Tetanie als Äußerung mangelhafter Nebenschilddrüsenfunktion die Entfernung von Epithelkörper für bedenklich. Einer Mitteilung von Wichmann zufolge hat auch Westhues unabhängig von Schlagenhaufer den Vorschlag operativer Entfernung des Epithelkörpertumors gemacht. Auch Simmonds, der den von Sauer mitgeteilten Fall obduzierte, faßte die Erkrankung als Folge einer Hyperfunktion des adenomatös-hyperplastischen Epithelkörpers auf und riet, in allen Fällen schwerer generalisierter Ostitis fibrosa die Epithelkörpergegend durchzusuchen und verdächtige Geschwulstbildungen zu entfernen, wie auch Günther die Epithelkörpervergrößerung als das Primäre ansah.

In die Tat umgesetzt wurde der Vorschlag von Schlagenhaufer erst im Jahre 1926 durch Mandl an der II. Chirurgischen Klinik in Wien. Um die Auffassung dieser Beobachtung ist in letzter Zeit ein Streit entbrannt, indem J. Bauer und Kienböck für seine Deutung als Paget-Erkrankung eintreten. Es wäre das Bestehen eines Epithelkörpertumors bei der Pagetschen Erkrankung ein ungewöhnliches Vorkommnis. In einer letzten Veröffentlichung hält MANDL an seiner ursprünglichen Auffassung fest unter Anführung von Gründen, die tatsächlich schwer zu widerlegen sind. Selbst wenn die weitere Entwicklung von MANDLS Fall die überraschende Tatsache ergeben würde, daß in der wesentlichen Voraussetzung, nämlich der, daß wirklich ein Morbus RECKLINGHAUSEN bestand, ein Irrtum vorläge, so schmälert das seine Bedeutung nicht. War doch damit der Anfang einer nicht geringen Reihe von Versuchen gemacht, die bisher hoffnungslose Erkrankung günstig zu beeinflussen, sie selbst zur Heilung zu bringen. Wertvoll bleibt aber auch die daraus gewonnene Erkenntnis, daß manche Symptome, sei es für sich allein, sei es in Gesellschaft mit anderen, durchaus nicht pathognomonisch für die eine oder andere Erkrankung sind. Erst die zusammenfassende Bewertung und Abwägung aller Erscheinungen, der klinisch, röntgenologisch, anatomisch und chemisch erfaßbaren Änderungen, vermag eine Entscheidung herbeizuführen. Zu berücksichtigen ist dabei aber besonders, daß es uns derzeit noch an hinreichender Kenntnis der Befunde im Heilungsstadium bzw. bei Remissionen mangelt.

MANDL glaubte mit Recht, im Erfolg der Operation einen Beweis für die ursächliche Rolle des Epithelkörpertumors zu sehen. Auch GOLD, der 1927 den Eingriff bei einer 54 Jahre alten Frau mit Morbus RECKLINGHAUSEN wiederholte, gab der Meinung Ausdruck, daß die Erfolge „an den Grundlagen der Theorie vom sekundären Ursprung der Epithelkörpervergrößerung bei den Skeleterkrankungen rühren und zugunsten jener Ansicht sprechen, die in ihr das krankheitsauslösende Moment erblicken will" (S. 79). GOLD ließ es allerdings noch dahingestellt, „ob die Erfolge als vorübergehende und symptomatisch wirksam gewordene oder aber als tatsächlich kausal bedingte zu werten sind" (S. 79).

Der Erfolg der operativen Entfernung der Epithelkörpertumoren mit den subjektiven Zeichen der Besserung des Allgemeinbefindens, dem Verschwinden der Schmerzen, mit den objektiven Zeichen des Zurückgehens der hochgradigen Kalkausscheidung, dem Absinken der Hyperkalzämie, dem Anstieg der Phosphorwerte im Serum, der positiven Kalkbilanz und der damit mehr oder weniger rasch einsetzenden Festigung des Skeletes, die sich in zunehmender Schattendichtheit und Strukturänderungen im Röntgenbild äußert (vgl. z. B. die Bilder von SNAPPER und BOEVÉ, ELSMIE, FRASER u. a.), dieser Erfolg, der seither in einer stattlichen Reihe, in der weitaus überwiegenden Mehrzahl der operierten Fälle beobachtet wurde, bewies die Richtigkeit der Auffassung SCHLAGENHAUFERS, WESTHUES' und SIMMONDS. Nach der Entfernung des Epithelkörpertumors ist in einer größeren Anzahl von Beobachtungen eine latente oder offenkundige Tetanie aufgetreten, was ja bei dem meist sturzartigen Absinken der Serumkalkwerte nicht verwundern darf. Entsprechende Vorsorge vor der Operation und nach derselben hat aber auch diese Gefahr zu bannen gelehrt.

Ein der operativen Entfernung des Epithelkörpertumors gleichzusetzendes Ergebnis wird von HELLSTRÖM (b) berichtet, der nach Röntgenbestrahlung des Tumors in diesem ausgesprochen regressive Veränderungen, im Skelet Ausheilungsbefunde fand. Auch der Unterbindung der Arteria thyreoidea inferior soll die Bedeutung einer funktionellen Ausschaltung der Nebenschilddrüsen zukommen (DONATI u. a.).

Gelegentliche skeptische Beurteilungen oder gar Ablehnung des operativen Vorgehens (TAURIT, EGGERS u. a.) gründen sich auf die Nichterfüllung von Erwartungen, die als zu hoch gespannt angesehen werden müssen. Wenn wohl zugegeben wird, daß eine Rückkehr des gestörten Kalkstoffwechsels zur Norm erzielt wurde, aber gewissermaßen als Mangel des Verfahrens angeführt wird, daß die Zysten und braunen Tumoren jedoch unbeeinflußt bleiben — Hunter u. a. berichten das Gegenteil — daß die Beurteilung etwaiger Heilerfolge dadurch erschwert sei, weil die Zysten nicht selten spontan ausheilen, so heißt das mehr verlangen, als man billigerweise fordern darf. Müssen wir doch gerade in dem Zurückgehen der Kalkstoffwechselstörung den ausschlaggebenden Erfolg des Eingriffes erblicken, nicht nur in rein klinischer Hinsicht, sondern auch in ätiologischer. Die dadurch angebahnte Wiederherstellung der Festigkeit des Skeletes ist ja das Wesentliche. Daß die Zysten und braunen Tumoren, die ja auch als fälschlich so benannte lokalisierte Ostitis fibrosa an einem im übrigen gesunden Skelet ohne Bestehen der im wahrsten Sinn des Wortes grundlegenden Stoffwechselstörung zur Entwicklung kommen können, und die bei der Recklinghausenschen Erkrankung ja auch sekundäre Veränderungen darstellen, auch bei Besserung des Grundleidens noch weiter bestehen, ja zuweilen fortschreiten können, liegt in den besonderen Umständen begründet, die für ihre Entstehung mitbestimmend sind. Sie wären nach der Besserung des Grundleidens besonders zu behandeln, und zwar in gleicher Weise wie die Zysten und braunen Tumoren am sonst gesunden Skelet. Bei der Beurteilung des Heilerfolges, soweit er in Beziehung zum eingeschlagenen Verfahren zu bringen ist, muß weiterhin der Zustand berücksichtigt werden, in dem sich das Skelet zur Zeit des Eingriffes befindet. Man kann nicht erwarten, daß die schweren Zerstörungen, die die Krankheit bei ihrem oft jahrelangen Bestand und nicht minder dauernden Fortschreiten am Knochensystem verursacht, daß die schweren Verunstaltungen, die durch die Brüche und deren mehr oder weniger vollkommene Heilung bzw. das Ausbleiben einer solchen zustande kommen, nach Beseitigung der Kalkstoffwechselstörung und wiedererlangten Festigkeit der Knochen keine Spuren hinterlassen. Es ist ja gewiß staunenswert, ein wie weit gehender Ersatz zerstörten Knochens bei der Heilung sich einstellt, wie mancher Knochen auch in geradezu idealer Form sozusagen neu aufgebaut wird. Das aber nur, wenn die äußeren Bedingungen einer solchen Wiederherstellung günstig sind. Die gebliebenen, gefestigten Verunstaltungen bedürfen einer Verbesserung durch Behandlungsverfahren, wie sie auch bei anderen, auf anderer Grundlage entstandenen Verunstaltungen am Platze und im Gebrauch sind.

Daß bei der Beurteilung des Erfolges der Operation bzw. der Annahme eines unzureichenden Ergebnisses Vorsicht geboten ist, geht auch aus dem von Lanz operierten Fall Snappers hervor. Waren auch nach der Operation die Hyperkalzämie und die Schmerzen beseitigt, konnte der Kranke nach entsprechender Zeit auch wieder gehen, so wurde doch röntgenologisch die Wiederherstellung des Skeletes als nicht befriedigend angesehen. Ungefähr 2 Jahre nach der Operation konnte aber der Kranke nicht nur klinisch, sondern auch röntgenologisch als geheilt betrachtet werden. Es wurde festgestellt, daß sich „ein neues Skelet gebildet" habe und die Knochenstruktur wieder normal sei. Die Kompakta war wieder deutlich differenziert. Snapper und Boevé schreiben über den Zustand des Kranken 2 Jahre nach der Operation: „Aus dem hilflosen und schmerzgequälten Kranken ist ein wenn auch noch kleiner und verbogener, aber doch ein lebensfähiger, schmerzbefreiter Mensch geworden, der seine tägliche Arbeit wieder aufgenommen hat" (S. 376).

Andere Umstände, die ein negatives Ergebnis eines operativen Eingriffes verständlich machen oder einen nur vorübergehenden Erfolg erklären können, sind das Bestehen eines innerhalb der Schilddrüse oder sonst atypisch gelegenen Epithelkörpertumors (vgl. S. 425) oder das Vorhandensein zweier solcher (vgl. S. 427), deren einer bei der Operation zurückgelassen wurde.

In diesem Sinne wäre wohl auch der 2. von Wendel (1930) bekannt gegebene Fall zu deuten, bei dem nach der Operation wohl eine subjektive, aber nur eine geringe vorübergehende objektive Besserung eintrat. Der linke untere kirschgroße Epithelkörper wurde wohl entfernt, der rechte obere, der als wesentlich vergrößert anzusehen war, aber zurückgelassen.

Auch am Ausbleiben des Erfolges in einem von MANDL operierten Fall (1926, Fall 2) könnten ähnliche Verhältnisse Schuld tragen. Es wurde ein bohnengroßes Gebilde, dem Sitz des linken unteren Epithelkörpers entsprechend, entfernt, das sich mikroskopisch als ein im Sinne einer Kolloidstruma entarteter Teil der Schilddrüse erwies, der einen Epithelkörper umschlossen hatte. Lagen schon hierin ungewöhnliche Verhältnisse vor, so kann das gleiche für den linken oberen Epithelkörper angenommen werden, der nicht gefunden wurde. Auf der rechten Seite waren 2 normal große und normal gelagerte Epithelkörper. An die Möglichkeit einer intrathyreoidalen Lage des linken oberen, gegebenenfalls geschwulstartig vergrößerten Epithelkörpers wäre zu denken.

Die Auswirkung des Vorhandenseins zweier Epithelkörpertumoren wird durch eine Erfahrung HELLSTRÖMs eindringlich vor Augen geführt, von der die Kalkstoffwechselkurve S. 356 wiedergegeben ist. Nach der Entfernung eines Adenoms trat vorübergehende Besserung ein, der Rückfall verlangte eine neuerliche Operation, bei der ein zweiter Tumor gefunden wurde. Nach seiner Beseitigung trat der erwartete Erfolg ein. Auch sei nochmals auf die Beobachtung von DU BOIS und Mitarbeitern hingewiesen (vgl. S. 425), die zeigt, wie Ausdauer und Zielstrebigkeit nach vielen vergeblichen Versuchen schließlich doch zu einem Erfolg führen können.

Weiterhin sei daran erinnert, daß in mehreren Fällen, in denen bei Operationen kein Epithelkörpertumor gefunden worden war, ein solcher bei der Leichenöffnung entdeckt wurde (NOBLE, RITTER, LOOSER). Diese Erfahrungen nötigen uns, namentlich bei der Beurteilung von Mißerfolgen aus der ersten Zeit, in der die operative Behandlung durchgeführt wurde, Vorsicht walten zu lassen und durch die angeführten Tatsachen gestützt bei unerwartetem Ergebnis an eine der erwähnten Möglichkeiten zu denken.

Wenn schließlich gegen eine ursächliche Bedeutung des Epithelkörpertumors für die Entstehung der RECKLINGHAUSENschen Knochenkrankheit auch die Fälle angeführt werden, bei denen ein Epithelkörpertumor zwar vorhanden war, Skeletveränderungen aber fehlten, so können auch diese Gegensätze durch die bemerkenswerte Beobachtung SAUERs (1922) einer RECKLINGHAUSENschen Krankheit mit einem zystisch abgeänderten Epithelkörpertumor überbrückt werden.

Die lange Beobachtung des Kranken und die in verschiedenen Zeitabständen wiederholten Röntgenuntersuchungen ergaben bedeutende Änderungen im Verhalten der Knochen. Es trat im Laufe der Zeit eine wesentliche Besserung der Erkrankung im Bereiche der oberen Gliedmaßen auf, indem sich eine deutliche Zunahme des Kalkgehaltes einstellte und die Kortikalis wieder deutlich von der Spongiosa abgrenzbar wurde, während an den Knochen der unteren Gliedmaßen eher eine Verschlechterung festzustellen war. Mit diesen Befunden stimmten auch die subjektiven Angaben der Kranken überein. Diese Besserung ging zum Teil so weit, daß bei der von SIMMONDS vorgenommenen Leichenöffnung an manchen Knochen überhaupt keine makroskopischen Veränderungen wahrzunehmen waren, während wenige Jahre vorher noch im Röntgenbild schwerste Abänderungen bestanden. Mit diesem Wechsel der Erscheinungen stimmt auch das Verhalten des Schädeldaches überein, das bei der Obduktion durch sein hohes Gewicht von 640 g auffiel und bis zu $1^1/_2$ cm dick war. Histologisch fanden sich normal kalkhaltige Bälkchen in zusammenhängenden Zügen, zwischen ihnen normales Knochenmark. Nirgends waren Zeichen von lakunärer Resorption oder Umwandlung in fibröses Gewebe nachweisbar. Man geht wohl nicht fehl, wenn man in diesem Fall eine bis zu einem bestimmten Grad erfolgte Selbstheilung der Erkrankung annimmt. Das im Gegensatz zur auffallenden Besserung der oberen Extremitäten stehende Gleichbleiben der Veränderungen an den unteren darf im Hinblick auf die ungleiche funktionelle Beanspruchung der Gliedmaßen und deren Auswirkung auf den Knochen nicht verwundern.

Es dürfte kein zu weit gehender Schluß sein, wenn man mit der Besserung und teilweisen Heilung der Erkrankung die zystische Abänderung des Epithelkörpertumors in Beziehung bringt. Es ist doch ohne weiteres denkbar, daß mit dieser Abänderung des Tumors auch eine mehr oder weniger ausgiebige Herabsetzung der Überfunktion des betreffenden Epithelkörpers einhergeht.

Ähnliche Gedankengänge finden sich auch bei Kerl (1925), der auf die langfristigen Besserungen bei den chronischen Skeleterkrankungen (Osteomalazie, Osteoporose, Ostitis fibrosa) hinweist und darin eine Erklärung für das Fehlen pathologischer Befunde an den Epithelkörpern in diesem oder jenem Fall sieht.

Es verdient aber wohl auch der Gedanke Beachtung, daß bei Bestehen eines Epithelkörpertumors eine Hyperkalzämie und auch Nierensteine vorhanden sein können, bevor sich Skeletveränderungen bemerkbar machen, bzw. diese in so geringem Ausmaß und auch langsam erfolgen, daß sie der Beobachtung entgehen können. Es ist in diesem Zusammenhang bemerkenswert, daß die große Beobachtungsreihe von Albright, Aub und Bauer bzw. Castleman und Mallory zu einem erheblichen Teil durch die systematische Untersuchung des Kalzium- und Phosphorstoffwechsels bei allen Trägern von Nierensteinen zustande gekommen ist.

Die Ergebnisse der Untersuchungen über die Beziehungen zwischen Epithelkörpern und Recklinghausenscher Erkrankung lassen sich in ihren wesentlichsten Punkten dahin zusammenfassen:

1. Der Epithelkörpertumor kann als regelmäßiges Vorkommnis angesehen werden.

2. Die Geschwulstnatur der Epithelkörpertumoren bei der Recklinghausenschen Erkrankung scheint in einem Großteil der Fälle gesichert.

3. Die Erfolge der operativen Entfernung der Epithelkörpertumoren sprechen für eine kausale Bedeutung derselben.

4. Erfolglosigkeit der Operation ist nicht beweisend gegen diese Auffassung, sie ist, abgesehen von technischer Unzulänglichkeit, durch ungewöhnliche Lage des Epithelkörpers oder das Vorhandensein mehrerer Tumoren bedingt.

Die Recklinghausensche Knochenkrankheit als Ausdruck einer Überfunktion der Nebenschilddrüsen.

Unter allen Versuchen, eine Erklärung für die Verursachung der Recklinghausenschen Erkrankung zu finden, ist die Auffassung der Erkrankung als Ausdruck einer Überfunktion der Nebenschilddrüsen am besten begründet, heute wohl allgemein anerkannt (Albright, Aub und Bauer) und in verschiedenen Benennungen der Erkrankung zum Ausdruck gebracht [Hyperparathyreoidismus (Barr, Bulger, Dixon 1929), Hyperparathyreose (Lanz), endokrine Osteoporose (Looser, a), parathyreogene Ostitis fibrosa (Barr 1932), Ostéose parathyroidienne (Lièvre)].

Die wichtigsten Stufen auf dem Weg zu dieser Erkenntnis waren der Befund Askanazys und die daraufhin ausgesprochene Vermutung eines Zusammenhanges zwischen Epithelkörpertumor und Knochenveränderung (1904), — die gleiche Annahme findet sich 1923 bei Dawson und Struthers — die Lehre Erdheims von den Beziehungen der Epithelkörper zum Kalkstoffwechsel (1906 usf.), die Untersuchungen McCallums und Voegtlins über den Einfluß der Parathyreoidektomie auf den Kalkstoffwechsel (1909), der Vorschlag Schlagenhaufers zur operativen Entfernung der vergrößerten Epithelkörper (1915) und die erste erfolgreiche Durchführung derselben durch Mandl (1926). Mit der Darstellung wirkungsvoller Nebenschilddrüsenextrakte durch Collip, Berman und Hanson (1924 und

1925) stand auch der Weg zur experimentellen Ursachenforschung der RECKLINGHAUSENschen Krankheit offen, wobei vor allem die Arbeiten von BAUER, ALBRIGHT und AUB, JAFFE, BODANSKY und BLAIR, BYROM, BÜLBRING u. a. bedeutungsvoll wurden.

Nach BARR, BULGER und DIXON ist der „Hyperparathyreoidismus" gekennzeichnet durch: Hyperkalzämie, Hypophosphatämie, vermehrte Kalk- und Phosphorausscheidung im Harn, Neigung zu Konkrementbildung in den Nieren, Rarefizierung in den Knochen, Hypotonie und verringerte elektrische Erregbarkeit der Muskeln. Anatomische Grundlage des Hyperparathyreoidismus ist die tumorartige Vergrößerung einer oder mehrerer Nebenschilddrüsen. CHIEVITZ und OLSEN erweiterten den Symptomenkomplex noch durch die Feststellung einer mangelhaften Kalziumresorption aus dem Darm.

Diese Symptome stimmen mit den im Versuch feststellbaren Wirkungen des Nebenschilddrüsenhormons überein, wenn auch zugegeben werden muß, daß wir über diese Wirkungen und die Art und Weise, wie manche Stoffwechselveränderungen zustande kommen, noch unzureichend unterrichtet sind.

Aus den Erfahrungen über die Parathormonwirkung am Menschen ist auf die Untersuchungen von BAUER, ALBRIGHT und AUB hinzuweisen, die bei dem von HANNON, SHORR, McCLELLAN und DU BOIS mitgeteilten Fall RECKLINGHAUSENscner Knochenkrankheit feststellen konnten, daß dessen erhöhte Kalkwerte mit denen einer Versuchsperson überein timmten, der 100 Einheiten Parathormon verabfolgt wurden Ein Beweis, daß der Überschuß an Nebenschilddrüsenhormon Hyperkalzämie bewirkt (vgl. auch ALBRIGHT, BAUER, ROPES und AUB sowie die Untersuchungen von THÖLLDTE, JOHNSON und WILDER, SPIEGLER und STERN).

Die Wirkung des Nebenschilddrüsenhormons auf den Kalziumspiegel im Blut war weiterhin Gegenstand zahlreicher Tierversuche, die im großen und ganzen übereinstimmende Ergebnisse brachten (COLLIP, GREENWALD und GROSS, BODANSKY und JAFFE, JAFFE und Mitarbeiter u. a.).

Bei derartigen Versuchen ist jedoch zu berücksichtigen, daß sich die Tiere gegenüber der künstlichen Hormonzufuhr nicht gleichmäßig verhalten, was schon aus den Versuchen von HERXHEIMER und THÖLLDTE zu ersehen ist.

Für vergleichbare Untersuchungen ist eine Standardkost unbedingt erforderlich. Gegensätzliche Befunde mancher Autoren dürften der mangelnden Berücksichtigung dieser Umstände zuzuschreiben sein. Hunde eignen sich für Versuche mit Nebenschilddrüsenhormon am besten (COLLIP), Ratten, Mäuse, Meerschweinchen weniger, Kaninchen sind praktisch immun gegen wiederholte Hormoninjektionen. Menge des Hormons und Art der Zufuhr muß für die betreffende Tierart richtig gewählt sein. Es können aber Hormonmengen, die noch keine Änderung im Kalziumspiegel des Blutes hervorrufen, bereits deutliche Knochenveränderungen auslösen (BODANSKY, BLAIR und JAFFE, BODANSKY und JAFFE, COHN und STÖHR, COHN u. a.)

Die physiologische Wirkung des Nebenschilddrüsenhormons besteht nach COLLIP in der Regulierung des normalen Kalziumspiegels im strömenden Blut (S. 807). Aus den Versuchen von BOMSKOV (a) bzw. BOMSKOV und MOSCHINSKI geht weiterhin hervor, daß Hormongaben bei niedrigem Blutkalkspiegel eine Erhöhung, bei hohem Blutkalkspiegel eine Kalkerniedrigung bewirken, somit der Blutkalkspiegel von der Hormonkonzentration abhängig ist. Beim normalen Tier führt daher Hormongabe zu Kalkspiegelerhöhung. Diese Ergebnisse decken sich auch mit der Auffassung von CHIEVITZ und OSLEN, daß das Nebenschilddrüsenhormon die Fähigkeit des Blutes, Kalzium zu binden, erhöht, wobei gewöhnlich die Bindungsfähigkeit einen Kalziumgehalt von 10—11,5 mg-% ergibt. Beim Hyperparathyreoidismus wird auch die Bindungsfähigkeit des Blutes gesteigert sein und in einer Erhöhung des Kalziumgehaltes zum Ausdruck kommen. Folge der Erhöhung des Blutkalziumgehaltes — der seinerseits die Resorption von Kalzium aus dem Darm vermindert —

ist ein erhöhtes Kalziumangebot an die Nieren, eine vermehrte Kalziumausscheidung durch diese und eine negative Kalkbilanz.

Auch die Schnelligkeit der Regulation ist abhängig von der Hormonkonzentration [Bomskov (a), S. 228].

Für die Art und Weise, wie das Hormon den Kalkhaushalt steuert, nimmt Bomskov (a) an, daß einerseits die Kalkablagerung in den Depots begünstigt wird, andererseits daß bei besonderen Umständen Kalk aus den Depots mobilisiert wird.

Diese beiden entgegengesetzten Wirkungen werden durch ein und dieselbe Substanz bewirkt, nicht, wie Peritz meint, durch eine besondere kalksenkende und kalkerhöhende Substanz. Die Mobilisierung erfolgt dann, wenn der verfügbare Kalk der Weichteile für das Verhältnis Hormon : Kalk nicht ausreichend ist. In diesem Fall wird Kalk aus der größten Kalkreserve des Organismus, aus dem Knochen, freigemacht (Barrenscheen und Gold, Chievitz und Olsen).

Reiss führt die Steigerung des Blutkalziums ebenfalls auf eine Mobilisierung des Kalziums aus den Geweben zurück, da zugeführtes Kalzium zu der Zeit, wo die Blutkalziumsteigerung eintritt, nicht mehr im Blute ist. Daß das mobilisierte Kalzium zumindest nicht in erster Reihe aus dem Knochen stammt, geht nach Reiss daraus hervor, daß die Ca-Steigerung zum Großteil auf diffusibles Kalzium zurückzuführen ist.

Auf Grund von Versuchen über die Wirkung von Kalziumsalz-Hormongemischen gelangten Bomskov und Moschinski (a) zur Annahme, daß das Nebenschilddrüsenhormon den Kalziumspiegel dadurch erhöht, „daß es das Kalzium chemisch bindet“, daß im Blut eine Kalziumverbindung des Hormons kreist.

Spiegler und Stern sehen als spezifische Wirkung des Nebenschilddrüsenhormons die Änderung der Zustandsformen des Kalkes an (ultrafiltrabler bzw. elektroultrafiltrabler Kalk und kolloidaler Eiweißkalk). Da alle Autoren darin übereinstimmen, daß eine plötzliche Kalküberschwemmung des Blutes nur durch eine Kalkmobilisierung zustande kommen kann, eine Mobilisierung aber eine Veränderung ursprünglicher Bindung und Verankerung bedeutet, so kann es nach Spiegler und Stern nur durch Veränderung der Zustandsformen zu einer plötzlichen Kalküberschwemmung des Blutes kommen. Man muß auch annehmen, daß die Wirkung des Hormons auf den normalen bzw. auf den krankhaft abgeänderten Kalkstoffwechsel nicht die gleiche sei. Man muß ferner annehmen, daß die Wirkung des Hormons eine zweiphasische ist und die Wirkungsrichtung von der Zustandsform des Kalkes abhängt. Ein insuffizienter Kalkstoffwechsel wird in positivem Sinn beeinflußt, ist der Kalkstoffwechsel gut ausbalanciert, wirkt das Hormon kalkentziehend. Die Veränderung der Zustandsformen des Kalkes durch das Nebenschilddrüsenhormon gelangt nach Spiegler und Stern hauptsächlich am elektroultrafiltrablen Kalk zur Auswirkung. Mit dem Steigen des elektroultrafiltrablen Kalkes ist aber auch ein Abfallen der galvanischen Erregbarkeit verbunden.

Dem Hormon der Nebenschilddrüsen völlig analog verhalten sich auch adrenalinsekretorisch wirkende Substanzen wie Nikotin, Physostigmin, Strychnin, Bruzin, Koffein, Histamin und Guanidin (Bomskov und Falck). Bomskov und Falck zählen daher die wirksame Substanz der Nebenschilddrüsen den adrenalinsekretorischen Substanzen zu. Auch Spiegler und Stern konnten durch Thyroxin, Hypophysin, Orastin, Tonephin, Prolan, Hogival, Sistomensin, Agomensin, Adrenalin, Insulin, Traubenzucker, NaCl Steigerungen des Gesamtkalkes hervorrufen.

Die Bedeutung des Kalziumgehaltes der Nahrung für die Wirkung des Nebenschilddrüsenhormons offenbarten weitausgreifende Versuche Bülbrings, die zeigten, daß die Parathormonwirkung am stärksten bei kalziumreicher Kost ist (S. 216, 222).

Die Versuchsergebnisse Bülbrings bestätigten somit die Beobachtung von Reiss, daß Zufuhr von Kalzium die Parathormonwirkung verstärkt. Der Gehalt des Blutes an anorganischem Phosphor zeigt nach Verabreichung von Nebenschilddrüsenhormon ein der Kalziumkurve entgegengesetztes Verhalten (Reiss). Die Ausscheidung von Kalzium und Phosphor im Harn wird bei empfindlichen Tieren durch nicht giftige Dosen erhöht. Toxische Dosen dagegen vermindern die Phosphorausscheidung bei gleichzeitiger Erhöhung des Serumphosphors.

Der Kalziumgehalt der Knochen, der nach den Literaturangaben mit der Art der Ernährung Schwankungen unterworfen ist, zeigt nach Bülbring bei Parathormonüberdosierung eine Abnahme, die bei kalziumreicher Kost den stärksten Grad erreicht und — im Gegensatz zu anderen Angaben — nicht bei kalziumarmer Nahrung.

Der Phosphorgehalt der Knochen wird nach Parathormonverabreichung vermindert.

Als Angriffspunkt des Nebenschilddrüsenhormons sieht BÜLBRING (S. 244) den Knochen an und als Wirkung die Steuerung des Knochenan- und -abbaues.

Als Erklärung dafür, warum bei vermehrtem Kalziumangebot keine Vermehrung des Depotkalkes zustande kommt, vielmehr der Organismus im Bestreben, das Übermaß an Kalk zu beseitigen, über das Ziel hinausschießt, so daß die Depots angegriffen werden, gilt nach BÜLBRING folgendes: Bedeutet der Kalk einen Reiz für die Hormonproduktion der Epithelkörper, so wird die vermehrte Kalkausschwemmung und die vermehrte Tätigkeit der Ostoklasten verständlich (S. 245). Durch übermäßiges Kalkangebot wird das Gleichgewicht zwischen Anbau und Abbau zugunsten des letzteren gestört. Die Mobilisierung des Kalkes zeigt sich in stark erhöhtem Blutkalkspiegel. Allerdings bestehen diese Verhältnisse nur bei nicht zu langer Versuchsdauer, später verschwinden diese Unterschiede, bei Anwendung großer Dosen spielt das Kalkmilieu keine Rolle mehr (S. 247).

Eine Vermehrung des Blutkalziums kann — wie aus den vorhergehenden Ausführungen zu entnehmen ist — in der Hauptsache nur auf einer Mobilisierung von Kalzium aus den Geweben beruhen, und zwar zum größten Teil aus den Knochen (GREENWALD und GROSS, STEWART und PERCIFAL, HUNTER und AUB).

Auf welche Weise die Kalklager im Knochen in Bewegung gesetzt werden, bleibt allerdings ungewiß. Wahrscheinlich ist als Ursache dieses Vorganges eine durch den Hyperparathyreoidismus hervorgerufene Azidose anzusehen (JAFFE). ALBRIGHT und ELLSWORTH nehmen dagegen als Grundlage der Knochenveränderungen beim Hyperparathyreoidismus eine Störung des Phosphorstoffwechsels an.

Die Skeletveränderungen, die durch Parathormonverabreichung erzielt werden können, geben ein ziemlich übereinstimmendes Bild, wenn man die verschiedene Empfindlichkeit der einzelnen Arten von Versuchstieren, die gegebenen Mengen und die Dauer der Versuche gebührend berücksichtigt. Sie stimmen mit den Abänderungen überein, die entsprechende Stadien der RECKLINGHAUSEN-schen Knochenkrankheit darbieten (JOHNSON und WILDER, JAFFE, BODANSKY und BLAIR, BYROM, BÜLBRING, J. MARX, BAUER, AUB und ALBRIGHT, RUTIS-HAUSER, COHN u. a.). Das Fehlen bestimmter Erscheinungen im Tierversuch erklärt sich ohne weiteres aus der im Vergleich zur menschlichen Erkrankung kurzen Versuchsdauer und ungleichen Schnelligkeit des Ablaufes und auch aus dem Mangel der Erkenntnis, inwieweit die Intensität der Überfunktion der Nebenschilddrüsen und die im Versuch zustande gebrachte Parathormonwirkung einander entsprechen. Wir kennen ja die Höhe des Hormonspiegels beim Gesunden und Kranken nicht, können sie höchstens aus der Höhe des Kalziumspiegels im Blut erschließen.

Beim Menschen beobachteten PARHON und STEFANESCO eine Rarefizierung der Spongiosa nach länger anhaltender Hormonzufuhr.

BAUER, AUB und ALBRIGHT (1929) stellten eine Verminderung der Spongiosabälkchen der langen Röhrenknochen von Ratten fest, die mit steigenden Dosen von Parathormon behandelt worden waren. War durch diese Untersuchung gezeigt, daß Parathormon zu einer Rarefizierung der Knochen führt, so fehlte mangels histologischer Untersuchungen die Kenntnis, auf welche Weise die Rarefizierung zustande kommt. Diese Kenntnis brachten Untersuchungen von BODANSKY und JAFFE bzw. JAFFE und Mitarbeitern sowie BYROM bei künstlichem akuten und chronischen Hyperparathyreoidismus von Hunden, Meerschweinchen und Kaninchen.

BODANSKY, BLAIR und JAFFE (a) fanden nach Hormondosen, die noch keine Änderung im Serumkalzium und -phosphor bei Meerschweinchen ergeben hatten, Knochenresorption, somit einen Beweis für die Mobilisierung und Ausscheidung von Kalk bei Fehlen einer Hyperkalzämie.

Bei Meerschweinchen waren JAFFE, BODANSKY und BLAIR (b) imstande, durch Hormonverabreichung „diejenigen allgemeinen Knochenveränderungen" hervorzurufen, „die allen

Anforderungen der Diagnose Ostitis fibrosa genügen". Versuche von Jaffe, Bodansky und Blair, Bodansky und Jaffe (a) u. a. zeigten, daß bei Ratten, Meerschweinchen, Kaninchen, am besten jedoch bei jungen Hunden durch Zufuhr von Nebenschilddrüsenhormon — abhängig von der Dauer der Verabreichung und der Menge — alle Stufen des Knochenumbaues bis zu jenem überstürzten An- und Abbau auszulösen sind, der dem Bild der Recklinghausenschen Krankheit entspricht und offenbarten, daß der Hyperparathyreoidismus für die Veränderungen der Recklinghausenschen Knochenkrankheit verantwortlich ist. Von den Veränderungen sind namentlich die Gebiete betroffen, an denen die Wachstumsvorgänge besonders lebhaft sind.

Rutishauser erzielte durch Injektion zerriebener menschlicher Epithelkörper bei Kaninchen innerhalb 30 Tagen die ersten Stadien von „Ostitis fibrosa" mit lakunärer Resorption und Bildung von Fasermark. Im Hinblick auf die Widerstandsfähigkeit des Kaninchens auch gegenüber hohen Dosen Parathormon ist dieses Ergebnis überraschend.

Nach Jaffe, Bodansky und Blair (d, e) scheint die Kalziummobilisierung durch das Nebenschilddrüsenhormon aus den am schnellsten zur Verfügung stehenden Depots, den Gebieten tätiger Knochenbildung zu erfolgen, während langsam wachsende Knochen weniger oder kaum betroffen sind. Ähnliche Erfahrungen machten auch Aub und Mitarbeiter sowie Bülbring.

Kleine Mengen von Nebenschilddrüsenhormon scheinen nur die Osteoblastentätigkeit anzuregen [Selye (b)]. Aber bereits einmalige große Gaben bewirken bei Ratten ein starkes Einsetzen der Ostoklastentätigkeit nach vorübergehender Reizung zum Anbau. 20 Stunden nach der Verabreichung sah Selye ein fast völliges Verschwinden der Knochenbälkchen, die 24 Stunden später wieder aufgebaut waren. Auch bei wiederholten größeren Gaben (20 Einheiten täglich durch 17 Tage) ist nach Selye anfänglich die Ostoklastentätigkeit stark gesteigert. Trotz weiterer Zufuhr klingt diese Wirkung wieder ab und es tritt Anbau auf. In diesem Zusammenhang ist es bemerkenswert, daß Bauer, Aub und Albright bei wachsenden Ratten nach längerer Hormonzufuhr (885 Einheiten in 110 Tagen) eine Verminderung der Länge der Röhrenknochen mit Steigerung der Zahl der Trabekel sahen. Auch Jaffe berichtet über eine ausgedehnte metaphysäre Osteosklerose nach langer Hormonbehandlung, die als Heilungserscheinung verbunden mit Kompensation auf die Hormongaben auzufassen ist (S. 70).

Hinsichtlich der von Jaffe und Mitarbeitern beschriebenen „Zysten" muß bemerkt werden, daß diese nicht den Veränderungen entsprechen, die schlechthin bei der Bezeichnung „Ostitis fibrosa cystica" gemeint sind, sondern höchstens mikroskopisch erkennbare Anfangsstadien solcher darstellen.

Anhangsweise sei noch erwähnt, daß Bodansky und Jaffe (c) bei ihren Versuchen über experimentellen Hyperparathyreoidismus auch Hypokalzämie beobachteten, wenn mit der Parathormonverabreichung ausgesetzt wurde. Der Vorgang ist demnach umgekehrt wie während der Parathormonwirkung, wo Kalzium mobilisiert und ausgeschieden wird. Die Erklärung dieses Verhaltens kann nach Bodansky und Jaffe (c) in der Vorstellung zu suchen sein, daß nunmehr eine gesteigerte Neigung besteht, Kalzium in den Knochen abzulagern. Diese Neigung könnte so groß sein, daß dadurch eine Hypokalzämie bewirkt wird. Mikroskopisch ist tatsächlich nach Unterbrechung der Parathormonbehandlung eine Wiederherstellung des Knochens nachzuweisen.

Es wäre nach Bodansky und Jaffe (c) die Hypokalzämie nach Hyperparathyreoidismus auch noch anders erklärbar: Phosphorretention und Hyperphosphatämie, die sich bei Aussetzen der Parathormongaben einstellen, können Hypokalzämie nach sich ziehen, wie auch Phosphatverabreichung Hypokalzämie bedingt und Nebenschilddrüsenentfernung Phosphorretention und Hyperphosphatämie. Es ist durchaus möglich, daß während längerer Parathormonbehandlung die Nebenschilddrüsen Involution und Atrophie erleiden [Jaffe und Bodansky (d)], woraus sich eine Unterfunktion ergibt. Die auf Unterfunktion der Nebenschilddrüsen zu beziehende Hypokalzämie, Hyperphosphatämie, positive Kalk- und Phosphorbilanz nach Beendigung des Hyperparathyreoidismus sind kennzeichend für die Periode der Wiederherstellung. Dieselbe Erklärung liegt auch für entsprechende Zustandsbilder nahe, die sich bei der Recklinghausenschen Erkrankung nach Entfernung der Epithelkörpertumoren ergeben (S. 549).

Kalkablagerungen in verschiedenen Organen von Versuchstieren als Folge reichlicher Zufuhr von Nebenschilddrüsenhormon sind von Hueper beobachtet und später von Hoff und Homann sowie Homann, weiters von Mandl und Übelhör beschrieben. Nach diesen Untersuchungen sind Niere, Herzmuskel, Magen, Darm, Lunge und die Aorta bevorzugte Kalkablagerungsstätten. Diese Organverkalkungen — wenn auch individuell verschieden stark — gleichen histologisch dem Bild der Vitamin-D-Vergiftung und werden von Hoff und HOMANN unter Berücksichtigung der aufgefundenen Knochenveränderungen als Kalkmetastasen aufgefaßt. Auch diese Versuchsergebnisse zeigen demnach eine Übereinstimmung mit den bekannten und häufigen Befunden bei RECKLINGHAUSENscher Erkrankung.

Einschaltend sei noch die Frage der Beziehungen zwischen Epithelkörpern und Hypophyse gestreift und damit auch die Möglichkeit einer zentralen Veranlassung der Überfunktion der Nebenschilddrüse. Bemerkenswert sind in diesem Zusammenhang die Versuche von HOFFMANN und ANSELMINO, die durch Behandlung mit Hypophysenvorderlappenextrakten eine Steigerung des Blutkalziums bei Hunden erzielen konnten. Die Wirkung geht dabei über die Nebenschilddrüsen, was durch das Ausbleiben des Anstieges bei parathyreopriven Tieren bewiesen wird. Untersuchungen über das Verhalten der Nebenschilddrüsen nach Verabreichung von Hypophysenvorderlappenextrakten (ANSELMINO, HOFFMANN und HEROLD) ergaben eine Vergrößerung der Epithelkörper auf das 2—3fache, wobei das Epithelkörperparenchym fast ausschließlich aus hellen Zellen zusammengesetzt ist, während die rosaroten Hauptzellen als kleiner Rest am Rand der Drüse liegen. Die wasserhellen Zellen haben vielfach in großen Gewebsabschnitten adenomähnliche Anordnung angenommen. Die oxyphilen Zellen verschwinden. Auffällig ist das mächtige, mit Blut prall gefüllte Gefäßnetz der Drüse.

Auf Grund der zahlreich durchgeführten Versuche über die Wirkung des Nebenschilddrüsenhormons und ihrer Übereinstimmung mit regelmäßigen Symptomen der RECKLINGHAUSENschen Knochenkrankheit erscheint die Auffassung dieser Erkrankung als Ausdruck eines Hyperparathyreoidismus wohl begründet. Die Erfolge der Entfernung der Epithelkörpertumoren mit ihrer Rückwirkung auf den Kalzium- und Phosphorstoffwechsel und den davon abhängigen Erscheinungen der RECKLINGHAUSENschen Krankheit stützen diese Anschauung nachdrücklichst.

Differentialdiagnose.

Die Unterscheidung der RECKLINGHAUSENschen Krankheit von anderen ausgebreiteten Erkrankungen des Knochensystems kann mitunter Schwierigkeiten bereiten. Ausgeprägte Fälle, vor allem solche mit Zysten und braunen Tumoren, dürften wohl nicht schwer zu erkennen sein. Andererseits ergeben sich aber bei nicht weit vorgeschrittenen Fällen sowohl in klinischer und röntgenologischer als auch in morphologischer Hinsicht mancherlei Schwierigkeiten. Daß es verhältnismäßig lange Zeit dauerte, bis sich die Erkenntnis der Trennung der RECKLINGHAUSENschen Krankheit vor allem von der PAGETschen Bahn brach, lag in der Auffassung RECKLINGHAUSENs selbst begründet, der die PAGETsche Krankheit in die später nach ihm benannte Affektion miteinbezog. An diesem Irrtum krankte die spätere Zeit und er scheint selbst heute noch nicht ganz überwunden. Auch eine Blickrichtung, die sich vielleicht zu sehr auf das morphologische Aussehen im kleinen Ausschnitt festlegte, mag — so wertvolle Aufschlüsse sie vor allem in formalpathogenetischer Hinsicht zu geben vermochte — hemmend auf die Anerkennung eines selbständigen Krankheitsbildes gewirkt haben, wie sie ja eigentlich schon durch die ersten Beschreibungen der Erkrankung gefordert war. Am wichtigsten scheint die Trennung zwischen RECKLINGHAUSENscher und PAGETscher Erkrankung, deren durchaus verschiedenartigen Charakter trotz mancher Ähnlichkeiten u. a. 1906 LATZKO hervorhob und für die namentlich KIENBÖCK und in späteren Arbeiten auch SCHMORL eingetreten sind (vgl. auch EWALD, ALBRIGHT, AUB, BAUER u. a.). Die Unterschiede dieser beiden Erkrankungen liegen schon im Alter, in dem sie auftreten und in der Häufigkeit. Die im allgemeinen seltenere RECKLINGHAUSENsche Krankheit bevorzugt das mittlere Lebensalter, oft schon das 3. Lebensjahrzehnt mit einer etwas größeren Beteiligung des weiblichen Geschlechts, während die PAGETsche Erkrankung meist erst nach dem 40. Lebensjahr und häufiger bei Männern auftritt. Ein grundsätzlicher Unterschied besteht in der Beteiligung des Skelets. Die Recklinghausensche Krankheit als Allgemeinerkrankung betrifft von Anfang an das ganze Skelet, wenn auch gewisse Unterschiede im Grad des Befallenseins der einzelnen Skeletabschnitte bestehen. Dagegen sind bei der Pagetschen Krankheit immer nur einzelne Knochen oder eine Anzahl Skeletteile, bei größeren Knochen oft auch nur Teile derselben befallen und die Veränderung schreitet im Knochen langsam fort. Das Befallensein nur einzelner Skeletteile bei Paget und der sehr langsame Verlauf bringen es mit sich, daß gar nicht selten Paget-Veränderungen als Zufallsbefund entdeckt werden. Auch bei der Erkrankung des Schädels kann dies der Fall sein. Die kleinen Hand- und Fußknochen sind bei Paget (im Gegensatz zu Recklinghausen) fast nie erkrankt. Zeigt sich die Recklinghausensche Erkrankung in den Anfangsstadien zunächst als einfache Porose, die mitunter sehr rasch einen hohen Grad erreicht, steht die Verminderung an Knochensubstanz im Vordergrund, so besteht beim Paget regelmäßig der Eindruck einer Größenzunahme des Knochens, einer Verdickung, Verplumpung. Diese Erscheinungen treten bei der Recklinghausenschen Erkrankung erst spät auf und auch in ganz anderem Maße, erst dann, wenn ein erheblicher Umbau des Knochens eingesetzt hat. In solchen Fällen kann besonders am Schädel eine Ähnlichkeit mit der Paget-Krankheit vorgetäuscht sein, die aber meist durch die Untersuchung des übrigen Skelets und die Beachtung der anderen Krankheitszeichen nicht irreführen wird. Der Grad der Verkrümmungen der Knochen ist auch ein wesentlich verschiedener: Gegenüber der langsam eintretenden ziemlich regelmäßigen Ausbiegung der Paget-Knochen steht beim Morbus Recklinghausen eine Verunstaltung der Knochen, die in kurzer Zeit zu den abenteuerlichsten Formen führt. Mit der rasch fortschreitenden Porosierung und außerordentlichen Verminderung der Festigkeit der Knochen treten bei der Recklinghausenschen Krankheit zahlreiche Frakturen auf, bei der Pagetschen Krankheit sind Frakturen im allgemeinen selten und nur in sehr beschränkter Zahl vorhanden. Braune Tumoren kommen bei der Paget-Erkrankung nicht vor, Zysten nur ausnahmsweise und dann meist als Hohlraumbildungen im Mark, die auf die Form des Knochens und seine Festigkeit kaum Einfluß haben. Diese durch Art und zeitlichen Ablauf bestimmten Veränderungen bringen es auch mit sich, daß die Recklinghausen-' Kranken viel früher gehunfähig und bettlägerig werden, was beim Paget eine Seltenheit ist, dessen oft jahrzehntelanger Verlauf keine wesentliche Beeinträchtigung des Allgemeinzustandes mit sich bringt, sondern nur eine gewisse Unbeholfenheit der Bewegungen und nur das Auftreten einer Fraktur Bettlägerigkeit nach sich zieht. Der großen Schmerzhaftigkeit der Recklinghausenschen Erkrankung steht die geringe oder fehlende Schmerzhaftigkeit beim Paget gegenüber. Stillstand ist bei beiden Erkrankungen möglich, beim Morbus Recklinghausen kann es, wie schon früher angeführt, zu Spontanheilungen kommen. In solchen Fällen können durch die Wiederfestigung der Knochen, ihre Verdichtung und Verdickung Bilder entstehen, die auch röntgenologisch gewisse Ähnlichkeiten mit der Paget-Erkrankung besitzen. In dieser Hinsicht dürfte die Verfolgung der zahlreichen operativ behandelten Fälle Recklinghausenscher Krankheit noch viele bemerkenswerte Aufschlüsse geben. Aber weder das Röntgenbild des Schädels, noch gewisse Wirbelformen, noch Sklerosierungen bei Abheilung der Recklinghausenschen Krankheit berechtigen, eine Verbindung oder Vermengung mit der Pagetschen Erkrankung anzunehmen (Michaelis, a, S. 461). Die Ähnlichkeit gewisser Ausheilungsbefunde der Recklinghausenschen Krankheit — über die anscheinend noch keine mikroskopischen Untersuchungen möglich waren — berechtigt aber auch nicht zu dem Schluß, daß die Pagetsche Erkrankung sozusagen ein Endstadium der Recklinghausenschen darstelle. Als wichtige Unterscheidungsmerkmale sind weiterhin

das Vorkommen der Epithelkörpertumoren bei der RECKLINGHAUSENschen
und das Fehlen solcher Tumoren bei der PAGET-Erkrankung anzuführen sowie
die Änderungen im Mineralstoffwechsel. Hinsichtlich des Stoffwechsels sei hier
nur angeführt, daß eine wiederholt oder dauernd beobachtete Hyperkalzämie
für RECKLINGHAUSEN spricht, wenn auch mitunter Erhöhungen des Blutkalkspiegels bei PAGETscher Erkrankung gefunden wurden (BARRENSCHEEN und
GOLD), die aber nie besonders hohe Grade erreichten. Bemerkenswert scheint
auch im Gegensatz zur RECKLINGHAUSENschen Krankheit die meist hochgradige
Atherosklerose der peripheren Gefäße bei PAGET, auch wenn man das durchschnittliche höhere Alter der Kranken berücksichtigt. Die Entwicklung bösartiger Geschwülste, die bei PAGET-Kranken des öfteren beobachtet wurde,
kommt differentialdiagnostisch wohl kaum in Betracht. Über die mikroskopischen
Unterscheidungsmöglichkeiten vgl. die entsprechenden Ausführungen des Abschnittes über die PAGETsche Knochenkrankheit.

Die Trennung der RECKLINGHAUSENschen Krankheit von der **Osteomalazie**
dürfte wohl auch in den meisten Fällen ohne besondere Schwierigkeit durchzuführen sein, Verwechslungen können wohl nur jene Stadien ermöglichen, die
keine Tumoren und Zysten aufweisen. Abgesehen von der jetzt doch erheblichen
Seltenheit der echten Osteomalazie in unseren Ländern, dürfte die Unterscheidung mit Hilfe der Stoffwechseluntersuchungen (Hyperkalzämie bei RECKLING-
HAUSEN!) gelingen.

Gewisse Schwierigkeiten im klinischen und röntgenologischen Bild kann das
multiple Myelom bieten, zumal für die Entscheidung die Untersuchung des
Kalkstoffwechsels nicht eindeutig verwertbar ist. Bei Myelomen sind Änderungen
des Kalkstoffwechsels bekannt, wie sie gewöhnlich nur bei RECKLINGHAUSEN-
scher Krankheit beobachtet sind (JORES). Auch kann die elektrische Erregbarkeit der Muskel infolge des hohen Blutkalkes bei multiplem Myelom entsprechend
herabgesetzt sein [ASK-UPMARK (c)]. Doch dürfte der Befund des BENCE-JONES-
schen Eiweißkörpers bei multiplem Myelom die Diagnose sicherstellen [über
die Differentialdiagnose gegenüber multiplem Myelom vgl. auch die Ausführungen
KIENBÖCKs (c), zu einem von F. SCHMIDT als RECKLINGHAUSENsche Krankheit
beschriebenen Fall].

Für die Unterscheidung gegenüber der **Xanthomatose** ist wohl ein wertvoller
Hinweis das gewöhnlich frühe Kindes- bzw. Jugendalter bei dieser Erkrankung.

Kurze Erörterung erfordert noch die Möglichkeit eines Überganges der sog.
„lokalisierten" Ostitis fibrosa in die „generalisierte", also eines Riesenzelltumors
bzw. einer Knochenzyste in die RECKLINGHAUSENsche Krankheit, mithin Fälle,
die ursprünglich das Bild eines Riesenzelltumors boten und späterhin sich als
RECKLINGHAUSENsche Krankheit entwickelten. Hinsichtlich solcher seltener
Fälle — es handelt sich um eine Beobachtung von BERGMANN [(a) Fall 7, (b)]
und eine von MEYER-BORSTEL (Fall 9) — sei die Stellungnahme von MARX
angeführt, der keinen Beweis erbracht sieht, daß die sog. „lokalisierte" Ostitis
fibrosa ein Frühsymptom oder eine mildere Form der RECKLINGHAUSENschen
Krankheit darstelle. Mit SCHUPP vertritt MARX die Ansicht, daß es sich um
zwei Möglichkeiten handeln kann: 1. um einen reinen Zufall, indem ein früher
an einer „lokalisierten" Ostitis fibrosa Erkrankter später an RECKLINGHAUSEN-
scher „generalisierter" Ostitis fibrosa erkrankt, oder 2. daß schon die erste
Zyste ein isoliertes Frühsymptom der RECKLINGHAUSENschen Krankheit war,
das von einer Remission gefolgt war. Der Auffassung von BERGMANN und
MEYER-BORSTEL hinsichtlich der Übergänge von „lokalisierter" zu „generalisierter" Ostitis fibrosa treten auch GOLD und SCHLESINGER entgegen, und auch
MICHAELIS gibt unter Berücksichtigung der Tatsache, daß die RECKLINGHAUSEN-
sche Krankheit auch spontaner weitgehender Besserung und Stillstandes fähig

	Krankheitszeichen	Röntgen
Recklinghausen	Knochen: Schmerzen, Verunstaltung, Brüche, „Tumoren". Symptome, die auf Konkremente zu beziehen sind (Polyurie)	Allg. erhöhte Durchleuchtbarkeit, Verunstaltung, Zysten, Tumoren, Brüche, Konkremente
Senile Osteoporose	Keine Verunstaltung, keine „Tumoren", keine Nierenerscheinungen	Keine Zysten, keine Tumoren, keine Konkremente
Paget	Knochen: Vergrößerung, Verlängerung. Keine Polyurie. Selten Steine	Polyostot. aber nicht generalisiert, Hyperostose (auch „atrophische" Hyperostose Kienböck)
Osteomalazie	Frakturen, Verunstaltungen. Keine Knochentumoren, keine Polyurie, keine Steine	Keine Zysten, keine Tumoren, keine Konkremente, Verkrümmungen +++, Frakturen +++
Solitäre Zysten	Beschränkt auf Erkrankungsherd	Keine allg. Veränderungen, Zysten aber auch multipel
Solitäre Riesenzelltumoren	Beschränkt auf Erkrankungsherd	Keine allg. Veränderungen
Osteogenesis imperfecta	Brüche, keine Tumoren, keine Polyurie, keine Steine	Zysten selten, keine Tumoren oder Steine
Multiples Myelom	Kann die gleichen Knochen- und anderen Erscheinungen verursachen wie Recklinghausen	Kann von Recklinghausen nicht zu unterscheiden sein
Metastat. Knochengeschwülste		Selten Vorderarm und Unterschenkel betroffen
Basophiles Adenom d. Hypophyse (Morbus Cushing)	Fettsucht, Hirsutismus, Amenorrhöe	Gewöhnlich nur Osteoporose
Hand-Schüller-Christiansche Krankheit	Diabetes insipidus, Exophthalmus	Knochenlücken, im bes. Lückenschädel

ist, für diese Fälle die Möglichkeit eines Stillstandes der in der Entwicklung begriffenen Erkrankung zu, wobei vom ersten Schub der Erkrankung nur ein einziger Herd zurückgeblieben ist, der als Folgezustand der abgeklungenen Erkrankung noch lange Zeit unverändert bestehen kann.

Für die erwähnten und einige andere differentialdiagnostisch wichtige Erkrankungen sind eine Reihe von Symptomen in der vorstehenden Zusammenstellung angeführt, der, von geringen Änderungen abgesehen, eine Tabelle von Albright, Aub und Bauer zugrunde liegt.

Stellung der Recklinghausenschen Erkrankung in einem System der Knochenerkrankungen.

Die Beobachtungen der Erkrankung aus der Zeit vor v. Recklinghausens grundlegender Darstellung sind aufgefaßt als: Über das ganze Knochensystem ausgebreitete Hydatidenbildung (Froriep), zystoide Entartung des gesamten

Probeausschnitt	Serum		Plasma-phos-phatase	
	Ca	P		
Porose, Markfibrose, Anbau +++, Abbau +++	hoch	niedrig	hoch	Alle Altersgruppen
Porose, keine Markfibrose	normal	normal oder niedrig	normal	Alter!
Markfibrose, Mosaikstrukturen, einzelne Stellen oft schwer von RECKLINGHAUSEN zu unterscheiden	normal oder wenig erhöht	normal oder wenig erhöht	sehr hoch	Selten unter 40 Jahren. Arteriosklerose +++
Breite kalklose Säume, örtlich Markfibrose	normal oder niedrig	niedrig	hoch	
Nicht zu unterscheiden, wenn nur die Zysten untersucht werden	normal	normal	normal	
Nicht zu unterscheiden, wenn nur die Riesenzelltumoren untersucht werden	normal	normal	normal	
„Zelluläre Osteoporose" (KLEBS) beschränkte Markfibrose	normal	normal	normal oder wenig erhöht	Verbunden mit blauen Skleren, Schwerhörigkeit
Geschwulstgewebe	normal oder hoch	normal oder hoch	normal	BENCE-JONESscher Eiweißkörper
Geschwulstgewebe	normal oder hoch	normal oder hoch		Primärgeschwulst!
	normal	niedrig		Striae, Hypertonie
Xanthomatöse Granulationswucherungen				Kindl.-jugendl. Alter

Skeletes (ENGEL), Osteomalazie (LANGENDORFF und MOMMSEN, HIRSCHBERG), allgemeine Hyperostose des Skeletes mit Zystenbildung (VIRCHOW), zystische Entartung des Skeletes (BRAMANN), allgemeine Osteomalazie mit multipler zystischer Tumorbildung (ALBERTIN). v. RECKLINGHAUSEN benannte seine eigenen Fälle als verbreitete deformierende Ostitis mit Tumoren und Zysten, tumorbildende Ostitis deformans, fibröse Ostitis — multiple Osteosarkome. Wie aus diesen verschiedenartigen Benennungen hervorgeht, wurde jeweils ein hervorstechendes Symptom zur Grundlage der Einreihung gewählt. Bei v. RECKLINGHAUSEN bestand auch noch keine scharfe Trennung gegenüber der PAGETschen Erkrankung, die er auf Grund des gemeinsamen Vorkommens der Markfibrose und des Knochenumbaues mit zum Gegenstand seiner Untersuchungen machte und als eine Spielart der „fibrösen Ostitis" (b, S. 47) betrachtete. v. RECKLINGHAUSEN war nicht unbedingt der Ansicht, daß eine selbständige Erkrankung vorliegt, ja er glaubte eine allgemeine osteomalazische Grundlage nicht verkennen zu können (b, S. 55/56), wenn auch mancherlei Unterschiede gegenüber der gewöhnlichen Osteomalazie bestanden und für v. RECKLINGHAUSENs pathogenetische Erklärung der Erkrankung richtunggebend waren. Ausgehend von der Erscheinung, daß bei der „deformierenden Ostitis" Anbau von Knochen nicht nur an den Stellen stärkster Druck- oder Zugwirkungen wachgerufen wird, sondern darüber hinaus ein starkes Übermaß von Knochenanbau zustande kommt, sah v. Recklinghausen außer rein mechanischen noch andere Reize für maßgebend an (b, S. 68) und als wirkungsvollsten Umstand die sich aus der Biegsamkeit und Verkrümmung der Knochen ergebende Stauungshyperämie. v. Recklinghausen sah kein Bedenken in dem Versuch, den mächtigen Knochenanbau bei der deformierenden bzw. der fibrösen Ostitis aus Störungen der lokalen Zirkulation zu erklären und diese wieder mit entzündlichen Vorgängen in Beziehung zu bringen. Da durch die bis dahin vorliegenden Beobachtungen keine besondere Ursache der Erkrankung, etwa ein spezifisches Gift, nachzuweisen, auch ein dyskrasischer Ursprung durch keine Tatsache angedeutet war, so stand nach v. Recklinghausen der Annahme nichts entgegen, daß die gewöhnlichen Reize, die stetig wiederkehrenden Einwirkungen auf den Knochen die vasomotorischen Apparate treffen, stets wiederkehrende Kongestionen im Knochenmark und hyperplasierende Entzündung veranlassen. Der Vergleich mit den elephantiastischen Veränderungen der bindegewebigen Organe lag nahe und der ganze Vorgang wurde von v. Recklinghausen den entzündlichen Neubildungsprozessen angereiht, die an Stelle des Parenchyms der weichen Organe vorwiegend fibröses Gewebe setzen (S. 11—13). Diesen Erwägungen folgend, wählte v. Recklinghausen die Bezeichnung „fibröse Ostitis" (Ostitis fibrosa).

In seinem nachgelassenen Werk (c) wollte v. Recklinghausen als „metaplastische Malazie-fibröse Ostitis" nur gewisse Fälle der nicht puerperalen Malazie in die Kategorie der metaplastischen Malazie eingerechnet wissen, nämlich diejenige Knochenerweichung, welche seit 1876 allgemein Osteitis deformans (Paget), 1891 von ihm Ostitis fibrosa genannt worden ist. Die Auffassung des Krankheitsvorganges als chronisch-produktive Entzündung wurde aber von v. Recklinghausen neuerdings betont (S. 387). Obgleich v. Recklinghausen in seiner Einteilung der rachitisch-malazischen Erkrankungen unter d) die metaplastische Malazie-fibröse Ostitis und unter e) die hyperostotisch-metaplastische Malazie-deformierende Osteitis (Paget) anführt, tritt diese Unterscheidung in der weiteren Erörterung wieder zurück. v. Recklinghausen hebt zwar Unterscheidungsmerkmale, die uns heute wesentlich zu einer Trennung der Ostitis fibrosa Recklinghausen und der Ostitis deformans Paget bestimmen, entsprechend hervor, so den ausgesprochen örtlichen Charakter der Pagetschen Erkrankung, es bleibt aber für ihn, wie in der Konzeption von 1891, das Maßgebende der ausgiebige Abbau und noch auffälligere Umbau des Knochengewebes und wegen des irritativen Charakters der Veränderungen die Deutung als Ostitis.

Die Benennung „Ostitis fibrosa" v. Recklinghausen wurde erst häufiger seit den Veröffentlichungen von v. Haberer bzw. Gaugele (beide 1907). In den ersten 2 Jahrzehnten dieses Jahrhunderts begegnet man aber auch noch mehrmals der Bezeichnung Osteomalazie, wohl unter dem Einfluß der von v. Recklinghausen 1910 vorgenommenen Einordnung als „metaplastische Malazie-fibröse Ostitis" in sein System der malazischen Erkrankungen. Als Zusätze zur Bezeichnung Ostitis fibrosa werden im Laufe der Zeit die Ausdrücke „generalisata, cystica, mit Tumoren und Zysten" einzeln oder kombiniert gebraucht.

Es soll hier nicht näher auf die im Laufe der Zeit geäußerten Meinungen eingegangen werden, ob die Recklinghausensche Krankheit eine Unterart der Pagetschen ist oder umgekehrt, ob eine Osteomalazie oder Rachitis als Vorbedingung der Erkrankung in Betracht zu ziehen ist, ob Zysten und Riesenzelltumoren unbedingt zur Recklinghausenschen Krankheit gehören, eine Frage, die wir heute verneinen müssen, es soll auch nicht die Frage geprüft werden, ob für Zysten und Riesenzelltumoren, die in sonst gesunden Knochen vorkommen, die Bezeichnung „Ostitis fibrosa localisata Recklinghausen" berechtigt ist. Es kann von wenig Nutzen sein, bei der Erörterung von Anschauungen zu verweilen, die von den betreffenden Autoren selbst später eingeschränkt oder erweitert wurden bzw. durch andere Forschungsergebnisse an

Beweiskraft eingebüßt haben. Es sollen nur einige der Meinungen den Gegenstand dieser kurzen Darlegungen bilden, die hinsichtlich der Auffassung der RECKLINGHAUSENschen Krankheit zeitlich oder mit Rücksicht auf ihre allgemeine Annahme bedeutsam wurden. Über die Berechtigung, den Ausdruck Ostitis fibrosa in einem weiteren Sinne anzuwenden, wird an anderer Stelle gesprochen werden.

STENHOLM, der 1924 die Benennung Osteodystrophia fibrosa einführte — eine Namengebung, die seit CHRISTELLERs Referat auf der Pathologentagung 1926 weitgehende Anwendung erfuhr — vertrat hinsichtlich der RECKLINGHAUSENschen Krankheit die Ansicht einer „Identität mit der ursprünglichen PAGETschen Osteitis, wenigstens im mikroskopischen Bild". Daher beziehen sich STENHOLMs Folgerungen auch auf beide Erkrankungen. Sie führen ihn aber zu einer anderen Auffassung als v. RECKLINGHAUSEN und bauen auf die Frage auf: Ist die Ostitis fibrosa eine chronische Entzündung (S. 82/83)? Wenn auch STENHOLM bemerkt, daß der Begriff der Entzündung nicht allgemein feststehe, so gibt er doch bestimmte anatomische Erfordernisse für die Feststellung derselben an. Sämtliche für die anatomisch-histologische Diagnose einer chronischen Entzündung notwendigen Merkmale fehlen aber nach STENHOLM, und er gelangt zur Schlußfolgerung, daß die sog. Ostitis fibrosa keine chronische Entzündung und die Bezeichnung „Ostitis" vollkommen ungerechtfertigt ist (S. 83). Die Frage, welcher Natur nun die Erkrankung ist, beantwortet STENHOLM dahin, daß sie eine durch Ernährungsstörung hervorgerufene Krankheit ist und den Charakter eines degenerativ reparativen Prozesses hat (S. 89). Deshalb wählt er die Bezeichnung „Osteodystrophia fibrosa". In der Beweisführung stützt sich STENHOLM auf seine Befunde, die ergaben, daß der Krankheitsvorgang mit einer Wucherung von Bindegewebe beginnt, die ihren Ursprung vom Endost nimmt. Bald nachdem sich die Knochenbälkchen mit Bindegewebsmänteln umgeben haben, treten Riesenzellen auf. Ein Auftreten der Riesenzellen vor demjenigen der Mäntel hat STENHOLM nie beobachtet. Die Bildung der Bindegewebsmäntel erklärt STENHOLM damit, daß bei ungenügender Nahrungszufuhr aus irgendeiner Ursache im Knochen das rote Mark zugrunde geht und statt dessen sich eine Wucherung von Bindegewebe einstellt. Diese Wucherung geht teils vom Endost, teils vom Retikulum aus. Entsprechende Bilder kommen auch zustande, wenn Fettmark vorhanden ist. Auch dabei wird ein Ersatz durch Bindegewebe eintreten, da auch dieses im Verhältnis zum Fettmark geringere Ansprüche stellt. Durch die Bindegewebsumhüllung der Bälkchen wird deren Ernährung leiden und Abbau zustande kommen, der Abbau wird durch Reparation, Neubildung von Knochengewebe auszugleichen versucht. Bei fortbestehender Krankheitsursache wird auch der neugebildete Knochen wieder dem Abbau verfallen, bei dauerndem An- und Abbau der alte Knochen schließlich verschwinden. Hinsichtlich der Ursachen der Ernährungsstörung gibt STENHOLM zu bedenken, daß möglicherweise nicht nur ein einziges Moment als ätiologisch in Betracht kommt. Die Gleichheit des histologischen Bildes erlaubt keineswegs die Schlußfolgerung, daß auch die Ursache immer dieselbe sein muß (S. 91). Verschiedene Umstände scheinen die Bedingungen für ein und dieselbe formale Genese zu schaffen. Das Gemeinsame ist aber immer das Zustandekommen einer Ernährungsstörung. Das Problem läuft darauf hinaus, die verschiedenen für die Ernährungsstörungen wirksamen Momente aufzufinden. Der von STENHOLM häufig beobachteten Arteriosklerose kommt auf Grund der Zusammensetzung seines Materiales nur Bedeutung für die PAGETsche Erkrankung zu.

Beziehungen zu Osteomalazie und Rachitis im Sinne der RECKLINGHAUSENschen Annahme verneint STENHOLM und sieht die Osteodystrophia fibrosa als selbständige Erkrankung an. STENHOLMs Anschauungen über Zusammenhänge der Erkrankung mit innersekretorischen Vorgängen sind infolge der noch ungenügenden Trennung zwischen Recklinghausenscher und Pagetscher Erkrankung nicht verwertbar. Die Epithelkörpertumoren bei der „Osteodystrophia fibrosa" sind nach Stenholm gutartige Parenchymhyperplasien, im Verhältnis zur Knochenerkrankung als sekundäre Bildungen zu betrachten und ihre Entstehung auf erhöhte Inanspruchnahme zurückzuführen. Die Feststellung, daß positive Epithelkörperbefunde bei der fibrösen Osteodystrophie sich fast regelmäßig in Fällen mit braunen Tumoren und Zysten finden, also gerade bei Bildungen, die das Höchstmaß der Veränderungen bei der Krankheit darstellen, darf wohl nicht mehr in dem Umfang aufrechterhalten werden, wie sie von Stenholm gemeint war.

Christeller (a), der die Osteodystrophia fibrosa von Recklinghausen als den übergeordneten Begriff für alle Fälle mit überstürztem Umbau einhergehender Knochenerkrankungen und die Pagetsche deformierende Ostitis als eine ihrer Unterformen (S. 15) ansah, ordnete die „Osteodystrophia fibrosa" unter die umbauenden (metaplastischen) Erkrankungen, welche Gruppe er neben die der „achalikotischen Erkrankungen" (Rachitis, Rachitis tarda, Osteomalazie) als die beiden Hauptarten der „malazischen Knochenerkrankungen" stellte. Den Ausdruck Malazie hielt Christeller für die ganze Gruppe für treffend, „wenn auch sklerotische, eburnisierte Formen in ihr enthalten sind, denn die Deformitäten zeigen, daß auch diese Fälle früher ein erweichtes Skelet hatten, das erst später konsolidiert wurde" (S. 11). Für Christellers Einteilung war ebenso wie für Recklinghausen und Stenholm „das histologische, bzw. histogenetische Prinzip" maßgebend, dessen „Bedeutung für die Begriffsbestimmung der Ostitis fibrosa, für ihre Abgrenzung von ähnlichen Knochenerkrankungen wie für ihre Unterformen" (S. 7) Christeller schon 1923 (c) aufzuzeigen versucht hatte.

Die auf die ausführliche Erörterung der Frage auf der Pathologentagung 1926 folgende rege Beschäftigung mit der „Ostitis fibrosa" führte vor allem zur Anerkennung der Recklinghausenschen und Pagetschen Erkrankung als voneinander unabhängige und selbständige Krankheitsbilder [Lang (c) u. a.]. Damit erledigt sich auch die Frage, ob die Ostitis fibrosa Recklinghausen nur die Summe unspezifischer Reaktionen des Knochens darstelle, die auf dem Boden anderer Erkrankungen zustande kommen. Diese Trennung, begründet in Verschiedenheiten des zeitlichen Beginnes der Erkrankungen, des klinischen Verlaufes, des Röntgenbildes, des Kalkstoffwechsels, der Beteiligung innersekretorischer Organe, wurde namentlich von klinischer Seite gefordert [Kienböck (a), Looser (f) u. a.] und allgemein mehr und mehr anerkannt [Schmorl, M. B. Schmidt, Pick, Lang (c), Schupp u. a.]. In der letzten ausführlichen Darstellung der chirurgischen Literatur durch Michaelis wird die Trennung mit allem Nachdruck vertreten. Es darf aber nicht verschwiegen werden, daß auch schon früher Stimmen laut wurden, die mehr oder weniger deutlich Selbständigkeit und Trennung verlangten, und daß Autoren, die seinerzeit der Ansicht eines einheitlichen Krankheitsbildes waren, wesentliches zur Unterscheidungsmöglichkeit beitrugen. Im besonderen sei hier der Herausarbeitung der differentialdiagnostischen Bedeutung der Mosaikstrukturen bei der Pagetschen Knochenerkrankung durch Schmorl gedacht.

In derselben Zeit der bedeutsamen Änderungen in der Auffassung der Ostitis fibrosa begann auch die Aufmerksamkeit auf die Epithelkörperveränderungen bei der Recklinghausenschen Krankheit zu steigen und seit dem ersten Erfolg der Behandlung der Erkrankung durch Entfernung des Epithelkörpertumors (Mandl) (vgl. S. 438) sich eine neue Anschauung über die Natur der Erkrankung Bahn zu brechen. Zusammen mit den sich mehrenden operativen Erfolgen wies die experimentelle Forschung auf eine innersekretorische Ursache der Krankheit bzw. ein Stoffwechselproblem und führte zur Begründung der Lehre von der Überfunktion der Nebenschilddrüsen (Hyperparathyreoidismus) (Barr, Bulger und Dixon). Diese Auffassung ist in einem vorhergehenden Abschnitt dargestellt und begründet. Sind damit auch noch lange nicht alle Fragen, die mit der Recklinghausenschen Knochenkrankheit zusammenhängen, einer Lösung zugeführt, so bedeutet diese Erkenntnis doch einen großen Fortschritt, der sich vor allem in der Behandlungsmöglichkeit der Krankheit geltend macht. Ist auch der Platz noch nicht bestimmt, den die Recklinghausensche Krankheit in einem System der Knochenkrankheiten einnehmen wird, so sind durch die bisherigen Stoffwechseluntersuchungen doch Wege gewiesen, die es wohl ermöglichen werden, eine größere Gruppe von Erkrankungen nach solchen Gesichtspunkten zu prüfen und ein Einteilungsprinzip zu finden. Wahrscheinlich kommen den verschiedenen Formen der „malazischen" Erkrankungen auch verschiedene Stoffwechseltypen zu [Christeller (a)]. Dann wird sich auch erweisen, ob eine histogenetische oder ätiologische Einteilung bessere Dienste leistet. Es hat daher vorerst keinen Sinn, eingebürgerte Namen durch neue zu ersetzen, soferne man sich dessen bewußt ist, welche Erkrankung unter den gebrauchten Namen verstanden werden soll. Zu dieser Entscheidung sind die klinischen und morphologischen Grundlagen wohl hinreichend. Will man die Bezeichnungen „Ostitis" oder „Osteodystrophia" vermeiden, da diese Ausdrücke bestimmte Deutungen in sich schließen, so ist die Benennung als Engel-Recklinghausensche Knochenkrankheit die beste. Sie wird auch der Gepflogenheit gerecht, besondere Krankheitsbilder nach den Forschern zu benennen, denen wir grundlegende Kenntnisse darüber verdanken.

Verzeichnis der Fälle Recklinghausenscher Knochenkrankheit.

In der folgenden Zusammenstellung dürften wohl fast alle Beobachtungen Recklinghausenscher Knochenkrankheit enthalten sein, gleichviel, ob sie von den betreffenden Autoren als solche angesehen wurden oder nicht. Nicht angeführt ist eine Anzahl von Fällen, die dem einigermaßen mit dem Krankheitsbild Vertrauten die Einbeziehung als nicht gerechtfertigt erscheinen läßt, mögen sie auch unter der Bezeichnung Recklinghausensche Krankheit oder einem Synonym veröffentlicht sein. Soweit die Unterlagen erreichbar waren, ist auch auf die mehrfach erfolgte Bearbeitung eines Falles durch verschiedene Autoren, die auch in größeren zeitlichen Abständen erfolgte, Bedacht genommen. Aus diesem Grunde sind auch Sammelberichte einzelner Autoren nur insoweit für die Zählung berücksichtigt, als dabei eine Doppelzählung vermieden werden konnte.

Es erwähnen Schmorl (g) 15 Fälle, Rusakov 3 Fälle, Maresch (zit. n. Gold) 6 Fälle mit Epithelkörpertumoren, Dunlap und Moore 5 Fälle, Siordano einige Fälle, Renner 10 Fälle „echter Ostitis fibrosa" mit braunen Tumoren aus dem Institut Breslau, Ballin und Bloom 14 Fälle.

Die einzelnen Spalten und die gebrauchten Abkürzungen bedeuten: Laufende Nummer, Jahr der Veröffentlichung, Autor, Alter, Geschlecht, Dauer der Erkrankung, Bezeichnung. O.f.g. oder G.O.f. Ostitis bzw. Osteodystrophia fibrosa generalisata; M. Recklinghausen Morbus Recklinghausen oder ein fremdsprachliches Synonym; H Hyperparathyreoidismus, EKT Epithelkörpertumor; Op Operative Entfernung des Tumors; Op — erfolglose Operation (kein EKT gefunden); + tödlicher Fall, wenn nicht besonders vermerkt, auch obduziert; ? Beobachtung, gegen deren Einordnung auf Grund der erreichbaren Unterlagen Bedenken erhoben werden können.

1	1838	Froriep (nach-untersucht von Virchow, Lotsch, Boström)	51	♀	Mehrere Jahre	Über das ganze Knochensystem verbreitete Hydatidenbildung	+		
2	1864	Engel (nach-untersucht von Decken, Heineke)	55	♀	13	Zystoide Entartung des gesamten Skelets	+		
3	1877	Langendorff und Mommsen	33	♂	1	Osteomalazie	+		
4	1880	Butlin	50	♂	7		+		
5	1886	Virchow		♂		Allgemeine Hyperostose des Skelets mit Zystenbildung	+		
6	1887	Bramann	34	♀	4	Zystische Degeneration des Skelets (Osteomalazie)	+		
7	1889	Hirschberg (Hart)	35	♀	4	Osteomalazie (mit Riesenzellsarkomen)	+		
8	1890	Albertin	35	♀		Allgemeine Osteomalazie mit multipler zystischer Tumorbildung	+		
9	1889	v.Recklinghausen (= Fall 5 1891)	66	♀		Verbreitete deform. Ostitis mit Tumoren und Zysten (1891 tumorbildende Ostitis deformans)	+		
10	1891	v. Recklinghausen (Fall 6)	40	♀		Verbreitete deform. Ostitis mit Tumoren	+		
11		v. Recklinghausen (Fall 7)	40	♂		Fibröse Ostitis. Multiple Osteosarkome	+		
12	1892	Koehl und Hanau	48	♀	2	Osteomalazie	+		
13	1897	Meslay	15	♀	2	Infantile Osteomalazie	+		
14	1901	Feldmann	28	♂	11	Osteomalazie mit Geschwulstbildung	+		
15		Schönenberger	33	♀		Osteomalazie mit multiplen Riesenzellsarkomen	+	EKT ?	
16		Askanazy	54	♀	1	Progressive Knochenatrophie	+	EKT ?	
17	1903	Heineke	24	♀	20	Multiple Knochenzysten			
18		Askanazy	51	♀	1	Ostitis deformans ohne osteoides Gewebe	+	EKT	
19	1904	Haberer	10	♂	5	Multiple Knochentumoren	+		?
20		Hart	78	♀	5	Osteomalazie mit multiplen Riesenzellsarkomen und Zystenbildung	+		
21		Mikulicz (Fall 4)				Zystische Degeneration der Knochen			?
22		Davidsohn	58	♀	2	Knochenerweichung im weiteren Sinn, Osteoporose mit Osteomyelitis fibrosa und Periostitis ossificans	+		
23		Rehn (Decken)	23	♀	9	Multiple Knochensarkome mit Ostitis deformans	+		
24		Mönckeberg	55	♀	16	Zystenbildung bei Ostitis fibrosa (deformierende Ostitis fibrosa mit Zysten und Tumorbildung	+		
25	1905	Lissauer	36	♂	30	Ostitis deformans sive fibrosa	+		
25a		McCallum (a)	26	♂		„Chronic diffuse nephritis"	+	EKT	
26	1906	Crile und Hill	22	♀	1				
27		Katholicky	30	♀	7	Seltener Osteomalaziefall (Paget)	+		
28		Kolisko	30	♂					
29	1907	Gottstein	11	♀	7	Multiple Knochenzysten			?

Nr.	Jahr	Autor	Alter	♂	♀	Dauer	Diagnose	+	EKT	?
30		GAUGELE	36		♀	8	Ostitis fibrosa v. Reckling-hausen	+		
31		SCHMORL	48				Osteomalazie mit melanoti-schen Tumoren	+	EKT	
32	1908	WERNDORFF	9	♂			Multiple Sarkomatose des jugendlichen Knochens			?
33		GRASHEY	54		♀	4	Osteomalazie mit Zysten-bildung (RECKLINGHAUSEN-sche Krankheit)			
34	1909	HEDINGER	36	♂			Osteomalazie mit Zysten		EKT ?	
35	1910	v. RECKLING-HAUSEN (Fall 1)	33		♀	12	Metaplastische Malazie-fibröse Ostitis	+		
36		v. RECKLING-HAUSEN (Fall 2) (CHIARI, STRADA)	54		♀	4	desgl.	+	EKT	
37	1911	HARTMANN	28		♀	13	O. f. mit Geschwulst- und Zystenbildung	+		
38		JOACHIMSTHAL	12		♀	6	Ostitis fibrosa			
39		KLESTADT	35	♂		21	O. def. zwischen Typ Paget und Recklinghausen, näher dem letzteren			
40	1912	BURCHARD	4	♂		2½				?
41		FUJII	36	♂			O. f. mit ausgedehnter Zystenbildung	+		
42		SAXINGER	36		♀	3	Verwandt mit O. f. oder seltene Äußerung eines osteomalazischen Prozesses	+		
43		WREDE (WILLICH 1928)	40		♀	10	Gen. O. f.			
44	1913	MOLINEUS (Fall 1)	74		♀	15 ?	Osteomalazie mit multiplen Riesenzellsarkomen und Zystenbildung	+	EKT	
45		MOLINEUS (Fall 2)	59		♀		Osteomalazie mit multiplen braunen Tumoren	+	EKT	
46		MOLINEUS (Fall 3) (SCHMORL 1912)	48		♀		Osteomalazie. Multiple braune Tumoren	+	EKT	
47		PALTAUF (LOOSER 1924 Fall 1)	51		♀	5	O. f. mit multiplen Zysten und Tumoren	+	EKT	
48		WEICHSELBAUM	19		♀		O. f.	+	EKT	
49	1914	HARTING	34	♂		1				
50	1915	BARRIE	12	♂		7				?
51		BULL und HARBITZ (Fall 1)	26		♀	4	Osteomalazie mit Ge-schwulst der Glandula parathyreoidea	+	EKT	
52		LOTSCH [JAKOBY und SCHROTH, STENHOLM 1924, Fall 10, BERGMANN (a) 1925]	52		♀	12	O. f. g. mit Tumoren und Zysten	+	EKT	
53		SCHLAGENHAUFER	43	♂		5		+	EKT	
54		,,	62		♀	15		+	EKT	
55	1916	HAUSSLING und MARTLAND	25		♀	1				
56		MARESCH	65		♀		O. f. mit braunen Tumoren und Zysten	+	EKT	
57		,,	66		♀		Zysten in sonst normalem Skelet	+	EKT	
58		,,	76		♀		Schwerste, der O. f. nahe-stehende Malazie	+	EKT	
59	1917	(MEYER (Fall 1)	43		♀	10 bis 14	O. f.	+		
60		MEYER (Fall 2)	36	♂		3	O. f. mit multiplen Frak-turen und Zysten	+	EKT	
61	1918	BARRIE	32	♂		22				?

Nr.	Jahr	Autor	Alter	♂	♀	Dauer	Diagnose	+	EKT	?
62		Meyerding (Fall 13)	17	♂		5	O. f. cystica			?
63		Meyerding (Fall 14)	21		♀	15	desgl.			?
64		Meyerding (Fall 15)	29	♂		19	„			?
65		Meyerding (Fall 16)	26	♂		14	„			?
66		Meyerding (Fall 17)	30		♀					?
67		Meyerding (Fall 18)	19	♂		13				?
68		Meyerding (Fall 19)	41		♀	15	Allg. fibrozystische Degeneration der langen Knochen (Typ Recklinghausen)			
69		Ringel	20		♀		O. f. nahezu des gesamten Skelets			?
70	1919	Martin	17	♂			Gen. O. f.			?
71		Wehner	21		♀	17	Gen. O. f. mit multipler Zystenbildung			
72	1920	Barrie	50	♂		8				
73		Hamann	23	♂		1	Ostitis cystoplastica			?
74		Moll (Fall 1)	59		♀	18	Gen. O. f. mit Tumoren und Zysten			
75		Moll (Fall 2)	29		♀	5	desgl.			
76		Langenskiöld (Fall 1)	23		♀		O. f.			
77		Langenskiöld (Fall 2)	29		♀		O. f.			
78		Poncio	21	♂		5	O. f. Recklinghausen	+		
79		Roth und Volkmann	51		♀	10	Gen. O. f.			
80	1921	Flörcken	42		♀	2	O. f. cyst. gen. (v. Recklinghausen)			
81		Hubbard und Wenthworth	20				Metastatische Verkalkungen bei chronischer Nephritis und Epithelkörperhyperplasie	+	EKT	
82		Naumann	48		♀	7	Fibröse deform. O. im Anschluß an nicht puerperale Osteomalazie	+		
83	1922	Günther	46		♀		O. f. mit typischen braunen Riesenzelltumoren	+	EKT	
84		Hartwich (E. Fraenkel 1921)	60		♀		O. f. Recklinghausen	+	EKT	
85		Hartwich					Typische O. f.	+		
86		Morton	23	♂		20	Gen. O. f.			?
87		Nägelsbach und Westhues	27	♂		3	Allgem. O. f.	+	EKT	
88		Sauer (Simmonds 1921)	21	♂		4	O. f.	+	EKT	
89		Strauch	27		♀		Schwere puerperale Osteomalazie	+	EKT	
90		Young und Cooperman	21		♀	4	Recklinghausensche Krankheit mit multiplen Zysten und Riesenzelltumoren	+		
91	1923	Dawson und Struthers	49	♂		7	Gen. O. f.	+	EKT	
92		Kuhlen	38		♀	4	O. f. mit multipler Zystenbildung	+	EKT	
93		Roseno	63	♂		> 5				
94		Roseno					Multilokuläre O. f.			
95		Stern								

				♂	♀						
96	1924	HARRIS	14		♀		Gen. O. f. cyst.				?
97		„	10		♀		desgl.				?
98		JAITNER (Fall 7)	45		♀	6	Gen. O. f.				
99		GRASHEY	56	♂		5	O. f.				
100		LOOSER (Fall 2)	37		♀		Zysten und braune Tumoren bei Osteomalazie				
101		LOOSER (Fall 3)	52		♀		Multiple Zysten bei Osteoporose				
102		MACHARD	36		♀	4	O. f. gen.	+			
103		STENHOLM (Fall 9)	26		♀	5	O. f. (hypostotische Form)	+	EKT		
104	1925	ACHARD und THIERS	54	♂			Osteopath. Recklinghausen[1]	+			
105		EISING	51	♂		29 ?					
106		GERLACH	49	♂			Gen. O. f.	+			
107		GÖDEL (Leb 1932)	42		♀		Gen. O. f. cyst.	+	EKT		
108		HOFFHEINZ [BERGMANN (a) 1925]	42		♀		Gen. O. f.	+	EKT		
109		LEROUX und CHAUVEAU = BLUMEN 1931, Fall 2	50		♀		O. f. (Typ Recklinghausen)	+	EKT		
110		MANDL	44				O. f. gen.			Op—	
111		TREMOLIÈRES etc.	55		♀		Osteomalazie	+	EKT		
112	1926	ABRIKOSOV	38		♀		O. f. s. def. gen.	+	EKT		
113		BERGMANN (b)	21		♀		Gen. O. f.				
114		CHABÉ									?
115		HEARD, SCHUMACHER und GORDON	3				O. f. polycystica				?
116		MANDL	38	♂		5	Gen. O. f.		EKT	Op	
117		NORDRUM					Gen. O. f.				
118		PARREIRA und CASTRO-FREIRE	18	♂		4	Gen. O. f.	+	EKT		
119		PENECKE (Fall 1)	38	♂			O. f. Recklinghausen	+	EKT		
120		PENECKE (Fall 2)	59		♀		desgl.	+	EKT		
121		TOBLER	11		♀	5	O. f. cyst. gen.				?
122		WILBERT			♀		M. Recklinghausen				
123	1927	GOLD	54		♀	4	O. f. gen. Recklinghausen		EKT	Op	
124		LAMBIE	30		♀		Gen. O. f.	+	EKT		
125		LÜTZENBERGER	40	♂		2	O. f. gen.				
126		SCHNEYER	39		♀	10	O. f. gen.				
127	1928	BECK	41		♀		Gen. O. f.	+	EKT	Op	
128		BERGMANN								Op—	
129		DUKEN (Fall 2)	14		♀		Spätrachitis und gen. O. f.				
130		GOLD [BARRENSCHEEN und GOLD, PRIESEL und WAGNER (1932) Fall 1]	13	♂			O. f. cyst. gen.			Op—	?
131		PAROMENSKY	58		♀		O. f. gen. Recklinghausen				
132	1929	BARR, BULGER und DIXON	56		♀	9	Hyperparathyreoidismus		EKT	Op	
133		BOYD, MILGRAM und STEARNS	21	♂		5	desgl.		EKT	Op	
134		COLEY und COLEY					Gen. O. f. cyst.				
135		EGGERS	39		♀		Gen. O. f.	+	EKT	Op	
136		FONTANA	26		♀	2	Osteomalazie mit Kalzinosis	+	EKT		
137		HIRSCH	37	♂			Gen. O. f.				?
138		HUNTER (Fall 4, 1930, M. M.)	41		♀	8	H., Gen. O. f.		EKT	Op	
139		NAGEL					O. f. gen.				

[1] Keine Obduktion.

Nr	Jahr	Autor	Alter	♂	♀		Diagnose			
140		Papa	37		♀	7	M. Recklinghausen			
141		Rappaport	28		♀	12				
142		Regnier	48		♀	5	O. f. gen. Recklinghausen			
143		Selye	49		♀		Kalkgicht	÷	EKT	
144		Snapper, Lanz	56	♂		7	M. Recklinghausen		EKT	Op
145		Vasilenko	24		♀	3	O. f. gen.	+	EKT	
146		Verger, Delmas-Marsalet, Broustet	36		♀		O. f. cyst. Recklinghausen			
147		Wilder	36		♀	7	Hyperparathyreoidismus		EKT	Op
148	1930	Amberg	14		♀				EKT	Op
149		Ask-Upmark	46	♂		1	O. f. gen.	+	EKT	
150		Barr und Bulger	38		♀		Hyperparathyreoidismus		EKT	Op
151		Ball	50	♂		7	Gen. O. f.			Op—
152		Bernhardt	25		♀		Gen. O. f.	+	EKT	
153		Bihl	36	♂			O. f. gen.	÷	EKT	
154		Blencke	17		♀		O. f. gen.			
155		Compere	59		♀	5	Hyperparathyreoidismus		EKT	Op
156		Disqué, Rosenbach	24		♀		O. f. gen.		EKT	Op
157		Drennan	60		♀		Gen. O. f.	+	EKT	
158		Ferrero und Cucco	46		♀	11	M. Recklinghausen			
159		Gold (d)	48		♀					Op—
160		Hunter (Fall 3)							EKT	
161		Hannon, Shorr, McClellan, Du Bois bzw. die anderen S. 426 genannten Autoren — Albright, Aub und Bauer (1934, Fall 6) — Churchill und Cope (1934, Fall 6)	30	♂			O. f. cyst. Osteomalazie? Hyperparathyreoidismus		EKT	Op
162		Ingebrigtsen	47		♀					Op—
163		Joseph					O. f. cyst. gen.			
164		Kienböck und Markovits (Eppinger und Hitzenberger 1924)	22		♀	5$^{1}/_{2}$	O. f. cyst. gen.			
165		Ksendsovskij	19				O. f. gen. Cyst.			Op—
166		Hotz	24	♂			Gen. O. f.			
167		Léri, Layani, Lièvre und Weill (Chifoliau, Léri und Weill)	31	♂		4	O. f. cyst.		EKT	Op
168		Meyer-Borstel (Fall 9)	32		♀	8	Gen. O. f. Recklinghausen			
169		Müller	40		♀		M. Recklinghausen			
170		Pemberton und Geddie	14		♀	2 ?	Hyperparathyreoidismus		EKT	Op
171		Schulze					O. f. gen.			Op—
172		Taurit			♀	5	O. f. gen.			
173		Volkmann					Gen. O. f.			Op—
174							Gen. O. f.			Op—
175		Wanke	31		♀	4	O. f. gen.	+	EKT	
176		„	38		♀	10	desgl.	÷	EKT	
177		„	41		♀	9	„	÷	EKT	
178		Wendel (Fall 1)	54	♂		4	O. f. gen.			Op— [1]

[1] Paget ?!

				♂	♀						
179		Wendel (Fall 2) = Volkmann 1931	17		♀	2	O. f. gen.	+	EKT	Op	
180		Winter	12		♀	10	O. f. gen.			Op—	?
181	1931	Ask-Upmark (Petren)	43		♀	12	O. f. gen.	+	EKT	Op	
182		Bergstrand	55		♀	5	O. f. gen. Recklinghausen	+	EKT		
183		Berner	40		♀		O. f. gen.	+	EKT		
184		„	47		♀	7	desgl.	+	EKT		
		Blumen (Fall 1)					M. Recklinghausen				1
185		Bradfield (Elmslie 1914)	23	♂		17	Gen. fibrozystische Knochenerkrankung				?
186		Camp und Ochsner					Hyperparathyreoidismus		EKT	Op	
187		Camp und Ochsner					desgl.		EKT	Op	
188		Cosin (Rushton)	17	♂		3	Hyperparathyreoidismus O. f. cyst.		EKT		
189		Denninger					O. f. („prehistoric american indian")	+			
190		Dresser und Hampton	44		♀		O. f. cyst. gen.		EKT	Op	
191		Dresser und Hampton	41		♀		desgl.			Op—	
192		Gordon-Taylor, Wiles und Baker	20		♀		Fibrozystische Erkrankung		EKT	Op	
193		Hellner			♀	3	O. f. gen.				
194		Hellström	42		♀		Hyperparathyreoidismus. O. f. gen.		EKT	Op	
195		„	44		♀		desgl.		EKT	Op	
196		„	54		♀		„				
197		Hoffmeister			♀		O. f. gen.		EKT		
198		Hunter (Fall 1, E. G.)	49		♀	8	Hyperparathyreoidismus. Gen. O. f.	+	EKT		
199		Hunter (Fall 2, M.F.R.)	37		♀	3	desgl.		EKT	Op	
200		Hunter (Fall 3, A.J.F.)	49		♀	11	„		EKT	Op	
201		Hunter (Fall 4, B.Y.)	51		♀	5	„		EKT	Op	
202		Lièvre, May	45	♂		>7			EKT	Op	
203		Lièvre, Muller	41		♀	5 ?	M. Recklinghausen	+	EKT		
204		Paul	56	♂		2 ?	O. f. gen.	+	EKT		
205		Quick und Hunsberger, (Schnabel) = Alexander und Crawford 1927	25	♂		4	Hyperparathyreoidismus		EKT	Op	
206		Redwitz (Himmelmann 1934)	42	♂			Polyostotische Form der O. f.		EKT	Op	
207		Sainton, Bourguignon und Millot (Léri und Linossier 1925, Sainton, Millot 1931, Bourguignon und Sainton 1931)	36	♂			M. Recklinghausen		EKT		
208		Santoro	28		♀		O. f. cyst.				
209		Schaldemose					O. f.		EKT	Op	
210		Schmitz	28				Gen. o. f.				

[1] Identisch mit Nr. 207!

Nr.	Jahr	Autor	Alter	Geschl.	Dauer	Diagnose		EKT	Op	
211		Schupp	51	♀	5	O. f. Recklinghausen	+	EKT		
212		Silvestrini	25					EKT	Op	
213		„	57					EKT	Op	
214		Simon	42	♀	> 3	O. f. gen.	+	?		
215		Snapper und Boevé	35	♀	> 8	M. Recklinghausen		EKT	Op	
216		Snapper und Boevé				O. f. cyst. gen. (leichter Fall)				
217		Teschendorf	28	♀		O. f. cyst. Recklinghausen				
218	1932	Arndt	69	♀		O. f.	+	EKT		
219		Babcock	25	♀		O. f. cyst.	+	EKT	Op	
220		Chievitz und Olsen	25	♀	5	O. f. gen.		EKT	Op	
221		Coryn	30	♀	9	Ostéose parathyroidienne (M. Recklinghausen)		EKT	Op	
222		Delmas-Marsalet	36	♀		M. Recklinghausen				
223		Gold	19	♀		O. f. gen.		EKT	Op	
224		Hanke (Fall 1) (Moser)	33	♀	6	O. f. Recklinghausen	+	EKT		
225		Hanke (Fall 2)	49	♀	6	desgl.	+	EKT		
226		Hitzrot und Comroe		♀		Hyperparathyreoidismus			Op—	
227		Klingner	43	♀		O. f. gen.	+	EKT		
228		Lancestre	26	♀	3	M. Recklinghausen	+	EKT		
229		Martin und Sarasin	53	♂		Ostéose parathyroidienne	+			
230		Morelle (a) = Morelle und Boine 1934, Fall 1	56	♀	12	Hyperparathyreoidismus		EKT	Op	
231		Noble	40	♂		Gen. O. f. cyst.	+	EKT	Op—	
232		Priesel und Wagner (Fall 2)	6½	♂		O. f. cyst. gen.				?
233		Priesel und Wagner (Fall 3)	9	♀		desgl.				?
234		Renaud, Petit Maire und Fayot				M. Recklinghausen		EKT		
235		Rosedale	50	♀		Fibrozystische Knochenkrankheit	+	EKT	Op	[1]
236		Rusakov und Sakajan	50	♀		Parathyreogene Osteodystrophie	+	EKT		
237		Schlesinger und Gold	42	♀		O. f. cyst. gen.		EKT	Op	
238		Schulte	50	♂		O. f. gen.				
239		Toennissen und Hecker	32	♀		M. Recklinghausen	+			[1]
240		Wichmann	45	♀	9	O. f. gen. Recklinghausen		EKT	Op	
241	1933	Abel, Thomson und Hawksley	58	♀	1	Gen. O. f.		EKT	Op	
241a		Albert	48	♀	5	M. Recklinghausen	+	EKT	Op	[1]
242		Ballin				Parathyreoidismus		EKT	Op	
243		„				„		EKT	Op	
244		Bevere und Sorrentino				O. f. cyst. gen. (M. Engel-Recklinghausen)				
245		Cohen und Kelly	48	♀	9	Gen. O. f.		EKT	Op	
246		Copello	46	♂	14	Hyperparathyreoidismus		EKT	Op	
247		„		♀		desgl.		EKT	Op	
248		Corsi				M. Recklinghausen				
249		Dyke, Walker und Freeman	14	♀	½	Gen. O. f.		EKT	Op	
250		Dyke, Walker und Freeman	14	♀		desgl.		EKT	Op	

[1] Keine Obduktion.

Nr.	Jahr	Autor	Alter	Geschl.	Dauer	Diagnose		EKT	Op	
251		ELMSLIE, FRASER, DUNHILL, VICK, HARRIS und DAUPHINEE (Fall 1)	42	♀	10	Gen. O. f. Hyperparathyreoidismus		EKT	Op	
252		Dieselben (Fall 2)	26	♀	5	desgl.		EKT	Op	
253		Dieselben (Fall 3) (Fall 1 und 3 = ELMSLIE 1918)	23	♀	8	„		EKT	Op	
254		FRUGONI und ALESSANDRI	18	♀		O. f. gen.		EKT	Op	
255		HÄSSLER (SCHÖNFELD)	4	♂		Gen. O. f.				?
256		HÄSSLER	3	♂		Gen. O. f.				?
257		HAND	39	♂		Hyperparathyreoidismus	+	EKT		
258		HERZENBERG	45	♂		O. f. gen.	+	EKT		
259		HOFFMEISTER			6	desgl.	+	EKT		
260		„	31			„		EKT	Op	
261		KEYNES und TAYLOR	25	♂	7	Gen. O. f. cyst.		EKT	Op	
262		KHVOROFF	50	♂	4	O. f.		EKT	Op	
263		LERICHE und JUNG				M. Recklinghausen		?	Op	
264		LERICHE und JUNG				desgl.		?	Op	
265		LOOSER	28	♀	3	O. f. gen.	+	EKT	Op−	
266		LOOSER	35	♀		O. f. gen.				
267		MANDL (c)	47	♀	5	O. f. gen. Recklinghausen	+	EKT	Op	1
268		MORTON (b)	20	♀		Hyperparathyreoidismus		EKT	Op	
269		PIERACH	31	♂		desgl.		EKT	Op	
270		RANKIN und PRIESTLY	34	♀				EKT	Op	
271		RANKIN und PRIESTLY	47	♀			+	EKT	Op	
272		RAYNAUD und CONSTANTINI				M. Recklinghausen		EKT	Op	
273		RITTER	38	♂	1	O. f. gen.	+	EKT	Op−	
274		SCHWENSEN und EIKEN	36	♀		O. f. gen.		EKT	Op	
275		THOMASON und SMITH	41	♀		Hyperparathyreoidismus		EKT	Op	
276		VENABLES	52	♀				EKT	Op	
277		WIJNBLADH		♀		O. f. gen.		EKT	Op	
278	1934	ALBRIGHT, AUB und BAUER (CHURCHILL und COPE, CASTLEMAN und MALLORY) Fall 1, M.J.S	46	♀	14	H., klassische Form		EKT	Op	
279		Dieselben, Fall 2, M. L.	60	♀	3½	H., osteoporot. Form		EKT	Op	
280		Dieselben, Fall 3, C. E. S. (ALBRIGHT, BAIRD, COPE und BLOOMBERG)	13	♀	4	H. mit Nephrolithiasis	+	EKT	Op	
281		Dieselben, Fall 4, N. B. (ALBRIGHT, BAUER, CLAFLIN und COCKRILL 1932, ALBRIGHT, BAIRD, COPE und BLOOMBERG)	41	♀	5	H., klassische Form mit Nephrolithiasis		EKT	Op	

[1] Keine Obduktion.

Nr	Name	Alter	♂	♀	Dauer	Diagnose		EKT	Op
282	Dieselben, Fall 5, R. T.	55		♀	5	H., osteoporot. Form mit Nephrokalzinosis		EKT	Op
	Dieselben, Fall 6, C.M., identisch mit Nr. 161					H., klassische Form mit Nephrokalzinosis und Nephrolithiasis			
283	Dieselben, Fall 7, M. D. R.	36		♀	3	H., klassische Form		EKT	Op
284	Dieselben, Fall 8, A. N. R.	44		♀	½	H. mit Nephrolithiasis, Paget-ähnlich		EKT	Op
285	Dieselben, Fall 9, I.R.C. (Ettinger und Magendantz)	33	♂		2	H., osteoporot. Form mit Nephrokalzinosis		EKT	Op
286	Dieselben, Fall 10, M.I.S.	54		♀	39	H. mit Nephrolithiasis		EKT	Op
287	Dieselben, Fall 11, M.T.	53		♀	12	H., klassische Form		EKT	Op
288	Dieselben Fall 12, Y.D.	51		♀	9	H. mit Nephrolithiasis		EKT	Op
289	Dieselben Fall 13, W.G.S.	22	♂		1	H. mit Nephrolithiasis		EKT	Op
290	Dieselben Fall 14, M.R.	52	♂		>1	H. osteoporot. Form mit Nephrolithiasis		EKT	Op
291	Dieselben Fall 15, A.P. (Albright, Bloomberg, Castleman u. Curchill)	62		♀	7	H. mit Nephrolithiasis		EKT	Op
292	Dieselben Fall 16, T.F.	26	♂		1½	H. mit Nephrolithiasis		EKT	Op
293	Dieselben Fall 17, I.M.M. Castleman und Mallory	55		♀	1½	H. mit Nephrolithiasis		EKT	Op
294	Fall 18, J.F.	58		♀		H.		EKT	Op
295	Fall 19, T.G.Y.	49	♂			H.		EKT	Op
296	Fall 20, N.M.K.	36		♀		H.		EKT	Op
297	Fall 21, E.T.	35		♀		H.		EKT	Op
298	Fall 22, H.C.B.	26		♀		H.		EKT	Op
299	Fall 23, A.S.	41	♂			H.		EKT	Op
300	Fall 23A, R.N.	25		♀		H.	+	EKT	
301	Fall 24							EKT	Op
302	Fall 25, W.P.	39	♂			H.		EKT	Op
303	Assmann = Laubmann = Hoff und Jeddeloh	16	♂			O. f. gen.	+	EKT	
304	Barker	65		♀	10	O. f.		EKT	Op
305	Ber	29		♀	2½	O. f. g.	+	EKT	
306	Bergstrand (b)	64		♀		O. f. gen.	+	EKT	
307	Buday	62		♀		O. f. gen.	+	EKT	
308	Courty u. Callens	60		♀	3		+		Op— [1]
309	Fahr					O. f. Recklinghausen	+	EKT	
310	Gamberini	49		♀	17	O. f. Recklinghausen		EKT	Op
311	Gutman, Swenson und Parsons	34	♂		2	Hyperparathyreoidismus		EKT	Op
312	Dieselben	53		♀	19	desgl.		EKT	Op
313	„	35		♀	16	„	+	EKT	Op
314	„	60		♀	23 ?	„	+	EKT	
315	Hellström (b)		♂			O. f. gen. H.	+	EKT	
316	Introzzi	34				O. f. g.			Op—

[1] Obduktion?

317	Kellert	37	♂		10	O. f. gen.	+	EKT		
318	Kleb	42		♀	4	O. f. gen.		EKT	Op	
319	Laborde, Welti und Lepennetier			♀					Op—	
320	Lewis und Trimble	65		♀	7	O. f. gen. H.		EKT	Op	
321	Lindén	20	♂			O. f. gen.				
322	McCallum (b)	23	♂			H.	+	EKT		
323	Mimpriss und Butler	17	♂					EKT	Op	
324	Morelle und Boine	51		♀		H.		EKT	Op	
325	Nordmann	39		♀	6	O. f. gen.		EKT	Op	
326	Orth			♀♀		desgl.	+	EKT	Op	1
327	Ott	48		♀		„ .	+	EKT		
328	Sørensen	74	♂		2	„	+	EKT	Op	2
329	Speed	32		♀	8					
330	Ssamarin	30	♂		4	O. f. g.		EKT	Op	
331	Strandgaard	47		♀		O. f. g. H.		EKT		
332	Wagoner und Gill	32		♀	>4	Hyperparathyreoidismus			Op	
333	Walker	45		♀		H., Paget-ähnlich		EKT	Op	
334	Wanke					. O. f. gen.		EKT	Op	
335	M.P. (Erdheim)	32		♀		M. Recklinghausen	+	EKT		
336	J.F. (Jarisch)	42		♀♀		desgl.	+			
337	A.St. (Ranzi)	36		♀♀		„				
338	A.B. (Stecher)	41		♀		„				
339	M. K. (Wätjen)	28		♀♀		O. f. g.	+			
340	E. S. (Fock)	53		♀		desgl.	+	EKT	Op	

Schrifttum.

ABEL, A. L., G. THOMSON and L. M. HAWKSLEY: Generalized osteitis fibrosa. Case succesfully treated by remove of parathyroid tumours. Lancet **1933 II**, 525. — ABRIKOSOW, A.: Zur pathologischen Anatomie der Ostitis fibrosa (Ostitis fibrosa s. deformans generalisata). Russk. Klin. **5**, 344 (1926). — ACHARD, CH.: Ostéo-fibrose vacuolaire de Recklinghausen. J. des Prat. **40**, 401 (1926). — ACHARD, CH. et J. THIERS: Ostéo-fibrose vacuolaire (ostéopathie de Recklinghausen). Bull. Soc. méd. Hôp. Paris **41**, 1019 (1925). — AKERBERG, E.: Nierenkonkrement und Kalkmetastasen bei Frakturen und Skeleterkrankungen, die mit Knochenresorption einhergehen. Hygiea (Stockh.) **94**, 169 (1932). — ALBERT, F.: Un cas de maladie de RECKLINGHAUSEN traité par l'extirpation d'un adénome parathyroïdien. Décès par tétanie aiguë. Procès-verb. etc. 42. Congr. franç. Chir. 1933. p. 335. — ALBERTIN: Mitteilung über einen Fall von allgemeiner Osteomalazie mit multipler zystischer Tumorbildung. Province méd. Lyon **1890**, No 45. — ALBRIGHT, F., J. C. AUB and W. BAUER: Hyperparathyroidism. A common and polymorphic condition as illustrated by seventeen proved cases from one clinic. J. amer. med. Assoc. **102**, 1276 (1934). — ALBRIGHT, F., P. C. BAIRD, O. COPE and E. BLOOMBERG: Studies on the physiology of the parathyroid glands. IV. Renal complications of hyperparathyroidism. Amer. J. med. Sci. **187**, 49 (1934). — ALBRIGHT, F., W. BAUER, D. CLAFLIN and J. R. COCKRILL: Studies in parathyroid physiology. III. The effect of phosphate ingestion in clinical hyperparathyroidism. J. clin. Invest. **11**, 411 (1932). — ALBRIGHT, F., W. BAUER, ROPES and J. C. AUB: J. clin. Invest. **7**, 139 (1929). — ALBRIGHT, F., E. BLOOMBERG, B. CASTLEMAN and E. D. CHURCHILL: Hyperparathyroidism due to diffuse hyperplasia of all parathyroid glands rather than adenoma of one. Arch. int. Med. **54**, 315 (1934). — ALBRIGHT, F. and ELLSWORTH: J. clin. Invest. **7**, 183 (1929). — ALESSANDRI, R.: Primo caso in Italia di asportazione di adenoma paratiroide per osteite fibrosa generalizzata. Boll. Accad. med. Roma **58**, 268 (1932). — ALEXANDER, E. G. and W. H. CRAWFORD: Multiple giant-cell tumors. Report of a case and review of the literature. Ann. Surg. **86**, 362 (1927). — AMBERG, S.: Proc. Staff meetings Mayo Clin. Rochester **5**, 332 (1930). — ANSELMINO, K. J., F. HOFFMANN u. L. HEROLD: Über die parathyreotrope Wirkung von Hypophysenvorderlappenextrakten. Klin. Wschr. **1934 I**, 45. — ARNDT, H. J.: Das Epithelkörperchen-Knochenproblem. Ärztl. Ver. Marburg, 22. Juni 1932. Klin. Wschr. **1932 II** bzw. Münch. med. Wschr. **1932 II**, 1382. — ASKUPMARK, E.: (a) A study on the parathyroid enlargement by osteitis fibrosa generalisata.

---

[1] Obduktion? [2] Keine Obduktion.

Acta med. scand (Stockh.) **74**, 284 (1930). (b) Further observations on osteitis fibrosa generalisata. Acta chir. scand. (Stockh.) **68**, 551 (1931). (c) Beitrag zur Differentialdiagnose des multiplen Myeloms und der Ostitis fibrosa generalisata. (Bemerkungen zu dem Artikel von JORES.) Klin. Wschr. **1932 I**, 288. (d) Parathyreoidea und Kalziumsalz im Organismus. Hygiea (Stockh.) **93**, 704 (1931). — ASKANAZY, M.: (a) Beiträge zur Knochenpathologie (Kapitel II: Über Kalkmetastase und progressive Knochenatrophie). Festschr. MAX JAFFE, S. 189 bzw. 208. Braunschweig: F. Vieweg & Sohn 1901. (b) Über Ostitis deformans ohne osteoides Gewebe. Arb. path.-anat. Inst. Tübingen **4**, H. 3 (1903). (c) Über Ostitis fibrosa v. RECKLINGHAUSEN und Ostitis deformans PAGET. Schweiz. med. Wschr. **1932** (Sonderabdruck). (d) Knochenmark. Handbuch der speziellen pathologischen Anatomie und Histologie, herausgeg. von HENKE und LUBARSCH, Bd. 1/2, S. 775. Berlin: Julius Springer 1927. (e) Disk. Verh. dtsch. path. Ges. 21. Tagg **1926**, 137. — ASSMANN: Ver. wiss. Heilk. Königsberg, 27. Nov. 1933. Klin. Wschr. **1934 I**, 428.

BABCOCK, W. W.: Multiple giant-celled tumor of bone, osteitis fibrosa cystica, PAGET's disease of skull, and renal calculi apparently due to a large, deeply placed parathyroid tumor. Surg. Clin. N. Amer. **12**, 1387 (1932). — BALL, R. G.: Proc. Staff Meetings Mayo Clin. **5**, 331 (1930). — BALLIN, M.: Parathyroidism in reference to orthopedic surgery. J. Bone Surg. **15**, 120 (1933). — BALLIN, M. and A. R. BLOOM: Parathyroidism: Its late results. Radiology **22**, 595 (1934). — BALLIN, M. and P. E. MORSE: Parathyroidism and parathyroidectomy. Ann. Surg. **94**, 592 (1931). — BARKER, L. F.: Removal of a parathyroid tumor in a fibrocystic osteopathy. J. Bone Surg. **16**, 435 (1934). — BARR, D. P. and H. A. BULGER: The clinical syndrom of hyperparathyroidism. Amer. J. med. Sci. **179**, 449 (1930). — BARR, D. P., H. A. BULGER and H. H. DIXON: Hyperparathyroidism. J. amer. med. Assoc. **92**, 951 (1929). — BARRENSCHEEN, H. K. u. E. GOLD: Kalkuntersuchungen bei Skeleterkrankungen. Wien. med. Wschr. **1928 II**, 1340. — BARRIE, G.: (a) Ann. Surg. **61**, 128 (1915). (b) Fibrocystic and cystic lesions in bone. Ann. Surg. **67**, 354 (1918). (c) Multiple hemorrhagic foci in bone; chronic hemorrhagic osteomyelitis. Ann. Surg. **71**, 581 (1920). — BASTOS, A. M.: Osteitis fibrosa cystica. Rev. Cir. **6**, 50 (1927). — BAUER, TH.: Über das Verhalten der Epithelkörperchen bei der Osteomalazie. (Morphologische Studien über die Beziehungen der Epithelkörperchen zum Kalkstoffwechsel, II.) Frankf. Z. Path. **7**, 231 (1911). — BAUER, W.: Hyperparathyroidism: A distinct disease entity. J. Bone Surg. **15**, 135 (1933). — BAUER, W., F. ALBRIGHT and J. C. AUB: A case of osteitis fibrosa cystica (osteomalacia?) with evidence of hyperactivity of the parathyroid bodies. Metabolic study II. J. clin. Invest. **8**, 229 (1930). — BAUER, W., J. C. AUB and F. ALBRIGHT: J. of exper. Med. **49**, 145 (1929). — BECK, A.: Disk. 52. Tagg dtsch. Ges. Chir., 11.—14. April 1928. Arch. klin. Chir. **152**, 123 (1928). — BENEKE, R.: (a) Disk. Verh. dtsch. path. Ges. 21. Tagg **1926**, 143. (b) Disk. zu MÖNCKEBERG: Über Zystenbildung bei Ostitis fibrosa. Verh. dtsch. path. Ges. 7. Tagg **1904**, 240. — BER, L.: Zur Frage generalisierter fibröser Osteopathie. Nov. chir. Arch. (russ.) **31**, 238 (1934). — BERGMANN, E.: (a) Ostitis fibrosa und ihre Ausgänge. Arch. klin. Chir. **136**, 308 (1925). (b) Von der lokalisierten zur generalisierten Ostitis fibrosa. Arch. klin. Chir. **141**, 673 (1926). (c) Disk. 52. Tagg dtsch. Ges. Chir., 11.—14. April 1928. Arch. klin. Chir. **152**, 125 (1928). — BERGSTRAND, H.: (a) Ostitis fibrosa generalisata RECKLINGHAUSEN mit pluriglandulärer Affektion der innersekretorischen Drüsen und röntgenologisch nachweisbarem Parathyroideatumor. Acta med. scand. (Stockh.) **76**, 128 (1931). (b) Osteitis fibrosa of Recklinghausen, heterotopic parathyroid adenoma, metastases of a benign adenomatous struma and adenoma of the left adrenal in the same patient. Amer. J. Canc. **21**, 581 (1934). — BERNER, D.: Zwei Fälle von Osteodystrophia („Ostitis") fibrosa generalisata mit Parathyroidtumor. Virchows Arch. **282**, 680 (1931). — BERNHARDT, H.: (a) Zur Frage der Bedeutung der Hypophyse für den Stoffwechsel. Klin. Wschr. **1930 I**, 399. (b) Ver. inn. Med. u. Kinderheilk. Berlin, interne Sekt., 17. Juni 1929. Klin. Wschr. **1929 II**, 1472. — BEVERE, L. e B. SORRENTINO: Contributo allo studio dell' osteite fibro-cistica generalisata (M. di Engel-Recklinghausen). Riforma med. **48**, 313 (1932). — BIHL, K.: Über einen Fall von Ostitis fibrosa generalisata mit Epithelkörperchen-Hyperplasie. Diss. Tübingen 1930. — BLENCKE, H.: Ostitis fibrosa generalisata. 16. Tagg Vergg. mitteldtsch. Chir., 1. Dez. 1929. Zbl. Chir. **1930**, 1160. — BLUMEN, B.: Contributions à l'étude de la maladie osseuse fibro-kystique de Recklinghausen. Diss. Paris 1931. — BODANSKY, A.: Determination of Plasma Phosphatase. Proc. Soc. exper. Biol. a. Med. **28**, 760 (1931). — BODANSKY, A., J. E. BLAIR and H. L. JAFFE: (a) Experimental hyperparathyroidism in guinea pigs leading to osteitis fibrosa. J. of biol. Chem. **88**, 629 (1930). (b) Serum calcium and phosphorus of guinea pigs after administration of single and repeated doses of parathormone. Proc. Soc. exper. Biol. a. Med. **27**, 708 (1930). — BODANSKY, A. and H. L. JAFFE: (a) Experimental chronic hyperparathyroidism in dogs without hypercalcemia. Proc. Soc. exper. Biol. a. Med. **27**, 797 (1930). (b) Parathormone dosage and serum calcium and phosphorus in experimental chronic hyperparathyroidism leading to osteitis fibrosa. J. of exper. Med. **53**, 591 (1931). (c) Hypocalcemia following experimental hyperparathyroidism and its possible significance. J. of biol. Chem. **93**, 543 (1931). — BOEVÉ, H. J.: Ostitis fibrosa generalisata. SCHOUTEN,

D. E.: Exstirpation eines Parathyroids bei Ostitis fibrosa generalisata Paget. Nederl. Tijdschr. Geneesk. **1931**, 251, 252. — BOMSKOV, CH.: (a) Die Bedeutung des Nebenschilddrüsenhormons für die Regulation des Kalkhaushalts. Arch. f. exper. Path. **157**, 220 (1930). (b) Nebenschilddrüsenhormon und Kalkregulation. Med. Ges. Kiel, 25. Febr. 1932. Münch. med. Wschr. **1932** I, 976. Klin. Wschr. **1932** II, 1366. (c) Die Bedeutung des Nebenschilddrüsenhormons für die Regulation des Kalkhaushalts. IV. Mitt. Der Mechanismus der Beschleunigung der Blutkalkregulation durch das Nebenschilddrüsenhormon. Z. exper. Med. **83**, 340 (1932). — BOMSKOV, CH. u. J. FALCK: Die Bedeutung des Nebenschilddrüsenhormons für die Regulation des Kalkhaushalts. V. Mitt. Über kalkspiegelsenkende und -erhöhende Substanzen. Z. exper. Med. **87**, 662 (1933). — BOMSKOV, CH. u. G. MOSCHINSKI: (a) Die Bedeutung des Nebenschilddrüsenhormons für die Regulation des Kalkhaushalts. II. Mitt. Über die Wirkungsweise des Nebenschilddrüsenhormons. Z. exper. Med. **83**, 326 (1932). (b) Die Bedeutung des Nebenschilddrüsenhormons für die Regulation des Kalkhaushalts. III. Mitt. Über einen neuen Kalktest. Z. exper. Med. **83**, 336 (1932). — BORAK, J. u. B. DOLL: Halbseitige RECKLINGHAUSENsche Knochenkrankheit mit Pubertas praecox. Ges. Ärzte Wien, 20. April 1934. Wien. klin. Wschr. **1934** I, 540. — BOSTRÖM: Zur Pathogenese der Knochenzysten. Festschr. Verslg dtsch. Naturforsch. u. Ärzte 1883. — BOURGUIGNON, G. et P. SAINTON: La chronaxie dans l'hyperparathyroïdie. Etude d'un cas d'ostéite fibreuse de Recklinghausen avec déformations pagétoides. C. r. Soc. Biol. Paris **107**, 5 (1931). — BOYD, J. D., J. E. MILGRAM and G. STEARNS: Clinical hyperparathyroidism. J. amer. med. Assoc. **93**, 684 (1929). — BRADFIELD, E. W. C.: A case of generalized fibrocystic disease of the bones. Brit. J. Surg. **19**, 192 (1931). — BRAMAN: Ein Fall von zystischer Degeneration des Skelets. Verh. dtsch. Ges. Chir. 16. Kongr. **1887** I, 31. — BÜLBRING, E.: Über die Beziehungen zwischen Epithelkörperchen, Kalziumstoffwechsel und Knochenwachstum. Arch. f. exper. Path. **162**, 209 (1931). — BULGER, H. A., H. H. DIXON, D. P. BARR and SCHREGARDUS: J. clin. Invest. **9**, 147 (1930). — BULL, P. u. F. HARBITZ: Ein Fall von Osteomalazie mit Geschwulst der Glandula parathyroidea. Kasuistische Mitteilung. Norsk Mag. Laegevidensk. **76**, 417 (1915). — BURCHARD, A.: Zur Diagnose der chondromatösen, fibrösen und cystischen Degeneration der Knochen. Fortschr. Röntgenstr. **19**, 113 (1912). — BUTLIN, H. T.: Trans. path. Soc. Lond. **31**, 277 (1880). Zit. nach MORTON. — BYROM, F. B.: In der Arbeit von HUNTER und TURNBULL.

CAMP, J. D.: Osseous changes in hyperparathyroidism. A roentgenologic study. J. amer. med. Assoc. **99**, 1913 (1932). — CAMP, J. D. and H. C. OCHSNER: The osseous changes in hyperparathyroidism associated with parathyroid tumor. A roentgenologic study. Radiology **17**, 63 (1931). — CANTAROV, A.: Calcium metabolism and calcium therapy. Philadelphia: Lea & Febiger 1931. — CASTLEMAN, B. and T. B. MALLORY: The pathology of the parathyroid gland in hyperparathyroidism. Amer. J. Path. **11**, 1 (1935). — CHABÉ: RECKLINGHAUSENs vakuoläre Osteofibrome. J. Méd. Bordeaux **103**, No 21, 915 (1926). — CHAUVEAU, J.: (a) De l'ostéite fibro-géodique type Recklinghausen. Diss. Paris 1925. (b) L'ostéite fibro-géodique. Maladie osseuse de Recklinghausen. Ann. d'Anat. path. **3**, 243 (1926). (c) RECKLINGHAUSENsche Knochenkrankheit. Presse méd. **1926**, No 5, 74. — CHIARI, H.: Disk. Verh. dtsch. path. Ges. **1909**, 60. — CHIEVITZ, O. and H. C. OLSEN: (a) A case of generalized osteitis fibrosa improved after removal of a parathyroid tumor. Acta chir. scand. (Stockh.) **71**, 172 (1932). (b) Et Tilfaelde af ostitis fibrosa generalisata bedoet efter Fjernelse af en Parathyreoideatumor. Hosp.tid. (dän.) **75**, H. 1 (1932). — CHIFOLIAU, M. A., LÉRI et J. WEILL: Un cas de parathyroïdectomie dans la maladie de Recklinghausen. Bull. Soc. nat. Chir. Paris **56**, 1324 (1930). — CHRISTELLER, E.: (a) Referat über die Osteodystrophia fibrosa. Verh. dtsch. path. Ges. 21. Tagg **1926**, 7. (b) Zit. nach WANKE (a). (c) Die Formen der Ostitis fibrosa und der verwandten Knochenerkrankungen der Säugetiere, zugleich ein Beitrag zur Frage der „Rachitis" der Affen. Erg. Path. **20** II, 1 (1923). — CHURCHILL, E. D. and O. COPE: Parathyroid tumors associated with hyperparathyroidism: eleven cases treated by operation. Surg. etc. **58**, 255 (1934). — COHEN, H. and R. E. KELLY: A case of parathyroid tumor associated with generalized osteitis fibrosa. Brit. J. Surg. **20**, 472 (1933). — COHN, B. N. E.: Knochenveränderungen nach Parathormoneinverleibung. Z. exper. Med. **92**, 540 (1934). — COHN, B. N. E. u. R. STÖHR: Über den Serum-Kalkgehalt bei Meerschweinchen nach geringen Gaben von Parathormon (COLLIP). Klin. Wschr. **1933** I, 1021. — COLEY, W. B. and B. L. COLEY: The generalized type of osteitis fibrosa cystica with report of a case. Amer. J. Surg. **6**, 602 (1929). — COLLIP, B.: Darstellung und Auswertung des Hormons der Nebenschilddrüsen. Handbuch der biologischen Arbeitsmethoden von ABDERHALDEN, Abt. V, Teil 3 B, Lief. 173, S. 803. Berlin u. Wien: Urban & Schwarzenberg 1928. — COMPERE, E. L.: (a) Bone changes in hyperparathyroidism. Surg. etc. **50**, 783 (1930). (b) The rôle of the parathyroid glands in diseases associated with demineralization of the human skeleton. J. Bone Surg. **15**, 142 (1933). — COPELLO, O.: Die Chirurgie in der Behandlung des Hyperparathyreoidismus. Semana méd. **1933** II, 1966. — CORSI, G.: Contributo alla conoscenza del morbo di Recklinghausen. Chir. Org. Movim. **17**, 55 (1932). — CORYN, G.: Ostéose parathyroïdienne (maladie de Recklinghausen). Parathyroïdectomie.

J. de Chir. et Ann. Soc. belge Chir. **1932**, No 9, 398. — Cosin, C. F.: Hyperparathyroidism: A case of osteitis fibrosa cystica with cystic adenoma of the parathyroid. Guy's Hosp. Rep. **81**, 297 (1931). — Courty, L. et J. Callens: Ostéite fibreuse kystique généralisée avec adénome parathyroïdien. Bull. Soc. nat. Chir. Paris **60**, 777 (1934). — Craig, J. J. and J. H. Sheaber: Osteitis fibrosa with initial symptoms resembling rheumatic infection. Report of a case. Brit. med. J. **1930**, Nr 3626, 9. — Crile, G. W. and W. C. Hill: Surg. etc. **3**, 57 (1906). — Cuneo, B. et Ch. Ruppe: Les ostéopathies fibreuses ou scléroses osseuses (ostéites fibreuses). Progrès méd. **52**, 715 (1924).

Danisch, F.: Die menschlichen Epithelkörperchen im Senium. Frankf. Z. Path. I. Mitt. **30**, 443 (1924); II. Mitt. **32**, 188 (1925). — Davidsohn, C.: (a) Über Knochenerweichung im weiteren Sinne, Osteoporose mit Osteomyelitis fibrosa und Periostitis ossificans. Charité-Ann. **28**, 741 (1904). (b) Disk. zu Mönckeberg: Verh. dtsch. path. Ges. **1904**, 237. — Dawson, J. W. and J. W. Struthers: Generalized osteitis fibrosa with parathyroid tumour and metastatic calcification including a critical discussion of the pathological processes underlying osseous dystrophies. Edinburgh med. J. **30**, 421 (1923). — Decken: Zur Kasuistik der Knochenzysten bei Ostitis fibrosa. Diss. Gießen 1909. — Dega, V.: Über fibröse Knochenerkrankung, sog. Ostitis fibrosa. Polski Przegl. chir. **6**, 42 (1927). — Delmas-Marsalet, P.: Maladies osseuses et troubles du métabolisme calcique. Á propos de la guérison de deux cas de maladie de Paget et de Recklinghausen. Presse méd. **1932 I**, 282. — Denninger, H. S.: Osteitis fibrosa in a skeleton of a prehistoric american indian. Arch. of Path. **11**, 937 (1931). — Disqué, L.: Disk. Arch. Verdgskrkh. **48**, 415 (1930). Wien. klin. Wschr. **1930 II**, 1426. — Donati, M.: Parathyroides et chirurgie. Proc.-verb. etc. 42. Congr. franç. Chir. 1933. p. 273. — Drennan, A. M.: Generalized osteitis fibrosa with parathyroid hyperplasia. J. of Path. **33**, 65 (1930). — Dresser, R. and A. Hampton: Osteitis fibrosa cystica generalisata with hyperparathyroidism as etiology. Amer. J. Roentgenol. **25**, 739 (1931). — Duken, J.: (a) Beitrag zur Kenntnis der malazischen Erkrankungen des kindlichen Skeletsystems. I. Mitt. Spätrachitis und Osteodystrophia fibrosa. Z. Kinderheilk. **46**, 114 (1928). (b) Beitrag zur Kenntnis der malazischen Erkrankungen des kindlichen Skeletsystems. II. Mitt. Spätrachitis, Tetanie und chronische Schrumpfniere. (Renale Rachitis.) Z. Kinderheilk. **46**, 137 (1928). — Dyke, S. C., R. M. Walker and E. Freeman: Adenoma of the parathyroid associated with generalized osteitis fibrosa. Lancet **1933 II**, Nr 10, 530. — Dunlap, H. F. and A. B. Moore: Osteoporosis secondary to hyperparathyroidism. Med. Clin. N. Amer. **12**, 1511 (1929).

Eggers: Bericht über einen Fall von generalisierter Ostitis fibrosa mit Epithelkörperchentumor, bei dem durch Exstirpation dieses Tumors eine wesentliche günstige Beeinflussung des Krankheitsbildes nicht zustande kam. Zbl. Chir. **1928**, 830. — Eising, E. H.: The generalized type of osteitis fibrosa cystica, von Recklinghausen's disease. J. Bone Surg. **7**, 655 (1925). — Elmslie, R. C.: (a) Brit. J. Surg. **2**, 17 (1914). (b) Oxford Medical Press. Robert Jones Birth day Volume 1928. — Elmslie, R. C., F. R. Fraser, T. P. Dunhill, R. M. Vick, C. F. Harris and J. A. Dauphiné: The diagnosis and treatment of generalized osteitis fibrosa with hyperparathyroidism. Brit. J. Surg. **20**, 479 (1933). — Engel, G.: Ein Fall von zystoider Entartung des gesamten Skelets. Diss. Gießen 1864. — Eppinger: Recklinghausensche Knochenkrankheit. Ges. Ärzte Wien, 22. Febr. 1924. Wien. klin. Wschr. **1924 I**, 252. — Erdheim, J.: (a) Tetania parathyreopriva. Mitt. Grenzgeb. Med. Chir. **16**, 632 (1906). (b) Über Epithelkörperbefunde bei Osteomalazie. Sitzgsber. Akad. Wiss. Wien, Math.-naturwiss. Kl. III **116**, 311 (1907). (c) Über einen Hypophysentumor von ungewöhnlichem Sitz. Beitr. path. Anat. **46**, 233 (1909). (d) Zur Kenntnis der parathyreopriven Dentin-Veränderung. (Morphologische Studien über die Beziehungen der Epithelkörperchen zum Kalkstoffwechsel. III.) Frankf. Z. Path. **7**, 238 (1911). (e) Über die Dentinverkalkung im Nagezahn bei der Epithelkörperchentransplantation. (Morphologische Studien über die Beziehungen der Epithelkörperchen zum Kalkstoffwechsel. V.) Frankf. Z. Path. **7**, 295 (1911). — Ettinger, A. and H. Magendantz: Radiologic evidence of extensive calcification of the kidneys in osteitis fibrosa cystica. Amer. J. Roentgenol. **31**, 593 (1934).

Fahr, Th.: Osteodystrophia fibrosa Recklinghausen mit Epithelkörperchenadenomen. Ärztl. Ver. Hamburg, 13. März 1934. Klin. Wschr. **1934 I**, 1102. Münch. med. Wschr. **1934 I**, 926. — Feldmann, G.: Über einen Fall von Osteomalazie mit Geschwulstbildung. Münch. med. Wschr. **1901 II**, 1840. — Ferrero, V. e. G. Cucco: Contributo allo studio del morbo di v. Recklinghausen. (Terapia chirurgica con innesto omoplastica di ovaio.) Arch. ital. Chir. **26**, 649 (1930). — Flörcken, H.: (a) Ein Beitrag zur Ostitis fibrosa cystica generalisata (v. Recklinghausen) mit besonderer Berücksichtigung des chirurgisch-therapeutischen Verhaltens. Med. Klin. **17**, 1175 (1921). (b) Ostitis fibrosa cystica generalisata (v. Recklinghausen). Zbl. Chir. **1921**, 1875. — Fontana, A.: Calcinosi vascolari e parenchimatosi con osteomalacia e con polidiscrina da parastruma. Endocrinologia 4, 401 (1929). — Fraenkel, E.: Ärztl. Ver. Hamburg, 31. Mai 1921. Münch. med. Wschr. **1921 I**, 760. — Frangenheim, P.: Korreferat über „Die Klinik der Osteodystrophia fibrosa". Verh. dtsch. path. Ges. 21. Tagg **1926**, 49. — Freund, E.: Osteodystrophia fibrosa unilateralis. Report of a case. Arch. Surg. 28, 849 (1934). — FRORIEP: Chirurgische Kupfertafeln, Bd. 8, H. 87. Weimar 1838. — FRUGONI, C.: Caso di osteite fibroso-cistica generalizzata operato di asportazione di adenoma paratorioideo. Boll. Accad. med. Roma 58, 262 (1932). — FRUGONI, C. e R. ALESSANDRI: Primo caso in Italia di asportazione di adenoma delle paratiroide per osteite fibro-cistica generalizzata. Policlinico, sez. prat. 1932, 1765. — FUJII: Ein Beitrag zur Kenntnis der Ostitis fibrosa mit ausgedehnter Zystenbildung. Dtsch. Z. Chir. 114, 25 (1912).

GAMBERINI, C.: Asportazione di adenoma della paratiroide per osteite fibroso cistica di RECKLINGHAUSEN. Arch. Soc. ital. Chir. 1934, 544. — GAUGELE, K.: Zur Frage der Knochenzysten und der Ostitis fibrosa v. RECKLINGHAUSENs. Arch. klin. Chir. 83, 953 (1907). — GERLACH, W.: Zur Frage der generalisierten Ostitis fibrosa (unter besonderer Berücksichtigung der Wirkung intensiver Röntgenbestrahlung). Virchows Arch. 254, 461 (1925). — GILL, A. B.: Diskussion zu WAGONER. — GIORDANO, V.: Rapporto tra la malattia di Recklinghausen e le paratiroidi. Riforma med. 1932, 1547. — GÖDEL, A.: Epithelkörperchentumoren bei tumorbildender Ostitis fibrosa. Wien. Klin. Wschr. 1925 I, 246. — GOLD, E.: (a) Ges. Ärzte Wien, 2. Dez. 1927. Wien. klin. Wschr. 1927 II, 1557. (b) Wien. med. Wschr. 1927 II, 1734. (c) Über die Bedeutung der Epithelkörperchenvergrößerung bei der Ostitis fibrosa generalisata RECKLINGHAUSEN. Mitt. Grenzgeb. Med. u. Chir. 41, 63 (1928). (d) Zit. nach BERNER. (e) Entfernung eines Epithelkörperchentumors bei Ostitis fibrosa generalisata. Ges. Ärzte Wien, 18. Nov. 1932. Wien. med. Wschr. 1932 II, 1490. — GOLDHAMER, K.: Osteodystrophia fibrosa unilateralis (kombiniert mit Pubertas praecox und mit gleichseitigen osteosklerotischen Veränderungen des Schädels). Fortschr. Röntgenstr. 49, 456 (1934). — GORDON-TAYLOR, G.: Diffuse fibrocystic disease of bone, associated with a parathyroid tumor. Proc. roy. Soc. Med. 24, 781 (1931). — GORDON-TAYLOR, G., P. WILES and S. L. BAKER: A case of parathyroid tumour associated with fibrocystic disease. Brit. J. Surg. 19, 606 (1932). — GRASHEY, R.: Atlas chirurgisch-pathologischer Röntgenbilder, 2. erw. Aufl. Lehmanns medizinische Atlanten, Bd. 6. München: F. J. Lehmann 1924. — GREENWALD and GROSS: J. of biol. Chem. 66, 217 (1925); 68, 325 (1926). — GÜNTHER, B.: Über Epithelkörperchentumoren bei den multiplen Riesenzellsarkomen (braunen Tumoren) des Knochensystems. Frankf. Z. Path. 28, 295 (1922). — GUTMAN, A. B., P. C. SWENSON and W. B. PARSONS: The differential diagnosis of hyperparathyroidism. J. amer. med. Assoc. 103, 87 (1934).

HABERER, H. v.: (a) Ein Fall von multiplen Knochentumoren. Verh. Ges. dtsch. Naturforsch. 76. Verslg Breslau 1904 II, 2. Hälfte. Leipzig: F. C. W. Vogel 1905, S. 105. (b) Zbl. Chir. 1904, 1323. (c) Zur Kasuistik der Knochenzysten. Arch. klin. Chir. 76, 559 (1905). (d) Zur Frage der Knochenzysten und der Ostitis fibrosa v. RECKLINGHAUSEN. Arch. klin. Chir. 82, 873 (1907). — HÄSSLER, E. u. KRAUSPE: Beobachtungen über generalisierte Knochenerkrankungen des Kindes. I. Teil. Virchows Arch. 290, 193 (1933). — HAMANN, O.: Zur Ätiologie der Ostitis cystoplastica. Med. Klin. 1920, 65. — HANAU, A.: Bericht über das Ergebnis der anatomischen Untersuchung der Knochen nebst orientierenden Bemerkungen über den jetzigen Stand der anatomischen Forschung über Osteomalazie (Schluß zur Originalarbeit von Dr. KÖHL in letzter Nummer). Korresp.bl. Schweiz. Ärzte 22, 497 (1892). — HAND, J. R.: Hyperparathyroidism: complicated by a panurinary gonococcus infection. Surg. Clin. N. Amer. 13, 1365 (1933). — HANKE, H.: (a) Über Osteodystrophia fibrosa v. RECKLINGHAUSEN und Epithelkörperchentumoren. Zbl. Chir. 1932, 1850. (b) Osteodystrophia fibrosa v. RECKLINGHAUSEN und Epithelkörperchentumoren. Mittelrhein. chir. Ver.igg, 29./30. Juli 1932. Münch. med. Wschr. 1932 II, 1498. (c) Pathologische und theoretische Untersuchungen über die Osteodystrophia fibrosa (v. RECKLINGHAUSEN) und ihre Beziehung zu Epithelkörperchentumoren. Arch. klin. Chir. 172, 366 (1933). — HANNON, R. R., E. SHORR, W. S. McCLELLAN and E. F. DuBOIS: A case of osteitis fibrosa cystica (osteomalacia?) with evidence of hyperactivity of the parathyroid bodies. Metabolic study I. J. clin. Invest. 8, 215 (1930). — HANSEN: Ostitis fibrosa. Acta radiol. (Stockh.) 4, 3, Nr 19, 201 (1925, Juni). — HARBITZ, F.: On tumors of the parathyroid glands. J. med. Res. 32, 361 (1915). — HARRIS, C. P.: The generalized type of osteitis fibrosa cystica. v. RECKLINGHAUSEN's disease. Amer. J. Roentgenol. 11, 146 (1924). — HART, C.: Ein neuer Fall von Osteomalazie mit multiplen Riesenzellensarkomen und Zystenbildung. Beitr. path. Anat. 36, 353 (1904). — HARTING, A.: Amer. J. Roentgenol. 1, 203 (1904). — HARTMANN, K.: Zur Kenntnis der Ostitis fibrosa (deformans). Bruns' Beitr. 73, 627 (1911). — HARTWICH, A.: Beiträge zur Rolle der Epithelkörperchen in der Pathologie. Virchows Arch. 236, 61 (1922). — HAUSSLING, F. R. and H. S. MARTLAND: Ann. Surg. 63, 454 (1916). — HEARD, J. D., F. L. SCHUMACHER and W. B. GORDON: Association of diabetes insipidus with osteitis fibrosa polycystica. Amer. J. med. Sci. 171, 38 (1926). — HECKER: Disk. zu TAURIT: Zbl. Chir. 1930, 2804. — HEDINGER, E.: Über Verkalkung der Leber. Korresp.bl. Schweiz. Ärzte 39, 833 (1909). — HEILMEYER, L.: Skeleterkrankungen und ihre Beziehungen zur Epithelkörperchenfunktion. Med. Ges. Jena, 27. Jan. 1932. Münch. med. Wschr. 1932 I, 976. — HEINEKE, H.: Ein Fall von multiplen Knochenzysten. Bruns' Beitr. 40, 841 (1903). — HELLNER, H.:

Die Formen der Ostitis fibrosa des Kiefers. Ein Beitrag zur Frage des entzündlichen und blastomatösen Knochenabbaues. Arch. klin. Chir. 165, 229 (1931). — Hellström, J.: (a) Hyperparathyroidism and ostitis fibrosa generalisata. Acta chir. scand. (Stockh.) 69, 237 (1932). (b) Disk. zu Nordmann: Arch. klin. Chir. 180 (1934). — Herxheimer, G.: (a) Die Epithelkörperchen. Handbuch der speziellen pathologischen Anatomie und Histologie von Henke-Lubarsch, Bd. 8, S. 548. Berlin: Julius Springer 1926. (b) Epithelkörperchenhormon und Kalkstoffwechsel. Verh. dtsch. path. Ges. 22. Tagg 1927, 210. — Herzenberg, H.: Über einen Fall von Osteodystrophia fibrosa generalisata mit eigenartig klinischem Verlauf. Zugleich ein Beitrag zur Magenpathologie. Zbl. Path. 57, 232 (1933). — Herzfeld, E. u. A. Frieder: Beitrag zur Kenntnis der Epithelkörperwirkung. Klin. Wschr. 1932 II, 1262. — Himmelmann: Disk. zu Nordmann: Arch. klin. Chir. 180 (1934). — Hirsch, J. C.: Generalized osteitis fibrosa. Radiology 12, 505 (1929); 13, 44 (1929). — Hirschberg, K.: Zur Kenntnis der Osteomalacie und der Ostitis malacissans. Beitr. path. Anat. 6, 511 (1889). — Hitzrot. L. H. and B. J. Comroe: Hyperparathyroidism without parathyroid tumor. Report of a case improved by partial parathyroidectomy. Arch. int. Med. 50. 317 (1932). — Hoff, F. u. E. Homann: Zur Frage des Einflusses von Vitamin D und Epithelkörperhormon auf den Kalkhaushalt. Z. exper. Med. 74, 258 (1930). — Hoff, F. u. B. zu Jeddeloh: Experimentelle Untersuchungen mit Epithelkörperhormon und mit Vitamin A. Z. exper. Med. 95, 67 (1934). — Hoffheinz: (a) Ein Fall von Ostitis fibrosa mit hochgradiger Hyperplasie der Epithelkörperchen. Norddtsch. Path.-Tagg Rostock, 14./15. Juni 1924. Zbl. Path. 35, 272 (1924/25). (b) Über Vergrößerungen der Epithelkörperchen bei Ostitis fibrosa und verwandten Krankheitsbildern. Virchows Arch. 256, 705 (1925). — Hoffmann, F. u. K. J. Anselmino: Über die Wirkung von Hypophysenvorderlappenextrakten auf den Blutkalkspiegel. Klin. Wschr. 1934 I, 44. — Hoffmeister: Epithelkörpertumoren bei Ostitis fibrosa. Ver.igg Münch. Chir., 24. Juni 1931. Zbl. Chir. 1931, 2326. — Hoffmeister, W.: Blutkalkspiegel bei Knochenbrüchen und -erkrankungen. Dtsch. Z. Chir. 240, 414 (1933). — Hohlbaum, J.: Beiträge zur Kenntnis der Epithelkörperchenfunktionen. Beitr. path. Anat. 53, 91 (1912). — Holmquist, A. G.: Tägliche zyklische Schwankungen im Kalizumgehalt des Blutes bei Menschen und Kaninchen. Z. exper. Med. 93, 370 (1934). — Homann, E.: Über die Wirkung des Parathormones (Collipsches Hormon). Klin. Wschr. 1932 II, 1353. — Hubbard, R. S. and J. A. Wenthworth: A case of metastatic calcification associated with chronic nephritis and hyperplasia of the parathyroids. Proc. Soc. exper. Biol. a. Med. 18, 307 (1921). — Hueper, W.: Metastatic calcifications after injections of parathyroid extract. Arch. Path. a. Labor. Med. 3, 14 (1927). — Hunter, D.: (a) Hyperparathyroidism. (Hyperfunction of a parathyroid tumour in a case of generalized osteitis fibrosa). Proc. roy. Soc. Med. 23, 227 (1929). (b) The significance to clinical medicine of studies in calcium and phosphorus metabolism. Lancet 1930 I, 897, 947, 999. — (c) Hyperparathyroidism: Generalized osteitis fibrosa with multiple osteoclastomata. Proc. roy. Soc. Med. 24, 486 (1931). — Hunter, D. and J. C. Aub: (a) Hyperparathyroidism etc. Proc. roy. Soc. Med. 23, 27 (1929). (b) The action of parathyroid in calcium and lead in the bones. J. clin. Invest. 2, 605 (1926). (c) The effect of the parathyroid hormone on the excretion of lead and of calcium etc. Quart. J. Med. 20, Nr 78 (1927). — Hunter, D. and H. M. Turnbull: Hyperparathyroidism: Generalized osteitis fibrosa. With observations upon the bones, the parathyroid tumours, and normal parathyroid glands. Brit. J. Surg. 19, 203 (1931).

Ingebrigtsen: Zit. nach Berner. — Introzzi, A. S.: Zum Studium der Osteosis fibrogeodica parathyreoidaler Herkunft. Semana méd. 1934 I, 1641.

Jacoby, M. u. Schroth: Über die Einwirkung von Calcium lacticum auf einen Fall von Ostitis fibrosa mit experimentell-therapeutischen Stoffwechseluntersuchungen. Mitt. Grenzgeb. Med. u. Chir. 25, 383 (1912). — Jaffe, H. L.: Hyperparathyroidism (Recklinghausen's disease of bone). Arch. of Path. 16, 63, 236 (1933). — Jaffe, H. L. and A. Bodansky: (a) Experimental Osteitis fibrosa cystica in dogs. Proc. Soc. exper. Biol. a. Med. 27, 795 (1930). (b) Experimental fibrous osteodystrophy (ostitis fibrosa) in hyperparathyroid dogs. J. of exper. Med. 52, 669 (1930). — Jaffe, H. L., A. Bodansky and J. E. Blair: (a) Production in guinea pigs of fibrous bone lesions with parathyroid extract. Proc. Soc. exper. Biol. a. Med. 27, 710 (1930). (b) Erzeugung von Ostitis fibrosa (Osteodystrophia fibrosa) durch Epithelkörperchenextrakt. Klin. Wschr. 1930 II, 1717. (c) Fibrous osteodystrophy (osteitis fibrosa) in experimental hyperparathyroidism of guinea pigs. Arch. of Path. 11, 207 (1931). (d) The sites of decalcification and of bone lesions in experimental hyperparathyroidism. Arch. of Path. 12, 715 (1931). (e) The influence of age and of duration of treatment on the production and repair of bone lesions in experimental hyperparathyroidism. J. of exper. Med. 55, 139 (1932). (f) The effects of parathormone an ammonium chloride on the bones of rabbits. J. of exper. Med. 55, 695 (1932). — Jaitner, A.: Über chirurgische Behandlung von Tumoren des Knochensystems mit Einschluß der Ostitis fibrosa. Bruns' Beitr. 131, 699 (1924). — Joachimsthal: Über Ostitis fibrosa im Kindesalter. Charité-Ann. 35, 582 (1911). — Johnson, J. L.: (a) Experimental chronic hyperparathyroidism. II. Osteitis fibrosa produced in rats. Amer. J. med. Sci. **183**, 761 (1932). (b) III. Osteitis fibrosa produced in puppies. Amer. J. med. Sci. **183**, 769 (1932). — JOHNSON, J. L. and R. M. WILDER: Experimental chronic hyperparathyroidism. I. Metabolism studies in man. Amer. J. med. Sci. **182**, 800 (1931). — JORES, A.: Beitrag zur Differentialdiagnose des multiplen Myeloms und der Ostitis fibrosa generalisata mit besonderer Berücksichtigung des Kalkstoffwechsels. Klin. Wschr. **1931 II**, 2352. — JOSEPH, B. M.: Osteitis fibrosa cystica, generalized type, with giant cell sarcoma. Amer. J. Dis. Childr. **40**, 81 (1930). — JUNGHANNS, H.: (a) Die Zwischenwirbelscheiben im Röntgenbild (Ihre Umbildungen während des Wachstums und ihre krankhaften Veränderungen). Fortschr. Röntgenstr. **43**, 275 (1931). (b) Die histologische Differentialdiagnose zwischen Ostitis deformans von PAGET und Ostitis fibrosa von v. RECKLIGNHAUSEN. Zbl. Chir. **1932**, 2851.

KATHOLICKY: Demonstration eines seltenen Osteomalaziefalles von PAGET. Ges. Ärzte Wien, 16. Nov. 1906. Wien. klin. Wschr. **1906 II**, 1428. — KAY, H. D.: (a) Plasma Phosphatase in Osteitis fibrosa and in other diseases of bone. Brit. J. exper. Path. **10**, 253 (1929). (b) Phosphatase in growth and disease of bone. Physiol. Rev. **12**, 384 (1932). — KELLERT, E.: Osteitis fibrosa associated with parathyroid adenoma. Path. Soc. Eastern New York, 15. Juni 1933. Arch. of Path. **17**, 718 (1934). — KERL, F.: Zur Frage der Epithelkörperchenhyperplasien bei Osteomalazie und Osteoporose. Dtsch. med. Wschr. **1925 II**, 1271. — KEYNES, G. and H. TAYLOR: A case of parathyroid tumour. Brit. J. Surg. **21**, 20 (1933). — KHVOROFF, B.: Sur la question de la pathogénie endocrinienne des ostéodystrophies fibreuses. Rev. franç. Endocrin. **11**, 260 (1933). — KIENBÖCK, R.: (a) Über die PAGETsche und die RECKLINGHAUSENsche Knochenkrankheit. Ges. Ärzte Wien, 28. Jan. 1927. Wien. klin. Wschr. **1927**, 175. (b) Über die ENGEL-RECKLINGHAUSENsche Knochenkrankheit. Wien. Röntgen-Ges., 6. Nov. 1928. Fortschr. Röntgenstr. **39**, 696 (1929). (c) Bemerkungen zu F. SCHMIDT: Osteodystrophia generalisata RECKLINGHAUSEN. Diese Z. Nr. 2, 59. Röntgenprax. **4**, 402 (1932). (d) Röntgendiagnostik der Knochen- und Gelenkkrankheiten. Berlin: u. Wien: Urban & Schwarzenberg 1933. (e) Disk. zu GOLD: Ges. Ärzte Wien, 2. Dez. 1927. Wien. med. Wschr. **1927 II**, 1734. (f) Disk. zu REGNIER: Wien. Röntgen-Ges., 6. Nov. 1928. Fortschr. Röntgenstr. **39**, 696 (1929). (g) Über die PAGETsche Knochenkrankheit und Epithelkörperchentumoren. Bruns' Beitr. **159**, 597 (1934). (h) Bemerkungen zur obigen Erwiderung von F. MANDL zu meiner Arbeit: Über die PAGETsche Knochenkrankheit und Epithelkörperchentumoren. Bruns' Beitr. **159**, H. 6 (1934); **160**, 302 (1934). (i) Persönliche Mitteilung. — KIENBÖCK, R. u. E. MARKOVITS: Ein Fall von Ostitis fibrosa cystica generalisata. Fortschr. Röntgenstr. **41**, 904 (1930). — KLEB: (a) Ostitis fibrosa generalisata. Ver. Münch. Chir., 20. Febr. 1934. Münch. med. Wschr. **1934 I**, 621. (b) Über einen Fall von Ostitis fibrosa generalisata RECKLINGHAUSEN. Zbl. Chir. **1934**, 1619. — KLESTADT, W.: Ein Fall atypischer Ostitis fibrosa. Über die klinischen Formen der Ostitis chronica deformans fibrosa. Bruns' Beitr. **75**, 681 (1911). — KLINGNER, B.: Über einen Fall von Epithelkörperchentumor bei Ostitis fibrosa generalisata (v. RECKLINGHAUSEN). Diss. Göttingen 1932. — KÖHL: Exquisiteste Spontanfrakturen bei Osteomalazie nach Influenza. Ileus mit seltenem pathologisch-anatomischen Befund. Korresp.bl. Schweiz. Ärzte **22**, 465 (1892). — KOLISKO: Disk. zu KATHOLICKY: Ges. Ärzte Wien, 16. Nov. 1906. Wien. klin. Wschr. **1906 II**, 1429. — KSENDSOVSKIJ, M.: Zur Frage über Ostitis fibrosa generalisata s. Morbus Recklinghausen. Zap. med. sek. Odessk. nank. pri. U. A. N. Tovaristva **1930**, Nr 2, 97. — KUHLEN, F. VON DER: Über einen Fall von Ostitis fibrosa mit multipler Zystenbildung am Skelet. Diss. Marburg 1923.

LABORDE, S., H. WELTI et F. LEPENNETIER: À propos de l'observation d'une ostéite fibro-kystique généralisée. Bull. Assoc. franç. Étude Canc. **23**, 139 (1934). — LACHMUND, A.: Behandlung der zystisch fibrösen Knochenerkrankung (RECKLINGHAUSENsche Krankheit). Polski Przegl. chir. **10**, 490 (1931). — LAHEY: Zit. nach WALTON. — LAMBIE, C. G.: Disk. Brit. med. J. **2**, 785 (1927). — LANCESTRE, R.: Sur un cas de calcification pulmonaire massive dans la maladie osseuse de RECKLINGHAUSEN. Diss. Paris 1932. — Lancet **1931**, 973: Hyperparathyroidism: generalized osteitis fibrosa. („Annotations" ohne Autor.) — LANG, F. J.: (a) Über die genetischen Beziehungen zwischen Osteomalazie-Rachitis und Ostitis fibrosa. Virchows Arch. **257**, 594 (1925). (b) Disk. Verh. dtsch. path. Ges. 21. Tagg **1926**, 141. (c) Osteodystrophia fibrosa der Kieferknochen und Epulis. Arch. klin. Chir. **172**, 673 (1933). — LANGENDORFF, O. u. J. MOMMSEN: Beiträge zur Kenntnis der Osteomalazie. Virchows Arch. **69**, 542 (1877). — LANGENSKIÖLD, F.: Über Ostitis fibrosa. Acta chir. scand. (Stockh.) **53**, 1 (1921). — LANZ, O.: Hypo- und Hyperparathyreosis. Dtsch. Z. Chir. **225**, 378 (1930). — LATZKO: Disk. zu KATHOLICKY, 1906. — LAUBMANN: Disk. Verh. dtsch. path. Ges. 27. Tagg **1934**, 229. — LEB, A.: Generalisierte Ostitis fibrosa cystica mit maligner Entartung und Epithelkörperchentumoren. Röntgenprax. **4**, 740 (1932). — LENSHOEK: Über Mineralstoffwechselstörungen bei Ostitis fibrosa generalisata und bei multiplen Myelomen. Nederl. Tijdschr. Geneesk. **1933**, Nr 11. — LÉRI, A., F. LAYANI, J. A. LIÈVRE et J. WEILL: Un cas d'ostéite fibro-kystique à évolution progressive traité par la parathyroïdectomie. Bull. Soc. méd. Hôp. Paris **46**, 1881 (1930). — LÉRI, A. et A. LINOSSIER: Maladie osseuse fibro-kystique généralisée. (Maladie osseuse de Recklinghausen). Bull. Soc. méd. Hôp. Paris 41, 436 (1925). — LERICHE, R. et A. JUNG: Vingt opérations parathyroïdiennes dans diverses affections. Rev. de Chir. 52, 5 (1933). — LEROUX, R. et J. CHAUVEAU: Ostéite fibro-géodique généralisée (type Recklinghausen). Bull. Assoc. franç. Étude Canc. 14, 256 (1925).— LEWIS, D. u. J. R. TRIMBLE: Epithelkörperchentumor und Ostitis fibrosa. Dtsch. Z. Chir. 242, 315 (1934). — LIÈVRE, J. A.: L'ostéose parathyroïdienne et les ostéopathies chroniques. Paris: Masson et Cie. 1933. — LIÈVRE, J. A. et MAY: Soc. méd. Hôp. Paris, 27. Nov. 1931. — LIÈVRE, J. A. et P. MULLER: Un cas d'adénome parathyroïdien avec lésions diffuses du squelette. Bull. Soc. méd. Hôp. Paris 47, 1517 (1931). — LINDÉN, O.: Case of osteitis fibrosa generalisata with well-marked tendency to spontaneous cure. Acta radiol. (Stockh.) 15, 202 (1934). — LISSAUER: Ein Fall von Ostitis fibrosa. Mschr. Unfallheilk. 12, 51 (1906). — LOOSER, E.: (a) SCHINZ, BAENSCH u. FRIEDLs Röntgendiagnostik, 3. völlig neubearbeitete und vermehrte Aufl. Leipzig: Georg Thieme 1932. (b) Über die Zysten und braunen Tumoren der Knochen. Dtsch. Z. Chir. 189, 113 (1924). (c) Persönliche Mitteilung. (d) Zur Pathogenese der Ostitis fibrosa v. RECKLINGHAUSEN. Verh. dtsch. path. Ges. 21. Tagg 1926, 91. (e) Disk. Verh. dtsch. path. Ges. 21. Tagg 1926, 141. (f) Persönliche Mitteilung. (g) Über die Riesenzellentumoren. 4. internat. Röntgenologenkongr., Bd. 2, Sonderdruck. Zürich 1934. — LOTSCH, F.: Über generalisierte Ostitis fibrosa mit Tumoren und Zysten usw. Arch. klin. Chir. 107, 1 (1915). — LUBARSCH, O.: (a) Disk. Verh. dtsch. path. Ges. 21.Tagg 1926, 134. (b) In der Arbeit von GAUGELE. — LÜTZENBERGER, H.: Über Ostitis fibrosa generalisata unter besonderer Berücksichtigung der Ätiologie. Diss. Halle 1927.

McCALLUM, W. G.: (a) Tumour of the parathyroid gland. Hopkins Hosp. Bull. 16, 87 (1905). (b) In der Arbeit von ALBRIGHT, BAIRD, COPE und BLOOMBERG. — McCANN: Zit. nach LIÈVRE. — McCLELLAN, W. S. and R. R. HANNON: A case of osteitis fibrosa cystica (osteomalacia?) with evidence of hyperactivity of the parathyroid bodies. Metabolic study III. J. clin. Invest. 8, 249 (1930). — MACHARD, A.: Ostéite fibreuse généralisée avec hyperostose du crâne, déformation des fémurs et fractures spontanées multiples. Rev. méd. Suisse rom. 44, 440 (1924). — MANDL, F.: (a) Therapeutischer Versuch bei einem Fall von Ostitis fibrosa generalisata mittels Exstirpation eines Epithelkörperchentumors. Zbl. Chir. 1926, 260. (b) Klinisches und Experimentelles zur Frage der lokalisierten und generalisierten Ostitis fibrosa. (Unter besonderer Berücksichtigung der Therapie der letzteren.) Arch. klin. Chir. 143, 1, 245 (1926). (c) Zur Frage der Exstirpation eines Epithelkörperchentumors bei der allgemeinen Ostitis fibrosa. Zbl. Chir. 1929, 1739. (d) Zur Technik der Parathyreoidektomie bei Ostitis fibrosa auf Grund neuer Beobachtungen. Dtsch. Z. Chir. 240, 362 (1933). (e) Authentischer Bericht über den ersten mit Epithelkörperchenexstirpation behandelten Fall von RECKLINGHAUSENscher Knochenkrankheit. Bruns' Beitr. 160, 295 (1934). — MANDL, F. u. R. ÜBELHÖR: (a) Kalkablagerungen in den Harnwegen bei Ostitis fibrosa RECKLINGHAUSEN. Ges. Ärzte Wien, 18. Nov. 1932. Wien. klin. Wschr. 1932 II, 1492. (b) Parathormon — Ostitis fibrosa — Nierenstein. (Experimentelle Studie.) Zbl. Chir. 1933, 68. — MARESCH, R.: (a) Disk. zu SCHLAGENHAUFER: Ges. Ärzte Wien, 3. Dez. 1915. Wien. klin. Wschr. 1915 II, 1362. (b) Beiträge zur Kenntnis der Hyperplasien und Tumoren der Epithelkörperchen. Frankf. Z. Path. 19, 159 (1916). — MARKOVITS, J.: Fall einer Ostitis fibrosa cystica generalisata. Magy. Röntgen Közl. 1929, 280. — MARTIN, B.: Demonstration eines Falles generalisierter Ostitis fibrosa. Berl. med. Ges., 19. März 1919. Berl. klin. Wschr. 1919 I, 355. — MARTIN, E. et R. SARASIN: Trois types de maladies osseuses généralisées. Maladie fibro-kystique de Recklinghausen, ostéite déformante de PAGET et métastases osseuses généralisées. (Leur diagnostic differential: Radiologique, humoral et clinique.) Rev. méd. Suisse rom. 52, 705 (1932). — MARX, J.: Über die Pathogenese der Ostitis (Osteodystrophia) fibrosa generalisata. Arch klin. Chir. 172, 112 (1932). — MAY, E.: Le syndrome d'hyperfonctionnement des parathyroïdes. Rev. Crit. Path. et Thér. 1, 717 (1933). — MESLAY, R. F.: Ostéomalacie infantile. Rev. mens. Mal. de Enf. 15 (1897). — MEYER, O.: Zur Kenntnis der generalisierten Ostitis fibrosa und der Epithelkörperchenveränderungen bei dieser Erkrankung. Frankf. Z. Path. 20, 115 (1917). — MEYER-BORSTEL, H.: Über Ostitis (Osteodystrophia) fibrosa. Bruns' Beitr. 148, 436, 510 (1930). — MEYERDING, H. W.: Cystic and fibrocystic disease of the long bones. Amer. J. orthop. Surg. 16, 253, 367 (1918). — MICHAELIS, L.: (a) Ostitis deformans (PAGET) und Ostitis fibrosa (v. RECKLINGHAUSEN). Erg. Chir. 26, 381 (1933). (b) Histologischer Befund und Krankheitsbild. Ein erkenntniskritischer Versuch am Beispiel einiger Skeleterkrankungen. Klin. Wschr. 1933 II, 1619. — MIKULICZ, v.: (a) Über zystische Degeneration der Knochen. Verh. dtsch. Naturforsch. 76. Tagg Breslau 1904 II, 2. Hälfte, 107, 108. (b) Disk. zu HABERER: Zbl. Chir. 1904, 1323. — MIMPRISS, T. W. and R. W. BUTLER: A case of hyperparathyroidism with certain unusual features. Brit. J. Surg. 20, 500 (1933/34). — MÖNCKEBERG: Über Zystenbildung bei Ostitis fibrosa. Verh. dtsch. path. Ges. 7. Tagg 1904, 232. — MOLINEUS: Über die multiplen braunen Tumoren bei Osteomalazie. Arch. klin. Chir. 101, 333 (1913). — MOLL, K.: Über generalisierte und zirkumskripte Ostitis fibrosa mit Tumoren und Zysten. Bruns' Beitr. 118, 433 (1920). — MORELLE, J.: Hyperparathyroïdie. J. Chir. et Ann. Soc.

belge Chir. **1932**, Nr. 9, 381. — MORELLE, J. et J. BOINE: Les lesions radiologiques dans l'hyperparathyroïde. J. belge Radiol. **23**, 207 (1934). — MORTON, J. J.: (a) The generalized type of osteitis fibrosa cystica. Arch. Surg. **4**, 534 (1922). (b) Hyperparathyroidism. Internat. Clin., III. s. **43**, 18 (1933). — MOSCHINSKI, G.: Über den Einfluß des Nebenschilddrüsenhormons auf den Blutkalkgehalt. Arch. f. exper. Path. **170**, 1 (1933). — MOSER, H.: Ostitis fibrosa cystica. Beitrag zur zentralen Knochendeformation auf Grund von Dysplasie, Degeneration oder Erkrankung des Knochenmarks. Diss. Basel 1930. — MÜLLER, M. P.: Maladie osseuse de Recklinghausen. Bull. Soc. Chir. Paris **22**, 785 (1930).

NÄGELSBACH, E.: Ein tödlich verlaufener Fall von allgemeiner Ostitis fibrosa mit innersekretorischen Störungen. Fortschr. Röntgenstr. **31**, 82 (1923/24). — NÄGELSBACH, E. u. WESTHUES: Freiburg. med. Ges., 18. Juli 1922. Dtsch. med. Wschr. **1922 II**, 1599. — NAGEL: Unterscheidungsmerkmale von Ostitis fibrosa generalisata und Ostitis deformans. Ver.igg mitteldtsch. Chir., 23./24. Juni 1928. Zbl. Chir. **1928**, 2938. — NAUMANN, H.: Über Osteomalazie und Ostitis fibrosa. Dtsch. Z. Chir. **164**, 1 (1921). — NOBLE, T. P.: Generalized osteitis fibrosa cystica associated with a parathyroid adenoma. J. Bone Surg. **14**, 181 (1932). — NORDMANN: Exstirpation der Epithelkörper bei Ostitis fibrosa generalisata. 58. Tagg dtsch. Ges. Chir. Arch. klin. Chir. **180**, 137 (1934). — Zbl. Chir. **1934**, 1419. — NORDRUM, F.: Generalisierte Ostitis fibrosa. Norsk Mag. Laegevidensk. **87**, 615 (1926).

OLSEN, H. CH.: Investigations on the metabolism of calcium in hyperparathyroidism with the white rat as experimental animal. København: Arnold Busck 1934. — ORTH: Disk. zu NORDMANN: 58. Tagg dtsch. Ges. Chir. Arch. klin. Chir. **180**, 138 (1934). — Zbl. Chir. **1934**, 1420. — OTT, W.: Über Ostitis fibrosa generalisata mit einem eigenen Fall mit Epithelkörperchentumor. Diss. Heidelberg 1934.

PALTAUF, R.: Demonstration eines Skelets von Ostitis fibrosa mit multiplen Zysten und Tumorbildungen. Verh. Ges. dtsch. Naturforsch. 85. Verslg Wien **1913 II**, 2. Hälfte (Med. Abt.), 183. — PAPA, U.: Contributo allo studio della malattia di Recklinghausen. Policlinico, sez. chir. **36**, 385 (1929). — PARHON-STEFANESCO: Augmentation de la transparence osseuse aux rayons X à la suite d'injections de la parathormone de COLLIP. C. r. Soc. Biol. Paris **108**, 300 (1931). — PAROMENSKY, A.: Ostitis fibrosa cystica generalisata RECKLINGHAUSEN. Med. Welt **1928**, 55. — PARREIRA, H. et L. CASTRO FREIRE: (a) Modifications de structure de la parathyroïde dans un cas d'ostéite fibreuse généralisée. C. r. Soc. Biol. Paris **95**, 1590 (1926). (b) Eosinophilie dans l'ostéite fibreuse généralisée. C. r. Soc. Biol. Paris **95**, 1592 (1926). — PAUL, F.: (a) Ostitis fibrosa generalisata; Epithelkörperchen und Nebennieren. Ver. path. Anat. Wien, 23. Febr. 1931. Zbl. Path. **53**, 140 (1931). — Wien. klin. Wschr. **1931 II**, 1644. (b) Ostitis fibrosa generalisata, Epithelkörperchen und Nebennieren. Beitr. path. Anat. **87**, 503 (1931). — PEMBERTON, J. DE and K. B. GEDDIE: Hyperparathyroidism. Ann. Surg. **92**, 202 (1930). — PENECKE, R.: Über zwei Fälle von Ostitis fibrosa RECKLINGHAUSEN mit Epithelkörperchentumoren. Verh. dtsch. path. Ges. 21. Tagg **1926**, 97. — PEREZ, F.: La ostitis fibrosa. Progr. Clinica **35**, No 8. — PETIT, E.: Enfermedad de Recklinghausen. Bol. Soc. Cir. Chile **5**, No 9/10. — PETREN: Nordisk Kirurgisk Förenings 18 mötes Förhandlingen. Helsingfors 1931. Zit. nach ASK-UPMARK (b). PICK, L.: Zur Methodik der anatomischen Untersuchung bei Ostitis fibrosa. Berl. Ges. path. Anat. u. vergl. Path., 24. Mai 1923. Klin. Wschr. **1923 II**, 1429. — PIERACH, A.: Über einen Fall von Hyperparathyreoidismus (Nebenschilddrüsenadenom). Ärztl. Ver. München, 5. Juli 1933. Münch. med. Wschr. **1933 II**, 1610. — POMMER, G.: (a) Disk. Verh. dtsch. path. Ges. 21. Tagg **1926**, 139. (b) Untersuchungen über Osteomalazie und Rachitis usw. Leipzig: F. C. W. Vogel 1885. — PONCIO, M.: Un caso di osteite fibrosa di v. RECKLINGHAUSEN. Radiol. med. **7**, 112 (1920). — PRIESEL, R. u. R. WAGNER: Ostitis fibrosa cystica generalisata (Osteodystrophia fibrosa). Z. Kinderheilk. **53**, 146 (1932).

QUICK, A. J. and A. HUNSBERGER jr.: Hyperparathyroidism. The clinical picture in the far advenced stage. J. amer. med. Assoc. **96**, 745 (1931).

RANKIN, F. W. and J. T. PRIESTLY: Tumors of the parathyroid gland. Report of two cases. Amer. J. Surg., N. s. **20**, 298 (1933). — RAPPAPORT, F.: Zur Frage der fibrösen Ostitis. Vestn. Chir. **1929**, H. 48/49, 271. — RAYNAUD, M. et H. COSTANTINI: Rhumatisme vertébral chronique et maladie de Recklinghausen traités par la parathyroïdectomie. Bull. Soc. nat. Chir. Paris **59**, 1032 (1933). — RECKLINGHAUSEN, F. V.: (a) Demonstration von Knochen mit tumorbildender Ostitis deformans. Tagebl. Naturforsch.verslg **1889**, 321. Heidelberg 1890. (b) Die fibröse oder deformierende Ostitis, die Osteomalazie und die osteoplastische Karzinose in ihren gegenseitigen Beziehungen. Festschrift für R. VIRCHOW. Berlin: G. Reimer 1891. (c) Untersuchungen über Rachitis und Osteomalazie. Jena: Gustav Fischer 1910. — REDWITZ: Ver. bayer. Chir., 11. Juli 1931. Zbl. Chir. **1931**, 2645. — REGNIER: Ostitis fibrosa generalisata RECKLINGHAUSEN. Wien. Röntgenges., 6. Nov. 1928. Fortschr. Röntgenstr. **39**, 696 (1929). — REHN, L.: Multiple Knochensarkome mit Ostitis deformans. Verh. dtsch. Ges. Chir. 33. Kongr. Berlin **1904**, 424. — REISS, M.: Beiträge zur Wirkung des Epithelkörperchenhormons. Endokrinol. **2**, 161 (1928). — RENAUD, M., G. PETIT-MAIRE et M. FAYOT: Maladie osseuse de Recklinghausen et adénome retrosternal. Soc.

méd. Hôp. Gaz. Hôp. **1932**, 1083. — Renner, C.: Über die Abgrenzung von Epulis, Osteodystrophia fibrosa und Riesenzellsarkom. Arch. klin. Chir. **175**, 388 (1933). — Richardson, E. P., J. C. Aub and W. Bauer: Parathyroidectomy in osteomalacia. Ann. Surg. **90**, 730 (1929). — Ringel: Ostitis fibrosa nahezu des gesamten Skelets. Ärztl. Ver. Hamburg, 4. Dez. 1917. Dtsch. med. Wschr. 1918 I, 367. — Ritter: Zur operativen Behandlung der Ostitis fibrosa generalisata (v. Recklinghausen). Ver. niederrhein.-westfäl. Chir. Zbl. Chir. **1933**, 2273. — Ritter, C.: Über Epithelkörperchenbefunde bei Rachitis und anderen Knochenerkrankungen. Frankf. Z. Path. **24**, 137 (1921). — Rosedale, R. S.: Fibrocystic disease of the bones associated with tumor of a parathyroid gland. Amer. J. Path. 8, 745 (1932). — Rosenbach: Ostitis fibrosa generalisata und Epithelkörperchentumor. Zbl. Chir. **1932**, 1995. — Rosenbach u. Disqué: Verh. Ges. Verdgskrkh. 10. Tagg Budapest **1930**, 223. — Roseno, A.: Das Blutbild bei Ostitis fibrosa. Mitt. Grenzgeb. Med. u. Chir. **35**, 586 (1922). — Roth, M. u. J. Volkmann: Zur Kenntnis der generalisierten Ostitis fibrosa. Mitt. Grenzgeb. Med. u. Chir. **32**, 427 (1920). — Rumpel: Ostitis fibrosa. Berlin. chir. Ges., 12. Nov. 1923. Dtsch. med. Wschr. **1923 II**, 1565. — Rusakov, A.: Beschreibung pathologischanatomischer Untersuchungen in 3 Fällen von Osteodystrophia fibrosa. Russk. Klin. **7**, Nr 34, 157 (1927). — Rusakov, A. u. R. Saakajan: Zur Frage von der parathyreogenen Osteodystrophie (Ostitis fibrosa Recklinghausen). Sovet. Klin. **18**, 212 (1932). — Rushton, M. A.: Note on the condition of the teeth in a case of parathyroid tumor. Guy's Hosp. Rep. 81, 319 (1931). — Rutishauser, E.: Über experimentelle Erzeugung von Ostitis fibrosa. Zbl. Path. **53**, 305 (1932).

Sainton, P. et J. Millot: Les lesions osseuses et parathyroïdiennes dans la maladie de Recklinghausen. Wnn. d'Anat. path. 8, 70 (1931). — Salzer, H.: Ein Fall von halbseitiger Ostitis fibrosa cystica generalisata. Ges. Ärzte Wien, 23. Juni 1933. Wien. klin. Wschr. **1933 I**, 862. — Santoro, A.: Di un caso di osteite fibrosa cistica degli arti con cranio pagetico. Arch. di Radiol. 7, 193 (1931). — Sauer, H.: (a) Über Ostitis fibrosa. Ärztl. Ver. Hamburg, 10. Okt. 1922. Dtsch. med. Wschr. 1923 I, 32. (b) Über Ostitis fibrosa. Dtsch. Z. Chir. **170**, 95 (1922). — Saxinger: Über Knochenzysten. Bruns' Beitr. **79**, 219 (1912). — Schaldemose: Forh. Nord. kir. For. (dän.) 18 (1931). — Schickele: Osteomalazie. Unterelsäss. Ärztever. Straßburg, 22. Juli 1916. Dtsch. med. Wschr. **1916 II**, 1595. — Schlagenhaufer, F.: Demonstration zweier Fälle von Parathyreoideatumoren. Ges. Ärzte Wien, 3. Dez. 1915. Wien. klin. Wschr. **1915**, 1362. — Wien. med. Wschr. **1915 II**, 1860. — Schlesinger, H. u. E. Gold: (a) Ostitis fibrosa cystica generalisata, wesentlich gebessert nach Exstirpation eines Epithelkörperchentumors. Ges. Ärzte, Wien, 18. Nov. 1932. Wien. klin. Wschr. **1932 II**, 1491. (b) Heilung einer Ostitis fibrosa cystica generalisata durch Exstirpation des Tumors, der von einem inneren Epithelkörperchen ausging. Ges. Ärzte Wien, 18. Nov. 1932. Wien. med. Wschr. **1932 II**, 1489. (c) Ostitis fibrosa cystica generalisata Recklinghausen mit intrathyreoidalem Epithelkörpertumor. Klin. Wschr. **1933 I**, 784. — Schmidt, F.: Ein Beitrag zur Osteodystrophia generalisata (v. Recklinghausen). Röntgenprax. **4**, 59 (1932). — Schmidt, M. B.: (a) Disk. Verh. dtsch. path. Ges. 21. Tagg **1926**, 135. (b) Erg. Path. **4**, 531 (1897); **5**, 895 (1898); **7**, 221 (1900/01). — Schmorl, G.: (a) Disk. zu Hecker: Zur Pathologie der Schilddrüse und Nebenschilddrüse. Ges. Natur- u. Heilk. Dresden, 15. Dez. 1906. Münch. med. Wschr. **1907 I**, 494. (b) Demonstrationen. 3. Fall von deformierender Ostitis. Ges. Natur- u. Heilk. Dresden. 12. Okt. 1912. Münch. med. Wschr. **1912 II**, 2891. (c) Zur Technik der Knochenuntersuchung. Bemerkungen zur Diagnose der Ostitis deformans Paget, Ostitis fibrosa v. Recklinghausen und Osteoporose. Beitr. path. Anat. **87**, 585 (1931). (d) Zur Kenntnis der Ostitis fibrosa. Verh. dtsch. path. Ges. 21. Tagg **1926**, 71. (e) Disk. Verh. dtsch. path. Ges. 21. Tagg **1926**, 135, 138, 142. (f) Über die an knorpeligen Skeletteilen bei allgemeinen Knochenerkrankungen auftretenden Veränderungen. Virchows Arch. **290**, 396 (1933). (g) Zur Kenntnis der Ostitis deformans Paget. Verh. dtsch. path. Ges. 25. Tagg **1930**. — Schmorl, G. u. H. Junghanns: Die gesunde und kranke Wirbelsäule im Röntgenbild. Leipzig: Georg Thieme 1932. — Schnabel, T. G.: Hyperparathyroidism with osteitis fibrosa cystica (parathyroid hyperplasia). Med. clin. N. Amer. **14**, 977 (1931). — Schneyer: Ein Beitrag zur Behandlung der Ostitis fibrosa generalisata (Recklinghausen). Fortschr. Röntgenstr. **36**, 1062 (1927). — Schönenberger, W.: Über Osteomalazie mit multiplen Riesenzellsarkomen und multiplen Frakturen. Virchows Arch. **165**, 189 (1901). — Schönfeld: Leipzig. med. Ges., 10. Juli 1928. Zit. nach Hässler und Krauspe. — Schour, J. and A. W. Ham: The action of vitamin D and parathyroid hormone on the calcium metabolism as interpreted by studying the effect of single doses on the calcification of dentin. Arch. of Path. **17**, 22 (1934). — Schour, J., W. R. Tweedy and F. A. McJunkin. The effect of single and multiple doses of the parathyroid hormone on the calcification of the dentin of the rat incisor. Amer. J. Path. **10**, 321 (1934). — Schroth: Kalktherapie und Röntgenkastration bei Knochenerweichung. Freie Ver.gg. Chir. Berlin, 8. Jan. 1912. Zbl. Chir. **1912**, 291. — Schuchardt, K.: Die Krankheiten der Knochen und Gelenke. Deutsche Chirurgie, Liefg. 28. Stuttgart: Ferdinand Enke 1899. — Schulte (Recklinghausen):

Ostitis fibrosa generalisata (RECKLINGHAUSEN). Rhein.-westfäl. Röntgenges., 7. Mai 1932. Fortschr. Röntgenstr. 46, 603 (1932). — SCHULZE, F.: Disk. zu TAURIT: Zbl. Chir. 1930, 2801. — SCHUPP, H.: Die Ostitis fibrosa RECKLINGHAUSEN, ihre Abtrennung von anderen Knochenerkrankungen. Diss. Tübungen (1931). Dtsch. Z. Chir. 233, 195 (1931). — SCHWENSEN, C. u. TH. EIKEN: Ostitis fibrosa generalisata (renale Form). Ugeskr. Laeg. (dän.) 1933, 1259. — SELYE, H.: (a) Zur Kenntnis der Kalkgicht (M. B. SCHMIDT) an Hand eines selbstbeobachteten Falles. Med. Klin. 1929, 371. (b) Endocrinology 16, 547 (1932). — SIEGMUND, H.: Bemerkungen über die Entwicklung osteoklastischer Resorptionsgewebe und die Riesenzellenepulis. Verh. dtsch. path. Ges. 1926, 86. — SIGEL, J.: Über Ätiologie, Diagnose und Therapie der Ostitis fibrosa. Stuttgart. ärztl. Ver., 18. Febr. 1932. Münch. med. Wschr. 1932 I, 977. — SILVESTRINI, R.: Alterazioni ossee e paratiroidi. Giorn. med. Alto Adige 3, 273 (1931). — SIMMONDS: Ärztl. Ver. Hamburg, 31. Mai 1921. Med. Klin. 1922, 257. — SIMON, W. V. v.: Ostitis fibrosa generalisata. Z. orthop. Chir. 55, 100 (1931). — SLAUCK u. DONALIES: Beitrag zur Kenntnis der Ostitis fibrosa. Med. Klin. 1930, 463. — SNAPPER, J.: (a) Geschwulst einer Nebenschilddrüse und Skeletanomalien. Nederl. Tijdschr. Geneesk. 73, 4758 (1929). (b) Disk. Verh. dtsch. Ges. inn. Med. 41, 183 (1929). (c) Epithelkörperchentumor bei RECKLINGHAUSENscher Ostitis fibrosa. Ges. Ärzte Wien, 28. Febr. 1930. Wien. klin. Wschr. 1930 I, 312. — Wien. med. Wschr. 1930 I, 375. (d) Parathyroid tumor and changes of the bones. Arch. int. Med. 46, 506 (1930). (e) Parathyroides et maladies des os. Le Scalpel 1930 II, 765. (f) Über einen Fall von RECKLINGHAUSENscher Krankheit. Brux. méd. 11, No 20 (1931). (g) Les rapports entre la chirurgie et les maladies osseuses endocriniennes. Le Scalpel 1931 II, 1189. (h) Maladies osseuses et parathyroides. Ann. Méd. 29, 201 (1931). — SNAPPER, J. u. H. J. BOEVÉ: Skeletkrankheiten und Nebenschilddrüsenadenom. Dtsch. Arch. klin. Med. 170, 371 (1931). — SØRENSEN, A.: Un cas d'ostéite fibreuse généralisée, traité par l'enlevement d'une tumeur parathyroïdienne. Acta chir. scand. (Stockh.) 74, 485 (1934). — SPEED, K.: Parathyroidism with multiple areas of cystic bone change. Surg. Clin. N. Amer. 14, 859 (1934). — SPIEGLER, R. u. STERN: Die Bedeutung der Zustandsformen des Kalkes und ihre Beeinflussung durch das Parathyreoideahormon. Klin. Wschr. 1932 II. — SSAMARIN, N. N.: De la chirurgie des glandes parathyroïdiennes. Lyon. chir. 31, 5 (1934). — STENHOLM, T.: Pathologisch-anatomische Studien über die Osteodystrophia fibrosa (sog. Ostitis fibrosa v. RECKLINGHAUSENS). Uppsala: Almquist u. Wiksell 1924. — STERNBERG, C.: Disk. Verh. dtsch. path. Ges. 21. Tagg 1926, 136. — STEWART u. PERCIFAL: Zit. nach TRENDELENBURG. — STRADA, F.: Le paratiroidi nell'osteomalacia e nell'osteoporosi senile. Patologica. Revista quind. 1, No 17, 7, 15. Juni 1909. — STRANDGAARD, H.: Nephrolithiasis — Ostitis fibrosa generalisata — Hyperparathyrioidismus. Hosp.tid. (dän.) 77, 383 (1934). — STRAUCH, B.: Über Epithelkörperchentumoren und ihre Beziehungen zu den osteomalazischen Knochenerkrankungen. Frankf. Z. Path. 28, 319 (1922). — SULTAN: Disk. zu TAURIT: Zbl. Chir. 1930, 2801.

TAURIT: Heilungsvorgänge bei Ostitis fibrosa generalisata. Berl. Ges. Chir., 16. Juni 1930. Zbl. Chir. 1930, 2800. — TAYLOR, N. B., C. B. WELD and J. F. SYKES: Observations upon the nature of the calcium compound in the serum following parathormone or ergosterol overdosage. A preliminary report. Trans. roy. Soc. Canada, III. s. 27, 247 (1933). — TESCHENDORF, H. J.: Demonstration eines Falles von Ostitis fibrosa cystica RECKLINGHAUSEN. Ostdtsch. Verbd. f. Röntgenol., Licht- u. Elektrother., 12. März 1931. Fortschr. Röntgenstr. 43, 788 (1931). — THÖLLDTE, M.: Kalkstoffwechsel und Epithelkörperchenhormon bei verschiedenen Tierarten. Krkhforsch. 6, 397 (1928). — THOMASON, G. and LL. SMITH: Hyperparathyroidism. W. J. Surg. etc. 41, 78 (1933). — TOBLER, W.: Ostitis fibrosa cystica generalisata im Kindesalter. Z. Kinderheilk. 41, 334 (1926). — TODYO, R.: Über das Verhalten der Epithelkörperchen bci Osteomalazie und Osteoporose. Frankf. Z. Path. 10, 219 (1912). — TOENNIESSEN, E. u. H. HECKER: Überfunktion der Epithelkörperchen (Hyperparathyreoidismus) und RECKLINGHAUSENsche Knochenkrankheit (Osteodystrophia fibrosa cystica, Ostitis fibrosa generalisata). Klin. Wschr. 1932 I, 940. — TOYOFUKU, T.: Über die parathyreoprive Veränderung des Rattenzahnes. (Morphologische Studien über die Beziehungen der Epithelkörperchen zum Kalkstoffwechsel. IV.) Frankf. Z. Path. 7, 249 (1911). — TRÉMOLIERES, F., H. R. OLIVIER, R. HUGUENIN et HERAUX: Sur un cas d'ostéomalacie accompagné de lésions chroniques du corps thyroide et d'adénomes parathyroïdiens. M. méd. franç. 14, 382 (1925). — TRENDELENBURG, P.: Die Hormone, Bd. 2. Berlin: Julius Springer 1923.

VASILENKO, D.: Zur Ostitis fibrosa generalisata. Vestn. Chir. (russ.) 1929, H. 45/46, 115. — VENABLES, J. F.: Parathyroid tumour with general symptoms, but no bony deformities. Guy's Hosp. Rep. 83, 194 (1933). — VERGER, H., P. DELMAS-MARSALET et P. BROUSTET: Ostéo-fibrose kystique de Recklinghausen et carence calcique; therapeutique par l'ergostérine irradiée et le gluconate de calcium. J. Méd. Bordeaux et Sud-Ouest 106, 673 (1929). — VIRCHOW, R.: (a) Über die Bildung von Knochenzysten. Sitzgsber. Akad. Wiss. Berlin 1876, 369. (b) Allgemeine Hyperostose des Skelets mit Zystenbildung. Demonstration. Tagebl. 59. Verslg dtsch. Naturforsch. Berlin 1886, 377. (c) Kalkmetastasen.

Arch. path. Anat. 8, 103 (1855). (d) Verh. dtsch. path. Ges. 3, 57 (1900). — Volkmann, K.: Über generalisierte Ostitis fibrosa. Med. Ges. Magdeburg, 3. April 1930. Münch. med. Wschr. 1930 II, 1297. — Volkmann: Über generalisierte Ostitis fibrosa und ihren Übergang in Sarkom. 18. Tagg mitteldtsch. Chir., 23. Nov. 1930. Zbl. Chir. 1931, 796.

Wagner, R.: Osteodystrophia cystica fibrosa generalisata bei 6¹/₂jährigem Knaben. Ges. Kinderheilk. Wien, 27. Nov. 1929. Wien. klin. Wschr. 1930 I, 95. — Wien. med. Wschr. 1930 I, 448. — Wagoner, G.: Clinical treatment of certain bone diseases caused by hyperfunction of the parathyroid glands. Pennsylvania med. J., Sept. 1934. — Walker, J.J.: Zit. nach Albright, Aub u. Bauer: J. amer. med. Assoc. 102, 1285 (1934). — Walton, A.J.: The surgical treatment of parathyroid tumours. Brit. J. Surg. 19, 285 (1931). — Wanke, R.: (a) Beitrag zur Stoffwechseluntersuchung der Osteodystrophia fibrosa. Dtsch. Z. Chir. 228, 210 (1930). (b) Med. Ges. Kiel, 5. Juli 1934. Klin. Wschr. 1934 II, 1845. — Wegelin, C.: Schilddrüse. Handbuch der speziellen pathologischen Anatomie und Histologie von Henke-Lubarsch, Bd. 8, 1. Berlin: Julius Springer 1926. — Wehner, E.: Klinischer Beitrag zur generalisierten Ostitis fibrosa mit multipler Zystenbildung. Fortschr. Röntgenstr. 27, 140 (1919/21). — Weichselbaum, A.: (a) Über ein Adenom der Glandula parathyreoidea. Verh. dtsch. path. Ges. 10. Tagg 1906, 83. (b) Disk. zu Paltauf: Verh. Ges. dtsch. Naturforsch. 85. Verslg Wien 1913 II, 2. Hälfte, 183. — Zbl. Path. 24, 960 (1913). — Wellbrock, W.L.A.: Malignant adenoma of the parathyroid glands. Endocrinology 13, 285 (1929). — Wendel, W.: Zur Ostitis fibrosa generalisata. Dtsch. Z. Chir. 227, 551 (1930). — Werndorff, R.: Zur Frage der multiplen Sarkomatose des jugendlichen Knochens und der Ostitis fibrosa Recklinghausen. Z. orthop. Chir. 22, 122 (1908). — Wichmann, F. W.: (a) Ostitis fibrosa generalisata v. Recklinghausen und Epithelkörperchen. Dtsch. Z. Chir. 235, 619 (1932). (b) Epithelkörperchenadenom bei Ostitis fibrosa generalisata. 17. Tagg bayer. Chir.-Ver.igg Münch. med. Wschr. 1932 II, 2060. (c) Die Beeinflussung der Ostitis fibrosa generalisata v. Recklinghausen durch Entfernung eines Epithelkörperchenadenoms (Zustandsbild nach 1 Jahr). 20. Tagg bayer. Chir.-Verigg, 21./22. Okt. 1932. Zbl. Chir. 1933, 102. (d) 18. Tagg bayer. Chir.-Ver.igg, 28./29. Juli 1933. Münch. med. Wschr. 1933 II, 1452. (e) Parathyreodektomie bei Ostitis fibrosa generalisata. Zbl. Chir. 1934, 961. — Wijnbladh, H.: Ein Fall von Ostitis fibrosa generalisata mit Parathyreoideageschwulst. Verh. schwed. Ver.igg inn. Med. 1932, 238. Sv. Läkartidn. 1933. — Wilbert, A.: Maladie osseuse de Recklinghausen. Bull. Soc. Anat. Paris 1924, 616. — Wilder, R. M.: Hyperparathyroidism: Tumor of the parathyroid glands associated with osteitis fibrosa. Endocrinology 13, 231 (1929). — Willich, C. Th.: Spontane Ausheilungsvorgänge bei generalisierter Osteodystrophia fibrosa. Bruns' Beitr. 146, 103 (1929). — Winter, H.: Über einen Fall von Ostitis fibrosa generalisata ohne Epithelkörperchentumor. Zbl. Chir. 1929, 2647.

Young, J. K. and M. B. Coopermann: v. Recklinghausen's disease or osteitis fibrosa with report of a case presenting multiple cysts and giant-cell tumors. Ann. Surg. 75, 171 (1922).

Zajewloschin, M. N.: Adenoma der Glandula parathyreoidea. Frankf. Z. Path. 40, 132 (1930).

7. Gutartige Riesenzellentumoren der Knochen und sogenannte Knochenzysten.

Von

L. Haslhofer-Innsbruck.

Mit 59 Abbildungen.

Der Gedanke mag naheliegen, daß Riesenzellentumoren und Knochenzysten in allen Fällen zwei unbedingt wesensverschiedene Entwicklungen darstellen, soferne nicht das Bestreben besteht, ihre Genese und Ursache als Richtlinie für ihre Beurteilung anzusehen. Durch das gemeinsame Auftreten der Riesenzellentumoren und Knochenzysten bei der RECKLINGHAUSENschen Knochenkrankheit bekunden sich beide auch als eng miteinander verwandte Entwicklungen [LOOSER (a)]. Auch KONJETZNY (d) gibt zu erwägen, ob Riesenzellentumoren und Zysten nicht Spielarten ein und desselben Geschehens sein können, indem die Bildung eines soliden Riesenzellentumors oder eines von vornherein ausgesprochenen Hohlraumes in der Markhöhle unmittelbar aus einem Hämatom von Bedingungen abhängt, die wir noch nicht vollkommen übersehen (S. 375/376). Bekräftigt wird die Anschauung über die enge Verwandtschaft von Riesenzellentumoren und Knochenzysten durch die mannigfachen Übergangsbilder, die zwischen den zwei genannten Veränderungen bestehen, die Zusammenhänge zwischen beiden Erscheinungen offenbaren und die im besonderen die Möglichkeit einer Entstehung von Zysten aus ursprünglich soliden Riesenzellentumoren erkennen lassen. Besonders diese letzte Art dürfte, soweit man sich aus dem Schrifttum ein Bild machen kann, als wohl die häufigste Erscheinungsform am meisten Gegenstand von Untersuchungen gewesen sein. Es dürfte darin aber auch der Umstand begründet sein, daß in der Erforschung der Riesenzellentumoren und Zysten so viele voneinander abweichende Befunde erhoben und Meinungen geäußert worden sind.

Gutartige Riesenzellentumoren und Knochenzysten kommen einerseits als Begleiterscheinungen der RECKLINGHAUSENschen Knochenkrankheit, und zwar gewöhnlich in der Vielzahl, andererseits als selbständige Veränderung an sonst nichterkrankten Knochen in der Regel in der Einzahl, ausnahmsweise in der Mehrzahl vor. Auch diese beiden Arten des Vorkommens haben erheblich zu den Schwierigkeiten beigetragen, die einer Klärung der Anschauungen entgegenstanden. Eine solche wurde zum Teil auch in engem Zusammenhang mit dem Studium der RECKLINGHAUSENschen Knochenkrankheit versucht, wobei aber lange Zeit die Unsicherheit, die in der ganzen Ostitis fibrosa-Frage bestand, einer Klärung hinderlich war. Manche Erkenntnis, die bei der Untersuchung der solitären Formen gewonnen worden war, erwies sich auch als nutzbringend für die Erforschung der RECKLINGHAUSENschen Krankheit und umgekehrt.

Das Auftreten der Riesenzellentumoren und Zysten im Verlauf der RECKLINGHAUSENschen Krankheit beweist nur, daß diese Erkrankung Vorbedingungen schafft, die der Entwicklung von Riesenzellentumoren und Knochenzysten günstig sind. Es ist aber verfehlt, auf Grund des Vorkommens von Riesenzellentumoren und Zysten bei der Recklinghausenschen Krankheit, der sog. „Ostitis fibrosa generalisata", das Einzelvorkommen gewissermaßen als Spielart der Recklinghausenschen Krankheit zu betrachten und die Veränderung als „lokalisierte" Ostitis fibrosa zu bezeichnen. Von einer lokalisierten Ostitis oder Osteodystrophia fibrosa v. Recklinghausen zu sprechen ist nach unseren heutigen Kenntnissen ein Widerspruch in sich selbst (Axhausen). Mit dem Wesen der Recklinghausenschen Krankheit haben diese Bildungen nichts zu tun, ihre Beziehungen zu ihr sind lediglich äußere [v. Haberer (d), Axhausen, Glauner].

Wie Konjetzny (d), dem wir wesentliche Förderung und Ausgestaltung unserer Kenntnisse über die gutartigen Riesenzellentumoren verdanken, in seinem auf vielfältiger Erfahrung aufgebauten Referat über Knochensarkome und ihre Begrenzung ausführt, ist es in Übereinstimmung mit der Anschauung Bergmanns nicht überflüssig, darauf hinzuweisen, daß die „generalisierte Ostitis fibrosa v. Recklinghausens" und die Riesenzellentumoren zwei verschiedene Erkrankungen sind. „Ein Übergang der einen in die andere, der vielfach angenommen wird, steht also außerhalb jeder Erörterung. Schuld an dieser Vorstellung ist die oberflächliche Aufnahme der Bezeichnung: tumorbildende lokalisierte Ostitis fibrosa und die Verkennung der Tatsache, daß die v. Recklinghausensche Erkrankung in seltenen Fällen im Beginn grob klinisch im wesentlichen gelegentlich zunächst nur in einem Knochen nachweisbare Erscheinungen machen kann" (S. 369). Konjetzny (d) wendet sich ausdrücklich gegen die mißverständliche Verwendung der seinerzeit von ihm gebrauchten Ausdrücke „lokale tumorbildende Ostitis fibrosa" und „sog. lokalisierte Ostitis fibrosa" und die sich daraus ergebende falsche Auffassung der Riesenzellentumoren als abortive Form oder „forme fruste" der Ostitis fibrosa generalisata v. Recklinghausens.

Diese Feststellungen Konjetznys verdienen Beachtung gegenüber der Auffassung von Michaelis, der das Verhältnis der „lokalisierten" Ostitis fibrosa zur „generalisierten" in Parallele stellt zum Verhalten des einzelnen Lipoms zur generalisierten Lipomatose, der solitären Exostose zur Exostosenkrankheit, des Nävus oder Fibroms zur Neurofibromatose. Ein solcher Vergleich ist wohl nicht geeignet, „zu einer Vorstellung zu verhelfen, die den Tatsachen einigermaßen entsprechen dürfte" (Michaelis, S. 462), da die Objekte der Betrachtung als sekundäre Veränderungen anzusehen sind, die außer den gleichen Erscheinungsformen Gemeinsamkeiten in den Ursachen aufweisen, wobei aber nochmals zu betonen ist, daß es sich das eine Mal um ein Auftreten in einem im Sinne einer Systemerkrankung veränderten Knochen handelt, während das andere Mal ein sonst unveränderter Knochen vorliegt. Die näheren Veranlassungen zur Entwicklung der Riesenzellentumoren und Zysten können als gleichartig angesehen werden, wenn auch selbstverständlich in ihrer Abstufung Unterschiede bestehen, die schwer faßbar sind, geschweige denn im Versuch annähernd nachgeahmt werden können.

Die Anwendung der Ergebnisse von Tierversuchen auf die Verhältnisse beim Menschen ist „schon wegen den völligen Ungleichartigkeiten des traumatischen Insultes, wie er auf der einen Seite im Experiment gesetzt wird, auf der anderen Seite sich bei den Traumen im alltäglichen Leben abspielt" nicht ohne weiteres möglich [v. Haberer (d), S. 3]. Hinsichtlich der Zysten gelten im besonderen die Worte von Felten und Stoltzenberg: „Die Hoffnung, für eine so seltene Bildung, die pathophysiologischen Bedingungen im Experiment nachbilden zu können, muß bescheiden sein" (S. 434). Und Pommer gibt zu bedenken, daß bei Versuchen mit Gewebszerstörung „alle jene Folgewirkungen von vornherein mehr oder minder ausgeschaltet sind, zu denen es unter natürlichen Verhältnissen überhaupt und ganz besonders unter den eigenartigen Blutstrom- und Säfteverkehrverhältnissen innerhalb der Röhrenknochen im Bereiche von Blutungsherden kommen kann und muß" (S. 22).

Damit ist auch der Standpunkt in der Bewertung des Traumas und anderer mechanischer Einwirkungen für das Zustandekommen der Veränderungen festgelegt. MICHAELIS lehnt das Trauma ab, wir aber müssen es in Übereinstimmung mit KONJETZNY, POMMER, LOOSER, LANG (c, a, d) u. a. unbedingt als wesentlichen ursächlichen Faktor anerkennen.

Ein anderer Irrtum in der Auffassung der Riesenzellentumoren lag in der lange Zeit herrschenden Meinung, daß sie Sarkome darstellen.

Bei der außerordentlich großen Zahl einschlägiger Arbeiten des Schrifttums erscheint es unmöglich, eine nur halbwegs vollständige Anführung der Autoren zu geben. Ebenso unmöglich ist es, bei dem zur Verfügung stehenden Raum, alle Meinungen und alle im Laufe der Zeit erarbeiteten Einzelerkenntnisse darzulegen. Es sind daher nur die Namen genannt, an die sich bedeutungsvolle Erweiterung unserer Kenntnisse bzw. wesentliche Änderungen in der Auffassung der Krankheitsbilder knüpfen.

A. Riesenzellentumoren.

1. Als Begleiterscheinung der RECKLINGHAUSENschen Knochenkrankheit.

Die Riesenzellentumoren oder braunen Tumoren stellen mehr oder weniger abgegrenzte, rundlich-eiförmige, spindelige oder auch unregelmäßig gebuckelte Gewebsbildungen von größerer oder geringerer Festigkeit dar, je nachdem der zellige oder faserige Bau in ihnen stärker hervortritt oder gar Knochenentwicklungen erfolgt sind. Es sind in der Regel solide Bildungen mit gleichmäßiger glatter oder feinkörniger Schnittfläche, wenn auch nicht selten kleine, mitunter auch recht beträchtliche mit Blut oder seröser bzw. gelatinöser Flüssigkeit erfüllte Hohlraumbildungen und glattwandige Zysten in ihnen festgestellt werden können. Bei entsprechender Größe der Hohlraumbildungen kann der Eindruck einer fluktuierenden „Geschwulst" bestehen und an der hochgradig verdünnten bzw. neugebildeten Knochenschale „Pergamentknittern" feststellbar sein. Die Bezeichnung „braune" Tumoren rührt von der eigenartig rostbraunen Farbe her, die durch einen wechselnden Gehalt des Gewebes an Hämosiderinpigment bedingt ist. Die Tumoren unterbrechen die Knochenstruktur meist vollständig, sind bei entsprechender Ausdehnung von spärlichen Resten der spongiosierten Rinde oder bei Überschreiten der Oberflächengrenzen von einer im Verlauf ihres Wachstums neugebildeten Rinde oder auch nur mehr von meist verdicktem Periost bedeckt, das sich vom Tumor kaum abtrennen läßt. Ein Durchbrechen dieser Schranke kommt auch bei starker Vorwölbung des Tumors nur selten vor und auch dann ist der Durchbruch nur durch das Auseinanderweichen des Periosts unter dem Druck des wachsenden Tumors oder infolge traumatischer Sprengung des Periosts und nicht als Ausdruck eines infiltrativen Wachstums im Sinne einer bösartigen Geschwulst zu deuten. Hat das Periost nachgegeben, so kann sich der Tumor allerdings in den benachbarten Weichteilen ausbreiten. Ein derartiges Vorwachsen kann auch nach operativen Eingriffen (wohl meist nur bei den solitären Formen!) erfolgen oder es kann nach traumatischer Sprengung des Gelenkknorpels ein Vordringen in eine Gelenkhöhle stattfinden. Gegen die Markhöhle zu besteht gewöhnlich eine scharfe Abgrenzung bzw. auch die im Schaft entwickelten Tumoren sind selbst dann, wenn sie den ganzen Querschnitt des Knochens einnehmen, nach oben und unten zu deutlich abgegrenzt. Ähnlich liegen die Verhältnisse bei den Tumoren, die innerhalb der Rinde zur

Entwicklung gelangt sind, in ihrem Wachstum auf dieselbe beschränkt geblieben sind. Hin und wieder kann man aber auch beobachten, daß Tumoren, namentlich kleine, allmählich in das diffuse Fasergewebe des umgebauten Knochens übergehen, doch zeigt das Verhalten der Randgebiete keinerlei Andeutungen eines infiltrativen Wachstums. Vielfach weisen diese Gebiete der Tumoren, an denen der Übergang in die Nachbarschaft nicht ganz scharf ist, eine Art Umhüllung durch zarte Knochenbälkchen in verschiedener Dichtigkeit auf und zeigen sich dadurch und durch fortschreitende faserige Umwandlung als im Stillstand bzw. in Rückbildung und Ausheilung begriffen. Auch dadurch, daß faserreiche Gewebszüge, die nicht selten Knochenbälkchen führen, in die Tumoren einstrahlen, in gewissem Sinne Septen bilden, die sich in der Nachbarschaft verlieren, kann die scharfe Begrenzung undeutlich werden. Manche Tumoren erweisen sich auch gelappt, ein Aussehen, das dadurch zustande kommt, daß sie sich nach verschiedenen Richtungen hin unregelmäßig ausbreiten und Bänder und Streifen von Knochengewebe in den Tumor eingeschlossen erscheinen. Derartige Bilder können aber auch dadurch entstehen, daß an mehreren benachbarten Stellen Tumoren zur Entwicklung gelangen, die bei ihrem weiteren Wachstum aneinander geraten. Wieweit solche Septierungen auf Rückbildungen bzw. Heilungen zu beziehen sind, wird bei den mikroskopischen Befunden noch darzulegen sein. Bieten viele Riesenzellentumoren eine ziemlich gleichmäßige Schnittfläche, in der nur die Farbtöne wechseln,

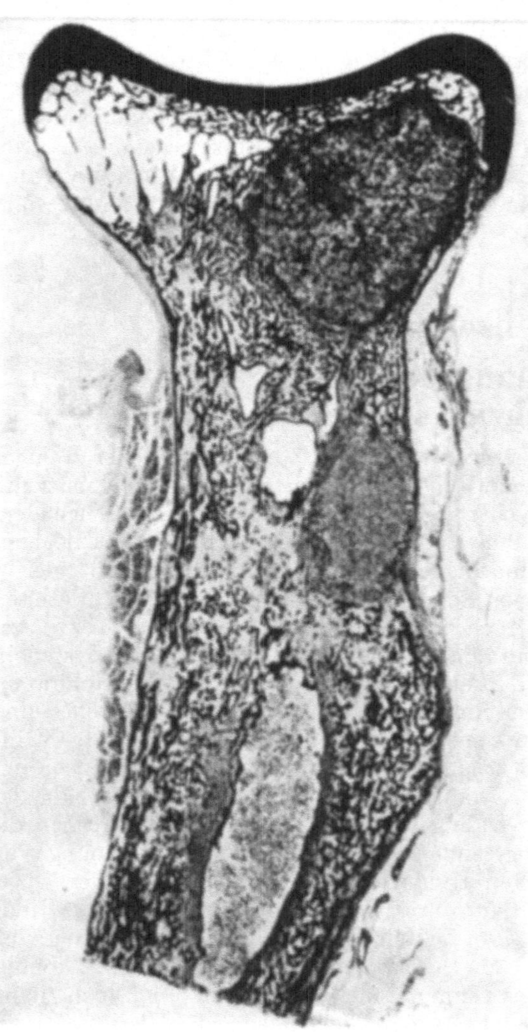

Abb. 1. Proximales Radiusende bei Recklinghausenscher Knochenkrankheit (Fall J. F.) mit Riesenzellentumoren. [Nach Lang (f), Abb. 1, S. 676.]

indem Stellen von mehr weißlich glasigem Aussehen mit graugelben, bräunlichen, rostbraunen oder dunkelschwarzbraunen wechseln, ohne daß in der Verteilung der verschiedenen Färbungsbereiche eine Regelmäßigkeit festzustellen wäre, so begegnet man nicht selten auch einer deutlich girlandenförmigen Anordnung der Färbungsfelder, die an Hirnwindungen bzw. achatähnliche Schichtungen erinnert. Dann und wann kann aber mit freiem Auge die Unterscheidung kaum zu treffen sein, ob es sich um größere herdförmige Entwicklungen von Fasermark oder um braune Tumoren handelt, da erstere auch in erheblichem Maße von frischen und älteren Blutungen durchsetzt sein können. Inwieweit solche Herde als Vorstufe

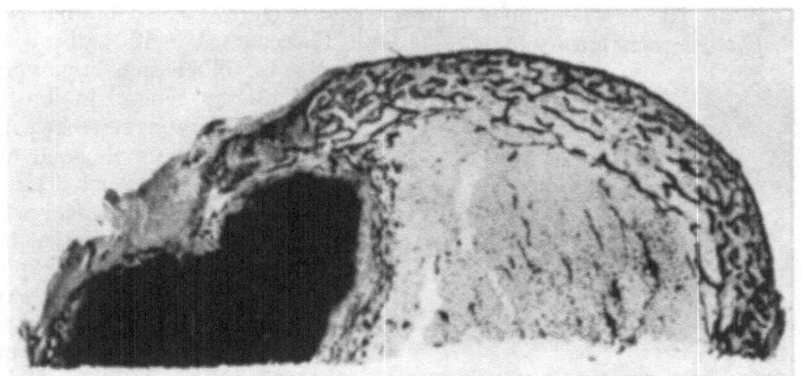

Abb. 2. Querschnitt durch die Mitte des Humerus bei Recklinghausenscher Knochenkrankheit (Fall Paltauf-Looser) mit in die Rinde eingelagertem Riesenzellentumor. [Nach Looser (a), Abb. 12, S. 142.]

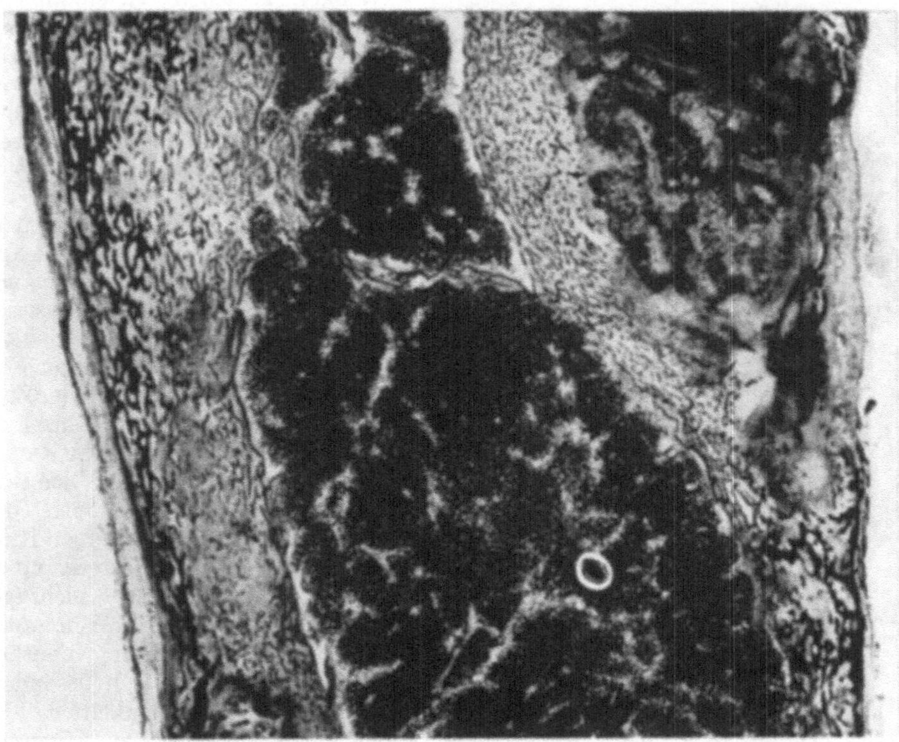

Abb. 3. Innerhalb der Corticalis entwickelter Riesenzellentumor bei Recklinghausenscher Knochenkrankheit (Tibia des Falles M. P.) mit girlandenartiger Anordnung der Riesenzellen.

von braunen Tumoren in Betracht zu ziehen sind, entzieht sich der makroskopischen Beurteilung. Nach Looser (a) sind die jüngsten Tumoren von homogener Schnittfläche und je nach dem Blutgehalt von heller, graugelber bis grauschwarzer Farbe, während die größeren älteren ein fleckiges Aussehen zeigen,

wobei besonders rostbraune pigmentierte Felder und Züge auffallen. Es sind
dies sekundär veränderte Stellen, die namentlich in Tumoren mit Rückbildungsbefunden große Ausdehnung erreichen können.

Solange die Riesenzellentumoren noch keine erhebliche Ausdehnung erreicht
haben, liegen die ausnahmslos in der Kortikalis [Looser (a), S. 159], die größeren

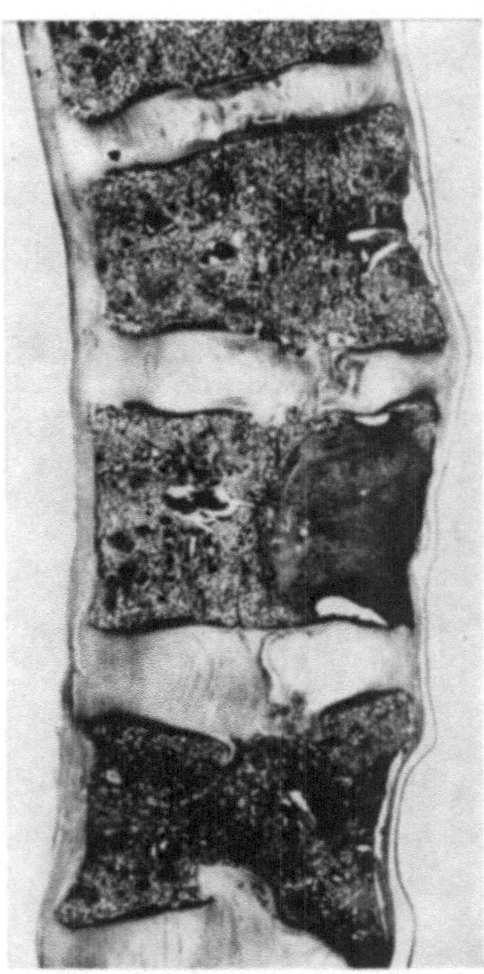

Abb. 4. Riesenzellentumor im 12. Brustwirbelkörper bei
Recklinghausenscher Knochenkrankheit (Fall M. P.).
Leichte Gibbusbildung bei Keilform des 11. Brustwirbels,
Bandscheibenhernien im 1. Lendenwirbel. Vgl. Abb. 29
des Abschnittes 6.

dagegen wölben sich breit von der
Kortikalis ausgehend in die Spongiosa der Metaphysen bzw. in die
Markhöhle oder auch nach außen
vor (Abb. 1—4). Auch Tumoren.
die fast den ganzen Querschnitt
eines Knochens einnehmen, lassen
häufig erkennen, daß sie von der
einen Seite der Rinde ausgegangen
sind. Nur bei den größten Entwicklungen ist der Ausgangspunkt
nicht mehr feststellbar. Bei den
Tumoren, die in unmittelbarer Nähe
des Gelenkendes sitzen, die den
Winkel zwischen Gelenkknorpel
und Periost ausfüllen (Abb. 5), muß
auch die Möglichkeit offen gelassen
werden, daß sie innerhalb der Spongiosa des Gelenkendes entstanden
sind und erst bei ihrem Größerwerden zum Verschwinden der Rinde
geführt haben.

Außer den soliden Riesenzellentumoren finden sich bei der Recklinghausenschen Krankheit auch
ein- und mehrkammerig zystisch
abgeänderte Tumoren, die in allem
den entsprechenden solitären Formen gleichen. Hinsichtlich der Zahl
ist das Auftreten der Riesenzellentumoren bei der Recklinghausenschen Krankheit großen Schwankungen unterworfen, auch das
Vorkommen in den einzelnen Knochen. Es gibt aber kaum einen
Skeletteil, in dem sie nicht gefunden worden wären. Wenn auch
vielfach die Anordnung deutlich
auf mechanisch-statisch besonders
beanspruchte Örtlichkeiten hin-
weist, so ist in anderen Fällen keine derartige Veranlassung zu erkennen
und die Tumoren liegen oft in größerer Zahl ohne besondere Anordnung in
einem Knochen verteilt. Grund dafür mag wohl die in ihrer Gesamtheit veränderte Knochenstruktur sein, die sich mechanischen Einwirkungen gegenüber
ganz anders verhält als in normalen Knochen.

Was die Größe der Tumoren betrifft, bestehen die gleichen Verschiedenheiten, aber im allgemeinen herrscht der Eindruck, daß die Größe nicht dieses
Ausmaß erreicht wie beim solitären Vorkommen in sonst gesunden Knochen.

Vielfach sind aber bei der Untersuchung kleine und kleinste Tumoren auffindbar, wie sie als Einzelvorkommnis kaum bekannt werden.

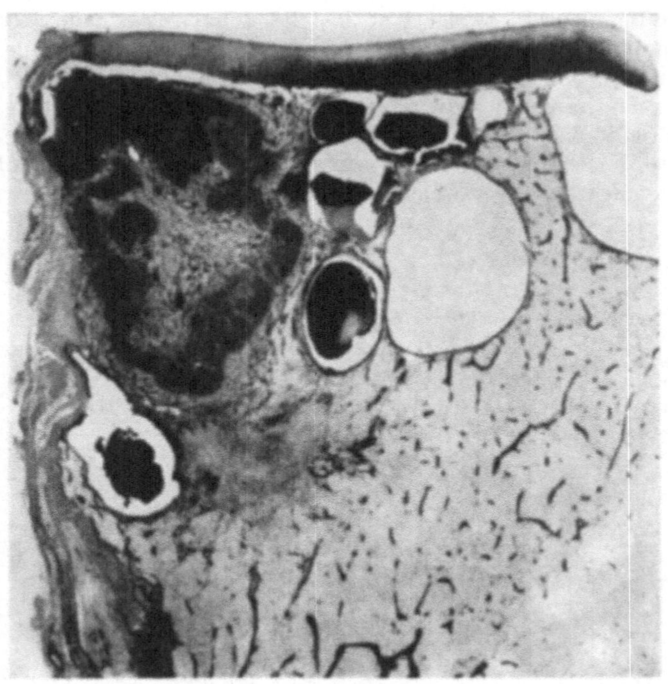

Abb. 5. Frontalschnitt durch den Tibiakopf des Falles PALTAUF-LOOSER (RECKLINGHAUSENsche Knochenkrankheit). Riesenzellentumor mit Rückbildung in den mittleren Anteilen. Zysten in der Umgebung des
Riesenzellentumors. [Nach LOOSER (a), Abb. 11, S. 141.] Vgl. Abb. 26 des Abschnittes 6.

2. Riesenzellentumoren als Einzelvorkommnis.

a) Häufigkeit und Örtlichkeit.

Nach den Erhebungen der CODMAN-Registratur werden gutartige Riesenzellentumoren ungefähr gleich häufig wie osteogene Sarkome beobachtet
[KONJETZNY (d)]. MICHAELIS gibt Verhältniszahlen zur „generalisierten Ostitis
fibrosa" an, nach denen auf eine Beobachtung RECKLINGHAUSENscher Krankheit
30—50 Beobachtungen von Riesenzellentumoren und Zysten fallen. Eine
genaue Feststellung des Zahlenverhältnisses wird mit Rücksicht auf die oft
schwierige Abgrenzung der Zysten von den Riesenzellentumoren nicht leicht
möglich sein.

Die Altersverteilung ist aus den folgenden Kurven zu ersehen (Abb. 6, 7),
in denen die Riesenzellentumoren am Ende des 2. Lebensjahrzehnts und im
3. am häufigsten vorkommen, während die Zysten im 1. Jahrzehnt häufiger
sind (CHRISTENSEN, GESCHICKTER und COPELAND, KOLODNY, LOOSER, MICHAE-
LIS u. a.). Nach GESCHICKTER und COPELAND (b) fallen 40% der Beobachtungen
in die Jahre zwischen 20 und 30, nach CHRISTENSEN 31% zwischen 5 und 20,
37% auf das 3. Jahrzehnt, 32% auf die Jahre zwischen 30 und 70. Vor dem
5. Jahr sind Riesenzellentumoren äußerst selten. Die Geschlechtsverteilung
ergibt unter 341 Beobachtungen CHRISTENSENs 47% Männer, 53% Frauen;
nach KOLODNY ist das Verhältnis 5:6.

Der Riesenzellentumor ist fast immer eine Erkrankung eines einzelnen Knochens (Konjetzny), wenn auch zuweilen zwei, zumeist benachbarte Knochen betroffen sind. Mehrfaches Auftreten spricht für Recklinghausensche Krankheit. Beim Befallensein zweier Knochen handelt es sich nach Konjetzny (d) viel eher um eine gleichzeitige Erkrankung der beiden Skeletteile als um ein Übergreifen von einem Knochen auf den anderen etwa im Wege der Gelenkkapsel oder der Bänder (Codman, Schinz und Uehlinger). Auch in dem Umstand, daß ja zumeist ein Trauma als Ursache der Riesenzellentumoren nachgewiesen werden kann, sieht Konjetzny (d) eine Stütze der Auffassung als gleichzeitige Erkrankung zweier Knochen, wofür er auch einen Beleg in

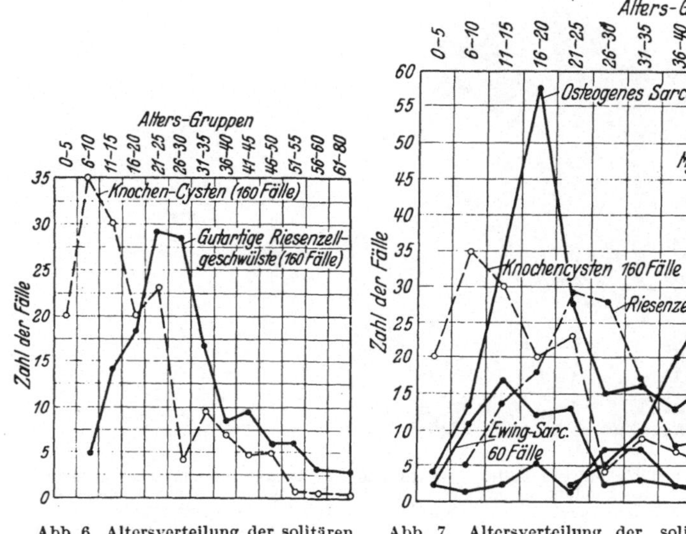

Abb. 6. Altersverteilung der solitären gutartigen Riesenzellentumoren und solitären Knochenzysten. (Nach Geschickter und Copeland.)

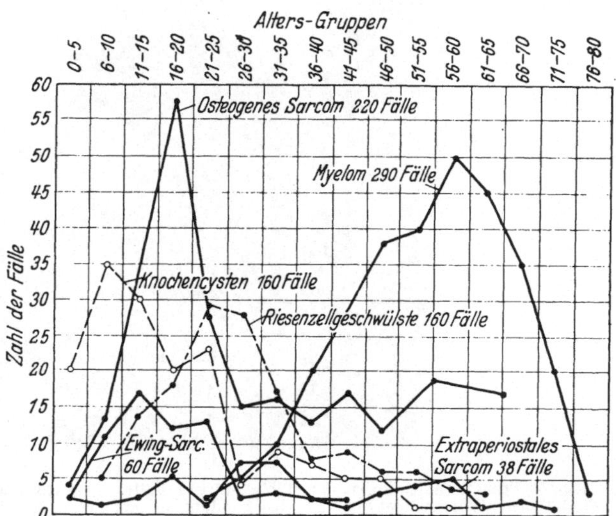

Abb. 7. Altersverteilung der solitären Riesenzellentumoren und Knochenzysten im Vergleich zu anderen Knochentumoren. (Nach Geschickter und Copeland.)

Form der Beteiligung zweier Fußwurzelknochen bei unversehrten Knochen- und Knorpelgrenzen bringt. Bei mehrfachem Auftreten von Riesenzellentumoren rät Konjetzny aber auf alle Fälle „den Verdacht auf eine Systemerkrankung erst aufzugeben, wenn eine gründliche röntgenologische Durchmusterung des ganzen Skelets und das Verhalten des Stoffwechsels diesen Verdacht als unbegründet erwiesen hat" [(d), S. 368]. Namentlich bei Erkrankung der Diaphyse ist dieser Verdacht berechtigt.

Der Sitz der solitären Riesenzellentumoren (Abb. 8) sind nicht so sehr die metaphysären Abschnitte als vielmehr die Epiphysen der langen Röhrenknochen, „also diejenigen Abschnitte mit dem intensivsten Längenwachstum oder die Orte der letzten, das Wachstum abschließenden Verknöcherung" [Konjetzny (d), S. 369].

Bei Berücksichtigung der Örtlichkeit der Riesenzellentumoren (Abb. 9) ergibt sich das vorwiegende Befallensein der unteren Gliedmaßen mit 56% (Kolodny), wobei in der überwiegenden Mehrzahl die Umgebung des Kniegelenkes betroffen erscheint. In 57% davon ist dabei das Femur, in 36% die Tibia befallen. Die obere Extremität ist in 23% der Fälle ergriffen, davon in 40% das distale Radiusende. 21% betreffen Stamm, Becken, Schultergürtel, Kiefer.

Aus der Zusammenfassung der Statistiken von GESCHICKTER und COPELAND sowie CHRISTENSEN durch SCHINZ und UEHLINGER ergibt sich für 385 gutartige Riesenzellentumoren folgende Verteilung:

Femur distal	. .	123 Fälle	Fibula proximal	.	15 Fälle
Tibia proximal	.	92 ,,	Tibia distal	. . .	14 ,,
Radius distal	. .	62 ,,	Ulna proximal	.	7 ,,
Humerus proximal		27 ,.	Fibula distal	. .	4 ,,
Ulna distal	. . .	22 ,,	Radius proximal	.	3 ,,
Femur proximal	.	16 ,,			

Außerdem wurden von den genannten Autoren folgende Knochen befallen gefunden:

Wirbel	. . . . .	36 Fälle	Beckenknochen	.	12 Fälle
Rippen	. . . . .	8 ,,	Handknochen	. .	20 ,,
Schulterblatt	. .	8 ,,	Fußknochen	. .	14 ,,
Schlüsselbein	. .	3 ,,	Kniescheibe	. . .	1 Fall.

In den Statistiken von POLLOSSON und BÉRARD über den Sitz der Riesenzellentumoren in 113 Fällen fällt im Gegensatz zu den amerikanischen Zusammenstellungen die verhältnismäßig zahlreiche Beteiligung des proximalen Femurabschnittes und des Humerus auf.

Hinsichtlich der selten ergriffenen Örtlichkeiten wäre zu erwähnen, daß ein Befallensein der Kniescheibe nach LINDE 14mal beschrieben ist, des Brustbeins nur ein einziges Mal durch KONJETZNY, desgleichen des Hinterhauptbeines (TROELL). ANDERSON erwähnt unter 226 Riesenzellentumoren ein Befallensein des Schlüsselbeins. Das Schädeldach wurde fast immer frei befunden, während die übrigen Schädelknochen häufiger ergriffen sind. Unter 22 Beobachtungen von GESCHICKTER und COPELAND betrafen 9 die Gegend der Symphyse des Unterkiefers, 3 den Processus articularis des Unterkiefers, 6 den Oberkiefer, 2 die Gegend der Fossa sphenoidalis. Gegenüber der Feststellung von GESCHICKTER und COPELAND, daß nur die knorpelig vorgebildeten Teile des Schädels befallen werden, weist KONJETZNY (e) auf eine eigene Beobachtung mit Beteiligung beider Stirnhöcker, des linken Scheitelbeinhöckers und des linken Oberkiefers hin.

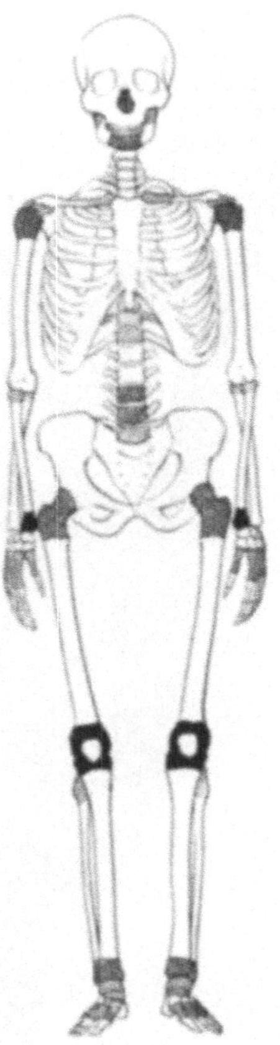

Abb. 8. Verteilung der solitären gutartigen Riesenzellentumoren im Skelet. Schwarz häufigste Lokalisation, kariert gelegentliche, schraffiert seltene Lokalisation. (Nach GESCHICKTER u. COPELAND.)

b) Krankheitsverlauf.

Es ist kaum möglich, den Beginn der Erkrankung mit Sicherheit festzustellen. Oft können Schmerzen schon lange Zeit bestehen, die aber mangels eines objektiv nachweisbaren Befundes als ,,rheumatische“ gedeutet und behandelt werden. Es können aber andererseits in vorgeschrittenen Fällen Schmerzen fehlen; nach KIENBÖCK treten sie erst sekundär durch unvollständigen Bruch auf. LOOSER fand Schmerzen nur in der Hälfte der Fälle. Auch die allmählich zunehmende Auftreibung des Knochens verursacht nicht immer Beschwerden. Bewegungsbehinderung

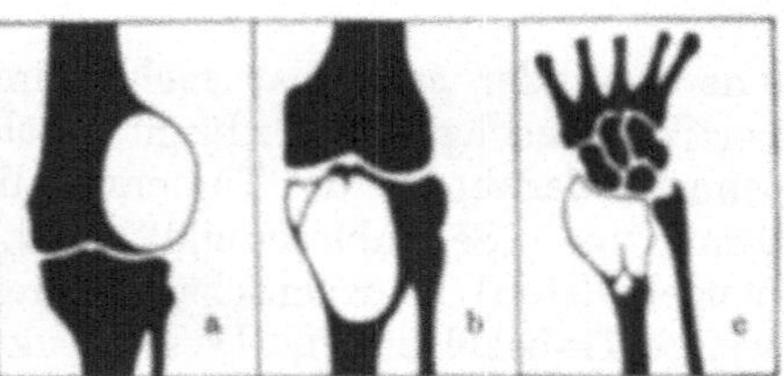

Abb. 9. Schema der typischen Lokalisation der gutartigen Riesenzellentumoren. a) im distalen lateralen Femurkondylus. b) in der proximalen Tibiaepiphyse, mehr medial. c) in der distalen Radiusepiphyse. (Skizze nach Röntgenbildern von GESCHICKTER und COPELAND.)

findet sich bei gelenknahem Sitz in den Röhrenknochen bzw. in der Wirbelsäule. Anlaß, ärztliche Behandlung zu suchen, ist nicht selten die Auftreibung des Knochens namentlich an den nicht stark von Weichteilen überlagerten Stellen wie Kiefer, Tibiakante, Vorderarm (Michaelis), meist aber erst das Auftreten einer Fissur oder Fraktur, wobei sich aber dann ergibt, daß zwischen der Schwere des Unfalls und der Funktionsstörung bzw. dem Schmerz ein Mißverhältnis besteht, das das Vorhandensein einer pathologischen Fraktur nahelegt.

Ist das Krankheitsbild auch oft anfänglich unbestimmt, so kann es sich mitunter rasch ändern (Konjetzny) und innerhalb weniger Monate eine beträchtliche Knochenzerstörung erfolgen.

Änderungen im Kalkstoffwechsel bestehen nicht oder nur geringfügige Erhöhungen bei Vorhandensein mehrerer oder eines großen fortschreitenden Herdes. Die klinische Symptomatologie der Erkrankung war bereits Dupuytren in den wichtigsten Zügen bekannt, wenn er auch durch das Miteinbeziehen anderer Veränderungen namentlich der Kiefer zu einem etwas anderen Gesamtbild vor allem auch hinsichtlich der Lokalisation gekommen war. Durch die besondere Hervorhebung des „Pergamentknitterns" (eine Bezeichnung, die sich seither erhalten hat), das nur bei oberflächlichem Sitz und zystischer Abänderung deutlich in Erscheinung tritt, das ja ein Spätsymptom ist, geht auch hervor, daß vielfach Veränderungen einbezogen worden waren, die keine Beziehung zu den Riesenzellentumoren aufweisen. Dupuytren bezeichnete die Veränderung als Knochenzysten (Kystes osseuses), aber es geht aus seinen Schilderungen hervor, daß er wohl auch zystisch abgeänderte Riesenzellentumoren darunter verstand. Wichtig blieben aber seine Feststellungen über die Unterscheidung gegenüber dem Osteosarkom, das allmähliche Wachstum, den mitunter lange Zeit bestehenden Stillstand, dem in anderen Fällen allerdings eine bedeutende Vergrößerung in wenigen Monaten gegenübersteht, die Angabe, daß die Haut über die Veränderung glatt und eben ist, die günstige Prognose des Leidens, die ein konservatives Vorgehen rechtfertigt.

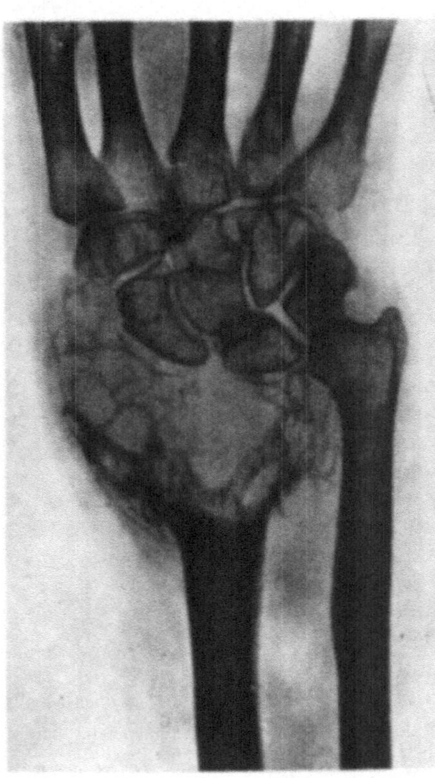

Abb. 10. Röntgenbild eines gutartigen Riesenzellentumors des distalen Radiusendes. (38 Jahre alte Frau, E 358/30.)

c) Röntgenbefunde.

Die fast immer exzentrisch in der Epiphyse sich entwickelnde Form — in Gegenüberstellung zur „kortikalen" Form auch „zentrale" Form genannt — zeigt nach Looser (c) eine umschriebene ein- oder scheinbar mehrkammerige, wabige Aufhellung, über der die Kortikalis hochgradig verdünnt, auch stellenweise unterbrochen ist (Abb. 10). Beim Größerwerden des Tumors wölbt sich die dünne Knochenschale blasenförmig vor („Seifenblasenbild") bzw. der Tumor erscheint von einer dünnen (neugebildeten) Knochenschale begrenzt, wie sich auch im Inneren zarte verzweigte Trabekel finden. Diese Struktur ist oft gleichmäßig im ganzen Tumor, kann aber auch teilweise oder ganz fehlen (Kienböck). Der Tumor erreicht oft den Gelenkknorpel. Das Röntgenbild gestattet in den meisten Fällen eine sichere Diagnose (Konjetzny), wenn auch manchmal die Unterscheidung gegenüber zentralen Chondromen, parasitären Höhlenbildungen und auch gewissen Sarkomstadien nicht möglich ist (Konjetzny). Namentlich an den Hand- und Fußknochen ist nach Konjetzny (d) die Abgrenzung gegenüber Chondromen, Myxomen und Lupus pernio schwierig.

Die „kortikale“ Form findet sich in den Metaphysen und Diaphysen der langen Knochen und besonders in den Phalangen der Finger und erscheint im Röntgenbild als umschriebene napfförmige oder muldenförmige subperiostale Aussparung des Knochens [LOOSER (c)]. Auch die kortikalen Tumoren können erhebliche Größe erlangen und sich stark vorwölben.

Verbiegungen im Bereich des Erkrankungsherdes fehlen zunächst (KIEN-BÖCK). Bei längerem Bestand des Leidens kann am Oberschenkel der erkrankte obere Schaftteil eine starke Verkrümmung erfahren (Folge wiederholter Infraktionen). Geringere Verbiegungen werden zuweilen am Humerus beobachtet, in anderen Knochen seltener.

Schwierig kann die Unterscheidung werden, ob ein Riesenzellentumor oder eine Knochenzyste vorliegt, wenn auch die Lokalisation bestimmte Hinweise zu geben vermag. Unterbrechung der Kortikalis spricht nach LOOSER für Riesenzellentumor, sowohl in seiner zentralen als peripheren Form. Die blasige Auftreibung unter äußerster Verdünnung der Rinde spricht eher für Zystenbildung. Nicht selten ist die subperiostale Neubildung einer Knochenschale bei Riesenzellentumoren („schalige“ myelogene Riesenzellensarkome nach der alten Bezeichnung!). Die Unterteilung in Kammern ist kein Unterscheidungsmerkmal.

d) Anatomische Befunde.

Bei den solitären Formen der gutartigen Riesenzellentumoren besteht weitgehende Ähnlichkeit mit denen, die im Verlauf der RECKLINGHAUSENschen Krankheit auftreten. Anscheinend erreichen aber die solitären Bildungen größere Ausmaße, was wohl mit der größeren Tragfähigkeit des nicht systemartig veränderten Knochens zusammenhängen mag. Herde von Apfelgröße und darüber sind nicht selten, auch „diffus“ veränderte Gebiete von 10 cm und mehr Durchmesser sind beobachtet, auch mannskopfgroße Entwicklungen kommen vor. Jedoch sind diese großen Tumoren in der Regel nicht mehr solide, sondern polyzystisch abgeändert. Beachtenswert ist die Lokalisation an bestimmten bevorzugten Skeletteilen. Sowohl die zentrale als auch die periphere bzw. kortikale oder subperiostale Form — von denen nach verschiedenen Literaturangaben die zentrale die häufigste ist, wenn auch in der Regel der Beginn der Erkrankung subkortikal ist (GESCHICKTER und COPELAND, KONJETZNY) — führen zur Auftreibung der Epiphysen und meist auch der angrenzenden Metaphyse, wodurch der Knochen ein keulenförmiges Aussehen gewinnt. Mehr oder weniger ausgiebige Zerstörung des Knochens in diesen Anteilen ist die Regel. An kurzen platten Knochen, an den Wirbeln kann auch der Eindruck einer nur in geringer Ausdehnung mit dem Knochen zusammenhängenden Weichgewebsgeschwulst bestehen. Der Gelenkknorpel ist meist unversehrt, oder weist nur traumatische Schädigungen auf. Nach außen sind die Tumoren von einer dünnen, eindrückbaren Knochenschale begrenzt, die Reste der alten Kortikalis enthält, zumeist

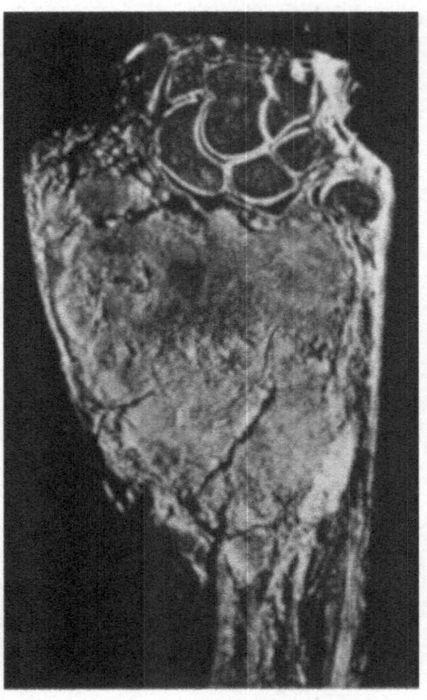

Abb. 11. Gutartiger Riesenzellentumor des distalen Radiusendes (Museumpräparat K 20 m₁).

aber aus neugebildetem Knochen besteht. Gegen den Schaft zu ist die Abgrenzung des Tumors gewöhnlich scharf, wie abgeschnitten, die Kortikalis des nichterkrankten Schaftes ragt meist noch etwas in den Tumor hinein, wie sich auch der Tumor zuweilen zapfenförmig in die Markhöhle des Schaftes vorwölbt. Im Grenzgebiet finden sich oft periostale Knochenwucherungen, die sich gegen den Schaft zu verlieren. Konjetzny hebt diese periostale Knochenneubildung, die auch in eigenen Fällen mehrfach beobachtet wurde, besonders hervor, weil von anderen Autoren deren Fehlen behauptet wird. Das Periost ist fast immer erhalten, da die Erkrankung von subperiostalem Ab- und Anbau beherrscht wird (Konjetzny). Hinsichtlich des Überschreitens der Periostgrenze gelten die gleichen Umstände, wie sie für die Riesenzellentumoren bei der Recklinghausenschen Krankheit angeführt wurden.

Am Durchschnitt (Abb. 11) zeigen die solitären Riesenzellentumoren gleiches Aussehen wie die bei der Recklinghausenschen Krankheit. Es kann daher auf die Schilderung S. 479 und die Bilder solitärer Formen verwiesen werden, aus denen auch die Mannigfaltigkeit des grob-anatomischen Verhaltens entnommen werden kann.

Mikroskopische Befunde an den gutartigen Riesenzellentumoren.

Die Riesenzellentumoren bestehen aus einem meist dicht gefügten Gewebe (Abb. 12), das in großen Abschnitten den Charakter eines mesenchymalen Syncytiums aufweist und an dessen Aufbau zwei Zellarten beteiligt sind:

1. rundlich-spindelige Zellen,
2. vielkernige Riesenzellen, zwischen denen in wechselnder Menge Zwischensubstanz, zarte Gefäße und ein dichtes Netzwerk feinster, nach Bielschowsky-Maresch darstellbaren Fasern nachzuweisen sind (Abb. 13).

Die rundlich spindeligen Zellen — sie entsprechen Wallgrens kleinen Epuliszellen — sind von verschiedener Gestalt, oft deutlich zweipolig, häufig aber auch mit 3—4 Plasmaausläufern. Die Kerne sind längsoval, nicht selten etwas eckig, leicht nierenförmig, auch nahezu rund, von wechselnder Größe, nach v. Albertini durchschnittlich $7 : 2\,\mu$ bzw. $12 : 7\,\mu$, von mittlerem Chromatingehalt, das Chromatin dabei grobkörnig mit deutlichem zentralen Kernkörperchen. Das Protoplasma der kleinen Zellen ist meist deutlich darstellbar, bei den größeren gelingt die Sichtbarmachung nur mit besonderen Färbungen (v. Albertini). Kernteilungsbilder sind im allgemeinen selten. Die Zellen gleichen im allgemeinen jugendlichen und reiferen Bindegewebszellen bzw. Mesenchymzellen.

Die vielkernigen Riesenzellen (Abb. 14), der auffallendste Bestandteil des Tumorgewebes, sind in bezug auf Zahl, Größe und Kernreichtum sehr verschieden. Im allgemeinen steht Kerngröße und Zellreichtum in gleichem Verhältnis. Eine Durchschnittsgröße anzugeben ist nicht leicht, da gar nicht selten neben den häufigeren Größen von 30—60 auch solche von 100 und mehr μ und auch gegen 100 Kerne beobachtet werden. Die Größe der Kerne unterliegt auch manchen Schwankungen. Die Kerne besitzen meist ein einziges Kernkörperchen. Die Form der Kerne wechselt, ein Großteil ist regelmäßig oval, andere besitzen eine unregelmäßig wellige Begrenzung. Nach v. Albertini sind vereinzelt Teilungsfiguren einzelner Riesenzellkerne zu beobachten. Das reichliche Protoplasma ist ziemlich homogen, manchmal auch mit körnigen Einschlüssen und Vakuolen, seine Begrenzung in einem Großteil der Riesenzellen ziemlich scharf. Die meisten Riesenzellen zeigen zahlreiche Protoplasmaausläufer in Gestalt dünner, zuweilen auch breiter strangförmiger Fortsätze, wodurch die Riesenzellen ein stechapfelförmiges Aussehen erlangen. Bei MASSON-Färbung läßt sich nachweisen, daß die Ausläufer der Riesenzellen und auch

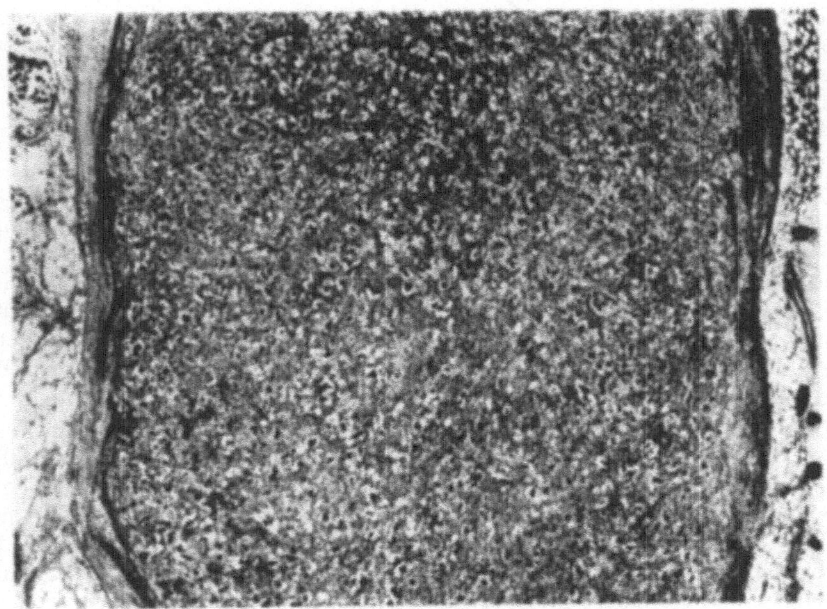

Abb. 12. Riesenzellentumor, der die ganze Breite der Rinde (Periost links, Markhöhle rechts) des Radius einnimmt. (Fall J. F. 18×.)

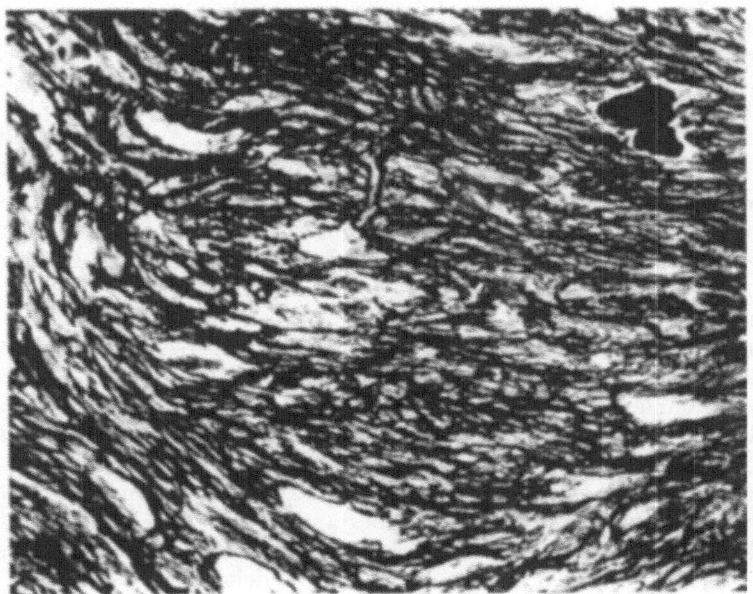

Abb. 13. Aus einem Riesenzellentumor der Ulna des Falles M. P. Färbung nach BIELSCHOWSKY-MARESCH. 200×.

der spindeligen Zellen wenigstens zum Teil untereinander in Verbindung stehen (v. ALBERTINI). Besonders deutlich treten diese schwamm- und netzförmigen

Bilder hervor, wenn durch Kontrastfärbung die kollagene Zwischensubstanz sichtbar gemacht wird.

Lotsch erwähnt zwei Formen der Riesenzellen, die sich auch in den meisten Tumoren auffinden lassen: 1. solche mit schwachblauem Protoplasma, rundlichen bläschenförmigen Kernen, die eine zarte Struktur und Kernkörperchen besitzen; 2. eine im allgemeinen kleinere Form mit dunklerem Protoplasma, schlanken oft stäbchenförmigen Kernen, die tiefblau gefärbt sind. Kernstrukturen und Kernkörperchen sind bei dieser Form nicht nachweisbar. Lotsch meinte, daß es sich um verschiedene Entwicklungsstufen handelt.

Die Menge der Riesenzellen ist in den einzelnen Tumoren und auch in verschiedenen Abschnitten ein und desselben Tumors großen Schwankungen unterworfen. Es gibt Tumoren, in denen ihre Menge in allen Abschnitten annähernd gleich ist, aber auch Gebiete, in denen sie gegenüber dem spindelzelligen Anteil fast vollständig zurücktreten (Abb. 15). Das Zurücktreten scheint in Zusammenhang mit der Rückbildung bzw. Ausdifferenzierung der Tumoren zu stehen, denn die Abnahme ihrer Menge erfolgt im allgemeinen im gleichen Maße wie die Zunahme der Zwischensubstanz.

Eine viel erörterte Frage ist die nach der Herkunft der Riesenzellen. Die wiederholt hervorgehobene Ähnlichkeit bzw. Gleichsetzung mit den riesenzelligen Ostoklasten bedeutet noch keineswegs, daß es sich um diese Zellart, zumindest ihrer Funktion nach handelt. Dann und wann können Häufchen von mehrkernigen Riesenzellen zweifellos den Eindruck erwecken, daß es sich um Ostoklasten handelt, die nach Wegräumung von Knochenbälkchen am Ort ihrer Tätigkeit in unverändertem Aussehen verblieben sind. Wenigstens wird sich eine solche Annahme nicht beweiskräftig widerlegen lassen. Aber für die übergroße Menge der Riesenzellen, wie sie in den Riesenzellentumoren vorhanden sind, erscheint eine solche Annahme gekünstelt, wie auch die Auffassung der Riesenzellentumoren als „Sarkome des knochenresorbierenden Gewebes" (Ribbert) nicht befriedigen kann. Letzten Endes gibt es ja kein „knochenresorbierendes Gewebe". Die Ostoklasten sind Abkömmlinge des Gefäßbindegewebes und Gebilde, die eine zeitlich beschränkte Aufgabe erfüllen, um dann wieder zu verschwinden, sei es durch Untergang oder Rückbildung. Aus diesen Gründen ist auch der Ausdruck „Osteoklastome" für die Riesenzellentumoren abzulehnen.

Besondere Bedeutung für die Frage nach der Natur der Riesenzellen gewannen die Untersuchungen Ritters über die Riesenzellen der Epulis und ihre endotheliale Herkunft. Ritter deutete die Riesenzellen als Gefäßsprossen. Wallgren, der auch die Entstehung von Riesenzellen „in gewissen Fällen aus dem Gefäßendothel" (S. 39) bestätigt, schien es aber „als hätte Ritter ihre Zugehörigkeit zu den Gefäßen bedeutend überschätzt". Brodowskis Befunde gaben der Ansicht von Ritter recht, während Stroebe einen genetischen Zusammenhang zwischen Kapillaren und Riesenzellen nicht durchwegs gelten läßt. Die Auffassung Ritters teilten weiterhin Hammer, Konjetzny (c). Mönckeberg (b) u. a. Im Gegensatz dazu vertritt v. Albetini die Ansicht, „daß die Riesenzellen nicht als verpuffte Endothelsprossen zu deuten sind, sondern daß sie, wie die Spindelzellen, Bestandteile des mesenchymalen Gewebes darstellen und daß sie ebenso wie diese durch die Kanalisation der Mesenchymspalten zu endothelialen Elementen umgewandelt werden können" (S. 26). Namentlich das Auftreten von Riesenzellen an den Enden ampullärer Auftreibungen von Kapillaren wird von Albertini nicht im Sinne einer Gefäßsprossung gedeutet, sondern in dem Sinne, daß an Stellen, wo zahlreiche Riesenzellen mit zahlreichen Ausläufern eng verflochten sind, die Kanalisation des mesenchymalen Gewebes erschwert ist (S. 25).

In jüngster Zeit wurde von SCHAAL der Versuch unternommen, die genauen Beziehungen der Riesenzellen zum Gefäßsystem in Epuliden festzulegen. Bei

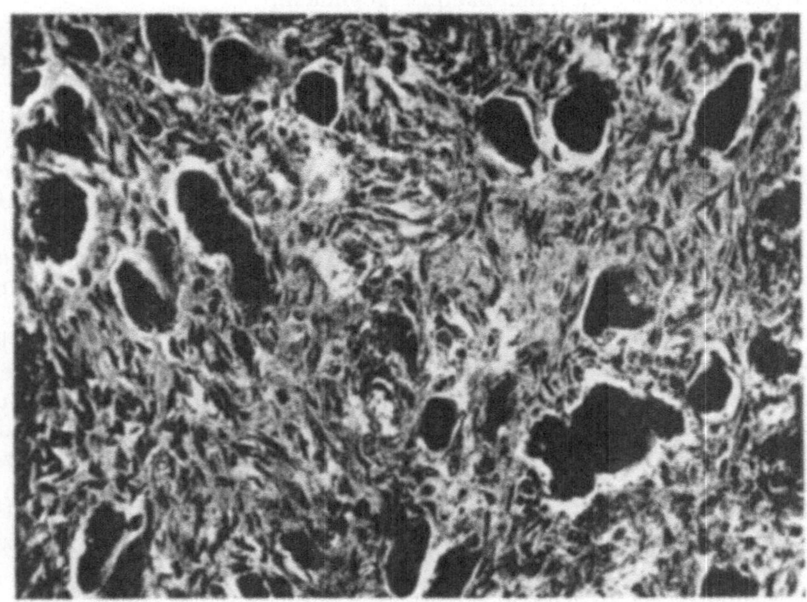

Abb. 14. Riesenzellentumor aus der Ulna des Falles M. P. Zahlreiche Riesenzellen im lockeren Grundgewebe. 200×.

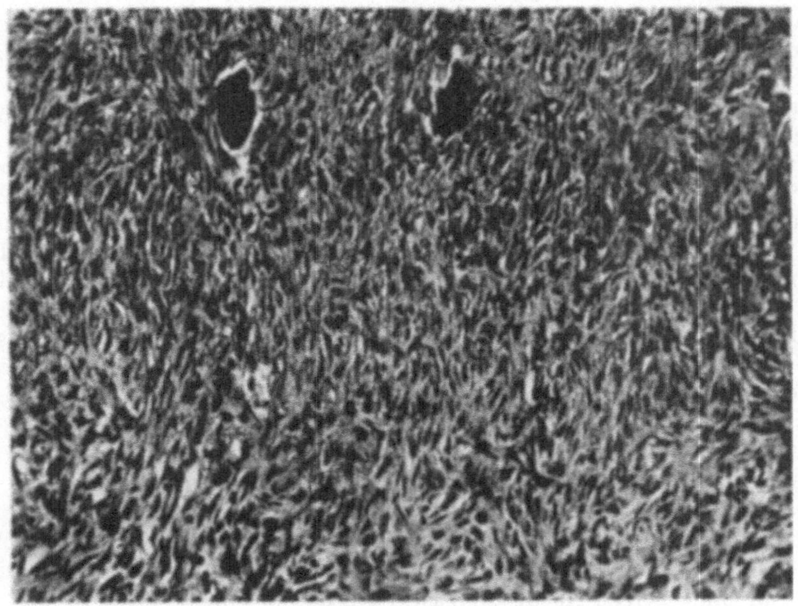

Abb. 15. Riesenzellentumor aus der Ulna des Falles M. P. Vereinzelte Riesenzellen in dichtem Grundgewebe. 200×.

Verfolgung der Gefäße zusammen mit den Riesenzellen unter Anwendung plastischer Rekonstruktionsverfahren gelangte SCHAAL zu folgenden Schlüssen:

„1. Die endotheliale Natur der Riesenzellen ist in keinem Falle zu bezweifeln.

2. Die Entstehung der Riesenzellen jeder Epulis ist an ein bestimmtes, von Fall zu Fall verschiedenes Gefäßkaliber gebunden.

3. Die Übergangsgefäße sind im Sinne v. Albertinis als Vorstufen der Entwicklung von Blutgefäßen anzusehen. Und zwar ist das primäre bei der Genese der mit Endothel ausgekleideten Blutgefäße die Aussprossung der Riesenzelle. Diese letztere macht im Laufe ihrer Entwicklung zwei grundlegende Veränderungen durch. Erstens wird sie durch das in ihrem Innern sich bildende Übergangsgefäß vaskularisiert. Zweitens gabelt sich das periphere Ende der Riesenzelle, um so der Wachstumsenergie im Innern der Riesenzelle Luft zu schaffen“ (S. 573).

Die gleichartige Untersuchung einer weiter ausdifferenzierten Epulis ergab für den Befund im Schnittbild — der die Riesenzellen zum größten Teil in der Nähe kleinkaliberiger Gefäße, die oft in Zwei- und Mehrzahl halbmondförmig diese Riesenzellen umgeben, zeigte — die bemerkenswerte Tatsache, daß die Riesenzellen zum größten Teil in Gefäßgabelungen liegen. Schaal folgert daraus: Überschreitet die Vaskularisation des Übergangsgefäßes die Gabelungsstelle der Riesenzellen, so ist später nur noch die längere Zeit in der neugebildeten Gefäßgabel verharrende Riesenzelle übrig. Die Neubildung von Riesenzellen hört auf, die in Gefäßbildung begriffenen Übergangsgefäße differenzieren sich vollends aus. In weiterer Bestätigung dieser Befunde fand Schaal auch Riesenzellen, die im Innern eine deutliche, mit Endothel ausgekleidete Gefäßlichtung aufweisen.

Auf Grund dieser Anschauungen wären die Riesenzellen nicht als abortive, verpuffte Gefäßsprossen zu betrachten, sondern als Vorstadien von Gefäßen, die über das Stadium der Übergangsgefäße und deren sekundäre Kanalisation zu echten mit Endothel ausgekleideten Gefäßen sich ausdifferenzieren. Verlangsamt sich das Wachstum der Riesenzellentumoren, so wird nach Schaal die fortschreitende Vaskularisation unnötig, es werden keine neuen Riesenzellen mehr gebildet.

Entsprechend der verschiedenen Deutung der Riesenzellen als mesenchymale Elemente einerseits, als endotheliale Abkömmlinge andererseits werden auch die Vorgänge, die Rywkind als Diskomplexierung beschrieben hat, verschieden beurteilt. Rywkind versteht darunter die periphere Abspaltung von Zellen aus dem synzytialen Zellverband, die unter Zugrundelegung der Auffassung der Riesenzellen als Endothelsprossen einer Differenzierung von Endothelien zu fibroblastischen Zellen gleichzustellen wäre. v. Albertini, der die endotheliale Natur der Riesenzellen ablehnt, fand die Diskomplexierung „durch eine fibroplastische Leistung (Bildung von intraprotoplasmatischen teils kollagenen Fibrillen) eingeleitet“ (S. 53) und zog aus dieser Beobachtung den Schluß, „daß die Riesenzellen schon im synzytialem Zustande zu den fibroplastischen Zellen gehört“ (S. 53). Durch diese Überlegungen und die morphologische Identität der Riesenzellenkerne mit den Kernen der Spindelzellen scheint v. Albertini die Natur der Riesenzellen als unvollständig geteilte, indifferente Mesenchymzellen bewiesen. Eine Ausnahme aber machen nach v. Albertini die intrakapillär liegenden Riesenzellen, in denen er niemals eine Diskomplexierung nachweisen konnte, jedoch, „daß jene Riesenzellen genau wie die Spindelzellen eine endotheliale Ausdifferenzierung erfahren haben; diese Ansicht wird durch den Verlust der fibroplastischen Fähigkeit erhärtet“ (S. 53).

Die Zwischensubstanz der Riesenzellentumoren zeigt sich bei der v. Giesonschen Färbung nur in geringer Menge in Gestalt spärlicher, leicht rot gefärbter Fäserchen. Bei Masson-Färbung ist eine bedeutend größere Menge darstellbar, besonders reichlich in den spindelzelligen Abschnitten der Tumoren. Das kollagene

Netzwerk scheint mit den Riesenzellen in Zusammenhang zu stehen, vielfach sieht man deutlich, wie die kollagenen Geflechte in und um die Plasmafortsätze der Riesenzellen herumgelagert sind und es besteht der Eindruck, daß kollagene Fäserchen in das Protoplasma der Riesenzellen einstrahlen (v. ALBERTINI). Bei stärkster Vergrößerung ist in den Riesenzellen eine Art Retikulum wahrzunehmen, das mit den einstrahlenden Fasern in Zusammenhang steht.

Das Gewebe der Riesenzellentumoren stellt nach v. ALBERTINI also ein verfilztes Retikulum dar, das einerseits aus Riesen- und Spindelzellen und anastomosierenden Protoplasmafortsätzen besteht und andererseits aus dem feinfibrillären kollagenen Zwischengewebe, das in den Filz eingewoben ist.

Mit zunehmender Ausreifung des Gewebes der Riesenzellentumoren nimmt auch die Zwischensubstanz zu, deren stärkere Ausbildung an „Knotenpunkten" erkennbar wird. Je nach dem Grad der Ausreifung finden sich dann in einem und demselben Tumor zellreiche und zellärmere Stellen (Abb. 16).

Bluträume und Gefäße finden sich in den Riesenzellentumoren in verschiedener Form. Stellenweise bestehen mehr oder weniger breite Spalträume, die mit Blut gefüllt sind und eine zellige Auskleidung erkennen lassen. Ihre Zellen gleichen im großen und ganzen den

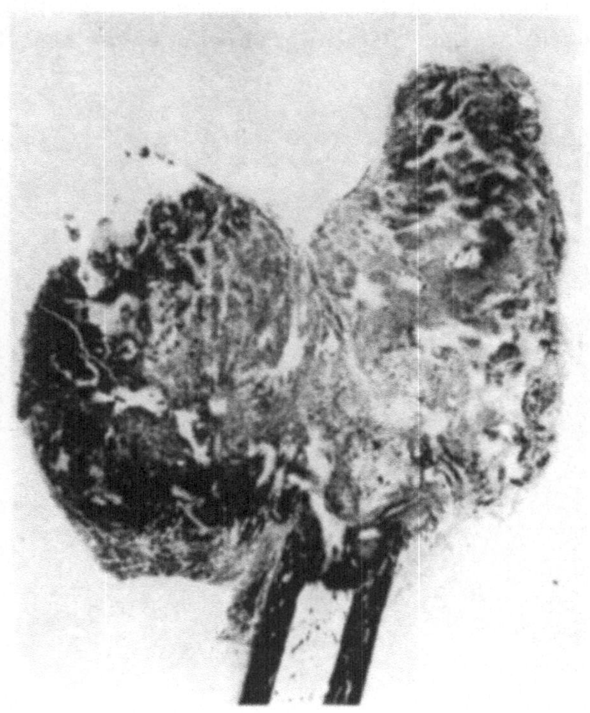

Abb. 16. Übersichtsschnitt durch den gutartigen Riesenzellentumor des distalen Radiusendes der Abb. 10. Insel- und Streifenbildung durch spindelzellige Anteile.

Spindelzellen, sind aber meist auffallend schmal und zeigen ziemlich dunkle chromatinarme Kerne (v. ALBERTINI). Außer diesen kapillaren Spalten enthalten die Riesenzellentumoren (ausgenommen die weit ausdifferenzierten Formen) nur wenige Gefäße. Bemerkenswert ist, daß zahlreiche von endothelartigen Zellen begrenzte Kapillarspalten in der Wand Riesenzellen enthalten, die mit den übrigen Zellen in synzytialem Verband stehen. Die Riesenzellen erscheinen rundlicher und haben glatte Oberfläche, wenigstens so weit sie an das Lumen des kapillaren Raumes grenzt. Vielfach liegen diese Riesenzellen aber auch den Kapillaren von außen auf. Keulenförmig erweiterte Kapillarspalten mit einem geflechtartigen Verband von Spindel- und Riesenzellen als Abschluß lassen nach v. ALBERTINI auf Zirkulationshindernisse schließen, die zur Erweiterung der Spalten geführt haben. Mit der reichlicheren Entwicklung von Zwischensubstanz treten auch größere Gefäße immer deutlicher und zahlreicher hervor.

Vielfach enthalten die Riesenzellentumoren eigenartiges Pigment, mitunter in großer Menge, was zu der Bezeichnung „braune Tumoren" Veranlassung gegeben hat. Im allgemeinen ist der Pigmentgehalt in den ausgereifteren Formen größer. Die Riesenzellen selbst sind an der Speicherung des Pigmentes fast nicht beteiligt. Nur vereinzelt lassen sich innerhalb der Riesenzellen Pigmentkörner nachweisen.

Das Gewebe der Riesenzellentumoren ist nicht selten von rundkernigen lymphozytenähnlichen Zellen durchsetzt, die in den zellärmeren Anteilen in der Nachbarschaft größerer Gefäße manchmal eine reichliche Menge erreichen. Diese Rundzellen enthalten zum Teil Fettsubstanzen, wie solche auch in einzelnen Spindelzellen und in größeren blasigen Zellen des Grundgewebes auffindbar sind.

Besondere Bedeutung besitzen die Rückbildungs- bzw. Umwandlungsbefunde und „Heilungsvorgänge" in den Riesenzellentumoren, wie sie

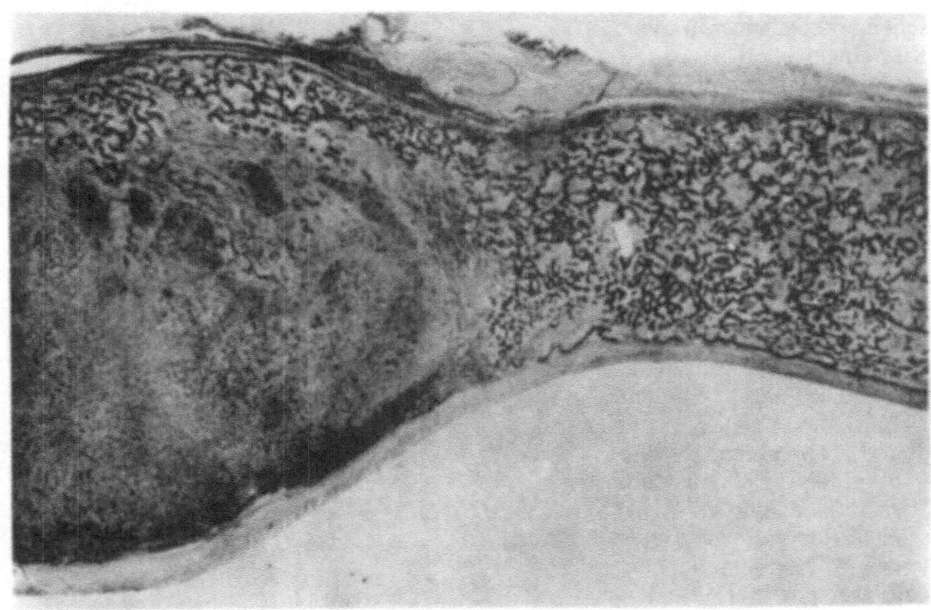

Abb. 17. Riesenzellentumor im Schädeldach des Falles M. P. mit beginnender Verknöcherung.

nicht selten in den zentralen Anteilen und den Randgebieten der Tumoren als Ausdruck mannigfacher Störungen bzw. fortschreitender Differenzierung aufzunehmen sind (Abb. 5). So finden sich an zahlreichen Stellen kleinere und umfangreichere Austritte von roten Blutkörperchen, die die Spalten zwischen den Zellen des Grundgewebes, namentlich in den lockeren Abschnitten dicht durchsetzen. Die Lockerung selbst ist wieder auf ödematose Durchtränkung zu beziehen. In den Randgebieten sowie den mittleren Anteilen der Tumoren treten neben stärkerer Ausbildung der Zwischensubstanz, die vielfach deutlich kollagene Faserzüge enthält, Knochenbildungen nach Art des Bindegewebsknochens auf, so daß die Tumoren vielfach durch Streifen bzw. Pfeiler mehr oder weniger dichter kleiner Knochenbälkchen neuer Bildung unterteilt werden (Abb. 17—21). Diese Septen bestehen schließlich aus einem zellarmen, geschichteten Bindegewebe mit Einschluß zarter Geflechte ungeordnet gebauten Knochens (Abb. 22). Je mehr Interzellularsubstanz gebildet ist, um so deutlicher treten auch die Gefäße hervor, die stärkere Kaliber erreichen. Die Septen heben sich auch meist, wie überhaupt vielfach die zellärmeren Anteile der Tumoren, durch einen auffälligen Gehalt an Hämosiderinpigment hervor, ein Befund, der Veranlassung gibt, die Pigmentierung mit den im Verlauf des Bestandes der Tumoren, namentlich während der Rückbildung eintretenden Kreislaufstörungen in Zusammenhang zu bringen. Mit der Ausbildung zwischensubstanzreicher Züge innerhalb der Tumoren kommt zuweilen eine girlandenförmige Anordnung der riesenzellenhaltigen Gewebsstreifen zustande, wobei diese Streifen noch durch eine mehr oder weniger reichliche Menge abgeschiedener körniger Substanz (Fibrin) besonders hervortreten (Abb. 23).

In den zellarmen Gebieten der Tumoren finden sich neben den weiten Gefäßen auch sinusartige Räume, die mit geronnener eiweißreicher Flüssigkeit gefüllt sind, die hin und wieder auch spärliche rote Blutkörperchen enthält. Das Vorhandensein solcher weiter, stellenweise sinusartiger Gefäße innerhalb zellärmeren fibrösen Gewebes wird von Looser (a) als Beweis für die Schrumpfung des Gewebes angesehen.

Gerade diese Gewebsveränderungen und Umwandlungen, wie sie von Rehn (a), Sauer, Ribbert, Konjetzny (c) u. a. bei solitären Formen und bei der Recklinghausenschen Krankheit beobachtet und ausführlich beschrieben wurden, sind für die Beurteilung der Riesenzellentumoren in

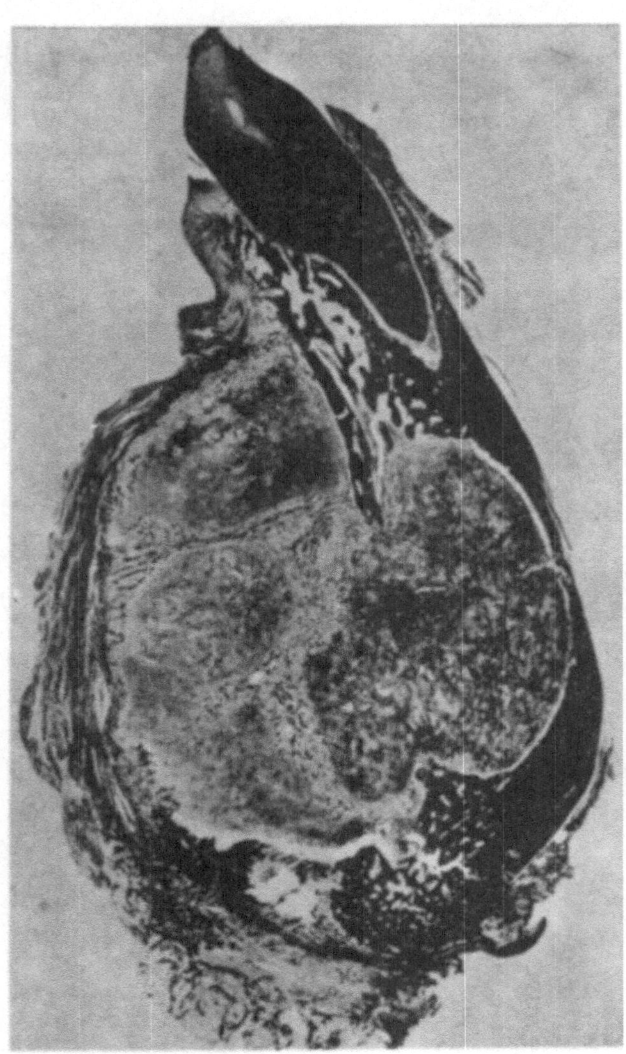

Abb. 18. Gutartiger Riesenzellentumor des Unterkiefers mit bindegewebiger und knöcherner Differenzierung in funktionell gerichteter Balkenform (27 Jahre alte Frau, M. B. 3292/411 vom 1. 12. 21). (Nach Haslhofer und Bauer, Abb. 3.)

klinischer und anatomischer Hinsicht bedeutungsvoll. In manchen Fällen kommt die Umwandlung in einer deutlichen Zonenentwicklung zum Ausdruck: 1. einer zentralen Zone mit vielen Riesenzellen; 2. einer Mittelzone, in der die Spindelzellen vorherrschen und 3. einer Randzone mit Knochenbälkchen und fibrösem Mark. Ein Vorherrschen des Bildes der 2. Zone ergibt die „Spindelzellvariante" der Riesenzellentumoren, die nach Geschickter und Copeland vor allem in den kleinen Knochen (Finger, Rippen) beobachtet wird. Eine besondere

Abgrenzung dieser Form, die ja nur ein Heilungsstadium darstellt, erscheint überflüssig.

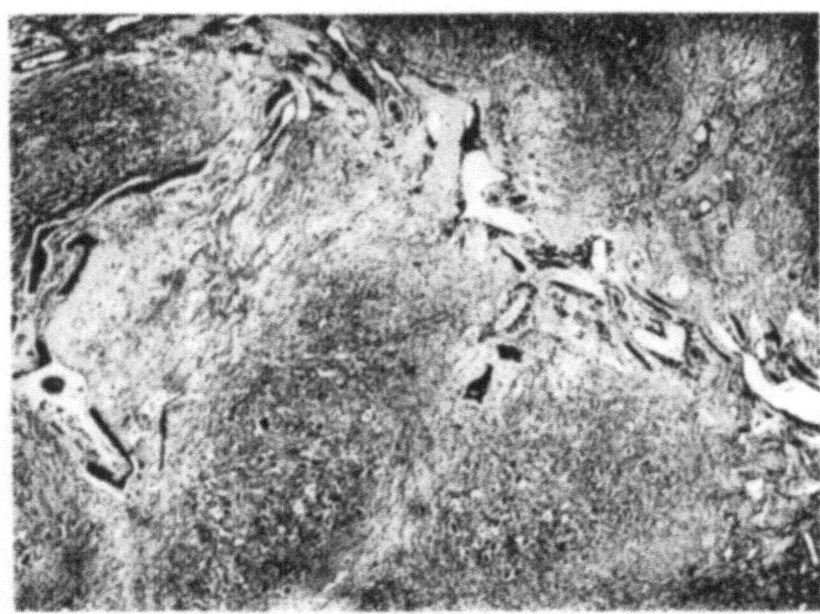

Abb. 19. „Septierung" durch Knochenbälkchen führendes Bindegewebe innerhalb eines Riesenzellentumors. Pigmentanhäufung in den Septen. Fall Paltauf-Looser. 30×.

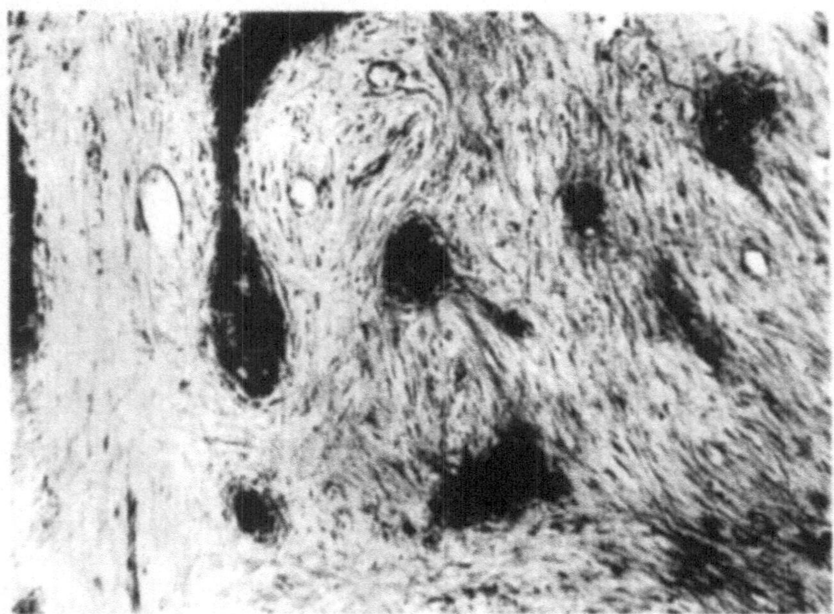

Abb. 20. Teilbild der Abb. 18. Junge ungeordnet gebaute Knocheninseln und -bälkchen innerhalb eines faserigen zellarmen Grundgewebes. (Nach Haslhofer und Bauer, Abb. 7.)

Wie Konjetzny (d) hervorhebt und auch die eigenen Erfahrungen bestätigen, entspricht die Zoneneinteilung gewöhnlich nicht der topographischen Anordnung von innen nach außen, die Bilder wechseln sehr und die erste Zone findet sich vielfach in den Randgebieten. Ja häufig liegt die umgekehrte Anordnung mit zentral am meisten vorgeschrittener Differenzierung vor.

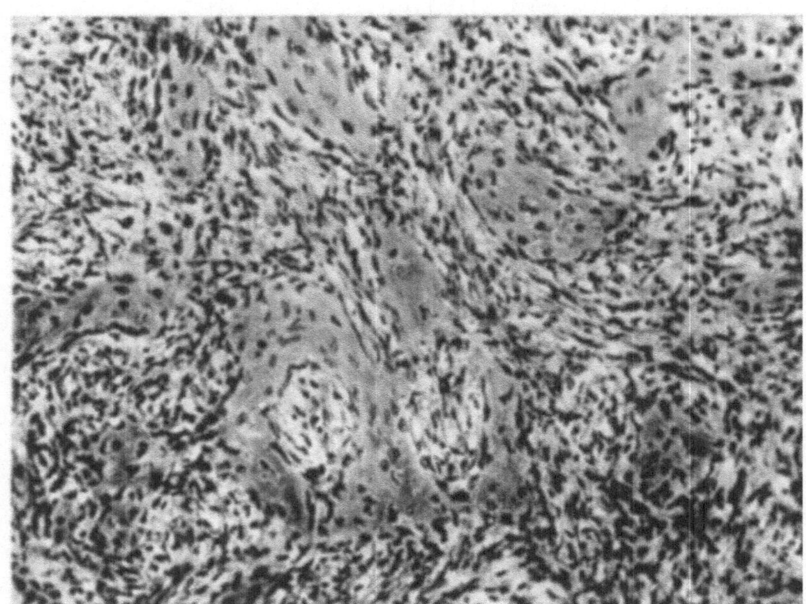

Abb. 21. Junge ungeordnete Knochenbildung innerhalb eines Riesenzellentumors. Schädeldach des Falles M. P. (RECKLINGHAUSENsche Knochenkrankheit). 200×.

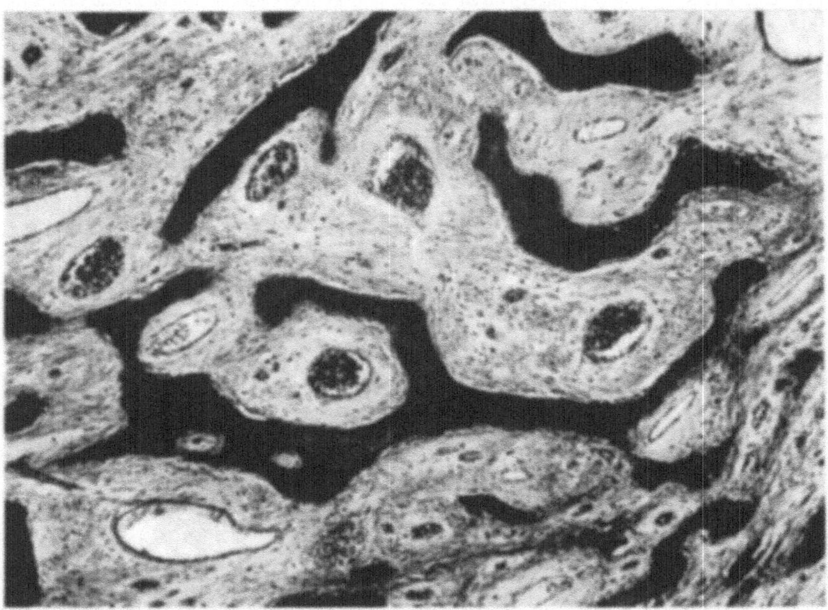

Abb. 22. Teilbild der in Abb. 18 sichtbaren, in bestimmter Richtung innerhalb des Riesenzellentumors angeordneten Knochenstrukturen. Fortgeschrittene Knochenentwicklung mit Bildung ungeordnet gebauter Knochenbälkchen. Blutüberfüllung der Gefäße. (Nach HASLHOFER und BAUER, Abb. 8.)

Mit der Umwandlung des Tumorgewebes in zellarmes Gewebe, das reichlich Pigment und neugebildete Knochenbälkchen enthält, erfahren die Tumoren

eine Teilung in unregelmäßige Inseln zellreichen Gewebes, die immer mehr
schwinden, so daß zuletzt an Stelle des Tumors ein durch neugebildeten Knochen
verdichteter Gewebsbezirk von der Ausdehnung der früheren Tumors zurückbleibt, der zunächst noch reich an Blutpigment und daher makroskopisch von

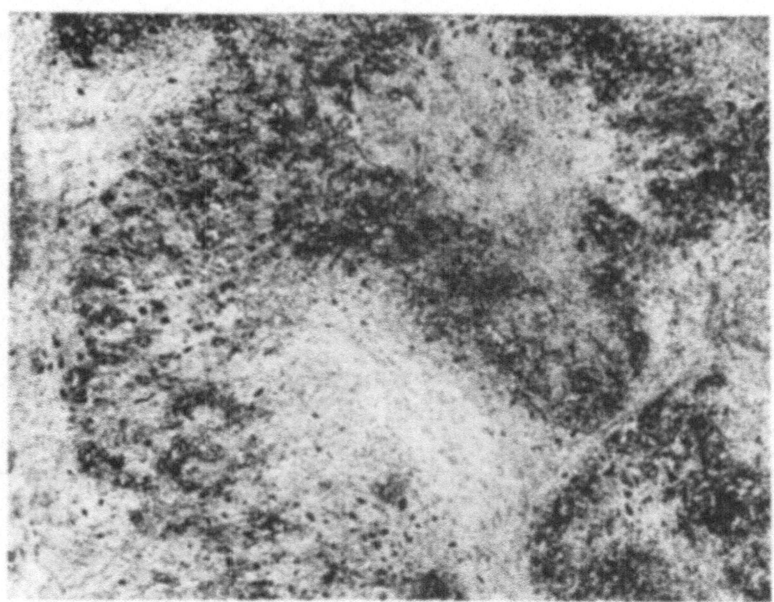

Abb. 23. Girlandenförmige Strukturen innerhalb eines Riesenzellentumors aus dem linken Femur des Falles M. P.
(Recklinghausensche Knochenkrankheit). 30×.

rotbrauner oder gelbbrauner Farbe ist. Nach Verschwinden des Pigmentes
und schließlich der Umwandlung des fibrösen Markes in Fettmark (soferne nicht
bei der Recklinghausenschen Krankheit durch das Fortbestehen der Systemerkrankung in gleicher Schwere ein neuerlicher Umbau des Knochens bewirkt

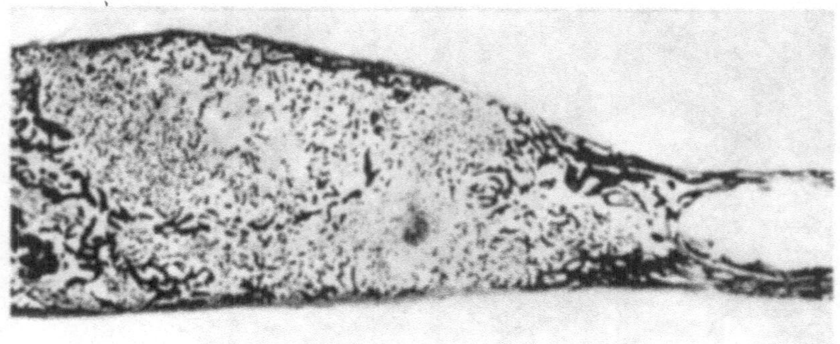

Abb. 24. Rippe mit knöchern umgewandeltem Riesenzellentumor (Fall Engel).

wird) erreicht der Vorgang seinen Abschluß [Looser (a)]. Derartige Rück-
bildungsbefunde weist auch der Fall Engels auf (Abb. 24, 25), der überhaupt
als in Heilung begriffene Recklinghausensche Erkrankung aufzufassen ist,
wie ich mich an den von Professor Herzog-Gießen gütigst zur Untersuchung
überlassenen Knochen überzeugen konnte.

Eine bestimmte Rückbildungsstufe sowohl der solitären Riesenzellentumoren als auch der bei der RECKLINGHAUSENschen Krankheit vorkommenden stellen die verhältnismäßig seltenen „zentralen Knochenfibrome" dar. KONJETZNY hat diese Umwandlung, dieses Heilungsprodukt der Riesenzellentumoren, eindeutig gezeigt.

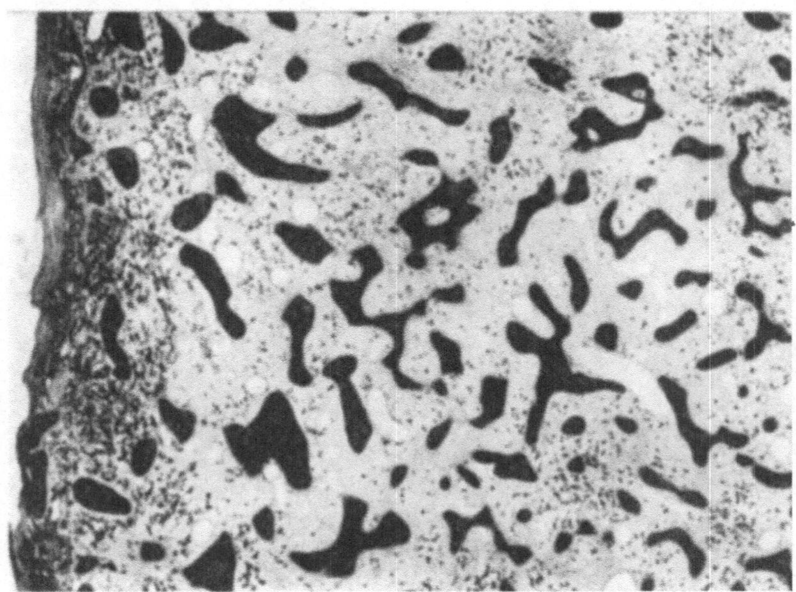

Abb. 25. Randgebiet eines verknöcherten „Riesenzellentumors" einer Rippe des Falles ENGEL mit reichlicher Ablagerung eisenhaltigen Pigments im lockeren Markgewebe. 30×.

Besondere Formen der gutartigen Riesenzellentumoren.

Ob es notwendig ist, eine besondere Spindelzellenform, Rundzellenform, Xanthomform sowie kortikale Formen (GESCHICKTER und COPELAND) der Riesenzellentumoren herauszuheben, muß dahingestellt bleiben. Ja, wenn man sich die verschiedenen Möglichkeiten vor Augen hält, die im vorhergehenden über die Differenzierungsfähigkeit des Riesenzellentumorgewebes sowie über die aus Kreislaufstörungen herrührenden Schädigungen des Gewebes und sekundären Veränderungen angeführt wurden, dann verliert die Aufstellung derartiger Sonderformen wohl ihre Berechtigung.

Die einzige Ausnahme mag vielleicht der Xanthomform zugebilligt werden, doch stellt auch sie, wie in SCHRÖDERs bisher vereinzelt dastehendem Fall, wohl auch nur den höchsten Grad der Ausdehnung einer Veränderung dar, die in Gestalt herdförmiger Entwicklung von Pseudoxanthomzellen in Riesenzellentumoren nicht allzu selten beobachtet werden kann (Abb. 26). GESCHICKTER und COPELAND, die diese Veränderung in 9 Fällen und verhältnismäßig spärlich fanden, erklären sie in Abhängigkeit von dem Durchbrechen der Knochenschale und dem Eindringen der Riesenzellentumoren in die Weichteile. Mehrere eigene Beobachtungen ließen solche Beziehungen nicht feststellen. Bei größerer Ausdehnung der Pseudoxanthomzellenentwicklung kann die Farbe der Tumoren in dotter- bis ockergelb geändert werden, wie es sich besonders in SCHRÖDERs Fall zeigte.

Die Spindelzellenform ist, wie S. 495 erörtert wurde, auf Differenzierungs- bzw. Heilungsvorgänge zurückzuführen (Abb. 27, 28).

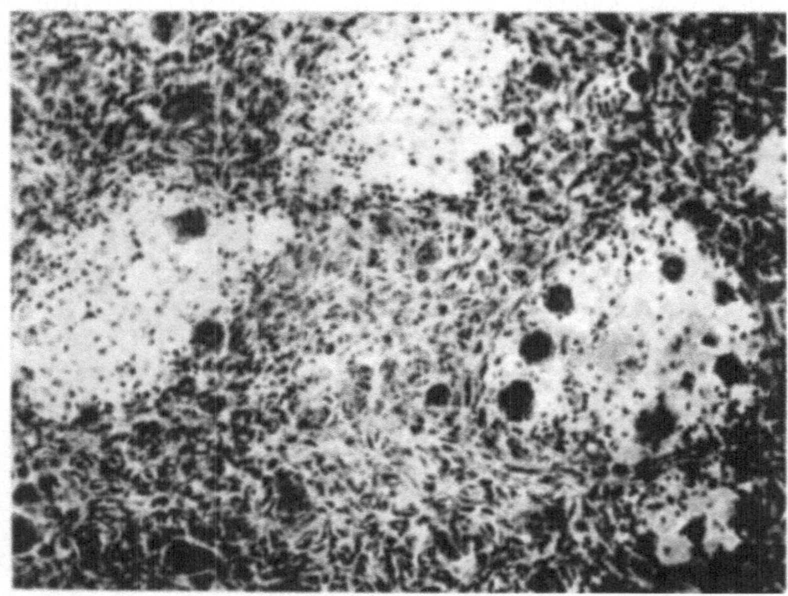

Abb. 26. Pseudoxanthomzellennester innerhalb eines gutartigen Riesenzellentumors der proximalen Tibiametaphyse (26 Jahre alte Frau, E 932/26).

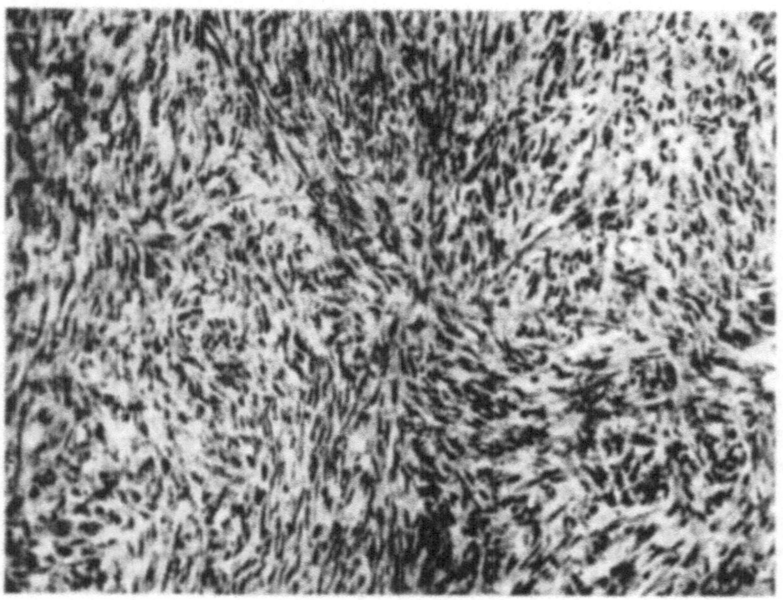

Abb. 27. Teilbild aus dem Riesenzellentumor der Abb. 11. In verschiedener Richtung verflochtene Züge des spindelzelligen Grundgewebes.

Ebenso entspricht der sog. Rundzellenform nur ein entsprechender Grad der Ausbildung des mesenchymalen Keimgewebes (Abb. 29).

Die besondere kortikale Form von GESCHICKTER und COPELAND, die diese nur 4mal im Schaftgebiet von Röhrenknochen beobachteten, dürfte den

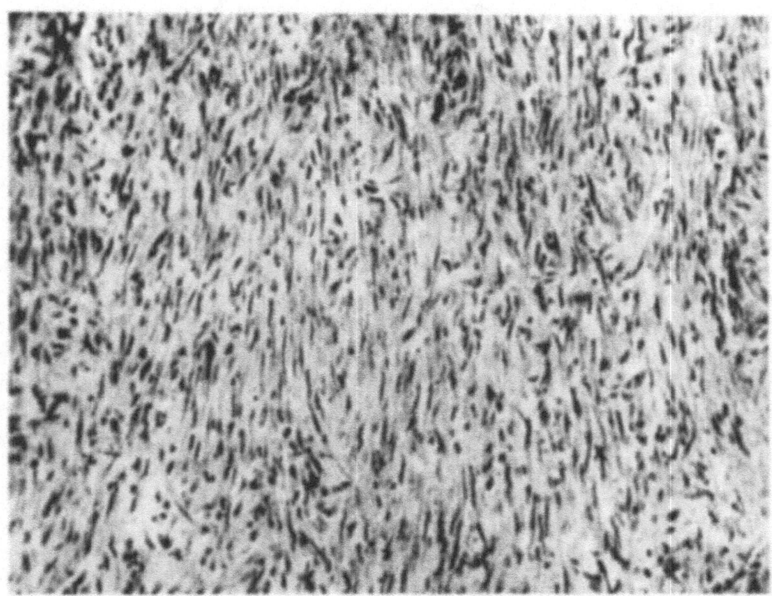

Abb. 28. Teilbild aus dem Riesenzellentumor der Abb. 11. Streifige Anordnung des Grundgewebes, das reich an Zwischensubstanz ist.

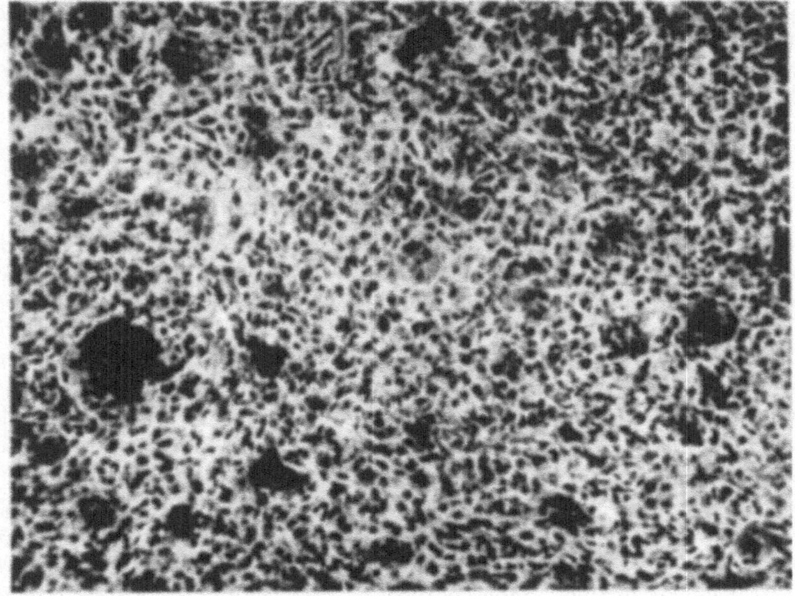

Abb. 29. Teilbild aus einem gutartigen Riesenzellentumor der proximalen Tibiametaphyse (26 Jahre alte Frau, E 932/26). Überwiegend rundliche Form der Zellen des Grundgewebes.

Riesenzellentumoren im hier gemeinten Sinne nicht zuzuzählen sein. Es handelt sich dabei um eine Erkrankung, die 2—8 Wochen Erscheinungen macht, mit einer traumatischen subperiostalen Blutung beginnt und eine reaktive Gewebswucherung zwischen Periost und Rinde nach sich zieht. Die das subperiostale Hämatom begrenzende dünne Knochenschale ist neugebildet. In diesem Sinne spricht auch die Spontanheilung mit umschriebener Knochenneubildung. Nach Konjetzny (d) berichteten Meyerding, Mandl, Meyer-Borstel über Fälle, bei denen es auch zur Zerstörung der Kortikalis und eigenartigen Randdefekten gekommen ist.

Am häufigsten dürfte die „zystische Form" der Riesenzellentumoren zur Beobachtung gelangen, vielfach in einer Ausdehnung, die den ursprünglichen Charakter der Bildung kaum mehr erkennen läßt. Gebiete von der Bauart der typischen Riesenzellentumoren sind in derartigen Fällen oft nur bei ausgiebiger Untersuchung nachweisbar. Diese Formen rechtfertigen es vielfach kaum mehr, von einem Riesenzellentumor zu sprechen, wüßte man nicht, daß sie ein weit fortgeschrittenes Stadium verschiedenartiger Abänderungen ursprünglich solider Bildungen darstellen. Auf diese Erfahrungen gründet sich auch die von Kienböck gebrauchte Bezeichnung „Zystofibrom" des Knochens, wobei aber auch Kienböck hinzufügt, daß „nur eine besondere Art von Reaktivtumor ... ein osteogenes Granulom ... ein Pseudoneoplasma, in anderen Fällen eine Art von Zyste" vorliegt (S. 55). Es zeigen sich bei dieser Form die Tumoren von einer oder mehreren Höhlen eingenommen, mit blutig-serösem Inhalt, bernsteingelber oder bräunlicher Flüssigkeit erfüllt, oder sie enthalten kleisterartige, gallertige, grauweiße, graugelbe oder kolloidähnliche bräunliche bis braunrote Massen. Häufig herrscht aber das Bild eines aus zahlreichen, verschieden großen Hohlräumen zusammengesetzten Tumors vor, für den in früherer Zeit die Bezeichnung Zystosarkom, zusammengesetztes Kystom gebraucht wurden. Bemerkenswert ist, daß schon Billroth diese „Zystosarkome" — wie sie in vielen älteren chirurgischen und pathologisch-anatomischen Abhandlungen aufscheinen — „in der Regel aus Riesenzellensarkomen" hervorgehen läßt.

Mit Rücksicht auf viele gleiche Vorgänge in der Entstehung dieser „zystischen" Riesenzelltumoren mit der der Hämatomzysten der Röhrenknochen, werden diese beiden krankhaften Abänderungen in ihren Einzelheiten gemeinsam unter „Knochenzysten" besprochen werden.

Wesen der gutartigen Riesenzellentumoren.

Die Riesenzellentumoren als Einzelvorkommnisse waren schon viel früher Gegenstand klinischer Betrachtung als die bei der Recklinghausenschen Krankheit und haben eine Beurteilung erfahren, die auch heute noch als in ihren wesentlichen Zügen richtig anerkannt werden muß, wenn auch durch lange Zeit die ursprünglich richtige Auffassung zugunsten anderer Anschauungen zurückgedrängt oder gar nicht beachtet wurde.

Obgleich schon vor Dupuytren (1834) entsprechende Krankheitsfälle zur Beobachtung gelangt waren (Borak) „gebührt doch Dupuytren das Verdienst, sie als erster aus den krebsigen, sarkomatösen und fungösen Erkrankungen, denen sie vorher zugezählt wurden, herausgehoben und ihre Sonderstellung ganz präzis ausgesprochen zu haben" (Borak, S. 54). Hatte auch Dupuytren, wie bereits erwähnt, andere Erkrankungen (Abszesse, Follikularzysten u. a.) in seine „Knochengeschwulst" oder Knochenbalggeschwulst mit einbezogen, so hat er doch die Unterschiede gegenüber den Sarkomen (bzw. Krebsen, zwischen denen damals noch kein Unterschied gemacht wurde) erkannt und klar herausgearbeitet. Bezeichnete Dupuytren diese Knochentumoren auch als Knochenzysten (Kystes osseuses), so besteht doch nach seinen Schilderungen kein Zweifel, daß er darunter auch Riesenzellentumoren verstand.

Kurze Zeit, nachdem ROBIN (1850) Riesenzellen als regelmäßigen Bestandteil des Knochenmarkes entdeckt und auch in einem Unterkiefertumor das Vorherrschen von Riesenzellen festgestellt hatte, betrachtete PAGET (1853) durch „Myeloplaxen" gekennzeichnete Geschwülste als Abkömmlinge des Knochenmarkes und bezeichnet sie als „Myeloidtumoren". PAGET vermerkt in ihnen auch das Auftreten von mit Flüssigkeit erfüllten Zysten und hebt in klinischer Hinsicht das solitäre Vorkommen, das schmerzlose Wachstum und das jugendliche Alter der Kranken hervor. PAGET war auch bekannt, daß nach restloser Entfernung keine Rezidive auftreten. Er stellte die Myeloidtumoren in eine Reihe mit den Chondromen und Exostosen, aber nicht mit den Sarkomen!

GRAY beschrieb 1856 die zystische Abart dieser Tumoren als „Myelocystic tumor". 1860 erfolgte durch E. NELATON (nach Veröffentlichung eines einschlägigen Falles 1856) auf Grund aller bis dahin erreichbaren Mitteilungen (49 Fälle, darunter 9 eigene) eine ausführliche Bearbeitung dieser Erkrankung (D'une nouvelle espèce de tumeurs bénignes des os ou tumeurs a myèloplaxes) unter weitgehender Heranziehung ihrer mikroskopischen Merkmale. NELATON faßte die Erkrankung als Hyperplasie des Knochenmarkes auf und die „Osteosarkome", deren Zellaufbau dem der Riesenzellenepulis entsprach, als gutartige Bildungen. NELATON wies auf die Häufigkeit des Traumas in der Vorgeschichte hin, die ihm bedeutungsvoll schien. Die traumatisch bedingte Ernährungsstörung des Knochens bilde den Ausgang des Leidens. Unter den klinischen Kennzeichen hob er unter anderem gleichfalls das jugendliche Alter der Kranken, das isolierte Vorkommen sowie die Bevorzugung der Enden der langen Röhrenknochen hervor. Wie BORAK angibt, behandelte NELATON in seiner Abhandlung jedes Symptom mit außerordentlicher Sorgfalt, alle späteren Beschreibungen stellen im wesentlichen fast nur Wiederholungen der Feststellungen und Beobachtungen NELATONs dar. NELATON gab auch die verschiedene Farbe der Tumoren an, die er als abhängig vom Stadium der Erkrankung ansah; die Zysten innerhalb der Tumoren deutete er als sekundäre Folge von Blutungen innerhalb des Tumorgewebes. NELATON unterschied auch eine riesenzellenhältige und eine fibroide Form der Tumoren und erblickte in ihnen nur verschiedene Entwicklungsstufen der Erkrankung.

VIRCHOW (a), der den Namen „schaliges myelogenes Sarkom" einführte (1865), gestand zwar zu, daß sie in den meisten Fällen gutartiger Natur seien, betrachtete NELATONs Ansicht darüber aber als zu weitgehend. VIRCHOW erwähnt den vorwiegenden Sitz an den Enden der langen Röhrenknochen, besonders an den Kniegelenkenden der Ober- und Unterschenkelknochen, am Schulterende der Oberarm- und am Ellenbogenende der Vorderarmbeine. VIRCHOW (a) beschreibt die „blasigen Auftreibungen" der Knochen, die den Eindruck machen, als sei die äußere Schale nur durch die Markgeschwulst „auseinandergetrieben". „Allein eine genauere Betrachtung ergibt leicht, daß diese Knochenblase nicht die alte Rinde ist, sondern daß ... aus der Beinhaut neue Knochenauflagerung auf die Oberfläche erfolgt ist, während die alte Rinde längst verzehrt war" [(a), S. 324]. Nicht selten „finden sich auch nach innen dicke Balken und Züge von Knochensubstanz, welche das Innere der Geschwulst in Abteilungen zerlegen, und zuweilen kann man besondere, getrennte Lappen unterscheiden, von denen jeder einzelne für sich eine dicke Knochenschale und einen weichen Inhalt hat" [(a), S. 324/335]. Als besondere Neigung aller schaligen Sarkome des Knochens gibt VIRCHOW die Bildung weicherer und zystischer Stellen an, für deren Entstehung er Blutungen und fettige Erweichung, nicht selten beides gleichzeitig verantwortlich macht. Nach VIRCHOW kann auch die Erweiterung der Gefäße einen so hohen Grad erreichen, „daß sie die ganze Erscheinung der Geschwulst bestimmt" [(a), S. 328]. „Wird die Schale in einer gewissen Verbreitung zerstört durch das Wachstum der inneren Masse, so kann die Geschwulst sogar pulsierendes Gefühl darbieten und mit ... einem anastomotischen Aneurysma des Knochens verwechselt werden" [(a), S. 328].

Blieb auch unter dem Einfluß Virchows die Anschauung führend, daß diese Tumoren den Sarkomen zuzusprechen seien, so stand ihr doch die klinische Erfahrung von der Gutartigkeit der Riesenzellentumoren gegenüber. Ja auch Virchow äußerte sich dahin, „daß man sie nahezu als benigne oder unschuldige Gewächse bezeichnen darf" [(a), S. 340].

Auch die Riesenzellentumoren bei der Recklinghausenschen Krankheit wurden, wie aus den verschiedenen Benennungen dieses Leidens hervorgeht, lange Zeit hindurch fast ausnahmslos als Geschwülste, als Sarkome aufgefaßt [Hirschberg, Recklinghausen (a), Schönenberger, Hart]. Recklinghausen selbst spricht 1891 von Osteosarkomen, sarkomatösen Tumoren, braunroten Tumoren, die sich mikroskopisch als richtige Riesenzellensarkome oder Myeloidtumoren erwiesen, braunen Sarkomen, wenn auch bei ihm zuweilen die Bezeichnung Zystofibrome zu finden ist. Auch spätere Untersucher hielten noch mehrfach an dieser Auffassung fest und sahen das Vorkommen der Riesenzellentumoren bei der Recklinghausenschen Krankheit als Kombination an [v. Haberer (b)]. Es herrschte im allgemeinen die gleiche Auffassung, wie sie für die solitären Bildungen vertreten wurde. Der Zusammenhang der Tumoren mit dem Fasermark war aber fast immer beachtet worden. Recklinghausen (a) beschrieb den Ursprung der „braunen Sarkome" inmitten des fibrösen Gewebes, führt aber an anderer Stelle an, daß die Tumoren allgemein der Ort des ersten Beginns der „fibrösen Ostitis" bezeichnen dürften. Schönenberger stellte fest, daß sich die Tumoren „immer nur in einem Substrat von in Fasermark umgewandeltes Knochengewebe" zeigten, was zur zwingenden Annahme führe, daß für die Genese der beiden Erscheinungen — Fasermark und Riesenzellentumoren — ähnliche ätiologische Verhältnisse walten müssen oder daß für die Genese des einen die Existenz des anderen notwendig sei. Auch die allmählichen Übergänge von Fasermark in das Tumorgewebe wurden von Schönenberger wie auch von Hart hervorgehoben und die Schwierigkeit der Entscheidung, ob es sich an manchen Stellen um Tumorgewebe oder dichtes Fasermark handele, „wenn nicht die Anwesenheit von besonders zahlreichen Riesenzellen von vornherein entschiede" (S. 215).

Von größter Bedeutung war Rehns (a) Beobachtung (1904) über die Umwandlung von Riesenzellentumoren in fibröses und neues, allerdings unvollkommenes Knochengewebe bei einem 9 Jahre lang beobachteten Fall von Recklinghausenscher Krankheit. Auf Grund dieser bemerkenswerten Umwandlung sprach sich Rehn gegen die Sarkomnatur der Riesenzellentumoren aus und gab der Meinung Ausdruck, daß die sog. Riesenzellensarkome bei der Recklinghausenschen Krankheit nur ein vorübergehendes Stadium der Erkrankung und wahrscheinlich eine den entzündlichen Bildungen zuzurechnende Gewebswucherung darstellen.

Ihre Bekräftigung erfuhr Rehns Ansicht, der sich von klinischen Gesichtspunkten aus auch andere anschlossen, durch Lubarschs Untersuchungen an Gaugeles Fall „generalisierter Ostitis fibrosa" (1907) und der Deutung der Riesenzellentumoren als resorptive Gewebsneubildungen, wenn auch Lubarsch das „Epulisriesenzellensarkom" und die „schaligen myelogenen Riesenzellensarkome" auf Grund uns heute weniger ausschlaggebend erscheinender Merkmale in diese Deutung noch nicht einbezog. Stellte sie Lubarsch damals noch als „echte Riesenzellsarkome" den Riesenzellentumoren bei „generalisierter Ostitis fibrosa" gegenüber, so waren seine Untersuchungen doch richtunggebend für weitere Forschungen.

LUBARSCH deutete die Riesenzellentumoren als eine besondere Art entzündlicher oder resorptiver Neubildungen infolge starker Blutergüsse, die an diesen Stellen stattgefunden hatten. Für die Differentialdiagnose zwischen Sarkom und gewissen entzündlichen Neubildungen ist nach LUBARSCH „allein maßgebend die Polymorphie der Zellen und die mangelhafte Ausreifung des ganzen Gewebes. Wo man auch noch so viele Riesenzellen, die mit Pigmentschollen oder anderen Fremdkörpern beladen sind, sieht, und die Spindelzellen gleichmäßig geformt sind, keine Abnormitäten in den Kernen darbieten und zwischen sich faserige Interzellularsubstanz erkennen lassen, handelt es sich nicht um ein Sarkom" (S. 689). LUBARSCH hob allerdings Unterschiede gegenüber der damals noch als Riesenzellensarkom — wenn auch als „das Gutartigste aller" — angesehenen Epulis hervor, die sich in erster Linie auf die Beziehungen des Pigmentes zu den Riesenzellen bezogen, Unterscheidungen, die wir heute nicht mehr in dem Sinne aufrechterhalten können. Ist doch die Gleichartigkeit der Riesenzellentumoren bei der RECKLINGHAUSENschen Krankheit und der Epulis gigantocellularis gesichert und die Verschiedenheit im Pigmentgehalt bzw. der Lokalisation des Pigments in bzw. außerhalb der Riesenzellen kann nicht als entscheidendes Merkmal für die Differentialdiagnose zwischen braunen Tumoren und „echten Riesenzellensarkomen" herangezogen werden (STENHOLM). Der Pigmentgehalt ist für die in dieser Frage zu treffenden Entscheidungen etwas durchaus sekundäres und eigentlich Nebensächliches.

Außer den wesentlichen morphologischen Unterschieden sprechen nach LUBARSCH auch noch andere Umstände gegen die Sarkomnatur: die Vielzahl der Gebilde, die keineswegs auf einer Metastasierung beruhen kann, „denn man wäre in Verlegenheit, zu sagen, welches der primäre Tumor sei". Auch die zahlreich aufgefundenen Stellen mit recht allmählichen Übergängen von den rein fibrösen zu den scheinbar sarkomatösen Gebieten bestärkten LUBARSCH in der Ablehnung der Sarkomnatur.

LUBARSCH schien es dabei nicht ganz richtig zu sein, diese tumorähnlichen Gebilde schlechthin als entzündliche Neubildungen zu bezeichnen, sondern schlug den Namen „Einschmelzungs- und Resorptionsbildungen" vor. Die Hauptsache aber war ihm, „daß man den Gedanken aufgibt, als hätten diese Gebilde irgend etwas mit blastomatösen Wucherungen zu tun" (S. 973).

Angeführt sei noch, daß von RECKLINGHAUSEN (b) in seinem nachgelassenen Werk (1910) bei Anerkennung der Gutartigkeit und des hyperplastischen Charakters der Riesenzellentumoren sie in seine „tumorbildende fibröse Ostitis" einreihte, die Tumoren „mit der Struktur der Myeloide", die wohl an ihrem Standort rezidivieren, aber niemals Metastasen setzen, als Spielart der metaplastischen Malazie ansah.

Der Ansicht von LUBARSCH schlossen sich MOLINEUS (1913), LOTSCH (1915) u. a. an. MOLINEUS faßt die Riesenzellentumoren als reaktive Neubildungsvorgänge auf, die mit den chronischen Zerstörungs- und Reizzuständen des Knochens in unmittelbarem Zusammenhang stehen.

RIBBERT, der die Riesenzellentumoren als Sarkome des knochenresorbierenden Gewebes auffaßte, hob ihre Neigung, sich „in ein definitves Gewebe umzubilden und dann das Wachstum einzustellen" hervor (S. 30). KONJETZNY (a, c) erbrachte an einem reichen, sorgfältig histologisch, vergleichend pathologisch-anatomisch und klinisch ausgewertetem Material (1909, 1922) den endgültigen Beweis, „daß die viel erörterten sog. schaligen myelogenen Riesenzellensarkome entgegen der auch damals noch allgemein gültigen Ansicht, aus der Gruppe der Knochensarkome zu streichen sind (ebenso wie die Riesenzellenepulis), und daß diese, vielfach mit verhängnisvollen Folgen klinisch irrtümlich beurteilten Geschwulstbildungen des Knochens als einfach chronisch entzündlich resorptive Gewebsbildungen aufzufassen sind" [KONJETZNY (d), S. 364]. LUBARSCH (b) hat sich auch 1922 dieser Auffassung in Erweiterung seiner 15 Jahre vorher geäußerten Anschauung durchaus angeschlossen.

Looser (b), der der Frage nach Natur und Entstehung der braunen Tumoren bei der Recklinghausenschen Krankheit nachging, erklärte die Tumoren als besondere Form der Organisation von Blutergüssen. „Das besondere Moment, das die Organisation durch ein riesenzellenhältiges, sehr zellreiches Gewebe veranlaßt, ist im wesentlichen ein topographisches und liegt darin, daß ... das osteogenetische Bindegewebe und die die Riesenzellen liefernden Kapillaren der Markräume sich an der Organisation des Blutergusses beteiligen ...“ [(b), S. 163].

In letzter Zeit führte Turnbull als Beweis gegen die Natur der Riesenzellentumoren als autonome Neoplasmen die Erfahrung an, daß sie sich bei Recklinghausenscher Krankheit nach der Entfernung der Epithelkörperchentumoren zurückbilden.

Gegenüber der Meinung Mönckebergs, daß das Gewebe der Riesenzellentumoren eine Zwischenstufe zwischen reaktiven und blastomatösen Neubildungen darstelle, bemerkt Konjetzny (d), daß auch zu der Auffassung amerikanischer Autoren, die die Riesenzellentumoren als echte Geschwülste ansehen, nur ein Schritt sei. Es liege aber kein zwingender Grund vor, diesen Schritt zu gehen. Es tut nach Konjetzny (d) der grundsätzlichen Streichung der Riesenzellentumoren aus den Sarkomen — die den wichtigsten Fortschritt in der Beurteilung der Knochensarkome darstellt — keinen Abbruch, daß Meinungsverschiedenheiten darüber bestehen, ob diese Gewebsbildungen einfach entzündlicher Natur sind (Lubarsch, Konjetzny, Oberndorfer u. a.) oder ob sie echten, allerdings gutartigen Blastomen entsprechen (Bloodgood, Ewing, Kolodny, Geschickter und Copeland, v. Albertini u. a.) [(d), S. 364].

Zwingt zwar nichts, von der Auffassung der Riesenzellentumoren als resorptivregenerative Bildungen abzugehen, so seien doch einige Meinungen über die Geschwulstnatur kurz erörtert. Mönckeberg nimmt, wie bereits erwähnt, eine Zwischenstufe zwischen reaktiven und blastomatösen Neubildungen an. Er faßt dabei das Riesenzellentumorgewebe als mesenchymales, auf einer relativ niedrigen Differenzierungsstufe stehendes Gewebe auf. „Die Strukturbilder“ der Riesenzellentumoren scheinen ihm „ein vortreffliches Beispiel für die Richtigkeit der von Hueck vertretenen Anschauung über das Mesenchym und über das Vorkommen mesenchymaler Neubildungen von niederer Differenzierung auch im späteren Leben darzustellen“ (S. 115).

v. Albertini (1928) betrachtet die solitären Riesenzellentumoren der langen Röhrenknochen, die er mit den Riesenzellepuliden der Kiefer, den xanthomatösen Riesenzellentumoren der Sehnenscheiden, der Gelenke und der Haut in eine histogenetische Gruppe zusammenfaßt als echte Geschwülste. Es sind nach ihm dysontogenetische, mesenchymale Gewächse, „die sich auf Grund ihrer embryonalen Potenz in bestimmter Richtung ausdifferenzieren und dadurch eine Gewebsreife erreichen können, die dem Mutterboden ähnlich ist“ (S. 73). Als Geschwulstanlage nimmt er jugendliche, aber nicht frühembryonale Mesenchymkeine an, die Geschwulstbildung wird von diesen undifferenziert liegen gebliebenen, unverbrauchten Zellgruppen hergeleitet, die später ihre Entwicklung nachzuholen versuchen, wie auch schon Mönckeberg den Riesenzellentumoren mesenchymale Keime zugrunde gelegt hatte, die „bei verschiedener Differenzierungsmöglichkeit auch weitgehende Verschiedenheit der Entfaltung bioplastischer Energie zeigen können“ (S. 116).

So sehr sich auch Mönckebergs und v. Albertinis Auffassung der Riesenzellentumoren als mesenchymale Gewebsbildungen aus der Morphologie des Gewebes begründen läßt, so scheint doch die Deutung als Geschwulstbildung nicht unbedingt erforderlich. Ja manche Eigenschaften, die v. ALBERTINI als Beweis für die mesenchymale Natur des Gewebes anführt, die Fähigkeit dieses undifferenzierten Gewebes, kollagene Fasern, Knochen und Gefäße zu bilden, sind eben Eigentümlichkeiten des Keimgewebes und treten in gleicher Weise andernorts in Erscheinung, wo sich niemand entschließen dürfte, eine Geschwulstbildung anzunehmen. Die „durch den Ausgangspunkt ... bestimmte, regelmäßig und gleichartig auftretende Gewebsdifferenzierung" (v. ALBERTINI) kann ebensogut für eine resorptiv-regenerative Gewebsbildung in Anspruch genommen werden.

Eine Übertragung der Ansicht J. WALLGRENs über das Epulisgewebe auf die gutartigen Riesenzellentumoren im allgemeinen würde diese als präsarkomatöse Bildung gelten lassen. WALLGREN stützt sich bei seiner Deutung auf das Verhalten der Nukleolen, das darauf hinweise, daß in der Lebenstätigkeit der Zellen Veränderungen eingetreten sind, die die Zellen der Sarkomzelle nähern. MUSTAKALLIO, der 5 Hauptgruppen der „Ostitis fibrosa localisata" unterscheidet (1. eigentliche Knochenzysten, 2. gutartige zentrale Riesenzellentumoren, 3. zentrale Fibrome oder Zystofibrome, 4. Osteofibrome und 5. Übergangsformen), gelangt gleichfalls auch unter Berücksichtigung des Verhaltens der Nukleolen zu der Auffassung, „daß diese Bildungen am ehesten als gutartige Neoplasmen zu betrachten sind. Sie bilden eine zusammenhängende Reihe Geschwülste von Fibrombildungen von hohem Differenzierungsgrad bis zu den Fibrosarkomen" (S. 147). Wenn MUSTAKALLIO bei Erwähnung der Ansichten von LUBARSCH, KONJEFZNY u. a. und der Auffassung der gutartigen Riesenzellentumoren als echtes Blastom sich äußert, „über diese Auffassungen läßt sich recht schwer streiten, denn sie stehen einander andererseits sehr nahe" (S. 138), so scheint darin doch auch das Eingeständnis zu liegen, daß trotz „vieler übereinstimmender Züge" mit den Blastomen (S. 139) und der Wahrscheinlichkeit, „daß es sich um eine Reihe miteinander verwandter Geschwülste handelt" (S. 143), die Geschwulstnatur der Riesenzellentumoren (und auch der anderen, von MUSTAKALLIO als Ostitis fibrosa localisata bezeichneten Bildungen) nicht so sicher beweisbar ist. Eine ausführliche Kritik der Arbeit MUSTAKALLIOs verbietet der hier zur Verfügung stehende Raum.

Einwände gegen die Gutartigkeit der Riesenzellentumoren stützen sich auch auf das nicht so seltene Auftreten eines Rezidivs nach Auskratzung des Tumors. Es handelt sich dabei aber offenkundig um unvollständige Auskratzungen, wie das z. B. bei der Nähe des Gelenkknorpels oft nicht anders möglich sein wird (KONJETZNY). Andererseits sind aber nach KONJETZNY auch vielfach Heilungen beobachtet in Fällen, in denen das Tumorgewebe bestimmt nicht restlos entfernt worden war. Nach GESCHICKTER und COPELAND sind unter den Trägern rückfälliger Tumoren 42% über 30 Jahre alt, und nur 16% unter 21 Jahren, was mit der geringeren Regenerationsfähigkeit der Kortikalis nach dem 21. Jahr in Zusammenhang gebracht wird. Es ist weiterhin bemerkenswert, daß von den rückfälligen Tumoren 50% die distale Radiusepiphyse, 39% die distale Femurepiphyse und 8% die proximale Tibiametaphyse betreffen, ein Umstand, der für die Bedeutung des Erhaltenseins der Kortikalis spricht. „Die Ursache der auffallend häufigen Rückfälle in der distalen Radiusepiphyse wird erklärt durch die erhebliche Zerstörung der Knochenschale, die in diesem, kein Gewicht tragenden Knochen meist viel weiter vorgeschritten ist als in den Knochen des Beins, bis der Kranke ernste Symptome merkt. Das wird belegt durch die Feststellung, daß die durchschnittliche Krankheitsdauer bis zur Operation bei Riesenzellentumoren des Radius 20 Monate betragen hat, bei Befallensein anderer langer Röhrenknochen 2—14 Monate" [KONJETZNY(d), S. 381].

Ein anderer Einwand ist die Behauptung, daß gutartige Riesenzellentumoren bösartigen Verlauf nehmen und Metastasen setzen können. Was die Metastasen betrifft, so kann dieser Einwand mit Geschickter und Copeland dadurch entkräftet werden, daß in keinem Fall eine Lungenmetastase von der Bauart des typischen Riesenzellentumors gefunden wurde. Wo immer Lungenmetastasen untersucht worden sind, bieten sie histologisch das Bild des osteogenen Sarkoms. Es ist ferner in keinem Fall eine Beziehung zwischen einem ursprünglich gutartigen Riesenzellentumor des Knochens zu Absiedelungen eines osteogenen Sarkoms in der Lunge bewiesen worden. Es muß demnach nach Konjetzny „die in der Literatur mehrfach zu findende, sich zudem fast durchwegs auf unerfreulich unvollständige Beschreibungen stützende Annahme, daß es eine spontane allmähliche bösartige Umwandlung eines gutartigen Riesenzellentumors, also eine bösartige Variante des typischen Riesenzellentumors gibt, als bisher nicht erwiesen" abgelehnt werden [(d), S. 386].

Für die Frage nach der Geschwulstnatur wurde auch die Möglichkeit der Entwicklung eines Sarkoms auf dem Boden eines typischen Riesenzellentumors herangezogen. An sich gibt auch das Eintreten dieser Möglichkeit keinen Grund ab, die Auffassung der Riesenzellentumoren als resorptivregenerative Bildungen aufzugeben. Berücksichtigt man die verschiedenen Abänderungen, die das Gewebe eines rückfälligen Tumors durch operative Eingriffe, Bestrahlung, sekundäre Infektion [Konjetzny (d)] erleiden kann, Abänderungen, die zur Fehldiagnose einer bösartigen Geschwulst Veranlassung geben können, so dürfte die bösartige Entartung eines Riesenzellentumors kaum häufiger zur Beobachtung gelangen als die Entwicklung bösartiger Gewächse auf dem Boden anderer chronischer, krankhafter Veränderungen. Es sind für diese Frage gleichfalls Untersuchungen von Geschickter und Copeland bedeutsam, die diese Abänderungen bei rückfälligen Tumoren studierten und die im besonderen die Bedeutung der Infektion und mehrmaligen Operation für die Eigenheiten des mikroskopischen Bildes aufzeigten.

In der Beurteilung einer Reihe von Fällen des Schrifttums, die die bösartige Entwicklung von Riesenzellentumoren dartun sollen, folgen wir Konjetzny [(d), S. 387] und Wanke (S. 220) in der Hervorhebung des Umstandes, daß in keinem der zum Teil mangelhaft untersuchten Fälle die erste histologische Diagnose: gutartiger Riesenzellentumor einwandfrei sichergestellt ist. Nach Wanke „verpflichtet die durch den späteren Verlauf offensichtliche Diagnose Knochensarkom zur strengen Nachprüfung der ersten Diagnose Ostitis fibrosa, bevor eine Sarkombildung auf dem Boden einer Ostitis fibrosa anzunehmen ist" (S. 218). Wir stimmen auch mit Konjetzny (d) darin überein, daß die Möglichkeit einer bösartigen Umwandlung bei Einwirkung besonderer Reize (Röntgen- und Radiumbestrahlung, wiederholtes Trauma, Infektion, Plomben) gegeben sein kann, wenn dies auch als sehr seltenes Vorkommnis anzusehen ist.

Die gleiche Ansicht vertritt auch Wanke, der in einer aufschlußreichen Arbeit, die auf Sarkomentstehung verdächtigen „Ostitis fibrosa"-Fälle überprüft hat. Nach Wanke lassen sich in fast allen Fällen bei strenger Kritik Einwände erheben, die die epikritische Diagnose „Ostitis fibrosa und Sarkom" erschüttern und die Diagnose „primäres Sarkom mit Ostitis fibrosa-ähnlichem Röntgenbild und histologisch Ostitis fibrosa-artiger Randreaktion bei fallweise geringer klinischer Bösartigkeit" wahrscheinlich machen. Die pathologisch-anatomische Ansicht (Pick, v. Albertini), daß bisher ein sicherer Fall von Sarkomübergang einer „lokalen tumorbildenden Ostitis fibrosa" noch nicht beobachtet und beschrieben ist, widerlegt Wanke durch eine eigene Beobachtung, in der 19 Jahre nach dem ersten operativen Eingriff ein gemischtzelliges, vorwiegend aber spindelzelliges Sarkom sich im nachweislich pathologisch (im Sinne der fibromatös ausgeheilten Ostitis fibrosa) veränderten Oberkiefer entwickelt hat. Es verdient aber hervorgehoben zu werden, daß auch in diesem Falle der erste operative Befund eine diffus hyperostotische Verbildung des ganzen linken Oberkiefers und Erfüllung der Kieferhöhle mit solidem Knochengewebe ergeben hatte. Ob diese „Ostitis fibrosa" dem Ausheilungsstadium eines typischen Riesenzellentumors entsprochen hat oder in das Gebiet der in wörtlichem Sinne zu nehmenden tumorbildenden Ostitis fibrosa gehört, muß dahingestellt bleiben. Legt man den Hauptwert auf den histologischen Befund „Ostitis fibrosa" in rein beschreibendem Sinne, dann ist der Übergang in ein Sarkom, wenn dieser auch erst nach sehr langer Zeit erfolgt ist, eindeutig. Wichtig bleibt für die Beurteilung derartiger Fälle — wie WANKE bei Besprechung einer anderen Beobachtung ausführt — die grundsätzliche Unterscheidung „zwischen dem lokalen Krankheitszustande einer tumor- oder zystenbildenden Ostitis fibrosa und der gewöhnlichen, sehr häufig auch sonst bei Knochenaffektionen anzutreffenden fibrösen Knochengewebsreaktion, eine für unsere Fragestellung sehr wichtige Unterscheidung" (S. 226). Allen von WANKE der Kritik unterzogenen Fällen war gemeinsam, daß es sich um eine lokale Knochenerkrankung handelte, die sich je nach Art der therapeutischen Maßnahmen schneller oder langsamer ausbildete, oder stets im Verlauf von Monaten oder 1—2 Jahren rückfällig wurde. Die Erkrankung war anfänglich auf Grund des Röntgenbildes oder eine Probeexzision als Ostitis fibrosa localisata gedeutet worden, mußte aber im vollendeten Ausbildungszustand entweder bereits klinisch röntgenologisch oder aber auf Grund der Präparatuntersuchung als Sarkom bezeichnet werden (S. 227).

Als Hinweis für die praktische Beurteilung verdächtiger Fälle gibt WANKE (S. 229) an: „Eine Ostitis fibrosa localisata tumorbildenden oder zystischen Charakters des Erwachsenen jenseits des 20. Lebensjahres, die rezidiviert und darum mehrfache therapeutische Eingriffe erfordert, steht unter dem Verdacht auf Sarkom, und zwar in dem Sinne, daß ein primäres langsam wachsendes, tiefliegendes Sarkom im Zeitpunkt der ersten Erscheinungen irrtümlicherweise röntgenologisch und histologisch als eine Ostitis fibrosa localisata angesprochen wurde."

Zur Entwicklung eines Sarkoms auf dem Boden eines Riesenzelltumors — nach den vorhin wiedergegebenen Darlegungen WANKEs würde es sich um den ersten einwandfreien derartigen Fall handeln — ist es in der in Abb. 38 wiedergegebenen Beobachtung gekommen. An der mit x bezeichneten Stelle des mannkopfsgroßen, weitgehend zystisch abgeänderten Tibiatumors ergab die histologische Untersuchung die Befunde eines polymorphzelligen Sarkoms. Es sei aber ausdrücklich festgestellt, daß diese sekundäre Sarkomentwicklung nichts an der Auffassung der Riesenzellentumoren als gutartige, nicht geschwulstmäßige Bildungen zu ändern vermag.

Als wichtige Folgerung für die Praxis ergibt sich aus den Darlegungen über das Wesen der Riesenzellentumoren in fraglichen Fällen, in denen die Entscheidung vom Ergebnis einer Probeexzision abhängig gemacht wird, die Notwendigkeit, mit den mannigfachen Bildern der Rückbildung und den verschiedenen Abänderungen vertraut zu sein, wobei aber als Voraussetzung gilt, daß all den Forderungen hinsichtlich der Probeexzision, wie sie von KONJETZNY, COENEN, LANG (e), HELLNER, OBERNDORFER u. a. aufgestellt sind, Rechnung getragen wird. Unerläßlich ist die Berücksichtigung der Tatsache, daß Riesenzellentumoren nach unzureichender operativer Behandlung nicht selten rückfällig werden und das histologische Bild, namentlich nach verschiedenen therapeutischen Maßnahmen, erhebliche Abänderungen erfahren kann, die nur dem Erfahrenen eine richtige Deutung ermöglichen. Andererseits ist es nicht angängig, sich auf Grund unzulänglicher Exzisionen aus den Randgebieten von Knochentumoren mit der Diagnose „Ostitis fibrosa" zu begnügen. Nur nach sorgfältiger Abwägung aller klinischen Hinweise und richtiger Auswertung des mikroskopischen Befundes wird es möglich sein, Unheil durch verstümmelnde Operationen zu vermeiden, aber auch falsche Vorstellungen über die Prognose der Knochensarkome hintanzuhalten, dadurch, daß vielfach wegen eines Sarkoms Operierte Träger von Riesenzellentumoren waren [Konjetzny (d), S. 367].

Versuchen wir, aus den verschiedenen Anschauungen über das Wesen der Riesenzellentumoren diejenige herauszuheben, die unter Berücksichtigung auch der feineren Zell- und Gewebsstrukturen — wie sie durch die Untersuchungen von A. Albertini, Wallgren u. a. offenbar wurden — ein weitgehend abgerundetes Bild dieser Entwicklungen ermöglicht, so gelangen wir zu folgender Auffassung:

Die Riesenzellentumoren sind gutartige Bildungen, die weder mit der Ostitis fibrosa generalisata von Recklinghausen noch mit Geschwulstbildungen des Knochens etwas zu tun haben. Ihrer Bauweise und Genese nach sind sie als Bildungen eines differenzierungsfähigen Keimgewebes, als mesenchymale Bildungen zu betrachten. Gerade die Entwicklungsreihe vom zellreichen, gefäßarmen, ja vielfach fast gefäßlosen synzytialen Zellverband über die Differenzierung zu faserigem Gewebe bis zur Ausbildung von Knochengewebe, die ihren Höhepunkt in der vollständigen Verknöcherung des ursprünglichen Tumors erreicht, beweist die mesenchymale Herkunft und offenbart die mannigfachen Entwicklungsfähigkeiten des differenzierungsfähigen Keimgewebes. Wegen ihres mesenchymalen Charakters stellen sie, wie Mönckeberg betont, „wandelbare Gebilde dar, die bald in dieser, bald in jener Form je nach der funktionellen Beanspruchung ihres Gewebes in die Erscheinung treten ..." (S. 116). In diese Auffassung fügt sich auch die Deutung der Riesenzellen als synzytiale mehrkernige Zellen, deren Beziehung zu den Kapillaren nicht genetisch im Sinne einer Sprossung auszulegen ist, sondern räumlich, indem mit der fortschreitenden Gefäßentwicklung Riesenzellen in engste nachbarliche Beziehung zu Gefäßchen geraten, wodurch Bilder entstehen, die Riesenzellen als Bestandteile der Kapillarwand erscheinen lassen. Es widerspricht eine solche Auffassung auch nicht der Mesenchymlehre Huecks und seinen Angaben über die autochthone Entstehung von Blutkapillaren im mesenchymalen Gewebe. Erfolgt im erwachsenen Organismus eine Neubildung von Blutgefäßen lediglich durch Aussprossung aus den vorhandenen Gefäßen, so bilden sich im undifferenzierten mesenchymalen Gewebe Gefäße auch nach fetaler Art. Es sei in diesem Zusammenhang auch hervorgehoben, daß in jungen Riesenzellentumoren, in denen die Riesenzellen äußerst zahlreich und dicht gelagert sind, auf weite Strecken keine Gefäße mit selbständiger Wand aufzufinden sind. Es entspricht dieser Bau einer Entwicklungsstufe, die „die von Mönckeberg angenommene Differenzierungsstufe zum Gefäßmesenchymschwamm noch nicht erreicht hat" (v. Albertini, S. 69).

Es erklärt sich mit der Annahme dieser Auffassung auch die fast regelmäßige Pigmentlosigkeit der Riesenzellen wie auch die Pigmentarmut der jungen Entwicklungsstufen der Riesenzellentumoren leichter, da die nachweisbare Pigmentbildung und Speicherung überwiegend in Zusammenhang mit den Blutungen steht, die mit der zunehmenden Ausbildung der noch sehr leicht verletzbaren Gefäße ungemein häufig auftreten. Das Bild des „braunen" Tumors entspricht ja erst einem verhältnismäßig weit entwickelten Stadium mit den Zeichen mannigfacher sekundärer störender Einwirkungen.

Unter Zugrundelegung dieser Anschauungen mag auch das Hauptgewicht, wenigstens in den Stadien, die uns gewöhnlich vorliegen, nicht so sehr auf dem resorptiven als auf dem regenerativen Charakter der Bildungen liegen. Es sind resorptiv-regeneratorische Fehl- und Überschußbildungen, der typische Riesenzellentumor stellt eine wohl längere Zeit bestehende, aber im Grunde doch nur vorübergehende Phase des Krankheitsvorganges dar.

Im Gegensatz zu echten Geschwülsten, degenerativen Wachstumsexzessen, stellen die „braunen Tumoren" regenerative Wachstumsexzesse dar (AX-HAUSEN).

Entstehung der Riesenzellentumoren.

Den Vorgang der Entstehung der Riesenzellentumoren und deren Ursachen darzulegen, begegnet mancherlei Schwierigkeiten, da trotz eines überaus reichlichen Beobachtungsmaterials erste Entwicklungsstadien der solitären Formen naturgemäß kaum Gegenstand einer Untersuchung sein werden und auch bei der RECKLINGHAUSENschen Krankheit, die verschiedene Entwicklungsstufen der Tumoren in großer Zahl darbietet, auch die Frühstadien recht selten sind, oder deren einwandfreie Deutung nicht leicht gelingt. Die Veränderungen, deren wir ansichtig werden, lassen in der Regel nur erkennen, daß die Struktur des Knochens in mehr oder weniger ausgedehntem Maße vollständig zerstört ist, daß an Stelle des Knochengewebes eben der Riesenzellentumor getreten ist. Ob dieser nun sozusagen aus sich heraus wächst und schon von seinem ersten Beginn an das Knochengewebe zum Schwund bringt oder sich an einem anderen krankhaften Vorgang anschließt, eigentlich Folgeerscheinungen darstellt, läßt sich aus dem morphologischen Bild nicht unmittelbar ableiten. Die erste Annahme kann wohl mit der Ablehnung der Geschwulstnatur der Riesenzellentumoren beiseite gelassen werden, sie würde ganz der Wachstumsart einer Geschwulstbildung entsprechen. Bleibt nur die zweite Möglichkeit, die als erste Veränderung ein früheres krankhaftes Geschehen voraussetzt und die den Riesenzellentumor gewissermaßen als Spätveränderung erscheinen läßt, als Gewebsbildung, die durch andere Vorgänge vorbereitet und eingeleitet ist. Da, wie bereits erwähnt, eine Geschwulstentwicklung nicht in Frage kommt, ein entzündlicher Vorgang nach dem klinischen und anatomischen Bild auch ausgeschlossen werden kann — was sich an Entzündungsbildern findet, ist sekundär — ein derart umschriebener regressiver Vorgang im Knochen, etwa im Sinne einer Atrophie, auch nicht primär zustande kommen kann, so kann als Ursache nur eine Kreislaufstörung in Betracht gezogen werden, die wohl ausschließlich durch eine Markblutung dargestellt wird. Ausgelöst wird die Blutung durch mechanische und traumatische Einwirkungen. In diesem Zusammenhang ist gerade die große Anzahl der Fälle von Riesenzellentumoren beachtenswert, in denen die Entstehung des Tumors im Anschluß an ein Trauma zu beobachten war (NELATON, KONJETZNY, GESCHICKTER und COPELAND).

Im Gegensatz dazu bemüht sich MICHAELIS darzulegen, daß „klinische Erfahrung und klinisch theoretische Überlegung ... gegen einen maßgeblichen kausalen Einfluß des Traumas" sprechen (S. 488). Aber selbst aus dem ausgesuchten Beweismaterial von MICHAELIS geht hervor, daß in einer Reihe 33% der Kranken selbst ein kausales Trauma angeben, das in 18,5% vom Arzt als möglicherweise kausal bezeichnet werden konnte. In einer anderen Reihe wird die Möglichkeit eines kausalen Traumas in rund 20% der Fälle offen gelassen. Auch eine Beweisführung, die sich auf die Tatsache stützt, daß bei dieser oder jener Betätigung, die häufig Traumen nach sich zieht, keine Riesenzellentumoren zur Entstehung gelangt sind, kann nicht als gültig angesehen werden, da sich doch niemals wird angeben lassen, ob zwei Traumen hinsichtlich Art und Stärke tatsächlich ähnlich oder gleich sind. Ebenso kann auch die Beweisführung im

Hinblick auf die Häufigkeit subperiostaler Frakturen und Fissuren im Kindesalter nicht anerkannt werden, da — wie bei Besprechung der Knochenzysten gezeigt werden wird — die Geschlossenheit des äußeren Knochengefüges von Wichtigkeit ist. Auch der Hinweis, daß ein traumatischen Einwirkungen ungeheuer oft ausgesetzter Knochen — die Patella — sehr selten von den Veränderungen betroffen ist, berücksichtigt nicht, daß dieser Knochen als Sesambein und als Schutz des Kniegelenkes für besondere Beanspruchungen gebaut ist. Gegenüber der Anschauung, daß an keiner Stelle des Skeletes von Natur aus ein „schwacher Punkt" bestünde und im Bau des Knochens so reichlich Reserven für Überbeanspruchung enthalten seien, daß er auch enorm gesteigerten Ansprüchen gewachsen bleibt, sei zu bedenken gegeben, daß dies für Beanspruchungen gelten mag, denen eben der funktionelle Bau des Knochens genügen kann; dies kann aber nicht für Einwirkungen gelten, deren Art bzw. Richtung oder Stärke der funktionelle Bau des Knochens nicht angepaßt ist. Die Feststellungen Reischauers, daß nicht nur die echten Sarkome fast die gleichen Stellen befallen wie die Riesenzellentumoren und Knochenzysten, sondern daß auch die hämatogenen Knocheninfektionen gleiche Lieblingslokalisationen haben, scheint uns im Gegensatz zu Reischauer nicht gegen eine mechanisch-funktionelle Bedingtheit dieser Ortswahl zu sprechen. Reischauers Einwand gegenüber, daß es doch wenigstens in dem einen oder anderen Fall nicht zur Fraktur führender Traumen gelingen müßte, kleinste subkortikale Spongiosafrakturen im Röntgenbild nachzuweisen, einem Einwand, den Michaelis durch den Hinweis auf jahrelange ergebnislose Fahndung nach solchen Veränderungen unterstützt, sei auf die Untersuchungen Löfflers über Bedingungen und Grenzen der röntgenologischen Wiedergabe pathologischer Knochenveränderungen verwiesen. Aus diesen Untersuchungen Löfflers geht hervor, daß sich erstaunlich große Defekte in der Spongiosa der Darstellung im Röntgenbild entziehen. Dem auf den negativen Röntgenbefund gegründeten Zweifel Michaelis' an der Wahrscheinlichkeit echter traumatisch bedingter intraossaler Blutungen ohne nachweisbare Knochenverletzung und der Feststellung, daß „die von der pathologischen Anatomie als primäre posttraumatische Schädigung bezeichnete Massenblutung in die Markhöhle" eine theoretische Forderung ist und bleibt, „solange sie wie bisher nicht ein einzigesmal operativ erwiesen wurde" (S. 488), sei entgegengehalten, daß die pathologische Anatomie in der Lage ist, Belege für derartige intraossale Blutungen zu erbringen. Ob daher die erste Auswirkung des kausalen Traumas, die Blutung tatsächlich abzulehnen ist, wie Michaelis meint, und damit auch die gesamte mechanisch-traumatische Theorie fällt, bleibt daher dahin gestellt, desgleichen ob durch die Behauptung: „sicher ist . . ., daß zahlreiche noch unbekannte endogene Schädigungen Genese und Lokalisation der Zysten und braunen Tumoren . . . bestimmen . . ." (S. 488), „die Bahn zu unabhängiger, noch einmal und immer wieder die Probleme ab ovo angehender Forschung freigemacht wird" (S. 488).

Ohne uns in nähere Erörterungen darüber einzulassen, was unter Trauma zu verstehen ist, sei nur betont, daß darunter nicht nur einmalige erhebliche Gewalteinwirkungen gemeint sind, sondern daß auch wiederholten geringfügigen mechanischen Einflüssen, die bis zur Stärke der physiologischen Funktion abgestuft sind, diese Rolle zufallen kann. Im besonderen wird sich dieser Einfluß an Knochen geltend machen, die durch das Bestehen einer Systemerkrankung, wie etwa der Recklinghausenschen in ihrer Festigkeit und Widerstandskraft geschwächt sind. Es legt gerade das gehäufte Auftreten von Riesenzellentumoren bei dieser Erkrankung den Gedanken nahe, daß da Beziehungen zwischen dem Allgemeinzustand des Skelets und der Entstehung der Riesenzellentumoren bestehen müssen. So ist auch v. Recklinghausens Äußerung zu verstehen, daß die „leisen, stetig wirkenden statischen Momente" für die Entwicklung der Riesenzellentumoren bedeutungsvoll sind. Die Abhängigkeit der Tumorentstehung von den auf die einzelnen Skeletabschnitte einwirkenden Druck- und Zugkräften, den statischen Momenten der betreffenden Knochenabschnitte, war v. RECKLINGHAUSEN nach der ganzen Art der Verteilung der Riesenzellentumoren im Skelet offenkundig. v. RECKLINGHAUSEN erläuterte diese Beziehungen an einer Reihe von Beispielen aus den von ihm untersuchten Fällen. Den Hauptsitz der Riesenzellentumoren fand v. RECKLINGHAUSEN immer „inmitten des fibrös ostitischen Gewebes", in dem sie offenbar ihren Ursprung haben. Es sei außer allem Zweifel, daß alle Riesenzellentumoren „ganz im Inneren der Krankheitsherde gleichsam in den Zentren des aktiven Vorganges, also in denjenigen Stellen der einzelnen Knochenabschnitte entstanden sind, in welchen die Reizmomente am frühesten einsetzen oder in welchen sie am häufigsten wiederkehrten ..." (S. 15). Beachtenswert ist nach v. RECKLINGHAUSEN (a) auch, daß Stellen heftiger und plötzlicher Reizung, nämlich Frakturstellen, tumorfrei geblieben sind oder höchstens eine mäßige Tumorbildung aufgetreten ist. Im Anschluß an einen Befund der letzten Art erachtete v. RECKLINGHAUSEN aber die Tumorbildung für älter als die Fraktur. Erörterungen über die Zusammenhänge zwischen Tumorbildung und Fraktur finden sich auch bei HIRSCHBERG, der in dem Reiz der Fraktur „den Anstoß zur Entwicklung des Sarkoms auf den günstig vorbereiteten Boden" gegeben sah, eine Meinung, der v. RECKLINGHAUSEN (a) entgegenhält, „daß auch hier die Sarkombildung von dem groben plötzlich einsetzenden Reiz des Knochenbruches unabhängig gewesen sei, daß vielmehr die leisen, aber stetig wirkenden statischen Momente die Entwicklung des Tumors beherrscht haben mögen."

Auch HART sah die Ursache der Tumorentwicklung nicht so sehr in den plötzlich eintretenden Reizen der Fraktur, sondern vielmehr in den stetig wirkenden statischen Momenten. Grund für diese Annahme war die Lokalisation der Tumoren in HARTs Beobachtung. SCHÖNENBERGER teilt gleichfalls die Ansicht über das primäre Vorhandensein der Tumoren im Hinblick auf Frakturen. Die Tumoren werden ja vielfach an frakturfreien Stellen beobachtet. Frakturen werden jedoch an Örtlichkeiten eher zustande kommen, die durch die Entwicklung von Riesenzellentumoren geschwächt sind (MOLINEUS, STENHOLM).

Alle diese Erörterungen unterstreichen die Bedeutung an sich kleiner, aber wiederholter ihrem Wesen nach mechanisch-funktioneller Einwirkungen. Die sorgfältige Untersuchung der Knochen bei der RECKLINGHAUSENschen Krankheit läßt tatsächlich an zahlreichen Stellen die Folgen solcher mechanischer Einflüsse erkennen und vor allem Blutungsherde auffinden.

Für die örtlichen Formen ist wohl auch der Sitz in der Epiphyse mit ihrer sich von den übrigen Knochenabschnitten unterscheidenden anatomischen Struktur von Bedeutung (GESCHICKTER und COPELAND). Der große Gefäßreichtum dieser Gegenden und die besonders beim Auftreten im jugendlichen Alter zu berücksichtigenden Vorgänge der Gestaltung des Gewebes im Zusammenhang mit dem Abschluß des Wachstums stellen Eigenarten dar, die im Hinblick auf die Entstehung der Riesenzellentumoren zu beachten sind. Traumatische Einwirkungen auf diese Gebiete — Fernveränderungen bei unverletzten oberflächlichen Schichten — werden den durch die funktionelle Beanspruchung bei der RECKLINGHAUSENschen Krankheit gesetzten Einwirkungen gleichzustellen sein. Das Ergebnis ist in jedem der beiden Fälle eine umschriebene Kreislaufstörung — Blutung — zusammen mit mehr oder weniger ausgedehnter Zerstörung des Knochens. Eine weitere Voraussetzung zum Zustandekommen eines Riesenzellentumors muß aber darin erblickt werden, daß die verletzte Stelle nicht in gewöhnlicher Weise heilt, die Aufsaugung der Blutung und des geschädigten Gewebes nicht von einem Wiederaufbau gefolgt wird. Es müssen also Umstände mitspielen, die diesem regelrechten Wiederaufbau abträglich sind, nicht in jedem Fall einer traumatischen Schädigung, aber doch in bestimmten, in denen, die zur Entwicklung eines Riesenzellentumors führen. Darin mag auch die Erklärung zu sehen sein, warum es nur in einem verhältnismäßig kleinen Teil traumatischer Schädigungen zur Bildung eines Riesenzellentumors kommt. Das Maß von Schädigung, das einer Wiederherstellung ohne Folgewirkungen fähig ist, ist naturgemäß nicht zu beurteilen. Es ist aber leicht verständlich, daß dessen Grenze bei einem im Sinne der Recklinghausenschen Krankheit in seiner Festigkeit so bedeutend herabgeminderten Knochen bald erreicht sein wird, ein Ausgleich nicht mehr möglich ist, jede, auch geringfügige funktionelle oder gar gröbere mechanische Beanspruchung des Knochens die Lage nur verschlechtern wird. In dem Fortbestehen funktionell mechanischer Einwirkungen auf den örtlich geschädigten Knochen — das um so mehr erfolgen wird, als die Kleinheit und Lage der Anfangsschädigung mangels beunruhigender Erscheinungen keinen Grund zu Verminderung der Beanspruchung abgeben wird — haben wir auch bei den örtlichen Formen einen wichtigen Umstand für die Weiterentwicklung der Veränderung zu erblicken. Die dauernde Störung der Ausgleichs- und Wiederherstellungsvorgänge bedingt auch den vorübergehenden Charakter des Tumorgewebes, das immer wieder vergeht und entsteht, bis ein — oft auf Teilgebiete des Veränderungsherdes beschränkter — Gleichgewichtszustand eintritt, der die Umbildung in höher differenzierte Gewebe ermöglicht. In den dauernden störenden Einwirkungen und ihren Folgen liegt auch eine Quelle für die Vergrößerung der Riesenzellentumoren, in dem vor allem durch neuerliche Blutungen und davon abhängige andere Kreislaufstörungen Raumbeengungen bewirkt werden, die den umgebenden Knochen zum Schwund bringen. Mit diesen Anschauungen deckt sich auch die von Molineus angegebene Reihe der Vorgänge: Verletzlichkeit der Gefäße — Blutungen — Reaktion des Gewebes in der Umgebung der Blutungen — lebhafte Wucherung von Markgewebe — Durchwachsung des Blutungsherdes. In dem Umstand, daß die Reaktion durch das Keimgewebe des Markes erfolgt, kann auch die Erklärung für den großen Gehalt an Riesenzellen gesucht werden, wie ja nach Looser (b) es im wesentlichen ein topographischer Umstand ist, daß es zur Entwicklung eines riesenzellenhaltigen, sehr zellreichen Gewebes kommt. Das Markgewebe neigt ja von Haus aus zu Bildung mehrkerniger Zellen, sei es in der Richtung der Megakaryozyten, sei es in der Richtung der Ostoklasten.

Trotzdem scheint es aber nicht angängig, die Riesenzellen als Ostoklasten zu betrachten, die „nachdem sie ihr Zerstörungswerk an den Spongiosa- und Kortikalisbälkchen vollendet haben, sich zusammenschließen und wahrscheinlich auch auf den Reiz der fortwährend hier stattfindenden Blutungen vermehren‟ [Lubarsch (a)], eine Auffassung, der auch Stenholm beigetreten ist. Vor allem in den weiter vorgeschrittenen Riesenzellentumoren, die keine Spur von Knochengewebe nachweisen lassen, aber doch gleichmäßig von Riesenzellen durchsetzt sind, ist kein Grund vorhanden, der die Anwesenheit von Riesenzellen mit der Funktion von Ostoklasten rechtfertigen würde. Es bleiben ja auch bei Abbauvorgängen im Knochen auf anderer Grundlage Ostoklasten nach Wegräumung des Knochens niemals in solcher Menge und gleichmäßiger Verteilung am Platze.

Es stellt somit die Auffassung Konjetznys (c) die, wiewohl auf Grund der Untersuchung solitärer Formen gewonnen, auch für die multiplen Tumoren bei der Recklinghausenschen Krankheit Geltung hat, die am besten begründbare Anschauung über Natur und Entstehung der Riesenzellentumoren dar: Die

Riesenzellentumoren sind regenerative Fehl- und Überschuß bildungen, die auf Grundlage bestimmter Schädigungen des Knochens bzw. Knochenmarkes, bestimmter Gewebsdisposition (ähnlich der Keloiddisposition) und sicher auch ganz bestimmter örtlicher Verhältnisse sich entwickeln.

B. Sogenannte Knochenzysten.

Unter Knochenzysten werden in dieser Darstellung Höhlenbildungen verstanden, deren Entstehung auf Kreislaufstörungen zurückzuführen ist und die entweder auf der Grundlage eines Riesenzellentumors entstehen oder sich unabhängig davon, von Anfang an als Höhlenbildungen im Knochen als „genuine" Knochenzysten entwickeln. Die zystische Umwandlung von Riesenzellentumoren kann sowohl bei den Riesenzellentumoren erfolgen, die Begleiterscheinungen der RECKLINGHAUSENschen Krankheit sind, wie auch bei denen, die in sonst unverändertem Knochen, als Einzelvorkommnis zur Beobachtung gelangen. Zystenbildungen ohne das Vorstadium der Riesenzellentumoren entwickeln sich ebenfalls bei der RECKLINGHAUSENschen Krankheit, wie auch ohne das Bestehen dieser Systemerkrankung als solitäre, seltener multiple Zysten des Knochens.

Nicht unter die Knochenzysten im hier gemeinten Sinn fallen demnach Höhlenbildungen innerhalb primärer und sekundärer Geschwülste des Knochens, Höhlenbildungen als Ergebnis entzündlicher Vorgänge und parasitärer Erkrankungen.

1. Zysten auf Grundlage von Riesenzellentumoren
a) bei der RECKLINGHAUSENschen Krankheit.
Makroskopisches Verhalten.

Den spindeligen oder gegen die angrenzenden Knochenabschnitte mehr oder weniger scharf abgesetzten glatten oder leicht buckeligen Auftreibungen liegen nicht selten Riesenzellentumoren zugrunde, die ein- und auch mehrkammerige Hohlräume enthalten (Abb. 30, 31, 32) oder zur Gänze von dicht aneinandergedrängten, in sich geschlossenen Höhlen verschiedenster Größe eingenommen sind. Letztere erwecken zumeist den Eindruck eines sog. multilokulären Kystoms (Abb. 33). Im allgemeinen erreichen die zystisch abgeänderten Riesenzellentumoren weit größeren Umfang als die soliden, so daß bei tumorartigen Entwicklungen, die einen Röhrenknochen zu einem Drittel oder der Hälfte und auch mehr zerstört haben, oder etwa fast die ganze Beckenschaufel ersetzen, von vornherein der Verdacht auf einen zystisch oder polyzystisch abgeänderten Riesenzellentumor berechtigt ist.

Sind nur einer oder wenige Hohlräume innerhalb eines Riesenzellentumors vorhanden, so erscheinen diese entweder als Erweichungsherde ohne scharf abgegrenzte Wand bzw. es wird diese durch die noch nicht der Auflösung anheimgefallenen Teile des Riesenzellentumors gebildet, oder es erscheinen die Zysten von einer glatten, meist weißlichen fibrösen Membran ausgekleidet. Diese Innenhaut ist vielfach durch Einlagerung von Pigment in verschieden großer Ausdehnung und Dichte rostbraun gefärbt. Auf die glänzende Innenschicht folgt nicht selten eine mehr oder weniger breite faserige Lage, in der auch schmale Knochenbälkchen entwickelt sein können, oder es grenzt die Zyste mit der dünnen Grenzschicht unmittelbar an den umliegenden Knochen bzw. die Markhöhle. Bei den vielkammerig abgeänderten Riesenzellentumoren sind die Grenzwände der einzelnen Höhlen überwiegend glatt, in der Dicke recht verschieden, papierdünn, durchscheinend, dann wieder mehrere Millimeter stark und mit reichlichen feinporigen Knochenentwicklungen, die oft in Zusammenhang mit dem übrigen Knochen stehen. An den Stellen, wo die Zysten große Ausdehnung erreicht haben, den ganzen Querschnitt eines Röhrenknochens einnehmen und diesen mächtig aufgetrieben haben bzw. bis an die Oberfläche des Knochens oder Tumors vorgedrungen sind, ist ihre Grenzschicht vom Periost kaum zu trennen, das vielfach durch Entwicklung neuen Knochens eine dünne, eindrückbare Schale gebildet hat.

Der Inhalt der zystischen Räume ist bald eine helle seröse, bald dunkel bräunliche oder rote Flüssigkeit oder ähnlich aussehende, auch grauweiße, homogene kolloid- oder kleisterartige Massen, die nach Eröffnung der Zysten sich leicht von der Wand ablösen und herausfallen. Manche Hohlräume enthalten auch frisches Blut. Der Inhalt der Zysten steht vielfach unter einem erhöhten Druck, was sich bei der Eröffnung derselben zeigt, aber auch durch die Größenzunahme, die sie im Laufe der Zeit erfahren, nahegelegt wird.

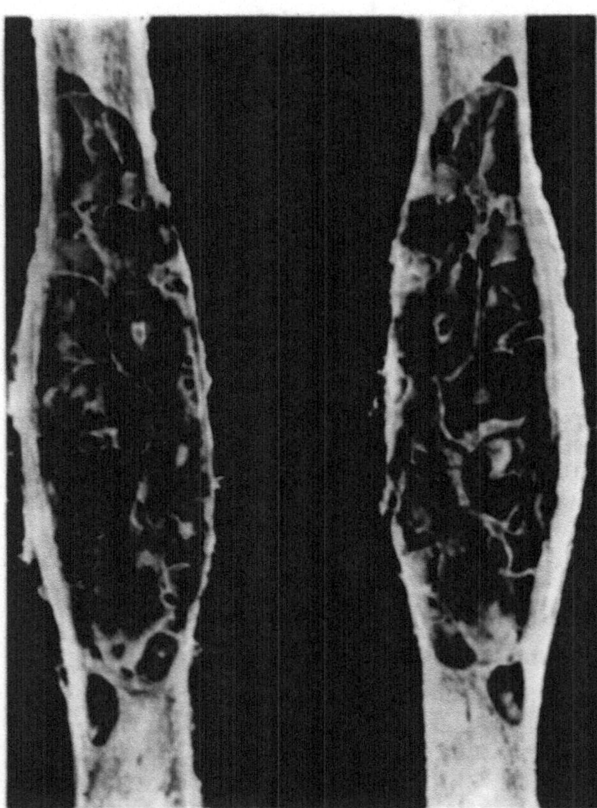

Abb. 30. Zystischer brauner Tumor des linken Schienbeins einer 53 Jahre alten Frau mit RECKLINGHAUSENscher Knochenkrankheit. (Präparat des pathologisch-anatomischen Museums der Universität Berlin.)

Mikroskopische Befunde.

Die mikroskopische Untersuchung der zystischen Hohlräume und ihrer Umgrenzungen, auch derer, die mit freiem Auge anscheinend gleich beschaffen sind, offenbart eine Reihe von Unterschieden, die vor allem auf die Entwicklungsstufe der Zysten und verschiedene Vorgänge, die zur Ausbildung und Erhaltung ihrer Größe beitragen, schließen lassen.

Es überschreitet aber die Grenzen des Möglichen, jeden einzeln erhobenen Befund zu besprechen, sowohl die eigenen als auch die in der Literatur niedergelegten. Nur in großen Umrissen können die wichtigsten Stadien angedeutet werden. Wer sich aber einigermaßen in das mikroskopische Bild vertieft, wird unter Berücksichtigung der Entstehungsweise und Entstehungsbedingungen die einzelnen Möglichkeiten und Zusammenhänge nicht allzu schwer zu beurteilen vermögen.

Ein ziemlich junges Stadium der Veränderung zeigt Abb. 31, wobei ein Sektor eines Riesenzellentumors einer Rippe ergriffen ist. Es besteht ein ausgesprochener

Auflösungsherd, eine Verflüssigungsnekrose des Gewebes, die Grenze gegen die Umgebung ist etwas unscharf, und die angrenzenden erhaltenen Teile des Riesenzellentumors erscheinen auch von frischen Blutungen durchsetzt.

Andere, meist kleine Hohlraumbildungen, die mit geronnenem Serum, mit an Fibrin erinnernden Abscheidungen erfüllt sind und die Beimengungen gut erhaltener roter Blutkörperchen enthalten, besitzen als Umgrenzung eine Bindegewebslage, eine Art Kapsel mit geordneten Zellen. In einzelnen derartigen Höhlen ist die Begrenzung gegen die Nachbarschaft weniger scharf, indem junges Fibroblastengewebe eine Organisation des Hohlraumes bzw. seines Inhaltes besorgt. Andere Höhlen wieder haben auffallend scharfe Unterteilungen bzw. Wandungen und wohlerhaltenes Blut als Inhalt, so daß Ähnlichkeit mit kavernösen Angiomen besteht. Diese kavernomartigen teleangiektatischen Bildungen sind am häufigsten in der Nachbarschaft größerer Hohlräume zu beobachten. Es finden sich aber auch Räume, die an kavernöse Angiome erinnern, jedoch keine scharfe, durch endothelartige Zellen gebildete Begrenzung zeigen, sondern ein zellreiches, nicht gerichtetes Bindegewebe als Wandung aufweisen. Übergänge von scharfer Abgrenzung und unscharfer sind an verschiedenen Abschnitten der Wand ein und derselben Zyste zu beobachten. Dieses Bindegewebe enthält auch zum Teil reichlich Rundzellen und besitzt ausgesprochene Neigung zu Hämosiderinspeicherung. Innerhalb frischer Blutungen in den Grenzschichten der Zysten sind aus dem Verband gelöste und abgerundete Riesenzellen anzutreffen, was als Beweis dafür angesehen werden muß, daß eine Vergrößerung des Hohlraumes durch Gewebszerreißung infolge Nachblutungen eintreten kann. Nachblutungen sind auch durch die Befunde von Hämosiderinablagerungen in der Wand von mit frischem Blut erfüllten Hohlräumen und den Hämosideringehalt riesenzellenartig vergrößerter endothelartiger Zellen der inneren Wandbekleidung der Zysten bewiesen.

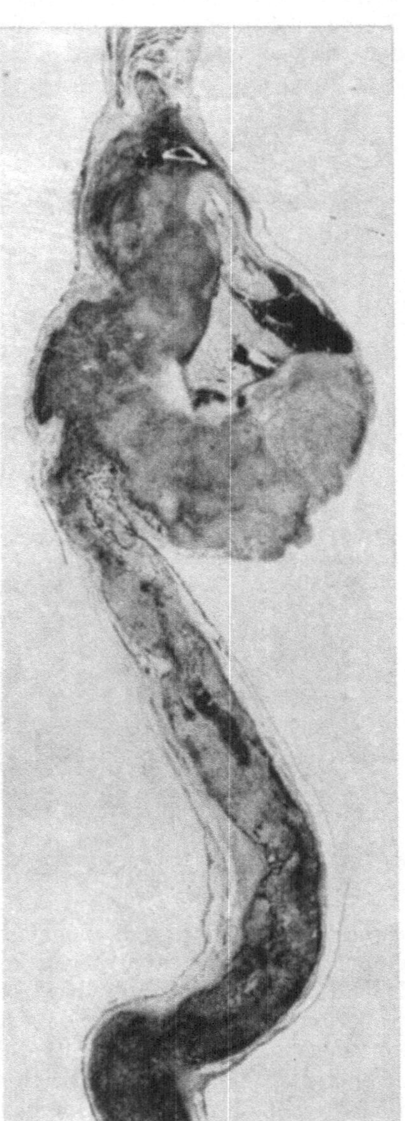

Abb. 31. Riesenzellentumor einer Rippe mit Blutungs- und Erweichungshohlräumen bei RECKLINGHAUSENscher Knochenkrankheit (Fall M. P.).

Die Begrenzung der Hohlräume im besonderen wird entweder durch geordnetes Bindegewebe mit reichlich ausgebildeter Interzellularsubstanz dargestellt, wobei die Zellen ähnlich wie in einer Gefäßwand angeordnet sind, oder durch endothelartig abgeplattete Zellen im ganzen Umfang des Hohlraumes oder nur in einem Teil desselben; schließlich kann die Begrenzung durch ungeordnetes zellreiches

Bindegewebe mit plasmareichen Zellen erfolgen. Die Grenzschichten gegen die Umgebung sind von wechselnder Breite, der Übergang in das· Gewebe des Riesenzellentumors allmählich, oder es besteht eine deutliche scharfe Trennung der Schichten (Abb. 34, 35). Durch Blutungen zwischen der gefäßwandähnlichen Grenzschicht einer Zyste und dem anschließenden Gewebe des Riesenzellentumors — als deren Folge auch Riesenzellen an die äußere·Schichte der „Kapsel" gedrängt werden bzw. mit dieser in Zusammenhang bleiben — kann auch die ganze Abkapselungsschicht der ursprünglichen Zyste disseziert,

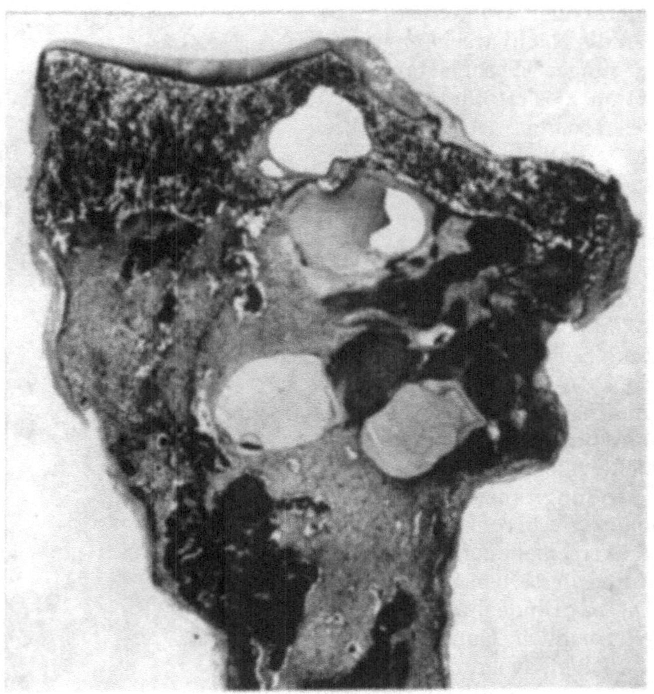

Abb. 32. Tibiakopf mit mehreren Zysten in den Randgebieten und der Umgebung eines Riesenzellentumors bei RECKLINGHAUSENscher Knochenkrankheit (Fall M. P.). Vgl. Abb. 32 des Abschnittes 6.

sequestriert werden und eingefaltet in den bereits veränderten Inhalt des größeren Hohlraumes zu liegen kommen. Derartige Vorgänge weisen auf die Bedeutung von Blutungen bzw. Nachblutungen für die Entstehung und Vergrößerung der Zysten besonders hin. Wo die Begrenzung der Zysten durch ·lockeres, zellarmes, gefäßreiches Gewebe erfolgt, tritt leicht eine Unterbrechung desselben durch frische Blutungen ein. An solchen Stellen findet vielfach ein allmählicher Übergang des veränderten Blutinhaltes der Zyste in das lockere Grenzgewebe und an diesem in den Riesenzellentumor statt, oder es erscheint eine zarte pigmentierte Bindegewebskapsel von dichterem Bau gegen den Riesenzellentumor zu gebildet. Letztere Befunde, im besonderen aber eine vielfache Schichtung der Zystenwand deuten auf eine Ausbildung derselben mit Unterbrechungen hin. Es wechseln dabei neuerliche Kreislaufstörungen, Blutungen, mit Aufsaugungs-, Organisations- und Abkapselungsvorgängen ab. In diesem verschiedenartig beschaffenen und verschieden stark entwickelten Kapselgewebe der zystischen Hohlräume ist zuweilen die Bildung jungen ungeordnet gebauten Knochengewebes zu bemerken.

Manche Zysten innerhalb von Riesenzellentumoren lassen darauf schließen
daß durch längere Zeit sich keine Vorgänge abgespielt haben, die zu einer Ver
größerung oder Verkleinerung der Zysten beigetragen haben. Sie bieten eiı

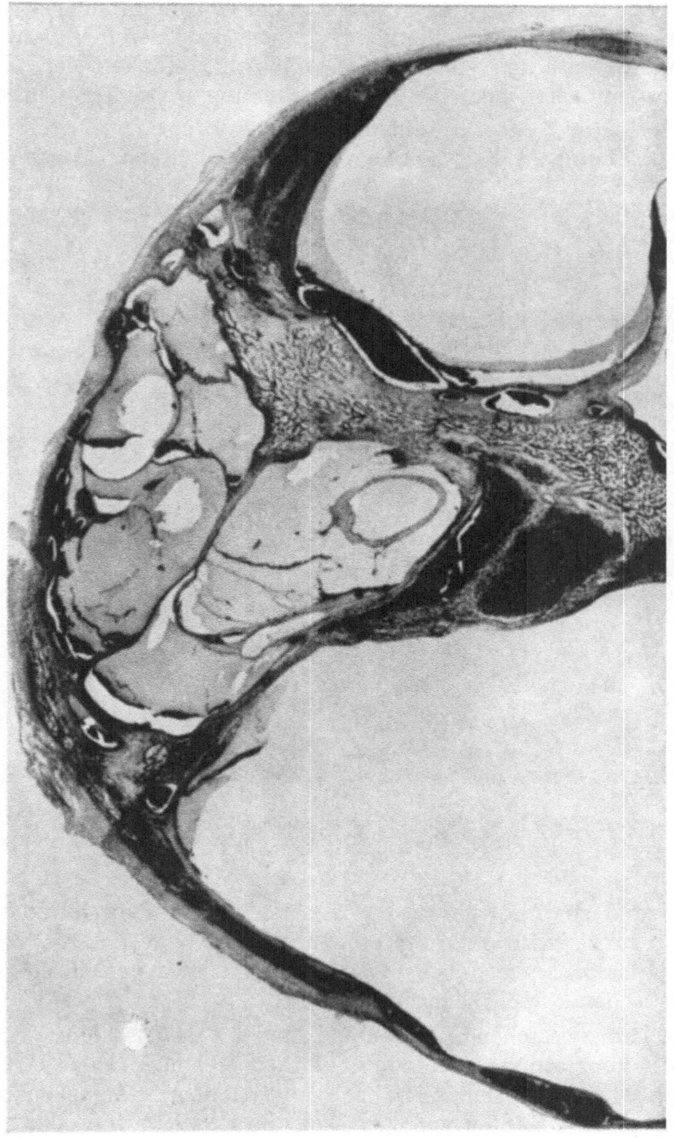

Abb. 33. Halber Querschnitt durch den Schaft des linken Oberschenkels bei RECKLINGHAUSENscher Knochen-
krankheit (Fall M. P.) im Bereich der vielkammerigen zystischen Auftreibung. Innerhalb eines breiten
Septums zwischen den Zysten reichliche Entwicklung ungeordnet gebauten Knochens und blutzellenbildendes
Mark. Vgl. Abb. 19 und 25 des Abschnittes 6.

Ruhestadium dar mit Bildung einer über große Strecken gleichmäßig dicken,
zellarmen, gefäßwandähnlichen Grenzschichte und einem gleichmäßig beschaffenen geronnenen eiweißartigen Inhalt. Das Ruhestadium kann aber auch wieder
durch neuerliche Blutungen in die Zysten unterbrochen werden. Ist die Blutung

gering, so finden sich die roten Blutkörperchen überwiegend an der Wand des Hohlraumes. Als Quelle der Blutung kommen wohl ektatische Gefäße in der Wand oder nächsten Umgebung der Zyste in Betracht (Abb. 36), wobei für solche neuerliche Blutungen der Umstand eine gewisse Bedeutung besitzen dürfte, daß das Riesenzellentumorgewebe in der Umgebung solcher „stationärer" Zysten meist Rückbildungserscheinungen aufweist, in deren Verlauf es zur Ausbildung und Erweiterung von Gefäßen kommt. Es finden sich ja die Gefäßektasien am häufigsten dort, wo die Rückbildung weit fortgeschritten ist.

Der Inhalt der Zysten ist entweder frisches Blut oder nur teilweise solches, während der übrige Inhalt aus einer bläschenhaltigen Masse anscheinend

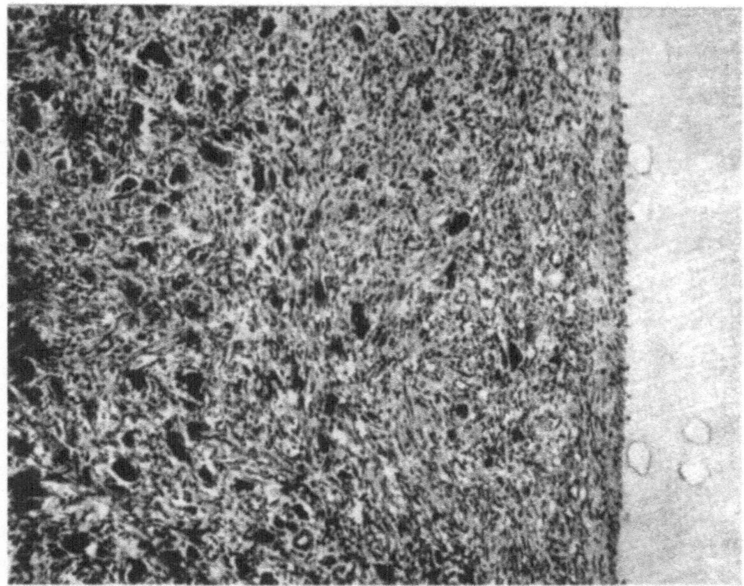

Abb. 34. Randgebiet einer Zyste innerhalb eines Riesenzellentumors. Unmittelbare Begrenzung des Hohlraumes durch einen schmalen Streifen fibrösen Gewebes. (Tibiakopf bei Recklinghausenscher Knochenkrankheit. Fall M. P. 85×.)

gequollener und zugrunde gegangener Blutkörperchen besteht oder der Inhalt wird durch eine strukturlose eosinrote Substanz gebildet. Diese verschiedenen Formen des Inhaltes kommen nebeneinander besonders in den einzelnen Kammern der polyzystischen Riesenzellentumoren vor.

In manchen zystischen Hohlräumen findet zunächst eine Trennung des Blutes in die konglutinierenden roten Blutkörperchen und das farblose Serum statt (Ribbert). „Die sich allmählich abglättenden Räume enthalten dann neben einem großen Haufen von Erythrozyten rings um ihn oder nur an einer Seite oder in beliebiger anderer Verteilung farblose, meist lose geronnene Flüssigkeit und erst allmählich geht die Lösung der roten Blutkörperchen vor sich. Durch Diffusionsvorgänge wird nach und nach das Hämoglobin aus dem Zysteninhalt entfernt und so bleiben als Endergebnis die Räume mit dem klaren Inhalt übrig" (S. 32). Ganz allgemein kann für die Zysten gelten: seröser bzw. homogener Inhalt setzt längeren Bestand und eine entsprechend störungsfreie Zeit voraus. Blut als Inhalt oder Beimengung deutet auf frische Veränderungen. Je vielgestaltiger die Wand der Zysten aufgebaut ist, um so mehr müssen Störungen angenommen werden, indem Blutungen, zeitweise Ruhe, Nachblutungen, Organisationsvorgänge einander abgelöst haben. Sowohl hinsichtlich des Inhaltes als auch der Begrenzung weisen die Zysten den größten Wechsel

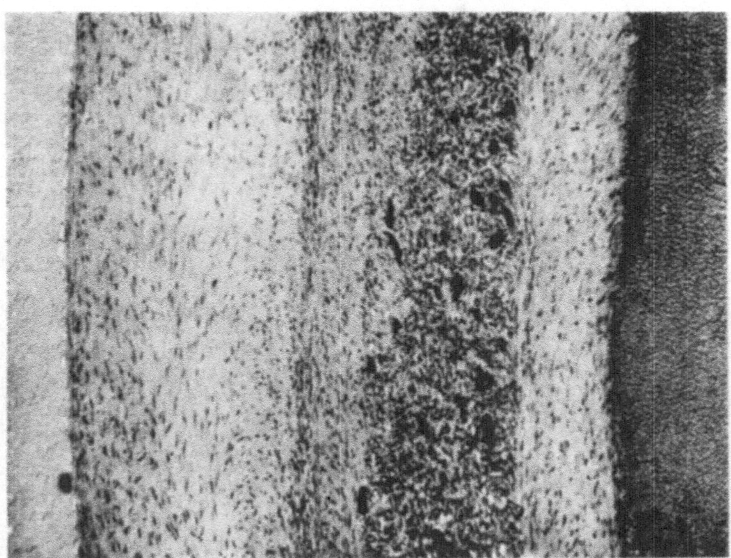

Abb. 35. Mehrschichtige Grenzwand zwischen zwei Zystenräumen innerhalb eines Riesenzellentumors der linken 12. Rippe bei RECKLINGHAUSENscher Knochenkrankheit, Fall M. P. 85×.

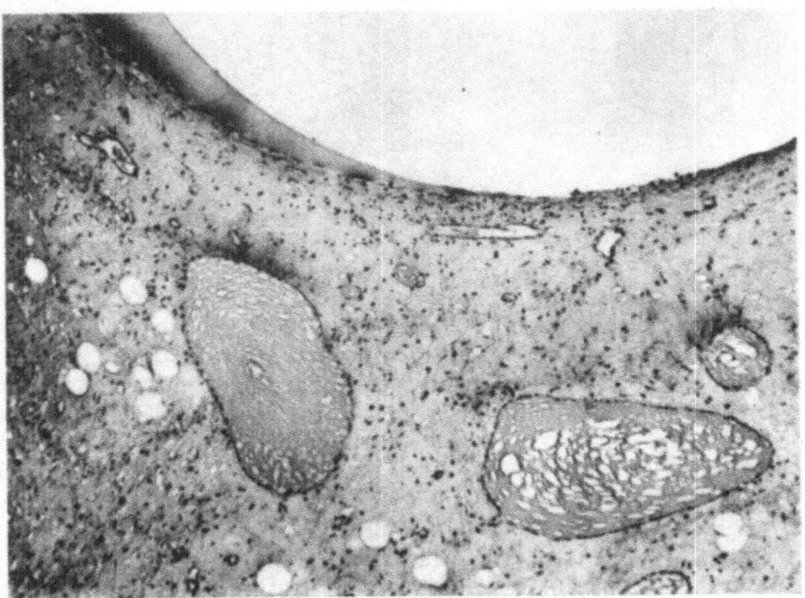

Abb. 36. Ödematöses Markgewebe mit weiten serumerfüllten Gefäßen am Rand einer großen Zyste. Nachbarschaft eines Riesenzellentumors im Tibiakopf des Falles M. P. (RECKLINGHAUSENsche Knochenkrankheit). 85×.

auf, die in den oberflächennahen Gebieten der Riesenzellentumoren gelegen sind. Besonders deutlich ist dies an Zysten zu beobachten, die im Bereiche von Muskelansätzen liegen, etwa an den Rippen, wo durch die Atmung dauernde mechanische Einwirkungen erfolgen.

Die Vergrößerung eines einzelnen oder zahlreicher Zystenräume innerhalb eines Riesenzellentumors kann nicht selten zu mehr oder weniger vollständigem Schwund des Riesenzellentumors führen, wie dies wohl für die meisten besonders großen und vielkammerigen Hohlraumbildungen anzunehmen ist (Abb. 33).

Bemerkenswert ist in diesem Zusammenhang die Beobachtung Sauers, der bei der Obduktion an Stelle der früher festgestellten, großkammerigen mit braunroten Tumormassen erfüllten „Knochenhöhle" (die histologisch das Bild des „Riesenzellsarkoms" darbot) eine taubeneigroße glattwandige Zyste, umgeben von festem derben Gewebe, fand. Mikroskopisch war dieses Gewebe zellarm, fibrös, von zahlreichen neugebildeten, unverkalkten Knochenbälkchen durchsetzt.

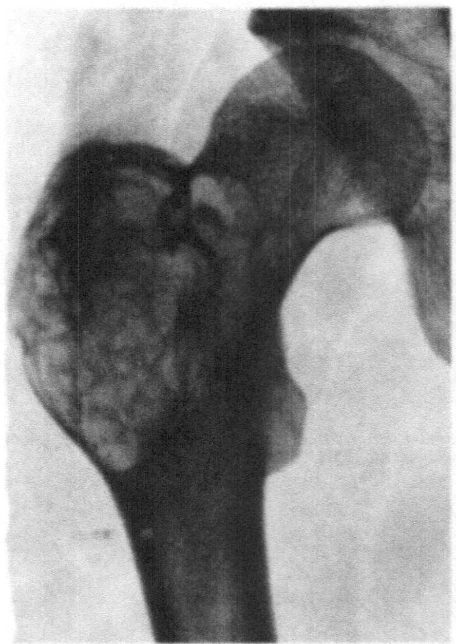
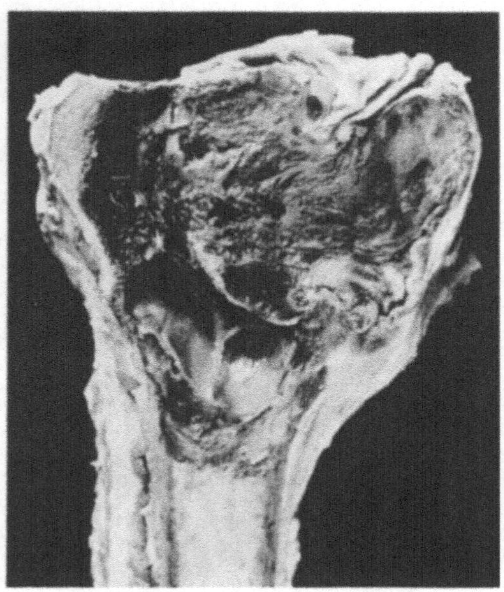

Abb. 37.   Abb. 38.

Abb. 37. Röntgenbild eines polyzystischen Riesenzellentumors in der Umgebung des Trochanter major. (Aufnahme Dr. Ruckensteiner, Röntgeninstitut der Chirurgischen Klinik Innsbruck.)

Abb. 38. Teilweise zystisch abgeänderter Riesenzellentumor der rechten Tibia eines 47 Jahre alten Mannes (E 1419/34).

In den beschriebenen Formen stellen die Zysten überaus häufige sekundäre Veränderungen in Riesenzellentumoren dar, die entweder an beschränkter Stelle oder in größerer Anzahl und Ausdehnung den Riesenzellentumor befallen, so daß vielfach die Zystenbildungen das anatomische Bild vollständig beherrschen und bestenfalls die mikroskopische Untersuchung noch Reste des ursprünglichen Riesenzellentumors aufzudecken vermag. Die Zysten sind als durch Kreislaufstörungen, im besonderen Blutungen, bedingte Untergangsbildungen mit Entwicklung von Hohlräumen aufzufassen, die vielfach mit Befunden der Auslaugung, Aufsaugung und Organisation des Inhaltes vom Rande der Räume her bzw. in Abkapselung anzutreffen sind. Hierin weisen sie große Ähnlichkeit mit Restzuständen von Blutungen in anderen Organen (Gehirn, Schilddrüse, Pankreas) auf.

b) in sonst nicht veränderten Knochen.

So wie im Verlauf der Recklinghausenschen Knochenkrankheit können auch die unabhängig davon, im sonst nichterkrankten Skelet als Einzel-

vorkommnis auftretenden Riesenzellentumoren eine auf einzelne Teile oder die
ganze Ausdehnung des Tumors sich erstreckende zystische Umwandlung erfahren
(zystische bzw. polyzystische Riesenzellentumoren) (Abb. 37—40). Die Befunde,
die sich bei diesen Abänderungen darbieten (Abb. 41—43), sind die gleichen
wie in den Tumoren bei RECKLINGHAUSENscher Krankheit, bedürfen daher
keiner weiteren Erörterung. Es sei nur hinsichtlich des Überganges der ursprünglich soliden Riesenzellentumoren über teleangiektatische (Abb. 44) in vielkammerige Formen in Übereinstimmung
mit KONJETZNY (d) daran erinnert,
daß sich die riesenzellenhaltigen

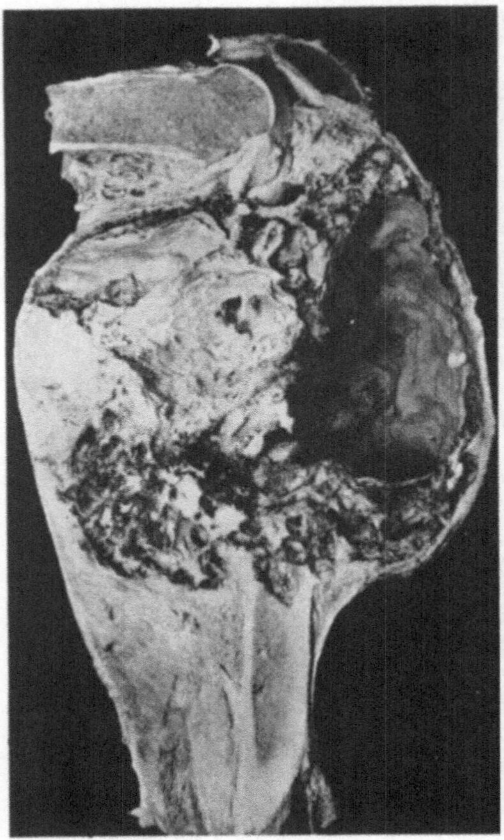

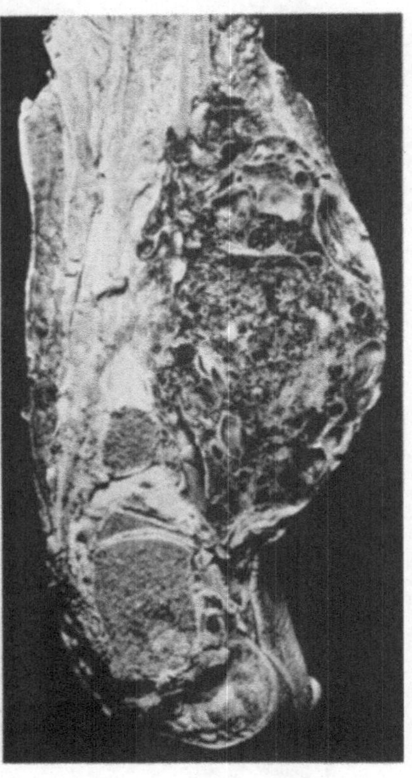

Abb. 39. Mächtiger, polyzystisch abgeänderter Riesen-
zellentumor der rechten Tibia eines 39 Jahre alten
Mannes. Bei × Entwicklung eines polymorphzelligen
Sarkoms. (Museumpräparat K 20.)

Abb. 40. Polyzystisch abgeänderter Riesenzellentumor der rechten Fibula eines 17 Jahre alten
Mädchens (E 250/27).

bzw. spindelzelligen Zwischenwände in zellarmes Bindegewebe umwandeln können, das weiterhin, wie KONJETZNY (c) gezeigt hat, hyaliner und schleimiger
Entartung verfallen kann. Durch Druckschwund der Zwischenwände kann
schließlich ein einkammeriger Hohlraum zur Ausbildung gelangen und der
Eindruck einer „genuinen" Knochenzyste erweckt werden. Auf die Entstehung von Knochenzysten auf diesem Wege hat KONJETZNY (c) hingewiesen.
Es dürfte auch nicht von der Hand zu weisen sein, daß bei entsprechender Berücksichtigung dieser Entstehungsmöglichkeit von Knochenzysten sich
die Statistiken über Zysten und Riesenzellentumoren im besonderen hinsichtlich der Altersverteilung einigermaßen verschieben können, um so mehr,
wenn bedacht wird, daß solide Riesenzellentumoren, mehr- und einkammerige

Zysten sonst gleichen klinischen und röntgenologischen Befund darbieten können und auch die Berücksichtigung der bevorzugten Örtlichkeit hinsichtlich der

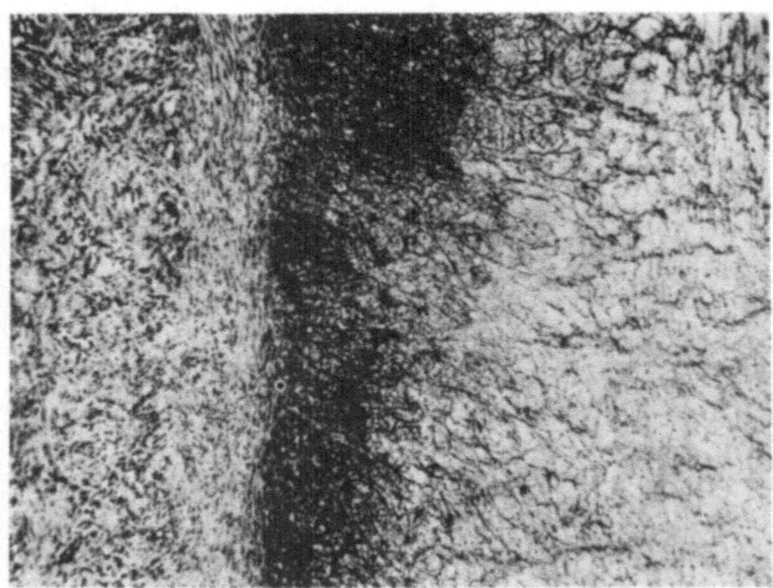

Abb. 41. Netziger Fibrininhalt in einem zystisch abgeänderten Riesenzellentumor des Tibiakopfes einer 26 Jahre alten Frau (E 932/26).

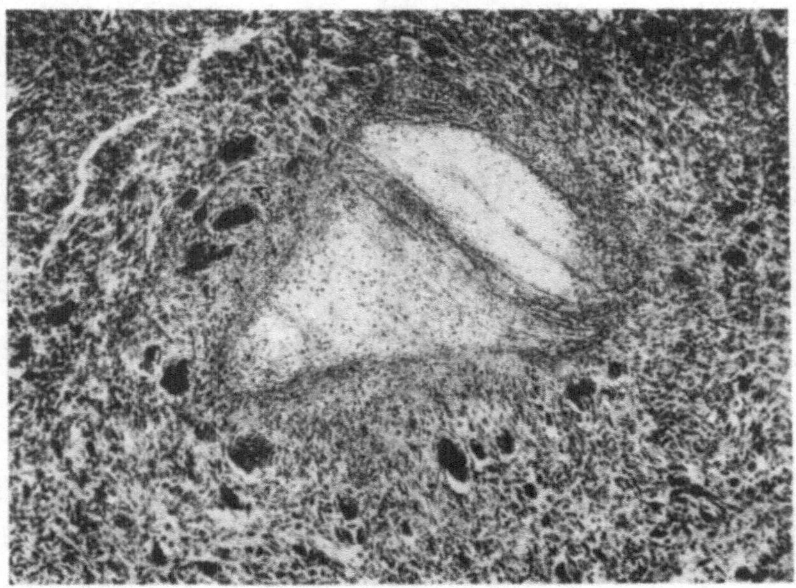

Abb. 42. Kleiner in Erweichung begriffener Blutungsherd innerhalb eines Riesenzellentumors des distalen Radiusendes (K 20 m₁).

Entscheidung Zyste oder Riesenzellentumor keine unbedingte Sicherheit gibt. So ist auch für die einkammerigen Hohlräume der „Osteodystrophia cystica juvenilis" (v. Mikulicz) durch den Befund des gleichen riesenzellenhaltigen

Gewebes (wie in den soliden Riesenzellentumoren) als innere Wandauskleidung wahrscheinlich gemacht, daß auch ihnen zum Teil einstens solide Bildungen

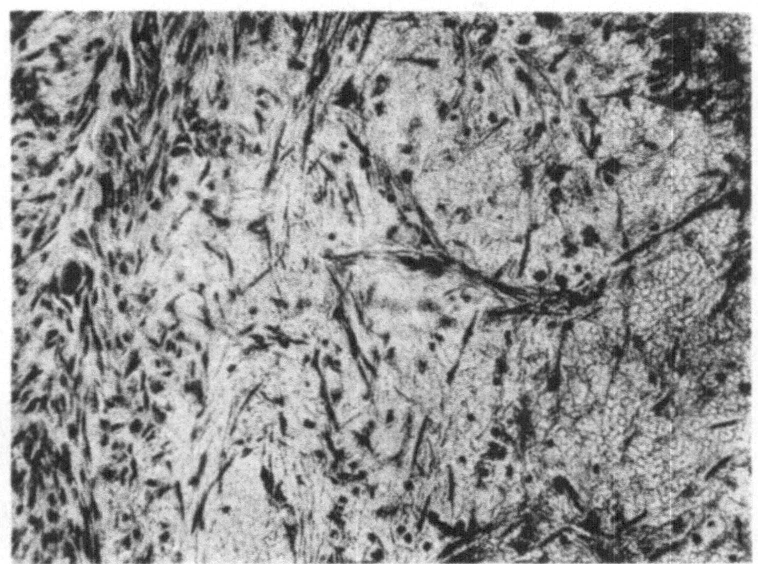

Abb. 43. Organisation eines Blutungshohlraumes in einem zystisch abgeänderten Riesenzellentumor eines Metakarpalknochens (K 25).

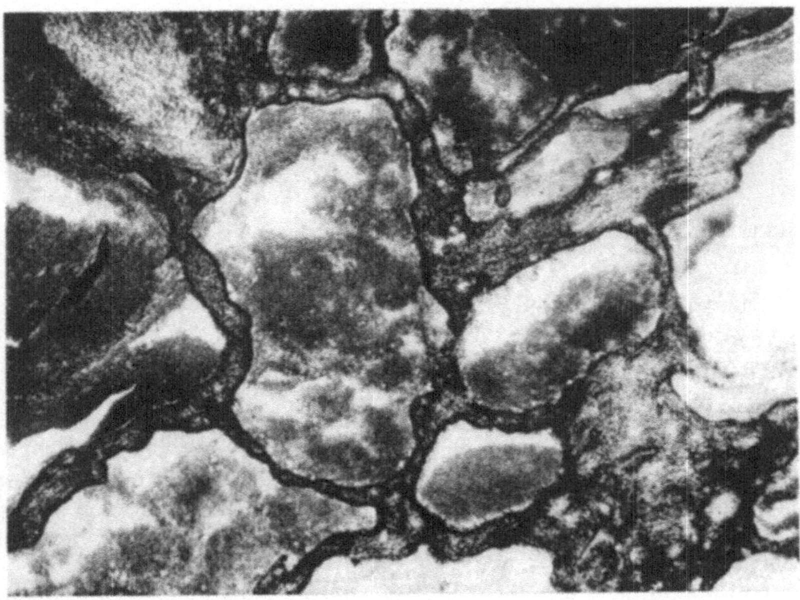

Abb. 44. Angiomähnliche Bluträume innerhalb eines Riesenzellentumors (E 219/27).

zugrunde lagen. KONJETZNY fand auch Übergänge zu fibröser oder mit Knochenbälkchen durchsetzter Wandauskleidung und schließlich vollkommene Heilung. Es sei auch daran erinnert, daß GESCHICKTER und COPELAND bei 29 Frühfällen unter 175 Knochenzysten Gebiete mit ausgeprägtem Riesenzellengewebe fanden.

2. Zysten unabhängig von der Entwicklung von Riesenzellentumoren

a) als Begleiterscheinung der Recklinghausenschen Krankheit.

Zystenbildungen, bei denen keine Beziehungen zu Riesenzellentumoren nachweisbar sind, kommen bei der Recklinghausenschen Krankheit in großer Zahl zur Beobachtung. In der Regel sind sie erheblich kleiner als die Zysten innerhalb von Riesenzellentumoren, hirse- bis hanfkorngroße Hohlräume, aber auch Höhlen von recht ansehnlicher Größe. Zahl und Ausdehnung dieser zystischen Bildungen sowohl in den einzelnen Knochen als auch im ganzen

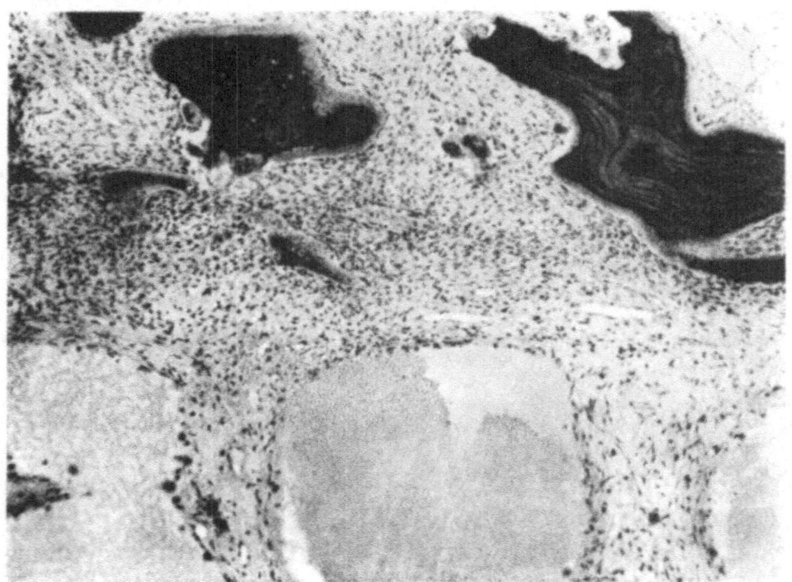

Abb. 45. Kleine Zystenbildungen innerhalb des Fasermarkes der Humerusschaftrinde mit teils frischem, teils verändertem Blut als Inhalt bei Recklinghausenscher Knochenkrankheit (Fall M. P.). 85×.

Skelet ist ungemein wechselnd. Schon Engel erwähnt diese Verschiedenheiten, indem er darauf hinweist, daß in seiner Beobachtung „der rechte Radius fast aus lauter Zysten zusammengesetzt ist, so daß nur noch die Gelenkenden und die dünnen Zwischenwände zwischen den einzelnen Zysten aus Knochensubstanz bestehen" (S. 8), dagegen an manchen Rippen sich nur deren eine oder zwei, an anderen gar keine finden und sie in den Wirbelkörpern wieder ziemlich häufig sind. Nach Engel scheint es auch, „daß die Struktur des Knochens keinen Einfluß auf die Zahl der Zysten hat, da sie in den spongiösen Teilen ebenso häufig sind als in der kompakten Rindensubstanz der Röhrenknochen" (S. 8/9).

Die Zystenbildungen scheinen das Bild derart beherrschen zu können, daß die übrigen Knochenveränderungen, soferne nicht auffällige Verunstaltungen vorliegen, fast ganz in den Hintergrund treten. Dies beweist der erste eingehend beschriebene Fall Recklinghausenscher Krankheit, von Engel 1864 als „zystoide Entartung des gesamten Skelets" mitgeteilt. Hinsichtlich einzelner Zysten dieser Beobachtung muß aber offen gelassen werden, ob es sich nicht auch um Umwandlungsprodukte von Riesenzellentumoren handelt. Die unabhängig von Riesenzellentumoren entstandenen Zysten gleichen denen innerhalb der Riesenzellentumoren weitgehend. Umgrenzung und Inhalt sind ähnlich beschaffen nur mit der Einschränkung, daß die Wand der Hohlräume durch das faserig umgewandelte Markgewebe gebildet wird bzw. die nach Art einer Kapsel mehr oder weniger deutlich verdichtete Grenzschicht allmählich in das Fasermark übergeht (Abb. 45). Oft finden sich die Zysten in größerer Anzahl nebeneinander innerhalb der umgebauten Rinde der Röhrenknochen (Abb. 46). Die Innenbekleidung der Zysten wird durch endothelartige flache, weit auseinanderliegende Zellen gebildet. Sind die Zysten kettenartig hintereinander

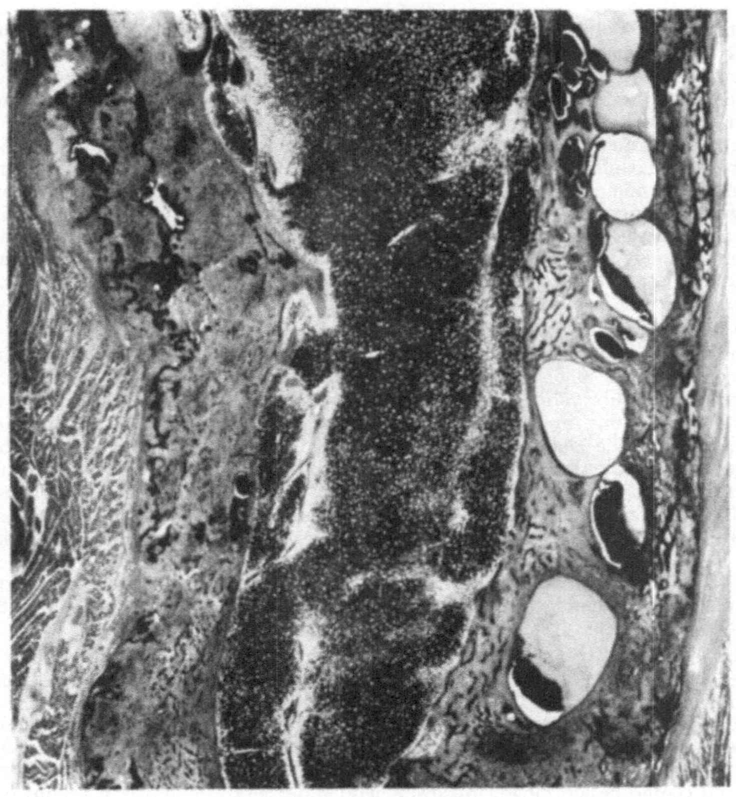

Abb. 46. Schaftgebiet des rechten Humerus bei RECKLINGHAUSENscher Knochenkrankheit (Fall M. P.) mit zahlreichen Zysten innerhalb der spongiosierten Rinde und lateralen Seite. Vgl. Abb. 33 und 54 des Abschnittes 6.

angeordnet, so erscheinen sie gegeneinander durch dünne Septen abgegrenzt. Die Form der Zysten ist zumeist rundlich eiförmig und oft durch die enge Nachbarschaft mehrerer Hohlräume beeinflußt. So kann sich die Wand einer Zyste in benachbarte Räume vorbauchen, was auf verschiedene Druckverhältnisse innerhalb der einzelnen Zysten schließen läßt. Gelegentlich erreichen die Zysten, die vorwiegend in der Rinde gelagert sind, die Oberfläche des Knochens, über die sie sich bei weiterem Wachstum vorwölben können. Der Inhalt besteht vorwiegend aus geronnener Flüssigkeit, die ausgesprochen eosinophil ist, hie und da auch netzartige Beschaffenheit darbietet. Häufig erscheint dem Zysteninhalt frisches Blut beigemengt, namentlich dann, wenn sich in der Umgebung der Zysten frische Blutungen bzw. erweiterte Gefäßräume finden. Hervorzuheben ist, daß sich in der näheren und weiteren Umgebung dieser Zysten nur das im Sinne der Grundkrankheit abgeänderte Knochengewebe bzw. Fasermark entwickelt zeigt, daß im besonderen weder in der Wand noch in der Umgebung selbst der kleinsten derartigen Höhlenbildungen riesenzellenhältiges Gewebe auffindbar ist. Dafür, daß sich diese Zysten ohne das Vorstadium der Riesenzellentumoren entwickeln, spricht auch die Anordnung und Lage im entsprechenden Knochenabschnitt, die an Übersichtsschnitten am besten zu beurteilen ist.

Vorkommen und Entstehung der Zysten nach dieser Art wurde auch von ENGEL für seinen Fall „zystoider Entartung des gesamten Skelets" angenommen.

ENGEL sah als Vorstufen der Zysten Veränderungen an, in deren Bereich „der Knochen ... stark gerötet, mehr oder weniger biegsam, leicht zu zerbrechen, an den Rippen mehr oder weniger aufgetrieben" ist. „An den Rippen geht diese Veränderung gleichmäßig durch die ganze Dicke des Knochens durch, welcher deshalb hier ein überall ganz gleichmäßiges Aussehen hat und eine Kortikalis und Markhöhle nicht mehr unterscheiden läßt" (S. 13/14). „Bei der mikroskopischen Untersuchung dieser Knochenpartien findet man, daß hier die Gefäßkanäle und Gefäße vergrößert, erweitert und vermehrt und nur noch durch dünne Knochenbalken voneinander getrennt sind. Neben den Gefäßen sieht man noch feinfaseriges Bindegewebe, wenig oder gar keine Markzellen" ... „Diese Veränderungen sind jedoch nicht in allen diesen Stellen in gleichem Grad vorhanden, sondern an den einen mehr, an den anderen weniger ausgesprochen; während an einigen die feste Knochenmasse fast ganz verschwunden ist, so daß man hier mit dem Messer mit derselben Leichtigkeit einschneiden kann wie etwa in eine Leber ... kommt an anderen wiederum die Konsistenz der des normalen Knochen ziemlich gleich ..." (S. 14/15).

Diese Beschreibung stimmt mit dem im vorhergehenden Abschnitt geschilderten allgemeinen Verhalten der Knochen bei der RECKLINGHAUSENschen Krankheit überein und läßt zusammen mit den übrigen Angaben über diese Beobachtung diese Erkrankung als Grundlage der Zystenbildung in ENGELs Fall erscheinen. Wenn auch ENGEL bei seinen Überlegungen, die ihn eine Osteomalazie ausschließen ließen, angibt und auch als besonderen Grund gegen die Annahme einer Osteomalazie anführt, „daß obige Veränderungen nur in zirkumskripten, nicht sehr großen Stellen sich vorfinden, nie einen einzelnen Knochen in seiner Totalität einnehmen", so mag das einerseits mit der bekannten Tatsache zu erklären sein, daß die RECKLINGHAUSENsche Krankheit nicht alle Knochen durchwegs in gleicher Schwere ergreift, andererseits mit den Befunden der Knochenbildung in Riesenzellentumoren, die den betreffenden Bereich in ein feinporiges Bälkchenwerk umzugestalten vermag, das gegenüber der Umgebung geringere Festigkeit aufweist (vgl. Abb. 24). Auch ist mit Remissionen der Krankheit zu rechnen.

Der Gedanke, daß es sich bei dieser Beobachtung um eine teilweise zum Stillstand gekommene RECKLINGHAUSENsche Erkrankung handelt, findet auch seinen Ausdruck in folgenden Ausführungen ENGELs: „Aus der Verbiegung der Rippen läßt sich schließen, daß sie einmal erweicht gewesen sein müssen, denn daß diese Verunstaltung eine erworbene, ergibt die Anamnese ... Da nun auch gerade die Rippen am meisten atrophisch sind, so liegt die Vermutung nahe, daß diese Atrophie in einem vorausgegangenen Erweichungsprozeß ihren Grund haben möge; inwieweit jedoch der letztere identisch ist mit denjenigen, welche wir noch an einzelnen Stellen finden, läßt sich jetzt nicht mehr sagen" (S. 18/19).

b) Zysten in sonst unverändertem Knochen.
(„Genuine" Knochenzysten — eigentliche Hämatomzysten.)
1. Häufigkeit und Örtlichkeit.

Die solitären Knochenzysten im normalen Skelet werden als eine Erkrankung des jugendlichen Alters betrachtet, der Höhepunkt der Häufigkeit liegt nach einer Zusammenstellung von GESCHICKTER und COPELAND über 160 Fälle vor demjenigen der Riesenzellentumoren, und zwar im Alter von 6—10 Jahren. Abgesehen von dieser zeitlichen Verschiebung verläuft die Kurve annähernd gleich mit der der Riesenzellentumoren (Abb. 6, S. 484). Da die Zysten aber durchaus nicht immer schon in der frühen Jugend Erscheinungen verursachen bzw. entdeckt werden („latente Knochenzysten"), gelangen sie in jedem Lebensalter zur Beobachtung, wenn auch ungefähr mit dem 25. Lebensjahr ein steiler Abfall der Häufigkeitskurve zu bemerken ist.

Die bevorzugten Örtlichkeiten sind die proximalen Metaphysen des Humerus, des Femur und der Tibia (Abb. 47 u. 48). Die Erkrankung ist in der Regel auf einen Knochen und einen Herd beschränkt, bei kleineren Zysten sind zuweilen mehrere in einem Knochenabschnitt anzutreffen. Möglicherweise handelt es sich dabei um verhältnismäßig jüngere oder auch langsam fortschreitende Stadien, in denen bei längerem Bestand eine Vereinigung der einzelnen Herde zu einem ausgedehnten Hohlraum eintreten kann.

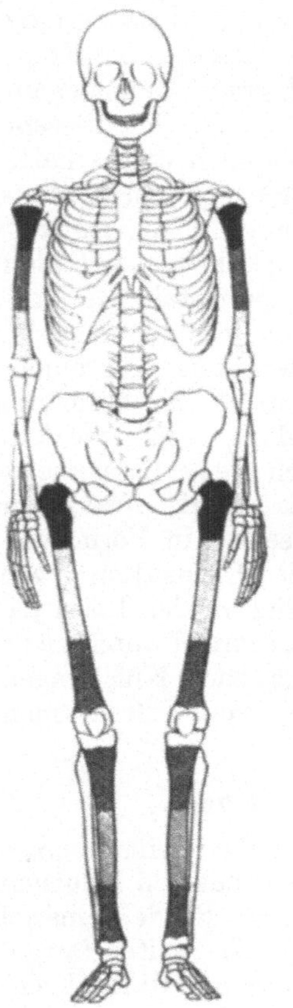

2. Krankheitsverlauf.

Das klinische Bild der Erkrankung ist von KÖNIG treffend zusammengefaßt. Danach setzt das Leiden bei den überwiegend jugendlichen, in der Pubertät oder auch im Kindesalter stehenden Kranken fast unmerklich ein. „An einer Extremität, sagen wir an einem Oberschenkel, treten leichte, sich zeitweise steigernde Schmerzen auf, das Bein fängt leicht an zu lahmen. Die Beweglichkeit der Gelenke ist ungehindert, das Auge findet keine Abnormität, der palpierende Finger ebensowenig, höchstens einen intensiveren Schmerzpunkt, z. B. abwärts vom Trochanter. Das Leiden vergeht scheinbar, zeitweise tritt aber doch das Hinken wieder auf. Dann scheint es, als ob das Bein etwas kürzer wird, und wenn der Arzt jetzt zur Untersuchung Gelegenheit hat, bemerkt er wohl eine stärkere Konvexität des Knochens, gleich abwärts vom Trochanter. Monate, ein, ja zwei Jahre können darüber hingehen, da wird der heranwachsende Patient plötzlich

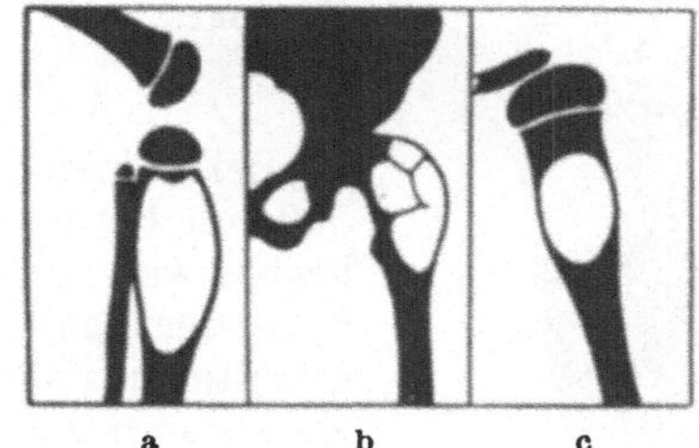

a   b   c

Abb. 47.   Abb. 48 a—c.

Abb. 47. Verteilung der solitären Knochenzysten. Schwarz häufigste Lokalisation, kariert häufige, schräg schraffiert seltene, punktiert vereinzelte Lokalisation. (Nach GESCHICKTER und COPELAND.)

Abb. 48. Schema der häufigsten Lokalisation der solitären Knochenzysten. a proximale Tibiametaphyse, b proximale Femurmetaphyse in Trochanterhöhe, c proximale Humerusmetaphyse. Unter Zugrundelegung eines Bildes von GESCHICKTER und COPELAND (Tumors of bone S. 250, bzw. Arch. Surg. 19 (1929).

nach einer ganz minimalen Veranlassung, einem Fall auf ebener Erde, mit einer Fraktur an der früher schmerzhaften Stelle herzugebracht" (S. 671/672). Es besteht meist ein mäßiger Bluterguß, „der Knochen ist an der betreffenden Stelle eingeknickt· oder seine Zirkumferenz ist wenig verändert. Kaum findet man eine Auftreibung. Und an einer Stelle ist seine Festigkeit so gering, daß man ihn wie Pergament mit dem Finger eindrücken kann. Noch klarer ist der Befund, wenn ohne das Ereignis der Fraktur, der Sitz der Krankheit erkannt wurde an der Verbiegung des Knochens und der exzessiven Druckempfindlichkeit. Dann ist der Knochen kaum merklich verbreitert und nur die eindrückbare Stelle verrät dem kundigen Finger den im Inneren des Knochens sich abspielenden Prozeß" (S. 672). Diese Beschreibung von KÖNIG wäre nur dahin zu ergänzen, daß doch nicht selten auch ganz erhebliche Auftreibungen der Knochen vorkommen, die sich besonders am Humerus in einer eigenartigen flaschenförmigen Gestalt des Knochens äußern, namentlich dann, wenn die Zyste bei ihrer Vergrößerung mehr und mehr den Schaft einbezieht. An die Eröffnung der Zyste durch eine Spontanfraktur, die in 45% der Fälle das erste klinische Zeichen des Leidens ist (GESCHICKTER und COPELAND), kann sich mitunter eine Ausheilung anschließen.

3. Röntgenbefunde.

Das Röntgenbild (Abb. 49) ergibt einen zentral in der Metaphyse gelegenen Zerstörungsherd, der oft knapp unter der noch nicht geschlossenen Epiphysenfuge beginnt, gewöhnlich etwas unregelmäßige Grenzen hat und sich mehr oder weniger weit gegen den Schaft zu erstreckt. Die Aufhellung erscheint ein- oder mehrkammerig mit scharfen Grenzen und wird von der oft hochgradig verdünnten Rinde des leicht aufgetriebenen Knochens umschlossen. Die Kompakta des Schaftes verjüngt sich gegen die Knochenzyste allmählich, im Gegensatz zu den Riesenzellentumoren, bei denen gewöhnlich eine scharfe Unterbrechung besteht [Looser (c)]. Im Gegensatz zu den Riesenzellentumoren ist die Auftreibung des Knochens auch in vorgeschrittenen Fällen meist geringer, ebenso fehlen periostale Auflagerungen. Nach Looser (c) ist eine röntgenologische Unterscheidung gegenüber zentralen Fibromen, Myxomen und Chondromen nicht durchführbar. Schwierig kann die Unterscheidung gegenüber dem Brodieschen Abszeß sein, doch weist dieser meist eine Verdichtungszone am Rand auf. Frakturen der Zystenwand äußern sich selten in Form von Querbrücken mit erheblicher Dislokation, wie solche in der Regel nur bei Sitz in der Diaphyse beobachtet werden, sondern fast immer durch mehr oder weniger große Einbrüche oder Knickungen der dünnen Wand nach Art von Infraktionen (Looser).

4. Makroskopische Befunde.

Bei kleinen Zystenbildungen, die in einem seiner äußeren Form nach noch unveränderten Knochen liegen, weisen Periost und äußere Rinde keinerlei Veränderungen auf (Abb. 50). In weiter fortgeschrittenen Fällen ist die begrenzende Rinde hochgradig verdünnt, stellenweise durchscheinend (Abbildung 51), mitunter auch von kleinen Substanzverlusten eingenommen (Druckusuren). Hat eine Überschreitung der ursprünglichen Dimensionen des Knochens stattgefunden, ist die Rinde als neugebildet zu betrachten. In derartigen Fällen kann die Lösung des Periosts sich schwierig gestalten. Die wechselnd dicke Wand der Zysten trägt als Grenzschicht gegen die Höhle ein zartes glattes, gelblich-

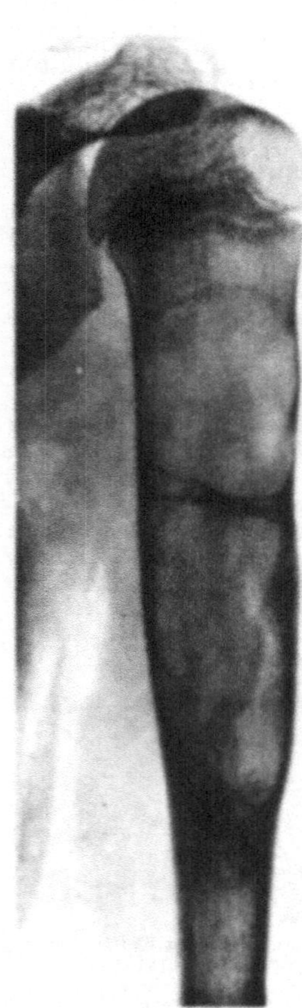

Abb. 49. Röntgenbild einer solitären Knochenzyste des Humerus. 14 Jahre alter Knabe (E 1333/35). (Aufnahme Dr. Rudl, Röntgeninstitut der medizinischen Klinik Innsbruck.)

weißes oder weißbläulich schimmerndes Gewebe oder dickere Lagen mit samtartiger Oberfläche. Andererseits kann auch in stationären Fällen (Abb. 52) eine mehrere Millimeter starke derbe Auskleidung aus zwischensubstanzreichem Bindegewebe mit Einlagerung zarter Knochenbälkchen bestehen. Dieser Innenauskleidung, die oft reichlich rostbraune Pigmenteinlagerungen enthält, finden sich zuweilen braunrote zarte oder dickere Beläge und sulzige oder körnige Massen aufgelagert, die manchmal leicht von der Wand zu lösen sind, manchmal sich aber fester mit ihr verbunden erweisen (beginnende Organisation). Nach Abziehen der Wandbeläge und wenn die Grenzschicht gegen die Rinde aus zartem Gewebe besteht, auch jener selbst, tritt oft rauher Knochen zutage. Die Innenseite der

Zysten kann sich als mehr oder weniger gleichmäßig gekrümmte, örtlich unregelmäßig muldig vertiefte Fläche darstellen oder auch stärker hervortretende
Kämme und Leisten tragen, so daß Ähnlichkeit mit dem Relief des Schädel-
grundes vorhanden ist oder die Höhle vielbuchtig erscheint. Den Inhalt der
Zysten bildet entweder braunrote, oft ausgesprochen blutige Flüssigkeit, mit

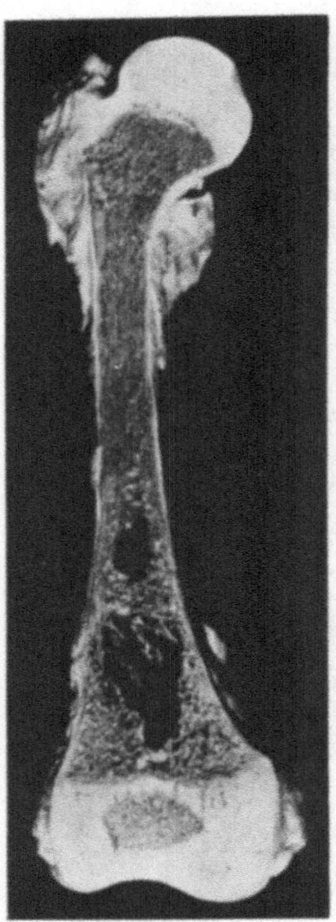
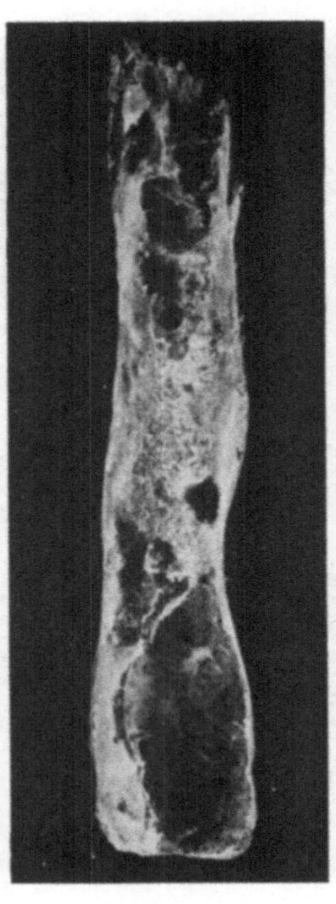
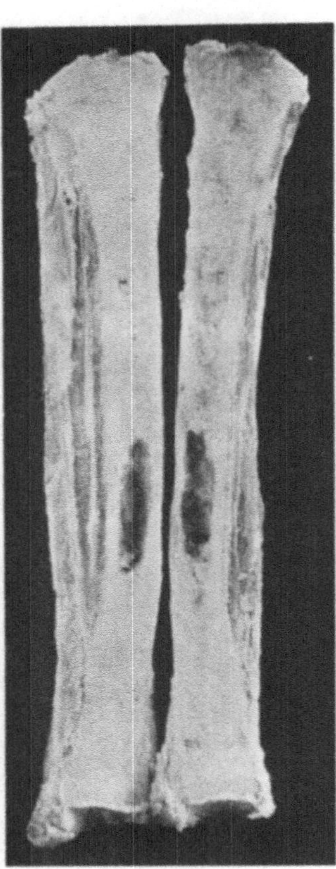

Abb. 50.　　　　　　　　Abb. 51.　　　　　　　　Abb. 52.

Abb. 50. Hämatomzysten in der Diaphyse des rechten Oberschenkels eines 10 Monate alten Knaben.
[Nach F. J. Lang (c).]

Abb. 51. Multiple Hämatomzysten im Humerusschaft. 22 Jahre alte Frau. Fall Pommer. (Nach Pommer, Abb. 2.)

Abb. 52. Stationäre Knochenzyste im Tibiaschaft eines 20 Jahre alten Mannes. [Nach Lang (a), Abb. 4.]

oft reichlicher Beimengung von Cholesterinkristallen und Gewebsresten, Blutgerinnsel oder auch eine seröse gelbliche oder gelbbräunliche Flüssigkeit. Kleinere
glattwandige Zysten führen auch oft gallertigen grauweißen oder bläulichweißen
Inhalt. Ältere, in Ausheilung begriffene Zysten beherbergen oft dicke Lagen
zum Teil ausgesprochen schwieligen Gewebes, das die ursprüngliche Höhle vollständig ausfüllen kann, so daß nicht mehr von einer Knochenzyste, sondern
eher von einem „Knochenfibrom" gesprochen werden kann.

5. Mikroskopische Befunde.

α) Bei fortschreitenden Zysten. Für die Schilderung der Befunde bei dieser Art
genuiner Knochenzysten seien der von Pommer untersuchte, von v. Haberer (d)

34*

operierte Fall von Knochenzysten des Humerus sowie die Befunde von Lang (d) bzw. Looser (d) herangezogen. Daß in Pommers Fall nicht eine ausgesprochen solitäre Zyste, sondern mehrere zum Teil miteinander zusammenhängende

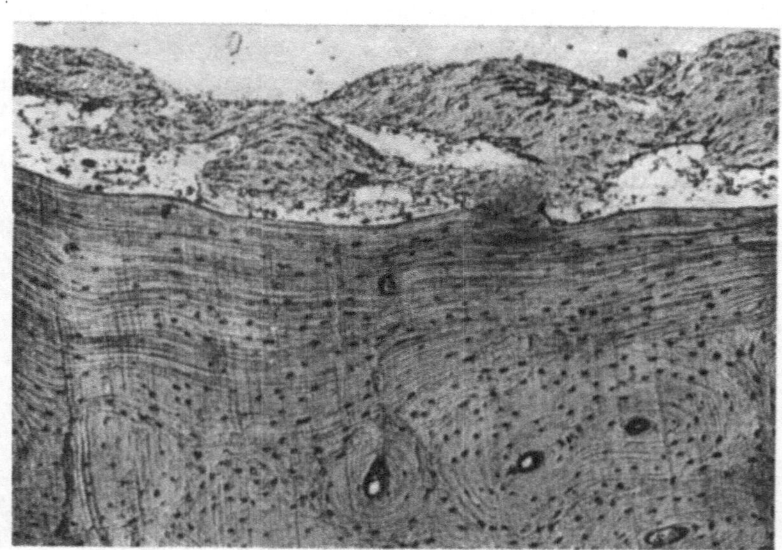

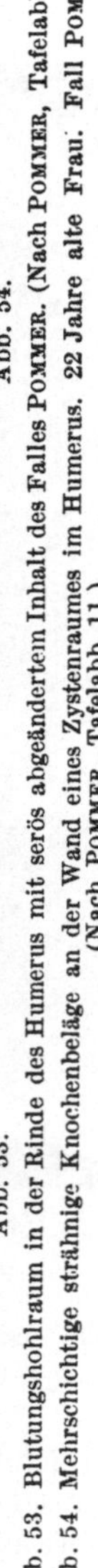

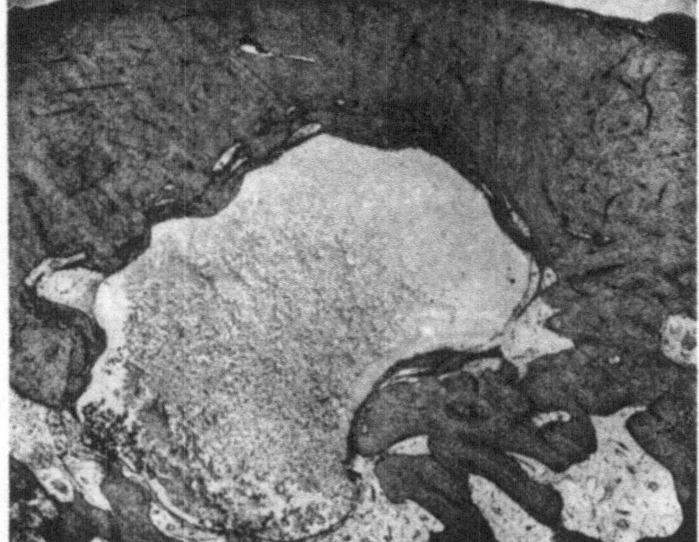

Abb. 54.

Abb. 53.

Abb. 53. Blutungshohlraum in der Rinde des Humerus mit serös abgeänderten Inhalt des Falles Pommer. (Nach Pommer, Tafelabb. 3.)
Abb. 54. Mehrschichtige strähnige Knochenbeläge an der Wand eines Zystenraumes im Humerus. 22 Jahre alte Frau. Fall Pommer. (Nach Pommer, Tafelabb. 11.)

Hohlraumbildungen bestanden, war der Befunderhebung nur förderlich, da dadurch in besonderem Maße die Möglichkeit gegeben war, die Vielgestaltigkeit der Befunde kennenzulernen, auf Grund deren Pommer den Beweis für die Hämatomnatur der Knochenzysten führte.

Dieser Beweis ergibt sich aus den Inhalts- und Umgrenzungsbefunden der zystischen Hohlräume. Sowie makroskopisch aus den pigmenthaltigen häutigen und fädigen Belägen der Zystenwand auf die Blutsacknatur geschlossen werden kann, so zeigen das gleiche die in Auflösung befindlichen roten Blutkörperchen des Zysteninhaltes sowie die entfärbten und serös durchtränkten Reste von Blutergüssen (Abb. 53), deren Pigmentgehalt und Durchwachsung mit Zell- und Kapillarnetzen an. Reste von Fibringerinnseln in verschiedenen Stadien der Verknöcherung legen gleichfalls Zeugnis von früher stattgefundenen Blutungen ab. Diese Abänderungen sind auch Zeichen eines längeren Bestandes der Veränderungen. In gleicher Weise sind auch für den Nachweis, daß es sich bei den Höhlenbildungen nicht um Vorgänge handelt, die erst in letzter Zeit stattgefunden haben, strähnig gebaute Knochenbeläge neuer Bildung in der Wand der Hohlräume heranzuziehen (Abb. 54). Die eigentümliche Struktur dieser Beläge, vor allem die einheitlich konzentrisch gerichtete Verflechtung ihrer Fibrillenbündel weist überdies unmittelbar auf den innerhalb der Höhlen bestehenden Druck hin, „auf die Beeinflussung ihrer Faserungsrichtung und ihrer Zellformen durch Druckspannung" (S. 64). Diese Beläge sind auf die Begrenzungsstrecken der Hohlräume beschränkt, die durch Rinden- oder Spongiosaknochen gebildet werden und „an die hier vorhandenen Osteoblasten oder zur Entwicklung von Osteoblasten befähigten Endothelzellen perimyelärer Spalträume gebunden" (POMMER, S. 64). Auf den Mangel osteoblastischer Zellen in Fettmark führt POMMER die fehlende oder nur auf sehr geringe Strecken ins Fettmark reichende dürftige Entwicklung knöcherner Umgrenzungsleisten zurück, dort, wo die Hämatomgrenze an das Fettmark stößt.

Vorgänge, die auf stetig fortschreitende Vergrößerung der zystischen Hohlräume hinweisen, sind mit Ausnahme einzelner kleiner, zur Obliteration neigender Zysten durchwegs sehr ausgesprochen. Die Untersuchung der strähnigen Knochenbeläge der Zystenwände sowie der von ihnen überdeckten Strecken der Rindenkompakte und des Spongiosagebälkes, aber auch der nicht strähnig bekleideten Markraumbuchten bieten übereinstimmend die Befunde, wie sie bei der chronischen atrophierenden Druckusur gesetzmäßig zu erheben sind. Der lakunären Resorption unterliegen die an die Zysten anstoßenden Anteile der Rindenkompakta bzw. des von den Hohlräumen bedrängten Spongiosagebälkes sowie die strähnigen Knochenbeläge, letztere besonders von seiten der außerhalb dieser Strähnbeläge bestehenden Markräume (Abb. 55). Die Ausbreitung der Hohlräume schreitet aber weder stetig noch ununterbrochen bzw. gleichmäßig und allgemein fort, sie wird örtlich vielmehr durch Anlagerung neu gebildeten Knochens abgelöst. Die Appositionsvorgänge jedoch, die da und dort vor sich gehen, haben nicht die Mächtigkeit, die durch die Resorption bewirkten Substanzverluste auszugleichen. Das Übermaß der Druckwirkung führt zu einem Mißverhältnis zwischen An- und Abbau des Knochens.

Die Druckwirkung äußert sich auch an der atrophischen Zartheit, Verdünnung und Verminderung des Zellgehaltes der angrenzenden Markraumbuchten.

Der rege Wechsel von An- und Abbauvorgängen zeigt sich nur im Bereiche von Markraumbuchten, in denen an Stelle des Fettmarkes ein schleimgewebeähnliches, mehr oder weniger zellen- und faserreiches Markgewebe getreten ist. Das Markgewebe in der Umgebung der Zysten ist einerseits Fettmark, andererseits Schleim-, Faser- oder Gerüstmark. Auch wohlerhaltenes Fettmark findet sich im Zustande ödematösen Saftreichtums und Lockerung der Zellen und Durchsetzung der interzellulären Räume mit albuminösen Gerinnungskörnchen. In Übereinstimmung mit den Ödemabänderungen des Markes stehen auch die seröse Durchtränkung und die Auslaugungsveränderungen des Blutinhaltes der zystischen Hohlräume.

Bei der Beurteilung der Markbefunde ergibt sich, daß es sich beim Ersatz des Fettmarkes durch schleimgewebsähnlich oder faserig gebautes Mark nicht um den Folgezustand einer allgemein verbreiteten, sondern einer örtlichen und beschränkten Einwirkung handelt. Die Markabänderungen stehen in sekundärer Beziehung zu den Zirkulationsstörungen, von denen die Entstehung der Blutungsherde bedingt ist (Abb. 56), was auch durch den reichlichen Gehalt der Zellen

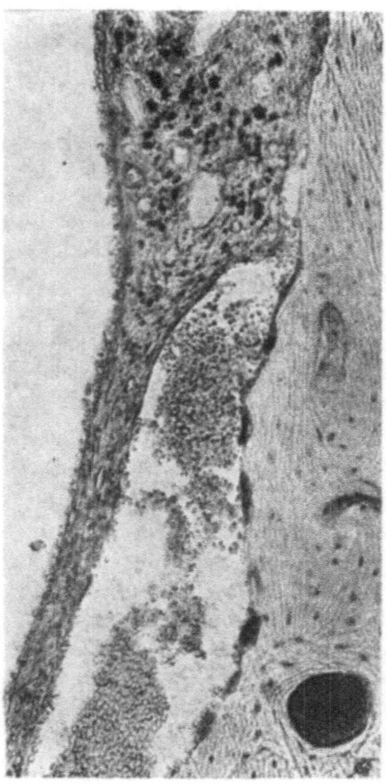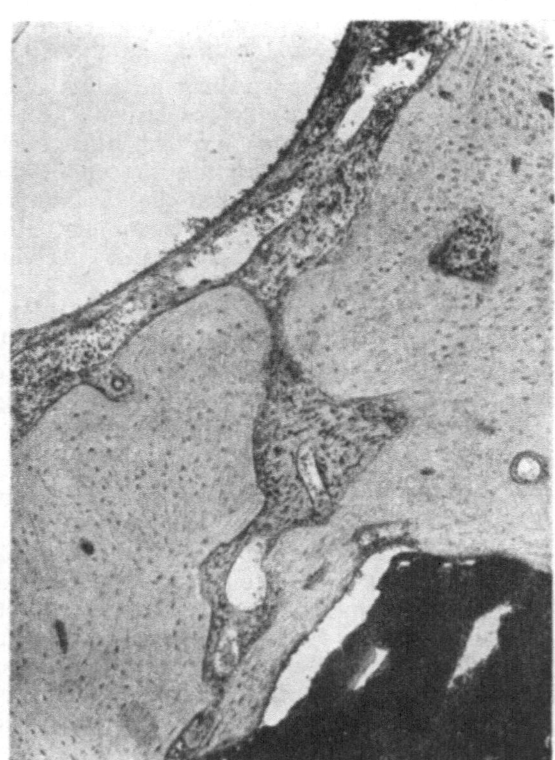

Abb. 55.Abb. 56.

Abb. 55. Ostoklastische Resorption der Wand eines perimyelären bluterfüllten Saftraumes. Das Markgewebe durch faseriges Bindegewebe und zum Teil durch strähniges Knochengewebe gegen den zystischen Hohlraum abgegrenzt, reich an Hämosiderinpigment in der Nachbarschaft weiter Venen. (Nach Pommer, Tafelabb. 22.)

Abb. 56. Schleimgewebeähnliches Mark mit weiten Venen im Verbindungskanal zwischen einem Rindenblutraum und einem großen Zysten-Binnenraum. Humerus einer 22 Jahre alten Frau. Fall Pommer. (Nach Pommer, Tafelabb. 4.)

des Markes an Hämosiderinpigment nahegelegt wird, sei es nun, daß sternzelliges Markgewebe oder verdichtetes spindelzelliges Fasermark vorliegt.

Die Übergangsbereiche zwischen Fettmark und zellreichem Fasermark enthalten weite Venen, mit den Befunden hochgradiger Hyperämie und auch Stase. Stauungsbilder sind besonders den mit schleimgewebigen Mark erfüllten Hohlräumen eigen. Zur Erklärung der verschiedenen Markbefunde lassen sich nach Pommer durchwegs örtliche Umstände heranziehen, und diese ermöglichen im besonderen auch die Entstehung der schleimgewebigen und faserigen Markumänderungen vom Standpunkt des Phlegmasiebegriffes aus zu erklären. Durch die stauende Druckwirkung des Hämatoms erfolgt die Anregung zu reaktiven entzündlichen Zell- und Gewebswucherungen.

Hinsichtlich der Transsudationsverhältnisse, die in Zusammenhang mit den erwähnten Markabänderungen zu berücksichtigen sind, muß hervorgehoben werden, daß es unter dem Einfluß der Blutungen je nach den örtlichen Bedingungen in verschiedenem Maße zur Behinderung des Säftestromes innerhalb der Lymphbahnen des Markes kommt, andererseits zu Stauungen des venösen Blutstromes innerhalb der Markräume. Gerade die letzteren haben für die weiteren Folgewirkungen der Blutungsherde um so mehr Bedeutung, als in den Markräumen die Abfuhr der Gewebsflüssigkeit im wesentlichen durch Rücktranssudation durch die Venen vor sich geht (POMMER, S. 49).

Was die örtliche Wirkung der Blutung auf die Kreislaufverhältnisse anlangt, sei auf die Untersuchungen von KLEMENSIEWICZ verwiesen, im besonderen darauf, daß der Gewebsdruck außerhalb der Kapillaren nach einer Blutung als Filtrationsdruck die Gewebsflüssigkeit entgegen dem osmotischen Druck um so mehr zum Übertritt ins Blut bringen kann, da ja der Blutdruck nach der Blutung stark gesunken, der Gewebedruck aber höher geworden ist (POMMER, S. 49). Bezüglich der sich ergebenden Folgewirkungen kommt es ganz wesentlich darauf an, ,,ob und inwieweit der Lymphabfluß und die Rücktranssudation unter allfälliger Miteinbeziehung kollateraler Bahnen zur Herbeiführung eines Ausgleiches genügen" (POMMER, S. 49). Einem solchen Ausgleich stehen aber die Schwierigkeiten entgegen, die in der Eigentümlichkeit der Markgefäße, deren Lagerung innerhalb der Knochensubstanz gegeben sind, wie sie LANGER gezeigt hat, und die eine Anpassung an einen geänderten Blutzufluß nur schwer und unzureichend ermöglichen. Die bei der Absackung des Blutergusses einhergehende chronische Kreislaufstörung ist nach POMMER (S. 51) eine wohl besonders durch die Fremdkörperwirkung des Blutungsherdes mitbedingte reaktive Entzündung produktiver Art, die dauernd mit Stauungsödem verknüpft ist.

Außer der Transsudatrückstauung ist die Neigung zu fortschreitender Vergrößerung der zystischen Hohlräume durch die Möglichkeit von Diapedesis- und Rhexusblutungen im Gewebe gegeben.

Die Untersuchung der Knochenrinde weist — soweit diese nicht durch die Vorgänge der Vergrößerung der Zysten vollständig aufgezehrt bzw. etwa durch neugebildeten Knochen ersetzt ist — keine vom typischen Bau der Röhrenknochen abweichenden Verhältnisse auf. Im besonderen bestehen keine für ,,Ostitis fibrosa" eigentümlichen Verhältnisse. Örtlich können allerdings — was ja bei den nicht selten eintretenden bemerkten oder unbemerkten Spontanfrakturen nicht verwundern darf — die Befunde eines mehr oder weniger verdichteten Knochenkallus und dessen Umbau bestehen. Innerhalb der kallösen Knochenentwicklungen sind mitunter verkalkte Fibrinreste von Blutungsherden aufzufinden. Im Bereiche ganz nahe an das Periost vorgedrungener Hohlräume oder Hohlraumbuchten fehlen auch die Zeichen periostaler Reizung, entzündliche Bälkchenentwicklungen, ein Befund, der POMMER im Hinblick auf die Annahme einer Osteomyelitis bzw. Ostitis als Grundlage der Zystenbildung wichtig erschien. Osteophytenartige Bälkchenauflagerungen an der Außenfläche der Zystenwand können aber dem Ausbreitungsgebiet eines Frakturkallus entsprechen (LANG). Daß nebenbei an der Außenseite der Rinde lakunäre Resorptionsvorgänge zu bemerken sind, die zu konzentrischer Verschmächtigung des Knochens führen, findet seine Erklärung in der berechtigten Annahme einer Ruheatrophie, wie sie sich bei der selbstverständlichen Einschränkung der Bewegungen erkrankter Gliedmaßen oft schon innerhalb kurzer Zeit einstellt.

β) Bei stationären Zysten. Im Gegensatz zu den fortschreitenden Zystenbildungen, die in der Regel durch den Eintritt einer Spontanfraktur sich offenbaren, kommen gelegentlich stillstehende Zysten als Neben- oder Zufallsbefund zur Beobachtung. Beachtenswert ist dabei, daß diese Zysten (sog. ,,latente Zysten") gewöhnlich im Schaft der Röhrenknochen liegen. Muß sinngemäß ein Aufhören der Vorgänge und Wegfallen der Bedingungen angenommen werden, wie sie vorhin als wesentlich für das Fortschreiten der Hohlraumbildungen aufgezeigt werden, so drücken sich diese Verhältnisse auch im mikroskopischen Bilde der stationären Zysten aus. Wir folgen in der Darlegung der Befunde Lang (d), der eine solche Zyste im Tibiaschaft beschrieb (Abb. 52, 57). Die mit gelbbrauner Flüssigkeit gefüllte flachmuldige Höhlenbildung besaß als Wandung eine zarte, von kleinen Blutungsherden eingenommene Membran. Die inneren Schichten dieser bindegewebigen Membran waren verhältnismäßig dicht gebaut, die Zellen und Fibrillenbündel parallel bzw. konzentrisch angeordnet. Die zahlreichen weiten und dünnwandigen Gefäße sind teils strotzend mit Blut gefüllt, teils enthalten sie hyalinisierte Substanz; in der Umgebung

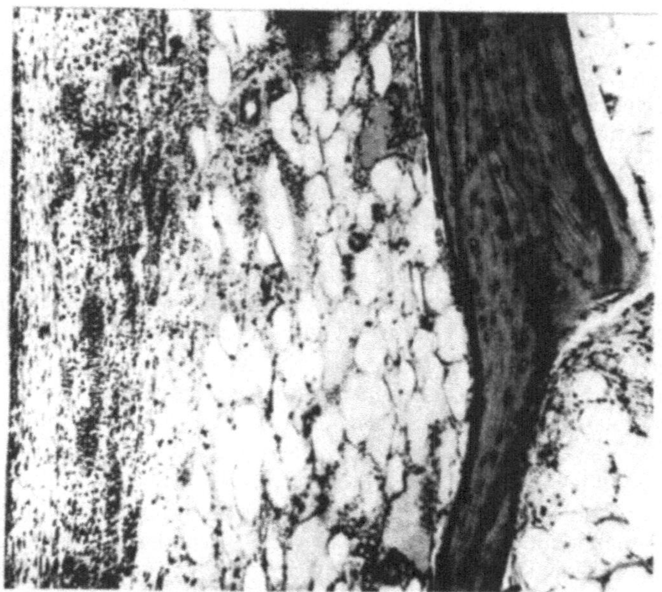

Abb. 57. Wandgebiet einer stationären Knochenzyste der Tibia. [Fall Lang (a).]

der Gefäße finden sich auffällige Blut- und Flüssigkeitsansammlungen, sowie eisenhaltige Pigmentkörner. Diese örtlich kleine Verknöcherungsherde aufweisende Membran grenzt unmittelbar an das Fettmark oder geht allmählich unter Auffaserung in dasselbe über bzw. liegt unmittelbar den aplastischen lamellösen Knochenbälkchen der spongiösen inneren Rindenschicht an, deren Markräume ausschließlich Fettmark beherbergen.

γ) **Bei ausheilenden bzw. in Obliteration befindlichen Zysten.** Konnte Pommer in seinem Knochenzystenfall auf obliterierende Vorgänge in einzelnen kleinen Zystenbildungen aufmerksam machen, so kann ein derartiger Vorgang auch an großen solitären Knochenzysten Platz greifen (Haslhofer und Lang). In der Regel bildet die Veranlassung dazu die auf eine Spontanfraktur folgende Druckentlastung des Zysteninnern.

Die Innenbekleidung solcher Zysten wird durch eine Gewebslage gebildet, die an Dicke mehr und mehr zunimmt, die Lichtung mehr und mehr einengt und schließlich vollständig ausfüllt. Es lassen sich gewöhnlich zwei Schichten der Wandbekleidung unterscheiden, eine innere von der Bauweise des Granulationsgewebes mit lockeren sternförmigen Zellen, kapillaren Gefäßen, Rundzelleneinlagerungen, vereinzelten Riesenzellen und eine äußere, in der die Zellen allmählich zurücktreten und eine reichliche Entwicklung kollagener Fasern hervortritt (Abb. 58). Auch in dieser Schicht sind zahlreiche kleine Gefäße vorhanden mit Rundzellinfiltraten in der Umgebung, hämosiderinspeichernde

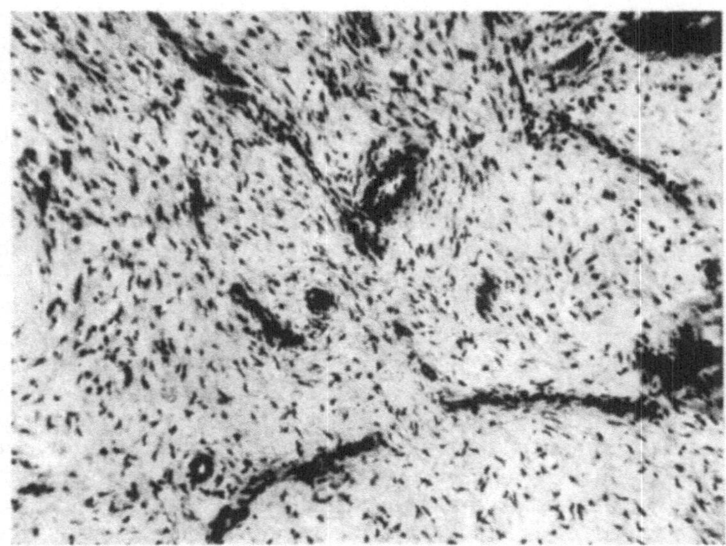

Abb. 58. Aus der äußeren Wandbekleidung einer in Obliteration begriffenen Knochenzyste (vgl. Text). (Nach HASLHOFER und LANG, Abb. 11.)

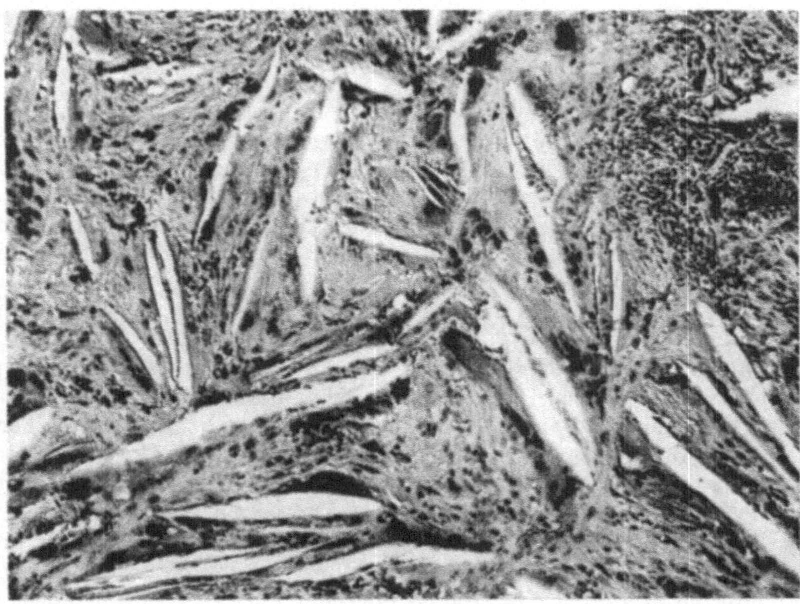

Abb. 59. Innere Wandschichten einer Knochenzyste des Humerus nach der Bauart eines Cholesteringranuloms. Den Cholesterinkristallen zahlreiche Fremdkörperriesenzellen angelagert (E 1333/35, 14 a ♂). Vgl. Abb. 49.

Zellen sowie freies Hämosiderinpigment. Pigmentanhäufungen befinden sich besonders in der Nachbarschaft kleiner in Organisation begriffener Blutungsherde. Die kollagenen Fasern des Bindegewebes, die gegen die äußeren Schichten an Zahl und Stärke zunehmen, sind vielfach in leicht wellig verlaufenden Bündeln angeordnet, was auch als Beweis für die Druckentlastung angesehen werden kann. In den äußeren Schichten des Weichgewebes findet eine mehr oder weniger lebhafte Knochenneubildung in Form ungeordneter Bälkchen und Inseln mit breiten kalklosen Randzonen statt. Ähnliche Befunde beginnender kallöser Verödung der Knochenzysten sind auch von Looser mehrfach erhoben worden. An den der Markhöhle zugekehrten Oberflächen der Knochenbälkchen in der Umgebung der Zyste ist häufig auch Anbau zu beobachten. Der inneren Granulationsschicht liegen oft fibrinoide Massen auf, in die Fibroblasten und Gefäßsprossen vordringen. Derartige Organisationsvorgänge ereignen sich auch in Ansammlungen roter Blutkörperchen, deren Form- und Zellgrenzen noch sehr gut erhalten sind.

Zuweilen kann die Innenauskleidung von Knochenzysten die Bauweise eines Cholesteringranuloms aufweisen, wobei der Befund zahlreicher mehrkerniger Fremdkörperriesenzellen in der Umgebung der Cholesterinkristalle Beachtung verdient (Abb. 59), da die Anwesenheit derartiger Zellen in Punktaten einen Riesenzellentumor vermuten lassen kann.

In Zusammenhang mit den Ausheilungsbefunden sei noch des Befundes von Knorpelgewebe in der Zystenwand gedacht, der namentlich in der früheren Zeit in der Frage nach dem Wesen der Knochenzysten eine große Rolle gespielt hat. Wurde das Vorhandensein von Knorpelgewebe zumeist mit Unrecht als Beweis für die Abkunft der Zyste aus knorpeligen Geschwülsten herangezogen, so hat Tietze doch die Möglichkeit berücksichtigt, daß bei proliferativen Prozessen im Knochen Knorpel ebensogut wie Knochensubstanz gebildet werden kann, zumal die meist spärlichen Befunde nicht ausreichen, das ganze Geschehen zu erklären und nicht überwertet werden dürfen. Die Entstehung verschiedener Bindesubstanzformen ist vielmehr aus der Fähigkeit des Keimgewebes zu erklären, auf bestimmte formative Reize hin verschiedenen Geweben Ursprung zu geben.

Entstehung der Zystenbildungen.

Äußerst bemerkenswerte Ausführungen über die Entstehung der Zysten finden sich bereits bei Engel. Engel denkt sie sich „ähnlich der der apoplektischen Zysten im Gehirn, nämlich so, daß es nur zu Gefäßzerreißung und Blutaustritt gekommen, welch letztere in den so weich und nachgiebig gewordenen Knochen leicht zustande kommen konnte und aus dem sich dann die Zyste weiter entwickelte und vergrößerte, letzteres teils durch neu hinzutretende Blutungen, teils durch Ausschwitzungen von seiten der Wandungen" (S. 17). Zur Stütze dieser Auffassung führt Engel die Untersuchungen Bruchs an, die ergaben, daß die Zysten aus dem Erguß irgendeiner Flüssigkeit in normale oder pathologische Gewebe entstehen, um den sich dann die umgebenden, durch die ergossene Flüssigkeit verdrängten Gewebe verdichten, glätten, und zu einer Membran umgestalten. So nimmt auch Engel für seinen Fall „zystoider Entartung des gesamten Skelets" an, daß eine Gefäßzerreißung bzw. ein Bluterguß die erste Anlage der Zysten gewesen ist. Diese Annahme sieht Engel durch den Inhalt der Zysten bestätigt, der Reste roter Blutkörperchen enthält und den Umstand, daß die kleineren Zysten noch keine besondere Wand besitzen (S. 18). Engel faßt die Zysten als das Produkt eines entzündlichen mit Gefäßzerreißung verbundenen Vorganges auf, „will aber gleich zugestehen, daß diese Auffassung eine ziemlich gezwungene ist, nur aus der Unmöglichkeit einer andersartigen Deutung entsprang. Man kann gegen sie zuerst den sehr gewichtigen Einwand machen, daß um die meisten, selbst kleinsten Zysten der Knochen normal, nicht osteoporotisch ist; es muß ferner auffallen, daß bei der großen Anzahl ausgebildeter Zysten sich nur einzelne Stellen finden, aus denen erstere nach obiger Hypothese entstanden sein sollen, und es ließe sich gegen letzteren Einwand nur die Vermutung aufstellen, daß der Prozeß im Ablaufen gewesen sein möchte" (S. 18).

Diese Ausführungen ENGELs lassen erkennen, daß er unbedingt treffende Vorstellungen über die Entstehung der Zysten hatte, die durch die stärkere Betonung von Begleiterscheinungen (Entzündung) und die damals noch unzureichende Kenntnis der Grundkrankheit nicht entwertet werden. Es ist nur verwunderlich, daß diese Anschauungen ENGELs später nicht weiter verfolgt wurden, sie hätten wohl dazu beitragen können, manchen Um- und Irrweg in der Frage der Entstehung der Knochenzysten zu vermeiden.

Bemerkenswert ist auch ENGELs schließliche Feststellung, daß „es wirklich Fälle von reinen, genuinen Knochenzysten gibt", und daß diese Zysten „in großer Anzahl und fast über das ganze Knochensystem verbreitet vorkommen, daß neben ihnen Veränderungen (Erweichung, Rötung) im Knochen bestehen, die sehr nahe an Osteitis grenzen, wenn nicht identisch mit dieser sind ..." (S. 30).

Eine Erklärung der Zysten auf Grundlage einer bereits bestehenden Knochenveränderung kann auch aus den Angaben von FRORIEP entnommen werden, der verschiedene Stadien in der Entwicklung der Zysten unterscheidet, so daß als erstes Stadium der Knochen sich auflockere, sehr blutreich werde. In dem so veränderten Knochen entstünden dann kleine Wasserbläschen von der Größe eines Sandkornes, die größer werden, sich aneinander legen, endlich ineinander einmünden und so multilobuläre Zysten bilden. Damit beginnt das 2. Stadium. In diesem sind die Zysten von einer glatten „serösen" Haut ausgekleidet, ihr Inhalt ist flüssig, hell durchsichtig, oder schwach gelblich. Die Zysten wachsen und verdünnen den Knochen. Im 3. Stadium verdickt sich die Wand, ohne daß sich der umgebende Knochen ändert.

In bezug auf die weitere Erörterung der wichtigsten Angaben des Schrifttums über die Entstehung der Zysten sei bemerkt, daß eine vollständige Darlegung der im Laufe der Zeit geänderten Meinungen kaum zu geben ist. Das gilt auch für die tatsächlichen und vermeintlichen Beziehungen zur „Ostitis fibrosa", da die Grundlagen, die Anlaß zu eingehenden Aussprachen wie auf der Pathologentagung 1904 und dem Chirurgenkongreß 1906 bildeten, keine einheitlichen waren, im besonderen in der Frage der RECKLINGHAUSENschen Krankheit noch nicht jener Fortschritt erreicht war, der uns jetzt ganz anders an diese Probleme herantreten läßt.

Beginnen wir mit VIRCHOW, dessen Darlegungen über Knochenzysten 1876 diese Frage in den Vordergrund des Interesses rückten. VIRCHOW betrachtete seine Zyste „als ein Neubildungs- und deren Inhalt als Schmelzungsprodukt chondromatöser Knoten", wobei er aber — nach MILNER — ein echtes Enchondrom nach heutiger Auffassung als Vorstadium seiner Zyste ausdrücklich ablehnte. VIRCHOW dachte vielmehr an „Rekartilagineszenz" ursprünglich knöcherner Teile, eine Meinung, der wir unter sinngemäßer Anwendung unserer jetzigen Anschauungen über die Metaplasie der Gewebe und gestützt auf entsprechende Befunde in Knochenzysten zustimmen können. Mit MILNER sei weiterhin hervorgehoben, „daß VIRCHOW den Begriff der Geschwulst noch nicht so eng gefaßt hat, wie wir es heute wenigstens prinzipiell tun" (S. 336) und daß er mit den Worten „Geschwulstformen" oder „soliden Neubildungen" oder „chondromatösen Knoten" die Trennung, die er wollte, nicht so scharf vorgenommen hat, wie sie heute berechtigt und geboten ist. Nur so ist es verständlich, „daß, obgleich die nächsten Bearbeiter der Knochenzysten sich teilweise noch vorsichtig ausdrücken, obgleich in ihren Beobachtungen zum Teil deutliche Hinweise lagen auf die richtige Auffassung der Knochenzysten und des VIRCHOWschen Falles, ... daß trotzdem dasjenige was uns ... geradezu als Kern der Ausführungen VIRCHOWs erscheint, nicht klar erkannt wurde, als der Begriff der Geschwülste sich allmählich verschob und die echten Tumoren von den anderen soliden Neubildungen getrennt wurden" (Milner, S. 337).

Sowohl für den Froriepschen Fall als auch den Nelatons einer großen multilokulären Zystengeschwulst der Diaphyse des Oberschenkelknochens aber äußerte sich Virchow, „daß man diese Zysten schwerlich aus Knorpelgeschwülsten gewöhnlicher Art wird ableiten können". Die „Chondromtheorie" Virchows blieb jedoch, obgleich man, wie Milner nachzuweisen sich bemühte, „nicht nur von einer teilweise einseitigen, teilweise unrichtigen Auffassung der Worte Virchows" ausging, die Grundlage der Erklärungsversuche (Körte, Boström, zum Teil auch Schlange). Vielfach blieben aber, wie v. Haberer (d) betont, die Autoren, die die Zysten als Endprodukt eines Tumors auffaßten, den Beweis für die Anwesenheit eines Tumors schuldig. Einzelne Forscher, z. B. auch Körte, machten aber auch auf die Schwierigkeiten aufmerksam, die sich einer allgemeinen Deutung der Knochenzysten als erweichte Knorpelgeschwülste entgegenstellen. Jedoch auch die Tumortheorie enthielt manches gemäß unseren heutigen Anschauungen Richtige, wenn auch nicht in dem Virchow zugeschriebenen Sinne, insoferne als z. B. Boström seine „multilokuläre Zyste auf dem Boden eines an Riesenzellen reichen Sarkoms entstanden" und als Erweichungszyste betrachtete. v. Recklinghausen bezog sie daher auch 1910 auf seine „fibröse Ostitis". Auch Schlange mit dem (nach Tietze) erst eine allgemeine Erörterung der Knochenzysten beginnt, erwähnt unter den Beziehungen von Zysten zu Geschwülsten oder Tumoren den zu „gigantozellulären Formen". Erst unter dem Eindruck der Forschungsergebnisse v. Recklinghausens 1891 entschloß man sich, von der „Tumortheorie" abzurücken und auch Virchows Fall einer anderen Erklärung zu unterziehen. v. Recklinghausen selbst zieht für diesen Fall den Ursprung der Zyste aus einer „fibrösen Ostitis" in Erwägung. Seit 1891 waren v. Recklinghausens Beobachtungen über das häufige Vorkommen von Zysten in Fällen „fibröser oder deformierender Ostitis", namentlich bei der „tumorbildenden Form" dieser Erkrankung für die Erklärung der Knochenzysten bedeutungsvoll, wenn auch schon vor v. Recklinghausen Zystenbildungen beschrieben und für ihre Deutung eine osteomalazische Erkrankung des Skelets herangezogen worden war. Auch v. Recklinghausen war dieser Meinung hinsichtlich des von Engel (1864) beschriebenen Falles, wiewohl Engel selbst, wie bereits dargelegt, eine Deutung vorgenommen hatte, die unseren heutigen Anschauungen durchaus entspricht. Für die Auffassung der Knochenzysten als Äußerung einer fibrösen Ostitis wurde die bei den meisten Zysten zu beobachtende Markfibrose herangezogen, ohne jedoch der Pathogenese der Markfibrose weiter nachzugehen. Die Erkenntnis, daß die „generalisierte Ostitis fibrosa" ja nur ein spezieller Fall der Markfibrose ist [Konjetzny (d)], stammt ja erst aus späterer Zeit. Unter dem Eindruck der Anschauungen v. Recklinghausens trat besonders M. B. Schmidt (1900) dafür ein, daß die Knochenzysten zur „fibrösen Ostitis mit Erweichung des entzündlich gebildeten Markgewebes gehören" und vertrat später (1902) die Meinung, daß alle Zysten „aus einer Schmelzung fester Gewebe hervorgegangen sind", wobei es jedoch nicht sicher sei, „daß alle Fälle auch gleichwertig sind bezüglich der Art des Gewebes, welches der Erweichung verfällt".

Eine gewisse Umwälzung in der Frage trat ein, als v. Mikulicz (1904) vorschlug, die Knochenzystenkrankheit als „Osteodystrophia cystica" und mit Rücksicht auf das anscheinend bevorzugte Alter „juvenilis" zu benennen. Mikulicz trennte damit die Zysten scharf von den eigentlichen Geschwülsten und betrachtete sie als ein Krankheitsbild sui generis. Mikulicz legte dabei auch Wert auf die strenge Trennung von den zwei verschiedenen Typen der fibrösen oder deformierenden Ostitis, dem Typus Recklinghausen und dem Typus Paget. Mikulicz' Osteodystrophia cystica mit der Bevorzugung des jugendlichen Alters, dem Sitz in den Metaphysen zusammen mit der Beschränkung auf meist einen Knochen, der auffallenden Rolle von Verletzungen in der Vorgeschichte, den Besserungen und Heilungen nach Frakturen bzw. der unregelmäßigen Ausheilung der Zysten nach operativer Ausräumung entspricht fast durchwegs den solitären bzw. multiplen „genuinen" Zysten des jugendlichen Knochens.

Außer ENGEL hatten sich auch LANGENDORFF und MOMMSEN (1877) für eine Entstehung der Zysten bei der RECKLINGHAUSENschen Krankheit aus Blutungen ausgesprochen und dachten sich „diese Hämorrhagie wohl am besten durch leichte Traumen, die dem malazischen Knochen zustießen", entstanden (S. 485). HIRSCHBERG führt 1889 die Zysten auf Erweichung nach Blutungen zurück, wie auch v. RECKLINGHAUSEN (1891) die Bildung der Zysten als Verflüssigungsvorgang des Fasermarkes ansah (S. 46), als Erweichung durch Ödem und nachfolgenden Schwund des Gewebes bzw. später (1910) als ein „Absterben des neuangebauten Gewebes unter dem Einfluß einer Blutung oder einer blutigen Infiltration" (S. 435). Auch HART (1904), der zwischen Zysten in Zusammenhang mit Tumoren und solchen unabhängig davon unterschied, führte die Zysten auf Blutungen zurück. Neben dem gelbflüssigen Inhalt sprach dafür auch der Befund von Hämatoidinkristallen in Inhalt, wie ihn auch ENGEL sowie LANGENDORFF und MOMMSEN·erhoben hatten. In Übereinstimmung mit HIRSCHBERG sieht auch HART die Zysten mangels einer epitheltragenden Membran nicht als primäre Veränderungen, sondern als Folgeerscheinungen an.

In einer Reihe von Untersuchungen herrschte mit Rücksicht auf den VIRCHOWschen Fall das Bestreben, in der Wandung der Zysten Reste von Knorpelgewebe nachzuweisen und durch diesen Befund eine Abkunft der Zysten von Geschwulstbildungen zu erhärten, doch wie v. RECKLINGHAUSEN bei der Übersicht über diese Fälle 1910 betont, jedesmal ohne rechten Erfolg. Mehr und mehr trat aber das Bestreben hervor, die Zystenbildungen in Beziehungen zur „Ostitis fibrosa" zu bringen und TIETZE schreibt selbst 1907 im Hinblick auf einen von ihm kurz vorher mitgeteilten Fall über seinen Versuch „nachzuweisen, daß es sich dabei anatomisch um den von v. RECKLINGHAUSEN als ... Ostitis fibrosa beschriebenen Krankheitsprozeß handele, wenn auch zugegeben werden muß, daß dasjenige, was v. RECKLINGHAUSEN als Ostitis fibrosa beschrieben hat, durchwegs bei Personen in höherem Alter gefunden wurde, während ja MIKULICZ gerade auf das jugendliche Alter seiner Individuen Bezug nimmt; auch muß hervorgehoben werden, daß die Zysten v. RECKLINGHAUSENs meist klein und unansehnlich und mehr Begleiterscheinungen eines Prozesses waren, der seine hauptsächlichen anatomischen Merkmale in ganz anderen Dingen trug. Bei den Knochenzysten, die MIKULICZ meinte, ist das Imponierende des ganzen Bildes der mit Flüssigkeit gefüllte Hohlraum, die Zyste, welche oft die Situation so vollkommen beherrscht, daß neben ihr nichts weiter als scheinbar ganz normales Knochengewebe zu sehen ist" (S. 495/496). In diesen wohl viel zu wenig beachteten Worten TIETZEs spiegelt sich die klare Erkenntnis des grundsätzlichen Unterschiedes in der Bewertung der Knochenzysten wieder, in der Unterscheidung, ob sie als selbständiges Leiden auftreten oder eine Begleiterscheinung der RECKLINGHAUSENschen Krankheit darstellen, wodurch die Frage nach den Beziehungen zur „fibrösen Ostitis" eigentlich ihre Lösung gefunden hätte. v. RECKLINGHAUSENs (1910) bestimmt ausgesprochene Meinung: „so können wir auch für die meisten Fälle vereinzelter „solitärer" Zysten behaupten, daß sie auf dem Boden einer fibrösen Ostitis gewachsen sind" (S. 433), mag die Ursache gewesen sein, daß man sich nicht mehr der Anschauung TIETZEs zuwendete. Für v. RECKLINGHAUSEN war bei dieser Stellungnahme die Übereinstimmung der feineren Strukturen, wie er sie für die Zystenwände und die bindegewebigen Herde seines Falles 5 „generalisierter Ostitis fibrosa" als typisch bezeichnet hatte, maßgebend. v. RECKLINGHAUSEN betrachtete aber die Zysten „regelmäßig als sekundäre Bildung" (S. 435) in primären bindegewebigen Formationen. Unter den Autoren, die sich bemühten, eine „Ostitis fibrosa" zur Erklärung der Zysten heranzuziehen, verdient Mönckeberg genannt zu werden. Mönckeberg (1904) fand die Bildung der großen Zysten sicher abhängig von Riesenzellentumoren, bewiesen durch die zentral oder exzentrisch in den Tumoren sich findenden Stellen mit beginnender Erweichung und starken Blutergüssen sowie durch den Aufbau der Zystenwand, im besonderen von solchen, die noch keine geglättete Wand besitzen. Zur Verflüssigung führende seröse Transsudation und Blutungen sah Mönckeberg auch auf Grund der mikroskopischen Befunde als wesentliche Umstände an, die zur Zystenbildung führen. Wenn Mönckeberg in einer Schlußbemerkung sich dahin äußert, daß er für seinen Fall von einer Genese der Zysten aus multipel auftretenden „Riesenzellensarkomen" absehen zu müssen glaubt und an der Entstehung der Zysten auf dem Boden einer Ostitis fibrosa mit tumorartigen Bildungen verschiedenen Charakters festhalte, so können wir heute in diesen, seine ersten Ausführungen entkräfteten Bemerkungen keinen solchen Widerspruch mehr erblicken.

Von wesentlichem Einfluß auch für die fernere Zeit war die im Anschluß an Mönckebergs Vortrag geäußerte Meinung Benekes, der sich dahin aussprach, so lange als möglich diese Bildungen aus traumatischen Veränderungen bzw. reparativen Vorgängen im Anschluß an Frakturen, Stoß, Fall oder sonstige Erschütterungen irgendwelcher Art zu erklären. Mit den folgenden Ausführungen nahm Beneke den bereits von Engel herangezogenen Vergleich wieder auf: „Bei traumatischen Nekrosen, welche mit mehr oder weniger ausgedehnter Blutung einhergehen, liegen im Knochenmarkraum die Verhältnisse ähnlich wie im Gehirn. Bekanntlich kann das Hirngewebe wegen der im Schädelinnern vorhandenen Druckspannungen der das Gehirn umgebenden und durchsetzenden Zerebrospinalflüssigkeit nicht zusammenfallen wie ein anderes Gewebe, wenn eine Erweichung oder eine hämorrhagische Apoplexie ausheilt; auch ist die Narbenbildung wegen des Mangels ausreichender Muttergewebe für eine solche sehr gering (Gliasklerose). Als Resultat der Heilungsvorgänge, d. h. der Resorption der nekrotischen Hirnteile sehen wir demnach die „apoplektische Zyste" entstehen. Auch der Markraum eines Knochens kann nicht zusammenfallen; sammelt sich aber in ihm im Anschluß an ein Trauma ein größeres Quantum Flüssigkeit an, welches etwa durch kallöse Wucherungen abgegrenzt würde, so würde die Resorption dieser Flüssigkeit ausbleiben müssen, solange kein festes Gewebes an die Stelle tritt. Die stagnierende Flüssigkeit aber würde die mechanischen Erschütterungen, welchen sie wie die anliegende Knochensubstanz ausgesetzt wäre, aufnehmen und weitertragen müssen, sie also auf die anliegenden Knochenteile überleiten; aus diesem Verhältnis müßte sich, durch die allmähliche Transformation der Knochenneubildung mehr oder weniger die Form abgerundeter Räume ergeben, d. h. eben die „Knochenzyste". Die Spannung der etwa unmittelbar vom Bindegewebe abgegrenzten Flüssigkeit würde ein Eindringen organisierender Elemente erschweren, so daß die Innenfläche der Zyste dauernd glatt abgegrenzt bliebe. Selbst eine zunehmende Vergrößerung der Räume würde mit diesen Vorgängen vereinbar sein" (S. 240). Betrachtete v. Recklinghausen, wie bereits erwähnt, 1910 die Zysten als sekundäre Bildungen, so konnte er doch — obgleich er sie 1891 als Erweichungsvorgang unter dem Einfluß von Blutungen angesehen hatte, nunmehr bei Hervorhebung von Benekes Ansicht über die traumatische Entstehung der Zysten der Annahme nicht beipflichten, daß die traumatische Blutung bei allen Knochenzysten das Primäre sei.

Eine wesentliche Annäherung an unsere heutige Auffassung der Knochenzysten ist aus der Arbeit von Tietze zu entnehmen, der auf Grund des Studiums der Beobachtungen von Virchow, Körte, Sonnenburg Boström, Miesner,

SCHLANGE, KEHR, KÖNIG, DEETZ, KOCH, HELBING, v. HABERER, BECK, KÜSTER, BÖTTICHER (MÖNCKEBERG), GLIMM und eigener Fälle die Zysten als Erweichungszysten auffaßt, mit SCHLANGE zwischen Zysten mit tumorartiger Umgebung unterscheidet und solcher, „die ohne eine solche Übergangszone in relativ normales Knochengewebe eingebettet sind" (S. 543). Als Studienobjekte für die Genese der Zysten kommen nach TIETZE die der ersten Reihe in Betracht, da nach dem durchaus gleichwertigen klinischen Bild in beiden Fällen anzunehmen sei, „daß ein prinzipieller Unterschied zwischen beiden Prozessen nicht besteht und nur die Verflüssigung des Gewebes in dem einen Fall stärker fortgeschritten ist" (S. 543). In diesen Feststellungen TIETZEs kommen die beiden Arten des Auftretens von Zysten, wie sie auch dieser Darstellung zugrunde gelegt sind, zum Ausdruck. Es spiegelt sich darin aber auch noch die Unklarheit in der Abgrenzung von Riesenzellentumoren und Knochenzysten, wie ja TIETZEs Fall 2 selbst einem zystisch abgeänderten Riesenzellentumor entspricht. Das gleiche gilt für den einen oder anderen der vorhin genannten Fälle. TIETZE hebt auch hervor, daß es nicht Chondromgewebe zu sein braucht, welches durch seine Verflüssigung die Zyste hervorruft, sowie, daß die Erweichung sich als Auflockerung und seröse Durchtränkung darstelle. Den Pigmentreichtum der Zystenwand und den blutig serösen Inhalt mancher Fälle bringt TIETZE in Beziehung zu Blutungen beim Beginn der Zystenbildung. Abschließend gelangt TIETZE zu der Überzeugung, „nicht ein Neoplasma sondern einen nach dem Typus einer chronischen Entzündung verlaufender Vorgang anzunehmen" (S. 550), wenn er auch zugibt, daß sich das neugebildete Gewebe doch sehr von den gewöhnlichen entzündlichen Produkten unterscheide und an anderer Stelle noch eine Einschränkung zugunsten eines mehr degenerativen als entzündlichen Vorganges vornimmt, wie er auch MIKULICZ in der Wahl der Bezeichnung Osteodystrophie recht gibt und ein klinisch wohl umschriebenes Bild der genuinen Knochenzysten anerkennt. Als Grundlage der Zystenbildung seiner eigenen Fälle entscheidet sich aber TIETZE für einen Prozeß, der unter die Ostitis fibrosa zu rechnen ist.

Zeitlich vorweggenommen sei, daß FUJII Lockerung, Erweichung und Verflüssigung des Fasergewebes als Ursache der zystischen Hohlraumbildungen annahm, während er Blutungen nur eine sekundäre Rolle bei der Vergrößerung der Zysten beimißt. FUJII stimmt damit im wesentlichen mit RECKLINGHAUSEN überein, der ja auch in der Erweichung des fibrösen Gewebes den Beginn der Zystenbildung erblickte. Wenn auch FUJII der Ansicht v. RECKLINGHAUSENs, daß eine primäre Blutung die Erweichung bedinge, auf Grund seiner Befunde nicht zustimmt, so ist doch auch aus seinen Ausführungen zu entnehmen, daß er eine solche Möglichkeit nicht unbedingt ablehnt. Für die weitere Vergrößerung der Zysten erachtet FUJII die Transsudation der Blutflüssigkeit ins Zysteninnere (einen Vorgang, „welcher durch die Stauungshyperämie und die lockere Beschaffenheit des umgebenden Gewebes wohl möglich ist"), sowie den intrazystischen Druck als bedeutungsvoll. Letzterer würde nach FUJII wohl nicht verfehlen, von dem Augenblick an, wo die Zyste eine gewisse Größe erreicht hat, seine Wirkung auszuüben und gelegentlich unter dem Einfluß verschiedener mechanischer Momente seine Wirkung zu steigern (S. 63/64). Der Ansicht FUJIIs schloß sich auch LOTSCH (1915) an, der bei Vertretung der Meinung, daß die meisten Knochenzysten auf dem Boden einer fibrösen Ostitis nach v. RECK-LINGHAUSEN entstehen — so wie v. RECKLINGHAUSEN (1910) — betonte, daß die Zysten regelmäßig als sekundäre Bildungen zu betrachten sind, als „Ausgang einer proliferierenden Markfibrose" (S. 86). Hinsichtlich der solitären Zysten gelangte FUJII zu der als richtig anzuerkennenden Anschauung, daß ein Teil „sicher auf der Basis des Riesenzellensarkoms" entstehen kann, während andere „aus einer Blutung im Innern des gesunden Knochens hervorgehen" (S. 45).

Aus diesen Darlegungen geht hervor, daß im Laufe der Zeit eine gewisse Abkehr von der Virchow zugeschriebenen Chondromtheorie zugunsten der Annahme der Zystenbildung auf der Grundlage einer Ostitis fibrosa eingetreten ist. Milner konnte 1908 die Ansichten über die Entstehung der eigentlichen Knochenzysten dahin zusammenfassen:

1. Ist die Zyste entstanden durch totale Erweichung eines echten Tumors, a) eines Enchondroms, b) eines Riesenzellensarkoms?

2. Beruht die Zyste auf teilweiser oder vollständiger Erweichung eines tumorähnlichen Produktes einer fibrösen Ostitis?

3. Ist sie die Folge traumatischer Einwirkungen auf einen vorher gesunden Knochen?

In ähnlichem Sinne war auch die damalige (1910) Ansicht v. Haberers, wenn er auch damit die Ätiologie der Knochenzysten als noch nicht erschöpft betrachtete.

Was die Bezugnahme der Zysten zur Ostitis fibrosa anlangt, so sei daran erinnert, daß wohl vielfach die mikroskopischen Befunde der Zystenwand und Umgebung Veranlassung zu dieser Vermutung gaben, und auch Rehns (1908) Hinweis, nicht in jeder fibrösen Umwandlung des Knochenmarkes eine Ostitis fibrosa im Sinne v. Recklinghausens zu erblicken, lange nicht die gebührende Einschätzung erfuhr.

Jede der vorhin genannten drei Ansichten ist — wenn wir die irrtümliche Auslegung der Virchowschen Auffassung auch berücksichtigen — mehr oder weniger richtig, nur darf keine Allgemeingültigkeit verlangt werden und darf ihre Anwendung im Hinblick auf die Frage ob selbständige Erkrankung oder Begleiterscheinung bzw. auf die Frage nach der Entstehungsweise nicht schematisch erfolgen. Erst die entsprechende Verknüpfung dieser Anschauungen gibt die Vorstellung über die Entstehung und das Wesen der Knochenzysten, die wir heute als bewiesen ansehen müssen und die in der Erkenntnis der im engen Sinne genuinen Knochenzysten als progressive Hämatombildungen durch Pommer gipfelt und auch die Zystenbildungen auf Grundlage von Riesenzellentumoren erklären läßt. Mit Recht bemerkt Looser, daß durch Pommers Erkenntnis die Lehre von den Knochenzysten in ein „letztes, entscheidendes Stadium" getreten ist.

Pommer sah die Erkenntnis der Entstehungsweise und Ausbreitung der Zysten an die Bedachtnahme auf das Verhalten der Wand und Umgebung und nicht minder auf das der Inhaltsbefunde gebunden. Dadurch gelang ihm der Nachweis der Hämatomnatur der Hohlraumbildungen. Auch der serös albuminöse Inhalt einzelner Hohlräume ist mit der Hämatomnatur im Hinblick auf Resorptionsveränderungen vereinbar und wird durch Ödembefunde im benachbarten Markgewebe verständlich gemacht. In der Hämatomnatur der zystischen Hohlräume liegt auch die Erklärung für die Befunde erhöhter Transsudation (wie sie schon von Mönckeberg, Stumpf und Rehn angenommen worden war) als Folge stauender Druckwirkungen auf die Abfuhrwege des Blutes und der Gewebsflüssigkeit. Diese Stauungswirkungen zusammen mit den von den Bluteinlagerungen als Fremdkörpern herbeigeführten Reizungseinflüssen bedingen die örtlichen schleimgewebeähnlichen und faserigen Markabänderungen. Diese sekundären Markabänderungen sind als Phlegmasiebefunde im Sinne v. Recklinghausens aufzufassen und können nicht zugunsten der Annahme einer örtlichen Ostitis fibrosa in Anspruch genommen werden. Zeichen der Druckwirkung von seiten der Blutungsherde sind zu erkennen einerseits an der eigentümlich strähnigen Bauart neugebildeter Knochenbeläge, die die Höhlenbildungen da und dort auskleiden, im besonderen aber an der überwiegend vorherrschenden Neigung der Hohlräume zur Vergrößerung nach Art der Druckusur, durch ihre Erweiterung mittels lakunärer Resorptionsvorgänge. Da die fortdauernden Substanzverluste durch Appositionsvorgänge nicht ausgeglichen

werden können, nimmt die Festigkeit der zystisch veränderten Knochengebiete
stetig ab. Erweichungs- oder Auflösungsveränderungen des Umgrenzungs-
gewebes der Zysten bestanden mit Ausnahme geringfügiger, durch Blutungen
bedingter Nekrosen des Markgewebes nirgends. Das Auftreten von Obliterations-
vorgängen in einzelnen kleinen Hohlräumen beweist ein örtliches Nachlassen der
Druckspannung, die sonst zur Vergrößerung der Hohlräume führt und steht
in Einklang mit der Heilung von Knochenzysten nach Spontanfraktur bzw.
operativer Eröffnung. Die Neigung zur Vergrößerung und Ausbreitung der
Zysten sowie zum Weitergreifen des faserigen Markumbaues ist aber unter allen
Umständen an den Fortbestand der Schaftröhrenwand gebunden, welche die
Druckspannung aufrecht erhält. Dieses Geschlossensein des äußeren
Knochengefüges stellt überhaupt die Vorbedingung für die Entstehung und Ausbreitung der Knochenzysten dar. Diese Vorbedingung
muß erfüllt sein, auch wenn es etwa im Verlaufe verschiedenartiger Knochen-
prozesse zur Entstehung von Zysten kommen sollte, die sich auf Blutungen
ins Innere des Knochens zurückführen lassen.

Durch das Fehlen des Umbaues zum typischen feinporigen Knochengewebe
und den Nachweis lamellären Rinden- und Spongiosabaues zusammen mit ausgebreiteten Fettmarkbeständen sah POMMER die Annahme einer „lokalisierten
fibrösen Ostitis" als Grundlage der Zystenbildung widerlegt. Wo sich Abweichungen vom physiologischen Bau der Röhrenknochen Erwachsener fanden,
handelt es sich um Kallusbildungen, die auf die Abheilung früherer traumatischer Veränderungen zu beziehen sind.

Durch diese lückenlose und unumstößliche Beweisführung POMMERs kann
die Entstehungsweise der solitären Knochenzysten als geklärt betrachtet werden,
die unter anderem auch durch Untersuchungen von LANG (d) und LOOSER (a, d)
erhärtet wurde. Im besonderen ist durch POMMER die Annahme einer örtlichen
Ostitis fibrosa — in der Auffassung, daß eine solche eine auf einen Knochen
beschränkte RECKLINGHAUSENsche Krankheit darstelle — als Grundlage der
Zysten widerlegt worden. Es besagt diese Feststellung aber keineswegs, daß
die Zystenbildung bei der RECKLINGHAUSENschen Krankheit, der „Ostitis
fibrosa generalisata" nicht auch auf dieselbe Weise zustande kommen kann,
wie dies LOOSER darzulegen gelang. Es ist aber daher auch die später
geäußerte Meinung STENHOLMs, „daß die fibröse Osteodystrophie die bisher
einzig bewiesene Grundlage für die Entstehung von Knochenzysten abgibt"
abzulehnen.

Waren sich auch schon früher eine Anzahl Untersucher darüber einig, daß
Blutungen für die Entwicklung der Zysten ein maßgeblicher Einfluß zukommt
(STUMPF u. a.), wenn auch keine Übereinstimmung über deren primäre oder
sekundäre Rolle erzielt werden konnte, so war LOOSERs Gedanke „immer in erster
Linie nach dem Allgemeinzustand des Skeletes, nach der fehlenden oder vorhandenen Systemerkrankung" das Vorkommen der Zysten zu beurteilen [(a), S. 182],
gerade mit Rücksicht auf die RECKLINGHAUSENsche Krankheit bedeutungsvoll.
Gerade die eigenartige Beschaffenheit des Skeletes bei der v. RECKLINGHAUSEN-
schen Krankheit ermöglicht das Entstehen und die Ausbreitung von Zystenbildungen in besonderer Weise — Beweis dessen die große Zahl von Zysten
bei dieser Erkrankung — aber auch unter den Bedingungen und Umständen,
die POMMER aufgezeigt hat. Kommen auch bei RECKLINGHAUSENscher Krankheit innerhalb der ausgebreiteten Fasermarkentwicklungen Zystenbildungen
zur Beobachtung, die nicht unmittelbar, zum Teil auch nicht mittelbar als veränderte Hämatome zu erklären sind, so steht doch auch bei ihnen die Bedeutung
der Kreislaufstörungen außer Frage, wie sie unter Zugrundelegung der Anschauungen und Untersuchungsergebnisse von M. KÖRNER, KLEMENSIEWICZ

bzw. Langer für den Blut- und Saftstrom innerhalb des Knochens aufgezeigt wurden. In dieser allgemeinen Bewertung der Kreislaufstörungen begegnet diese Auffassung der Ansicht Stenholms, der die Zysten von erweiterten Venen bzw. Lymphgefäßen ihren Ursprung nehmen läßt, wie auch Hunter und Turnbull Ödem und Entartung des Fasermarkes oder in Riesenzellentumoren bzw. Erweiterung gefäßähnlicher Räume (S. 259) als Möglichkeiten der Zystenentstehung in Erwägung ziehen. Auch für die Entstehung der Zysten innerhalb von Riesenzellentumoren gelten die gleichen grundsätzlichen Überlegungen, wenn auch bei ihnen neben den Blutungen Kreislaufstörungen mit folgender Blutsperre örtlich zu ausgedehnteren Nekroseveränderungen und Erweichungen führen.

Ribbert führte diese Zystenbildungen ausschließlich auf Blutungen zurück, die das Gewebe zerreißen und auseinanderdrängen. Die dadurch entstandenen unregelmäßigen Spalten glätten sich dann mehr und mehr ab. Die Quelle der Blutungen sah Ribbert nicht nur in der großen Zahl, Weite und Dünnwandigkeit der Gefäße der Riesenzellentumoren, die den Eintritt von Blutungen „schon nach leichten mechanischen Insulten sehr begünstigt" (S. 31), sondern auch in der lockeren Beschaffenheit des Gewebes der Riesenzellentumoren, die dem Eindringen des Blutes nur geringen Widerstand leistet. Nach Stillstand der Blutung erfolgen die Umwandlungen zur Zystenbildung oder es fällt der Bluterguß der Organisation anheim, die aber nicht vom typischen Riesenzellengewebe erfolgt, sondern von dem bereits mehr spindelzellig differenzierten Gewebe (Ribbert).

Abschließend seien noch einige Bemerkungen über die Bedeutung traumatischer und mechanischer Einwirkungen in Hinblick auf die Zystenbildung und die ihr zugrunde liegenden primären Markblutungen bzw. Kreislaufstörungen gestattet.

Bereits von Hirschbeerg (S. 523) wurden mechanische Einwirkungen auf den Knochen zur Erklärung der primären Markblutungen (Looser) in ihrer Bedeutung richtig eingeschätzt, die an dem durch eine Systemerkrankung in seiner Widerstandskraft geschwächten Skelet leichter und häufiger zur Geltung kommen werden, als an einem sonst gesunden. Da bei der Recklinghausenschen Krankheit das Skelet bis zu einem hohen Grad federnd und biegsam wird, „ist es verständlich, daß die Möglichkeit der traumatischen Mark- oder Kortikalisblutung relativ groß ist und deshalb die Zysten und Tumorbildung bei den dazu disponierten Kranken meist multipel vorkommt" [Looser (a), S. 184]. Für die Bedeutung mechanisch-traumatischer Einwirkungen für die Zystenentwicklung bei Recklinghausenscher Krankheit sprechen auch klinische Beobachtungen, so die von Roseno, der bei einem Handwerker (Sattler) zahlreiche Zysten im Handskelet und Unterarm feststellte. Wenn auch Looser zur Zeit seiner Untersuchungen über die Zysten und braunen Tumoren der Knochen (a) eine andere Auffassung der Grundkrankheit bei ihrem multiplen Vorkommen vertrat und eine Ostitis fibrosa v. Recklinghausen als selbständiges Krankheitsbild nicht anerkannte, so trugen diese Untersuchungen mit der Hervorhebung der Zysten und braunen Tumoren als örtliche Bildungen und deren Ableitung aus umschriebenen Blutungen im Knochenmark wesentlich zur Klärung der Streitfragen bei. In letzterer Zeit (1932) sprach sich Looser über die Recklinghausensche Krankheit dahin aus, „daß eine endokrine Störung zu einer hochgradigen progressiven Osteoporose also zu einer generalisierten Knochenerkrankung führt, auf deren Boden sich aus den gleichen Gründen, die wir im normalen Skelet für die Entstehung der solitären Zysten und Riesenzelltumoren annehmen mußten, infolge traumatischer Blutungen, multiple Zysten und Riesenzelltumoren entwickeln" [(c), S. 351][1].

Über die Bedeutung des Traumas im Hinblick auf die Entstehung solitärer und auch multipler Zysten seien die Ansichten v. Haberers wiedergegeben, die er bei Erörterung des von Pommer untersuchten Knochenzystenfalles niederlegte: v. Haberer schreibt: „Es fragt sich ... ob ... es wirklich unter allen Umständen eines schweren den Knochen betreffenden Insultes bedarf, um ein Hämatom zu setzen, das den Knochen in so weitgehender Weise verändert, wie es in dem in Rede stehenden Falle geschehen ist (S. 13)". Diese Frage verneint v. Haberer. „Man hat ja bekanntlich gegen die von mehreren Autoren angenommene posttraumatische Entstehung von Knochenzysten immer wieder ins Treffen geführt, daß bei der unendlich großen Zahl von Traumen, die das Knochensystem treffen, Knochenzysten viel häufiger vorkommen müßten als es tatsächlich der Fall ist ... Ja es ist sogar einleuchtend, daß bei einer Gewalteinwirkung, die zum Knochenbruch führt, im allgemeinen viel seltener belangreiche Hämatome im Knocheninnern zustande kommen dürften als bei Traumen, die den Knochen zwar erschüttern, ihn aber in seinem Gefüge zunächst unverändert, d. h. vor allem geschlossen lassen; denn beim Knochenbruch kann sich das Blut größtenteils in die umgebenden Weichteile entleeren und tut es auch ... Gerade aber, wenn es infolge eines den Knochen treffenden Traumas im geschlossenen Knocheninnern zu einer Blutung kommt, dann kann das entstandene Hämatom weitere Veränderungen hervorrufen, die natürlich zu ihrer Entwicklung Zeit brauchen, zumeist sogar viel Zeit brauchen werden. Und beide Umstände, sowohl die Art des Traumas, das zu keiner offenkundigen Knochenverletzung führt als auch die lange Zeit, welche von der Einwirkung der Gewalt bis zur merklichen Destruierung des Knochens durch das Hämatom verfließt, werden uns ... erklären, warum wir oft in einem Fall von traumatisch bedingter Knochenzystenbildung über das die Schuld tragende Initialtrauma nichts mehr ermitteln können" (S. 14).

Zurückkommend auf den Einwand, daß ein in die Augen springendes Mißverhältnis zwischen der Häufigkeit von das Knochensystem treffenden Traumen und der Häufigkeit von Knochenzysten besteht, sagt v. Haberer (d) folgendes: es dürfte „genau wie bei Hämatomen an anderen Teilen des menschlichen Körpers auch beim Hämatom des Knochens sehr wesentlich von dem betreffenden Individuum, von der Beschaffenheit seiner Gefäßwände, der Blutgerinnungsfähigkeit usw. abhängen, wie und inwieweit eine Reaktion auf das Trauma erfolgt. Wir wissen doch, wie besonders leicht es bei einzelnen Menschen zur Bildung beträchtlicher, subkutaner oder muskulärer Hämatome kommt, selbst bei den geringfügigsten Traumen, während wieder andere Leute sogar nach sehr beträchtlicher Gewalteinwirkung keinen Blutaustritt aufweisen. Warum sollte sich der Knochen in dieser Hinsicht wesentlich anders als die Weichteile verhalten?" (S. 15).

Lang führt noch als besonderen Umstand die Örtlichkeit des einwirkenden Traumas an, indem es „im Bereich besonders gefäßreicher Stellen, wie solche die jugendliche Epiphysengegend darstellt, selbst bei geringgradiger traumatischer Einwirkung besonders leicht zu Blutungen und auch zu Nachblutungen kommen kann; ferner ist auch insofern der Umstand von Belang, ob das Trauma den Schaft oder die mehr spongiösen Metaphysen trifft, als ja in letzteren eine, auf den Knochen beschränkt bleibende, subperiostale Fraktur oder Infraktion um so leichter möglich ist" [(a) S. 204].

Was endlich den anatomischen Beweis für die übergroße Zahl traumatischer Schädigungen und ihrer Folgewirkungen betrifft, die im Leben unerkannt und

---

[1] Vom Verfasser gesperrt.

unbeachtet vor sich gehen, so sei an die Arbeiten von Lang (b, d), Haslhofer, Hörbst u. a. erinnert.

Schrifttum.

Außer den einzeln angeführten Arbeiten sei auf die Literaturangaben bei Frangenheim (b, c), Lotsch, Michaelis, Tietze verwiesen.

Albertini, A. v.: Gutartige Riesenzellgeschwülste. Leipzig: Georg Thieme 1928. — Anderson, H. S.: Lesions of the clavicle. Radiology 16, 181 (1931). — Axhausen, G.: Über Osteodystrophia fibrosa und Epulis. Arch. klin. Chir. 174, 434 (1933).

Beck, C.: Über echte Cysten der langen Röhrenknochen. Arch. klin. Chir. 70, 1099 (1903). — Beneke, R.: Diskussionsbemerkung zum Vortrag Mönckeberg: Über Cystenbildung bei Ostitis fibrosa. Verh. dtsch. path. Ges. 7. Tagg 1904, H. 1, 240. — Bergmann, E.: (a) Ostitis fibrosa und ihre Ausgänge. Arch. klin. Chir. 136, 308 (1925). (b) Von der lokalisierten zur generalisierten Ostitis fibrosa. Arch. klin. Chir. 141, 673 (1926). — Billroth, Th.: Die allgemeine chirurgische Pathologie und Therapie, 10. Aufl., bearbeitet von Winiwarter. Berlin: G. Reimer 1882. — Bloodgood, J. C.: (a) Benign bone cysts, Osteitis fibrosa. Ann. Surg. 52, 145 (1910). (b) The diagnosis and treatment of benign and malignant tumors of bone. J. of Radiol. 1920. (c) Bone tumors, benign bone cysts due to central osteitis fibrosa of the unhealed latent type. J. of Radiol. 4, 345 (1923). (d) Benign giant-cell tumor of bone. Its diagnosis and conservative treatment. Amer. J. Surg. 37, 105 (1923). (e) The differential diagnosis of periosteal bone lesions. Radiology 3, 432 (1924). (f) Benign bone cysts (Osteitis fibrosa) acetabular cavity, upper end of femur, trochanters, neck, or head. J. of Radiol. 5, 3 (1924). (g) The giant-cell tumor of bone and the specter of the metastazing giant-cell tumor. Surg. etc. 38, 784 (1924). (h) How to diagnose and treat a bone lesion. I. Central lesions. J. Bone Surg. 8, 471 (1926). (i) Bone sarcoma. Periostal and diffuse type and their diagnosis from benign lesions. J. Bone Surg. 8, 727 (1926). (k) What every radiologist shoul know about bone tumors. Radiology 8, 195 (1927). (l) Central sarcoma of bone. Is there a central fibroma or fibrosarcoma and how can it be differentiated from osteitis fibrosa? J. Bone Surg. 9, 217 (1927). (m) Bone tumors. The essential features of recognition and relief. Atlantic med. J. 30, 403 (1927). — Bockenheimer, Ph.: Die Cysten der langen Röhrenknochen und die Ostitis (Osteomyelitis) fibrosa in ihren ätiologischen Beziehungen. Arch. klin. Chir. 81 II, 237 (1906). — Bötticher: Demonstration eines Präparates von Knochencyste im Humerus. Dtsch. Ges. Chir. 1904. — Borak, J.: Zur Geschichte des Krankheitsbegriffes der Ostitis fibrosa. Fetschrift für M. Neuburger. Wien 1928. — Boström: Zur Pathogenese der Knochencysten. Festschrift Verslg dtsch. Naturforsch. u. Ärzte 1883. — Brodowski, W.: Über den Ursprung sog. Riesenzellen und über Tuberkeln im allgemeinen. Virchows Arch. 63, 113 (1875). — Bruch: Zit. nach Engel.

Christensen, F. C.: Bone tumors. Analyses of on thousand cases with special reference to location, age and sex. Ann. Surg. 81, 1074 (1925). — Codman: Bone Sarcoma. New York: P. Hoeber 1925. — Coenen, H.: Über den Wert der Probeexcision bei Knochengeschwülsten, mit praktischen Vorschlägen. Zbl. Chir. 1932, 66.

Dupuytren: Lecons orales de clinique chirurgicale, 1839.

Engel, G.: Ein Fall von cystoider Entartung des gesamten Skelets. Diss. Gießen 1864. — Ewing, J.: Neoplastic diseases. Philadelphia u. London: W. B. Saunders Company 1931.

Felten, R. u. F. Stoltzenberg: Traumatische solitäre Knochencysten. Z. orthop. Chir. 30, 434 (1912). — Frangenheim, P.: (a) Die Krankheiten des Knochensystems im Kindesalter. 2. V. Die Ostitis fibrosa cystica. Neue dtsch. Chir. 10, 231 (1913). (b) Ostitis deformans Paget und Ostitis fibrosa v. Recklinghausen. Erg. Chir. 14, 1 (1921). (c) Korreferat über „die Klinik der Osteodystrophia fibrosa". Verh. dtsch. path. Ges. 21. Tagg 1926, 49. — Froriep: Chirurgische Kupfertafeln, Bd. 9, H. 87, Tafel 438—440. Weimar 1838. — Fujii: Zur Kenntnis der Pathogenese der solitären Knochencyste. Dtsch. Z. Chir. 113, 1 (1911).

Gaugele, K.: Zur Frage der Knochencysten und der Ostitis fibrosa v. Recklinghausen (zugleich Erwiderung auf die gleichlautende Arbeit H. v. Haberers in Bd. 83 dieser Zeitschr.). Arch. klin. Chir. 83, 953 (1907). — Geschickter, C. F.: The roentgenologic diagnosis of bone tumors. Radiology 16, 111 (1931). — Geschickter, C. F. and M. M. Copeland: (a) Recurrent and so-called metastatic giant cell tumor. Arch. Surg. 20, 713 (1930). (b) Tumors of bone. With forewords by D. Lewis and J. C. Bloodgood. Amer. J. Canc. 1931. — Glauner, R.: Beiträge zur Diagnose und Prognose von Knochengeschwülsten. Arch. klin. Chir. 179, 672 (1934). — Glimm, P.: Zur Ätiologie tumorverdächtiger Cysten der langen Röhrenknochen. Dtsch. Z. Chir. 80, 476 (1905). — Gray: 1856 (zit. nach Konjetzny 1933).

Haberer, H. v.: (a) Ein Fall von multiplen Knochentumoren. Verh. Ges. dtsch. Naturforsch., 76. Verslg Breslau 1904 II, 2. Hälfte, 105. Leipzig: F. C. W. Vogel 1905. (b) Zur Frage der Knochencysten und der Ostitis fibrosa v. Recklinghausen. Arch. klin. Chir.

82, 873 (1907). (c) Zur Frage der Knochencysten, zugleich ein Beitrag zur freien Knochentransplantation. Arch. klin. Chir. 93, 791 (1910). (d) Zur Frage der Knochencysten. Arch. orthop. Chir. 17, 1 (1919). — HAMMER, H.: (a) Beiträge zur Histologie der Riesenzellengeschwülste der Kiefer. Vjschr. Zahnheilk. 46, 505 (1930). (b) Zur Pathogenese, Diagnostik und Therapie der zentralen Riesenzellgeschwülste der Kiefer. Dtsch. Z. Chir. 232, 224 (1931). HART, C.: Ein neuer Fall von Osteomalazie mit multiplen Riesenzellensarkomen und Cystenbildung. Beitr. path. Anat. 36, 353 (1904). — HASLHOFER, L.: Untersuchungen über die Gelenke des Beckenringes usw. Arch. Gynäk. 147, 169 (1931). — HASLHOFER, L. u.W.BAUER: Beitrag zur Frage der „braunen Tumoren" und der örtlichen Ostitis fibrosa des Unterkiefers. Vjschr. Zahnheilk. 46, 487 (1930). — HASLHOFER, L. u. F. J. LANG: Über keloidartige Callustumoren der Knochen unter dem Bilde sog. Knochencysten. Beitr. path. Anat. 87, 124 (1931). — HELBING: Cystenbildung am coxalen Femurende. Verh. dtsch. Ges. Chir. 1902. — HELLNER, H.: Irrtümer der Diagnose bei Knochensarkomen und die Bedeutung der Probeexcision. Arch. klin. Chir. 169, 423 (1932). — HIRSCHBERG, K.: Zur Kenntnis der Osteomalacie und Ostitis malacissans. Beitr. path. Anat. 6, 511 (1889). — HÖRBST, L.: Mikroskopische Befunde bei der sog. Schlatter-Osgoodschen Erkrankung (Apophysitis tibiae) und bei Osteochondritis des Mondbeines. Arch. orthop. Chir. 33, 229 (1933). — HUECK, W.: Über das Mesenchym. Beitr. path. Anat. 66, 330 (1920). — HUNTER, D. and H. M. TURNBULL: Hyperparathyreoidism: Generalized osteitis fibrosa. With observation upon the bones, the parathyreoid tumours, and normal parathyreoid glands. Brit. J. Surg. 19, 203 (1931).

KEHR, H.: Über einen operativ behandelten Fall von Knochencyste des Oberschenkels. Dtsch. Z. Chir. 43, 186 (1896). — KIENBÖCK, R.: Röntgendiagnostik der Knochen- und Gelenkkrankheiten. Berlin und Wien: Urban & Schwarzenberg 1933. — KLEMENSIEWICZ, R.: MORITZ KÖRNER, Die Transfusion im Gebiete der Kapillaren und deren Bedeutung für die organischen Funktionen im gesunden und kranken Organismus. Eine experimentelle Studie auf dem Gebiete der Pathologie aus den Jahren 1873 und 1874. Neu herausgeg. mit krit. und ergänz. Erläuterungen. Leipzig 1930. — KOCH, G.: Über Knochencysten der langen Röhrenknochen. Arch. klin. Chir. 68, 977 (1902). — KÖNIG, F.: Über das cystische Enchondrofibrom und die solitären Cysten der langen Röhrenknochen. Arch. klin. Chir. 56, 667 (1898). — KÖRNER, M.: Die Transfusion im Gebiete der Kapillaren und deren Bedeutung für die Funktionen im gesunden und kranken Organismus. Allg. Wien. med. Ztg 1874, Nr 30, 249, Nr 41, 290. — KÖRTE: Verh. dtsch. Ges. Chir. (Diskussion) 1906. — KOHRS, TH.: Über die als Sarkome der Extremitätenknochen behandelten Fälle der Kieler chirurgischen Klinik. Diss. Kiel 1914. — KOLODNY, A.: Bone Sarcoma. The primary malignant tumors of the bone and the giant cell tumor. Surg. etc. 1927, Suppl. 1. — KONJETZNY, G. E.: (a) Zur pathologischen Anatomie und Pathogenese der Ostitis fibrosa. Med. Ges. Kiel, 23. 7. 1909. Münch. med. Wschr. 1909 II. (b) Ein Beitrag zur Frage der lokalen tumorbildenden Ostitis fibrosa. Bruns' Beitr. 68, 811 (1910). (c) Die sog. „lokalisierte Ostitis fibrosa". Arch. klin. Chir. 121, 567 (1922). (d) Knochensarkome und ihre Begrenzung. Arch. klin. Chir. 176, 335 (1933). (e) Diskussion. Zbl. Chir. 1925, 2796. — KÜSTER: Über fibröse Ostitis mit Demonstration. Arch. klin. Chir. 55, 594 (1897).

LANG, F. J.: (a) Beiträge zu den mikroskopischen Befunden bei Knochencysten. Dtsch. Z. Chir. 172, 193 (1922). (b) Zur Kenntnis der Veränderungen der Hüftpfanne bei Arthritis deformans. Virchows Arch. 252, 578 (1924). (c) Zur Kenntnis der Knochenhämatome bei einem rachitischen und mutmaßlich luetischen Säugling. Münch. med. Wschr. 1924 II, 1463. (d) Über Knochencysten. Zbl. Chir. 1931, 1618. (e) Zur Bewertung der Probeexcision bei Knochengeschwülsten. Zbl. Chir. 1932, 1618. (f) Osteodystrophia fibrosa der Kieferknochen und Epulis. Arch. klin. Chir. 172, 673 (1933). — LANGENDORFF, O. u. J. MOMMSEN: Beiträge zur Kenntnis der Osteomalacie. Arch. path. Anat. 69, 452 (1877). — LANGER, C.: Über das Gefäßsystem der Röhrenknochen mit Beiträgen zur Kenntnis des Baues und der Entwicklung des Knochengewebes. Denkschr. Wien. Akad. Wiss. 36, 7 (1876). — LINDE, S. A.: Giant cell tumor of the patella. A complete review of the literature; report of a case. Amer. J. Surg., N. s. 28, 150 (1935). — LÖFFLER, L.: Über Bedingungen und Grenzen der röntgenologischen Wiedergabe pathologischer Knochenveränderungen. Dtsch. Z. Chir. 243, 687 (1934). — LOOSER, E.: (a) Über die Cysten und braunen Tumoren der Knochen. Dtsch. Z. Chir. 189, 113 (1924). (b) Zur Pathogenese der Ostitis fibrosa v. Recklinghausen. Verh. dtsch. path. Ges., 21. Tagg 1926, 91. (c) SCHINZ, H. R., W. BAENSCH u. E. FRIEDL: Röntgendiagnostik, 3. völl. neubearb. u. verm. Aufl. Leipzig: Georg Thieme 1932. (d) Die pathologische Anatomie der solitären Knochencysten. Schweiz. med. Wschr. 1933 I, 940. (e) Über die Riesenzellentumoren. Verh. 4. internat. Kongr. Radiol. 2, 13 (1934). — LOTSCH, F.: Über generalisierte Ostitis fibrosa mit Tumoren und Zysten usw. Arch. klin. Chir. 107, 1 (1915). — LUBARSCH, O.: (a) In der Arbeit von GAUGELE. (b) Diskussion zu KONJETZNY (c). (c) Diskussion. Verh. dtsch. path. Ges. 21. Tagg 1926, 134. — LUHMANN, K.: Zur traumatischen Genese der Ostitis fibrosa localisata. Arch. orthop. Chir. 33, 509 (1933).

Mandl, F.: Zur Diagnose der lokalisierten Ostitis fibrosa. Dtsch. Z. Chir. **226**, 391 (1930). Meyer-Borstel: Zit. nach Konjetzny (d). — Meyerding: Zit. nach Konjetzny (1933). — Michaelis, L.: (a) Ostitis deformans (Paget) und Ostitis fibrosa (v. Recklinghausen). Erg. Chir. **26**, 381 (1933). — Miessner: Zur Pathogenese der Knochencysten. Diss. Erlangen 1884. — Mikulicz, v.: Über cystitische Degeneration der Knochen. Verh. dtsch. Naturforsch. 76. Tagg. Breslau **1904** II, 2. Hälfte, 107, 108. Leipzig: F. C. W. Vogel 1905. — Milner, R.: Historisches und Kritisches über Knochencysten, Chondrome, fibröse Ostitis und ähnliche Leiden. Dtsch. Z. Chir. **93**, 328 (1908). — Mönckeberg: (a) Über Cystenbildung bei Ostitis fibrosa. Verh. dtsch. path. Ges. 7. Tagg, Berlin **1904**, 232. (b) Zur Frage der sog. Riesenzellsarkome der Knochen. Virchows Arch. **246**, 106 (1923). — Molineus: Über die multiplen braunen Tumoren bei Osteomalacie. Arch. klin. Chir. **101**, 333 (1913). — Mustakallio, S.: Untersuchungen über den mikroskopischen Bau und die Natur der Ostitis fibrosa localisata. Arb. path. Inst. Helsingfors (Jena) N. F. **8**, 37 (1935).

Nélaton: Mémoire sur une nouvelle espèce de tumeurs bénignes des os ou tumeurs a myéloplaxes. Thèse de Paris 1860. — Nuernbergk, H.: Osteodystrophia fibrosa der Patella. Bruns' Beitr. **153**, 406 (1931).

Oberndorfer: Pathologisches zur Sarkomfrage. Zbl. Chir. **1931**, 2639. — Oehler, R.: Über das sog. Knochenaneurysma. Dtsch. Z. Chir. **37**, 525 (1893).

Paget, J.: Lectures on surgical Pathology, 1853. — Pick: Zit. nach Wanke. — Pollosson u. Berard: Zit. nach Konjetzny (d). — Pommer, G.: Zur Kenntnis der progressiven Hämatom- und Phlegmasieveränderungen der Röhrenknochen usw. Arch. orthop. Chir. **17**, 17 (1919).

Recklinghausen, F. v.: (a) Die fibröse oder deformierende Ostitis, die Osteomalacie und die osteoplastische Carzinose in ihren gegenseitigen Beziehungen. Festschrift für R. Virchow. Berlin: Georg Reimer 1891. (b) Untersuchungen über Rachitis und Osteomalacie. Jena: Gustav Fischer 1910. — Rehn, L.: (a) Multiple Knochensarkome mit Ostitis deformans. Arch. klin. Chir. **74**, 426 (1904). (b) Die Schnüffelkrankheit des Schweines und ihre Beziehungen zur Ostitis fibrosa infantilis des Menschen. Beitr. path. Anat. **44**, 274 (1908). — Reischauer, F.: Trauma und hämatogene Knocheninfektion. Bruns' Beitr. **156**, 411 (1932). — Ribbert, H.: Zur Kenntnis des Riesenzellensarkoms. Frankf. Z. Path. **20**, 29 (1917). — Ritter, C.: Die Epulis und ihre Riesenzellen. Dtsch. Z. Chir. **54**, 1 (1900). — Robin, Ch.: Zit. nach v. Recklinghausen (1910). — Roseno, A.: Das Blutbild bei Ostitis fibrosa. Mitt. Grenzgeb. Med. u. Chir. **35**, 586 (1922). — Rywkind, A. W.: Die Epuliden und deren Beziehung zur Ostitis fibrosa. Virchows Arch. **263**, 415 (1927).

Sauer, H.: Über Ostitis fibrosa. Dtsch. Z. Chir. **170**, 95 (1922). — Schaal, A.: Untersuchungen über die räumlichen und entwicklungsgeschichtlichen Beziehungen der Riesenzellen und Gefäße in den Epuliden. Frankf. Z. Path. **44**, 566 (1933). — Schlange: (a) Über einige seltenere Knochenaffektionen. 2. Ein Fall von Knochencyste der Tibia. Arch. klin. Chir. **36**, 97 (1887). (b) Verh. dtsch. Ges. Chir. **1906**. — Schinz u. Uehlinger: Zur Diagnose, Differentialdiagnose, Prognose und Therapie der primären Geschwülste und Cysten des Knochensystems. Erg. med. Strahlenforsch. **5** (1931). — Schmidt, M. B.: Allgemeine Pathologie und pathologische Anatomie der Knochen. Erg. Path. (Lubarsch-Ostertag-Frei) **4** (1897); **5** (1898); **7** (1900—01). — Schönenberger, W.: Über Osteomalacie mit multiplen Riesenzellsarkomen und multiplen Frakturen. Virchows Arch. **165**, 189 (1901). — Schröder, F.: Ein zentraler xanthomatöser Riesenzelltumor der Fibula. Zugleich ein Beitrag zur Kenntnis der xanthomatösen Gewebsneubildungen. Arch. klin. Chir. **168**, 118 (1931). — Sonnenburg, E.: Kasuistische Mitteilungen aus der Chirurg. Klinik zu Straßburg i. E. II. Knochencyste des Oberarmes ohne nachweisbare Ursache. Dtsch. Z. Chir. **12**, 314 (1880). — Stenholm, T.: Pathologisch-anatomische Studien über die Osteodystrophia fibrosa (sog. Ostitis fibrosa v. Recklinghausen). Upsala: Almquist u. Wiksell 1924. — Stroebe, H.: Über Kernteilung und Riesenzellenbildung in Geschwülsten und im Knochenmark. Beitr. path. Anat. **7**, 341 (1890). — Stumpf, R.: (a) Über Wesen und Pathogenese der Ostitis fibrosa circumscripta. Frankf. Z. Path. **11**, 385 (1912). (b) Über die isoliert auftretende cystische und cystisch-fibröse Umwandlung einzelner Knochenabschnitte. Dtsch. Z. Chir. **114**, 417 (1912).

Tietze, A.: (a) Über die Osteodystrophia juvenilis cystica (Mikulicz). Verh. dtsch. Ges. Chir. **1906**. (b) Über Knochencysten. Bruns' Beitr. **52**, 495 (1907). (c) Die Knochencysten. Erg. Chir. **2**, 32 (1911). — Troell, A.: Zwei Fälle von Riesenzellentumor in Knochen, beobachtet $3^{1}/_{2}$ bzw. 18 Jahre. Acta chir. scand. (Stockh.) **67**, 906 (1930). — Turnbull: siehe Hunter und Turnbull.

Virchow, R.: (a) Die krankhaften Geschwülste, 2. Bd. Berlin: August Hirschwald 1864—65. (b) Über die Bildung von Knochencysten. Sitzgsber. Akad. Wiss. Berlin **1876**, 369.

Wallgren, J.: Zur Kenntnis des mikroskopischen Baues und der Natur der Riesenzellenepuliden. Arb. path. Inst. Helsingfors (Jena) N. F. **6**, 21 (1930). — Wanke, R.: Sarkom bei Ostitis deformans und Osteodystrophia fibrosa. Dtsch. Z. Chir. **237**, 198 (1932).

8. Die PAGETsche Knochenkrankheit.
(Ostitis deformans PAGET.)

Von
L. Haslhofer-Innsbruck.

Mit 56 Abbildungen.

Einleitung.

Die Ostitis deformans ist eine chronische Erkrankung, die einen einzelnen, mehrere oder zahlreiche Knochen (monostotisches bzw. polyostotisches Vorkommen) teilweise oder in ganzer Ausdehnung befällt und unter Verschwinden der typischen Architektur zu stetig zunehmender Verdickung und Verbiegung der erkrankten Skeletteile führt. Seit den Veröffentlichungen J. PAGETs (1876—89) wird das Leiden als PAGETsche Knochenerkrankung, als Ostitis deformans PAGET bezeichnet. Der Name Ostitis deformans wurde bereits 1873 von CZERNY in Vorschlag gebracht. War PAGET auch nicht der erste, der dieses Krankheitsbild zu Gesicht bekam, so gebührt ihm doch das Verdienst, die Eigenheiten der Erkrankung klar hervorgehoben und eine Abgrenzung gegenüber anderen, mit Verunstaltung der Knochen einhergehenden Erkrankungen durchgeführt zu haben. Beobachtungen des Krankheitsbildes aus der Zeit vor PAGET sind unter den Namen spongiöse Knochenhypertrophie [WILKS (1869)], lokale Malazie [CZERNY (1873)] bekannt. Aber auch unter anderen Benennungen wie Hyperostose, Osteosklerose liegen Beobachtungen PAGETscher Erkrankung vor, wie auch die Bezeichnungen Osteomalacia chronica deformans hypertrophicans (SCHUCHARDT), Ostéomalacie locale (OLLIER), Pseudorachitisme sénile (POZZI) u. a. noch späterhin zu finden sind. Auch unter den von VIRCHOW mit dem Namen Leontiasis ossea bezeichneten Veränderungen sind wohl die meisten Fälle PAGET-Erkrankungen. STILLING (1890) sah die Erkrankung als eine besondere, klinisch wie anatomisch von den bis dahin bekannten Typen abweichende Krankheitsform an. Von v. RECKLINGHAUSEN (1891) in die fibröse Ostitis einbezogen, wurde die Eigenart des Leidens trotz beachtenswerter Einwendungen weiterhin zu wenig berücksichtigt, da die Fasermarkbefunde und der gesteigerte Umbau des Knochengewebes andere Eigentümlichkeiten weniger wichtig erscheinen ließen. Dadurch, daß v. RECKLINGHAUSEN 1910 in seiner Einteilung der malazischen Erkrankungen die PAGET-Erkrankung als die hyperostotisch-metaplastische Malazie neben die fibröse Malazie gestellt hatte, war noch keine genügend scharfe Trennung gegenüber der nach v. RECKLINGHAUSEN benannten „Ostitis fibrosa" durchgeführt. CHRISTELLER (1926) betrachtete die PAGETsche Erkrankung als hyperostotische Form der „Osteodystrophia fibrosa". Abgesehen von schon früher geäußerten und auch später nie verstummten Anschauungen, daß die RECKLINGHAUSENsche und die PAGETsche Erkrankung auf Grund klinischer und röntgenologischer Merkmale zu trennen seien (SCHUCHARDT, M. STERNBERG, LATZKO, KIENBÖCK, LOOSER u. a.), waren es von anatomischer Seite die Untersuchungen SCHMORLs (1930, 1932), die der Eigenart und Abgrenzung der PAGETschen Krankheit Anerkennung verschafften. SCHMORL selbst sah sich veranlaßt, seinen 1926 in gleicher Weise wie von Christeller und den meisten an der damaligen Diskussion in der deutschen pathologischen Gesellschaft beteiligten Forschern vertretenen Standpunkt aufzugeben, daß Pagetsche und Recklinghausensche Krankheit nur zwei Erscheinungsformen ein und derselben Krankheit seien. Seither ist die Pagetsche Erkrankung auch von anatomischer Seite allgemein als besondere, selbständige Erkrankung anerkannt.

Häufigkeit und Örtlichkeit.

Im Anschluß an Paget (1876) berichteten über die Erkrankung zunächst in England Bryant (1877), Cayley (1878), Howse (1881), Goodhart (1878, 1879, 1881, 1888), Lunn (1881), Morris (1882), Symmonds (1881, 1882), Treves (1881), Barlow (1883), Boulby (1883), Ellinwood (1883), in Frankreich Pozzi und Ollier (1885), Guinon (1885), Richard (1887) u. a. Schon diese verhältnismäßig zahlreichen Mitteilungen kurz nach den Veröffentlichungen Pagets, der 1882 selbst über 12 und später 20 eigene Fälle berichten konnte, beweisen wohl, daß es sich um gar keine so seltene Erkrankung handelt, und daß die Häufigkeit der Beobachtungen von dem Zeitpunkt an zunimmt, seitdem eine genaue Kenntnis des Leidens besteht. 1905 konnte Osler 76 Fälle aus dem Schrifttum zusammenstellen, Pierre Marie und Léri gaben 1913 etwa 100 Fälle an, Frangenheim 1926 nach White 350. Aber erst durch die Untersuchungen Schmorls zeigte sich so recht die Häufigkeit, vor allem der noch wenig ausgeprägten Fälle, wenn darauf besonders geachtet wird. So konnte Schmorl in nicht ganz 5 Jahren bei 4614 Leichenöffnungen 138 Fälle sammeln, welche Zahl einem Anteil von 3% entspricht. 57,97% der Fälle. betrafen Männer, 42,03% Frauen. Kay, Simpson und Riddoch beobachteten in 4 Jahren 35 Fälle, O'Reilly und Race in 2 Jahren 30 Fälle unter 5000 Kranken. Die stärkere Beteiligung des männlichen Geschlechts wird auch von Horvey und Revesz und Petta bestätigt.

Im allgemeinen gilt das Leiden als eine Erkrankung des höheren Lebensalters, wiewohl Pagets Fall 7 28 Jahre zählte und eine Anzahl sicherer Fälle aus dem 2. und 3. Lebensjahrzehnt bekannt sind [Schwarz (Beginn mit 18 Jahren), Looser, ein Fall von Barthels mit 26 Jahren und andere]. Im Gegensatz zu Schirmer, der unter 86 Fällen 7 unter 40 Jahren angibt, verzeichnet Schmorl keine Beobachtung vor dem 40. Jahr. Am höchsten ist die Erkrankungszahl im 7. Lebensjahrzehnt, in dem Schmorl 32,5% der männlichen und 27,57% der weiblichen Paget-Kranken fand. Auf Grund klinischer Beobachtungen wird aber nicht nur mit dem Beginn, sondern auch mit dem Vorkommen bereits deutlich ausgeprägter Krankheitsbilder in früheren Jahrzehnten als dem 5. in größerem Ausmaß zu rechnen sein, als man bisher anzunehmen geneigt war. Berücksichtigt man das Alter der Fälle mit sog. Osteoporosis circumscripta cranii, die wir heute als Frühstadium der Paget-Erkrankung anerkennen müssen, so beweisen unter 21 Fällen 6 im Alter von 24—40 Jahren (darunter 1 Fall von Kasabach und Dyke 27 Jahre alt, Fall Zaccaria 24 Jahre alt) und 10 aus dem Alter von 44—54 gleichfalls, daß die Erkrankung nicht so selten in ein früheres Alter zu verlegen ist. (Nach Erdheim.)

Die einzelnen Knochen fand Schmorl in folgendem Zahlenverhältnis ergriffen:

1. Kreuzbein	78	56,52%		7. Linker Oberschenkel	21	15,21%
2. Wirbelsäule	69	50,00%		8. Schlüsselbein	18	13,24%
3. Rechter Oberschenkel	43	31,15%		9. Schienbein	11	7,97%
4. Schädel	39	28,26%		10. Rippen	10	7,24%
5. Brustbein	32	23,18%		11. Oberarm	6	4,34%
6. Becken	30	21,73%				

Unter den 69 Fällen von Beteiligung der Wirbelsäule betrug die Verteilung auf die

Lendenwirbelsäule	36	26,09 %
Brustwirbelsäule	23	16,67 %
Halswirbelsäule	10	7,24 %.

Aus diesen Angaben SCHMORLs geht hervor, daß zumindest bei den Leichenuntersuchungen die Wirbelsäule und das Kreuzbein am häufigsten befallen sind, entgegen der Meinung von GEORGE und LEONARD, die diese Lokalisation für sehr selten halten, und der landläufigen Meinung, daß Schädeldach und Schienbein die bevorzugten Örtlichkeiten darstellen. Am häufigsten scheinen die Skeletteile ergriffen, die am meisten funktionell bzw. mechanisch beansprucht sind. Dies geht auch aus der Beteiligung der einzelnen Wirbelsäulenabschnitte hervor. In einem gewissen Gegensatz dazu steht freilich das bisher fast ausschließlich am Schädel beobachtete junge Stadium sowie die seltene Erkrankung der Rippen, doch finden sich auch bei ihnen nach SCHMORL vor allem an den bei der Atmung ausgiebig auf Torsion beanspruchten Brustbeinenden schalenförmige Verknöcherungen von der Bauweise des PAGET-Knochens.

Hinsichtlich der Ausbreitung im Skelet ist die PAGET-Erkrankung nicht als Systemerkrankung, sondern als lokale [LOOSER (1926)], als polyostotische, seltener als monostotische (SCHLESINGER, PHILIPP, BRUNNER, MEYER-BORSTEL) Erkrankung anzusprechen. Oft sind auch nur Teile eines oder mehrerer Knochen befallen (STENHOLM, LOOSER, ERDHEIM u. a.). Auch bei starker Verbreitung ist doch immer der lokale Charakter der Veränderung zu ersehen, und es ist nicht angängig, von einer generalisierten Erkrankung zu sprechen. Die letzten Untersuchungen ERDHEIMs beweisen die von SCHMORL (1932) ausgesprochene Möglichkeit, daß die Erkrankung sich von einem Herd aus allmählich ausbreiten kann.

Es muß aber mit MICHAELIS unentschieden bleiben, ob die seltenen monostotischen Fälle endgültige Zustände oder nur Früherscheinungen der später polyostotischen Erkrankung sind.

Vergesellschaftung mit anderen Skeletveränderungen kommt hin und wieder vor, so mit Osteoporose, die im Hinblick auf das gewöhnlich höhere Lebensalter der Kranken [SCHMORL (a)] oder infolge Bettlägerigkeit, z. B. nach Fraktur (FREUND), nicht verwundern kann, sowie mit Osteomalazie (ERDHEIM). Gelegentlich ist familiäres oder vererbtes Auftreten der Erkrankung berichtet (LUNN und NANCRAZING WHITE, PIC und ROBINSON, CHAUFFARD, KILNER, OETTINGER und AGASSE, BERGER und WALTER u. a.). Inwieweit es sich aber hierbei nicht bloß um ein zufälliges Vorkommen bei mehreren Gliedern einer Familie handelt, muß dahingestellt bleiben. Einzig dastehend ist die Beobachtung HANKEs von PAGET-Erkrankung bei 4 Brüdern.

Krankheitsverlauf.

Der ungemein chronische Verlauf der Erkrankung, die sich meist über Jahre und Jahrzehnte ohne wesentliche Störungen des Allgemeinbefindens erstreckt, bringt es mit sich, daß zuverlässige Angaben über den Beginn des Leidens nicht zu erhalten sind. Die häufig angegebenen „rheumatischen" Schmerzen von wechselnder Stärke, Ausbreitung und Dauer, die den objektiven Knochenveränderungen viele Jahre vorausgehen können, sind auch nicht immer verwertbar, sie können ebensogut auf andere Erkrankungen zu beziehen sein. Gewöhnlich wird erst durch die zunehmende Verdickung und Verkrümmung der Knochen, das Längerwerden einer Extremität, den zunehmenden Schädelumfang, auf den die Kranken meist durch das „Zu-klein-werden" der Hüte aufmerksam werden, zuweilen verbunden mit erhöhtem Wärmegefühl über der erkrankten Gegend, oder auch eine Spontanfraktur die Aufmerksamkeit auf das Leiden gelenkt. Verfärbung und Ulzeration der Haut über den erkrankten Knochen — besonders dem

Schienbein — kann gelegentlich vorkommen. In vorgeschrittenem Zustand und bei Befallensein mehrerer Skeletteile ist das Äußere der Paget-Kranken so kennzeichnend, daß Allgemeineindruck, Haltung und Bewegung oft allein die Diagnose stellen lassen (Frangenheim) (Abb. 1). Bei Kyphosenentwicklung und der durch die Krümmung bedingten Verkürzung der unteren Gliedmaßen wird die Haltung ähnlich der von Menschenaffen (Pozzi), welcher Eindruck durch die gerundeten Schultern und die oft bis zum Knie herabhängenden Arme verstärkt wird. Der große verunstaltete Kopf, der oft tief zwischen die Schultern eingesunken ist, sitzt einer Gestalt auf, die sich unbeholfen fortbewegt, wobei die gekrümmten weitauseinanderstehenden, oft verschieden langen Beine nebeneinander hergeschoben werden. Durch die meist vorhandene Kahlköpfigkeit — auch bei Frauen findet sich oft deutliche Calvities frontalis — erscheint die Stirn noch gewaltiger vergrößert.

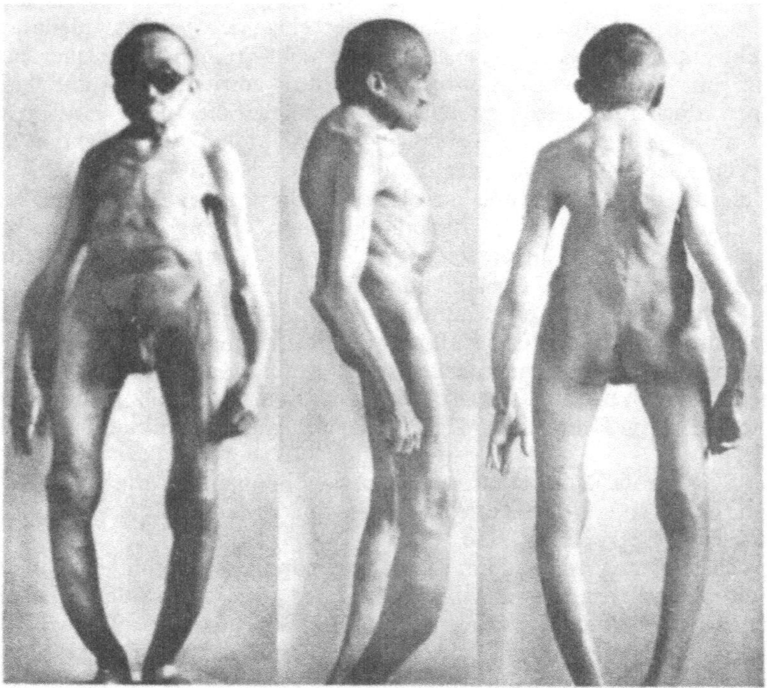

Abb. 1. Ostitis deformans Paget. Polyostotische Form. (Med. Poliklinik Leipzig, Prof. Assmann.)

Die Ohren stehen bei Beteiligung des Schläfebeines bzw. der Schädelbasis scharf vom Kopf ab (M. Koch) bzw. nach hinten gedreht (Schlesinger). Trotz der oft außerordentlichen Verunstaltung ist die Funktion der Glieder meist erhalten, was Latzko als pathognomonisch für die Paget-Erkrankung bezeichnet. Die verdickten, bei Ergriffensein der unteren Gliedmaßen nach vorn und außen gekrümmten Knochen fühlen sich uneben an, die Kanten erscheinen abgerundet. Alle diese Erscheinungen können jeweils in ganz verschiedenem Grad bestehen, die Stärke der subjektiven Beschwerden stimmt aber oft nicht mit dem klinischen und röntgenologischen Befund überein. In Anfangsstadien und bei geringen objektiven Veränderungen kann starke Schmerzhaftigkeit der erkrankten Knochen bestehen, während bei fortgeschrittener Erkrankung und starker Verunstaltung die Schmerzen dauernd oder durch lange Zeit kaum nennenswert sind. Langjährige Pausen im Fortschreiten der Erkrankung kommen vor, auch Stillstand und anscheinend Heilung, allerdings mit Hinterlassung der Verunstaltungen.

Frakturen heilen auch bei höherem Alter der Kranken meist schnell (Schmieden, Seeliger, Eisler, Naville, Loosep, Oberzimmer u. a.). Sie sind in dem mit „Auflockerung" der Knochen einhergehenden Stadium der Erkrankung häufiger als im sklerosierenden, in dem der Knochen sehr widerstandsfähig ist (Looser, Naville).

Es verdient mit Pierre Marie und Léri, Knaggs, Locke, Kay und Mitarbeitern hervorgehoben zu werden, daß bei einem Großteil der Paget-Kranken eine Atherosklerose besonders der Extremitäten wie auch der Kranzgefäße festzustellen ist. PAGET selbst vermerkte in seinem ersten Fall die ausgedehnte atheromatöse und kalkige Degeneration der Arterien der unteren Gliedmaßen. Auch die Temporalarterien sind bei den meisten PAGET-Kranken stark geschlängelt, verdickt und vorspringend. Kardio-vaskuläre Störungen sind so häufig, daß DIEULAFOY sie für einen Teil des Symptomenkomplexes der PAGET-Erkrankung hielt.

Neurologische Erscheinungen sind verhältnismäßig selten, doch werden Kopfschmerzen, Schwindel, Ohrensausen, Gehör- und Sehstörungen selbst bei geringen Schädelveränderungen angegeben. Hochgradige Schädelveränderungen können in dieser Hinsicht symptomlos bleiben, aber auch zu Hirndruckerscheinungen mit Stauungspapille und Diabetes insipidus (SCHOEN) führen.

Im Hinblick auf den Entstehungsmechanismus sind nach SCHÜLLER bzw. STAUDER zwei Gruppen neurologischer Krankheitserscheinungen auseinander zu halten: 1. solche, die durch Veränderungen der Schädelbasis, im besonderen durch „Vermauerung" der Nervenaustrittsstellen bedingt sind und 2. Hirnerscheinungen durch die basilare Impression. Durch Schädigungen der ersten Art kann das Bild eines doppelseitigen Kleinhirnbrückenwinkeltumors bzw. bei gleichzeitigen pyschischen Störungen das eines Stirnhirntumors vorgetäuscht werden.

Die häufigeren Schädigungen einzelner Gehirnnerven entstehen in der Regel durch Veränderungen der ersten Art. Jedoch ist bei den nicht so seltenen Hörstörungen — Schwerhörigkeit bzw. Taubheit (MOLLISON, WEIBEL) — zu berücksichtigen, daß die PAGET-Kranken in einem Alter stehen, in dem auch die Otosklerose nicht selten ist. Gleichgewichtsstörungen, herabgesetzte Labryintherregbarkeit sind neben anderen Symptomen von VAN EEDENS beobachtet.

Sehstörungen, bedingt durch Blutungen in die Netzhaut (PAGET, ROBERTS und COHEN, KAY und Mitarbeiter, KOTLJAREVSKY u. a.), Retinadegeneration (COPPEZ), Chorioideaveränderungen (WATSON, BATTEN, ROBERTS und COHEN, ORMOND), Optikusatrophie (WYLLIE, ZEITLIN. BATTEN, KAY und Mitarbeiter u. a.) wurden teils auf Kompressions-wirkung und Stauung, teils auf Atherosklerose zurückgeführt. Auch Doppelbilder infolge Okulomotoriusschädigung durch Kompression sind bekannt (WYLLIE, KAY und Mitarbeiter). Nystagmus mit Doppelbildern beobachteten KAY und Mitarbeiter.

Die basilare Impression kann zur Drucksteigerung im Schädelinnern mit Kompression des Gehirns und damit zu mannigfachen neurologischen Krankheitsbildern führen (raumbeengender Prozeß in der hinteren Schädelgrube, Kompression der Medulla oblongata, allgemeine Hirndrucksteigerung, Schädigung des Gleichgewichtsapparates, zerebellarer Symptomenkomplex usw.) (SCHOEN, JOHN und STRASSER, SCHÜLLER, GROSS, RIESE, TATERKA, KALNIN u. a.). In manchen Fällen ergibt auch die Liquoruntersuchung ein „Kompressionssyndrom" [STAUDER (a)]. Schwere Hirndrucksteigerungen sind jedoch im allgemeinen selten, da die Erkrankung sehr langsam fortschreitet und eine allmähliche Anpassung an die geänderten Druckverhältnisse möglich ist, andererseits bei dem meist höheren Alter der PAGET-Kranken die senile Atrophie des Gehirns einen gewissen Ausgleich zwischen Hirnvolumen und Schädelhöhle mit sich bringt.

Das Auftreten hochgradiger Hirndruckveränderungen erst in vorgeschrittenen Stadien der Erkrankung, wie sie schon bei Beginn des Leidens bejahrte Kranke vielleicht nicht mehr erleben, mag auch das späte Einsetzen von Psychosen erklären [STAUDER (a)].

Im Hinblick auf Kompressionserscheinungen durch Veränderungen der Schädelbasis sei auch daran erinnert, daß PIERRE MARIE und LÉRI einen Teil der Beschwerden PAGET-Kranker (Seh- und Hörstörungen, Atem-, Herz- und Gefäßstörungen) nicht nur auf die Kompression der Nerven, sondern auch der Gefäße am Schädelgrund beziehen.

Psychische Störungen können nach STAUDER (b) wohl nur dann in Zusammenhang mit der PAGET-Erkrankung gebracht werden, wenn es sich um exogene Zustandsbilder handelt (SMITH, KAUFMANN, KRON, MOYNAN). Es ist bei dem so häufig höheren Alter der Kranken aber auch zu berücksichtigen, daß so manche psychische Störungen auf arteriosklerotischer bzw. seniler Grundlage auftreten. Im übrigen muß hinsichtlich der psychischen Störungen, die als erster VAN EEDEN mit der Raumbeschränkung und Kompression im Schädelinnern in Zusammenhang gebracht hatte, auf die Arbeit von STAUDER (a) verwiesen werden, der in seinen Beobachtungen die psychischen Störungen als Symptome einer allgemeinen Hirndrucksteigerung, als direkte Folgen der Knochendeformierung ansieht. (Vgl. auch die Arbeit von SCHRIJVER mit 4 eigenen und 20 Fällen des Schrifttums, bei denen Psychosen im Verlauf der PAGET-Erkrankung beobachtet worden waren.)

Soferne Erkrankungen des zentralen und auch peripheren Nervensystems nicht in Abhängigkeit von den Knochenveränderungen gebracht werden können, müssen sie als zufällige Kombinationen angesehen werden. Paraplegien, spastische Paralyse, Sensibilitätsstörungen, Inkontinenzerscheinungen durch Rückenmarkskompression infolge Verunstaltung von Wirbeln (BRINTON, WYLLIE, KAY und Mitarbeiter), Nervenschädigungen durch Verengung der Zwischenwirbellöcher (PITRES und VAILLARD) stehen aber auch Erscheinungen

gegenüber, bei denen es nicht unbedingt sicher ist, ob sie auf Kompression oder vaskuläre
Störungen zu beziehen sind, wie vorübergehende Paresen, relative Anästhesie und Analgesie (Kay und Mitarbeiter). Eine spastische Paraparese bestand in einem von Kienböck
und Sereghy beschriebenen Fall infolge Kompressionsbruch des erkrankten 3. Lendenwirbels.

Schwarz berichtet über den sicher seltenen Fall einer Querschnittsläsion im obersten
Halsmark infolge Kompression durch den erkrankten stark vergrößerten Dens epistrophei.

Da von den inneren Organen bei der Paget-Erkrankung nur das Gehirn
in eigentümlicher Weise in Mitleidenschaft gezogen wird, sollen seine Veränderungen an dieser Stelle besprochen werden. Nach Grünthal liegen im Gegensatz
zu den mannigfachen Mitteilungen über klinisch-neurologische Erscheinungen
außer einer makroskopischen Beschreibung M. Kochs keine Untersuchungen
über das Gehirn bei Paget-Erkrankung des Schädels vor. In Kochs Beobachtung erschien das Gehirn außerordentlich niedrig, platt gedrückt, besonders
deutlich die Kleinhirnhälften, deren Dicke bis auf $2^1/_2$ cm verringert war. Die
Stirnlappen waren stark verschmälert, namentlich die basalen Abschnitte entsprechend der Verschmälerung der vorderen Schädelgrube. Die Schläfelappen
erschienen infolge Verdickung des Felsenbeins an ihren medialen Abschnitten
wie ausgehöhlt. Die Brücke war stark abgeplattet, von der unteren Fläche
des Kleinhirns erstreckten sich zapfenförmige Fortsätze in das Foramen occi-
pitale magnum. Das Chiasma der Sehnerven, Hypophyse und Ganglia Gasseri
waren gleichfalls stark plattgedrückt, Sehnerven und übrige Hirnnerven waren
makroskopisch ohne Veränderungen. Die mikroskopische Untersuchung ergab
nach Koch keine erwähnenswerten Besonderheiten.

Dagegen liegt von Grünthal die Untersuchung zweier Gehirne Paget-
Kranker vor; das eine stammt von dem Fall, über den Hanser auf der Pathologentagung 1926 berichtete, das andere von einer Beobachtung, die Stauder (a)
mit Rücksicht auf die psychischen Erscheinungen veröffentlichte. Entsprechend
der Konvexobasie mit starker Abflachung sämtlicher Schädelgruben, der Verbreiterung und Wulstung des Keilbeinkörpers, einer fingerdicken wulstigen
Umrandung des Hinterhauptloches erwiesen sich die Kleinhirnhälften eingedrückt, die Brücke stark abgeplattet. Das Gehirn im ganzen war von oben nach
unten abgeflacht, basal und medial deutlich eingedrückt. Am deutlichsten war
die Druckwirkung am Kleinhirn, das auf etwa die Hälfte der normalen Höhe
zusammengedrückt war. Dabei bestand eine erhebliche Ausweitung der Seiten-
kammern und des 3. Ventrikels. In der zweiten Beobachtung Grünthals war
die Quetschung des Kleinhirns geringer, aber die Ausweitung aller Hirnkammern
erreichte wesentlich stärkere Grade.

Histopathologisch waren die Veränderungen des Kleinhirns bemerkenswert, indem in den am meisten gedrückten Anteilen die Purkinje-Zellen völlig
geschwunden und die Körnerschicht stark gelichtet, die Schicht der Bergmann-
schen Zellen gewuchert war. Dementsprechend fand sich an diesen Stellen in
der Molekularschicht eine deutliche Gliafaserwucherung. Mäßig gequetschte
Stellen wiesen nur einen isolierten, je nach der Stärke der Quetschung mehr
oder weniger vollständigen Ausfall der Purkinje-Zellen auf.

Im Kleinhirnmark zeigte sich nur der Nucleus dentatus verändert. In seinem
basalen Teil war das Band geschrumpft, die Glia gewuchert, die Markscheiden
weitgehend geschwunden, das Markvlies des am weitesten basomedial gelegenen
geschrumpften Bandteiles deutlich gelockert und gelichtet. Diese Faserlichtung,
die Gliawucherung und Schrumpfung bei Erhaltenbleiben der Nervenzellen
dieses Kernanteiles hängt mit dem Ausfall der Purkinje-Zellen der basalen
Hemisphärenanteile zusammen, deren zentrifugale Fasern sekundär degeneriert
sind (Grünthal, S. 669). Das Eigenartige der Veränderung, die trotz der
hochgradigen Zusammenpressung des Kleinhirns sich nur in geringfügigen

Gewebszerstörungen äußert, ist nach GRÜNTHAL das Systemartige, die Beschränkung auf das PURKINJE-Neuron, die elektive zentrifugale Kleinhirnatrophie im Sinne BIELSCHOWSKYS.

Der zweite Fall GRÜNTHALs ergab nur stellenweise ein Fehlen der PURKINJE-Zellen.

Kennzeichnende Stoffwechselstörungen außer einer durchaus nicht regelmäßigen, geringen Erhöhung des Blutkalziums (BARRENSCHEEN und GOLD, SNAPPER) bestehen nicht. KAY und Mitarbeiter geben eine geringe Verminderung des Serumkalziums und eine geringe Erhöhung des Serumphosphors an, während O'REILLY und RACE in ihrer Reihe durchaus normale Werte fanden. Die Kalziumausscheidung kann hoch, normal oder niedrig sein (O'REILLY und RACE). Im Gegensatz zur RECKLINGHAUSENschen Krankheit findet bei der PAGETschen eine mitunter beträchtliche Kalziumretention statt (DA COSTA und Mitarbeiter) bei gleichzeitiger Verminderung im Harn (LOCKE, CUTHBERTSON, LASCH). Der Phosphatasegehalt des Serums kann abhängig von der Schwere der Erkrankung um das 4—20fache erhöht sein (ROBERTS, KAY, O'REILLY und RACE). Der hohe Phosphatasewert hat aber mit Rücksicht auf die Erhöhung auch bei anderen Erkrankungen nur in Verbindung mit Ca- und P-Bestimmungen diagnostischen Wert (JAFFE).

Eine nicht allzu seltene Komplikation der PAGET-Erkrankung ist die Entwicklung eines Sarkoms, dessen Metastasierung dann die Kranken meist innerhalb kurzer Zeit erliegen (s. S. 605).

Gewöhnlich erfolgt der Tod durch Erkrankungen der Atmungs- und Kreislauforgane. Die öfter festgestellte Neigung zu Karzinom dürfte wohl nur im Alter der Kranken ihren Grund haben.

Röntgenbefunde.

Röntgenbefunde junger Stadien der PAGET-Erkrankung sind spärlich, vor allem hinsichtlich der Veränderungen der Röhrenknochen. Vom Schädel dagegen liegt eine größere Reihe von Beobachtungen unter dem Bild der sog. Osteoporosis circumscripta vor, deren Einordnung in das Bild der PAGET-Erkrankung schon von ihren ersten Beschreibern (SCHÜLLER, WEISS, MEYER-BORSTEL) versucht worden war. Die Zugehörigkeit dieser Veränderung zur PAGET-Erkrankung wurde durch mikroskopische Untersuchungen LOOSERs und in weiterer Folge im besonderen die Auffassung als junges Stadium der PAGET-Erkrankung des Schädels durch die vergleichend röntgenologische und mikroskopische Untersuchung eines einschlägigen Falles durch ERDHEIM bewiesen.

Auf Grund dieser Untersuchungen ist es möglich, vor allem zwei Beobachtungen eine bedeutungsvolle Stellung in der röntgenologischen Erscheinungsform der PAGET-Erkrankung zuzuweisen, einem bisher einzig dastehenden Fall von EISLER (1922) und einer Beobachtung von LOOSER, die beide der Osteoporosis circumscripta analoge Veränderungen darbieten.

In EISLERs Fall erfolgte im Bereiche einer Aufhellung des Radius ein Bruch. Während die gleichzeitig gebrochene Ulna in gewöhnlicher Weise heilte, ergriff die Aufhellung in der Folge fast den ganzen Radius, dessen Schatten im Röntgenbild 35 Tage nach der Fraktur beinahe gänzlich verschwunden war. 58 Tage nach der Fraktur war der Schatten wieder gut erkennbar, wenn auch von geringer Dichte. Dabei war der Knochen unregelmäßig und unförmig geworden, eine Unterscheidung zwischen Spongiosa und Corticalis war nicht durchzuführen. Ein Jahr später wies der inzwischen schattendichter gewordene Knochen eine abnorme fleckige Struktur auf, die in der weiteren Folge das Bild des typischen Paget annahm.

EISLER zog aus seiner Beobachtung den Schluß, daß die PAGET-Erkrankung sich zuerst im Röntgenbild an einem diffusen Kalkmangel erkennen läßt, erst später kommen die hypertrophischen und deformierenden Veränderungen zustande.

LOOSER beschrieb der Osteoporosis circumscripta ähnliche Herde, „die sich nur durch eine herdförmige scharf umschriebene Aufhellung des Knochens ohne Verdickung derselben kennzeichnen" (S. 221) als gelegentliches Vorkommnis an einzelnen langen Röhrenknochen bei sonst typischer Ostitis deformans, und

Meyer-Borstel sah an Stelle kalkarmer strukturloser Herde nach Ablauf eines Jahres typische geflechtartige Knochenstruktur auftreten.

Die Frühstadien der Erkrankung am Schädel [bisher etwa 30 Fälle von Schüller (a, b), Weiss, Meyer-Borstel, Schellenberg, Zaccaria, Kasabach und Dyke, Fort und Moreau, Erdheim] unter dem Bild der Osteoporosis circumscripta cranii zeigen meist nur eine herdförmige bzw. flächenhafte gleichmäßige Aufhellung, ein nahezu vollständiges Fehlen des Knochenschattens. Die Abgrenzung gegen die Umgebung erfolgt in scharfer, stellenweise leicht zackiger Linie. In den bisherigen Beobachtungen erreichte die Veränderung Taler- und Handflächengröße und mehr, ja zuweilen war fast das ganze Schädeldach eingenommen. In den angrenzenden Gebieten des gesunden Knochens sind keine Strukturabweichungen. Die veränderten Knochenabschnitte sind lange Zeit nicht verdickt, liegen im Niveau der übrigen Schädelkapsel. Eine Dickenzunahme, wie sie Meyer-Borstel feststellte, geht bereits mit einer — wenn auch geringen — Kalkvermehrung im Herd einher [Weiss (e)]. Die Herde geben beim Beklopfen tympanitischen Schall.

Die Schädeltympanie ist seit Gross, O. Meyer und Vogl bekannt. Bei kleineren Herden bzw. Überlagerung durch Muskelmassen scheint die Tympanie zu fehlen [Weiss (a)].

Nach Weiss können kleine derartige Herde Anlaß zu Verwechslungen mit Myelom oder Geschwulstabsiedelungen geben.

Ob dieses bisher nur als Zufallsbefund entdeckte Stadium auch weiterhin eine Seltenheit sein wird, mag im Hinblick auf die Tatsache dahingestellt bleiben, daß es vor wenigen Jahren noch ganz unbekannt war, andererseits Kasabach und Dyke in 3 Jahren 12 Fälle sammeln konnten.

Hatte schon Schüller vermutet, daß es sich bei der Osteoporosis circumscripta um einen der Paget-Erkrankung nahestehenden Vorgang handle, so schien Weiss (a) diese Annahme durch das gleichzeitige Bestehen typischer Paget-Veränderungen an anderen Skeletteilen gesichert. Gleichzeitiges Vorkommen von Paget-Veränderungen im übrigen Skelet fanden auch Meyer-Borstel, Kasabach und Dyke. Weiss (a, b) sah diese flächenhaften Umbaugebiete für eine verhältnismäßig seltene anatomische Ersheinungsform, für eine nicht obligate Übergangsphase an, die zwar auch durch lange Zeit (in einem Fall 3 Jahre) bestehen kann. Der sichere Beweis für die angenommene Zugehörigkeit zur Paget-Erkrankung schien Weiss (b) durch den fließenden Übergang der Veränderungen der Osteoporosis circumscripta und der Ostitis deformans in ihrer bekannten Erscheinungsform an einem und demselben Schädel gegeben (Abb. 2) sowie durch Kontrolluntersuchungen, die im Verlaufe von 5 Jahren den allmählichen Übergang der sog. Osteoporosis circumscripta in die typische Paget-Struktur zeigten [Weiss (e)]. Meyer-Borstel glaubte — wie wir heute sagen müssen, mit Recht — ein Frühsymptom der Paget-Erkrankung und zwar ein regelmäßiges vor sich zu haben. Seine Ansicht, daß auch für das übrige Skelet ein analoges Frühstadium bestehe, wird von Erdheim abgelehnt, der sich auch noch nicht entschließen kann, dieses Frühstadium für das Schädeldach als unbedingt regelmäßig anzusehen. In seiner letzten Arbeit (e) spricht sich auch Weiss dahin aus, daß die Osteoporosis circumscripta wohl am Schädel eine obligate Entwicklungsphase der Ostitis deformans Paget darstellen dürfte, dagegen nicht am statisch hoch beanspruchten, funktionstüchtigen übrigen Skelet.

Die Weiterentwicklung des bisher als Osteoporosis circumscripta bezeichneten jungen Paget bringt das Auftreten von Verdichtungsstellen in wechselnder Menge innerhalb des noch scharf begrenzten Aufhellungsherdes, den Übergang in das bekannte Paget-Bild, etwa derart, daß die ältesten zentralen Anteile auch schon röntgenologisch das typische Paget-Bild zeigen (Erdheim). Die

Aufhellung kommt dadurch zustande, daß im Erkrankungsherd die Tafeln stark
verdünnt sind bzw. ganz fehlen und die Diploe eine verminderte Schattendichte
ihrer Tela ossea besitzt (geringerer Verkalkungsgrad des Knochengewebes im
Erkrankungsherd). Nach ERDHEIM ist das Bild dieses vorerst bloß herdförmigen
Paget vollständig, wenn der Knochen auch schon verdickt ist. Einzelne der
als Osteoporosis circumscripta beschriebenen Fälle bieten dieses Bild dar.

ERDHEIM weist auf die Möglichkeit der Verwechslung eines derartigen
Stadiums mit dem porotischen Typ der PAGET-Erkrankung (PINES) hin, bei

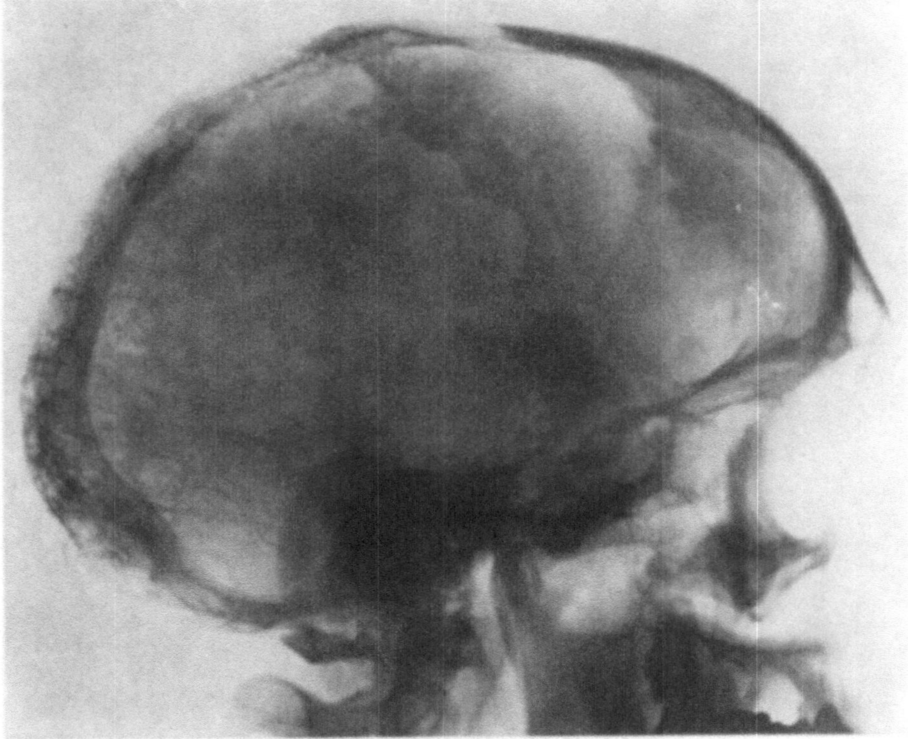

Abb. 2. Kalkarmes Umbaufeld („Osteoporosis circumscripta cranii") im Bereich des Stirn- bzw. Scheitelbeins
bei Ostitis deformans PAGET. Hintere Scheitelbeinanteile sowie Hinterhauptbein mit dem vollentwickelten
Bild der Ostitis deformans. [Nach WEISS (b).]

dem in stark aufgehellten Knochen „ein besonders buntes Durcheinander
verschieden starker Aufhellungs- und Verdichtungsherde liegt, unter den
letzteren zwei schon radiologisch erkennbare Arten von histologisch gänzlich verschiedener Bedeutung, die rundlichen Skleroseherde und die konkav
buchtigen Zwickel" (Reste des ursprünglichen Knochens) (S. 31). Die Notwendigkeit, diese beiden Bilder auseinander zu halten, ergibt sich daraus, daß
das erste „ein Entwicklungsstadium des gewöhnlichen Paget ist, das letztere
aber ein alter Paget, aber von abweichender Art" (S. 31—32). Die mangelnde
Auseinanderhaltung dieser beiden Formen erschwert nach ERDHEIM die sichere
Entscheidung über manche als Osteoporosis circumscripta beschriebenen Fälle
(vgl. darüber ERDHEIM S. 32 und 33).

Mit Rücksicht auf die bisher verwendete Bezeichnung Osteoporosis circumscripta betont ERDHEIM, daß dem typischen Bild des Paget radiologisch keine
Porose vorangeht und das, was man als solche auffaßte, schon fertiger Paget

in jungem Stadium ist. Die Porose aber wird dadurch vorgetäuscht, daß die zum histologisch typischen Paget-Bild umgebaute Diploe zwar verkalkt, verdichtet ist, aber infolge einer doch unvollkommenen Verkalkung einen helleren Schatten gibt. Ein zweiter Grund für die Aufhellung ist das Fehlen der kompakten Tafeln. Gegenüber dem Lebendbild zeigt das Röntgenbild des Leichenschädels vermöge günstigerer Untersuchungsbedingungen auch im aufgehellten

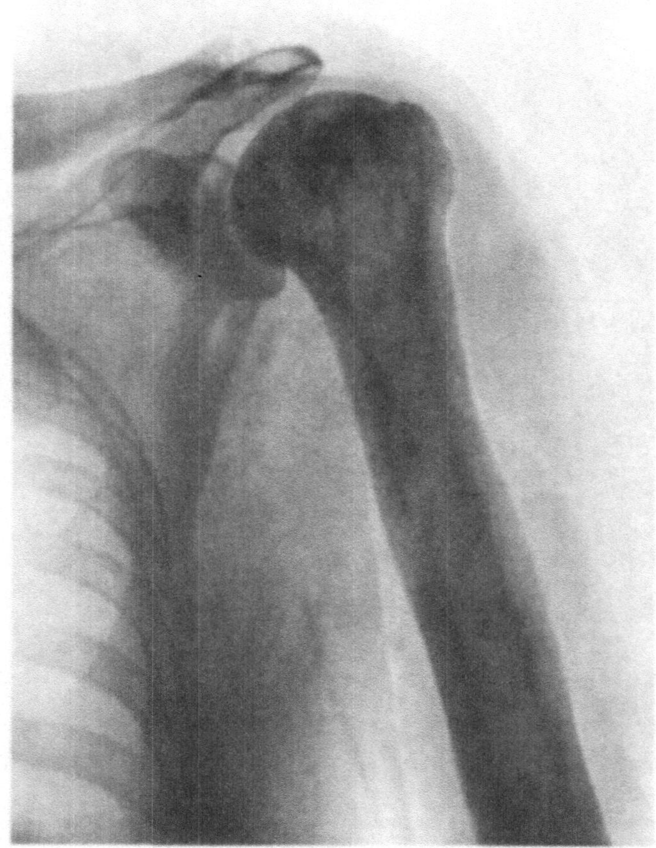

Abb. 3. Röntgenbild des Humerus bei Paget-Erkrankung. Verplumpung und Verdickung des Knochens, wellige Kontur, weite Markhöhle. Lebendbild. (Med. Klinik Innsbruck, Prof. Steyrer.)

Gebiet eine verdichtete Diploestruktur. Weiss gibt in seiner letzten Arbeit (e) den das Wesen des Vorganges nicht treffenden Ausdruck „Osteoporosis circumscripta" zugunsten der Benennung „kalkloses bzw. kalkarmes Umbaufeld" auf.

Durch allmähliche Verdickung des Knochens, ungleichmäßige Vermehrung der Dichte, die sich örtlich bis zur Eburneation steigern kann, ergibt sich trotz des Weiterbestehens der beiden vorhin angeführten Umstände jenes Röntgenbild, auf Grund dessen bisher die Diagnose Paget gestellt wurde (Erdheim S. 37).

Weiter vorgeschrittene Stadien an Röhrenknochen, zum Teil auch an platten Knochen bieten das Bild, das bisher als kennzeichnend für die Paget-Erkrankung angesehen wurde, und dessen wichtigste Merkmale die mehr oder weniger starke Verdickung, Verplumpung und auch Verbiegung der Knochen im Erkrankungsbereich sind (Schmorl und Junghanns, Kienböck, Looser)

(Abb. 3, 4). Dazu kommt der Verlust der normalen Struktur und deren Ersatz durch eine neue, pathologische. Die Grenze zwischen erkrankten und unveränderten Knochenabschnitten ist entweder fließend, unscharf oder in Form einer buchtigen, gegen den gesunden Anteil konvexen Linie (Abb. 5).

Nimmt man als einen Gradmesser für das Fortschreiten der Erkrankung die Verunstaltung, die sich anfänglich mehr in einem Überschreiten der ursprünglichen Dimensionen des Knochens als in gröberen Verbiegungen äußert, so lassen sich zwei schärfer trennbare Stadien unterscheiden. Im ersten besteht eine auffällige Auflockerung des Knochens, das Bild einer „hyperostotischen Porose", in dem an Stelle der kompakten Rinde eine solche aus verhältnismäßig weit auseinander liegenden leicht welligen Zügen tritt, zwischen denen schattenarme Gebiete ohne deutliche Struktur liegen. Der Knochen gewinnt dadurch ein schleierartiges Aussehen (LASSÈRE), ist besonders durchsichtig.

Zuweilen ist deutlich zu erkennen, wie sich die kompakte Rinde gleichsam in mehrere, der Längsachse des Knochens parallele Strähnen auflöst, von denen einzelne, die dicker sind, ungefähr die Fortsetzung der ursprünglichen Begrenzung gegen das Periost bzw. die Markhöhle andeuten. Die Konturen des Knochens haben in diesem Stadium vielfach schon an Schärfe verloren und zeigen einen wellig buckeligen Verlauf (Abb. 5). Auch die spongiösen Teile zeigen eine ähnliche Lockerung bzw. das Hervortreten einzelner verstärkter Züge, durch deren weitmaschige Anordnung da und dort der Eindruck kleinerer oder größerer Zysten erweckt werden kann (LOOSER, FREUND u. a.).

Ein zweites, späteres Stadium ergibt das Bild einer „hyperostotischen Sklerose" (Abb. 6), die unter Umständen in eine fast metalldichte Verschattung übergehen kann. So wie in den früheren Stadien ist fast durchwegs eine funktionelle Struktur unverkennbar, ja oft sehr deutlich ausgeprägt. Der Ausdruck Sklerose mag aber dahin verstanden werden, daß nicht immer ein nicht weiter aufzulösender homogener Schatten vorliegt, sondern daß z. B. in der umgebauten Rinde die schattendichten Bälkchen erheblich verbreitert sind. Es ist in diesen Stadien an der verbreiterten Rinde eine gewisse Lockerung der Struktur feststellbar derart, daß die Rinde aufgeblättert erscheint und aus überwiegend längs verlaufenden verdickten Bälkchen besteht, die schmale längliche Lücken umschließen.

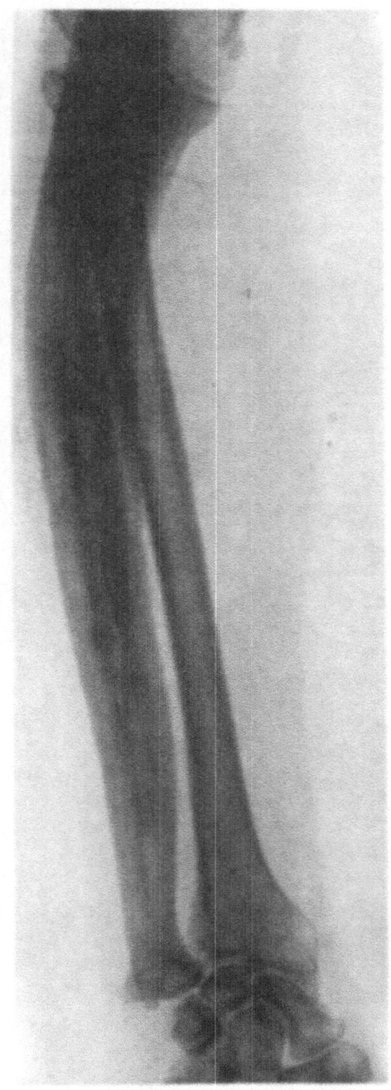

Abb. 4. Röntgenbild der Unterarmknochen bei PAGET-Erkrankung. Verdickung und Verkrümmung der Elle, deren Rinde aufgeblättert ist. Lebendbild. (Med. Klinik Innsbruck, Prof. STEYRER.)

Durch die viel dichtere Anordnung der Bälkchen und ihre nicht ganz gleichmäßige Dicke, durch den Wechsel von Gebieten, die noch eine deutlich

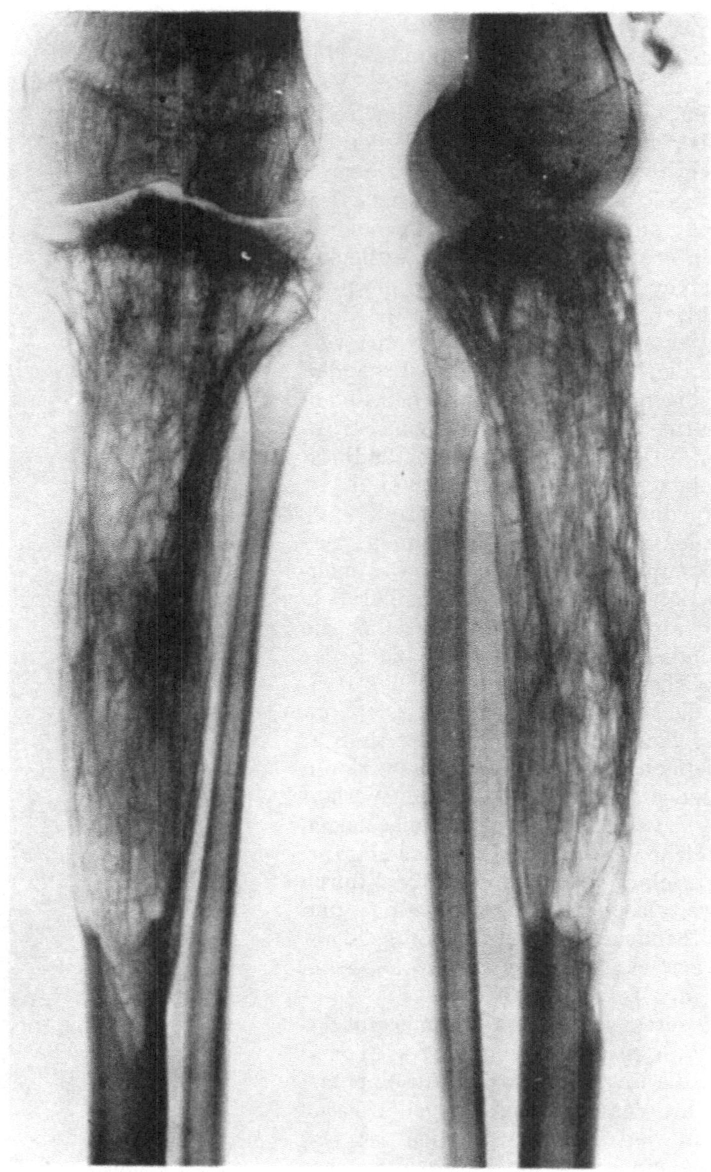

Abb. 5. Röntgenbild eines teilweise erkrankten Schienbeins. Der durchsichtige Knochen von grobsträhniger Struktur, zwischen den schattendichten Strähnen große Gebiete von sehr geringer Schattendichte. Scharfe Grenze gegen den gesunden Schaftteil. 68 Jahre alter Mann. (Röntgeninstitut der chirurgischen Klinik Innsbruck, Dr. Ruckensteiner.)

auflösbare Struktur besitzen, und solchen, die eine fast homogene Verschattung geben, erhält der Knochen ein fleckiges, wolkiges Aussehen. Dieser Eindruck wird verstärkt in den periostnahen Gebieten, soferne kein Stillstand der Erkrankung mit weitgehender Glättung der Oberfläche und Ausbildung einer schattendichten Randschichte eingetreten ist, sowie in der an die Markhöhle grenzenden Spongiosa. Auch im sklerotischen Stadium ist die Schattendichte vielfach keine gleichmäßige, was mit der Natur der Erkrankung und ihrem örtlichen Schwankungen unterworfenen Fortschreiten oder Ruhen zusammenhängt.

In diesen schärfer auseinander haltbaren Formen ist das röntgenologische Bild der Ostitis deformans aber nicht erschöpft. Häufig entspricht das Bild einem Übergangsstadium, das sich in dem einen Knochen mehr dem des porotischen,

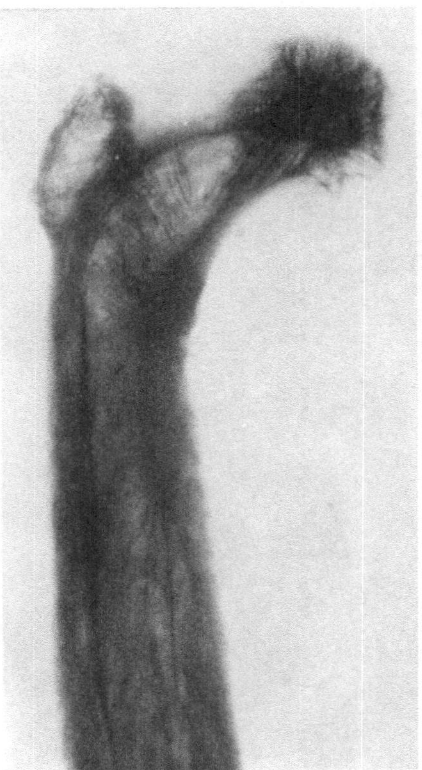 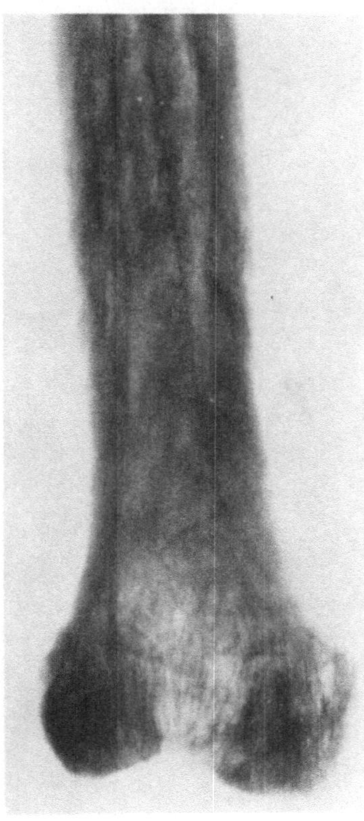

Obere Hälfte   Untere Hälfte

Abb. 6. Röntgenbild des Oberschenkelknochens bei PAGET-Erkrankung. Mächtige Verdickung des Knochens, strähnige, z. T. sklerosierte Rinde. Unebene Oberfläche. Gelenkenden nur gering ergriffen.

in dem anderen mehr dem des sklerosierenden Typus nähert oder auch beide Entwicklungsstufen nebeneinander zur Ansicht bringt, wie ja auch infolge des gleichzeitigen Bestehens von Anfangs-, floriden und Abheilungsstadien an verschiedenen Skeletteilen das Gesamtbild sehr wechselvoll sein kann.

Erwähnt sei, daß nach Befunden LOOSERs sich die Auflockerung des Knochens aus einer früheren homogenen Verdichtung entwickeln kann, und auch POLGAR beschreibt die Osteosklerose der Beckenknochen als frühes Stadium der Ostitis deformans. Doch mag bei diesen Beobachtungen bedacht werden, ob ein solcher Vorgang mangels genauer Kenntnis des tatsächlichen Beginns der Erkrankung wirklich den Anfangsstadien entspricht.

Als bemerkenswerte Einzelheiten der verschiedenen Skeletteile sind zu erwähnen, wobei aber bemerkt werden muß, daß sich die Schilderung auf die geläufigen vorgeschrittenen Stadien gründet:

An der Wirbelsäule (Schmorl und Junghanns, Hallermann, Sváb) ist bei allen Verschiedenheiten auf den ersten Blick doch das Gemeinsame die Vergröberung der Bälkchenzeichnung, wodurch sich die erkrankten Wirbel gegenüber den normalen mit feinliniger regelmäßiger Spongiosazeichnung deutlich abheben. Auffallend und kennzeichnend ist dabei eine oft rahmenartige Anordnung der verdickten Bälkchen an der Umgrenzung der Wirbelkörper. Nach Schmorl und Junghanns liegt dieser Erscheinung die Neubildung zahlreicher, aber nicht völlig verkalkter Bälkchen an den besonders

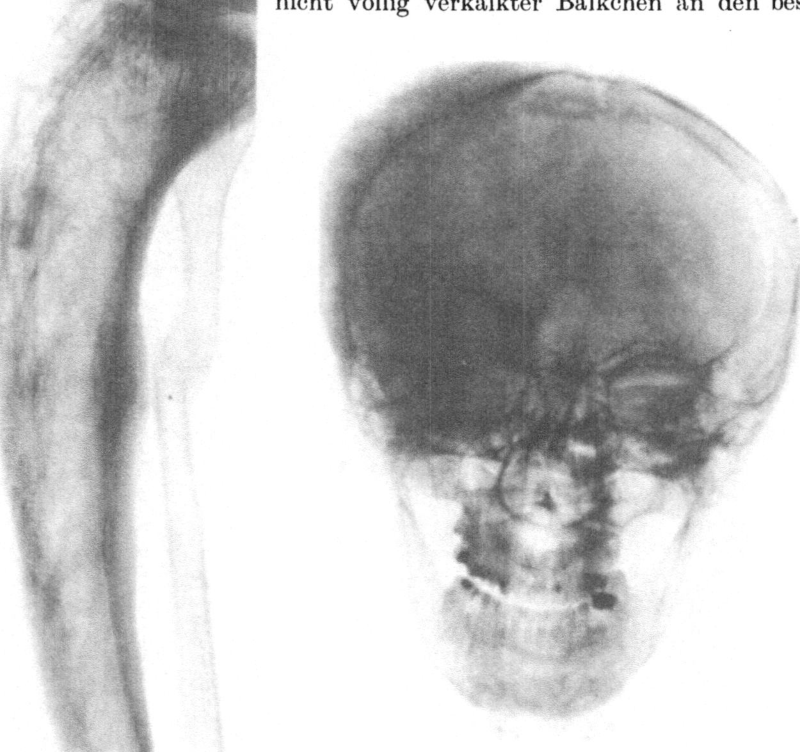

Abb. 7.   Abb. 8.

Abb. 7. Ostitis deformans des Schienbeins mit starker Verkrümmung des Knochens. In der vorderen Kortikalis drei quere Fissuren. 65 Jahre alter Mann (Nebenbefund: geheilte Fibulafraktur). [Nach Looser (f), Abb. 7.]

Abb. 8. Röntgenbild eines halbseitig erkrankten Paget-Schädels. 26 Jahre alte Frau. (Beobachtung von Dozent Barthels-Breslau.)

belasteten Wirbelkörperoberflächen zugrunde. Es kann die Erkrankung sich auch in einer völlig einheitlichen, über den ganzen Wirbelkörper verbreiteten Verdickung der Bälkchen zeigen, wobei die betreffenden Wirbel und auch oft sämtliche Fortsätze derselben sklerosiert erscheinen. Schmorl und Junghanns meinen, daß derartige Fälle irrtümlich als isolierte Marmorerkrankung angesehen werden könnten. Auch Bársony und Schulhof beschreiben das Vorkommen von Elfenbeinwirbeln bei Pagetscher Erkrankung. Als eine dritte Art der Wirbelveränderung ist das umschriebene Befallensein einzelner Wirbelteile zu nennen. Diese verschiedenen Formen der Veränderungen können gleichzeitig an ein und derselben Wirbelsäule bestehen. Durch Verdickung der Bogenwurzeln, die zur Abflachung oder Verschwinden der Einschnitte an denselben führt, können die Zwischenwirbellöcher eine Verkleinerung erfahren.

Die typischen Strukturabänderungen weisen auch etwa bestehende Randwulstbildungen einer Spondylitis deformans auf, längs derer nach SCHMORL und JUNGHANNS das Fortschreiten der Erkrankung von einem Wirbel auf den benachbarten zu beobachten ist. Als Ausdruck der geringen Festigkeit des

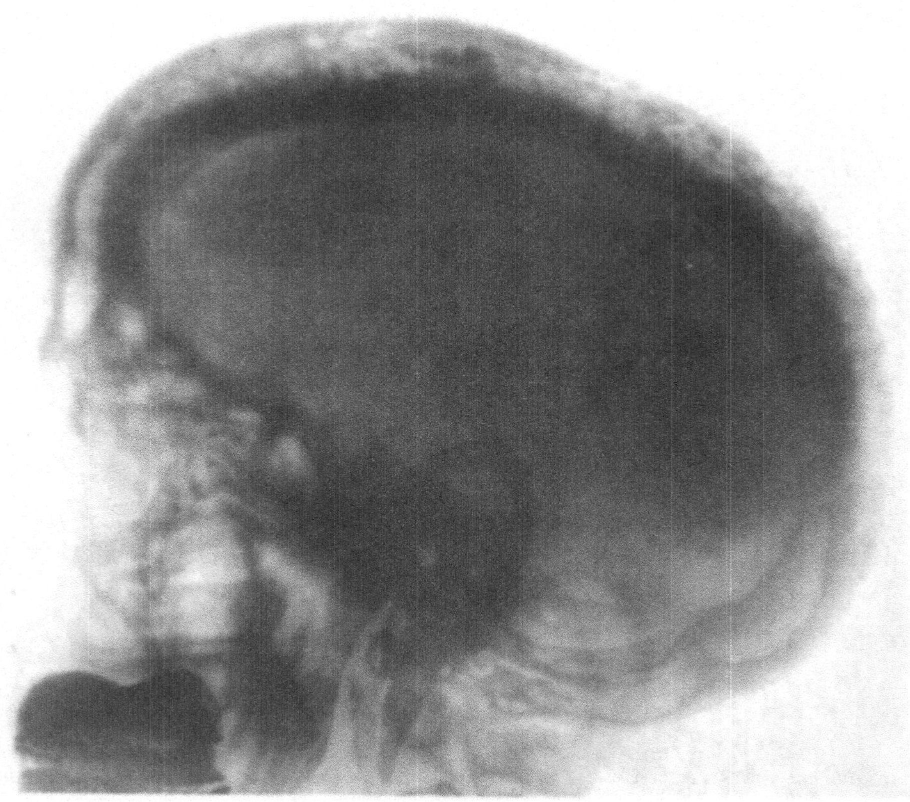

Abb. 9. Röntgenbild des Schädels bei PAGET-Erkrankung. Wolkige Struktur des hochgradig verdickten Knochens. Lebendbild. (Med. Klinik Innsbruck, Prof. STEYRER.)

PAGET-Knochens erhalten die Wirbelkörper unter dem Druck der Bandscheiben oft Fischwirbelform.

Auch Verknöcherungsherde in den Zwischenwirbelscheiben erweisen sich nicht selten nach PAGET-Typus gebaut, desgleichen der Callus nach Wirbelfrakturen wie ja auch der nach Brüchen langer Röhrenknochen (OBERZIMMER).

An den Röhrenknochen ist die Kortikalis vom Markraume oft nicht deutlich abgrenzbar, ja auch oft keine eigentliche Rinde wahrzunehmen, da die Spongiosazeichnung die äußere Knochengrenze erreicht. Die Oberfläche erscheint leicht wellig. Die erkrankte Tibia ist fast regelmäßig nach vorne gekrümmt, verlängert, die meist unveränderte Fibula spannt sich wie die Sehne eines Bogens zwischen die beiden Tibiaenden. Ähnliche Verhältnisse bestehen oft an den Unterarmknochen, wenn nur einer von ihnen von der Erkrankung befallen ist.

Namentlich an den Röhrenknochen ist die Beteiligung des Periostes an der Verdickung nicht selten dadurch deutlich zu erkennen, daß sich die ursprüngliche Kortikalisgrenze noch als schärfer hervortretender Streifen abhebt. Vielfach scheinen aber die umgebaute Kortikalis und die periostalen Knochenbildungen gleichmäßig längs gestreift, so daß eine Unterscheidung nicht mehr möglich ist.

An der konvexen Seite trifft man oft spaltförmige Aufhellungen (Schmorl), selten an der konkaven (Salinger), die unvollständigen Querbrücken des

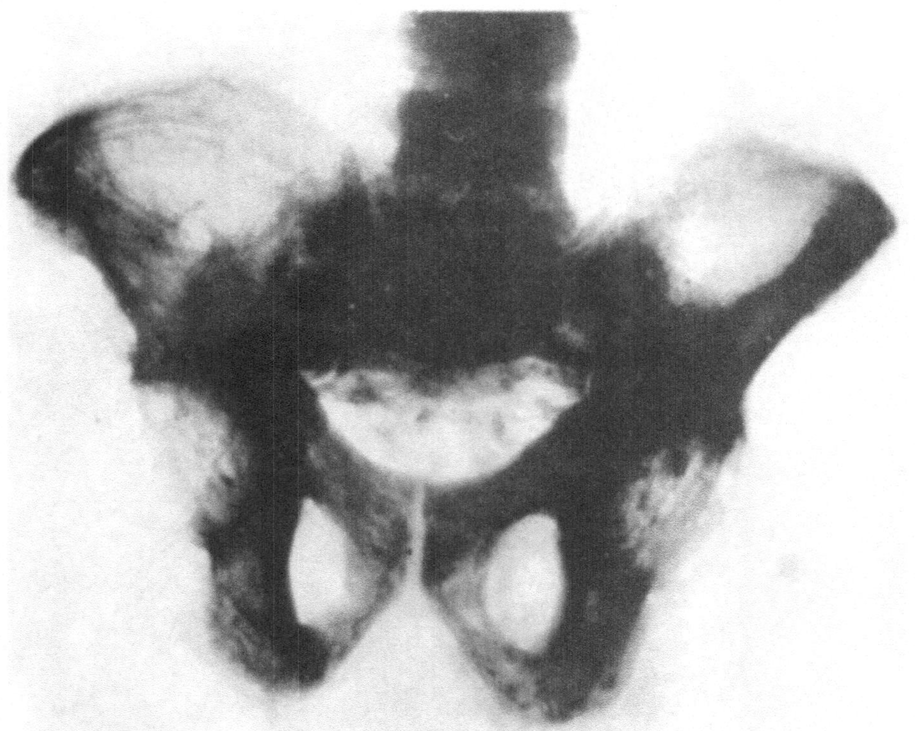

Abb. 10. Röntgenbild des Beckens bei Paget-Erkrankung. Fleckige grobsträhnige Zeichnung, namentlich in den Sitz- und Schambeinen. Leichte Kartenherzform und Asymmetrie des Beckens.

Knochens entsprechen. Sie liegen manchmal in größerer Zahl in Abständen übereinander (Abb. 7).

Frakturen, die bei der herabgesetzten Festigkeit des Paget-Knochens nicht selten auftreten, auch als Spontanfrakturen, viel häufiger (Naville, Woytek, Kraas, Looser) als bisher (Thibierge, Lewin, Schuchardt, Packard, Steele und Kirkbride u. a.) angenommen, sind fast immer Querbrüche ohne größere Unebenheiten der Bruchfläche und ohne Splitterung, Sporn- und Zackenbildung [Looser (1926)]. Nach Looser erinnert die Bruchfläche an die einer entzweigebrochenen, geschälten Banane. Femur und Tibia erleiden am häufigsten Brüche.

Das Schädeldach ist verdickt, häufig sogar sehr beträchtlich, entweder in allen Teilen gleichmäßig oder mit Bevorzugung einer Seite, ja direkt halbseitige Beteiligung wird beobachtet (Abb. 8). Die Struktur ist feinporig oder verwaschen, grobfleckig, oft mit eigenartigem Wechsel unregelmäßiger oder auch recht scharf begrenzter rundlich-ovaler Verdichtungen und Aufhellungen.

Diese Fleckung ist nicht selten in der mittleren Schichte des Schädeldaches gegenüber der gleichmäßigen Außen- und Innenschicht besonders ausgeprägt (Abb. 9). Es kann aber auch die äußere Begrenzung des Schädeldaches kaum darstellbar sein, indem sich Struktur und Schattendichte gegen die weiche Schädeldecke zu allmählich verlieren. Späte Stadien zeigen nach LOOSER eine gleichmäßig feinporige, zuweilen dichte homogene Struktur.

Zu beachten ist, daß die Schädelveränderungen bei entsprechender Ausdehnung mitunter große Ähnlichkeit mit denen bei RECKLINGHAUSENscher Krankheit haben können, so daß eine röntgenologische Differentialdiagnose auf Grund des Schädelbefundes allein nicht immer zu stellen ist. Das gleiche gilt vom Röntgenbild der Röhrenknochen in bezug auf die Unterscheidung gegenüber der Syphilis, da auch Weite bzw. Enge der Markhöhle oder Periostbeteiligung nicht ausschlaggebend sind.

Für die manchmal schwierige Differentialdiagnose gegen das osteoplastische Karzinom scheinen CANIGNIANI die oft vorhandenen schichtweisen kalkarmen Knochenneubildungen bei der PAGET-Erkrankung wichtig. Solche werden beim osteoplastischen Karzinom nicht beobachtet. Auch die mehr funktionell gerichtete Struktur beim PAGET ist gegenüber der verschwommenen beim Karzinom zu beachten, doch ist dieses Merkmal nicht immer zuverlsäsig.

Anatomische Befunde.

Die Veränderungen der Knochen sind außerordentlich verschiedenartig, und die Möglichkeit der Kombination einzelner Erscheinungsformen geht ins Unendliche. THIBIERGE sagt ganz richtig: „Man zergliedere die Gesamtbeschreibung, man teile sie in so viel Fragmente, als es Knochen gibt, die befallen werden können, und dann setze man mit der größten Verschiedenartigkeit die so erhaltenen Elemente zusammen, und man erhält auf diese Weise eine Menge kleiner Bilder, die die verschiedenen Modalitäten der Ostitis deformans zeigen" (MARIE und LÉRI, S. 481).

Es stehen der Darlegung der makroskopischen Befunde nicht geringere Schwierigkeiten entgegen als der des Röntgenbildes, da es auch noch an der Kenntnis einer lückenlosen Entwicklungsreihe der Veränderungen mangelt. Das meiste, was wir über das grobanatomische Verhalten der Knochen wissen, gründet sich auf die Kenntnis verhältnismäßig vorgeschrittener und alter Fälle.

Nichtsdestoweniger soll aber doch der Versuch unternommen werden, in groben Umrissen ein Bild der Erscheinungsform der PAGET-Erkrankung zu geben, dem einerseits eine Einteilung in Stadien von KNAGGS zugrunde gelegt ist, andererseits die erst in letzter Zeit genauer untersuchten Frühstadien eingeordnet werden.

Frühstadien sind, soweit sie schon äußerlich erkennbar waren, bisher nur am Schädel bekannt geworden. Nach ERDHEIM ist das junge Stadium der PAGET-Erkrankung aus folgenden Merkmalen zu diagnostizieren: „Ein scharf begrenzter rotvioletter Herd am Schädeldach bei unveränderter Dicke und auf der blutreichen Sägefläche die Tafeln fehlend und die ganze Knochendicke von einer dichten Spongiosa eingenommen" (S. 37). Die bläulich-rote Färbung rührt daher, daß das blutreiche Mark nicht mehr durch die Tafeln verdeckt wird. Mit dem weitgehenden Verlust der Geschlossenheit der Tafeln erweist sich der Knochen im Erkrankungsbereich sowohl an der perikranialen als auch an der duralen Seite von zahlreichen, mehr oder weniger dicht stehenden kleinen Lücken eingenommen und sieht wie wurmstichig bzw. siebartig durchbrochen aus. An der Innenseite haben die Herde meist größere Ausdehnung als an der äußeren.

Bereits in diesem Stadium, das ja schon eine längere Entwicklung voraussetzt, zeigt sich, noch bevor die ursprünglichen Dimensionen des Schädeldaches überschritten sind, der charakteristische Bau des Paget-Schädels, der sich in seinen Grundzügen auch durch die späteren Stadien hindurch erhält: der Verlust der typischen Schichtung, das Verschwinden der äußeren und inneren Tafel, der Ersatz der grobporigen Diploestruktur durch eine feinporige, die die ganze Dicke des Schädeldaches einnimmt. Die Flächeneinheit enthält viel mehr Knochengewebe als in gesundem Zustand, Knochen und Mark halten sich der Menge nach die Waage, ja es kann das Mengenverhältnis sogar zugunsten des Knochengewebes verschoben sein, selbst wenn man von einzelnen Skleroseherden absieht, die auch schon in diesen im allgemeinen noch recht jungen Fällen zu beobachten sind.

In spongiösen Skeletteilen sind beginnende Krankheitsherde nach Schmorl (e) leicht festzustellen, soferne die Spongiosabälkchen sonst annähernd die gleiche Dicke besitzen. Eine leichte Verdickung der Bälkchen, ein eigentümlicher matter, weißer Glanz und eine gezähnelte Oberfläche läßt die Bälkchen als krankhaft verändert erkennen. In der Spongiosa der Wirbelkörper, des Kreuzbeins, des Beckens und des Brustbeins treten solche Herde deutlich hervor, während in den epiphysären Enden der Röhrenknochen die Diagnose nach Schmorl (e) nie mit Sicherheit zu stellen ist. Auch wenig vorgeschrittene Herde in der Kompakta der Röhrenknochen entziehen sich der Erkennung mit freiem Auge [Schmorl (e), S. 697].

Für die weiter vorgeschrittenen Stadien gelten die Kennzeichen, die gewöhnlich als Eigentümlichkeiten des Paget-Knochens angegeben werden. Doch ist zu berücksichtigen, daß doch manche Unterschiede bestehen, beispielsweise zwischen Schädeldach und Röhrenknochen, zwischen statisch-mechanisch beanspruchten Knochen und solchen, an denen derartige Einwirkungen weniger stark zur Geltung kommen.

Die auffälligste Erscheinung ist die Volumenszunahme des Knochens, die Verdickung, von der der Knochen teilweise oder zur Gänze betroffen ist (Abb. 11, 12). Weiterhin zeigen sich Verbiegungen, die bei geringen Graden an den von den Weichteilen bedeckten Gliedern oft kaum auffallen, dann aber so ausgeprägt sein können, daß aus ihnen allein die Diagnose fast mit Sicherheit zu stellen ist wie aus der in der Richtung von vorne nach hinten verkrümmten, mächtig verdickten Tubia, deren Bogen durch die Fibula abgespannt ist. Zuweilen tritt auch eine nicht unerhebliche Verlängerung der Knochen ein.

Trotz der Verdickung ist das Gewicht der Knochen meist geringer als das eines Vergleichsstückes, bzw. wird ein höheres Gewicht durch die Volumenszunahme vorgetäuscht. Die Auflockerung der Struktur und der geringere Kalkgehalt des während der Erkrankung gebildeten Knochengewebes verursachen diese Erscheinung. Kommt es zu einem Stillstand der Erkrankung bzw. zu ausgedehnter Sklerosierung, dann kann sich eine Gewichtszunahme ergeben. Im floriden Stadium der Erkrankung ist die Festigkeit der Knochen herabgesetzt (infolge der Strukturänderung und des geringeren Kalkgehaltes), sie sind leichter zerbrechlich und verhältnismäßig leicht schneid- bzw. sägbar. Vom statischen Gesichtspunkt betrachtet ist die gewaltige Expansion des Knochens nur ein Zeichen der Schwäche, der sinnfällige Ausdruck der Minderwertigkeit. Die „Hypertrophie" ist nicht imstande, größere Festigkeit zu gewährleisten (Lehner).

Die Oberfläche der meist unregelmäßig flach buckeligen Knochen weist zahlreiche feine Poren und trichterförmige Einsenkungen für die Gefäße auf. Je nach dem augenblicklichen Fortschreiten oder Stillstand der Erkrankung kann die Oberfläche dabei mit moosartigen, dichtstehenden zarten osteophytenartigen Knochenbildungen besetzt sein, so daß große Ähnlichkeit mit dem Bild einer ossifizierenden Periostitis besteht, oder mit verschieden großen geglätteten Höckern und Wülsten, deren Aussehen an erstarrte Lava erinnert.

Das Periost haftet meist fest an der Oberfläche, ist blutreich, im floriden Stadium gelingt die Ablösung oft nur unter Herausreißen von Bruchstücken der zart spongiösen Randschichten.

Das ganze Gefüge des Knochens ist bimssteinartig, wie es der schon in den Frühstadien ausgeprägten Strukturabänderung entspricht. Inmitten gleichmäßiger feinporiger Gebiete finden sich aber oft stark zerklüftete Stellen — manchmal ist die ganze mittlere Schicht des Schädeldaches derart beschaffen — wie auch verschieden große Inseln sehr harten, elfenbeinartigen Knochengewebes.

Die Rinde der Röhrenknochen ist streifig aufgeblättert, verbreitert, ungleichmäßig dick, die Bälkchen zu unregelmäßigen Maschen geordnet oder in späteren Stadien in ziemlich gleichmäßigen parallelen Zügen, die lange spaltförmige Markräume zwischen sich schließen. Die Bälkchen sind dabei breiter als die normalen Spongiosabälkchen und ausgesprochen funktionell gerichtet. Die deutliche Schichtung in Rinde und Spongiosa ist vielfach verloren gegangen, bisweilen sind aber zwei Zonen unterscheidbar, eine äußere zart spongiöse osteophytähnliche und eine innere, mehr kompakte oder

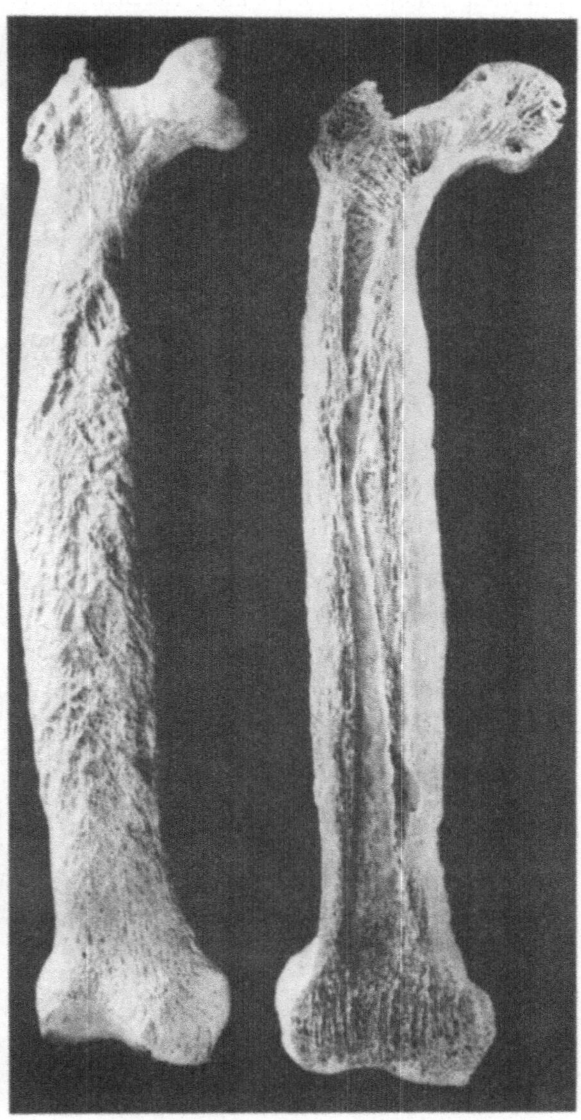

Abb. 11. Rechter Oberschenkel bei PAGET-Erkrankung mit weitgehender Sklerosierung der Rinde. Die Schatten an den Gelenkenden durch die starke Krümmung des Knochens nach vorn bedingt. (Path. Institut Innsbruck, 20474/57, 73 Jahre alter Mann.)

blätterige. In älteren Stadien zeigt sich aber oft eine umgekehrte Reihenfolge der Schichten, indem der aufgeblätterte parallelstreifige, sklerotische Rindenmantel eine Zone ungleichmäßiger in Menge und Dicke verschiedener Trabekel oder moos- und tropfsteinähnlicher Knochenbildungen umgibt, die gegen die ungleich weite Markhöhle durch muldig gebuchtete papierdünne

Knochenschalen abgegrenzt ist (Abb. 13).   Da diese Schalen die Markhöhle nicht in ihrer ganzen Ausdehnung begrenzen, senken sich zwischen die Trabekel oft tiefe zystenartige Hohlräume ein. Diese Schicht kann ebenso breit sein wie die sklerotische Schaftrinde und aus einem feinen Netzwerk von Bälkchen bestehen, die in ihrer Zartheit an die Sehnenfäden der Herzen erinnern und oft eine horizontale Anordnung zeigen (Knaggs).

Ausnahmsweise kann es auch zu einer Vermauerung der Markhöhle durch feinporige Knochensubstanz kommen (Stilling, Pick, Schmorl).

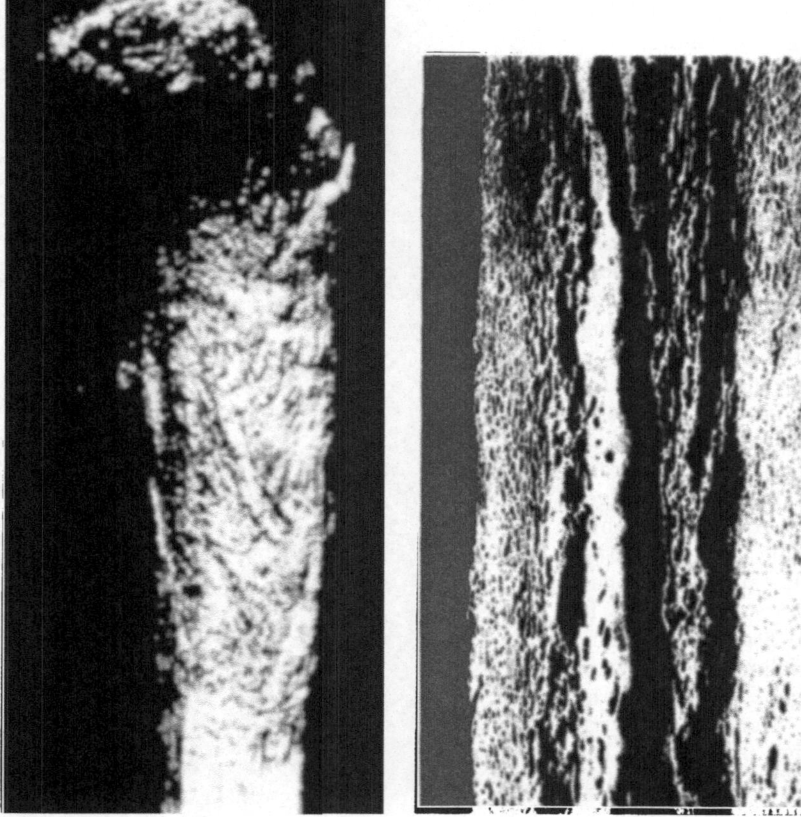

Abb. 12.   Abb. 13.

Abb. 12. Paget-Erkrankung der oberen Schienbeinhälfte. Der Knochen noch nicht verkrümmt. (Path. Institut Innsbruck, 20474/57, 73 Jahre alter Mann.)

Abb. 13. Teilbild der Abb. 11. Weitgehende Sklerosierung der äußeren Rindenschicht, an die gegen die ungleich weite Markhöhle zu eine spongiöse, zum Teil moosartige Schicht grenzt. Der Aufbau der sklerotischen Rinde aus überwiegend parallel laufenden verdickten Bälkchen noch vielfach zu erkennen.

Diese vorgeschrittenen Entwicklungsstufen entsprechen bei der jeweiligen Betonung einzelner der vorhin geschilderten Merkmale den drei Stadien, die Knaggs aus dem formenreichen Gesamtbild der Paget-Erkrankung heraushob: 1. dem vaskulären Stadium, 2. dem der fortschreitenden Sklerose und 3. dem der vollständigen gleichmäßigen Sklerose.

Das erste Stadium zeigt große Ähnlichkeit mit den Befunden, wie sie uns jetzt als junger Paget bekannt sind, doch hält sich die blaurote Farbe des erkrankten Knochens, die durch das gefäßreiche Fasermark, das den porös gewordenen Knochen erfüllt, bedingt ist, bis zum Eintreten sklerotischer

Vorgänge. In diesem Stadium dürften wohl auch die meisten Verkrümmungen der Knochen sich ausbilden.

Im zweiten Stadium, dem der fortschreitenden Sklerose, finden sich in mehr oder weniger ungleichmäßiger Verteilung verdichtete Bezirke, die allmählich an Ausdehnung gewinnen. Sie nehmen vor allem die älteren Anteile der Herde, am Schädel z. B. die zentralen ein, oder es erweist sich bei diffuser Erkrankung des Schädels die Innenschicht als gesonders dicht gebaut, aber von typischer PAGET-Struktur.

Im Stadium der vollständigen, ausgebreiteten und gleichmäßigen Sklerose ist die Verdichtung stärker geworden und der Knochen erlangt ein fast elfenbeinartiges Aussehen.

Es sei aber nochmals hervorgehoben, daß diese drei Stadien selten gleichmäßig in einem erkrankten Knochen ausgebildet sind, geschweige denn, daß bei polyostischer Erkrankungsform alle betroffenen Knochen das gleiche Stadium darbieten.

Im Stadium der fortschreitenden Sklerose besteht eine ausgesprochene Neigung des Sinus der Schädelknochen zur Obliteration bzw. zur Einengung der Markhöhlen, die im dritten Stadium zu völligem Verschluß führen kann.

Scharf begrenzte Inseln von elfenbeinartigem Knochen können nicht selten innerhalb von gitterartig gebautem Knochen angetroffen werden oder finden sich von einer Zone porösen Knochens umrandet, wie von einer Art Demarkationslinie umgeben, die nahelegt, daß sie unter Umständen sequestiert werden. Möglicherweise entstehen durch die Resorption solcher aseptischer Sequester — die ihrer Struktur nach oft früheren Bauperioden des PAGET-Knochens entsprechen — Hohlräume (KNAGGS). KNAGGS denkt hinsichtlich der Entstehung solcher Sequester an Unterbrechungen der Zirkulation infolge örtlicher übermäßiger Sklerose.

Auffällig ist oft die starke rotbraune Pigmentierung der früher beschriebenen moosartigen Innenschicht der Rinde bzw. der Knochenoberfläche, die am mazerierten Knochen auch nach der gewöhnlichen Bleichung bestehen bleibt.

Besondere Veränderungen einzelner Knochen.

Gelangt der Schädel — wie meist — im vorgeschrittenen Stadium diffuser Ausbreitung der Erkrankung zur Beobachtung, so hat er gewöhnlich eine erhebliche Zunahme des Umfanges erfahren (Abb. 14). Der Umfang beträgt häufig zwischen 60—70 cm. KOCH fand bei einer 65 Jahre alten Frau 72 cm, STENHOLM (Fall 1) 73 cm. Erfolgt die Zunahme des Umfanges meist im Verlauf mehrerer Jahre, so trat im Falle GOODHARTs eine solche von 6 cm innerhalb von 4 Monaten auf. Die Stirn ist verbreitert, die Schläfengruben ausgeglichen oder gar vorgewölbt, wie auch die Scheitelbeine oft vorgetrieben sind. Unregelmäßige flache Höckerbildung ist mehrfach beschrieben (STILLING u. a.). Die Schädelvergrößerung rührt von einer Verdickung her, die meist gleichmäßig ist (Abb. 15) und bis 6 cm betragen kann (KOCH). Durch durales Knochenwachstum kann auch eine mitunter auffallend ungleichmäßige Verdickung zustande kommen derart, daß eine ,,ungeheure Knochenmasse . . . den vorderen Anteil der vorderen Schädelgrube erfüllend sich über beiden Orbitaldächern aufbaut und knapp vor dem Planum sphenoidale fast senkrecht von der Basis sich erhebend geradeaus zur Konvexität strebt" (ERDHEIM S. 35). Die Gefäßfurchen sind tief eingeschnitten (Abb. 15). In der Mehrzahl der Fälle ist nur der Hirnschädel erkrankt, seltener erstreckt sich die Veränderung auch auf einzelne oder alle Gesichtsknochen, die dann als grob gerundete Wülste erscheinen, die Augen-, Nasen- und

Mundhöhle umrahmen und mehr oder weniger einengen (Abb. 16). Die Beteiligung der Schädelknochen ist nicht immer gleichmäßig, sowohl was den Hirnals auch den Gesichtsschädel betrifft, wie auch zuweilen die deutliche Bevorzugung einer Seite (Schmorl) zu beobachten ist (Abb. 17). Außer der diffusen Beteiligung des Schädeldaches ist eine herdförmige, mit einzelnen bis handtellergroßen Veränderungsgebieten bzw. zahlreichen ziemlich gleichmäßig verteilten bis fingernagelgroßen Herden bekannt. Zwischen den Herden liegen unregelmäßig konkav begrenzte weißliche Flecken als Reste der erhaltenen Tafeln (Schmorl).

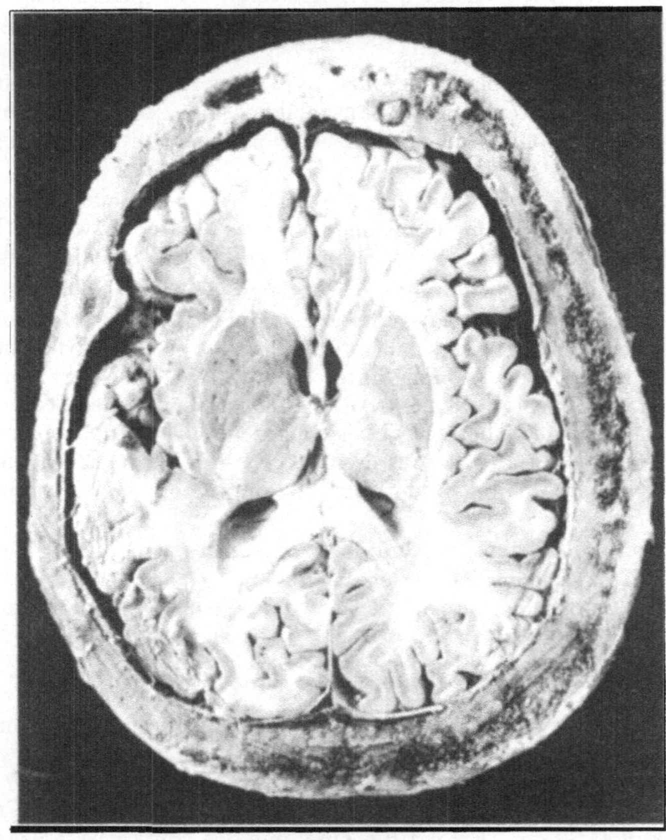

Abb. 14. Schnittfläche der Schädelkalotte bei Paget-Erkrankung mit besonderer Verdickung der linken Hälfte. Vollständiger Umbau des Schädelknochens, jedoch mit Ausbildung einer lockeren mittleren Zone auf große Strecken des Umfanges. Kompression des Stirnhirns. (Path. Institut Innsbruck, 20474/57, 73 Jahre alter Mann.) Gleicher Fall wie Abb. 9.

Ist auch die Schädelbasis erkrankt, erscheint sie meist stark gehoben und infolge der Erhöhung des Keilbeins und Hinterhauptbeins konvex (Konvexobasie, Léri), der Klivus mitunter beinahe horizontal gestellt, der Winkel zwischen Klivus und vorderer Schädelgrube stumpfer. Es kommt zu einer Einstülpung der Knochen der Schädelbasis durch den Druck der Wirbelsäule von unten bzw. des Gehirns von oben („Platybasie" — Regnault). Die verschiedenen Foramina sind eingeengt, manchmal nahezu verschlossen, das Hinterhauptloch herz- oder birnförmig, die Impressionen und Juga oft nur angedeutet. Die Schädelgruben sind oft mächtig ausgebuchtet, wohl eine Art Ausgleich für den Verlust an Höhe durch das Empordrängen der Schädelbasis. Auch starke Einengungen der Schädelgruben, wenigstens am Transversalschnitt, kommen vor, doch dürfte der Raumverlust durch die Umgestaltung des Schädels ausgeglichen werden, zumal auch in solchen Fällen keine Hirnerscheinungen beobachtet wurden. Das Gehirn erscheint breitgedrückt, entweder allgemein oder teilweise (STILLING, STAUDER), Brücke und Kleinhirn können zwischen der gehobenen Schädelbasis und dem Tentorium geradezu platt gequetscht sein (FREUND). Die Nähte sind in der Regel verstrichen. Durch die Vergrößerung des Hirnschädels kann es zu einem Auseinanderrücken und einer ungewöhnlich hohen Lage der Augenbrauen, Vorwulstung der Glabella und Einsinken der Nasenwurzel kommen (M. KOCH).

Die Wirbelsäule ist von der Erkrankung in einzelnen oder mehreren Wirbeln, selten in ihrer ganzen Ausdehnung befallen. Meist han-
delt es sich auch um Veränderungen der ganzen Wirbel,
seltener nur der Wirbelkörper,
ausnahmsweise der Bogen. Die
unteren Abschnitte der Wirbelsäule sind nach SCHMORL
bevorzugt. Wenig vorge-
schrittene Fälle zeigen Vergröberung der Spongiosa mit
besonderer Verdickung in den
Randteilen. Die spärlichen
Bälkchen in den mittleren
Abschnitten sind verdickt,
oft deutlich strebepfeilerartig
angeordnet, mit knorriger
Oberfläche (Abb. 18). Ein anderes Bild kann durch gleichmäßige Verdichtung der Spongiosa entstehen, solche Wirbel heben sich schon durch
ihre graurötliche Farbe ab.
Erkrankte Wirbel haben nicht
selten eine verringerte Höhe
und sind infolge der Nachgiebigkeit des PAGET-Knochens
bei erhaltenem Bandscheiben-
turgor eingedellt [JUNGHANNS
(a)] (Abb. 19). Durch peri-

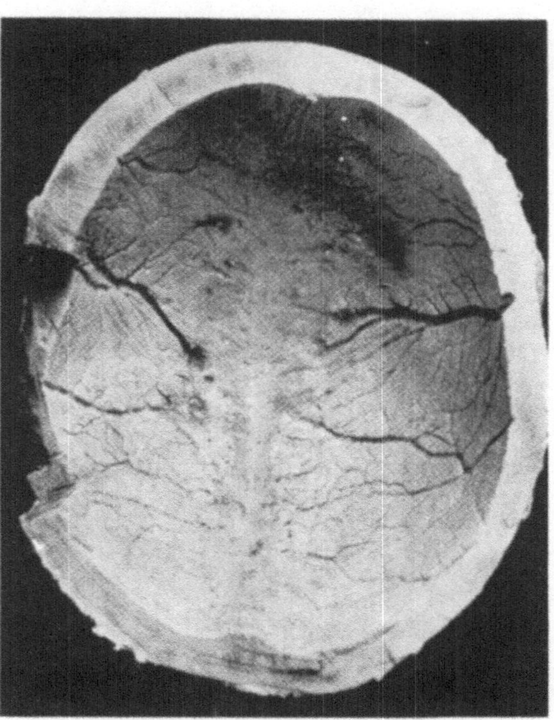

Abb. 15. Schädeldach bei PAGET-Erkrankung mit gleichmäßig fein-
porösem Umbau des Knochens und annähernd gleichmäßiger Verdickung. (Path. Institut Innsbruck, 21. 2. 07, 64 Jahre alte Frau.)

ostale Knochenanbildung kommt nicht selten eine Verbreiterung der Wirbelkörper zustande (Abb. 19, 20). Die Vergrößerung der Wirbelkörper zusammen mit einer solchen der Bogen oder umschriebene Knochenvorsprünge an der Hinter-
fläche der Wirbelkörper können zur Einengung des Wirbelkanals mit Adhäsion der Dura am Knochen führen (KNAGGS, GREENFELD, WYLLIE). An den Knorpelendplatten kann auch eine Höhenzunahme erfolgen. Verknöcherungs-
herde in den Zwischenwirbelscheiben erweisen sich besonders bei Erkrankung mehrerer benachbarter Wirbel regelmäßig in PAGET-Knochen umgebaut. Bei ausgiebiger Bandscheibenverknöcherung können mehrere Wirbel unter Verlust der physiologischen Krümmung, unter „Aufrichtung" des betreffenden Wirbel-
säulenabschnittes zu einem fast einheitlichen Block verschmelzen. Bei Erkran-
kung der gesamten Wirbelsäule bildet sich nicht selten eine Kyphose aus. Es gibt aber auch PAGET-Wirbelsäulen, die außer dem Verlust der normalen Krümmung keine Haltungsänderungen aufweisen. An erkrankten Wirbeln vorhandene

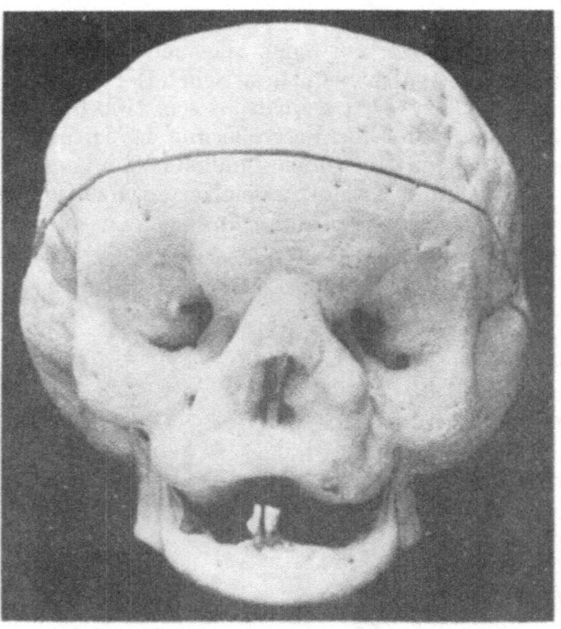

a

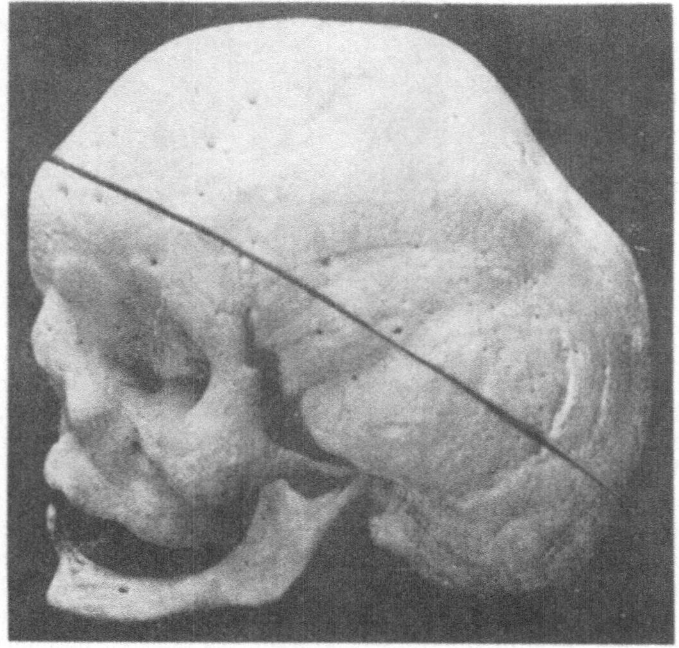

b

Abb. 16a u. b. Hochgradige Paget-Erkrankung des Hirn- und Gesichtsschädels unter dem Bild der Leontiasis ossea. (Nach M. Koch.)

Randwulstbildungen einer Spondylitis deformans werden nach SCHMORL auch nach PAGET-Typus umgebaut, wie auch von diesem Autor ein Übergreifen der Veränderung auf benachbarte Wirbel durch Vermittlung überbrückender Randwülste festgestellt wurde (Abb. 21).

Infolge der Kyphose und der Verkrümmungen der Ober- und Unterschenkel verlieren die Kranken im Laufe der Zeit erheblich an Körpergröße, der Brustkorb sinkt auf das Becken, die Rippenbogen berühren die Darmbeine.

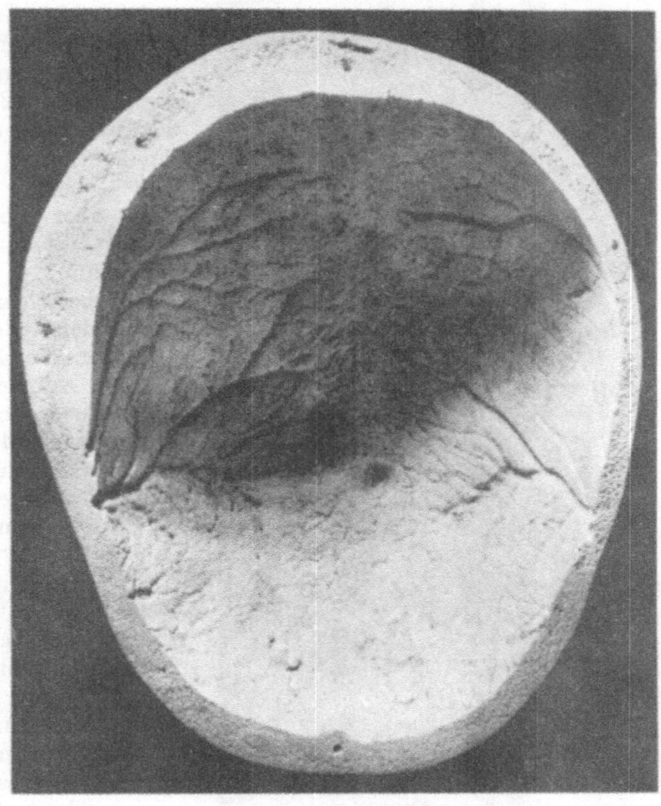

Abb. 17. PAGET-Erkrankung des Schädeldaches mit besonderer Bevorzugung der linken Hälfte. Von × — × normale Struktur des Knochens. Innere Schicht im Erkrankungsbereich des linken Scheitel- und Hinterhauptbeins dichter als die äußere. Bei + + zwei kleine Skleroseherde. (Path. Institut Innsbruck 3959/92, 69 Jahre alte Frau.)

Das Becken ist in seiner Form entweder nicht verändert oder es bildet sich eine Kartenherzform und Asymmetrie, ähnlich wie bei Osteomalazie, nui geringergradig, aus. Es nimmt diffus, halbseitig oder nur in den Randabschnitten bzw. den Sitz- oder Schambeinen an der Erkrankung teil.

Der Brustkorb wird faßförmig, auch flach, die Zwischenrippenräume werden verschmälert und die Beweglichkeit der Rippen eingeschränkt oder aufgehoben.

An den Röhrenknochen sind vor allem die Diaphysen erkrankt, die Veränderung beginnt in der Nähe der Gelenkenden und schreitet gegen den Schaft zu fort, dessen Volumen auf das Doppelte und mehr vergrößert sein kann. Mit der Verdickung geht eine Verkrümmung nach vorne und auswärts einher sowie oft eine Verlängerung der Knochen. Durch starke Verkrümmungen der Oberschenkel können mitunter Überkreuzungen der Beine zustande kommen (DASER), andererseits aber selbst bei gekreuzten Beinen keine Berührung der stark nach außen verbogenen Oberschenkel. Der Winkel zwischen Schaft und Hals des Oberschenkels kann sich einem rechten nähern. Die oberen Gliedmaßen sind im allgemeinen seltener und in ihrer Form nicht so stark verändert wie die unteren. Durch Verkrümmung der Unterarmknochen kann Pro- und Supination behindert werden.

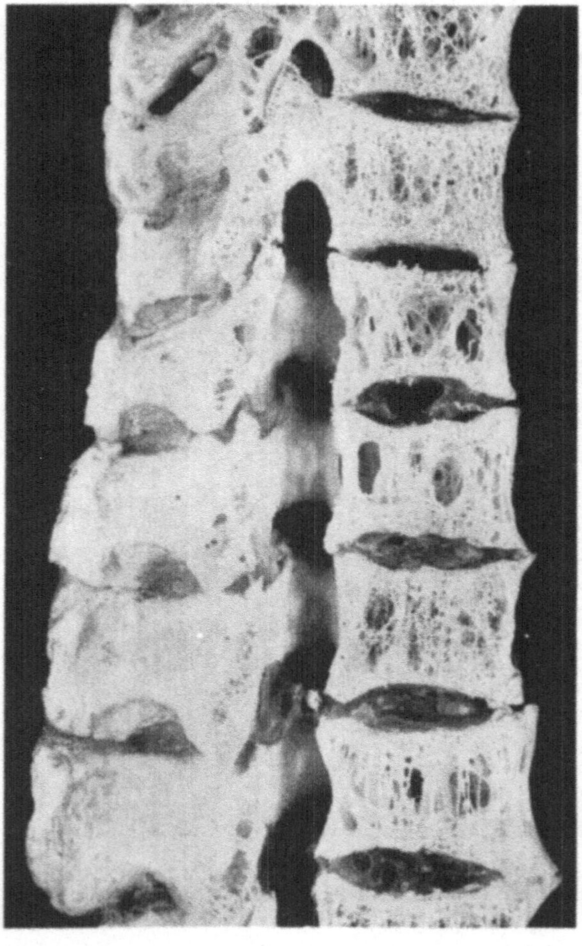

Die scharfe Modellierung der Schaftkanten geht mehr oder weniger vollständig verloren, die Knochen erscheinen im Schaft fast gleichmäßig plump, die Gelenkenden sind selten auffällig verändert, ihre scharfe Absetzung geht aber infolge der Schaftverdickung häufig verloren.

Am Oberschenkel scheint nach den Erfahrungen Schmorls die Erkrankung in den spongiösen Abschnitten des oberen Endes, seltener des unteren zu beginnen und schreitet allmählich unter Aufblätterung der Kompakta gegen die Diaphyse zu fort. An den mechanisch stark beanspruchten Übergangsstellen zum Schenkelhals ist die Aufblätterung gering, der nach Paget-Typus gebaute Knochen viel dichter, von wenig Markräumen durchsetzt.

Brustbein, Schulterblätter, Schlüsselbein erleiden gleichfalls Verdickungen, Ver kümmungen im gesamten oder in einzelnen Teilen. An den Rippen, die nach Schmorl nicht besonders häufig befallen werden, scheinen die Stellen der stärksten Krümmung, also in der hinteren oder mittleren Achsellinie bevorzugt. Hand- und Fußknochen scheinen ziemlich selten erkrankt zu sein (John und Strasser, Campbell, Marie und Léri, Palmgren).

Abb. 18. Unterster Brust- und Lendenabschnitt der Wirbelsäule bei Paget-Erkrankung. (Oberster Wirbel — 11. Brustwirbel.) Teils rahmenartige Anordnung der Spongiosa, teils diffuse Erkrankung (11. und 12. Brustwirbel). Im 2. Lendenwirbel Entwicklung dicker Strebepfeiler. [Nach Schmorl (e), Abb. 6.]

Gelenkveränderungen bei Ostitis deformans.

Gröbere Veränderungen an den Gelenken sind bei der Pagetschen Krankheit selten (Frangenheim, Freund), Latzko hebt sogar den Gegensatz zwischen den erheblichen Verunstaltungen der Knochen und der erhaltenen Gelenkfunktion hervor. Außer SCHMORL, der über ein Wiedererwachen der enchondralen Verknöcherung, jedoch keine Veränderungen des Gelenkknorpels (Rand-

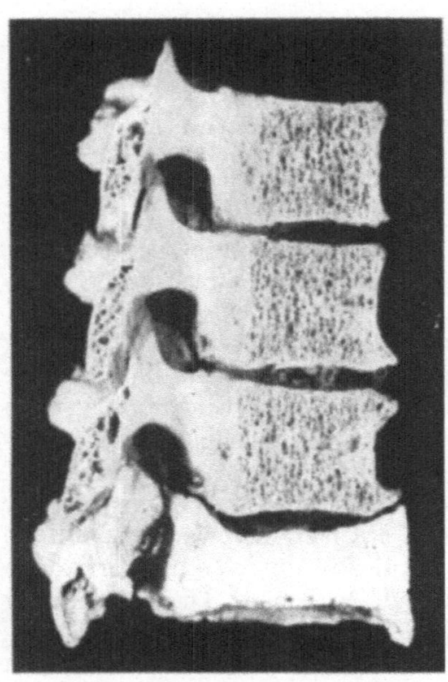

Abb. 19. Diffuse PAGET-Erkrankung des 12. Brustwirbels, der kranio-kaudal verschmälert, dorsoventral verbreitert ist. Sklerosierung wie bei Marmorerkrankung. [Nach SCHMORL (e), Abb. 8.]

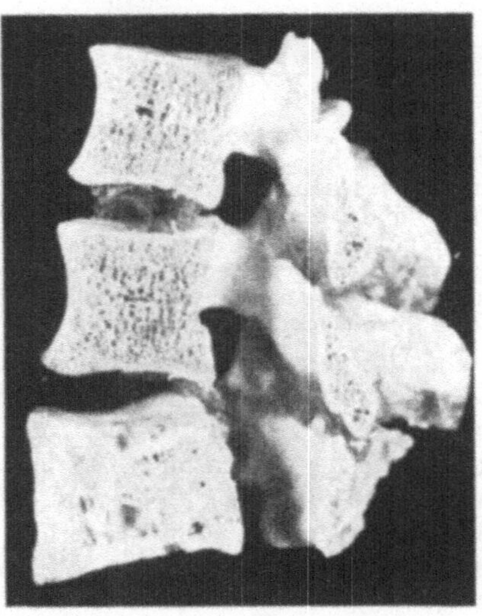

Abb. 20. Sklerosierende PAGET-Erkrankung des 8. Brustwirbels mit Vergrößerung des Wirbelkörpers in allen Richtungen. [Nach SCHMORL (e), Abb. 9.]

wulstbildungen!) berichtete, finden sich nur bei FREUND eingehende Angaben über Veränderungen der Gelenke, bei denen sich subchondral ausgesprochene PAGET-Veränderungen zeigen. Die Abänderungen der Gelenke decken sich aber größtenteils mit den mannigfachen Befunden, wie sie bei Arthritis deformans zu erheben sind bzw. stellen die Folgen traumatischer Einwirkungen dar. Hinsichtlich einzelner Abweichungen, die FREUND als nicht zum gewöhnlichen Bild der Arthritis deformans gehörig und „vielleicht für im Rahmen der Ostitis deformans sich abspielende Gelenkveränderungen kennzeichnend" (S. 33) ansieht, sei auf die Originalarbeit verwiesen, zumal sich auch FREUND auf Grund der Untersuchung eines Falles noch nicht berechtigt fühlt, eine sichere Entscheidung zu fällen. Es sei auch darauf hingewiesen, daß FREUNDs Fall infolge einer 8 Jahre dauernden Bettlägerigkeit nach nearthrotisch geheiltem

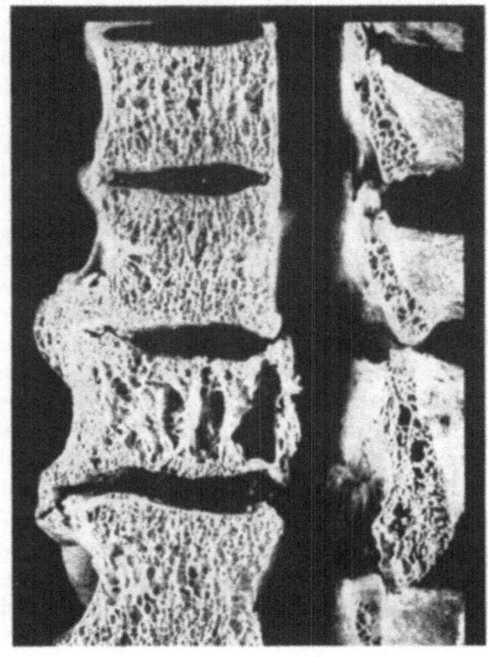

Abb. 21. 8.—11. Brustwirbel. PAGET-Erkrankung des 10. Brustwirbels mit Übergreifen auf arthritische Randwülste und die Grundfläche des 9. Brustwirbels. [Nach SCHMORL (e), Abb. 7.]

Schenkelhalsbruch zum Teil Befunde schwerster Porose darbietet, bei Beurteilung der Gelenkveränderungen also auch diese Umstände zu berücksichtigen waren.

Mikroskopische Befunde und Histogenese.

Die ersten mikroskopischen Befunde wurden 1869 von Goodhart an dem von Wilks als spongiöse Knochenhypertrophie beschriebenen und später von Paget als Fall IV in seine Untersuchungen einbezogenen Fall erhoben (Schirmer). Sie stimmten mit den von Butlin in Pagets Fall I aufgenommenen überein. Stilling (1890) und v. Recklinghausen (1891) verdanken wir die Ausgestaltung des histologischen Bildes, dessen differentialdiagnostische Verwertbarkeit sich auf die Untersuchungen Schmorls (1930—32) gründet. Wichtige Erkenntnisse über die Histogenese brachten die Arbeiten von Schmorl, Freund und im besonderen von Erdheim (1935).

Die Umgestaltungen des Knochens im Verlauf der Pagetschen Erkrankung sind so kennzeichnend, „daß die Bezeichnung „deformans" nicht bloß für die grob anatomische, mit bloßem Auge wahrnehmbare äußere Erscheinungsform zutreffend ist, sondern auch für den feineren Aufbau der Spongiosa und Kompakta" [Schmorl (f), S. 593] und daß mit Recht von einem „Paget-Knochen" gesprochen werden kann. Bei der binokulären Lupenuntersuchung der Spongiosa eines mazerierten Paget-Knochens erscheinen, wie Schmorl (f) gezeigt hat, die Knochenplatten und -balken verdickt, plump, die Oberflächen mit mehr oder weniger plumpen Vorsprüngen und Grübchen. Die Umrandung der Bälkchen ist nicht so scharf wie unter normalen Verhältnissen, die Bälkchen erscheinen knorrig. In unregelmäßig umgrenzten Spongiosaräumen findet sich neben den dickeren plumpen Balken ein feines Maschenwerk, dessen Bälkchen und Plättchen auch vielfach verschiedene Dicke und unregelmäßige Begrenzung aufweisen. Größere auf Atrophie zurückzuführende Lückenbildungen vergleicht Schmorl (f) mit Tropfstein- oder Eishöhlen, in denen neben dicken knorrigen Strebepfeilern moosartige, aus feinen aber unregelmäßig dicken Bälkchen bestehende Knochenwucherungen sich finden. Auch die Kompakta der Röhrenknochen erweist sich in zahlreiche, unregelmäßig verlaufende Knochenbalken verschiedener Dicke aufgelöst. Weniger deutlich ist das Bild an stark verdichteten Knochen, deren mehr gleichmäßige Masse sich bei geringen Vergrößerungen nicht weiter auflösen läßt. Schmorl hebt hervor, daß gelegentlich in den unterhalb der Bandscheiben gelegenen Spongiosagebieten der Wirbelkörper sowie im Schädeldach eine feinmaschige Spongiosa vorkommt, die von der bei Recklinghausenscher Krankheit kaum zu unterscheiden ist. Sie ist auf reichliche Bildung von Bindegewebsknochen zurückzuführen. Da aber meist in unmittelbarer Nachbarschaft davon die kennzeichnenden gröberen Strukturen der Ostitis deformans auffindbar sind, so ist auch bei Lupenuntersuchung, sofern nicht zu kleine Ausschnitte betrachtet werden, die Bestimmung der Krankheit möglich.

Besondere Bedeutung für die Erkennung der Pagetschen Krankheit haben durch die Untersuchungen Schmorls (a, b) die sog. Mosaikstrukturen erlangt (Abb. 25—26). Gesehen und als Besonderheit erkannt haben die Mosaikstrukturen zwar schon frühere Forscher. Paget selbst bzw. Butlin gaben bereits Abbildungen. Aber wie Erdheim bemerkt, waren das „nur Bilder ohne Worte, denn eine Beschreibung im Text oder eine Figurenerklärung fehlen. Damals, als die pathologische Knochenhistologie noch in den Kinderschuhen steckte, war dem Forscher die Sprache auch noch nicht gegeben, die von ihm schon sehr wohl wahrgenommenen Unterschiede in Worte zu kleiden" (S. 43). Auch v. Recklinghausen waren diese Strukturen bekannt, der sie sogar folgendermaßen beschrieb: „Ganz allgemein erscheinen nun die Knochenbälkchen in den Fällen 1—4 nicht so schlank wie in Fall 7, ihre Konturen

buchtiger, oft gerade so aus Kurvenstücken zusammengesetzt, wie die vielen
Kittlinien im Innern der Bälkchen" (S. 50). Eine differentialdiagnostische

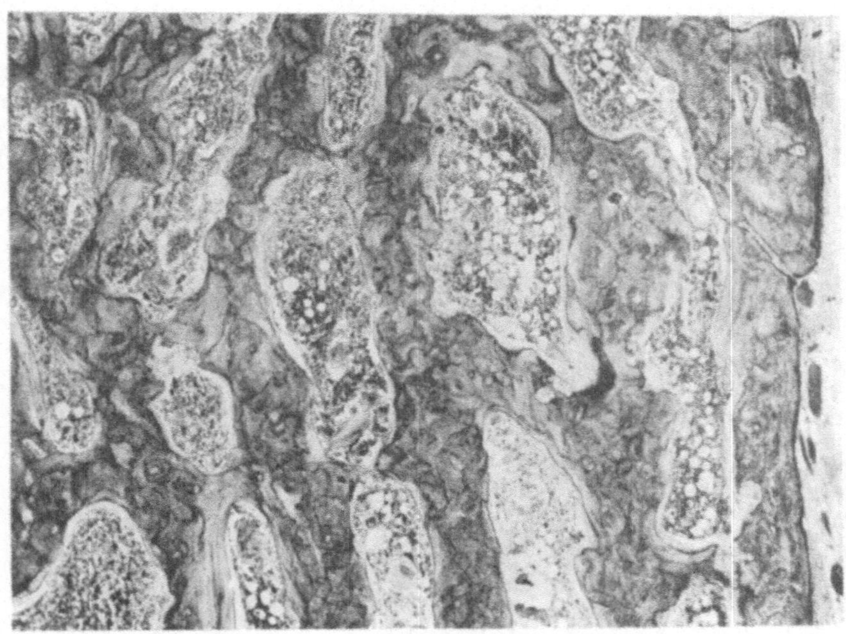

Abb. 22. Breitbalkige Spongiosa mit typischen Mosaikstrukturen bei PAGET-Erkrankung (Brustbein).

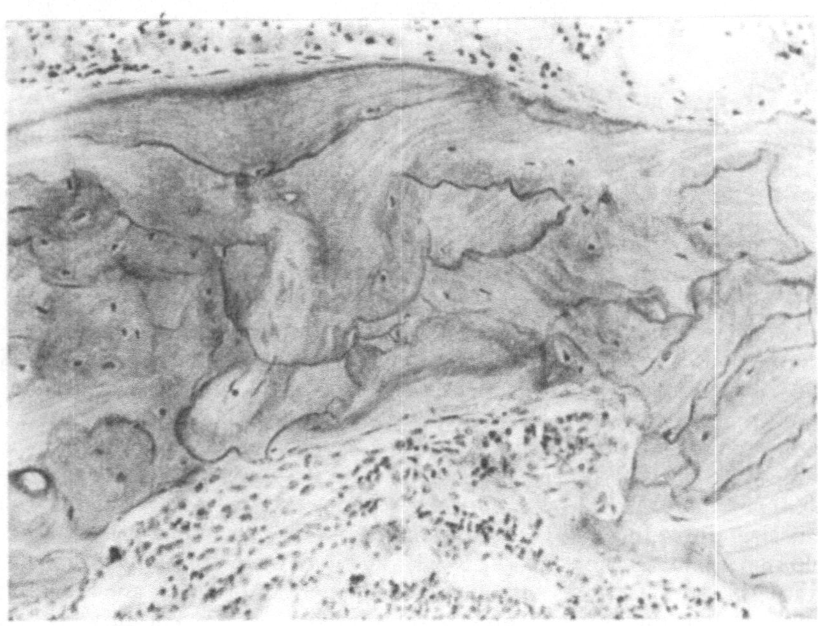

Abb. 23. Mosaikstruktur mit den größtenteils breiten, stark blau gefärbten Kittlinien. 200×.

Bedeutung war den Mosaikstrukturen von v. RECKLINGHAUSEN jedoch nicht
beigemessen worden. Die Mosaikstrukturen müssen als für die vollentwickelte

Ostitis deformans Paget charakteristisch angesehen werden (Abb. 22). Das fibröse Mark ist, wie auch die letzten Untersuchungen Erdheims ergeben haben, als eine sekundäre Bildung anzusehen. Es ist für die Diagnose viel weniger von Wichtigkeit als die Verhältnisse am Knochengewebe selbst [Junghanns (b)], da es am Beginn der Erkrankung noch nicht vorhanden ist und in späteren Stadien bereits wieder durch Fettmark ersetzt sein kann. Wenn mit Schmorl von „Paget-Knochen" gesprochen wird, so wird darunter ein Knochengewebe verstanden, das aus kleinen unregelmäßigen Knochenfeldern besteht, die von regellos verlaufenden kurzen, meist leicht zackigen, stark mit Hämatoxylin

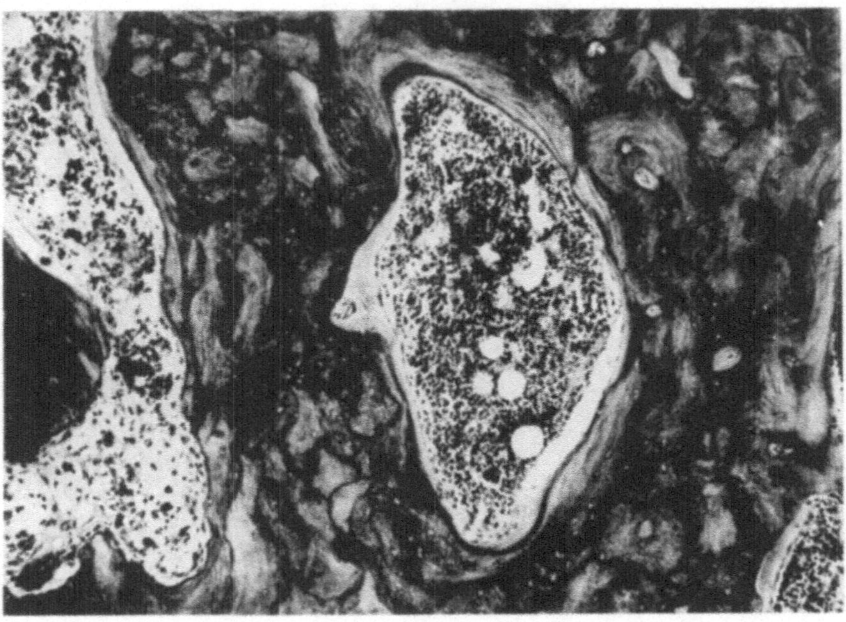

Abb. 24. Teilbild aus dem gleichen Schnitt wie Abb. 22. Die Oberfläche eines kleinen Markraumes mit einer fast den ganzen Umfang einnehmenden kalklosen Knochenanlagerung.

[Looser (c), Freund] und Gallein sich färbenden dicken Abbaukittlinien umgrenzt werden. Körperlich gedacht, baut sich dieses Knochengewebe aus kleinen, unregelmäßig geformten, zumeist lamellär gebauten, mosaikartig aneinander gelagerten Knochenstückchen auf, die durch unregelmäßige, verschieden verlaufende Abbaukittflächen voneinander getrennt werden [(e), S. 695]. Die Mosaikstrukturen kommen durch Ab- und Anbauvorgänge zustande, die dicht nebeneinander scheinbar regellos auf kurze Strecken hin verlaufen. Wie rasch Ab- und Anbau aufeinander folgen, wissen wir nicht bzw. wir können nur aus der Breite der Kittlinien entnehmen, ob auf eine Abbauphase sich sofort Anbau angeschlossen hat, oder ob dazwischen eine Pause eingeschaltet war, in der die sich dunkelblau färbende Grenzschicht an der Resorptionsfläche zur Ausbildung gelangen konnte (Abb. 23). Ein Beweis der Regellosigkeit des Umbaues ist der Charakter oft eines Teiles einer Resorptionslinie als lakunäre Haltelinie (breite dunkelblaue Linie), während der weitere Verlauf der gleichen Linie die Kennzeichen der Ebnerschen Kittlinie trägt. So scheinen die lakunären Haltelinien oft in ein Baustück einzubiegen und darin plötzlich zu enden. Erst die genaue Betrachtung der Strukturen zeigt einen Wechsel in der Schichtung und dazwischen als Fortsetzung der lakunären Haltelinie eine zarte EBNERsche Kittlinie. Da aber doch angenommen werden muß, daß bei der PAGET-Erkrankung wenigstens im floriden Stadium zwischen Ab- und Anbau in der Regel keine zu großen Pausen liegen, ja daß der Umbau sogar sehr rege ist, so kommt der auffälligen Dicke der Haltelinien nach ERDHEIM noch eine andere Bedeutung zu. ERDHEIM meint, daß so wie bei Knochentuberkulose auch „bei verschiedenen entzündlichen und anderen pathologischen Vorgängen im Markraum der Stoffwechsel dieses Gewebes so abgeändert wird, daß die Oberfläche des an das Mark angrenzenden Knochengewebes sich schon in kurzer Zeit mit einer besonders dunkelblauen und dicken Grenzscheide

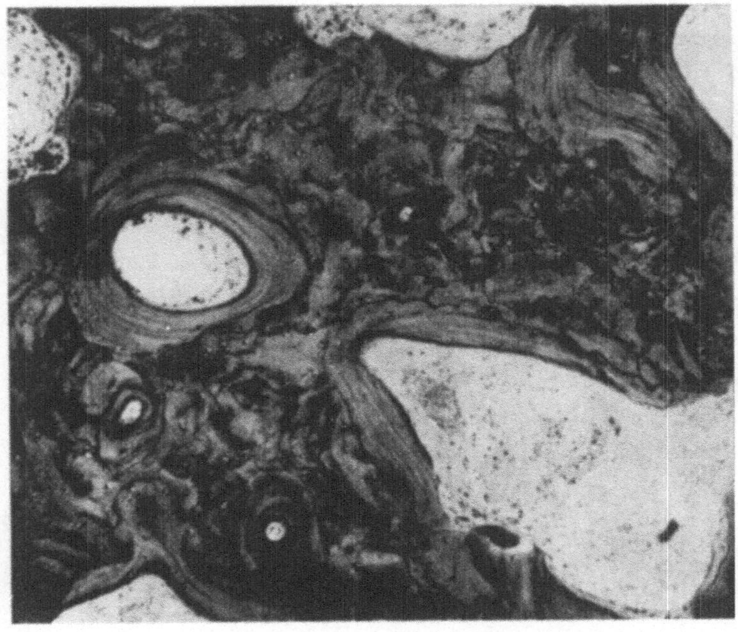

Abb. 25. Teilbild aus dem gleichen Schnitt wie Abb. 22. Größere zusammenhängende lamelläre Aufschichtungen an der Oberfläche kleiner Markräume, zum Teil nach Art HAVERSscher Systeme, als Zeichen zeitweisen Stillstandes der PAGET-Erkrankung.

überzieht" (S. 45). Dieses Verhalten der Kittlinien ist demnach wohl ein PAGET-Merkmal, aber kein spezifisches.

Bei diesem Umbau werden keine vollständigen HAVERSschen Systeme gebildet, sondern von vornherein nur Teilstücke solcher (FREUND), da der Anbau sowie der Abbau am Rand der Herde selten, gegen die Mitte zu reichlicher in Erscheinung tritt, gewöhnlich nur auf kurze Strecken hin erfolgt. Das Gefüge des PAGET-Knochens gleicht einer Breccie, die aber von der aus zahlreichen Schaltlamellen zusammengesetzten Breccie des normalen Knochens verschieden ist. ERDHEIM bezeichnet sie als die pathologische Variante der EBNERschen Breccie.

Mosaikstrukturen werden nach SCHMORL bei anderen mit Umbau einhergehenden Knochenerkrankungen nicht in dem Umfang und meist nicht in der Art gefunden wie bei der PAGET-Erkrankung. Im Gegensatz zu der allgemeinen Verbreitung im PAGET-Knochen finden sie sich sonst nur umschrieben und an wenigen Knochenbälkchen, und man muß eingehend nach ihnen suchen. Aber selbst dann unterscheiden sie sich von den „ungeordneten" Mosaikstrukturen des PAGET-Knochens noch durch die größere Regelmäßigkeit des Aufbaues, die darauf hinweist, daß sie funktionellen Beanspruchungen angepaßt sind

(„geordnete Mosaikstrukturen") [SCHMORL (b)]. Weil die Breccie der normalen Kompakta zuweilen eine fast gleiche Kittlinienzeichnung haben kann wie bei Paget, verlangt ERDHEIM zur Kennzeichnung der PAGET-Mosaikstruktur nicht nur die entsprechende Linienzeichnung, sondern auch deren besondere Betonung durch die starke Blaufärbung, wobei er aber ausdrücklich hervorhebt, daß die einzelne blau betonte Kittlinie und Haltelinie nichts für Paget Spezifisches und Beweisendes ist, sondern erst die Zusammensetzung und die Art ihres Zustandekommens. Da Mosaikstrukturen auch noch lange Zeit nach dem Stillstand der Erkrankung zu finden sind, kommt ihnen auch für die Erkennung von Abheilungsformen große Bedeutung zu [SCHMORL (a, e)]. Die Mosaikstrukturen fehlen an

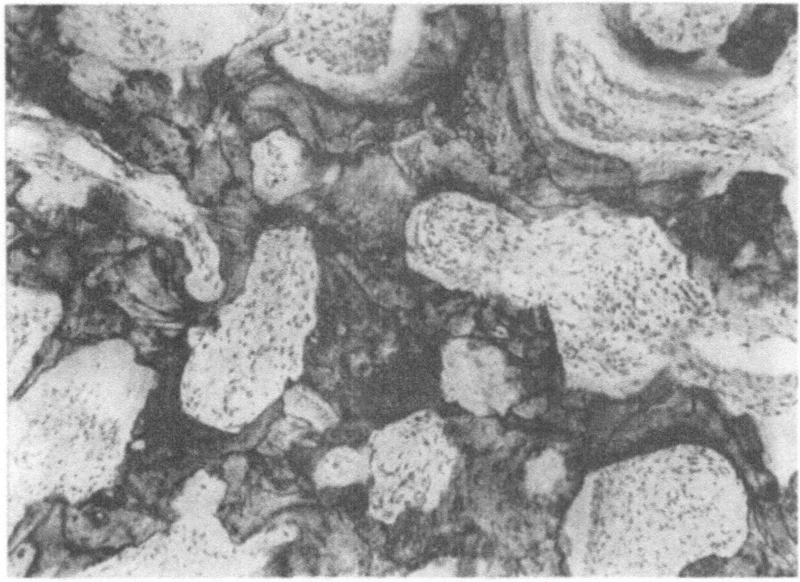

Abb. 26. Mosaikstrukturen innerhalb eines überwiegend ungeordnet gebauten Knochens. PAGET-Erkrankung des Schädeldaches, 26 Jahre alte Frau. (Nach einem Präparat von Dozent BARTHELS, Chirurgische Klinik Breslau.)

den Knochenabschnitten, die ihrem Bau und ihrer Lage nach als alter, noch vor Beginn der Erkrankung gebildeter Knochen angesprochen werden müssen. Auch die periostal neugebildeten Knochenschichten weisen keine Mosaikstrukturen auf [SCHMORL (b), S. 207], bzw. erst dann, wenn sie in lamellären Knochen umgebaut worden sind. An solchen Stellen, die unter dem Einfluß funktioneller Beanspruchungen besonders rasch und ausgiebig umgebaut werden, liegen dann die Kittlinien besonders unregelmäßig und wirr durcheinander und in schmalen Abständen.

Im blutgefäßreichen Fasermark mechanisch stark beanspruchter Abschnitte kommt es oft zur Entwicklung dünner knorriger Bälkchen von Bindegewebsknochen, die in der Mitte meist gut verkalkt sind. Diese Bälkchen sind ohne Mosaikstrukturen. Erst mit der Umwandlung in lamellären Knochen bilden sich auch in ihnen Mosaikstrukturen aus. In den Randgebieten solcher Herde ist der Umbau zum typischen PAGET-Knochen regelmäßig festzustellen.

Der Umbau des normalen Knochengewebes zum PAGET-Knochen und damit die Bildung der Mosaikstrukturen setzt an der Oberfläche der Knochenbälkchen bzw. in den HAVERSschen Kanälen mit ostoklastischem Abbau durch Aushebung nebeneinander liegender Resorptionsbuchten ein. Nur selten findet die Resorption auf große Strecken hin oder am ganzen Umfange eines Markraumes statt, gewöhnlich kommt es nur an verschiedenen Stellen und an kurzen Strecken zu einer regellosen Annagung des Knochens, die aber oft so tief geht, daß Nebenbuchten des Markraumes zur Ausbildung gelangen. Dieser Abbau — die erste Veränderung des Knochengewebes bei der PAGETschen Erkrankung — setzt nach ERDHEIM am Schädel zuerst nahe der inneren Tafel ein, an den Röhrenknochen nach FREUND in der Mitte der Dicke der Rindenkompakta. SCHMORL beschreibt die ersten Veränderungen in Form örtlicher ostoklastischer Ausweitung der HAVERSschen Kanäle und Räume im Grenzgebiet zwischen erkrankten und gesunden Abschnitten der Diaphysenkompakta „ungefähr 1—2 cm unterhalb der Stelle ... an der die durch den Krankheitsprozeß hervorgerufenen Veränderungen eben mit bloßem Auge in Gestalt mehr oder minder zahlreicher, feinster, rotgefärbter Spältchen wahrnehmbar sind ..." [(e), S. 716]. Entsprechend der Intensität des Abbaues sind Ostoklastenbefunde am Rand eines Herdes noch selten, gegen die Mitte des Herdes, wenn auch örtlich wechselnd, zahlreicher. Trotz des Fehlens größerer Ostoklastenanhäufungen ist die Gesamtleistung an Abbau recht bedeutend (ERDHEIM). Der Knochenabbau steht aber bald gegen den einsetzenden Anbau zurück (ERDHEIM), zumindest am Schädel, entsprechend dem Umstand, daß aus diesem Umbau eine Verdichtung des Knochens entsteht. Die von Abbau freigebliebenen Strecken zeigen oft kalklose Anlagerungsräume unter meist platten Osteoblasten.

Durch den fortschreitenden und immer wieder an anderer Stelle eingreifenden Abbau erleidet die ursprünglich lamelläre Umsäumung der Bälkchen wie auch der HAVERSschen Systeme Unterbrechungen und geht schließlich verloren. „Durch das Fehlen dieser einfassenden, verbindenden Lamellensäume verlieren die Bälkchen ihre Versteifung und die Spongiosa macht trotz der Dichtigkeit einen inkohärenten, in ihrer Festigkeit herabgesetzten Eindruck" (ERDHEIM, S. 11). Es bleibt dieser Eindruck auch dann bestehen, wenn die Bälkchen nach örtlichem Abflauen des Umbaues streckenweise wieder neue lamelläre Umhüllungen erhalten.

Durch den dauernden Umbau wird im Laufe der Zeit die ganze ursprüngliche Tela ossea gegen eine neue mit abweichender Struktur, nämlich die geschilderten Mosaikstrukturen, ausgetauscht.

Nach ERDHEIM „besteht kein erkennbares statisches Bedürfnis, welches diesen eingreifenden Umbau auslöst, leitet, dauernd aufrecht erhält, seine Ausbreitung in die Fläche bewirkt, und dementsprechend macht das Ergebnis dieses Umbaues, eben die neue Spongiosa, sichtlich den Eindruck weniger zweckmäßigen Baues als die frühere, ist also aus seiner statischen Funktion allein nicht zu verstehen" (S. 12). Es müssen andere Gründe als statische Bedürfnisse diesen mehr autonomen Umbau veranlassen. Trotzdem ist der Umbau bis zu einem gewissen Grade statischen Gesetzen unterworfen, was durch die Ausbildung funktionell gerichteter Strukturen namentlich an den Röhrenknochen bewiesen wird und FREUND gelegentlich der Untersuchung einer Nearthrosenbildung nach Schenkelhalsfraktur bei PAGETscher Krankheit zeigen konnte (S. 82).

Während dieser Umgestaltung des Knochengewebes zum typischen PAGET-Knochen erleidet auch das Knochenmark bestimmte Veränderungen, ja es sind diese im Gegensatz zu der geläufigen Meinung (SCHMORL) als Einleitung und Ursache der Knochenveränderung anzusehen. Die Auffassung der sekundären Natur der Markveränderungen muß hinsichtlich der Ostitis deformans wenigstens bis zu einem gewissen Grade wohl aufgegeben werden.

Wenn SCHMORL (e) schreibt, daß das Knochenmark keine Veränderungen aufweist, myeloisches Mark mit mäßig zahlreichen Fettzellen ist, die verbreiterten

Knochenbälkchen aber typische Mosaikstrukturen zeigen, erst in weiter fortgeschrittenen Fällen nach dem Umbau zahlreicher Knochenbälkchen sich die bindegewebige Umwandlung des Markes entwickelt, so können das unter Berücksichtigung der Befunde Erdheims doch keine ganz frühen Stadien gewesen sein. Auch eigene Erfahrungen zwingen dazu, der Ansicht Schmorls (e), „daß die Krankheit im normalen Knochenmark beginnt" (S. 715) entgegenzutreten. Erdheim sah am progredienten Rand von Paget-Herden eine Zunahme des zelligen Markes bei noch unverändertem Knochenbild. Die Markzellen lagen dicht, waren daher kleiner und protoplasmaärmer, es fanden sich darunter lymphocytenartige, mit kleinen dunklen runden Kernen und ohne sichtbares Protoplasma. Auch kleine Blutungen, die mit der Zunahme des zelligen Markes reichlicher werden, sind hervorzuheben. Namentlich in den kleinen Markräumen und an den Stellen, an denen auch die Knochenveränderung zuerst einsetzt — also am Schädel nahe der inneren Tafel — beginnt die Vermehrung des zelligen Markes. Das zellige Mark nimmt in den älteren Anteilen des Krankheitsherdes an Menge zu und kann dort schließlich die einzige vorhandene Markart sein. Der Knochenumbau stellt sich erst im Gefolge der Vermehrung des zelligen Markes ein. Die Abhängigkeit des Knochenumbaues von den Markabänderungen geht auch daraus hervor, daß inmitten sonst völlig umgestalteter Spongiosa Gebiete liegen, in denen keine Abänderung eingetreten ist, weil die Markräume zur Gänze von großen zarten Gefäßen eingenommen sind und daher keine Möglichkeit zur Entfaltung des zelligen Markes bestand. Auch in den Randgebieten sind die großen alten Markräume dort erhalten, wo die Vermehrung des zelligen Markes ausgeblieben ist (Erdheim).

Bevor auf die weiteren Abänderungen des Markes und des Knochengewebes eingegangen wird, soll der Aufbau eines noch nicht sehr weit fortgeschrittenen, jungen Paget-Herdes aufgezeigt werden, wie ihn Erdheim für das Schädeldach geschildert hat. Vom Rand gegen die Mitte zu geht die Stufenleiter von den jüngsten Veränderungen, der zelligen Umwandlung des Markes und des fortschreitenden Knochenumbaues mit dem Ergebnis der Mosaikstrukturen bis zum vollentwickelten Paget-Bild. Mit der zentralwärts sich steigernden Zunahme des Umbaues, die dort besonders reichlich ist, wo das Knochenmark fast rein zellig ist, tritt auch faseriges Markgewebe auf, womit das Paget-Bild vollendet ist. Dies erfolgt erst nach der Veränderung des Knochengewebes, was auch Schmorl festgestellt hatte und daher die bindegewebige Umwandlung des Markes als sekundären Vorgang wertete. Am Rand des Herdes schreitet die Veränderung nach der Fläche fort, während die mittleren Anteile mehr und mehr zum bekannten Paget-Bild ausreifen.

Hand in Hand damit geht die Ausreifung des Fasermarkes, beginnend mit einer Verdickung bzw. ödematösen Lockerung des sonst äußerst zarten Endostes der Bälkchen, zwischen dessen stark auseinandergedrängten Fasern vereinzelte Bindegewebszellen liegen. Mit fortschreitender Verdickung erfolgt eine Vermehrung der spindeligen oder zackigen Bindegewebszellen und die Bildung feiner kollagener Fasern. Auch plasmareiche Wanderzellen finden sich im faserigen Mark. Die zartwandigen Gefäße sind prall gefüllt. Der so entstandene fibröse Saum umgibt das nun auf die Mitte des Markraumes beschränkte zellige Mark. Die Fasermarkbildung, die zuerst die kleinen Markräume bevorzugt, tritt anfänglich mehr in der Mitte des Herdes auf, später findet es sich mehr in einer Ringzone um das Zentrum des Herdes. Im Zentrum selbst nimmt das Fettmark wieder an Menge zu. Diese „Rückeroberung" schon veränderten Markes durch Fettmark kann namentlich in älteren Stadien der Erkrankung häufig beobachtet werden.

Die Folge des Umbaues im Knochengewebe ist die Entstehung einer teils gleichmäßigen, teils wechselnd starken Verdichtung, die schon in den Randabschnitten sehr ausgesprochen ist und bewirkt, daß Spongiosa und Mark einander an Menge gleich werden oder sogar das Knochengewebe den größeren Teil der Fläche einnimmt. Am Schädeldach ist das Ergebnis des Umbaues der Ersatz der kompakten Tafeln durch eine Diploe, während die ursprüngliche Diploe eine Verdichtung erfährt (ERDHEIM) (Abb. 27—29). Die Markräume sind kleiner als gewöhnlich, ihre Größe keinen sehr bedeutenden Schwankungen unterworfen, doch ist die Form infolge der früher erwähnten Bildung von Buchten oft unregelmäßig. Die Verkleinerung der Markräume ist aber nicht durch den Anbau allein zu erklären, derart daß der ursprüngliche Markraum allmählich eingeengt wird, sondern es wechseln während des andauernden Umbaues nicht nur die Bälkchen ihren Platz mit der Zeit vollständig, womit sich auch eine andere

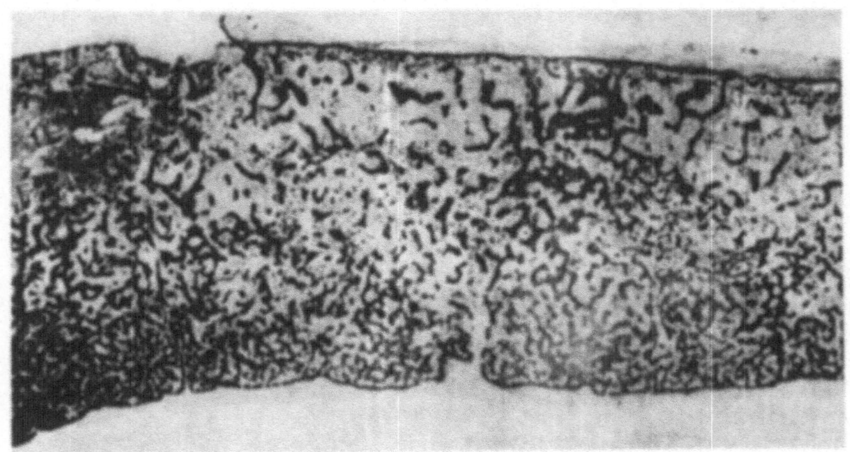

Abb. 27. Schädeldach mit vollständigem Schwund der ursprünglichen Schichtung. Ersatz durch PAGET-Knochen. Durawärts dichte, perikraniumwärts lockere Spongiosa mit einzelnen sklerotischen Gebieten. (Nach einem Präparat von Prof. MARESCH-Wien.) 3×.

Lokalisation der Markräume ergibt. Form und Anordnung der Bälkchen ist nicht mehr geschlossen steif, sondern „flatterig" (ERDHEIM). Die Abweichung im Bau und in der Anordnung der Bälkchen führt ERDHEIM darauf zurück, daß der im Verlauf des Umbaues entstehende Knochen in einer pathologischen Umgebung, im zellig veränderten Mark gebildet wird (S. 22).

Aus dem mikroskopischen Bild der umgebauten Bälkchen, die gut verkalkt erscheinen, läßt sich über die Intensität der Verkalkung nichts aussagen, doch muß eine weniger dichte Verkalkung angenommen werden, weil sich sonst der hellere Röntgenschatten der Herde nicht erklären ließe (ERDHEIM).

Es ergibt sich auf Grund der Untersuchungen ERDHEIMs der Werdegang der PAGET-Veränderungen folgendermaßen: 1. Auffallende Vermehrung des zelligen Knochenmarkes auf Kosten des Fettmarkes, wobei auch lymphozytäre Zellen auftreten. Der Blutgehalt steigt und damit die Zahl der kleinen Blutungen.

2. Veränderungen des Knochengewebes selbst. Erst wo diese nahe dem Zentrum des Herdes schon weit gediehen sind, kommt es

3. zur Umwandlung des Knochenmarkes in Bindegewebe, was mit einer durch Ödem, dann erst durch Faservermehrung bedingten Verdickung des Bälkchenendostes beginnt und mit Erfüllung des ganzen Markraumes mit fein-, später grobfaserigem Mark endet (S. 22).

In den langen Röhrenknochen, vor allem in deren Rinde, scheint der Krankheitsvorgang etwas anders abzulaufen, als ihn die bisherige Schilderung,

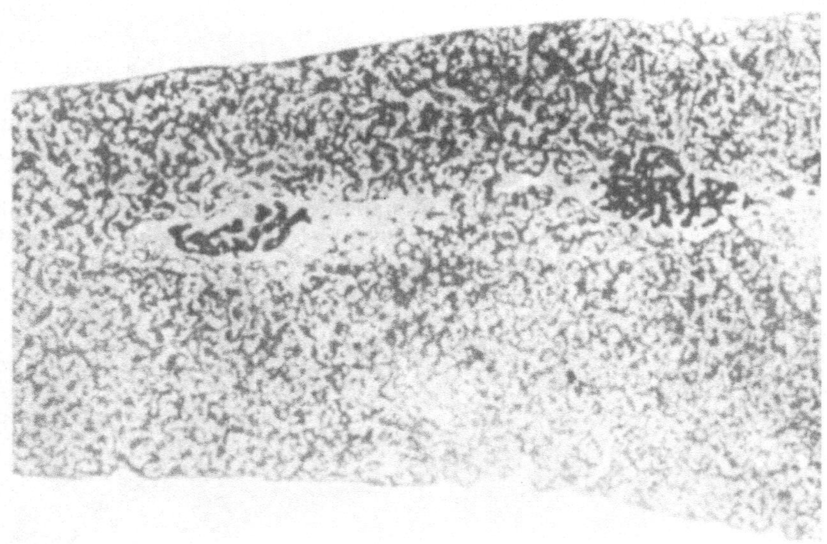

Abb. 28. Vollständig und ziemlich gleichmäßig umgebautes Schädeldach mit zwei Skleroseherden, die einer früheren Bauperiode angehören. $4^{1}/_{2}\times$. (Aus dem in Abb. 15 dargestellten Schädeldach.) (Nach Lang.)

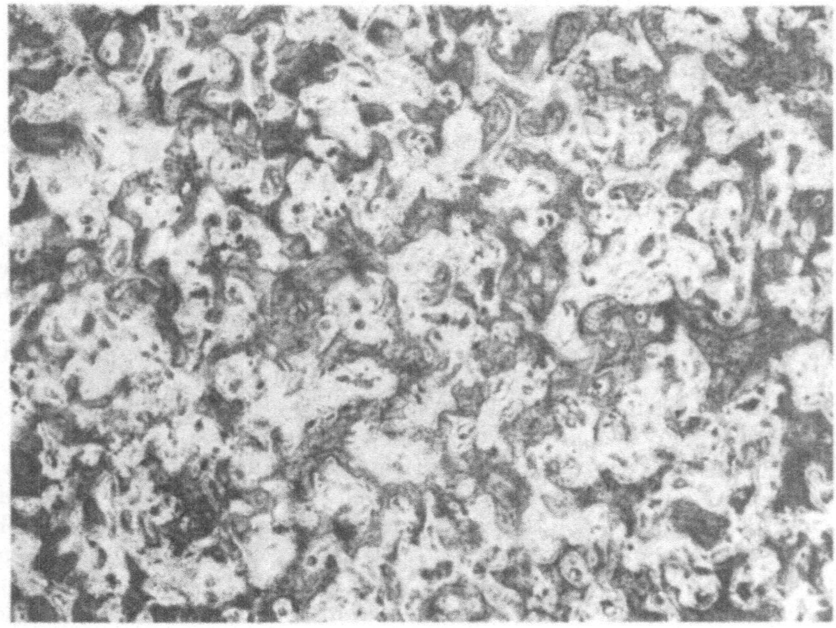

Abb. 29. Teilbild aus dem in Abb. 15 und 28 dargestellten Schädeldach. Feinporige Mosaikstruktur mit lebhaftem Umbau.

die sich hauptsächlich auf die Befunde am Schädeldach bezieht, aufgezeigt hat. Nach Schmorl (e) beginnt der Krankheitsvorgang im Innern der Kompakta

mit lebhaften Resorptionsvorgängen in den HAVERSschen Kanälen und Räumen
(Abb. 30), hält sich zuerst an die mittlere Schicht der Rinde und schreitet später
gegen die Markhöhle und die periostale Oberfläche zu fort (Abb. 31—34). Durch

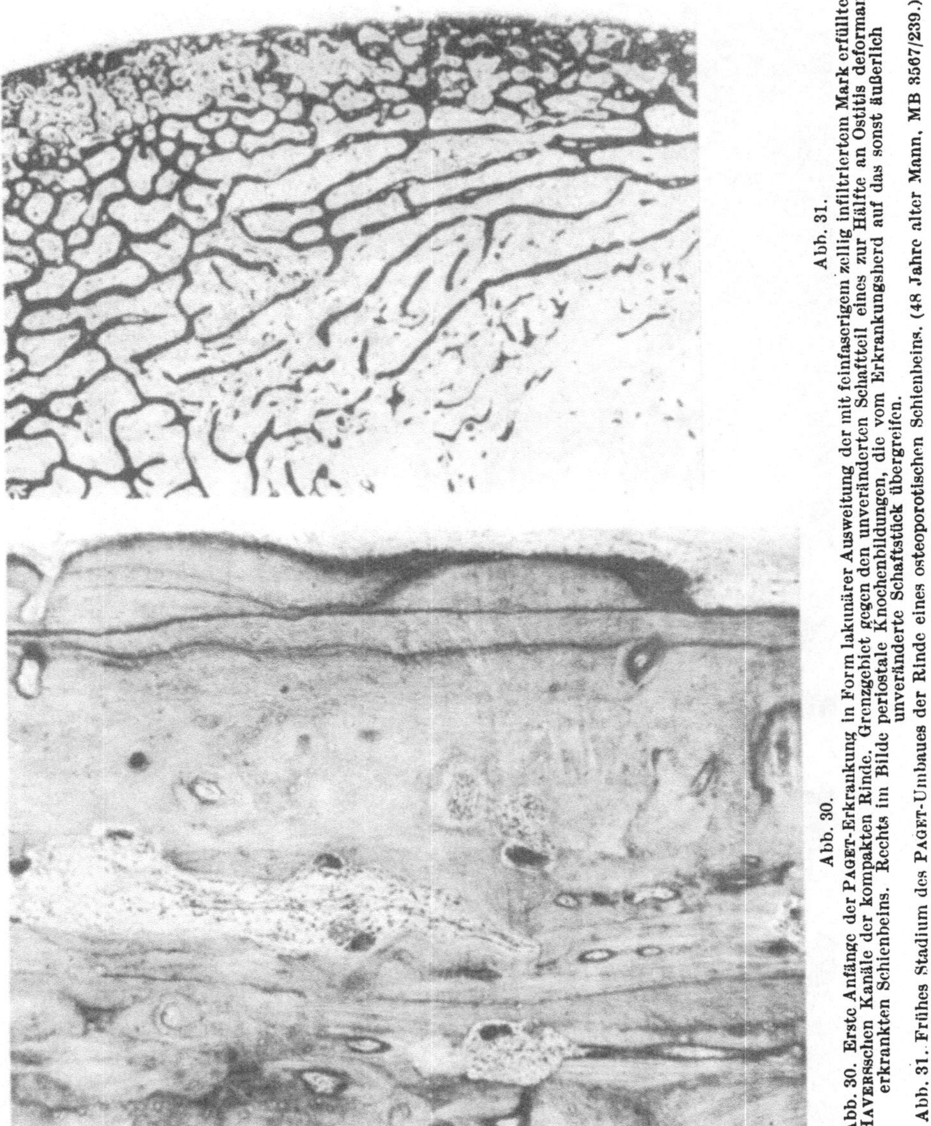

Abb. 30.

Abb. 31.

Abb. 30. Erste Anfänge der PAGET-Erkrankung in Form lakunärer Ausweitung der mit feinfaserigem zellig infiltriertem Mark erfüllten HAVERSschen Kanäle der kompakten Rinde. Grenzgebiet gegen den unveränderten Schaftteil eines zur Hälfte an Ostitis deformans erkrankten Schienbeins. Rechts im Bilde periostale Knochenbildungen, die vom Erkrankungsherd auf das sonst äußerlich unveränderte Schaftstück übergreifen.

Abb. 31. Frühes Stadium des PAGET-Umbaues der Rinde eines osteoporotischen Schienbeins. (48 Jahre alter Mann, MB 3567/239.)

die Resorption werden bald größere Hohlräume geschaffen, die mitunter nur noch
durch dünne Schichten normalen Knochengewebes voneinander getrennt sind.
Nach FREUND vollzieht sich der Umbau zunächst in den äußeren Randschichten.
Ist die innere Generallamelle ergriffen, dann erstreckt sich die Veränderung auch
auf die peripheren Spongiosabälkchen, die von der inneren Generallamelle ab-
zweigen. Die Bälkchen werden durch Resorption ausgehöhlt unter Zurücklassung
eines schmalen Randstreifens. Bald erfolgt dann in diesem fibrösen Raum die

Auflagerung lamellären Knochens. Während die so im Innern der Bälkchen enthaltenen neuen Markräume mit Fasermark erfüllt sind, bleiben die zwischen den Bälkchen liegenden alten Markräume mit Fettmark erfüllt (Freund, S. 5).

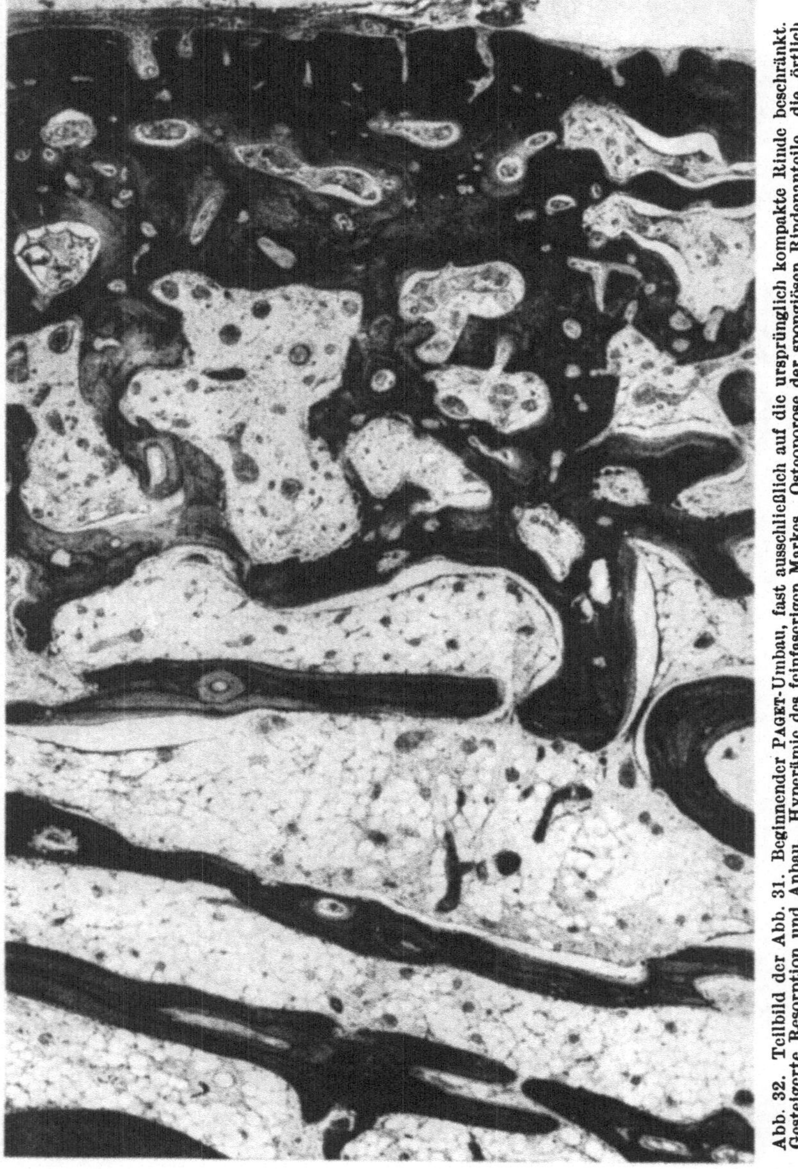

Abb. 32. Teilbild der Abb. 31. Beginnender Paget-Umbau, fast ausschließlich auf die ursprünglich kompakte Rinde beschränkt. Gesteigerte Resorption und Anbau. Hyperämie des feinfaserigen Markes. Osteoporose der spongiösen Rindenanteile, die örtlich Resorption und Anbau aufweisen. Periostale Knochenbildungen.

Das Knochenmark läßt dabei nach Schmorl (e) erst dann Veränderungen erkennen, wenn die Resorptionsräume größeren Umfang erreicht haben, und zwar in Form einer bindegewebigen Umwandlung an der Wand der Resorptionsräume. Das ursprünglich feinfaserige Mark wird grobfaserig und führt zahlreiche strotzend gefüllte Gefäße. Durch das Zusammenfließen kleinerer Räume entstehen oft ausgedehnte, langgestreckte Höhlen innerhalb der Knochenrinde,

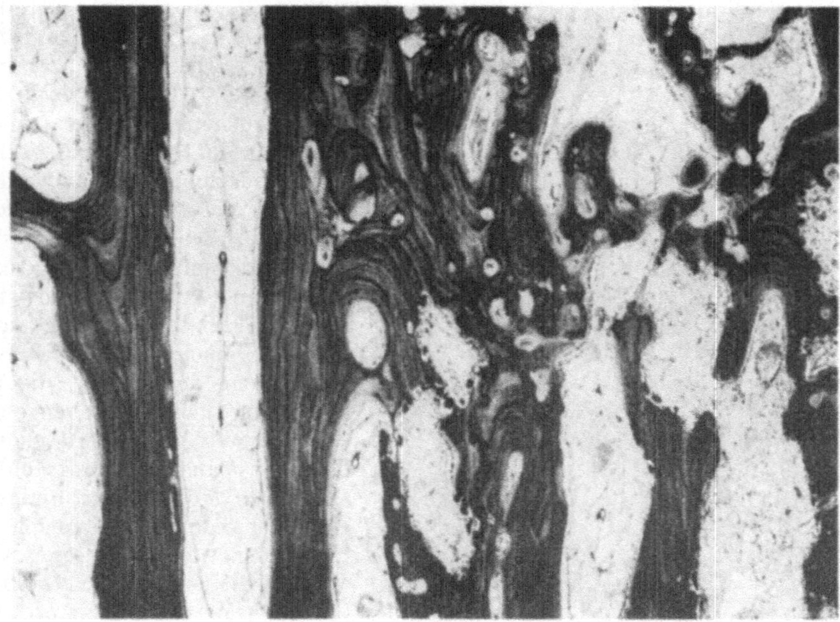

Abb. 33. Beginn des PAGET-Umbaues in der osteoporotischen Rinde eines Schienbeins. Gesteigerte Resorption, Ausfüllung kleiner Resorptionsräume durch kalkloses Knochengewebe. Örtliche Fasermarkbildung. (48 Jahre alter Mann, MB 3567/239.)

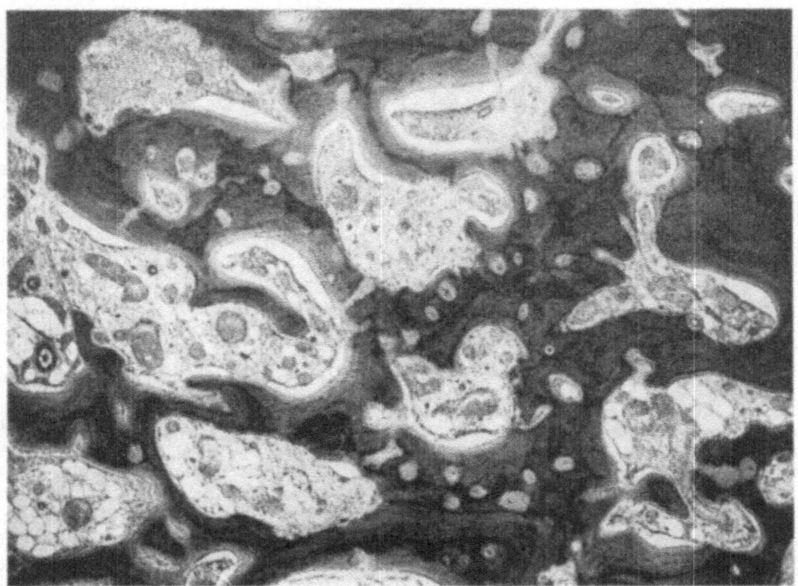

Abb. 34. Frühes Stadium des PAGET-Umbaues. Überwiegend Anbau mit Ausfüllung zahlreicher kleiner Resorptionsräume durch kalklosen Knochen. Hyperämie und Ödem des Markes sowie feinfaserige Fibrose. (48 Jahre alter Mann, MB 3567/239.) (Nach LANG und HÄUPL.)

in deren Fasermark die Bildung von Bindegewebsknochen stattfindet [FREUND, SCHMORL (e)], der mit dem von der Resorption verschonten Knochen der Wand der Hohlräume in Verbindung tritt. An diesen neugebildeten Bindegewebsknochenbälkchen gehen osteoblastische Anbauvorgänge vor sich und nach der Umwandlung in lamellären Knochen fällt dieser einem regellosen Umbau anheim, der in weiterer Folge zur Bildung von typischem Paget-Knochen führt.

Die ständige Wiederholung der Umbauvorgänge bewirkt die Vollendung des Paget-Umbaues im Bereiche der ganzen Tela ossea (Abb. 35), wobei das neugebildete Knochengewebe und Reste des alten Knochens, die sich in mehr oder weniger großer Ausdehnung noch da und dort innerhalb nach Paget-Typ umgebauter Gebiete finden, durch jüngere Mosaikformationen ersetzt werden. Das Endergebnis ist der Ersatz der Kompakta durch eine dichte, grobbalkige Struktur, deren Bälkchen die Schmorlschen Mosaikstrukturen aufweisen (Abb. 36). Zuweilen fallen innerhalb der umgebauten Knochengebiete dichtere, auch sklerotische Inseln auf, die auf den ersten Blick wie stehengebliebene Reste des ursprünglichen Knochens aussehen, tatsächlich aber auch Mosaikstrukturen zeigen. Es handelt sich demnach um Knochengewebe einer älteren, aber doch in die Zeit der Erkrankung fallenden Bauperiode (Abb. 37). Schmorl sieht im Vorhandensein solcher Herde, wenn sie weit in den gesunden Knochen vorgeschoben sind, den Beweis, daß nach kurzem Bestand der Veränderung ein Stillstand eingetreten ist.

Hinsichtlich des Auftretens des Fasermarkes gehen die Anschauungen von Freund und von Schmorl (e) auseinander, indem Freund schon in den ersten Resorptionsräumen typisches „Paget-Fasemark" beobachtete, Schmorl dagegen erst in einem späteren Stadium. Schmorl lehnt daher auch eine Markveränderung als Ursache des Paget ab. Aus den Mitteilungen Schmorls geht auch nicht hervor, ob er die Markveränderungen gesehen hat, die Erdheim beschrieben hat und die einsetzen, bevor der Knochenumbau beginnt. Diese Abänderung ist als die primäre, der Knochenumbau als die sekundäre Veränderung anzusehen (Erdheim, S. 50). Das Fasermark ist ein weiteres Stadium der Markveränderung, das in den älteren Gebieten zur Entwicklung gelangt, später als die Mosaikstrukturen (Schmorl) und kann deshalb nicht als Ursache des Paget-Umbaues betrachtet werden (Erdheim). Beiden Entwicklungen (Fasermark und Mosaik) geht die zellige Umwandlung des Markes voran, wenigstens nach den Befunden Erdheims am Schädeldach. An den Röhrennkochen, wo die Resorptionsvorgänge weder bei den Bälkchen noch bei der Rinde an der Endostfläche, sondern aushöhlend im Inneren auftreten, fand Freund vom ersten Anfang an faseriges Mark. Auch bei Schmorl (e) findet sich der Hinweis, daß die Gefäßkanäle, die zu Resorptionsräumen werden, von Haus aus feinfaseriges Mark mit Fettzellen und vereinzelten myeloischen Zellen enthalten, das sekundär in das grobfaserige Paget-Mark umgestaltet wird (Pines, S. 756).

Eine nach Paget-Typus umgebaute Kompakta (vollentwickeltes Bild) zeigt nach Schmorl (e) die äußeren Generallamellen noch fast vollständig

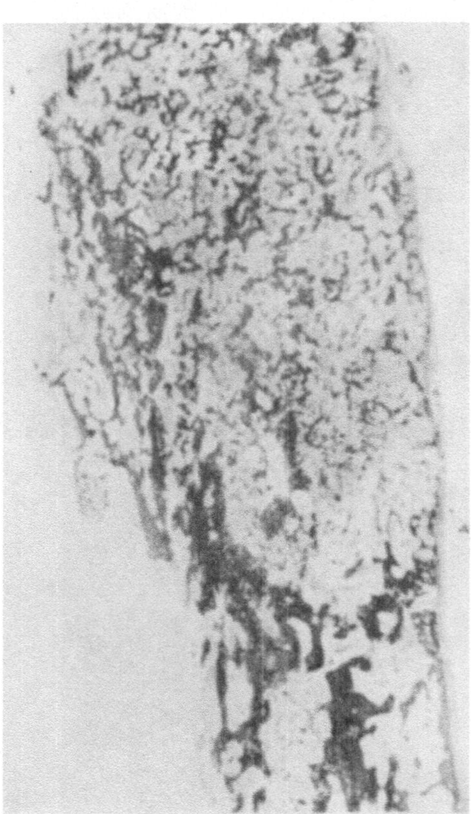

Abb. 35. Paget-Erkrankung des Schienbeins. Grenzgebiet zwischen zwei Veränderungsgebieten verschiedenen Entwicklungsgrades. (48 Jahre alter Mann, MB 3567/239.) (Nach Lang und Häupl.)

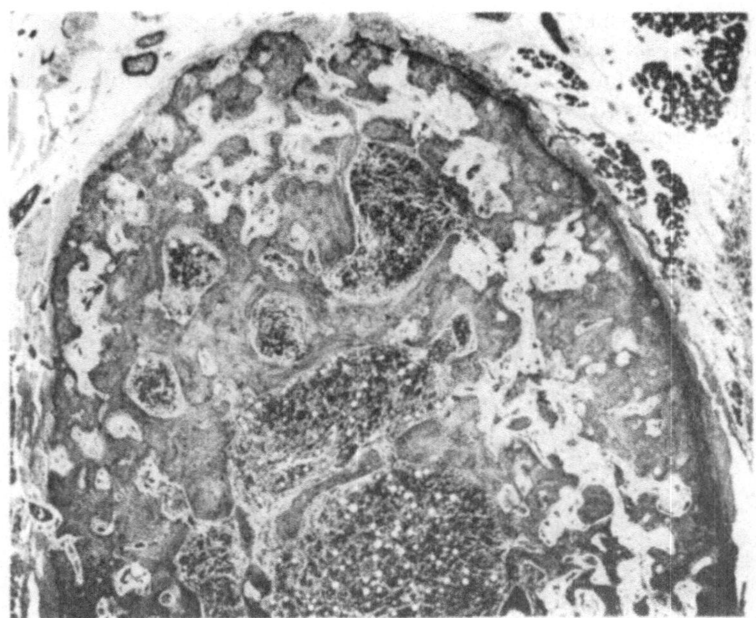

Abb. 36. Fortschreitender PAGET-Umbau einer Rippe. Zahlreiche Ostoklasten in verschiedenen Resorptionsräumen. Porosierung der Rinde, Fasermarkentwicklung. Mosaikstruktur. (21. 2. 07, 64 Jahre alte Frau.)

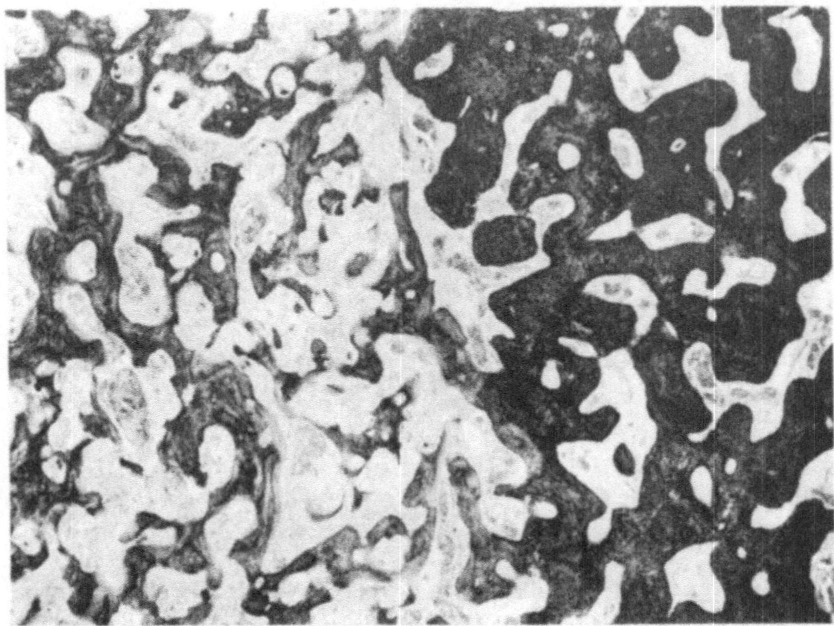

Abb. 37. Teilbild aus dem in Abb. 15 und 28 dargestellten Schädeldach. Grobbalkiger, in Sklerosierung begriffener Mosaikknochen neben feinporigem einer anderen Bauperiode, der in lebhaftem Umbau begriffen ist.

erhalten, ebenso Teile der inneren, d. h. die in Spongiosa umgewandelte Rinde ist gegen die Markhöhle durch ein im wesentlichen ununterbrochen fortlaufendes Bälkchen abgegrenzt. Aus dem Erhaltensein dieser Lamellen läßt sich nach

Schmorl — abgesehen von den Beobachtungen wenig fortgeschrittener Paget-Erkrankung — der Schluß ziehen, daß die Veränderung in den mittleren Schichten der Kompakta ihren Anfang nimmt und erst allmählich auf die Randschichten übergreift. Da der Knochen, den Schmorl zur Grundlage dieser Schilderung wählte, die gleiche Dicke wie das gesunde Vergleichsstück besaß, kann es sich

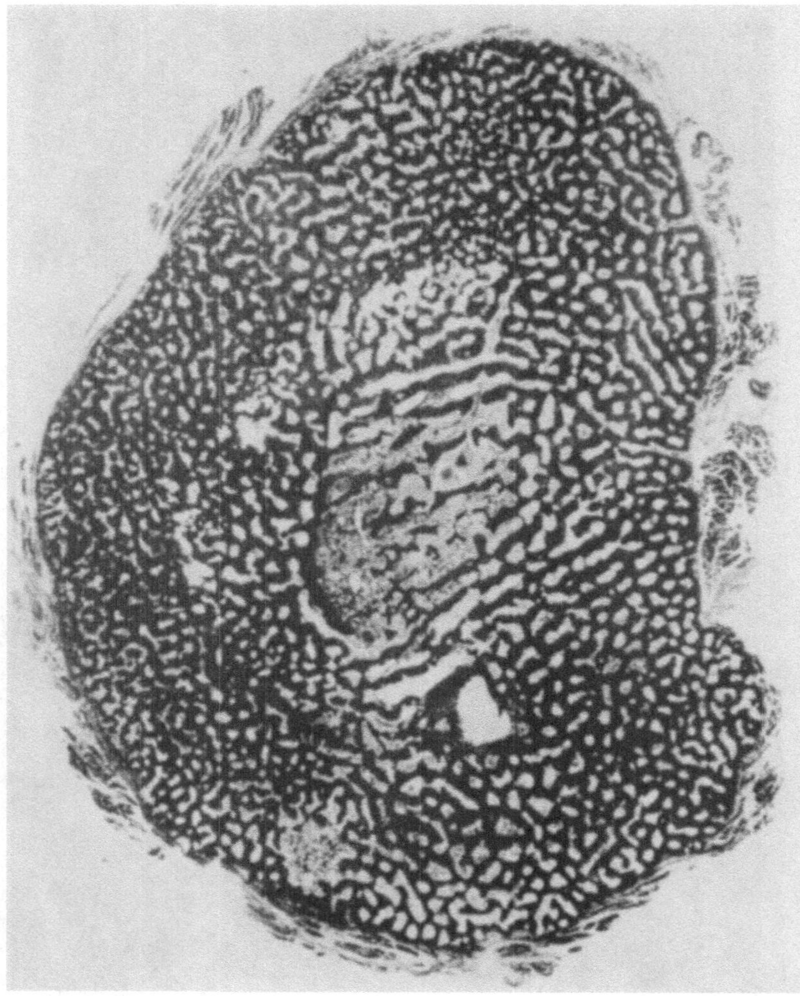

Abb. 38. Querschnitt durch die Elle mit vollständigem Paget-Umbau. Die Markhöhle, deren ursprüngliche Begrenzung an der dorsalen Seite (links im Bilde) durch den Unterschied in der Dichte der Spongiosa noch erkennbar ist, fast zur Gänze durch Knochenbildungen verschlossen. $4^1/_2\times$.

bei diesen äußeren Generallamellen kaum um periostale Neubildung konzentrischer Schichten gehandelt haben. Die ganze Breite der Rinde ist von zahlreichen, ziemlich gleichmäßig verteilten Hohlräumen durchsetzt, die annähernd dieselbe Zahl wie die Haversschen Kanäle im normalen Knochen besitzen. Sie sind jedoch bedeutend weiter, zu Resorptionsräumen umgestaltet und viel unregelmäßiger. Ihr Markgewebe ist teils Fett-, teils faseriges Mark. Haversche Systeme, Schaltsysteme fehlen vollständig, da der ganze Knochen aus einem feineren oder gröberen Netzwerk umgebauter Balken besteht (Abb. 38 und 39). Am

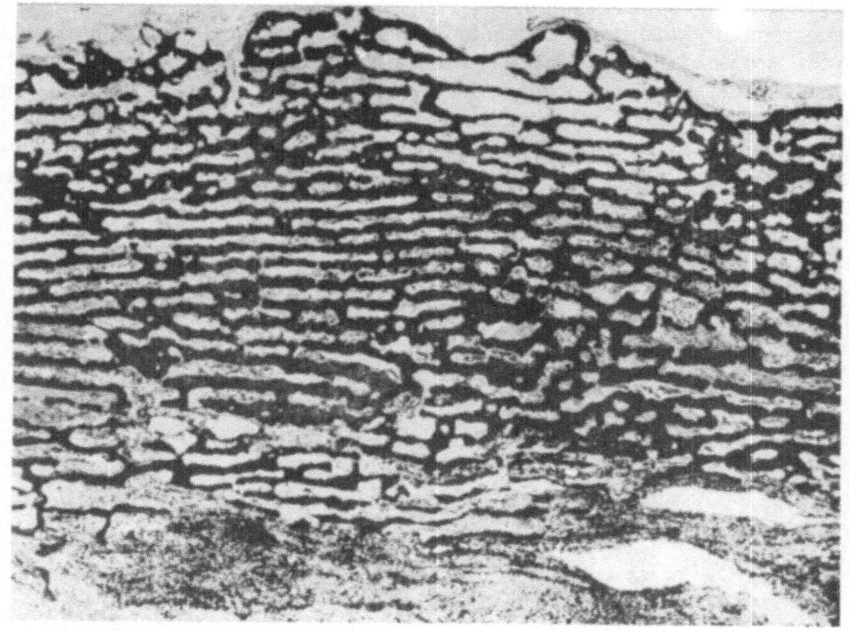

Abb. 40. Längsschnitt durch die „aufgeblätterte" Femurrinde, deren Bälkchen größtenteils in parallelen Zügen angeordnet sind. 4×.

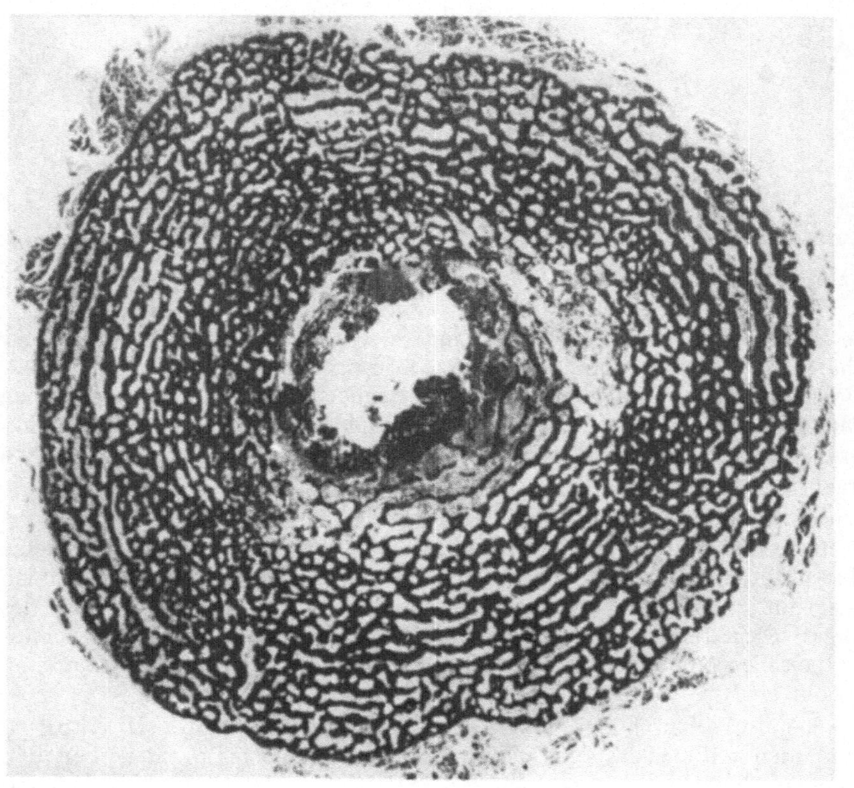

Abb. 39. Querschnitt durch den Humerusschaft mit vollständigem Umbau nach PAGET-Typus. Die Bälkchen zum Teil in deutlich zirkulärer Anordnung. 4×.

Längsschnitt zeigt sich die Kompakta von annähernd gleich breiten, unregelmäßig umgrenzten spaltförmigen Räumen durchzogen, die im allgemeinen parallel
zur Längsachse des Knochens verlaufen und den Eindruck der „Aufblätterung"
(Christeller) der Rinde bewirken (Abb. 40). Das auffallendste ist, daß diesen
Räumen die konzentrische Schichtung der Lamellen fehlt, wie sie den Haversschen Kanälen zukommt, daß die Oberflächen fast durchwegs von gegen die Lichtung konkaven Bogenlinien, dem Grund der Resorptionsbuchten begrenzt werden.

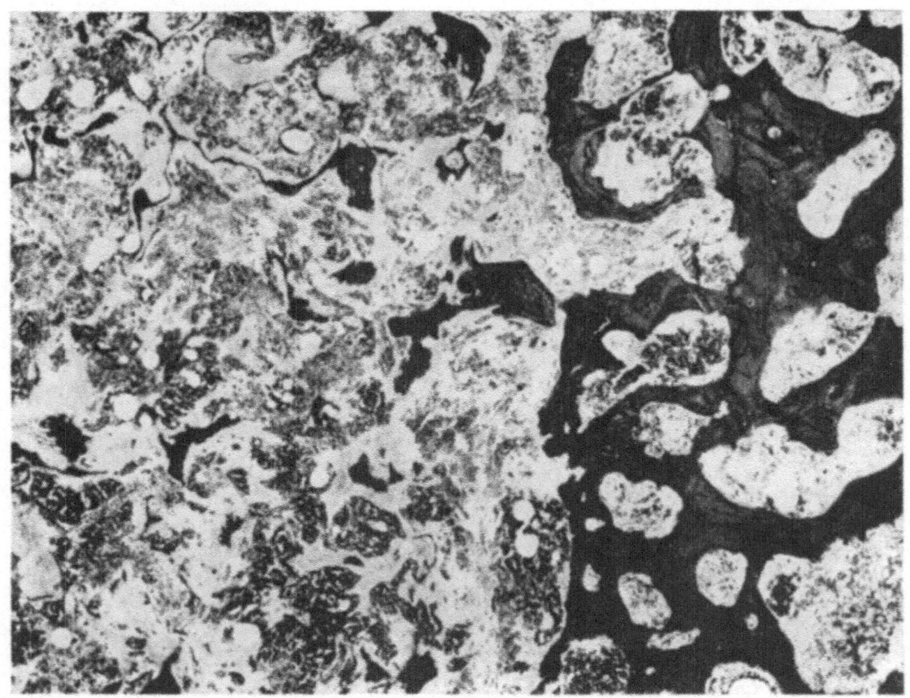

Abb. 41. Grenzgebiet zwischen Rinde und „moosartiger" Zwischenschicht im Femurschaft.

Die Bälkchen der aufgeblätterten Rinde erscheinen in frühen Stadien ihrer
krankhaften Abänderung zum Teil als zusammengesetzte Bälkchen gebaut,
d. s. Bälkchen, deren Randgebiete aus dem dem Abbau noch nicht verfallenen
Anteilen der alten Bälkchen bestehen, während von seiten des Fasermarkes
der in sie eingefressenen Resorptionsräume neuer geflechtartiger Knochen
hervorgebracht wird (Freund).

Kommt die Erkrankung zum Stillstand, bevor die ganze Rinde nach Paget-
Typus umgebaut worden ist, so begegnet man zuweilen Herden, die keine
Mosaikstrukturen aufweisen, aber doch nach der Anordnung ihrer Kittlinien
als umgebaut angesehen werden müssen. Ihr Aufbau weicht von dem der
normalen Kompakta ab und ist nach Schmorl auf die geänderten Beanspruchungen zu beziehen, die nach Eintritt des Stillstandes der Paget-Erkrankung
aufgetreten sind.

Es scheint überhaupt eine gewisse Neigung zu spontaner Heilung zu
bestehen, man trifft nicht allzu selten floride und abgeheilte Stellen in den
verschiedenen Knochen des gleichen Individuums, ja auch innerhalb ein und
desselben Knochens. Auf zeitweise ruhige Verhältnisse weisen auch Befunde

gleichmäßiger lamellärer Knochenauflagerungen an den Oberflächen der nach
PAGET-Typus umgebauten Bälkchen, wodurch das unruhige, zackige Bild des
PAGET-Knochens viel gleichmäßiger und weicher erscheint.

Atrophieveränderungen erfolgen am PAGET-Knochen, wenn die Kranken
durch längere Zeit vor dem Tode bewegungsunfähig sind, und zwar im gleichen
Verhältnis zur Dauer der Inaktivität. FREUND und SCHMORL (e) haben „filigranartige" Knochenbälkchen beschrieben, die in solchen Atrophiebezirken zu finden
sind. FREUND fand diese filigranartige Spongiosa als ziemlich breite innere
Rindenschicht mit fadendünnen zentralen, kalkhaltigen Anteilen und äußeren,

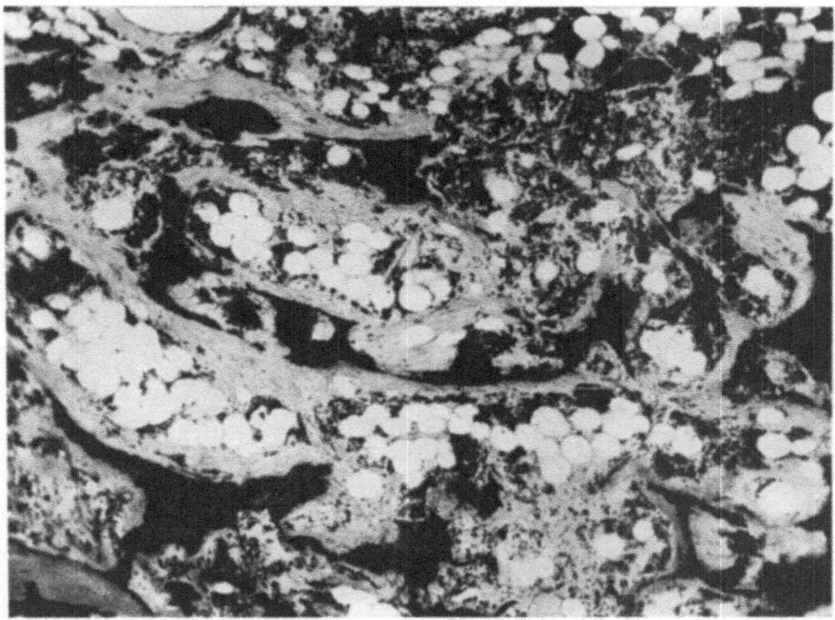

Abb. 42. Fasermarkentwicklung mit Verkalkungen und primitiver Knochenbildung in der „moosartigen"
Zwischenschicht des Femurschaftes.

verhältnismäßig dicken unverkalkten Anlagerungsschichten, wobei zwischen
beiden eine lakunäre Kittlinie hinzieht. Es handelt sich um sehr primitives
faseriges Knochengewebe, während lamellärer Bau nur ganz selten anzutreffen
ist. Trotz ihrer Schmächtigkeit enthalten die kalkhaltigen Bälkchenanteile
verhältnismäßig viele Kittlinien. Der kalklose Anteil entsteht auf bindegewebiger
Grundlage durch Bildung von Knochenkittsubstanz zwischen den spärlichen
Fasern des vielfach gallertigen, an kleinen Blutungen und Blutpigment reichen
Fettmarkes und nur ausnahmsweise durch osteoblastischen Anbau. Vielfach
ist an der Oberfläche der unverkalkten Schichten eine Auffaserung, ein Übergang
in das Fasermark zu bemerken. Nach FREUND machen die unverkalkten Anteile
dabei „durchaus nicht den Eindruck echten unverkalkten Knochens, sondern
den eines „unspezifischen Abscheidungsproduktes des Knochenmarkes" und
bestehen „aus sehr feinen, wirr angeordneten Fibrillen, während Knochenzellen
unverhältnismäßig spärlich sind" (S. 12).

Grundsätzlich wohl die gleichen Strukturen, nur nicht unter atrophischen
Verhältnissen wie im Falle FREUNDs, lagen in einer eigenen Beobachtung vor
(Abb. 41) und entsprechen der in Abb. 13 sichtbaren, moosartigen inneren

Rindenschicht. Am stärksten ausgebildet wurden sie in den Oberschenkelschäften angetroffen, in denen sie eine der übrigen Schaftrinde fast gleiche Dicke besaßen und die Markhöhle von allen Seiten umgaben. So wie am mazerierten Knochen diese Schicht durch ihre rostfarbene Pigmentierung auffällt, enthält sie im mikroskopischen Schnitt neben ausgedehnten frischen Blutungen verschieden reichliche Mengen körnigen Blutpigments, teils in Zellen eingeschlossen, teils frei im Gewebe. Das Markgewebe dieser Zone ist ungefähr zur Hälfte seiner Fläche Fettmark, die Fettzellen stehen in größeren oder kleineren Gruppen, zwischen denen verschieden breite Züge und Netze eines in besonderer Weise veränderten Markgewebes sich ausbreiten und örtlich auch größere Herde bilden.

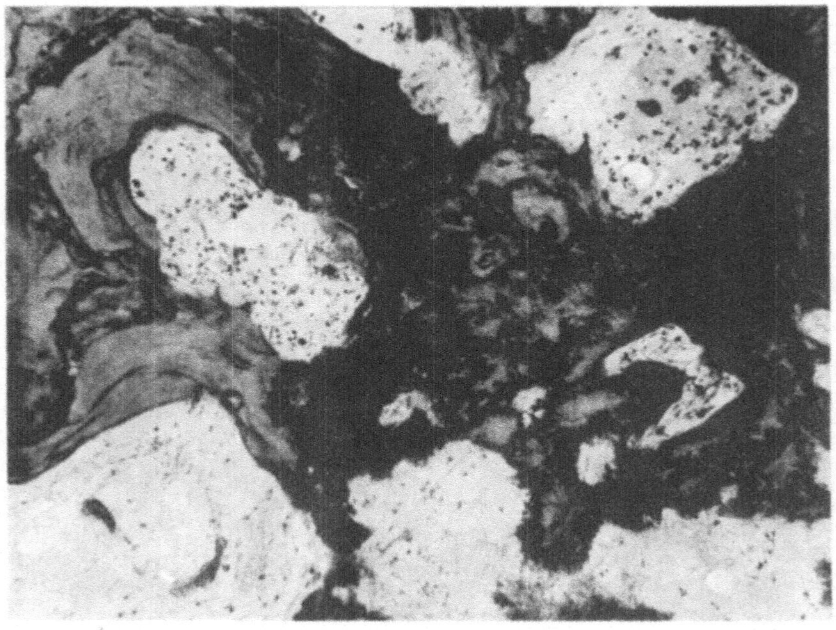

Abb. 43. Zusammenschluß des mosaikartigen Rindenknochens mit dem primitiven Knochen der Zwischenschicht des Femurschaftes.

Dieses Markgewebe ist sehr zellarm, enthält reichlich blaß eosinophile geronnene Substanz, in der in verschiedener Dichte zarte, zum Teil in Bündeln verlaufende Fäserchen sich entwickeln. Gröbere Fasern färben sich nach v. Gieson rot. Zahlreiche, oft ausgebreitete Blutungen durchsetzen dieses Gewebe. Vielfach zeigen sich die Fasern in Verkalkung begriffen, oft größere Bündel auf verschieden lange Strecken hin. Besteht vielfach der Eindruck einer ausgesprochenen Faserverkalkung, so zeigt sich an manchen Stellen durch den Einschluß von Zellen, die von kleinen Aussparungen umgeben sind, das Bild eines ganz primitiven Knochengewebes (Abb. 42). Da und dort ist das Knochengewebe in größerer Ausdehnung entwickelt, zeigt örtlich lakunäre Resorption und Anbau, zuweilen auch eine Anordnung der einzelnen Felder nach Art der Mosaikstrukturen. Häufig stehen diese primitiven Knochenentwicklungen bzw. Verkalkungen mit dem Gebälke der Rinde in Zusammenhang, deren der Markhöhle zunächst gelegene Bälkchen nicht selten Einschlüsse dieses primitiven Knochengewebes in ihrem Mosaik aufweisen (Abb. 43). Looser (h), der auch den Übergang von Knochenbildungen und verkalktem Bindegewebe sah, deutete die „Markverkalkungen" als abortive Knochenbildung in einem ungeeigneten

Substrat. Die Entstehung dieser eigenartigen Gewebsbildungen ist wohl durch Verdichtung bzw. Hyalinisierung des Markgewebes zu erklären, auf die eine dystrophische Verkalkung bzw. die Bildung eines grobbündeligen Faserknochens folgt.

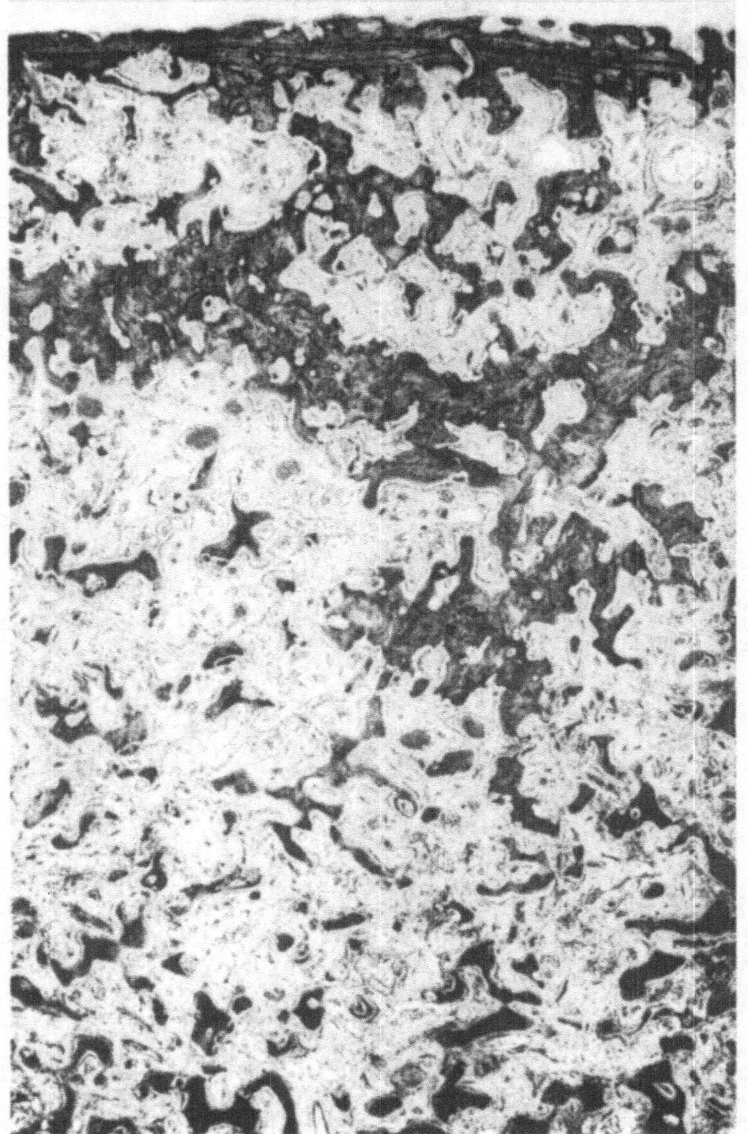

Abb. 44. Übersichtsbild der äußeren Rindenschicht eines Schienbeins mit Ostitis deformans. Gegen die Oberfläche zu zwei stärkere Bälkchenzüge, der äußere zum Teil aus lamellären geschichteten, zum Teil ungeordneten periostalen Knochenauflagerungen, der innere aus typischem Mosaikknochen. Innerhalb des faserigen Markes reichliche Bildung kleiner Knocheninseln, die in lebhaftem Umbau begriffen sind. (E 626/34, 68 Jahre alter Mann.)

Es wäre bei dieser Gelegenheit darauf hinzuweisen, daß unter Umständen primitiver geflechtartiger Knochen einen großen Anteil am Aufbau des Knochens bei der PAGET-Erkrankung haben kann (Abb. 44—46) (LOOSER, PINES). Später erfolgt der Ersatz durch lamellären Knochen.

FREUND beschreibt noch eine „parostale" Schicht zwischen der aus PAGET-Knochen bestehenden „äußeren" Generallamelle und dem Periost, namentlich an der Beugeseite. Diese Schicht ist nicht durchwegs von gleicher

Dicke, sie kann aber unter Umständen so mächtig sein, daß sie den ganzen Raum vom Periost bis zur inneren Generallamelle einnimmt. In dieser Schicht sind die Bälkchen aus geflechtartigem Knochen besonders fein und liegen ganz unregelmäßig in einem gefäßreichen Fasermark. Dieser parostalen Schicht kann Bedeutung für das Dickenwachstum des Paget-Knochens zukommen.

Die Verdickung der Knochen bei der Paget-Erkrankung ist, wie Freund und Schmorl zeigen konnten, im Gegensatz zu der früher bestandenen Meinung (von Stilling bis Stenholm), auf periostale Knochenneubildung zurückzuführen (Abb. 30, 32, 44). Eine andere Art der Verdickung des Paget-Knochens

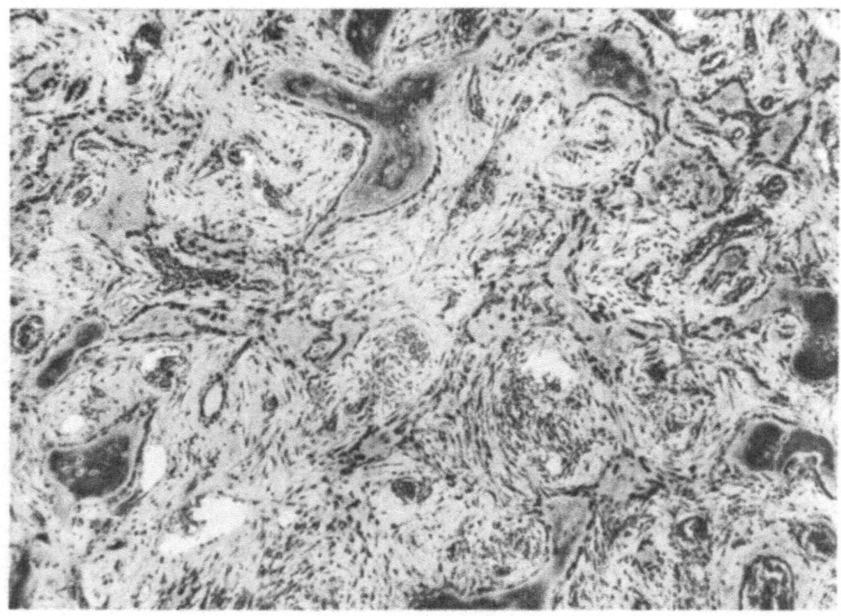

Abb. 45. Teilbild aus dem gleichen Schnitt wie Abb. 44. Lebhafte Knochenbildung auf bindegewebiger Grundlage.

ist ja außer der seltenen parostalen Knochenbildung auch undenkbar. Wie Erdheim darlegt, war schon Paget selbst bestrebt, „die Frage der Knochenverdickung mit periostalem Knochenwachstum zu erklären" (S. 55). Auch in anderen älteren Arbeiten finden sich Angaben, die darauf hindeuten, daß eine Beteiligung des Periostes am Dickenwachstum beobachtet worden war.

Stilling fand in seinem Fall 2 am Oberschenkel dem alten Knochen „eine sehr poröse, weiche, im allgemeinen bis 1,5 mm dicke Schicht aufgelagert, welche in die stellenweise etwas aufgelockerte kompakte Substanz übergeht". An anderer Stelle hatte diese „leicht zu komprimierende Auflagerung eine Dicke von 4 mm" (S. 552) und ließ sich „die junge poröse Außenschicht fast überall scharf von der ursprünglichen Knochenrinde unterscheiden" (S. 552).

Die periostale Art des Dickenwachstums durch Knochenauflagerung stellt im Gegensatz zu der seltenen parostalen den typischen Vorgang dar (Freund). An den Grenzgebieten zwischen erkrankten und gesunden Abschnitten der Röhrenknochen läßt sich der Beginn der periostalen Dickenzunahme zeigen (Abb. 30), bereits dann, wenn sich der im Innern ablaufende Umbau der Oberfläche nähert.

Schmorl hebt hervor, daß nur bei floridem Umbau im Innern der Kompakta eine periostale Wucherung sich ausbildet. Nach Schmorl und Erdheim tritt

die periostale Knochenbildung in Form der Ausbildung äußerer Generallamellen bzw. dicker aus der Kambiumschicht hervorgehender Knochenlagen
und osteophytenartiger Wucherung von Bindegewebsknochen auf. Die nicht
allzu häufigen lamellären Knochenauflagerungen verfallen aber früher oder
später dem Umbau nach PAGET-Typus. Reste von ihnen sind zuweilen bei stark
verdickten Röhrenknochen mit erweiterter Markhöhle in den inneren, an die
Markhöhle grenzenden Abschnitten nachweisbar, ein Beweis, daß die alte Kompakta fast vollständig zerstört wurde und die vorhandene fast ausschließlich
periostalen Ursprungs ist [SCHMORL (e), S. 729]. Es enthalten auch die oft

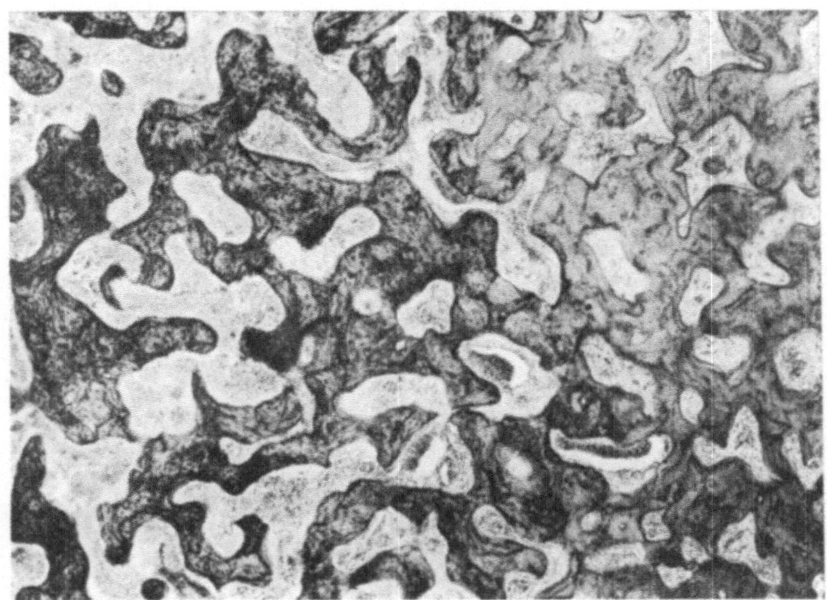

Abb. 46. Grobbalkige Mosaikstruktur, die zum Teil aus lamellärem (rechts), zum Teil aus ungeordnetem
Knochengewebe zusammengesetzt ist.

deutlich radiär angeordneten Bälkchen der völlig umgebauten Kompakta
manchmal auf weite Strecken von der periostalen Oberfläche nach innen zu
Kernstücke aus periostal gebildeten Knochen in vielfacher Aufschichtung, die
von Mosaikknochen überzogen sind (Abb. 47). Solche Bilder beweisen das
Fortschreiten der Erkrankung nach Remissionen durch allmähliche Einbeziehung
der im Stadium gewisser Ruhe gleichmäßig auf große Strecken hin angelegten
periostalen Auflagerungen.

Zuweilen sind auch mehrere durch Markräume getrennte Schichten lamellären,
periostal gebildeten Knochens nachweisbar mit nach innen zu gerichteten
Zackenbildungen, die nach PAGET-Typus gebaut sind. Die geschilderte Form
periostaler Knochenwucherungen geht ohne scharfe Grenze in eine zweite
Form über, bei der dicke Auflagerungen von Bindegewebsknochen an der
Oberfläche gebildet werden. Auch dieser sehr gefäßreiche Bindegewebsknochen
wird sehr bald (FREUND) bzw. nach vollständiger Zerstörung der alten Kompakta
nach PAGET-Typus umgebaut (SCHMORL). In diesem Stadium ist dann allerdings
nicht mehr zu erkennen, daß dieser Knochen ursprünglich periostaler Herkunft
ist. Nach SCHMORL (e) dürfte in Übereinstimmung mit FREUND darin „auch der
Grund für die auffallende Tatsache zu suchen sein, daß man bisher fast völlig

übersehen hat, daß periostale Wucherungen vorkommen und daß sie es sind, die die Verdickung der Diaphysen herbeiführen bzw. daß bei stark erweiterter Markhöhle und starker Verdickung der Rinde diese fast ausschließlich aus periostal gebildetem Knochen besteht" (S. 732—733).

Bei der Verdickung des Schädeldaches spielen nach Schmorl (e) osteophytäre Wucherungen keine Rolle, sondern nur Auflagerungen, die aus parallel- und feinfaserigem also lamellärem Knochen bestehen und allmählich in Paget-Knochen umgebaut werden. Diese perikraniale Knochenbildung konnte Schmorl

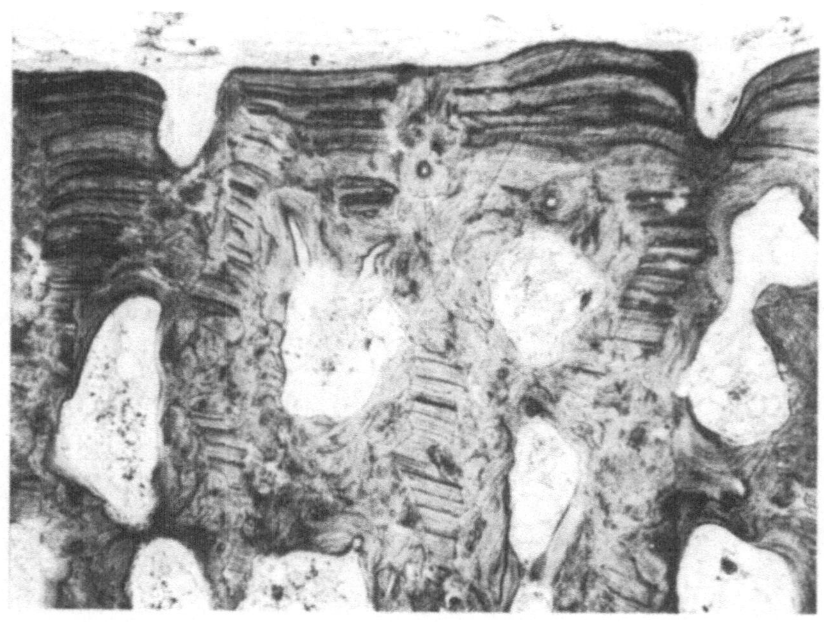

Abb. 47. Vielschichtige periostale Knochenauflagerungen, die durch Fortschreiten der Erkrankung allmählich durch Paget-Knochen ersetzt werden. Pfeilerartige Reste als Kernstücke der im übrigen mosaikartig umgebauten Bälkchen, die an einzelnen Oberflächen als Zeichen neuerlicher Remission der Erkrankung umfassende Lamellenzüge tragen. Femurquerschnitt.

zudem nur an der äußeren Tafel nachweisen, Erdheim in Gestalt des Achatknochens aber auch an der inneren. Dem endostalen Abbau der Achatschicht steht der durale Anbau des Achatknochens gegenüber, der zuweilen sogar gesteigert ist. Ist der Zuwachs auch an der Innenseite in jungen Paget-Fällen nur gering, durchaus noch nicht überall vorhanden und nur mikroskopisch meßbar, so kann dieses durale Knochenwachtum mit der Zeit nach Erdheim neben der Elevation der Schädelbasis wesentlich zur Einengung der Schädelhöhle beitragen.

Wie bereits erwähnt, ist die Dickenzunahme des Paget-Knochens in seltenen Fällen auch auf die Beteiligung der „parostalen" Schicht (Freund) zurückzuführen, ja es kann diese Art ausnahmsweise die vorherrschende sein (Freund). Schmorl hat eine derartige Knochenneubildung niemals beobachtet. Diese Schicht wird durch einen dünnen Bindegewebsstreifen abgeschlossen, der zunächst den Eindruck von Periost erweckt. An vielen Stellen besteht aber auch gar keine derartige periostähnliche Abgrenzung gegen die Umgebung, gegen das parostale Fettgewebe, in dem auch die Bildung von Bindegewebsknochen zu bemerken ist.

Freund fand in besonderem Maße das parostale Fettgewebe knochenbildende Eigenschaften gewinnen und nach Art des parostalen Callus auf bindegewebiger

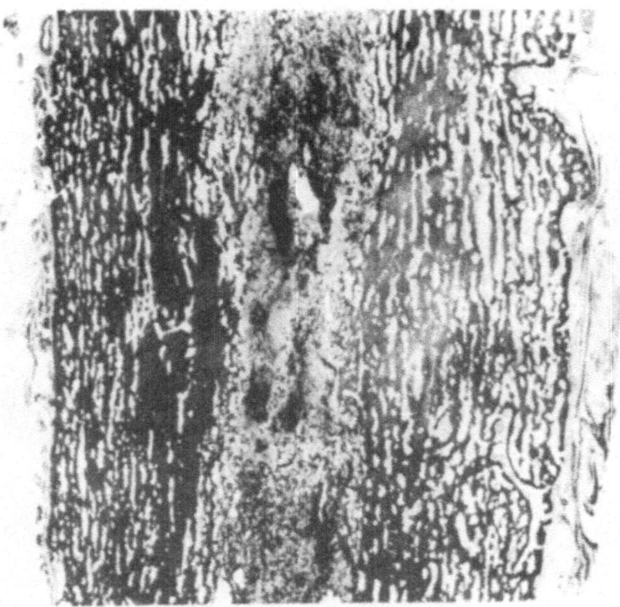

Abb. 48. Längsschnitt durch den Schienbeinschaft. Die aufgeblätterte Rinde an der konvexen Seite (rechts) lockerer, an der konkaven dichter, mit Skleroseherden. 2×.

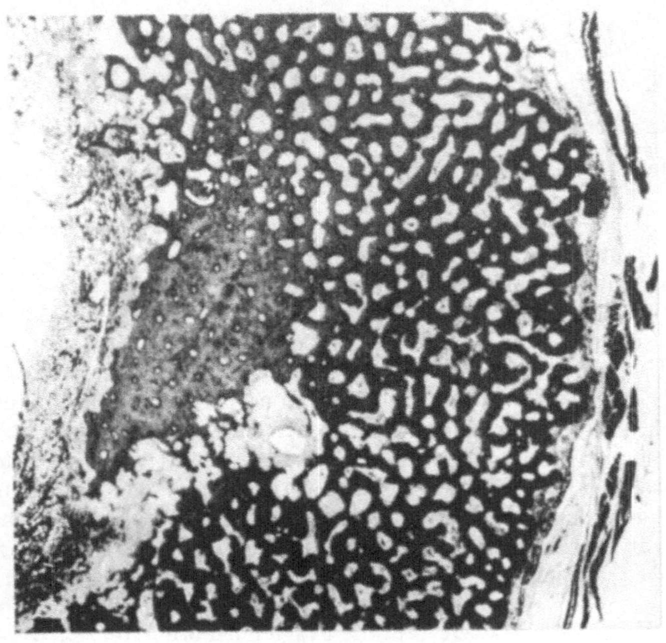

Abb. 49. Skleroseherd aus der Femurrinde (Querschnitt). 5¹/₂×.

Grundlage Knochenbälkchen entstehen. Durch Vereinigung dieser Bälkchen mit dem übrigen Diaphysenknochen wächst dieser als Ganzes in die Dicke.

Freund hebt diese Art der Verdickung durch außerha.b des Periostes sich abspielende Knochenauflagerung gegenüber der Rindenverdickung hervor, die durch osteophytenartige Knochenbildungen vonseiten des Periostes zustande kommt. Als Erklärung für das auffallende parostale Dickenwachstum in seiner Beobachtung gibt Freund die geringere Beteiligung des Periostes an der Knochenbildung im hohen Alter, wofür wie bei der Bruchheilung die parostale Knochenbildung eintritt.

Die Verlängerung der Paget-Knochen ist nach Schmorl und Junghanns auf Kallusausfüllung kleiner Infraktionsspalten an der konvexen Seite

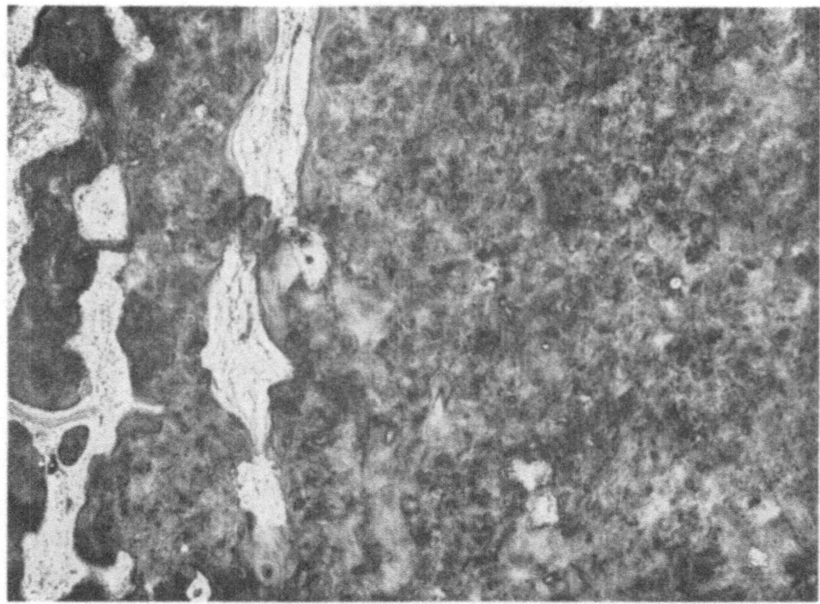

Abb. 50. Teilbild der Abb 48. Skleroseherd aus der Schienbeinrinde mit fast vollständiger Eburneisierung.

zu beziehen. Es handelt sich dabei um die Spalten, die Salinger an verlängerten verbogenen Paget-Diaphysen als schmale scharfe begrenzte, bandförmige Aufhellungsstreifen beschrieben hat, die senkrecht zur Längsachse an der konvexen Seite verlaufen, meist nur die dem Mark nahe gelegenen Abschnitte der „Kompakta" durchsetzen, selten die ganze Breite der Rinde, und die er als Loosersche Umbauzonen gedeutet hat, mit denen sie aber gar nichts zu tun haben [Looser (f)]. In Salingers Fall 3 war die Zone bei der 1 Jahr später erfolgten Obduktion durch flache, grubenartige Furchen angedeutet, an der Schnittfläche aber war keine Spur mehr aufzufinden. Schmorl fand keine für Umbauzonen charakteristische Veränderungen, sondern verhältnismäßig weitklaffende Bruchspalten, die die ganze Kompaktadicke durchsetzen. Durch Einbrüche an mehreren Stellen übereinander, die der wenig widerstandsfähige Paget-Knochen bei der Biegungsbeanspruchung erleidet, erfolgt eine Verlängerung an der konvexen Seite. Schmorl (c, e), der diese Veränderungen zwar nur vereinzelt beobachten konnte, aber durch Bilder belegt, läßt die Frage noch offen, ob sich diese Deutung durch weitere Befunde und die Verfolgung des Auftretens und Verschwindens solcher Spalten im Röntgenbild wird aufrechterhalten lassen.

Gegen Schmorls Deutung hat Michaelis (S. 416) Stellung genommen und versucht darzulegen, daß auf diese Weise nur eine Verlängerung der Konvexitäts-Kompakta zustande kommen könne, in der die Fissuren bisher fast ausschließlich gefunden worden sind. Die Konvexitätskompakta behält ihre alte Länge bei und da nach SCHMORL eine Verlängerung durch Beteiligung der Gelenkenden nicht in Frage kommt, könnte auf diese Weise nur eine Verstärkung der Krümmung, aber keine Verlängerung der Knochen zustande kommen.

An umschriebenen Stellen, aber auch in größerer Ausdehnung gelangen im Verlauf der PAGET-Erkrankung sowohl am Schädel als auch an den Röhrenknochen Sklerosierungen zur Ausbildung (Abb. 48—50), die sich bis zur vollständigen Eburneisierung des Knochens steigern können. In weit fortgeschrittenen Fällen, in denen der Anbau auf lange Zeit die Oberhand gewinnt, ist diese Form der Knochenveränderung oft in weiter Verbreitung anzutreffen.

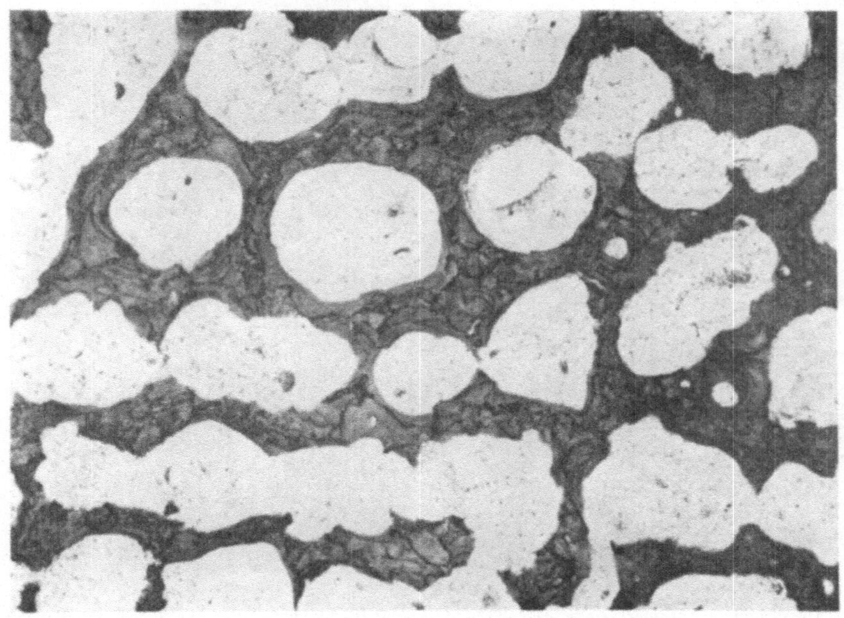

Abb. 51. Querschnitt durch die Femurrinde. Zackige Bälkchen, die weite, reihenförmig angelegte Markräume umschließen. Typische Mosaikstruktur. Die Oberflächen der Bälkchen markraumwärts da und dort durch lamelläre Knochenanlagerungen in größerer Ausdehnung geglättet. Zellarmes Fett- bzw. Gallertmark.

Die funktionelle Beanspruchung scheint der Entwicklung von Sklerosierungen günstig zu sein. Jedoch finden sich auch Skleroseherde in verhältnismäßig jungen Fällen (ERDHEIM), in denen aus der Örtlichkeit des Erkrankungsherdes kein derartiger Zusammenhang zu entnehmen ist. Die sklerotischen Abschnitte weisen die Mosaikstrukturen auf, in voll entwickeltem Zustand sind die Markräume bis auf geringe Reste vermauert, nur einzelne kleine rundliche Räume oder Gefäßkanäle unterbrechen das auf große Ausdehnung einheitliche Bild (Abb. 50). In manchen Abschnitten der Rinde langer Röhrenknochen liegen dabei die hochgradig verengten Markräume in radiären Reihen als Ausdruck der früher in bestimmten Richtungen erfolgten Anlage der Knochenbälkchen. Die innerste Umgrenzung der Mark- und Gefäßräume ist dabei manchmal von vollständigen ringförmigen Lamellensystemen in mehrfacher Schichtung gebildet, zwischen den Schichten treten breite Haltelinien hervor, ein Beweis, daß der regellose Umbau zum Stillstand gekommen ist. Das Knochenmark in diesen Abschnitten ist zellarm, gallertiges oder Fettmark (Abb. 51—53).

Eine besondere Stellung unter den Erscheinungsformen der PAGET-Erkrankung nimmt die „porotische Form" ein, die PINES (aus dem Institut ERDHEIMS) an einem Schädeldach beschrieben hat, das makroskopisch nicht mit Sicherheit als Paget zu erkennen war.

Die Röntgenuntersuchung ergab eine in rundlichen, sich zentrifugal ausbreitenden, regellos verstreuten Herden auftretende Porose verschiedenen Grades. Zwischen den Herden lagen die konkav begrenzten dichteren Gebiete, einerseits solche, die bereits ausgesprochene Porose darboten, andererseits solche von normaler Dichte. Letztere waren am wenigsten vertreten. In diesen scharf begrenzten Herden erwies sich der alte Schädelknochen völlig abgebaut und an seine Stelle neuer Knochen mit auffallend verminderten Bälkchen getreten. Gegenüber der gewöhnlichen Paget-Erkrankung unterscheidet sich das Bild dieses Falles durch die hochgradige Porose der Diploe in ihrer ganzen Dicke. Während beim gewöhnlichen Paget auf den Abbau des alten Knochens sehr bald der Anbau des neuen Knochens vom bekannten Paget-Typ folgt, blieb in diesem Fall die durch den Abbau bewirkte Porose

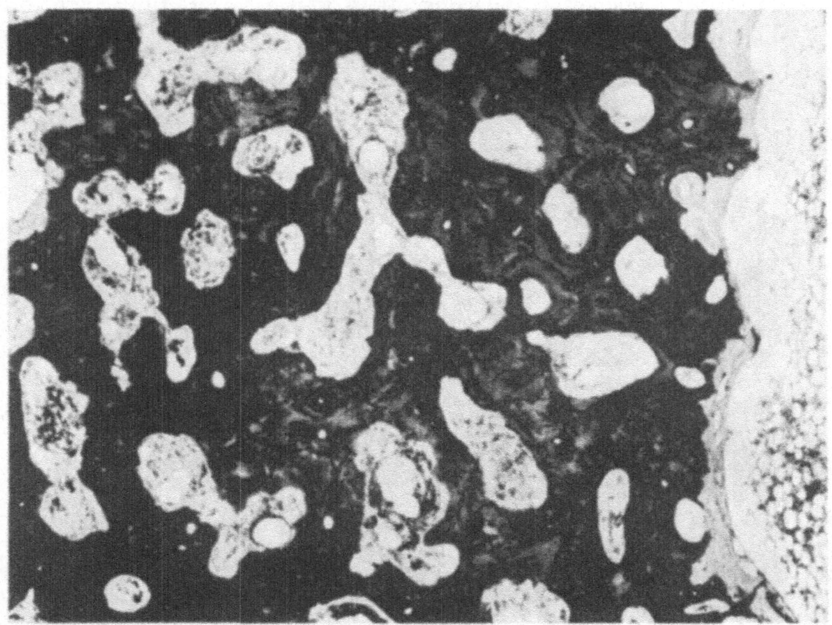

Abb. 52. Querschnitt der Humerusrinde. Die an die Markhöhle (rechts) grenzende Oberfläche grubig angenagt. Fortschreitende Sklerose des Knochens. Gleiche Vergrößerung wie Abb. 51.

in großen Gebieten lange Zeit bestehen, bis endlich auch hier ein einigermaßen nennenswerter Anbau eingesetzt hat. Das gewöhnliche Paget-Bild zeigt einen unvergleichlich regeren Umbau. Es fehlt daher den porotischen Herden auch die Mosaikstruktur. Den wertvollsten Beweis für die Paget-Natur dieser Beobachtung sah Pines in Skleroseherden gleicher Lage und Verteilung wie bei gewöhnlichen Paget, die als Reste früherer Bauperioden zu deuten waren. Hinsichtlich der Einzelheiten dieser Beobachtung, die bisher noch kein Gegenstück hat, muß auf die Originalarbeit verwiesen werden.

Chemische Untersuchung und Kalkgehalt des Paget-Knochens.

Die chemische Untersuchung des Paget-Knochens ergibt eine Vermehrung der organischen Substanz und eine Verminderung des Mineralgehaltes, sowie erhöhten Fettgehalt. Locke fand gegenüber 37,8% organischer Substanz im normalen Knochen bei Paget-Knochen 42,6—48,5%. Kalzium- und Magnesiumgehalt sind etwas geringer als in normalem Knochen.

Aus dem geringeren Gehalt an anorganischer Substanz ergibt sich, abgesehen von der eigentümlichen Struktur des Paget-Knochens eine statische Minderwertigkeit, eine gewisse Weichheit des Knochens, der brüchig und leicht schneidbar ist, zumindest im floriden Stadium. Auch die Verbiegungen, die der Knochen im Laufe der Erkrankung unter dem Einfluß der Belastung und Funktion erleidet, sowie die nicht so seltenen Frakturen beweisen dies. Nach Abklingen der Erkrankung kann der Knochen aber auch sklerotisch und abnorm fest sein.

Die veränderte Widerstandsfähigkeit ist im Aufbau aus kleinen und kleinsten Knochenstückchen begründet bzw. bei frischen Erkrankungen in einem unzureichenden Kalkgehalt [SCHMORL (e)]. SCHMORLs Schlüsse auf verminderten Kalkgehalt durch Heranziehung der Gewichte beweisen nicht das, was sie sollen (vgl. ERDHEIM, S. 57). Näher den tatsächlichen Verhältnissen kommt SCHMORLs Erklärung, daß bei der raschen Aufeinanderfolge von An- und Abbau das

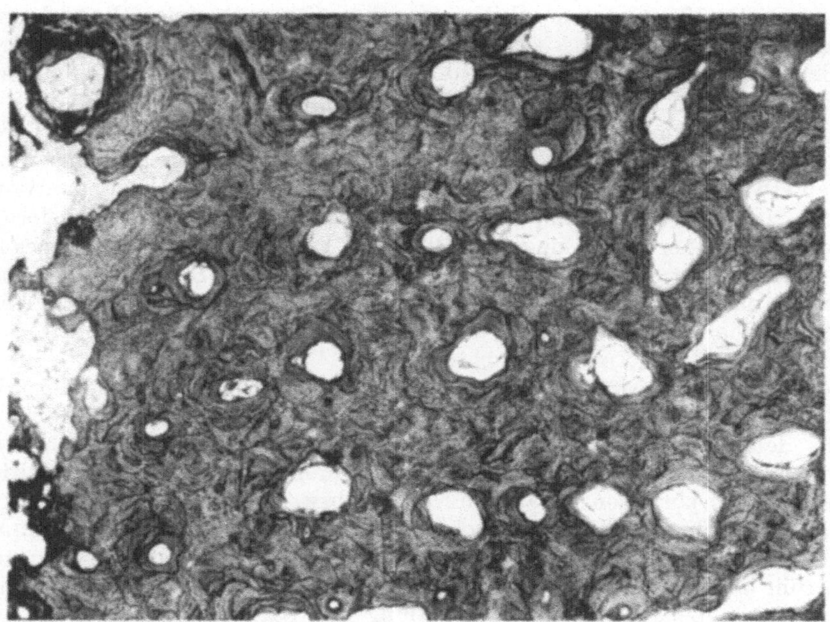

Abb. 53. Aus dem gleichen Femurquerschnitt wie Abb. 51 und 52. Fast vollständige Sklerose der Rinde. Die stark eingeengten Markräume in Reihen geordnet, fettmarkhaltig. Vereinzelt Einbau HAVERSscher Systeme in den Mosaikknochen. Gleiche Vergrößerung wie Abb. 51 und 52.

Knochengewebe zerstört wird, bevor es die Kalkmenge aufgenommen hat, die es aufzunehmen imstande wäre, wenn es länger bestünde [(e), S. 740]. Daß der PAGET-Knochen gringeren Kalkgehalt besitzt, als das normale Knochengewebe, beweisen ERDHEIMs Röntgenuntersuchungen, nach denen bei Profilaufnahme planparalleler Scheiben die verdichtete Spongiosa des PAGET-Knochens heller erscheint als die schüttere außerhalb des Herdes. Die kalklosen Anlagerungssäume stören dieses Bild keineswegs, denn nach Abzug dieser Säume wäre die Menge des mikroskopisch als verkalkt erkennbaren Knochengewebes noch immer nicht geringer, sondern reichlicher als außerhalb des Herdes (ERDHEIM, S. 57). Es ist nach ERDHEIM der primär pathologische Zustand des Knochenmarkes, der bewirkt, daß die von diesem kranken Mark aus erfolgende Verkalkung des neuen Knochengewebes pathologisch, minderwertig ausfällt.

Ostitis deformans und Sarkom.

Die Entstehung eines meist rund-, spindel- oder polymorphzelligen Sarkoms auf dem Boden einer Ostitis deformans wird als nicht seltene Komplikation des Leidens angegeben (SCHUCHARDT, LOOSER, CAAN, OCHSNER und GAGE,

Wanke, Gerstel und Janker u. a.). Speiser (1928) stellte aus dem Schrifttum (mit einer eigenen Beobachtung) 6 sichere Fälle zusammen — nach Abzug eines noch mitgezählten Falles von Wanke, der später vom Autor selbst nicht mehr als Ostitis deformans aufgefaßt wurde —, Breslich (1931) 22, Ochsner und Gage (1930) 31 Fälle, doch steht Wanke (1932), der 15 Beobachtungen des Schrifttums anerkennt, einer ganzen Reihe der von Breslich, Ochner und Gage gezählten Fälle hinsichtlich der Diagnose kritisch gegenüber. Nach Gerstel und Janker (1932) beläuft sich die Zahl der sicheren Sarkomfälle auf 39, doch ist auch diese Reihe nicht vollständig, da diese Autoren nur Fälle berücksichtigten, die, sie nachprüfen konnten. Seither sind überdies noch einige Beobachtungen bekannt geworden.

Speiser schätzt das Verhältnis der mit Sarkom vergesellschafteten Ostitis deformans zu den unkomplizierten Fällen des Leidens auch höchstens 2% und gibt an, daß unter Berücksichtigung vieler unvermeidbarer Fehler bei der Berechnung der Ostitis deformans-Fälle „Sarkome im Zusammenhang mit diesem Leiden etwa 30mal häufiger auftreten, als wir sonst nach der Statistik erwarten dürften" (S. 295). Nach Bird, der unter 64 Beobachtungen von Ostitis deformans 7 Sarkome fand, erfolgt in ungefähr 10% aller Fälle die Entwicklung eines Sarkoms. Wanke ist der Meinung, daß sowohl die Angaben Speisers als auch die Codmans, daß 14% aller Paget-Fälle an Sarkom sterben, einer ernstlichen Kritik nicht standhalten, da nicht zu übersehen ist, wie häufig Ostitis deformans überhaupt vorkommt und beobachtet wird.

Von Bedeutung ist die Frage, ob die Sarkomentstehung als zufällige Vergesellschaftung angesehen werden muß, oder ob sie in enger Beziehung zur Ostitis deformans steht. Es ist bemerkenswert, daß unter den von Wanke angeführten 15 sicheren Fällen sich 6 fanden, in denen das Auftreten multipler Tumoren in den einzelnen erkrankten Knochen bzw. eine multizentrische Sarkomentstehung nachzuweisen war. Auch zwei neue Beobachtungen von Perlman bzw. Parenti und Lüdeke zeigten das multizentrische Auftreten des Sarkoms. Weiterhin ist beachtenswert, daß es erst im höheren Alter der Kranken, meist nach dem 60. Lebensjahr zur Entwicklung des Sarkoms kommt (Breslich, Ochsner und Gage, Wanke), überdies fast ausschließlich bei Männern. Da das Durchschnittsalter der primären Sarkome wesentlich früher liegt als das der sekundären bei Ostitis deformans, so kann daraus eine gewisse Abhängigkeit der Sarkomentstehung von der Grundkrankheit ersehen werden, wie sie ja auch durch die häufige multizentrische Entstehung nahegelegt wird. Albertini und Wanke sprechen auf Grund der deutlichen Neigung der Ostitis deformans, die Entstehung von Sarkomen zu begünstigen, von einem „präsarkomatösen" Zustand, wenn auch sicher nur ein kleiner Teil der Erkrankten im späteren Lebensalter wirklich dem Sarkomschicksal verfällt (Wanke, S. 213).

Albertini fand das präsarkomatöse Mark als ein aus großen hellen Spindelzellen aufgebautes Gewebe, das zwar von einer gewissen Regelmäßigkeit aber doch ziemlich vielgestaltig war und auch Kernteilungsfiguren aufwies. Dieses Markgewebe ging in den von der Ostitits deformans befallenen Knochenabschnitten an einzelnen Stellen in ein polymorphzelliges Sarkom über.

Obwohl dieses Gewebe nach den morphologischen Befunden als echtes Sarkom gedeutet werden könnte, glaubt Albertini in der Tatsache, daß dieses Gewebe die Umgebung vollständig verschont, ein Merkmal zu haben, das gegen die Bösartigkeit spricht. Da es aber nicht gut möglich ist, dieses Gewebe auf Grund des außerordentlichen Zellreichtums und der angedeuteten Vielgestaltigkeit der Kerne als entzündlich verändertes Mark aufzufassen, so spricht ihm Albertini mit Rücksicht auf sein morphologisches und biologisches Verhalten eine Zwischenstellung zwischen den entzündlichen Erscheinungen des Knochen-

markes und dem polymorphzelligen Sarkom zu und bezeichnet es als „präsarkomatöse" Vorstufe.

Entschließt man sich zur Auffassung der Ostitis deformans als eines chronisch
entzündlichen Vorganges, so erscheint bei der langen Dauer dieser Erkrankung
auch eine verhältnismäßig häufige und multizentrische Sarkomentstehung im
Sinne einer Reizgeschwulst durchaus im Rahmen des Geläufigen, ja man könnte
sogar durch diese Vorkommnisse in der Auffassung der Ostitis deformans als
chronisch entzündliche Erkrankung bestärkt werden.

Ätiologie.

Es gibt wohl wenige Ursachen, die nicht im Laufe der Zeit für die Erklärung
der PAGETschen Knochenkrankheit herangezogen worden wären. Aber fast jede
Theorie, die aufgestellt und durch an sich bemerkenswerte Befunde und Erwägungen zu unterbauen versucht worden war, hat ebenso eifrige Ablehnung oder
Widerlegung erfahren. Manche der geäußerten Anschauungen haben nur mehr
historisches Interesse. Im folgenden sollen die wichtigsten Ansichten kurz
erörtert werden.

Beobachtungen der Erkrankung bei mehreren Gliedern einer Familie, die eine here-
ditär-konstutitionelle Ursache beweisen sollen, treten gegenüber der Mehrzahl der
Fälle, in denen kein derartiger Zusammenhang feststellbar ist, fast vollständig zurück
(SCHIRMER). Eigenartig ist jedoch der von BOGAERT mitgeteilte Stammbaum, in dem sich
neben familiärem Vorkommen der PAGET-Erkrankung eine Kombination mit Retinitis
pigmentosa fand. Aus der letzten Zeit stammt eine Mitteilung von HANKE über PAGET-
Erkrankung bei vier Brüdern. JOHN und STRASSER dachten an eine konstitutionell bedingte
Minderwertigkeit vielleicht vermehrt durch Altersveränderungen der Gefäße. So beachtenswert derartige Vorkommnisse sind, so kann aber in Übereinstimmung mit FRANGENHEIM
aus ihnen kaum eine einigermaßen gesicherte ätiologische Erklärung der Erkrankung abgeleitet werden.

Ebenso wenig ist eine neuropathisch-neurotrophische Ursache der Erkrankung
zu beweisen, ja es spricht der Umstand, daß die Mehrzahl der PAGET-Kranken keine Erscheinungen von seiten des Nervensystems darbietet, gegen eine solche Auffassung. Wenn diese
Anschauung auch durch das gelegentliche fast symmetrische Vorkommen der Veränderungen
am Skelet nahegelegt wird, so ist demgegenüber auf das Fehlen jeder Symmetrie, ja das
so häufig wahllose Befallensein der verschiedenen Skeletteile in der Mehrzahl der Beobachtungen zu verweisen. Wie schon bei der Erörterung des klinischen Krankheitsbildes dargelegt
wurde, sind die Veränderungen des Nervensystems entweder in Abhängigkeit von den
Knochenveränderungen zu bringen oder als zufällige Kombinationen anzusehen.

Ein Zusammenhang mit traumatischen Einwirkungen findet sich in der Literatur
mehrmals angegeben, doch haben schon SCHIRMER und FRANGENHEIM gegen diese Annahme
Bedenken geäußert, da meistens zwischen dem Zeitpunkt der Verletzung und dem Auftreten der Krankheitssymptome ein zu großer Zeitraum liegt. Auch einige neuere Beobachtungen (COHN, LOOSER u. a., eine eigene), in denen Gewalteinwirkungen an den Örtlichkeiten stattgefunden hatten, an denen sich das Leiden zuerst bemerkbar machte, können
wohl höchstens im Sinne einer mittelbaren Ursache des Traumas gewertet werden.

Beziehungen zu Gicht bzw. Rheumatismus, wie sie namentlich früher in der
englischen bzw. französischen Literatur vertreten wurden, sind auch nur zufällige infolge
der Häufigkeit der Gicht in England (SCHIRMER) oder, was den Rheumatismus betrifft,
infolge der Unklarheit dieses Begriffes, unter den alle möglichen Knochen- und Gelenkkrankheiten einbezogen wurden, zu Unrecht vermutet (SCHIRMER).

Bis in die letzte Zeit immer wieder erörtert sind die Beziehungen der PAGET-Erkrankung
zu den endokrinen Drüsen. Von vereinzelten Angaben über Veränderungen der Schilddrüse (AMORINI und ELEJALDE), pluriglanduläre Störungen (VAN HAZEL und ANDREWS),
thyreo-parathyreogene Störung (JEFFERSON) abgesehen, fanden vor allem die Hypophyse
und die Epithelkörper Beachtung, erstere wegen deutlicher Hypophysenzeichen in manchen
Fällen (Diabetes insipidus!), letztere wegen ihrer Beziehungen zum Kalkstoffwechsel und
Skelet. Eine Auffassung als Hypophysenstörung, wie sie in letzter Zeit von RUMMERT vertreten wurde, ist abgesehen von der in Zweifel gezogenen Zugehörigkeit des RUMMERTschen
Falles zur PAGET-Erkrankung [KIENBÖCK (c)] durch die ungleich wahrscheinlichere Deutung

der Hypophysenstörungen als symptomatisch auf Grund der Veränderungen der Schädelbasis zu widerlegen. Veränderungen der Epithelkörper sind bei der Paget-Erkrankung von Roberts und Cohen berichtet, aber nicht als ätiologisch, sondern als sekundär gedeutet worden. Epithelkörpertumoren wurden in großen Untersuchungsreihen (Maresch, Schmorl) nicht beobachtet. Für den von Berblinger veröffentlichten Fall wäre vielleicht doch das vom Autor zwar abgelehnte zufällige Zusammentreffen einer diffusen Epithelkörperhyperplasie ohne Adenombildung mit Ostitis deformans anzunehmen. Eine primär-ätiologische Bedeutung wird dem Epithelkörpertumor ja auch von Berblinger nicht zuerkannt. Hinsichtlich des von Kienböck (a) als Paget-Erkrankung aufgefaßten Falles Mandls vgl. den Abschnitt über die Recklinghausensche Knochenkrankheit.

Auf Grund der Ähnlichkeit der Skeletbefunde mit denen bei Syphilis spielte diese namentlich in der französischen Literatur eine große Rolle als vermeintliche Ursache der Paget-Erkrankung. Bei dieser Annahme, die von Anfang an auch auf starke Gegnerschaft stieß, handelt es sich nach Schirmer nicht darum, ob die Syphilis, „gelegentlich der Ostitis deformans ähnliche Knochenveränderungen hervorrufen kann, sondern ob die Fälle von Ostitis deformans bei Erwachsenen, die den unverkennbaren, von Paget scharf umrissenen Typus aufweisen, der mit der hereditären Knochensyphilis wenig oder gar keine Ähnlichkeit zeigt, wirklich durch Syphilis bedingt sind". Diese Frage ist nach Schirmer zu verneinen. Es fehlen auch alle sonstigen spezifischen Symptome und die Mehrzahl der Paget-Kranken ist syphilisfrei. Gegen eine syphilitische Ätiologie sprechen auch die Untersuchungen über die Wassermann-Reaktion bei Paget-Kranken [Da Costa, Roberts und Cohen, Looser (c, b), Kay und Mitarbeiter u. a.]. Wenn auch nach Stauder (a) die Hypothese einer Verursachung der Ostitis deformans durch erworbene oder kongenitale Lues sehr in den Hintergrund getreten ist, so wurde sie doch in letzter Zeit von manchen Seiten wieder aufgegriffen (Artom, Michaux und Hesse, Navarrete, Ruiz u. a.), wobei Ruiz, Castex, Waldorp an den Folgezustand einer Störung des endokrin-sympathischen Systems auf luischer Grundlage denken. Es dürfte aber auch dieser Annahme keine größere Beweiskraft zukommen, als den übrigen derartigen Anschauungen.

Der ohne Rücksicht auf das Alter häufige Befund einer auffallenden Atherosklerose, wie ihn bereits Paget vermerkte, gab Veranlassung, eine Gefäßerkrankung als Ursache der Ostitis deformans anzunehmen. Pierre Marie und Léri sahen die vaskuläre Theorie als diejenige an, die durch die größte Zahl klinischer, radiographischer und anatomischer Feststellungen am meisten gerechtfertigt erschien, zumal die Veränderungen des PagetKnochens einer hypertrophischen Sklerose analog seien, also einer Veränderung, die gewöhnlich als vaskulär bedingt angesehen wird. Die Vasa nutrientia, die Gefäße des Periostes und des Markes waren ja schon von Stilling, Ménétrier und Gauckler (Endarteriitis syphilitischen Ursprungs?) und anderen verändert befunden worden. Nach Pierre Marie und Léri könnte jede von den Theorien, die von ihren Urhebern je nach den zufälligen Feststellungen als allein gültig hingestellt worden sind, einen Teil der Wahrheit in der gemeinsamen arteriellen Veränderung beinhalten. Die Paget-Erkrankung könnte die Folge einer Ernährungsstörung auf Grund von Veränderungen der arteriellen Gefäße sein, wobei die Gefäßveränderungen selbst verschiedenen Ursprungs sein könnten, wohl am öftesten Atherosklerose. Auch der Syphilis und dem Trauma könnte so auf dem Wege über Gefäßschädigungen Bedeutung zukommen.

In besonderer Weise ist für eine atherosklerotische Verursachung Stenholm eingetreten, wobei aber bemerkt werden muß, daß Stenholm noch nicht streng genug zwischen Recklinghausenscher und Pagetscher Krankheit unterschied. Da die Mehrzahl seiner Beobachtungen aber Paget-Fälle sind, gelten seine Ausführungen auch für diese Erkrankung. Auf Grund des Studiums der formalen Genese gelangte Stenholm unter Ablehnung der Auffassung als entzündlichen Vorgang und damit auch der Bezeichnung „Ostitis" zur Anschauung, daß eine Ernährungsstörung, ein degenerativ reparativer Prozeß vorliege und trat für die Benennung als „Osteodystrophie" ein. Als Ursache der Ernährungsstörung sah Stenholm die von ihm in sämtlichen Fällen gefundene Atherosklerose der Arterien des Knochenmarkes an und gelangte zum Schluß, daß der Pagetschen Form der Osteodystrophia fibrosa eine Arteriosklerose der Knochenarterien zugrunde liegt (S. 94/95). Knaggs führte gegen die Bedeutung der Atherosklerose den Umstand an, daß die Blutversorgung der erkrankten Knochen ausreichend, ja oft sogar übermäßig sei und hält die Arterienveränderung nicht für die Knochenveränderungen verantwortlich. Wohl aber denkt Knaggs an eine gemeinsame Ursache beider in Form toxischer Wirkungen intestinalen oder metabolischen Ursprungs. Michaelis, der zwar zugibt, daß die Ansicht Stenholms über einen osteodystrophischen Vorgang auf arteriosklerotischer Grundlage viel Bestechendes an sich habe, bringt drei Einwände gegen eine solche Auffassung: 1. werden von der Ostitis deformans fast ausschließlich Menschen befallen, die an sich im Alter der Arteriosklerose stehen; 2. wurde die Arteriosklerose durchaus nicht in allen Fällen in den Gefäßgebieten gefunden, die die erkrankten Knochen versorgen; 3. wäre bei Annahme einer Störung in der Blutversorgung die schnelle und rasche Heilung von Brüchen erkrankter Knochen nicht möglich.

HALLERMANN lehnte auf Grund histologischer Untersuchungen die Arteriosklerose als Ursache der PAGET-Erkrankung ab. STAUDER (a) denkt an eine Umkehr des kausalen Zusammenhanges zwischen Atherosklerose und Ostitis deformans in dem Sinne, daß nicht wie bisher die Knochenveränderungen als Folge der Gefäßstörungen angenommen werden, sondern daß die Gefäßveränderungen sekundärer Natur und nicht der Ausdruck einer „genuinen" Arteriosklerose sind. Vielleicht führt auch die PAGET-Erkrankung zur sog. VIRCHOWSchen Kalkmetastase, gewissermaßen zu einem Übertreten des Kalkes aus den Knochen in die benachbarten Gefäße. STAUDER glaubt, daß auf diese Weise auch solche Fälle zu erklären wären, bei denen Knochenerkrankung und Arteriosklerose lediglich eine einzelne Extremität betreffen, wie z. B. in der Beobachtung von GÜTSCHOW und WALTER, in der nur eine Tibia und die Arteria tibialis posterior der gleichen Seite erkrankt waren,

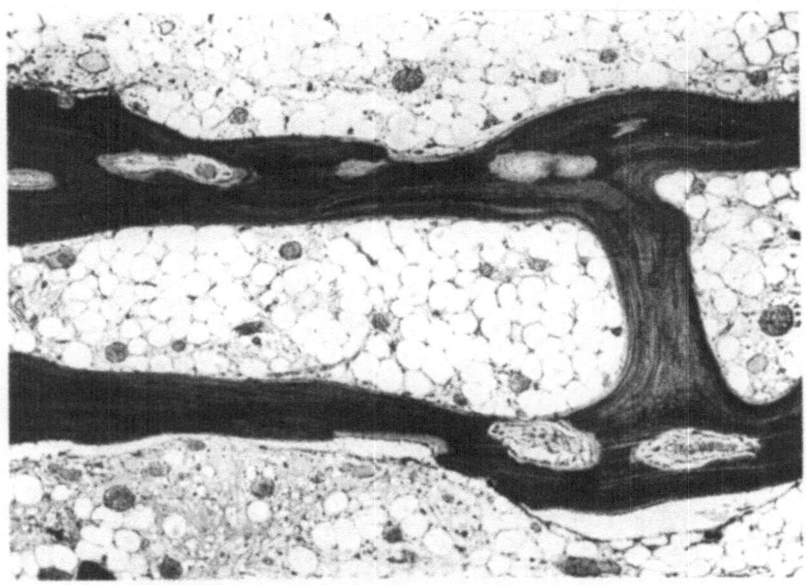

Abb. 54. Erste Stadien des Umbaues in der osteoporotischen, spongiösen Schienbeinrinde eines noch wenig fortgeschrittenen PAGET-Falles. Seröse Entzündung und perivaskuläre feinfaserige Fibrose des Markgewebes. 48 Jahre alter Mann, MB 3567/239. (Nach LANG und HÄUPL.)

während am knochengesunden anderen Bein auch keine Arterienveränderung nachzuweisen war (S. 559). Über ähnliche Beziehungen zwischen erkrankten Knochen und atherosklerotischen Arterien berichtet auch PALMGREN.

Am meisten Beachtung verdienen die Meinungen, welche die PAGET-Erkrankung als einen entzündlichen Vorgang betrachten, als eine Sonderform der unspezifischen chronischen Ostitis bzw. Osteomyelitis. Bereits PAGET und BUTLIN haben den ausgesprochen entzündlichen Charakter der Erkrankung und ihres histologischen Bildes betont. v. RECKLINGHAUSEN war auch der Ansicht, daß eine Ostitis bzw. Osteomyelitis vorliegt, die aber durch einen offenbar der Osteomalacie zuzurechnenden vorausgehenden Erkrankungsvorgang begünstigt wird. Im höheren Lebensalter der meisten PAGET-Kranken und in den senilen Abänderungen der Blutgefäße erblickte v. RECKLINGHAUSEN eine Erschwerung des Ausgleiches der Reizungszustände und daher eine Grundlage für eine übermäßig lange Wirksamkeit ungewöhnlicher Reize.

Am entschiedensten ist in den letzten 10 Jahren für die entzündliche Auffassung LOOSER (b, e, f, g) eingetreten, der sich für einen irritativen oder chronisch-entzündlichen Prozeß ausspricht, „für welchen der von CZERNY zuerst gebrauchte und von PAGET für das Krankheitsbild eingeführte Name Ostitis deformans als sehr passend und glücklich gewählt bezeichnet werden muß" [(b), S. 8], wenn auch die Ursache vorläufig noch unbekannt ist [(g), S. 92]. In den ersten Stadien der Erkrankung, im Grenzgebiet der Veränderungen, in großen Resorptionsräumen der Kortikalis mit stark erweiterten dünnwandigen Gefäßen sah Looser (e) ein albuminöses Exsudat mit sehr wenig Exsudatzellen in der Nachbarschaft der Gefäße (S. 212). Dieses Exsudat in den Markräumen ist nach Looser die Ursache der Zerstörung des alten Knochens, in ihm bildet sich zuerst vom Endost und vom Markretikulum aus das fibröse Mark und in diesem der neue, zunächst geflechtartige Knochen, der beim späteren Umbau die Mosaikstrukturen zeigt (S. 212).

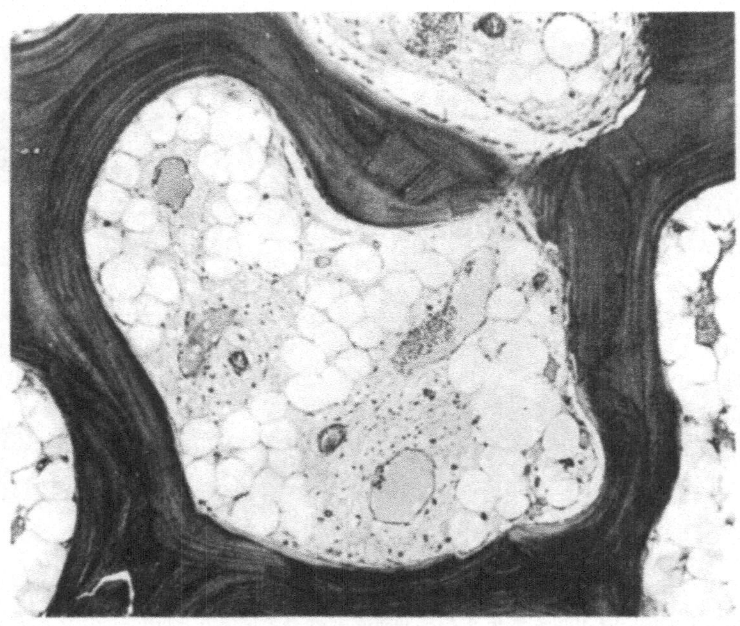

Abb. 55. Seröse Entzündung des Markgewebes mit perivaskulärer feinfaseriger Fibrose bei beginnender Paget-Erkrankung und Osteoporose des Schienbeins. (48 Jahre alter Mann, MB 3567/239.)

Lymphozytenansammlungen im Fasermark bei Paget-Erkrankung beobachteten auch Freund und Schmorl und Erdheim bestätigt, daß sie im allgemeinen häufig sind. Während bei der Recklinghausenschen Krankheit derartige Zellansammlungen mehr oder weniger auf Stellen beschränkt erscheinen, an denen Reizeinwirkungen hauptsächlich mechanischer Art erfolgen, ist bei der Paget-Erkrankung keine Bevorzugung solcher Örtlichkeiten zu erkennen, die Infiltrate sind viel verbreiteter und erwecken den Eindruck, daß sie zur Markveränderung an sich gehören.

Begegnete die Auffassung Loosers auch dem Widerspruche Schmorls (g), so scheint sie durch Erfahrungen der letzten Zeit, durch Ergebnisse der Untersuchung bemerkenswerter eigener Beobachtungen, die in Einklang mit Befunden und Anschauungen Erdheims stehen, wesentlich gestützt. Die an Bedeutung zunehmende Erkenntnis der serösen Entzündungsform [Rössle, Eppinger, Maresch (b)] läßt Befunde (Abb. 54—56), die bisher zu wenig beachtet wurden oder deren Deutung und Einordnung Schwierigkeiten bot, einer Beurteilung unterziehen, die die bisher so unklare Frage nach der Ätiologie der Pagetschen Knochenkrankheit der Beantwortung näher bringt.

Maßgebend für Loosers (h) Deutung als Entzündungsveränderungen war die Ausfüllung der Markräume mit einer ziemlich strukturlosen Masse, einem serösen „Exsudat", das Vorhandensein von Zellmänteln um die Gefäße, wobei die Umgebung der Arterien, nicht die der Venen betroffen war, sowie Befunde, die er als Organisation des Exsudates deutete.

Das, was LOOSER als albuminöses Exsudat mit wenig Exsudatzellen bezeichnet, ist entzündliches Ödem, wie es bei beginnender oder ganz leichter Entzündung vorkommt (ERDHEIM). ERDHEIM vermißte dieses Ödem zwar in den am meisten vorgeschobenen Resorptionsräumen, fand es aber in den schon etwas mehr vorgeschrittenen Stadien als Einleitung der Fasermarkbildung. Daher lehnt ERDHEIM das entzündliche Ödem als Ursache des ersten Knochenabbaues ab und sieht diesen durch die starke Vermehrung des zelligen Markes verursacht.

Obwohl der Beweis für die entzündliche oder hyperplastische Natur dieser Markveränderung im besonderen durch die Schwierigkeit einer sicheren Erkennung der Exsudatzellen innerhalb des zelligen Markes (Färbetechnik an entkalkten Zelloidinschnitten!) nicht sicher zu erbringen ist, neigt ERDHEIM doch zur Annahme einer entzündlichen Natur.

In den Schnitten einer ausgiebigen Probeexzision aus einer PAGET-Tibia (MB 3567/239), in der die Erkrankung noch nicht allzuweit vorgeschritten ist, waren unter den Infiltratzellen des Markes Polyblasten, Mast- und Plasmazellen nachzuweisen, also sichere Beweise für einen entzündlichen Reizzustand. Diese Infiltrate

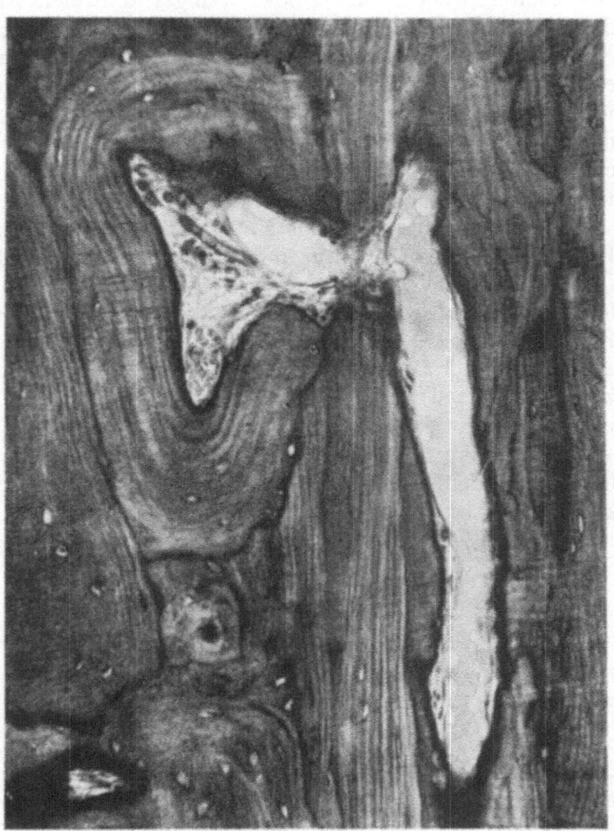

Abb. 56. Aus der kompakten Rinde des äußerlich unveränderten Schaftstückes eines zur Hälfte an Ostitis deformans erkrankten Schienbeins. Plasmafüllung weiter Gefäße eines kleinen Markraumes und zelliges Exsudat. Unter den Exsudatzellen ein an seinem nierenförmigen Kern deutlich erkennbarer Polyblast. Teilweiser Verlust der Grenzscheide an der Markraumoberfläche infolge örtlich flacher Resorption des Knochens durch kleine spindelige Ostoklasten.

liegen fast ausnahmslos in der Umgebung der vielfach nur mit Plasma gefüllten Gefäße, wo das Markgewebe ödematös und feinfibrillär ist, in Markräumen, die im übrigen Fettmark enthalten und deren begrenzende Knochenbälkchen vom PAGET-Umbau noch verschont sind (Abb. 54, 55). Nur da und dort hat vermehrte Resorption ausgehend von den HAVERSschen Kanälen oder seltener von der Oberfläche der Bälkchen auf kurze Strecken hin stattgefunden, die Substanzverluste durch die Resorption werden aber wieder durch Anbau ersetzt.

Auch die Fasermarkbildung, die, wie schon früher ausgeführt, ein späteres Stadium der Markveränderung darstellt (SCHMORL, LOOSER, ERDHEIM), und zwar eines „mit Zellvermehrung beginnenden, mit Ödem sich fortsetzenden Knochenmarkprozesses" spricht dafür, daß dieser Prozeß eine Entzündung ist, die nach BENDA in „entzündliche Narbe" ausgeht (ERDHEIM, S. 53). Bei dieser Fasermarkbildung, die zum großen Teil nach Art einer feinfaserigen Fibrose entwickelt ist, geht die Entstehung von Bindegewebsfasern bei spärlicher Anwesenheit von „Fibroblasten" bzw. ohne direkten Zusammenhang mit Mesenchymzellen [MARESCH (b)] vor sich, so wie die von vornherein zellarmen Sklerosen nach Ödembildung. Diese Fasermarkbildung kann wohl mit Recht den zu Gewebssklerosen führenden mehr oder weniger zellfreien Entzündungsformen, die andauernden Bestand haben, an die Seite gestellt werden.

   Da für das Zustandekommen der serösen Entzündungsform toxischen Stoffen eine bedeutende Rolle zukommt, verdient in diesem Zusammenhang auch die vorhin erwähnte Ansicht von KNAGGS Beachtung sowie die von DE GAETANO, der die PAGET-Erkrankung als eine durch sehr abgeschwächte Keime veranlaßte chronische Osteomyelitis ansieht. Diese Keime erzeugen einen Entzündungsvorgang, ohne daß es zu einer eitrigen Einschmelzung kommt.

   Weitere Gründe, die nach ERDHEIM für Entzündung sprechen, sind die starke Betonung der blauen Kitt- und Haltelinien im Knochen, wie sie bei sicher entzündlichen Knochenerkrankungen und Reizzuständen des Markes sich ausbilden, ferner das lokalisierte Auftreten der Erkrankung in einem Knochen, ja selbst in Form eines kleinen Herdes. Ähnlich wie dies bei anderen Knochenerkrankungen erfolgt, läßt sich auch für die PAGET-Erkrankung annehmen, daß auf einen hämatogen zugeführten Reiz hin eine örtliche entzündliche Veränderung entsteht, die von Knochenveränderungen gefolgt ist, welche vom statischen Gesichtspunkt aus betrachtet, keine Zweckmäßigkeit verraten (ERDHEIM, S. 53). Alle diese Gründe bestärken uns in der Anschauung, daß die PAGETsche Knochenerkrankung eine chronische Ostitis ist, und zwar eine „Entzündung mit abgeschwächten Entzündungszeichen" (RÖSSLE).

Schrifttum.

   Außer den angeführten Arbeiten ist auf die Literaturangaben bei CHRISTELLER, FRANGENHEIM, KAY und Mitarbeitern, MARIE und LÉRI, MICHAELIS, RICHARD, SCHIRMER zu verweisen.

   ALBERTINI, A. v.: (a) Über Sarkombildung auf dem Boden der Ostitis deformans PAGET. (Kasuistischer Beitrag.) Virchows Arch. **268**, 259 (1928). (b) Bemerkungen zur sarkomatösen Entartung bei der Ostitis deformans. Fortschr. Röntgenstr. **41**, 443 (1930). — AMORIM, M. F. et P. ELEJALDE: Contribution à l'étude anatomo-pathologique de la maladie osseuse de PAGET. Avec quelques considérations sur son étio-pathogénie. Mem. Hosp. Iuquery (port). **2**, 185 (1925). — ASKANAZY, M.: Über Ostitis fibrosa v. RECKLINGHAUSEN und Ostitis deformans PAGET. Schweiz. med. Jb. **1932**, Sonderabdruck.

   BARLOW: Osteitis deformans. Brit. med. J., 16. Juni 1883, 1178. — BARSONY, TH. u. Ö. SCHULHOF: Der Elfenbeinwirbel. Fortschr. Röntgenstr. **43**, 597 (1930). — BARTH, H.: Klinische Befunde am Hör- und Gleichgewichtsapparat bei den metapoetischen Knochenerkrankungen. Z. Hals- usw. Heilk. **35**, 305 (1934). — BATTEN, R. D.: Brit. J. Ophthalm. **15**, 279 (1931). — BÉCLÈRE, A.: Radiographic d'un cas de maladie de PAGET. Bull. Soc. méd. Hôp. Paris **18**, 929 (1901). — BELDEN, W. H. and A. R. BERNHEIM: Clinical and therapeutic consideration of Osteitis deformans. Radiology **18**, 324 (1932). — BERBLINGER, W.: Epithelkörperchenhyperplasie bei Osteodystrophia „deformans" (PAGET) und bei abgeheilter Osteodystrophia fibrosa generalisata. Beitr. path. Anat. **94**, 558 (1934/35). — BIRD, CLARENCE E.: Sarcoma complicating PAGET's disease of the bone. Report of nine cases, five with pathologic verification. Arch. Surg. **14**, 1187 (1927). — BOGAERT, L. VAN: Über eine hereditäre und familiäre Form der PAGETschen Ostitis deformans mit Chorioretinitis pigmentosa. Z. Neur. **147**, 327 (1933). — BOULBY: Path. Soc. of London. Lancet **1883** I, 320. — BRESLICH, P. H.: Osteogenic sarcoma of the left tibia in a patient with osteitis deformans. Arch. Surg. **23**, 813 (1931). — BRINTON: PAGET's disease of spine, causing compression of cord. Ref. Zbl. Neur. **59**, 856. — BRUNNER, H.: Zur Pathologie der Ostitis deformans (PAGET) des Schläfenbeins. Klin. Wschr. **1931** II, 2174. — BRYANT, T.: Osteoporosis or PAGET's osteitis deformans. Guy's Hosp. Rep. **27**, 337 (1877). — BUTLIN, H. T.:

(a) Path. Soc. London. Lancet 1885 I, 519. (b) Sir JAMES PAGET's report. Med. Chir. Transact. 60 (1877).

CAAN, P.: Zur Frage des Wesens und der Pathogenese der Ostitis deformans (PAGET). Beitr. klin. Chir. 125, 212, 238 (1922). — CAMP, J. D.: Sarcoma complicating osteitis deformans: A report of two cases. Radiology 5, 495 (1925). — CANIGIANI, T.: Zur Differentialdiagnose der multiplen osteoplastischen Karzinommetastasen und der Ostitis deformans PAGET. Röntgenprax. 5, 85 (1933). — CARLO, S. G.: PAGETsche Ostitis deformans mit Sarkom des Humerus. Policlinico, sez. prat. 35, 759 (1928). — CAYLEY, W.: Hyperostosis of the lower jaw, right parietale bone, left clavicle and tibiae; cancer of the lung. Trans. path. Soc. Lond. 29, 172 (1878). — CHRISTELLER, E.: Referat über die Osteodystrophia fibrosa. Verh. dtsch. path. Ges. 21. Tagg 1926, 7. — CIMINO, S.: Contributo allo studio della etilogia della malattia di PAGET. Chir. Org. Movim. 18, 560 (1933). — CODMAN: Zit. nach OCHSNER bzw. WANKE. — COHN, H.: Metatraumatische Ostitis deformans (PAGET). Z. Neur. 114, 302 (1928). — COLEY, B. L. and G. S. SHARP: PAGET's disease. A predisposing factor to osteogenic sarcoma. Arch. Surg. 23, 918 (1931). — COPPEZ, J.: Arch. d'Ophtalm. 32, 529 (1912). — CUTHBERTSON, D. P.: Glasgow med. J. 108, 218 (1927). — CZERNY, V.: Eine lokale Malazie des Unterschenkels. Wien. med. Wschr. 1873 II, 898.

DA COSTA, J. C., E. H. FUNK, O. BERGEIM and P. B. HAWK: Pubs. Jefferson M. Coll. a. Hosp. 6, 1 (1915). — DASER, P.: Über einen Fall von Ostitis deformans. Münch. med. Wschr. 1905 II, 1634. — DOLGOPOL, VERA B.: Histology of PAGET's disease of the bone. New York Path. Soc., 28. Dez. 1933. Arch. of Path. 19, 271 (1935). — DOLJANSKI, L. u. FR. ROULET: Studien über die Entstehung der Bindegewebsfibrille. Virchows Arch. 291, 260 (1933).

EEDEN, J. H. VAN: Isolierte PAGETsche Erkrankung des Schädels mit Stirnhirnerscheinungen und KORSAKOWschem Symptomenkomplex. Jb. Psychiatr. 46, 53 (1929). — EISLER, F.: Ein seltener Fall von PAGETscher Knochenerkrankung (Ostitis deformans). Fortschr. Röntgenstr. 29, 311 (1922). — ELLINWOOD, C. N.: Osteitis deformans. West Lancet, San Francisco 12, 159 (1883). — ERDHEIM, J.: Über die Genese der PAGETschen Knochenerkrankung. Beitr. path. Anat. 96, 1 (1935). — EWALD, W.: Die Bedeutung der Spontanfraktur bei der Ostitis deformans PAGET. Mschr. Unfallheilk. 40, 511 (1933).

FEDDER, L.: Ostitis deformans mit sekundärer Rundzellensarkomatose. Fortschr. Röntgenstr. 31, 391 (1921). — FENKNER: Ein Fall von PAGETscher Knochenerkrankung. Arch. klin. Chir. 156, 408 (1929). — FISCHER, A. W.: Die Osteodystrophia PAGET, ihre Beziehungen zu Unfällen. Zbl. Chir. 1931, 1766. — FRANGENHEIM, P.: (a) Ostitis deformans PAGET und Ostitis fibrosa v. RECKLINGHAUSEN. Erg. Chir. 14, 1 (1921). (b) Korreferat über „die Klinik der Osteodystrophia fibrosa“. Verh. dtsch. path. Ges. 21. Tagg 1926, 49. — FREUND, E.: Zur Frage der Ostitis deformans PAGET. Virchows Arch. 274, 1 (1929). — FRIEDRICH, G.: Klinisch unklare Ösophagusstenose, bedingt durch Vaguskompression infolge von Ostitis fibrosa des Schädels. Verslg westdtsch. Path. Kassel, 29. Okt. 1933. Zbl. Path. 60, 306 (1934). — Dtsch. Arch. klin. Med. 176, 487 (1934).

GAETANO, L. DE: Malattia ossea di PAGET (Osteite deformante). Tentative di cura su base di probabile patogenesi. Nota prev. Riforma med. 44, Nr 8, 183 (1928). — GENNER, V. u. H. BOAS: A case of generalized osteitis deformans (PAGET) with secondary malignant degeneration. Acta radiol. (Stockh.) 11, Nr 4, 62, 98 (1930). — GERSTEL, G. u. R. JANKER: Über die Entwicklung eines Spindelzellensarkoms auf dem Boden einer monostotischen Ostitis deformans PAGET. Dtsch. Z. Chir. 238, 577 (1933). — GOODHART, J. F.: (a) Two cases of hyperostosis and tumor of the bones. Symmetrical sarcoma of both ossa ilia, of spine and cranium, associated with hyperostosis of the skull and osteoarthritic changes in the vertebrae. Trans. path. Soc. Lond. 39, 175 (1878). (b) Osteitis deformans. Brit. med. J., 24. März 1888, 644. — GREENFIELD, J. G.: J. of Neur. 2, 116 (1921). — GREGG, D.: Neurologic symptoms in osteitis deformans (PAGET's disease). Arch. of Neur. 15, 613 (1926). — GROSS, K.: Zur Klinik der Ostitis deformans (PAGET) des Schädels. Z. Neur. 73, 464 (1921). — GRÜNTHAL, E.: Über den Hirnbefund bei PAGETscher Krankheit des Schädels. Zugleich ein Beitrag zur Kenntnis der Entstehung systematischer Kleinhirnatrophie. Z. Neur. 136, 656 (1931). — GÜTSCHOW, A. u. F. WALTER: Ein Beitrag zur Ostitis deformans (PAGET). Klin. Wschr. 1924 I, 71. — GUINON, L.: Cas des hyperostoses généralisées (Ostéite deformante de J. PAGET). Bull. Soc. Anat. Paris 1885, 344.

HALLERMANN, W.: Zur Kenntnis der Ostitis deformans PAGET der Wirbelsäule. Fortschr. Röntgenstr. 40, 999 (1929). — HANKE, H.: Osteodystrophische Erkrankungen und ihre Begrenzung. Dtsch. Z. Chir. 245, 641 (1935). — HANSER, R.: Ein Fall von PAGETscher Knochenkrankheit. Verh. dtsch. path. Ges. 21. Tagg 1926, 103. — HAZEL, W. VAN and E. ANDREWS: Osteitis deformans. Surg. etc. 45, 54 (1927). — HOWSE, H. G.: (a) Hyperostosis of the tibia, associated with curvature of the shaft (osteitis deformans) and the development of a spindlecelled sarcoma in the upper epiphysis. Trans. path. Soc. Lond.

29, 182 (1877). (b) General Hyperostosis with osteo-arthritis in a living subject. Trans. path. Soc. Lond. 29, 184 (1878).

Jaffe, H. L.: Ostitis deformans (Paget) (Paget's disease of bone). Arch. of Path. 15, 83 (1933). — Jefferson, G.: Brit. J. Surg. 3, 219 (1915/16). — John, E. u. U. Strasser: Zur Ätiologie, Klinik und Therapie der Ostitis fibrosa deformans (Paget). Dtsch. Z. Nervenheilk. 97, 81 (1927). — Junghanns, H.: (a) Die Zwischenwirbelscheiben im Röntgenbild. Fortschr. Röntgenstr. 43, 275 (1931). (b) Die histologische Differentialdiagnose zwischen Ostitis deformans (Paget) und Ostitis fibrosa (v. Recklinghausen). Zbl. Chir. 1932, 2851.

Kalnin, E.: Die Bedeutung des Röntgenogramms für die Diagnose der Pagetschen Krankheit (Ostitis deformans) an der Hand eines Falles. Dtsch. Z. Nervenheilk. 116, 191 (1930). — Kasabach, H. W. and C. G. Dyke: Osteoporosis circumscripta of the skull as a form of osteitis deformans. Amer. J. Roentgenol. 28, 192 (1932). — Kaufmann: Demonstration Jverslg südwestdtsch. Psychiater Baden-Baden 1926. Arch. Psychiatr. 78, 413 (1926). — Kaufmann, M. R.: Psychosis in Paget's disease (Ostitis deformans). Arch. of Neur. 21, 828 (1929). — Kay, H. D., S. L. Simpson, G. Riddoch and G. E. Vilvandré: Osteitis deformans. Arch. int. Med. 53, 208 (1934). — Kienböck, R.: (a) Über die Pagetsche und die Recklinghausensche Knochenkrankheit. Ges. Ärzte Wien, 28. Jan. 1927. Wien. klin. Wschr. 1927 I, 175. (b) Über die sog. „Ostitis fibrosa" („Osteodystrophia fibrosa"). Fortschr. Röntgenstr. 41, 34 (1930). (c) Bemerkungen zu O. Rummert (Düsseldorf): Ostitis deformans Paget und Diabetes insipidus. Fortschr. Röntgenstr. 50, H. 2, 181 (1934). Dazu Erwiderung von Rummert, S. 181. (d) Über die Pagetsche Knochenkrankheit und Epithelkörperchentumoren. Bruns' Beitr. 159, 597 (1934). — Kienböch, R. u. M. Sereghy: Ein Fall von Ostitis deformans Paget. Röntgenprax. 4, 698 (1932). — Knaggs, R. L.: On Osteitis deformans (Paget's disease) and its relation to osteitis fibrosa and osteomalacia. Brit. J. Surg. 13, 206 (1925). — Koch, M.: Demonstration eines Schädels mit Osteitis deformans Paget (Leontiasis ossea Virchow). Verh. dtsch. path. Ges. 13. Tagg 1909. — Konjetzny, G.: Ostitis deformans (Paget) als monostotische Erkrankung. Arch. klin. Chir. 167, 57 (1931). — Kotljarevsky: Ref. Zbl. Neur. 62, 852. — Kraas: (a) Klinische Diagnose der Ostitis deformans (Paget). Zbl. Chir. 1932, 2851. (b) Die Bedeutung der Spontanfrakturen bei der Ostitis deformans Paget in der Unfallbegutachtung. Mschr. Unfallheilk. 39, 200 (1932). — Kron, J.: Über die sog. Ostitis fibrosa (Paget) und ihre nervösen Erscheinungen. Dtsch. Z. Nervenheilk. 131, 104 (1933). — Kutscha, E. v.: Beitrag zur Kenntnis der Ostitis deformans (Paget). Arch. klin. Chir. 89, 758 (1909).

Lang, F. J.: Über die genetischen Beziehungen zwischen Osteomalazie — Rachitis und Ostitis fibrosa. Virchows Arch. 257, 594 (1925). — Lang, F. J. u. K. Häupl: Beitrag zur Kenntnis der Entstehung der Ostitis fibrosa. Virchows Arch. 262, 383 (1926). — Lasch, F.: Biochemische Untersuchungen bei Ostitis deformans Paget. Wien. Arch. inn. Med. 21, 159 (1931). — Lassere, Ch.: Allure clinique et aspects radiographiques de l'ostéopathie déformante progressive de Paget. Bordeaux chir. 1930, No 3, 237. — Latzko: Ges. Ärzte Wien, 23. Juni 1905. Wien. klin. Wschr. 1905 I, 708. — Lehner, A.: Zur Klinik der Ostitis deformans. Dtsch. Z. Chir. 235, 244 (1932). — Lewin, P.: Osteitis deformans (Paget's disease). Pathologic fracture with perfect consolidation. J. Bone Surg. 7, 279 (1925). — Locke, E. A.: H. A. Christian's Oxford Medicine. New York. Oxford Univ. Press 4, 408 (1921). — Looser, E.: (a) Ostitis deformans Paget. Lehrbuch der Röntgendiagnostik von Schinz-Baensch-Friedl. Leipzig: Georg Thieme 1932. (b) Über Ostitis deformans und mit ihr angeblich und wirklich verwandte Knochenerkrankungen. Schweiz. med. Wschr. 1926 I, 598. (c) Diskussion. Verh. dtsch. path. Ges. 1926. (d) Über Ostitis deformans. Schweiz. med. Wschr. 57, 674 (1927). (e) Diskussion. Verh. dtsch. path. Ges. 1930, 211. (f) Ostitis deformans und Unfall. Arch. klin. Chir. 180, 379 (1934). (g) Zur Pathogenese der Ostitis fibrosa v. Recklinghausen. Verh. dtsch. path. Ges. 1926, 91. (h) Vortr. wissenschaftl. Ärzteges. Innsbruck 1933 (nicht im Druck erschienen). — Lunn, J. R.: Four cases of osteitis deformans. Trans. Clin. Soc. Lond. 18, 272 (1885).

Maresch, R.: (a) Diskussion. Ges. Ärzte Wien, 28. Febr. 1930. Wien. klin. Wschr. 1930 I, 314. (b) Zur Pathologie der Entzündung. Wien. klin. Wschr. 1935 II, 1202. — Marie, Pierre u. Andre Léri: Die Pagetsche Knochenkrankheit. Handbuch der Neurologie, herausgeg. von M. Lewandowsky, Bd. 4, S. 471. Berlin: Julius Springer 1913. — Martens: Osteodystrophia fibrosa (sog. O. f. und maligne Neubildung). Berl. med. Ges., 10. Febr. 1926. Ref. Klin. Wschr. 1926 I. — Ménétrier et Gauckler: Deux cas de maladie osseuse de Paget avec examen anatomique. Soc. méd. Hôp. Paris, 29. Mai 1903. Rev. franç. Méd.-Chir., Aug. 1903. — Meyer-Borstel, H.: Die zirkumskripte Osteoporose des Schädels als Frühsymptom der Pagetschen Knochenerkrankung. Fortschr. Röntgenstr. 42, 589 (1930). — Michaelis, L.: Ostitis deformans (Paget) und Ostitis fibrosa (v. Recklinghausen). Erg. Chir. 26, 381 (1933). — Mollison: Ref. Zbl. Neur. 72, 438. — Morris, H.: Case of osteitis deformans. Trans. path. Soc. Lond. 34, 188 (1882/83). Lancet 1882 II, 1033.

NAVILLE, E.: Über Frakturen bei Ostitis deformans. Diss. Zürich 1929. — NEUMANN, W.: Diskussion zu SCHWARZ. Fortschr. Röntgenstr. **36**, 427 (1927). — NONNE, M.: Die Ostitis fibrosa in ihren neurologischen Beziehungen. Dtsch. Z. Nervenheilk. **105**, 35 (1928). — NUNN: Hyperostosis of the Tibia. Trans. path. Soc. Lond. **1881**, 181.

OBERZIMMER, J.: Über Frakturen bei Ostitis deformans PAGET. Z. orthop. Chir. **60**, 116 (1933). — OCHSNER, A. and J. M. GAGE: Osteogenic sarcoma developing in osteitis deformans (PAGET's disease of the bone). Surg. Clin. N. Amer. **10**, 851 (1930). — O'REILLY, T. J. and J. RACE: Osteitis deformans. Quart. J. Med., N. s. **1**, 471 (1932). — ORMOND, A. W.: Ocular symptoms in Osteitis deformans. Lancet **1931 I**, 973.

PACKARD, F. A., J. D. STEELE and T. S. KIRKBRIDE: Osteitis deformans. Amer. J. med. Sci. **122**, 552 (1901). — PAGET, J.: (a) On a form of chronic inflammation of bones (Osteitis deformans). Med.-chir. Trans. Lond. **60**, 37 (1877). (b) Additional cases of osteitis deformans. Med. chir. Trans. Lond. **65**, 225 (1882). (c) The bones from two cases of osteitis deformans. Trans. path. Soc. Lond. **36**, 382 (1884/85). (d) On some rare and new diseases. Brit. med. J. 16. Dez. **1886**. (e) Remarks on osteitis deformans. Illustr. Med. News. Lond. **2**, 181 (1889). — PALMGREN, A.: Contribution à l'étude de la maladie osseuse de PAGET. Paris 1927, Amédée Legrand éd. — PARENTI, G. C. u. H. LÜDEKE: Sarkom auf dem Boden einer Ostitis deformans PAGET. (Kasuistischer Beitrag.) Virchows Arch. **296**, 200 (1935). — PERLMAN, J.: Sarcoma formation in PAGET's disease of bone. J. Bone Surg. **16**, 594 (1934). — PHILIPS, H. B.: PAGET's disease. J. Bone Surg. **8**, 643 (1926). — PICK, L.: Zur Frage des Zusammenhanges zwischen Unfall und Ostitis deformans (PAGET). Berl. Ges. patb. Anat. u. vgl. Path., 24. Nov. 1932. Zbl. Path. **56**, 362 (1933). — PINES, B.: Über die porotische PAGET-Form am Schädeldach. Virchows Arch. **287**, 714 (1933). — PITRES et VAILLARD: Arch. Physiol. norm. et path. **5**, 106 (1885). — POLGÁR, F.: Die Osteosklerose der Beckenknochen als Frühsymptom der Ostitis deformans PAGET. Röntgenprax. **5**, 487 (1933). — POZZI, S.: Sur l'ostéite déformante ou pseudorachitisme sénile. Congr. franç. Chir. 1885. I, p. 631. Paris 1886. Gaz. méd. Paris **3**, 73 (1886). — POZZI et OLLIER: Congr. franç. Chir. 1885.

RESNI: Ostitis deformans des Beckens sowie des Oberschenkels mit traumatischer Infraktion des Pfannenbodens. Zbl. Chir. **1932**, 2291. — RICHARD, V. P.: Contribution à l'étude de la maladie osseuse de PAGET. These Nr. 282. Paris 1887. — RIESE, W.: Ostitis deformans (PAGET) der hinteren Schädelgrube. Klin. Wschr. **1931 I**, 215. — ROBERTS, R.E. and M. I. COHEN: Ostitis deformans. Proc. roy. Soc. Med. **19**, 13 (1926). — ROBERTS, W. M.: Brit. J. exper. Path. **11**, 90 (1930). — RÖSSLE, R.: (a) Über Grenzformen der Entzündung und über die serösen Organentzündungen im besonderen. Klin. Wschr. **1935 I**, 769. (b) Über wenig beachtete Formen der Entzündung von Parenchymen und ihre Beziehung zu Organsklerosen. Verh. dtsch. path. Ges. **1934**, 152. — RUIZ, V.: Sobre la osteitis deformante de JAMES PAGET. Semana méd. **1930**, No 12, 722. Rev. de Chir. **8**, 385 (1929). — RUMMERT, O.: Ostitis deformans PAGET und Diabetes insipidus. Fortschr. Röntgenstr. **49**, 85 (1934).

SALINGER, H.: Über LOOSERsche Umbauzonen mit besonderer Berücksichtigung ihres Vorkommens bei Osteodystrophia fibrosa. Fortschr. Röntgenstr. **39**, 1049 (1929). — SCHELLENBERG, W.: Osteoporosis circumscripta des Schädels. Frankf. Z. Path. **41**, 423 (1931). — SCHIRMER, H.: Die PAGETsche Knochenerkrankung (kritischer Sammelbericht). Zbl. Grenzgeb. Med. u. Chir. **11**, 561, 609, 641, 689, 721 (1908). — SCHLESINGER, H.: (a) Mitt. Ges. inn. Med. u. Kinderheilk. Wien. Demonstration eines Falles von Ostitis deformans, die auf einen Knochen beschränkt blieb, 21. Febr. 1907 u. 4. Jan. 1908, p. 61. (b) PAGETsche Osteitis deformans des Schädels mit Ohrdeformität. Ges. inn. Med. Wien, 8. Jan. 1931. Wien. med. Wschr. **1931 I**, 672. Wien. klin. Wschr. **1931 I**, 337. — SCHMIEDEN, V.: Beitrag zur Kenntnis der Osteomalacia chronica deformans hypertrophica (PAGET). Dtsch. Z. Chir. **70**, 207 (1900). — SCHMORL, G.: (a) Zur Kenntnis der Ostitis fibrosa. Verh. dtsch. path. Ges. 21. Tagg **1926**, 71. (b) Zur Kenntnis der Ostitis deformans PAGET. Verh. dtsch. path. Ges. **1930**. (c) Zur Kenntnis der Ostitis deformans PAGET. Aufhellungszonen in der Kortikalis und periostale Ossifikation. Fortschr. Röntgenstr. **43**, 202 (1931). (d) Über Ostitis deformans PAGET. Med. Ges. Düsseldorf, 13. Juli 1931. Klin. Wschr. **1931 II**, 2107. (e) Über Ostitis deformans PAGET. Virchows Arch. **283**, 694 (1932). (f) Zur Technik der Knochenuntersuchung. Bemerkungen zur Diagnose der Ostitis deformans PAGET, Ostitis fibrosa v. RECKLINGHAUSEN und Osteoporose. Beitr. path. Anat. **87**, 585 (1931). (g) Diskussion. Verh. dtsch. path. Ges. **1930**, 213. (h) Zit. nach WANKE. — SCHMORL, G. u. H. JUNGHANNS: Die gesunde und kranke Wirbelsäule im Röntgenbild. Leipzig: Georg Thieme 1932. — SCHNEYER, J.: Über Gelenkveränderungen bei Ostitis deformans (PAGET). Med. Klin. **1930 I**, 307. — SCHOEN, R.: Ostitis deformans (PAGET) mit Diabetes insipidus, nervösen und endokrinen Störungen. Münch. med. Wschr. **1924 II**, 1713. — SCHRECK, A. B. K.: Über die Ostitis deformans (PAGET) im Anschluß an den Bericht über einen seltenen Fall dieser Krankheit. Diss. Berlin 1930. — SCHRIJVER, D.: Ostitis deformans (PAGET) und Psychose. Z. Neur. **141**, 645 (1932). — SCHUCHARDT, K.: Die Krankheiten der Knochen und der Gelenke. Deutsche Chirurgie, Bd. 28, S. 126 (1899). — SCHÜLLER, A.: (a) Über zirkumskripte Osteoporose des Schädels. Med. Klin. **1929 I**, 615. (b) Röntgenogramme mehrerer Fälle von Ostoporosis circumscripta cranii. Ges. Ärzte Wien, 4. Dez. 1931. Wien. klin. Wschr. **1931 II**, 1577. — Schwarz, F.: Ver. dtsch. Ärzte Prag, 25. März 1927. Fortschr. Röntgenstr. **36**, 427 (1927). — Seeliger: 90. Verslg dtsch. Naturforsch. u. Ärzte Hamburg 1928. Klin. Wschr. **1928**, Nr 47, Beil., 991. — Segale, G. C.: Osteite deformante del Paget, con sarcoma dell omero, p. 17. Genova 1928. — Smith, L. H.: Two cases of Paget's disease associated with mental symptoms. J. nerv. Dis. **68**, 578. — Snapper, J.: Über den Unterschied zwischen Recklinghausenscher und Pagetscher Krankheit. Med. Klin. **1930 II**, 1432. — Speiser, F.: Sarkomatöse Entartung bei der Ostitis deformans. Arch. klin. Chir. **149**, 274 (1928). — Stauder, K. H.: (a) Psychische Störungen bei Ostitis deformans (Paget) des Schädels. Arch. f. Psychiatr. **98**, 546 (1933). (b) Knochenerkrankungen und Nervensystem. Fortschr. Neur. **1925**, Nr 3, 106; Nr 4, 127. — Stenholm, T.: Pathologisch-anatomische Studien über die Osteodystrophia fibrosa (sog. Ostitis fibrosa v. Recklinghausens). Akad. Abh. Almquist und Wiksells Boktryckeri. Uppsala 1924. — Sternberg, M.: Ostitis deformans. Vegetationsstörungen und Systemerkrankungen der Knochen. Nothnagels spezielle Pathologie und Therapie, Bd. 7, S. 64. 1899. — Stilling, H.: Über Ostitis deformans. Virchows Arch. **119**, 542 (1890). — Stöhr, F.: Über Sarkombildung bei Ostitis deformans Paget. Wien. med. Wschr. **1929 II**, 1231. — Sváb, V.: Bemerkungen zur Ostitis deformans Paget. Ostitis deformans an den Wirbeln. Generalisierte Form der Ostitis deformans. Schleichende Infraktion bei Ostitis deformans. Fortschr. Röntgenstr. **48**, 475 (1933). — Sygmonds, J.: A case of osteitis deformans. Guy's Hosp. Rep. **25**, 99 (1881).

Taterka, H.: Ostitis fibrosa (Demonstration). Ref. Zbl. Neur. **38**, 94. — Tibierge, G.: L'ostéite déformante de Paget est-elle d'origine syphilitique? Paris méd. J. **14**, No 52, 539 (1924). — Treves, F.: Osteitis deformans. Trans. path. Soc. Lond. **32**, 167 (1880/81). Lancet **1882 II**, 1033.

Vergne: Annales d'Ocul. **140**, 321 (1908). — Vogl, A.: Über Schädeltympanie bei Ostitis deformans (Paget). Med. Klin. **1924 I**, 448.

Wanke, R.: (a) Sarkom bei Ostitis deformans und Osteodystrophia fibrosa. Dtsch. Z. Chir. **237**, 198 (1932). (b) Ostitis deformans Paget als präsarkomatöses Leiden. Mschr. Krebsbekämpfg **1**, 366 (1933). — Watson, W. T.: On a case of osteitis deformans. Bull. Hopkins Hosp. **9**, 133 (1898). — Weibel, M.: Über Ostitis deformans (Paget) des Schädels mit Hörstörungen. Schweiz. med. Wschr. **1934 I**, 430. — Weiss, K.: (a) Die Osteoporosis circumscripta Schüller — eine seltene, aber typische Erscheinungsform der Pagetschen Knochenerkrankung. Fortschr. Röntgenstr. **41**, 8 (1930). (b) Die Osteoporosis circumscripta Schüller — eine seltene, aber typische Erscheinungsform der Pagetschen Knochenerkrankung. Fortschr. Röntgenstr. **42**, 377 (1931). (c) Zur Begriffsbestimmung der „Osteoporosis circumscripta bei Pagetscher Knochenkrankheit" (Bemerkungen zu der einschlägigen Arbeit Meyer-Borstels). Fortschr. Röntgenstr. **43**, 625 (1931). (d) Osteoporosis circumscripta (Schüller). Ges. Ärzte Wien, 14. Febr. 1930. Wien. klin. Wschr. **1930 I**, 249. (e) Über die Anfangsstadien der Ostitis deformans (Paget) cranii. Fortschr. Röntgenstr. **52**, 503 (1935). — Wilks: A case of osteoporosis or spongy hypertrophy of the bones. Trans. path. Soc. Lond. **20**, 273 (1868/69). — Windholz, F.: Zur Röntgensymptomatologie der Ostitis deformans Paget (periostale Knochenneubildung). Fortschr. Röntgenstr. **46**, 188 (1932). — Wissing, E.: Sarkom bei Osteodystrophia fibrosa. Fortschr. Röntgenstr. **40**, 457 (1929). — Woytek, G.: Ostitis deformans Paget und Frakturdisposition. Mschr. Unfallheilk. **39**, 560 (1932). — Wyllie, W. G.: The occurence in osteitis deformans of lesions of the central nervous system, with a report of four cases. Brain **46**, 336 (1923).

9. Der funktionelle Skeletumbau und die sogenannten Belastungsdeformitäten.

Von

Walter Putschar-Buffalo N.Y.[1]

(Mit 89 Abbildungen.)

Einleitung.

Die folgende Darstellung versucht, unter Heranziehung der technisch-physikalischen Eigenschaften der Skeletgewebe einen Überblick über die allgemeinen Gesetzmäßigkeiten des mechanisch bedingten Knochenumbaus und seiner besonderen Ausprägung in den verschiedenen Erscheinungen der funktionellen Anpassung der Knochen und Gelenke zu geben. Die weitere Darstellung betrifft die eng mit den Erscheinungen mechanisch beeinflußten Knochenwachstums und Knochenumbaus zusammenhängenden sogenannten „Belastungsdeformitäten" oder Beanspruchungsdeformitäten, wobei in weiterer Fassung des Begriffes nicht nur die vorwiegend statisch bedingten Deformitäten, sondern auch die dynamisch durch Muskelwirkung entstandenen Verformungen berücksichtigt werden. Wegen der engen Verbundenheit der Belastungsdeformitäten des Beckens mit der Beckenpathologie überhaupt wurde hier die Darstellung auf die Beanspruchungsdeformitäten der Wirbelsäule und der Extremitäten beschränkt, während die Beckendeformitäten im Rahmen der speziellen Pathologie des Beckens in diesem Handbuch (IX/4) besprochen werden. Die wenigen Veränderungen des Schädels, die man als Beanspruchungsdeformitäten auffassen kann, werden bei der Speziellen Pathologie des Schädels (IX/4) dargestellt. Die gegebene Darstellung kann nur eine Einführung sein, teils weil im Verhältnis zum Umfang des Gebietes der zur Verfügung stehende Raum recht knapp ist, teils weil unsere Kenntnisse auf diesem, bisher fast nur von Orthopäden und Chirurgen gepflegten Gebiet vielfach noch sehr lückenhaft und unsicher sind. Hier kann nur zielbewußte Zusammenarbeit zwischen Kliniker und Pathologen weiterhelfen. Ich habe absichtlich alle mathematischen Formulierungen vermieden, da sie für die Mehrzahl mehr Hindernis als Hilfe sind. Ich habe versucht, ein Maximum an Tatsachen zu bringen und dafür ungeklärte theoretische Überlegungen und Streitfragen kurz behandeln müssen. Trotz aller Bemühung kann die Literatur unmöglich vollständig erfaßt werden; ich mußte mich auf die wichtigsten und eine möglichst vollständige Heranziehung der neueren Arbeiten beschränken.

Das verwendete Material entstammt den Sammlungen und den laufenden Beobachtungen meiner früheren und jetzigen Wirkungsstätte [Pathologisches Institut der Universität Göttingen (Prof. Gg. B. Gruber) und Pathologisches Institut der Universität Buffalo (Prof. K. Terplan)], der Sammlung des Pathologischen Instituts der Universität Berlin (Prof. R. Roessle), sowie dem reichen

---

[1] Jetzt Charleston General Hospital, Charleston W.Va.

klinischen Material der Krüppel-Heil- und Pflegeanstalt in Hannover (Prof. B. VALENTIN), wofür ich allen Genannten bestens danken möchte. Für zwei Präparate bin ich Herrn Prof. JACOBS, Pathologen am Buffalo City Hospital, zu Dank verpflichtet.

Allgemeiner Teil.

1. Grundbegriffe der Elastizitäts- und Festigkeitslehre.

Da wir uns im folgenden immer wieder mit der Auswirkung statischer und dynamischer Beanspruchungen auf das Skelet unter pathologischen Verhältnissen zu beschäftigen haben, ist es nötig, unsere Kenntnisse über die physikalisch-technischen Eigenschaften der Skeletgewebe und Skeletteile kurz zusammenzufassen. Um über die Bedeutung der ermittelten Werte Klarheit zu gewinnen, ist es aber nötig, einige Grundbegriffe aus der Elastizitäts- und Festigkeitslehre festzulegen. Bezüglich Einzelheiten und mathematischer Ableitungen sei auf die ausgezeichnete Darstellung TRIEPELs, sowie auf die technischen Werke über graphische Statik, Mechanik und Materialprüfungswesen verwiesen.

Elastizität ist diejenige Eigenschaft eines Körpers, auf Grund deren er befähigt ist, äußeren Kräften, die seinen natürlichen Zustand verändern, innere Kräfte entgegenzusetzen, die die Wiederherstellung des natürlichen Zustandes oder wenigstens eine Annäherung an ihn erstreben (TRIEPEL). Die Elastizität eines Körpers ist also um so größer, je geringer bei einer gegebenen deformierenden Kraft die eintretende Formveränderung ist (elastischer Widerstand). Elastische Vollkommenheit oder vollkommene Elastizität besteht, wenn der ursprüngliche Zustand, der vor der Deformierung bestand, mit großer Annäherung wieder erreicht wird. Große und vollkommene, bzw. kleine und unvollkommene Elastizität sind also nicht miteinander zu verwechseln. Stahl hat große und vollkommene, Gummi kleine und vollkommene Elastizität. Die Deformierung wird zum Teil unmittelbar nach Aufhören der deformierenden Krafteinwirkung ausgeglichen (elastische Verschiebung). Zum Teil tritt der Ausgleich erst allmählich ein, dieser Rest wird als elastische Nachwirkung bezeichnet. Die Elastizität wird gemessen durch das Verhältnis der aufgewendeten Kraft zur eingetretenen Veränderung (Elastizitätsmodul), wobei man in diesen Quotienten die Volumsänderung oder die Gestaltänderung einsetzen kann (TRIEPEL). Als Elastizitätsgrenze wird die Grenze von vollkommener und unvollkommener Elastizität bezeichnet, jenseits desselben treten dauernde Verkürzungen auf, die auch durch elastische Nachwirkung nicht mehr ausgeglichen werden. Es bildet sich dann eine neue Elastizitätsgrenze. Als Beanspruchungen kommen praktisch nur 6 Formen in Betracht: Zug, Druck, Abscherung, Biegung, Knickung und Verdrehung, die sich auf die 3 Grundformen der Spannung (Zug-, Druck- und Scherspannung) zurückführen lassen (TRIEPEL). Entsprechend lassen sich 6 Formen der Elastizität bei statischer Beanspruchung unterscheiden. Zug-, Druck- und Scherelastizität stellen die Grundformen dar, Biegungselastizität setzt sich aus Zug- und Druckbeanspruchung zusammen und Knickungselastizität ist eine Sonderform der Biegungselastizität, während die Torsionselastizität einen Sonderfall der Scherelastizität darstellt. Entsprechende 6 Formen der Elastizität lassen sich bei dynamischer Beanspruchung eines Körpers unterscheiden, doch lassen sie sich auf die Verhältnisse der statischen Elastizität zurückführen (TRIEPEL). Die dynamische (Ruck- oder Stoß-) Wirkung ist bei gleichbleibender Kraft immer größer als die statische, da die Geschwindigkeit sich in der wirkenden lebendigen Kraft geltend macht. Viele technische

Materialien und auch tierische Gewebe unterliegen dem HOOKEschen Gesetz, das besagt, daß die elastischen Deformierungen den Spannungen proportional sind (Proportionalitätsgesetz).

Die Grenze des proportionalen Verhaltens von Spannung und Deformierung heißt Proportionalitätsgrenze. Jenseits der Proportionalitätsgrenze liegt das Gebiet disproportionaler Deformierungen („Fließen" der Techniker), das mit dem Bruch endet. Meist liegen Proportionalitätsgrenze und Elastizitätsgrenze nahe beisammen (GÖCKE).

Als Festigkeit bezeichnet man den Widerstand, den ein Körper der Trennung seiner Moleküle entgegensetzt (TRIEPEL), es wird dabei eigentlich die Kohäsion gemessen, Als Maß der Festigkeit wird die auf die Querschnittseinheit des Versuchskörpers bezogene Kraft angesehen, die gerade hinreicht, die Kontinuitätstrennung hervorzurufen (Festigkeitsmodul). Bei der Festigkeit lassen sich ebenso wie bei der Elastizität die 6 Formen in ihrer Verschiedenheit bei statischer und dynamischer Beanspruchung unterscheiden. Die Schwingungsfestigkeit wird geprüft bei rhythmisch wiederholter Beanspruchung, die unter der statischen Festigkeitsgrenze liegt (GÖCKE).

Als Härte wird derjenige Widerstand bezeichnet, den ein Körper dem Eindringen eines anderen in seine Oberfläche beim Erleiden bleibender Formänderungen entgegensetzt (RÖSSLE). Sie wird durch den mittleren spezifischen Eindringungswiderstand in kg/mm^2 gemessen. Am Knochen läuft nach RÖSSLE die Härteprüfung auf eine kombinierte Festigkeitsprüfung seiner einzelnen Strukturteile hinaus.

Die Schlagfestigkeit oder Schlagzähigkeit wird bestimmt durch die Arbeit, die nötig ist, um einen Körper durch Schlag zum Bruch zu bringen, sie steht der Scherstoßfestigkeit nahe und wird in mkg/cm^2 gemessen.

2. Das physikalisch-technische Verhalten der Skeletgewebe.

Untersuchungen über physikalisch-technische Eigenschaften von Skeletgeweben liegen aus älterer Zeit von WERTHEIM, HÜLSEN, RAUBER und MESSERER vor, die alle bei TRIEPELs Darstellung verwertet sind. In neuerer Zeit wurde die Härte und Schlagfestigkeit der Knochen von RÖSSLE untersucht. Außerdem liegen wichtige neue Untersuchungen über Elastizität und Festigkeit von normalem und pathologischem Knochen- und Knorpelgewebe durch GÖCKE vor.

Der hyaline Knorpel hat nach RAUBERs Untersuchungen (die hier in den Umrechnungen TRIEPELs wiedergegeben werden) eine Zugfestigkeit von $0,15\ kg/mm^2$ und eine Ruckfestigkeit von $0,01\ mmkg/mm^3$ bei einer maximalen Dehnung von 15%. Die Elastizitätsgrenze des Knorpels ist nicht genau bekannt. Die Druckfestigkeit beträgt $1,5\ kg/mm^2$. Sie erscheint trotz des theoretisch zu erwartenden größeren Wertes auffallend viel höher als die Zugfestigkeit (TRIEPEL). Nach TRIEPELs Berechnung liegt hier ungefähr eine 10fache Sicherung gegenüber der physiologischen Maximalbeanspruchung vor. Die Schub- und Torsionsfestigkeit stimmen überein und betragen im Mittel $0,35\ kg/mm^2$. Alle diese Feststellungen RAUBERs betreffen menschlichen Rippenknorpel.

GÖCKE untersucht das Spannungdehnungsdiagramm, die sog. Arbeitskurve der Techniker, wobei die Drucklasten als Ordinaten und die beobachteten Verkürzungen als Abszissen aufgetragen werden, an Rippen- und Kniegelenksknorpeln verschieden alter Individuen. Er fand bei Druckbelastungen am Rippenknorpel jüngerer Individuen (3. Jahrzehnt) durchschnittliche Verkürzungen bis 25% und eine Bruchgrenze von $50\ kg/cm^2$. Im mittleren Alter war infolge Wasserabnahme, die auch bei Holz die Festigkeit steigert, die

Bruchgrenze bei 85—110 kg/cm², die Verkürzung 22%. Alte Knorpel zeigten den steilsten Kurvenverlauf, die Verkürzung lag um 10% und die Bruchgrenze war gelegentlich bis auf 40 kg/cm² herabgesetzt. Bei rhythmischer Hämmerung mit unterschwelligen Lasten im Vorversuch zeigte sich eine Materialverschlechterung ohne mit der Lupe erkennbare Strukturänderung, indem der Knorpel dichter aber weniger tragfähig und weniger zusammendrückbar wurde. Kniegelenksknorpel zeigte grundsätzlich gleiches Verhalten, so daß der Kurvenverlauf bei jungem Knorpel flacher und bei altem, unter Herabsetzung der Bruchgrenze, steiler war. Auch hier ergab vorherige Hämmerung mit unterschwelligen Stößen deutliche Materialverschlechterung (Materialermüdung der Techniker) mit verminderter Tragfähigkeit. Der junge Knorpel wird dabei durch Wasserverlust weicher und relativ dehnbarer, der alte dichter und seine Formänderung geringer.

Im Elastizitätsversuch zeigte Rippenknorpel eines halbjährigen Kindes große Formänderung mit großer, bis zu 60 Minuten dauernder elastischer Nachwirkung. Bei einer Verkürzung von 30% betrug die elastische Verschiebung oder federnde Elastizität, d. h. der sich sofort nach der Entlastung ausgleichende Teil der Verkürzung nur 3,1%, weitere 13% waren nach 30 Minuten ausgeglichen, der Rest noch später. Bei Erwachsenen betrug bei 5 kg Belastung die Verkürzung nur 2,9%, bei 20 kg Belastung 8,2%. Nach 30 Minuten Entlastung verblieb beim Erwachsenen erst nach 10 kg Belastung ein Verkürzungsrest von 0,4%, nach 20 kg Belastung von 1,9%. Ältere Knorpel zeigten ungünstigeres Verhalten mit stärkerer bleibender Dehnung.

Gelenkknorpel zeigte bei wiederholter zunehmender halbminutiger Belastung (mit zwischen geschalteter gleichlanger Entlastung) bei Kindern hohe Verkürzungswerte aber geringen Ausgleich, bei Erwachsenen hohe Verkürzungen und guten Ausgleich, bei alten Individuen geringe Verkürzungen und noch geringeren Ausgleich. Auch in diesem Versuch wurden durch vorangehende rhythmische Einwirkung an sich geringfügiger Lasten die gefundenen Werte verschlechtert.

In kolloidchemischen Untersuchungen fand GÖCKE, daß mechanische Beanspruchung, Wärme und strahlende Energie durch Dispersitätsabnahme Kolloidschädigung zu erzeugen vermögen, was sich z. B. im Anstieg der elektrischen Leitfähigkeit äußert. Das Quellbarkeitsverhalten von Rippen- und Gelenkknorpel desselben Individuums war immer gleichsinnig. Die Säurequellung ist beim Erwachsenenknorpel stärker als beim Kinderknorpel. Rippen- und Gelenkknorpel von Menschen mit Arthritis deformans zeigte nur geringe Quellungsreaktion, aber infolge Abnahme der Kolloiddispersität eine 10mal so große elektrische Leitfähigkeit als normal.

Beim Knochen sind die Werte für Kompakta und Spongiosa naturgemäß sehr verschieden. Der Elastizitätsmodul für Dehnung beträgt bei Kompakta nach WERTHEIM, HÜLSEN und RAUBER ziemlich übereinstimmend um 2000 kg/mm² (TRIEPEL). Nach RAUBERs Feststellungen wird der Elastizitätsmodul durch Erkalten und Austrocknen erhöht; auch mit dem Alter erfolgt eine Zunahme (HÜLSEN), was TRIEPEL auf die Abnahme an Wasser und organischen Substanzen zurückführt. Die statische Zugfestigkeit der Kompakta errechnet TRIEPEL im Mittel nach den verschiedenen Untersuchern auf 10 kg/mm², die dynamische ist nicht genau bekannt. Die Druckfestigkeit hat einen Mittelwert von 15 kg/mm², jedoch fand sowohl HÜLSEN wie RAUBER, daß die Druckfestigkeit in der Längsrichtung des Knochens meist um rund ¹/₃ größer ist als in der queren. Was wohl damit zusammenhängt, daß es leichter ist die HAVERSschen Lamellen von einander abzuschieben als sie in ihrer axialen

Richtung zu zerdrücken. Diese Druckfestigkeit ist, wie RAUBER durch Entkalken und Glühen ermittelte, größer als die einfache Summe der Festigkeiten der organischen und anorganischen Substanz.

Alle diese Versuche sind an Knochenstäbchen ausgeführt und deshalb haben die Bestimmungen der Biegungs- und Strebefestigkeit weniger Wert, so daß sie hier übergangen werden können, zumal ihre Berechnung nicht ganz sicher ist. Jedenfalls zeigt die statische Festigkeit der Knochen für den Spielraum der physiologischen Beanspruchung nach den Berechnungen TRIEPELs eine große Sicherung, während der Knochen allein gegen dynamische Beanspruchung viel weniger gesichert ist, was wieder durch die dämpfende Wirkung der Weichteile und Knorpel ausgeglichen wird. Die Scherfestigkeit von Kompaktastäbchen fand RAUBER bei Längsstäbchen 11,85 kg/mm², bei Querstäbchen nur 5,03 kg/mm². Die Torsionsfestigkeit stimmt mit der Scherfestigkeit überein. Die Festigkeiten ganzer Knochen sind vor allem von MESSERER eingehend studiert worden und finden sich bei TRIEPEL ausführlich behandelt. Die Ergebnisse haben vor allem für die Frakturlehre Bedeutung und eignen sich nicht für kurze Wiedergabe. Die Schlagfestigkeit beträgt nach RÖSSLE für das menschliche Femur im Mittel 0,4—0,5 mkg/cm². Die individuellen Unterschiede sind ziemlich groß, doch wird die „mittlere Güte" rasch während der Wachstumsperiode erreicht. Eine Beziehung der Schlagfestigkeit zur Masse und zum spezifischen Gewicht des Knochens ließ sich nicht aufdecken; auch zur Form bestehen nur geringe Beziehungen. Als Durchschnitt ermittelte RÖSSLE mit der BRINELLschen Kugeldruckprobe für die Femurkompakta eine technische Härtezahl von 0,035. Die Härte zeigt geringe individuelle Schwankungen und steht in Beziehung zum spezifischen Gewicht, aber nicht zum Calciumgehalt. Sie nimmt während des Umbaus in lamellären Knochen im Kindesalter rasch zu und erreicht ein Optimum im mittleren Lebensalter. Der senile Knochen ist bei Einrechnung seiner Porose vielleicht sogar härter. Pathologisch werden nur Härteminderungen bei lokalen und allgemeinen Knochenerkrankungen aber keine Härtesteigerungen beobahctet. Gute Knochenhärte wird meist bei mächtigen, gedrungenen Schaftknochen mit engem Markraum angetroffen, was auf konstitutionelle Beziehungen deutet.

Viel weniger Bestimmungen liegen über Festigkeit und Elastizität der Spongiosa vor. RAUBER fand die Druckfestigkeit von Lumbalwirbelspongiosa 0,84 kg/mm² und von Oberschenkelkondylspongiosa 0,96 kg/mm². Diese Lücke unserer Kenntnisse wurde durch neue Untersuchungen GÖCKES ausgefüllt. Er bestimmte Spannungs-Dehnungsdiagramme (Arbeitskurven) an Würfeln aus Wirbelspongiosa. Er fand die Druckfestigkeit bei jugendlicher Wirbelspongiosa mit 45 kg/cm². Seine Würfel von 2 cm Seitenlänge zeigten bei 50 kg Belastung 1 mm Verkürzung, erreichten bei 170 kg die Elastizitätsgrenze und gingen bei 180 kg zu Bruch. Der Anstieg der Kurve bei niederen Lasten ist besonders sanft geschwungen (wie bei keinem technischen Material), was GÖCKE als Kolloidwirkung deutet. Erst von einer gewissen Minimalbelastung an tritt proportionale Verkürzung ein. Diese Eigentümlichkeit besitzt jugendliche und gesunde Spongiosa in höherem Grade als senile oder atrophische, während sie der Kompakta oder dem Arthritis deformans-Knochen ganz oder fast ganz fehlt. Femurspongiosa verhält sich grundsätzlich gleich, ihre Bruchgrenze liegt bei 62,8 kg/cm². Versuche mit ganzen Wirbeln ergaben, bei jungen Individuen bei Druckbeanspruchung eine Bruchgrenze von 57 bis 70 kg/cm² bei 12,8—21,3% Dehnung, während bei seniler Porose die Bruchgrenze bei 20—30 kg/cm² lag und die Dehnung nur 9,6—12,3% betrug. Ein Spondylitits deformans-Wirbel ist unelastischer aber tragfähiger als ein senil porotischer Wirbel desselben Individuums. Bei senil-atrophischen ist die Bruchfestigkeit und die Plastizität etwa um die Hälfte herabgesetzt, so daß eine besondere Sprödigkeit vorliegt. Bei skoliotischen Keilwirbeln junger Individuen kann die Bruchgrenze auf der Konkavseite bis zu 100 kg/cm² betragen, während sie am konvexseitigen Rand bis auf 34 kg/cm² herabgehen kann. Dieser Unterschied beruht aber nur auf der Verdichtung des Knochengewebes auf der Konkavseite, bzw. der Rarefizierung auf der Konvexseite. Eine besondere Sprödigkeit wie beim senilen Knochen, die auf einer Änderung des Kolloidzustandes im ganzen Skelet beruht, liegt nicht vor. Atrophische Femurspongiosa zeigte größere Zusammendrückbarkeit mit früh einsetzenden, hohen, bleibenden Verkürzungen.

Normale Wirbel werden bei oft wiederholter submaximaler Belastung durch Materialermüdung verdichtet, erhöht formbar aber vermindert tragfähig. Die Schwingungsfestigkeit von Wirbelkörpern wird durch Vorbehandlung im rhythmischen Pochversuch geändert. Zunächst tritt verminderte Formbarkeit ohne Änderung der Bruchgrenze ein, später ist diese herabgesetzt und schließlich tritt eine solche Gefügelockerung (ohne Fraktur) ein, daß die Deformierbarkeit bei stark herabgesetzter Bruchgrenze gesteigert ist. Rhythmische Belastung mit ziemlich kleinen Lasten schädigt die elastische Vollkommenheit stark, so daß im weiteren Versuch die bleibende Verkürzung stark zunimmt und die Tragfähigkeit vermindert ist.

Bezüglich der chemisch-mineralogischen Struktur der anorganischen Knochensubstanz liegen neue Feststellungen von KLEMENT und TRÖMEL mit Hilfe analytischer und röntgenspektrographischer Untersuchungen vor, die ergeben, daß 90% der anorganischen Knochensubstanz als Hydroxylapatit von der Zusammensetzung $Ca_{10}(PO_4)_6(OH)_2$ vorliegen, dem Carbonate, Bicarbonate und Chloride des Natriums, Kaliums und Magnesiums beigemengt sind.

An den Schluß dieser Darstellung der technisch-physikalischen Skeleteigenschaften möchte ich einen Satz RÖSSLEs stellen, der die biologische Wertung der physikalischen Einzeleigenschaft zusammenfaßt: „Die staunenswerte Leistung der Natur in bezug auf die physikalische Beschaffenheit der Knochen ist aber nicht, wie mir scheint, die Härte, die Festigkeit, die Elastizität als solche, sondern die Vereinigung dieser einander zum Teil entgegengesetzten Eigenschaften in einem so hohen Maße, wie die Technik sie bei ihren Baumaterialien bisher nicht erreicht hat, weder mit einheitlichen Stoffen noch mit Legierungen.“

3. Die funktionelle Struktur der Skeletteile.

Die Vorstellungen einer funktionellen Architektur besonders in der Knochenspongiosa gehen auf die Beobachtungen des Anatomen H. v. MEYER und die Berechnungen des Mathematikers CULMANN, des Begründers der graphischen Statik zurück, welche ergaben, daß die Spongiosazüge am Frontalschnitt des oberen Femurendes weitgehend mit den errechneten Druck- und Zugspannungslinien (Trajektorien) übereinstimmen. Dieser Gedanke ist von J. WOLFF und vor allem von ROUX weiter ausgebaut und gefestigt worden. Es soll hier nicht auf den historischen Streit um die sog. „Krantheorie“ des Femurhalses eingegangen werden. Die gemachten Einwendungen können die Grundtatsache einer funktionellen Spongiosaarchitektur nicht entkräften. Erstens ist absolute mathematische Exaktheit bei einer lebenden und veränderlichen Struktur nicht zu erwarten, es kann sich da immer nur um Annäherungen handeln. Zweitens ist die Anpassung an zahlreiche, uns im einzelnen zum Teil noch unbekannte Funktionen gleichzeitig vorhanden, wodurch eine rechnerische Erfassung des ganzen Strukturproblems unmöglich wird. Man darf deshalb meiner Ansicht nach Differenzen zwischen errechneter und beobachteter Struktur nicht als Argument gegen das Vorhandensein einer funktionellen Spongiosaarchitektur verwenden. Daß sie wirklich existiert, ist heute wohl allgemein anerkannt (BRAUS, PETERSEN u. a.) und geht auch aus den pathologischen Umbauvorgängen hervor. Dabei werden die Bedingungen zum Teil so vereinfacht, daß das Problem einer mathematischen Behandlung zugänglich wird und befriedigende Übereinstimmung zwischen erwarteter und beobachteter Architektur vorliegt wie ROUX in seiner klassischen Analyse einer Beugeankylose des Kniegelenks nachgewiesen hat. Auch die Verteilung der Kompakta ist den funktionellen Bedürfnissen angepaßt. ROUX wies darauf hin, daß bei dem ganzen Skeletbau, ähnlich wie vielfach in der Technik, einer Maximum-Minimum-Konstruktion zugestrebt wird; das heißt, daß die Verteilung des Baumaterials so ist, um mit dem minimalen Materialaufwand eine maximale Festigkeit zu erzielen. So zeigte schon H. v. MEYER, daß die Widerstandsfähigkeit der hohlen Knochen nicht in dem Maße abnimmt als ihre Substanz gegenüber massiven vermindert ist und daß bei gleichbleibender Masse die Widerstandsfähigkeit eines Röhrenknochens mehr zunimmt als der Radius. Der Gedanke der Maximum-Minimumkonstruktion ist meiner Ansicht nach von GEBHARDT mißverstanden worden, der dagegen einwendet, daß nicht das Minimum aufgewendet wird, sondern daß mit mehrfacher Sicherheit gebaut wird, wie in der Technik auch. Dies ist gewiß richtig und geht auch aus den obigen Materialprüfungen hervor, es schließt aber nicht aus, daß die gewünschte mehrfache Sicherheit — das Festigkeitsmaximum in diesem Fall — doch infolge besonders günstiger architektonischer Verteilung des Baustoffes mit einem Minimum von Materialaufwand erreicht wird. Das Minimum ist nicht absolut, sondern relativ gemeint, wie ich ROUX verstehe.

In der Spongiosa haben sich noch besondere funktionelle Spezialstrukturen herausgebildet, die sich genetisch alle vom HAVERSIschen System ableiten Es sind dies die Knochenröhrchen (Tubuli ossei), die sich nur durch Ausweitung des zentralen Hohlraums und Reduktion der Masse ohne Formänderung von den Osteonen der Kompakta unterscheiden. Bei weiterer Spezialisierung entstehen durch teilweisen Abbau der Röhrenwandungen die Knochenplättchen (Lamellae staticae), die ebenso wie die Knochenröhrchen besonders für Beanspruchung in ihrer Längsrichtung geeignet sind. Durch weiteren Abbau und modellierenden Anbau differenzieren sich die Spongiosabälkchen (Trabeculae osseae), von denen ROUX besondere Anpassung an axiale Längsbelastung annimmt, während BRAUS ihnen vor allem Scher- und Torsionsfestigkeit zuschreibt. Eine Sonderform sind hohlkugelähnliche Bildungen (Pilae osseae), die aus Umbiegungen von Knochenröhrchen hervorgehen und besonders zur elastischen Stoßdämpfung befähigt sind, weshalb sie vor allem unter den Gelenkflächen gefunden werden.

Das Grundelement der Kompakta ist das aus konzentrisch geschichteten Lamellen mit verschieden steilen, schraubenförmigen Faserungen wechselnder Richtung aufgebaute Osteon, neben dem die äußeren und inneren Generallamellen eine geringere Rolle spielen. GEBHARDT wies nach, daß in dieser Struktur des Einzelosteons eine günstige Widerstandsfähigkeit gegen verschiedenste Beanspruchung gelegen ist. Die größte Mehrzahl der Osteone verläuft in der Längsrichtung der Röhrenknochen und daraus erklären sich auch die oben beschriebenen Unterschiede der axialen bzw. queren Druck- und Scherfestigkeit von Röhrenknochen. Neuerdings wies SCHABADASCH auch spiralig verlaufende Osteone nach, die er für das Auftreten von Spiralbrüchen verantwortlich macht. Der Aufbau der Kompakta ist aber vor allem von der individuellen Baugeschichte abhängig (PETERSEN) und enthält zahlreiche Fragmente von Osteonen (Breccienbau), wie dies bei der Spongiosa ausschließlich der Fall ist. PETERSEN hat eine neue Lösung gezeigt für das funktionelle Verständnis des Feinbaus des Knochens, der sich aus einer Unsumme kleiner, unregelmäßiger Unstetigkeitsflächen zusammensetzt. Er geht von dem Gedanken aus, daß die trajektorielle Struktur des Knochens beweise, daß er sich wie eine elastisch isotropes, homogenes Medium verhalte (dies ist die Umkehrung eines Einwandes die seinerzeit von technischer Seite gegen die Idee der trajektoriellen Spongiosastruktur gemacht wurde). Eine solche funktionelle Homogenität trotz der strukturellen Inhomogenität ist aber nur dann möglich, wenn sich die zahllosen Unstetigkeiten, die durch Kittlinien und verschieden gerichtete Fibrillenverläufe bedingt werden, sich in ihrer Wirkung gegenseitig aufheben. Es wäre dies also gleichsam ein Kompromiß, da ein simultaner Umbau der ganzen Knochen zum funktionellen Angleich an einen bestimmten Spannungszustand unmöglich ist. Auch BENNINGHOFF kommt zu dem Ergebnis, daß die Homogenität des Knochens die Resultierende der Gesamtwirkungen seiner Teilstrukturen ist. PETERSEN nimmt an, daß der ständige Umbau nicht nur neuen Bedingungen gerecht werden soll, sondern durch Änderung der kleinen Teilfaktoren der in der Homogenität verkörperten Summe 0 zustrebt und meint, daß vielleicht infolge der langen Bautätigkeit gerade der Greisenknochen den reinsten trajektoriellen Bau (GEBHARDT) aufweist. PETERSEN glaubt mit seiner Erklärung auch ein Verständnis für die Erhaltung von Osteonfragmenten und damit den Breccienbau gefunden zu haben.

Für den Knorpel, besonders der Gelenkflächen, ist ein funktioneller Bau zuerst von SCHAFFER nachgewiesen und seitdem in systematischen Untersuchungen von BENNINGHOFF der trajektorielle Aufbau genau analysiert worden. Es findet sich am Gelenkknorpel eine Gliederung in eine oberflächliche Gleitschicht mit tangentialer Faserung und ebensolcher Orientierung der Zellachsen; darunter eine schmale Übergangsschicht mit verschiedener Faserkreuzung und rundlichen Zellen. Unter der Übergangsschicht liegt als dickste Zone die Druckschicht mit radiärer Anordnung der Fibrillen und der Achsen der Zellverbände. Die Fibrillen sind mit beiden Enden in der Kalkschicht an der Knochenknorpelgrenze verankert und steigen radiär auf, verlaufen eine Strecke weit tangential und steigen wieder durch die Radiärschicht ab (BENNINGHOFF). Aus dieser Anordnung erklärt sich auch, daß der Gelenkknorpel bei Druckbelastung eine tangentiale Verbreiterung erfahren kann, was bei durchlaufenden Tangentialfibrillen infolge der geringen Dehnbarkeit der kollagenen Fibrille nicht möglich wäre.

Auch der Knochen als Ganzer hat eine funktionelle Struktur (ROUX). Es würde zu weit führen im einzelnen auf die umstrittene Frage einzugehen, wieviel an der Knochenform und Struktur vererbt und wieviel während der intra- und extrauterinen Individuallebens erworben ist. ROUX hielt die Abgrenzung dieser beiden Anteile derzeit für unmöglich. Sicher ist die Grundform ererbt und wahrscheinlich nur die Oberflächenmodellierung und vielleicht zum Teil die Anordnung der Spongiosastruktur unter der Beeinflussung durch statische Beanspruchung und Muskelwirkung erworben. So zeigt eine von KECK, einem Schüler von BRAUS, beschriebene Tibiamißbildung, daß trotz fehlender Belastungs- und Muskelwirkung die Grundform des Knochens ausgebildet wird, nur die Reliefgestaltung war unvollkommen.

Kurz hinweisen möchte ich noch auf neuere Ausführungen von BENNINGHOFF, die für das Verständnis des Zustandekommens funktioneller Strukturen wichtig sind. BENNINGHOFF betont, daß eine nicht zufällige Übereinstimmung zwischen der Anordnung der Kraftlinien der durch Wachstumsspannung bedingten Strukturen mit den Kraftlinien der funktionellen Strukturen besteht. Nach seiner Ansicht werden die Spannungsstrukturen des Periosts während der

Embryonalentwicklung als richtunggebend in den Periostknochen und den Epiphysenknorpel übertragen, und so soll sich die Bildung „funktioneller" Strukturen ohne Funktion erklären. Erst später wirken Wachstumsspannung und Funktion am weiteren Ausbau und der Erhaltung dieser Strukturen zusammen. In guter Übereinstimmung mit dieser Annahme steht seine Beobachtung, daß die Tangentialfaserung des Gelenkknorpels direkt in die Spaltlinien der Kompakta übergeht.

4. Das Verhalten des Skelets gegenüber statisch-dynamischen Einwirkungen.

Bei der Erörterung mechanischer Einwirkungen ist streng zu unterscheiden zwischen den Verhältnissen beim wachsenden und beim ausgewachsenen Knochen. Auf der Vernachlässigung dieses Unterschiedes beruht die langdauernde Polemik um die HUETER-VOLKMANNsche Drucktheorie einerseits und das J. WOLFFsche „Transformationsgesetz" andererseits, die beide auf richtigen Beobachtungen beruhen, aber gänzlich verschiedene Objekte betreffen. HUETER und VOLKMANN studierten die Verhältnisse am wachsenden Knochen und WOLFF machte seine Beobachtungen am ausgewachsenen Knochen.

Betrachten wir zunächst die Umbauvorgänge am ausgewachsenen Skelet. Das Transformationsgesetz von J. WOLFF, das nichts anderes ist als die Anwendung der ROUXschen funktionellen Anpassung auf das Skelet, besagt (nach Beobachtungen an deformierten Knochen und geheilten Brüchen); daß an der konkaven Seite, auf der vermehrte Druckwirkung herrscht, Knochenanbau mit Verdickung der Kortikalis und Verdichtung der Spongiosa erfolgt. Dieser Grundgedanke ist zweifellos richtig, doch war WOLFFs Anwendung auf die jugendlichen Belastungsdeformitäten nicht richtig. Außerdem überschätzte WOLFF, der noch ein Verfechter des interstitiellen Knochenwachstums war, die Geschwindigkeit und das Ausmaß der funktionellen Anpassung der Skeletgewebe, wie schon ROUX einschränkend in seinem kritischen Referat betonte. Im Knochen sind große physikalische Härte mit großer biologischer Plastizität verbunden, ohne sich gegenseitig auszuschließen (BRAUS). Schon POMMER hat auf die lebenslänglich vor sich gehenden An- und Abbauvorgänge hingewiesen. Trotzdem nimmt schon der Umbau der Spongiosa etwa nach Frakturen oder bei Ankylosenbildung mehrere Jahre in Anspruch, bis die Neukonstruktion einigermaßen vollendet und das Überflüssige entfernt ist. Dabei ändert sich die Knochenform nur sehr wenig, und das Ausmaß der Beteiligung der Kompakta am Umbau vermochte ROUX nicht zu bestimmen. BENNINGHOFF untersuchte die Kompaktaspaltlinien eines rachitisch deformierten erwachsenen Femur und fand, daß sie den Zuglinien entsprechend verliefen. Er erklärt diesen Befund damit, daß die Zugfestigkeit des Knochens immer kleiner ist als die Druckfestigkeit (RAUBER) und daß sich so durch Anordnung der Osteone in den Zuglinien eine optimale Zugfestigkeit ergibt, während trotz des schrägen Verlaufs zu den Drucklinien die Druckfestigkeit noch etwa der Zugfestigkeit gleich bleibt. BENNINGHOFF erblickt in seinem Befund das Gegenstück des bekannten funktionellen Spongiosaumbaus. Es ist noch nicht bekannt, inwieweit ein so ausgedehnter Kompaktaumbau etwa auch bei Frakturen und Ankylosen die Regel ist. Auch der Umbau von Knochentransplantaten wird von der Funktion begünstigt (GULECKE).

Diese fördernde Wirkung des Druckes auf den Knochenanbau gilt aber auch nur in gewissen Grenzen. Vor allem darf der Druck nur intermittierend wirken und gewisse Grenzen nicht überschreiten bei normalem Knochen; bei pathologisch weichen Knochen können auch schon physiologische Drucke schädigend wirken. Ständiger Druck wirkt immer knochenabbauend, auch wenn er nur gering ist. So können intrakranielle Varizen allmählich das Schädeldach perforieren (LOESCHCKE), und die knochenzerstörende Wirkung arterieller Aneurysmen ist allgemein bekannt. Im kleinen macht sich diese Wirkung geltend bei der normalen Ausmodellierung von Knochenfurchen für benachbarte Arterien (z. B. der Sulcus arteriae radialis am Humerus). ROUX meinte, daß nur der über knorplige Endflächen vermittelte Druck verstärkend wirkt, während Druck auf das Periost oder Endost Abbau herbeiführe, doch kann das nicht allgemein gültig sein, wie z. B. die Knochenneubildung und Knochenverdichtung im Bereich nearthrotischer Pfannen bei Hüftgelenksluxation zeigt, die an Stellen entstehen, wo der luxierte Femurkopf gegen das Periost drückt. Dauernder Druck schädigt aber nicht nur den Knochen, sondern vor allem auch den Gelenkknorpel, wie besonders klar eine genau im ERDHEIMschen Institut von SCAGLIETTI untersuchte Beobachtung zeigt. Es handelte sich um das an sich normale Hüftgelenk einer 15jährigen, das durch paraartikuläre Fisteln und Schwielen bei Wirbeltuberkulose fast völlig in kontrakter Stellung fixiert war. Der Femurkopf zeigte an der Druckstelle einen wie glatt abgeschnittenen Knorpel- und Knochendefekt, in dessen Bereich eine neue Schlußplatte ausgebildet und die Oberfläche von einer dünnen Lage derben Bindegewebes bedeckt war. Als Beginn der Veränderung ließ sich eine Verschmälerung des Knorpels durch Kompression nachweisen, wobei die Zellen dichter beisammen und quer gelagert waren, so daß eine Druckschicht wie im normalen Gelenkknorpel nicht mehr erkennbar war. Die basophilen Kapseln waren teilweise geschwunden, die Zellen stellenweise vergrößert, aber nicht gewuchert, an anderen Stellen bestand Nekrose.

Tierversuche bestätigen die Erfahrung am Menschen. W. MÜLLER glaubt, daß die Umbaugeschwindigkeit parallel der mechanischen Beanspruchung geht, und nimmt an, daß es einen akuten stürmischen Knochenumbau gibt. Er fand nach Radiusresektion beim Hund einen akuten Umbau der Ulna, der zu leichter Verbiegung und 4facher Verdickung führt. Dieser Vorgang ist von GREIFENSTEIN und RIX genau in seiner Histogenese studiert und als vikariierende Osteose erkannt worden. Diese rein statisch-mechanisch bedingte Ulnaveränderung beginnt nach 2 Wochen mit periostaler Knochenneubildung, die nur an den Band- und Muskelansätzen zurückbleibt. Gleichzeitig beginnt eine mächtige endostale Knochenneubildung, die mit Markfibrose einhergeht. In der 3. Woche setzen starke Abbauvorgänge ein, so daß das Bild einer Ostitis fibrosa, das nach Meinung der Autoren dem überstürzten Knochenumbau entspricht, vorliegt. Weiterhin beginnt eine Porosierung der Kortikalis besonders von den periostalen Auflagerungen aus. Im 2. Stadium, das von der 4. bis zur 10. Woche reicht, nimmt die Verdickung und die Marksklerose in vertikaler Richtung große Ausmaße an. Infolge der nach hinten konvexen Verbiegung erfolgt nun die Apposition vor allem vorne und radial an der Stelle stärksten Druckes. Das primitive, teilweise knorplig-chondroide Kallusgewebe wird allmählich durch lamellären Knochen ersetzt, und die Spongiosa wird wieder zarter und weitmaschiger. Ganz ähnlich liegen die Verhältnisse bei der sog. DEUTSCHLÄNDERschen Mittelfußerkrankung des Menschen, die nichts anderes ist als eine solche Metatarsalverdickung infolge Überlastung (W. MÜLLER, HACKENBROCH). Die schädigende und zu Knochenabbau führende Wirkung dauernden Druckes geht aus den Versuchen von JORES hervor, der Kaninchen Quecksilbersäckchen auf die Dornfortsätze band. Nach Wegfall des Dauerdrucks konnte JORES wieder gesteigerte periostale Apposition nachweisen.

Das Verhalten des Knochens bei pathologischem Zug ist nicht so genau bekannt, da reine Zugknochen beim Menschen überhaupt nicht vorkommen

(Roux). Wolff meinte, daß Zug zu Knochenabbau führt, das ist aber nicht ganz gesichert.

Bezüglich Stoßwirkungen ist auf Göckes oben beschriebene Untersuchungen zu verweisen. Christen Lange glaubt, daß durch einmaligen Stoß eine schwere Schädigung der Tragfähigkeit ohne Fraktur zustande kommen kann (Osteomalacia traumatica). Baetzner wies darauf hin, daß die kleinen Summationswirkungen der Funktion auch destruktiv wirken und zu Atrophien führen können. Henschen hält die Materialermüdung des Knochens für bedeutsam und sieht beim Erwachsenen Periostneuralgie, ossifizierende Reizperiostitis, rarefizierende Ostitis und Spontanfraktur als die verschiedenen Stadien der Erschöpfung der Arbeitsfestigkeit des Knochens an, während bei dem nicht vollwertigen Skelet der Jugendlichen seiner Ansicht nach der Knochen durch „Ermüdungsostitis" plastisch werden und so zu Coxa vara statica, Kniedeformitäten und manchen Plattfußformen Anlaß geben kann. In diesem Gebiet sind unsere Kenntnisse noch sehr gering und keineswegs gesichert. So meint W. Müller, daß das gesunde erwachsene Knochensystem allen statischen und mechanischen Anforderungen im weitesten Sinne gewachsen sei und mechanische Deformierungen eines fertigen normalen Knochens sehr selten sein dürften.

Anders liegen die Verhältnisse am wachsenden Skelet. Die Hueter-Volkmannsche Theorie, die für wachsende Knochen und Gelenke gilt, besagt daß abnorm gesteigerter Druck das Wachstum — die enchondrale Ossifikation — hemmt, während verminderter Druck oder Zug dasselbe fördern. Sie sahen in dieser Gesetzmäßigkeit die Grundlage der durch Wachstumsasymmetrien zustande gekommenen sog. Belastungsdeformitäten. Die experimentellen Untersuchungen von Jores an jungen Kaninchen ergaben im wesentlichen eine Bestätigung der Hueter-Volkmannschen Anschauungen. Er konnte an den Dornfortsätzen von Kaninchen den wachstumshemmenden Einfluß dauernden oder überwiegenden Druckes nachweisen, während nach Entlastung verstärktes Wachstum eintrat. W. Müller fand bei jungen Tieren nach Radiusresektion die Hauptschädigung, die nun durch die plötzliche Überlastung der Ulna hervorgerufen wurde, in der metaphysären Zone des neugebildeten Knochens. Es kommt dabei zu einer Hemmung der Ossifikation, ohne daß das Knorpelwachstum leidet. Daher wird die Wachstumsschicht des Knorpels dicker, so kann der Fugenknorpel bei Katzen nach 4 Wochen unter den genannten Versuchsbedingungen doppelt so dick als normal werden. Entsprechende Beobachtungen machte v. Frisch nach Exartikulation eines Beines an jungen Tieren. Greifenstein und Rix sahen in ihren Versuchen, die oben näher geschildert wurden, bei jungen Tieren nur geringere Veränderungen im Schaft der Ulna, während starke Störungen an der distalen Epiphyse und der angrenzenden Spongiosa beobachtet wurden, die schließlich zu einer Neubildung des Fugenknorpels führten. Es geht also auch aus diesen Versuchen hervor, daß beim wachsenden Knochen die Umgebung der Wachstumszone ganz besonders empfindlich gegen abnorm hohe Druckwirkungen ist. Bei Verkrümmungen der Knochen fand W. Müller immer den Wachstumsknorpel auf der stärker belasteten, konkaven Seite dicker. Dem entspricht die Beobachtung am Menschen, daß der Fugenknorpel beim Genu varum auf der Medialseite (Looser, Fromme), beim Genu valgum auf der Lateralseite dicker ist (Mikulicz), sowie die Beobachtungen Nicoladonis an rachitisch skoliotischen Kinderwirbeln, die gleichfalls eine Verdickung der Wachstumszone an der Konkavseite ergaben. Die Dickenzunahme des Wachstumsknorpels war in den Müllerschen Versuchen nicht durch gesteigerte Knorpelwucherung, sondern durch gehemmten Knorpelabbau bedingt, da eröffnende Gefäßschlingen vom Mark aus nur sehr rudimentär gebildet wurden. Dadurch entsteht eine große Ähnlichkeit mit dem Bild der Rachitis und schon MAASS hielt sowohl die statische wie die rachitische Wachstumsstörung für rein mechanische Wirkungen, die wesensgleich sind, einmal durch vermehrte Beanspruchung und einmal durch verminderte Widerstandsfähigkeit bedingt. Die direkte Folge der Belastung ist nach W. MÜLLERs Ansicht der mangelnde Knochenansatz, während die Anhäufung unverbrauchten blasigen Knorpels eine sekundäre Erscheinung sei. Durch die Unregelmäßigkeit des Knorpelabbaus wird die Knochenknorpelgrenze zackig, außerdem läßt sich an der unteren Ulnaepiphyse beim Hund auch Schattenverminderung an Röntgenserien nachweisen, wobei wahrscheinlich Knochen abgebaut und durch Osteoid ersetzt wird. Zu etwas anderen Anschauungen gelangte MAASS auf Grund von Versuchen und theoretischen Überlegungen. Er unterscheidet zwischen einer vegetativen und einer mechanischen Leistung des Knochenaufbaus und meint, daß nur die letztere durch die vermehrte Belastung gestört werde. Er glaubt, daß hier einfach das physikalische Gesetz des Kräfteparallelogramms und keine biologischen Gesetzmäßigkeiten vorliegen und daß immer gleich viel Knochengewebe gebildet wird, es komme nur zur Änderung der Geschwindigkeit und Richtung der Knochenbildung. In konsequenter Durchführung dieses Gedankens anerkennt er keine Asymmetrie der Knochenmasse an Belastungsdeformitäten und erklärt die Hypertrophie der Druckseite für scheinbar und durch Zusammendrängung und korrelatives Wachstum nach der druckfreien Richtung bedingt. Überzeugende Beweise für diese letzten Endes spekulativen Schlußfolgerungen wurden nicht beigebracht.

Entlastung begünstigt das Wachstum. W. MÜLLER fand bei jungen Ratten eine subkutan verlagerte Extremität nach 6 Wochen um 1—2$\frac{1}{2}$ mm länger als die andere Seite. Entsprechend sah OLLIER Verlängerung der Vorderarmknochen beim jungen Kaninchen nach Entfernung des Humerus. Beim Menschen ist an kindlichen Amputationsstümpfen, die Wachstumsfugen enthalten, öfter vermehrtes Längenwachstum beobachtet worden (REICH, VERMEIL). W. MÜLLER geht so weit, daß er Druck immer für wachstumshemmend hält, während ROUX auch Druck zum Wachstum des Knochens für nötig erachtete.

Die sog. Belastungsdeformitäten, die man nach GRUNEWALDs Vorschlag besser Beanspruchungsdeformitäten nennen sollte, da statische und dynamische Faktoren in Betracht kommen, entstehen während der Wachstumsperiode durch ein Mißverhältnis zwischen Beanspruchung und Widerstandsfähigkeit. Für die Entstehung eines solchen Mißverhältnisses sind 3 Möglichkeiten gegeben: Exzessive Beanspruchungssteigerung, reine Widerstandsverminderung oder Zusammenwirken beider Faktoren. Daß reine Beanspruchungssteigerung zu Deformitäten führen kann, zeigen zum Teil die Tierversuche. Für den Menschen hat K. FISCHER an einem Fall, bei dem lebenslänglicher Kniekehlengang bei angeborenen Muskeldefekten zu ellbogenähnlicher Umformung der Kniegelenke und Umbiegung des unteren Femurendes nach vorne führte, gezeigt, daß dauernde geänderte statische und dynamische Beanspruchung auch das normale wachsende Skelet stark umformen kann. Für die typischen Belastungsdeformitäten hält W. MÜLLER die Entstehung durch reine Beanspruchungssteigerung für recht unwahrscheinlich. Es kommt also wohl eine der beiden anderen Möglichkeiten in Betracht, wobei auf die Art der Resistenzminderung, die mit dem Schlagwort „Spätrachitis" vielfach gekennzeichnet wird, nicht näher eingegangen werden kann. Gerade in diesem Punkt sind unsere Kenntnisse noch recht lückenhaft.

Am Schluß dieser allgemeinen Ausführungen möchte ich nur noch betonen, daß die statisch-dynamische Beeinflussung des Knochenwachstums und Umbaus nur ein, wenn auch sehr wichtiger Faktor ist, neben anderen Faktoren

(Vererbung, Konstitution, Ernährung, chemische und inkretorische Wirkungen sowie Gefäß- und Nervenversorgung), die hier trotz ihrer Bedeutung außer acht gelassen werden mußten, da es galt, nur die eine Seite des Problems zu beleuchten.

Spezieller Teil.

I. Die Erscheinungen der funktionellen Anpassung an Knochen und Gelenken.

Schon ROUX, der Entdecker der funktionellen Anpassung als einer allgemeinen biologischen Erscheinung, hat in Anlehnung an WOLFFs Beobachtungen vielfach darauf hingewiesen, daß gerade das Skelet besonders klare Beispiele funktioneller Anpassung darbietet. Solche Anpassungsvorgänge sind zahllos und mit sehr vielen pathologischen Vorgängen am Skeletsystem in wechselndem Ausmaße verbunden. Hier sollen nur jene Vorkommnisse näher besprochen werden, bei denen diese Anpassungsvorgänge besonders klar sind und das ganze Bild beherrschen, wobei hier zunächst nur jene Veränderungen Berücksichtigung finden, die nicht in den Rahmen der Belastungsdeformitäten fallen. Solche ausgedehnte Umbauvorgänge im Sinne der Anpassung an eine geänderte Funktion werden besonders dann beobachtet, wenn eine kontinuierliche, starre Skeleteinheit sich in zwei gegeneinander bewegliche auflöst oder umgekehrt, wenn zwei gelenkig verbundene Skeletteile zu einer neuen starren Einheit verschmelzen. Ferner führen Dislokationen von Teilen eines Knochens und Teilen eines Gelenkes zu ausgedehnten Anpassungserscheinungen mit Um- und Neubauten unter der Wirkung funktioneller Beanspruchung. Es sind somit im folgenden Strukturänderungen bei der Frakturheilung, bei Pseudarthrosen, Nearthrosenbildung und Gelenkplastik sowie die Anpassungserscheinungen bei langbestehenden Luxationen und bei Ankylosen zu berücksichtigen. Vorausgeschickt sei, daß die Erörterung nur auf das strukturelle Problem beschränkt sein soll und deshalb weder die Ätiologie noch die Histologie, soweit sie nicht Ausdruck der funktionellen Anpassung ist, Darstellung findet.

1. Funktionelle Anpassung bei Frakturheilung.

Die funktionelle Struktur des knöchernen Kallus am Beginn der Frakturheilung ist umstritten. BIER hält den Kallus für eine Narbe ohne funktionelle Struktur und J. WOLFF nahm auch erst eine indifferente Kallusbildung an, die erst in einer zweiten Phase unter dem Einfluß der Funktion umgebaut werde, während ROUX meinte, daß die ersten Zeichen funktioneller Strukturen schon vor völliger Fertigung des Kallus erkennbar wären. Experimentelle Untersuchungen von ZONDEK und von WEHNER haben ergeben, daß bei den Versuchstieren der Kallus funktionelle Strukturen zeigt, wenn die Extremität nach der Fraktur ständig benutzt wird. WEHNER fand außerdem die gebildete Kallusmenge proportional der Dislokation. Die stärkste Kallusbildung war immer an der Stelle der stärksten funktionellen Beanspruchung nachweisbar, d. h. sie war auf der druckbeanspruchten Konkavseite der Fraktur immer viel mächtiger als auf der konvexen Zugseite. Auch W. MÜLLER konnte unter bestimmten mechanischen Bedingungen eine primär funktionell orientierte Kallusbildung im Tierversuch erzielen. Ein Widerspruch braucht in diesen Ergebnissen nicht zu liegen, da die Kallusbildung bei menschlichen Frakturen in der Regel in Ruhigstellung erfolgt und deshalb sehr wohl zunächst der funktionellen Strukturen entbehren kann. Einigkeit besteht jedenfalls darüber,

daß im weiteren Verlauf unter dem Einfluß der Funktion die Umbauvorgänge
am Kallus und an den angrenzenden Knochenteilen einsetzen. Diese Umbauvorgänge nehmen Jahre in Anspruch und gehen besonders an der Kompakta
nur sehr langsam vor sich. Sie führen bei Vereinigung der Bruchenden in
günstiger Stellung dazu, daß allmählich ein in der äußeren und inneren Struktur
wieder einheitlicher Knochen entsteht, der nur mehr geringere Spuren des durch-
gemachten Bruches aufweist. Schließlich verschwindet auch der endostale

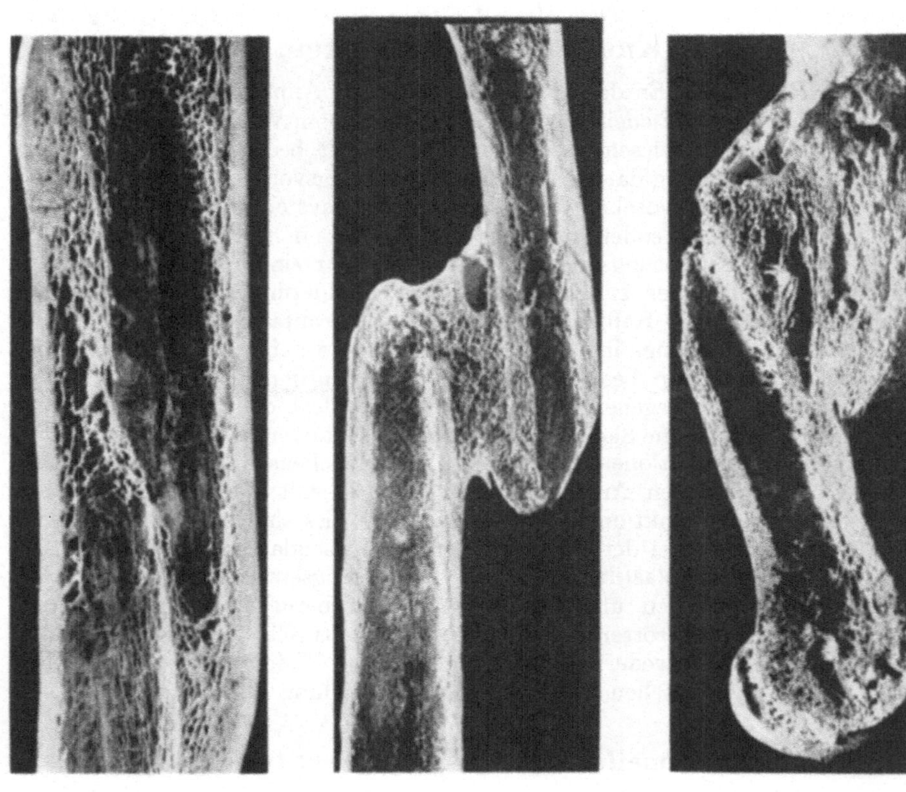

a   b   c

Abb. 1. a Alter Schrägbruch des Humerus mit weitgehender Einebnung des periostalen Kallus und fortschreitendem Schwund des endostalen Kallus zur Herstellung einer gemeinsamen Markhöhle; b mit Seitenverschiebung
geheilter Femurschaftbruch mit funktionellen Strukturen im Brückenkallus; c in Seiten-, Längs- und Achsenabweichung geheilter Femurschaftbruch mit Strukturumbau (alte Präparate der Göttinger Sammlung ohne
nähere Angaben).

Kallus allmählich, und es kommt wieder zur Vereinigung der zentralen Markhöhle (Abb. 1a).

Bei Heilung in dislozierter Stellung werden die Strukturen der beiden
Knochenbruchstücke zum Teil entwertet, da sie nicht mehr mit der nun geänderten Beanspruchungsrichtung bei winkliger Knickung oder seitlicher Dislokation übereinstimmen, worauf schon ROUX hinwies. In diesen Fällen kann
auch der Kallus nicht völlig abgebaut werden, sondern wird durch funktionellen
Umbau zu einer möglichsten Stabilisierung der ungünstigen Stellung der Fragmente herangezogen, was gleichfalls schon ROUX bekannt war. Bei rein seitlicher Dislokation wird die Markhöhle des hier nicht stärker belasteten oberen
Fragments nur durch eine dünne Knochenlage abgeschlossen, während der
Bruchfläche der Markhöhle des unteren Fragments eine dicke Kappe von

Spongiosa aufsitzt, die aus Kallus hervorgegangen ist und gemeinsam mit dem Brückenkallus die stabile Verbindung der Fragmente wieder herstellt (Abb. 1b). Dieser Brückenkallus wird dabei in etwas ähnlicher Weise beansprucht wie der Schenkelhals und zeigt auch eine gewisse Strukturangleichung. Vor allem sieht man an seiner unteren Begrenzung eine spornartige, aus zu Kompakta umgebauten Kallusgewebe bestehende Struktur, die der Biegungsbeanspruchung Rechnung trägt. Die alte Kompakta bleibt erhalten und dient als feste Ansatzstelle der meist schräg gegen das obere Fragment zu verlaufenden Züge der Kallusspongiosa, die durch Querstreben gegeneinander abgestützt sind. Kommt zur Seitendislokation noch eine stärkere Achsenknickung hinzu, so gestalten sich die Verhältnisse wieder anders. Nun liegt die Hauptbeanspruchung auf Druck und Knickung auf der Konkavseite des Achsenwinkels, infolgedessen kommt es hier zu einer Verdickung der Kompakta der Fragmente und zu einer teilweisen Eburnierung des angrenzenden Kallusgewebes, während in dem auf der Konvexität die Fragmente verbindenden Kallus sich spärlichere, aber deutlich funktionell orientierte, vorwiegend auf Zug beanspruchte Bälkchen herausgebildet haben (Abb. 1c). Auch das untere Femurende zeigt Umbauvorgänge. Da nun die Lastübertragung fast ganz durch die konkavseitige Kortikalis erfolgt, gehen auch die meisten stärkeren Spongiosazüge der unteren Femurepiphyse von ihr aus.

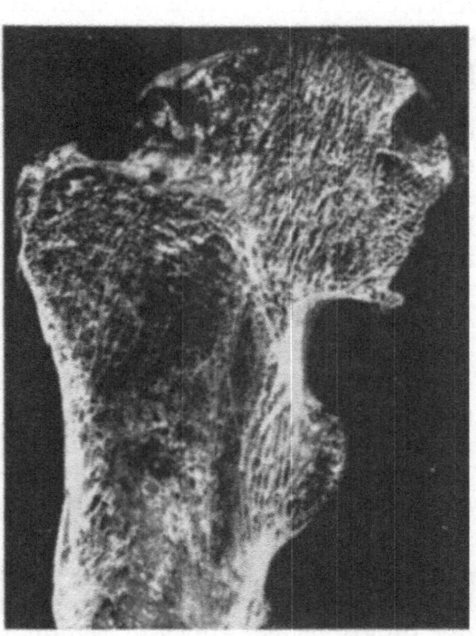

Abb. 2. Mit starker Verkürzung geheilter Schenkelhalsbruch mit Neubildung steiler Druckbälkchen in der Verlängerung der medialen Schaftrinde, Atrophie der entlasteten Kopfabschnitte, Schwund des Hauptbogens (altes Göttinger Sammlungspräparat ohne Daten).

Bestimmte Strukturänderungen finden sich auch bei verheilten Frakturen am oberen Femurende, die zu einer Verkürzung des Schenkelhalses führen. GRUNEWALD hat darauf hingewiesen, daß infolge dieser Verkürzung der Mittelpunkt des Schenkelkopfes über den Halssporn zu liegen kommt. Die Belastung ist nun fast reine Druckwirkung, und so kommt es zur Ausbildung steiler Druckbälkchenzüge, die gegen den verstärkten Halssporn und die verdickte mediale Schaftkortikalis absteigen, während der nun nicht mehr nötige Hauptbogen schwindet, der Trochanter mehr isoliert ist und auch die medialen und lateralen Kopfabschnitte etwas entlastet sind (Abb. 2). Die Verstärkung der Medialseite kann durch neue sklerotische Kompakta gebildet werden, die aus dem Kallus hervorgeht, während die laterale Entlastung bis zur Spongiosierung der alten Kompakta führen kann.

2. Funktionelle Anpassung bei Pseudarthrosen und Nearthrosen.

Auch bei der gestörten Bruchheilung, die mit einer gewissen bleibenden Beweglichkeit der Bruchstelle (Pseudarthrose) oder mit einem gelenkartigen Umbau derselben (Nearthrose) einhergeht, lassen sich zahlreiche Vorgänge funktioneller Anpassung nachweisen. Die Histologie der Pseudarthrosen wurde von POMMER und seinem Schüler MITTERSTILLER eingehend beschrieben, während über den Aufbau der Nearthrose neue Untersuchungen von FREUND und

SCHAJOWICZ aus dem Institut ERDHEIMs vorliegen. Die Streitfrage über die Ursache der Pseudarthrosenbildung, deren Beantwortung durch klinisch-anatomische und experimentelle Arbeiten versucht wurde, soll hier nicht näher erörtert werden, in dieser Beziehung sei auf W. MÜLLERs Darstellung verwiesen. Die Abgrenzung zwischen Pseudarthrose und Nearthrose ist keine scharfe. Man rechnet in der Regel zu den Pseudarthrosen jene Vorkommnisse, bei denen die Fragmente ganz oder teilweise durch bindegewebigen oder knorpligen Kallus verbunden sind, während Vorkommnisse mit größerer Hohlraumbildung, freien artikulierenden Flächen und Differenzierung einer Kapsel den Nearthrosen zuzuzählen sind. ROUX, der sich auch mit der Gesetzmäßigkeit dieser Erscheinungsform der funktionellen Anpassung beschäftigte, machte diese Unterscheidung noch nicht. Er gibt folgende knappe Darstellung der Gesetzmäßigkeit pathologischer Gelenkneubildung: „Aus diesen Reaktionen der Stütz- und Bindesubstanzen zusammen leitet sich die ‚Selbstgestaltung' von neuen Gelenken ab: die Pseudarthrose. An der Stelle ‚stärkster' Verschiebung entsteht resp. bleibt die Zusammenhangstrennung: ein Spalt; daneben, also an der Stelle starken Druckes mit Reibung (somit Abscherung) entsteht und bleibt der Knorpel, an der ruhigeren Stelle daneben Knochen; in der Peripherie der Berührungsflächen dieser Skeletteile, also an den Stellen reinen Zuges entsteht Bindegewebe (Gelenkkapsel und Bänder), auf dessen Innenseite, also bei Verschiebung und Reibung des Bindegewebes Synovialis."

Für die Pseudarthrosen stellte POMMER die volle Gültigkeit der ROUXschen Sätze fest. Er fand die Ausbildung der einzelnen Gewebsformen durchaus abhängig von der Funktion, so daß stellenweise eine Neosyndesmose, stellenweise eine Neosynchondrose die Bruchenden verband. Die angrenzenden Knochenteile zeigten erst geflechtartige, später lamelläre Knochenneubildung, die durch ständigen Umbau zu einer neuen Druckaufnahmefläche gestaltet wurde. Daneben laufen zahlreiche regressive Vorgänge und traumatische Gewebsschäden, wie sie bei einer unvollkommenen gelenkartigen Bildung unausbleibliche Folgen der Funktion sind, doch fällt deren Darstellung nicht in den Rahmen der funktionellen Anpassungsvorgänge, bezüglich Einzelheiten sei auf MITTERSTILLER verwiesen. Eine gewisse Bedeutung gewinnen diese Abbauvorgänge für die Nearthrosenbildung, weil sie durch Beseitigung der Trümmer und Glättung der Fragmentenden günstigere Vorbedingungen für den gelenkartigen Umbau schaffen.

Einen solchen Übergangsfall zwischen Pseudarthrose und Nearthrose stellt folgende eigene Beobachtung dar, die eine falsche Gelenkbildung in der Tibia betrifft. Es hat sich eine Schwielenkapsel, von der vielfach größere, meist hyalinisierte Zottenbildungen in die unregelmäßige „Gelenkhöhle" hineinragen, jedoch ist die gelenkflächenartige Umwandlung der unregelmäßig gestalteten Fragmentenden nur recht unvollkommen. Hier überwiegt immer noch reger Knochenabbau bei fibröser Markumwandlung, während Knorpel fast ganz fehlt.

Die Genese der Nearthrosenbildung hat FREUND eingehend an tabischen Schenkelhalsbrüchen studiert. Wichtig für das Verständnis der Anpassungsmöglichkeit des Gewebes ist seine Feststellung, daß auch bei Abriß des Ligamentum teres der völlig gefäßlose und größtenteils nekrotische Femurkopf an seiner Halsbruchfläche unter dem Einfluß der Funktion einen völlig gefäßlosen Bindegewebsüberzug erhält, der stellenweise Einlagerung von Faserknorpel oder Hyalinknorpel aufweist. In der Regel bleibt jedoch die Blutversorgung des Schenkelkopfes in gewissem Ausmaße erhalten. Es kommt zunächst zur Reinigung der splitterbedeckten Bruchflächen, die durch ein zell- und gefäßreiches Bindegewebe überwachsen werden, das wie Synovialis aussehen und einen „Endothelbelag" aufweisen kann. Später wandeln sich die tieferen Schichten

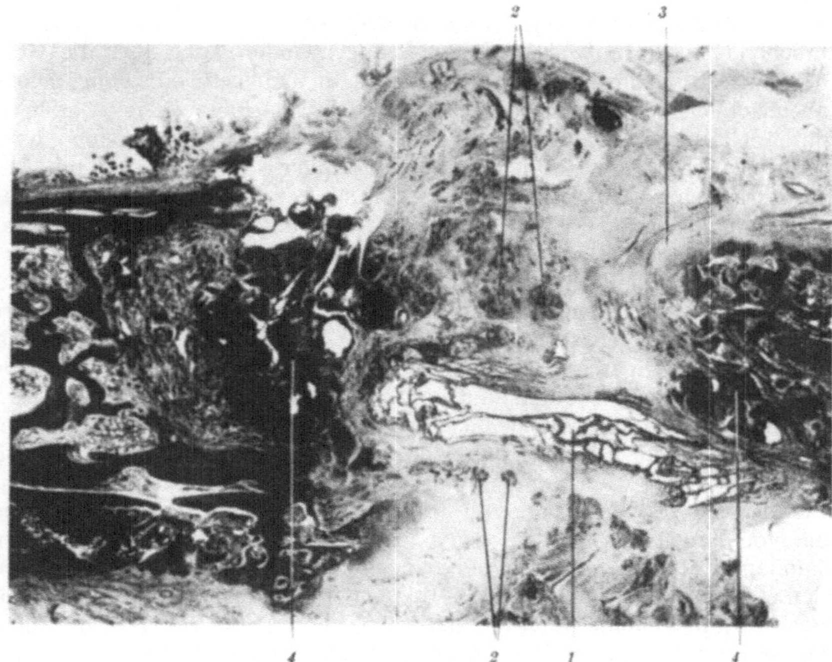

Abb. 3. Beginnende Nearthrosenbildung bei Rippenbruch eines 70jährigen Tabikers. *1* Gelenkhöhle mit Fibrinresten; *2* Gefäßbüschel; *3* Hyalinknorpel; *4* Blutungen (eigene Beobachtung, E. 984/30 Göttingen).

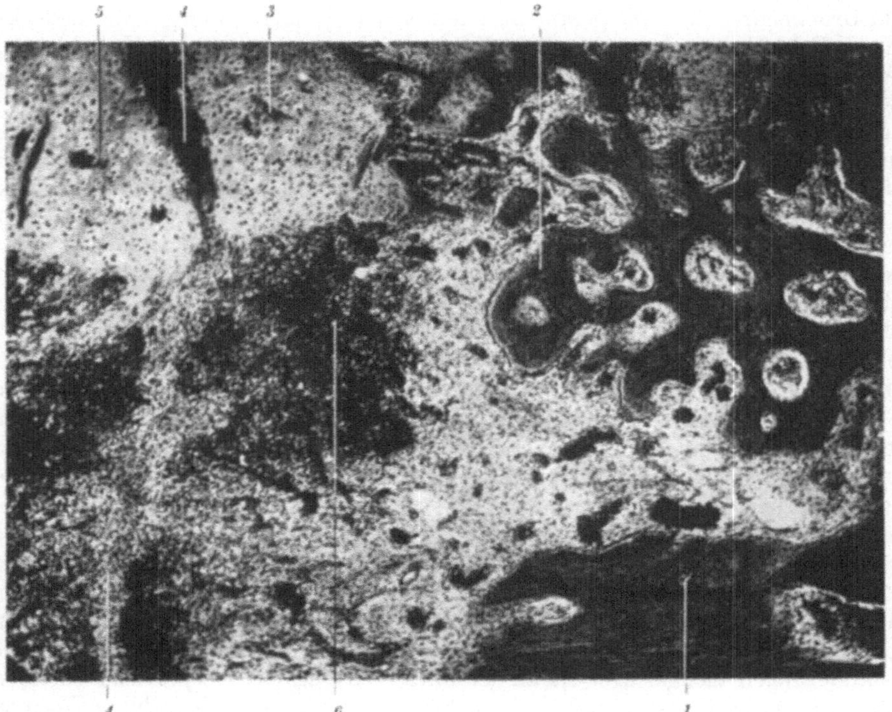

Abb. 4. Andere Rippe desselben Falles wie Abb. 3. *1* Kortikalis; *2* periostaler Kallus; *3* Hyalinknorpel; *4* Gegend des Bruchspalts; *5* Hyalinknorpel am gegenüberliegenden Fragment; *6* Blutung im jungen Mesenchym (eigene Beobachtung).

in derberes Bindegewebe um, während zunächst die Oberfläche noch einen gefäßreichen Pannus aufweist. Schließlich schwinden auch hier die Gefäße, und das ganze Bindegewebe wird mehr hyalin, an Druckstellen sehnig, gelegentlich oberflächlich aufgefasert oder nekrotisch. Adhäsionsstränge an den neugebildeten Gelenkflächen, die aus Periostfetzen hervorgehen, können hyaline oder knorpelartige Umwandlung an ihrer Peripherie aufweisen. Nach Abbau der Splittereinschlüsse im Bindegewebe kommt es zur Neubildung von Faserknorpel in den tieferen Schichten, der sich von angrenzendem Knorpelkallus scharf unterscheidet. Hyalinknorpel entsteht nur in geringerem Maße, er ist oberflächlich aufgefasert und mit bindegewebigen Zotten bedeckt. Unter teilweiser Verknöcherung des neugebildeten Knorpels ohne vorangehende Wucherung und durch Umbauvorgänge am Knochen bildet sich eine Art neue Schlußplatte aus. Trotz aller Anpassungsvorgänge bleiben die neuen Gelenkflächen sehr ungleich und uneben, außerdem sind auch stabile Zustände kaum erreichbar, da durch den Gebrauch dieses Gelenks die Schenkelhalsfragmente immer weiter zermürbt werden, wobei die neue Knochenschlußplatte immer weiter markwärts zurückverlegt wird.

Ähnlich sind die Vorgänge, die Schajowicz kürzlich bei nearthrotischer Heilung von Rippenbrüchen beschrieb. An Hand einer eigenen Beobachtung beginnender Nearthrosenbildung bei Rippenfraktur kann ich die Schilderung von Schajowicz vollauf bestätigen. In meinem Fall enthält der Bruchspalt, der zur Nearthrosenhöhle umgewandelt wird, noch Reste von Fibrin (Abb. 3). Das angrenzende, aus dem Rippenperiost hervorgegangene Bindegewebe, das zur Kapsel wird, enthält zahlreiche, stark verzweigte und prallgefüllte Gefäßgruppen, die offenbar an der Resorption teilnehmen und den Umbau zur Synovialis vorbereiten. Eine Endothelauskleidung ist hier noch nicht vorhanden. Die Bruchenden sind mit gefäß- und zellreichem jungen Bindegewebe bedeckt, das als Folge der mechanischen Schädigung bei der respiratorischen Verschiebung der Fragmente vielfach kleine Blutungen aufweist. Die Bruchenden zeigen Abbau des alten Knochens und Neubildung von vorwiegend geflechtartigem Kallus, nur an den spornartig vorspringenden Rändern der Kortikalisbruchflächen sieht man hyalinen Knorpel im Bindegewebe. An einer anderen gebrochenen Rippe desselben Individuums ist dieser hyalinknorpelige Überzug der Kortikalisbruchstelle und des angrenzenden periostalen Kallus besonders deutlich (Abb. 4). Schajowicz hat etwas ältere und bedeutend ältere Stadien untersucht. Er konnte die Ausbildung der Endothelauskleidung im Anschluß an die Fibrinresorption verfolgen. Weiter bildet sich eine Art Schlottergelenk aus, das stärkere seitliche Verschiebungen gestattet. Beide Gelenkflächen sind konkav und zeigen eine neugebildete Knochenschlußplatte, die zuerst aus geflechtartigem, später aus lamellärem Knochen gebaut ist. Der Überzug der Gelenkflächen besteht an den geschützten Stellen aus synovialisartigem Bindegewebe mit Einsprengung von Fettgewebe. An anderen Stellen ist Faserknorpel gebildet, der oberflächlich von pannusartigem Bindegewebe bedeckt sein kann. Regelmäßig fand Schajowicz Knorpel über den spornartig vorspringenden Rändern der Nearthrose. Der Knorpel ist durch eine Verkalkungszone gegen die Knochenschlußplatte abgegrenzt und zeigt teilweise den Bau eines hyalinen Gelenkknorpels. Stellenweise findet sich Mischgewebe von Knorpel und Knochen. Infolge der groben Inkongruenz der Gelenkflächen kommt es auch hier zu ständigen traumatischen Schädigungen des Nearthrosenüberzugs durch die Funktion, jedoch sind die Veränderungen viel geringer als an den unter Wirkung der Körperlast stehenden Schenkelhalsnearthrosen, und deshalb können sich hier auch stabilere Formen herausdifferenzieren. Die Kapsel zeigt eine Synovialis mit starker Zottenbildung und Endothelbekleidung. Wie in einem normalen Gelenk ist die Synovialis an der Reinigung der Gelenkhöhle von Splittern und Detritusmassen beteiligt. In einem Fall sah Schajowicz einen sesambeinartigen Kapselknochen, der mit beiden Gelenken an der überknorpelten Innenseite artikulierte. Schließlich kann trotz der Nearthrosenbildung noch eine knöcherne Heilung der Fraktur zustande kommen, denn Schajowicz sah neben einem geheilten Rippenbruch Reste einer Nearthrosenhöhle, die noch zahlreiche Synovialiszotten enthielt.

Grundsätzlich recht ähnlich sind die Vorgänge, die ich bei der Umwandlung der Symphysis pubis in ein echtes Gelenk näher beschrieben habe. In diesem Fall wird die Zerstörung des Faserknorpels durch wiederholte Geburtstraumen und die danach verbleibende Lockerung bewirkt. Der Umbau kann hier viel vollkommener sein, da ja schon überknorpelte Knochenenden vorliegen und grobe Frakturen nicht mit im Spiele sind. Ähnliche Umwandlung von Halbgelenken in echte Gelenke hat meine Mitarbeiterin Pohlmann an der Intersternalsynchondrose beschrieben. Auch Wirbelbandscheiben können eine

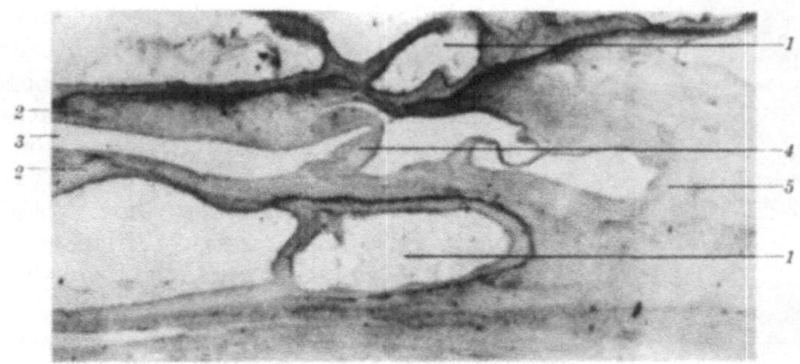

Abb. 5. Nearthrose zwischen Weichteilverknöcherungen in der Umgebung des Hüftgelenks. *1* Knochenteile mit Fettmark; *2* Gelenkflächen; *3* Gelenkspalt; *4* strangförmige Verbindung zwischen den Gelenkflächen; *5* Gelenkkapsel. (67 Jahre, ♂, S. 568/34 Göttingen, eigene Beobachtung.)

gelenkartige Umwandlung unter besonderen mechanischen Bedingungen erfahren, wie ich in einer gemeinsamen mit B. Valentin veröffentlichten Beobachtung bei Keilwirbelskoliose genauer beschrieben habe. In diesem Fall war, da es sich um ein jugendliches Individuum handelte, der mikroskopische Umbau der Gelenkflächen besonders weitgehend.

Zum Schluß möchte ich noch einen ungewöhnlichen Befund erwähnen, der soweit ich sehe, bisher nicht bekannt ist. Es handelt sich um eine sehr vollkommene Nearthrosenbildung zwischen Weichteilverknöcherungen, die bei einem 67jährigen Mann (S. 568/34 Göttingen) in sehnigschwieligem Gewebe in der Umgebung des rechten Hüftgelenks eingelagert waren. Die Vorgeschichte ergab eine Verschüttung vor vielen Jahren, und es bestand doppelseitige Pfannenprotrusion und schwere Arthritis deformans der Hüftgelenke. Die Knochenstücke zeigen einen sehr regelmäßigen Spongiosabau und unter den einander zugekehrten Gelenkflächen sehr typisch gebaute Knochenschlußplatten aus lamellärem Knochen (Abb. 5). Die Gelenkflächen sind teils von derbem Bindegewebe, teils von Faserknorpel und stellenweise von recht regelmäßigem Hyalinknorpel bedeckt, der ebenso wie der Faserknorpel und das Bindegewebe durch eine basale Kalkzone vom Knochen abgegrenzt ist. An einer Stelle besteht eine strangförmige Verbindung zwischen den Gelenkflächen. Die Kapsel zeigt endothelartige Auskleidung. Gerade diese Beobachtung zeigt die Richtigkeit der Rouxschen Sätze, da geeignete mechanische Bedingungen (hier offenbar die Mitbewegung der Stücke bei der Aktion des Hüftgelenks) sogar in einer heterotropen Verknöcherung zur Gelenkbildung führen können.

3. Funktionelle Anpassung nach Resektionen und plastischen Operationen an Gelenken.

Experimentelle Untersuchungen über die Folgen plastischer Gelenkoperationen liegen von SUMITA, SEGALE, SCHMERZ, ALLISON und BROOKS, sowie PHEMISTER und MILLER vor. Diese Untersuchungen, die vor allem chirurgisch-methodischen Zwecken dienten, sind in dem großen Werk PAYRS, von dem bisher der 1. Band vorliegt, eingehend erörtert. Ich möchte mich deshalb hier auf die Beobachtungen am Menschen beschränken.

Die meisten Beobachtungen von Nearthrosenbildung nach Gelenkresektion am Menschen betreffen das Ellbogengelenk (LÜCKE, CZERNY, DOUTRELEPONT, WEICHSELBAUM). In DOUTRELEPONTs Fall, in dem einem 18jährigem das Ellbogengelenk wegen Tuberkulose reseziert worden war, fand sich eine sehr vollständige Gelenkform sowie teilweise Faserknorpel und Hyalinknorpel, jedoch keine Gelenkkapsel. In WEICHSELBAUMs genau anatomisch untersuchter Beobachtung handelte es sich um eine Ellbogengelenkresektion wegen Schußverletzung. Es hatte sich eine Art Doppelgelenk gebildet. An Ulna und Humerus waren teilweise Faserknorpel und Hyalinknorpel nachweisbar, andere Stellen waren bindegewebig überzogen oder lagen als Schliffflächen bloß. Die Kapsel hatte eine Art Synovialis ausdifferenziert, und die Gelenkhöhle enthielt Synovia. Ein mazeriertes Präparat des Berliner Pathologischen Instituts, das eine ausgeheilte Resektion des Ellbogengelenks betrifft, läßt eine Reihe von Anpassungsvorgängen am Knochen erkennen (über die Weichteile kann naturgemäß keine Angabe gemacht werden), die vor allem am Röntgenbild ihre Entstehung zeigen. Das untere Humerusende ist durch periostale, völlig wie Kompakta. aussehende Knochenneubildung zunehmend so verbreitet, daß eine gewisse Nachahmung der Kondylen zustande kommt (Abb. 6). Die Gelenkfläche ist konvex, walzenförmig und zeigt eine solide, glatte Knochenschlußplatte. Die beiden Vorderarmknochen sind gleichfalls durch periostalen Knochenzuwachs gegen das neue Gelenkende zu etwas verbreitert und miteinander synostosiert. Ihre Gelenkfläche ist gleichfalls leicht konvex und wie am Humerus beschaffen. Zeichen deformierender Arthritis fehlen.

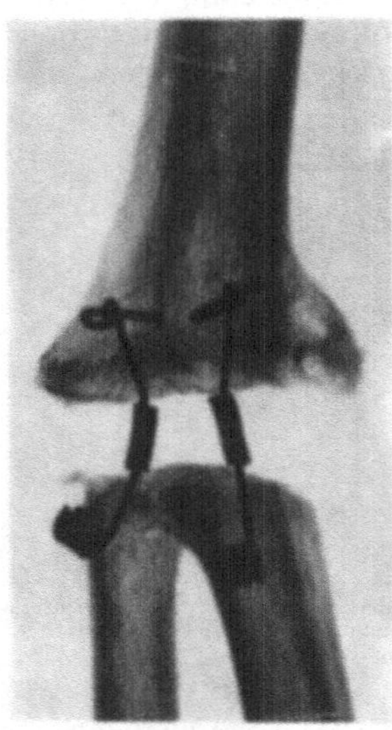

Abb. 6. Umbau nach Ellenbogengelenkresektion wegen Tuberkulose (Sammlungspräparat des Berliner Pathologischen Instituts). (Röntgenbild.)

Anatomische Nachuntersuchungen menschlicher Gelenkplastiken liegen — soweit ich finden konnte — nur von KALIMA und SUDHOFF aus der PAYRschen Klinik vor und betreffen beide gleichfalls Ellbogengelenke. KALIMA untersuchte 3 Wochen nach Gelenkplastik bei fibröser Ankylose eines 9jährigen Mädchens. Er fand gute Oberflächenform der Gelenkteile. Der neue Gelenkspalt zeigte mehrere dünne Scheidewände. Zwischen den Gelenkkörpern fand sich eine dickere Bindegewebslage (es war fetthaltige Faszie interponiert worden). Die Beobachtung SUDHOFFs zeigt das Dauerresultat 2 Jahre nach Ellbogengelenkplastik bei einem 23jährigen Mann, ausgeführt wegen knöcherner Ankylose nach Schußverletzung. Auch in diesem Fall war Faszie zwischen Humerus und Vorderarmknochen sowie Fettgewebe zwischen Radius und Ulna eingelegt worden. Die Beweglichkeit war sehr gut. Die Gelenkkörper an Humerus und Ulna zeigen sehr regelmäßige glatte Form, sie sind durch eine dicke, sehnig glänzende Bindegewebslage getrennt, die in der Mitte einen Spalt aufweist. Mikroskopisch fand SUDHOFF eine Kapsel regeneriert, die aus derbem, kernarmem Bindegewebe bestand und nur teilweise eine klarere Trennung in Fibrosa und Synovialis erkennen ließ; ein deutliches Endothel wurde vermißt. Die Gelenkenden waren mit zell- und gefäßarmem Bindegewebe bedeckt, das stellenweise hyalinisiert war und an Faserknorpel erinnerte; hier fanden sich „polyvalente Bildungszellen". Außerhalb der Gelenkspalte war das Bindegewebe zum Teil lockerer und enthält Einlagerungen von Fettgewebe.

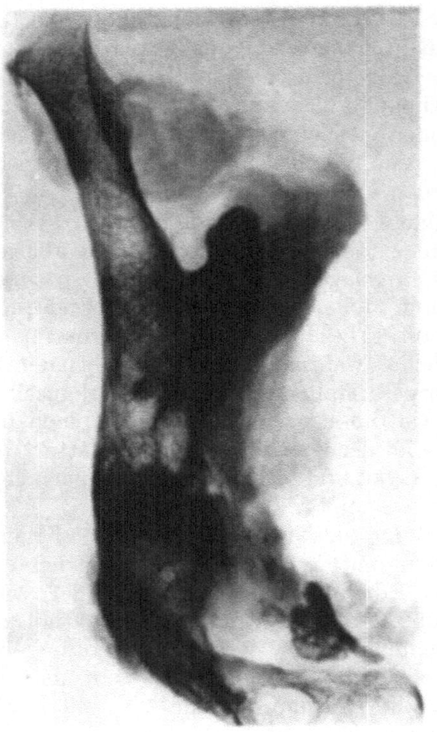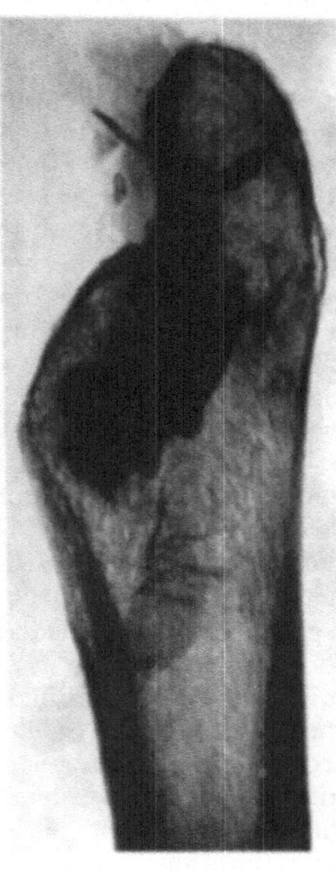

a   b

Abb. 7. Umbau nach Hüftplastik. a Hüftbein; b Femur, anteroposteriore Röntgenaufnahme der frontal halbierten Gelenkteile (51 Jahre, ♂, S. 224/34, Göttingen, eigene Beobachtung).

Ich möchte nun eine eigene Beobachtung anschließen, die — soweit ich sehe — die einzige autoptische Nachuntersuchung einer Gelenkplastik an der unteren Extremität beim Menschen ist. Es handelt sich um einen 51jährigen Mann, bei dem mehrere Jahre vor dem Tode eine Hüftplastik rechts zur Mobilisierung einer osteomyelitischen Ankylose ausgeführt wurde, der an den Folgen der wiederaufflackernden Osteomyelitis des Beckens und Femurs starb (S. 224/34, Göttingen). Genaue Beweglichkeitsmessungen wurden leider nicht gemacht, da bei der Sektion der Durchbruch von Eiterherden gesucht werden mußte, aber die Beweglichkeit im Sinne der Beugung und Streckung war nicht unbeträchtlich. Die Kapsel besteht aus sehr derbem schwieligen Gewebe. Die Gelenkflächen sind ziemlich inkongruent, am Darmbein breiter, am Femur höher und gehen ohne scharfe Grenze in das Kapselgewebe über. Die Gelenkfläche des Femur zeigt eine flach uhrschalenförmige Konvexität, der eine etwa entsprechende Konkavität am Hüftbein gegenübersteht. Die Gelenkflächen sind von ziemlich rauhem und höckrigem, sehnig weißem Gewebe überzogen, ohne daß gröbere Verwachsungen zwischen den beiden Flächen nachweisbar wären. Auf einem Frontalschnitt durch die Mitte des Gelenks findet sich in der Tiefe des „Pfannenbodens" ein größerer osteomyelitischer Abszeß, der fistelnd in das neugebildete Gelenk durchgebrochen ist. Das die flache „Pfanne" auskleidende derbe Gewebe ist 1—1,5 cm dick, während am Femur der Gelenkflächenüberzug nur 5—8 mm beträgt. Die Gelenkfläche wird von der Basis des Femurhalses gebildet, die Nische zwischen derselben und dem Trochanter major ist von schwieligem Kapselgewebe ausgefüllt. Auf einem Röntgenbild (Abb. 7a) des halbierten Gelenks sieht man ausgedehnte Knochenneubildung am oberen und unteren Pfannenende, wodurch die Konkavität der Pfanne besser ausgebildet wird. Diese Anbauten bestehen aus festem Knochen und sind besonders oben gut gegen die Darmbeinschaufel abgestützt. Das Bild im Pfannenboden ist durch frische Abbauvorgänge infolge des osteomyelitischen Rezidivs gestört. In der Kapsel finden sich einige nicht mit dem Skelet verbundene Weichteilverknöcherungen. Am Femur erkennt man eine recht gut ausgebildete Schlußplatte an der neuen Gelenkfläche (Abb. 7b).

Mikroskopisch zeigt die neugebildete Kapsel dicke Lagen von kernarmem Bindegewebe, dem an der Innenfläche teilweise eine recht wohl abgegrenzte lockere und gefäßreichere Synovialis aufgelagert ist, die chronisch entzündliche, perivaskuläre Infiltrate aufweist und stellenweise deutlichen Endothelbelag an faltigen Erhebungen erkennen läßt. Die Pfanne ist von kernarmem, teilweise hyalinem Bindegewebe ausgekleidet, während am Femur neben derartigem Gewebe auch deutlicher Faserknorpel, stellenweise mit Brutkapselbildung zu erkennen ist. Sowohl Knorpel wie Bindegewebe zeigen hier einen basalen Verkalkungsstreifen nahe dem Ansatz an der knöchernen Schlußplatte. Regeneration von Knorpel haben auch Phemister und Miller im Tierversuch gesehen, während Sumita Knorpelneubildung vermißte.

Im ganzen ist die Wiederherstellung des Gelenks in diesen Fällen eine ziemlich vollkommene, wenn auch weit entfernt von einem normalen Gelenk. Funktionell dürfte allerdings das Ergebnis noch befriedigender sein als anatomisch. Es besteht eine große Ähnlichkeit mit den pathologischen Nearthrosenbildungen an unerwünschten Stellen, wie sie im vorhergehenden Abschnitt besprochen wurden. Auch hier kann kein Zweifel sein, daß die allmähliche Umformung der Gelenkplastik und ihrer Teilgewebe unter den Gesetzen der funktionellen Anpassung vor sich geht.

4. Funktionelle Anpassung an veralteten Luxationen.

Bei lange bestehenden Luxationen kam es zu einer typischen Nearthrosenbildung im Bereich des Knochens, dem der luxierte Gelenkteil anliegt, kommen. Unter dem Einfluß der Funktion modelliert sich der verlagerte konvexe Gelenkteil allmählich eine neue Pfanne an einer Stelle, die überhaupt nicht zur Gelenkbildung bestimmt war. Das bekannteste Beispiel dafür ist die sog. angeborene Hüftgelenkluxation. Doch sind dabei die Bedingungen für eine Nearthrosenbildung nicht immer sehr günstig, weil meist die schlauchförmig verlängerte Gelenkkapsel zwischen Femurkopf und Darmbeinschaufel zwischengelagert bleibt. Breus und Kolisko heben hervor, daß man nach traumatischer Hüftluxation meist stärkere Nearthrosenbildung sieht als nach angeborener, weil dabei der Kopf durch einen Kapselriß luxiert wird. Immerhin kann man auch bei Luxatio congenita richtige Pfannenneubildung sehen, wobei sich eine Art Pfannendach durch Anbau eines periostalen Knochenwulstes ausbildet (Abb. 8), ähnlich wie dies bei der im vorigen Abschnitt besprochenen Hüftgelenkplastik der Fall war. Der Femurkopf zeigt dann übereinstimmende Veränderungen,

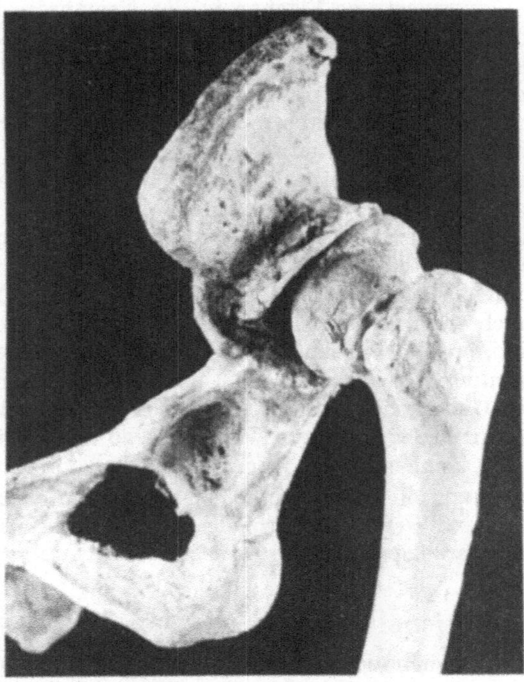

Abb 8. Nearthrosenbildung bei kongenitaler Hüftgelenksluxation (Sammlungspräparat des Berliner Pathologischen Instituts).

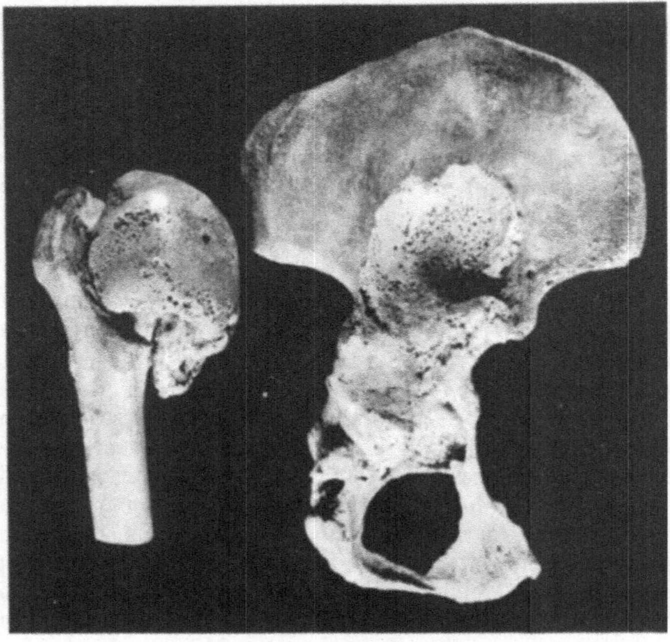

Abb. 9. Schwere Arthritis deformans an Nearthrose bei kongenitaler Hüftgelenksluxation (Sammlungspräparat des Berliner Pathologischen Instituts).

so daß eine gute Kongruenz der Flächen in der Nearthrose zustande kommt. Die funktionelle Inanspruchnahme dieser Nearthrose kann sogar zu hochgradiger Arthritis deformans mit Ausbildung porzellanartiger Schliffflächen an beiden Gelenkteilen führen (Abb. 9). Bei Luxation des Hüftgelenks nach vorne kann sich eine vogelnesterartige Nearthrosenpfanne über dem Foramen obturatum ausbilden, die dieses völlig knöchern verschließt. Bei Luxation nach oben entsteht die Nearthrose über dem Schambein. Beobachtungen dieser seltenen Luxationstypen sind bei BREUS und KOLISKO abgebildet.

Ähnliche Pfannenneubildungen, die aber mit der alten Pfanne in kontinuierlichem Zusammenhang stehen, findet man bei veralteten Luxationen des Schultergelenks mit Verlagerung des Humerus nach vorne und unten. Dabei bildet sich allmählich an der Vorderfläche des Schulterblattes eine neue Gelenkpfanne, welche die ursprüngliche an Größe bedeutend übertreffen kann. Entsprechende Umformungen zeigt auch die Gelenkfläche des Humerus, der oft auch mit der alten Gelenkfläche noch teilweise artikuliert. Frische Präparate dieser Art standen mir leider nicht zur Verfügung, so daß ich über die Struktur der Gelenkweichteile keine näheren Angaben machen kann.

Bei veralteten Luxationen des Ellbogens nach hinten kommt es durch Zug der Trizepssehne und Wegfall des Trochleardrucks zur allmählichen stärkeren Umbiegung der Olekranonspitze nach vorne (W. MÜLLER).

5. Funktionelle Anpassung bei Ankylosen.

Die klassische Untersuchung über die funktionelle Anpassung bei Ankylose ist die bekannte Analyse einer knöchernen Beugeankylose des Kniegelenks durch ROUX, der durch Modellversuche die trajektorielle Natur und die Funktionsweise der vorgefundenen Strukturen nachweisen konnte. In den letzten Jahren wurden diese Befunde bezüglich des Verhaltens der Weichteile bei Kniegelenkankylosen durch eingehende mikroskopische Untersuchungen ergänzt, die ROSI und RABSON im ERDHEIMschen Institut durchführten. Experimentell konnte MAGNUS die ROUXschen Befunde bestätigen bei Kaninchen, die Beugekontrakturen des Kniegelenks nach Staphylokokkeninjektion aufwiesen. Klinische und röntgenologische Erfahrungen sind in dem großen Werk PAYRs über Gelenksteifen und Gelenkplastik gesammelt; in dem 2. noch nicht erschienenen Band soll auch eine spezielle Besprechung der Struktur der verschiedenen Ankylosenformen erfolgen. Die folgende Darstellung gründet sich vor allem auf die Durchsicht von Röntgenbildern und Krankengeschichten des großen klinischen Ankylosenmaterials von Prof. B. VALENTIN-Hannover sowie das Studium von Mazerationspräparaten. Die Ätiologie der Ankylosen steht hier nicht zur Erörterung. Bezüglich der Histogenese führt ROSI aus, daß sowohl die knöcherne wie die knorplige Ankylose ein fibröses Zwischenstadium durchlaufen. Die fibröse Ankylose entsteht nach Zerstörung des Gelenkknorpels und wird dann teilweise in Faserknorpel umgebaut. Diese Entstehung verrät sich durch senkrecht in die Knochenknorpelgrenze eintretende SHARPEYsche Fasern. Bei der nachfolgenden enchondralen Ossifikation werden Knorpelteile in den zunächst gebildeten Geflechtknochen mit übernommen, der erst allmählich lamellär umgebaut wird, aber auch dann noch Einschlüsse von Knorpel und Geflechtknochen enthalten kann. RABSON fand, daß der Knorpelschwund auch in völlig entlasteten Gebieten sehr langsam vor sich geht, was mit den Feststellungen von RISAK an Fingerankylosen und von RÖHRS an Hammerzehengelenken sowie experimentellen Befunden W. MÜLLERs gut übereinstimmt. Der Abbau des Gelenkknorpels erfolgt an seiner oberen Fläche vom Pannus aus bis tief in die Druckschicht und an seiner unteren Fläche vom Knochenmark aus. Alle diese Vorgänge laufen auf eine allmähliche Beseitigung des Gelenkknorpels hinaus. Nennenswerte Anpassungsvorgänge aktiver Art sind am Knorpel der ankylosierenden Gelenkflächen, wenigstens an den bisher untersuchten Fällen, nicht zu beobachten. Aktive Vorgänge am Knorpel sah RABSON nur an der Patella, die offenbar noch minimale Bewegungen ausführen konnte. Hier waren Resorptionsbuchten des Knorpels durch Knorpelplomben wieder ausgefüllt worden, und die zerschlissene Knorpeloberfläche erhielt einen glatten, derbfibrösen Überzug, der teilweise sogar knorplig umgewandelt wurde. In ROSIS Fall, der eine Kniegelenkankylose beim Kind betraf, waren solche Knorpelplomben in der durch vorangegangenen Abbau stark beeinträchtigten, knorpligen Epiphysenfuge nachweisbar. Die teilweise Umwandlung

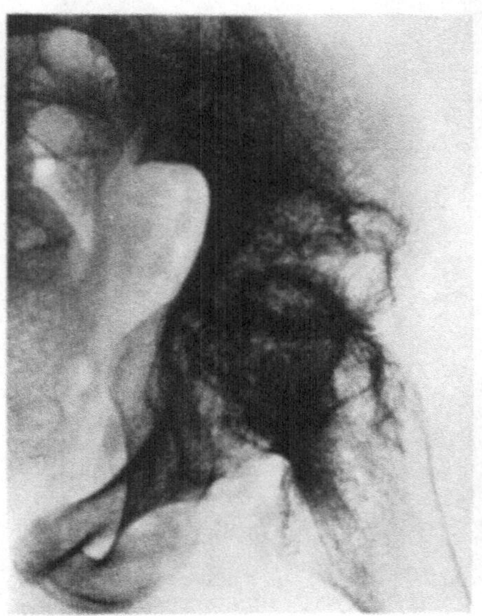

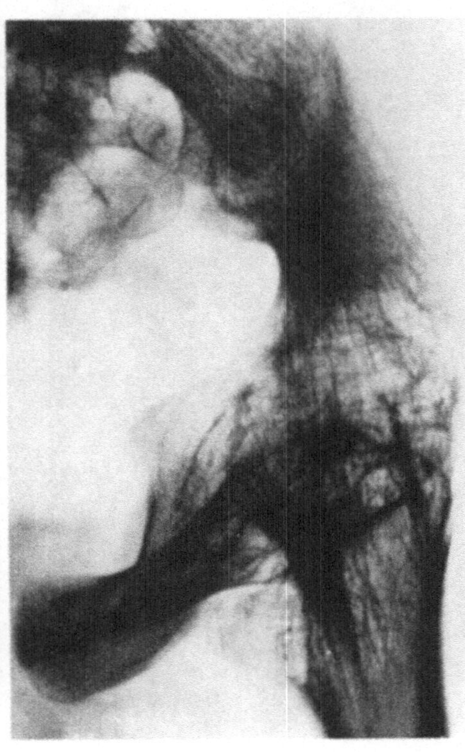

a   b

Abb. 10a und b. a Ankylose des linken Hüftgelenks 4 Jahre nach tuberkulöser Koxitis noch ohne deutliche funktionelle Strukturen; b 3½ Jahre später deutlicher trajektorieller Umbau (11 Jahre, ♂, 2. Bild im 14. Lebensjahr, klinische Beobachtung von B. VALENTIN-Hannover). (Wiedergabe in halber Größe.)

des fibrösen Gewebes, das die Gelenkflächen miteinander verlötet und den Kapselraum verödet, in Faserknorpel ist durch die zu dieser Zeit noch bestehende geringe Beweglichkeit im Sinne der ROUXschen Differenzierungen zu verstehen (ROSI).

Das Hauptinteresse verdienen aber die Umbauvorgänge am Knochen, die besonders an der Spongiosa sehr augenfällig sind. Dieser nimmt Jahre in Anspruch, wie auch PAYR betont. Die Entwicklung der neuen Strukturen kann man sehr schön an klinischen Röntgenbilderserien verfolgen. So zeigt Abb. 10a das linke Hüftgelenk eines 11jährigen Jungen, der 4 Jahre vorher eine tuberkulöse Koxitis durchmachte, die mit einer knöchernen Ankylose ausheilte. Man sieht noch keine durchlaufenden neuen Strukturen zwischen Becken und Femur, während 3½ Jahre später in Abb. 10b ein weitgehend vollendeter Umbau zu erkennen ist, der sowohl das Hüftbein wie das Femur betrifft und sich in starken, in der Verlängerung der Femurachse verlaufenden

Strukturen äußert. Dieser Umbau ist besonders dann klar und frühzeitig ausgebildet, wenn es sich um junge Individuen handelt. Außerdem spielt auch der zur Ankylose führende Prozeß eine Rolle. Die klarsten Bilder geben operative Versteifungen, wie man sie früher bei poliomyelitischen Lähmungen ausgeführt hat oder nach Gelenkresektionen. Auch beim chronischen in Ankylose auslaufenden Gelenkrheumatismus entstehen sehr klare Strukturen, während bei Gelenktuberkulose infolge der ausgedehnten Zerstörungsprozesse im Knochen

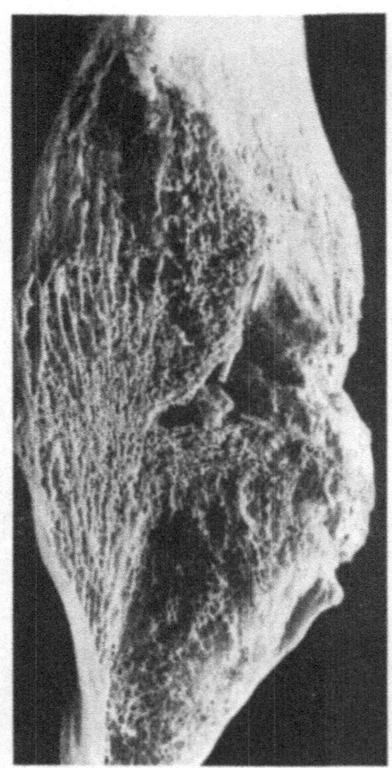
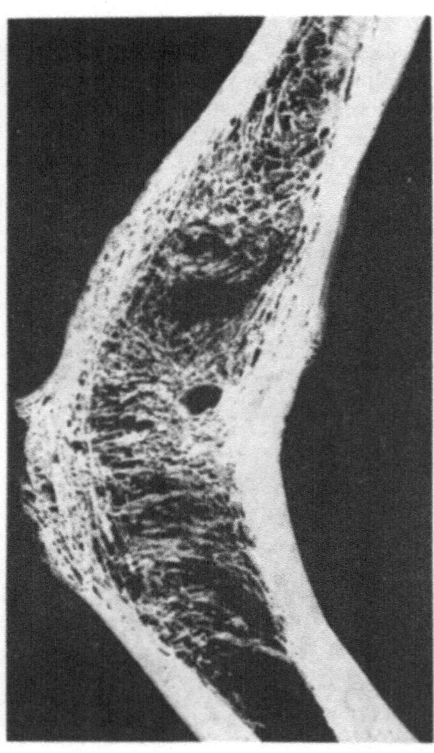

a   b

Abb. 11a und b. a Streckankylose; b Beugeankylose des Kniegelenks mit typischem Strukturumbau (Präparate der Göttinger Sammlung ohne nähere Angaben).

selbst der Umbau besonders lange dauert, da ausgedehnte Abbau- und Abräumvorgänge vorangehen müssen. Die Art des Umbaus ist an den verschiedenen Gelenken verschieden und hängt, da es sich um Angleichungen an trajektorielle Strukturen handelt, vor allem mit der Stellung zusammen, in der das Gelenk versteift wurde. Der neue Bau wird infolge Ausfalls zahlreicher Funktionen, denen der Bau der normalen, das Gelenk bildenden Knochen angepaßt war, einfacher und übersichtlicher, und da es sich im wesentlichen um Anpassungen an Strebe-, Biegungs- und Streckfestigkeit handelt, erinnert die neue Konstruktion mehr an technisches Fachwerk (PAYR). Für den Strukturumbau ist es belanglos, ob die Ankylose knöchern oder nur fibrös-knorplig ist, ebenso wie ja auch am normalen Gelenk durchlaufende Strukturen vorkommen, aus denen der Gelenkspalt gleichsam ausgespart ist. Nach sehr langer Dauer kann der Umbau so vollkommen werden, daß ein einheitliches Knochenstück entsteht, das an der Stelle des ehemaligen Gelenks weder verdickt ist, noch im mikroskopischen Aufbau von Spongiosa und Kompakta die ursprüngliche Uneinheit-

lichkeit erkennen läßt, wie ich das an einem ankylosierten 2. Interphalangealgelenk eines Fingers beobachten konnte. Die Art und Vollständigkeit des Umbaus zeigt ziemliche individuelle Schwankungen, was mit der Dauer der
Inaktivitätsatrophie, der Art der Beanspruchung und zahlreichen anderen individuell schwankenden Faktoren zusammenhängt. PAYR betont in dieser Beziehung den umbauhemmenden oder verhindernden Einfluß künstlicher Stütz-
mittel (Schienenhülsenapparat, Krücken). Andere Umbaustörungen ergeben
sich daraus, daß der Ankylosenwinkel sich allmählich ändert, wie dies besonders
bei den künstlichen Ankylosen nach Kniegelenkresektion sehr häufig der Fall

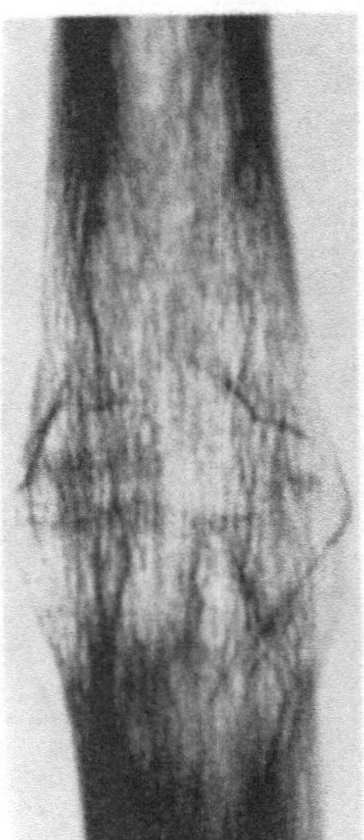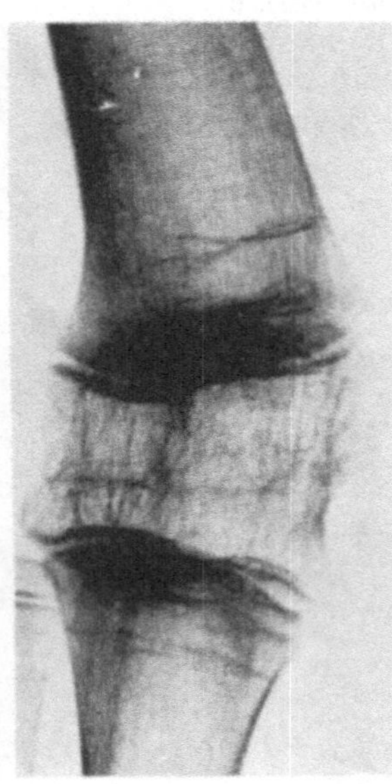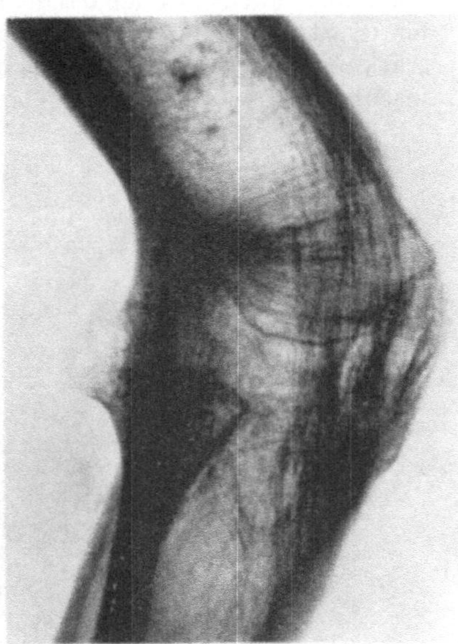

Abb. 12 a.   Abb. 12b.   Abb. 13.

Abb. 12a und b. Röntgenbilder von Streckankylosen des Kniegelenks (klinische Beobachtungen von Prof.
B. VALENTIN-Hannover). a Nach Kniegelenksresektion wegen Tuberkulose (21 Jahre, ♂, Aufnahme 17 Jahre
nach der 1. und 15 Jahre nach der 2. Operation); b nach Arthrodese wegen poliomyelitischer Lähmung
leichte Valgusstellung (11 Jahre, ♀, Aufnahme 10 Jahre nach der Operation). (Anteroposteriore Aufnahmen,
Wiedergabe in halber Größe.)

Abb. 13. Beugeankylose des Kniegelenks nach Tuberkulose mit sehr typischem Strukturumbau und charakteristischer Zunahme des anteroposterioren Durchmessers von Femur- und Tibiaschaft (28 Jahre, ♂, seitliche Aufnahme 23 Jahre nach Versuch operativer Streckung der Kontraktur, Wiedergabe in halber Größe). (Klinische
Beobachtung von Prof. B. VALENTIN-Hannover.)

ist, die aus einer Streckankylose allmählich in eine stumpf- bis spitzwinklige
Beugeankylose meist durch Verbiegung des unteren Femurendes übergehen
(PAYR). Eine andere Störung des Umbaus kann man gelegentlich an klinischen
Röntgenbildern sehr klar verfolgen, wenn zur Verbesserung der Stellung
osteotomiert wird, wobei sich nun die bereits umgebaute Ankylose einer sprung-
artigen Änderung des Ankylosenwinkels durch Neukonstruktion anpassen muß.

Die einfachsten Verhältnisse bieten die Streckankylosen, etwa des Kniegelenks, dar, hierbei entstehen, wie auch PAYR betont, im wesentlichen Längsstrukturen. Es kommt allmählich zu einer möglichst vollständigen Vereinigung
von Femur und Tibia, zu einem einheitlichen Knochenstab (Abb. 11a). Diese
Vereinigung kann so weit gehen, daß sogar der Versuch gemacht wird, einen
einheitlichen Röhrenknochen mit durch das Ankylosengebiet durchlaufendem
Markraum hervorzubringen (RABSON). In diesem Fall war durch hochgradigste
Porose der zentralen Bezirke nur eine filigrane Spongiosa übrig geblieben, die
offenbar nur mehr als Haltegerüst des fettreichen Knochenmarks diente. Bei

41*

diesen Umbauvorgängen ist der Anbau statisch und dynamisch nötiger Strukturen immer vollkommener durchgeführt als der Abbau überflüssig gewordener, wie auch RABSON betont. Nach seiner Meinung erreicht die funktionelle Anpassung nicht den Vollkommenheitsgrad der Normalstruktur, bei deren Zustandekommen der Erbfaktor von großer Bedeutung sei. Bei der Streckankylose wird die Fibula weitgehend entlastet und kann atrophisch werden, in noch größerem Ausmaße gilt dies für die seitlichen Aus-ladungen der Tibia- und Femurenden, die all-mählich eingeebnet werden. Gelegentlich kann man hier auch rahmenartige schräg verlau-fende Strukturen sehen, die wohl der Ver-stärkung der Strebefestigkeit der im Anky-losenbereich vorwiegend spongiös gebauten

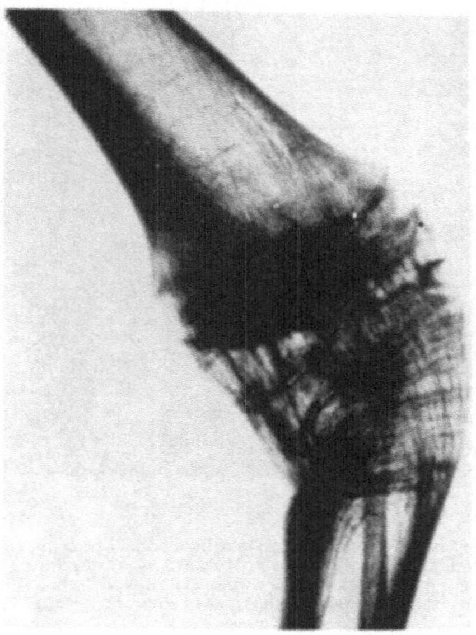

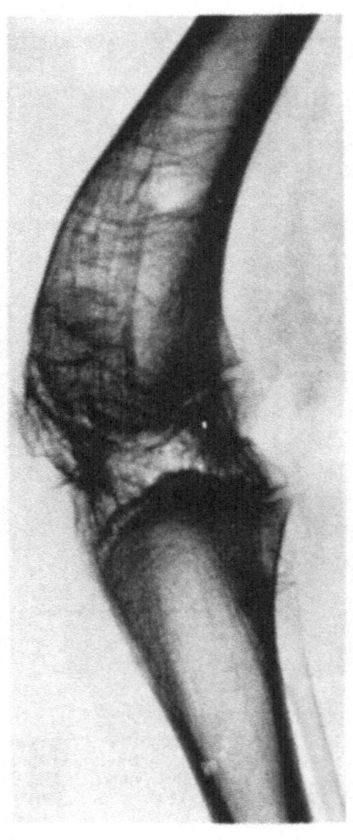

Abb. 14.   Abb. 15.

Abb. 14. Kniegelenksankylose in starker Überstreckung nach Arthrodese wegen poliomyelitischer Lähmungen (14 Jahre, ♀, seitliche Aufnahme 7 Jahre nach der Operation, Wiedergabe in halber Größe). (Klinische Beobachtung von Prof. B. VALENTIN- Hannover.)

Abb. 15. Streckankylose des Kniegelenks, durch Verbiegung der unteren Femurmetaphyse in Beugeankylose übergehend, operativ bei poliomyelitischen Lähmungen (14 Jahre, ♂, seitliche Aufnahme 8 Jahre nach der Operation, Wiedergabe in halber Größe). (Klinische Beobachtung von Prof. B. VALENTIN-Hannover.)

Knochensäule dienen dürften (Abb. 12a). Bei Kindern ist deutlich zu erkennen, daß die Neukonstruktion zunächst auf die nun ein einheitliches Knochenstück darstellenden Epiphysen der beiden Knochen beschränkt ist, wobei besonders grobe Einzelbalken auftreten können (Abb. 12b), wie dies auch ROSI bei einer kindlichen Kniegelenkankylose beschrieb. Zu einer einseitigen Verstärkung der Kompakta ist bei der Streckankylose kein Anlaß, da sich der Druck auf den ganzen Querschnitt gleichmäßig verteilt, doch machen sich schon geringe Abweichungen von der reinen Streckstellung — etwa im Sinne eines leichten Genu valgum (Abb. 12b) — durch Strukturverstärkung auf der vorwiegend druckbelasteten Konkavseite geltend, während die Entlastung der Konvexseite von einer gewissen Atrophie begleitet ist.

Anders liegen die Verhältnisse bei der Beugeankylose des Kniegelenks (Abb. 11b und 13), die nach Roux als Biegekonstruktion aufzufassen ist. Hier kommt es zu einer Kompaktaverstärkung auf der die Drucklast tragenden Konkavseite, während auf der Konvexseite die Kompakta oft in parallel laufende Spongiosazüge aufgelöst ist, die der Krümmung der Ankylose folgen. Diese Längszüge der Zugseite sind mit spongiösen oder kompakten Strukturen der Druckseite durch schräg, quer oder in ganz typischen Fällen radiär verlaufende Spongiosastrukturen verbunden, welche die ersterwähnten unter rechten Winkeln schneiden und dem Spannungsausgleich dienen. Diese Strukturen sind besonders in den zentralen Teilen ausgeprägt (Abb. 11b). In den mehr oberflächlichen Schichten beschrieb Roux schräg von der vorderen und hinteren Kompakta entspringende Struktursysteme, deren Bälkchenzüge sich untereinander auch in rechten Winkeln kreuzen. Eine weitere Folge der Beugeankylose ist die gleichfalls schon von Roux beschriebene und auf seitlichen Röntgenbildern deutlich erkennbare Zunahme des anteroposterioren Durchmessers des Femur- und Tibiaschaftes in der Nähe der Ankylose. Der Querschnitt wird dadurch mehr elliptisch, und die Kompakta ist medial und lateral viel schwächer als vorne und besonders hinten. Die Vergrößerung des in der Ebene der Biegungsbeanspruchung liegenden Querschnittdurchmessers läßt bei gleichem Materialaufwand eine größere Biegungsfestigkeit erzielen.

Daß die beschriebenen Strukturen tatsächlich Anpassungsdifferenzierungen sind, die mehr von den Beanspruchungsverhältnissen als vom anatomischen Bau abhängig sind, geht aus folgender Beobachtung hervor: Es

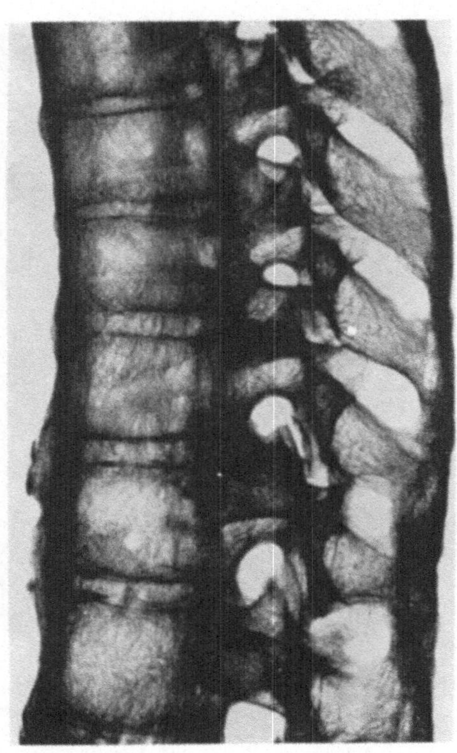

Abb. 16. Ankylosierung und Umbau der Brustwirbelsäule bei Spondylopathia ankylopoetica et deformans (68 Jahre, ♂, Sammlungspräparat des Berliner Pathologischen Instituts). (Wiedergabe ²/₃.)

handelt sich um eine operative Kniegelenksankylose eines Kindes mit poliomyelitischen Lähmungen (Abb. 14), die später in Überstreckung nach Art eines erheblichen Genu recurvatum überging. Auf den ersten Blick gleicht das Bild vollkommen einer Beugeankylose, nur ist hier die Konkavseite, welche die Kompaktaverdickung aufweist, die Vorderseite und die leicht atrophierte und spongiosierte Zugseite die Rückseite! Wenn man ein günstiges Stadium untersucht, kann man den Strukturwechsel bei der Umwandlung einer Streckankylose in eine Beugeankylose verfolgen. Besonders klar wird dieser Wechsel, wenn die Biegung nicht die Gegend des ankylosierten Gelenkspalts selbst betrifft. So zeigt die sekundär in Beugung übergehende operative Ankylose eines Kindes mit poliomyelitischen Lähmungen (Abb. 15), daß das Gebiet der ankylosierten Epiphysen zunächst die Struktur einer Streckankylose beibehält, während an der Biegungsstelle der Femurmetaphyse die konkavseitige Kompaktaverstärkung, die konvexseitige Spongiosierung und Ausbildung der Krümmung folgender, paralleler Längsstrukturen und der schrägen Verspannungen zwischen Zug- und Druckseite deutlich erkennbar ist. Man hat hier an benachbarten Gebieten die Kennzeichen der Beuge- und der Streckankylose nebeneinander ausgebildet.

Beschränkt sich die Ankylose nur auf einen Kondyl (z. B. den medialen) und kommt eine Verformung der Ankylose nach Art des Genu valgum zustande, so bildet sich die dem Drehmoment und der Biegungsbeanspruchung angepaßte Verstärkung der Druckseite am lateralen Rand des ankylosierten Kondyls aus,

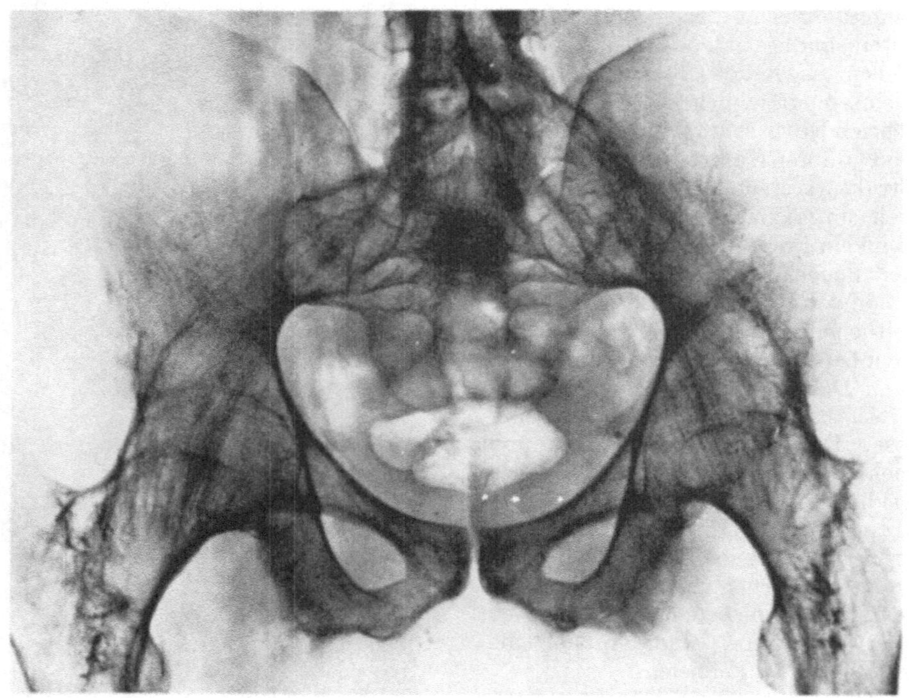

Abb. 17. Ankylose der Wirbelsäule, Sakroiliakalsegmente und Hüftgelenke mit ausgedehntem Strukturumbau bei BECHTEREWscher Erkrankung (32 Jahre, ♂, Aufnahme 15 Jahre nach Beginn der Erkrankung, Wiedergabe ¹/₃). (Klinische Beobachtung von Prof. B. VALENTIN-Hannover.)

während seine mediale Begrenzung die charakteristischen Umformungen der Zugseite zeigen. Wir sehen daraus, daß die reine statisch-dynamisch bedingte Neuformung der Architektur nur davon abhängig ist, wo die Zugseite und wo die Druckseite liegt, gleichgültig ob dies anatomisch vorne oder hinten, medial oder lateral ist.

Besonders große Gebiete umfassende Umkonstruktionen der Skeletarchitektur können bei der mit multiplen Ankylosen einhergehenden BECHTEREWSCHEN Erkrankung beobachtet werden. Die Wirbelsäule kann durch periostale Knochenneubildung an den Wirbelkörpern und kompakte Synostosierung der Dornfortsätze in eine völlig starre Säule verwandelt werden, wobei die entlastete Spongiosa der Wirbelkörper höchstgradiger Porose verfällt (Abb. 16). Das dabei entstehende Bild hat große Ähnlichkeit mit der physiologisch synostosierten, als „Rahmenkonstruktion" ausgeführten Wirbelsäule mancher Vögel. Eine solche synostosierte Wirbelsäule kann durch eine einheitlich durchlaufende, parallelbalkige Struktur bei Ankylose der Sakroiliakal- und Hüftgelenke sich bis in die Femora erstrecken, wobei sich diese starken Strukturen wie eingezogene Drähte in einem Eisenbetonbau scharf von atrophischen und entlasteten Knochenabschnitten abheben (Abb. 17).

Bei Ankylose aller Fußwurzelgelenke kommen vereinfachte durchlaufende Strukturen zustande, die einerseits die Strukturen des Kalkaneus, andererseits die der Metatarsalknochen fortsetzen, so daß sich eine harmonische Anordnung der Trajektorien innerhalb des pyramidenförmigen Knochenkomplexes ergibt (Abb. 18). Dabei sind in dorsoventraler Aufnahme zum ersten und zum dritten und vierten Strahl besonders starke Längsbündel nachweisbar, die als laterale und mediale Streben des Fußgewölbes anzusehen sind.

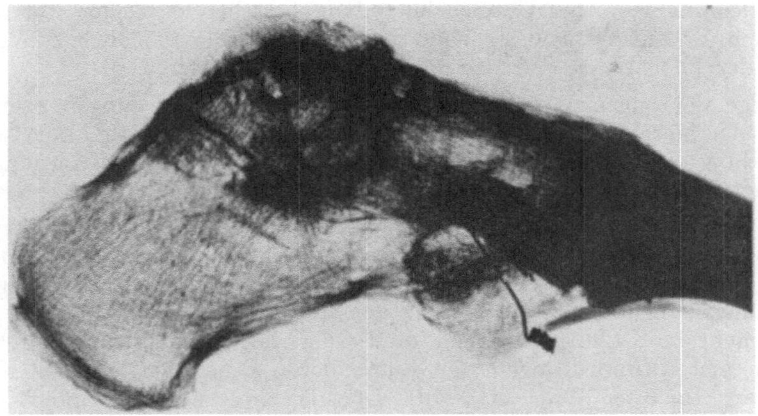

Abb. 18. Ankylose sämtlicher Intertarsal- und Tarso-Metatarsalgelenke mit Vereinfachung der Strukturen (altes Göttinger Sammlungspräparat ohne nähere Angaben, seitliche Aufnahme, Wiedergabe $^2/_3$).

II. Die sogenannten Belastungsdeformitäten.

A. Die Wirbelsäulendeformitäten.

1. Einteilung und Statistik.

Die Deformitäten der Wirbelsäule können als symmetrische Verbiegungen in der Sagittalebene auftreten, wobei gewöhnlich die schon physiologisch vorhandenen stärker hervortreten. Die nach hinten konvexe bogenförmige Verkrümmung (Kyphose) betrifft meist die schon normal kyphotisch gekrümmte Brustwirbelsäule ausschließlich oder doch am stärksten. Ist diese Verkrümmung nicht bogenförmig, sondern mehr ein scharfwinkliger Knick, so spricht man von Gibbus. Ebenso ist die pathologische gesteigerte, nach vorne konvexe Verkrümmung der Wirbelsäule (Lordose) meist auf die schon normal lordotisch gekrümmte Lendenwirbelsäule beschränkt. Einer besonderen Besprechung bedarf die Lordose nicht, da sie kein eigenes Krankheitsbild darstellt, sondern meist nur als Teilerscheinung bei Kyphosen, Gibbus oder Skoliosen beobachtet wird. Vielfach sind diese Lordosen kompensatorisch, um trotz der kyphotischen oder skoliotischen Verkrümmung die aufrechte Haltung und gerade Blickrichtung zu ermöglichen. Als anatomische Veränderung kommt bei hochgradiger, in der Jugend entstandener Lordose ein besonderes Längenwachstum der Wirbelkörper bei geringem anteroposterioren Durchmesser derselben vor (s. Abb. 40, S. 683). SCHMORL und JUNGHANNS sprechen von lordotischem Langwirbel.

Neben diesen Deformitäten kommen asymmetrische, aus der Sagittalebene abweichende Verkrümmungen vor, die unter dem Namen Skoliose zusammengefaßt werden. Während im pathologisch-anatomischen und im älteren chirurgisch-orthopädischen Schrifttum alle seitlichen Verbiegungen als Skoliose bezeichnet wurden, tritt man neuerdings für eine engere Fassung des Skoliosebegriffes ein. SCHEDE möchte als Skoliosen nur die mit Knochenveränderungen einhergehenden Formen bezeichnen und scheidet die anderen seitlichen Verbiegungen als Haltungsfehler aus, unter die er auch die meist als kompensatorische Skoliosen bezeichneten Wirbelsäulenverbiegungen bei Beinverkürzungen rechnet. FARKAS möchte die seitlichen muskulären Kontrakturen der Wirbelsäule von der eigentlichen Skoliose abgrenzen. Die von SCHEDE angegebene Unterscheidung wird bei Untersuchung lang bestehender Deformitäten nicht leicht sein, da auch lang bestehende „Haltungsfehler" schließlich zu Veränderungen der knöchernen Struktur der Wirbelsäule führen werden.

Infolge der engen Beziehungen der Wirbelsäulenverbiegungen zueinander und zu den normalen Biegungen der Wirbelsäule ist es nötig, kurz auf die Entwicklung dieser einzugehen und dann die Häufigkeit der Verbiegungen im kindlichen und jugendlichen Alter an Hand statistischer Angaben zu erörtern.

Die Wirbelsäule des Neugeborenen ist ziemlich gerade. Die Dorsalkyphose beginnt sich erst beim Sitzen und Gehen auszubilden, noch später kommt die Lumballordose zustande, dabei geht die Entwicklung dieser physiologischen Krümmungen nicht ganz gleichmäßig vor sich, so daß in bestimmten Altersklassen mehr die Kyphose oder mehr die Lordose hervortritt. Nach SCHULTHESS sind die ersten Andeutungen der Lumballordose bei 2—3jährigen Kindern erkennbar. Im 5.—7. Jahr ist oft die Dorsalkyphose auffallend stark betont, während nach dem 8. Lebensjahr eine Zunahme der Lendenlordose beginnt, was mit der Ausbildung der stärksten Beckenneigung zwischen 11. und 13. Jahr zusammenhängt. Auch die Halslordose ist beim Neugeborenen nur angedeutet und entwickelt sich erst gemeinsam mit der Dorsalkyphose stärker. Im ganzen fand SCHULTHESS während des Wachstumsalters die physiologischen Krümmungen und besonders die Lendenlordose bei Mädchen stärker ausgeprägt als bei Knaben. Als Grenzformen zwischen normal und pathologisch können die besonderen Haltungstypen des runden, flachen, hohlen und hohlrunden Rückens angesehen werden (STAFFEL).

WALDKIRCH fand bei der Untersuchung von 2014 6jährigen Kindern mehr als 50% abnormale Haltungen. Darunter am häufigsten runde Rücken, bei denen die Lendenlordose noch nicht voll ausgebildet war, seltener hohlrunde Rücken. 20,3% wiesen geringere Skoliosen auf (nur 4,1% betrafen offensichtliche Skoliosen), 5,2% zeigten reine Lordosen. Das größte statistische Material über die Wirbelsäulendeformitäten der Kinder sammelte BLENCKE an 30842 Magdeburger Schulkindern, von denen 16603 Knaben und 14239 Mädchen waren. Dabei zählte BLENCKE nur fixierte Rundrücken und dauernde seitliche Abweichungen als Fehlformen. Er fand im ganzen 684 Fehlformen, entsprechend 2,22% der untersuchten Kinder. Die Hauptmasse bildeten 608 Skoliosen, die 200 Knaben (= 1,2% der untersuchten Knaben) und 408 Mädchen (= 2,86% der untersuchten Mädchen) betrafen. Davon waren 307 Skoliosen als primär rachitisch anzusehen, und 48 waren sekundär meist bei einseitiger rachitischer Beinverkürzung entstanden. Fixierte Rundrücken (Kyphosen) waren in 76 Fällen nachweisbar, wobei die Knaben deutlich überwiegen (45 ♂ : 31 ♀). Sehr interessant sind auch die Ergebnisse SILBERSCHMIDTs bei einer zweimaligen Untersuchung von 1344 Züricher Schulkindern im 7. und im 11. Lebensjahr. Allerdings sind seine Zahlen nicht direkt mit denen BLENCKEs vergleichbar, da er alle abweichenden Krümmungen, ohne Rücksicht darauf, ob sie fixiert waren oder nicht, gezählt hat. Ich stelle seine Ergebnisse in folgender Tabelle zusammen:

Die Labilität der Haltung in diesen Jahren geht daraus hervor, daß von den 317 Skoliosen der zweiten Untersuchung nur 149 schon bei der ersten Untersuchung als Skoliosen gebucht waren, während 62 damals als Kyphosen und 106 als normal imponierten. Umgekehrt erschienen 142 der Skoliosen der ersten Untersuchung bei der zweiten Untersuchung als normal oder als Kyphosen.

Diagnose	Im 7. Lebensjahr %	Im 11. Lebensjahr %
Normal . . .	47,9	64
Kyphosen . .	26,6	7,7
Lordosen . .	5,2	3,3
Skoliosen . .	20,3	25

Dies erklärt sich daraus, daß hier alle geringen seitlichen Haltungsabweichungen als Skoliosen gezählt wurden. Auch DEUTSCHLÄNDER fand bei 14—18jährigen in mehr als 50% fehlerhafte Haltungen, doch entwickeln sich daraus nur $^1/_5$ Skoliosen, während in $^4/_5$ die Fehlhaltung zurückgeht. Entsprechend den Angaben BLENCKEs sah RAIMANN an 4832 russischen Schulinsassen von 7—18 Jahren die echte Skoliose nicht häufig. Es fanden sich 303 (6,2%) Skoliosen ohne Torsion, 90 (1,9%) Skoliosen mit Rippenbuckel, und nur in 0,1% führte die Skoliose zur Verkrüppelung.

Eine geringe rechtskonvexe Dorsalskoliose kann als physiologisch angesehen werden. FARKAS fand sie bei $^2/_3$ aller Leichen. Sie wird durch die Rechtshändigkeit, die Asymmetrie des Ganges und das größere Gewicht der rechten Körperhälfte erklärt. Einzelheiten über diese physiologische Skoliose finden sich bei FARKAS und M. JANSEN, der sie auf asymmetrische Zwerchfellwirkung zurückführt.

2. Die Skoliose.

Die Skoliose, das schwierigste Problem der Orthopädie, hat ein unübersehbares Schrifttum hervorgerufen, und trotzdem sind auch heute noch viele grundlegende Fragen ungelöst. Dies hat zum Teil seinen Grund darin, daß Anfangsstadien nur selten zur anatomischen Untersuchung kommen, während die meist anatomisch untersuchten Endstadien Ätiologie und Pathogenese nicht mehr klar erkennen lassen. Bei der hier nötigen Kürze können nur gewisse Gesichtspunkte hervorgehoben werden, im übrigen muß auf ausführliche Darstellungen des Skolioseproblems verwiesen werden. Hier seien nur die Arbeiten von H. v. MEYER, LORENZ, ALBERT, NICOLADONI, RIEDINGER, LOVETT, SCHULTHESS, LANGE und SCHEDE aus der älteren, sowie SCHEDE, FREY, HEUER, FARKAS, PUSCH aus der neueren Zeit erwähnt, die das Problem von den verschiedensten Seiten beleuchten und auch den Weg zur weiteren Spezialliteratur vermitteln.

Die Skoliose kann mit einer stärkeren kyphotischen Krümmung verbunden sein, was besonders oft bei der Dorsalskoliose der Fall ist oder kann auch mit einer stärkeren Lordose einhergehen, was bei der Lumbalskoliose öfter beobachtet wird. BREUS und KOLISKO schränken im Anschluß an ROKITANSKY den Begriff Kyphoskoliose auf jene Fälle ein, die von vornherein neben der skoliotischen auch die kyphotische Krümmung aufweisen (Abb. 19), während sie jene Fälle, in denen erst durch die hochgradige Verdrehung der deformierten Wirbelsäule sekundär eine Kyphose zustande kommt, als Kyphosis scoliotica unterscheiden (Abb. 20). Klinisch unterscheidet SCHULTHESS je nach dem Grad und der Dauer der Deformität ausgleichbare, teilweise ausgleichbare und fixierte Skoliosen. Besonders die letzteren sind es, die dem Pathologen zu Gesicht kommen.

Was die Häufigkeit der Skoliose im Sektionsmaterial betrifft, gibt BACHMANN an, daß sich unter 8959 Sektionen 67 Kyphoskoliosen fanden, also nicht ganz 1%. Zweifellos sind hier nur hochgradigere Fälle gezählt. Auf das fast regelmäßige Vorkommen einer geringgradigen, im Brustbereich rechtskonvexen, physiologischen Skoliose wurde schon hingewiesen. Die allermeisten Skoliosen kommen in der Kindheit und während der Wachstumsjahre zur Ausbildung.

Die Einteilungsversuche bleiben notwendigerweise so lange unvollständig, als nicht ätiologische Klarheit gewonnen sein wird. SCHULTHESS versuchte eine sehr eingehende ätiologische Analyse und Gruppierung, die er den klinischen Gruppen der Skoliosenformen gegenüberstellt. LANGE und SCHEDE glauben die ätiologische und formale Einteilung zusammenfassen zu können und unterscheiden angeborene, rachitische, habituelle und paralytische Skoliosen, doch

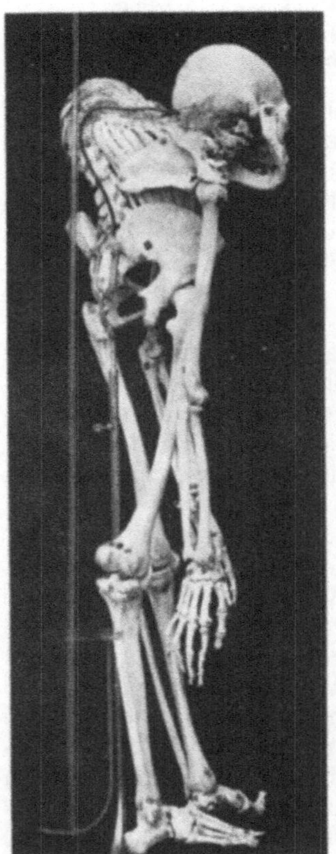

sind auch damit nicht alle Formen erfaßt. Neben einer kleinen Zahl von Skoliosen mit gesicherter, recht verschiedenartiger Ätiologie bildet die habituelle (konstitutionelle oder idiopathische) Skoliose das große Sammelbecken der ätiologisch ungeklärten Fälle. So fand SCHLESINGER bei 12 860 Großstadtschülern neben 243 sicher rachitischen Skoliosen, 57 bei Beinverkürzung und 8 nach Empyem die Hauptmasse von 1306 ,,konstitutionellen'' Skoliosen gebildet.

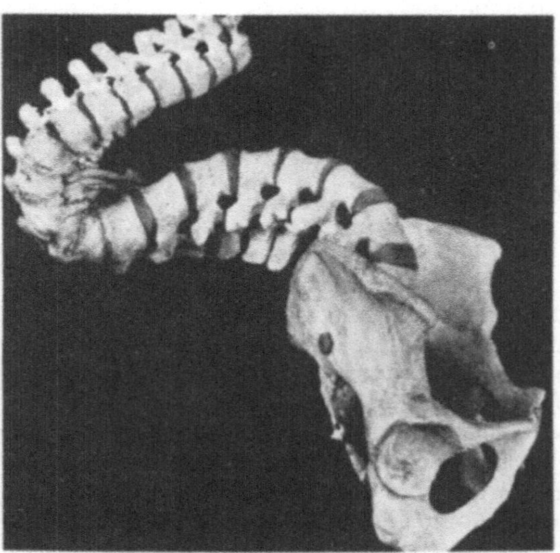

Abb. 19.   Abb. 20.

Abb. 19. Hochgradige Kyphoskoliose mit sehr starker Dorsalkyphose ohne sichere Rachitiszeichen (Musealpräparat des Berliner Pathologischen Instituts).

Abb. 20. Hochgradige Kyphosis scoliotica mit extremer Lumballordose und ,,Kyphosenbecken'' (Musealpräparat des Pathologischen Instituts der Universität Buffalo).

a) Ätiologie und Pathogenese der Skoliose.

Allen ätiologischen Faktoren, die für die Entstehung einer Skoliose verantwortlich gemacht werden, ist gemeinsam, daß sie die statisch-dynamische Einheit von bilateral symmetrischem Aufbau, die sich aus der Summe aller Wirbel, Bandscheiben, Gelenke, Bänder und Muskeln dieser Region zusammensetzt, so beeinflussen, daß laterale Asymmetrien funktionell oder strukturell zustande kommen, welche die Grundlage für den weiteren Ablauf der Verformung abgeben können.

Bei der kongenitalen Skoliose handelt es sich in der großen Mehrzahl der Fälle um primäre Wirbelsäulenmißbildungen, die durch Störung des Achsenverlaufs zur Skoliose führen. Wieweit dabei auch lokale Störungen in der

Symmetrie der Wirbelsäulenmuskulatur beteiligt sind, ist derzeit anatomisch noch wenig bekannt, doch hält MARSHALL auch diesen Faktor für bedeutsam. Bei diesen angeborenen Skoliosen handelt es sich um stärkere laterale Asymmetrien der Wirbelsäule durch keilförmige seitliche Halbwirbel, überzählige Keilwirbel, Segmentverwerfungen usw. (Abb. 21). Es kann hier auf die veranlassenden, morphologisch sehr mannigfaltigen Wirbelmißbildungen nicht näher eingegangen werden. Es war vor allem ein Verdienst von BÖHM, FALK, DREHMANN und PUTTI, um nur einige Namen zu nennen, die Bedeutung der Entwicklungsstörungen der Wirbelsäule für die Skoliose nachgewiesen zu haben.

Auch Rippendefekte können mit Skoliose einhergehen. Dabei weist FARKAS darauf hin, daß bei totalem einseitigen Rippendefekt die Konvexität der Skoliose nach der normalen Seite gerichtet ist, während bei bloßem Defekt von vorderen Rippenenden sich allmählich eine nach der Defektseite konvexe Skoliose entwickelt (bezüglich der Kasuistik sei auf FARKAS verwiesen). Nur ein Teil dieser Skoliosen ist zur Zeit der Geburt bereits äußerlich erkennbar, andere treten erst in den Kinder- und Wachstumsjahren stärker hervor, sie wären mit FALK als sekundäre Deformitäten bei angeborenen Entwicklungsfehlern zu bezeichnen. Diese Gruppe, über deren zahlenmäßige Bedeutung die Meinungen noch geteilt sind, wird uns bei der Ätiologie der „idiopathischen" Skoliose noch beschäftigen. Bei dieser durch lokale Mißbildungen bedingten Form der kongenitalen Skoliose spielen mechanische Momente ätiologisch keine Rolle, wenn auch bei der Entwicklung der Deformität die statische und dynami-

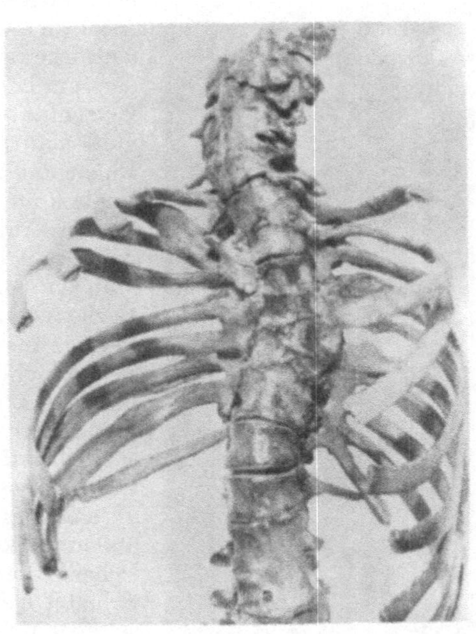

Abb. 21. Kongenitale Skoliose bei ausgedehnten Keilwirbelbildungen, Segmentverwerfungen und Verschmelzungen von Wirbeln und Rippen (16 Jahre, ♀, Sammlungspräparat des Buffalo City Hospitals).

sche Mehrbeanspruchung der Konkavseite infolge der primären Achsenknickung bedeutsam ist. Die geringe Skoliose bei der in Abb. 21 wiedergegebenen Beobachtung erklärt sich vermutlich aus der „Schienung" der verbildeten Brustwirbelsäule durch die synostosierten Rippen. Diese Skoliosen zeigen meist kurzbogige scharfe Achsenabweichungen und bevorzugen die Halsbrustwirbelgrenze sowie die untere Lendenwirbelsäule (LANGE und SCHEDE). Die schwersten Formen trifft man häufig verbunden mit Anencephalie oder ausgedehnter Rachischisis bei nicht lebensfähigen Früchten. Selten sollen angeborene Skoliosen ohne Wirbelanomalien als intrauterine Belastungsdeformitäten vorkommen, bedingt durch Uterusenge oder Fruchtwassermangel. HACKENBROCH beschreibt zwei derartige Fälle und auch LANGE und SCHEDE glauben an diese Entstehungsmöglichkeit. Mir selbst ist kein derartiger Fall bekannt, und man sollte nur anatomisch geklärte Fälle als Beleg für diese Genese ansehen.

Unter den erworbenen Skoliosen lassen sich gleichfalls eine Reihe verschiedener Gruppen ätiologisch näher charakterisieren. In erster Linie ist hier die rachitische Skoliose zu nennen. Die Ansichten über die Häufigkeit derselben sind äußerst schwankend. CHLUMSKY fand bei 800 Skoliotikern

500mal sonstige Zeichen von Rachitis und sah in einem Drittel der Fälle die Rachitis als die Ursache der Skoliose an. Die Schwierigkeit besteht darin, daß es nicht leicht ist, morphologisch oder klinisch den Beweis der rachitischen Ätiologie bei der fertig ausgebildeten Skoliose zu erbringen. Bei der großen Häufigkeit, welche die Rachitis früher hatte, mußte das Zusammentreffen von Rachitis und Skoliose ja nicht unbedingt auf ein kausales Verhältnis zwischen beiden hinweisen. Als sicher rachitisch können jene Skoliosen angesehen werden, die in den ersten Lebensjahren während florider Rachitis auftreten (SCHEDE und LANGE). Vom anatomischen Standpunkt wird man auch bei erwachsenen Skoliotikern rachitische Ätiologie annehmen dürfen, wenn anderweitige deutliche rachitische Skeletveränderungen, besonders am Becken und an den Diaphysen der unteren Extremitäten, nachweisbar sind (Abb. 22). Dabei muß man sich bewußt sein, daß man bei strenger Einengung der rachitischen Skoliose auf die anatomisch einwandfreien Fälle eine nicht näher erfaßbare Anzahl rachitischer Skoliosen übersehen wird, weil die rachitischen Extremitätenverkrümmungen und in gewissem Maße auch leichtere Beckenveränderungen sich in der postrachitischen Periode auswachsen können, so daß sie später kein sicheres Indizium für abgelaufene Rachitis darbieten. LOESCHCKE weist darauf hin, daß die rachitische Skoliose meist fast die ganze Wirbelsäule betrifft und zu großen Krümmungsbogen führt. Dies ist gewiß richtig, aber ob darin ein verläßliches Unterscheidungsmerkmal gegenüber anderen Skoliosenformen gegeben ist, ist nicht sicher. Die typische rachitische Skoliose hat ihren Scheitel meist in der Mitte der Brustwirbelsäule, seltener weiter gegen die Hals- oder Lendenwirbelsäule zu. Sie neigt zu progredienter hochgradiger Verkrümmung und Versteifung im Gegensatz zur Mißbildungsskoliose (LANGE und SCHEDE). Maßgebend beim Zustandekommen der rachitischen Skoliose ist die Nachgiebigkeit des rachitischen Knochens, wodurch bei gleicher statisch dynamischer Beanspruchung das Mißverhältnis durch die verminderte Widerstandsfähigkeit entsteht, das zur Verformung führt. Wesentlich mitbeteiligt sind

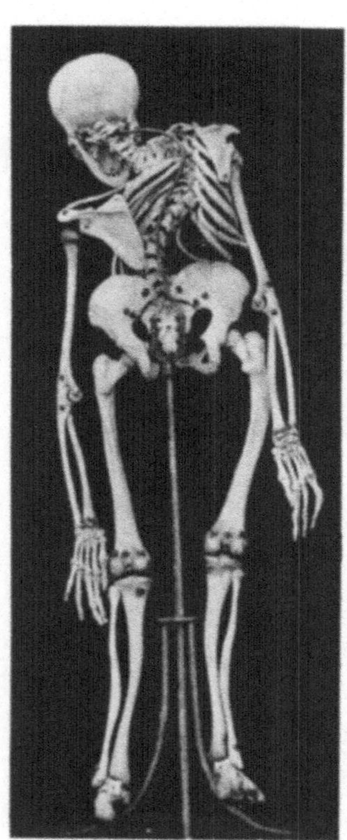

Abb. 22. Rachitische Kyphoskoliose bei rachitischen Extremitätendeformitäten und allgemein verengtem rachitischen Becken (♀, Musealpräparat des Berliner Pathologischen Instituts).

dabei Wachstumsstörungen der Wirbelgrenzflächen und der Bogenwurzelepiphysen, die durch die gesteigerte Beanspruchung auf der Konkavseite im Knochenwachstum gehemmt werden, wie dies NICOLADONI erstmalig an Präparaten zeigte. Als weitere Komponenten kommen noch die Muskelschwäche und die Bänderschlaffheit des rachitischen Kindes hinzu, die zweifellos die progrediente Entwicklung der Deformität sehr begünstigen. SCHULTHESS hält die postrachitische Wachstumsstörung für stark mechanisch beeinflußt. BOUVIER und NICOLADONI beschrieben anatomisch rachitische Kyphoskoliosen bei $1^{1}/_{2}$ bis 2jährigen Kindern, die bereits charakteristische Wirbelveränderungen aufwiesen.

Andererseits ist von ENGELMANN, SPITZY und SCHEDE auf die Beziehungen des häufigen rachitischen Sitzbuckels der Kinder zur Skoliose hingewiesen worden. Auch SCHULTHESS betont, daß die rachitischen Kinder oft eine relative

Lumbalkyphose (= Mangel der physiologischen Lordose) oder eine absolute Lumbalkyphose haben, was er auch anatomisch als stärkere Höhenreduktion der Wirbelkörpervorderseiten nachweisen konnte. SCHULTHESS hält deshalb besonders die mit stärkerer Kyphose verbundenen Skoliosen der Dorsolumbalgrenze für rachitisch. Ferner erblickt er auch in der von NICOLADONI beschriebenen Verschiebung des Wirbelkörpers vor dem Wirbelbogen ein rachitisches Kennzeichen.

Eine weitere ätiologisch wohlumschriebene, aber zahlenmäßig sicher kleine Gruppe stellt die paralytische Skoliose dar. In den meisten Fällen handelt es sich dabei um die Lähmung des Erector trunci einer Seite (LANGE und SCHEDE). Es besteht dabei meist Totalskoliose, oft mit starker Torsion, erheblicher Kyphose und frühzeitiger Versteifung verbunden (LANGE und SCHEDE). Die Konvexität der Skoliose ist entgegen der Erwartung meist nach der gesunden Seite gerichtet (EWALD), was LANGE und SCHEDE durch kombinierte Muskelwirkung bei der nötigen Ausbalancierung des Rumpfes über dem Becken erklären. Von sonstigen Nervenerkrankungen, die zur Skoliose führen können, nennt SCHULTHESS LITTLEsche Erkrankung, universelle Neuritis und Ischias, seltener Tabes, Syringomyelie, FRIEDREICHsche Erkrankung, Rückenmarkstumoren und Hysterie. KLEINBERG beschrieb neuerdings in 3 Fällen von Syringomyelie sekundäre Skoliosen durch muskuläre Insuffizienz. Auch Neurofibromatose ist nicht selten mit einer meist als Kyphoskoliose bezeichneten Wirbelsäulenverkrümmung vergesellschaftet. MICHAELIS, der neuerdings derartige Vorkommnisse näher beschrieben hat und bei dem sich auch weitere Schrifttumsangaben finden, sah schwere kyphotische Verbiegungen, die nur eine geringe skoliotische Komponente aufweisen und vorwiegend in der Brustwirbelsäule ausgeprägt sind. STALMANN sah bei 43% der Neurofibromatosen stärkere Skoliose und amerikanische Autoren (WEISS und ENGMAN, BROOKS und LEHMAN) fanden Skoliose als fast regelmäßige Begleiterscheinung der Neurofibromatose.

Bezüglich des Ischias unterscheidet HAGLUND zwischen einer Skoliose, zu der eine Ischias hinzutritt (Scoliosis ischiadica) und einem Ischias mit skoliotischer Zwangshaltung aber ohne Knochendeformität (Ischias scoliotica). Das eigenartige dieser neuro-muskulär bedingten Skoliosenform ist, daß willkürlich oder unwillkürlich eine Umkrümmung eintreten kann, so daß Konkavität und Konvexität vertauscht werden (H. BLENCKE, CALISSANO, SULUTKO). CALISSANO hebt hervor, daß diese Umkrümmung meist unfreiwillig auf der Höhe einer Schmerzattacke erfolgt. ABERCROMBIE beschrieb bei 5 Jugendlichen mit Parkinsonismus nach Encephalitis lethargica Verkrümmungen der Hals- und Brustwirbelsäule, die er auf ein- oder doppelseitige Kontraktur der prävertebralen Muskulatur zurückführt, welche erst sekundär zu irreparablen Wirbelveränderungen Anlaß geben. OŠMAN glaubt, daß ein Teil der im 2. Jahrzehnt manifest werdenden Skoliosen bei Halsrippen neuromuskulär durch Druck der Halsrippe auf den Plexus zu erklären seien, während die Mehrzahl zweifellos im Sinne DREHMANNs durch die gleichzeitig vorhandenen Keilwirbel bedingt sind. Spastische Skoliose sah BAKAY bei einem Säugling mit Tetanus, wobei sich zuerst eine starke Kyphose ausbildete. Eine ähnliche spastische Säuglingsskoliose bei einseitiger Kontraktur der Bauch- und Rückenmuskulatur nach infektiöser Erkrankung beschrieb KÖNIG.

HARRENSTEIN weist an Hand von zwei Beobachtungen darauf hin, daß bei Neugeborenen auch einseitige Zwerchfellähmung im Anschluß an Geburtsschädigung zur Skoliose führen kann.

Für eine gewisse Zahl von Skoliosen sind reflektorische Muskelkontraktionen oder Entlastungshaltungen bei Erkrankungen äußerer Organe verantwortlich gemacht worden. BLUMENSAAT und NESTMANN wiesen darauf hin, daß sich nicht selten bei den verschiedensten chronischen einseitigen Nierenerkrankungen Skoliosen entwickeln. BLUMENSAAT konnte auch bei Kaninchen meist durch einseitige Hydronephrose eine gegen die hydronephrotische Seite konkave Lumbalskoliose hervorrufen. Oft wird allerdings auch die Skoliose die Ursache einer einseitigen Nierenstörung sein, so weist MOSENTHAL darauf hin, daß es auf der Konvexseite zur Harnstauung, auf der Konkavseite zur Nierenkompression mit Hydronephrose oder sekundärer Steinbildung kommen kann. MAYET und DELAPCHIER konnten bei 42 von 112 skoliotischen Kindern chronische Appendizitis nachweisen und glauben, daß die durch die Schmerzen bedingten reflektorischen Bauchmuskelkontraktionen zu einer linkskonvexen Lumbal- und rechtskonvexen Dorsalskoliose führen, welche sich bei rachitischen und muskelschwachen Individuen erheblich verstärken können. Ob diese ätiologische Beziehung zutrifft, erscheint mir nicht gesichert.

Eine besondere Form stellt die empyematische oder pleuritische Skoliose dar, die auch beim Erwachsenen noch entstehen kann. FREY, der sich ebenso wie WALTHER ausführlich mit dieser Skoliosenform beschäftigt, bevorzugt die Bezeichnung Schrumpfungsskoliose, weil es im wesentlichen die Schwartenschrumpfung ist, die zur Skoliose führt, wie auch REY und GURD betonen. Die Skoliose kommt nicht nur nach Empyem zustande, sondern auch nach trockener oder unkomplizierter Pleuritis (REY) sowie bei fibrösen Phthisen (FREY) und infiziertem, offenem Pneumothorax (GURD). Diese Skoliosen sind im wesentlichen auf den Thoraxbereich beschränkt und gegen die gesunde Seite konvex. Die Verbiegung ist nicht hochgradig und zeigt meist keine oder nur geringe Torsion der Wirbel (FREY, REY). Durch die Schwartenschrumpfung kommt es zur Rippenraffung und dadurch zu einer nach dieser Seite konkaven Verbiegung der Wirbelsäule. Unterstützt wird dieser Vorgang noch durch die stärkere Entfaltung der gesunden Lunge und Dehnung der Interkostalräume dieser Seite, worauf schon HUETER hinwies.

Umgekehrt verhält sich die postoperative Skoliose nach Thorakoplastik. Nähere Angaben über diese Skoliosenform finden sich bei FREY, BEUST, FARKAS und HUG. Nach BEUST kann die bei chronischer Tuberkulose meist bestehende Konvexität gegen die gesunde Seite nach Thorakoplastik zurückgehen oder sich sogar in eine Konvexität gegen die kranke Seite umwandeln. Der Gegensatz gegenüber der Schrumpfungsskoliose erklärt sich nach FREY daraus, daß nach Durchtrennung der Rippen die Thoraxwandspannung der kranken Seite keinen Einfluß mehr auf die Wirbelsäule hat, während die muskuläre Thoraxwandspannung der gesunden Seite nun das Übergewicht bekommt und die Wirbelsäule nach dieser Seite hinüberneigt. Bei anderen intrathorakalen Eingriffen verhält sich je nach dem Grad der Thoraxwandschädigung die Wirbelsäule wie bei der Schrumpfungsskoliose oder wie nach Thorakoplastik (FREY).

Als statische oder kompensatorische Skoliose wird die Wirbelsäulenverkrümmung bei Schiefstand des Beckens durch ungleiche Länge der Beine bezeichnet. Dabei darf der Längenunterschied der Beine nicht zu groß sein (etwa 1—3 cm, SCHULTHESS, HAGLUND). Bei größerem Längenunterschied kommt es nicht zur Verkrümmung, sondern nur zu abnormer Beweglichkeit der Lendenwirbelsäule, die sich den starken Beckenschwankungen beim Gang anpaßt. Die Ursache der Beinverkürzung kann sehr verschiedenartig sein: Wachstumsstörungen, Ankylosen und Kontrakturen der verschiedenen Gelenke, Diaphysenverkrümmungen, besonders hervorgehoben seien noch die einseitige Coxa vara und Hüftgelenksluxation (Abb. 23). Bei jüngeren Individuen kommt es meist zur Totalskoliose, der später Gegenkrümmungen folgen können. Die Konvexität der Krümmung kann sowohl gegen die normale wie gegen die verkürzte Seite gerichtet sein (SCHULTHESS). FARKAS weist darauf hin, daß

dafür namentlich der Zustand der Muskulatur maßgebend sei. Bei schwacher
Muskulatur neigt sich der Rumpf bei Gang und Stand nach der normalen Seite,
so daß die Konvexität der Skoliose gegen die verkürzte Seite gerichtet ist.
Die dynamischen Einwirkungen sind, besonders bei Veränderungen des Hüftgelenks, stärker als die statischen, weil beim Stand die Beckensenkung oft
ausgeglichen werden kann (SCHULTHESS). Es handelt sich hier vorwiegend um
lumbale und dorsolumbale Skoliosen, die keinen
sehr hohen Grad erreichen, wenn nicht andere Faktoren außer dem Bestreben, Kopf und Rumpf über
dem Becken zu balanzieren, hinzutreten.

Von den selteneren Ursachen der Skoliose wäre
noch die Osteomalazie zu nennen, bei der es infolge der großen Weichheit des Knochens zu besonders starken, direkt mechanisch bedingten Verformungen kommen kann. Ähnlich liegen die Verhältnisse bei der generalisierten Osteodystrophia
fibrosa, wenn mir auch kein Präparat dieser Art
bekannt ist. In seltenen Fällen kann die Wirbel-
säulentuberkulose zu skoliotischer Verkrümmung
führen (s. auch bei Gibbus). VECCHI hebt hervor,
daß dies besonders bei Erkrankung der lateralen
Wirbelteile im Bereich der Lendenwirbelsäule vorkommt. FROSCH beschrieb rechtskonvexe Lumbalskoliose bei einem 15jährigen Jungen, der an der
linken Seite des 2.—4. Lendenwirbels einen Tumor
(vermutlich kartilaginäre Exostose) aufwies.

Die bisherige Besprechung der ätiologischen Gruppen der Skoliose zeigt die große Mannigfaltigkeit
der Möglichkeiten, die zu einer seitlichen Wirbelsäulenverkrümmung führen können. Die meisten der
bisher angeführten Gruppen stellen Sonderformen
dar, die alle zusammen nur einen kleinen Bruchteil
der Skoliosen ausmachen. Eine größere Rolle spielen
nur die dysontogenetischen und die rachitischen Skoliosen. Wir haben uns nun jener problematischen
Gruppe von Skoliosen zuzuwenden, die meist in den
späteren Kinder- oder Adoleszentenjahren bemerkbar werden, deren Ätiologie nicht so klargestellt ist,
wie bei den bisher erwähnten Formen. Zweifellos
vereinigt diese Gruppe die Mehrzahl aller Skoliosen,
und man wird wohl nicht fehlgehen mit der Annahme, daß sich unter der vorläufigen Bezeichnung

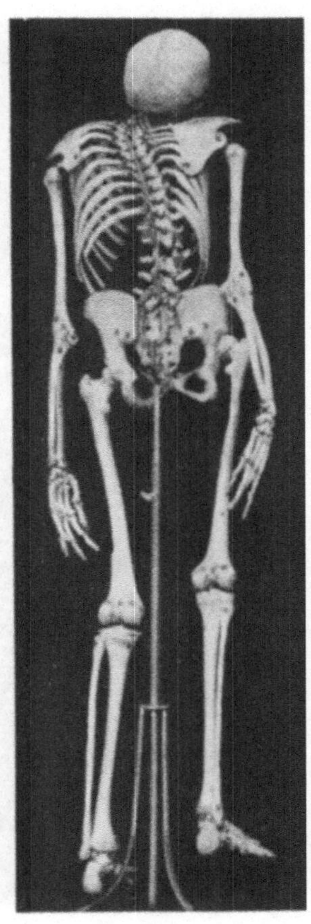

Abb. 23.
Statische Skoliose bei rechtsseitiger
kongenitaler Hüftgelenksluxation
(26 Jahre, ♂, Musealpräparat des
Berliner Pathologischen Instituts).

idiopathische, konstitutionelle oder auch habituelle Skoliosen Verkrümmungen verschiedener Herkunft vorfinden, nur reichen unsere Kenntnisse
noch nicht zu einer Gliederung dieser Gruppe aus. Die Ungeklärtheit dieser
Gruppe geht auch aus den Zahlen MITCHELLs hervor, der 61% idiopathische
Skoliosen mit unaufgeklärter Ätiologie zählt.

Eine Reihe von Autoren glaubte, daß auch die idiopathischen Skoliosen in
einem großen Teil der Fälle auf Entwicklungsstörungen zurückgehen. BÖHM
meinte ursprünglich auf Grund seiner anatomischen Studien über die numerische
Variation der Wirbelsäule, daß fast alle habituellen Skoliosen auf derartige
Störungen zu beziehen seien. In dieser Verallgemeinerung ist diese Angabe sicher
nicht richtig und wurde auch von BÖHM später nicht mehr vertreten. Sicher sind

derartige Abweichungen, die an der Grenze von Variation und Mißbildung stehen, sehr häufig. So fand FISCHEL unter 524 Wirbelsäulen 111mal Wirbelverschmelzungen oder Rippenverwachsungen. Ungesichert ist nur, ob wirklich geringere Störungen im Bau der Wirbelsäule als Skoliosenursache zu bewerten sind (Abb. 24). Nach Ansicht von WIERZEJEWSKI, dessen polnisch geschriebene Arbeit mir nur in einem Referat zugänglich ist, wären die meisten Skoliosen auf Störungen in der frühen Embryonalperiode zurückzuführen. ALBANESE weist darauf hin, daß 23% aller Skoliosen — und zwar meist die Lumbalskoliosen — Entwicklungsstörungen im lumbosakralen Wirbelsäulenabschnitt aufweisen. KOZLOVSKIJ kommt auf Grund anatomischer und röntgenologischer Untersuchungen zu dem Ergebnis, daß 80% der Skoliosen durch Entwicklungsstörungen besonders des 5. Lendenwirbels bedingt seien. Ich glaube, daß diese Vermutungen weit über die ursächliche Bedeutung der Entwicklungsstörungen hinausgehen. Geringfügige Entwicklungsstörungen der Wirbelsäule — besonders im lumbosakralen Abschnitt — sind eben auch ohne Skoliose recht häufig, wie wir seit Verbesserung der Röntgentechnik wissen. Erhebliche, zu Asymmetrien führende Entwicklungsstörungen der Wirbelsäule können schon bei der Geburt die Wirbelsäulenverbiegung hervorgerufen haben, was bei den kongenitalen Skoliosen schon besprochen wurde, oder es entwickelt sich erst allmählich die Deformität. Im letzteren Falle wird die asymmetrische Beanspruchung etwa bei Anwesenheit eines Keilwirbels erst einige Zeit nach Erwerbung des aufrechten Ganges eine Achsenverbiegung der Wirbelsäule in Erscheinung treten lassen. Dazu kommt noch, daß die Entwicklungsstörung auch durch Ungleichmäßigkeit des Wachstums oder gestörte Entwicklung der segmantalen Wirbelsäulenmuskulatur Asymmetrien hervorrufen kann, die zur Skoliose Anlaß geben können. Es werden hier vor allem die Entwicklungsstörungen mit seitlicher Asymmetrie im Auge zu behalten sein. Wie häufig solche später in Erscheinung tretende Skoliosen, verursacht durch Entwicklungsstörungen, vorkommen, vermögen wir derzeit nicht anzugeben, aber allzu hoch dürfte ihr Anteil an der Gesamtheit der habituellen Skoliosen nicht sein.

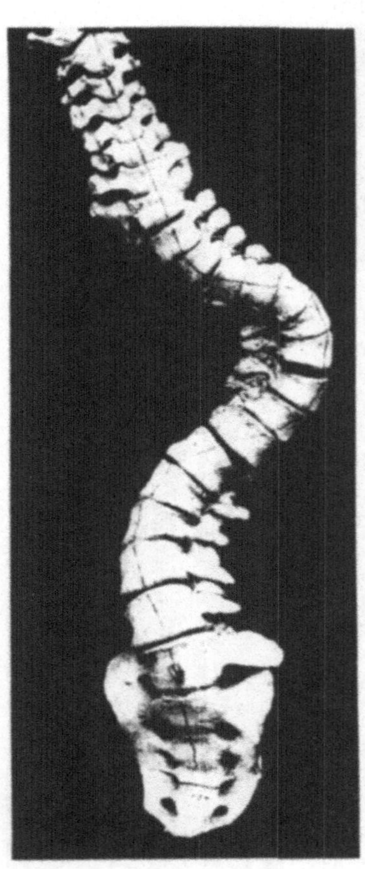

ABB. 24. Rechtskonvexe Dorsalskoliose mit starker Rotation bei linksseitiger Sakralisation des 5. Lendenwirbels (30 Jahre, ♂, Sammlungspräparat des Berliner Pathologischen Instituts). (Rekonstruktion der Medianlinie durch PERRONE, beschrieben Z. Orthop. 1906.)

Die nächste vielfach vertretene Ansicht ist, daß auch die idiopathische Skoliose größtenteils auf rachitische Wachstumsstörungen zurückzuführen sei. So hält PORT 80% aller Skoliosen für rachitisch, 15% für Muskelskoliosen, 4% für angeboren und 1% für Schrumpfungs- und Lähmungsskoliosen.

Die rachitische Entstehung der idiopathischen Skoliose wird klinisch neuerdings besonders von SCHEDE und seinen Schülern vertreten; auch SCHULTHESS meinte, daß ein erheblicher Teil der konstitutionellen Skoliosen rachitischer Herkunft sei. Vom anatomischen Standpunkt haben BREUS und KOLISKO

versucht, ihren Standpunkt, daß die habituelle Skoliose Ausdruck der postrachitischen Wachstumsstörung sei, eingehend zu begründen. Auch BÖHM hat
später (1921) darauf hingewiesen, daß die Mehrzahl der Skoliosen der Groß-
stadtkinder schon vor der Schulzeit besteht und auf Rachitis zurückzuführen
sei. Desgleichen betont DREHMANN, daß auch die erworbenen Skoliosen schon
vor dem 3. Lebensjahr entstehen und daß es eine im 2. Dezennium beginnende
Skoliose bei bis dahin völlig normaler Wirbelsäule nicht gebe. Schon bei der
Besprechung der rachitischen Skoliose wurde darauf hingewiesen, daß in einem
Teil der Fälle die übrigen rachitischen Skeletveränderungen zurückgehen können.
VAS beschrieb 3 derartige Fälle von zunehmender Adoleszentenskoliose, bei
denen seinerzeit schwere Kinderrachitis mit Extremitätenverkrümmungen festgestellt war. Er meint auf Grund dieser Fälle, daß auch die spät auftretenden
Fälle nicht auf endokrine Störungen, sondern auf durchgemachte Kinderrachitis zu beziehen seien. SCHEDE bezeichnet die Wachstumsstörung im Bereich des rachitischen Sitzbuckels, welcher die physiologische Lordosierung des
Lendenabschnittes verhindert, als „Skoliosenkeim". Dieser „Skoliosenkeim"
kann ausheilen, kann aber auch später noch Anlaß zu Verkrümmung werden,
wobei durch falsche Beanspruchung auf der Konkavseite und die dadurch bedingte
Änderung des Längen- und Breitenwachstums ein Circulus vitiosus entsteht.

BREUS und KOLISKO betonen, daß es das Wachstumsdefizit, das während
der Säuglingsrachitis an den Bogenwurzelepiphysen entsteht, ist, das zur habituellen Skoliose disponiert. Aus C. LANGERs Untersuchungen geht hervor, daß
das lebhafteste Wirbelwachstum vor dem 3. Lebensjahr stattfindet. Dies gilt
besonders für die Bogenwurzelepiphysen, die vom 6. Jahre an nach einer
bestimmten Reihenfolge verknöchern (ENGEL). Vom 3.—7. Jahre beträgt das
Wirbelsäulenwachstum nach LANGER nur 1,5 cm. BREUS und KOLISKO finden
ihre Deutung als postrachitische Wachstumsstörung auch durch EULENBURGs
Statistik gestützt, aus der hervorgeht, daß die Mehrzahl aller habituellen
Skoliosen zwischen 6. und 10. Lebensjahr zur Ausbildung kommt. Das starke
Überwiegen der Mädchen erklären BREUS und KOLISKO durch das besonders
starke Wachstum der Mädchen in der 3. Wachstumsperiode, während die Knaben
ein mehr stetiges Längenwachstum zeigen. Die Bevorzugung der Bogenwurzelepiphysen bei leichterer Rachitis führen BREUS und KOLISKO darauf zurück,
daß besonders mechanisch beanspruchte und zu der Zeit der Erkrankung stark
wachsende Wachstumsknorpel in erster Linie die rachitischen Veränderungen
aufweisen. Diese Deutung der idiopathischen Skoliose als postrachitische
Wachstumsstörung ist zweifellos gut fundiert, aber im Einzelfall schwer zu
beweisen. Sicher ist es nicht der einzige Faktor und reicht nicht zur Klärung
aller Fälle aus.

So beschreibt JONKMAN 6 Fälle $3^1/_2$—6 Monate alter Säuglinge mit Skoliose,
die weder klinisch noch röntgenologisch Rachitis aufwiesen und normale Kalzium-
und Phosphorwerte im Blutserum hatten.

Schon lange hat man konstitutionellen Besonderheiten eine Rolle
bei der Entstehung der Skoliose zugeschrieben. DOLEGA (1896) bezeichnete
diese Gruppe direkt als konstitutionelle Skoliose. Gelegentlich sind sogar
familiäre Häufungen beobachtet worden. So beschreibt GARLAND Skoliose
ohne röntgenologisch nachweisbare Entwicklungsstörung, die in 5 Generationen
einer Familie dominant vererbbar gewesen sein soll. STAUB sah Skoliose bei
beiden Eltern und 6 Kindern, allerdings zum Teil kombiniert mit Fehlbildungen.
Als konstitutionelle Grundlagen der Skoliose hat PAYR vor allem die Asthenie
und den Infantilismus genannt. Wobei die Knochen lang und dünn, das Bindegewebe abnorm dehnbar und die Muskulatur hypotonisch ist. Infolge früher
Ermüdung soll es dabei zu einer besonderen Beanspruchung der Bänder, welche

die Stellung passiv sichern, kommen (Frey). Andererseits gibt es auch muskelkräftige Typen, die durch vasomotorische Besonderheiten und vermutlich auch endokrine Störungen gekennzeichnet sind, die zur Skoliose wie zu Coxa vara und Genu valgum disponiert erscheinen (Frey). Während die konstitutionellen Abweichungen schwer greifbar sind und auch nicht immer entscheiden lassen, ob es sich um primäre oder sekundäre Erscheinungen handelt (besonders die Muskelschwäche), sind endokrine Störungen besser nachweisbar. Gourdon und Dijonneau fanden unter 48 Hypothyreotikern 28mal Thoraxanomalien, darunter waren 11 Skoliosen und 4 Kyphoskoliosen. Dieselben Autoren heben hervor, daß oft Fettwuchs, Genitalunterentwicklung und Amenorrhöe bestand, was auch Baj an seinem Beobachtungsmaterial sah und teils auf Anämie, teils auf mangelnde hormonale Tätigkeit von Hypophyse und Ovar zurückführt. Dies führt uns auf das umstrittene und anatomisch immer noch ungeklärte Gebiet der sog. Spätrachitis, die ja neuerdings im wesentlichen mit endokrinen Störungen um die Pubertätszeit identifiziert wird. Fenkner glaubt, daß öfter eine frische Spätrachitis vorliegt, als man annimmt. Hier sind eingehende anatomische Untersuchungen dringend nötig, bevor man über diese ätiologische Möglichkeit ein weiteres Urteil abgeben kann. Bisher ist der anatomische Beweis für Fenkners Ansicht nicht erbracht.

In neuerer Zeit wird von einer Reihe von Autoren das Schwergewicht bei der Entstehung der Skoliose auf das Verhalten der Muskulatur gelegt. Niederhöffer glaubt, daß Gleichgewichtsstörungen der Muskulatur nicht nur bei den Lähmungsskoliosen, sondern auch bei den übrigen Skoliosen von Bedeutung sind. Hauser faßt die Adoleszentenskoliose als reine muskuläre Insuffizienz auf, wobei die Überanstrengung zur Muskelspannung führt, so daß zunächst eine C-förmige Deformität entsteht. Rogers wies auf die ursächliche Bedeutung einseitiger Erschlaffung der Längsmuskulatur hin. Marshall nimmt an, daß das Zurückbleiben einzelner spinaler Muskelgruppen bei rascherem Wachstum die Ursache lateraler Asymmetrien sein könnte. Sehr genaue Untersuchungen über die Wirkungsweise geschwächter Muskeln machte Carey an einem Modell.

Carey weist vor allem darauf hin, daß Unterernährung oder lange Krankheit mit einem unverhältnismäßig starken Gewichtsverlust der Muskulatur einhergeht, während das Skeletwachstum kaum geändert wird. Dieser herdförmige Muskelschwund, der bei Mädchen häufiger als bei Knaben sein soll, führt zu einer unsymmetrischen Muskelwirkung auf den betreffenden Wirbelsäulenabschnitt. Was das Verhalten der muskulär bedingten Skoliosen betrifft, so hebt Carey nach Modellversuchen hervor, daß bei Versagen der Rückenmuskeln mit paralleler Längswirkung die Konvexität zur schwächeren Seite gerichtet ist, während bei Schwäche der oberflächlichen Schräg- und Drehungsmuskeln die Konvexität zur muskelstärkeren Seite gewandt ist. Versagen der oberflächlichen Muskeln bringt starke Seitenabweichung und geringe Rotation, während Schwäche der tiefen Wirbelsäulenmuskulatur zu starker Verdrehung und geringer Seitenabwicklung führen soll.

Ausgehend von der gesicherten Tatsache, daß die Reihe der Wirbelkörper bei der Skoliose eine stärkere Biegung beschreibt als die Dornfortsatzreihe, stellte Heuer die Theorie auf, daß vermehrtes Längenwachstum der Wirbelkörper die Ursache der Skoliose sei. Erwiesen ist aber diese Theorie bisher keineswegs, worauf besonders Spira hinwies. Rabl meinte, daß es ein relatives Längenwachstum der Wirbelkörper bei starkem Zurückbleiben der Wirbelbögen sein könnte, was schon eher zu den oben erörterten Vorstellungen einer postrachitischen Wachstumsstörung paßt. Erlacher nimmt an, daß bei der Verlängerung der Wirbelkörperreihe gegenüber der Bogenreihe primäre Bandscheibenquellungen eine Rolle spielen könnten. Martens bestätigt dies für isolierte Leichenwirbelsäulen, lehnt aber bindende Schlüsse für die Verhältnisse beim Lebenden ab.

Traumatische Momente sind als Ursache von Skoliose von SILFERSKIÖLD und neuerdings besonders von LOESCHCKE angenommen worden. SILFERSKIÖLD konnte bei 32 (3,6%) von 891 Skoliotikern einen auffallenden, genetisch gedeuteten Zusammenhang zwischen Skoliose und Trauma nachweisen. Er nimmt an, daß es — ähnlich wie bei der KÜMMELLschen Kyphose — zu einer Belastungsskoliose bei traumatisch verminderter Tragfähigkeit der betreffenden Wirbel kommt. LOESCHCKE meint, daß die idiopathischen Skoliosen, die meist einen scharfen Knick mit 1—2 unregelmäßiger geformten Keilwirbeln aufweisen, durch traumatische Lösung der Wachstumsknorpel vom Knochenkern entstehen. Als typisches Trauma sieht er das Hintenüberschlagen des getragenen Säuglings an, wobei das Becken fixiert ist und der schwere Kopf wie ein Schwunggewicht wirkt. Dieses einseitige Abplatzen der Knorpel konnte experimentell bei Kinderleichen durch schräges Durchbiegen nach rückwärts an Brust- oder Lendenwirbelsäule an der stärker gedehnten Seite hervorgerufen werden. Die so entstandene einseitige Wachstumshemmung soll allmählich zur Keilwirbelbildung führen. LOESCHCKE sah zweimal nach schwerem tödlichen Trauma frisch solche Knorpelabplatzungen bei mehrjährigen Kindern. Ferner erwähnt er 2 klinische Fälle, in denen Jünglinge einige Jahre nach plötzlichem ruckartigen Wirbelsäulentrauma skoliotisch wurden.

Schließlich wurden besonders in der älteren Literatur reine Haltungsabweichungen, die entweder beruflich oder gewohnheitsmäßig eingenommen wurden, für die Entstehung von Skoliosen verantwortlich gemacht. Daher die Bezeichnung habituelle Skoliose. Eine abweichende Haltung mußte neben einer stärkeren Belastung angenommen werden, weil sich sonst die seitliche Asymmetrie nicht erklären ließ. So wurde Skoliose bei Tischlern durch Hobeln, bei venezianischen Gondolieri durch einseitiges Rudern, bei Steinträgern durch Krümmung der Wirbelsäule gegen die belastete Schulter beschrieben. Doch ist demgegenüber zu betonen, daß ja nur ein kleiner Teil der genannten Berufe Skoliosen aufweist, es kann sich also höchstens um Teilursachen handeln, die eine begünstigende Wirkung haben. Solche Faktoren allein führen bei einem sonst normalen Menschen wahrscheinlich nicht zu einer Skoliose. Ähnlich ist die Schädigung der Wirbelsäule durch einseitiges Büchertragen, ungünstige Schulbänke und rechtshändiges Schreiben zweifellos überschätzt worden (HOFFA, ZUPPINGER u.a.). So fand WALDKIRCH bei seiner großen Untersuchungsreihe Sechsjähriger die sog. „Schreibskoliosen" bei Kindern, die noch gar nicht schreiben gelernt hatten. Desgleichen lehnen BLENCKE und SILBERSCHMIDT auf Grund ihrer großen statistischen Untersuchungen den Schulschaden als Ursache der Skoliose völlig ab. Eine verschlimmernde oder begünstigende Wirkung, die gemeinsam mit anderen Faktoren zur Geltung kommen kann, soll damit nicht ausgeschlossen sein.

So bleibt am Ende der ätiologischen Besprechung eine Menge ungelöster Fragen, besonders bezüglich der sog. idiopathischen Skoliose. Was die Skoliose als Belastungsdeformität oder besser Beanspruchungsdeformität im Sinne GRUNEWALDs betrifft, so ist sicher, daß bei der weiteren Ausbildung der Deformität die Ungleichheit in statischer und dynamischer Beziehung auf der Konkav- und Konvexseite eine bedeutende Rolle spielt. Wieweit aber Belastungsverhältnisse allein ursächliche Bedeutung bekommen können, ist durchaus fraglich.

b) Skoliosen im Tierversuch.

Es ist mit recht verschiedenen Mitteln gelungen, bei Tieren Skoliosen hervorzurufen, die zum Teil alle charakteristischen anatomischen Kennzeichen aufwiesen. Für die Verhältnisse der menschlichen Skoliose wurde durch diese Versuche verhältnismäßig wenig gewonnen. Die Tierversuche zeigen ebenso wie die obigen Ausführungen die zahlreichen Möglichkeiten, ohne uns aber darüber Aufschluß zu geben, welche Möglichkeiten beim Menschen realisiert werden. Im folgenden seien die verschiedenen Versuche kurz erwähnt.

Schon HUETER (1865) erzeugte Skoliosen bei ganz jungen Kaninchen durch einseitige Resektion einiger Rippenknorpel, womit eine Asymmetrie in den Spannungsverhältnissen der Thoraxwand gesetzt war. LESSER konnte bei jungen Kaninchen durch einseitige Phrenikusdurchschneidung, Skoliose mit der Konvexität nach der gesunden Seite hervorrufen, was MOTTA bestätigte. ARND erzeugte eine Art paralytische Skoliose durch Exstirpation großer Teile der Rückenmuskulatur einer Seite. v. FRISCH konnte durch Ausschaltung einer hinteren Extremität statische Skoliose hervorrufen.

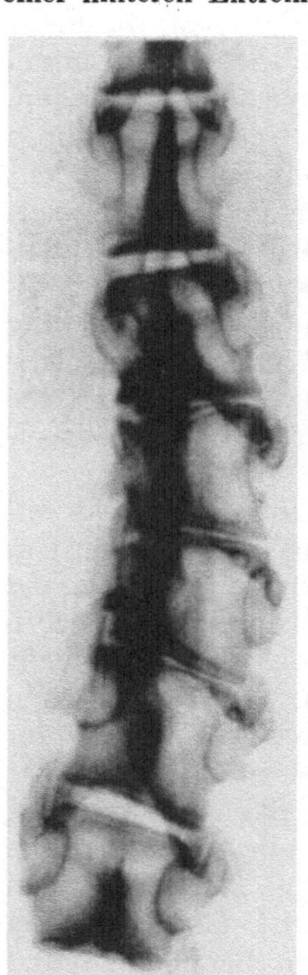

Abb. 25. Experimentelle Skoliose beim Schwein nach halbseitiger Zerstörung der Wachstumszonen (aus bisher unveröffentlichten Versuchen von Dr. PACHER-Graz). (Wiedergabe des Röntgenbildes ¹/₃.)

WULLSTEIN erzeugte Belastungsskoliosen durch Zwangsbandagierung und einseitige starke Federspannung bei jungen Hunden. v. BEUST und HOESSLY konnten bei Hunden allerdings durch Fixationsverbände allein keine Skoliosen hervorrufen, sondern nach Entfernung der Verbände streckte sich die Wirbelsäule wieder.

DRACHTER erzeugte bei Hühnern Dorsalskoliose durch paravertebrale Rippenresektion, die nach der gesunden oder der operierten Seite konvex war.

FREY konnte bei Kaninchen durch Raffung einiger Rippen mit einer Drahtschlinge geringe, nach der Gegenseite konvexe Dorsalskoliose hervorrufen.

DUNCKER gab an, daß man durch Fixierung einiger Lendenquerfortsätze an den Darmbeinkamm mittels Nähten Lumbalskoliosen erzeugen kann. VAVRDA gelang es, durch bloße Resektion einiger Querfortsätze bei vereinzelten Versuchstieren leichte Skoliosen zu erzielen.

MAGNUS zeigte, daß einseitige Labyrinthexstirpation bei wachsenden Kaninchen eine typische, beträchtliche Skoliose herbeiführt. POOS und WALTER gelangten zu ähnlichen geringgradigeren Verkrümmungen bei langdauernden Labyrinthreizungen durch Zentrifugalkraft bei Rotation.

MÜLLER rief hochgradigste seitliche Abbiegung der Lendenwirbelsäule bei Ratten hervor durch Befestigung des subkutan verlagerten Schwanzes an der Skapula. Aus diesen einbogigen Zwangshaltungen entwickelten sich S-förmige Skoliosen mit allen morphologischen Kennzeichen von solchen. PITZEN hinderte einseitig das Höhenwachstum durch Einpflanzung eines Knochenspans zwischen Querfortsätzen und erhielt dadurch bei Katzen und Kaninchen Skoliosen. PUSCH erzeugte Skoliosen durch Exstirpation von Teilen der tiefen Wirbelmuskulatur und Bänder.

Viele dieser Versuche laufen darauf hinaus, daß das Wachstum einseitig mechanisch, behindert wird und daß so die Skoliose zustande kommt. Neuerdings sind auch direkte Schädigungen der Wachstumsknorpel der Wirbelkörper zur Erzeugung von Skoliosen herangezogen worden. ENGEL und RICHER benutzten dazu Radiumnadeln. PACHER zerstörte nach der von WITTEK therapeutisch vorgeschlagenen Methode vom Querfortsatz aus einseitig die Wachstumsfugen von 3 Lendenwirbeln beim Schwein und erzielte durch das einseitig traumatisch gehemmte Wachstum in 6 Monaten deutliche Skoliose mit Torsion bei geringer Veränderung der Dornfortsatzreihe (Abb. 25). [Briefliche Mitteilung von Prof. A. WITTEK-Graz über die bisher unveröffentlichten Versuche PACHERS.] Diese Versuche stellen den Beweis dafür dar, daß traumatische einseitige Schädigungen des Wachstumsknorpels, wie sie LOESCHCKE als Grundlage der idiopathischen Skoliose annimmt, tatsächlich eine typische Skoliose herbeiführen können.

Kurz erwähnt sei noch, daß Skoliosen bei wilden und Haustieren, besonders bei Geflügel, nicht selten sind (CHLUMSKY). Skoliose mit Torsion und Rotation bei jungen Karpfen mit Knochenweichheit durch Vitaminmangel („Pocken") beschreibt ECKHARDT.

c) Die verschiedenen Lokalisationsformen der Skoliose.

Ich folge in dieser Darstellung im wesentlichen SCHULTHESS, der das größte Material nach solchen Gesichtspunkten analysiert hat. Die folgende Tabelle zeigt die Lokalisation, sowie die Häufigkeit von Gegenkrümmungen bei 1137 von SCHULTHESS untersuchten Skoliosen:

Skoliosenform	Gesamt	Hauptformen		Mit Gegenkrümmung		Ohne Gegenkrümmung	
		linkskonvex	rechtskonvex	bei linkskonvexer Hauptkrümmung	bei rechtskonvexer Hauptkrümmung	linkskonvex	rechtskonvex
Totalskoliosen.	175	156	19	6	1	150	18
Zervikodorsalskoliosen . .	42	26	16	17	7	9	9
Einfache Dorsalskoliosen .	217	112	105	10	32	102	73
Lumbodorsalskoliosen . .	221	182	39	49	17	133	22
Lumbalskoliosen	134	71	63	31	41	40	22
Komplizierte Dorsalskoliosen	348	66	282	66	282	—	—
Gesamt	1137	613	524	179	380	434	144

Kurvenmäßiges Studium dieser 1137 Skoliosen zeigt (Abb. 26), daß die linkskonvexen Hauptkrümmungen ihren Scheitel am häufigsten im 12. Brustwirbel oder seinen Nachbarn haben, während die rechtskonvexen Hauptkrümmungen recht scharf ihr Maximum am 7. Brustwirbel zeigen. Auch bezüglich der Ausbildung von Gegenkrümmungen verhalten sich die beiden Seiten verschieden, da die Mehrzahl aller Totalskoliosen linkskonvex ist. Während von den 524 rechtskonvexen Hauptkrümmungen 466 linkskonvexe Gegenkrümmungen aufweisen, zeigten von den 613 linkskonvexen Hauptkrümmungen nur 190 rechtskonvexe Gegenkrümmungen. Die einfachen Krümmungen einschließlich der Totalskoliosen sind zu 75% linkskonvex, nur zu 25% rechtskonvex, während die Hauptkrümmungen komplizierter Skoliosen zu 66% rechtskonvex und nur zu 33% linkskonvex sind. SCHULTHESS charakterisiert folgende 4 Hauptbiegungspunkte und Prädilektionsrichtungen der Verkrümmung: Die untere Brustwirbelsäule und (unter Abzug der Gegenkrümmungen) die untere Lendenwirbelsäule neigen zur Biegung nach rechts, während die Zervikodorsalgrenze und die Dorsolumbalgrenze zur Biegung nach links neigen. Die beiden Geschlechter zeigen bezüglich der Konvexitätsseite der Krümmung keinen nennenswerten Unterschied. Bezüglich der einzelnen Skoliosenformen bestehen gewisse Geschlechtsunterschiede. Die folgende Tabelle, nach den Zahlen von SCHULTHESS zusammengestellt und von

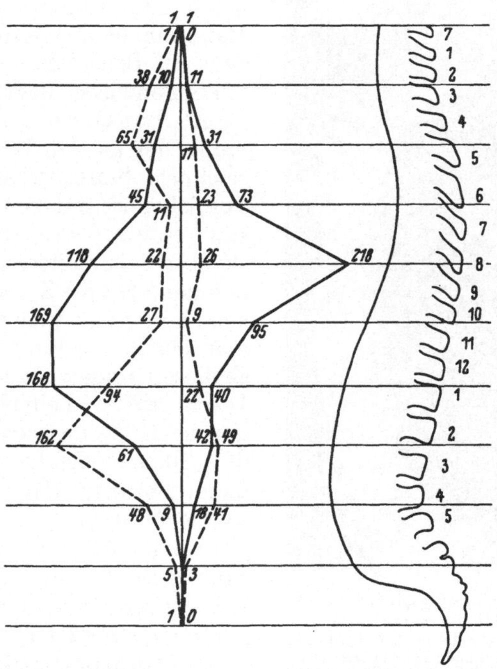

Abb. 26. Kurven der Lage sämtlicher Krümmungsscheitel für 1137 Skoliosen (nach SCHULTHESS). Haupt- (——) und Nebenkrümmungen (————) sind gesondert eingetragen, 1 mm Abstand von der Mittellinie des Diagramms entspricht 4 Fällen; die Beziehung auf die Wirbelsäulensegmente ist aus dem nebenstehenden Schema ersichtlich (7 linkskonvexe und 9 rechtskonvexe, dritte Nebenkrümmungen sind weggelassen, weil gleichsinnig mit der Hauptkrümmung).

mir auf eine Dezimale vereinfacht, gibt die Prozentzahlen, berechnet auf die Gesamtskoliosenzahl des einzelnen Geschlechts:

Skoliosenform	♂ %	♀ %
Totalskoliosen	24	14
Zervikodorsalskoliose	3,7	3,6
Einfache Dorsalskoliosen . .	25,4	18
Komplizierte Dorsalskoliosen	25,4	31,4
Lumbodorsalskoliosen	15,5	20
Lumbalskoliosen	6,3	12,7

Der Unterschied betrifft vor allem die relative Häufigkeit der Totalskoliosen bei Männern, der Lumbalskoliosen bei Frauen. Die Häufigkeit der links- und rechtskonvexen Krümmungen ist während der Wachstumsjahre nicht konstant. SCHULTHESS gibt an, daß im 8. Lebensjahr 67% der Krümmungen linkskonvex sind, im 14. Lebensjahr sind beide Seiten gleich häufig, während später die rechtskonvexen Skoliosen überwiegen. Auch die kurvenmäßige Verfolgung des Krümmungsscheitels zeigt gewisse Änderungen während der Wachstumsjahre. Nach SCHULTHESS behalten die rechtskonvexen Hauptkrümmungen recht konstant ihr Maximum zwischen 6. und 8. Brustwirbel, während das Maximum der linkskonvexen Krümmungen vom 8.—18. Lebensjahr allmählich kaudal wandert, so daß zwischen 8. und 10. Jahr das Maximum beim 9.—10. Brustwirbel, zwischen 11.—15. Jahr beim 12. Brustwirbel und vom 15.—18. Jahr beim 1. oder 2. Lendenwirbel liegt.

Sitz der Konvexität,

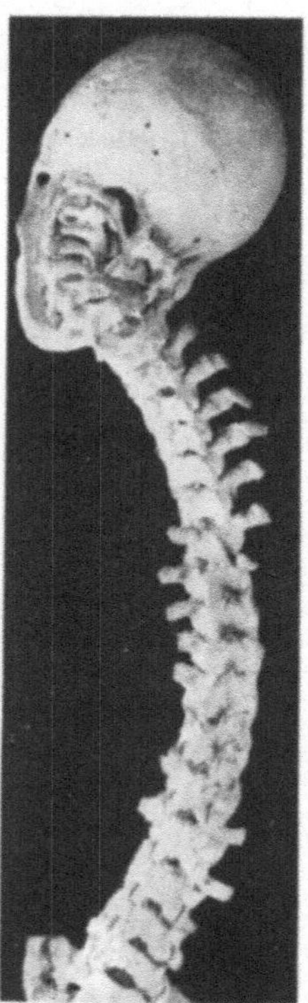

Abb. 27. Eigenartige flachbogige rechtskonvexe Skoliose der ganzen Brust- und Lendenwirbelsäule bei linkskonvexer Skoliose der Halswirbelsäule und entsprechender Schiefstellung des Schädels, verbunden mit Synostose des Schädels und aller Halswirbel (Sammlungspräparat des Berliner Pathologischen Instituts).

Als Totalskoliose wird eine einheitliche Seitenkrümmung der ganzen Wirbelsäule ohne Gegenkrümmung bezeichnet. SCHULTHESS unterscheidet zwischen scheinbarer Totalskoliose mit konvexseitiger Torsion, die nur Anfangsstadium einer lokalisierten Skoliose ist, und echter Totalskoliose mit konkavseitiger Torsion. LANGE und SCHEDE betonen, daß die Konkavtorsion schon Beginn einer Gegenkrümmung ist, was schon LORENZ hervorhob, und daß man bei Beurteilung der Wirbelkörperreihe seltener Totalskoliosen findet, als wenn man sich nach dem Verlauf der Dornfortsätze allein richtet. LANGE fand reine Totalskoliose nur in 10%, und zwar am häufigsten bei Mädchen um das 10. Lebensjahr. Knochenveränderungen fehlen bei dieser Form im Beginn, die Verhältnisse der Muskulatur sind leider anatomisch nicht bekannt (LANGE und SCHEDE). Eine eigenartige flachbogige rechtskonvexe Skoliose der ganzen Brust- und Lendenwirbelsäule bei linkskonvexer Verbiegung der Halswirbel, die untereinander und nicht mit dem Schädel synostosiert sind, zeigt Abb. 27.

Die Lumbalskoliose zeigt nach LANGE und SCHEDE mehr Neigung zur Progredienz und Versteifung und geht bald in die S-förmigen Skoliosen über. Nach SCHULTHESS wird sie besonders häufig bei Mädchen zwischen dem 12. und 15. Lebensjahr beobachtet und geht zum Teil aus scheinbaren Totalskoliosen hervor. Sie ist häufig mit einer Lumbalkyphose oder sogar mit Dorsallordose verbunden (LANGE und SCHEDE). SCHULTHESS unterscheidet je nach dem Verhalten der Dornfortsatzlinie zur Mittellinie 4 verschiedene Typen.

Die Lumbodorsalskoliose ist die häufigste der linkskonvexen Skoliosen, sie betrifft zu 90% Mädchen und ist in 80% linkskonvex, wobei nur $^1/_4$ Gegenkrümmungen zeigt (SCHULTHESS). Ätiologisch sollen die schwereren Formen rachitisch oder paralytisch sein (SCHULTHESS).

Die Zervikodorsalskoliose zeigt besonders kurze und scharfe Krümmungen, ist häufig linkskonvex mit Scheitelpunkt am 3. und 4. Brustwirbel und zeigt besonders starkes seitliches Überhängen (SCHULTHESS). Gerade in diesen Fällen ist nach SCHULTHESS die Konvextorsion besonders hochgradig und der Rippenbuckel sehr hoch und kantig. Bei hohem Sitz der Krümmung kann gelegentlich die Aufrichtung des Kopfes nur durch tiefe Gegenkrümmung herbeigeführt werden.

Die primäre einfache Dorsalskoliose enthält meist eine kyphotische Komponente und zeigt starke Torsion nach der Konvexseite. Viele gehen später in komplizierte Dorsalskoliosen über (SCHULTHESS). Oft besteht stärkeres Überhängen nach der konvexen Seite. Meist ist ein starker Rippenbuckel ausgebildet, der die konvexseitige Skapula nach oben, außen und vorne schiebt.

Diese Formen mit Ausnahme der Totalskoliose halten LANGE und SCHEDE für eine gemeinsame Gruppe mit kurzen, scharfen Bögen, Torsion und Versteifungsneigung, die meist nur das Frühstadium einer mehrbogigen, komplizierten Skoliose darstellen.

Die komplizierte Dorsalskoliose ist zu 80% rechtskonvex (Abb. 22, 24, 28 und 29) und nur in 20% linkskonvex; sie hat ihren Krümmungsscheitel meist am 6.—8. Brustwirbel, sie betrifft in mehr als $^4/_5$ der Fälle das weibliche Geschlecht. Die Torsion ist konvexseitig. Haupt- und Gegenkrümmung können sehr hohe Grade erreichen. Der Dorsalabschnitt kann erst lordotisch und dann skoliotisch werden, während skoliotische Teile durch weitere Verdrehung zu sekundär kyphotischen Abschnitten werden können (Abb. 20). In anderen Fällen ist von vornherein Kyphose mit der Skoliose verbunden (Abb. 19).

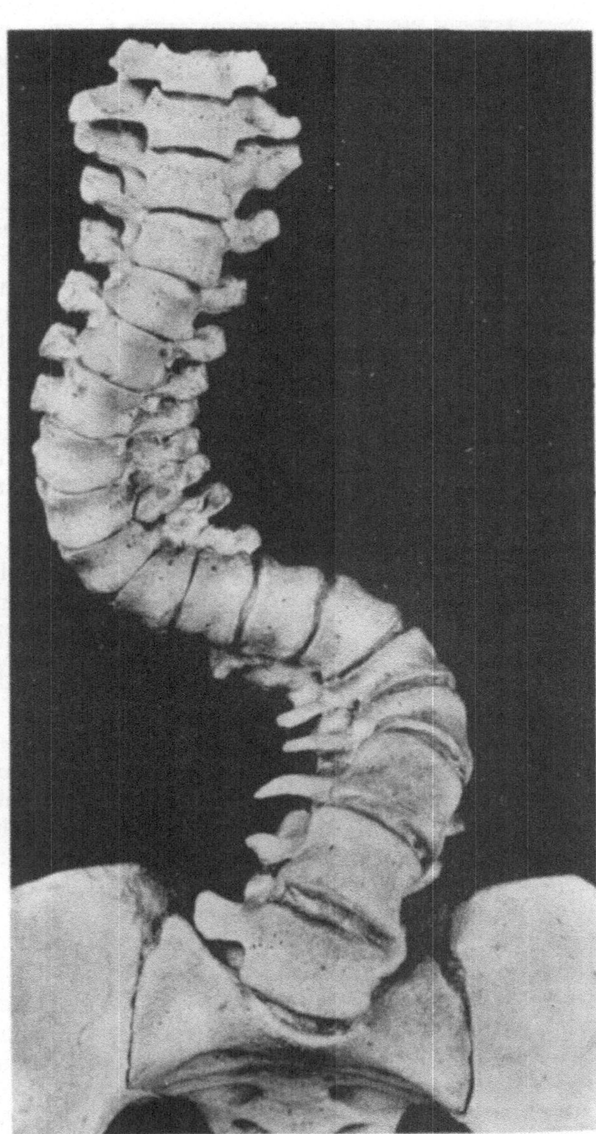

Abb. 28. Typische S-förmige Skoliose unbekannter Ätiologie, dorsal rechtskonvex und deutlich überhängend, lumbal linkskonvex, die typischen Veränderungen der Wirbelkörper, Querfortsätze und Rippengelenke sind gut erkennbar (Musealpräparat des Pathologischen Instituts der Universität Buffalo).

Es kann zu stärksten seitlichen Überhängen kommen. Sinkt die Wirbelsäule weiter zusammen, so stützen sich die Rippen gegen den Darmbeinkamm oder sie werden innerhalb (Abb. 19 und 22) oder außerhalb von der Darmbeinschaufel verlagert. Als letzter Stützversuch wird bei zusammensinkender Wirbelsäule die konkavseitige Beckenhälfte hochgezogen. Diese Skoliosen sind manchmal schon bei Kindern, meist bei Jugendlichen ausgebildet und gehen entweder aus primären Doppelkrümmungen (besonders bei Rachitis) oder aus einfachen Dorsalskoliosen hervor. Soweit die Darstellung von SCHULTHESS. LANGE und SCHEDE betonen, daß bei etwa 85% aller Skoliosen die Wirbelsäule 2—3 Krümmungen aufweist. Bei der weiteren Ausbildung dieser S-förmigen Skoliosen verliert sich mehr und mehr der Charakter der Primärverbiegung, wenn auch diese meist die stärkste Krümmung bleibt. Gelegentlich können aber Dorsal- und Lumbalkrümmung so gleichmäßig entwickelt sein, daß es unmöglich ist anzugeben, wo die Krümmung ihren Ausgangspunkt genommen hat. Diese Skoliosen sind, wie schon erwähnt, meist rechtskonvexdorsal und linkskonvexlumbal, seltener umgekehrt; im Material von LANGE und SCHEDE verhalten sich die beiden Typen wie 8:3.

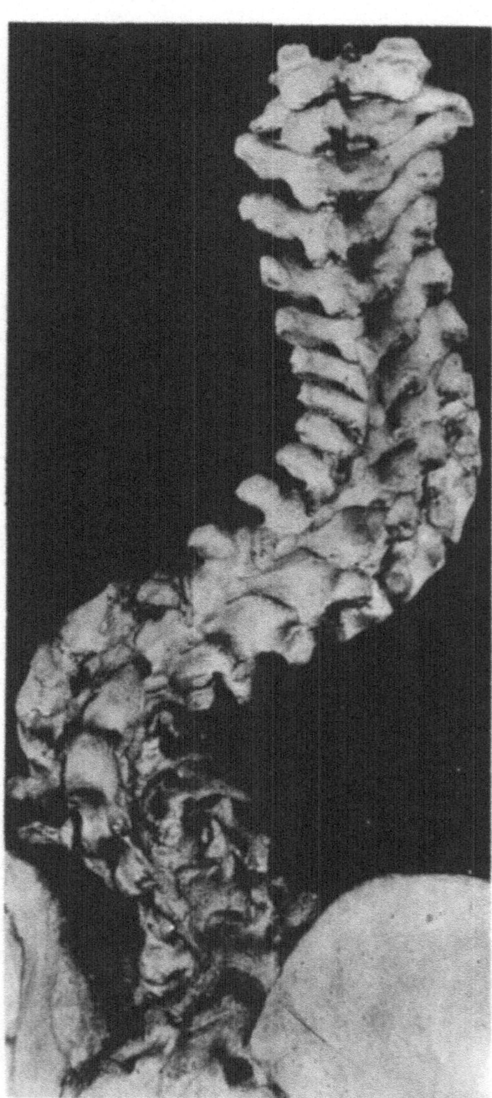

Abb. 29. Dasselbe Präparat wie Abb. 28 von dorsal gesehen, die Krümmungslinie der Dornfortsätze ist flacher und kürzer als die der Wirbelkörper, die typischen Deformierungen der Dornfortsätze und Intervertebralgelenke sind deutlich erkennbar (Musealpräparat des Pathologischen Instituts der Universität Buffalo).

d) Pathologische Anatomie der Skoliose.

Über die Frühveränderungen der Skoliose am Skelet sind wir immer noch sehr mangelhaft unterrichtet, ja manche bezweifeln überhaupt das Vorkommen primärer Wirbelsäulenveränderungen bei der Mehrzahl der Skoliosen. Ausgenommen sind hier die neuerdings vielfach studierten Wirbelfehlbildungen, welche Ursache der angeborenen oder später manifest werdenden dysontogenetischen Skoliosen sind. Als ursächliche Frühveränderung kann man vielleicht den Befund NICOLADONIs werten, daß in rachitischen Kinderwirbelsäulen die Bogenwurzelepiphysen sich ungleichzeitig rückbilden.

Die meisten anatomischen Veränderungen, die uns bekannt sind, betreffen vollausgebildete Skoliosen und sind im wesentlichen Ausdruck und Folgeerscheinung der progressiven Deformierung nicht aber ein Hinweis auf deren Veranlassung. Dies bedingt, daß in gewissen Grundzügen der Wirbelveränderungen fast alle Skoliosen übereinstimmen, so daß mehr quantitative als qualitative Unterschiede bestehen. Die Besonderheiten der verkrümmten Region sind meist stärker ausgeprägt als Verschiedenheiten, die ätiologisch bedingt sind. Diese Veränderungen sind von RIEDINGER, LORENZ, ALBERT, NICOLADONI und SCHULTHESS eingehend, meist an mazerierten Präparaten studiert und beschrieben worden. Trotzdem fehlt auch hier noch eine breite anatomische Kenntnis der morphologischen Besonderheiten der verschiedenen Skoliosenformen an einem größeren Material. Besonders nötig wären genaue Messungen der Wirbelkörper und Bogendimensionen an größerem, frischem Material unter Berücksichtigung der Bandscheibenhöhen. Auch VAN SCHRICK weist darauf hin, daß ALBERTs Skeletmaße durch Fehlen der Bandscheiben entwertet seien.

Die Krümmungsrichtung und das Verhalten der Wirbelsäule als Ganzes wurde schon bei der Besprechung der Formengruppen erörtert, so daß hier mehr auf die anatomischen Veränderungen der einzelnen Knochen einzugehen ist. Die Wirbelsäule beschreibt bei der Skoliose eine räumliche Kurve (Abb. 28). Die Kurve der Wirbelkörper zeigt immer stärkere Biegungen als die der Dornfortsätze (Abb. 29), was schon lange bekannt ist. Gelegentlich können die Dornfortsätze sogar mit ihren Enden nahezu in der Sagittalmedianlinie verbleiben. Diese stärkere Krümmung der Körperreihe gegenüber der Bogenreihe ist nur möglich, wenn die erstere länger ist als die letztere. Darüber wie dieser Längenunterschied zustande kommt, sind die Ansichten allerdings geteilt. HEUER nimmt hierfür vermehrtes primäres Wirbelkörperwachstum in Anspruch, während ERLACHER an primäre Bandscheibenquellung denkt (die Summe der Bandscheiben macht nach BRAUS etwa $^1/_4$ der Wirbelsäulenlänge aus). Ein sekundär gesteigertes Längenwachstum, besonders an der Konvexseite, wäre durch verstärkte Zugwirkung oder durch die Druckentlastung möglich, was schon ALBERT annahm und W. MÜLLER in Analogie zu den Langwirbeln bei starker Lordose neuerdings betont. Allerdings haben VAN SCHRICKs Messungen keine Bestätigung solcher Annahmen gegeben, da er bei großen individuellen Schwankungen im Durchschnitt der Differenz zwischen Körper- und Bogenreihe bei Skoliosen geringer fand als in der Norm. Eine relative Verlängerung der Körperreihe gegenüber der Bogenreihe ist durch Kompression der Weichteile bis zu einem gewissen Grade möglich, und tatsächlich findet man oft die Bogen dichter dachziegelartig übereinander geschichtet, worauf schon E. v. MEYER hinwies. Dazu könnten noch mechanisch oder sonstwie bedingte Wachstumshemmungen an der Bogenreihe treten. Was die geringen seitlichen Abweichungen der Bögen und vor allem der Dornfortsätze betrifft, so erblickt LOESCHCKE den Grund dafür vor allem in der recht begrenzten Dehnungsfähigkeit der Ligamente, denen sich der Knochen anpassen muß. LOESCHCKE nimmt auch an, daß bei Rachitis durch die Kontraktilität der elastischen Ligamenta flava eine Wachstumshemmung der Wirbelbogen zustande kommt, so daß sich die Körperreihe relativ verlängert.

Bei dieser Krümmung kommt es zu ausgedehnten Verdrehungen der Wirbelsäule in der Längsrichtung. Diese Verdrehungen spielten und spielen noch eine große Rolle in den Skoliosentheorien. ALBERT unterschied näher zwischen Rotation und Torsion. Er bezeichnete als Rotation eine Drehbewegung zweier Wirbel gegeneinander, als Torsion eine Verdrehung im Gefüge eines Wirbels. Es hat viel Uneinigkeit über des Vorhandensein und die Bedeutung dieser Phänomene gegeben. Es ist vor allem NICOLADONIs Verdienst, gezeigt zu haben, daß sich hier Brust- und Lendenwirbelsäule verschieden verhalten. Die durch Thorax und Rippen viel stärker seitlich fixierte Brustwirbelsäule zeigt im wesentlichen Torsionserscheinungen, während an der Lendenwirbelsäule echte Rotation durch Verschiebung im Bereich der Bandscheiben die Hauptrolle spielt. Dabei sind sowohl die Rotation wie vor allem die Torsion ermöglicht und modifiziert durch abgeänderte Wachstumsvorgänge infolge der geänderten statischen und mechanischen Bedingungen. Eine direkte Verdrehung im Gefüge eines Wirbels ist nur bei hochgradiger Knochenerweichung möglich. So betont SCHULTHESS, daß man an einzelnen osteomalazischen Scheitelwirbeln gelegentlich Torsion in zwei verschiedenen Richtungen wahrnehmen kann.

Da die Umformung der Wirbel im wachsenden Knochen und unter wesentlicher Mitwirkung des in Richtung und Ausmaß geänderten Wachstums zustande kommt, entstehen nicht Biegungen, Knickungen und Drehungen im mechanischen Sinn, sondern Verformungen, die wie solche aussehen. Besonders PORT hat neuerdings wieder darauf hingewiesen, daß Wirbel und Rippen direkt in die abweichende Form hineinwachsen. Durch diese Wachstumsabweichungen ist es aber auch bedingt, daß alle Teile eines solchen skoliotischen Wirbels nicht mehr einem normalen Wirbel vergleichbar sind, denn es handelt sich ja nicht nur um einen verdrückten und verdrehten Normalwirbel. Aus diesen Gründen erscheinen mir auch alle Versuche, eine verkrümmte Medianebene im skoliotischen Wirbel zu rekonstruieren, nicht überzeugend, weil keine Fixpunkte gefunden werden können, die sich nicht auch zueinander durch die Umformung geändert hätten.

Die Wirbelfortsätze zeigen eine Reihe recht charakteristischer Veränderungen. Die Querfortsätze sind besonders im Brustbereich auf der Konvexseite stark nach hinten umgebogen, wodurch der Sulcus paraspinosus auf der Konvexseite sehr stark eingeengt wird. Auf der Konkavseite ist die Verbiegung der Querfortsätze nach vorne gerichtet, so daß hier der Sulcus paraspinosus weiter und flacher ist. Auf der Konkavseite streben die Querfortsätze oberhalb des Krümmungsscheitels stark nach oben, unterhalb des Krümmungsscheitels ist dies weniger deutlich, während sie auf der Konvexseite radiär zum Bogen oder absteigend verlaufen. Besonders deutlich ist dieser konkavseitig aufsteigende und konvexseitige absteigende Verlauf der Querfortsätze an der Lendenwirbelsäule (SCHULTHESS). Auf- und absteigend gilt dabei nur in bezug auf den einzelnen Wirbel, bei Betrachtung der ganzen verkrümmten Wirbelsäule sieht man, daß sich alle Querfortsätze möglichst quer in bezug auf die neue Längsachse des Körpers stellen. Entsprechend den Querfortsätzen zeigen die mit ihnen verbundenen Rippen auf der Konvexseite eine Drehung nach rückwärts und Verstärkung ihrer Biegung im dorsalen Abschnitt, die bis zur winkligen Knickung gehen kann, wodurch der hintere Rippenbuckel entsteht. Umgekehrt wird die konkavseitige Rippe nach vorne gedreht, in ihrem hinteren Abschnitt abgeflacht und im vorderen Anteil stärker gekrümmt, wodurch der immer flachere vordere Rippenbuckel zustande kommt. Die Gelenke für die Rippenköpfchen fand SCHULTHESS auf der Konvexseite etwas zurückliegend und besonders oberhalb des Krümmungsscheitels tiefer, auf der Konkavseite vorgeschoben und flacher, desgleichen fand er die Rippengelenkflächen der Querfortsätze konvexseitig vertieft und konkavseitig abgeflacht. An den Skeleten, die ich darauf genauer untersuchen konnte, fiel mir auf, daß konkavseitig oft das Rippenköpfchen nur mit dem oberen der beiden zugehörigen Wirbel artikuliert, der eine flache, schräg nach unten gestellte Gelenkfläche auf einem konsolenartigen Knochenvorsprung trägt, während konvexseitig meist beide Wirbel tiefer gehöhlte, in die untere bzw. obere Wirbelkante eingegrabene Gelenkflächen aufweisen. Die Gelenkflächen der Querfortsätze sind nicht nur flacher auf der Konkavseite, sondern auch viel mehr auf die Spitze des Querfortsatzes hinausgeschoben. Sie sind im ganzen sehr verschieden groß und zeigen rechts mannigfaltige Formanpassungen an die neue Stellung der Wirbelsäule zum Thorax. Die Lendenquerfortsätze sind konvexseitig kurz und stumpf, konkavseitig lang, schlank, oft geschwungen und spitz ausgezogen.

Die Dornfortsätze sind im Dorsalbereich konvexwärts im Lumbalbereich konkavwärts verbogen (NICOLADONI), was sich daraus erklärt, daß die Brustwirbelsäule torquiert und die Lendenwirbelsäule rotiert ist.

Die Wirbelkörper selbst zeigen mannigfaltige Veränderungen, die gewöhnlich als Keilwirbel und Schrägwirbel einander gegenübergestellt werden, zwischen denen sich aber alle Übergänge vorfinden. Keilwirbel werden meist 1 oder 2 am Krümmungsscheitel angetroffen, wobei nach SCHULTHESS eine oder beide Grenzflächen abgeschrägt sein können. MÜLLER sah im Tierversuch die Abschrägung immer nur an der oberen Wirbelfläche, und nach meiner Erfahrung ist sie meist auch beim Menschen hier deutlicher. Diese Abschrägung ist meist nicht rein nach lateral, sondern auch nach hinten gerichtet. Der Keilwirbel ist im queren Durchmesser verbreitert. Der andere Typ, der als Schräg-, Interferenz- oder Torsionswirbel bezeichnet wird, ist in reinster Form dort zu finden, wo eine Krümmung in die andere übergeht. Er zeigt auf einem frontalen Durchschnitt rhombische Gestaltung und soll durch reine Transversalverschiebung oder unter Mitwirkung von Torsion zustande kommen. FARKAS hält den transversalen Schrägwirbel für die Grundform des skoliotischen Wirbels, aus dem sich auch der Keilwirbel entwickelt. Die tatsächlich zu beobachtenden Umformungen sind viel mannigfaltiger, als diese schematische Beschreibung ahnen läßt, und zeigen alle Bindeglieder zwischen den Extremen des Keil- und Schrägwirbels.

Die Bogenwurzel ist meist auf der Konkavseite am stärksten verformt (ALBERT). Der Körper wird gegen den Bogen konvexwärts verschoben, dadurch wird die konvexseitige Bogenwurzel mehr sagittal, die konkavseitige mehr frontal gerichtet (LORENZ). Es kommen aber auch Verdrehungen um eine sagittale Achse (Sagittaltorsion RIEDINGERs) zwischen Bogenwurzel und Körper, besonders am Übergang von 2 Krümmungen vor (SCHULTHESS). In stark kyphotischen Abschnitten sind die Bogenwurzeln mehr nach aufwärts gerichtet, in stark lordotischen mehr horizontal. Die Senkung der Bogenwurzel gegenüber dem Körper führt zu einer steileren Stellung der Gelenkfortsätze und des Dornfortsatzes. Alle diese Teilerscheinungen faßt SCHULTHESS als Folgen der geringeren Abweichung der Bogenreihe bei stärkerer muskulärer und ligamentärer Fixierung auf. Keilformen analog den Wirbelkörpern werden im Bogenbereich nicht beobachtet. Überhaupt ist dieser Teil um die Gelenkfortsätze am wenigsten verformt. Immerhin konnte H. VIRCHOW durch genaue Messungen der Abstände der Gelenkfortsätze eines Wirbels voneinander auch hier geringere Deformierungen nachweisen.

Was die Gelenke selbst betrifft, so gibt SCHULTHESS an, daß meist die mehr gepreßten konkavseitigen Gelenke größer, stärker gehöhlt und dicker überknorpelt sind und stärkere Kapseln aufweisen. Umgekehrt ist auf der Konvexseite Verkleinerung und Abflachung der Gelenkflächen feststellbar. Die Bogenwurzeln sind an der Konkavseite im Bereich der Brustwirbelsäule oft länger und dünner, in der Lendenwirbelsäule dicker als auf der Konkavseite (NICOLADONI). NICOLADONI möchte diese unterschiedlichen Größen der Fortsätze, die er als „Blähung" bezeichnet, durch den Druck des aus den gequetschten Teilen herausgepreßten Markes erklären. Ich glaube, diese Vorstellung ist zu grob mechanisch, wenn wirklich derartige Drucke im Mark zustande kämen, würden Blutungen und Marknekrosen eintreten und eine fibröse Markumwandlung einsetzen wie bei Osteomalazie und Ostitis fibrosa.

Die Architektur der skoliotischen Wirbel wurde vor allem von NICOLADONI und LORENZ sowie neuerdings von MAUER eingehend studiert. Schon äußerlich

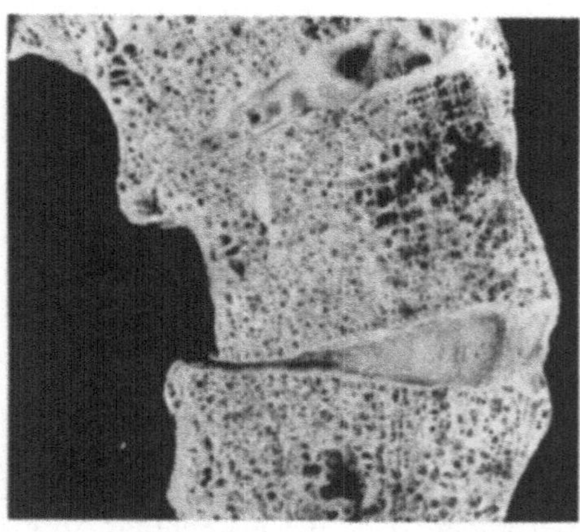

Abb. 30. Kompakta- und Spongiosaverdickung auf der Konkavseite eines Keilwirbels bei Atrophie auf der Konvexseite (Frontalscheibe in Antiformin mazeriert, eigene Beobachtung, 63 Jahre, ♀, S. 110/35 Göttingen).

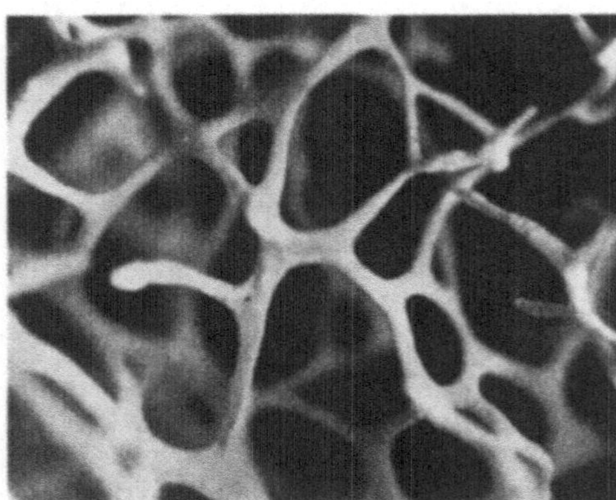

a

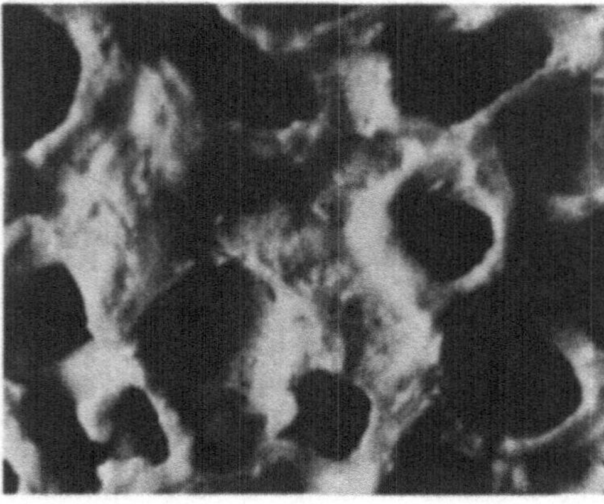

b

Abb. 31 a u. b. Spongiosastrukturen desselben Keilwirbels wie Abb. 30 bei Lupenvergrößerung. a Konvexseite mit hochgradiger Atrophie, b Konkavseite mit starker Verdickung und Verdichtung der Strukturen (eigene Beobachtung, 63 Jahre, ♀, S. 110/35, Göttingen).

ist an den Wirbelkörpern oft eine schräge, in der Richtung der Torsion veränderte Faserung der Knochenkompakta erkennbar, die mit dem abgeänderten Verlauf der Periostfasern und des vorderen Längsbandes übereinstimmen. Diese Schrägfaserung ist besonders an den Schrägwirbeln deutlich, während sie an den Keilwirbeln ganz oder fast ganz fehlen kann. MAUER wies mit Hilfe der BENNINGHOFFschen Stichelungsmethode an der entkalkten skoliotischen Wirbelsäule nach, daß diese Schrägfaserung mit der Spaltrichtung des Knochens übereinstimmt, also eine Anpassung an die geänderte Zugspannungsrichtung an diesen Wirbeln darstellt. Ein Teil der Wirbel behält aber auch in der skoliotischen Wirbelsäule seine senkrechte Knochenfaserung. Als 3. Typ fand MAUER Wirbel, bei denen die Spaltlinien kranialwärts konvergieren. MAUER fand diesen Typ vor allem im Bereich kurzer Skoliosenbögen und meint, daß diese eigenartige Struktur dadurch zustande kommt, daß sich Zug- und Druckspannungsrichtung nicht decken. Was die Struktur der Spongiosa betrifft, so hebt NICOLADONI gegenüber LORENZ hervor, daß sich eine der Kompaktastruktur entsprechende Verwindung der Spongiosa nicht nachweisen lasse. MAUER fand, daß sich die unmittelbar an die Kompakta grenzende Spongiosalage entsprechend der Schrägfaserung umgestalten kann, während die weiter innen gelegenen Spongiosaschichten ihre senkrecht zur Endplatte angeordnete Struktur beibehalten. Er erklärt dies mit ROUX dadurch, daß der Nucleus pulposus wie eine hydraulische Presse wirkt.

Was die Massenverteilung des Knochens betrifft, so zeigt sich infolge der dort stärkeren Druckbelastung eine deutliche Knochenverdichtung auf der Konkavseite, die bis zur Sklerosierung gehen kann. Besonders NICOLADONI zeigte, daß diese Verdichtung im Bereich des konkavseitigen Bogens und der Bogenwurzel sehr ausgeprägt ist. Aber auch am Wirbelkörper selbst ist diese konkavseitige Verdichtung oft sehr deutlich. Man kann hier eine stärkere Verdickung der Kortikalis bemerken, von der schräge, stärkere Spongiosazüge gegen die obere und untere Deckplatte des Wirbels ausstrahlen (Abb. 32/1). Mikroskopisch ist zum Teil Einengung der Markräume durch viele Lagen konzentrischer Knochenapposition erkennbar. Im ganzen ist der Spongiosabau gegen die Konkavseite zu engmaschiger. Während auf der Konvexseite hochgradige Atrophie der Spongiosa und Kompakta bestehen kann (Abb. 30). Am besten zeigen dies Lupenbilder von der Konvex- und Konkavseite eines Wirbels (Abb. 31a und b). Die Struktur ist hier auf der entlasteten Konvexseite zu einem filigranen Bälkchenwerk reduziert, zwischen dem breite Verbindungen der Markräume bestehen, während auf der mehrbelasteten Konkavseite die Spongiosakammern fast solide knöcherne Wände zeigen, zwischen denen nur kleine Lücken für Gefäße und Knochenmark verblieben. Nicht in allen Fällen ist nach meiner Erfahrung die konkavseitige Verdichtung im Wirbelkörper deutlich, vermutlich weil auch diese bei starker Verbiegung entlastet sein

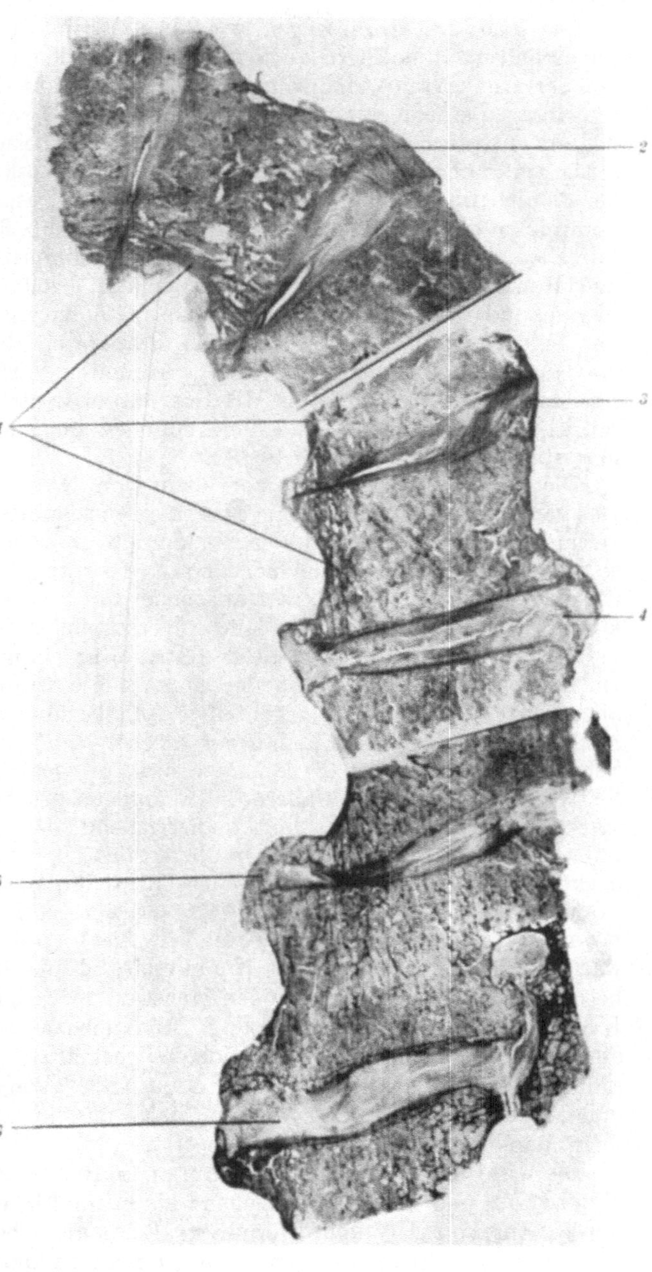

Abb. 32. Mikroskopische Übersichtsschnitte einer Dorsolumbalskoliose in entsprechender Stellung zueinander montiert zur Veranschaulichung der Beziehung zwischen Wirbelsäulenkrümmung, Wirbelstruktur und Bandscheibenveränderung (Frontalschnitte). *1* Konkavseitige Kortikalis- und Spongiosaverstärkung am Keilwirbel am stärksten ausgeprägt; *2* konvexseitige Dehnung und Verbreiterung des Anulus fibrosus neben dem Keilwirbel (Krümmungsscheitel); *3* schräg verzogene Lamellen des Anulus fibrosus als Zeichen leichter Seitenverschiebung der Wirbel gegeneinander, am oberen Wirbel ist die Verschiebung durch randwulstartigen Anbau auf der Konkavseite ausgeglichen; *4* ausgedehnte Spaltbildung in seitlich nicht asymmetrischer Bandscheibe als Vorstufe des Drehgleitens, hier durch konvexseitigen hakenförmigen Randwulst verhindert; *5* konkavseitige Synostose von Randwülsten an der Oberfläche der Bandscheibe; *6* Bandscheibe mit schräg-wellenförmigem Faserverlauf als Zeichen echter Rotation (eigene Beobachtung, 63 Jahre, ♀, S. 110/35, Göttingen, natürliche Größe).

kann, wenn die zusammengepreßten und zum Teil synostosierten Wirbelbögen und Rippenhälse die Druckbelastung tragen, worauf schon NICOLADONI hinwies.

Die Bandscheiben zeigen, wie SCHMORL und JUNGHANNS hervorheben, bei jugendlichen Skoliotikern auch mikroskopisch keine Veränderungen. Sie sind auf der Konkavseite komprimiert und niedrig, auf der Konvexseite hoch und gespannt. Der Nucleus pulposus wird nach der Konvexseite verlagert, so daß die ihm entsprechende grubige Vertiefung der Wirbelschlußplatten stark konvexseitig verschoben sein kann (H. VIRCHOW). Mikroskopisch (Abb. 32) erscheint der Anulus fibrosus auf der Konvexseite stark gespannt und zum Teil in den von mir untersuchten Fällen besonders breit (Abb. 32/2). Umgekehrt sind die Lamellen des Faserrings auf der Konkavseite komprimiert und können zwischen den Rändern der Wirbelkörper vorquellen. Vielfach sind die Bandscheiben Sitz sekundärer Veränderungen, auf die später einzugehen sein wird. Besonders im Lendenbereich zeigen in meinen Präparaten die Bandscheiben schrägen und zum Teil auch flach S-förmig gekrümmten Verlauf der Faserlamellen des Anulus fibrosus, was ich als Hinweis darauf deuten möchte, daß tatsächlich seitliche Verschiebungen und Verdrehungen im Sinne eines Gelenkbewegung hier stattgefunden haben (Abb. 32/6).

Die Ligamente wurden vor allem von NICOLADONI eingehend studiert. Das vordere Längsband zeigt im ganzen einen schraubenartig gewundenen Faserverlauf und ist besonders an der Konkavseite zusammengedrängt und verstärkt, so daß sein mittleres Bündel hier falxartig vorspringt. NICOLADONI hat die Mitte dieses verstärkten Bündels als anatomisches „vorne" des verformten Wirbelkörpers angesehen, da dieses Band unverschieblich fest mit dem Wirbelperiost verbunden ist. Der konkavseitige Rand dieses Bandes ist schärfer abgesetzt. Im Gegensatz dazu ist es an der Konvexseite verdünnt und nirgends scharf abgegrenzt. Die ungefähr gegenteilige Angabe über den Verlauf dieses Bandes macht MAUER, der betont, daß der scharfe Rand auf der Konkavseite durch Schwund der seitlichen Bandmassen auf der vorwiegend druckbeanspruchten Seite zu erklären sei, während die zugbeanspruchte Konvexseite Bandverstärkungen aufweise. Das hintere Längsband, das nur an den Bandscheiben fixiert ist, aber die Wirbelkörper überspringt, ist ebenso wie die von ihm bedeckten Venenemissarien an der Wirbelkörperhinterseite konvexwärts verlagert, wodurch seine konkavseitigen Ansätze stärker geschweift erscheinen (NICOLADONI). NICOLADONI erklärt diese Verschiebung durch verstärktes Breitenwachstum des Wirbels auf der Konkavseite. Neuerdings hat MAASS besonders betont, daß das verhinderte Höhenwachstum der Konkavseite durch vermehrtes Breitenwachstum und Verdichtung des Knochens ausgeglichen wird, so daß die gebildete Knochenmasse in beiden Wirbelhälften gleich sei. Die Ligamenta radiata der Rippenköpfchen fand NICOLADONI konvexseitig stark verlängert und aufgefasert, was er als Dehnungsfolge ansieht. Auf der Konkavseite sind diese Bänder kurz und straff.

Die Muskulatur wurde von BOUVIER, SCHILDBACH, EULENBURG, TILLMANNS, NICOLADONI und besonders eingehend bis in alle Einzelheiten der tiefen Rückenmuskulatur von H. VIRCHOW studiert. LOESCHCKE betont, daß die Muskulatur trotz dauernder Spannung hypertrophieren könne und daß deshalb immer an der stärker gedehnten Seite bei Skoliose die Muskulatur kräftiger ausgebildet sei. Die oberflächlichen großen Rückenmuskeln (Trapezius, Latissimus, Rhomboides, Levator scapulae, Splenius und Serrati) fand H. VIRCHOW so gut wie unverändert. Bei schweren Skoliosen kann der Longissimus dorsi der Konvexseite über die Dornfortsätze nach der Konkavseite abgleiten, so daß er die deformierende Wirkung des konkavseitigen Longissimus unterstützt (H. VIRCHOW). Der

Erector trunci kann an der Konvexseite Einrollung, an der Konkavseite Aus-
rollung zeigen (Tillmanns). Die Umwandlung von Muskulatur in Sehnengewebe
und Fettgewebe infolge von Inaktivität ist meist auf der Konkavseite stärker,
kommt aber auch in den gedehnten Bezirken der Konvexseite vor (Schulthess).
Schulthess beschrieb in einem Fall teilweise sehnige Umwandlung des Erector
trunci im Bereich ankylosierter Verkrümmung an der Konvexseite. Diese Sehnen
gingen im oberen, beweglichen Abschnitt wieder in Muskulatur über und waren
durch Rückbildung zahlreicher Ansätze und kleiner Muskel frei in tiefen Knochen-
rinnen verschieblich. Schulthess deutet diese Erscheinung als funktionelle Anpassung. H. Virchow betont demgegenüber, daß er in seinen 3 Fällen keinerlei
funktionelle Anpassung der Muskulatur gefunden hat, wodurch deren Arbeit
nutzlos oder schädlich werden kann. Die tiefe Rückenmuskulatur fand H. Virchow meist dürftiger als normal, doch hatte seine schwerste Skoliose die beste
Muskulatur. Er fand reine Verkürzung oder fibröse bzw. fettgewebige Umwandlung in verschiedenen kleinen Bezirken aller tiefen Rückenmuskeln in feinster
Abstimmung mit den lokalen Verkrümmungsverhältnissen. H. Virchow betont, daß in seinen Fällen alle Muskelveränderungen sekundär waren und daß
Muskelverödung erst nach Immobilisierung des betreffenden Skeletabschnitts
eintrat. Der Ansatz der lumbalen Zwerchfellschenkel an den Wirbelkörpern
kann infolge stärkeren Zuges als Knochengrat markiert sein (Schulthess).

Es sind nun noch die sekundären und Spätveränderungen im Bereich
der Skoliose zu besprechen, die zum großen Teil durch die geänderte funktionelle
Beanspruchung ihre Erklärung finden. In späten Stadien kommt es vielfach
zu einer knöchernen Versteifung des Krümmungsscheitels, dabei finden sich
ausgedehnte Bandverknöcherungen und Synostosen zwischen Bogenteilen oder
auch zwischen den Wirbelgelenken. Diese Veränderungen sind besonders auf
der Konkavseite ausgeprägt. Die Verschmelzung der Wirbelkörper selbst erfolgt
nach meiner Erfahrung auf der Konvexseite meist durch allmähliche Verknöcherung der Bandscheibe von den angrenzenden Wirbelkörpern aus. Diese Verknöcherung beginnt in meinen Präparaten in den inneren Schichten des stark
gespannten Faserrings der Konvexseite, während die äußeren Schichten noch
wohl erhalten sind (Abb. 33/3). Die Verknöcherung schreitet in einer schmalen
Lage zungenförmig an der oberen Fläche der Hyalinknorpelplatte gegen die
Konkavseite vor (Abb. 33/2). Die hyalinen Knorpelplatten und die mittleren
oft verkalkten Teile des Bandscheibenknorpels bleiben länger erhalten, doch
kann später die Synostose vollständig werden. Im ganzen können solche Bandscheiben neben dem Keilwirbel sehr schmal, trocken und faserig werden. Ob
dieser Verknöcherung eine durch lange Zugspannung bedingte Degeneration
des inneren Anulusgebietes vorangeht, konnte ich an diesen Fällen nicht mehr
feststellen, doch ist es wahrscheinlich, da ich in anderen Präparaten regressive
Veränderungen und Verkalkungen in diesen Gebieten sowie Gefäßeinsprossung
gesehen habe, ohne daß es schon zur Verknöcherung gekommen wäre. Auf
zahlreiche interessante Einzelheiten dieser Vorgänge kann hier nicht näher
eingegangen werden.

Anders sind die Vorgänge auf der Konkavseite. Auch hier sieht man nicht
selten Synostosen zwischen den Wirbelkörpern, aber sie entstehen aus exostosen-
artigen Randwülsten lokalisierter Spondylitis deformans (Abb. 34/3, 33/4, 32/5).
Auf der mehr belasteten Konkavseite sind solche arthritischen Exostosen sehr
häufig; zum Teil gleichen sie nur Inkongruenzen von zwei aneinandergrenzenden
Wirbeln aus, die durch Rotation oder Seitenverschiebung zustande gekommen
sind (Abb. 34/1), gelegentlich handelt es sich aber auch um größere neugebildete
Knochenvorsprünge, zwischen denen sich auch neugebildetes bandscheibenartiges Gewebe findet (Abb. 34/2, 35/2). Die Spongiosastruktur dieser Exostosen

ist meist besonders derb und das Knochenmark zunächst Fettmark (Abb. 35/1), doch können alle Synostosenbrücken auch myeloisches Mark aufweisen. Arthritis deformans ist auch an den konkavseitigen Wirbelgelenken sehr häufig. Die Bandscheibe kann auf der Konkavseite ganz zermürbt und durchgescheuert sein, was auch Schmorl und Junghanns erwähnen, und kann auch direkt verknöchern, wobei peripher von der Verknöcherung ein vorgequetschter Bandscheibenteil zwischen den Randwülsten zunächst noch knorpelig bleiben kann.

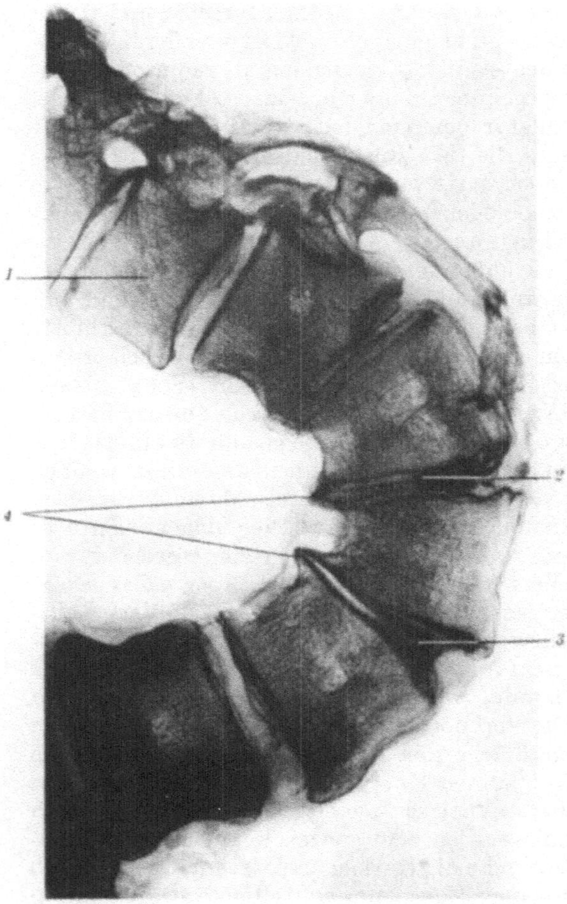

Eine andere sekundäre Veränderung bei Skoliose, die mit einer Bandscheibenveränderung beginnt, ist das von W. Müller röntgenologisch beschriebene Drehgleiten, das an der Lendenwirbelsäule alter Skoliotiker nicht selten vorkommt. Soweit ich sehe, liegen anatomische Befunde darüber bisher nicht vor. Ich hatte Gelegenheit, drei einschlägige Beobachtungen zu machen, von denen es in einem Fall zu einem deutlichen Abgleiten gekommen war (Abb. 33/1). In diesem Fall war die Bandscheibe zwischen 11. und 12. Brustwirbel auf der Konvexseite schräg verzerrt und maximal gespannt. Die inneren Lagen des Faserrings zeigen an einer Stelle einen frischeren Abriß von der Unterseite des abgleitenden 11. Brustwirbels im Bereiche einer Verkalkungszone an der Grenze der Hyalinknorpelplatte. Stärkere Spaltbildungen fehlen hier in der Bandscheibe, doch sieht man starken Bandscheibenabbau nahe der Konkavseite durch Gefäße, Riesenzellen und Spindelzellen. In einem weiteren Fall war die Verschiebung zwischen 12. Brust- und 1. Lendenwirbel durch einen konkavseitigen Randwulst verhindert

Abb. 33. Frontale Röntgenaufnahme einer Dorsolumbalskoliose nach Entfernung der Bogen. *1* 11. Brustwirbel durch Drehgleiten, teilweise vom 12. abgerutscht; *2* zungenförmige Verknöcherungen an der Hyalin-Faserknorpelgrenze neben dem Krümmungsscheitel; *3* konvexseitige Synostose medial vom Anulus fibrosus; *4* konkavseitige oberflächliche Synostosen (eigene Beobachtung, 37 Jahre, ♀, S. 248/31, Göttingen, Wiedergabe $^2/_3$).

worden (Abb. 34/1). Im 3. Fall war ein durch die ganze Bandscheibe gehender Spalt vorhanden, doch verhinderte ein konvexseitiger hakenförmiger Randwulst das Abgleiten (Abb. 32/4). Ebenso wie in den Fällen Müllers sind es in meinen Fällen nicht die Keilwirbel mit den gleichfalls keilförmigen komprimierten Bandscheiben, sondern Wirbel vor oder hinter dem Krümmungsscheitel mit wenig komprimierten Bandscheiben. Es ist offenbar die dauernde Schubwirkung und Beanspruchung auf Abscherung infolge stärkerer Schrägstellung, der das Bandscheibengewebe nicht auf die Dauer standhalten kann. Ein wirklich progressives Abgleiten kommt dabei offenbar nie vor, da ja im Gegensatz zur Spondylolisthesis die Verbindung zwischen Wirbelkörper und Bogen nicht unterbrochen ist.

Infolge reiner Druckwirkung kann es zur Usur konvexseitiger Rippen und der ihnen zugewandten Wirbelkörperfläche im Bereich eines hochgradigen Rippenbuckels kommen. Zwischen den konkavseitigen Rippen sieht man oft verzahnte nearthrosenartige Bildungen (Abb. 36). Ob diese Flächen wirklich überknorpelt sind, vermag ich nicht anzugeben, da ich sie nur an Skeleten gesehen habe.

H. VIRCHOW beschreibt auch, daß es auf der Konvexseite zu völliger Synostose zwischen zwei Rippen kommen kann, ferner erwähnt er Schlifflächen an den Ober- und Unterrändern von Dornfortsätzen (besonders der Dorsolumbalgrenze), die als Folge der Zusammenpressung der Bogenreihe bei forcierter Lordose anzusehen sind.

Kurz soll noch das Verhalten der inneren Organe bei Skoliose besprochen werden. Die eingehendsten eigenen und Literaturstudien machte BACHMANN, doch finden sich auch Angaben bei BOUVIER, NICOLADONI, SCHULTHESS und neuerdings ECKHARDT. Auf die Formveränderungen der Lungen brauchte ich hier nicht einzugehen, da sie in diesem Handbuch (Bd. 3/1) von LOESCHCKE schon bei der Besprechung der Lungenemphysems erörtert wurde. Er kommt dabei zu lokalen Atelektasen und Lungendehnungen, da sich die Lungen ganz der Thorax- und Wirbelsäulenform anpassen

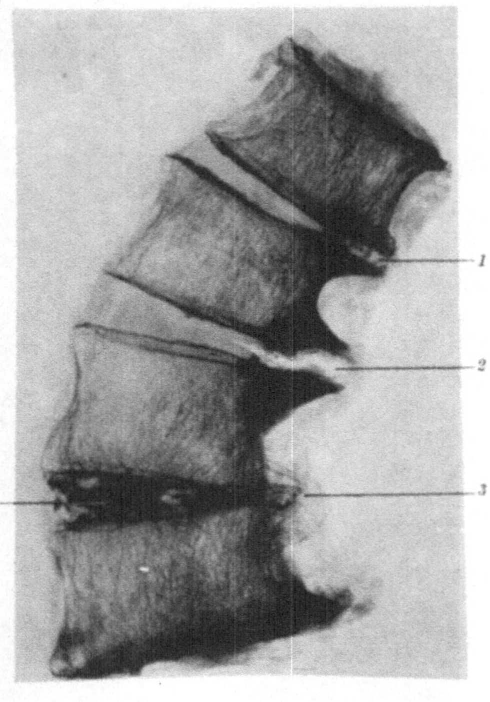

Abb. 34. Lumbalskoliose (anteroposteriore Aufnahme der frontal halbierten Wirbelsäule). *1* Drehgleiten des 12. Brustwirbels gegen 1. Lendenwirbel durch Randwulst, an letzterem ausgeglichen; *2* große konkavseitige Randwülste mit Neubildung bandscheibenartigen Gewebes; *3* oberflächliche Synostose von Randwülsten; *4* ausgedehnte Bandscheibenverkalkung (eigene Beobachtung, S. 242/31 Göttingen, Wiedergabe ²/₃).

müssen. BACHMANN hat Lungentuberkulose bei leichten Kyphoskoliosen etwa doppelt so häufig gefunden als bei schweren. Das Herz liegt meist hoch und quer, in der Regel nach der Seite der Konvexität verlagert (BACHMANN); genaue röntgenologische Angaben finden sich bei RÖSLER. Es kommt meist zur Hypertrophie und Dilatation des rechten Herzens. BACHMANN fand Hypertrophie und Dilatation der rechten Herzhälfte in 56,6%, der linken Herzhälfte in 17,5% und beider Herzhälften in 25,9%. Er bezieht die Linkshypertrophie auf die Aortenknickung. Die Aorta folgt sehr genau den Krümmungen der Wirbelsäule, da sie durch die Interkostalarterien fest mit der hinteren Thoraxwand verbunden ist. SCHULTHESS sah leichte Aneurysmabildung über der Knickungsstelle der Aorta.

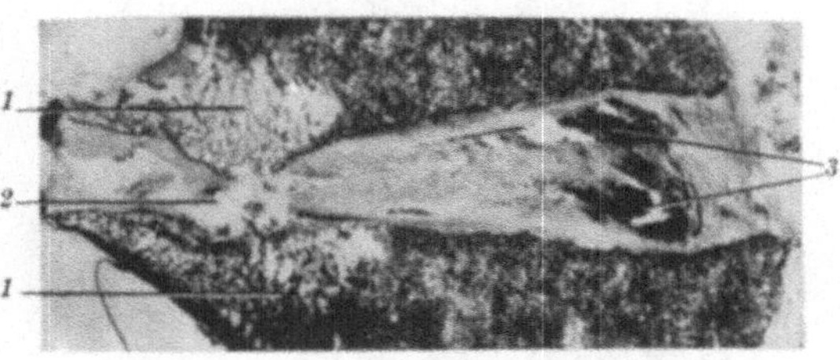

Abb. 35. Derselbe Fall wie Abb. 34, Frontalschnitt der Bandscheibe zwischen 1. und 2. Lendenwirbel. *1* konkavseitige Exostosen mit grober Spongiosa und Fettmark; *2* neugebildetes bandscheibenartiges Gewebe; *3* Bandscheibenverkalkung (eigene Beobachtung, S. 242/31 Göttingen, natürliche Größe).

Die großen Venen zeigen nur geringe Abweichungen in ihrem Verlauf, doch besteht bei rechtskonvexer Skoliose meist ein scharfer Knick in der Vena cava inferior kurz vor ihrer Einmündung in den rechten Vorhof. Der Ösophagus überspringt meist wie eine Sehne den Krümmungsbogen an der Konkavität, er ist immer weniger gekrümmt als die Aorta, kann aber auch über einer schärferen Knickung etwas erweitert sein (v. HACKER), röntgenologische Angaben finden sich bei SCHALL. Durch die größere Beweglichkeit des Ösophagus kommt es, daß dieser bei rechtskonvexer Dorsalskoliose an der Hinterseite von der Aorta überkreuzt wird, wie das an den in situ gehärteten Brustorganen einer Göttinger Anatomieleiche deutlich zu erkennen ist (Abb. 37). Das Zwerchfell steht meist auf der Konvexseite tiefer, kann dagegen auf der Konkavseite sehr hoch stehen (BACHMANN). Infolgedessen ist die Leber, da ja die Dorsalskoliose meist rechtskonkav ist, in der Regel nach unten verlagert, gelegentlich ist der linke Lappen besser entwickelt. Infolge der Raumbewegung können Druckfurchen, Abknickungen und Lappenbildungen durch Rippenbogen und Darmbeinkamm entstehen. Bei der erwähnten Göttinger Anatomieleiche zeigte der rechte Lappen eine nach oben und hinten gerichtete tiefe Delle, die durch den unteren Schenkel der skoliotischen Konvexität hervorgerufen war. Die Nieren können ungleich hochstehen und auffallend ungleich groß sein. Wanderniere, Hydronephrose oder Druckatrophie kann vorkommen (BACHMANN). Der Dünndarm ist meist stark in das kleine Becken gepreßt, das Querkolon schräg gestellt. Der Magen zeigt tiefstehenden Pylorus bei hochstehender Kardia und kann bis ins kleine Becken reichen. SCHULTHESS sah ihn in einem Fall stärker durch den Rippenbogen eingeschnürt. Die Milz fand BACHMANN meist hochstehend, häufig zyanotisch induriert und mit stärker ausgeprägter fibröser Perisplenitis.

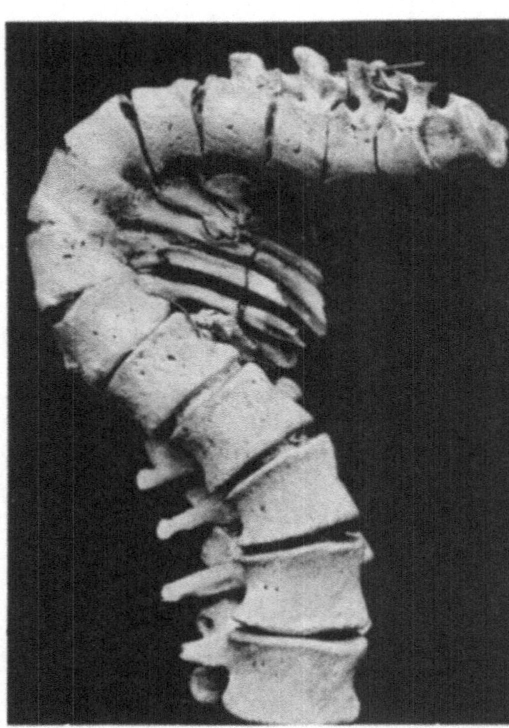

Abb. 36. Rechtskonkave Dorsalskoliose mit konkavseitiger Synostose der Wirbelkörper und zackigen Nearthrosen zwischen den maximal gepreßten Rippen (Sammlungspräparat des Berliner Pathologischen Instituts).

e) Die Entstehungsmechanik der Skoliose.

Der Aufklärung der Entstehungsmechanik der Skoliose ist sehr viel Mühe und Scharfsinn gewidmet worden, wie aus dem ungeheuren Schrifttum über diesen Gegenstand ersichtlich ist. Trotzdem bestehen nach wie vor zum Teil unüberbrückbare Widersprüche zwischen den einzelnen Theorien. Es ist bei dem derzeitigen Stand unserer Kenntnisse unmöglich, eine knappe Darstellung dieser Frage zu geben, deshalb muß hier auf die Originalarbeiten

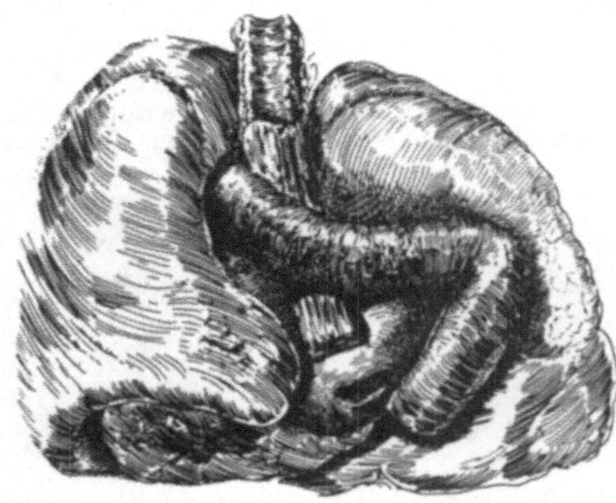

Abb. 37. Dorsale Ansicht der Brustorgane bei schwerer S-förmiger Skoliose (in situ gehärtet), die Aorta folgt der Wirbelsäule und überkreuzt dorsal den Ösophagus, dessen Verlauf weniger geändert ist; die Unterlappen rücken weit gegen die stark abgerundeten Pleurakuppeln auf (eigene Beobachtung, Göttinger Anatomieleiche, Zeichnung nach Photogramm).

verwiesen werden (E. v. MEYER, RIEDINGER, ALBERT, NICOLADONI, SCHULTHESS, FREY, FARKAS, HEUER, PUSCH), von denen die angeführten nur Marksteine in

der Ausarbeitung dieser Fragen kennzeichnen. Ich muß mich im folgenden auf
wenige Bemerkungen beschränken. H. VIRCHOW, vielleicht der genaueste
Kenner der Rückenmuskulatur, warnte vor vorwiegend deduktiven Kon-
struktionen bei der Lösung des Skoliosenproblems, da wir z. B. nicht einmal
eine genaue Kenntnis der Wirkungsweise der tiefen Rückenmuskulatur besäßen.
Wenn man als Morphologe die Arbeiten über die Mechanik der Skoliose liest,
kann man sich nicht des Eindrucks erwehren, daß die verschiedensten Darstellungen mit der gleichen Überzeugungskraft abgeleitet sind. Es sind viele
Möglichkeiten gezeigt, aber wie ist der Vorgang tatsächlich? Es wird mit
mechanischen und dynamischen Einwirkungen im Bereich der Wirbelsäule,
ihrer Bänder und Muskeln gerechnet, deren physikalische Größenordnung uns
nicht genügend bekannt ist. Darauf scheint es mir weitgehend anzukommen.
Damit soll die Bedeutung der vor allem klinischen Bedürfnissen entsprungenen
Skoliosentheorien keineswegs geschmälert werden. Sie haben zweifellos eine
Einengung der Möglichkeiten gebracht. Ich führe es nur an, weil ich glaube,
daß in dem Mangel hinreichender exakter Unterlagen, die für ein so ungeheuer
kompliziertes analytisches Problem in besonders reichem Maße nötig sind,
die Ursache zu suchen ist, daß trotz alles aufgewandten Scharfsinns die Aufklärung über ein gewisses Wahrscheinlichkeitsbereich, in dem recht entgegen-
gesetzte Deduktionen nebeneinander bestehen können, nicht hinausgetrieben
werden konnte. Als Beispiel dafür möchte ich nur anführen, wie verschiedenartige Deutungen die Tatsache erfahren hat, daß sich eine hochgradige Verdrehung in der Längsachse der Wirbelsäule vorfindet. Die Geschichte der Rotations-
und Torsionstheorien spiegelt dies wider. Ebenso umstritten ist die auslösende
Bewegung oder Stellungsänderung, die den Ablauf des Skoliosierungsvorganges
nach sich zieht. FARKAS sieht die reine Seitenverschiebung als Quelle der
Schrägwirbelbildung und damit der Skoliose an, wobei er dem Gang einen
entscheidenden Einfluß beimißt, was PUSCH vollkommen ablehnt. Nach PUSCH
wäre der weitere Ablauf der Skoliose ein vorwiegend physikalisches Problem,
abhängig von der inneren Dynamik der Wirbelsäule. Solange solche Diskrepanzen
möglich sind, kann eine kurze Darstellung nicht fruchtbar gestaltet werden,
weshalb ich darauf verzichte. So viel ist sicher, daß die Verschiedenheiten der
Dorsal- und Lumbalskoliosen bezüglich Torsion und Rotation sowie bezüglich
der Verformung der Wirbel dadurch bedingt sind, daß bei der Dorsalskoliose
die mechanische Einwirkung der Rippenhälse auf die Wirbel bedeutsam ist
(FREY, FARKAS, LOESCHCKE).

3. Die Kyphosen.

Die pathologisch verstärkte kyphotische Krümmung wird am häufigsten
im Bereich der schon normalerweise kyphotischen Brustwirbelsäule, seltener
an der Lendenwirbelsäule beobachtet. Die Kyphose ist die typische Deformität
bei Versagen der statischen oder dynamischen Leistungsfähigkeit der Wirbelsäule,
solange keine seitlich asymmetrischen, skoliosierenden Einflüsse im Spiel sind.
SCHULTHESS weist darauf hin, daß es bei ausgedehnten Lähmungen der Rumpf-
muskulatur, aber unverändertem Skeletsystem zu einer Totalkyphose der ganzen
beweglichen Wirbelsäule kommt, bei der erst sekundär geringe Skeletveränderungen entstehen. In den meisten Fällen ist das kyphotische Zusammensinken
der Wirbelsäule entweder von primären Veränderungen der Wirbelkörper oder
der Wirbelbandscheiben veranlaßt. Man könnte auch bei der Kyphose alle jene
Fälle, in denen die Kyphosierung einen mehr oder minder nebensächlichen Befund
neben einer allgemeinen Knochenerkrankung darstellt, als Gruppe der symptomatischen Kyphosen absondern von jenen Formen, in denen der zur

Kyphosierung führende Prozeß die Hauptveränderung darstellt (idiopathische Kyphosen). Unter dieser letzten Gruppe ergibt sich nach dem Alter der Erkrankten eine Zweiteilung in die Adoleszentenkyphose (Kyphosis juvenilis) und die Alterskyphose (Kyphosis senilis).

a) Die symptomatischen Kyphosen.

Hier sind in erster Linie die kyphotischen Verbiegungen zu nennen, die bei starker Widerstandsverminderung des Knochengewebes angetroffen werden. M. B. SCHMIDT betont, daß die Verstärkung der Dorsalkyphose mit einem Krümmungsscheitel in der Nähe des 9. Brustwirbels die typische Wirbelsäulendeformität bei Osteomalazie sei. Allerdings kommt zur Kyphose nicht selten eine Skoliose hinzu (MOTSCHMANN). Selten wird ein scharfwinkliger Gibbus bei Osteomalazie beobachtet, der offenbar durch Zusammenbruch eines Wirbels zustande kommt. Bei diesen Kyphosen bilden sich Keilwirbel im Bereich des Krümmungsscheitels, und die Wirbelendflächen zeigen überhaupt verstärkte schüsselartige Eindellungen (Fischwirbel). SCHMORL und JUNGHANNS weisen darauf hin, daß diese „Fischwirbel" besonders im Lumbalbereich angetroffen werden. Sie sind der Ausdruck einer verminderten Widerstandsfähigkeit des Wirbelknochens gegenüber der erhaltenen Spannkraft der Bandscheiben bzw. des Nucleus pulposus. Ganz analoge Formen zeigt die osteoporotische Kyphose, die im Rahmen einer allgemeinen Osteoporose verschiedener Entstehung bei älteren Leuten nicht selten vorkommt (SCHMORL und JUNGHANNS). Reine Formen dieser Art sind allerdings, wie diese Autoren betonen, im höheren Alter nicht zu häufig, da die Voraussetzung der typischen Fischwirbelbildung bei Osteoporose eine gut erhaltene Elastizität der Bandscheiben ist. Es kommt dabei zu einer Vergrößerung der Bandscheibenmitte, die mit Wasseraufnahme und zystenartiger Umwandlung des Gallertkerns einhergeht. Die Knorpelschlußplatten werden in den zentralen Teilen stark gedehnt und können hier schließlich einreißen und zu Bandscheibenprolapsen und Knorpelknötchenbildungen im Bereich der Wirbelkörper Anlaß geben (SCHMORL und JUNGHANNS). Die zentralen Teile der Schlußplatte sind deshalb vorwiegend von der Deformierung betroffen, weil hier der elastische Gallertkern liegt und weil die Knochenstruktur der Schlußplatte hier an und für sich viel schwächer ausgebildet ist wie im Bereich der knöchernen Randleiste. Ist die Elastizität der Bandscheiben nicht mehr groß genug, so führt der fast senkrecht einwirkende Belastungsdruck in der Lendenwirbelsäule zu einer platten Kompression der Wirbelkörper (porotische Plattwirbel). In der Brustwirbelsäule, wo besonders im Bereich der physiologischen Kyphose die Belastung mehr die vorderen Anteile trifft, kommt es bei schwerer Osteoporose vorwiegend zur Keilwirbelbildung, besonders am 6. und 7. Brustwirbel (SCHMORL und JUNGHANNS). Ähnliche Veränderungen sahen diese Autoren auch bei Hungerosteopathien, die ja auch mit schwerer Porose einhergehen.

Kyphotische Deformation kann auch bei der PAGETschen Knochenerkrankung sowie bei der generalisierten Osteodystrophia fibrosa RECKLINGHAUSENs vorkommen, wenn die Belastung Gelegenheit hat, den nachgiebigeren Knochen zu deformieren. Die bei Ostitis deformans PAGET angetroffene Kyphose wird allerdings oft nur eine begleitende senile Kyphose sein, die nicht direkt durch den Knochenprozeß bedingt wird.

Die Herabsetzung der Tragfähigkeit der Wirbel kann auch durch Geschwülste bedingt werden. Unter den primären Geschwülsten der Wirbelsäule führen fast nur die Myelome zu Kyphosen, wie SCHMORL und JUNGHANNS angeben und ich aus eigener Erfahrung bestätigen kann. Es kommt dabei zu ausgedehnten Wirbelzusammenbrüchen, bei denen stärkere Blutungen in dem tumorartig gewucherten Knochenmark angetroffen werden können. Die Angiome und angiomähnlichen Bildungen führen meist zu einem eigenartigen Umbau, indem an Stelle der zahlreichen feinen wenige grobe Spongiosabalken gebildet werden, doch kommt es nur selten zu Kyphosen oder Gibbusbildungen (MAKRYKOSTAS, BAILEY und BUCY). Häufig führen osteoklastische Geschwulstmetastasen zu rascher entstehenden, vorwiegend kyphotischen Deformitäten der Wirbelsäule.

Bisher nicht genauer anatomisch bekannt sind Kyphoseformen bei endokrinen Störungen. So weist MUTSCHLECHNER darauf hin, daß bei Akromegalie und akromegalem Riesenwuchs sowie bei eunuchoidem Hochwuchs Kyphose häufig vorkommt. Kyphosen bei Nervenerkrankungen (FRIEDREICHsche Ataxie, Syringomyelie, Encephalitis epidemica) sind wohl auf primär neuromuskuläre Änderungen zu beziehen (MUTSCHLECHNER).

Die traumatischen Kyphosen, die meist gibbusartig, seltener bogenförmig sind, seien hier auch nur kurz erwähnt, da ja nur bei einem Teil von ihnen die Belastung und Funktion einen aggravierenden Einfluß auf die Deformität hat. Bezüglich weiterer, vor allem mikroskopischer Einzelheiten sei auf die Darstellung der speziellen Pathologie der Wirbelsäule durch JUNGHANNS in diesem Handbuch verwiesen. Es ist hier absichtlich nur ein ganz kurzer Überblick gegeben, um Wiederholungen zu vermeiden.

b) Die Adoleszentenkyphose (Kyphosis juvenilis).

Die jugendliche Kyphose wurde schon von SCHANZ (1911) als eine besondere Form der Wirbelsäulendeformität zusammengefaßt und als „Lehrlingskyphose" bezeichnet, da sie vorwiegend in diesem Alter und bei Jünglingen auftritt. Während SCHANZ annahm, daß diese Kyphosen primär durch Schwäche der Muskulatur bedingt seien, gelangte SCHEUERMANN (1921), der das Krankheitsbild schärfer umrissen und röntgenologisch fundiert hat, zu der Auffassung, daß es sich um eine primäre Wirbelsäulenveränderung handle. Seit der SCHEUERMANNschen Arbeit sind sehr zahlreiche, vorwiegend klinisch-röntgenologische Veröffentlichungen über die Adoleszentenkyphose erschienen, von denen vor allem die von W. MÜLLER, HARRENSTEIN, MAU, LINDEMANN, HANSON, HAHN und VAN SCHRICK genannt seien. Die anatomischen Befunde wurden vor allem durch die Untersuchungen von SCHMORL und seinem Mitarbeiter JUNGHANNS eingehend studiert.

SCHEUERMANN wies darauf hin, daß diese fixierten Jugendkyphosen, die sich von den ausgleichbaren Rundrücken der Kinder unterscheiden, am häufigsten zwischen dem 15. und 17. Lebensjahr zur Ausbildung kommen und ganz überwiegend häufig (88%) das männliche Geschlecht betreffen. Die späteren Untersucher haben diese Angaben über das vorwiegende Befallensein des männlichen Geschlechts um die Pubertätszeit bestätigt. In einem Teil der Fälle kann die Deformität auch früher auftreten und aus dem kindlichen Rundrücken hervorgehen (LINDEMANN). Fast in der Hälfte der Fälle SCHEUERMANNs bestanden neben der Kyphose leichte seitliche Wirbelsäulenverbiegungen im Sinne einer geringfügigen dorsalen oder totalen Kyphose, wobei beide Seiten etwa gleich häufig Sitz der Konvexität waren.

Was die ätiologischen Faktoren betrifft, so spielen vielfach statische Belastung eine erhebliche Rolle. Es sind gerade die Jahre beginnender schwerer körperlicher Arbeit, in denen sich die Deformität im Verlauf von wenigen Monaten bis zu einem Jahr entwickelt (SCHEUERMANN). Besonders häufig werden die Jugendkpyhosen bei Landarbeitern beobachtet, was schon SCHEUERMANN hervorhob. Diese berufliche Belastung in den Wachstumsjahren erklärt auch, warum die Erkrankung so viel häufiger bei Männern ist und warum beim weiblichen Geschlecht meist nur die leichteren Formen der Veränderungen auftreten (DUBOIS). Es handelt sich also im weiteren Sinne des Wortes um eine Belastungsdeformität, wenn auch die Belastung allein die Veränderungen nicht erklärt und in einer Reihe von Fällen eine besondere statische Beanspruchung nicht nachweisbar ist. Vermutlich spielen, wie bei den meisten sog. Belastungsdeformitäten auch **konstitutionelle Besonderheiten** eine Rolle. In neuerer Zeit wird auch auf **familiäre Häufung** des Leidens hingewiesen (HANSON, DUBOIS). Man betont, daß es sich meist um hoch aufgeschossene, anämische Individuen handelt, die eine eigenartige Marmorierung der Haut aufweisen, ein Konstitutionstyp, der ja auch mit der Entstehung der Coxa vara und des Genu valgum der Adoleszentenperiode vielfach in Zusammenhang gebracht wurde. MAU denkt an Veränderungen im Sinne der sog. Spätrachitis, ähnliche Gedanken äußert KRUIMEL und auch SCHEDE erwägt malazische Vorgänge im Wirbelkörper. Demgegenüber ist hervorzuheben, daß SCHMORL keine derartigen Veränderungen anatomisch nachweisen konnte und daß WOLF keine Änderungen des Blutphosphatspiegels fand, die auf rachitische Ätiologie hinweisen würden.

Von klinischer Seite wurden Beziehungen zu endokrinen Störungen mehrfach betont (DUBOIS). W. MÜLLER schließt sich dieser Ansicht an und weist besonders auf die Dorsalkyphosen bei Akromegalie und hypophysärem Riesenwuchs hin, die weitgehend der juvenilen Kyphose glichen. ALBANESE bestätigt dies und glaubt überhaupt bei der juvenilen Kyphose eine Vergrößerung der Hypophyse röntgenologisch nachweisen zu können.

SCHEUERMANN nahm an, daß es sich um eine Wachstumsstörung nach Art der PERTHESschen Erkrankung handelt, die besonders im Bereich der Randepiphyse und der vorderen Teile des Wirbels lokalisiert sei. Auch MAU, POLIOKA und viele andere haben die juvenile Kyphose mit den Epiphysen- und Epiphysenfugenerkrankungen des Wachstumsalters verglichen. SCHMORL und JUNGHANNS lehnen auf Grund ihrer Befunde diese Deutungen ab und betonen, daß neben den primären Bandscheibenveränderungen den Wirbelveränderungen nur sekundäre Bedeutung zukäme. Vor einer weiteren Erörterung der strittigen Punktes ist es nötig, die Befunde zu schildern.

Röntgenologisch ist an den betroffenen Wirbeln in den vorderen Abschnitten die Begrenzung der Bandscheiben verwaschen und zackig und die Randepiphyse nicht immer deutlich erkennbar (SCHEUERMANN). DONATI fand aufgehellte Spongiosazeichnung, die er auf mangelhafte Verkalkung zurückführt, und auch BOEREMA fand regelmäßig im floriden Stadium (bei Individuen unter 19 Jahren) wabige Aufhellungen in den vorderen Wirbelteilen, während bei älteren Individuen an diesen Stellen knöcherne Randwucherungen erkennbar waren. Im weiteren Verlauf kommt es zur Ausbildung von einigen Keilwirbeln am Krümmungsscheitel. SCHMORL fand die Krümmung meist an der unteren Brust und oberen Lendenwirbelsäule am stärksten ausgeprägt, was mit den meisten klinischen Angaben übereinstimmt und diese Kyphosenform von der Alterskyphose unterscheidet. BOEREMA fand bei 30 Fällen den Krümmungsscheitel am häufigsten am 8.—10. Brustwirbel, was er damit erklärt, daß dort die statisch ungünstigste Beanspruchung der Wirbelkörper stattfände. In seinen 30 Fällen bestanden insgesamt 108 Keilwirbel, die sich folgendermaßen auf die verschiedenen Segmente verteilten:

D_6 — 5 Nachdem schon W. MÜLLER und HARRENSTEIN an Röntgenbildern auf
D_7 — 12 Beziehungen zwischen Knorpelknötchenbildung und juveniler Kyphose hingewiesen hatten, wurden diese Bandscheibenveränderungen vor allem durch die Untersuchungen von SCHMORL und seinen Mitarbeitern ganz in den Vordergrund geschoben. Meist sind schon am Röntgenbild größere Knorpelknötchen gut erkennbar besonders, wenn sie durch knöcherne Schalen gegen die Markräume abgeschlossen sind. Am mazerierten Wirbel können tiefe grubige Einsenkungen die Lage der Knorpelknötchen darstellen. Ich werde hier nur kurz auf die Bandscheibenveränderungen eingehen, ohne mikroskopische Einzelheiten zu geben, da JUNGHANNS in diesem Handbuch die Bandscheibenpathologie an Hand des SCHMORLschen Materials eingehend bearbeitet. Bezüglich histologischer Einzelheiten der juvenilen Kyphose sei auf diese Darstellung verwiesen. SCHMORL hält die gefundenen Bandscheibenveränderungen für so charakteristisch, daß er allein daraus auch

Die folgende Zeilen entsprechen der Tabellenspalte links:
D_8 — 23
D_9 — 28
D_{10} — 21
D_{11} — 12
D_{12} — 6
L_1 — 1

bei älteren Menschen die Diagnose einer während der Adoleszenz erworbenen Kyphose zu stellen vermag.

SCHMORL nimmt an, daß eine angeborene Disposition zur juvenilen Kyphose in den Fällen besteht, die stärkere Ausbuchtungen im Gallertkern aufweisen, was zum Teil mit unvollständiger Rückbildung des Chordakanals in Zusammenhang steht. Stärkere berufliche oder sportliche Belastung kann bei solchen Individuen in der zweiten Wachstumsperiode zur Zerreißung der gedehnten Knorpelschlußplatte im Bereich des vorgewölbten Gallertkerns führen, so daß es zum Austritt von Bandscheibengewebe in die Wirbelmarkräume kommt. Jede weitere Belastung verstärkt die Bandscheibenprolapse und damit die Knorpelknötchenbildung und führt zu einer zunehmenden Zerstörung der Knorpelschlußplatte, die das Höhenwachstum des Wirbelkörpers bewerkstelligt. Infolge des Turgor- und Massenverlustes der Bandscheibe nähern sich die Wirbel besonders vorne, während SCHMORL und JUNGHANNS annehmen, daß hinten diese Annäherung durch die Sperrung der Intervertebralgelenke verhindert wird. Durch diese Vorgänge soll die Bandscheibe nach vorne zu keilförmig zugespitzt werden und so zur Mehrbelastung, Wachstumshemmung und Keilbildung der vorderen Wirbelteile führen. Die Randleiste des Wirbelkörpers fand SCHMORL meist regelrecht gebildet und nur in schwersten Fällen vorne partiell defekt. Die betroffenen Bandscheiben (meist 6—8) werden weiterhin vaskularisiert und vielfach fibrös umgewandelt, wodurch eine unbeweglichere Fixierung der Kyphose bedingt wird. Diese SCHMORLschen Befunde und ihre Auslegung sind nicht unkritisiert geblieben (MAU, BOEREMA). Eine eingehende kritische Erörterung der ganzen Fragen findet sich in einer mir im Manuskript zugänglichen Arbeit TH. ROBERGs jr. über Kyphose nach Tetanus. Vor allem weist BOEREMA darauf hin, daß frische Fälle klinisch diagnostizierter juveniler Kyphose bisher gar nicht anatomisch untersucht werden konnten, so daß es nicht sicher sei, ob die SCHMORLschen Befunde die primären Veränderungen wiedergeben. Zweifellos sind hier weitere Untersuchungen nötig. SCHMORL betont, daß meist die Kyphose sich sehr langsam entwickelt und geringgradig bleibt; diese Fälle entsprechen aber nicht ganz dem klinischen Bild der juvenilen Kyphose, die eine erhebliche und ziemlich rasch entstandene Deformität darstellt. Bandscheibenveränderungen wie die oben geschilderten findet man an und für sich häufiger bei systematischer Untersuchung. MAU hält die SCHMORLschen Befunde nur für den ersten Grad, denen Ossifikationsstörungen im ventralen Wirbelteil mit unregelmäßiger Verbreiterung der Knorpelwucherungszone und in hochgradigen Fällen vielleicht doch Nekrosen der Randepiphyse folgen können, wie er sie bei maximaler experimenteller Kyphose am Rattenschwanz beobachten konnte. RIBBERT und sein Schüler MATSUOKA sahen bei experimenteller Schwanzkyphose am Kaninchen Verbreiterung der Knorpelwucherungszone und Ausbleiben der Epiphysenverknöcherung auf der Konkavseite. NAO beschrieb in einer mir nur in einem kurzen Referat zugänglichen japanischen Arbeit Verbreiterung der Ossifikationsgrenze, aseptische Nekrosen und Atrophie der Spongiosa der Randepiphyse bei Adoleszentenkyphose. VAN SCHRICK findet am Beginn oft als einzigen Befund einen Aufhellungsstreifen, den er als Infraktion des HAHNschen Gefäßkanals deutet. MEYER weist auf die Bedeutung von Knorpelresten bei der Ossifikation hin, welche die Bandscheiben schwächen, und hält die Jugendkyphosen für genetisch nicht einheitlich. Für die sichere Kenntnis der Frühveränderungen muß auf die anatomische Untersuchung klinisch frischer Jugendkyphosen gewartet werden. In seltenen Fällen sind auch bei juvenilen Kyphosen Synostosen beschrieben worden, ohne daß ein gröberes Trauma im Spiele war (MÜLLER, LINDEMANN); in solchen Fällen wird die Abgrenzung gegenüber dysontogenetischen Blockwirbeln genau zu erwägen sein.

c) Die Alterskyphose (Kyphosis senilis).

Eine pathologische Verstärkung und starre Fixierung der physiologischen Dorsalkyphose ist eine ungemein häufige Erscheinung, die von entsprechenden Thoraxveränderungen gefolgt ist und dadurch das senile Lungenemphysem herbeiführt (LOESCHCKE). Die anatomischen Verhältnisse sind besonders von SCHMORL und JUNGHANNS eingehend studiert worden, deren Darstellung ich unter Heranziehung eigener Präparate folge. Die Ursache dieser Alterskyphose ist in einer Degeneration und Zermürbung der vorderen Bandscheibenanteile besonders im Bereich der physiologischen Dorsalkyphose gegeben. Meist ist auch bei der Alterskyphose der Krümmungsscheitel in der mittleren Brustwirbelsäule gelegen. Die Zermürbung gerade dieser Bandscheibenteile erklärt sich durch die Mehrbelastung der vorderen Wirbelkörperabschnitte im Bereiche der kyphotischen Krümmung. Es handelt sich also um eine vorwiegend durch die besonderen Belastungsverhältnisse des aufrechten Ganges bedingte Abnutzungs- und Alterserscheinung, denn auch die physiologische Dorsalkyphose, die hier bei der Lokalisation der Veränderung mitwirkt, ist Folge des aufrechten Ganges. Im Gegensatz zu der osteoporotischen Kyphose ist hier in reinen Fällen keine Herabsetzung der Knochenfestigkeit feststellbar, doch nehmen SCHMORL und JUNGHANNS Bänder- und Muskelschlaffheit an.

Die fixierte Kyphose fällt einem oft bei der Sektion schon dadurch auf, daß sich die Rückenwölbung der Leiche auch ohne Unterschieben einer Nackenstütze nicht abflacht und der Schädel oft dem Sektionstisch nicht aufliegt. Auf der Sägefläche der frischen Wirbelsäule sind die vorderen Anteile der betreffenden Brustbandscheiben niedrig, trocken, härter und gelblich verfärbt. In hochgradigeren Fällen ist dieser Anteil krümelig zerfallen, gelegentlich von frischeren oder älteren Blutungen durchsetzt. Im Gegensatz dazu sind die mehr zentralen und dorsalen Teile der Bandscheibe besser erhalten. SCHMORL und JUNGHANNS beschreiben makroskopisch bei Anlegung eines Flachschnittes durch die Bandscheibe, daß diese Zermürbungen auf die vorderen und vorderen seitlichen Randzonen der Bandscheibe beschränkt sind. Nicht selten haben sie an Stelle dieser Zermürbung einen sichelförmigen Bandscheibenriß beobachtet, der dem hinteren Rand der Wirbelrandleiste parallel läuft. Eine stärkere Keilwirbelbildung tritt dabei meist nicht ein — im Gegensatz zur osteoporotischen Kyphose — sondern die Verstärkung der Kyphosierung erfolgt vorwiegend dadurch, daß sich eine zunehmende Zahl von Bandscheiben nach vorne zu keilförmig abflacht. Dabei steigt der Prozeß nach den Angaben von SCHMORL und JUNGHANNS von oben nach unten ab. Im weiteren Verlauf kommt es zu einer Organisation und Ossifikation dieser nekrotischen bzw. zerrissenen Bandscheibenanteile. Bevor es zur Synostose zwischen den beiden vorderen Wirbelkörperanteilen gekommen ist, können sich kleinere Randwülste und lokale Sklerosierungen der angrenzenden Knochenbezirke ausbilden, weil hier die Pufferwirkung der Bandscheibe wegfällt und vielleicht auch scherende Einwirkungen zwischen den Randleisten zustande kommen. In späteren Stadien findet sich hier zunächst eine gröbere Synostose (Abb. 38). Nach langem Bestand derselben können die Randwülste wieder ganz schwinden, die Vorderfläche glättet sich, und so ist ein einheitlicher kyphotischer Blockwirbel entstanden, der eine größere Zahl von Segmenten umfassen kann (SCHMORL und JUNGHANNS). Dabei geht auch innerhalb der Wirbelkörper ein Umbau vor sich, so daß längs verlaufende Spongiosastrukturen den Blockwirbel vorne einheitlich auch an der Stelle der früheren Bandscheiben durchziehen. Was die Differentialdiagnose betrifft, so geben SCHMORL und JUNGHANNS an, daß im Gegensatz zur BECHTEREWSCHEN Wirbelerkrankung Ankylosen zwischen den Gelenkfortsätzen immer fehlen.

Nicht ganz so leicht scheint mir in jenen Spätfällen mit geglätteter umgebauter Vorderfläche die Abgrenzung gegenüber dysontogenetischen Blockwirbeln, die sich ja bei älteren Individuen neben senil kyphotischen Veränderungen vorfinden können. Residuen juveniler Kyphosen schließen SCHMORL und JUNGHANNS nach dem verschiedenen Verhalten der Bandscheiben und des Krümmungsscheitels aus, der bei der Adoleszentenkyphose meist in der unteren Brust- oder Lendenwirbelsäule liegt. Außer dieser reinen Form kommen auch Mischformen mit osteoporotischer Kyphose vor, wobei der synostosierte Blockwirbel meist weniger verändert wird als die unter ihm liegenden Wirbel, die Umformung zu Keil- und Fischwirbeln erfahren können (SCHMORL und JUNGHANNS). Die senile Kyphose wird gegen Ende des 5. Jahrzehnts schon angetroffen, ist aber im höheren Alter noch viel häufiger (SCHMORL und JUNGHANNS).

Die mikroskopischen Veränderungen bei der Organisation und Ossifikation der vorderen Bandscheibenteile sind recht mannigfaltig, doch ist der Vorgang im ganzen ähnlich der physiologischen Bandscheibenrandossifikation bei der Kreuzbeinentwicklung, wie sie mein Mitarbeiter SCHWABE näher beschrieben hat. Die Nekrosen und Blutungen werden durch reiche Gefäßeinsprossung organisiert. Der zuerst gebildete Knochen ist Geflechtknochen, der an die zunächst erhaltenen Reste der hyalinen Knorpelplatten angebaut wird. In diesen Geflechtknochen wird unter ständigem Umbau lamellärer Knochen eingebaut, so daß zunächst eine äußerst sklerotische Knochenplombe an Stelle der zerstörten Bandscheibengewebe entsteht. Erst bei weiterem Umbau kommt es zur architektonischen Spongiosierung der Synostose und zur Ausbildung zunächst von Fettmark, später auch von blutbildendem Mark innerhalb derselben. Doch kann auch bei der senilen Kyphose gelegentlich die Synostose an der Vorderfläche der nicht nekrotischen Bandscheibe zustande kommen. Eine scharfe Grenze gegenüber der Spondylosis deformans scheint mir im Gegensatz zur Auffassung von SCHMORL und JUNGHANS hier nicht gegeben zu sein. In meinen Präparaten zeigten auch die dorsalen Bandscheibenteile Vaskularisierung und fibröse Umwandlung.

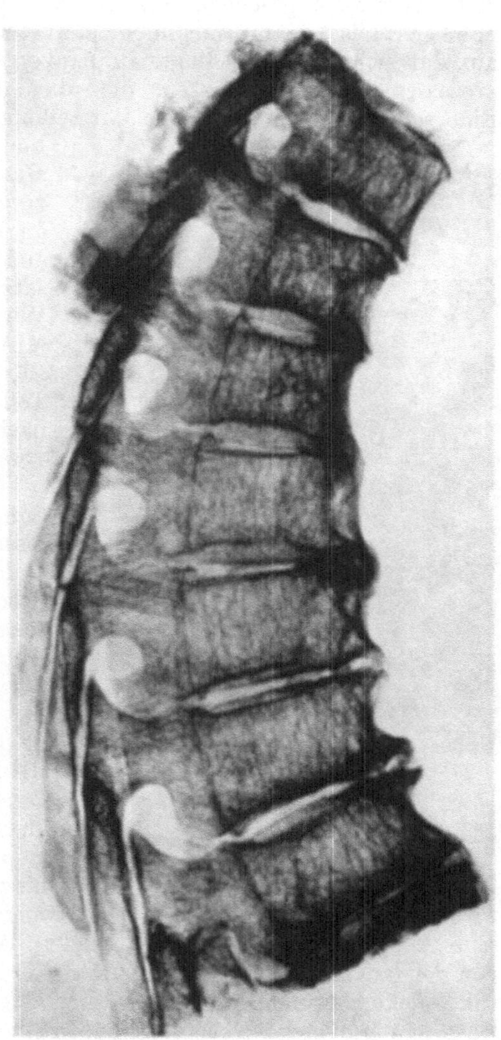

Abb. 38. Senile Dorsalkyphose mit Randwülsten und Synostosen an den vorderen Wirbelrändern im Bereich des Krümmungsscheitels (Röntgenbild der sagittal halbierten Wirbelsäule, eigene Beobachtung, 75 Jahre, ♀, S. 513/33, Göttingen, natürliche Größe).

d) Der Gibbus.

Eine Sonderform der Kyphose stellt die als Gibbus bezeichnete spitzwinklige Abknickung der Wirbelsäule dar, die sich unter Einwirkung der Belastung bei tuberkulöser (nur selten traumatischer) Wirbelkörperzerstörung entwickelt. EISELSBERG beschrieb schweren Gibbus nach ausgedehnter Laminektomie an der Dorsolumbalgrenze. Es kann also kein Zweifel sein, daß wir es hier in gewissem Sinne mit einer Belastungsdeformität zu tun haben. Diesen Umbauvorgängen wurde — soweit ich das Schrifttum überblicke — nur wenig Aufmerksamkeit geschenkt (WULLSTEIN, LOESCHCKE). TREGUBOV (1927) wies in einer russischen, mir nur in einem kurzen Referat zugänglichen Arbeit darauf hin, daß sich statisch bedingte Umbauvorgänge schon während des Zerstörungsprozesses nachweisen lassen, die über das Trümmerfeld weit hinausgehen. Eine sehr allgemein gehaltene Darstellung des Gibbusumbaus durch Atrophie und Hypertrophie bestimmter Teile geben BREUS und KOLISKO in der Einleitung zum Kyphosebecken. ALBANESE weist an Hand von Leichenexperimenten darauf hin, daß der prominenteste Dornfortsatz nur dann dem am stärksten zerstörten Wirbel angehört, wenn dieser in der Mitte oder im unteren Abschnitt zerstört ist, während bei Zerstörung im oberen Teil eines Wirbels der Dornfortsatz des nächst höheren Wirbels am stärksten vorspringt.

Nach meiner eigenen Erfahrung an Sammlungsskeleten liegen die Verhältnisse folgendermaßen: Meist kommt eine einfache, ungefähr in der Sagittalmedianebene gelegene Gibbusbildung zustande, selten eine zweifache oder eine seitliche Abbiegung im Sinne einer Skoliose mit Zeichen der Torsion an den angrenzenden Wirbeln (Abb. 39). Bei völliger Ausheilung kommt es zu einer soliden Blockbildung aus den Resten des oder der zerstörten Wirbelkörper, oft mit Einbeziehung benachbarter Wirbel unter völligem Abbau der Bandscheiben. Ich habe bis zu 12 Segmente in solche Gibbusblockwirbel verschmolzen gefunden.

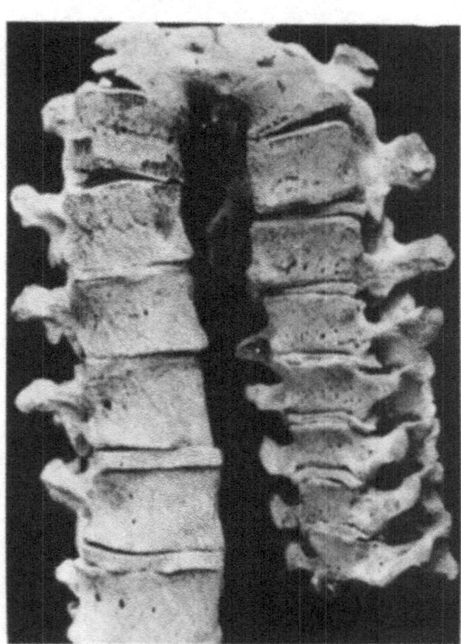

Abb. 39.
Extreme eigenartige Kyphoskoliose nach geheilter tuberkulöser Karies mit Synostose von 4 Wirbeln (Beobachtung von R. VIRCHOW, Sammlungspräparat des Berliner Pathologischen Instituts).

Die Spongiosastruktur zeigt nicht mehr die typische Anordnung wie im Wirbel, sondern läßt mehr oder minder deutlich radiär von der langen Hinter- zu der kurzen Vorderseite dieses Blockwirbels ziehende, am Knickungswinkel im Bereich einer verstärkten Kortikalis ansetzende Spongiosazüge erkennen. Noch regelmäßiger kommt die Verschmelzung der Bögen durch Ankylose der Intervertebralgelenke und teilweise Verknöcherung von Ligamenten zustande. Den stärksten Umbau bieten hier die Dornfortsätze dar, die meist kurz und stumpf werden und zum Teil nach aufwärts gerichtet sind, dabei bildet sich wieder eine klare Kurvenlinie aus, die alle Dornfortsatzspitzen verbindet, so daß hier offenbar nicht einfache Atrophie, sondern Umbau entsprechend den geänderten Bedingungen für Bänder und Rückenmuskulatur vorliegt. Zu entsprechenden Ergebnissen gelangte auch LOESCHCKE. Ähnlich zeigen durchaus organisch-bedingt anmutende Richtungsabweichung und Verkleinerung die Lendenquerfortsätze im Gibbusbereich. Dabei spielt wohl bei früh erworbenem Gibbus neben Atrophie auch Wachstumshemmung in diesem Abschnitt eine Rolle. Die höher und tiefer liegenden Wirbelsäulenabschnitte zeigen kompensatorische Lordose mit Dehnung der vorderen und Kompression der hinteren Bandscheibenabschnitte. Desgleichen konnte ich an einem frisch mit den Weichteilen fixierten Gibbus ein stärkeres Klaffen des oberen Abschnittes des Intervertebralgelenks bei Anstemmen der beiden unteren Gelenkränder aneinander feststellen, besonders deutlich an dem unmittelbar über dem Gibbus gelegenen Wirbel, gleichfalls ein Zeichen forcierter Lordose. Gelegentlich kann man an den oben und unten an den Gibbus grenzenden Wirbelkörpern Zeichen gesteigerten Längenwachstums in Form langer, schmaler Gestalt erkennen (Abb. 40), was wohl immer als Hinweis auf früh in der Wachstumsperiode erworbenen Gibbus zu deuten ist. SCHMORL und JUNGHANNS beschrieben gleichfalls derartige lordotische Langwirbel im infragibbären Abschnitt.

B. Die Thoraxdeformitäten.

Der Thorax stellt funktionell ein Ganzes dar, wie LOESCHCKE mit Recht betont, und deshalb ist es nötig, noch die Gesamtformänderungen des Brustkorbs bei den Deformitäten der Wirbelsäule zu besprechen. Die nähere Kenntnis der Thoraxformen beim tuberkulösen Gibbus geht auf LANNELONGUE zurück; der Thorax bei seniler Kyphose, Gibbus und Kyphoskoliose ist von LOESCHCKE und seiner Schülerin E. MEYER eingehend studiert und in seiner Formentstehung weitgehend aufgeklärt

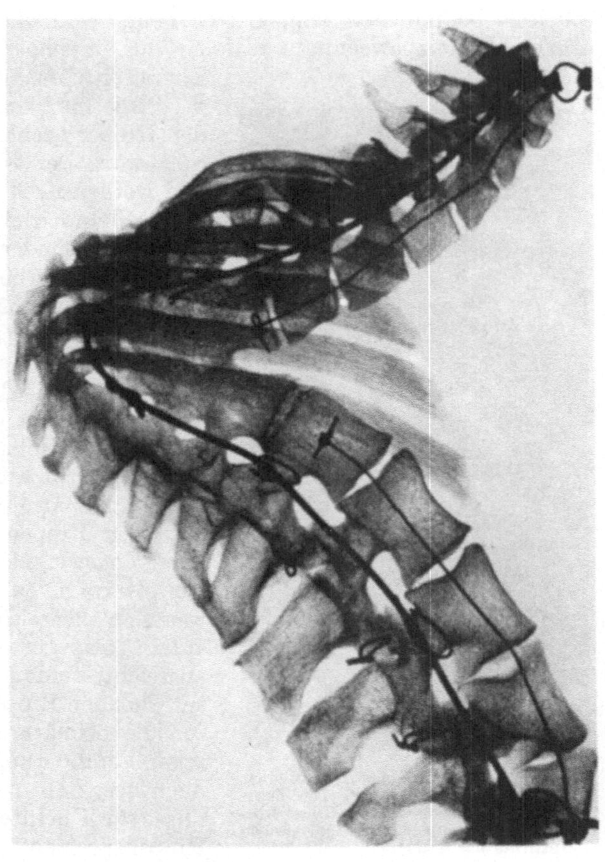

Abb. 40. Mit symmetrischem Wirbelblock (aus 12 Segmenten) geheilte tuberkulöse Karies, Umbau der Dornfortsätze entsprechend der Bänderspannung, lordotische „Langwirbel" durch vermehrtes Höhenwachstum im infragibbären Abschnitt. (34 Jahre, ♀, Musealpräparat des Berliner Pathologischen Instituts, Röntgenbild der sagittal halbierten Wirbelsäule, Wiedergabe ¹/₂.)

worden. Da in diesem Handbuch (III/1) durch LOESCHCKE selbst bei der Besprechung des Lungenemphysems die Genese der Thoraxformen skizziert wurde, kann ich mich hier kurz fassen und vor allem bezüglich der geometrischen Ableitung der Thoraxverformung und der Abänderung der Rippenhalsachsen auf LOESCHCKEs Darstellung verweisen, um unnötige Wiederholungen zu vermeiden.

1. Thoraxform bei Kyphose.

LOESCHCKE wies nach, daß die Thoraxform nur abhängig von Sitz und Größe des Knickungswinkels der Wirbelsäule, aber unabhängig von der Ätiologie der Kyphose. Das ist gewiß richtig, und doch scheiden sich die beiden großen ätiologischen Gruppen auch in ihrem Aussehen: Einerseits die arkuären, meist senilen Kyphosen mit relativ stumpfem und nicht auf ein kleines Wirbelsäulensegment beschränktem „Knickungswinkel", die immer in der Dorsalwirbelsäule ihren Krümmungsscheitel haben, andererseits die spitzwinkligen Gibben, meist nach Wirbeltuberkulose, seltener nach Trauma entstanden, die nicht immer ihren Krümmungsscheitel oder besser Knickungswinkel in der Brustwirbelsäule haben. Für alle Fälle gilt LOESCHCKEs Angabe, daß die oberhalb des Krümmungsscheitels befindlichen Rippen sich heben und die unterhalb befindlichen sich senken (Spreizbewegung). Infolge der Kyphose nimmt der kraniokaudale Thoraxdurchmesser ab, der anteroposteriore zu. Die notwendigen Stellungsänderungen der Rippen gehen weit über den möglichen Spielraum der Kostovertebralgelenke hinaus und werden nach LOESCHCKEs Angaben weder durch Bänderdehnung noch durch Gelenklockerung, sondern durch ausgedehnten Knochenumbau herbeigeführt. Dieser Umbau betrifft die Rippenhälse und die Querfortsätze, an den oberen Rippen sind sie in schweren Fällen außerdem noch stark über die Fläche nach oben gebogen. Die Rippenhälse können nach dem Umbau mehr quer gestellt sein, so daß eine gewisse Hebung und Senkung des Thorax unter Verzicht auf die seitlichen Exkursionen der Flankenatmung wieder möglich wird. Die mittleren Rippen (d. h. die in der Nähe des Knickungswinkels) streben auf kürzestem Wege dem Sternum zu und werden dabei gestreckt, was sich als seitliche Abflachung des Thorax äußert (LOESCHCKE). Da diese Streckung nicht ausreicht, kommt es zur Verlängerung der entsprechenden Rippenknorpel, die A. W. FREUND für die primäre, zum Lungenemphysem führende Veränderung ansah, während LOESCHCKE nachwies, daß die primäre Änderung die Kyphose sei. Die Interkostalräume sind infolge der Rippenspreizung ober und unter dem Krümmungsscheitel verbreitert, während in der mitt-

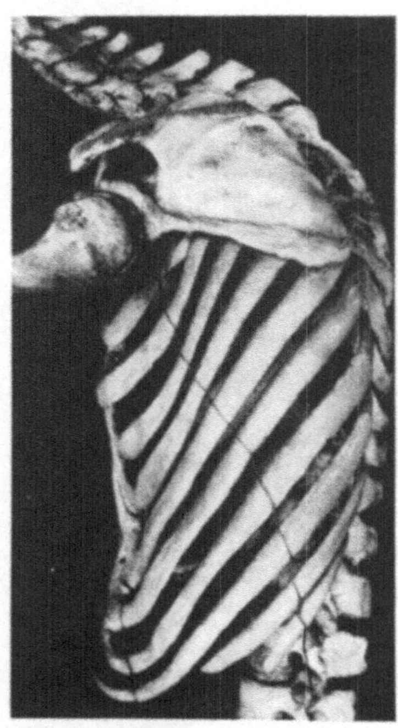

Abb. 41. Senil kyphotischer Thorax einer 65 jährigen chondrodystrophischen Zwergin, Krümmungsscheitel am 4. Brustwirbel (Skelet im Museum des Pathologischen Instituts der Universität Buffalo).

leren Zone die Rippen einander genähert sind und sich überschichten können. Als Ausdruck der Entlastung der vorderen Längsmuskulatur bei Kyphose fand LOESCHCKE regelmäßig durch Wägung eine Atrophie des Sternocleidomastoideus und Rectus abdominis, obwohl der erstere infolge seiner angenäherten Ansatzpunkte oft stärker vorspringt und so eine Hypertrophie vortäuscht.

Betrachten wir nun die verschiedenen Formen der arkuären Kyphosen in bezug auf ihre Thoraxform. Darstellungen der anatomischen Verhältnisse des Thorax bei juveniler Kyphose sind mir nicht bekannt. Bei seniler Kyphose sitzt der Krümmungsscheitel meist in der mittleren Brustwirbelsäule, und so kommt es durch die starke Hebung der oberen Rippen zu dem faßförmigen starren Thorax, der besonders in den oberen Abschnitten sehr stark erweitert ist (Emphysematikerthorax). Bei sehr hohem Sitz der senilen Kyphose werden entsprechend LOESCHCKEs Regel die meisten, weil unterhalb des Krümmungsscheitels befindlichen Rippen gesenkt, wodurch eine starke anteroposteriore Einengung des unteren Thoraxabschnittes zustande kommt. Dabei kann sich der Rippenbogen nach vorne aufkrempeln, was ich als Ausdruck des Widerstandes auffassen möchte, den die Bauchorgane dieser Einengung entgegensetzen. Diese bisher offenbar nicht beachtete Veränderung zeigt eine senile Kyphose, die LOESCHCKE abbildet, genau gleich wie der Thorax einer chondrodystrophischen Greisin (Abb. 41) im Museum des Pathologischen Instituts in Buffalo. In beiden Fällen liegt der Krümmungsscheitel am 4. Brustwirbel. Die faßförmige Erweiterung konnte ich auch an dem völlig synostosierten Thorax eines BECHTEREW-Skelets in der Buffaloer Sammlung nachweisen, bei dem der Krümmungs-scheitel am 6. Brustwirbel liegt. Die Form des Thorax ist also bei arkuären Kyphosen sicher unabhängig von ihrer Ätiologie.

Viel mannigfaltiger sind die Thorax-formen bei Gibbus, weil der Knik-kungswinkel in seinem Ausmaß stärker variiert als bei der arkuären Kyphose und weil er auch außerhalb der Brustwirbelsäule

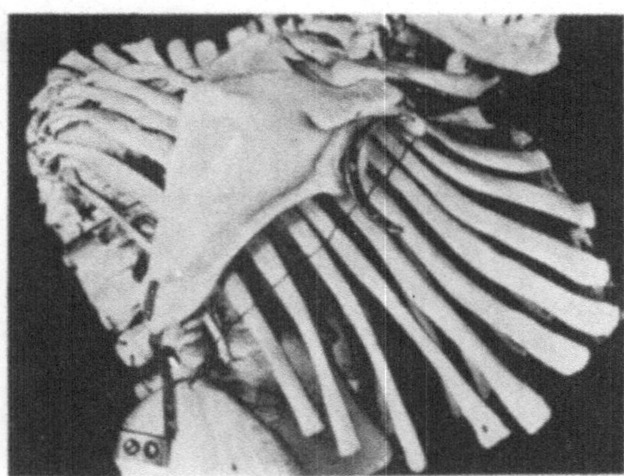

a   b

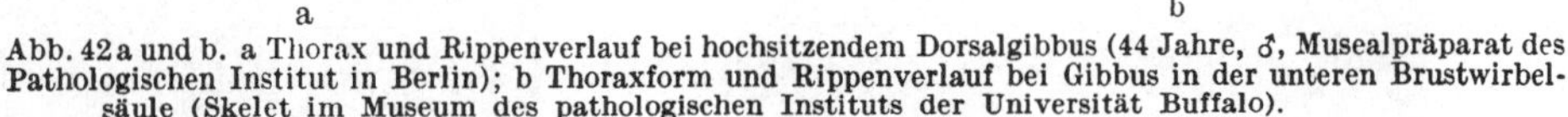

Abb. 42a und b. a Thorax und Rippenverlauf bei hochsitzendem Dorsalgibbus (44 Jahre, ♂, Musealpräparat des Pathologischen Institut in Berlin); b Thoraxform und Rippenverlauf bei Gibbus in der unteren Brustwirbel-säule (Skelet im Museum des pathologischen Instituts der Universität Buffalo).

gelegen sein kann. LANNELONGUE stellte drei Typen der Thoraxform bei tuberku-lösem Gibbus auf: 1. Bei Sitz des Gibbus in der oberen Brustwirbelsäule, starker winkliger Knickung und Abgang der oberen Rippen vom oberen Gibbusschenkel verlaufen die Rippen fast senkrecht absteigend. Der Thorax zeigt Höhenzunahme und anteroposteriore Abflachung ohne wesentliche Breitenänderung; die Zwerch-fellatmung ist erschwert. 2. Bei Sitz des Gibbus in der unteren Brustwirbel-säule ist der Rippenverlauf horizontal bis aufsteigend, das Sternum nähert sich der Horizontalen. Es besteht Inspirationsstellung, der Thorax ist niedrig und tief. 3. Bei Sitz des Gibbus an der Dorsolumbalgrenze entsteht mehr Faßform des Thorax und winklige Knickung zwischen Manubrium und Corpus sterni. Die scheinbaren Widersprüche zwischen diesen Angaben und der LOESCHCKEschen Regel bestehen nur in Wahl des Beziehungspunktes der Rippenabweichung. LANNELONGUE bezieht die Stellung der Rippen auf die Vertikalachse des stehenden Menschen ohne Rücksicht auf die Wirbelsäulenverkrümmung, während LOESCHCKE von Hebung und Senkung der Rippen in bezug auf ihr zugehöriges Wirbelsegment spricht. Ist der Gibbus in der Mitte der Brustwirbelsäule gelegen, so deckt sich LOESCHCKEs Beziehung auf das Segment mit dem optischen Eindruck bei Betrachtung des aufrechten Skelets, während bei sehr hoch oder sehr tief sitzendem Gibbus die Beziehung auf das Segment und die auf die Vertikalachse sich nicht decken. Loeschcke analysierte geometrisch Gibbus bei Sitz in der mittleren oder unteren Brustwirbelsäule, doch gelten seine Feststellungen über den Rippenverlauf für alle Fälle, wobei allerdings für die sehr hohen und sehr tiefen Gibben noch gewisse Besonderheiten hinzukommen. So zeigt das Präparat eines hochsitzenden Dorsalgibbus der Berliner Sammlung, wie die fast senkrecht (in bezug auf die Vertikalachse) absteigenden Rippen mantelartig die Wirbelsäule umgeben, trotzdem sind tatsächlich auch hier die vier obersten Rippen stark in bezug auf ihr Wirbelsegment gehoben und über die Fläche nach oben S-förmig gekrümmt. Die 5. Rippe ist in bezug auf ihren Wirbel horizontal und verläuft rein gestreckt, während die untersten Rippen gesenkt und nach unten S-förmig verkrümmt sind (Abb. 42a). Bei Sitz des Gibbus in der unteren Brustwirbelsäule zeigt der Thorax große Tiefe, und die Rippen laufen in bezug auf die Vertikalachse des Körpers mehr horizontal,

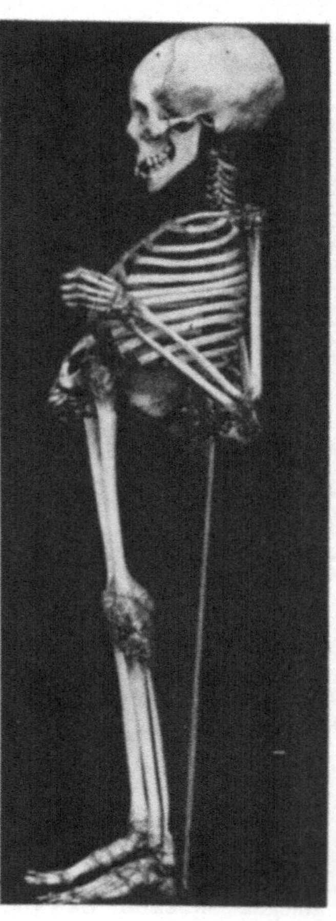

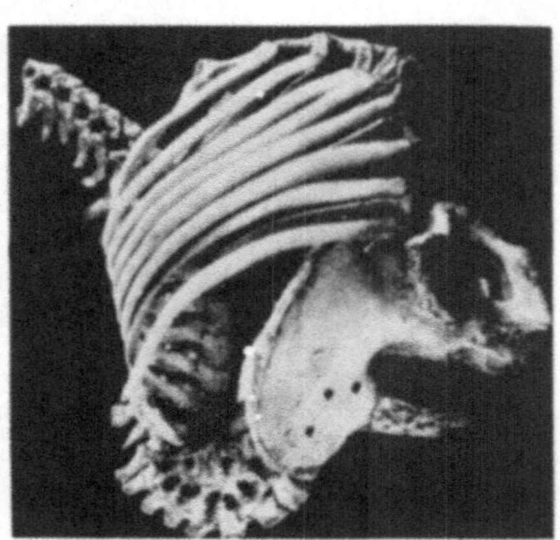

a   b

Abb. 43a und b. Thoraxformen bei lumbalem Gibbus. a Typischer Befund mit Zusammendrängung der im Bereich der supragibbären Lordose gelegenen Rippen und Verminderung der Beckenneigung (Sammlungspräparat des Göttinger Pathologischen Instituts); b atypischer Befund mit dorsaler Kippung des Beckens, ballonförmigem Thorax und gestreckter Dorsalwirbelsäule (etwa 10jähriges Kind, Sammlungspräparat des Berliner Pathologischen Instituts).

wie dies ein Skelet der Sammlung des Pathologischen Instituts in Buffalo typisch zeigt (Abb. 42b).

Die unteren Rippen können in ihrer Form auch dadurch beeinflußt werden, daß sie am Beckenkamm Widerstand finden. Sie können nach außen oder nach innen vom Darmbeinkamm verlagert sein, was naturgemäß ihre Längskrümmung beeinflußt. Bei rein lumbalem Sitz des Gibbus sind alle Rippen in bezug auf ihre Wirbel stark gehoben, trotzdem können sie stark absteigend in bezug auf die Vertikalachse verlaufen, wie dies ein Göttinger Sammlungspräparat deutlich zeigt (Abb. 43a). Hier ist der ganze Rippenkorb über die Beckenschaufel darübergehängt und findet in der Symphysengegend Widerlager, wodurch die Rippen dachziegelartig zusammengeschoben werden. Während in den meisten Fällen die Verringerung der Beckenneigung zusammen mit der kompensatorischen Lordose der Wiederherstellung stabilen Gleichgewichts durch Rückverlegung des Schwerpunkts und der Ermöglichung einer horizontalen Blicklinie dienen, kann in seltenen Fällen die Kompensation durch eine vollkommene Kippung des Beckeneingangs nach rückwärts erzielt werden, was schon LANNELONGUE bekannt war. Dies zeigt besonders deutlich das Skelet eines etwa 10jährigen Kindes mit Lumbalgibbus in der Berliner Sammlung (Abb. 43b). Brust- und Halswirbelsäule ist kompensatorisch gestreckt, und der Thorax ist ballonförmig, vorne auch durch den Widerstand der Symphyse hochgedrängt.

Was das Verhalten der inneren Organe im Gibbusthorax betrifft, gibt LOESCHCKE an, daß das Herz nach oben verdrängt sei und daß die erweiterte Thoraxkuppel den oberen Teil des Unterlappens statt des Oberlappens enthalten könne. Nach WULLSTEIN ist der Ösophagus meist nicht geknickt und auch die Cava inferior höchstens durch leichte Schlängelung der Verkürzung angepaßt. Dagegen ist die Aorta fest an die Wirbelsäule fixiert und weist oft multiple Knickungen mit Torsion und Einengung auf, die bis zur Anämie der unteren Körperhälfte gehen kann (KIRMISSON, BOUCHACOURT). LANNELONGUE fand proximal von dem thorakalen Knick die Aorta erweitert und den linken Ventrikel hypertrophiert. Weiter unten bestand noch eine bajonettförmige Abknickung der Aorta, da die linke Vena renalis ein Tiefertreten verhinderte. WULLSTEIN erwähnt zwei ähnliche Beobachtungen (VIRCHOW-Museum, BACHMANN).

2. Thoraxform bei Skoliose und Kyphoskoliose.

Während bei der Kyphose und beim Gibbus der Thorax symmetrisch deformiert wird, führt die Verbiegung der Wirbelsäule in der Frontalebene zur asymmetrischen Thoraxdeformität. Nach LOESCHCKEs und E. MEYERs Untersuchungen bedingt auch hier die Abnahme der Gesamthöhe der Wirbelsäule eine Rippenspreizung. Dabei verkleinern oberhalb des Krümmungsscheitels die konvexseitigen Rippen ihren Winkel zur Wirbelsäule stark, während ihn die konkavseitigen im selben Maße vergrößern. Unterhalb des Krümmungsscheitels sind die Verhältnisse gerade umgekehrt. Da nun meist noch eine kyphotische Komponente hinzukommt, wirkt diese gleichsinnig auf der Konkavseite und gegensinnig auf der Konvexseite (Diagramme siehe bei LOESCHCKE, dieses Handbuch, Bd. III/1). Diese entgegengesetzten Wirkungen gleichen sich aber nicht aus, da die skoliotische Komponente die Rippenhälse und die dorsalen Abschnitte beeinflußt, während die kyphotische Komponente am Sternalende der Rippe angreift. So wird die Rippe paravertebral durch die skoliotische Komponente gesenkt und durch die kyphotische Komponente über die Fläche mit ihrem sternalen Ende nach aufwärts gebogen. Auch hier erfolgen diese Änderungen nicht durch Gelenk- oder Bänderlockerung, sondern durch ausgedehnten Umbau der Querfortsätze und der Rippenhälse. Die umformenden Kräfte erblickt LOESCHCKE vor allem in den oberflächlichen und tiefen, sich schräg durchkreuzenden Muskelketten, welche die Rippen durchflechten und fixieren, den Thorax mantelförmig umgeben und mit dem Becken verbinden. Es kommt zu einer starken Dehnungsspannung der konvexseitigen Muskulatur, die durch Verkürzung wieder ins Gleichgewicht zu kommen sucht und so allmählich die konvexseitige Thoraxwand einwärts preßt. LOESCHCKE weist dabei darauf hin, daß auch bei hochgradigen Kyphoskoliosen der Verlauf der lateralen Muskelzüge vom Hals zum Becken ein ziemlich geradliniger ist (Abb. 44a und b). Die Thoraxwand wird allmählich bis an die Konvexität der Wirbelkörperkrümmung herangepreßt (Abb. 45a und b), die ein Widerstand gegen die weitere Medialverdrängung wird und so den Rippenbuckel hervorruft, der eigentlich ein Wirbelkörperbuckel sei (LOESCHCKE). Dabei kann die Lunge ganz aus ihrem Platz verdrängt werden, und die Rippen können bis zur Infraktion durch Druckatrophie kommen. Diese laterale Muskelwirkung flacht die Krümmung der Rippe ab und entfaltet eine Schubwirkung auf Rippenhals und Querfortsatz, in der LOESCHCKE die Ursache der Wirbelrotation sieht. Diese Wirkungen treten bei wachsenden Individuen allmählich unter Abänderung des Wachstums ein. Dadurch winden sich konvexseitig die Rippen eng um die Wirbelkörper und zeigen weiter vorne laterale Abflachung, während konkavseitig die Rippenhälse ausgesprochene Krümmungsverminderung aber starke Verlagerung der

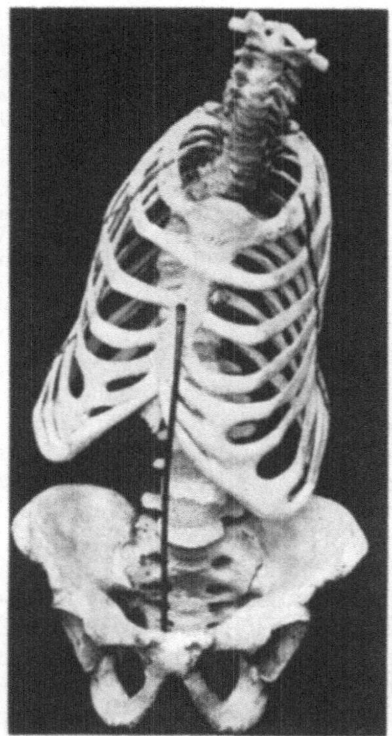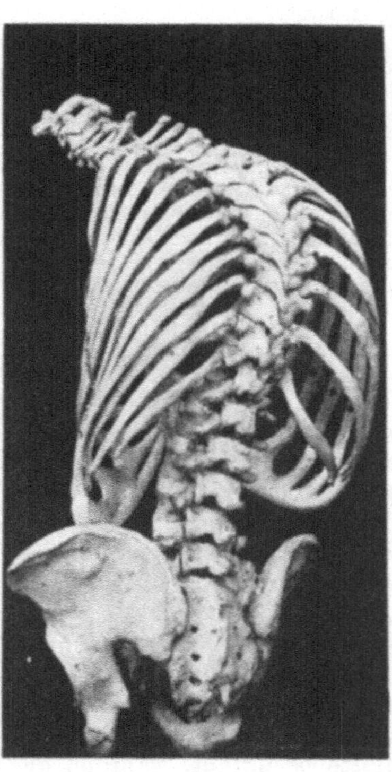

a   b

Abb. 44a und b. Rumpf eines Kyphoskoliotikers, von H. VIRCHOW nach Form aufgestellt, mit guter Einfügung des Brustkorbs in den Muskelmantel. a Vorderansicht; b schräg von hinten (der Abstand zwischen dem Dornfortsatz von C_7 und D_1 ist durch Lösung eines Drahtes bedingt). (Sammlungspräparat des Berliner Pathologischen Instituts.)

Gelenkflächen zeigen. Dabei werden die Rippen durch den Muskelmantel möglichst in horizontaler Stellung festgehalten. Der Raum ist im skoliotischen Thorax immer im ganzen verkleinert, doch kommen partielle Erweiterungen mit Lungendehnung z. B. an der konkavseitigen Lungenspitze vor (E. MEYER).

Diese Darstellung LOESCHCKEs trifft zweifellos für die große Mehrzahl der Kyphoskoliosen zu, aber es gibt Einzelfälle, in denen der Rippenkorb sowohl in der seitlichen Abweichung als in der Achsendrehung mehr der Wirbelsäule folgt als gewöhnlich. Gerade in diesen Fällen sind die sekundären Deformierungen des Thorax sehr gering und mehr auf die wirbelnahen Teile der Rippen beschränkt, während vorne, abgesehen von Achsenabweichung und Verdrehung des ganzen Brustkorbes, an Rippen, Sternum und Interkostalräumen keine stärkeren Veränderungen erkennbar sind. Mir sind 3 Fälle dieser Art bekannt, von denen 2 typische möglicherweise rachitische Kyphoskoliosen betreffen.

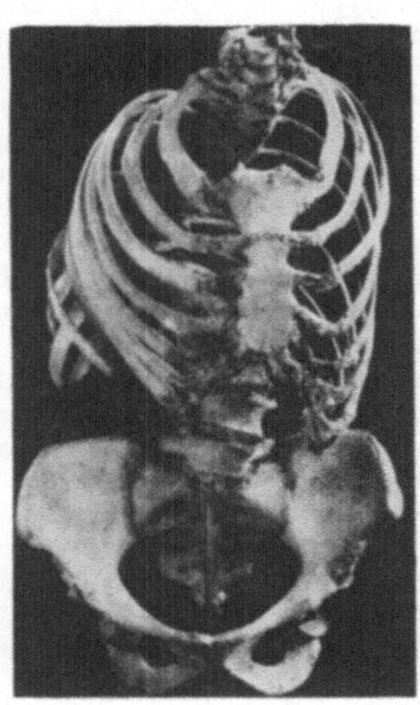
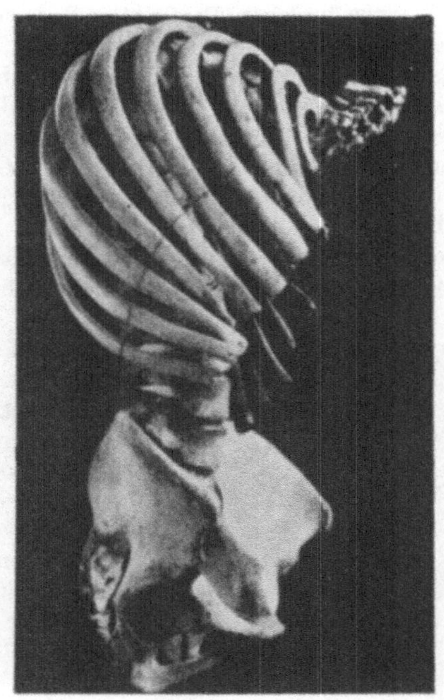

a   b

Abb. 45 a und b. a Rumpf mit hochgradiger rechtskonvexer Dorsalskoliose, aber nur sehr geringer Asymmetrie der Brustkorbvorderseite und nahezu normaler Einfügung in den Muskelmantel; b Adaptation von Rippenform und Verlauf im Bereich des Rippenbuckels einer rechtskonvexen Dorsalskoliose (beides Präparate des Göttinger Pathologischen Instituts ohne nähere Angaben).

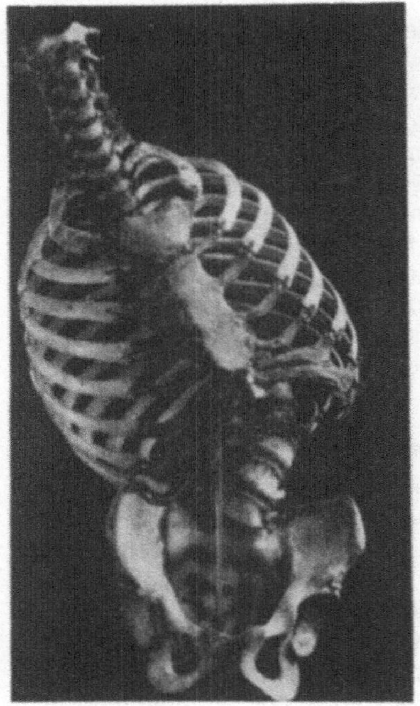
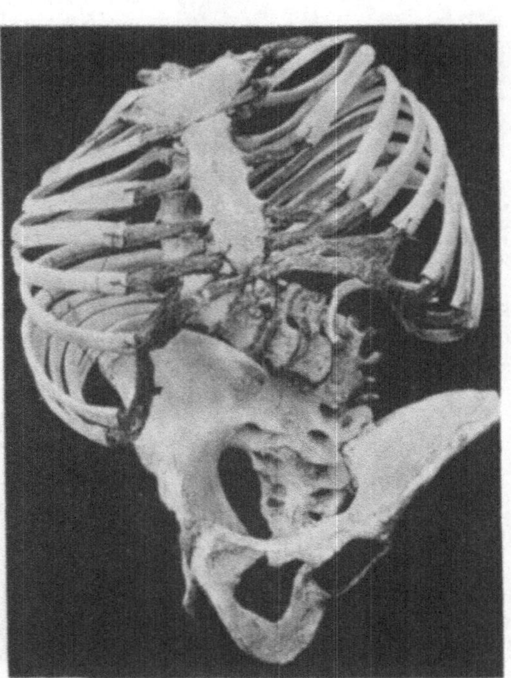

Abb. 46.   Abb. 47.

Abb. 46. Linkskonvexe Dorsolumbalskoliose mit Schiefstellung und Überhängen des Thorax fast ohne Formänderung desselben (Musealpräparat des Göttinger Pathologischen Instituts ohne nähere Angaben).

Abb. 47. Lumbosakralgibbus und NAEGELE-Becken, kombiniert mit rechtsseitiger Dorsalskoliose, eigenartige Faßform und seitliche Verdrehung des Thorax bei geringer Deformierung der Rippen (Sammlungspräparat des Berliner Pathologischen Instituts).

Es handelt sich um ein Skelet eines 63jährigen Kyphoskoliotikers der v. Hanse-mannschen Sammlung, das jetzt im Berliner Pathologischen Museum steht, ferner um ein Rumpfskelet der Göttinger Sammlung, von dem nähere Angaben unbekannt sind (Abb. 46). Gerade in diesem Fall einer hochgradigen linkskonvexen Dorsolumbalskoliose mit starker Achsendrehung ist die Regelmäßigkeit von Rippenverlauf und Sternum geradezu überraschend. Dieser Thorax ist etwas ballonartig aufgetrieben und vor allem sehr breit. Noch ausgeprägter sind diese Eigenheiten in dem 3. Fall, der ein im Berliner Pathologischen Institut aufbewahrtes Rumpfskelet betrifft (Abb. 47). Es handelt sich um eine Lumbosakralkyphose nach Wirbeltuberkulose, außerdem besteht ein schräg verengtes Naegelesches Becken bei Synostose nach Tuberkulose des rechten Sakroiliakalgelenkes und eine starke rechtskonvexe Dorsalskoliose. Der Thorax ist sehr breit, niedrig und besonders oben stärker ballonartig erweitert, mit stärkerer Spreizung der Rippen. Dabei ist aber die Sagittalachse des Thorax gegenüber der des Beckens sehr stark verdreht, nebenbei sind die unteren rechten Rippen durch Aufstauchung auf dem Beckenkamm zusammengedrängt. Das gemeinsame an diesen Fällen ist, daß ihre Thoraxform und Thoraxstellung sich nicht der Linienführung des Muskelmantels einfügt und eine Reihe sekundärer Deformierungen vermissen läßt, die Loeschcke gerade auf die Muskelwirkung zurückführt. Es ist also naheliegend anzunehmen, daß in diesen Fällen die Thoraxmuskulatur nicht kräftig genug war, dem verformten Thoraxskelet die den Spannungsverhältnissen des Muskelmantels am besten angepaßte Form aufzuzwingen. Vielleicht spielt hier auch der Zeitpunkt der Entstehung der Skoliose eine Rolle, da bei späterer Entstehung

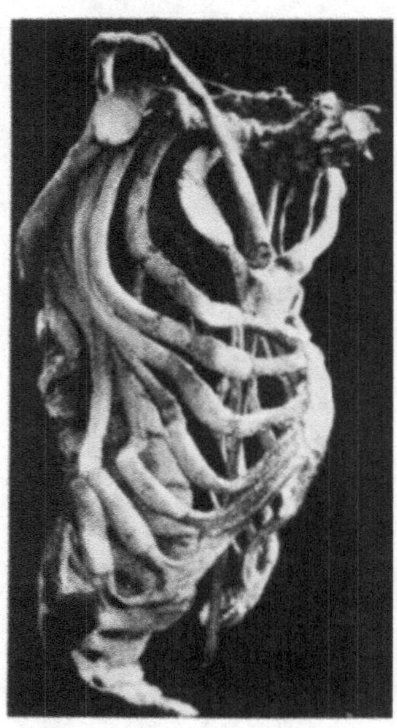

Abb. 48. Osteomalazischer Thorax mit seitlicher Eindellung der Rippen durch das Gewicht des Armes und Deformierung des Sternums (Sammlungspräparat des Göttinger Pathologischen Instituts).

geringere adaptive Thoraxverformungen zu erwarten wären. Über Verhalten der Muskulatur und Zeitpunkt der Skoliosenentstehung fehlen in diesen Fällen alle Angaben, und sogar die Ätiologie der Skoliose ist durchaus unsicher.

5. Sonstige Thoraxdeformitäten.

Die rachitischen Thoraxdeformitäten, soweit sie nicht im Rahmen der Skoliose und Kyphoskoliose schon erörtert wurden, werden bei den Deformitäten des Sternums besprochen, da sie sich im wesentlichen an diesem ausprägen.

Bei der Osteomalacie, die öfter mit reiner Kyphose als mit Kyphoskoliose einhergeht, ist nach M. B. Schmidt der Thorax meist von oben nach unten verkürzt, seitlich abgeflacht und von vorne nach hinten vertieft. Formbesonderheiten ergeben sich noch aus der besonderen Knochenbiegsamkeit. Das Gewicht der anliegenden Arme genügt, den Brustkorb seitlich muldenförmig einzudellen, so daß sein Umriß an den eines Geigenkörpers erinnert, wie dies besonders deutlich an einem alten Göttinger Sammlungspräparat hervortritt (Abb. 48). Diese Verbiegung kann mit oder ohne Infraktionen der Rippen einhergehen. Ähnliche Deformitäten sind bei einer mit hochgradiger Knochenweichheit einhergehenden, generalisierten Osteodystrophia fibrosa möglich; persönlich ist mir kein solcher Fall bekannt.

Schließlich sei noch kurz eingegangen auf den von JUNGMANN aufgestellten Begriff des Senk- und Plattrumpfes, den er als Ausdruck statisch-dynamischer Dekompensation bei Versagen der Selbstkompensation des Rumpfes gegenüber der Schwerkraftwirkung auffaßt. Durch Überlastung, Trauma, endokrine Störungen oder konstitutionelle Besonderheiten kommt es zu einer Abflachung des Thorax, bis diese Senkung an mechanischen Konstruktionswiderständen scheitert. Dabei sind bei Belastung in Grenzstellung der Gelenke die Abnützungserscheinungen größer, so daß sich reaktive und deformierende Gelenkveränderungen ausbilden können. Klinisch können dadurch die verschiedensten Lokalsymptome hervorgerufen werden. JUNG-MANN hält den Senk- und Plattrumpf für häufiger als Senk- und Plattfuß und meint, daß damit auch die Ptose innerer Organe ihre Erklärung fände.

4. Deformitäten des Sternums (Trichterbrust).

Hier sollen kurz die Deformitäten besprochen werden, die vor allem das Sternum und die angrenzenden Teile der vorderen Thoraxwand betreffen, welche allerdings nur zum Teil Beziehungen zu mechanischen Einwirkungen haben.

Dies gilt vor allem für die von W. EBSTEIN als Trichterbrust bezeichnete Deformität des unteren Sternalteils (Abb. 49). Ursprünglich hat man hier in erster Linie an Folgen einer Berufsschädigung gedacht, wobei teils besonders gebückte Haltung, teils das Anstemmen von Werkzeugen gegen das Sternum für die

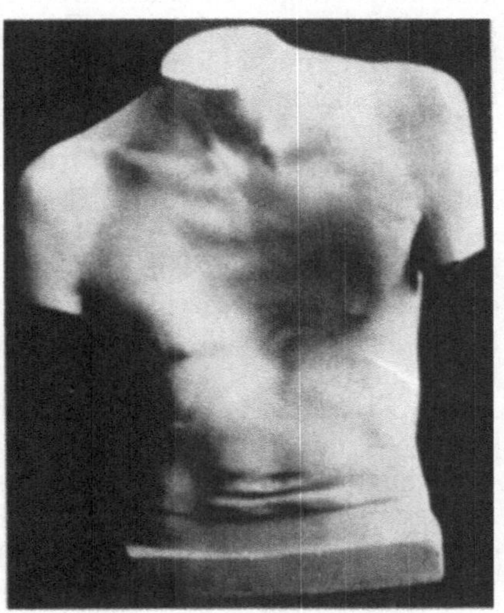

Abb. 49. Gipsabguß eines Thorax mit „kongenitalem Kollaps des Sternums" in der Sammlung des Göttinger Pathologischen Instituts (nach Mitteilung von J. ORTH an W. EBSTEIN jun. um 1850 — also lange vor Beschreibung der Trichterbrust — angefertigt).

Deformität verantwortlich gemacht wurden. Aus diesen Vorstellungen erklären sich die Bezeichnungen Schusterbrust, Töpferbrust, Schneiderbrust. Im Sinne dieser Erklärung schien auch die Tatsache zu sprechen, daß die Trichterbrust sehr viel häufiger bei Männern als bei Frauen angetroffen wird. So stellte E. EBSTEIN aus der klinischen Literatur 97 Beobachtungen von Trichterbrust zusammen, von denen 87 Männer und nur 10 Frauen betrafen. Im neueren Schrifttum finde ich nur die Angabe CIMAS, daß eine Art Trichterbrust bei Plätterinnen durch den Druck des Plätteisengriffes häufiger vorkomme. Spätere Untersuchungen ergaben aber keine Bestätigung dieser Annahmen, so daß heute recht einheitlich die Trichterbrust als in ihren Grundlagen schon angeborene Wachstumsstörung aufgefaßt wird. Die erste anatomische Untersuchung stammt von VERSÉ (1910), der eine im ganzen immer noch recht spärliche anatomische Kasuistik von BIEN, FRÜHWALD und STADTMÜLLER folgte. In dem einen von VERSÉS Fällen wiesen Vater und Sohn die Deformität auf, allerdings war der Vater Schuster und hatte der Sohn Rachitis, doch war die Trichterbrust schon vor Auftreten der Rachitis vorhanden. Sicher kann eine Berufsschädigung als Ursache der typischen hochgradigen Trichterbrust nicht allein verantwortlich gemacht werden, da einwandfreie Fälle anatomisch (VERSÉ,

BIEN, FRÜHWALD) und klinisch (FLUSSER) bei kleinen Kindern und Säuglingen beobachtet wurden. Allerdings läßt auch VERSÉ die Möglichkeit zu, daß gewisse geringgradige Eindellungen beruflich bedingt sein könnten, und er beschreibt selbst eine seichte, vorwiegend auf den Processus xiphoideus beschränkte Deformität bei einem alten Schuster. Es fällt in der kleinen anatomischen Kasuistik auf, daß auch FRÜHWALDS Fall, der wohl sicher in seiner Anlage kongenital war, da Abweichungen der Muskelansätze im Bereich der Deformität bestanden, einen Schuster betraf. Vielleicht kommt doch in gewissen Fällen beruflichen Schädigungen eine gewisse Bedeutung für den Grad der Deformierung zu. Bezüglich der Entstehung auf kongenitaler Grundlage sind verschiedene Ansichten geäußert worden. ZUCKERKANDL nahm an, daß bei Fruchtwassermangel und übermäßiger Zusammenrollung des Fetus das Kinn eine Eindellung des Sternums erzeugen könne. Es würde sich danach um eine intrauterine Belastungsdeformität handeln. MARCHAND und RIBBERT bestätigten diese Annahme für Neugeborene. In den MARCHANDschen Fällen paßten die Knie genau in die Vertiefung. BIEN und FRÜHWALD lehnen diese Vorstellungen ab und weisen darauf hin, daß nach den Untersuchungen von CH. MÜLLER normalerweise bei Embryonen von 32 mm Länge die vordere Brustwand mit der Sternalanlage von der 3. Rippe abwärts etwas einsinkt, so daß meist bei Feten, gelegentlich auch noch bei Neugeborenen eine leichte Delle nachweisbar sei. BIEN meint, daß die Trichterbrust nichts anderes als eine erhalten gebliebene und exzessiv ausgebildete Sternaldelle des Fetus sei. Hinsichtlich der Entstehung der Trichterbrust im Rahmen anderer Entwicklungsstörungen sei erwähnt, daß im Falle BIENs Zystennieren und Zystenleber bestand und daß GG. B. GRUBER hochgradige Trichterbrust bei Mikrognathie fand.

Bezüglich der Lokalisation dieser Wachstumsstörung wurden verschiedene Ansichten geäußert. VERSÉ fand auffallende Länge der Corpus sterni, SCHIFFER denkt an besonderes Längenwachstum der Rippenknorpel, während W. EBSTEIN verlangsamtes Wachstum von Brustbein und Schwertfortsatz annahm. Eine ganz andere Erklärung gibt FLUSSER, der Trichterbrust bei einigen Kindern nach schwerer Geburt beobachtete. Er meint, daß eine Geburtsschädigung des Nervus recurrens zu einer Posticuslähmung und damit zu einer dauernden Inspirationserschwerung führe, welche mit einer stärkeren Einziehung des unteren Sternalendes einhergeht. Tatsächlich war in einem seiner Fälle eine solche Lähmung nachgewiesen. E. EBSTEIN sah in dem einen Fall VERSÉs die Delle sich auf der Höhe der Inspiration vertiefen, und VERSÉ erwähnt einen Mann, der durch willkürliche Muskelanstrengung imstande war, eine Trichterbrust mäßigen Grades zu imitieren. RUPILIUS beobachtete geringgradige Trichterbrust bei Kropfkindern und führt sie auf die Atembehinderung zurück. In seltenen Fällen kann durch Thoraxquetschung mit Infraktion des Sternums eine Art traumatischer Trichterbrust hervorgerufen werden (EICHHORST, CURSCHMANN).

Durch die Deformität kann der Thorax in seinem anteroposterioren Durchmesser hochgradig eingeengt werden. Es kommt zu Raumbehinderung der Brustorgane. Besonders ist das Herz meist nach links verdrängt, im rechten Anteil dilatiert und hypertroph und kann auch schwielige Druckmarken am Epikard aufweisen. Ebenso kommen Druckatrophien und Kapselfibrose an umschriebenen Teilen der Leberoberfläche vor.

Ich konnte 2 Brustbeine von Trichterbrustfällen, die kürzlich von Prof. TERPLAN und Dr. SANES im Buffalo General Hospital obduziert wurden (A. 3144 und A. 3193) untersuchen. Beide betrafen alte Männer (60 und 66 Jahre), bei denen die Deformität das ganze Leben lang ohne Beziehung zu einer Berufsschädigung bestand. Nähere Familienanamnese war nicht verfügbar. Eine auffallende Länge des Corpus sterni im Sinne Versés war nicht nachweisbar. Die anatomischen Veränderungen sind insoferne verschieden, als in dem einen Fall (A. 3144) die Deformität völlig symmetrisch ist und in einer scharfen Knickung zwischen Corpus sterni und Schwertfortsatz besteht (Abb. 50), während in dem 2. Fall (A. 3193) die grubige Vertiefung hauptsächlich im Bereich der rechtsseitigen Rippenknorpel gelegen ist, so daß hier das untere Sternalende mehr die Seitenwand als den Grund des „Trichters" bildet. Infolgedessen ist hier das Sternum nicht nur eingedellt, sondern auch um seine Längsachse nach rechts torquiert. In geringem Maße ist übrigens auch im ersten Fall die Deformität der rechten Rippenknorpel stärker als die der linken. Im Gegensatz dazu fand Wolostnich die Vertiefung in der Herzgrube am tiefsten. Die inneren Organe zeigten im ersten Fall eine Druckmarke am rechten Ventrikel und eine grubige Atrophie an der Leberoberfläche sowie eine durch den rechten Rippenbogen bedingte Furche, im zweiten Fall war das ganze Herz nach links verschoben, daß es an der seitlichen Thoraxwand anstieß und den linken Unterlappen nach hinten und oben verdrängte. Röntgenologische und klinische Angaben über das Verhalten des Herzens finden sich bei H. Rösler sowie bei J. G. Carr.

Kurz erwähnt sei noch die als Kielbrust oder Hühnerbrust bekannte Deformität (Pectus carinatum sive gallinaceum). Es handelt sich dabei weniger um eine Deformierung des Sternums selbst als um eine Stellungsänderung des ganzen Sternums infolge seitlicher Abflachung des Thorax oder Verbiegung der Rippenknorpel. Vielfach handelt es sich dabei um rachitische Veränderungen (v. Recklinghausen). Bei dem Zustandekommen dieser kielartigen Vorwölbung des Brustbeins spielt wohl der inspiratorische Zug die Hauptrolle (M. B. Schmidt). Bei der malazischen Form

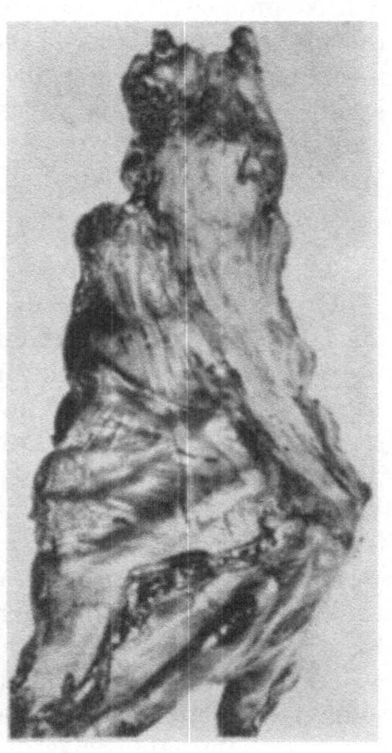

Abb. 50. Hochgradige Trichterbrust, Ansicht schräg von hinten (66 Jahre ♂, A. 3144 Buffalo General Hospital).

der Rachitis kann im Gegensatz dazu eine besondere Abflachung der vorderen Brustwand beobachtet werden, wobei der Thoraxquerschnitt mehr viereckige Form annimmt (v. Recklinghausen).

C. Die Deformitäten der oberen Extremität.

1. Verbiegungen der Armknochen.

Die Belastungsdeformitäten der oberen Extremität spielen naturgemäß im Vergleich mit der unteren Extremität nur eine sehr geringe Rolle. In erster Linie sind hier zu nennen mechanisch bedingte Verbiegungen des Humerus und der Vorderarmknochen bei pathologischen Prozessen mit allgemeiner Knochenweichheit. So beschreibt v. Recklinghausen kolbige Auftreibung des oberen Humerusendes bei rachitischen Kindern, welche das 3. Lebensjahr überschritten haben. Wenn die Arme mehr als Stütze und Ersatz der schwachen unteren Extremitäten verwendet werden, biegt sich das obere Humerusende nach medial, dabei kann sich an der Konkavseite der Krümmung an Hals und Schaft des Humerus Osteophyt ablagern. Ebenso kommen meist lateralkonvexe

Krümmungen mit oder ohne Infraktionen an den Vorderarmknochen vor. Ähnliche Verbiegungen können in schwersten Fällen von Osteomalazie (KAUFMANN) und generalisierter Osteodystrophia fibrosa (v. RECKLINGHAUSEN) vorkommen.

SATTA weist darauf hin, daß Humerus varus unter anderem auch bei Rachitis und Ostitis deformans vorkomme. Er führt die Verminderung der Neigung der oberen Humerusepiphyse auf Schwächung der Außenrotatoren und verstärkten Zug der Innenrotatoren zurück. MERLINI fand unter 21 Humeri von Kretinen und Akrozephalen 7 mit hochgradiger Varusdeformität. Er fand den Neigungswinkel um 115° (normal 145°) und den Drehungswinkel bis zu 8° (normal 75°) vermindert. Da Rachitiszeichen fehlten, denkt er an eine funktionell mechanische Erklärung, da diese Individuen oft Handgänger seien. Allerdings kommt der Humerus varus auch sonst beim Zwergwuchs, besonders bei der Chondrodystrophie vor (SATTA), so daß es nicht gesichert erscheint, ob diese Wachstumsstörung wirklich mechanisch bedingt ist.

2. Platthand.

GOLDTHWAIT führte aus, daß Platthand nicht so sehr selten vorkommt. Auch die Hand hat an der Palmarseite einen Längs- und Querbogen. Diese Gewölbe werden von der Muskulatur des Tenar und Hypotenar unter Mitwirkung des Lig. carpi transversum und der Plantarfascie zusammengehalten. Normal stützen sich die langen Palmarsehnen bei der Muskelkontraktion ulnar gegen den Hamulus ossis hamati und radial gegen das Multangulum majus. Bei Versagen der Muskulatur und Überdehnung der Bänder kommt es zur Abflachung und Verbreiterung der Hohlhand, dabei steht der Hamulus nach außen statt nach palmar und das Multangulum majus stellt sich schräg. Infolge dieser Änderungen finden die Sehnen nicht mehr genug Halt, sondern gleiten bei Kontraktion der Muskeln nach radial in die Weichteile ab. Dadurch entsteht weiterhin eine Steigerung der Abflachung des Handgewölbes, weil die Strecksehnen des Daumens nun lateral vom 1. Metakarpus zu liegen kommen. Daß die Platthand als Belastungsdeformität im gleichen Sinne wie der Plattfuß vorkommen kann, wies BÁRON nach. Er fand bei 6 langjährigen Handgängern zweimal ausgesprochene Platthände. Also auch die Hand kann diese schwere Belastung ohne Deformierung ertragen. Als Anpassung deutet BÁRON die besonders starke Entwicklung des Schultergürtels, des Thorax und der Brusteingeweide.

3. MADELUNGsche Deformität (Radius curvus).

Diese eigenartige Deformität des Handgelenks, die 1876 von MADELUNG an Hand von 12 Beobachtungen näher beschrieben wurde, muß hier kurz besprochen werden, da von manchen mechanische Momente für ihre Entstehung verantwortlich gemacht wurden. Das charakteristische ist eine volare Verschiebung der Hand gegenüber dem Vorderarm, wobei das distale Ende der Ulna stark hervortritt und so leicht eine Subluxation vorgetäuscht wird (MADELUNG). Die anatomische Grundlage dieser Fehlstellung der Hand ist eine volare Verkrümmung der unteren Radiusepiphyse (DUPLAY). Eine monographische Bearbeitung mit ausführlichen Schrifttumhinweisen gab MELCHIOR. Ich entnehme seiner Darstellung, daß die Deformität selten ist, ganz überwiegend häufig Frauen betrifft und in etwa der Hälfte der Fälle doppelseitig auftritt. Einzelne Fälle sollen schon kongenital, andere in früher Kindheit auftreten. Die meisten Fälle werden im Pubertätsalter bemerkbar und nur wenige entstehen nach dem 30. Lebensjahr. In einer Reihe von Fällen war familiäres Vorkommen nachgewiesen, und

Estor hält 40% der Fälle für hereditär. Auf die Frage der angeborenen und erblichen Madelungschen Deformität wird hier nicht eingegangen, da sie zweifellos nichts mit mechanischen Momenten zu tun hat und bei der Extremitätenpathologie in diesem Handbuch von Werthemann besprochen wird. Aber auch für die anderen Fälle ist eine mechanische Entstehung sehr fraglich. Dupuytren beschrieb schon vor Madelung derartige Deformitäten bei Druckern und Tucharbeitern und führte sie auf Bänderdehnung infolge Bedienung von Handpressen zurück. Madelung machte den Muskelzug bei angestrengter Handarbeit in Volarflexion verantwortlich. Auch Thiem und Gevaert wiesen auf berufliche Schädigung als Ursache hin. Allerdings war schon Madelung gezwungen, eine besondere Knochenweichheit anzunehmen. Siegrist hob hervor, daß man an Patienten mit Madelungscher Deformität meist auch andere Rachitiszeichen nachweisen könne und nach Melchior hält die Mehrzahl der neueren Autoren eine späte Form der Rachitis für die Ursache. In diesem Sinne äußert sich auch Catterina (1926). Bei dieser Annahme käme den mechanischen Momenten nur eine sekundäre Bedeutung zu. Trillmich glaubte demgegenüber die Deformität rein mechanisch als Folge eines ausgeprägten Cubitus valgus auffassen zu können, was ja auch die Bevorzugung des weiblichen Geschlechts erklären würde. In einer eigenen Beobachtung,

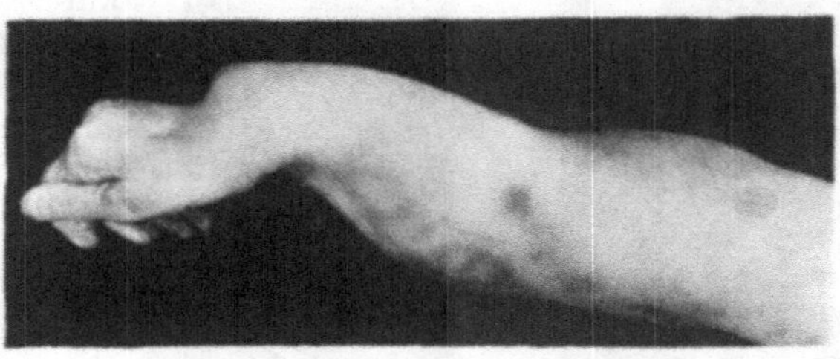

Abb. 51. Madelungsche Deformität des Handgelenks bei vermutlich chondro-dystrophischem Kleinwuchs (eigene Beobachtung, 53 Jahre, ♀, S. 414/35, Göttingen).

die nicht näher anatomisch untersucht werden konnte, war die Deformität bei einer vermutlich chondrodystrophischen, kleinwüchsigen Frau ausgeprägt (Abb. 51).

Anatomisch zeigt in vielen Fällen der ganze Radius eine nach dorsal und auswärts konvexe Verkrümmung. Die einander zugekehrten Seiten der Vorderarmknochen zeigen entsprechend dem Ansatz der Membrana interossea messerklingenartige Knochenvorsprünge. Ferner gibt Melchior an, daß der frühzeitige Schwund des ulnaren Teils der distalen Radiusepiphyse einen nahezu typischen Befund darstellt. Demnach wird die Deformität wohl in erster Linie als Wachstumsstörung aufzufassen sein (Ewald). Auch exostosenartige Knochenvorsprünge sind mehrfach beobachtet worden. Die Ulna ist wenig verändert. Die Handwurzel zeigt das Os lunatum, nach proximal aus der Reihe der Handwurzelknochen vorspringend. Die inverse Verkrümmung des Radius mit Vortäuschung einer dorsalen Subluxation der Hand ist von Kirmisson, de Witt-Stetten und Gaudier beschrieben worden. Trotzdem das Bild gerade entgegengesetzt ist wie bei der Madelungschen Deformität, gehören nach Melchiors Meinung beide Veränderungen nahe zusammen.

D. Die Deformitäten der unteren Extremität.

1. Die Deformitäten von Femur, Tibia und Fibula.

Die Besprechung kann hier auf die Deformitäten der Diaphysen der langen Röhrenknochen der unteren Extremität beschränkt werden, da die Verformungen der Epiphysen bei den entsprechenden Gelenkdeformitäten mitbehandelt werden. Stärkere Verbiegungen der Röhrenknochenschäfte kommen nur bei

Skeleterkrankungen vor, die mit einer Verminderung der physikalischen Widerstandsfähigkeit des Knochens gegenüber statischer und dynamischer Beanspruchung einhergehen. Solche Erkrankungen sind Rachitis, Osteomalazie und generalisierte Ostitis fibrosa. Von diesen führt die Ostitis fibrosa gelegentlich zu so hochgradiger Knochenweichheit,· daß die Knochen flexibel sind und völlig regellose Verbiegungen aufweisen können. Bezüglich der Osteomalazie betonen v. Recklinghausen und M. B. Schmidt, daß die Röhrenknochen meist keine stärkeren Deformitäten aufweisen, während vielfach die gegenteilige Auffassung vertreten wird (E. Kaufmann) und tatsächlich viele als Osteomalazie bezeichnete Sammlungsskelete schwere Extremitätenverkrümmungen aufweisen. Knochenverbiegungen bei akuter Osteomyelitis beschrieb Oberst. Am häufigsten und in gewissen Grenzen regelmäßigsten sind die rachitischen Verkrümmungen, denen die folgenden Ausführungen ausschließlich gewidmet sind. Sie kommen zustande durch Zusammenwirkung von Körperlast, Muskelzug und in Ausmaß und Richtung abgeändertem Wachstum. Daß dabei die statische Belastung eine nicht unwesentliche Rolle spielt, geht schon daraus hervor, daß rachitische Deformitäten der unteren Estremität sehr viel häufiger sind als solche der oberen Extremität. Welchen Anteil die einzelnen Faktoren an der Verbildung haben, läßt sich an der fertigen Deformität des Erwachsenen nicht mehr feststellen. Das gleiche gilt vielfach bezüglich der Lokalisation der primären Verbiegung in der Dia-, Meta- oder Epiphyse. Inwieweit echte Verbiegungen des weichen Knochens oder Infraktionen beim Zustandekommen der Deformitäten mitspielen, soll hier nicht weiter erörtert werden, da M. B. Schmidt in diesem Handbuch (Band IX/1) bei der Besprechung der Rachitis und Osteomalazie

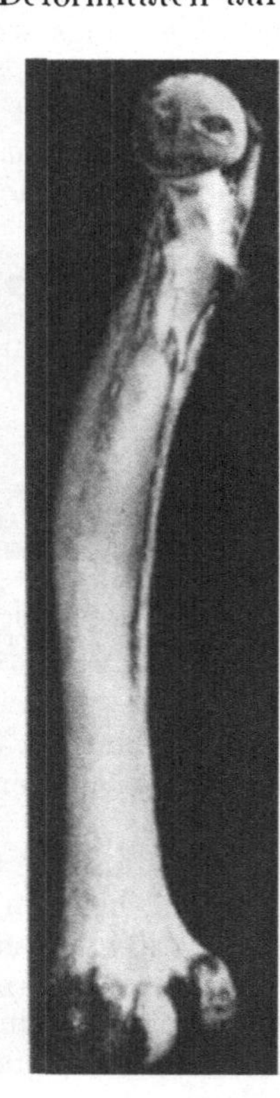

a   b

Abb. 52 a und b. a S-förmige rachitische Deformität des Beines (Sammlungspräparat des Berliner Pathologischen Instituts); b rachitische Deformität des Femur mit leistenartiger Verstärkung der Linea aspera (Sammlungspräparat des Göttinger Pathologischen Instituts).

auf diese Fragen näher eingegangen ist. Ich kann mich deshalb hier auf das formale und strukturelle Problem der fertigen Deformitäten beschränken. Schon v. Recklinghausen versuchte aus dem Studium der feineren Strukturen Zeitpunkt und Entstehungsmechanik der jeweiligen Deformität abzulesen.

Ganz allgemein läßt sich sagen, daß ein durchgebogener Knochenschaft nicht mehr durch gleichmäßig verteilten, in seiner mechanischen Längsachse wirkenden Druck auf seine Knickfähigkeit beansprucht wird, sondern daß nun auf der Konvexität verstärkte Zug- und auf der Konkavität vermehrte Druckwirkung geltend wird, während das ganze verkrümmte Knochenstück auf Biegung beansprucht wird. Diese geänderte Beanspruchung führt zu einer erheblichen Verdickung der Kortikalis auf der Konkavseite und zu einer

Abplattung des Knochens senkrecht auf die Ebene der Verbiegung. Die Verstärkung auf der Konkavseite entspricht der dort stärkeren Druckbelastung, was mit WOLFFs Vorstellungen gut übereinstimmt.

Die in bezug auf die Verkrümmung quere Abplattung ist mit einer Vergrößerung des Knochendurchmessers in der Ebene der Verkrümmung verbunden, wodurch die Biegungsfestigkeit in dieser Richtung bei gleichbleibendem Materialaufwand stark erhöht wird. Für die Richtigkeit dieser Tatsache sei nur ein Beispiel angeführt: Während man einen runden Eisenstab nach allen Seiten gleich leicht verbiegen kann, läßt sich eine Säbelklinge leicht über die Fläche, aber nicht über die Kante biegen. Diese Umbauvorgänge können als Anpassung im Sinne des ROUxschen Gesetzes der maximalen Leistung bei minimalem

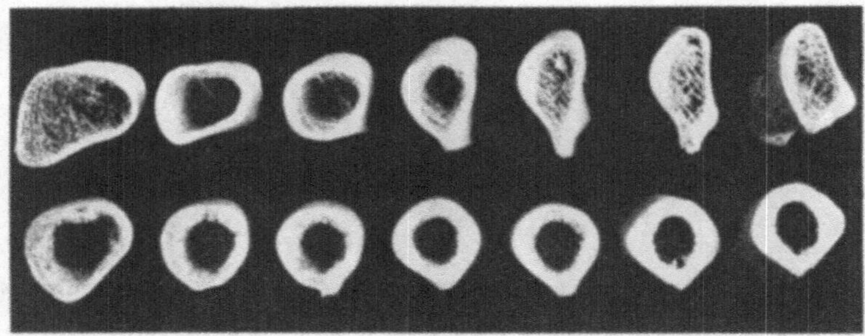

Abb. 53. Form- und Strukturänderung eines rachitisch deformierten Femur (obere Reihe) im Vergleich mit Normalfemur, Querschnittreihe von links nach rechts aufsteigend (eigene Untersuchung an Göttinger Sammlungsmaterial).

Materialaufwand aufgefaßt werden. Nicht so einheitlich liegen die Verhältnisse auf der Konvexität (Zugseite), für die WOLFF keine zureichende Erklärung gegeben hat und die bei der Besprechung der einzelnen Knochen näher erörtert werden.

Das Femur zeigt am häufigsten eine nach lateral und vorne konvexe Ausbiegung im Varussinne, oft verbunden mit rachitischer Coxa vara. Viel seltener ist die Verbiegung des Femur im Valgussinne mit nach medial gerichteter Konvexität. Diese Fälle können mit Steilstellung des Schenkelhalses einhergehen, welche eine Form der rachitischen Coxa valga darstellt. Nicht selten ist die nach außen und vorne konvexe Krümmung des Oberschenkels mit einer nach innen und hinten konvexen Verkrümmung des Unterschenkels verbunden (Dackelbein SCHANZ') (Abb. 52a), wobei die ganze Extremität verkrümmt ist wie ein überlasteter Träger, der an den beiden Endpunkten und in der Mitte fixiert ist (RIEDINGER). Selten ist die Durchbiegung des ganzen Beins nach vorne (SCHANZ). In den meisten Fällen liegt die Konkavität an der Rückseite des Femur, wobei die Gegend der Linea aspera infolge der mächtigen Kortikalisverstärkung auf der Druckseite leistenartig vorspringt und gelegentlich wie eine Sehne den Krümmungsbogen überbrückt (Abb. 52b). Das Ausmaß der Form- und Strukturänderung kann bei Zerlegung eines normalen und eines rachitisch deformierten Femur in eine gleiche Anzahl von Segmenten gut veranschaulicht werden (Abb. 53). Man sieht, daß die Vergrößerung des Längsdurchmessers und die Verkleinerung des Querdurchmessers (bezogen auf die Krümmungsrichtung) an den am Krümmungsscheitel gelegenen Querschnitten am ausgeprägtesten ist. Hier ist auch die zentrale Markhöhle von starken Spongiosazügen durchsetzt, die schräg auf der Längsachse des Querschnitts stehen, sich untereinander vorwiegend rechtwinklig schneiden und so die schwächeren Seitenwände des Schaftes gegeneinander verstreben. Die geringere

Kortikalisstärke der konvexen, vorwiegend zugbeanspruchten Seite erklärt GRUNEWALD damit, daß die Zugkräfte teilweise durch die entgegengesetzt wirkenden Druckkräfte, die sich über den ganzen Querschnitt verteilen, aufgehoben werden. Bei stark gebogenem Femur fand ich die Kortikalis der Konvexität gut ausgebildet und den Markraum im Krümmungsbereich mit dichten und starken Spongiosazügen erfüllt, die zum Teil parallel zur vorderen Kortikalis verlaufen, eine Verstärkung derselben darstellen und gegen die

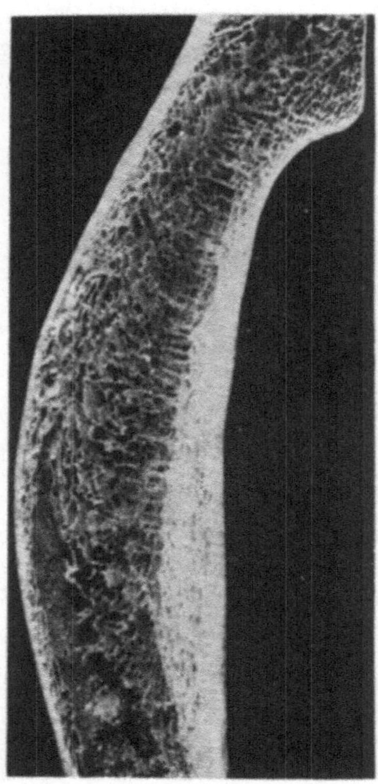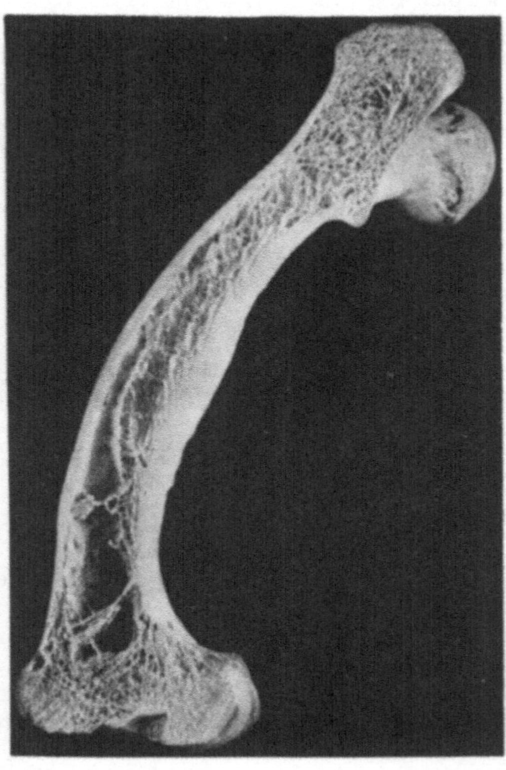

a   b

Abb. 54a und b. Strukturumbau an Sagittalschnitten rachitisch deformierter Femora. a Ausgleichung der Verbiegung durch mächtigen Kortikalisanbau auf der Konkavseite, radiärer Verlauf der Spongiosastrukturen, hochgradige Atrophie der konvexseitigen Kortikalis; b Verstärkung der konkavseitigen Kompakta, von der auch fast alle Spongiosabalken des unteren Femurendes ausgehen (Sammlungspräparate des Göttinger Pathologischen Instituts).

hintere Knochenrinde durch Quer- und Schrägverstrebungen abgestützt sind (Abb. 54a). Dabei geht offenbar die Druckübertragung hauptsächlich durch die mächtige Kortikalis der Konkavseite, aus der fast alle Spongiosazüge der distalen Epiphyse hervorgehen (Abb. 54b). In anderen Fällen wird die Kortikalis der Zugseite atrophisch, was WOLFF offenbar für die Regel hielt und als typischen Effekt gesteigerter Zugwirkung auf den Knochen auffaßte. Eine andere Erklärung ist hier naheliegender, auf die auch schon GRUNEWALD hinwies. Wie schon angedeutet, kann die Kortikalisverstärkung der Konkavseite so mächtig sein, daß sie die Biegung ausgleicht und die Belastung fast allein trägt. Es ist damit gleichsam ein mehr oder minder vertikaler Träger wieder hergestellt, die Biegungsbeanspruchung und damit die vermehrte Zugspannung fällt weitgehend weg, und so wird das Knochengewebe im Bereich der entlasteten Konvexität weitgehend reduziert (Abb. 54a).

Die Unterschenkelknochen können auch ohne stärkere Verkrümmung des Femur deformiert sein, wobei sich die Fibula der Tibia anschmiegt und ihrer Krümmung, wenn auch gelegentlich in geringerem Ausmaße, folgt. Bei

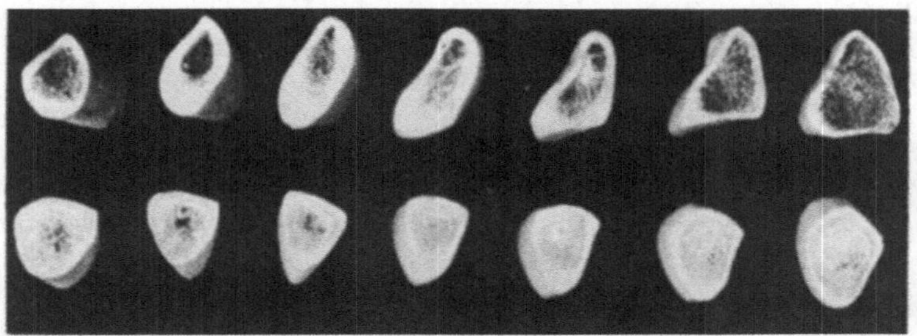

Abb. 55. Querschnittsreihe einer rachitisch deformierten Säbelscheidentibia (obere Reihe) und einer normalen Tibia von links nach rechts aufsteigend, die Kompaktaverdickung auf der Konkavseite der Krümmung ist sehr deutlich (eigene Untersuchung an Göttinger Sammlungsmaterial).

starker Durchbiegung nach vorne zeigt die Tibia starke seitliche Abplattung, wobei eine — nach dem oben angeführten Beispiel nicht zufällige — Ähnlichkeit mit einer Säbelscheide entsteht. Auch hier ist die Veränderung bei Zerlegung in quere Scheiben und Vergleich mit der Norm eindrucksvoller als eine lange Beschreibung (Abb. 55). Bei hochgradiger Durchbiegung der Tibia entstehen mechanische Bedingungen, die weitgehend denen einer Beugeankylose des Kniegelenks gleichen und mit einer großen Biegungsbeanspruchung einhergehen. In solchen Fällen ist die Kortikalis der Konkavität sehr bedeutend verstärkt und mit der gleichfalls gut ausgebildeten Kortikalis der Konvexität durch starke, in der Richtung der Radien der Krümmung verlaufende Knochenbalken und Septen verbunden (Abb. 56), wie sie in ähnlicher Weise Roux bei der Beugeankylose des Kniegelenks beschrieb. Die Verbiegung der Tibia mit nach hinter gerichteter Konvexität bezeichnet Schanz als selten, ich selbst habe keine derartige Verkrümmung gesehen. Von den seitlichen Verbiegungen ist das Crus varum wohl häufiger als das Crus valgum. Bezüglich der mechanischen Verhältnisse und der davon abhängigen Knochenstrukturen liegen dabei besondere Bedingungen — wenigstens in den von mir untersuchten Fällen — vor, die kurz erörtert werden sollen. Bei der Verbiegung im Valgussinne findet die druckbeanspruchte Konkavseite der Tibia eine Stütze

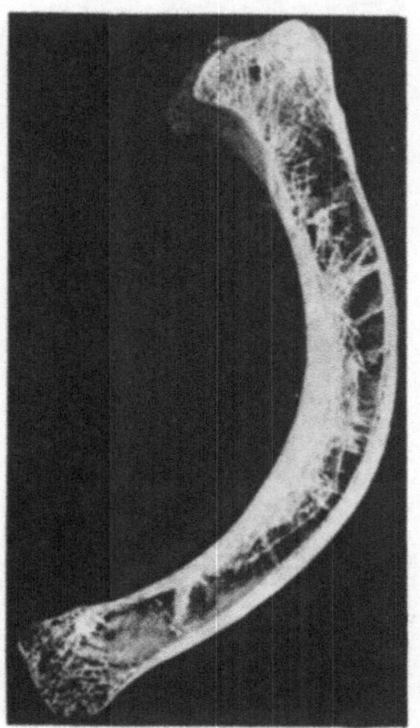

Abb. 56. Rachitische Säbelscheidentibia mit typischem Umbau von Kompakta und Spongiosa (Göttinger Sammlungspräparate).

in der Fibula, infolgedessen sah ich an einem Fall des Berliner Pathologischen Museums die Kortikalis der Konkavseite an der Tibia verhältnismäßig weniger stark verdickt, bei starker Ausbildung der konvexseitigen Kortikalis und radiären Verstrebungen (Abb. 57a). Umgekehrt bildet bei der Verbiegung im Varussinne die Fibula eine mechanische Unterstützung der zugbeanspruchten

Konvexseite der Tibia. Ein entsprechendes Präparat der Göttinger Sammlung zeigt sehr mächtige Entwicklung der ungeschützten, konkavseitigen, druckbeanspruchten Kortikalis und „Plombierung" des Markraums durch dichte Spongiosa am Krümmungsscheitel bei schwacher Ausbildung der konvexseitigen Kortikalis (Abb. 57b). Während bei den sagittalen Verkrümmungen keine Asymmetrie in bezug auf die Beanspruchung der beiden Unterschenkelknochen besteht, ergibt sich bei den seitlichen Verbiegungen ein Unterschied, je nach der Lage der Fibula auf der Seite der Konvexität oder der Konkavität.

Erwähnt sei noch, daß starke Schaftverbiegungen auch bei Osteopsathyrosis nicht selten vorkommen, wobei Frakturen und Infraktionen eine Rolle spielen können, aber nicht müssen. In einer Beobachtung von Prof. VALENTIN-Hannover, die eine 25jährige Frau betrifft und von der mir Röntgenbilder vorliegen, zeigt die Tibia hochgradige Verbiegung im Valgussinne, während sich die bandförmig abgeflachte, wellenförmig verlaufende Fibula seitlich anschmiegt.

2. Die Schenkelhalsverbiegungen.

Die Stellungsabweichungen des Schenkelhalses haben ein umfangreiches chirurgisches und orthopädisches Schrifttum hervorgerufen, während anatomische Befunde nur recht spärlich vorliegen. Die beiden einander entgegengesetzten Formen bestehen einerseits in einer besonders starken

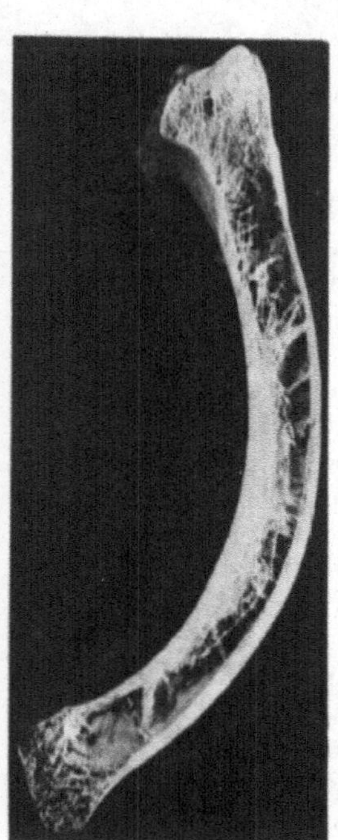

a   b

Abb. 57a und b. a Crus valgum rachiticum, die konkavseitige Verdickung der Tibia verhältnismäßig gering, da durch die gleichsinnig verbogene, stark konkavseitig verdickte Fibula gestützt (16 Jahre, ♂, Musealpräparat des Berliner Pathologischen Instituts, anteroposteriores Röntgenbild, Wiedergabe ¹/₂); b Crus varum rachiticum mit starker konkavseitiger Kompaktaverdickung der Tibia, Verschließung des Markraums am Krümmungsscheitel mit dichter Spongiosa, aber geringe Dicke der durch die Fibula unterstützten Konvexseite (Musealpräparat des Göttinger Pathologischen Instituts).

Knickung des Schenkelhalses (Coxa vara), anderseits in einer auffallenden Steilstellung desselben (Coxa valga). Es wurde lange versucht, den Grad dieser Veränderungen durch ein Winkelmaß auszudrücken, und dazu war es nötig, Normalzahlen über den Schenkelhalsneigungswinkel zu gewinnen. Die große Schwankungsbreite des Winkels zwischen Schenkelhals und Schenkelschaft war schon den alten Anatomen bekannt. MIKULICZ gibt als Grenzwerte der Norm 116⁰—138⁰ bei einem Mittelwert von 125⁰ an, VALENTIN nennt als normalen Kollodiaphysenwinkel etwa 128⁰. Der Winkel ist infolge der größeren Beckenbreite bei Frauen kleiner als bei Männern. Diese Winkelmessung ist aber nur am isolierten Knochen einigermaßen genau bestimmbar. Außerdem verhalten sich auch die verschiedenen Lebensalter verschieden, indem der Schenkelhalswinkel mit zunehmendem Alter immer kleiner wird (LANGE und PITZEN). Die Verhältnisse werden noch dadurch kompliziert, daß der Schenkelhals auch nach vorne oder hinten gekrümmt und das Femur in wechselndem Maße torquiert sein kann. Bezüglich der Einzelheiten der Anatomie des oberen Femurendes in den verschiedenen Lebensaltern sei auf LANGE und PITZEN verwiesen. Bei dieser Sachlage ist es verständlich, daß die Röntgendarstellung solcher Winkelabweichungen vielen Projektionsfehlern durch Rotation oder Beugung im Hüftgelenk unterworfen ist, worauf schon HOFMEISTER in seiner Bearbeitung der Schenkelhalsverbiegungen hinwies, und STORCK kommt neuerdings zu dem Ergebnis, daß eine genaue Diagnose ohne Röntgenstereoskopie gar nicht möglich ist. Zur Vermeidung dieser Schwierigkeiten hat LANGE eine Meßmethode angegeben, bei der an Stelle eines Winkels die Entfernung des Schenkelkopfes vom Trochanter minor angegeben wird. LANGE trägt von der unteren Begrenzung des Schenkelkopfes abwärts 3 parallele Felder von der Breite des Kopfradius quer auf. In der Norm liegt der Trochanter minor im mittleren Feld, bei Coxa vara im obersten, bei Coxa valga im untersten. Diese Methode ist frei von Fehlern durch Rotation und Torsion, wird aber auch durch Beugung empfindlich gestört (STORCK). Als sonstige Winkelbestimmungen seien genannt der ALSBERGsche Richtungswinkel, gebildet von einer durch die obere und untere Gelenkknorpelgrenze des Femurkopfes gehende Linie mit der Längsachse des Femurschaftes. Dieser Winkel wird bei Steilstellung (Coxa valga) größer, bei Coxa vara kleiner und, wenn der Kollodiaphysenwinkel unter 90° herabsinkt, nicht mehr direkt meßbar. STORCK weist wohl mit Recht darauf hin, daß die Winkelabweichung allein nicht das Wesentliche treffe, zumal sie auch sehr von der Oberflächengestaltung des Schenkelhalses abhänge; sie sei nur ein Mittel zur Verständigung. Schon aus diesen kurzen Andeutungen geht hervor, daß die folgende auf dem klinischen Schrifttum aufgebaute Darstellung, vielfach auf sehr unsicherem Grund steht, da bei den älteren Arbeiten die Projektionsfehler nicht berücksichtigt sind. Von einer genauen anatomischen Kenntnis der Veränderungen sind wir noch weit entfernt.

a) Coxa valga.

Die abnorme Steilstellung des Schenkelhalses wurde zuerst von LAUENSTEIN (1890) beschrieben. Das ausgedehnteste anatomische Material (Skelete des ROKITANSKY-Museums in Wien) hat ALBERT (1899) untersucht. Eine monographische Bearbeitung der ganzen Fragen hat HACKENBROCH (1927) gegeben, auf die wegen vieler Einzelheiten und weiterer Schrifttumangaben verwiesen werden muß. Seither erschien noch eine ungemein eingehende und für die Pathogenese der Coxa valga vielfach grundlegende Arbeit von STORCK, die besonders die Muskeldynamik dieser Deformität aufklärte.

Die Definition dieser Deformität ist meist im Zusammenhang mit einer Winkelangabe gegeben worden. So nennen HOFMEISTER und DREHMANN einen ALSBERGschen Richtungswinkel von 50° als Grenze, LANGE spricht von Coxa valga bei einem Kollodiaphysenwinkel über 140°. Dabei unterscheidet HOFMEISTER zwischen Steilstellung des Halses (zervikale Coxa valga) und gleichsinniger Verschiebung der Kopfepiphyse (epiphysäre Coxa valga). STORCK sieht das Wesen der Veränderung weniger in der Steilstellung als solcher, sondern in der Annäherung des Halsverlaufs an die mechanische Femurachse, die den Kopfmittelpunkt mit der Mitte des distalen Femurendes verbindet. Weil im wesentlichen der Schenkelhals betroffen ist, sprechen manche Autoren auch von

Collum valgum. Doch ist auch das Hüftgelenk nicht immer unbeteiligt, so weisen Preiser und Lackmann darauf hin, daß bei Coxa valga eine Antetorsion des Schenkelhalses und eine Verlagerung der Hüftpfanne nach vorne charakteristisch sei.

Die Einteilung der Coxa valga, die bei sehr verschiedenen Erkrankungen auftreten kann, versucht, teils mehr klinischen, teils mehr ätiologischen Gesichtspunkten gerecht zu werden. Lange teilt nach der Ätiologie ein in: 1. kongenitale Coxa valga, 2. Coxa valga durch Entlastung, 3. Coxa valga durch Trauma, 4. Coxa valga durch Muskelwirkung. Davon soll die kongenitale am seltensten und die muskuläre am häufigsten sein. Nicht in den Rahmen dieser Darstellung fällt die Coxa valga luxans, die in ihrer angeborenen Form enge Beziehungen zur Coxa plana und der angeborenen Hüftgelenkluxation hat.

Die Coxa valga ist eine recht seltene Deformität, verglichen mit der Häufigkeit der Coxa vara (Hackenbroch). Sie kann nur während des Wachstumsalters in typischer Form zum Ausdruck kommen. Es handelt sich also um eine Wachstumsstörung, die durch geänderte statische und dynamische Verhältnisse in der Umgebung des Hüftgelenks zustande kommt. Diese Steilstellung kommt nach Meinung der meisten Autoren (Hackenbroch u. a.) entgegen der Wirkung der Körperlast zustande, die den Kollodiaphysenwinkel zu verkleinern sucht, doch ist auch das nicht unwidersprochen geblieben (Schulthess, Storck). Überhaupt ist es infolge der zahlreichen offenen Streitfragen und der zahllosen Theorien über die Entstehungsart der Coxa valga unter verschiedenen Umständen bei der hier nötigen Kürze nur möglich, einen orientierenden Überblick zu geben.

Die kongenitale Coxa valga ist noch nie bei einem Neugeborenen nachgewiesen worden (Lange) und sicher recht selten, soweit es sich nicht um Coxa valga luxans handelt. Erwähnt sei, daß Nové-Josserand doppelseitige Coxa valga bei Vater und Sohn gemeinsam mit Gelenkveränderungen und Ossifikationsstörungen beschrieb.

Die Coxa valga durch Entlastung ist am längsten bekannt. Es handelt sich hier teils um Krückengänger mit Amputationsstümpfen oder Beinlähmung oder Gelenkerkrankungen (z. B. tuberkulöse Gonitis), die eine Beinbelastung unmöglich machen. Albert meinte, daß der Wegfall der Körperlast einerseits und die Zugwirkung des Stumpfes oder der gelähmten Extremitäten andererseits die physiologische Verkleinerung des Schenkelhalswinkels verhindert oder ihn sogar vergrößert. Er sprach deshalb von einer Entlastungsdeformität, Brandes von einer Zugbelastungsdeformität. Reich wies schon die Steilstellung des Schenkelhalses bei kindlichen Beinamputierten nach, und Storck vermißte Coxa valga auch viele Jahre nach Amputation bei Erwachsenen. Erwähnt sei noch, daß Barijšnikov nach lange bestehendem Defekt der oberen Extremität auf der Seite des Defektes Steilstellung des Femurhalses bei gleichseitiger geringer Verlängerung des Os ischii und Os pubis beobachtete.

Die traumatische Coxa valga kann nach Schenkelhalsbrüchen zustande kommen, wird aber als selten betrachtet. Storck vermutet, daß sie auch durch Heilung bei Verdrehung der Fragmente gegeneinander auf dem Röntgenbild nur vorgetäuscht werden kann. Die Steilstellung des Schenkelhalses bei Rachitis erklärte Fromme dadurch, daß der laterale Teil der Kopfepiphyse infolge des Druckes im Wachstum gehindert werde, während medial vermehrter Anbau zur Streckung führe. Eine direkte Lateralverschiebung der Kopfepiphyse nimmt Müller an, wobei die anatomischen Veränderungen an der Knorpelfuge noch nicht genügend geklärt seien. Diese Lateralverschiebung wird dadurch bedingt, daß größere laterale Teile des Schenkelkopfes nicht artikulieren. Die Veranlassung zu dieser fehlerhaften Gelenkstellung kann eine zu seichte oder zu steil gestellte Hüftpfanne oder die abnorme muskuläre Adduktion des Femur sein. FITTIG sah solche Epiphysenverschiebung nach Trauma, auch SCHEUERMANN beschreibt Epiphysenlösung als Ursache von Coxa valga, und DREHMANN fand epiphysäre Coxa valga nach PERTHESscher Erkrankung.

Das Hauptinteresse beansprucht aber die muskulär bedingte Coxa valga. LANGE führt die Coxa valga bei Genu valgum und bei schweren Fällen von LITTLEscher Erkrankung auf die Tätigkeit der Adduktoren, besonders des Pectineus, des Adductor brevis und minimus zurück. STORCK führt aus, daß die Normalstellung des Schenkelhalses seiner mittleren Beanspruchungsrichtung entspricht, die durch das Zusammenwirken der Körperschwere und des sehr erheblichen, in der Achse des Schenkelhalses wirkenden Gelenkdruckes der pelvitrochanteren Muskeln zustande kommt. Bezüglich der Berechnungen und graphischen Ableitungen muß auf STORCKs Ausführungen verwiesen werden. Der Ausfall kräftiger Einheiten dieser Muskelgruppe führt durch Wegfall einer entsprechenden Druckkomponente zur Steilstellung des Schenkelhalses. Infolge dieser Funktionsstörung verläuft nun die Beanspruchungsrichtung näher der mechanischen Längsachse des Femur, der sich die Stellung des Halses nun durch geändertes Wachstum nähert. Diese Steilstellung ist als Anpassung des wachsenden Knochens an die Druckrichtung aufzufassen, um Biegungsbeanspruchung zu vermeiden (ROUX).

Bei der Adduktoren-Coxa valga LANGEs wäre nach STORCK der Mechanismus grundsätzlich gleich wie bei der Lähmungs-Coxa valga. Nur daß hier das Muskelgleichgewicht zugunsten der in der mechanischen Längsachse des Femur wirkenden Adduktoren gestört ist, statt zuungunsten der in der normalen Achsenrichtung des Femurhalses wirkenden pelvitrochanteren Muskeln. Der Endeffekt — die Steilstellung des Schenkelhalses — hängt aber nur vom Ausmaß der Balancestörung ab, gleichgültig ob sie durch ein Plus in der einen oder ein Minus in der anderen Beanspruchungsrichtung zustande gekommen ist. Den Grundgedanken der von STORCK konsequent durchgeführten Ableitung hat schon SCHULTHESS ausgesprochen. Die Coxa valga bei entzündlichen Prozessen am Darmbein und bei starken Beinverkürzungen führt STORCK auch auf Insuffizienz der Glutäen zurück; bedingt im ersteren Fall durch die Entzündung, im letzteren durch die habituelle Abduktion. Die Auffassung STORCKs wird gestützt durch die Feststellung von BRANDES, daß man eine Coxa vara durch Ablösung der pelvitrochanteren Muskeln bessern könne, weil sich dann der Schenkelhals steiler stelle. SIMONS fand im Tierversuch, daß die physiologische Winkelverkleinerung bei jungen Tieren nach Extremitätenabsetzung ausbleibt, was er als Entlastungs-Coxa valga deutet. Er konnte aber auch trotz erhaltener Belastung Coxa valga durch Lähmung oder Ausschaltung der pelvitrochanteren Muskeln erzielen. Dabei waren die Femurhälse nicht nur steiler, sondern auch länger, was auf ein gesteigertes Wachstum besonders an dem medialen Teil der Kopfepiphyse hindeutet.

α) **Pathologische Anatomie der Coxa valga.** Hier sind in erster Linie die Untersuchungen ALBERTs zu nennen. Er konnte an Skeleten Coxa valga nachweisen bei Lähmung oder stark verminderter Aktivität des betreffenden Beines, bei Osteomyelitis des Darmbeins, bei Rachitis, Osteomalazie, bei multiplen kartilaginären Exostosen, bei Hüftgelenksluxation der anderen Seite und besonders häufig bei Genu valgum. Allerdings wären einige dieser Fälle unter Zugrundelegung der LANGEschen Meßmethode nicht als Coxa valga anzusehen. Außer der Steilstellung des Schenkelhalses betont ALBERT vor allem die Kleinheit des Trochanter major. STORCK nennt auf Grund von Röntgenstereoplastiken als charakteristische Veränderungen: 1. Das Zurückbleiben der medialen Schenkelkopfpartien und mangelnden Gelenkschluß zwischen

unteren Pfannenteilen und den entsprechenden Abschnitten des Schenkelkopfes.
2. Das Ausbleiben massiver Knochenbildung an den oberen Schenkelhalsteilen
zwischen Femurkopf und Trochanter major. 3. Die Umbildung der Kopfepiphyse zugunsten einer größeren Höhe des lateralen Teiles des Schenkelkopfes und 4. Abstandsverminderung zwischen Kopf und Trochanter major.
Mir selbst sind 3 Fälle von Coxa valga bekannt. Eine doppelseitige hochgradige Coxa valga (Abb. 58) bei poliomyelitischer Lähmung der unteren
Extremitäten (38 Jahre, ♀, S. 22/35, aufbewahrt in der Göttinger Sammlung),
ein ioliertes oberes Femurende mit starker Steilstellung des Femurhalses ohne

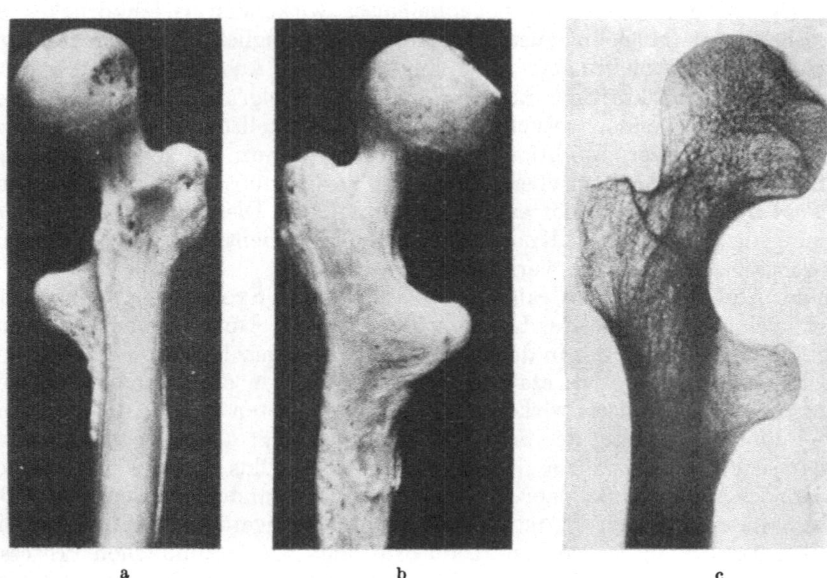

a   b   c

Abb. 58 a—c. Doppelseitige Coxa valga bei poliomyelitischen Beinlähmungen. (Beobachtung von Prof. GG. B.
GRUBER, 38 Jahre, ♀, S. 22/35 Göttingen.) a linkes Femur von vorne; b von hinten; c anteroposteriores
Röntgenbild (Wiedergabe ³/₄) mit deutlichem Umbau der Halsgegend.

nähere Angaben (Göttinger Sammlung) und eine einseitige Coxa valga (Abb. 59)
an einem erwachsenen Skelet (vermutlich ♂) mit tuberkulösem Gibbus, das auf
derselben Seite eine mit Deformation, Valgusstellung und Patellarankylose
geheilte tuberkulöse Gonitis aufweist (Buffaloer Sammlung).

In diesem Fall, den ich bei der Niederschrift zur Hand habe, ist der Vergleich mit der normalen Seite möglich. Der Schenkelhalswinkel, der auf der
normalen Seite 125—130⁰ beträgt, ist auf der Seite der Coxa valga um rund
30⁰ größer. Der Femurkopf ist in allen Dimensionen um rund 1 cm kleiner
als der normale, allerdings ist die ganze Extremität schmächtiger gebaut.
Leider ist ein Längenvergleich der beiden Beine nicht möglich, da auf der Seite
der Coxa valga Ober- und Unterschenkel eine mit Verkürzung geheilte Fraktur
aufweisen. Die medialen Teile des Femurkopfes sind weniger prominent als
normal. Der große Trochanter ist bedeutend kleiner in jeder Richtung, das
Relief der Muskelansätze hier wenig ausgeprägt und besonders das Ansatz-
feld des Glutaeus minimus direkt verkümmert. Die Knochenmasse an der
Oberseite des Halses zwischen Kopf und Trochanter major ist gering, in diesem
Fall wohl, weil die Knochenmasse nicht so mächtig nach oben ragt wie normal.
Dagegen ist der Ansatz des Glutaeus maximus sehr ausgeprägt, und vor allem
fällt die übermäßig starke Ausbildung des mit Spitze etwas nach unten gerichteten

Trochanter minor auf. Auch der Ansatz des Quadratus femoris ist etwas höckerig ausgeprägt. Die Größe des Trochanter minor fällt auch an dem Göttinger Femur auf. Die Beschreibung STORCKs stimmt also — wenigstens mit den Fällen, die ich gesehen habe — recht gut überein.

Der Schenkelhals ist in diesen Fällen nicht auffallend aus der Frontalebene abgebogen, doch fand LAUENSTEIN hochgradige Rückwärtsbiegung des Schenkelhalses bei Coxa valga autoptisch in einem Fall, der eine Coxa vara der anderen Seite zeigte. Das Verhalten der Kopfepiphyse wurde schon von RECKLINGHAUSEN bei rachitischer Coxa valga näher beachtet. Er fand die Fugenlinie vorwiegend horizontal verlaufend und den Fugenknorpel medial mächtiger als lateral. Die Kopfepiphyse selbst ist lateral etwas über den Hals überhängend. Auch KOENNECKE und VALENTIN fanden röntgenologische Unregelmäßigkeiten an der Epiphysenfuge und zum Teil geringe Schattendichte der angrenzenden Halspartien.

Was die Struktur des Femur betrifft, so wies TURNER einen weitgehenden Schwund der normalen „Kranstrukturen" nach, wie dies auch die beiden Göttinger Fälle deutlich zeigen. Er führt diesen Schwund auf Entlastung zurück, doch bleibt zu erwarten, daß auch bei Belastung ein ähnlicher Umbau erfolgt, da infolge der Steilstellung der Schenkelhals weniger auf Biegung beansprucht wird und nun mehr einem Pfeiler als einem Kran gleicht. Besonders deutlich zeigt diesen Umbau die Göttinger Lähmungs-Coxa valga (Abb. 58c).

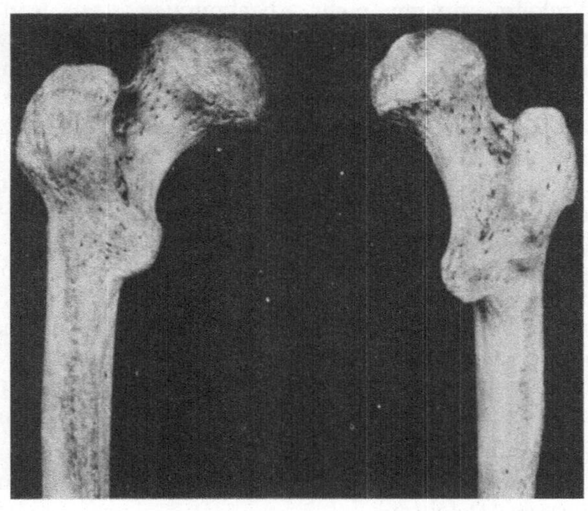

Abb. 59. Rechtsseitige Coxa valga bei in Valgusstellung geheilter Kniegelenkstuberkulose (Skelet im Museum des Pathologischen Instituts der Universität Buffalo). Ansicht von hinten.

An der Pfanne sind röntgenologisch Unregelmäßigkeiten beschrieben worden (GRASHEY), besonders in den mit PERTHESscher Erkrankung kombinierten Fällen (HACKENBROCH). Über die Natur der anatomischen Vorgänge besteht auch hier noch keine Klarheit. Einzelne, besonders mit Coxa valga luxans einhergehende Befunde sind bei HACKENBROCH näher angeführt.

Die Veränderungen des oberen Femurendes erfolgen nach STORCK nicht durch Atrophie und einen Vorgang der Aufrichtung des Schenkelhalses, sondern es bleibt im Sinne ROUX' der Anbau gerade an den Stellen aus, die normalerweise durch die pelvitrochanteren Muskeln in der Richtung der Femurhalsachse beansprucht werden. Die Steilstellung erfolgt durch die Abänderung der Wachstumsrichtung und äußert sich auch in der Annäherung von Kopf und Trochanter. Nach Wachstumsabschluß kann geänderte Beanspruchung zwar Atrophie an bestimmten Stellen hervorrufen und schon dadurch eine steilere Stellung des Femurhalses vortäuschen, aber eine echte Coxa valga kann nicht mehr entstehen (STORCK).

b) Coxa vara.

Das Krankheitsbild der Coxa vara wurde 1888 von E. MÜLLER beschrieben, und seither sind zahllose vorwiegend klinische Arbeiten über diese

Deformität des oberen Femurendes erschienen. Zusammenfassende Darstellungen mit reichen Literaturangaben gaben HOFMEISTER und DREHMANN, auf die wegen vieler Einzelfragen verwiesen werden muß. Der heutige Standpunkt ist in einem Kongreßreferat WALTERs (1930) zusammengefaßt. Die ersten genaueren anatomischen Untersuchungen machte ALBERT an Skeleten des ROKITANSKY-Museums in Wien. Eine ausgezeichnete kritische Darstellung der ganzen Frage gab JOHN E. KEY (1926) (Literatur!).

Die Festlegung der Deformität wurde früher gewöhnlich durch Winkelmessungen gegeben, wobei entweder der Schenkelhalsneigungswinkel oder der ALSBERGsche Richtungswinkel verwendet wurde. Man ist von diesen Winkelmessungen mehr abgekommen, teils weil man dabei röntgenologisch vielen Projektionstäuschungen ausgesetzt ist, teils weil die tatsächliche Stellungsabweichung Kopf und Hals nicht immer gleichmäßig betrifft.

Die Coxa vara ist die häufigste Deformität des Schenkelhalses. Sie kommt fast ausschließlich während der Wachstumsjahre zustande und ist beim männlichen Geschlecht sehr viel häufiger als beim weiblichen. HOFMEISTER sah neben 36 männlichen Coxa vara-Patienten nur 9 weibliche, DE QUERVAIN neben 68 männlichen 22 weibliche Fälle. Dabei ist die Deformität einseitig doppelt so häufig als beiderseitig (HOFMEISTER).

Unter dem Begriff der Coxa vara werden genetisch verschiedene Prozesse zusammengefaßt, denen die Varusdeformität des oberen Femurendes gemeinsam ist. Nur in einem Teil der Fälle stellt die Schenkelhalsverbiegung die wesentliche oder einzige Veränderung dar (idiopathische Coxa vara), während sie in anderen Fällen eine bloße Begleiterscheinung anderer pathologischer Vorgänge ist (symptomatische Coxa vara). WALTER gibt folgende Einteilung:

I. Idiopathische Coxa vara.

A. Angeborene Coxa vara (gelegentlich in Verbindung mit anderen angeborenen Defekten).

B. Erworbene Coxa vara.

1. Coxa vara statica (Überlastungskoxa).

2. Coxa vara adolescentium (Epiphysenlösung).

a) Aus innerer Ursache (endogen), b) durch Gewalteinwirkung (traumatisch).

II. Symptomatische Coxa vara.

1. Als Folge von Systemerkrankungen (Rachitis, Osteomalazie, Osteodystrophia fibrosa, Chondrodystrophie, Arthritis deformans, Osteoporose, Syringomyelie).

2. Als Folge lokaler Schädigung.

a) Lokale Malazie (PERTHES) und angeborene Minderwertigkeit (Luxatio coxae cong.), b) entzündliche Prozesse (Tuberkulose, Osteomyelitis, Zysten und „Tumoren") bei Osteodystrophia fibrosa.

3. Durch Trauma (Schenkelhalsinfraktion und Fraktur).

Je nach dem Sitz der primären Knickung hat man eine trochantere, zervikale, epiphysäre und kapitale Form der Coxa vara unterschieden; eine Einteilung, die sich in gewissen Grenzen auch mit besonderen ätiologischen Gruppen deckt. So findet sich nach WALTER die trochantere Coxa vara vorwiegend bei Osteomyelitis, Osteodystrophia fibrosa, Tuberkulose sowie nach Schenkelhalsbrüchen. Die zervikale Form tritt besonders in den angeborenen, statischen und rachitischen Fällen auf, die epiphysäre Form bei den Epiphysenlösungen, die kapitale Form bei den Wachstumsstörungen des Kopfes (PERTHESsche) Krankheit (WALTER). Doch betont wohl WALTER mit Recht, daß diese strenge Lokalisierung nur im Anfang zutrifft, denn durch Änderung der Funktion bildet sich mit der Zeit der Knickungswinkel in einen Krümmungsbogen um, wobei das ganze obere Femurende gewisse Veränderungen erfährt. Nicht jeder über die physiologische Schwankungsbreite hinausgehenden Verringerung der Schenkelhalsneigung (Collum varum) entsprechen die klinischen, mit Bewegungseinschränkung in der Hüfte einhergehenden Zeichen der Coxa vara. Je nach Grad und Dauer der Veränderung kann die Deformität locker, durch Muskelspannung kontrakt oder durch Knochenveränderung und Bänderschrumpfung völlig fixiert sein (WALTER).

Im nachfolgenden sollen die wichtigsten Formen der Coxa vara kurz besprochen werden. Die angeborene Coxa vara wurde von HOFFA zuerst beschrieben, doch sind auch heute die Meinungen über ihr Vorkommen geteilt. Diese Unsicherheit kommt daher, daß meist erst mehrjährige Kinder so starke Gehstörungen aufweisen, daß sie zur Untersuchung kommen. GURGOT hat allerdings schon bei einer $3^{1}/_{2}$ Monate alten Frühgeburt eine doppelseitige Coxa vara nachgewiesen. Familiäres Vorkommen gaben NILSONNE und MAUTNER an. Als charakteristisch wird im Röntgenbefund im Gegensatz zur rachitischen Coxa vara der steile Verlauf der Epiphysenfuge angesehen (HOFFA), was KARFIOL allerdings für eine Folgeerscheinung der Zerstörung im Schenkelhals ansieht, die keine genetischen Schlüsse erlaube. Dabei ist der Schenkelhals mangelhaft verknöchert. Es können im Femurhals mehrere Knochenkerne auftreten (NILSONNE), es finden sich röntgenologisch in dem an die unregelmäßig gestaltete Knorpelfuge angrenzenden Teil des Halses umgekehrt V- oder Y-förmige Aufhellungsstreifen (BARR, FAIRBANK), die ein dreieckiges Knochenfeld umschließen (WALTER). DELITALA fand anatomisch Verbreiterung und Dystrophie des Fugenknorpels, HELBING vermißte Zeichen von „Wachstumsenergie". Überhaupt bleibt der Schenkelhals sehr rudimentär und führt infolge seiner mangelhaften Verknöcherung zum Abgleiten des Kopfes gegenüber dem Schaft, wenn die Kinder beim Gehen ihre Beine zu belasten beginnen (WALTER). REINER, DREHMANN sowie NILSONNE wiesen Übergänge zum partiellen Femurdefekt nach. Im Gegensatz dazu meinen GÜTIG und HERZOG, daß die Veränderung nicht angeboren, sondern in früher Kindheit erworben sei und durch aseptische Schenkelhalsnekrose zustande komme. Während die meisten Autoren die Coxa vara congenita und infantilis für identisch halten, trennt CAMITZ zwischen beiden und hält die infantile, die adoleszente Form und die PERTHESsche Erkrankung für 3 Varianten einer Wachstumsstörung. Diese kurze Übersicht zeigt, daß hier noch manche Streitfragen vorliegen, wenn auch das Vorkommen der kongenitalen Coxa vara durch gelegentliche familiäre Häufung und Kombination mit anderen Extremitätenmißbildungen gesichert ist (WALTER). Als Ursache wurde intrauteriner Druck (KREDEL, HOHMANN), Atavismus (BÖHM) oder embryonale Gefäßstörung angenommen (NILSONNE), ohne daß wirkliche Beweise für eine dieser Ansichten vorlägen (WALTER). Nach WALTERs Angaben kann die „Pseudarthrose" zwischen Schenkelkopf und Schenkelhals lange, vielleicht dauernd, bestehen bleiben. Es sind gerade diese Formen der Coxa vara, bei denen die höchstgradigen Schenkelhalsverbiegungen vorkommen, mit hirtenstabförmiger Deformierung. Dabei kann es dazu kommen, daß der Trochanter major die Stützfunktion übernimmt (WALTER).

Die am längsten bekannte und wohl häufigste Form ist die Coxa vara adolescentium, deren Genese aber noch keineswegs klargestellt ist. Während man früher beim Zustandekommen dieser Form der Coxa vara vorwiegend mechanische Momente (statische Belastung, Trauma) verantwortlich machte, bringen die Arbeiten der letzten Jahre mehr konstitutionelle Besonderheiten und vor allem endokrine Störungen in den Vordergrund. HOFMEISTER nahm noch an, daß es sich hier im wesentlichen um eine statische Belastungsdeformität handle, die durch schwere Arbeit in den Wachstumsjahren begünstigt wurde. Wie erwähnt, kommt es bei dieser Form der Coxa vara zu einer Störung in der Epiphysenfuge, die bis zur teilweisen oder völligen Epiphysenlösung führen kann. Dann gleitet der Kopf unter der Wirkung der Körperlast und der Muskulatur vom Hals nach distal ab. Bei dieser Sachlage war es naheliegend, traumatische Einwirkungen für die Epiphysenlösung verantwortlich zu machen; sei es nun ein einmaliges Trauma, das eine momentane Epiphysenverschiebung herbeiführt, oder eine Summe kleiner Traumen, die schließlich zu dem gleichen Effekt führt. Demgegenüber wird in letzter Zeit dem oft sehr geringfügigen oder ganz fehlenden Trauma keine wesentliche, höchstens eine auslösende Rolle zugeschrieben. Es war schon HOFFA aufgefallen, daß die Coxa vara-Patienten oft besonders fett sind, was zunächst zugunsten der statischen Theorie infolge der Gewichtszunahme gedeutet wurde. Weitere Untersuchungen deckten aber eine Reihe endokriner Störungen auf, unter denen die Dystrophia adiposogenitalis am häufigsten genannt wird (SCHAPIRA, NYBERG, NIKIFOROV, NATZLER, LINDEMANN, KISTNER, HÖXTER, HASS, GOURDON, GARCIA, BEAU, VULLIET); ferner bei eunuchoidem Hochwuchs (ZONDEK, SCHMIDT, HASS), bei genitaler Frühreife (SCHAPIRA), bei hypergenitaler Adipositas (SCHMIDT). Auf die Bedeutung der Schilddrüsenstörungen wies neuerdings BAER eindringlich hin, der bei Coxa vara-Patienten neben Kleinheit der Hoden, Herabsetzung des Grundumsatzes um 30—50% und Herabsetzung des Blut-Kalziumspiegels um 20—50% nachweisen konnte. v. SEEMEN hat bei Osteochondropathia cretinoidea alle Variationen von Coxa vara gefunden. Coxa vara und PERTHESsche Erkrankung bei Hypothyreose sah auch KLEIN. SCHMIDT betont, daß 70% seiner Coxa vara-Fälle endokrin gestört waren. In anderen Fällen von Epiphysenlösung, die zum Teil mit einem Trauma in Zusammenhang gebracht werden, handelt es sich oft um heruntergekommene Individuen (FIELD), Infantilismus (WILLIS), vermehrtes Längenwachstum (BADGLEY) oder Fettsucht ohne Genitalstörungen (BADGLEY, SCHMIDT). KIENBÖCK spricht direkt von hypophysärer juveniler Schenkelhalsmalazie, die oft mit Dystrophia adiposogenitalis verbunden ist, zu einer Skeletminderwertigkeit und Belastungsempfindlichkeit führt und in Mikrofrakturen und aseptischen Nekrosen entlang der Wachstumszone zum Ausdruck kommt (endogen verursacht, aber exogen beeinflußt). Dieser Überblick zeigt, daß die Belastung neben Konstitution, Trauma und endokrinen Störungen nur ein Teilfaktor ist bei der Entstehung der Coxa vara. Während HILGENREINER annimmt, daß dieser hormonal bedingte Prozeß große Ähnlichkeit mit der PERTHESschen Erkrankung hat, tritt KIENBÖCK für scharfe Abgrenzung gegenüber PERTHESscher Erkrankung ein. BROFELDT glaubt, in der Genese auch noch Spätrachitis, Avitaminosen und Thrombosen von Schenkelhalsgefäßen neben den schon genannten Faktoren heranziehen zu sollen. RIEDEL betont auf Grund eines Operationsbefundes, daß der Vorgang nicht ein wirkliches Abrutschen, sondern nur ein unregelmäßiges Wachstum an der Epiphysenfuge sei.

Das Vorkommen der rein statisch bedingten Coxa vara hält WALTER für gesichert und sieht als typisches Beispiel die Überlastungscoxa bei funktionsbehindernden Hüftveränderungen der anderen Seite an, die durch lang dauernde Überlastung der gesunden Seite hervorgerufen wird. Die Abgrenzung gegenüber der mit Rachitis oder Spätrachitis verbundenen Coxa vara ist auch hier nicht leicht, da ja MÜLLERs Experimente gezeigt haben, daß Überlastung allein rachitisähnliche Bilder am Wachstumsknorpel hervorrufen kann.

Die symptomatische Coxa vara spielt eine große Rolle bei der Rachitis. Die meisten bei rachitischen Kindern vorhandenen Verkleinerungen des Schenkelhalsneigungswinkels gleichen sich nach Ablauf der Rachitis wieder aus. Die bleibende rachitische Coxa vara ist meist mit einer nach vorne und außen konvexen Verkrümmung der Femurdiaphyse verbunden (Abb. 60). Dabei ist, wie auch WALTER betont, die Verkleinerung des Neigungswinkels nie sehr hochgradig. WALTER fand den Schenkelhalsneigungswinkel bei 4 rachitischen Femora um 110°, und ich habe nie einen kleineren als rechten Winkel am Schenkelhals bei rachitischen Deformitäten gesehen. Die Entstehung der rachitischen Coxa vara ist wohl teils auf direkte mechanische Verbiegung des Schenkelhalses während der Dauer der Rachitis, teils auf abgeändertes Wachstum unter geänderten Beanspruchungsbedingungen zurückzuführen. Rein auf Belastung und Muskelzug sind wohl die Schenkelhalsverbiegungen bei hochgradiger Knochenerweichung zu beziehen, so besonders bei der porotischen Form der allgemeinen Osteodystrophia fibrosa (KUH), vielleicht auch bei manchen Formen der Osteomalazie. Einen Sonderfall stellt die meist vorhandene abnorme Kleinheit des Schenkelhalsneigungswinkels bei der Chondrodystrophia dar, die mit besonderer Kurzheit und Plumpheit einhergeht und wohl mehr auf Abwegigkeiten des Wachstums als auf Belastungsverhältnisse zu beziehen ist. Auch hier ist die Abweichung des Winkels von der Norm meist nicht sehr hochgradig. Auf die Coxa vara bei PERTHESscher Erkrankung und bei kongenitaler Hüftgelenksluxation sei hier nur kurz hingewiesen. Ihre Entstehung ist eng mit diesen Prozessen verflochten, so daß diesbezüglich auf die betreffenden Abschnitte in WERTHMANNs Bearbeitung der Extremitätenpathologie in diesem Handbuch verwiesen werden muß. Was die Coxa vara bei Tuberkulose, Osteomyelitis, Zysten oder braunen „Tumoren" des Knochens betrifft, so stellt sie eine wenig bedeutsame Komplikation dar, wobei die Verkleinerung des Schenkelhalswinkels entweder durch grobe Widerstandsverminderung und Zerstörungsprozesse oder Störung des Fugenwachstums zustande kommt. Die Coxa vara bei Arthritis deformans und

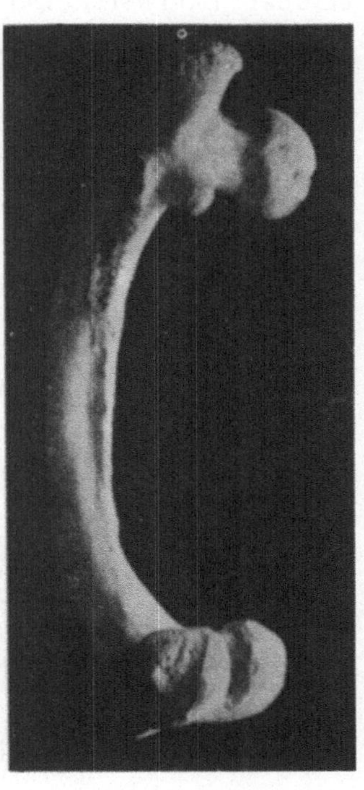

Abb. 60.
Rachitische Coxa vara. (Sammlungspräparat des Göttinger Pathologischen Instituts.)

neuropathischen Arthropathien ist mehr durch die Deformierung und Randwulstbildung sowie Abschleifung am Kopf bedingt als durch beträchtliche Änderung des Schenkelhalsneigungswinkels. Wobei auch zu bedenken bleibt, daß oft das Verhältnis umgekehrt ist und die Arthritis deformans Folge der langbestehenden Coxa vara ist. Schenkelhalsfrakturen, die mit Einkeilung heilen, gehen meist mit rechtwinkligen gelegentlich sogar spitzwinkligen Knickungen an der Frakturstelle einher.

a) **Pathologische Anatomie der Coxa vara.** Pathologisch-anatomische Befunde liegen zum Teil an mazerierten Knochen und Skeleten (ALBERT, SUDECK u. a.), zum Teil an Resektionspräparaten frischerer Fälle vor. Die letzteren sind besonders wichtig, leider sind diese Befunde recht spärlich und stammen meist aus der älteren chirurgischen Literatur. Die meisten Resektionsfälle betreffen juvenile Coxa vara (MÜLLER, LAUENSTEIN, KOCHER, SPRENGEL, SCHLESINGER, HAEDKE, MAYDL, FRANGENHEIM, HOFMEISTER), vereinzelte betrafen vermutlich angeborene Coxa vara bei Kindern (HELBING, WILHELM).

Die makroskopischen Veränderungen bestehen nicht einfach in einer Verbiegung des Schenkelhalses nach abwärts oder in einer entsprechenden Verschiebung der Kopfepiphyse, dies gilt besonders für die hier hauptsächlich zu besprechende juvenile und angeborene Form. Gerade bei diesen Formen kommen hochgradigste Verbiegungen (Abb. 61) mit Verkleinerung des Schenkelhalswinkels bis 60° vor, verbunden mit gelegentlich sehr starker Deformierung des Femurkopfes. Manchmal ist der Schenkelhals auch stark nach rückwärts verbogen (KOCHER). Diese Verbiegung kann die Abwärtsbiegung übertreffen (SUDECK) oder die Kopfepiphyse ist nach hinten und unten verschoben (SCHLESINGER). LAUENSTEIN sah autoptisch einen Fall mit Coxa vara (84°) und Coxa valga (151°) der anderen Seite, beiderseits verbunden mit starker Verbiegung nach rückwärts. Gerade in diesen Fällen kann auf der Vorderseite eine schräg vom lateralen Kopfrand über den Schenkelhals verlaufende, stark vorspringende Knochenleiste vorhanden sein, die einer verheilten Fraktur ähnlich sieht (SUDECK, LAUENSTEIN), dabei kann eine solche Linie mit einer recht deutlichen Richtungsänderung des Schenkelhalses zusammenfallen. Vielleicht handelt es sich dabei um Ausheilungsbefunde HELBINGscher Schenkelhalsfissur oder sog. „Pseudarthrosen" bei kongenitaler Coxa vara, die — soweit ich sehe — bisher nur röntgenologisch bekannt sind. Vielfach besteht auch eine starke Torsion des Femurhalses im Sinne einer Hyperextension des Femurschaftes gegenüber dem Kopf. Der Femurkopf ist oft abgeflacht eingedellt, walzenartig deformiert und erscheint häufig auf dem Durchschnitt pilzhutartig über den Femurhals gestülpt (Abb. 61). Dabei treten besonders untere Teile des Femurkopfes aus dem Kontakt mit der Pfanne, werden entlastet und zeigen dann öfter Knorpeldegeneration und Usuren (KOCHER, SCHLESINGER), während Teile des Schenkelhalses durch Einbeziehung in das Gelenk neu überknorpelt werden können (HOFMEISTER). Stärkere Osteophytenbildung wird in den nicht entzündlich komplizierten Fällen meist vermißt, desgleichen zeigt die Gelenkkapsel meist nur geringe Reizerscheinungen (KOCHER). Die Epiphysenfuge zeigt, soweit sie noch erhalten ist, schon makroskopisch gröbere Unregelmäßigkeiten und zum Teil Zersprengung in einzelne Knorpelinseln; in manchen Fällen (z. B. SPRENGEL) kann eine direkte Epiphysenlösung nachweisbar sein. Das Knochenmark ist hyperämisch und kann Blutungen aufweisen.

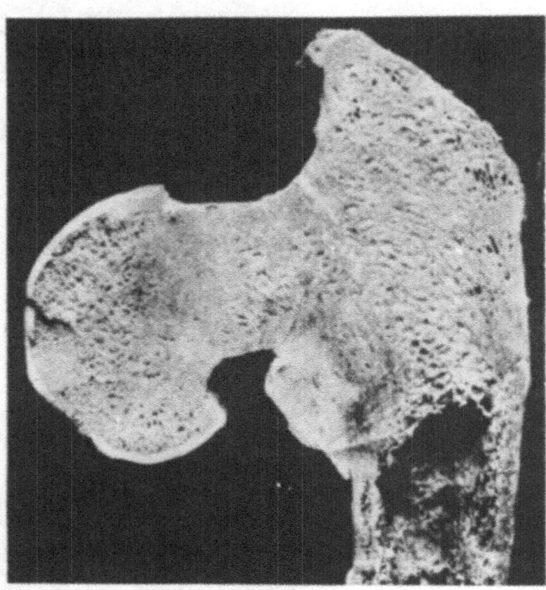

Abb. 61. Hochgradige Coxa vara eines Jugendlichen. Ansicht von der Sägefläche. (Sammlungspräparat des Göttinger Pathologischen Instituts.)

Die Struktur ist gleichfalls infolge der Überlastung der oberen Kopfteile und Entlastung der unteren Kopfbezirke geändert. Schon MÜLLER weist darauf hin, daß die Kortikalis an der Unterseite des Halses besonders stark (bis zu $1\frac{1}{2}$ cm) verdickt ist und daß von dort fächerförmig verstärkte Spongiosatrajektorien besonders gegen die oberen Kopfbezirke ausstrahlen. Diese Strukturänderungen läßt eine nicht sehr hochgradige Coxa vara unbekannter Ätiologie, die in der Göttinger Sammlung aufbewahrt ist, gut erkennen (Abb. 62).

Die mikroskopischen Befunde sind nur von Resektionspräparaten bekannt, die Individuen zwischen 14 und 18 Jahren betreffen. Die Befunde sind
nicht ganz gleichartig. Recht übereinstimmend werden Störungen des Fugenknorpels angegeben, die in einer Zersplitterung desselben in eine Reihe von
Knorpelinseln bestehen. Diese sind in unregelmäßiger Anordnung mit zarteren
oder dichteren Spongiosazügen, die zum Teil noch Knorpeleinschlüsse enthalten, durchmischt. Dabei werden Verkalkungen sowie faserige Umwandlungen
und Verquellungen am Knorpel vorgefunden, während die mikroskopischen
Vorgänge des regelrechten Wachstums sehr zurücktreten oder direkt fehlen.

Am Knochen können osteoide Säume
sowie in wechselndem Maße An- oder
Abbau nachgewiesen werden. Das Mark
kann ein blutreiches lockeres Fasermark sein und Blutungen enthalten.
Die Bilder haben verschiedene Deutung
erfahren. Müller denkt in Parallele
zu den Mikuliczschen Befunden bei
juvenilem Genu valgum an Spätrachitis,
auch Haedke spricht von rachitisähnlichen Veränderungen, während Kocher
juvenile Osteomalazie annimmt. Andere
lassen eine Klassifizierung der Veränderungen offen und betonen, daß
sie keinem typischen Prozeß entsprechen. Es muß betont werden, daß hier
unsere Kenntnisse noch sehr am Anfang stehen, zumal derzeit offenbar nur
sehr selten wegen Coxa vara reseziert
wird, so daß es fast unmöglich ist anatomisches Material zu erhalten.

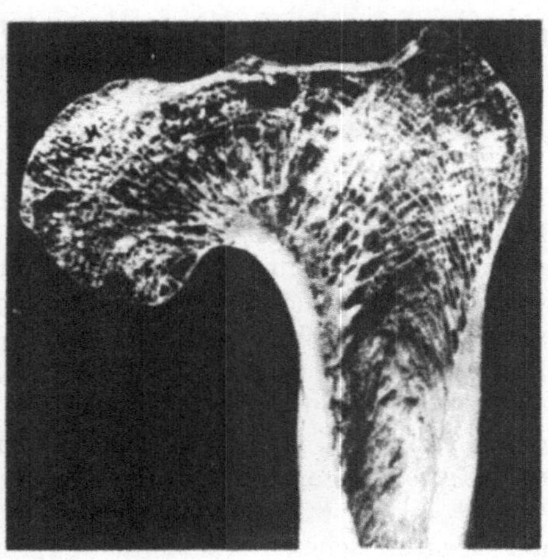

Abb. 62. Geringgradige Coxa vara mit klaren Spongiosastrukturen. (Sammlungspräparate des Göttinger
Pathologischen Instituts ohne nähere Angaben.)

Man muß sich dabei auch die Frage vorlegen,
inwieweit die vorgefundenen Veränderungen primär sind und inwieweit reaktive
Veränderungen an Knochen, Knorpel und Knochenmark vorliegen infolge
von Lockerung oder Verbiegung im Halsbereich. Die operierten Fälle bestehen
ja immer schon seit Monaten oder Jahren. Es würde nötig sein, weitere Fälle
noch viel eingehender zu untersuchen, als dies bisher geschehen ist.

Bei kongenitaler Coxa vara eines 7jährigen Kindes beschreibt Helbing
einen sehr mangelhaften Knochenkern im Kopfbereich, während der größtenteils
knorplige Hals mit Kalkknorpelinseln durchsetzt ist und sich unregelmäßig
gegen den epi- und metaphysären Knochen abgrenzt. Mikroskopisch wurden
Zeichen von Knorpelwachstum und Knochenneubildung fast völlig vermißt.
Neuerdings teilte Wilhelm einen ähnlichen Befund einer vermutlich kongenitalen Coxa vara eines 15jährigen Mädchens mit, in dem der mikroskopische
Befund von M. B. Schmidt stammt. Auch in diesem Fall wird das Fehlen
nennenswerter Knorpelwucherung an der Diaphysenseite des Fugenknorpels
sowie die Trägheit und Unregelmäßigkeit der Ossifikationsvorgänge betont.
Es fanden sich lokale fibröse Markumwandlungen mit Umbau und Abbau von
Knochen. M. B. Schmidt betont, daß keine typische Knochenerkrankung vorliege und daß man vielleicht an eine besondere Form der Chondrodystrophie
denken könne, eine Vermutung, die auch von klinischer Seite bezüglich der
angeborenen Coxa vara schon geäußert wurde.

3. Die Kniedeformitäten.

Unter den Beindeformitäten, die ihren Krümmungsscheitel oder Knickungswinkel in der Kniegegend haben, spielen die seitlichen Verbiegungen die Hauptrolle. Man unterscheidet die beiden in der Richtung entgegengesetzten Deformitäten als O-Bein (Genu varum) bei Annäherung des distalen Unterschenkelendes an die Mittellinie und X-Bein (Genu valgum) bei Entfernung des distalen Unterschenkelendes von der Mittellinie. Dazu kommt noch als Deformität des Knies in sagittaler Richtung das Genu recurvatum, bei dem das Gelenk in überstreckter Stellung steht, so daß Ober- und Unterschenkel einen nach vorne offenen Winkel bilden.

Das genauere Verständnis der seitlichen Beindeformitäten geht auf die grundlegenden klinischen und anatomischen Untersuchungen von MIKULICZ zurück, denen zahllose chirurgische und orthopädische Arbeiten folgten. Dabei fand das Genu valgum mehr Interesse als das Genu varum. Die neueste umfassende Darstellung des Genu valgum, die aber auch das Genu varum in mancher Hinsicht mitberücksichtigt, gab BRAGARD (1932) auf Grund ausgedehnter Untersuchungen. Auf dieser Darstellung fußen vielfach die folgenden Ausführungen. MIKULICZ ermöglichte die geometrische Definition des normalen und deformen Beins durch Festlegung der Direktionslinie und der Kniebasislinie. Obwohl Ober- und Unterschenkelknochen normal im Knie unter einem nach außen offenen Winkel von 170—177,5° zusammenstoßen, läuft die Direktionslinie (Trag- oder Schwerlinie), die den Scheitel des Schenkelkopfs mit der Mitte des oberen Sprunggelenks verbindet, mitten zwischen den beiden Femurkondylen hindurch. Der femorale Teil der Direktionslinie ist identisch mit der mechanischen Femurachse, die mit der anatomischen Femurachse einen Winkel von 9° bildet, während im Bereich des Unterschenkels die Direktionslinie mit der anatomischen Tibiaachse zusammenfällt. Als Kniebasis bezeichnet MIKULICZ die Verbindungslinie der untersten Punkte der beiden Kondylen, sie wird durch die Schwerlinie normal halbiert, so daß der in dieser Richtung wirkende Druck der Körperlast gleichmäßig auf die beiden Kondylen verteilt wird. Die Kniebasislinie bildet normal mit der anatomischen Femurachse den Kniebasisfemurwinkel, der zwischen 76 und 84° schwankt. Der entsprechende Kniebasistibiawinkel mit der Tibiaachse schwankt normal zwischen 90 und 98°. Man kann nun den Grad der Varus- bzw. Valgusdeformität durch das Ausmaß der Abweichung der Schwerlinie von der Mitte der Kniebasis nach innen bzw. nach außen festlegen, was viel genauer ist als die Messung des seitlichen Winkels. Während MIKULICZ erst jene Fälle als Genu varum bzw. valgum auffaßte, bei denen die Schwerlinie außerhalb der Kniebasislinie verläuft, schränkt BRAGARD die physiologische Schwankung stark ein und faßt jede über 0,5 cm hinausgehende Abweichung der Schwerlinie von der Kniebasismitte als pathologisch auf. Der Kniebasisfemurwinkel und Kniebasistibiawinkel gestatten den Knickungspunkt der Deformität näher festzulegen. Diese Winkel werden bei Genu valgum verkleinert, bei der Varusdeformität entsprechend vergrößert.

Ein praktisches Maß für den Grad der Deformität ist die Angabe der Kondylendistanz bei der Varusdeformität bzw. der Distanz der inneren Fußknöchel bei der Valgusdeformität. Doch hebt BRAGARD hervor, daß diese Werte nicht gleich gesetzt werden können, wie dies in der ALBERTschen Statistik getan wurde, da die Distanz der inneren Kondylen beim O-Bein ungefähr das Ausmaß der Verlagerung der Schwerlinie angibt, während beim X-Bein etwa die Hälfte der Knöcheldistanz dem Grad der Abweichung der Schwerlinie entspricht.

Bezüglich der Belastungsverhältnisse kommt BRAGARD auf Grund von eingehenden Berechnungen und Modellversuchen zu etwas anderen Ergebnissen als MIKULICZ. Bei Betrachtung der rein statischen Verhältnisse bedingt eine Verschiebung der Schwerlinie auf der Kniebasis um 0,5 cm schon eine Belastungssteigerung der Konkavseite der Deformität um $^1/_5$, so daß diese nun 60% der Gesamtlast trägt, während auf die um $^1/_5$ entlastete Konvexseite nur mehr 40% der Gesamtlast, die dieses Bein zu tragen hat, entfallen. Bei einer Verschiebung der Schwerlinie auf der Kniebasis um 2,5 cm (bei einer angenommenen Kniebasislänge von 10 cm) trägt der konkavseitige Kondyl die ganze Last, während der konvexseitige völlig entlastet ist; dabei verläuft die Schwerlinie immer noch $^1/_4$ der Kniebasislänge innerhalb des betreffenden Femurkondyls. Rückt die Schwerlinie in die von der Mitte der Kniebasis abgewandte Hälfte des konkavseitigen Kondyls, so entsteht bereits ein leichtes Drehmoment, das besonders stark wird, wenn die Schwerlinie konkavseitig an der Kniebasis vorbeiläuft. In diesen Fällen wirkt die statische Belastung ständig im Sinne der Verstärkung der Deformität. So lassen sich mit BRAGARD bezüglich der statischen Verhältnisse 3 Grade der Deformität unterscheiden. BRAGARD führt dies für das X-Bein aus, doch hat es in der hier gegebenen allgemeineren Fassung auch für das O-Bein Geltung. Der leichte Grad der Deformität ist gekennzeichnet durch den Verlauf der Schwerlinie in der zentralen Hälfte des konkavseitigen Kondyls mit einer entsprechenden Mehrbelastung der konkavseitigen Gelenkanteile. Bei der mittelschweren Deformität verläuft die Schwerlinie in der peripheren Hälfte des konkavseitigen Kondyls, wobei diese Gelenkhälfte die ganze Last trägt und ein kleines Drehmoment im Sinne einer Verstärkung der Deformität auftritt. Bei der schweren Deformität liegt die Schwerlinie auf der Konkavseite außerhalb des Kniegelenks, dabei ist die Belastung ausschließlich konkavseitig, und es entsteht ein starkes Drehmoment, welches den Winkel der Konkavseite zu verkleinern und somit die Deformität zu verstärken bestrebt ist.

Die Kniedeformitäten sind bei Einbeziehung der geringeren Grade sehr häufig. Größere statistische Untersuchungen, die wertvolle Aufschlüsse über Geschlechts- und Altersverteilung sowie Häufigkeit und Verlauf dieser Deformitäten geben, liegen von ALBERT, FRANCKE, BIESALSKI, BLENCKE und RUHE sowie BRAGARD vor. Für das Kindesalter sind vor allem die Untersuchungsergebnisse von BLENCKE und RUHE (1923/24) an über 30000 Schulkindern aufschlußreich, die sich in nachfolgender Tabelle nach BRAGARD wiedergeben. Die Zahlenwerte für höhere Schulen sind weggelassen, da nicht die Gesamtzahl der Schüler erfaßt wurde.

	gerade		O-Beine		Genua vara		X-Beine	
	♂ %	♀ %	♂ %	♀ %	♂ %	♀ %	♂ %	♀ %
Volksschule . . .	25,8	31,8	48,2	40,6	4,08	5,06	25,8	28,5
Mittelschule . . .	28,9	31	**42,2**	**30,2**	6,31	3,33	**26,2**	**38,3**

BRAGARD faßt seine vielfach ähnlichen Ergebnisse folgendermaßen zusammen: Über 90% der Menschen werden O-beinig geboren, davon werden $^2/_3$ im 3. Lebensjahr X-beinig, wobei die Zahlen im Volksschulalter für Mädchen höher liegen als für Knaben. Diese Genua valga nehmen bis zur Pubertät bis auf 40% ab. Die meisten dieser Deformitäten sind lockere Gestaltsabweichungen durch Ausweitung der Kniebänder und geringe Änderung der Knochenform. Die Rückbildung bezieht sich nur auf die lockere Form, während die festgewordenen

Verkrümmungen vom 4. bis 14. Lebensjahr keine Zu- oder Abnahme mehr zeigen. Bei der Schulentlassung haben 27% der Knaben und 34% der Mädchen teilweise oder völlig kontrakte Genua valga und nur 25% der Knaben und 21% der Mädchen gerade Beine. Die O-Beine, vorwiegend durch Crus varum bedingt, sinken bei beiden Geschlechtern bis zum 3. Lebensjahr auf 20% ab, und diese Zahl ändert sich nicht mehr wesentlich. Es verschwinden also auch die lockeren O-Beine nach dem 3. Lebensjahr meist nicht mehr. Zur Zeit der Schulentlassung haben 25% der Mädchen und 30% der Knaben O-Beine. Bei einem kleinen Teil der Kinder mit starker Knielockerung sind O- und X-Stellungen abwechselnd möglich. Die Umstellung der angeborenen O-Beine in X-Beine erfolgt besonders durch Lockerung des inneren Längsbandes.

Hinsichtlich des Vorkommens der schweren bewegungshemmenden Formen sind die Angaben BIESALSKIs nach der Krüppelzählung (1906) aufschlußreich. Es fanden sich unter 75183 Krüppeln 2376 schwere X-Beine und 1776 schwere O-Beine. ALBERT sah unter Einrechnung der leichten Fälle bei 1200 Frauen rund 64% normale Beine, 23% Genua valga und 12% Genua vara. Hinsichtlich der Männer gibt ALBERT bei 925 Soldaten rund $7^{1}/_{2}$% Genua vara an, Vergleichsuntersuchungen an 500 Zivilisten zeigten etwas höhere Werte ($14^{1}/_{2}$% Genua valga und $20^{1}/_{2}$% Genua vara).

BRAGARD untersuchte 4200 Patienten der Orthopädischen Poliklinik München, die nicht wegen Beinleiden behandelt wurden, im Alter von 15—78 bei gleicher Beteiligung der Geschlechter (meist körperlich arbeitende Menschen). Er fand im 3. und 4. Lebensjahrzehnt bei etwa 20% der Männer und 33% der Frauen X-Beine, während 30% der Männer und 17% der Frauen O-Beine aufwiesen. Woraus eine weitere Abnahme der lockeren Deformitäten nach der Schulentlassung durch Kräftigung von Muskeln und Bändern beim Erwachsenen hervorgeht. Im Alter werden bei den Männern die X-Beine häufiger und schwerer (über 30%), die O-Beine vor allem schwerer (rund 33%). Bei den Frauen nimmt nach dem Klimakterium Zahl und Grad der X-Beine stark zu, so daß mehr als 50% der Frauen jenseits des 50. Lebensjahres X-Beine aufweisen, während die O-Beine nur auf 25% ansteigen. BRAGARD führt diese Zunahme im Alter auf Abnahme der Muskelkraft und dadurch bedingte Mehrbeanspruchung der Bänder, sowie auf den Einfluß der Arthritis deformans zurück.

Hinsichtlich der Beziehungen zwischen Körperbau und Kniedeformität sei noch auf ABBERTs Angabe hingewiesen, daß das Genu valgum vorwiegend bei großen, seltener bei mittelgroßen, am seltensten bei kleinen Menschen vorkommt; im Gegensatz dazu fand er O-Beine am seltensten bei großen, am häufigsten bei mittelgroßen und etwas seltener bei kleinen Individuen.

a) Genu valgum (X-Bein).

Das X-Bein oder Genu valgum ist eine genetisch nicht einheitliche Deformität, die entweder das Wesen der Veränderung ausmacht (idiopathische Form) oder nur als Begleiterscheinung andersartiger Veränderungen auftritt (symptomatische Form). Es kommt angeboren, in früher Kindheit oder um die Pubertätszeit erworben vor.

Das angeborene Genu valgum ist nach BRAGARD weniger selten als angenommen wird. Zum kleineren Teil entsteht es als endogene Mißbildung, während die Mehrzahl der Fälle auf Zwangshaltung im Uterus zurückzuführen sei (BRAGARD). Als Beispiel der ersten Gruppe sei eine Beobachtung von ROSKOSCHNY erwähnt, der bei Vater und Sohn Genu valgum bei Bildung eines überzähligen Knochenkerns an der Medialseite des Knies beschrieb. Die durch intrauterine Zwangshaltung bei Fruchtwassermangel entstehenden X-Beine zeichnen sich durch besondere Überstreckbarkeit aus, wie der KÜSTNERsche Fall zeigt. BRAGARD sah 4mal Streckkontraktur der Knie mit angeborenem Genu valgum gemeinsam (dann 3mal bei Fruchtwassermangel), wobei die Beine bei der Geburt auf die Brust geschlagen waren. In anderen Fällen ist die Genese nicht so klar, so kann die Luxatio coxae congenita mit angeborenem Genu valgum verbunden sein und $^2/_3$ der Klumpfußkinder werden mit leichtem Genu valgum geboren. Angeborenes Genu valgum ist ferner noch recht regelmäßig verbunden mit Fibuladefekten (BRAGARD) und kongenitaler lateraler Luxation der Patella (KREDEL).

Das Hauptinteresse verdient das idiopathische Genu valgum im engeren Sinne, wie es vor allem in den zwei Hauptperioden des Längenwachstums zwischen 2. und 5. Lebensjahr als kindliches und vom 14.—19. Lebensjahr als jugendliches X-Bein auftritt. Schon aus ätiologischen Gründen ist es zweckmäßig, das kindliche und das jugendliche X-Bein getrennt zu besprechen. Trotz der ziemlichen Häufigkeit der Deformität fehlen anatomische Befunde fast ganz, so daß wir uns hier vorläufig auf klinisch-röntgenologische Erfahrungen stützen müssen. Nach BRAGARD kann das kindliche X-Bein locker oder fixiert sein. Die Deformität ist meist doppelseitig, und das Röntgenbild zeigt in den meisten Fällen rachitische Veränderungen. Als Sitz der Verkrümmung, die an den Epi-, Meta- und Diaphysen von Femur und Tibia gelegen sein kann (F. LANGE), fand MOLINEUS in 90% die obere Tibiametaphyse. BRAGARD stellt auf Grund des Röntgenbefundes 5 verschiedene Typen des fixierten kindlichen X-Beins auf: 1. In leichten Fällen bei unsicherem oder fehlendem rachitischen Befund nur Kleinheit des lateralen Kondyls, 2. winklige Abbiegung des Femur oder der Tibia oder beider an der Epiphysenlinie ohne Formänderung der Epiphysen und ohne Krümmung der Schaftachsen (häufigste Form mit und ohne Rachitis), 3. großbogige Krümmung mit Einbeziehung der Diaphysen (Crus valgum), 4. Genu valgum bei Varusform der Femur- und der Unterschenkelknochen, 5. bei Verbiegung der Femurdiaphyse nach außen und der Tibiadiaphyse nach innen (fast immer bei schwerer Rachitis). Die Knochenschäfte zeigen oft pathologische Torsion (meist verstärkte Außentorsion, seltener Innentorsion des unteren Tibiaendes). Der Bandapparat des Kniegelenks ist meist überdehnt, dies gilt besonders für das mediale Seitenband und das vordere Kreuzband. Dadurch kommen Überstreckungen bis auf 160° vor (BRAGARD).

Hinsichtlich des Entwicklungsmechanismus des kindlichen X-Beins können hier nur kurze Andeutungen gemacht werden, im übrigen sei auf die erschöpfende Darstellung aller dieser Fragen durch BRAGARD verwiesen. Schon HUETER und MIKULICZ wiesen darauf hin, daß das Laufenlernen etwas mit der Entstehung des X-Beins zu tun habe. HUETER meinte besonders, daß das kindliche Genu recurvatum, das bis zu 175° noch physiologisch ist, infolge der damit verbundenen stärkeren Abduktion und Außenrotation des Unterschenkels die Vorbedingungen für die Ausbildung eines Genu valgum unter Einfluß der Körperschwere abgebe. BRAGARD hebt demgegenüber hervor, daß das Genu recurvatum auch bei kindlichen O-Beinen nicht viel seltener gefunden wird. Er erblickt mit LANGE im Pes valgus die weitaus wichtigste mechanische Veranlassung des kindlichen X-Beins. Einzugehen ist hier vor allem noch auf die in zahlreichen Arbeiten begründete Ansicht BÖHMs, die er erst vor kurzem (1935) in einer Monographie zusammenfaßte. Nach seiner Ansicht ist die idiopathische Form des kindlichen und juvenilen X-Beins, die nicht auf Rachitis zurückgeht, gekennzeichnet durch stärkere Ausbildung des medialen und geringere Ausbildung sowie verminderte frontale Krümmung des lateralen Kondyls, während die Diaphysen gerade sind und regelrecht an den Epiphysen ansetzen. Dieser Befund entspricht etwa BRAGARDs Gruppe 1, bei der Rachitiszeichen kaum oder nicht vorhanden waren. BÖHM faßt diesen Befund als Ausdruck einer atavistischen Entwicklungshemmung auf, da das Kniegelenk des Embryo und des Kleinkindes als

vorübergehendes Stadium die Merkmale aufweist wie sie einerseits im Gorillaknie erhalten bleiben, andererseits im idiopathischen Genu valgum als pathologischer Befund hervortreten. Viele interessante Einzelheiten besonders über
die Entwicklung der Tibia und des Femur sowie der Form und Stellung ihrer
Epiphysen und Gelenkflächen während der intra- und extrauterinen Entwicklung
müssen bei BÖHM nachgelesen werden.

Das juvenile Genu valgum war das klassische Objekt zum Studium der
Belastungsdeformitäten, das als Prüfstein der verschiedenen Theorien verwendet
wurde (HUETER, v. VOLKMANN, J. WOLFF u. a.). BRAGARD nennt als die allgemeinen Entwicklungsbedingungen dieser Deformität ungünstige Lebensverhältnisse und Überanstrengung; es ist daher verständlich, daß Beruf und Konstitution besondere Beachtung fanden. MIKULICZ fand die Deformität vorwiegend
bei Patienten mit Stehberufen (Bäcker, Fabrikarbeiter), ähnliche Angaben
machte SCHEFFZIK. In dem Material BRAGARDs überwiegen Gehberufe (besonders
Bauernknechte). Die Deformität betrifft das männliche Geschlecht bedeutend
häufiger, so fand BRAGARD unter 87 jugendlichen X-Beinigen 68 Männer und
19 Frauen. Als konstitutionelle Besonderheiten nennt BRAGARD schlanke aufgeschossene Gestalt mit überlangen Beinen, seltener beim weiblichen Geschlecht
Fettsucht; plumpe Gelenke, vasomotorische Störungen der Extremitäten,
schlaffe Muskulatur und Bänder (konstitutionelle Schwäche). Häufig bestehen
Anzeichen verzögerter Geschlechtsreifung (Kleinheit der Hoden, verspätete
Menstruation, mangelhafte Schambehaarung), nicht selten besteht aber auch
sexuelle Frühreife.

Bezüglich der ätiologischen und genetischen Theorien können hier nur die
Grundlinien der viel diskutierten Ansichten in großen Zügen angedeutet werden,
bezüglich weiterer Einzelheiten sei auch hier auf BRAGARDs Monographie verwiesen. HUETER und VOLKMANN erklärten auf Grund ihrer Drucktheorie, die
im allgemeinen Teil schon näher erörtert wurde, das X-Bein als Belastungsdeformität durch ungleiches Wachstum der unteren Femurepiphyse. Diese
rein mechanische Auffassung der Deformität durch einseitige oder übermäßige
Belastung wurde vielfach vertreten (ALBERT, HOFFA, LORENZ, KORTEWEG,
GHILLINI). Die WOLFFschen Vorstellungen über die Transformation der Knochen
besagen nichts über die Genese der·Deformität, da seine Befunde abgeänderter
Strukturen an lange bestehenden Verkrümmungen erhoben wurden, wie schon
M. B. SCHMIDT betonte. Gegenüber diesen mechanischen Theorien legte MIKULICZ
das Hauptgewicht auf primäre Knochenveränderungen im Sinne einer Rachitis
oder Spätrachitis und räumte den statischen Verhältnissen mehr für die weitere
Entwicklung der Deformität als für ihre Verursachung Bedeutung ein. Er
wies dabei darauf hin, daß die einseitige Deformität schwer mit reiner Belastung
zu erklären sei und daß bei einer Reihe von doppelseitigen Fällen keinerlei
berufliche Überlastung nachweisbar sei. MIKULICZ selbst wies in 3 Fällen mikroskopische Befunde am distalen Femurepiphysenknorpel nach, die er als rachitische Veränderung auffaßte. Das Vorkommen und die Bedeutung der Spätrachitis, die als Krankheitsbild 1861 von OLLIER aufgestellt wurde, bestätigten
die anatomischen Untersuchungen von SCHMORL, LOOSER und RECKLING
HAUSEN. FROMME meint, daß alle Fehlformen, die während der Wachstumsjahre auftreten und weder durch Trauma noch durch Überlastung entstehen,
auf Spätrachitis zurückgehen, da eine in physiologischen Grenzen liegende
Beanspruchung nur pathologische Wachstumszonen schädigen kann. Der
Streit um die spätrachitische Ätiologie, gegen die sich unter anderen ALBERT,
HOFMEISTER, SCHULTHESS, HOFFA und DREHMANN ausgesprochen haben, ist
noch nicht abgeschlossen. Es ist hier nicht möglich, auf die Spätrachitis als
solche näher einzugeben, diesbezüglich sei auf die Darstellung M. B. SCHMIDTs

in diesem Handbuch (Bd. IX/1) verwiesen. Hier sei nur noch erwähnt, daß die verschiedensten Über- und Unterfunktionen endokriner Drüsen mit dem Bild der Spätrachitis in Zusammenhang gebracht wurden. Vielleicht werden in größerem Maße ausgeführte Stoffwechseluntersuchungen bei frischen Deformitäten weiterführen. JOSEF WOLF konnte in 5 Fällen jugendlicher X-Beine, bei denen die Deformität innerhalb der letzten 6—9 Monate entstanden war, bei je dreimaliger Untersuchung keine Azidose oder Hypophosphatämie im Sinne der Störung des Intermediärstoffwechsels bei Rachitis nachweisen. Weiterhin beleuchten neuere Tierversuche die Schwierigkeit in der Unterscheidung zwischen Belastungsschäden und Spätrachitis, denn MAASS und v. FRISCH konnten rein mechanisch durch Überlastung bei Kaninchen rachitisähnliche Auftreibung und Unregelmäßigkeit des Fugenknorpels erzielen. Ähnliche Ergebnisse hatte W. MÜLLER bei Nachprüfung der MARTINschen Versuche am Hund. Trotz der großen Zahl von Untersuchungen sind wir auch hier noch nicht in der Lage, abschließend zu urteilen.

Tierversuche haben gezeigt, daß man durch schwere Verletzung oder Wachstumsbehinderung durch Bolzung an den lateralen Teilen der Wachstumsfugen des Femur oder der Tibia Genu valgum hervorrufen kann (BIDDER, HELFERICH, TRIPIER, GHILLINI, NOVÉ-JOSSERAND). MAASS gelang es, ohne direkte Verletzung durch Eingipsung der Hinterbeine von Kaninchen in X-Stellung eine Änderung der Wachstumsrichtung des ganzen oberen Tibiaendes ohne Hemmung des Fugenwachstums zu erzielen. Die Bedingungen sind aber auch hier wie in den Versuchen von v. FRISCH, der bei Kaninchen durch Exartikulation eines Hinterbeines Genu valgum am anderen erzeugte, recht unphysiologisch, da ständiger oder fast ständiger Druck in pathologischer Richtung zur Geltung kam. Aufschlußreicher für die Genese der Deformität beim Menschen sind die neuen, unter physiologischeren Bedingungen durchgeführten Hundeversuche BRAGARDs, der Pes valgus bzw. varus durch Gipsverbände hervorrief und nun die Auswirkung der Fußdeformität auf das Bein unter verschiedenen Belastungsbedingungen studierte. Er fand bei normaler Beanspruchung trotz starker seitlicher Verlagerung der Beinachse keine Knochenverbiegungen, wohl aber Valgus- oder Varusstellung im Kniegelenk, verbunden mit Dehnung des entsprechenden Knieseitenbandes. Durch starke Gewichtsbelastung konnte er bei sehr jungen Hunden mit Pes valgus ein Genu valgum mit Verbiegung der oberen Tibiametaphyse erzeugen. Durch stärkste einseitige Überlastung bis zur Erschöpfung, verbunden mit stärkster Pronation und Abduktion des Fußes, ließ sich eine komplizierte Beinverbiegung hervorrufen, die BRAGARD als Skoliose bezeichnet.

Es ist damit gezeigt, daß übermäßige Belastung gemeinsam mit geändertem Verlauf der Knochenachsen Deformitäten hervorrufen können, doch werden beim Menschen kaum je so frühzeitige und übermäßige Belastungen vorkommen, wie BRAGARD ausdrücklich betont. Es bleiben also die zwei Möglichkeiten, das Verhältnis zwischen Beanspruchung und Widerstandsfähigkeit zu stören: Entweder der Knochen ist so weich, daß er die normale Beanspruchung nicht erträgt, dies wird vor allem bei den schweren rachitischen X-Beinen der Kinder zutreffen, oder die Leistungsfähigkeit des wachsenden Skeletteils ist nur wenig vermindert, aber die Beanspruchung erheblich erhöht, wie dies bei den jugendlichen X-Beinen mit „Spätrachitis" meist der Fall sein dürfte.

Auf den Entstehungsmechanismus, der keineswegs einheitlich aufgeklärt ist, kann hier im einzelnen nicht eingegangen werden. Vielfach bestehen hier gegenseitige Abhängigkeiten verschiedener Deformitäten des Beines und Fußes, wobei nicht immer Ursache und Wirkung leicht zu ermitteln ist. Dies gilt vor allem für die Coxa valga, die Ursache und Folge des Genu valgum sein kann. Eine wesentliche Bedeutung beim Entstehungsmechanismus des juvenilen X-Beins mißt BRAGARD einerseits dem Platt-Knickfuß, anderseits besonders der so häufigen lockeren valgischen Abweichung des Beines am Ende der Schulzeit bei. Auf die Auffassung des idiopathischen Genu valgum als atavistische Hemmungsbildung bei mangelhafter Umformung der Gelenkenden und Epiphysen (BÖHM) wurde schon beim kindlichen Genu valgum hingewiesen.

Beim X-Bein des Erwachsenen, das nach BRAGARD bei schwer beanspruchten Steh- und Gehberufen schon bei geringem Grad der Deformität erhebliche Beschwerden durch die ungleiche Gelenkbelastung macht, treten verhältnismäßig häufig typische Verletzungen auf (Einrisse am medialen Längsband, teilweise Meniskusablösungen und Subluxation der Patella nach außen).

Der Genu valgum kann kompensatorisch zustande kommen bei Beinverkürzungen sowie bei verschiedenen Veränderungen des Hüftgelenks (Coxa valga, Coxa vara, Hüftgelenkluxation).

Über das symptomatische Genu valgum entnehme ich BRAGARD folgende Angaben: Es kommt nach Verletzungen, Entzündungen oder Lähmungen vor.

Das traumatische Genu valgum entsteht besonders durch Verletzung des inneren Seitenbandes beim Sport (Skilauf), wobei nur die Gelenkenden schief gestellt werden. Mit Knochenveränderungen einhergehendes traumatisches Genu valgum findet sich nach Epiphysenlösung am unteren Femurende oder Fraktur des inneren Femurkondyls, ferner bei Schräg- und Kompressionsbrüchen des oberen Tibiaendes. Dabei entsteht auch die Deformität nach dem Trauma nicht immer schlagartig.

Akute und chronische Entzündungen des Kniegelenks und der angrenzenden Knochen (Osteomyelitis, Tuberkulose) führen oft zu Genu valgum, wobei Wachstumsstörungen, Epiphysenlösungen, Infraktionen und direkte Verbiegungen des nachgiebigen Knochens vorkommen können. Ferner kann in selteneren Fällen Arthritis deformans oder tabische Arthropathie die Ursache des Genu valgum sein. Auch bei Geschwülsten der Kniegelenksgegend kommt Genu valgum teils infolge von Wachstumsstörungen, teils durch direkte mechanische Einwirkungen zustande. Bei den Exostotikern wird man allerdings die Exostose mehr als Indikator für die allgemeine Störung der Wachstumsknorpel denn als Ursache der X-Beinbildung ansehen dürfen. Dies würde erklären, warum X-Bein bei Sitz der Exostosen an der Außen- und an der Innenseite des Knies vorkommt.

Das paralytische Genu valgum kommt ein- oder doppelseitig am häufigsten nach Poliomyelitis vor, wobei sehr verschiedene Kombinationsmöglichkeiten gegeben sind. Bezüglich der Kasuistik des symptomatischen Genu valgum muß auf BRAGARD verwiesen werden.

a) **Pathologische Anatomie des Genu valgum.** Die Biegung kann scharfwinklig und auf die Kniegegend beschränkt sein (Genu valgum im engeren Sinne), während die Knochenschäfte gerade bleiben (Abb. 63a), oder es kann sich im anderen Extremfall um rachitische bogenförmige Verkrümmung der ganzen Beine handeln (Crus valgum), wobei die Epiphysen an der Deformierung kaum beteiligt sein können, wie auch BÖHM hervorhebt (Abb. 63b). Die anatomischen Veränderungen des kindlichen Genu valgum sind kaum studiert. BRAGARD gibt an, daß sich beim einseitigen rachitischen X-Bein eines 4jährigen Knaben eine stumpfwinklige Abknickung der Tibiametaphyse ohne Veränderungen der Gelenkenden fand. Der Vastus medialis war deutlich atrophisch, Sartorius und Gracilis waren nach hinten abgerutscht, die Bizepssehne und der Tractus Maissiati verkürzt.

Das jugendliche Genu valgum wurde anatomisch von HUETER, MIKULICZ und ALBERT studiert. HUETER beschrieb Vertiefung der lateralen Hemmungsfassette am äußeren Kondyl. Es handelt sich hier um jene wechselnd stark ausgeprägte Impression, die am vorderen Rand der Standfläche der Femurkondylen bei Streckung des Kniegelenks durch die Menisci zustande kommt. MIKULICZ fand jedoch bei normalen und X-Beinen das Verhalten der beiden Hemmungsfassetten recht wechselnd. Aus den Untersuchungen von MIKULICZ

geht hervor, daß die Knickung meist im Bereich der Metaphyse sitzt, ohne daß
die Schäfte oder die Epiphysen selbst stärker verändert sind. Dabei ist im
Gegensatz zum kindlichen Genu valgum beim jugendlichen X-Bein die Verbiegung stärker oder ausschließlich am Femur ausgeprägt. Als Ursache dieser
Schrägstellung wies MIKULICZ in 3 Fällen eine Verbreiterung des distalen Fugenknorpels am Femur bis zu $2^1/_2$ cm nach. Die Knorpelwucherungszone war
medial stark verbreitert und unregelmäßig. Die Epiphyse war im ganzen nach
lateral verschoben, die Diaphysenkortikalis nach unten stark divergent und
auf der lateralen Seite durch periostale Knochenneubildung unterstützt. SCHEDE
sah in frischen Stadien auch Atrophie
auf der lateralen Seite. Die geringe
Formveränderung der Epiphyse geht

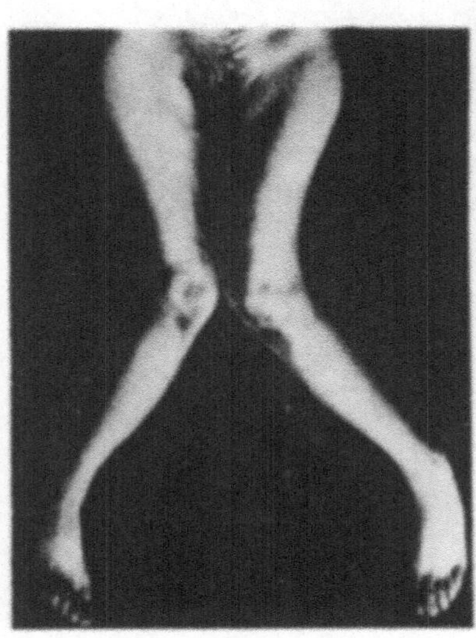
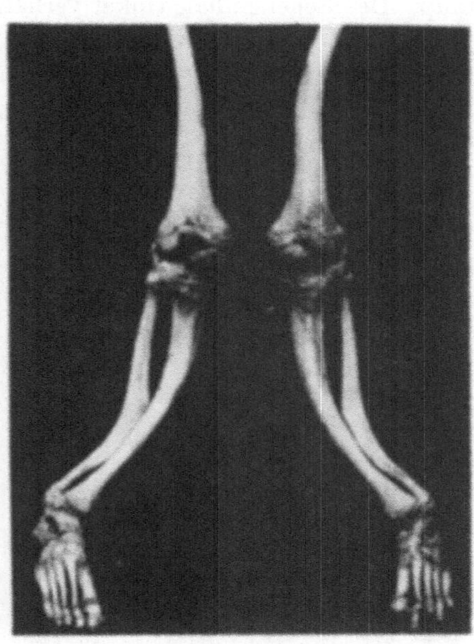

a   b

Abb. 63 a und b. a Hochgradige Genua valga (60 Jahre, ♀, Bild von Prof. R. RÖSSLE-Berlin); b Rachitische
Crura valga eines Jugendlichen (Musealpräparat des Berliner Pathologischen Instituts).

auch daraus hervor, daß der Winkel, den die Epiphysenlinie mit der Femurachse einschließt (Epiphysenwinkel), meist nicht mehr als in der Norm (1—6°)
vom Kniebasisfemurwinkel abweicht (MIKULICZ). Am äußeren Kondyl beschrieb
MIKULICZ eine nicht immer vorhandene und vom Grad der Deformität unabhängige Abflachung seiner Krümmung in frontaler Richtung, die er für eine
sekundäre Erscheinung hält. ALBERT fand den äußeren Kondyl bedeutend
niedriger und in frontaler Richtung verbreitert, entsprechend war die laterale
Gelenkfläche der Tibia gleichfalls verbreitert und stärker ausgehöhlt.

Außer der seitlichen Abweichung, die nach MOLINEUS in etwa 90% das
Femur betrifft, kommt noch eine Änderung der Torsion der Ober- und Unterschenkelknochen zustande, die ALBERT eingehend beschrieb. Sie besteht meist
in einer Verdrehung des unteren Femurendes und Tibiaendes nach außen,
bezogen auf das obere Ende der betreffenden Knochen (supinatorische Torsion
BRAGARDs). Dadurch wird die physiologische Torsion am Femur vermindert
(Femur valgum ALBERTs), an der Tibia vermehrt. Diese Torsion des Femurs
beträgt normal nach MIKULICZ 15—20°, kann aber zwischen 0° und 40°
schwanken. BRAGARD schränkt die physiologische Schwankungsbreite der
Femurtorsion auf 10—30° ein. Außer der von ALBERT festgestellten Torsion

im Sinne der Supination kann aber auch eine pronatorische rückläufige Torsion der Tibia (BRAGARD) und des Femur (LEXER) vorkommen. Dazu kommt noch öfter eine stärkere ventralkonvexe Krümmung des unteren Femurendes, die mit einer dorsalkonvexen Verbiegung des oberen Tibiaendes verbunden sein kann (BRAGARD). Dadurch steht die obere Tibiagelenkfläche horizontal oder sogar leicht nach vorne geneigt, wodurch eine gewisse Überstreckung (Genu recurvatum) ermöglicht wird.

Als sonstige Veränderungen des Femur gibt MIKULICZ auffallende Schlankheit der Diaphyse an. Den Schenkelhals fand MIKULICZ oft auffallend kurz und plump. Der Schenkelhalswinkel verhält sich wechselnd. NEUDÖRFER fand ihn

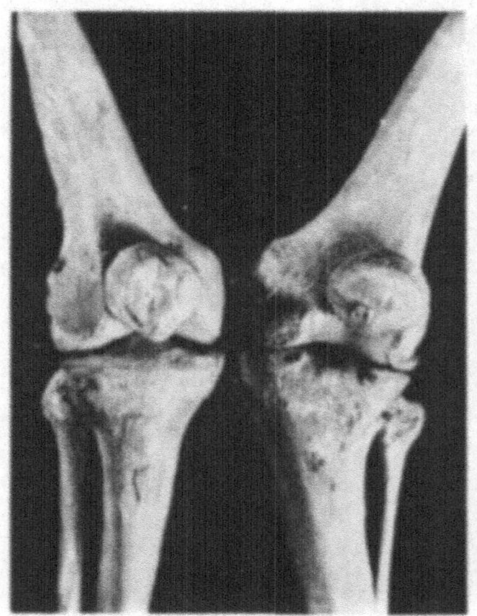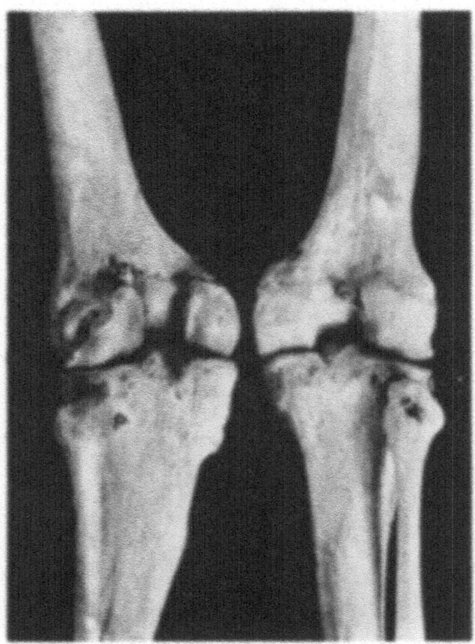

a   b

Abb. 64a und b. Doppelseitiges Genu valgum, links stärker ausgeprägt mit sekundärer Arthritis deformans, Exostose am rechten Femur. a Vorder-, b Hinteransicht. (Musealpräparat des Berliner Pathologischen Instituts.)

meist verkleinert, MIKULICZ innerhalb normaler Grenzen schwankend, ALBERT sah ihn oft vergrößert. BRAGARD berichtet bei 42 jugendlichen X-Beinpatienten 12mal über Coxa valga und 8mal über Coxa vara, während 19 normalen Schenkelhalswinkel aufwiesen. Periostale Knochenauflagerungen und kleine Exostosen kommen an Femur und Tibia meist an der Innenseite vor (Abb. 64b).

Die Strukturveränderungen wurden vor allem von WOLFF eingehend studiert. Schon MIKULICZ fand die Kompakta von Femur und Tibia konkavseitig verdickt und die Spongiosa in diesem Bereich verstärkt und verdichtet, während auf der medialen Konvexseite Spongiosa und Kompakta gering ausgebildet waren. WOLFF wies nach, daß abgesehen von den quantitiven Änderungen auch der abgeänderte Verlauf der Bälkchen sich den geänderten statischen und mechanischen Verhältnissen angepaßt habe, was ALBERT bestätigt. Von einem im Berliner Pathologischen Museum aufbewahrten X-Beinpaar zeigt nur dasjenige mit stärkerer Lateralverschiebung der Direktionslinie deutliche Strukturverdichtung der Konkavseite und Atrophie der medialen Teile des Femur- und Tibiaendes (Abb. 65). Diese Umbauvorgänge erklären sich zwanglos aus den eingangs erörterten Belastungsänderungen bei Verschiebung der Direktionslinie nach außen. Es handelt sich um Hypertrophie auf der vorwiegend druckbelasteten Seite und um Inaktivitätsatrophie auf der Seite der Druckentlastung. Deutlich sind diese Veränderungen nur bei Erwachsenen.

Der Gelenkknorpel kann besonders lateral verdickt sein, medial ist er gelegentlich verdünnt und am Innenrand von einer Art Pannus überwuchert. Entsprechend ist der mediale Meniskus atrophiert, der laterale verdickt, bei älteren Individuen aufgefasert und wie zerquetscht. Das innere Längsband ist meist verdickt, gelegentlich verlängert; das äußere fand MIKULICZ verkürzt, LINHART verlängert. Die Kreuzbänder sind seltener überdehnt als beim kindlichen X-Bein. Autoptische Angaben über die Muskulatur macht nur ALBERT bei einem alten Mann. Er fand den Vastus medialis sehr kräftig, den Rectus femoris oben mächtig und unten grazil. BRAGARD bestätigt dies an Operationen und hebt außerdem die Verkürzung von Bizeps und Tensor fasciae, latae, sowie das dorsale Abgleiten der unteren Enden der im Pes anserinus ansetzenden Muskeln hervor. Bei dem häufigen kompensatorischen Pes varus kommt es zur Hypertrophie des Tibialis posterior und zur Überdehnung der Peronaeussehnen (BRAGARD.)

Bei lang bestehendem schwereren Genu valgum kommt es regelmäßig zu sekundärer Arthritis deformans mit vorwiegender Lokalisation und Randwulstbildung an der Lateralseite der Gelenkenden (Abb. 64a). Die genauere Lokalisation und die Anfangsstadien dieser Veränderungen wurden von BRAGARD an 92 Beinen eingehend anatomisch untersucht. Er fand schon bei einer Abweichung der Traglinie von 0,6—1,5 cm meist anatomisch nachweisbare Veränderungen. Hervorgehoben sei, daß er schon bei geringfügiger Trübung des Knorpels den Verlauf der HULTKRANTZschen Knorpelspaltlinien, deren Beziehung zur funktionellen Fibrillenarchitektur BENNINGHOFF nachwies, in der Mitte der lateralen Tibiagelenkfläche verwischt fand. Auch die schwereren Knorpelveränderungen betreffen vorwiegend die laterale Tibiagelenkfläche. Die ersten Randwulstbildungen bei leichtem Genu valgum sah BRAGARD an der Eminentia intercondyloidea und am medialen Rand des lateralen Femurkondyls sowie Schliffflächen und Randwülste durch die Lateralablenkung der Patella.

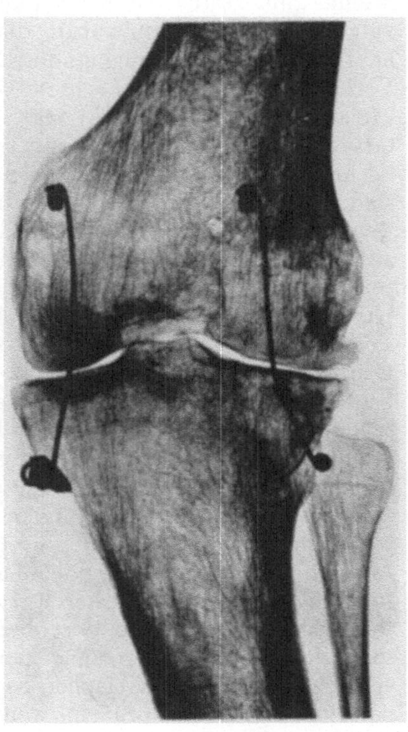

Abb. 65. Linksseitiges Genu valgum desselben Falles wie Abb. 64; die konkavseitige Verstärkung und konvexseitige Atrophie von Kompakta und Spongiosa ist deutlich. (Sammlungspräparat des Berliner Pathologischen Instituts.)

b) Genu varum (O-Bein).

Das O-Bein stellt das Gegenteil des X-Beins dar, so daß nach der etwas ausführlicheren Behandlung des letzteren hier eine knappere Darstellung möglich ist. Das O-Bein ist in schweren Formen etwas weniger häufig als das X-Bein, wie aus der eingangs erwähnten Krüppelstatistik BIESALSKIs hervorgeht. Es tritt ebenfalls in der großen Mehrzahl der Fälle doppelseitig auf (SCHANZ). Einseitiges Genu varum bei Genu valgum der anderen Seite kommt bei kleinen

Kindern vor und wurde vielfach als mechanische Einwirkung durch den Arm-
druck beim Tragen der Säuglinge gedeutet (SCHANZ). Auch das O-Bein tritt
meist in den frühen Kinderjahren oder um die Pubertätszeit, seltener bei
Erwachsenen auf. Auch hier kann das O-Bein als gesonderte Deformität entstehen oder nur Teilerscheinung anderer Veränderungen der Kniegegend sein
(symptomatisches Genu varum).

Das kindliche und jugendliche O-Bein tritt vielfach als Persistenz oder
Verstärkung der in der Kindheit meist vorhandenen Varusstellung des Kniegelenks auf. Dabei ist meist Rachitis nachweisbar. Im Gegensatz zum Genu
valgum ist beim Genu varum die bogenförmige Deformität des ganzen Beins
häufiger als die Knickung an der Epidiaphysengrenze. Doch beschreibt SEIDLER
Vorkommnisse auch von echtem Genu varum, bei denen die Verbiegung auf die
Tibiametaphyse beschränkt war. Es handelt sich also in den meisten Fällen
tatsächlich um ein Crus varum. Dabei bestehen zum Teil hochgradige rachitische Deformitäten der Diaphysen, die nicht nur auf die Frontalebene beschränkt
sind, sondern auch sagittale Verbiegungen (besonders Säbelscheidentibia) aufweisen. Es finden sich hier alle Übergänge von geringen Verkrümmungen bis
zu dem kompliziert verbogenen rachitischen „Korkzieherbein". Viel seltener
sind, wie auch BÖHM hervorhebt, rachitische O-Beine, die infolge reiner Epi-
physenstörung als metaphysäre Abknickung besonders der Tibia, weniger des
Femur entstehen. Neben diesen sicher rachitischen O-Beinen hebt BÖHM eine
Gruppe idiopathischer Genua vara hervor, die bei rachitisfreien Kindern
beobachtet werden, und die er als Entwicklungshemmung auffaßt, wie dies
schon MIKULICZ andeutete. Nach BÖHMs Angabe tritt diese Form ausgesprochen
familiär und erblich auf. Es sind geringe Verkrümmungen, deren Scheitel in der
oberen Unterschenkelhälfte liegt; dabei ist das untere Ende des Unterschenkels
einwärts gebogen und nach innen verdreht, so daß auch der Fuß nach einwärts
steht und der Gang über den großen Zeh erfolgt. Es handelt sich nach BÖHMs
Ansicht hier um ein Stehenbleiben auf einer in der Fetalzeit und den ersten
Lebensjahren physiologischen Entwicklungsform der Tibia (Tibia vara), die durch
Besonderheiten im Bau der oberen Epiphyse und ihren Ansatz am Schaft
sowie durch fehlende Torsion gekennzeichnet ist. Infolge dieser fehlenden Torsion
erscheint das untere Tibiaende gegenüber den Verhältnissen beim Erwachsenen
nach innen gedreht, worin eine weitere Übereinstimmung zwischen Neugeborenen-
tibia und Crus varum idiopathicum besteht. Schließlich ist diese O-Beinform
noch oft mit einem Genu recurratum verbunden, was auch als Ausdruck einer
primitiven Entwicklungsstufe gedeutet wird. Die Bedeutung der BÖHMschen
Auffassungen für die Entstehung der Extremitätendeformitäten durch Entwicklungshemmung ist noch nicht endgültig überblickbar. Eine atypische
Art des Genu varum, dessen Varität bei Beugung infolge spiraliger Führungs-
linie der Gelenkflächen in Valgität übergeht, beschrieb HACKENBROCK in etwa
50 Fällen, deren Ätiologie nicht geklärt ist. MANDL und PALUGYAY sahen
unter 50 jugendlichen Fußballspielern in 68% Genu varum als Sportfolge ohne
vorangegangene Rachitis, während nur 8% Genu valgum aufwiesen.

Als Komplikationen des Genu varum nennt SCHANZ Plattfuß und Coxa
vara, andererseits kann auch die Kniedeformität abhängig von anderen Deformitäten der unteren Extremität sein. Hinsichtlich der Ätiologie des idiopathischen Genu varum kommen, soweit nicht Rachitis oder Entwicklungsstörung erweisbar ist, alle jene Überlegungen in Frage wie beim Genu valgum,
so daß auf deren Aufzählung an dieser Stelle verzichtet werden kann. Es hängt
weniger von den ätiologischen Faktoren als von der Konstellation der ganzen
Gelenkstellungen und ihrer Beanspruchungsweise ab, ob ein O-Bein oder ein
X-Bein entsteht. So weist SCHEDE darauf hin, daß bei rachitischen Kindern

die Varuskrümmung des Unterschenkels sekundär zum Plattfuß führt, während beim Erwachsenen der Plattfuß eine gewisse Varusstellung im Kniegelenk bedingt. Erwähnt seien noch, daß im Tierexperiment Genu varum ebenso wie Genu valgum hervorgerufen werden kann, nur daß in diesem Fall der Wachstumsknorpel an der Innenseite geschädigt oder zerstört werden muß.

Kompensatorisch kann ein O-Bein ähnlich wie ein X-Bein besonders bei Verkürzung des anderen Beins auftreten. So zeigt ein erwachsenes weibliches Skelet der Buffaloer Sammlung mit offenbar früh entstandener neuropathischer Arthropathie der linken Hüfte und einiger anderer Gelenke und dadurch entstandener Verkürzung des linken Beins ein Genu varum rechts, das im wesentlichen durch Abbiegung in der oberen Tibiametaphyse zustande kommt. Da Zeichen von Rachitis sowie Gelenkveränderungen am rechten Bein fehlen, möchte ich die Deformität als kompensatorisch entstanden auffassen (Abb. 66).

Symptomatisch kann ein Genu varum unter verschiedenen Bedingungen auftreten. Traumatisch kann ein Genu varum nach Verletzung des äußeren Längsbandes oder bei gelenknahen Frakturen entstehen. Die Buffaloer Sammlung enthält zwei Tibien, bei denen es nach schräg verlaufenden intra- und extraartikulären Splitterbrüchen am oberen Ende zu einem schweren Genu varum gekommen war. In dem einen Fall war die Frakturheilung offenbar durch osteomyelitische Infektion verzögert. Entzündliche Veränderungen im Gelenk und in den gelenknahen Knochenabschnitten können bei entsprechender Lokalisation in ähnlicher Weise Genu varum wie Genu valgum hervorrufen. So zeigt eine unter ziemlich starker Deformierung der Gelenkenden abgeheilte Kniegelenkstuberkulose an einem Skelet der Buffaloer Sammlung leichte Varusstellung. E. FREUND beschreibt

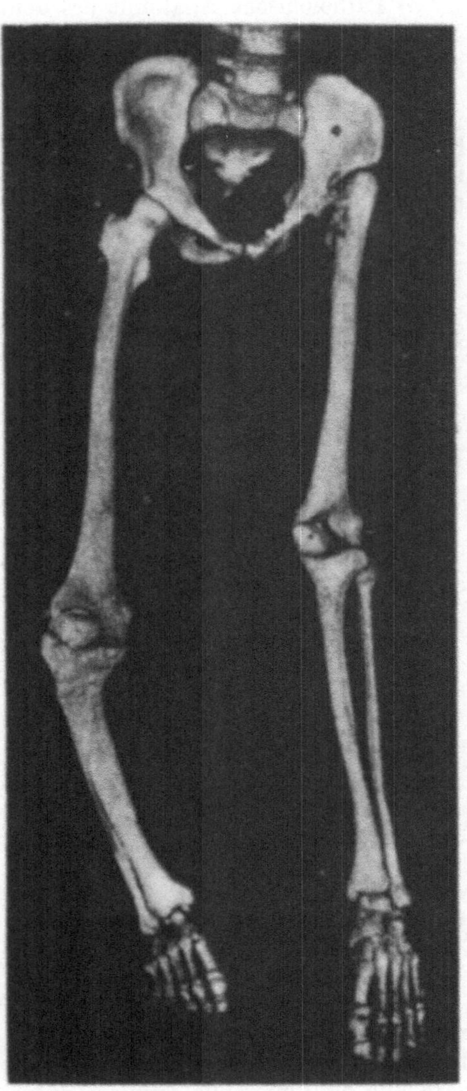

Abb. 66. Kompensatorisches Genu varum rechts bei Verkürzung des linken Beins durch neuropathische Coxitis. (♀, Skelet im Museum des Pathologischen Instituts der Universität Buffalo.)

als Genu varum arthriticum bei alten Leuten infolge von Arthritis deformans schleichend entstehende Deformitäten, meist ist wohl allerdings die Arthritis deformans die Folge und nicht die Ursache des Genu varum. Auch nach Lähmungen kann O-Bein auftreten. Genu varum bei Tibia-Epiphysendefekt und kartilaginärer Exostose an der Medialseite beobachtete MAU. Schweres einseitiges Genu varum nach Hüftbeugekontraktur infolge abgeheilter tuberkulöser

Koxitis sah ich röntgenologisch bei einem 14jährigen Mädchen (Beobachtung von Prof. B. VALENTIN-Hannover). Die Deformität zeigt winklige Achsenknickung in die Tibiametyphase, verbunden mit einer Subluxation des Unterschenkels nach außen.

α) **Pathologische Anatomie des Genu varum.** Anatomische Untersuchungen liegen vor allem von ALBERT vor. Im ganzen stellt die Deformität das Gegenteil des Genu valgum vor. Da die Konkavität auf der Medialseite liegt und

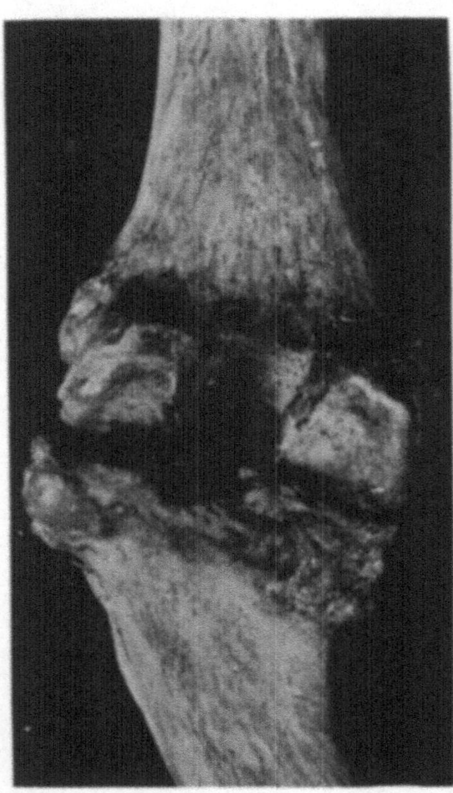

Abb. 67. Genu varum mit Arthritis deformans und Osteophyten besonders an der Konkavseite, Ansicht von rückwärts. (Sammlungspräparat des Pathologischen Instituts der Universität Buffalo.)

die Direktionslinie nach medial verschoben ist, ist der mediale Femurkondyl und die mediale Gelenkfläche der Tibia überlastet. Auch hier kommen Exostosen in der Nähe des Kniegelenks vor. Ein hochgradiges Genu varum eines Erwachsenen, das im Pathologischen Museum in Buffalo aufbewahrt ist, zeigt warzenartige Exostosen an der Medialseite der Tibia, wo der Pes anserinus ansetzt (Abb. 67). Die scharfbogige Krümmung ist in diesem Fall auf die obere Metaphyse der Tibia beschränkt; das vorhandene Stück des Femurschaftes zeigt sogar eine leichte Gegenkrümmung.

Was die Struktur betrifft, so ist hier naturgemäß wieder die Verdikkung der Kortikalis und die Verdichtung der Spongiosa auf der mehrbelasteten Konkavseite anzutreffen, d. h. in den medialen Teilen von Femur und Tibia. Dies gilt natürlich nur für erhebliche und lang bestehende Deformitäten, in denen so ein adaptiver Umbau erfolgen konnte. Auf diesen Umbau weist auch FREUND beim arthritischen Genu varum hin.

Infolge der Überlastung der Medialseite kommt es hier ziemlich frühzeitig und recht regelmäßig zu Abnutzungserscheinungen und schließlich zur Arthritis deformans. BRAGARD fand anatomisch unter 18 leichten O-Beinen 14mal Arthritis deformans-Veränderungen, während unter 8 stärkeren Genua vara alle deformierende Prozesse aufwiesen. Als geringgradigste Störung fand BRAGARD die HULTKRANTZschen Spaltlinien des Knorpels in der Mitte der medialen Tibiagelenkfläche unregelmäßig. Auch bei den hochgradigeren Knorpelveränderungen wie Auffaserung, Verdünnung, Usuren und Schliffflächen, war die mediale Tibiagelenkfläche am stärksten betroffen. Randwülste treten zuerst an der Eminentia intercondyloidea und an der ihr zugekehrten Seite des medialen Femurkondyls auf. In hochgradigeren Fällen treten an der medialen Begrenzung des Kniegelenks an Tibia und Femur auf, geringer auch an der lateralen Seite. An dem Buffaloer Präparat, das starke Deformansveränderungen aufweist, sind die starken Knochenneubildungen an der Innenseite, besonders an der Tibia in der Nähe des Gelenkrandes, deutlich. Auch das traumatische

Genu varum zeigt starke Deformansveränderungen an der ganzen tibialen Gelenkfläche. Ein eigenartiger Befund, für den ich keine Erklärung zu geben vermag, ist eine etwa kirschgroße, glattwandige Vertiefung an der Medialseite des inneren Femurkondyls an dem Genu varum der Buffaloer Sammlung.

Anatomische Untersuchungen über das genauere Verhalten der Bänder und Muskeln sind mir nicht bekannt. Klinisch wird Lockerung des äußeren Seitenbandes und gelegentlich Subluxation der Patella nach innen beobachtet (SCHANZ). Die Muskeln der Medialseite dürften sich wohl entsprechend dem Verhalten beim Genu valgum bei langem Bestehen der Deformität über der Konkavität verkürzen.

c) Genu recurvatum.

Das Genu recurvatum, das pathologisch überstreckbare Knie, ist, wie schon mehrfach erwähnt, nicht selten mit Genu valgum oder Genu varum verbunden. Statistische Angaben über das Vorkommen des Genu recurvatum bei den verschiedenen Beinformen bei Kindern finden sich bei BRAGARD. Eine Überstreckbarkeit des Kniegelenks um 5^0 bis zu einem nach vorne offenen Winkel von 175^0 ist bis zum 5. Lebensjahre physiologisch (FICK), was mit der Gelenkform beim Kleinkind zusammenhängt.

Es kommen hochgradige Überstreckungen des Kniegelenks schon angeboren vor, die durch intrauterine Zwangshaltungen erklärt werden. HENRARD und BOORSTEIN haben derartige Fälle beschrieben, im Falle HENRARDs bestand starker Fruchtwassermangel. Nach BAZERT besteht in manchen angeborenen Fällen Störung der Quadrizepsentwicklung, und die Patella ist rudimentär.

In vielen Fällen von Genu recurvatum ist es die Schlaffheit der Muskeln, der Kapsel und besonders der Kreuzbänder, die zur Fehlstellung führt, wie dies bei Rachitis, Lähmungen, Traumen und Gelenkerkrankungen vorkommen kann (BÖHM). Neben diesen Fällen unterscheidet BÖHM eine besondere Form des idiopathischen Genu recurvatum, die er als Entwicklungshemmung deutet. Dabei sind die frühkindlichen Eigenheiten des Kniegelenks nachweisbar. Die Femurkondylen sind rund, und vor allem ist das obere Tibiaende rekurviert mit Inklination der oberen Gelenkfläche, wie sie schon HUETER für den Neugeborenen nachgewiesen hat.

Auf eine besondere Form der Tibia recurvata weist PELTESOHN bei jugendlichen Koxitikern mit Beugekontraktur der Hüfte bei gleichzeitiger Beugestellung des Knies und Spitzfuß hin, wobei die in entgegengesetzter Richtung wirkenden Muskeln (Quadrizeps und Gastroknemius) die obere Tibiaepiphysenfuge im Sinne der Deformität mit beeinflussen. Genu recurvatum durch erhaltene Wachstumsfähigkeit des hinteren Teils der oberen Knorpelfuge der Tibia bei Verknöcherung im vorderen Teil beschreibt JÜRGENS nach Osteomyelitis.

Auch beim Genu recurvatum kann es sekundär durch Überlastung zur Arthritis deformans kommen. So sah BRAGARD Vergrößerung der Patellargelenkfläche des Femur hüftwärts mit lokalisierter Arthritis deformans dieses Bezirks bei leichtem Genu recurvatum autoptisch.

4. Die Fußdeformitäten.

Die Fußdeformitäten sind eines der kompliziertesten Kapitel der Orthopädie und haben ein unübersehbares, vorwiegend klinisches Schrifttum hervorgerufen. Trotzdem sind wir in der Kenntnis der anatomischen Veränderungen der einzelnen Bestandteile des Bewegungsapparates (Muskel, Bänder, Knochen und Gelenke) und ihrer gegenseitigen Bedingtheit am deformierten Fuß und Bein noch durchaus am Anfang. Eine Wandlung hat hier Hans Virchows Methode der Aufstellung des Skelets nach Form gebracht, und eine Reihe neuerer Arbeiten mit Hilfe dieser Methode haben wichtige Befunde zutage gefördert, aber auch hier handelt es sich um Einzelfälle, deren Allgemeingültigkeit erst zu erweisen wäre. Die Spärlichkeit der anatomisch gründlich durchuntersuchten Beobachtungen ist begründet in einer gewissen Schwierigkeit der Materialbeschaffung, in der großen Mühe der Durcharbeitung und in der dazu nötigen Spezialkenntnis der Anatomie sowie der Gelenk- und Muskelmechanik des Fußes. Diese Umstände brachten es mit sich, daß nur Orthopäden und Anatomen, aber keine Pathologen an der Klärung der Fußdeformitäten gearbeitet haben. Weitere genaue anatomische Untersuchungen von klinisch genau bekannten und in ihrer Funktion studierten Fußdeformitäten werden sicher weitere Aufschlüsse bringen, wobei besonders beginnende Stadien wertvoll wären. Bisher sind gerade die genau untersuchten Fälle meist klinisch nicht bekannt gewesen (Anatomieleichen). Bei dieser Sachlage und der Unzahl offener Streitfragen ist es unmöglich, eine abschließende Darstellung der Fußdeformitäten zu geben.

Die strukturelle Besonderheit des menschlichen Fußes, den Hohmann mit Recht eine Kunstform der Natur im Sinne Haeckels nennt, ergibt sich aus der phylogenetischen Umwandlung des flachen, flexibeln, muskulären Greiffußes der ein Baumleben führenden Vorfahren von Menschen und rezenten Anthropoiden, in dem gewölbten, mehr starren, vorwiegend ligamentär fixierten Menschenfuß, der im Sohlengang die ganze Körperlast trägt und bei der Abwicklung des Fußes im Gang hebt (Weidenreich, Morton). Diese Umwandlung führt zur Bildung einer Ferse und zur Wölbung zunächst des äußeren, später auch des inneren Fußrandes unter festerer Einbeziehung des 1. Strahls in den Fuß (Morton). Dabei ist das Fußskelet und seine Spongiosastruktur so angeordnet, wie in einem prismatischen Hebel, der an der Hinterkante (Ferse) gehoben und oben (Talusrolle) belastet wird, die Druck- und Zugtrajektorien verlaufen (Morton), es stellt also gleichsam den mechanisch wichtigen Ausschnitt eines solchen Hebels unter Weglassung der wenig belasteten Teile dar. Die Struktur des Fußgewölbes ist trotz zahlloser Arbeiten umstritten. Bezüglich der Gelenk- und Muskelmechanik sowie anatomischer Einzelheiten muß auf die Darstellungen von E. v. Meyer, Fick, Strasser und Braus verwiesen werden. Hier können bei dem gegebenen Raum nur einige wichtigste Gesichtspunkte hervorgehoben werden. Matheis gibt ein sehr anschauliches, vereinfachtes (und gerade deshalb für den der Gelenkmechanik ferner stehenden Pathologen geeignetes) Bild der Fußstruktur. Talus und Calcaneus wirken im wesentlichen als Lastträger und werden durch den vom 2.—4. Strahl reichenden äußeren Tragbogen abgestützt, so daß sie nicht nach vorne umsinken. Dieser äußere Tragbogen, der mehr passiv beansprucht wird und deshalb weniger Muskeln aufweist, wird durch den Großzehenstrahl (Gleichgewichtsstrahl) seinerseits abgestützt und vor seitlichem Umknicken bewahrt. Infolge der hier nötigen Ausgleichsbewegungen sind zahlreiche Muskeln vorhanden, und da es während der Spitzfußstellung des Ganges Träger des Hauptteils des Körpergewichts ist, ist das 1. Metatarsale sehr kräftig. Als vordere Stützpunkte werden die Köpfchen des 1. und 5. Metatarsale angesehen, zwischen denen sich der vordere Querbogen spannt. Matheis gebraucht als Bild der Fußstruktur das eines dreibeinigen Stuhls (Ferse, äußerer Tragbogen, Gleichgewichtsstrahl) mit verschieden steil gestellten Beinen, dessen Sitzplatte (Talusrolle) in einem Gelenk (unterem Sprunggelenk) so weit verstellbar ist, daß sie auch bei Änderung der Stellung der Stützen horizontal bleibt. Dieses untere Sprunggelenk, in dessen vorderer und hinterer Kammer die Bewegungen um eine „Kompromißachse" (Fick) stattfinden, ist der Schlüssel zum Verständnis der Fußdeformitäten. Der normale Bewegungsablauf (von Braus als Maulschellenbewegung bezeichnet) ist hier: Pronation, Abduktion und Dorsalflexion übergehend in Supination, Adduktion und Plantarflexion beim Fußrollen.

Mit Hilfe dieser Grundvorstellungen hat MATHEIS eine einfache und mehr natürliche Systematik der Fußverbildungen aufgebaut (Abb. 68). Er führt alle Fußdeformitäten auf die beiden Grundveränderungen einer primären Formstörung oder einer primären Lagestörung des seitlichen Tragbogens zurück:

1. Formveränderung des äußeren Tragbogens, wobei sich die Lagebeziehung zwischen Stützstrahl und Tragbogen erst bei fortgeschrittener Verbildung stärker ändert.

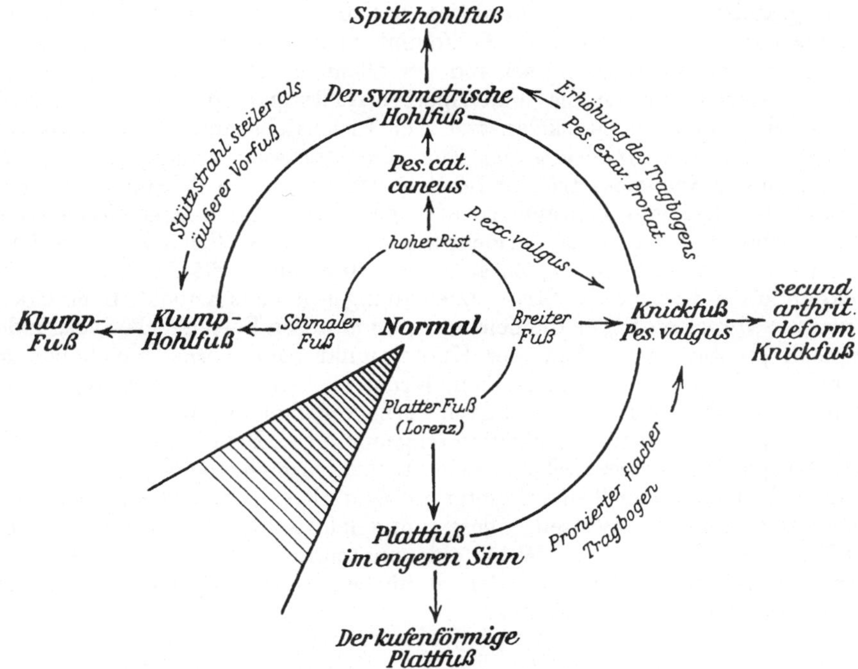

Abb. 68. Systematik der Fußverbildungen. (Nach H. MATHEIS.)

a) Abflachung führt von Normalfuß über den platten Fuß (LORENZ), der noch dem Normalen nahesteht, zum Pes planus im engeren Sinne und ergibt als äußerste Form den kufenförmigen Plattfuß mit Umkehrung des Fußgewölbes und Auftrittsfläche in der Sohlenmitte.

b) Erhöhung führt über den an der Grenze der Norm stehenden hohen Rist zum Pes calcaneus sensu strictiori und dem symmetrischen Hohlfuß, der das Spiegelbild des Pes planus ist. Die äußerste Form ist der Spitzhohlfuß.

2. Lageveränderungen zwischen Tragbogen und Stützstrahl, wobei die Form des Tragbogens sich nur bei stärkerer Verbildung sekundär stärker ändert.

a) Pronation führt über die breite Fußform zum Pes valgus, die äußerste Form ist der arthritisch deformierte Knickfuß mit sekundär über die Fläche geknicktem Tragbogen, wobei der Stützstrahl nach oben oder innen verlagert ist.

b) Supination führt über den schmalen Fuß zum supinatorischen Hohlfuß (Klumphohlfuß) und als äußerste Form zum Klumpfuß mit sekundären Veränderungen, wobei der Stützstrahl plantar flektiert ist.

Klumpfuß und Plattfuß stehen sich ohne Gegensatz und ohne Ähnlichkeit als Endglieder dieser Formenreihe gegenüber. Diese Darstellung ergibt, daß die im folgenden verwandte Gruppierung zur Herausarbeitung eines „Typus" mit Kennzeichnung der dieser Deformität zukommenden Veränderungen nur durch Schematisierung und bewußte Unterdrückung der fließenden Übergänge möglich ist. Aus Gründen der Übersichtlichkeit konnte aber auf diese Schematisierung nicht verzichtet werden, es sei nur hier betont, daß es den Klump-, Platt-, Spitz-, Hohl- und Hackenfuß nicht gibt, sondern daß diese Namen nur Gruppierungspunkte für eine Streuung ähnlicher Deformitäten bilden, wobei sich diese Gruppen in den Randgebieten breit überschneiden.

Die Abänderungen der Struktur der Knochen im Sinne der Anpassung an die geänderte Statik und Funktion hat B. BLENCKE neuerdings bei den Fußdeformitäten näher studiert. Er kommt zu dem Ergebnis, daß die Formänderung der Knochen gering sei und vor allem die Reliefgestaltung betreffe. So sind besonders die Brems- und Sperrvorrichtungen, die prominenten Belastungsstellen und die Muskelansätze bei Drucksteigerung, Druckentlastung oder entsprechender Änderung des Zugs am stärksten wandlungsfähig. Die Änderungen der Spongiosastruktur führt BLENCKE für den Calcaneus näher aus an Hand der drei von RAUBER-KOPSCH gekennzeichneten Spongiosasysteme. Er fand beim Hohlfuß eine Vermehrung der fersenparallelen Züge im Tuber calcanei sowie eine strangartige Zusammenfassung und Verstärkung des hinteren Druckbündels und vermehrte Strukturzeichnung gegen das Kuboid. Beim Plattfuß war in schwersten Fällen die Zeichnung im hinteren Fersenhöcker vermindert oder nach plantar verschoben, der Knotenpunkt nach vorne verschoben mit Verstärkung der Züge über demselben, ferner die Strukturverdichtung an der Calcaneusoberfläche verstärkt und nach vorne verschoben sowie das zeichnungsfreie Dreieck durch Vertikalstrukturen eingenommen. Beim Spitzfuß ließ sich leichte Atrophie des Fersenhöckers sowie Strukturvermehrung gegen das Kuboid und unter dem hintersten Teil der hinteren Gelenkfläche, der gegen die Malleolengabel gestemmt ist, nachweisen. Diese röntgenologischen Feststellungen haben zweifellos nur orientierenden Wert, eine anatomische Analyse der Strukturänderungen mit Berücksichtigung der räumlichen Anordnung der Systeme steht für die Fußdeformitäten noch aus.

a) Der Klumpfuß (Pes varus).

α) **Allgemeines, Statistik und Einteilung.** Eine sehr eingehende monographische Bearbeitung der Klumpfußprobleme hat MAU gegeben, dort findet sich auch ein ausführliches Schrifttumverzeichnis bezüglich der fast unübersehbar gewordenen, fast ausschließlich von orthopädischer Seite verfaßten Klumpfußliteratur. Entsprechend der Definition BESSEL-HAGENs wird jede unter abnormen Bedingungen fehlerhaft eingehaltene Supinationsstellung des Fußes als Klumpfuß (Pes varus) bezeichnet. Nur in den schweren und schwersten Fällen erstreckt sich diese Supination auch auf den Vorfuß. Meist ist der Vorfuß gegenüber dem immer supinierten Rückfuß relativ proniert (BÖHLER), außerdem im CHOPARTschen Gelenk adduziert und häufig stark plantarflektiert, so daß sich ein Spitz-Hohl-Klumpfuß (Pes equinovarus excavatus) ergibt. Der Hohlfuß (Pes cavus) und der reine Spitzfuß (Pes equinus) sind auch nach MAUs Meinung vom Klumpfuß abzutrennen, desgleichen der Pes adductus congenitus (Metatarsus varus congenitus), bei dem nur der Vorfuß supiniert, aber der Rückfuß proniert ist.

Der Klumpfuß kommt angeboren und erworben vor. Hinsichtlich der Häufigkeit steht der Klumpfuß unter den Fußdeformitäten nur hinter dem Plattfuß zurück. Das Verhältnis zwischen angeborenem und erworbenem

Klumpfuß ist nicht in allen Ländern das gleiche. Ich entnehme folgende Zahlen einer Veröffentlichung NILSONNES:

NILSONNE selbst, der keine genaue Zahl angeben kann, fand in einem großen Klumpfußmaterial in Schweden ein deutliches Überwiegen der erworbenen Klumpfüße. Während

Autor	Land	Angeborene Klumpfüße %	Erworbene Klumpfüße %
BESSEL-HAGEN	Deutschland	73,8	26,2
TAMPLIN . . .	England	75,6	24,4
ROBERTS . . .	Amerika	55,3	44,7

in Deutschland und England auf etwa 3 angeborene Klumpfüße nur 1 erworbener kommt, ist das Verhältnis in Amerika und Schweden rund 1 : 1. NILSONNE erklärt wohl mit Recht diesen Unterschied dadurch, daß in den letztgenannten Ländern die Poliomyelitis anterior, welche die Hauptursache der erworbenen Klumpfüße ist, viel häufiger vorkommt. Während vom angeborenen Klumpfuß Knaben etwa doppelt so häufig betroffen sind wie Mädchen, verhalten sich beim erworbenen Klumpfuß beide Geschlechter gleich (MAU). Im Gegensatz zum angeborenen Klumpfuß, der etwas häufiger doppelseitig als einseitig auftritt, wird der erworbene Klumpfuß in 86,8% einseitig und nur in 13,2% doppelseitig angetroffen (BESSEL-HAGEN). Von den erworbenen Klumpfüßen ist die überwiegende Mehrzahl (70% nach BESSEL-HAGEN, 90% nach LORENZ) neurogenen Ursprungs. Unter diesen neurogenen Klumpfüßen sind die meisten durch schlaffe Lähmung bedingt, so fanden sich unter 302 paralytischen Klumpfüßen der LORENZschen Klinik 88,7% schlaffe Lähmungen nach Poliomyelitis und nur 11,3% spastische Lähmungen. MAU hebt hervor, daß nach dem Krieg schlaffe Lähmungen infolge von Schußverletzungen des Ischiadicus und Peronaeus eine nicht unbedeutende Ursache für paralytische Klumpfüße abgaben. Der neurogene Klumpfuß wird rechts fast doppelt so häufig beobachtet wie links (MAU). Neben den neurogenen Klumpfüßen spielen nur die traumatischen oder die nach Knochen- und Gelenkerkrankungen zahlenmäßig noch eine gewisse Rolle (MAU).

Für die erworbenen Klumpfüße gibt MAU folgende Einteilung:

1. Klumpfuß bei erworbener primärer Formstörung der Knochen und Gelenke des Fußes und der Malleolengabel.

a) Osteogener Klumpfuß ⎱ traumatisch-entzündlicher Klumpfuß.
b) arthrogener Klumpfuß ⎰

2. Klumpfuß bei erworbenen sekundären Formstörungen, von außerhalb des Fußskelets wirkenden Kräften erzeugt.

a) Der statische Klumpfuß (Belastungsdeformität),
b) der Klumpfuß bei Narbenschrumpfung,
c) der myogene Klumpfuß,
d) der neurogene Klumpfuß (paralytisch, spastisch oder hysterisch).

β) Ätiologie des Klumpfußes. Auf die Ätiologie des angeborenen Klumpfußes, der ja in der überwiegenden Mehrzahl der Fälle sicher endogen und vielfach erbbedingt ist (MAU), soll nur in bezug auf jene Fälle eingegangen werden, für die intrauterine Belastungsmomente ätiologisch angenommen werden können. Hinsichtlich der Erbbiologie und der ausführlichen Darstellung der Theorien über den angeborenen Klumpfuß muß auf die Bearbeitung der Extremitätenpathologie in diesem Handbuch durch WERTHEMANN verwiesen werden. Da auch MAU die Ansicht vertritt, daß die Ätiologie des angeborenen Klumpfußes nicht einheitlich ist, schließt die überwiegende Bedeutung endogener und hereditärer Faktoren nicht aus, daß eine Minorität von Fällen doch als intrauterine Belastungsdeformität zustande kommen könnte. Zweifellos ist früher die

Bedeutung der mechanischen Ätiologie des angeborenen Klumpfußes bedeutend überschätzt worden, besonders von MALGAIGNE und KOCHER, doch sind auch v. VOLKMANN, BANGA, FRANÇILLON und LÜCKE für eine mechanische Entstehung eingetreten. MARTIN (1836) erblickt in Fruchtwassermangel, DARESTE in Amnionenge die Ursache der mechanischen Behinderung. KOCHER und HEUSNER haben an Früchten, die in einem zu engen Amnion abortiert wurden, Klumpfuß nachgewiesen. Gegenüber einer Verallgemeinerung des Fruchtwassermangels hat schon CRUVEILHIER darauf hingewiesen, daß Klumpfüße auch bei großen Fruchtwassermengen vorkommen und daß andererseits viele Kinder bei „trockenen" Geburten frei von Klumpfuß sind. KIRCHNER macht zu späte Absonderung des Fruchtwassers verantwortlich, wodurch sich die beiden Beinanlagen gegeneinanderstemmen und die Wachstumsrichtung abändern. Zu ähnlichen Vorstellungen einer mechanisch bedingten Hemmungsbildung in den ersten Fetalwochen gelangte HEUSNER, wobei er besonders den einseitigen Klumpfuß durch Druck gegen den einseitig zwischen Bein- und Schwanzanlage verlaufenden Nabelstrang erklären will. Zugunsten mechanischer Deutungen wurden ferner Fälle angeführt, in denen Klumpfuß mit anderen Gelenkkontrakturen kombiniert (BESSEL-HAGEN) oder mit einer Fußdeformität der anderen Seite „verschränkt" angetroffen wurde (v. VOLKMANN, LÜCKE, VOGT, TILLMANNS, BESSEL-HAGEN und WOLFF). WOLFF, in dessen Fall ebenso wie in v. VOLKMANNS Beobachtung gleichzeitig eine Spina bifida bestand, wies allerdings schon darauf hin, daß das Vorhandensein eines Pes varus und Pes valgus in verschränkter Lage nicht immer als Ausdruck mechanischer Beschränkung zu deuten sei. Eine große Rolle in der mechanischen Theorie spielen die von v. VOLKMANN 1853 zuerst beschriebenen Druckmarken.

Dies sind meist kreisrunde Druckatrophien der Haut, die mikroskopisch Atrophie des Rete Malpighi sowie Mangel von Kutispapillen, Talgdrüsen und Schweißdrüsen zeigen. Trotzdem solche Druckmarken mehrfach beschrieben wurden (LÜCKE, BANGA, ROSER u. a.), sind sie ein seltener Befund. PEISER sah sie einmal unter 93 angeborenen Klumpfüßen, WOLFF und MAU nie. MAU weist darauf hin, daß bei einigen der mitgeteilten Fälle Spina bifida bestand, so daß es sich möglicherweise um trophische Störungen handeln könnte; aber auch wenn es wirklich Druckmarken seien, brauchten sie keine ätiologischen Kennzeichen zu sein.

BESSEL-HAGEN versuchte, den endogen bedingten angeborenen Klumpfuß vom exogen durch intrauterinen Druck und Raummangel veranlaßten Klumpfuß mit Hilfe anatomischer Merkmale zu unterscheiden, und wies darauf hin, daß bei der endogenen Form Unterschenkel- und Fußwurzelknochen starke Abweichungen zeigen, während sie sich bei der exogenen Form mehr der Norm nähern. WOLFF und MAU geben die große Verschiedenheit der anatomischen Befunde beim angeborenen Klumpfuß zu, finden aber BESSEL-HAGENs Auswertung dieser Tatsache in ätiologischer Richtung nicht überzeugend, sondern erblicken darin eher einen Zeitfaktor. TURNERs Annahme, daß der Fersendruck der angepreßten Klumpfüße mechanisch den Descensus testis verhindert oder wie in BANGAs Fällen gar Hydrozelenbildung und Penisverlagerung bedingt, klingt wenig wahrscheinlich. MAU hebt gegenüber einer Verallgemeinerung der mechanischen Theorie mit Recht hervor, daß es unverständlich wäre, warum 90% der angeborenen Klumpfüße ohne sonstige durch Druck und Enge bedingte Mißbildungen aufträten, ganz abgesehen von der eigenartigen Geschlechtsverteilung.

Tatsächliche mechanische Verursachung ist wahrscheinlich bei ektopischer Schwangerschaft oder Uterusmißbildungen. WOLFF führt als einschlägige Fälle WEBSTER, LAZARUS, v. WINCKEL und JOACHIMSTHAL an. So fand v. WINCKEL bei 87 lebendig aus ektopischen Schwangerschaften gewonnenen Feten 12mal

Klumpfußbildung. Eine ähnliche Wirkung könnte Myombildung im Uterus oder Zwillingsschwangerschaft haben (MAU), und BESSEL-HAGEN führt auch Fälle an, in denen der schwächere Zwilling Klumpfuß aufwies. Relativ häufig ist ferner Klumpfußbildung bei extrachorialer Fruchtentwicklung. BRANDES und LINZENMEYER haben bis 1912 unter 53 mitgeteilten Fällen von extrachorialer Fruchtentwicklung 8 Klumpfußfälle gefunden, davon waren 4 isoliert und 4 mit anderen Gelenkkontrakturen kombiniert. Beziehungen zu Amnionsträngen (FRÄNKEL, HOFFA, JENSEN, RÖPKE) oder Schnürfurchen (FRICKHÖFER, V. CHELIUS, PARKER und SHATTOCK, REDARD, BESSEL-HAGEN, HASSE, WOLFF, JOACHIMSTHAL, TALLIFIER) sind gelegentlich gesehen worden. Hinsichtlich der letzteren meint MAU, daß sie schon durch Beeinträchtigung der Unterschenkelmuskeln und ihrer Innervation den Klumpfuß bedingen. Im ganzen ist also die früher oder gelegentlich auch später während der Fetalzeit als intrauterine Belastungsdeformität zustande kommende Klumpfußbildung wohl nur die seltene Ausnahme gegenüber der häufigen endogenen und erbbedingten (MAU). Naturgemäß wird für den Einzelfall ein überzeugender Beweis der mechanischen Entstehung nur schwer zu erbringen sein, wenn nicht ganz besondere Verhältnisse vorliegen.

Die Ätiologie des erworbenen Klumpfußes ist zwar recht mannigfaltig, aber gut bekannt. Ich folge hier der sehr eingehenden Darstellung MAUs sowie seiner schon eingangs mitgeteilten Einteilung. Zahlenmäßig sind, wie erwähnt, die Klumpfüße bei primären Knochenveränderungen nicht häufig, aber die ursächlichen Veränderungen sind recht mannigfaltig. Vor allem handelt es sich um Traumen (Frakturen, Luxationsfrakturen und Luxationen) im Bereich von Fuß und Unterschenkel, gelegentlich auch um Überkorrektur einer entgegengesetzten Deformität. Die fehlerhafte Belastung kann bei Heilung in falscher Stellung die Deformität noch steigern. Verhältnismäßig wichtig wurde der traumatische Klumpfuß nach Schußfrakturen des Krieges (MAU). Ferner führen Defekte an der Medialseite der Fußwurzel und am distalen Tibiaende nach tuberkulösen oder banalen Eiterungen oder nach chirurgischen Eingriffen (partielle Resektion, Auskratzung, Sequestrotomie) sowie gelegentlich arthritische Abschleifung bei Tabes zur Klumpfußstellung. Auch Arthritiden verschiedenster Ätiologie können zum Klumpfuß führen, teils durch die Ruhelage des Fußes, teils durch die zwangsweise Semiflexion mit Supination bei Exsudat in den Fußgelenken (MAU), nicht selten später von fibröser und knöcherner Ankylose gefolgt.

Häufiger sind jene Fälle, bei denen die deformierenden Kräfte außerhalb des Fußskelets gelegen sind. So kann der Druck der Decke oder ein schlecht sitzender Gipsverband Klumpfußstellung bedingen (BESSEL-HAGEN), besonders mit stärkerer Spitzfußkomponente vereinigt. Ferner habituelle Klumpfußhaltung zur Vermeidung von Sohlenschmerz bei Entzündung, schmerzhaften Schwielen oder Narben an der Sohle. Statische Klumpfüße können sich ausbilden bei winklig geknickter Heilung von Unterschenkelbrüchen, rachitischen Verkrümmungen oder vermindertem Tibia- bzw. vermehrtem Fibulalängenwachstum. ALBERT beschrieb kompensatorischen Klumpfuß beim Genu valgum. Ähnlich führen Verkürzungen des Beins um mehr als 5 cm, die eine Spitzfußstellung um mehr als 45° bedingen, notwendig infolge der sog. „Maulschellenbewegung" im unteren Sprunggelenk zum Spitzklumpfuß, der sich fixieren kann (BÄHR). Solche Verkürzung kann auf Wachstumsstörung oder Fraktur zurückgehen oder durch Veränderungen im Knie- oder Hüftgelenk bedingt sein.

Die Narbenklumpfüße sind selten (MAU). Man sieht sie besonders nach Verbrennungen, varikösen oder Dekubitalgeschwüren oder Eiterungen nach komplizierten Frakturen.

Die myogenen Klumpfüße sind gleichfalls selten. ISRAEL sah einen bei diffuser, fibröser Myositis, ROUTIER bei Gumma im Gastroknemius, MAU und WESTPHAL bei progressiver Muskeldystrophie. Im Falle WESTPHALs zeigte die Sektion den Tibialis anterior und posterior sowie den Flexor digitorum communis besser erhalten bei völliger Ersetzung des Soleus und der Peronäen durch Fettgewebe. Traumatisch kommt myogener Klumpfuß nach Durchtrennung der Extensoren und Pronatorensehnen vor, weil die Flexoren und Supinatoren die Fußstellung bestimmen (BESSEL-HAGEN).

Die wichtigste Gruppe stellen die neurogenen Klumpfüße dar, und unter diesen wieder die paralytischen bei schlaffer Lähmung. Beim Zustandekommen der paralytischen Kontraktur sind mehrere Momente maßgebend. Einerseits führt das Übergewicht einer besser erhaltenen Muskelgruppe bei Lähmung der Antagonisten die Kontraktur herbei (DELPECH), andererseits wollten HUETER und v. VOLKMANN die paralytische Kontraktur, die auch bei Lähmung aller Muskeln zustande kommt, nur durch die eigene Schwere und Belastung des Fußes erklären. SEELIGMÜLLER wies darauf hin, daß diese beiden Momente bei der Entstehung der paralytischen Kontrakturen zusammenwirken. Das erklärt, daß es trotz stärkeren Befallenseins der Plantarflexoren und Supinatoren bei bettlägerigen Patienten zur Klumpfußbildung kommen kann, wenn nämlich die supinierend wirkende Schwere des Fußes die dorsalflektierende und pronierende Wirkung der weniger gelähmten Antagonisten überwiegt. Natürlich ist die Entwicklung eines Klumpfußes noch rascher und stärker, wenn die Lähmung die Supinatoren und Flexoren mehr verschont, so daß die Wirkung der Schwere und des Muskelzuges gleichsinnig ist. Wird der Klumpfuß dann beim Gehen falsch belastet, so verschlimmert sich die Deformität und wird durch Umbau der Bänder und Knochen irreparabel.

Von den peripheren Lähmungen spielen Schußverletzungen die Hauptrolle, während Neuritiden (etwa bei chronischer Bleivergiftung) nur selten zum Klumpfuß führen (MAU). Dabei bedingen auch Ischiadicusverletzungen im wesentlichen Erscheinungen der Peronaeuslähmung und führen so zum Klumpfuß, vielleicht weil nach dem AUERBACHschen Gesetz die Muskeln mit geringerer Kraft am ehesten versagen. Als seltenere Ursachen führt MAU noch Verletzung oder Kompression durch Kallusdruck nach Wirbelbrüchen im Bereich der Intervertebrallöcher sowie Kaudaverletzungen oder Kompression durch Tumoren an.

Von den zentral bedingten Lähmungen, die zum Klumpfuß führen, stellt die überwiegende Majorität die Poliomyelitis anterior, bei der besonders häufig die Extensoren und Pronatoren betroffen sind und oft auch dauernd gelähmt bleiben. Infolge der Mitwirkung der Eigenschwere des Fußes und des Bettdeckendruckes kommt aber, wie dies oben näher ausgeführt wurde, auch bei anderer Kombination schlaffer Muskellähmung meist ein Klumpfuß zustande, und das erklärt die Häufigkeit gerade dieser Fußdeformität nach Poliomyelitis. Sehr selten ist ein Klumpfuß bei progressiver spinaler Muskelatrophie (DE-BRUNNER). Auch bei Spina bifida occulta kann sich erst allmählich während der Wachstumsjahre ein Klumpfuß ausbilden, wenn auch meist ein Klauenhohlfuß entsteht. Blutungen in die Meningen und besonders in die unteren Abschnitte des Rückenmarks bei Geburtstrauma oder bei Unfällen im späteren Leben können Klumpfußbildung veranlassen.

Organisch bedingte Spasmen können in eine Schrumpfungskontraktur übergehen. Sie werden, wie MAU angibt, beobachtet bei Hemiplegia und Diplegia spastica infantilis, aber auch nach Apoplexie bei Erwachsenen, bei amyotrophischer Lateralsklerose, spastischer Spinalparalyse, multipler Sklerose, Syringomyelie und Kompressionsmyelitis, aber auch bei Traumen, Tumoren und Entzündungen (vor allem bei tuberkulöser Wirbelkaries). Schließlich kommen nicht selten hysterische Klumpfußhaltungen mit zum Teil jahrelanger Dauer der Fehlstellung meist im Anschluß an leichtere Kriegsverletzungen der Fuß- und Knöchelgegend vor (ROUSSY, BOISSEAU und D'OELSNITZ). Die überwiegende Rolle bei der Entstehung des erworbenen Klumpfußes spielen dynamische (muskuläre) Momente, allerdings unterstützt durch die geänderte Mechanik und Fehlbelastung.

γ) **Pathologische Anatomie des Klumpfußes.** Anatomische Beschreibungen der Skeletverhältnisse von Klumpfüßen Erwachsener, die hier ausschließlich beschrieben werden sollen, liegen im älteren Schrifttum ziemlich zahlreich vor (BESSEL-HAGEN, H. v. MEYER u. a.), WALSHAM und HUGHES berücksichtigen auch die Bänder und Muskeln. In den letzten Jahren sind eine Reihe sehr eingehender anatomischer Arbeiten über den Klumpfuß erschienen (HAHN, PFRANG, H. VIRCHOW, KREUZ), die sich meist der H. VIRCHOWschen Methode der Aufstellung des Skelets „nach Form" bedienen. Bei PFRANG sowie besonders bei KREUZ sind auch Muskeln und Bänder eingehend berücksichtigt, hinsichtlich der Knochen und Gelenke sind die ausführlichen Darlegungen H. VIRCHOWs von nicht zu übertreffender Genauigkeit und Kritik. Bezüglich vieler Einzelheiten muß auf diese Arbeiten verwiesen werden. Die folgende Darstellung ist aufgebaut auf diese Arbeiten sowie auf die eigene Betrachtung von Skeleten von 2 Klumpfußpaaren sowie eines Klumpspitzfußes und eines Muskelpräparats eines Klumpfußes in der Sammlung des Berliner Pathologischen Institutes. Bei der Niederschrift stehen mir noch 2 weitere einseitige Klumpfuß-skelete mit teilweiser Erhaltung der Bänder zur Verfügung. Das eine entstammt der Sammlung des Buffalo City Hospitals (Fall A), das andere, von dem beide unteren Extremitäten und das Becken aufbewahrt sind, dem Pathologischen Museum der Universität Buffalo (Fall B). In allen diesen Fällen waren klinische Angaben nicht bekannt, wie das auch für die meisten veröffentlichten Fälle zutrifft, deshalb ist eine Zuteilung zur angeborenen oder erworbenen Form nicht mit genügender Zuverlässigkeit möglich. Diese Zurückhaltung ist besonders am Platz, da sich immer noch die Meinungen gegenüberstehen, ob sich die Veränderungen angeborener und erworbener Klumpfüße mit der Zeit angleichen oder nicht. LANGE glaubt an die Angleichung, und KREUZ fand in seinen eingehenden anatomischen Untersuchungen die gleichen Veränderungen an angeborenen und erworbenen Klumpfüßen, nur an letzteren quantitativ schwächer ausgeprägt. Im Gegensatz dazu nimmt DREHMANN noch den alten Standpunkt im HOFFAschen Lehrbuch ein, daß nicht alle Klumpfüße mit der Zeit ähnlich werden.

Der Klumpfuß ist die komplizierteste und morphologisch mannigfaltigste Fußdeformität, und deshalb sagen hier auch Bilder mehr als bloße Beschreibung, und ein wirkliches Verständnis der Deformität kann nur durch eingehendes Studium von Präparaten gewonnen werden. Immerhin lassen sich gewisse allgemeingültige Veränderungen feststellen. H. VIRCHOW charakterisiert die Stellung als übertriebene Supinoabduktion im Fuße und Plantarflexion des Fußes, in Übereinstimmung mit H. v. MEYER. H. VIRCHOW betont, daß alle Klumpfüße Pedes equinovari seien, da immer eine Plantarflexion im Talokruralgelenk (Equinusstellung) bestehe. Formal ist das einwandfrei und genau, aber die Equinuskomponente kommt infolge starker Varietät oft nicht mehr zum Ausdruck, und deshalb unterscheidet der klinische Sprachgebrauch zwischen Pes varus und Pes equinovarus, womit jene Fälle gemeint sind, in denen die Spitzfußkomponente an der Stellung des Vorfußes noch deutlich zum Ausdruck kommt. Als nur gelegentlich vorhandene Stellungsänderungen nennt H. VIRCHOW Plantarflexion des Vordertarsus und Verstärkung der Querwölbung des Vordertarsus und Metatarsus. Im allgemeinen charakterisiert H. VIRCHOW die vorkommenden Knochenveränderungen als axiale Verdrehung (an der Tibia) und Verbiegung (an der Fibula), während die Fußwurzelknochen mehr Änderungen der Oberflächenmodellierung besonders an den Gelenkflächen und in ihrer Umgebung zeigen. Die vorgefundene Knochenform ist die Resultante zwischen dem Einfluß der ererbten Knochenform und den form-störenden Einflüssen (H. VIRCHOW). Die Veränderungen erstrecken sich immer nur auf Teile der Knochen und sind naturgemäß um so stärker, je früher die Klumpfußbildung zustande kommt.

Verschieden sind die Angaben bezüglich der Stellung der Unterschenkelknochen. JOACHIMSTHAL gibt an, daß beim angeborenen Klumpfuß das untere Ende von Tibia und Fibula oder das ganze Bein stark einwärts rotiert sei, während beim erworbenen Klumpfuß die Malleolengabel oder das ganze Bein nach außen torquiert sei. H. v. MEYER beschreibt Verödung des hinteren Teiles der Femurkopfgelenkfläche und Überknorpelung eines Teiles des Femurhalses vorne als Folge der starken Einwärtsrotation im Hüftgelenk. Die Regel JOACHIMSTHALs scheint für den angeborenen Klumpfuß des Erwachsenen nicht ganz zu stimmen, denn KREUZ fand in allen seinen Fällen die Malleolengabel auswärts rotiert, und H. VIRCHOW fand die Tibia sogar auswärts torquiert. Eine genauere Analyse der Stellung der Extremität wäre nur bei Präparation der ganzen Extremität oder wenigstens Untersuchung des ganzen Extremitätenskelets möglich. In meinem Präparat A ist eine Außenrotation der Malleolengabel deutlich, ob dabei auch eine Torsion der Tibia vorliegt, kann nicht entschieden werden, da das proximale Tibiaende fehlt. Genauer ist die Stellung in Fall B analysierbar (Abb. 69), in dem beide Beine und das Becken vorhanden sind. Die Knorpelverhältnisse des Femurkopfes sind infolge der Mazeration nicht eindeutig, aber trotzdem ist es wahrscheinlich, daß das Hüftgelenk stark außenrotiert war, da an dem sonst zarteren und kürzeren Femur dieser Seite die Tuberositas glutea für den stark auswärts rotierenden Glutaeusmaximus auffallend breit, lang und grobhöckerig ausgebildet ist im Vergleich mit der normalen Seite und mit anderen normalen Femora. Auch der Ansatz des Psoas, der eine gewisse Außenrotation bedingen kann, ist am Trochanter minor verstärkt. Im Kniegelenk ist der Unterschenkel noch stärker gegen den Oberschenkel außenrotiert, wie an dem schrägen Verlauf der Patellarsehne und der Kollateralligamente deutlich wird. Weiterhin ist aber die Tibia wie im Falle H. VIRCHOWs nach außen torquiert, so daß die Auswärtsdrehung im oberen Sprunggelenk noch weiter zugenommen hat. Das Beispiel zeigt, wie kompliziert die Stellungsänderungen in der „Gelenkkette" und die Änderungen der Achsendrehung der Knochen sind. Funktionell bedeutet diese forcierte Außenrotation und Auswärtstorsion, daß der Fuß trotz der starken Abknickung des Vorfußes nach medial (bezogen

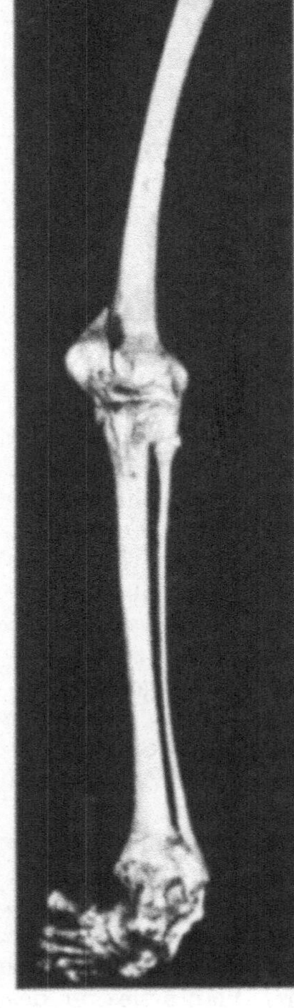

Abb. 69. Umformung der ganzen Extremität bei Klumpfuß. (Musealpräparat des Pathologischen Instituts der Universität Buffalo.)

auf das obere Sprunggelenk) mit den Zehen nach vorwärts aufgesetzt werden kann und so beim Durchschwingen an dem anderen Bein vorbeigeführt werden kann, ein ähnlicher Effekt kann allerdings auch durch maximale Einwärtsdrehung erzielt werden, so daß der verbildete Fuß dem anderen nicht „im Wege" ist, aber dann weisen die Zehen nach hinten. In Fällen mit weniger hochgradiger Abknickung des Vorfußes wird diese kompensatorische Verdrehung nicht nötig, und KREUZ erklärt in Übereinstimmung mit v. DITTRICH in diesen Fällen die Auswärtsdrehung der Malleolengabel als Folge des stärkeren Druckes gegen den Außenknöchel bei Abwick-

lung des Fußes in Einwärtskantung. Tatsächlich findet man wiederholt die Angabe, daß der Malleolus externus besonders stark ausgebildet und kolbig verdickt ist. In Fall A ist dies besonders deutlich (Abb. 70), die Vergrößerung erstreckt sich hier vor allem auf die vorderen Abschnitte, während — mindestens in den Fällen A und B, die ich zur Hand habe, — der innere Knöchel kurz und stumpf abgerundet ist. Die Fibula ist meist (BORCHARDT, H. VIRCHOW) im ganzen gegen die Tibia konvex gebogen und im Querdurchmesser abgeflacht (Abb. 70 und besonders deutlich Abb. 69).

Gelenkneubildungen kommen vor zwischen dem medialen Tibiaende einerseits, dem Sustentaculum tali, Naviculare oder sogar Kuboid andererseits (JOACHIMSTHAL, PFRANG, KREUZ, HAHN), der Calcaneus kann auch gelegentlich wie beim Spitzfuß

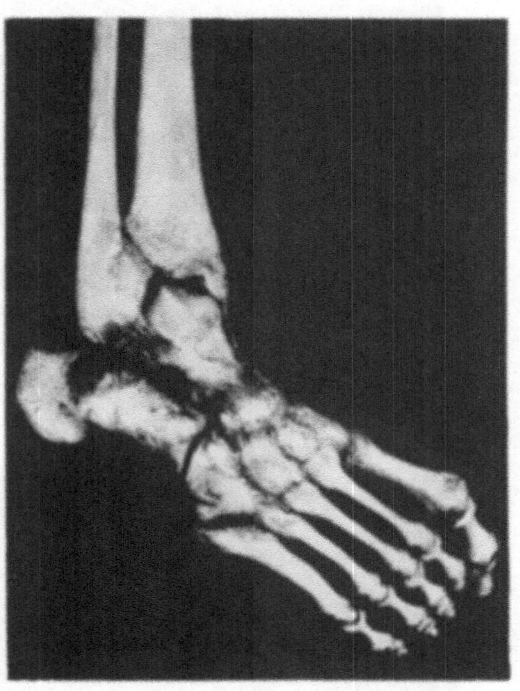

Abb. 70. Rechtseitiger Klumpfuß mit geringer Spitzfußkomponente, Verdickung des äußeren Malleolus und des 5. Metatarsus. (Musealpräparat des Buffalo City Hospitals.)

direkt hinter dem Talus mit der Malleolengabel artikulieren (JOACHIMSTHAL). Die Gelenke sind meist weitgehend immobilisiert, und in alten Klumpfüßen werden die Fußwurzelgelenke oft teilweise knöchern ankylosiert gefunden. So bestanden im Falle HAHN-H. VIRCHOW feinspongiosierte partielle Ankylosen zwischen Talus, Calcaneus, Naviculare und Kuboid. KREUZ fand in einem Fall alle Fußwurzelknochen synostosiert, in einem weiteren Fall waren nur die Cuneiformia 1 und 2 frei geblieben, während sich in einem dritten Fall die Synostosen auf Naviculare, Kuboid, Cuneiforme 2 und 3 beschränkten.

Am Talus kann infolge seiner starken Plantarflexion gegenüber der Malleolengabel der ganze vordere Teil der Rollengelenkfläche verödet sein, während sich nach hinten die Trochleargelenkfläche weiter als normal erstreckt und sein Processus posterior direkt an die Tibia grenzen kann. In meinem Fall B ist der hintere Abschnitt des Talus sehr nieder, wie flachgequetscht und nach oben zu stark ausgehöhlt. Diese gehöhlte Oberfläche artikuliert mit einem entsprechenden lippenartigen Wulst, der hinten an die untere Tibiagelenkfläche apponiert ist. Auch an den Malleolengelenkflächen können freiliegende Teile ihren Knorpelbezug verlieren. KOCHER sah meniskusartige

Umwandlung von Teilen der hinteren Talokruralgelenkkapsel. Am Sprung-
beinkopf können die lateralen und oberen Teile der Gelenkfläche veröden,
weil das Naviculare weitgehend nach medial und unten verschoben ist. In
einzelnen Fällen kann es ganz vom Taluskopf abgeglitten sein und mit dem

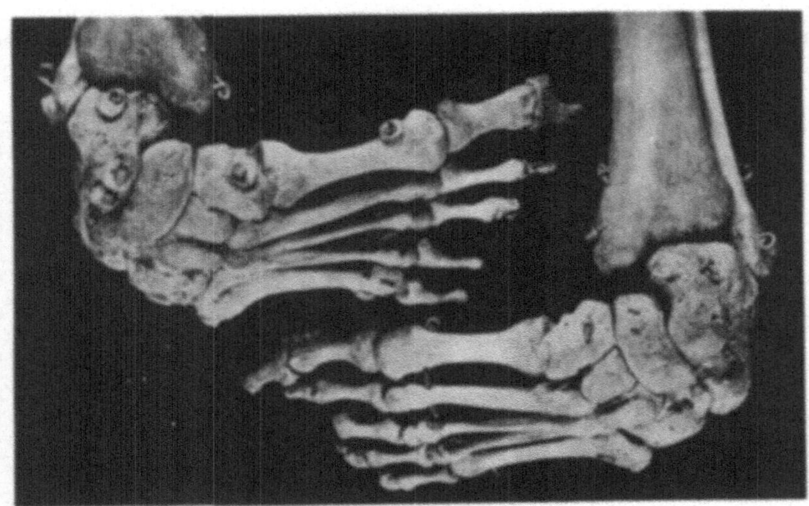

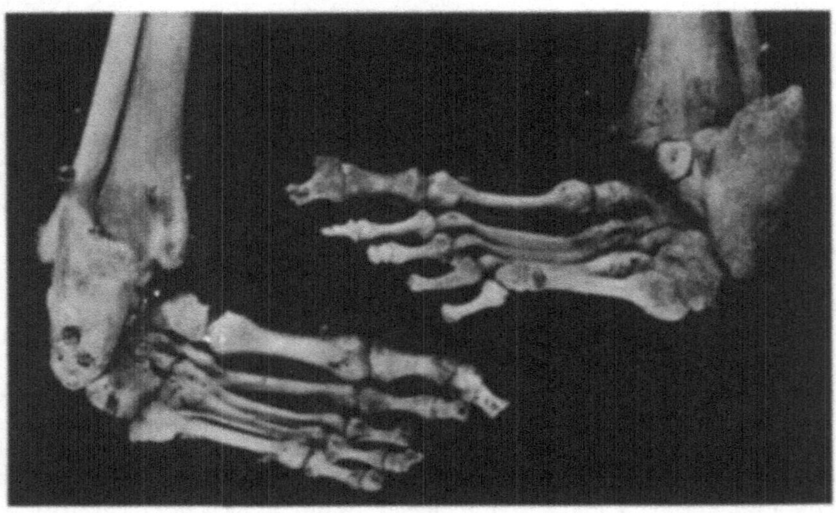

b

Abb. 71 a und b. Pedes vari. (Musealpräparat des Berliner Pathologischen Instituts.) a Dorsal-, b Plantaransicht.

Talushals allein an einer neugebildeten Gleitfläche artikulieren (HAHN). Yü
sah an den außer Gelenkkontakt stehenden Flächen am frühexstirpierten Talus
eines Kindes Degeneration des Knorpel und an dem eines jugendlichen Erwachsenen Verdünnung und teilweise Schwund des Knorpels. KREUZ betont,
daß es sich grundsätzlich um die gleichen Befunde wie beim angeborenen Klumpfuß handelt, nur weniger hochgradig ausgeprägt. Inwieweit sich tatsächlich
angeborene und erworbene Klumpfüße gleichen oder nicht, wird man erst

entscheiden können, wenn mehr Fälle mit gesicherter Vorgeschichte anatomisch untersucht sein werden. Bei starker medialer Abweichung des Talushalses wird die obere Begrenzung des Sinus tarsi sehr weit (KREUZ), wie dies auch Fall A deutlich zeigt. Die unteren Gelenkflächen des Talus fand KREUZ näher beisammenliegend, in einem Fall war die untere mediale Gelenkfläche verödet und höckrig. Die oft beschriebene erhebliche Verlängerung des Sprungbeinhalses konnte KREUZ nicht feststellen und meint, sie könne durch Einbeziehung des verödeten Teiles der Kopfgelenkfläche in den Halsbereich vorgetäuscht werden.

Der Calcaneus zeigt meist die Innenfläche stärker konkav, die Außenfläche leicht konvex. Der Processus lateralis war in den Fällen von KREUZ

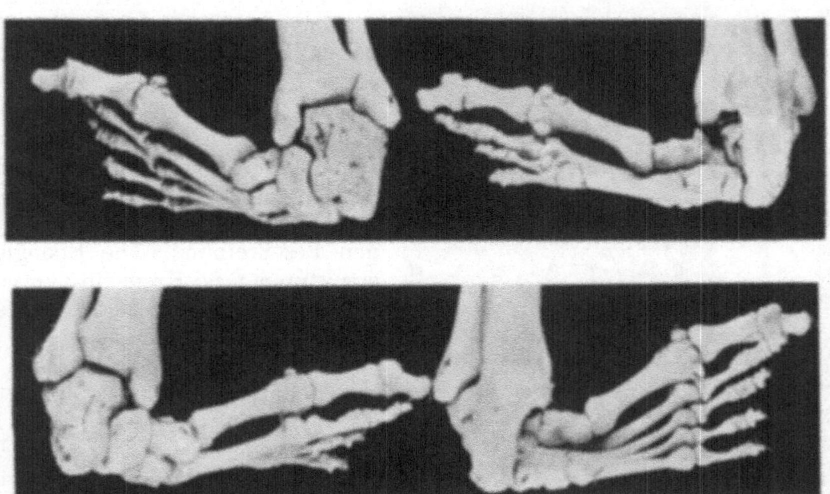

Abb. 72. Doppelseitige Klumpfüße mit völliger Inversion, von dorsal und plantar. (44 Jahre, ♂. aus der Sammlung v. HANSEMANNS, jetzt im Berliner Pathologischen Institut.)

meist stark verkümmert, der Processus medialis besser ausgebildet. Die Verkleinerung des Sustentaculum (VIRCHOW) kann nach KREUZ dadurch vorgetäuscht werden, daß die Medialfläche des Fersenbeins hier aufgetrieben ist, so daß der „Balkon" verkleinert erscheint. Die Unterfläche kann gegen den Boden zu konvex statt konkav sein und den vorderen Bänderhügel vermissen lassen (KREUZ). Sie kann ohne scharfe Grenze in die Innenfläche übergehen (KREUZ, mein Fall A) oder von dieser durch eine Knochenleiste getrennt sein, aber allmählich in die Außenfläche übergehen (Fall B). Die obere Fläche ist meist stark verkürzt. Die Gelenkfläche für das Kuboid fand KREUZ lateral verödet und dafür etwas stärker auf den medialen Teil des Processus anterior ausgedehnt. Die oberen Gelenkflächen zeigen nur geringere Veränderungen, sie können in ihren lateralen Anteilen teilweise verödet sein. Die Sehnenrinnen für den Peronaeus longus und Flexor hallucis longus sind nicht immer gut ausgebildet. Überhaupt wechselt das feinere Oberflächenrelief von Fall zu Fall, aber im ganzen ist mehr Verformung im Sinne H. VIRCHOWs als osteophytäre Knochenneubildung erkennbar. Am Naviculare fand KREUZ keine auffälligen Veränderungen, vor allem ist der Höhenunterschied zwischen der Tuberositas navicularis und dem übrigen Teil des Knochens gering. Am Kuboid kann die mediale Gelenkfläche und der obere Teil der hinteren Gelenkfläche verödet sein. Die Mittelfußknochen fand KREUZ sehr schlank mit quer-

verschmälerten Schäften (Platymetatarsie H. Virchows), bei leichter Plantar-
krümmung ohne Seitenverkrümmung. Bei den beiden mir zur Verfügung
stehenden Fällen A und B ist allerdings eine Verdickung des 5. Metatarsus
besonders im Schaftbereich, die ich als funktionelle Anpassung infolge Stützung
des Fußes auf den äußeren Fußrand deuten möchte (Abb. 82).

Was nun die Stellung des ganzen Fußes betrifft, so gibt es sehr verschiedene
Grade der Deformität, die rein oder mit anderen Typen der Fußverbildung
— besonders Spitzfuß — vermischt
sein kann. In leichteren Fällen wird
der äußere Fußrand gegen den Boden
gekehrt (Abb. 69 und 70), in schweren Fällen werden Teile des Fuß-
rückens (Abb. 71) oder schließlich
bei völliger Inversion des Fußes der
ganze Fußrücken (Abb. 72) als Auftrittsfläche benützt. Die davon abhängigen jeweiligen Stellungsänderungen der einzelnen Fußknochen
werden aus den Abbildungen eher
verständlich als aus einer langatmi-
gen Beschreibung. Die Spongiosastrukturen fand Kreuz in typischen
Fällen „geordnet", ohne auf eine
nähere Analyse einzugehen.

Die Bänder sind vor allem auf
der Konkavseite verkürzt (Joachimsthal). Kreuz fand deutliche An-
passungszeichen im Sinne der Verkürzung oder Verlängerung, wobei
die Verkürzung mit Verschmälerung,
Verbreiterung oder ohne Änderung
der Breite verbunden sein kann.
Manche Bänder, besonders in der
Umgebung ankylosierter Gelenke,
waren geschwunden. Die Rückbildung zeigt sich erst als Verlust des
Glanzes, dann erfolgen zunehmende
Fettgewebseinlagerungen, schließlich
können die beiden Enden eines
Bandes in der Mitte nur mehr durch
einen Fettpfropf verbunden sein, bis

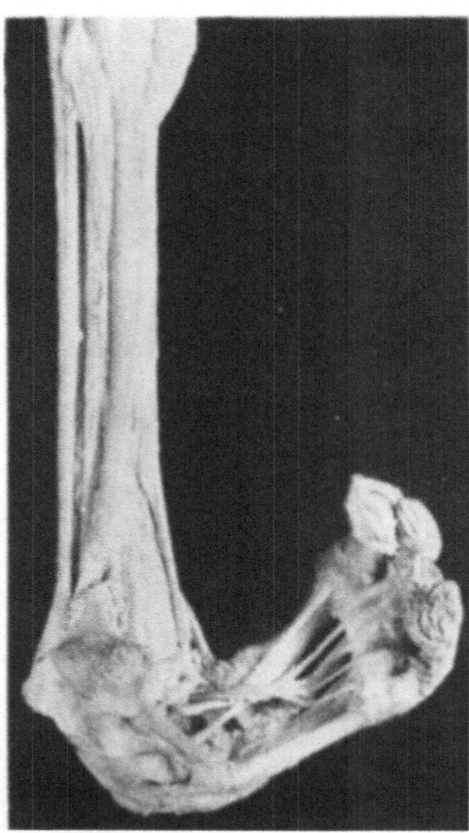

Abb. 73. Muskelpräparat eines hochgradigen linkseitigen
Klumpfußes mit starker Atrophie der Wadenmuskulatur.
(Musealpräparat des Berliner Pathologischen Instituts.)

es endlich ganz durch Fettgewebe ersetzt ist. Manche Bandteile sind ohne
ersichtlichen mechanischen Grund gut erhalten. Kreuz beschreibt auch „Ur-
sprungswanderung" von Bändern. So kann z. B. das Lig. calcaneocuboideum
dorsale erst gedehnt werden, dann auf dem verödenden Teil des Gelenkflächen-
randes anwachsen und schließlich der ursprüngliche Ansatz schwinden. So
können „angeborene" Bandanomalien vorgetäuscht werden. Das Lig. talo-
naviculare dorsale fand Kreuz infolge verstärkter Einwärtskantung des Fußes
verlängert.

Die Muskeln verhalten sich je nach der Ätiologie verschieden. In allen
Fällen ist die Wadenmuskulatur stark reduziert und dadurch die Achillessehne
relativ verlängert (Abb. 73). Diese Atrophie geht entweder auf primäre Lähmung
oder auf Kontraktur und Inaktivität zurück, weil die Beweglichkeit im oberen

Sprunggelenk immer stark eingeengt wird. In den meisten Fällen des paralytischen Klumpfußes bringt der Tibialis posterior im Sinne H. MEYERs bei Lähmung und Degeneration der Antagonisten die Deformität zustande (KREUZ), dagegen sah er bei einem arthropathisch-paralytischen Klumpfuß bei Verfettung des Tibialis posterior das Übergewicht der Fußsenker als maßgebend an; wieder anders war die komplizierte Entstehungsmechanik eines Spitzklumpfußes bei Genu valgum. Die Plantaraponeurose folgt infolge ihrer Fesselung ans Skelet der Fußwölbung unabhängig vom Zustand der Muskeln. KREUZ betont noch, daß weder die Sohlenfurchen, noch die Überlagerung der Großzehe durch die 2. Zehe den angeborenen Klumpfuß vom erworbenen unterscheide. Das gleiche gilt für die schlaufenförmige Ausweitung des Lig. fundiforme, die nur beweist, daß unter dem Band noch leistungsfähige Extensoren waren.

b) Der Spitzfuß (Pes equinus).

Als Spitzfuß oder Pes equinus bezeichnet man eine Fehlstellung des Fußes in Plantarflexion. Die Deformität ist nicht immer auf reine Plantarflexion beschränkt, sondern enthält oft eine leichte Varuskomponente teils dadurch, daß die Bewegung im Talokruralgelenk keine ganz reine Plantarflexion ist, teils durch Stellungsänderung im unteren Sprunggelenk im Sinne der Klumpfußbildung. In alten Fällen gesellt sich meist noch, besonders wenn der Spitzfuß belastet wird, eine mehr oder minder ausgeprägte Hohlfußkomponente hinzu (JOACHIMSTHAL). In ätiologischer Hinsicht ist der Spitzfuß nicht einheitlich. Sehr selten ist er angeboren (WALSHAM und HUGHES, JOACHIMSTHAL), und dann gelten die gleichen ätiologischen Erwägungen wie für den angeborenen Klumpfuß. Unter den erworbenen Spitzfüßen spielt wohl zahlenmäßig der paralytische Spitzfuß nach Poliomyelitis anterior die größte Rolle. So haben WALSHAM und HUGHES 316 paralytische Spitzfüße gegenüber 33 paralytischen Hackenfüßen beobachtet. Ferner kann Spitzfuß traumatisch zustande kommen, besonders nach schlecht geheilten Brüchen des Unterschenkels und der Knöchelgegend. Auch tuberkulöse oder rheumatische Erkrankung des oberen Sprunggelenks kann zum Spitzfuß mit oder ohne Ankylose führen. Bei langdauernder Krankheit mit Rückenlage kann durch Schwächung der Muskulatur und das Eigengewicht des Fußes Equinusstellung eingenommen werden, besonders wenn der Druck der Bettdecke noch als schädigendes Moment hinzukommt (WALSHAM und HUGHES). Schließlich kann die Spitzfußstellung absichtlich eingenommen und später fixiert werden, um eine Verkürzung des Beines auszugleichen (kompensatorischer Spitzfuß). In seltenen Fällen findet sich Spitzfuß bei spastischen zerebralen Lähmungen, reflektorisch, hysterisch oder durch Narbenschrumpfung (WALSHAM und HUGHES).

Die Entstehungsmechanik des paralytischen Spitzfußes wird verschieden angegeben (WALSHAM und HUGHES). Die einen glauben, daß die Spitzfußstellung als spastische Kontraktur der Plantarflexoren bei Lähmung der Dorsalflexoren zustande komme. Die anderen meinen, die Spitzfußstellung entwickle sich mehr passiv, da bei Lähmung der Dorsalflexoren bei Rückenlage und im Sitzen der Fuß schon infolge der Schwerewirkung Spitzfußstellung einnehme. Extreme Equinusstellung bildet sich nur aus, wenn die Lähmung die Dorsalflexoren vollkommen betrifft.

α) **Pathologische Anatomie des Spitzfußes.** Soweit ich das Schrifttum überblicke, sind in neuerer Zeit keine eingehenden anatomischen Untersuchungen über den Spitzfuß mitgeteilt worden. Die folgende Darstellung gründet sich auf die recht eingehenden Angaben von WALSHAM und HUGHES sowie von JOACHIMSTHAL und auf eigene Untersuchung von 4 Fällen, welche 4 verschiedene ätiologische Typen des Spitzfußes darstellen. Es handelt sich um einen Spitzfuß mit geringer Klumpfuß- und Hohlfußstellung nach multipler Hauttuberkulose, von dem mir nur ein Röntgenbild zur Verfügung stand, einen paralytischen Spitzklumpfuß nach Poliomyelitis anterior, von dem mir Muskelpräparat und Röntgenbild zugänglich war, und 2 Spitzfußskelete mit getrockneten Bändern nach Unterschenkelfraktur (traumatischer oder kompensatorischer Spitzfuß?) und rein kompensatorisch bei Verkürzung des Beins, vermutlich durch Wachstumshemmung.

Die Veränderungen betreffen in erster Linie die Stellung der Knochen zueinander. Je nach dem Grade des Spitzfußes ist die Ferse mehr oder weniger

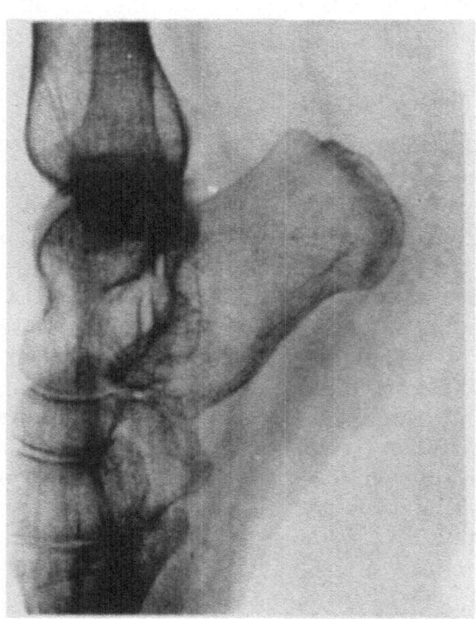

Abb. 74. Rechtseitiger Spitzfuß mit geringer Klumpfuß- und Hohlfußkomponente nach multipler Haut- und Knochentuberkulose. (49 Jahre, ♀, klinische Beobachtung von Prof. B. VALENTIN-Hannover.)

stark erhoben und infolgedessen der Talus in wechselndem Grade aus der Malleolengabel nach vorne herausgekippt. In hochgradigen Fällen stellen sich die Fußwurzel und Mittelfußknochen fast senkrecht in die direkte Verlängerung des Unterschenkels. Wird der Fuß in dieser Stellung belastet, so kommt es zu einem Umbau der Spongiosastrukturen, wie dies an dem Spitzfuß nach Tuberkulose deutlich hervortritt (Abb. 74). Der Calcaneus ist nicht länger der Hauptträger der Last, sondern fast völlig aus der Belastung ausgeschaltet und atrophiert, dagegen bilden sich kräftige Längsstrukturen im Talus, Naviculare und besonders Cuneiforme I aus, die sich als direkte, nur durch die jeweiligen Gelenkspalten unterbrochene Fortsetzung der Längsstrukturen des distalen Tibiaendes darstellen. Bei dieser Stellung werden meist die Zehen stark dorsal flektiert und können schließlich dorsal subluxiert werden, so daß man an der Dorsalseite der Metatarsusköpfchen neugebildete Gelenkfassetten für die Zehengrundglieder erkennen kann, wie dies besonders deutlich das Berliner Präparat des kompensatorischen Spitzfußes zeigt (Abb. 75a). Die meisten hochgradigeren Spitzfüße zeigen eine Steigerung des Längsgewölbes. An dem Berliner Präparat ist auch eine Erhöhung des tarsalen Quergewölbes deutlich, weil der 1. Strahl steiler gestellt ist als die anderen, es liegt also hier schon ein sehr ausgeprägter Hohlfuß vor (Abb. 75b). Bei dieser Belastung in der Längsachse des Fußes kann dieser im CHOPARTschen Gelenk nachgeben, und es bildet sich zunächst rein mechanisch, weiterhin unterstützt durch die Wirkung der kurzen Sohlenmuskeln, die sich nun wie eine Schere zum Bogen des Fußgewölbes verhalten, ein Hohlfuß, der wie ein Hackenhohlfuß aussieht. Genaueres Zusehen zeigt allerdings, daß nicht wie beim Hackenhohlfuß der Calcaneus hochgekippt ist, sondern nur der Vorfuß gegen den Tarsus abgeknickt, wie dies besonders schön der Spitzfuß nach Unterschenkelbruch in der Buffaloer Sammlung zeigt (Abb. 76). Dies Verhalten ist auch verständlich, denn der Calcaneus kann keine starke Dorsalflexion gegenüber dem Unterschenkel ausführen, solange die Achillessehne ihn fixiert. Bei dem paralytischen Klumpfuß, der infolge Krückengebrauch 35 Jahre praktisch nicht belastet wurde, hat sich rein passiv durch das Gewicht des hängenden Vorfußes eine leichte Hohlfußkomponente entwickelt. Die Zehen stehen hier, da der Gegendruck des Bodens wegfiel, in halber Beugung. Die Knochen zeigen nur Stellungsänderungen sowie hochgradige Atrophie infolge Lähmung und Nichtgebrauchs. In den belasteten Fällen kommt es mit der Zeit aber auch zu Formänderungen der Knochen und ihrer Gelenkflächen. Ich folge bei dieser Schilderung im wesentlichen der Darstellung von WALSHAM und HUGHES sowie von JOACHIMSTHAL, da ich an meinen Präparaten infolge der Erhaltung der Bänder nur die freiliegenden Teile der Gelenkflächen untersuchen konnte.

Der äußere Knöchel ist an dem Berliner und dem Buffaloer Präparat wie aufgetrieben. Diese Verdickung betrifft besonders die vorderen, der Tibia

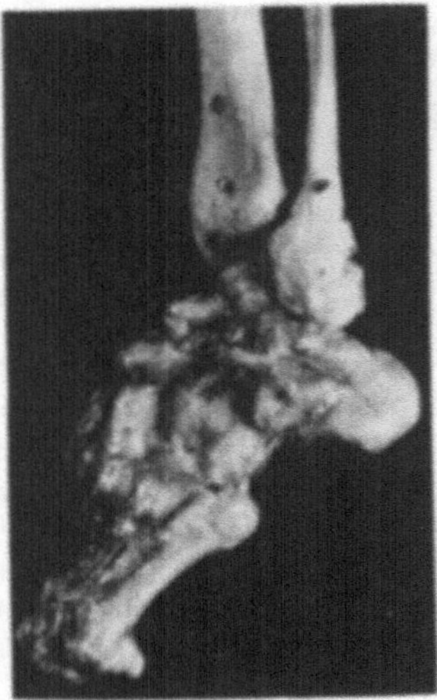
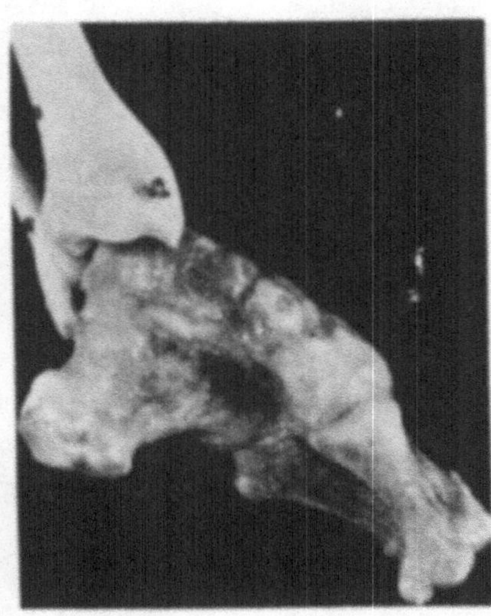

a   b

Abb. 75 a und b. Linkseitiger Spitzfuß mit starker Hohlfußkomponente, kompensatorisch bei Verkürzung des Unterschenkels durch fragliche Wachstumsstörung. a Lateralansicht, massive Ausbildung des lateralen Malleolus, Dorsalwandung der Gelenkflächen für die Zehengrundglieder. b Medialansicht, Steilstellung des 1. Strahls, Kürze des medialen Malleolus. (46 Jahre, ♂, Musealpräparat des Berliner Pathologischen Instituts.)

zugewandten Anteile. Dagegen ist der Innenknöchel eher kleiner als normal mit einem lang ausgezogenen vorderen Fortsatz.

Der Talus steht fast vertikal und zeigt starke Veränderungen an der Trochlea. Die vorderen Anteile der Gelenkfläche sind infolge der starken Kippung außer Kontakt mit der Malleolengabel und verlieren ihren Knorpelbezug. An dem Buffaloer Präparat ist hier die Knochenschlußplatte sehr zart, entlang der ehemaligen vorderen Grenze der Gelenkfläche sieht man flachhöckrige knöcherne Erhebungen. Dagegen ist die Gelenkfläche nach hinten verlängert bis an das Hinterende des Talus und setzt sich als kleine neugebildete ovale Gelenkfassette auf die angrenzende Oberseite des Calcaneus fort. Diese Gelenkneubildung zwischen Malleolengabel und Calcaneusoberfläche, die WALSHAM und HUGHES beschreiben, ist offenbar recht häufig, denn auch das Buffaloer Präparat zeigt sie sehr typisch (Abb. 76b); dabei ist auch die entsprechende Fläche am Hinterrand der Tibia eine neugebildete Gelenkfläche. Die Gelenkfläche für den lateralen Malleolus ist in ihren vorderen Anteilen außer Gelenkkontakt und verdreht, dafür findet sich auch hier eine neu einbezogene Gelenkfassette zwischen lateralem Malleolus und Calcaneus. Im Falle von WALSHAM und HUGHES war zwischen dieser neugebildeten Gelenkfläche am Calcaneus und der eigentlichen Malleolargelenkfläche des Talus das laterale Lig. calcaneofibulare eingeschaltet, das hier eine Art Sesambein enthielt. Auch JOACHIMSTHAL erwähnt die Gelenkneubildung zwischen Tibia und Fibula einerseits und Calcaneus andererseits. Die Gelenkfläche für den inneren Malleolus ist gleichfalls vorne verödet und nach hinten zu teilweise neugebildet. Die unteren Gelenkflächen fanden WALSHAM und HUGHES unverändert. Die Gelenkfläche des Taluskopfes ist teilweise nach vorne zu freiliegend und von Knorpel beraubt, weil sie infolge des Abgleitens des Naviculare hier außer Gelenkkontakt steht. Am Buffaloer Präparat ist dieser freiliegende Teil infolge der starken Abknickung des Vorfußes sehr groß (Abb. 76), die Knochenschlußplatte ist hier sehr dünn und mehrfach eingebrochen; am oberen Rand der Kopfgelenkfläche finden sich flache Knochenhöcker. An der Hinterseite des Talus ist die Sehnenfurche für den Flexor hallucis longus stark abgeflacht.

Der Calcaneus ist bei dem Buffaloer Spitzfuß stark, der Talus leichter proniert; doch ist gerade die Stellung des Calcaneus vom Grad der Deformität abhängig. Die obere hintere Gelenkfläche ist verkleinert, und hinter ihr, durch eine Knochenleiste getrennt, finden sich die beiden schon erwähnten Flächen für die Tibia und Fibula. WALSHAM und HUGHES meinen, daß diese Flächen nicht wirklich neugebildet sind, sondern nur Teile der hinteren oberen Calcaneusgelenkfläche darstellen, die durch teilweises Abgleiten des Talus vom Calcaneus unter Einwirkung der Körperlast frei geworden seien und nun mit der Malleolengabel artikulieren. Sie führen für diese Deutung die Tatsache an, daß die Distanz des hinteren Randes der „neuen" Gelenkflächen von der Tuberositas calcanei gleich der Distanz des hinteren Randes der oberen Calcaneusgelenkfläche am normalen Knochen sei, und ich kann dies für den Buffaloer Spitzfuß bestätigen. Die Gelenkfläche für das Kuboid ist in ihren oberen und äußeren Teilen frei sichtbar, es klafft hier, wie schon WALSHAM und HUGHES hervorheben und ich vollauf bestätigen kann, zwischen Calcaneus und Kuboid ein gegen die Planta zu keilförmiger Spalt, so daß die Distanz zwischen den veröteten Teilen der ehemaligen Gelenkflächen der beiden Knochen am Fußrücken 15 mm beträgt. Nur in den medialen und plantaren Abschnitten besteht noch Gelenkkontakt. Das Kuboid zeigt entsprechend seine Gelenkfläche zum Teil verödet; seine Plantarfläche kann verkürzt sein. Das Naviculare ist nach unten und innen verlagert, aber in seiner Form ebenso wie die Cuneiformia nicht wesentlich verändert. Die Metatarsen können, wie schon erwähnt, dorsale Verlagerung der Gelenkflächen für die Zehen zeigen.

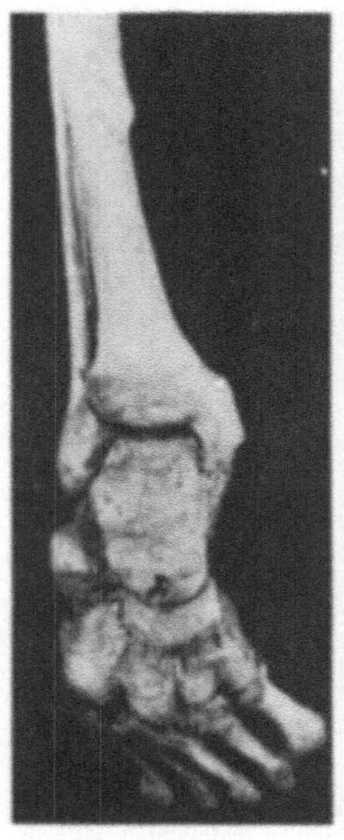
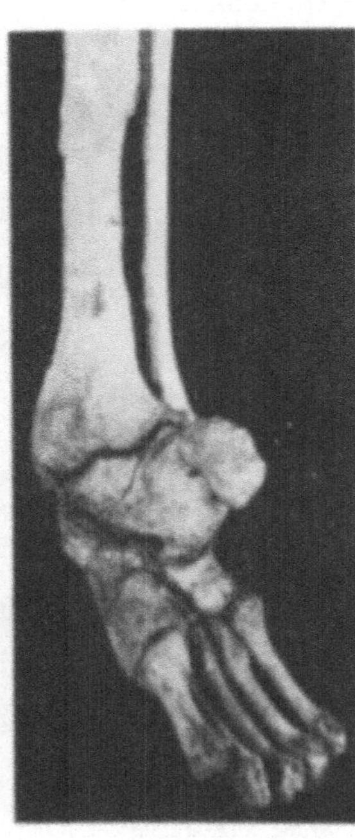

Abb. 76a und b. Spitzfuß mit hochgradiger plantarer Abknickung des Vorfußes nach Unterschenkelfraktur (traumatisch oder kompensatorisch?). a Vorderansicht; b Medialansicht, zeigt die Gelenkneubildung zwischen Tibia und Calcaneus. (Musealpräparat des Pathologischen Instituts der Universität Buffalo.)

Die **Ligamente** sind vielfach verkürzt, so besonders die Plantaraponeurose und die plantaren Bänder zwischen Calcaneus und Kuboid bzw. Naviculare. Ebenso sind die hinteren und seitlichen Bänder des oberen Sprunggelenks verkürzt, dagegen sind die vorderen Sprunggelenkbänder und die dorsalen Fußwurzelbänder verlängert.

Die **Muskeln** sind in paralytischen Spitzfüßen, wie z. B. in unserem Fall, weitgehend durch Fettgewebe ersetzt, so daß sogar das Bild der Pseudohypertrophie vorgetäuscht werden kann (Abb. 77). In nicht paralytischen Spitzfüßen

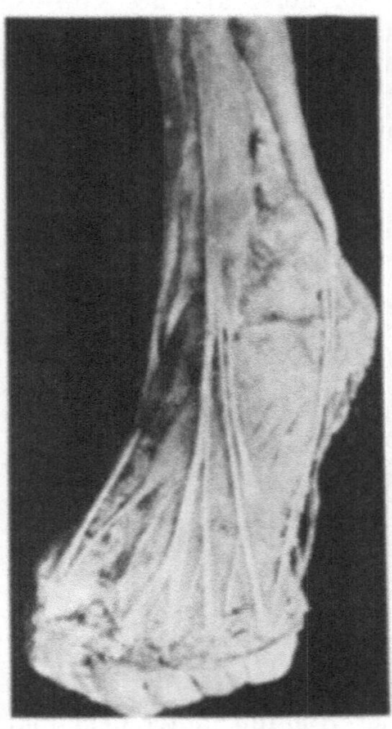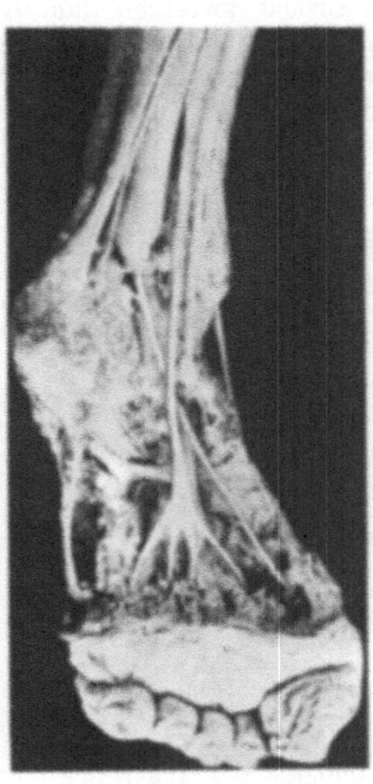

a   b

Abb. 77a und b. Muskelpräparat eines paralytischen Spitzfußes mit Klumpfußkomponente nach jahrzehntelang bestehenden poliomyelitischen Lähmungen, Pseudohypertrophie mit Umwandlung der Muskulatur in Fettgewebe. (Klinische Beobachtung von Prof. B. VALENTIN-Hannover, präpariert von Dr. GISELA HERZOG, aufbewahrt in der Göttinger Sammlung, 46 Jahre, ♂, E. 402/35.)

fanden ADAMS und QUECKETT alle Übergänge von normalem Zustand zu Atrophie und fibröser Umwandlung. JOACHIMSTHAL gibt an, daß meist der Gastroknemius und die Plantarmuskeln verkürzt seien.

c) Der Hohlfuß (Pes cavus).

HOFFA bezeichnet als Hohlfuß die Fußdeformität mit stärkerer Aushöhlung der Sohle, und SCHULTHESS betont die Vermehrung der Fußwölbung als Kennzeichen. In dieser allgemeinsten Fassung wird heute der Begriff Hohlfuß nicht mehr aufrecht erhalten, da auch der Spitzfuß, der Hackenfuß und der Klumpfuß oft eine sehr ausgeprägte Hohlfußkomponente enthalten. HACKENBROCH tritt in seiner monographischen Bearbeitung des Hohlfußes für eine engere Begriffsfassung entsprechend den Bestrebungen von CRAMER, DUNCKER, SCHULTHESS, HOHMANN und ROEREN ein. Synonyme Bezeichnungen für diesen Hohlfuß sind **Pes cavus, excavatus oder arcuatus, Pes cavo-varus oder Pes postice varus (supinatus sive detorsus), antice pronatus torsus** STRASSERs (pied creux der Franzosen, hollow foot der englisch-amerikanischen Literatur).

Reine Formen des Hohlfußes ohne andere Komponenten sind nach HACKEN-BROCH nicht häufig. Dieser Hohlfuß ist gekennzeichnet durch eine Vermehrung des an sich physiologischen Fußgewölbes, die aber nicht wie beim Hackenhohlfuß durch eine starke Steilstellung (Dorsalflexion) des Calcaneus zustande kommt, sondern hauptsächlich durch plantare Abknickung und Steilstellung des Vorfußes, verbunden mit Pronation. Es steht der innere und äußere Fußrand beim Auftreten über dem Boden, und dies äußert sich in dem charakteristischen Fußabdruck (JEANNE), in dem sich der laterale Fußrand nur als schmale Brücke zwischen dem Abdruck der Ferse und des Vorfußes oder in hochgradigen Fällen gar nicht abzeichnet. Der sog. idiopathische Hohlfuß ist meist ein Spitz-Klump-Hohlfuß (HACKENBROCH), wegen der eigenartigen Stellung der Zehen meist als Klauenhohlfuß (Griffe pied creux der Franzosen, claw hollow-foot der englisch-amerikanischen Autoren) bezeichnet (Abb. 78).

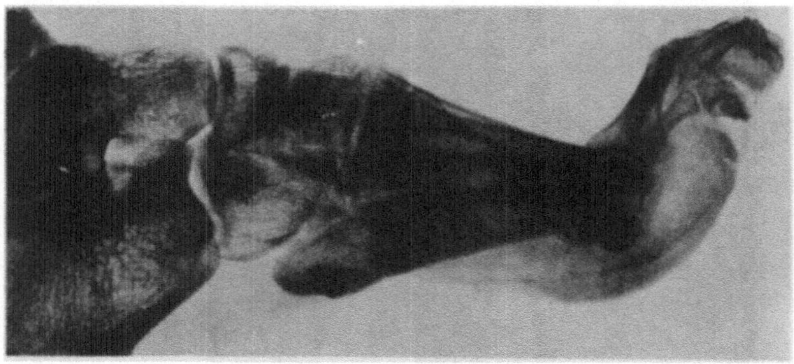

Abb. 78. Angeborener Klauenhohlfuß mit Klumpfuß- und Spreizfußkomponente. (18 Jahre, ♂, klinische Beobachtung von Prof. B. VALENTIN-Hannover.)

Hinsichtlich der Häufigkeit steht der Hohlfuß hinter dem Plattfuß und dem Klumpfuß zurück, doch soll diese Deformität häufiger werden (HACKEN-BROCH). KOCH fand bei 2680 Patienten der Orthopädischen Poliklinik in Köln 63 Klumpfüße und 17 Hohlfüße.

Anatomische Untersuchungen am Hohlfuß fehlen fast völlig. Das Skelet eines geringen Hohlfußes im Museum des Berliner Pathologischen Instituts gibt Abb. 79 a und b wieder. Die einzige genauere Beschreibung, der die folgenden Angaben entnommen sind, gibt JEANNE an einem angeborenen oder idiopathischen Hohlfuß eines 40jährigen Mannes. Am stärksten von allen Fußwurzelknochen sind Naviculare und Kuboid verändert, gegen die Sohle zu keilförmig. Die Plantarfläche des Naviculare fehlt vollkommen, so daß seine vordere und hintere Gelenkfläche unten zusammenstoßen. Die Gelenkfläche für das Cuneiforme I ist konkav statt konvex. Das Kuboid ist verbreitert und artikuliert auch mit dem Talus. Die Gelenkfläche für den 4. und 5. Metatarsus ist unter Verkürzung der Plantarfläche nach unten verschoben, und infolgedessen ist die Sehne des Peronaeus longus von der Unterseite des Kuboids auf den Calcaneus zurückgewichen. Das CHOPARTsche Gelenk ist durch die Einbeziehung des Kuboids verbreitert. Die dorsale Bandverbindung auf dem Kuboid ist sehr dick. Das Naviculare artikuliert fast nur mit der Medialseite des Taluskopfes, und der Kapselansatz ist entsprechend verschoben.

Der Talus ist abgeflacht, die Längsachse seines Kopfes steht horizontal. Seine Gelenkflächen für die Malleolen sind klein und rauh. Die distale Gelenkfläche der Tibia ist durch eine quere Leiste in zwei Hälften geteilt, von denen die hintere mit dem Talus artikuliert. Die vordere Kapsel des Talokruralgelenkes ist verdickt und hemmt die Plantarflexion. Der Malleolus externus ist nach hinten verlagert, das Lig. calcaneofibulare anterius ist schwach entwickelt und auch bei maximaler Plantarflexion nicht gespannt. Das Lig. calcaneofibulare posterius ist sehr kräftig ausgebildet. Die Verhältnisse waren in diesem Falle durch die Anwesenheit eines Os trigonum etwas abweichend.

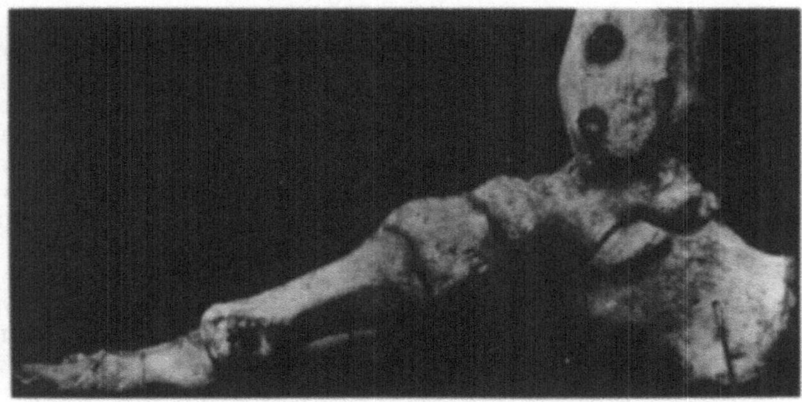

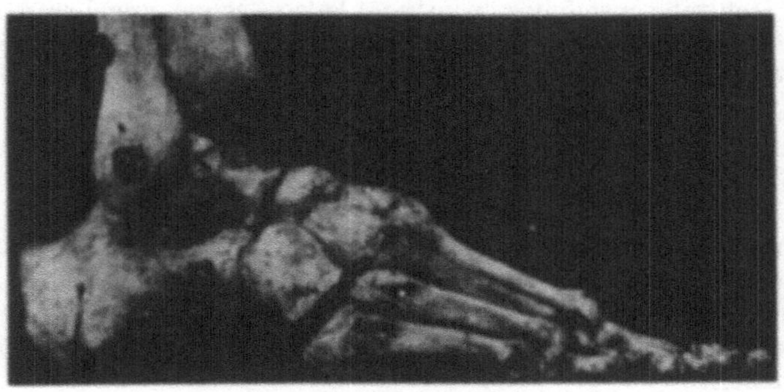

Abb. 79 a und b. Geringer Hohlfuß. (Musealpräparat des Berliner Pathologischen Instituts.)

Der Calcaneus steht etwas steiler als normal, so daß er nur mit dem Tuber aufruht. Sein Processus posterior ist gering, aber deutlich verkürzt. Dabei ist das Kahnbein dem Malleolus internus genähert und der Talus um seine vertikale Achse mit dem Kopf nach hinten und außen gedreht.

Die Mittelfußknochen sind auffallend zart, die Plantarmuskulatur gut ausgebildet. Der lange Zehenstrecker ist etwas nach außen verlagert. Die Träger der Last sind außer der Ferse die Köpfchen des 1. und 5. Metatarsus. Da auch der laterale Fußrand den Boden nicht berührt, zeigt die Sohle eine Querfurche wie bei Klumpfuß geringen Grades.

Festzustellen, inwieweit die Einzelbefunde dieses Falles Allgemeingültigkeit haben, muß weiteren anatomischen Untersuchungen überlassen werden. Auch HENKE sah anatomisch die Keilform der im Gewölbescheitel gelegenen Knochen und deutet den inneren Umbau derselben als Druckschwund. Ferner hat HOHMANN die Keilform des Naviculare und Kuboids wiederholt röntgenologisch beschrieben. DUNCKER betont, daß röntgenologisch beim Hohlfuß im Gegensatz zum Hackenfuß der Calcaneus nur eine geringe Dorsalflexion aufweist. Außerdem fand er Steilstellung und Hypertrophie des 1. Metatarsus sowie Verstärkung aller Mittelfußköpfchen. Dies entspricht den Erwartungen bei der Belastungsart des Hohlfußes. Der Befund auffallender Zartheit der Metatarsalia im Falle JEANNEs dürfte keine Allgemeingültigkeit haben. Bei Hohlfüßen mit gedehnten Bändern und gereizten Gelenken, die sich bei Belastung abflachen, fand HOHMANN röntgenologisch knöcherne Randwülste an der Dorsalseite des LISFRANCschen Gelenks und des Keilbein-Kahnbeingelenks als Ausdruck der pathologischen Beanspruchung.

Der Hohlfuß entsteht so gut wie ausschließlich neurogen infolge von Lähmungen und Paresen einzelner Muskeln und Muskelgruppen bei zentraler Störung (HACKENBROCH). Darüber sind sich alle Autoren einig. Da aber das Lähmungsbild des Hohlfußes nicht so einheitlich ist, wie etwa das des Hackenfußes, erklärt sich auch infolge der vielfach individuell verschiedenen Kombination geschädigter und funktionstüchtiger Muskeln die Mannigfaltigkeit des anatomischen Bildes mit Zügen der verschiedenen anderen Fußdeformitäten, besonders der Spitz- und Klumpfußstellung.

Der Hohlfuß kommt angeboren oder erworben vor. Von den angeborenen Hohlfüßen ist nur ein Teil bei der Geburt auffallend. Geringe Grade werden infolge der starken Fettpolsterung der kindlichen Sohle leicht übersehen und werden erst während der Wachstumsjahre besonders im Anschluß an Streckungsperioden als „idiopathische" Hohlfüße bemerkbar (HACKENBROCH). Auch GILROY betont, daß ein Teil der im Adoleszentalter langsam progredient auftretenden Hohlfüße zweifellos in seiner Anlage schon angeboren ist. GILROY fand unter 48 Fällen 24 zur Zeit der Geburt ausgebildet (angeboren im engeren Sinne), von denen 3 familiäre Häufung dieser Deformität zeigten und unter den 24 später manifest gewordenen 9 nach Poliomyelitis anterior aufgetreten waren, während andere wohl spät manifeste angeborene Hohlfüße darstellten. Unter 125 statistisch gesammelten Hohlfußfällen fand GILROY etwa die Hälfte doppelseitig, die einseitigen waren links etwa doppelt so häufig als rechts. Ein starker Unterschied der Geschlechter scheint nicht zu bestehen. HACKENBROCH fand unter 107 Hohlfußpatienten der Kölner Klinik ein leichtes Überwiegen der Knaben, während PERREAUX die Deformität bei Mädchen häufiger sah. GILROY hebt hervor, daß die Deformität bei Mädchen früher manifest wird als bei Knaben.

Die Ätiologie ist besonders bei der erworbenen Form gut bekannt. Alle Untersucher sind sich darin einig, daß die spinale und zerebrale Kinderlähmung den Hauptanteil stellt, daneben kommt Syringomyelie, FRIEDREICHsche Ataxie und multiple Sklerose in Betracht (OPPENHEIM). In seltenen Fällen kann Hohlfuß nach fieberhaften Erkrankungen (GILROY), Grippe, Gonorrhöe oder Polyneuritis (LACKNER) entstehen. Ein funktioneller Hohl-Spitzfuß kann bei Erkrankung des 2. Beines vorkommen, wenn das gesunde Bein zum Zehengang gezwungen ist (DUNCKER, SCHULTHESS). Traumatischer Hohlfuß nach Sehnenverletzungen ist sehr selten (BRANDES). KÖNIG nahm an, daß manche Fälle rein mechanisch durch enges und schlechtsitzendes Schuhwerk bedingt werden können, was LACKNER und HOHMANN für einzelne Fälle gelten lassen, während GILROY diese Ätiologie entschieden ablehnt. Es sind besonders die nach Poliomyelitis auftretenden Hohlfüße, die zur Ausbildung einer Spitzfußkomponente neigen (GILROY).

Nicht ganz so klar ist die Deutung des angeborenen Hohlfußes. Die meisten Autoren betrachteten ihn früher als intrauterine Belastungsdeformität (SCHULTHESS) oder als Ausdruck angeborener Formfehler der Knochen. Er findet sich nicht selten mit einem Plattfuß der anderen Seite verschränkt im Sinne VOLK-MANNs, was ähnlich wie beim gemeinsamen angeborenen Vorkommen von Klumpfuß und Hackenfuß als Ausdruck mechanischer Bedingtheit gedeutet wurde. HACKENBROCH betont allerdings, daß in seinen Fällen kombinierter angeborener Hohl- und Plattfußbildung Spaltbildungen der Wirbelbögen nachweisbar waren, was wohl mehr für zentrale nervöse Störung spricht. Sichergestellt ist diese Beziehung zwischen Myelodysplasien, die der Syringomyelie nahe stehen und röntgenologisch durch das gleichzeitige Vorhandensein einer Spina bifida occulta auffallen können, und der Ausbildung des „idiopathischen" Klauenhohlfußes im Adoleszentenalter, wie die Arbeiten von CRAMER, DUNCKER, ROEREN, BIBERGEIL und BECK zeigten. Dabei bestehen in 30% der Fälle Enuresis nocturna und meist schlaffe und spastische Paresen verschiedener Fußmuskeln (HACKENBROCH). Klumpfuß oder schwerer Plattfuß macht nur 2% der Fußdeformitäten bei Myelodysplasie und Spina bifida occulta aus gegenüber 98% Klauenhohlfüßen. Warum diese Störungen so langsam und so spät hervortreten, ist nicht restlos geklärt. BIBERGEIL nimmt irgendwelche Faktoren an, welche die Ausbildung eines Hohlfußes begünstigen. SCHULTHESS betont, daß auch nach Poliomyelitis die Entwicklung eines Hohlfußes geraume Zeit brauche. Dies gilt zumindestens für die fixierte Form mit charakteristischen Knochenveränderungen, die aus der zunächst reinen Stellungsänderung mit Anpassung der Bänder hervorgeht (KUSLIK). HACKENBROCH fand bei 8 Feten mit Fußdeformitäten 1mal Verkürzung des Rückenmarks um 5 Wirbellängen, sonst nur 2mal geringfügige Unregelmäßigkeiten des Zentralkanals. Die Beziehungen zwischen Fußdeformität und Entwicklungsstörung des Rückenmarks harren also noch der weiteren Klärung.

Die Entstehungsmechanik des Hohlfußes ist kompliziert, die Ansicht darüber sehr verschieden, und wahrscheinlich ist der Mechanismus keineswegs immer analog. Wie seit STRASSER bekannt ist, stellt der Hohlfuß (Pes cavo-varus) in allen gelenkmechanischen Einzelheiten das Spiegelbild eines bestimmten Plattfußtyps (Pes plano-valgus) dar. Der Gegensatz zum Plattfuß offenbart sich auch darin, daß statische Belastungskräfte keinen wesentlichen Einfluß auf seine Entstehung haben, sondern primär nur dynamische Muskelkräfte bei der Hohlfußbildung wirksam sind. Die Voraussetzung für die Entstehung eines Hohlfußes als Ergebnis mannigfaltig kombinierter Teillähmungen ist, daß bei wenig geschwächter Wadenmuskulatur die Plantarmuskulatur das Übergewicht erhält (HACKENBROCH). Doch sind auch andere Kombinationen möglich, so Lähmung der kleinen Fußmuskeln allein (SCHULTHESS), der kurzen Zehenbeuger allein oder des Tibialis anterior allein (DUCHENNE); während völlige Lähmung der Wadenmuskeln meist zum Hackenfuß führt. So zeigten die meisten von ROYLEs 9 Fällen (hauptsächlich nach Poliomyelitis) bei der Operation Degeneration oder Atrophie im Bereich des Gastroknemius und Soleus; die Ferse konnte nur bei Beugung des Knies gehoben werden.

Betrachten wir zunächst die Stellungsänderung der Knochen. Der Calcaneus wird supiniert (wie beim Primatenfuß [WEIDENREICH, MORTON]) und abduziert, was einerseits zur Pronation und Adduktion (Torsion) des Vorfußes führt, um den Bodenkontakt der Zehen zu erhalten, andererseits, da der Talus passiv mangels eigener Muskelansätze dem Calcaneus folgen muß, die Malleolengabel so verdreht, daß der äußere Knöchel mehr nach hinten zu stehen kommt. Schließlich kommt noch eine leichte Dorsalflexion des Calcaneus und dadurch des Talus hinzu, die das Naviculare und weniger das Kuboid nach oben drängt und gegen die davor liegenden Knochen preßt (HACKENBROCH). Bei der Erörterung der Muskelkräfte, welche die geschilderten Stellungsänderungen der Knochen herbeiführen, muß man im Auge behalten, daß die Beuger des Fußes

(Plantarflektoren) die Dorsalflektoren an Kraft weit übertreffen (BRAUS). Dieses labile Gleichgewicht, das durch die Körperlast bei normaler Funktion aufrecht erhalten wird, kann durch verhältnismäßig geringe Ausfälle progressiv gestört werden. An sich ist, wie HACKENBROCH betont, anatomisch der Fuß ebenso zur Hohlfußbildung wie zur Plattfußbildung disponiert, nur sind die auslösenden Faktoren für den ersteren seltener. DUCHENNE hat vor allem auf die Bedeutung des Peronaeus longus, besonders bei Lähmung seines Antagonisten, des Tibialis anterior, für die Hohlfußbildung hingewiesen. Der Fuß steht ja in den gekreuzten Sehnen dieser beiden Muskeln wie in einem Steigbügel (BRAUS). Dazu kommt noch, daß die von JEANNE genau studierten akzessorischen Ansatzstellen dieser Muskeln, die zum Teil recht kräftig sind, für die Wirkung auf das Fußgewölbe bedeutsam sind. Da die Zehenstrecker das Defizit des Tibialis anterior auszugleichen versuchen, ohne daß die Spannung der Zehenbeuger steigt, werden die Zehen dorsal subluxiert (Klauenstellung) durch Überstreckung im Grundgelenk bei Beugung im Interphalangealgelenk, während die Mittelfußköpfchen nach unten gedrückt und so der Metatarsus steil gestellt wird. Ähnlich wirkt primäre Schwächung der Plantarmuskulatur auf die Zehen. Sowohl die Steigerung der Kraft wie die Schwächung des Trizeps können zum Hohlfuß führen, im ersten Fall entsteht erst ein Spitzfuß, bei dem der Vorfuß unter der Last im Zehengang einknickt und so die Höhlung steigert (H. v. MEYER), im zweiten Fall ist der Mechanismus ähnlich wie beim Hackenfuß NICOLADONIs. Die tatsächlichen möglichen Kombinationen, die zum selben Resultat führen können, sind gar nicht restlos übersehbar. So weist ALTAKOFF darauf hin, daß der Klauenhohlfuß bei FRIEDREICHscher Ataxie rein mechanisch sekundär aus dem Spitzfuß hervorgeht, weil die unnachgiebige verkürzte Achillessehne und die maximal gespannte Plantarfaszie unter Wirkung der Körperlast den Calcaneus wie einen Keil zwischen Talus und Naviculare hineintreiben, wodurch die Fußwölbung gesteigert und der Taluskopf fußrückenwärts vorgewölbt wird. Die Zehen werden dabei dorsal subluxiert, weil die Strecksehnen dem stärker gewölbten Fußrücken folgen müssen.

d) Der Hackenfuß (Pes calcaneus).

Der Hackenfuß wurde zuerst von NICOLADONI (1881) genau in seinen verschiedenen Formen klinisch und anatomisch studiert und in seiner Ätiologie und Pathogenese im wesentlichen aufgeklärt. NICOLADONI unterschied zwei Formen: 1. Den Pes calcaneus sursum flexus und 2. den Pes calcaneus sensu strictiori. Der Pes calcaneus sursum flexus ist gekennzeichnet durch eine starke Dorsalflexion im oberen Sprunggelenk, er stellt also in seiner reinen Form eine Fehlhaltung dar, während der Hackenfuß im engeren Sinne (Abb. 80) Calcaneus und Talus steilgestellt und verformt zeigt bei stärker plantar flektiertem Vorfuß. Durch diesen Gegensatz in der Stellung des Vor- und Rückfußes gewinnt der eigentliche Hackenfuß immer eine verschieden stark ausgeprägte Steigerung des Längsbogens der Fußwölbung, so daß man von einem Hackenhohlfuß (Pes calcaneus excavatus) spricht. Allerdings wird die tatsächlich vorhandene Steigerung der Längswölbung dadurch, daß die Zehen in starker Plantarflexion beim Hackenhohlfuß den Boden berühren, noch stärker betont (Abb. 81).

Auch hinsichtlich der Ätiologie verhalten sich die beiden Gruppen etwas verschieden. Nach NICOLADONI kommt der Pes calcaneus sursum flexus angeboren vor oder erworben nach Lähmung oder infolge pathologischer Prozesse am oder in der Umgebung des Sprunggelenks, während der Hackenfuß im engeren Sinne immer erworben sei. Diese strenge Trennung läßt sich heute nicht mehr ganz aufrecht erhalten, da sowohl beim erworbenen (KNIEPKAMP) wie beim angeborenen Pes calcaneus sursum flexus (PÜRCKHAUER) Übergänge zum Hackenfuß im engeren Sinne in Form allmählich zunehmender Steilstellung des Calcaneus röntgenologisch nachgewiesen wurden. Es könnte also sein, daß der Hackenfuß im engeren Sinne die der geänderten Funktion angepaßte Endform aller genügend lange bestehenden Hackenfüße ist.

α) **Der angeborene Hackenfuß (Pes calcaneus congenitus).** Es liegen nur wenige anatomische Untersuchungen an angeborenen Hackenfüßen vor (NICOLADONI, WALSHAM und HUGHES, MESSNER, KNIEPKAMP). Alle Untersucher stimmen darin überein, daß alle Muskelgruppen ausgebildet sind, allerdings fanden WALSHAM und HUGHES den Soleus weniger entwickelt, und auch NICOLADONI fand die Wadenmuskulatur abgemagert, während v. AMMON sogar einen Hackenfuß bei hypertropher Wade sah. Tatsächlich ist auch klinisch die Bewegungsfähigkeit des angeborenen Hackenfußes meist nicht eingeschränkt

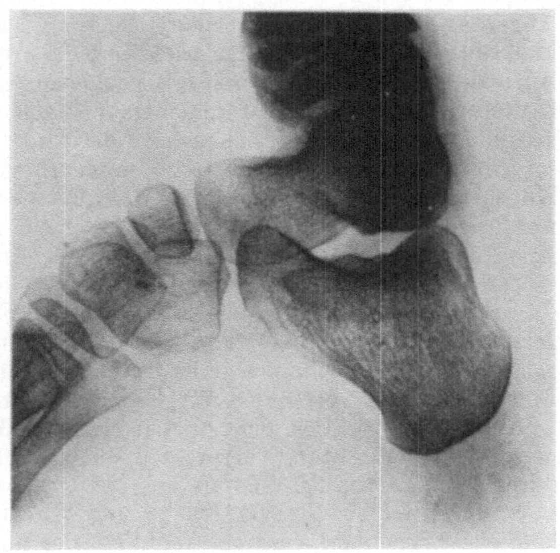

Abb. 80. Hackenfuß rechts nach Kinderlähmung. (11 Jahre, ♂, klinische Beobachtung von Prof. B. VALENTIN-Hannover, Wiedergabe ²/₃.)

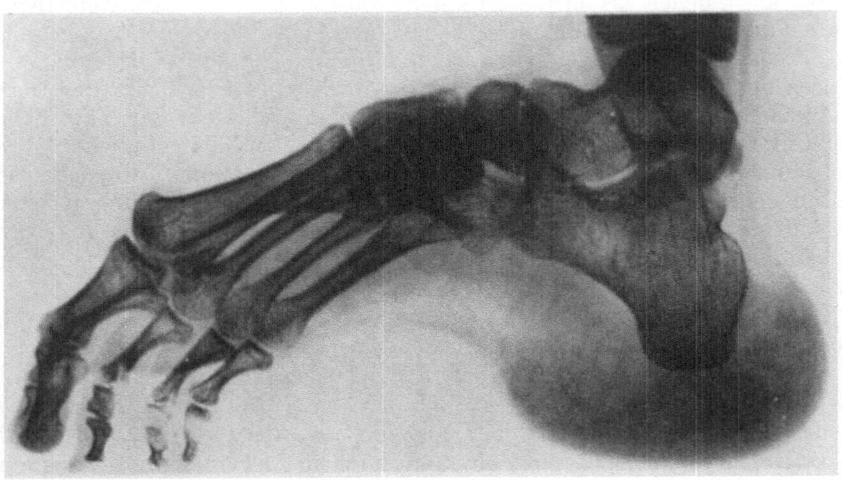

Abb. 81. Angeborener Hackenhohlfuß links bei Lähmung sämtlicher zum Fuß gehender Muskeln. (22 Jahre, ♂, klinische Beobachtung von Prof. B. VALENTIN-Hannover, Wiedergabe ¹/₂.)

(NICOLADONI), nur in schweren Fällen besteht eine Kontraktur, welche die Plantarflexion verhindert (KNIEPKAMP).

Nicht so übereinstimmend sind die Angaben bezüglich der Knochen. Während NICOLADONI und KNIEPKAMP beim Säugling keine Veränderungen am Talus und Calcaneus nachweisen konnten, beschrieben Walsham und Hughes sowie Messner solche. Messner fand eine „exzessive" Länge des Sprungbeinhalses bei einem 8 Wochen alten Kind. Walsham und Hughes beschrieben eine Verlängerung der Talusrollengelenkfläche und der Gelenkfläche für den inneren Malleolus nach vorne, ähnlich wie dies beim erworbenen Hackenfuß vorkommt. Auch dieser Befund ist vereinzelt geblieben, so daß Kniepkamp meint, Nicoladonis Ansicht, daß der angeborene Hackenfuß zunächst keine Knochenveränderungen aufweise, sei nicht widerlegt.

Pürckhauer glaubte an Röntgenbildern von Hackenfüßen kleiner Kinder Knochenveränderungen im Sinne Messners feststellen zu können, doch warnt wohl Kniepkamp mit Recht vor weitgehenden Schlüssen aus der Form des Knochenkerns auf die Form des ganzen noch großenteils knorpligen Talus und Calcaneus. Die pronatorische Verschiebung des Calcaneus gegen den Talus, die schon Messner beschrieb, läßt sich ohne Formänderung der Knochen rein gelenkmechanisch erklären, da nach Fick eine Dorsalflexion im Talokruralgelenk mit einer Kompromißbewegung im Talokalkanealgelenk und queren Fußwurzelgelenk verbunden ist, die sich als Pronation und Abduktion äußert.

Die Ätiologie des angeborenen Hackenfußes ist nicht völlig geklärt. Die meisten älteren Autoren betrachten ihn als intrauterine Belastungsdeformität durch Druck der Uteruswandung (Nicoladoni, Little, Parker), zumal Lähmungen fehlen. Bessel-Hagen und Walsham und Hughes erwähnen das häufige Vorkommen eines Hackenfußes, der mit einem Klumpfuß der anderen Seite „verschränkt" ist, was auch als Ausdruck mechanischer Behinderung gedeutet wird. Einen ähnlichen Standpunkt nehmen Hueter und v. Volkmann ein. Heusner betrachtet den angeborenen Hackenfuß wie den Klumpfuß als mechanisch bedingte Hemmungsbildung. Demgegenüber ist hervorzuheben, daß Joachimsthal doppelseitigen Hackenfuß bei Spina bifida sacralis und Valentin bei kongenitalem Lipom des Rückenmarks sah. Dem möchte ich nur aus eigener Erfahrung an einer größeren Zahl von Anenzephalen und hinteren Wirbelspalten hinzufügen, daß man ein- oder auch doppelseitigen Hackenfuß nicht so selten bei solchen Mißbildungen des Rückenmarks und Gehirns antrifft. Für diese Fälle werden doch wohl Störungen des Nerven- und Muskelsystems maßgebend sein. Hinzugefügt sei noch, daß natürlich das gleichzeitige Vorkommen eines Klumpfußes und Hackenfußes trotz verschränkter Anordnung, die ja rein sekundär sein könnte, ganz anderen als nur mechanischen Deutungen zugänglich ist. Wir wissen also nicht sicher, inwieweit wirklich rein äußerlich mechanische Bedingungen an der Entstehung des angeborenen Hackenfußes beteiligt sind, zumal auf Verbundenheit mit einer okkulten Spina bifida in den älteren Fällen nicht geachtet wurde.

β) **Der erworbene Hackenfuß.** Anatomische Untersuchungen an erworbenen Hackenfüßen sind auch sehr spärlich. Die erste Mitteilung verdanken wir Nicoladoni (1881), einen bezüglich der Knochen sehr eingehenden Befund gaben Walsham und Hughes (1895), L. Mayer (1918) geht auch schon etwas auf das Verhalten der Bänder ein, aber erst Kniepkamp (1929), dem ich in dieser Darstellung folge, gibt eine erschöpfende anatomische Beschreibung aller Bestandteile. Wittek (1902) teilte als erster Röntgenstudien an traumatischen Hackenfüßen mit, in denen er die Stellungsänderung von Talus und Calcaneus näher kennzeichnete. Er hat als Richtungslinie für das Fersenbein eine Linie vom höchsten Punkt des Tuber zur weitest vorspringenden Spitze des Processus anterior angegeben, ferner als Richtungslinie des Talus eine Linie durch die Mitte von Hals und Kopf sowie eine Tibiaendlinie, welche die am meisten vorspringenden Punkte des unteren Tibiaendes von vorne nach hinten verbindet. Während normal die Calcaneusrichtungslinie zur Tibiaendlinie

parallel ist, bildet sie beim Hackenfuß einen nach hinten offenen spitzen Winkel
mit derselben.

Nach NICOLADONIs Beschreibung ist der Hackenfuß im engeren Sinne
gekennzeichnet durch eine zweifache Abbiegung des Fußes: Erstens im Tarso-
metatarsalgelenk und zweitens an der Stelle des Calcaneus, wo der Processus
anterior inseriert. Die Sohlenmuskeln sind kräftig bei Lähmung der Wadenmuskeln, die Bänder gut ausgebildet. Übereinstimmend fand MAYER bei einem
Hackenfuß nach Achillessehnendurchschneidung vor langer Zeit den Triceps
surae weitgehend durch Fettgewebe ersetzt und die Peronäen schwach entwickelt bei kräftiger Ausbildung der Sohlenmuskeln. KNIEPKAMP sah bei einem
paralytischen Hackenfuß den Gastroknemius und Soleus vollständig durch
Fett ersetzt bei sehr schmaler Achillessehne. Die Peronäen und die langen
Extensoren waren gut ausgebildet, der kurze Zehenstrecker schwach. Der
Tibialis posterior, der lange Zehenbeuger und der lange Großzehenbeuger waren
etwas von Fett durchsetzt. Von den Sohlenmuskeln waren Abductor hallucis
und Abductor und Flexor digiti quinti stark verfettet, die übrigen gut ausgebildet, der kurze Zehenbeuger und der schräge Kopf des kurzen Großzehen-
beugers besonders stark entwickelt.

Die Bänder fand KNIEPKAMP in Größe und Richtung der neuen Gelenkform angepaßt, so daß der Gelenkschluß gesichert bleibt. Es besteht keine
Dehnung der hinteren Bänder, und die vordere Kapsel des Talokruralgelenks
hat sich verkürzt. Das Lig. tibionaviculare ist fast geschwunden. Die Plantarflexion ist durch das Lig. talotibiale in seinen vorderen Anteilen und durch das
Lig. calcaneofibulare anterius gehemmt. Die Verbindung zwischen Talus und
Calcaneus ist entgegen MAYERs Ansicht fester als normal, was auch PELTESOHN
am traumatischen Hackenfuß fand. Die ganzen Anpassungserscheinungen der
Bänder sind nicht zahlenmäßig darstellbar, aber deutlich erkennbar. Auch das
lange Fußsohlenband, das KREUZ beim Klumpfuß und H. VIRCHOW beim
Chinesinnenfuß verkürzt fanden, ist nicht verkürzt. MAYER konnte erst nach
Durchschneidung dieses Bandes das Fußgewölbe abflachen.

Die Veränderungen der Knochen und Gelenke sind naturgemäß um so
ausgeprägter, je früher der Hackenfuß entsteht, wobei beim paralytischen Hackenfuß auch die Knochen kleiner bleiben. Die Tibia kann stark atrophisch sein
und besonders an der Vorderseite ihres unteren Endes grubigen Schwund zeigen,
wodurch ihre untere Gelenkfläche sagittal verkleinert wird. Die Fibula zeigt
als Anpassung an die stärkere Belastung der Außenseite des oberen Sprunggelenks einen besonders starken Malleolus.

Der Talus hat die Gelenkfläche der Rolle bis auf den Talushals verlängert
und dort ganz unscharf abgegrenzt. Lateral reicht die Rollenfläche sogar bis
an die Kopfgelenkfläche heran. Die Krümmung der Rolle ist in allen Teilen
gleichmäßig, so daß der neue Teil dieser Gelenkfläche wie in den Talushals
hineingedrückt und von einer tiefen Furche begleitet ist. Die Knochenschlußplatte ist auf der Hinterseite der Talusrolle infolge der Entlastung sehr stark
atrophiert. Die Gelenkflächen für die Malleolen der Tibia und Fibula sind nach
vorne und unten verbreitert, während in den hinteren, außer Gelenkkontakt
stehenden Teilen der Knorpel uneben geworden ist. Der Processus lateralis
ist außen sehr stark ausgebildet, wodurch der Eingang zum Sinus tarsi etwas
eingeengt wird. Von den unteren Gelenkflächen ist die hintere schmal, die beiden
anderen sind verschmolzen und mehr nach lateral und gegen die Unterseite des
Taluskopfes verschoben. Am Taluskopf ist die Fläche für das Pfannenband viel
größer als normal. Die Knochenschlußplatte ist hier sehr atrophisch. Der Kopf
ist in allen Dimensionen verkleinert, seine Krümmung ist mehr parabelartig,

so daß die Gelenkfläche für das Kahnbein mehr nach lateral als nach vorne sieht. Die Grenzen der Gelenkfläche gegen den Talushals sind unscharf.

Der Calcaneus hat einen niedrigeren und breiteren Körper, das Tuber ist kürzer und kleiner als normal. Die Niedrigkeit ist zum Teil bedingt durch den Schwund des Bänderwulstes an der Unterseite hinter der Gelenkfläche für das Kuboid; auch der Processus anterior ist niedrig. Ähnliche Änderungen durch Atrophie hat H. VIRCHOW am Chinesinnenfuß gesehen. Die Gelenkfläche für das Kuboid ist infolge seiner Abweichung nach innen und unten in dieser Richtung erweitert, dagegen lateral und oben verödet. Die Außenseite des Fersenbeins ist zwischen dem stark entwickelten Processus trochlearis und der Gelenkfläche für das Kuboid halsartig durch Atrophie gekehlt (an dieser Stelle ziehen schräg die Peronaeussehnen vorbei). Die gelenkflächentragenden Teile des Calcaneus sind nach medial verlagert, und dadurch ist der Knochen nach medial verbreitert. Das Sustentaculum tali ragt weit medial vor und zeigt über seiner hinteren Grenze einen besonders starken Wulst für das Lig. calcaneotibiale. Die Furche für die Sehne des Flexor hallucis longus ist weitgehend durch Knochen ausgefüllt, wodurch besonders vorne die Medialfläche kontinuierlich in die Unterfläche übergeht. Die große hintere Gelenkfläche reicht medial mit ihrer Spitze bis auf das Sustentaculum, während laterale Teile arthritisch verändert und verödet sind. Ihre Längsausdehnung ist verringert, sie reicht vorne weniger weit in den Sinus tarsi und steht bei horizontaler Lage des Knochens fast senkrecht (in vivo horizontal). Die mittlere Gelenkfläche auf dem Sustentaculum ist mit der vorderen vereinigt. Während sie normal zum Teil seitlich neben der hinteren Gelenkfläche liegt, findet sie sich hier nur vor derselben. Die Oberseite des Tuber, die normal konkav ist und mit der Hinterseite einen Winkel von 90—100⁰ einschließt, ist hier eben bis konvex und geht fast ohne Winkel in die Hinterseite (die hier in vivo nach unten sieht) über. Die Grenze der beiden Flächen ist durch eine rauhe Linie markiert. Die tiefste Stelle des Hackenfußes bildet die rauhe Ansatzstelle der Achillessehne. Anzeichen einer Abwärtsbeugung des ganzen Tuber, wie NICOLADONI annahm, konnte KNIEPKAMP nicht nachweisen. Sie wird nur vorgetäuscht durch Umbauvorgänge und Atrophie sowie abgeändertes Wachstum an der spät auftretenden hinteren Calcaneusepiphyse, welche sich auf die oberflächlichen Schichten beschränken.

Das Kuboid ist an der Außenseite wie von vorne nach hinten zusammengedrückt. Die Gelenkfläche für den Calcaneus ist auf die Tuberositas cuboidea verschoben und nimmt etwa $^2/_3$ der Außenfläche ein. Dadurch steht sie mit der Gelenkfläche für das Cuneiforme III fast parallel, während sie normal mit derselben einen Winkel von 45⁰ einschließt. Ferner ist durch Abrundung seiner hinteren plantaren Spitze die Sattelform der dem Calcaneus zugewandten Gelenkfläche geschwunden.

Das Naviculare ist klein, nach medial durch die stark ausgebildete Tuberositas verbreitert. Diese zeigt an der Hinterseite eine tiefe Furche für die Sehne des Tibialis posterior. Die Cuneiformia sind klein, dem Cuneiforme III fehlt die hintere Kante, die sich sonst zwischen Naviculare und Kuboid einschiebt, es artikuliert hinten mit dem Naviculare und an der Medialseite mit dem Kuboid.

Die Mittelfußknochen sind klein, dünn und proportioniert, nur Metatarsus I ist etwas verkürzt. Die Längsdrehung der Schäfte des 2.—5. Mittelfußknochens (H. VIRCHOW) ist infolge geringerer Belastung weniger ausgebildet als normal. Die Zehen sind plantar subluxiert beim Hackenhohlfuß, die Kapseln der Grundgelenke weit, die Knochen kurz.

Überblicken wir nochmals die Stellungsänderungen der Knochen, so zeigt sich der Talus dorsalflektiert und auf dem weit ausladenden Sustentaculum nach medial verschoben. Dadurch erklärt sich die Vergrößerung der Processus lateralis tali und die Vergrößerung des lateralen Teils der Gelenkfläche, weil bei Steilstehung des Calcaneus und Knickung des Vorfußes der laterale Teil des Talokruralgelenkes mehr belastet wird. Das Kuboid ist nach medial und plantar verschoben, subluxiert adduziert sowie um eine senkrecht auf die Mitte seiner Oberfläche stehende Achse gedreht. Eine analoge Plantarverschiebung kommt vor beim Chinesinnenfuß (H. VIRCHOW), Klumpfuß (KREUZ), Spitzfuß und Hohlfuß (KNIEPKAMP).

Das Vorkommen eines solchen „Klumpfußmerkmals" am Hackenfuß zeigt, daß die Bewegungen des Fußes (im oberen Sprunggelenk) von den Bewegungen im Fuße im Sinne H. VIRCHOWs weitgehend voneinander unabhängig sein können. Dadurch, daß das Kuboid isoliert stark proniert statt supiniert ist, kommt es mit dem Naviculare in innigen Gelenkkontakt, und das Cuneiforme III wird abgedrängt. Die Bewegungen im oberen Sprunggelenk beschränken sich auf den Spielraum der Dorsalflexion, während die Plantarflexion mehr durch die Adaptation der vorderen Bänder als durch die vordere Muskulatur gehemmt ist. Die Valgusstellung ist mehr Ausdruck der Knochenumformung als bloßer Änderung der Gelenkstellungen; sie ist die notwendige statische Folge der Steilstellung des Calcaneus, die zur Einknickung des Fußes führt.

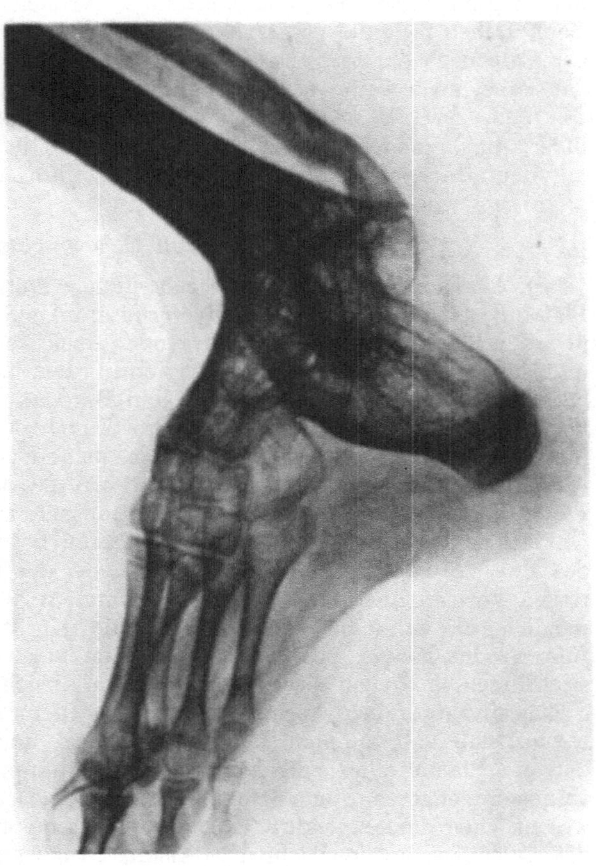

Abb. 82. In hochgradiger Hackenfußstellung erfolgte Ankylose des rechten Sprunggelenks nach zweimaliger Arthrodese wegen Kinderlähmung. (14 Jahre, ♀, klinische Beobachtung von Prof. B. VALENTIN-Hannover.)

Die Ätiologie des Hackenfußes im engeren Sinne ist insoferne recht einheitlich, als die Voraussetzung für die Entstehung dieser Deformität eine Ausschaltung der Wadenmuskulatur ist. Meist handelt es sich um Lähmungen aus den verschiedensten Ursachen (paralytischer Hackenfuß), seltener erfolgt die Ausschaltung der Wadenmuskeln durch absichtliche oder unabsichtliche Durchtrennung der Achillessehne (traumatischer Hackenfuß). So haben NICOLADONI und WITTEK vor allem auf Sensenverletzungen, alte Achillessehnentenotomie und traumatische Ruptur der Achillessehne als Ursache späterer Hackenfußbildung hingewiesen. Einen extremen Hackenfuß nach zweimaliger Arthrodese des Sprunggelenks wegen poliomeylitischer Lähmungen zeigt Abb. 82. Andere Ursachen sind selten. SCHULTZ betont, daß chronische Kniegelenksaffektionen durch Abmagerung des Trizeps zum Hackenfuß führen können.

Die Entstehungsmechanik darf seit den Arbeiten von NICOLADONI und WITTEK als geklärt gelten. Wenn der Zug der Wadenmuskeln wegfällt, kippt der Zug der am Calcaneus entspringenden Sohlenmuskeln diesen allmählich in Dorsalflexion, und der Talus, der durch keine Muskelansätze fixiert ist, folgt. Besonders deutlich ist dies beim traumatischen Hackenfuß, und WITTEK konnte den Beginn dieses Vorganges schon 2 Wochen nach Tenotomie feststellen. Beim Gehen fällt die plantarflexorische Wirkung des kurzen Hebels weg, den der Calcaneus darstellt, so daß beim Aufsetzen des vorgeschwungenen Beins das Tuber noch weiter nach vorne und der Fuß in Dorsalflexion gedrängt wird (KNIEPKAMP). Die rein mechanisch bedingte Deformierung des Chinesinnenfußes, die besonders H. VIRCHOW eingehend studierte, hat viel Gemeinsames mit dem Hackenfuß, zeigt aber Equinusstellung des Talus.

e) Der Plattfuß (Pes valgo-planus).

α) **Allgemeines, Statistik und Einteilung.** Trotz der großen Häufigkeit (der Plattfuß ist die häufigste aller Fußdeformitäten) und der unübersehbaren Literatur über den Plattfuß ist in der grundlegenden Ansicht über seine Ätiologie, Mechanik und Namengebung keine Einigung erzielt worden. Monographische Bearbeitungen liegen aus älterer Zeit von LORENZ und BAISCH, aus neuerer Zeit von CRAMER vor. Hinsichtlich der eingehenden Erörterung vieler schwebender Streitfragen muß auf CRAMER verwiesen werden, der auch ein sehr ausführliches Schrifttumverzeichnis bringt. BAISCH, HOFFA, JOACHIMSTHAL u. v. a. fassen die Bezeichnung Plattfuß als Sammelname aller Pronationsdeformitäten des Fußes auf. Die Unklarheit beginnt aber schon, wie CRAMER hervorhebt, bei der Abgrenzung des Pes planus und Pes valgus bzw. bei der Feststellung, inwieweit diese reinen Formen überhaupt isoliert vorkommen. Es ist in diesem Rahmen unmöglich, die zahllosen Definitionen und Ansichten über diese Frage anzuführen oder gar zu begründen. Ich kann nur versuchen, die wesentlichsten Richtlinien, in denen sich die geäußerten Ansichten verdichten, aufzuzeigen. Sicher sind die reinen Formen nicht häufig, denn einerseits hebt WOLLENBERG hervor, daß Valgität ohne Planität selten sei, und andererseits betont PETCO, daß ein Planus ohne Valgusdeformität überhaupt nicht vorkomme. Der Pes valgus im engeren Sinne (Pes pronatus abductus NIENYs) entspricht im wesentlichen dem Knickfuß HOFFAs und ist im wesentlichen durch Pronation des Calcaneus gekennzeichnet (BAISCH, STRASSER), die nicht notwendig mit einer Abflachung des Fußgewölbes verbunden ist. BORCHARDT nennt diese Form mit erhaltener Fußwölbung X-Fuß. Während starke Valgität infolge zunehmender Pronation des Fersenbeins vor allem zur Abflachung des inneren Längsbogens infolge medialen Tiefertretens des Talus führt, bedingt zunehmende Planität Flachlegung des Calcaneus und damit vor allem Abflachung des äußeren Längsbogens. LORENZ hält wohl mit Recht beide Vorgänge für wesentlich und faßt deshalb den Plattfuß als kombinierte Kontraktur der Fußwurzel (Pes plano-valgus) auf. CRAMER meint, daß reine Pedes plani ohne Valgusstellung des Calcaneus im wesentlichen angeboren oder in frühester Kindheit im Gefolge von Rachitis entstanden seien, während die Pedes valgi und valgoplani hauptsächlich in den Pubertäts- und Wachstumsjahren zur Ausbildung kämen. Nicht einheitlich ist die Auffassung über die Beziehung des Pes valgus (HOFFAs Knickfuß) zum Plattfuß. NIENY, HÜBSCHER und MILO halten den Pes valgus für eine Vorstufe des Plattfußes, und auch LORENZ meint, daß der Plattfuß nicht aus dem platten Fuß, sondern aus dem zunächst gutgewölbten hervorgehe.

Demgegenüber hält MICHAELIS den Knickfuß nicht für das Vorstadium, sondern bereits für eine Folgeerscheinung der eintretenden Senkung. Dabei darf nicht außer acht gelassen werden, was im neueren Schrifttum zunehmende Erwähnung findet, daß der flache Fußabdruck kein Beweis für einen pathologischen Senkfuß ist, während bei erhaltener Sohlenhöhlung doch Senkfußbeschwerden bestehen können. Der flache Sohlenabdruck der Kleinkinder ist, wie SPITZY nachwies, nicht immer Ausdruck eines Plattfußes, sondern meist bedingt durch die starke Fettpolsterung der Sohle, und auch STRASSER betont, daß es vor allem auf die Abflachung des Fußskeletes („Knochenplanus") ankomme.

Alle Statistiken ergeben die große Häufigkeit des Plattfußes. ROBERTS fand unter 10000 Kindern im Alter von 8—12 Jahren 4,3% Plattfüße, und zwar bei der Landbevölkerung nur 1,7%, dagegen in Industrieorten 7,9%. Valgität in verschiedenen Graden fand EWALD in 60% bei Kindern, und BLENCKE, HENNEBERG und KIRSCH hatten ähnliche Ergebnisse. MYRDACZ gibt aus einer rund 10000000 betragenden Zahl österreichischer Militärpflichtiger 2,2% Untauglichkeit wegen schwererer Plattfüße an, und SCHJERNING nennt für das deutsche Heer 2,4%. Alle Untersucher sind einig darüber, daß die überwiegende Majorität der Plattfüße erworben ist (ROSENFELD 90%, HOFFA 95,7%, PETCO 92—96%). In etwa 75% der Fälle ist der Plattfuß doppelseitig ausgebildet (ROSENFELD). Die Geschlechterbeteiligung wird verschieden angegeben. Nach ROSENFELD, SCHANZ, KIRMISSON, LÜNING und SCHULTHESS überwiegen die Frauen stark, nach HOFFA die Männer. Die erworbenen Plattfüße waren in ROSENFELDs Material in 88% auf falsche Belastung zurückzuführen (darunter 16% familiäre), während nur 12% durch Traumen, Rachitis, Lähmung oder Narbenzug bedingt waren. HOFFA fand von 255 erworbenen Plattfüßen 88,9% statisch bedingt, 4,9% traumatisch, 3,1% paralytisch, 3,1% rachitisch. Die größte Häufigkeit der Plattfußbeschwerden fällt nach HOFFA zwischen das 16.—20. Lebensjahr (37,5%). Wie selten im höheren Alter noch normale Fußgewölbe sind, geht aus den Zahlen von BITNY-ŠLACHTO hervor, der bei 300 Männern von 50—80 Jahren 7% hohe Gewölbe, 27% normale Gewölbe, 33,3% leicht abgeflachte Gewölbe, 28% geringe Plattfüße und 4,3% schwere Plattfüße mit Hilfe der FRIEDLANDschen Meßmethode fand.

Die Einteilung erfolgt gewöhnlich in angeborenen, rachitischen, paralytischen, traumatischen und statischen Plattfuß, wozu noch als besondere Gruppe der spastische oder kontrakte Plattfuß kommt. Wie oben gezeigt wurde, ist der statische Plattfuß weitaus am häufigsten.

β) **Ätiologie des Plattfußes.** Der angeborene Plattfuß soll nur so weit hier mit erörtert werden, als mechanische Momente für seine Ätiologie in Betracht kommen können. Es gelten hier bezüglich der Beurteilung von Fruchtwassermangel und Amnionenge die gleichen Gesichtspunkte, wie sie bei der Besprechung des Klumpfußes näher ausgeführt sind, es ist daher nicht nötig, sie hier zu wiederholen. In einer eigenen Beobachtung einer in den uneröffneten Eihüllen ausgestoßenen Frucht aus dem 4. Schwangerschaftsmonat war die Amnionenge auffallend und vermutlich mit der plantar konvexen Verformung (Schaukelfuß) in ätiologischen Zusammenhang zu bringen. Wie häufig der angeborene Plattfuß ohne sonstige anatomische Abweichungen im Aufbau des Fußes als intrauterine Belastungsdeformität aufzufassen ist, wissen wir nicht. Die Meinungen über die Häufigkeit des angeborenen Plattfußes sind überhaupt geteilt; so halten ihn HUETER, LÜCKE und VOLKMANN für selten, KÖNIG und KÜSTNER dagegen für häufig. Hinsichtlich jener angeborenen Plattfüße, die auf Fibuladefekt, Mißbildung der Fußwurzelknochen oder überzählige Fußwurzelknochen zurückgehen, sei auf die Darstellung der Extremitätenpathologie in diesem Handbuch durch WERTHEMANN verwiesen. Eine besondere Form des angeborenen Plattfußes mit starker lateraler Abknickung im CHOPARTschen Gelenk und völlig fehlendem Fußgewölbe beschrieb SIEGMUND und bezeichnet sie als Luxatio pedis sub talo. Erwähnt sei noch, daß entgegen der Annahme von HUETER, KÜSTNER u. a. DANE, SPITZY und BÖHM das Fußgewölbe schon beim Neugeborenen nachweisen konnten, wenn es auch nicht völlig dem des Erwachsenen gleicht.

Der rachitische Plattfuß ist zum Teil Ausdruck der Schädigung der Widerstandskraft des Fußskelets durch die Rachitis selbst; außerdem kommt aber noch bei den meist rachitischen Varusdeformitäten des Knies und Unterschenkels ein kompensatorischer Plattfuß vor. Es kommt dabei eine kompensatorische Pronation des Vorfußes zustande, die den Einwärtsgang der O-Beinigen verdeckt. Andererseits kann auch Valgität des Unterschenkels nach Rachitis oder Fraktur zu Knickfuß führen (EWALD).

Der paralytische Plattfuß bei schlaffer Lähmung kommt zustande durch die Körperlast und den Zug der Pronatoren. Es sind die verschiedensten Kombinationen beschrieben worden, wie ich CRAMERs Darstellung entnehme: Lähmung der Tibialis anterior oder posterior (LANGE), Parese des Tibialis posterior und der kurzen Fußmuskeln (HENKE, NICOLADONI und HOFFMANN), Lähmung der Tibialis anterior und Kontraktur der Peronaei (DROBNIK), des Tibialis anterior und der medialen Zehenstrecker (VULPIUS), der Plantarflexoren und Supinatoren oder aller Fußmuskeln (VULPIUS), Plantarflexoren und Supinatoren (JOACHIMSTHAL), Adduktoren und Supinatoren (HUETER), Peronaeus longus (DUCHENNE). Im ganzen sind diese Fälle recht selten.

Der traumatische Plattfuß kommt vor bei Frakturen und Luxationen der Fußwurzel- und Mittelfußknochen oder nach plötzlicher schwerer Belastung. Ein traumatischer X-Fuß ohne Gewölbeabflachung kommt nach Knöchelbrüchen und Subluxationen vor (CRAMER).

Das Hauptinteresse beansprucht die Ätiologie des statischen Plattfußes. Wie schon aus dem Namen hervorgeht, wird diese Deformität als Belastungsfolge aufgefaßt. Dabei ist entweder die Belastung absolut zu groß, oder die Knochen sind nicht widerstandsfähig genug (HUETER). Es sind vor allem muskelschwache, schnellwachsende und schwer arbeitende Jugendliche besonders in Stehberufen, die an Plattfuß erkranken. Vor allem ist offenbar die Dauerbelastung besonders schädlich. So konnte H. MEYER bei Dauerbelastung von frischamputierten Füßen mit 20—35 kg schon nach einigen Stunden eine Abflachung des Fußgewölbes und deutliche Bänderdehnung nachweisen. BALAKIREV weist daraufhin, daß jeder 4. Lastträger und jeder 6. Kutscher Plattfüße habe und daß bei mehr als 8stündiger Arbeitszeit die Deformität doppelt so häufig sei. FRIEDLANDs Studien über die Schwankungen der Höhe des Fußgewölbes ergaben bei 16—20jährigen nach langem Stehen eine Senkung von 3,5%, bei 20—40jährigen beträgt die Senkung nur 2,2%, dagegen bei 40- bis 65jährigen 4,6%. Während der normale Fuß die funktionelle Belastung durch eine Erhöhung des Gewölbes nach der Tagesarbeit um 1,3% beantwortet, flacht der Plattfuß weiter um 0,8% ab. Allerdings vermißt man am hochgradigen Plattfuß diese Abflachung nach Belastung fast völlig, weil die Dehnbarkeit von Bändern und Gelenkkapseln nahezu erreicht ist (FRIEDLAND) und wohl auch weil kein Gewölbe mehr vorhanden ist, das einsinken könnte. Besonders eindrucksvoll für die ätiologische Bedeutung der Überlastung sind SCHMARIEWITSCHs Feststellungen an 408 Amputierten vorwiegend unter 30 Jahren, von denen 58% anatomische Plattfüße aufwiesen. Besonders deutlich zeigt die Bedeutung der Überlastung der einen Extremität die Tatsache, daß die amputierten mit schmerzhaftem, also praktisch nicht belastungsfähigem Stumpf zu 94% Plattfuß aufwiesen.

Ein anderes Moment, das zweifellos disponierend wirkt, ist das Tragen von Schuhen. Seit vielen Generationen können so die Fußmuskeln nicht ihre volle Tätigkeit entfalten, und außerdem schädigen schlechte, besonders spitze Schuhform und hohe Absätze den Fuß und drängen ihn in falsche Belastung. SCHANZ weist darauf hin, daß die barfußgehenden Naturvölker keine Fußbeschwerden haben, das gleiche bestätigt MORTON. BARDENHEUER gibt an, daß er unter 30000 sandalentragenden Klosterbrüdern keinen mit Plattfußbeschwerden gefunden habe, sie zeigten breite und muskulöse Vorfüße. Im selben Sinn ist wohl auch zum Teil der Unterschied zu deuten, den ROBERT in der Plattfußhäufigkeit bei Land- und Stadtkindern gefunden hat, da die ersteren viel häufiger barfuß gehen.

Sowohl die Belastung als die funktionelle Verkümmerung des beschuhten Fußes sind gewiß von großer Bedeutung für das Zustandekommen des statischen Plattfußes, aber sie vermögen die Tatsache nicht zu erklären, daß es ja nur ein Teil der Individuen ist, die diese Beanspruchungen und Schädigungen der Fußfunktion mit Plattfußbildung beantworten, während andere ihnen völlig gewachsen sind. Es muß also noch ein im Individuum liegendes begünstigendes Moment hinzukommen, um die mechanischen und Belastungsschäden wirksam werden zu lassen. Man hat in erster Linie nach konstitutionellen Momenten gesucht. HOHMANN denkt an konstitutionelle Schwäche des Bindegewebes im Adoleszentenalter, und CRAMER stimmt dem bei. CRAMER nennt in diesem Zusammenhang die Häufigkeit von Plattfuß bei Wirbelsäulenverbiegungen. So fand ROTH bei 200 Skoliotikern 87 Fälle mit angedeutetem Plattfuß, 32 mit Plattfuß mäßigen Grades und 20 schwere Fälle. Auch LÖBEL, CESAS und KIRMISSON sahen etwa bei 70% der Skoliotiker Plattfüße. Allerdings ist diese Tatsache nicht eindeutig bezüglich der konstitutionellen Schwäche des Bindegewebes, da einerseits Rachitis, andererseits die falsche Belastung der Beine beim Zustandekommen der Plattfüße der Skoliotiker maßgebend mitspielen könnte. CRAMER beobachtete bei Skoliosen in 76%, bei Rundrücken in 90% und bei Kindern mit labiler Haltung in 68% Plattfüße. Je nach der Auffassung von den Kräften, welche in der Norm das Fußgewölbe aufrecht erhalten, werden Bänderschwäche (EWALD, STROMEIER, ALBERT) oder Muskelschwäche (JOACHIMSTHAL, DUCHENNE, NICOLADONI u. v. a.) als disponierendes Moment angesehen.

Außer diesen mehr physiologischen Gesichtspunkten ist aber auch nach anatomischen Besonderheiten gesucht worden, welche die Disposition bestimmter Individuen zum Plattfußleiden erklären sollten. RYVLIN hat den Versuch gemacht, 3 Fußtypen aufzustellen: 1. den bogenförmigen progressiv vervollkommneten Fuß mit hohem Index $\left(= \dfrac{\text{Distanz der Stützpunkte}}{\text{Höhe} \times 100} \right)$, stark trabekuliertem Knochenbau, besonders im äußeren Gewölbe, und Überwiegen des dorsalen Gefäßsystems. 2. Den abgeflachten atavistischen Typ mit Überwiegen des plantaren Gefäßsystems und einen Übergangstyp. Die Plattfüße ohne Gefäßstörungen sollen aus dem flachen Typ mit den weiten Plantargefäßen hervorgehen (besonders der angeborene Plattfuß), während der erworbene Plattfuß meist aus dem gewölbten Fuß mit engen Plantargefäßen durch vasomotorische Störungen zustande kommen soll. KIDNER hält ein abnormes mediales Vorspringen des Naviculare (sog. Prähallux) oder die Anwesenheit eines eigenen Knochenkerns (Os tibiale externum) an dieser Stelle für bedeutsam, weil dadurch der Tibialis posterior an der Medialfläche des Naviculare statt an der Unterfläche des 1. und 2. Keilbeins sowie des 2. und 3. Metatarsus ansetze und so nicht mehr ein Spanner des Fußgewölbes, sondern ein Abduktor des Vorfußes sei. MORTON führte in sehr wohldurchdachten und eingehenden

Untersuchungen aus, daß die Fußabflachung durch fehlerhafte Anlage der Knochen und Bänder bedingt sei. Er weist auf 3 häufige Befunde hin, denen gemeinsam ist, daß der Großzehenstrahl nicht wie normal den Hauptteil der auf den Vorfuß entfallenden Körperlast trägt und so zu einer abnormen Belastung des 2. Metatarsus führt. Es sind dies: 1. Tatsächliche Verkürzung des 1. Metatarsus, 2. funktionelle Verkürzung des 1. Metatarsus durch Verlagerung der als Stützpunkte dienenden Sesambeine hinter das Niveau des 2. Mittelfußköpfchens und 3. dorsale Hypermobilität des Großzehenstrahls, die durch lockere Anordnung der Bänder zwischen Kahnbein und 1. Keilbein bedingt wird, gleichfalls die Stabilität des Großzehenstrahls stört und den 2. Metatarsus überlastet. Diese Überlastung kommt in einer an Röntgenbildern meßbaren

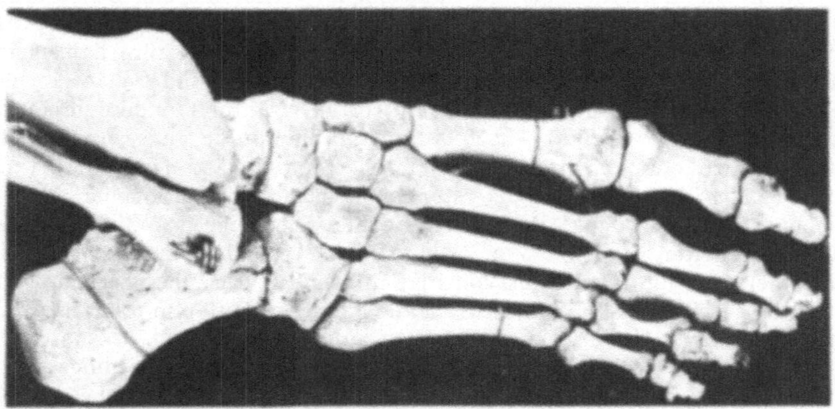

Abb. 83. Rechter Pes plano-valgus mit auffallender Kürze des 1. Metatarsus. (Musealpräparat des Berliner Pathologischen Instituts.)

Hypertrophie des Köpfchens und der Schaftkortikalis des 2. Metatarsus zum Ausdruck. Tatsächlich zeigt das Skelet eines typischen Plattfußes in der Sammlung des Pathologischen Instituts der Universität Buffalo das 1. Metatarsale um etwa 1 cm kürzer als das 2. und dieses deutlich verdickt, ähnlich deutlich ist die Verkürzung an einem Plattfußskelet mit starker Valgusstellung der Berliner Sammlung (Abb. 83), doch fehlt dort die Hypertrophie des 2. Metatarsale. Man wird diesen neuen Befunden MORTONs volle Aufmerksamkeit schenken müssen, um ihre Bedeutung für die Plattfußentstehung abschätzen zu können.

In eingehenden, der Entwicklung und den Fehlformen des menschlichen Fußes gewidmeten Arbeiten hat BÖHM die Ansicht vertreten, daß die anatomische Grundlage des „statischen" Plattfußes in einer Entwicklungshemmung am unteren Tibiaende bestehe. Zum Verständnis dieser Verhältnisse ist es nötig, kurz die von BÖHM genau studierte Entwicklung der Fußgelenke zu beleuchten. Beim Embryo steht der Fuß wie beim Gorilla in Valgusstellung im oberen Sprunggelenk (proniert), die durch Supination des Calcaneus ausgeglichen wird. Die distale Tibiagelenkfläche steht gegen die Längsachse der Tibia beim Fet und Neugeborenen um 65° im Sinne der Pronation geneigt, während der Winkel beim Erwachsenen ein rechter ist. Der im 2. Lebensjahr auftretende Knochenkern der distalen Tibiaepiphyse ist nach lateral keilförmig zugeschärft und behält diese Form bis um das 8. Lebensjahr, während etwa vom 10. Jahr an dieser Epiphysenkern rechteckig (in Frontalansicht) ist und die untere Gelenkfläche der Tibia sich wie beim Erwachsenen rechtwinklig zu ihrer Längsachse stellt. Die normale Entwicklung geht so vor sich, daß die Valgusstellung des oberen und die Varusstellung des unteren Sprunggelenkes sich durch abgestimmte Umbildung dem Normalbefund des Erwachsenen angleichen. Böhm konnte nun bei den idiopathischen Plattfüßen der Pubertätsjahre häufig die Keilform der distalen Tibiaepiphyse nachweisen, während auch hochgradige rachitische Pedes valgi oder kompensatorische Plattfüße diese typische Keilform vermissen ließen. Böhm schließt daraus, daß die Valgität dieser Pubertätsplattfüße Ausdruck einer gehemmten Rückbildung der fetalen und kindlichen Valgusstellung im oberen Sprunggelenk sei, die gerade um diese Zeit besonders auffallen müsse, weil die kompensierte Varusstellung des unteren Sprunggelenks (Supination des Calcaneus) um diese Zeit verschwindet. An diesem fehlgeformten Fuß, der das Ergebnis unharmonischer Umbildung der beiden Sprunggelenke ist, können nun die näher gekennzeichneten statisch-mechanischen Einwirkungen angreifen und den Pes valgus durch Abflachung der Quer- und Längsbögen in

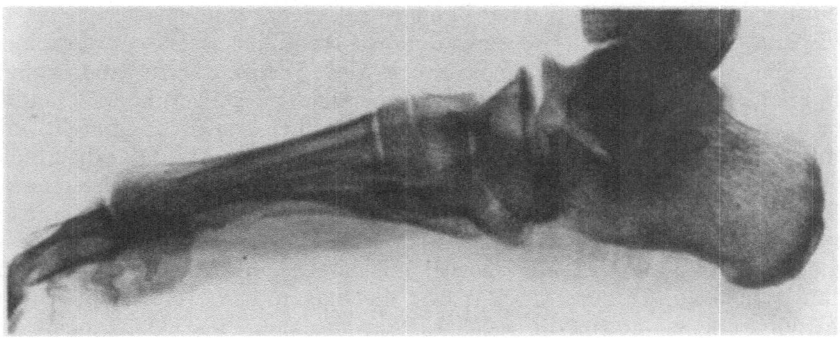

Abb. 84. Kontrakter Plattfuß links eines 27jährigen Mannes mit schwerem Plattfuß beiderseits. (Klinische Beobachtung von Prof. B. Valentin-Hannover, Wiedergabe ¹/₂.)

einen Valgoplanus überführen. Erwähnt sei noch, daß Böhm den kindlichen Pes planus als Ausdruck ausgebliebener oder unvollkommener Umbildung des unfertigen und niedrigen kindlichen Fußgewölbes ansieht. Die Ansichten Böhms bieten eine recht zwanglose Erklärung für die nicht selten familiäre Disposition zur Plattfüßigkeit und bringen die Häufigkeit graduell wechselnder Valgität kindlicher Füße, die im statistischen Abschnitt besprochen wurde, dem Verständnis näher, indem sie diese in gewissen Grenzen als Übergangserscheinung der normalen Entwicklung kennzeichnet.

Der spastische, kontrakte oder entzündliche Plattfuß (Abb. 84) kann aus der beweglichen Deformität langsam oder rasch, gelegentlich durch Traumen oder Überanstrengung (Cramer) hervorgehen. Er ist nach Wittek die durch Muskel- und Bänderspannung fixierte Form, wobei das Cuneiforme III wie ein Keil zwischen Naviculare und Kuboid getrieben wird und durch das Tiefertreten des Taluskopfes nicht nur das Längsgewölbe abgeflacht, sondern auch das Quergewölbe aufgerollt wird, weil nur der laterale Vorfuß der Pronation der Ferse folgt, während der mediale Vorfuß eine ausgleichende Supination ausführt. Dabei fällt das starke Vorspringen der Peronaeussehnen und bei schweren Fällen die sekundäre Spannung des Tibialis anterior auf (Wittek). Hoffa und Lange nehmen an, daß es sich dabei um eine Reflexspannung der Muskulatur handelt, ausgelöst durch Zerrung von Nerven, Gelenkkapsel und Bändern. Lorenz konnte diesen Reflexkrampf durch Kokaininjektion ins Talonaviculargelenk lösen. Weil betont dagegen, daß die Kontraktur nicht durch einen sensiblen Reiz vom unteren Sprunggelenk, sondern durch „propriozeptive" Reize aus den Muskeln und Sehnen selbst bedingt sei. SCHÄFFER und WEIL zeigten, daß auf Grund der Untersuchung der Aktionsströme die Spasmen des kontrakten Plattfußes als reflektorisch ausgelöste Dauertetanie anzusprechen seien. Erwähnt sei noch, daß HANNE den kontrakten Plattfuß als „Infektfuß" bezeichnet und meint, daß die Kontraktur durch Polyarthritis oder Infektarthritis des unteren Sprunggelenkes oder des ganzen Fußes entsteht, als deren Quelle er dentale, seltener tonsilläre und noch seltener enterale Herde (fokale Infektion) ansieht. Spastischer Plattfuß kann auch selten aus zerebraler Ursache bei Hydrozephalus, multipler Sklerose und spastischer Kinderlähmung vorkommen (CRAMER). GOCHT sah Dauerspasmen der Peronäen zur Entlastung empfindlicher Narben an der Außenseite der Sohle.

Über die Entstehungsmechanik des Plattfußes gibt es zahllose Ansichten, in denen sich einerseits der Standpunkt des betreffenden Autors zur Abgrenzung der Valgus- und Planusdeformität und andererseits seine Meinung über die Bedeutung primärer Muskel- oder Bänderinsuffizienz widerspiegelt. Fast allen vorwiegend theoretischen Ableitungen der Plattfußmechanik ist gemeinsam, daß sie einen möglichen Weg aufzeigen, wie diese Deformität zustande kommen kann, aber solange so viele Ansichten nebeneinander bestehen können, ist keine überzeugend, und es ist wohl möglich, daß tatsächlich der Hergang nicht immer gleich ist. Es ist deshalb unmöglich, hier auch nur einen Abriß der diskutierten Möglichkeiten der Plattfußmechanik zu geben, zumal bei der Kompliziertheit der Mechanik des Fußes, die auch für die Norm noch viele Streitfragen birgt, eine kurze Darstellung nicht angängig ist. Ich muß in dieser Beziehung auf die ausführliche Behandlung CRAMERs, sowie auf die Originalarbeiten von LORENZ, MEYER, STRASSER, DUCHENNE, BAISCH, MATHEIS u. v. a. verweisen. Um nur eine Andeutung zu geben, in welcher Richtung sich die Gedankengänge bewegen, entnehme ich der sehr wohldurchdachten Formulierung fremder und eigener Gedanken durch MATHEIS folgende Ausführungen. Vorauszuschicken ist, daß MATHEIS im Anschluß an BAISCH die Valgusdeformität (Knickfuß) und die Planusdeformität (Plattfuß im engeren Sinne) für grundverschieden hält und meint, daß sie nicht ineinander übergehen. Die verhältnismäßig seltene Planusdeformität kommt dadurch zustande, daß der Tragbogen (Calcaneus-Kuboid-Metatarsus V) bei primärer Knochen-Bänderschädigung flachgedrückt wird, während die sekundär eintretenden Verbildungen auf pathologische Wirkungsweise der Muskeln zurückgehen, deren Angriffspunkte geändert wurden. In diesen Fällen gehört die Schädigung des Quergewölbes erst zu den abschließenden Veränderungen. Bei der Valgusdeformität wird im Gegensatz dazu der Tragbogen nicht in seiner Form, sondern in seiner Stellung geändert; er wird so umgelegt, daß er statt nach plantar nach lateral konkav ist. Die primäre Störung liegt hier im Zusammenspiel der Muskeln, während sekundär die Belastung besonders die Gelenkflächen der in ihrer Stellung geänderten Fußknochen deformiert. Hier wird die Deformierung mit der primären Schädigung des Quergewölbes eingeleitet. Nur die Planusdeformität zeigt nach BAISCH auffallende Knochenveränderungen und war daher meist das Objekt anatomischer Untersuchungen, während die Valgusdeformität auch in den schwersten fixierten Formen nur geringfügige, im wesentlichen auf die Gelenkflächen beschränkte Formveränderungen der Knochen bedingt. Trotz der erheblichen funktionellen Störung, welche die Valgusdeformität bedingt, ist der bewegliche Knickfuß anatomisch nicht diagnostizierbar, weil die Lagestörung des Tragbogens meist schon beim Liegen schwindet.

γ) **Pathologische Anatomie des Plattfußes.** Die anatomischen Veränderungen sind vor allem an Skeletpräparaten hochgradiger Plattfüße studiert worden

Ausführliche Beschreibungen gaben LORENZ, HOFFA, REDARD, WALSHAM und
HUGHES; über die beiden von H. VIRCHOW nach Form montierten Plattfüße
eines erwachsenen Mannes berichtete HOHMANN. Die folgenden Ausführungen
beruhen auf diesen Mitteilungen und auf eigener Anschauung. Die Darstellung
beschränkt sich auf die voll entwickelte Deformität, da, soweit ich sehe, eingehende anatomische Befunde beginnender Plattfüße nicht bekannt sind.

Die Gelenkstellungen des vollentwickelten Plattfußes kennzeichnet PETERSEN
als Flexion im Talokruralgelenk, Pronation im Talokalkanealgelenk sowie
Reflexion und Abduktion im CHOPARTschen Gelenk. Da der Talus nach innen
und unten abgleitet, aber noch in der Malleolengabel steht, muß diese sich
so drehen, daß der äußere Knöchel nur den vorderen, der innere nur den hinteren
Teil der Malleolargelenkflächen des Talus bedeckt. Im Falle HOHMANNs, der
die ganzen Unterschenkel untersuchen konnte, war diese Innenrotation auf
die unteren Teile des Unterschenkels beschränkt, so daß die Querachse der

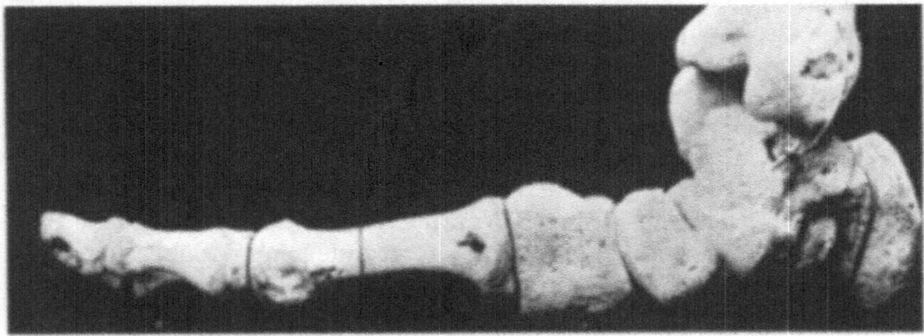

Abb. 85. Pes planus rechts mit völliger Aufhebung des Fußgewölbes bei doppelseitigem schweren Pes planus.
(Musealpräparat des Berliner Pathologischen Instituts.)

distalen Tibiagelenkfläche gegen die Querachse der Kniegelenksfläche der Tibia
um 40° verdreht war. Die Tibien sind leicht außenkonvex und etwas S-förmig
gebogen, beide Fibulae nach lateral leicht und nach vorne stark konkav. Infolge
der Torsion und Verbiegung der Tibia fällt ein in der Mitte der beiden Kreuz-
bandansätze errichtetes Lot 2 cm medial von der distalen Tibiagelenkfläche
herab. Nach HOHMANN zeigt der innere Knöchel statt eines tief nach unten
reichenden vorderen und kurzen nach hinten gerichteten hinteren Fortsatzes
ein stumpf zweispitziges Aussehen, in dem beide Fortsätze nach unten gerichtet
und gleich lang sind. Zwischen denselben findet sich eine vertiefte Bandgrube
für das mediale Tibiokalkanealligament. Ich fand diesen Befund vollkommen
bestätigt an 2 Plattfußskeleten eines Individuums, die in der Sammlung des
Berliner Pathologischen Instituts in Zusammenhang mit dem distalen Teil der
Unterschenkelknochen aufbewahrt sind (Abb. 85). Der äußere Knöchel ist
verbreitert, im Falle HOHMANNs umgebogen und osteophytartig verdickt und
ließ die Furche die Peronaeussehnen ebenso wie die Grube für das Lig. calcaneofibulare nur undeutlich erkennen. Beide Knöchel stehen auffallend tief (der
innere 4 statt 6—8 cm, der äußere 3 statt 5—6 cm) über dem Boden, und ihre
Projektion springt entgegen der Norm nicht über den inneren und äußeren
Fußrand vor. Bei sehr starker Pronation des Calcaneus kann es in hochgradigen
Fällen zu einer Nearthrosenbildung zwischen der Spitze des Fibulaknöchels
und dem Calcaneus kommen (WALSHAM und HUGHES, JOACHIMSTHAL), auch
HOHMANN gibt an, daß in seinem Fall die Spitze des Außenknöchels fast rund-
geschliffen war und eine tiefe Grube im Calcaneus hervorgerufen hatte.

Der Talus ist in seiner Stellung und in seiner Form stark verändert. Er ist mit seinem Kopf stark nach medial und unten gewendet und in verschiedenem Grade auch hinten vom Calcaneus nach medial und unten herabgeglitten. Diese Stellungsänderung des Talus und damit der Malleolengabel gegenüber dem Calcaneus kommt darin zum Ausdruck, daß eine Linie, welche die Mitte der oberen und unteren Tibiagelenkfläche verbindet, statt wie normal durch die Calcaneusmitte zu gehen, 1 cm medial vom Fersenbein verläuft (Hohmann). Durch diese Verschiebung wird der Talus der am weitesten medial vorspringende Teil des Fußes. Als Ausdruck der Formänderung kann der Hals gegen den Körper stärker (in Hohmanns Fall 30⁰) abgeknickt sein. Die Gelenkfläche der Talusrolle zeigt je nach dem Grad der Plantarflexion Knorpelschwund an den vorderen außer Gelenkkontakt stehenden Teilen. Diese Verödung kann das vordere $^1/_4$ oder $^1/_3$ der Gelenkfläche betreffen (Walsham und Hughes), bei starker Kippung des Talus sogar fast $^2/_3$ (Redard). Manchmal wird diese verödete Gelenkfläche durch die starken periostalen Knochenwucherungen in der Gegend des Talushalses völlig verdeckt. Ähnliche Veränderungen zeigen die Malleolargelenkflächen des Talus, in dem oft infolge der Innenrotation der Malleolengabel die äußere Gelenkfläche im hinteren, die innere im vorderen Abschnitt verödet ist (Walsham und Hughes, Hohmann), doch ist das nicht immer so, denn an einem hochgradigen Plattfußskelet der Sammlung iu Buffalo ist gerade der vordere Teil der inneren Malleolargelenkfläche gut erhalten und der hintere geschwunden. Es war also hier offenbar keine stärkere Innenrotation des Unterschenkels vorhanden. Starke Veränderungen zeigt immer die Gelenkfläche des Taluskopfes abhängig von den geänderten Beziehungen zwischen Talus und Naviculare. Dieses kann teilweise oder vollkommen außer Kontakt mit dem Taluskopf geraten sein, infolgedessen nimmt entgegen der Norm die Gelenkfläche für das Pfannenband (Lig. tibio-calcaneo-naviculare) den Hauptteil oder den ganzen Taluskopf ein. Infolge der Subluxation, die zwischen Talus und Naviculare sich ausbildet, entsteht eine neue Gelenkfläche für das Navikulare an der Außenseite des Talushalses. Die periostale Knochenneubildung ist hier gewöhnlich am mächtigsten, so daß Hohmann mit Recht betont, daß die Halseinschnürung verschwindet. An dem Plattfuß der Buffaloer Sammlung findet sich an der Ober- und Außenseite des Talushalses ein etwa 1 cm hoher grobporöser Knochenwall, der durch mächtige in der Längsrichtung des Fußes verlaufende sklerosierte Knochenwülste gegen den verödeten Teil der Talusrolle abgestützt ist. Walsham und Hughes geben an, daß diese neue Gelenkfläche mit Faserknorpel bekleidet ist und konkav statt konvex gestaltet ist. Der Processus posterior des Talus ist oft schnabelförmig ausgezogen (Hohmann) und artikuliert mit der hinteren Calcaneusgelenkfläche. Die unteren Gelenkflächen sind infolge des Abgleitens vom Calcaneus gleichfalls nicht unverändert. Walsham und Hughes fanden die äußere Gelenkfläche weniger konkav, außerdem eine neugebildete Gelenkfassette an der oberen, hinteren Wand des Sinus tarsi nach unten und außen sehend und mit einer entsprechenden Fassette des Calcaneus am Boden des Sinus tarsi artikulierend. Mit dem Sustentaculum tarsi artikulierte eine überknorpelte Leiste an der Talusunterfläche, die gleichsam ein weiteres Abgleiten verhinderte.

Der Calcaneus steht meist nach innen gekippt, so daß die Außenfläche auch nach oben sieht; sein Processus anterior liegt flach dem Boden auf und kann den Hauptstützpunkt bilden, besonders wenn die Ferse durch Verkürzung der Wadenmuskeln gehoben ist. Die Gelenkflächen für den Talus sind mehr nach innen geneigt und mehr nach vorne und medial gelagert; sie lassen Zeichen von Anpassung und Schliffwirkung erkennen. So kann die äußere hintere Gelenkfläche über den Boden des Sinus tarsi bis ans Sustentaculum tali reichen.

Das Sustentaculum artikuliert großenteils mit dem Talusanteil des Sinus tarsi, und infolgedessen ist die vordere Gelenkfläche verkleinert. Die normal mit dem Sustentaculum artikulierende Gelenkfläche des Talus ist oft nach vorne geglitten und steht dem Pfannenband gegenüber. Es kann zu einer Gelenkneubildung zwischen der unteren und der äußeren Malleolargelenkfläche des Talus und dem Calcaneus kommen (REDARD, WALSHAM und HUGHES). Das Sustentaculum ist meist vergrößert und besonders stark nach medial ausladend, seine obere Fläche ist auch etwas nach vorne gerichtet. Die Gelenkfläche für das Kuboid ist nach oben und lateral durch einen Wall neugebildeten Knochens verbreitert, der nicht selten etwas überhängt und so eine weitere Verschiebung verhindert. Während an dem neugebildeten Teil der Gelenkfläche Faserknorpel gefunden wird (REDARD), kann ein entsprechender Teil am unteren Rand der Gelenkfläche Verdünnung oder Schwund des Knorpels zeigen; gelegentlich findet sich auch hier eine neugebildete Fassette für das lange Fersenbein-Würfelbeinband.

Das Naviculare kann hochgradig keilförmig deformiert sein, wobei die Basis des Keils nach innen und unten, die Kante nach außen und oben sieht (LORENZ). Meist wird angegeben, daß das Naviculare nach oben vom Taluskopf abgeglitten ist. Das ist in bezug auf den Taluskopf richtig, aber es wäre vielleicht doch richtiger zu sagen, daß der Talus nach unten abgeglitten ist, denn meist bleibt das Naviculare tief und bildet sogar oft den tiefsten Punkt der Sohle mit seinem Tuber. Die oberen und äußeren Teile der Gelenkfläche für den Taluskopf können ihren Knorpelüberzug verloren haben, während in anderen auch hier sich periostale Knochenbildung vorfindet, die mit dem entsprechenden Knochenwulst am Talushals artikuliert. Seine vordere Gelenkfläche ist meist nicht stärker verändert. CHAPUT fand gelegentlich teilweise knöcherne Ankylose zwischen Talus, Calcaneus und Naviculare.

Das Kuboid richtet seine Oberfläche mehr rein aufwärts und weniger auswärts als normal. An der oberen Begrenzung seiner hinteren Gelenkfläche ist häufig ein lippenförmiger Randwulst entsprechend der gleichen Bildung der gegenüberliegenden Calcaneusfläche. Die Cuneiformia und Metatarsen zeigen meist keine wesentlichen Formveränderungen. Die Zehendeformitäten, die nicht selten vorkommen, werden an anderer Stelle besprochen.

Die Bänder sind meist gelockert, zum Teil zerstört, zum Teil geschrumpft. So fand LORENZ besonders an der Außenseite das Band zwischen Talus und Calcaneus sowie zwischen Fibula und Calcaneus vernichtet. Das Lig. calcaneonaviculare interosseum war zermalmt. Die Bänder an der Innenseite zwischen Talus und Calcaneus waren verlängert. Besonders ausgesprochen ist diese Verlängerung des Pfannenbandes, die das Abgleiten des Taluskopfes vom Kahnbein ermöglicht, doch kann dieses Band trotz der Verlängerung verdickt sein. Die übrigen Bandmassen sind meist nicht stärker verändert. Die langen Plantarbänder und die Plantarfaszie sind gedehnt.

Die Muskeln sind nicht degeneriert. Die Muskelfasern des Soleus können sehr tief auf der Achillessehne herabreichen und dadurch der Plattfußwade ein flaches Aussehen geben (JOACHIMSTHAL). Die Sehnen der Peronaei und der langen Extensoren können verkürzt, die der Zehenflexoren, des Tibialis posterior und der Wadenmuskeln erschlafft sein; jedoch lassen sich auch hierfür keine allgemeinen Regeln aufstellen.

In schweren Fällen sieht man Arthritis deformans besonders an den Gelenken zwischen Talus, Calcaneus, Naviculare und Kuboid. An dem Plattfuß der Buffaloer Sammlung ist an allen diesen Knochen besonders in Gelenknähe Knollenneubildung und Randwulstbildung erkennbar. Die Band- und Muskelansätze sind besonders an der Plantarseite der Fußwurzel als zackige Unebenheiten ausgebildet, der innere Fersenhöcker nach vorne etwas zackig verlängert, desgleichen läuft die Tuberositas metatarsi V nach hinten in eine Spitze aus.

5. Die Zehendeformitäten.

a) Hallux valgus.

Als Hallux valgus wird die Fehlstellung der großen Zehe in pathologischer Adduktion bezeichnet, die in späteren Stadien meist mit einer Subluxation verbunden ist. Eine sehr eingehende monographische Bearbeitung dieser Deformität gab HOHMANN (1925). Auf diese Darstellung und die seither erschienenen Arbeiten sowie in beschränktem Maße auf eigene Erfahrung stützen sich die folgenden Ausführungen. HOHMANN gibt an, daß die Deformität in zunehmender Häufigkeit angetroffen wird. SANDELIN fand unter 3200 Personen 30% mit Hallux valgus, wobei er als positive Fälle jene rechnete, bei denen die laterale Abweichung der Großzehe mehr als 20° betrug. HOHMANN, SANDELIN und viele andere Autoren stimmen darin überein, daß die Deformität bei Frauen bedeutend häufiger sei als bei Männern. Sie kommt in allen Lebensaltern vor. In seltenen Fällen ist der Hallux valgus schon angeboren. Gerade diese Fälle sind nicht selten mit Mißbildungen des Fußskelets oder sonstigen Deformitäten verbunden und werden, da sie keinerlei Beziehungen zu pathologischer Belastung erkennen lassen, in diesem Handbuch von WERTHEMANN bei der Pathologie der Extremitäten besprochen. Der erworbene Hallux valgus, der uns hier ausschließlich beschäftigt, ist meist doppelseitig ausgebildet. HOHMANN gibt an, daß die Anfänge des Hallux valgus meist in der späteren Kindheit, um die Pubertät oder in der Adoleszenz entstehen; nur unter besonderen Verhältnissen bilde sich später noch ein Hallux valgus. Damit stimmt überein, daß PAYR in einer größeren anatomischen Reihenuntersuchung schon im 7.—8. Lebensjahr Hallux valgus nachweisen konnte und am häufigsten die Deformität zwischen 14. und 16. Lebensjahr fand.

Die klinische Entwicklung des Hallux valgus schildert HOHMANN folgendermaßen: Allmählich wird die Adduktion und Pronation der Großzehe stärker, und dadurch tritt der mediale Teil des 1. Metatarsusköpfchens exostosenartig am inneren Fußrand vor. Über dieser „Exostose" bildet sich mit der Zeit ein Schleimbeutel, in dessen Bereich die Haut gerötet ist und der sich entzünden kann. Häufig trägt die Haut hier einen Klavus. Die 2. Zehe weicht entweder dem Andrang der Großzehe nach lateral aus, oder sie überkreuzt diese dorsal oder ventral und nimmt Klauenstellung ein, wobei sich oft dorsal über dem 1. Interphalangealgelenk und ventral am Nagelglied ein Klavus ausbildet. Meist bildet sich ein Spreizfuß (Pes transversoplanus anterior LANGER) aus, der mit Vorfußbeschwerden und Schwielenbildung am überlasteten 2. (seltener 3. oder 4.) Metatarsusköpfchen einhergeht. Es kommt dabei auch zur Adduktion der 5. Zehe mit Ausbildung einer schmerzhaften Schwiele oder eines Klavus zwischen dieser und der 4. Zehe, wobei das subluxierte 5. Metatarsusköpfchen als „Ballen" am lateralen Fußrand vorspringen kann. Als Komplikationen des Hallux valgus nennt HOHMANN Aufbrechen des Schleimbeutels besonders im Winter mit schwer heilenden Wunden, gelegentlich Fistelbildung, Vereiterung des Großzehengrundgelenks und Ankylose.

α) **Ätiologie und Entstehungsmechanik des Hallux valgus.** Die alte, von VOLKMANN (1856) und vielen anderen vertretene Lehre, daß die „Exostosenbildung" des Metatarsusköpfchens das Primäre sei und sekundär die Verlagerung der Zehe herbeiführe, wurde 40 Jahre später von HEUBACH widerlegt; auch PAYR wies auf Grund seiner anatomischen Befunde nach, daß eine primäre

Arthritis deformans des Großzehengrundgelenks ätiologisch nicht in Frage komme. Die älteren Autoren machten in erster Linie den direkten Schuhdruck für die Abweichung der Großzehe verantwortlich, wofür die überwiegende Häufigkeit bei Frauen zu sprechen schien, da naturgemäß spitze und hochgestöckelte Schuhe sich als schädlicher erweisen mußten. PAYR machte vor allem die zweiballigen Schuhe, die für beide Füße den gleichen Schnitt haben, verantwortlich, aber HOHMANN weist mit Recht darauf hin, daß seit dem Verschwinden dieser unphysiologischen Schuhform trotzdem die Deformität häufiger geworden sei. HOHMANN lehnt auf Grund eingehender klinischer und anatomischer Untersuchungen diese einfache Druckwirkung auf die Großzehe ab und schildert die Entstehung der Deformität folgendermaßen:

Der Hallux valgus ist immer verbunden mit einem Pes valgus (Knickfuß), oft mit einem Plattfuß verschiedenen Grades. Er faßt den Hallux valgus nicht als bloße vestimentäre Deformität durch Schuhdruck, sondern als Belastungsdeformität in Abhängigkeit vom Pes valgus auf. Während der normale Fuß eine Supination des Tarsus bei relativer Pronation des Metatarsus zeigt, bedingt der Pes valgus Pronation von Talus und Calcaneus. Der Talus schiebt das Naviculare medial vor sich her, und daraus ergibt sich zwangsläufig eine ausgleichende Abduktion des Vorfußes nach lateral. Infolgedessen gehen diese Menschen mit mehr auswärts rotierten Füßen und wickeln den Fuß über den inneren Rand ab. Bei dieser Art des Gehens trifft der Gegendruck des Bodens hauptsächlich den 1. Strahl, und es folgt der Pronation des Tarsus eine supinatorische Aufbiegung des 1. Strahls. Diese Dorsalverschiebung des ersten Metatarsusköpfchens bringt infolge des Verlustes des Hauptstützpunktes des Vorfußes die Abflachung des vorderen Quergewölbes und Mehrbelastung des 2. und 3. Metatarsusköpfchens mit sich. Gibt die Bandverbindung zwischen 1. und 2. Metatarsusköpfchen nach, so erfolgt mediale Abspreizung des 1. Strahls. Geben die Bänder des Großzehengrundgelenks nicht nach, so entsteht nur ein Pes valgus adductus; geben sie nach, so kommt ein Hallux valgus zustande mit Subluxation im Großzehengrundgelenk, Abgleiten der Sesambeine nach lateral und in hochgradigen Fällen relativer Supination und Außenrotation des 1. Strahls. So verstärkt der Bodendruck die Deformität, und es entsteht eine Störung des Muskelgleichgewichts. Durch die Pronation des Calcaneus beim Pes valgus und Plattfuß wird der am Calcaneus entspringende Abductor hallucis so verlagert, daß er nicht mehr medial, sondern plantar das Großzehengrundgelenk überbrückt (H. VIRCHOW). Er wirkt infolgedessen nur mehr als Plantarflexor, und die Adduktoren der Großzehe gewinnen das Übergewicht (QUEVEDO). Später nimmt der Adduktor auch den lateralen und medialen Kopf des Flexor hallucis brevis und schließlich auch den Abductor hallucis lateral hinüber. Durch die Aufbiegung des 1. Strahls hat auch der Flexor hallucis longus eine laterale Wirkung auf die Großzehe bekommen, und auch die Sehne des Extensor hallucis longus ist lateral abgeglitten und zieht die Großzehe nach lateral (H. VIRCHOW). Alle diese Muskeln, die nun nach Art einer Bogensehne den Knick zwischen Metatarsus I und Hallux überspannen, verstärken einerseits die Subluxation des Hallux, andererseits die mediale Abspreizung des Metatarsus I. In ähnlicher Weise schildern u. a. MASSART und FAIRBANK die Balancestörung der Muskeln. Ähnliche Vorgänge spielen sich bei der Entstehung des dem Hallux valgus meist vorangehenden Spreizfußes am 5. Strahl ab. Auch dieser gibt bei der Abflachung des vorderen Quergewölbes nach und wird nach dorsal und seitlich abgespreizt. Auch hier wird der Abductor digiti quinti durch die Abspreizung in einen Plantarflexor verwandelt und der Adduktor und der Flexor brevis bewirken nun die Adduktion und Flexion, die bis zur Subluxation gehen kann (Quintus varus ENGELMANNs). Soweit die Entstehungsmechanik.

HOHMANN schuldigt also in erster Linie den Pes valgus und Spreizfuß als Ursache des Hallux valgus an und sieht im schädigenden Einfluß der Schuhe weniger die direkte Einwirkung auf die Großzehe als die allgemeine Behinderung der Fußhaltung und der Fußmuskulatur durch die Schuhe überhaupt und besonders durch schlechte Schuhe. Er weist mit WEINERT darauf hin, daß die meisten Schuhe nach Valgusleisten gemacht sind und den Rückfuß in Pronation drängen. Als Grundlage, welche die mechanischen Kräfte zur deformierenden Wirkung kommen lassen, sieht er, wie für den Knickplattfuß, die weitverbreitete, besonders in der Jugend deutliche Bindegewebsschwäche an, die zum Teil Zivilisationsfolge und im Bereich des Fußes letzten Endes wieder Folge der Beschuhung sei.

So überzeugend diese Darstellung ist, die Tatsache, daß nicht alle Individuen, die schlechte Schuhe tragen, einen Hallux valgus bekommen, wird nur durch den schwer greifbaren Begriff der Bindegewebsschwäche belegt. Es hat deshalb nicht an Versuchen gefehlt, die Disposition zu diesen Deformitäten zu erfassen. SANDELIN hält ererbte Disposition für wesentlich. YOUNG glaubte eine Varietät des Os intermetatarseum, das mit der Basis des Metatarsus I verschmelze, verantwortlich machen zu können, doch wies WHEELER nach, daß unter 138 Hallux valgus-Fällen und 24 Vorkommnissen von Os intermetatarseum nur 9 Patienten beide Veränderungen aufwiesen. EWALD wies auf die Trapezform des Cuneiforme I hin, doch zeigte SIMON, daß hier nur eine Projektionstäuschung im Röntgenbild vorlag. BERNTSEN hält schrägen Verlauf des Gelenkspalts zwischen Cuneiforme I und Metatarsus I für bedeutsam, und MENSOR meint, eine ererbte Varität des Metatarsale I wirkte disponierend. MATHEIS und PETROVA weisen auf häufige Varietäten von Sehnenansätzen als anatomische Disposition zum Hallux valgus hin. PETROVA fand unter 13 Hallux valgus-Vorkommnissen 8mal die Sehne des Peronaeus longus nur an der Basis des Metatarsale I, während normal auch ein Sehnenbündel am Cuneiforme I befestigt sei. MATHEIS sah bei 26 Hallux valgus-Präparaten meist entgegen der Norm die Sehne des Tibialis anterior größtenteils am Metatarsale I (statt überwiegend am Cuneiforme I) ansetzen. Infolgedessen werde bei Fußinsuffizienz durch die kompensierende Tätigkeit des Tibialis anterior das überlastete Großzehengrundgelenk supiniert, dadurch rutscht die Sehne des Abductor hallucis nach plantar ab, und das Köpfchen des Metatarsale I drückt auf den inneren Teil der Grundgelenkskapsel.

Außer dieser Hauptform des Hallux valgus infolge von Schuhdruck und Belastung mit Fußinsuffizienz kann sich in seltenen Fällen und auch bei älteren Individuen geringer Hallux valgus bei primärer Arthritis deformans des Großzehengrundgelenks ausbilden, jedoch gestattet die straffe Kapsel und der dorsale Randwulst keine starke Abweichung (HOHMANN). Andere seltene Ursachen sind nach HOHMANN Verletzungen (besonders des Abductor hallucis), Lähmungen des Abductor hallucis, paralytischer Plattfuß nach Poliomyelitis, Tabes oder Syringomyelie. Auch statische Momente wie Gang über den inneren Fußrand zur Entlastung bei Schmerzhaftigkeit am äußeren Fußrand können Hallux valgus erzeugen.

β) **Pathologische Anatomie des Hallux valgus.** Eingehende Untersuchungen der Knochenveränderungen veröffentlichte PAYR über 128 Fälle. Im wesentlichen auf seine Feststellungen geht die Erkenntnis zurück, daß es sich beim typischen Hallux valgus nicht um eine primäre Arthritis deformans des Großzehengrundgelenkes handelt. Er bezeichnet die vorgefundenen Veränderungen mehr als degenerativ und fand sie im wesentlichen beschränkt auf den Teil des Metatarsusköpfens, der durch die laterale Abweichung der Großzehe außer Gelenkkontakt steht und nun einer abnormen Belastung durch den Schuhdruck ausgesetzt ist. Die Veränderungen bestehen in Auffaserung des Knorpels,

Usuren und gelegentlichen drüsig-höckerigen Auswüchsen an der medialen Seite des Metatarsusköpfchens. In schweren Fällen kann hier die Kapsel völlig auf dem medialen Teil der Gelenkfläche anwachsen (HOHMANN). Die Sesambeinfurchen können infolge geänderter Zugrichtung der Sehne nach lateral abgelenkt sein, und die zwischen den beiden Furchen gelegene Crista kann abgeschliffen werden (HOHMANN).

In einem mittelschweren Fall von Hallux valgus, den ich an dem wegen arteriosklerotischer Gangrän amputierten Bein eines 58jährigen (Buffalo General Hospital, S. 1419/1936) genau frisch untersuchen konnte, waren die Verhältnisse folgendermaßen (Abb. 86). Die Kapsel deutlich erweitert und verdickt, die Synovialis stark gerötet mit feiner Gefäßzeichnung. Der mediale, außer Gelenkkontakt stehende Teil des Metatarsusköpfchens ist wulstig höckerig, an Stelle des Gelenkknorpels findet sich hier sehnig glänzendes Gewebe, das teilweise kleine Knochenhöcker durchschimmern läßt und kontinuierlich in das etwas geschrumpfte und verdickte Gewebe der medialen Kapselnische übergeht. Der laterale obere Teil des Metatarsusköpfchens, der mit der Grundphalanx artikuliert, ist unverändert. In den plantaren Abschnitten zeigt sich das mediale Sesambein stark nach lateral abgeglitten, während das laterale eben noch mit dem lateralsten Teil des Metatarsusköpfchens artikuliert. Das ab-

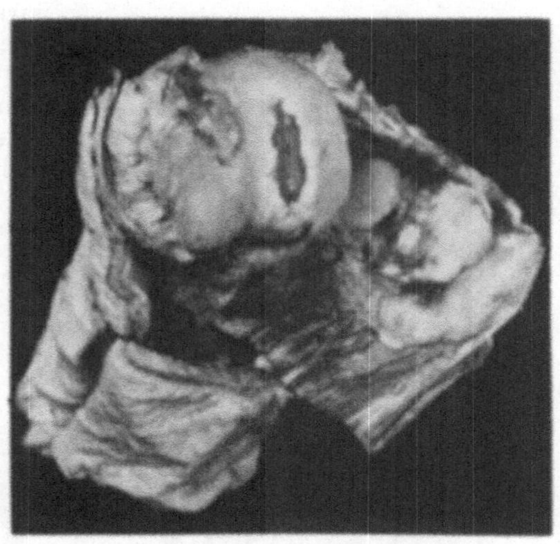

Abb. 86. Hallux valgus links, Großzehengrundgelenk nach Entfernung der Zehe aufgeklappt zur Darstellung des Metatarsusköpfchens und der Sesambeine. (58 Jahre, ♂, 1419/1936, Buffalo General Hospital, eigene Beobachtung.)

geglittene mediale Sesambein zeigt eine kleine Usur an seiner Gelenkfläche mit rundlichen Knorpelherden in der Umgebung, die zum Teil wie Regenerate aussehen. An der entsprechenden Kontaktstelle des Metatarsusköpfchens ist durch das abgeglittene Sesambein eine schmale lange Usur ausgeschliffen, die nur in ihren oberen Teilen kleinste Knorpelherde am freiliegenden Knochen erkennen läßt. Die basale Gelenkfläche der Grundphalanx zeigt nur am medialen Rand geringe Zeichen von Knorpelabbau.

In zwei mir nur in Röntgenbildern vorliegenden klinischen Beobachtungen von Prof. B. VALENTIN-Hannover besteht ein ausgesprochener Spreizfuß (Abb. 87) mit adduzierter Kleinzehe (Quintus varus ENGELMANN) und hochgradigem Hallux valgus. Der Spreizfuß ist im dorsoplantaren Röntgenbild an der Verbreiterung des Abstandes zwischen 1. und 2. bzw. 4. und 5. Metatarsusköpfchen erkennbar. Die Sesambeine sind in diesen hochgradigen Fällen so weit nach lateral verlagert, daß das mediale etwa die Stelle des lateralen einnimmt und dieses gar nicht mehr mit dem Metatarsus artikuliert. Hervorgehoben sei noch ein weitgehender Schwund der Spongiosastruktur in dem außer Gelenkkontakt stehenden Abschnitt des 1. Metatarsusköpfchens bei Verstärkung und geringer Richtungsänderung der Längszüge in den lateralen, bei der Abwicklung des Fußes nun proportional mehr belasteten Teilen.

Mikroskopisch sieht man erhebliche Veränderungen im Sinne einer durch die Fehlstellung sekundär hervorgerufenen Arthritis deformans (Abb. 88). Am stärksten sind die Veränderungen im Bereich der sog. „Exostose", d. h. in dem außer Gelenkkontakt gelangten Teil des Metatarsusköpfchens. Hier ist der Gelenkknorpel teilweise geschwunden und die Knochenknorpelgrenze unregelmäßig. In der Gegend des Kapselansatzes finden sich hier derbe bindegewebige und faserknorplige Gewebsmassen, die von der Knochenoberfläche entspringen. Im Bereich des erhaltenen Gelenkkontakts ist auf beiden Gelenkflächen der Hyalinknorpel recht gut erhalten, nur zeigt sich an der medialen Begrenzung der Kontaktflächen infolge des stärkeren hier wirksamen Druckes starke Verbreiterung der Verkalkungszone. Gegen plantar zu zeigt der Knorpel des Metatarsusköpfchens starke Auffaserung und Brutkapselbildung sowie an einer Stelle eine kleine sklerosierte Schlifffläche. Diese Veränderungen sind auf das Lateralwärtsgleiten des medialen Sesambeins zurückzuführen, das

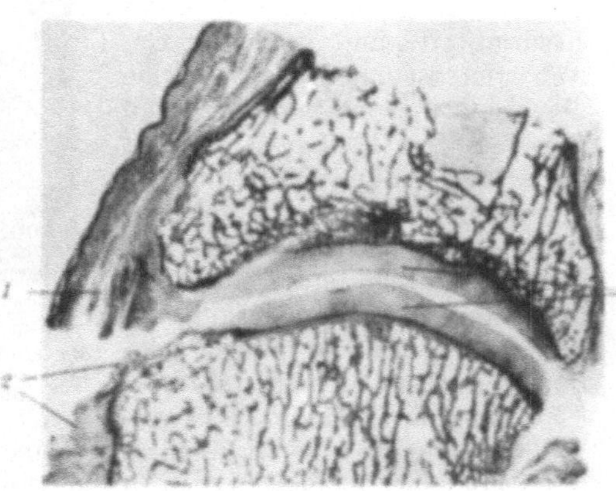

Abb. 87.   Abb. 88.

Abb. 87. Spreizfuß mit Hallux valgus und Quintus varus. (36 Jahre, ♀, klinische Beobachtung von Prof. B. Valentin-Hannover, Wiedergabe ¹/₂.)

Abb. 88. Hallux valgus. Horizontalschnitt durch das Großzehengrundgelenk. *1* verdickte mediale Kapsel: *2* medialer Kondyl außer Gelenkkontakt mit Schwund des Gelenkknorpels, teilweise von Faserknorpel und Schwielengewebe bedeckt; *3* erhaltener Gelenkknorpel im Kontaktbereich. (58 Jahre, ♂, 1419/36, Buffalo General Hospital, eigene Beobachtung.)

entsprechende Veränderungen und Usurierung seines Gelenkknorpels aufweist. Das laterale, noch in Gelenkkontakt stehende Sesambein zeigt nur verstärkte Knorpelverkalkung am Übergang in die sehnigen Gewebszüge, welche sich zwischen den beiden Sesambeinen ausspannen.

Bezüglich der Spongiosaarchitektur ist hervorzuheben, daß sich ein Umbau entsprechend den geänderten Druckverhältnissen vorfindet. Die „Exostose", die starkem Schuhdruck von medial ausgesetzt ist, zeigt Bälkchen, die senkrecht auf die Oberfläche derselben angeordnet sind. Die Bälkchen im Bereich des Gelenkkontaktes laufen senkrecht auf die Gelenkflächen — also schräg nach lateral bezogen auf die Achse des Metatarsus — infolge der geänderten Gelenkstellung. Sie sind an der mehr beanspruchten Konkavseite (Lateralseite) dichter, und auch die Kompakta des Metatarsus ist hier dicker.

b) Hammerzehen und ähnliche Zehendeformitäten.

Als Hammerzehe wird eine Kontraktur der dreigliedrigen Zehen bezeichnet, bei der das Zehengrundgelenk stark dorsal extendiert ist und das 1. Interphalangealgelenk in starker Beugung fixiert ist. Am häufigsten betrifft diese Deformität die 2. Zehe, doch können alle Zehen davon betroffen sein. Die Ätiologie ist nicht immer gleich, aber die Deformität ist sehr häufig und meist doppelseitig ausgebildet (HOHMANN). Es gibt angeborene Hammerzehen, die sogar familiär gehäuft und erblich auftreten und schon kurz nach der Geburt an einem leichten dorsalen Vorragen der 2. Zehe erkennbar sind (HOHMANN). Diese Form, die nichts mit Belastungsfolgen zu tun hat, wird hier nicht näher besprochen, es sei mit Bezug auf sie auf WERTHEMANNs Darstellung der Extremitätenpathologie in diesem Handbuch verwiesen. HOHMANN hält die angeborene Hammerzehe gegenüber der erworbenen für recht selten.

Die erworbene Hammerzehe, die uns hier ausschließlich näher beschäftigt, wurde meist als vestimentäre Deformität gedeutet, hervorgerufen durch den Druck schlecht sitzender und vor allem zu kurzer Schuhe, wobei in erster Linie die 2. Zehe als längste von allen betroffen werden mußte. HOHMANN lehnt diese einfache Deutung durch direkten Schuhdruck ab, sondern meint, daß die Hammerzehen und ähnliche Zehendeformitäten nur Ausdruck der Fußdeformität an der Peripherie des Fußes seien und im wesentlichen als Folge des Knickplattfußes einerseits, des Hohlfußes andererseits zustande kämen, so daß die Wirkung schlechten Schuhwerks viel mehr eine indirekte sei. Neben dieser Hauptursache kommen nach HOHMANN für manche Formen noch Poliomyelitis, Hemiplegie, Tabes, Syringomyelie, Rückenmarkstraumen und Spina bifida occulta mit Hohlfuß als zentrale Ursachen in Frage. Auch periphere Ursachen verschiedener Art können zur Hammerzehenbildung führen; HOHMANN nennt in diesem Zusammenhang Traumen, Frakturen mit Muskelschädigung und Gelenkversteifung, Verbrennungsnarben sowie Gelenkrheumatismus, Gicht oder Arthritis deformans der Zehengelenke.

Die Entstehungsmechanik dieser Zehendeformität wurde im wesentlichen durch SCHEDEs Untersuchungen aufgeklärt. Während beim normalen Fuß bei Vorverlegung des Körpergewichtes die Zehen immer fester durch Spannung der langen Flexoren gegen den Boden gepreßt werden, bis die Abwicklung des Fußes die Spannung löst, bleibt dieses Wechselspiel beim eingesunkenen Fuß aus. Es kommt nicht mehr zu einer regelrechten Abwicklung des Fußes, sondern die Spannung bleibt bestehen. Außerdem tritt nach Überdehnung der Plantarfaszie eine gewisse Spannung des Flexor brevis ein, welche die Zehen rein passiv in Hammer- oder Klauenstellung bringen, da die kurzen Beuger die erste Phalanx überspringen und an der zweiten ansetzen und so diese gegen die Grundphalanx abknicken. Beim Hohlfuß und Hohlspitzfuß wird die Klauenstellung der Zehen meist passiv durch die Spannung der Strecksehnen hervorgerufen, die für den stärker gewölbten Fußrücken relativ zu kurz geworden sind.

An dieser Deformität kann sich auch die Großzehe beteiligen, zeigt aber infolge ihrer Zweigliedrigkeit etwas andere Stellung (Hallux malleus, Großklauenzehe HOHMANNs), da hier der kurze Beuger, Abduktor und Adduktor am Grundglied, der lange am Endglied ansetzen.

Allen diesen Zehendeformitäten ist gemeinsam, daß sich über den kontrakten winklig gebeugten Gelenken an den Druckstellen Clavi, Schwielen und Schleimbeutel bilden. Es kann zu Bursitis, Fistelbildung und Periostitis kommen. Gelegentlich werden Allgemeininfektionen nach Hühneraugenschneiden beobachtet, wobei besonders Diabetiker gefährdet sind.

Die mikroskopischen Veränderungen an Hammerzehen hat meine Schülerin E. RÖHRS an 12 Fällen genau beschrieben. Sie fand häufig entzündliche Infiltrate in der Umgebung des Gelenks, im Nagelbett und gelegentlich auch im Knochenmark. Die Gelenkveränderungen bestanden in Zottenwucherung der Synovialis, die zum Teil hyalin degeneriert und mit den Gelenkflächen verwachsen waren. Der Rand der Gelenkflächen wurde zum Teil von synovialem Pannus überwachsen und der Knorpel dort abgebaut. Bei stärkerer Beugestellung kann der dorsal klaffende Gelenkspalt durch eine keilförmige Verdickung des Kapselgewebes nach Art des normalen plantaren Sehnenmeniskus ausgefüllt sein

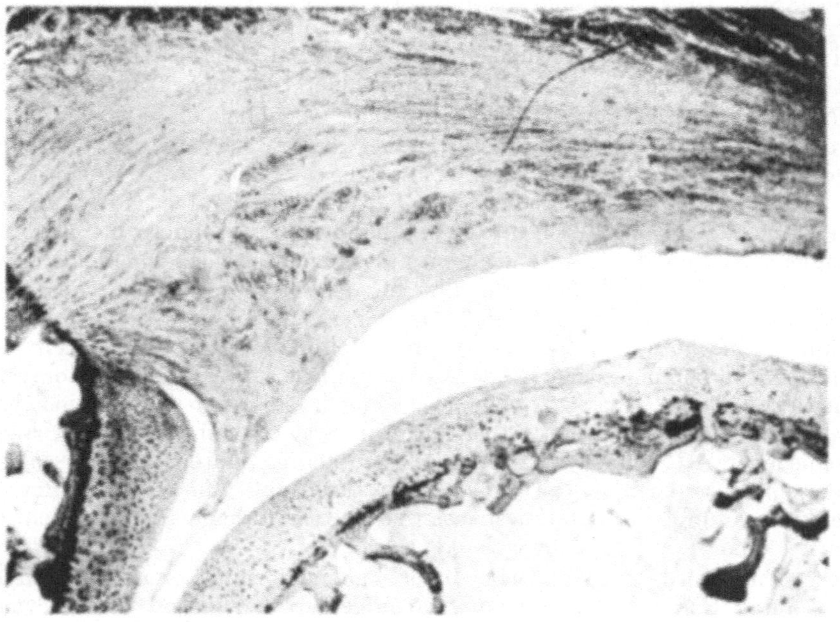

Abb. 89. Dorsaler Sehnenmeniskus mit Faserknorpeleinlagerungen im 1. Interphalangealgelenk einer Hammerzehe. Der darunter liegende Trochlearknorpel verschmälert; Oberfläche verquollen, aufgelockert und mit reichlichen WEICHSELBAUMschen Lücken. (64 Jahre, ♂, proximal rechts, distal links, nach E. RÖHRS.)

(Abb. 89). Hier und in der dicht angelagerten dorsalen Strecksehne, die gleichsam mit dem subluxierten Teil der Trochlea artikuliert, kann sich Faserknorpel als Ausdruck funktioneller Anpassung ausbilden. Am Knorpel sind verschiedene degenerative Veränderungen wie Verquellung, Zellverminderung, zottige Auffaserung und lamelläre Ablösung erkennbar. Die basale Verkalkungsschicht kann verbreitert und in mehrere Zonen gegliedert sein. Größere Usuren, die keine Verbindung mit Pannuswucherung oder adhärenten Synovialzotten zeigen, werden besonders im dorsalen Gebiet der Trochlea gefunden und sind wohl auf direkte Druckwirkung gegen den subluxierten Teil der Gelenkfläche durch das Schuhwerk zurückzuführen. Überhaupt sind die Veränderungen an den außer Kontakt stehenden Teilen der Gelenkflächen am ausgeprägtesten, während Spannung und Gelenkkontakt auch bei Wegfall von Bewegungen offenbar genügt, um den Gelenkknorpel an den nicht subluxierten Abschnitten zu erhalten.

Anschließend sei noch kurz eingegangen auf jene eigenartige Beugekontraktur der Großzehe, die häufig mit Plattfuß verbunden ist und von NICOLADONI 1895 als Hammerzehenplattfuß (Klumpzehenplattfuß) beschrieben wurde. Die Deformität ist in hohen Graden selten und tritt meist in der Adoleszenz auf.

Während Nicoladoni den Plattfuß für die Folge der Zehendeformität hielt, gelangt Hohmann mit anderen neueren Untersuchern zur umgekehrten Auffassung. Er meint, den Schedeschen Anschauungen folgend, daß es vor allem die dorsale Aufbiegung des 1. Strahls bei zunehmender Flexorenspannung am Knickplattfuß sei, die zu dieser Beugekontraktur der Großzehe führen könne. Dieterich, der 7 Fälle beschrieb, fand arthritische Veränderungen und sah histologisch zweimal Fissuren und einmal Knorpeldefekte an den Sesambeinen. Bezüglich näherer Einzelheiten und weiterer Literaturangaben muß ich auf Hohmanns Bearbeitung verweisen. Auch der Hallux flexus oder rigidus, der oft mit Knickplattfuß auftritt und zur Arthritis deformans führt (Schüller, Timmer), gehört hierher.

Kurz erwähnt sei noch, daß die 5. Zehe, die beim heutigen Menschen in Rückbildung ist und in der Hälfte der Fälle infolge interphalangealer Ankylose nur zweigliedrig ist, Krallenstellung durch Überwiegen des Streckers bei kümmerlicher Ausbildung des Beugers und passiver Flexion aufweisen kann (Hohmann).

Schrifttum.
Allgemeiner Teil und spezieller Teil: I. Funktionelle Anpassung.

Allison, N. and B. Brooks: Arthroplasty, Experimental and Clinical Methods. Amer. J. orthop. Surg. **16**, 83 (1918).

Baetzner, W.: Die Pathologie der Funktion. 53. Tagg Ges. Chir. Berlin, 3.—6. April 1929. Arch. klin. Chir. **157**, 822 (1929). — Benninghoff, A.: (a) Über die Anpassung der Knochenkompakta an geänderte Beanspruchungen. Anat. Anz. **63**, 289 (1927). (b) Über die Entstehung funktioneller Strukturen. Verh. anat. Ges. **39**, 62 (1930). — Bier: Zit. nach W. Müller. — Braus, H.: Anatomie des Menschen. I. Bewegungsapparat. Berlin: Julius Springer 1921. — Breus, C. u. A. Kolisko: Die pathologischen Beckenformen, Bd. 3/2. Leipzig u. Wien: Franz Deuticke 1912.

Czerny, V.: Beschreibung eines neugebildeten Gelenkes nach der totalen Resektion im Ellbogengelenke wegen Ankylose. Arch. klin. Chir. **13**, 225 (1871).

Doutrelepont: Zur Regeneration der Knochen nach subperiostaler Gelenkresektion. Arch. klin. Chir. **9**, 911 (1868).

Erdheim, J.: Über Wirbelsäulenveränderungen bei Akromegalie. Virchows Arch. **281**, 197 (1931).

Fischer, K.: Über Muskelwirkung und Gelenkform: Umprägung eines Kniegelenks zur Ellbogenähnlichkeit. Dtsch. Z. Chir. **212**, 81 (1928). — Freund, E.: Histologie der Nearthrose nach Schenkelhalsbrüchen. Zieglers Beitr. **85**, 101 (1930). — Frisch, v.: Beitrag zur Lehre von den Belastungsdeformitäten. Arch. klin. Chir. **98**, 489 (1912). — Fromme: Die Bedeutung der Looserschen Umbauzonen. Arch. klin. Chir. **116**, 664 (1921).

Gebhardt: Über funktionell wichtige Anordnungsweisen der gröberen und feineren Bauelemente des Wirbeltierknochens. Arch. Entw.-mechan. 2. — Ghillini: Die Pathogenese der Knochendeformitäten. Z. orthop. Chir. **6** (1899). — Göcke: (a) Physikalische Untersuchungen an skoliotischen Wirbeln. Verh. dtsch. orthop. Ges. **1926**; Z. orthop. Chir. **48**, Beih., 168 (1927). (b) Beitrag zur Druckfestigkeit des spongiosen Knochens. Beitr. klin. Chir. **143**, 539 (1928). (c) Elastizitätsstudien am jungen und alten Gelenkknorpel. Z. orthop. Chir. **49**, Beih., 130 (1928). (d) Die Physik des atrophischen Knochens. Z. orthop. Chir. **51**, Beil.-H., 103 (1929). (e) Kolloidchemische Untersuchungen am normalen und arthritischen Gelenkknorpel. Z. orthop. Chir. **52**, Beih., 400 (1930). — Greifenstein, A. u. E. Rix: Histologische und röntgenologische Untersuchungen bei der experimentell erzeugten sog. sympathischen Knochenerkrankung (Martin) des Hundes und ihre Deutung als Anpassungserscheinung (vikariierende Osteose). Beitr. path. Anat. **86**, 15 (1931). — Grunewald, J.: Über Beanspruchungsdeformitäten. Z. orthop. Chir. **38**, 449 (1918). — Guleke: Über die Umformung transplantierter Knochen im Röntgenbild. Arch. klin. Chir. **141**, 325 (1926).

Hackenbroch, M.: Über die Beziehungen zwischen Länge und Dicke der Mittelfußknochen bei normaler und pathologischer Statik des Fußes. Ein Beitrag zur Frage der Deutschländerschen Mittelfußerkrankung. Arch. orthop. Chir. **25**, H. 4, 440 (1927). — Henschen, C.: Die Festigkeitsverhältnisse und die Ermüdbarkeit des lebenden Knochens und die klinische Pathologie der Knochenermüdung. Arch. klin. Chir. **157**, 193 (1929). — Hoffa: Die pathologische Anatomie der Skoliose. Verh. Würzburg. physik.-med. Ges.

1894. — HÜLSEN, C.: Spezifisches Gewicht, Elastizität und Festigkeit des Knochengewebes. Anz. biol. Labor. St. Petersburg **1898.** — HUETER, C.: Anatomische Studien an den Extremitätengelenken Neugeborener und Erwachsener. Virchows Arch. **25**, 572 (1862); **26**, 484 (1863).

JORES: Experimentelle Untersuchungen über die Einwirkung mechanischen Druckes auf den Knochen. Beitr. path. Anat. **66**, 453.

KALIMA, T.: Pathologisch-anatomische Untersuchungen an operativ mobilisierten ankylotischen Gelenken. Beitr. klin. Chir. **124**, 423 (1921). — KECK: Zit. nach W. MÜLLER. — KLEMENT, R. u. G. TRÖMEL: Hydroxylapatit, der Hauptbestandteil der anorganischen Knochen- und Zahnsubstanz. Hoppe-Seylers Z. **213**, 263 (1932). — KNORR: Zur Mechanopathologie der Knochen. Z. orthop. Chir. **47**, Beih., 101 (1926). — KORTEWEG, J. A.: Die Ursachen der orthopädischen Knochenmißbildung. Z. orthop. Chir. **2**, 174 u. 251 (1893).

LANGE, CHR: Über Elastizitätswerte in Rückenwirbeln und über die Osteomalacia traumatica. Verh. dtsch. orthop. Ges. 15. Kongr. Dresden **1920**, 589. — LERICHE, R. and A. POLICARD: The normal and pathological Physiology of Bone. English Translation by MOORE and KEY. St. Louis: C. V. Mosby Company 1928. — LOESCHCKE, H.: Thoraxformen bei Kyphose und Skoliose der Wirbelsäule. Z. orthop. Chir. **58**, Beil.-H., 108 (1933). — LOOSER: Über die Knochenveränderungen bei chronischen Fisteln der großen Verdauungsdrüsen. Verh. dtsch. path. Ges. Dresden **11**, 291 (1907). — LÜCKE, A.: Beiträge zur Lehre von den Resektionen. Arch. klin. Chir. **3**, 291 (1862).

MAASS, H.: (a) Über mechanische Störungen des Knochenwachstums. Virchows Arch. **163**, 185 (1901). (b) Zur Pathogenese der mechanisch bedingten Wachstumsfehler. Arch. klin. Chir. **129**, 725 (1924). (c) Knochenwachstum und Knochenaufbau. Stuttgart: Ferdinand Enke 1926. (d) Über statische Insuffizienz des jugendlichen Skeletts. Klin. Wschr. **1926 I**, 602. (e) Die gestaltenden und umgestaltenden Kräfte in der Skeletentwicklung. Z. orthop. Chir. **48**, 45 (1927). — MAGNUS, G.: (a) Umbau von Knochenformen und Spongiosa-Architektur im Sinne der funktionellen Anpassung. Z. angew. Anat. **3** (1918). (b) Über den Umbau kontrakter und ankylotischer Gelenke. Arch. orthop. Chir. **20**, 27 (1922). — MESSERER, O.: Über Elastizität und Festigkeit der menschlichen Knochen. Stuttgart: Cotta 1880. — MEYER, G. H.: Die Statik und Mechanik des menschlichen Knochengerüstes Leipzig: Wilh. Engelmann 1873. — MIKULICZ: Die seitlichen Verkrümmungen am Knie und deren Heilmethoden. Arch. klin. Chir. **23**, 561, 671 (1879). — MITTERSTILLER, S.: (a) Beiträge zur Kenntnis der mikroskopischen Befunde bei Pseudarthrosen nebst allgemeinen Erörterungen über die Entstehungsbedingungen und Schicksale derselben. Arch. klin. Chir. **122**, 939 (1923). (b) Zur Histologie der Pseudarthrose. Beitr. path. Anat. **87**, 169 (1931). — MÜLLER, W.: (a) Neue Experimente zur Frage des Einflusses der mechanischen Beanspruchung auf Knochen und Wachstumszonen. Bruns' Beitr. **130**, 459 (1923). (b) Die normale und pathologische Physiologie des Knochens. Leipzig: Johann Ambrosius Barth 1924. (c) Biologie der Gelenke. Leipzig: Johann Ambrosius Barth 1929.

NICOLADONI: Die Architektur der kindlichen Skoliose. Denkschr. ksl. Akad. Wiss. Wien, Math.-naturwiss. Kl. **1894.**

OLLIER: Zit. nach W. MÜLLER.

PAYR, E.: Gelenksteifen und Gelenksplastik. Berlin: Julius Springer 1934. — PETERSEN, H.: Die Organe des Skeletsystems. Handbuch der mikroskopischen Anatomie des Menschen, herausgeg. von MÖLLENDORFF, Bd. 2/2. Berlin: Julius Springer 1930. — PHEMISTER, D. B. and E. M. MILLER: The method of new joint formation in Athroplasty, an experimental study. Surg. etc. **26**, 406 (1918). — POHLMANN, H.: Entwicklung, Wachstum und Altersveränderungen der Intersternalsynchondrose mit Berücksichtigung der zweiten Sternokostalverbindung. Z. angew. Anat. **17**, 641 (1933). — POMMER, G.: (a) Zur Kenntnis der mikroskopischen Befunde bei Pseudarthrose. Wien. klin. Wschr. **1917 I**, 328. (b) Untersuchungen über Osteomalazie und Rachitis. Leipzig: F. C. W. Vogel 1917. — PUTSCHAR, W.: Entwicklung, Wachstum und Pathologie der Beckenverbindungen des Menschen. Jena: G. Fischer 1931.

RABSON, MILTON S.: Über Anpassungsvorgänge des Knorpel- und Knochengewebes im versteiften Gelenk. Virchows Arch. **291**, 624 (1933). — RAUBER: Elastizität und Festigkeit der Knochen. Leipzig: Wilh. Engelmann 1876. — REICH: Die Amputationen im Kindesalter und ihre Folgen für das Knochenwachstum. Beitr. klin. Chir. **68**. — RIEDINGER: Allgemeines über Deformitäten. Handbuch der orthopädischen Chirurgie von JOACHIMSTHAL, Bd. 1/1. Jena: Gustav Fischer 1905—07. — RISAK, E.: Zur Pathologie und Klinik der Ankylosen. Dtsch. Z. Chir. **211**, 86 (1928). — RÖHRS, E.: Histologische Untersuchungen an Hammerzehengelenken. Arch. orthop. Chir. **31**, 147 (1932). — ROSI, L. A.: Knorpelbiologische Studie an Hand einer Gelenkankylose beim Kind. Virchows Arch. **284**, 256 (1932). — RÖSSLE, R.: (a) Untersuchungen über Knochenhärte. Beitr. path. Anat. **77**, 174 (1927). (b) Versuche über die Schlagfestigkeit des menschlichen Oberschenkelknochens. Beitr. path. Anat. **83**, 261 (1929). — ROUX, W.: (a) Der Kampf der Teile im Organismus. Biol. Zbl. **1**, 241 (1881/82). (b) Gesammelte Abhandlungen. Leipzig: Wilh. Engelmann 1895.

SCAGLIETTI, O.: Mikroskopische Untersuchungen über die Folgen dauernden Druckes auf die Gelenkfläche. Z. orthop. Chir. **52**, 577 (1930). — SCHABADASCH, A.: Beiträge zur synthetischen Erforschung des Mikroaufbaues des Röhrenknochens. Gegenbaurs Jb. **76**, 203 (1935). — SCHAFFER, J.: Die Stützgewebe. Handbuch der mikroskopischen Anatomie der Menschen, herausgeg. von MÖLLENDORFF, Bd. **2**/2, 1. Berlin: Julius Springer 1930. — SCHAJOWICZ: Über Vereiterung und nearthrotische Heilung von Rippenbrüchen. Arch. orthop. Chir. **36**, 60 (1935). — SCHANZ: Die Bildungsgesetze der statischen Belastungsdeformitäten. Orthopädenkongreß 1902. — SCHMERZ, H.: Untersuchungen über den Gelenkaufbau nach künstlicher Nearthrosenbildung. Z. exper. Med. **8**, 189 (1919). — SEGALE, C.: Über die Regeneration der Synovialmembran und der Gelenkkapsel. Beitr. klin. Chir. **87**, 259 (1913). — SORGE, F.: Beitrag zur Anatomie der Femur-Amputationsstümpfe. Arch. klin. Chir. **172**, 99 (1932). — SUDHOFF, W.: Anatomisch-histologische Untersuchung eines Falles von blutig mobilisiertem Ellbogengelenk. Beitr. klin. Chir. **123**, 655 (1921). — SUMITA: Experimentelle Beiträge zur operativen Mobilisierung ankylosierter Gelenke. Arch. klin. Chir. **99**, 755 (1912).

TRIEPEL, H.: Physikalische Anatomie. Wiesbaden: J. F. Bergmann 1902.

VALENTIN, B. u. W. PUTSCHAR: Zur Klinik und Pathologie der Kyphoskoliosen mit Rückenmarksschädigung. Z. orthop. Chir. **57**, 246 (1932). — VERMEIL: Über die Amputationsstümpfe Jugendlicher. Beitr. klin. Chir. **128**, 159 (1923). — VOLKMANN, v.: Chirurgische Erfahrungen über Knochenverbiegungen und Knochenwachstum. Virchows Arch. **24**, 512 (1862).

WEHNER: Zit. nach W. MÜLLER. — WEICHSELBAUM, A.: Anatomische Untersuchung von 3 geheilten Gelenkresektionen. Arch. klin. Chir. **16**, 248 (1874). — WEIDENREICH, F.: Das Knochengewebe. Handbuch der mikroskopischen Anatomie des Menschen, herausgeg. von MÖLLENDORFF, Bd. 2/2, S. 391. Berlin: Julius Springer 1930. — WERTHEIM, G.: Denkschrift über die Elastizität und den Zusammenhalt der hauptsächlichsten Gewebe des menschlichen Körpers. Ann. de Chir. **21** (1847). — WOLFF, J.: (a) Das Gesetz der Transformation der inneren Architektur der Knochen bei pathologischen Veränderungen der äußeren Knochenform. Sitzgsber. preuß. Akad. Wiss., Physik.-math. Kl. 1884. (b) Die Lehre von der funktionellen Knochengestalt. Virchows Arch. **155** (1899). (c) Über die Theorie des Knochenschwundes durch vermehrten Druck und der Knochenarmbildung durch Druckentlastung. Arch. klin. Chir. **42**, H. 2.

ZONDEK: Zit. nach W. MÜLLER.

II. Die sogenannten Belastungsdeformitäten.

A. Die Wirbelsäulendeformitäten.

ABERCROMBIE, R. G.: Curvatures of the spine following encephalitis lethargica. Brit. med. J. **1926**, Nr 3500, 674. — ALBANESE, A.: (a) Sulle alterazioni scheletriche della rachide nella evoluzione fisiopatologica della spondilite tubercolare. Ricerche anatomiche. Arch. di Ortop. **38**, 422 (1922). (b) Morfologia del gibboda distruzione somato-vertebrale in rapporto alla sede ed alla estensione della distinzione stessa. Arch. di Ortop. **39**, 513 (1923). (c) Rapporti fra scoliosi ed alterazioni del tratto lombosacrale. Arch. di Ortop. **44**, 291 (1928). (d) L'ipofisi nella patogenesi della cifosi dorsali giovanile. Arch. di Ortop. **46**, 713 (1930). — ALBERT: (a) Zur Theorie der Skoliose. Wien 1890. (b) Zur Anatomie der Skoliose. Wien. klin. Rdsch. **1895**, Nr 33/35, 48, 49, 51; **1896**, Nr 16. (c) Mechanismus der skoliotischen Wirbelsäule. Wien: Alfred Hölder 1899. — ARND, C.: Experimentelle Beiträge zur Lehre der Skoliose. Arch. f. Orthop. **1** (1903).

BACHMANN: Die Veränderungen an den inneren Organen bei hochgradigen Skoliosen. Bibliotheca medica, Abt. I, H. 4 (1900). Zit. nach SCHULTHESS. — BAILEY, P. and P. BUCY: Cavernous Hemangioma of the vertebrae. J. amer. med. Assoc. **92**, 1748, 1929, Mai. — BAJ, L.: Funzione tiroidea e ricambio iodico nelle scoliosi. Ortop. e Traumatol. Appar. Mot. **3**, 41 (1931). — BAKAY, E.: Kyphoscoliosis im Anschluß an Tetanus neonatorum. Orv. Hetil. (ung.) **65**, 396 (1922). — BAUER, H.: Über angeborene Wirbelmißbildungen, insbesondere angeborene Kyphosen. Z. orthop. Chir. **58**, 354 (1933). — BEUST, A. v.: Über den Einfluß der Rippenresektion auf die Form der Wirbelsäule. Dtsch. Z. Chir. **158**, 154 (1920). — BLENCKE, A.: Skoliosenstatistik auf Grund der Untersuchungen der Magdeburger Schulkinder. Z. orthop. Chir. **48**, Beih., 113, 160 (1927). — BLENCKE, H.: Scoliosis ischiadica alternans. Arch. orthop. Chir. **18**, 63 (1920). — BLUMENSAAT, C.: Nephrogene Skoliose im Tierversuch. Z. orthop. Chir. **57**, 510 (1932). — BLUMENSAAT, C. u. Fr. NESTMANN: Die nephrogene Skoliose. Bruns' Beitr. **149**, 508 (1930). — BÖHM: Entstehung, Verhütung und Behandlung der rachitischen Skoliosen. 16. Kongr. dtsch. orthop. Ges. 1921. — BOEREMA, J.: Über Kyphosis dorsalis adolescentium. Arch. klin. Chir. **166**, 737 (1931); **168**, 807 (1932). — BOUVIER: Mémoire sur l'état anatomique des muscles du dos dans les deviations latérales du rachis. Bull. Acad. Méd. de Paris **4**, 51, 261 (1839/40). Zit.

nach SCHULTHESS. — BREUS, C. u. A. KOLISKO: Die pathologischen Beckenformen, Bd. 3/1. Leipzig u. Wien: Franz Deuticke 1900. — BROOKS, B. and E. P. LEHMAN: The Bone Changes in RECKLINGHAUSENs Neurofibromatosis. Surg. etc. 38, 587 (1924). — BUCHMAN, J.: Vertebral Epiphysitis. A Cause of Spinal Deformity. J. Bone and Joint Surg. etc. 7, 814 (1925).

CALISSANO, G.: Su di un caso di scoliosis sciatica alternante. Chir. Org. Movim. 9, 158 (1924). — CALVÉ: A localized affection of the Spine Suggesting Osteochondritis of the Vertebral Body, with the clinical aspect of POTT's disease. J. Bone Surg. 7, 41 (1925). — CAREY, E. J.: Scoliosis, Etiology, Pathogenesis and Prevention of experimental rotary lateral curvature of the spine. J. amer. med. Assoc. 98, 104 (1932). — CHLUMSKY, V.: Über die Skoliose bei Hausvögeln. Z. orthop. Chir. 44, 470 (1924).

DEUTSCHLÄNDER, K.: Die Häufigkeit der Haltungsabweichungen der Wirbelsäule im Adoleszentenalter. Z. orthop. Chir. 51, 52 (1929). — DOERR, R.: Beitrag zur statischen Skoliosenfrage. Z. orthop. Chir. 31, 1 (1913). — DOLEGA: Zur Pathologie und Therapie der kindlichen Skoliose und über die Unterscheidung einer habituellen und konstitutionellen Form derselben. Leipzig: F. C. W. Vogel 1897. — DONATI: Über die untere dorsale Kyphose der Heranwachsenden. Ref. Zbl. Chir. 1928, 564. — DRACHTER: Thorax. Respirationstraktus und Wirbelsäule. Habil.schr. 1917. Zit. nach FREY. — DREHMANN: (a) Angeborene Skoliose. Zbl. Chir. 1911, 894. (b) Ätiologie und Therapie der Skoliose. Zbl. Chir. 54, 2714 (1927). — DUBOIS, M.: Über Rückenbeschwerden. Ref. Z. orthop. Chir. 52, 174 (1930). DUNCKER: Ein neues operatives Verfahren zur Erzeugung von Tierskoliosen usw. 13. Kongr. dtsch. Ges. f. Orthop. 1914.

ECKHARDT, H.: (a) Untersuchungen über die Lage von Brust- und Baucheingeweiden bei hochgradiger Kyphoskoliose. Z. orthop. Chir. 48, 125 (1927). (b) Wirbelsäulenverkrümmung beim Karpfen und ihre Entstehung. Zugleich ein Beitrag zur Theorie der Skoliosenentstehung beim Menschen. Z. orthop. Chir. 60, 145 (1933). — EDELSTEIN, J. M.: Adolescent Kyphosis. Brit. J. Surg. 22, 119 (1934). — EISELSBERG, A.: Über eine bemerkenswerte Kyphose der Wirbelsäule nach einer ausgedehnten Laminektomie wegen Rückenmarkstumor. Arch. orthop. Chir. 28, 132 (1930). — EISLER, FR. u. J. HASS: Ein gehäuft auftretendes typisches Krankheitsbild der Wirbelsäule (Wirbelmalacie). Wien. klin. Wschr. 1921 I, 55. — ENGEL: Über Wirbelsäulenkrümmungen. Wien. med. Wschr. 1868, Nr. 66 u. 68. — ENGEL, D. and A. RICHER: Fol. med. sinica (Shanghai) 1, Nr 1 (1936). — ENGELMANN, G.: Die Rachitis der Wirbelsäule. Z. orthop. Chir. 34, 225 (1914). — ENGMAN: Erwähnt bei WEISS. — ERLACHER: (a) Nochmals zur Skoliosenentstehung. Z. orthop. Chir. 59, 594 (1933). (b) Neue Gesichtspunkte zum Skoliosenproblem (Skoliosenentstehung). Verh. dtsch. Ges. Orthop. 1931, 282. — EULENBURG: Die seitlichen Rückgratsverkrümmungen, 1876.

FALK, E.: (a) Fötale Entwicklungsstörungen am Becken und an der Wirbelsäule als Ursache von Deformitäten usw. Z. orthop. Chir. 31, 545 (1913). (b) Die angeborenen Wirbelsäulenverkrümmungen. Studien zur Pathologie der Entwicklung von SCHWALBE und MEYER, 1914. H. 2. — FARKAS: (a) Über Bedingungen und auslösende Momente bei der Skoliosenentstehung. Z. orthop. Chir. 47, Beil. 1 (1925). (b) Skoliosenentstehung und Skoliosentherapie. Z. orthop. Chir. 48, Beih., 137, 160 (1927). — FENKNER: Betrachtungen über die Entstehung der Wirbelsäulenverbiegungen und ihr Verhältnis zur Spätrachitis. Arch. klin. Chir. 155, 88 (1929). — FREY, E. K.: (a) Die Entstehung der Dorsalskoliosen und Möglichkeiten ihrer chirurgischen Behandlung. Dtsch. Z. Chir. 169, 13 (1922). (b) Zur Mechanik der Skoliose. Z. orthop. Chir. 46, 222 (1924). — FRISCH, O.: Beitrag zur Lehre von den Belastungsdeformitäten, Bd. 98, H. 2. — FROSCH, L.: Über eine seltene Entstehungsart der Skoliose. Arch. orthop. Chir. 29, 467 (1931). — FROSTELL, G.: Über sagittale Kurvaturen der Wirbelsäule vom morphologischen Gesichtspunkt. Acta chir. scand. (Stockh.) 67, 403 (1930).

GARLAND, H. G.: Hereditary Scoliosis. Brit. med. J. 1934, Nr 3816, 328. — GOURDON, J. et H. DIJONNEAU: Scoliose et hypothyroidie. Rev. d'Orthop. 25, 9 (1914). — GRUNEWALD, J.: Über Beanspruchungsdeformitäten. Z. orthop. Chir. 38, 449 (1918). — GURD, FR. B.: Scoliosis accompanying chronic infected open pneumothorax. Arch. Surg. 5, 366 (1922).

HACKENBROCH, M.: Beitrag zur Kasuistik der angeborenen Rückgratsverkrümmung als intrauteriner Belastungsdeformität. Arch. orthop. Chir. 20, 566 (1922). — HACKER, V.: Wien. med. Wschr. 1887 II. — HAGLUND, P.: Concerning so-called sciatic scoliosis usw. Acta med. scand. (Stockh.) 56, 658 (1922). — HAHN, O.: Kyphosis osteo-chondropathica. Klin. Wschr. 1922 II, 1098. — HANSON, R.: (a) Some anomalies, deformities and diseased conditions of the vertebrae during their development, elucidated by anatomical and radiological findings. Acta chir. scand. (Stockh.) 60, 309 (1926). (b) Some anomalies, deformities and diseased conditions of the vertebrae during their different stages of development, elucidated by anatomical and radiological findings. Ref. Zbl. Chir. 1927, 434. (c) Einige

Röntgenstudien über „Normal"-Rücken während der Wachstumsjahre. Fortschr. Röntgenstr. **39**, 1079 (1929). — HARRENSTEIN, R. J.: (a) Eine eigentümliche Krankheit der Wirbelsäule beim Kinde. Z. orthop. Chir. **48**, 70 (1927). (b) Die Skoliose bei Säuglingen und ihre Behandlung. Nederl. Mschr. Geneesk. **15**, 579 (1929). (c) Das Entstehen von Skoliose infolge einseitiger Zwerchfellähmung. Z. orthop. Chir. **56**, 92 (1932). (d) Über Variationen im Bau des Beckens und ihre Bedeutung für den Unterschied der Lendenlordose beim Menschen. Z. orthop. Chir. **57**, 378 (1932). — HAUSER, E.: The muscle factor in adolescent scoliosis. J. amer. med. Assoc. **98**, 1535 (1932). — HERTL, R.: Zur pathologischen Anatomie und Mechanik der Torsionsskoliose. Z. orthop. Chir. **1** (1892). — HEUER, F.: (a) Die physiologische und skoliotische Drehung der Wirbelsäule. Z. orthop. Chir. **52**, 513 (1930). (b) Die menschlichen Haltungstypen und ihre Beziehungen zu den Rückgratsverkrümmungen. Arch. orthop. Chir. **28**, 249 (1930). — HOESSLY: Zit. nach FREY. — HUETER: Klinik der Gelenkkrankheiten, Bd. 3. 1878. — HUG, O.: Thorakoplastik und Skoliose. Z. orthop. Chir. **42**, Beih. (1921).

JAEGER, W.: Beobachtungen über den Achsenverlauf der Wirbelsäule. Fortschr. Röntgenstr. **47**, 299 (1933). — JANSEN, M.: Die physiologische Skoliose und ihre Ursache. Z. orthop. Chir. **33**, 1 (1913). — JONKMAN, A. M. G.: Beitrag zu der Frage: Frühskoliose und Rachitis. Z. orthop. Chir. **60**, 238 (1933). — JUNGHANNS, H.: Anatomische Grundlagen und Röntgenbilder der Adolescenten-, Alters- und osteoporotischen Kyphosen. Röntgenprax. **4**, 97 (1932).

KECK, A.: Beitrag zur Morphologie der Rippen bei Skoliose. Z. orthop. Chir. **46**, 96 (1924). — KLEINBERG, S.: (1) Sciatic scoliosis due to low, backacke. Amer. J. Surg. **7**, 89 (1929). (b) Structural scoliosis secondary to syringomyelia. Report of three cases. J. Bone Surg. **15**, 779 (1933). — KÖNIG, G.: Fall von spastischer Skoliose bei 10tägigem Säugling. Orv. Hetil. (ung.) **1929 I**, 134; Ref. Z. org. Chir. **47**, 334 (1929/1930). — KOHLE, H.: Zur Genese der Adolescentenkyphose. Diss. Münster 1931. — KOZLOVSKI, A.: (a) Zur Frage der Ätiologie und Therapie der Skoliosen. Vestn. Chir. (russ.) **9**, 253 (1927). Ref. Z.org. Chir. **43**, 171 (1928). (b) Zur Ätiologie und Behandlung der Skoliose. Verh. 1. ukrain. Chir.kongr. Odessa **1927**, 331. Ref. Z.org. Chir. **44**, 147 (1929). — KRUIMEL, J. P.: Kyphose bei Adoleszenten. Nederl. Tijdschr. Geneesk. **1932**, 5434.

LANGE, F. u. F. SCHEDE: Die Skoliose. Erg. Chir. **7**, 748 (1913). — LANGE, M.: Ein Schulbeispiel von einer Adoleszentenskoliose, die unter dem Einfluß von oft sich wiederholendem, einseitigem Schwertragen entstanden ist. Z. orthop. Chir. **48**, 517 (1927). — LANGER, C.: Wachsthum des menschlichen Skeletes mit Bezug auf den Riesen. Denkschr. ksl. Akad. Wiss. Wien Math.-naturwiss. Kl. **31** (1872). — LAVERMICOCCA, A.: Etiologia della scoliosi. Arch. di Ortop. **45**, 3, 157 (1929). — LEROY, P.: Cyphose chez un adolescant avec ossification des disques intervertébraux. Rev. d'Orthop. **21**, 55 (1934). — LESSER: Experimentelles und Klinisches über Skoliosen. Virchows Arch. **113**, 10 (1888). — LINDEMANN, K.: (a) Rundrücken- und Adoleszentenkyphose. Z. orthop. Chir. **55**, 77 (1931). (b) Die lumbale Kyphose im Adoleszentenalter. Z. orthop. Chir. **58**, 54 (1932); Zbl. Chir. **60 I**, 832 (1933). — LORENZ: Pathologie und Therapie der seitlichen Rückgratverkrümmungen. Wien 1886. — LOVETT: Lateral curvature of spine. Philadelphia: Blakiston 1907. — LOWMAN, C. L.: The relation of the abdominal muscles to paralytic scoliosis. J. Bone Surg. **14**, 763 (1932).

MAASS, H.: Das Skoliosenproblem. Z. orthop. Chir. **47**, 212 (1926). — MAGNUS, R.: Weitere Mitteilung über Skoliose nach einseitiger Labyrinthexstirpation. Erg. Physiol. **24**, 185 (1925). — MAKRYCOSTAS, K.: Über das Wirbelangiom-, lipom und -osteom. Virchows Arch. **265**, 259 (1927). — MARIQUE, A.: Le pied plat, cause de scoliose-mécanisme. Le Scalpel **1930 II**, 1205. — MARSHALL, H. W.: Scoliosis. Boston med. J. **184**, 31 (1921). — MARTENS, G.: Quellung der Zwischenwirbelscheiben und Skoliosenentstehung. Arch. orthop. Chir. **32**, 369 (1932). — MATSUOKA, M.: Über Gewebsveränderungen der künstlich erzeugten Kyphose der Schwanzwirbelsäule des Kaninchens. Arch. Entw.mechan. **18**, 253 (1904). — MAU, C.: (a) Die Kyphosis dorsalis adolescentium im Rahmen der Epiphysen- und Epiphysenlinienerkrankungen des Wachstumsalters. Z. orthop. Chir. **46**, 145 (1924). (b) Die dorsale Kyphose der Adoleszenten. Münch. med. Wschr. **1925 I**, 211. (c) Die Adoleszentenkyphoskoliose. Z. orthop. Chir. **48**, Beih., 200 (1927). (d) Weitere Ergebnisse bei experimentell erzeugten Schwanzkyphosen junger Ratten. Z. orthop. Chir. **51**, Beil.-H., 330 (1929). (e) Tierexperimentelle Studien zur Frage der pathologischen Anatomie der Adoleszentenkyphose. Z. orthop. Chir. **51**, 106 (1929). (f) Nochmals zur Frage der Pathogenese bzw. der pathologischen Anatomie der Adoleszentenkyphose. Z. orthop. Chir. **55**, 62 (1931). — MAUER, G.: Funktionelle Anpassung der Wirbelsäule bei Skoliose. Beiträge zur Anatomie funktioneller Systeme, Bd. 1, H. 4. 1933. — MAYET et DELAPCHIER: Skoliose und Appendicitis chronica. Z. orthop. Chir. **33**, 250 (1913). — MEYER, G. H.: Die Mechanik der Skoliose. Virchows Arch. **35**, 125 (1866). — MEYER, M.: La cyphose douloureuse des adolescants, son substratum anatomique. Rev. franç. Pédiatr. **8**, 285 (1932). — MICHAELIS, L.: Wirbelsäulenveränderungen bei Neurofibromatose. Beitr. klin. Chir. **150**, 574 (1931). — MITCHELL, J. I.: (a) The etiology and treatment of scoliosis. Arch. Surg. **16**,

180 (1928). (b) Vertebral Osteochondritis. Arch. Surg. **25**, 544 (1932). — Montier, G.: Scoliose statique par malformation pelvienne. Rev. d'Orthop. **13**, 419 (1926). — Mosenthal: Die Bedeutung der Skoliose für die Nierenpathologie. Z. orthop. Chir. **55**, Beil.-H., 150 (1932). — Motta, M.: Contributio alla etiologia della scoliosi. Arch. di Ortop. **1891**. — Müller, A.: Der Muskelzug als Ursache der Skoliose nach Empyem. Münch. med. Wschr. **1923 I**, 601. — Müller, W.: (a) Das röntgenologische Bild und die klinische Bedeutung der sog. Knorpelknötchen der Wirbelsäule. Beitr. klin. Chir. **145**, 191 (1928). (b) Skoliosen im Tierexperiment. Z. orthop. Chir. **49**, 245 (1928). (c) Skoliosen im Tierversuch. Bruns' Beitr. **142**, 343 (1928). (d) Spontane seitliche Wirbelkörperverschiebungen. (Das Drehgleiten von Lendenwirbeln bei Skoliosen älterer Leute.) Z. orthop. Chir. **55**, 351 (1931). (e) Über Wirbelgleiten. Zbl. Chir. **1932**, 2248. (f) Weitere Beobachtungen über das Drehgleiten an skoliotischen Lendenwirbelsäulen älterer Leute und seine Bedeutung für die Unfallbegutachtung. Arch. orthop. Chir. **33**, 1 (1933). (g) Umbauzonen an den Dornfortsätzen kyphotischer Wirbelsäulen als Ursache von Schmerzzuständen. Fortschr. Röntgenstr. **48**, 639 (1933). (h) Pathologische Physiologie der Wirbelsäule. Leipzig: Johann Ambrosius Barth. — Mutschlechner, A.: Seltenere und weniger beachtete Ursachen für die Entstehung von Rückenverkrümmung. Z. orthop. Chir. **48**, 135 (1927).

Nao, Y.: Untersuchungen über die Kyphosis adolescentium. Fukuoka-Ikwadaigaku-Zasshi (jap.) **23**, 32 (1930). Ref. Z.org. Chir. **52**, 760 (1931). — Nicoladoni: (a) Die Torsion der skoliotischen Wirbelsäule. Stuttgart: Ferdinand Enke 1882. Erlangen 1888. (b) Über den Zusammenhang von Wachstumsstörung und Difformitäten. Wien. med. Jb. **1886**. (c) Die Architektur der skoliotischen Wirbelsäule. Denkschr. ksl. Akad. Wiss. Wien, Math.-naturwiss. Kl. **55** (1889). (d) Die Skoliose des Lendensegments. Denkschr. ksl. Akad. Wiss. Wien, Math.-naturwiss. Kl. **61** (1894). (e) Die Architektur der kindlichen Skoliose Denkschr. ksl. Akad. Wiss. Wien, Math.-naturwiss. Kl. **1894**. f) Anatomie und Mechanismus der Skoliose. Bibliotheca medica, Abt. E, H. 5. Stuttgart 1904. — Niederhöffer, E. v.: Neue Beobachtungen über die Mechanik der breiten Rückenmuskulatur und über deren Beziehung zur Skoliose. München: R. Müller u. Steinicke 1929.

Ober, Fr. R. and R. K. Ghormley: Scoliosis. J. amer. med. Assoc. **90**, 361 (1928). — Oschmann, A.: Zur Ätiologie der Skoliose. Travmatol. (russ.) **1**, 82 (1927). Ref. Z.org. Chir. **43**, 836 (1928). — Ošman, A.: Zur Skoliosenätiologie. Now. chir. Arch. (russ.) **15**, 384 (1928). Ref. Z.org. Chir. **48**, 669 (1929/30).

Pacher: Nach brieflicher Mitteilung von Prof. A. Wittek. — Payr, E.: Analyse des Begriffes „Insufficientia vertebrae" (Schanz). Konstitutionspathologie der Wirbelsäule usw. Arch. klin. Chir. **113**, 645 (1920). — Pitzen, P.: Experimentelle Erzeugung von Skoliosen. Z. orthop. Chir. **49**, 58 (1928). — Polioka, D.: Kyphosis juvenilis osteochondropathica Scheuermann. Slov. Sborn. ortop. (tschech.) **5**, 427 (1930). Ref. Z.org. Chir. **54**, 27 (1931). — Poos, Fr. u. H. Walter: Experimentelle Studie über das Verhalten des Bulbus und Skeletsystems unter dem Einfluß einer in Richtung und Größe veränderten Schwerkraft (Zentrifugalkraft) während des Wachstums. Virchows Arch. **279**, 671 (1931). — Port, K.: (a) Über das Wesen der Skoliose. Z. orthop. Chir. **43**, Beih., 1 (1922). (b) Die Entwicklung der skoliotischen Wirbelsäule. Z. orthop. Chir. **47**, Beih., 179, 203 (1926). — Pusch, G.: (a) Physikalisches und Experimentelles zum Skoliosenmechanismus. Z. orthop. Chir. **48**, Beih., 181 (1927). (b) Innere Dynamik der Wirbelsäule und Skoliose. Z. orthop. Chir. **50**, 1 (1928). — Putti: Die angeborene Deformität der Wirbelsäule. Fortschr. Röntgenstr. **13**, 14.

Rabl, C. R. H.: Welche Beziehungen hat die Skoliose zur Rachitis? Arch. orthop. Chir. **27**, 31 (1929). — Raimann, J.: Deformationen und Haltungsanomalien bei Schulkindern und die Rolle der Orthopädie bei der Organisation von Leibesübungen in Schulen. Ortop. i Travmat. (russ.) **6**, 86 (1932). Ref. Z.org. Chir. **65**, 139 (1934). — Rey, J.: Die Bedeutung der postpleuritischen Skoliose im Kindesalter. Münch. med. Wschr. **1923 I**, 176. — Ribbert: Über Veränderungen der abnorm gekrümmten Schwanzwirbelsäule des Kaninchens. Arch. Entw.mechan. **6**, 537 (1898). — Riedinger: Morphologie und Mechanismus der Skoliose. Wiesbaden 1901. — Rösler, H.: Zur röntgenologischen Beurteilung des Herzgefäßbildes bei Thoraxdeformität: [(Kypho-)Skoliose, reine Kyphose, Trichterbrust]. Dtsch. Arch. klin. Med. **164**, 365 (1929). — Rogers, S. Perry: Mechanics of Scoliosis. Arch. Surg. **26**, 962 (1933). — Rokitansky: Lehrbuch der pathologischen Anatomie, 3. Aufl., Bd. 2, S. 168. Wien: Wilhelm Braumüller 1856. — Rotenberg, J. u. Ryvlin: Seitliche Verbiegungen der Wirbelsäule in Zusammenhang mit Plattfuß. Nov. Chir. (russ.) **11**, 250 (1930). Ref. Z.org. Chir. **57**, 620 (1932). — Roux, W.: Gesammelte Abhandlungen über Entwicklungsmechanik der Organismen. Leipzig: Wilh. Engelmann 1895.

Schall, Le Roy A.: The esophagus in Potts disease and scoliosis. Ann. of. Otol. **36**, 57 (1927). — Schanz, A.: (a) Die statischen Belastungsdeformitäten der Wirbelsäule. Stuttgart 1904. (b) Die Lehre von den statischen Insuffizienz-Erkrankungen mit besonderer Berücksichtigung der Insufficientia vertebrae. Stuttgart: Ferdinand Enke 1921. — Schede, Fr.: (a) Theoretische und praktische Beiträge zum Skoliosenproblem I. Z. orthop.

Chir. **43**, 759 (1923). (b) Der Skoliosenkeim. Z. orthop. Chir. **49**, 74 (1927). (c) Die Kyphosen vom klinischen Standpunkt. Münch. med. Wschr. **1930 II**, 1871. (d) Die Skoliose. Münch. med. Wschr. **1933 I**, 998. — Scheuermann, H.: (a) Kyphosis dorsalis juvenilis. Z. orthop. Chir. **41**, 305 (1921). (b) Juvenile Kyphose. Arch. méd. belges **81**, 353 (1928). (c) Röntgenologische Untersuchungen über die Entwicklung und den Verlauf jugendlicher Kyphose. Eigene Untersuchungen über Wirbelepiphysen bei Mensch und Tier. Hosp.tid. (dän.) **1934**, 85. Ref. Z. org. Chir. **66**, 354 (1934). — Schildbach, C. H.: (a) Die Skoliose. Leipzig 1872. (b) Bemerkungen zur Ätiologie der Skoliose. Virchows Arch. **41**, 15. — Schlesinger, E.: Die rachitischen und konstitutionellen Verbiegungen der Wirbelsäule bei den Schulkindern und der heranwachsenden Jugend. Arch. Kinderheilk. **68**, 289 (1920). — Schmorl, G.: (a) Die Pathogenese der juvenilen Kyphose. Fortschr. Röntgenstr. **41**, 359 (1930). (b) Diskussionsbemerkung zu Schede. Münch. med. Wschr. **1930 II**, 1871. (c) Kyphosis adolescentium. Arch. klin Chir. **168** (1931). — Schmorl u. Junghanns: Die gesunde und kranke Wirbelsäule im Röntgenbild. Leipzig: Georg Thieme 1932. — Schrick, F. G. van: (a) Körper- und Bogenreihe. Ein Beitrag zum Skoliosenproblem. Z. orthop. Chir. **53**, 470 (1931). (b) Rachitische Veränderungen an den Körperbogenepiphysen bei entstehender Skoliose. Z. orthop. Chir. **58**, Beil.-H., 187 (1933). (c) Der Einbruch des Hahnschen Kanals als Ursache des kyphotischen Wirbels. Fortschr. Röntgenstr. **47**, 517 (1933). — Schulthess: Die Pathologie und Therapie der Rückgratsverkrümmungen. Handbuch der orthopädischen Chirurgie, herausgegeben von Joachimsthal, Bd. 1/2. Jena: Gustav Fischer 1905—07. — Schwabe, R.: Untersuchungen über die Rückbildung der Bandscheiben im menschlichen Kreuzbein. Virchows Arch. **287**, 651 (1933). — Silberschmidt, P.: Die Entwicklung der Wirbelsäule vom 7.—11. Altersjahr unter besonderer Berücksichtigung der Skoliose auf Grund von Untersuchungen an der Stadtschule Zürich im Jahre 1927. Schweiz. Z. Gesdh.pfl. 8, 270 (1928). — Silferskiöld, N.: Über traumatische Skoliosen. Arch. orthop. Chir. **17**, 563 (1920). — Spira, E.: Die Heuersche Theorie der Skoliosenentstehung. Z. orthop. Chir. **57**, 19 (1932). — Spitzy: Rachitis und Frühskoliose. Z. orthop. Chir. **15** (1905). — Staffel: Die menschlichen Haltungstypen und ihre Beziehungen zu den Rückgratsverkrümmungen. Wiesbaden: J. F. Bergmann 1889. — Stalmann: Nerven-, Haut- und Knochenveränderungen bei der Neurofibromatosis Recklinghausen und ihre entstehungsgeschichtlichen Zusammenhänge. Virchows Arch. **289**, 96 (1933). — Staub, H. A.: Eine Skoliotikerfamilie. Ein Beitrag zur Frage der kongenitalen Skoliose und der Heredität der Skoliosen. Z. orthop. Chir. **43**, 1 (1922). — Šulutko, L.: Skoliosis alternans ischiatica. Nov. chir. Arch. (russ.) **12**, 446 (1927). Ref. Z.org. Chir. **41**, 632 (1928). — Sutro, Ch. J. and M. M. Pomeranz: Geometrical analysis of scoliotic spines. J. Bone Surg. **16**, 65 (1934).

Tilmanns: Pathologie der Skoliose. Arch. Heilk. **15**. — Tregubov, S.: Transformation und Regeneration bei Spondylitis. Ortop. i travmat. (russ.) **1**, 36 (1927).

Vas, St.: Zur rachitischen Genese der Skoliosen! Z. orthop. Chir. **57**, 120 (1932). — Vavrda, J.: Experimentelle Skoliose bei Tieren. Slov. Sborn. ortop. (tschech.) **4**, 405 (1929). Ref. Z.org. Chir. **49**, 586 (1930). — Vecchi, G.: Sulla scoliosi spondilitica. Arch. di Ortop. **30**, 256 (1913). — Virchow, H.: (a) Über drei nach Form zusammengesetzte skoliotische Rümpfe. Z.orthop.Chir. **29**, 263 (1911). (b) Der Zustand der Rückenmuskulatur bei Skoliose und Kyphoskoliose. Z. orthop. Chir. **34**, 1 (1914).

Waldkirch, H. v.: Untersuchungen über den Stand der Entwicklung der Wirbelsäule zu Anfang des 7. Lebensjahres unter besonderer Berücksichtigung der Evolution der Lendenlordose und der pathologischen Wirbelsäulenformen. Schweiz. Z. Gesdh.pfl. **4**, 309 (1924). — Walther, H.: Über die empyematische Skoliose. Z. orthop. Chir. **26**, 401 (1910). — Weiss: Curvature of the Spine in von Recklinghausens Disease. Arch. of Dermat. **3**, 144 (1921). — Wierzejewski, J.: Existiert eine habituelle Skoliose? Chir. Narz. Ruschu (poln.) **1**, 43 (1928). Ref. Z.org. Chir. **45**, 737 (1929). — Wittek, A.: Operative Behandlungsversuche der Skoliose. Verh. dtsch. orthop. Ges. **17**, 226. — Wölfler, H.: Kyphosis dorsalis adolescentium (Osteochondritis deformans juvenilis). Beitr. klin. Chir. **154**, 233 (1931). — Wolf, J.: Zur Ätiologie der Kyphosis adolescentium. Z. orthop. Chir. **48**, 138 (1927). — Wullstein: Die Skoliose in ihrer Behandlung und Entstehung nach klinischen und experimentellen Studien. Z. orthop. Chir. **10**, 177 (1902).

B. Die Thoraxdeformitäten.

Alexander, J.: Traumatic pectus excavatum. Ann. Surg. **93**, 498 (1931). — Anonymus: Difformité thoracique. Gaz. Hôp. **33**, 10 (1860).

Bachmann: Die Veränderungen an den inneren Organen bei hochgradigen Skoliosen und Kyphosen. Bibliotheca medica, Abt. I, H. 4. 1900. (Zit. nach Schulthess.) — Bien, G.: Zur Anatomie und Ätiologie der Trichterbrust. Beitr. path. Anat. **52**, 566 (1912). — Böhm, M.: Die angeborenen Entwicklungsfehler des Rumpfskeletts. Berl. klin. Wschr. **50**, 1946 (1913). — Bouchacourt: Zit. nach Wullstein.

CARR, J. G.: The cardiac complications of Trichterbrust. Ann. int. Med. 6 II, 885 (1933). — CIMA, T.: Deformazione sterno-condro-costale nelle lavoranti stiratrici. Fol. med. (Napoli) 106. — CURSCHMANN, H.: Zur Kenntnis seltener familiärer Mißbildungen. II. Kongenitale Trichterbrust. Anat. H. 57, H. 171—173, 417 (1919).

DITTRICH: Die Atmung bei Brustkorb- und Wirbelsäulendeformitäten. Z. orthop. Chir. 1933, Beil.-H., 126. — DWIGHT, TH.: The Sternum as an Inder of Sex and Age. J. Anat. a. Physiol. 15, 327 (1881).

EBSTEIN, E.: Über die angeborene und erworbene Trichterbrust. Slg klin. Vortr., N. F. 1909, Nr 541, 542. — EBSTEIN, W.: (a) Über die Trichterbrust. Dtsch. Arch. klin. Med. 30, 411 (1882). (b) Ein weiterer Fall von Trichterbrust. Dtsch. Arch. klin. Med. 33, 100 (1883). — EGGEL: Eine seltene Mißbildung des Thorax. Virchows Arch. 49, 230 (1870). EICHHORST, H.: Erworbene Trichterbrust. Dtsch. Arch. klin. Med. 48, 613 (1890).

FLESCH, M.: Über eine seltene Mißbildung des Thorax. Virchows Arch. 57, 289 (1873). — FLUSSER: Pathogenese der Trichterbrust. Med. Klin. 1932 I, 612. — FRÜHWALD, H.: Zwei Fälle von kongenitaler Trichterbrust. Beitr. path. Anat. 56, 13 (1913).

GERSTENBERG, C. C. W.: Über Trichterbrust. Inaug.-Diss. Göttingen 1904. — GRUBER, GG. B.: Mikrognathie und Trichterbrust. Studien zur Pathologie der Entwicklung, herausgegeben von R. MEYER u. E. SCHWALBE, Bd. 2. Jena: Gustav Fischer 1914.

JUNGMANN, M.: Die Theorie der statisch-dynamischen Dekompensation, Senkrumpf und Plattrumpf. Wien. klin. Wschr. 1929 I, 714, 744, 779, 807.

KATZ, E.: Über den Verlauf der Interlobärspalten bei intra- und extrapulmonalen Veränderungen mit besonderer Berücksichtigung der Thoraxdeformitäten. Beitr. path. Anat. 86, 224 (1931). — KIRMISSON: Zit. nach WULLSTEIN.

LANNELONGUE: Des courbures et rétrécissements aortiques dans le mal de Pott. Bull. Soc. Chir. Paris 12. — LOESCHCKE, H.: Thoraxformen bei Kyphose und Skoliose der Wirbelsäule. Z. orthop. Chir. 58, Beil.-H., 108 (1933).

MARCHAND, F.: Mißbildungen, EULENBURGs Realencyklopädie, 3. Aufl., Bd. 15, S. 441. 1897. — MEYER, E.: Thoraxform bei Skoliosen und Kyphoskoliosen und ihr Einfluß auf die Brustorgane. Beitr. path. Anat. 64. — MÜLLER, CH.: Zur Entwicklung des menschlichen Brustkorbes. Morphol. Jb. 35 (1906).

PÄSSLER, H. W.: Zur Pathologie des Brustbeins, mit besonderer Berücksichtigung des Röntgenbildes. Klin. Wschr. 1931, 618.

RIBBERT, H.: Zur Ätiologie der Trichterbrust. Dtsch. med. Wschr. 1884, 533. — RÖSLER, H.: Zur röntgenologischen Beurteilung des Herzgefäßbildes bei Thoraxdeformitäten [Kypho-)-Skoliose, reine Kyphose, Trichterbrust]. Dtsch. Arch. klin. Med. 164, 365 (1929). — ROUGET, D.: Déformation du sternum et maladie de RECKLINGHAUSEN chez un garçon de cinq ans et demi. Soc. anat Paris. Ann. d'Anat. path. 5, 807 (1928). — RUPILIUS, K.: Der Säuglingskropf und seine Behandlung mit kleinsten Jodmengen. Arch. Kinderheilk. 91, 173 (1930).

SAUERBRUCH, E. F.: Die Chirurgie der Brustorgane, Bd. 6, S. 437. Berlin: Julius Springer 1920. — SCHIFFER: Erwähnt bei FLESCH. — SCHMIDT, M. B.: Rachitis und Osteomalacie. Handbuch der speziellen pathologischen Anatomie und Histologie von LUBARSCH und HENKE, Bd. 9/1. Berlin: Julius Springer 1929. — STADTMÜLLER, F.: (a) Kurze Mitteilung über die anatomische Untersuchung eines Falles von Trichterbrust. Beitr. pathol. Anat. 67, 529 (1920). (b) Kurzer Bericht über den anatomischen Befund bei einem Fall von Trichterbrust geringen Grades bei einem rachitischen Individuum. Virchows Arch. 254, 93 (1925). (c) Anatomische Untersuchung einer hochgradigen Trichterbrust mit einer auffallenden Einwirkung auf die Leber. Virchows Arch. 272, 641 (1929).

VERSÉ, M.: Über die kongenitale Trichterbrust. Beitr. path. Anat. 48, 311 (1910).

WILLIAMS, C. T.: Congenital malformation of the thorax; great depression of the sternum. Trans. path. Soc. Lond. 24, 50 (1872). — WITZLEB, H.: Die Rippenachsen an der Brustwirbelsäule in ihrer Abhängigkeit von den Krümmungen der Wirbelsäule und vom Bau des einzelnen Wirbels. Z. orthop. Chir. 58, 309 (1933). — WOLLIEZ: Sur un cas de difformité thoracique considérable etc. J. intér. Corps méd., N. s. 6, 515 (1860). — WOLOSTNICH, N.: Über Trichterbrust. Inaug.-Diss. Berlin 1913. — WULLSTEIN: Die Wirbelentzündungen. Handbuch der orthopädischen Chirurgie von JOACHIMSTHAL, Bd. 1/2, S. 1225. Jena: Gustav Fischer 1905—1907.

ZUCKERKANDL, E.: Untersuchungen über den mißbildeten Thorax. Allg. Wien. med. Ztg. 49, 515.

C. Die Deformitäten der oberen Extremität.

BÁRON: Beiträge zur Knochenbiologie und -pathologie. Z. orthop. Chir. 47, Beih., 93 (1926).

CATTERINA, A.: Contributo allo studio della malattia di MADELUNG. Chir. Org. Movim. 10, 517 (1926).

De Witt Stetten: Zur Frage der sog. „Madelungschen Deformität" des Handgelenkes mit besonderer Rücksicht auf eine umgekehrte Form derselben. Zbl. Chir. 1908, 449. — Duplay: Un cas de rachitisme tardif des poignets. Gaz. Hôp. 1891. — Dupuytren: Leçons orales de clinique chirurgicale, Tome 1, p. 164. Bruxelles 1839.

Estor: La subluxation congénitale du poignet. Rev. de Chir. 1907 II, 145, 317. — Ewald: Zur Ätiologie der Madelungschen Deformität. Arch. klin. Chir. 84, 1099 (1907).

Franke: Zur Anatomie der Madelungschen Deformität der Hand. Dtsch. Z. Chir. 92, 156 (1908).

Gaudier: Déformation rachitique symétrique des deux poignet par radius curvus. Rev. d'Orthop. 1909, 263. — Gevaert: Un cas de subluxation du poignet de Madelung. Rev. d'Orthop. 1902, 335. — Gickler, H.: Wachstumsstörung der Radiusepiphyse und Madelungsche Deformität. Arch. orthop. Chir. 33, 312 (1933). — Goldthwait, J. E.: Über Handgewölbe und Platthand. Z. orthop. Chir. 34, 377 (1914).

Kirmisson: Les difformités acquises de l'appareil locomoteur pendant l'enfance et l'adolescence. Paris 1902. — Kölliker, Th.: Deformitäten im Bereich der oberen Extremität. Handbuch der orthopädischen Chirurgie, herausgegeben von Joachimsthal, Bd. 2/2. Jena: Gustav Fischer 1905—07.

Madelung: Die spontane Subluxation der Hand nach vorne. Arch. klin. Chir. 1879, 23. — Matthieu: Die rachitischen Deformitäten des Vorderarms. Inaug.-Diss. Leipzig 1903. — Melchior: Die Madelungsche Deformität des Handgelenks. Erg. Chir. 6, 649 (1913). — Merlini, A.: L'omero varo nei microcefali e nei cretini. Chir. Org. Movim. 6, 329 (1922).

Satta, F.: Omero vara. Chir. Org. Movim. 11, 57 (1926). — Siegrist: Über Manus valga oder sog. Madelungsche Deformität des Handgelenkes. Dtsch. Z. Chir. 91, 524 (1908).

Thiem: Zit. nach Melchior. — Trillmich, F.: Beitrag zur Madelungschen Deformität. Z. orthop. Chir. 31, 69 (1913).

D. Die Deformitäten der unteren Extremität.

1. Die Deformitäten von Femur, Tibia und Fibula.

Gennerich: Über schwere rachitische Kurvaturen. Diss. Kiel 1901. — Grunewald, J.: Über Beanspruchungsdeformitäten. Z. orthop. Chir. 38, 449 (1918).

Kaufmann, E.: Lehrbuch der speziellen pathologischen Anatomie, 7. und 8. Aufl. Leipzig: de Gruyter 1922.

Oberst: Über Knochenverbiegungen bei akuter Osteomyelitis. Münch. med. Wschr. 1890.

Recklinghausen, v.: Untersuchungen über Rhachitis und Osteomalacie. Jena: Gustav Fischer 1910. — Riedinger: Allgemeines über Deformitäten. Handbuch der orthopädischen Chirurgie von Joachimsthal, Bd. 1/1. Jena: Gustav Fischer 1905—07. — Roux: Gesammelte Abhandlungen über die Entwicklungsmechanik der Organismen. Leipzig: Wilh. Engelmann 1895.

Schanz: Die Kniedeformitäten (einschließlich Ober- und Unterschenkel). Handbuch der orthopädischen Chirurgie von Joachimsthal, Bd. 2/2. Jena: Gustav Fischer 1905 bis 1907. — Schmidt, M. B.: Rachitis und Osteomalacie. Handbuch der speziellen pathologischen Anatomie und Histologie von Lubarsch und Henke, Bd. 9/1. Berlin: Julius Springer 1929.

Wolff, J.: Die Gesetze der Transformation der Knochen. Berlin 1892.

2. Die Schenkelhalsverbiegungen.

Albert, E.: Zur Lehre von der sog. Coxa vara und Coxa valga. Wien: Alfred Hölder 1899. — Alsberg: Anatomische und klinische Betrachtungen über Coxa vara. Z. orthop. Chir. 6, 106.

Bade, A.: Zur Abgrenzung der verschiedenen Formen der Coxa vara. Z. orthop. Chir. 59, 53 (1933). — Badgley, C. E.: Displacement of the upper femoral epiphysis. Summary of twentyseven studied cases. J. amer. med. Assoc. 92, 355 (1929). — Bär, H.: Ist die angeborene Coxa vara primär durch endokrine Störungen bedingt? Verh. dtsch. orthop. Ges. 1930, 62. — Barijšnikov, K.: Zur Frage über die Entwicklung von Deformitäten am Oberschenkelhals beim einseitigen Defekt der oberen Extremität im Zusammenhang mit der funktionellen Anpassungsfähigkeit des Knochen- und Muskelsystems. Vrač. Gaz. (russ.) 30, 602 (1926). Ref. Z.org. Chir. 37, 219 (1927). — Barr, J. S.: Congenital coxa vara. Arch. Surg. 18, 1909 (1929). — Beau, A.: Les troubles endocriniens dans la coxa vara essentielle des adolescant. Rev. franç. Endocrin. 9, 192 (1931). — Bernstein, M. A. and R. A. Arens: Epiphyseol. Radiol. 9, 497 (1927). — Block: Schenkelhalsverbiegung als Kompensation bei Skoliose der Wirbelsäule. Verh. dtsch. orthop. Ges. 1931, 307. —

BLUM: Die Coxa vara als Belastungsdeformität. Arch. klin. Chir. 19, H. 4. — BÖHM: Zit. nach H. WALTER. — BRANDES: Eine physiologische Behandlung der Coxa vara. Arch. orthop. Chir. 1920. Zit. nach HACKENBROCH. — BROFELDT, S. A.: Einige Formen von Coxa vara. Duodecim (Helsingfors) 41, 423 (1925). Ref. Z.org. Chir. 40, 815 (1928). CAMITZ, H.: Étude comparée sur la coxa vara dite congénitale et l'osteochondrite coxale juvénile (coxa plana). Acta chir. scand. (Stockh.) 73, 521 (1934).

DAVID, M.: Beitrag zur Frage der Coxa valga. Z. orthop. Chir. 13 (1904). — DELITALA, F.: Sulla coxa vara congenita. Arch. di Ortop. 30, 382 (1913). — DIEULAFÉ, L.: Sur la coxa valga. Paris méd. 11, 295 (1921). — DREHMANN: (a) Über kongenitalen Femurdefekt. Z. orthop. Chir. 11, 220 (1903). (b) Die Coxa vara. Erg. Chir. 2, 452 (1911). (c) Zit. nach HACKENBROCH.

ELMSLIE, R. C.: Coxa vara. London 1913. — ETTORE, E.: Sui rapporti tra coxa valga e osteocondrite. Policl., sez. chir. 34, 58 (1927).

FAIRBANK, H. A. T.: Coxa vara due to congenital defect of the neck of the femur. J. of Anat. 62, 232 (1928). — FIELD, G. C.: Traumatic separation of epiphyses of head of femur (with a report on 3 cases). Brit. J. Radiol. 2, 297 (1929). — FITTIG: Die Epiphysenlösung des Schenkelhalses und ihre Folgen. Arch. klin. Chir. 89, 912 (1909). — FRANGENHEIM: (a) Zur Pathologie der Osteoarthritis deformans juvenilis des Hüftgelenks, über Coxa vara und traumatische Epiphysenlösung am oberen Femurende. Beitr. klin. Chir. 65, 19 (1909). (b) Weitere Untersuchungen über die Pathologie der Coxa vara adolescentium. Beitr. klin. Chir. 72, 239 (1911).

GARCÍA, C. L.: Über Ablösungen des Schenkelhalses bei heranwachsenden Mädchen. Semana méd. 32, 413 (1925). Ref. Z.org. Chir. 34, 196 (1926). — GARDEMIN: Coxa vara adolescentium und innere Sekretion. Verh. dtsch. orthop. Ges. 29, Kongreßber., 114 (1934). GARNE, E.: Atrophie du col fémoral consécutive à une osteomyélite de la première enfance, coxa vara. Rev. d'Orthop. 24, 281 (1913). — GOURDON, J.: Coxa vara d'origine hypophysaire. Arch. franco-belg. Chir. 32, 219 (1930). — GRASHEY, R.: (a) Coxa vara retroflexa traumatica. Beitr. klin. Chir. 70, 186 (1910). (b) Zit. nach HACKENBROCH. — GÜTIG, C. u. A. HERZOG: Der Beginn der sog. „Coxa vara congenita" — Atypische Schenkelhalsnekrose. Beitr. klin. Chir. 156, 551 (1932). — GURGOT, J.: Sur deux observations de coxa vara. Rev. internat. Méd. Chir. 25, 114 (1914).

HACKENBROCH: (a) Zur Entstehung der Coxa valga. Zbl. Chir. 53, 2411 (1926). (b) Coxa valga. Erg. Chir. 20, 71 (1927). — HAEDKE: Zur Ätiologie der Coxa vara. Dtsch. Z. Chir. 66, 89 (1903). — HASS, J.: Die konstitutionelle Disposition zur sog. Coxa vara adolescentium. Zbl. Chir. 1923, 283; Jahrhundertfeier deutscher Naturforscher und Ärzte. Leipzig 1922. — HELBING, C.: Die Coxa vara. Z. orthop. Chir. 15, 502 (1906). — HILGENREINER, H.: Zur Genese der Coxa vara. Med. Klin. 1931 I, 159, 200. — HÖXTER: Die Epiphysenlösung als Ursache der Coxa vara. Z. orthop. Chir. 52, 81 (1929). — HOFFA: Coxa vara congenita. Dtsch. med. Wschr. 1905, 1257. — HOFMEISTER, F.: (a) Zur Pathologie und Therapie der Coxa vara. Beitr. klin. Chir. 21, 299 (1898). (b) Schenkelhalsverbiegungen. Handbuch der orthopädischen Chirurgie von JOACHIMSTHAL, Bd. 2/2. Jena: Gustav Fischer 1905—07. — HOHMANN: Beitrag zur Pathologie und Therapie der Coxa vara. Münch. med. Wschr. 1910 I. — HORVÁTH, B.: Coxa vara und Epiphyseolyse. Orvosképzés (ung.) 18, Sonderh. (1928). Ref. Z.org. Chir. 44, 475 (1928). — HUC, G.: La coxa vara de l'adolescence. Rev. d'Orthop. 17, 397 (1930).

INDET, H. M.: La coxa vara essentielle des adolescents. Bull. Soc. Chir. Paris 19, 550 (1927).

JANSEN, M.: The large brain, the wide pelvic girdle and the outstanding number of hip anomalies in men. (Coxa vara, C. fracta, C. plana, C. valga, slipping epiphysis, Malum coxae). J. Bone Surg. 11, 461 (1929). — JOACHIMSTHAL: Die Ätiologie der Schenkelhalsverbiegungen. Z. orthop. Chir. 12 (1903).

KAPPIS, M.: (a) Klinische und röntgenologische Dauerergebnisse der Epiphysenlösung am Oberschenkelhals. Zbl. Chir. 51, 113 (1924). (b) Ein Beitrag zur Entstehung der Coxa vara adolescentium. Zbl. Chir. 52, 292 (1925). — KARFIOL, G.: Über den Verlauf der Epiphysenlinie bei der Coxa vara. Fortschr. Röntgenstr. 39, 326 (1929). — KEY, J. A.: Epiphyseal clxa vara or displacement of the capital epiphysis of the femur in adolescence. J. Bone Surg. 8, 53 (1926). — KIDNER, F. C.: Coxa vara in adolescence. J. Bone Surg. 7, 241 (1925). — KIENBÖCK, R.: Über juvenile Schenkelhalsmalazie hypophysären Ursprungs. Z. orthop. Chir. 57, 408 (1932). — KLEIN, N.: Über Ossifikationsstörungen beider Hüftgelenke auf endokriner Grundlage. Röntgenprax. 3, 550 (1931). — KOCHER: (a) Über Coxa vara, eine Berufskrankheit der Wachstumsperiode. Dtsch. Z. Chir. 38, 521 (1894). (b) Zur Coxa vara. Dtsch. Z. Chir. 40, 411 (1895). — KOENNECKE: Beitrag zum Krankheitsbild der Coxa valga. Arch. orthop. Chir. 16, 100 (1918). — KREDEL: Coxa vara congenita. Zbl. Chir. 1896, 969. — KREUZ, L.: Kritische Betrachtungen zur Morphologie der angeborenen Coxa vara. Arch. orthop. Chir. 28, 106 (1930). — KUH: Coxa vara bei Ostitis fibrosa. Verh. dtsch. orthop. Ges. 1931, 339.

LACKMANN: Über Coxa valga adolescentium. Z. orthop. Chir. **28**, (1911). — LANGE, FR.: (a) Die Diagnose der Coxa vara und Coxa valga. Z. orthop. Chir. **41**, 135 (1921). (b) Die Entstehung der Coxa valga durch Muskelzug (Adduktoren — Coxa valga). Z. orthop. Chir. **41**, 147 (1921). — LANGE u. PITZEN: Zur Anatomie des oberen Femurendes. Z. orthop. Chir. **41**, 105 (1921). — LAPPEYRE, N. C. et E. MOURGUE-MOLINES: Coxa valga et coxite de la puberté. Rev. d'Orthop. **15**, 232 (1928). — LAUENSTEIN: (a) Bemerkungen zu dem Neigungswinkel des Schenkelhalses. Arch. klin. Chir. **40**, 244 (1890). (b) Demonstration zum Thema der Coxa vara. Münch. med. Wschr. **1897** II, 1487. (c) Demonstrationen zu dem Thema Coxa valga. Biol. Abteil. d. ärztl. Vereins Hamburg. Münch. med. Wschr. **1897** II. — LIAUTARD, J. et H. BIANCHI: Un cas de coxa vara double chez une enfant de seize mois. Arch. Électr. méd. **31**, 396 (1923). — LINDEMANN, K.: (a) Das Wachstum des Schenkelhalses bei der sog. Entlastungs-Coxa valga. Dtsch. Z. Chir. **228**, 249 (1930). (b) Zur Pathogenese der Coxa valga. Z. orthop. Chir. **60**, Beil.-H., 329 (1934). (c) Die Frühdiagnose der Coxa vara adolescentium. Zbl. Chir. **1934**, 887. — LORENZ: Über den Abriß der Kopfkappe (Epiphyseolysis caputis, Coxa vara traumatica juvenum). Verh. 8. Kongr. dtsch. Ges. Chir. **1909**, 365. — LUSS: Anatomische Beiträge zur Coxa vara. Inaug.-Diss. Würzburg 1899.

MAUTNER: Familiär auftretende kongenitale Schenkelhalsfissur HELBING (kongenitale Coxa vara HOFFA). Wien. klin. Wschr. **1931**, I 337. — MAYDL: Wien. klin. Rsch. **1897**. — MEYER, G. H.: Die Architektur der Spongiosa. Arch. Anat., Physiol. u. wiss. Med. **1867**, 615. — MEYER, H.: Das Verhalten der Epiphysenlinie bei der Coxa vara. Arch. orthop. Chir. **18**, 403 (1920). — MIKULICZ, J.: Über individuelle Formdifferenzen am Femur und an der Tibia des Menschen. Arch. f. Anat. **1878**, 364. — MOUCHET, A. et C. ROEDERER: Coxa vara interne et coxa valga externe associées. Presse méd. **34**, 977 (1926). — MÜLLER: Über die Verbiegung des Schenkelhalses im Wachstumsalter. Beitr. klin. Chir. **4**, 137 (1889). — MÜLLER, W.: Die Entstehung von Coxa valga durch Epiphysenverschiebung. Bruns' Beitr. **137**, 148 (1926).

NATZLER: Beiderseitige Hüftgelenkerkrankung auf endokriner Basis. Zbl. chir. **1929**, 540. — NIKIFOROV, M.: Zur Kasuistik und Pathogenese der Coxa vara adolescentium (statica). Ortoped. i travmatol. (russ.) **2**, 53 (1928). Ref. Z.org. **44**, 802 (1929). — NILSONNE, H.: Beitrag zur Kenntnis der kongenitalen Form der Coxa vara. Acta radiol. (Stockh.) **3**, 383 (1924). — NOBLE, T. P.: Adolescent coxa vara. Ann. Surg. **80**, 773 (1924). — NOBLE, TH. P. and E. D. HAUSER: Coxa vara. Arch. of Surg. **12**, 501 (1926). — NOVÉ-JOSSERAND: Coxa valga héréditaire compliquée d'arthrite et accompagné de troubles étendus de l'ossification. Rev. d'Orthop. **11**, 395 (1924). Ref. Z.org. Chir. **30**, 138 (1925). — NYBERG, E.: Coxa vara und innere Sekretion. Finska Läk.sällsk. Hdl. **72**, 537 (1930). Ref. Z.org. Chir. **51**, 813 (1930).

PERRIER: Lo coxa vara infantile. Thèse de Lyon **1913**. — PERRIN, M.: La coxa vara. Rev. d'Orthop. **23**, 337, 441, 531 (1912). — PREISER: Die Coxa valga congenita, die Vorstufe der angeborenen Hüftverrenkung. Z. orthop. Chir. **21** (1908).

QUERVAIN, DE: De la Coxa vara. Semaine méd. **1898**, 41.

RAMMSTEDT, C.: Über traumatische Lösung usw. Arch. klin. Chir. **61**, 559 (1900). — RECKLINGHAUSEN, V.: Untersuchungen der Rhachitis und Osteomalacie. Jena: Gustav Fischer 1910. — REICH: Die Amputationen im Kindesalter und ihre Folgen für das Knochenwachstum. Bruns' Beitr. **68**, 260 (1910). — REINER: Über die Beziehungen von kongenitaler Coxa vara und kongenitalem Femurdefekt. Z. orthop. Chir. **12**, 297 (1903). — RIEDEL, G.: Zur Frage der Coxa vara statica. Zbl. Chir. **50**, 312 (1933). — ROEDERER, M. C.: Un cas curieux de coxa-vara. Bull. Soc. Chir. Paris **29**, 803 (1927). — ROMICH, S.: Über Schenkelhalsverkrümmungen. Z. orthop. Chir. **49**, 67 (1927). — ROTTER, J.: Ein Fall von doppelseitiger rachitischer Verbiegung des Schenkelhalses. Münch. med. Wschr. **37**, 547 (1890).

SCHAPIRA, C.: Distacco epifisario dell'anca e coxa vara adolescentium. Arch. di Ortop. **49**, 419 (1933). — SCHERB, R.: Bemerkungen zur Physiologie von Vorstufen der Coxa vara. Verh. dtsch. orthop. Ges. **1930**, 74, 86. — SCHEUERMANN, H.: Coxa valga caused by a separation of the epiphysis. Acta orthop. scand. (Stockh.) **1**, 178 (1930). — SCHLESINGER, A.: Zur Ätiologie und pathologischen Anatomie der Coxa vara. Arch. klin. Chir. **75**, 629 (1905). — SCHMIDT, A.: Zur Ätiologie der Coxa vara und der PERTHESschen Krankheit. Z. orthop. Chir. **48**, 229 (1927). — SCHRADER, E.: Vermehrtes Längenwachstum und Coxa valga bei Knochentuberkulose. Arch. orthop. Chir. **27**, 606 (1929). — SCHULTHESS: Zit. nach HACKENBROCH. — SCHULTZ, J.: Zur Kasuistik der Verbiegungen des Schenkelhalses. Z. orthop. Chir. **1**, 55 (1892). — SCHWARZ, E.: Über die Coxa vara congenita. Beitr. klin. Chir. **87**, 685 (1913). — SIMONS, R.: (a) Zur Entstehung der Coxa valga luxans. Arch. orthop. Chir. **30**, 260 (1931). (b) Untersuchungen zur Entstehung der Coxa valga, insbesondere der Entlastungs- und Adduktoren-Coxa valga. Arch. orthop. **32**, 32 (1932). (c) Zur Entstehung der Coxa valga. 56. Tagg dtsch. Ges. Chir. Berlin **1932**. — SMITH, M. K.: Epiphyseal Coxa vara. Amer. J. Surg. **5**, 387 (1928). — SPRENGEL: Über einen operierten und einen nicht-operierten Fall von Coxa vara traumatica. Arch. klin. Chir. **59**, 937 (1899). — STEINDLER, A.:

Coxa vara adolescentium traumatica. J. amer. med. Assoc. **64**, 216 (1915). — STORCK, H.: Coxa valga, ein Beitrag zur Frage der den Knochen formenden Kräfte. Arch. orthop. Chir. **32**, 133 (1933). — SUDECK: Zur Anatomie und Ätiologie der Coxa vara adolescentium. Arch. klin. Chir. **59**, 504 (1899).

TAYLOR, V. J. M.: Displacement of the upper femoral epiphysis. Report on 23 cases. Brit. med. J. **1932**, Nr 3752, 1003. — TURNER: Coxa valga. Z. orthop. Chir. **13** (1904).

VALENTIN, B.: (a) Der Kollo-Diaphysen- (Schenkelhals-Neigungs-) Winkel. Arch. orthop. Chir. **20**, 219 (1922). (b) Vermehrtes Längenwachstum und Coxa valga bei Knochentuberkulose. Arch. orthop. Chir. **20**, 219 (1922). — VULLIET, H.: Le decollement pathologique du col fémoral chez les fillettes à l'epoque de la puberté. Presse méd. **32**, 537 (1924).

WALTER, H.: Die Pathologie und Klinik der Coxa vara. Z. orthop. Chir. **52**, Beil.-H. 8 (1930). — WHITMAN: (a) Further observations on Coxa vara. N. Y. med. J. **1899**. (b) Observations on bending of the neck of the femur in adolescence. N. Y. med. J. **1904**. — WILHELM, R.: Neue Beiträge zur Ätiologie der Schenkelhals- und Schenkelkopfverbildungen. Arch. orthop. Chir. **26**, 537 (1928). — WILLIS, TH. A.: The slipping femoral epiphysis. J. Bone Surg. **11**, 779 (1929). — WORMS, G. et A. HAMANT: La coxa valga. Rev. méd. Est. **46**, 41 (1914).

ZEIS, E.: Beiträge zur pathologischen Anatomie und zur Pathologie des Hüftgelenks, Nr. 1. Verh. ksl. Leopold.-Carolin. Akad. Naturf. Breslau und Bonn **15**, 234 (1851). — ZESAS, D. G.: Die Coxa vara und ihre Beziehungen zu inneren Krankheiten. Zbl. Grenzgeb. Med. u. Chir. **7**, 833, 849, 896, 940 (1904). — ZONDEK, M.: Über Coxa vara. Dtsch. med. Wschr. **46**, 1109 (1920).

3. Die Kniedeformitäten.

ALBERT, E.: Die seitlichen Kniegelenksverkrümmungen und die kompensatorischen Fußformen. Wien 1899.

BAZERT, L.: Congenital Genu recurvatum. Rev. d'Orthop. **1925**, 155. — BIESALSKI: Zit. nach BRAGARD. — BIDDER: Experimente über die künstliche Hemmung des Längenwachstums von Röhrenknochen durch Reizung und Zerstörung des Epiphysenknorpels. Arch. exper. Path. **1** (1873). — BÖHM: (a) Genu varum und Genu valgum infantum. Z. orthop. Chir. **49**, 321 (1928). (b) Neue Untersuchungen über X- und O-Beine. Klin. Wschr. **1928 II**, 1492. (c) Entstehung des kindlichen Genu valgum und varum. Zbl. Chir. **1928**, 536. (d) Entstehung der kindlichen Beindeformitäten (X- und O-Beine). Z. orthop. Chir. **53**, 377 (1930). (e) Das Genu valgum. 55. Tagg dtsch. Ges. Chir. Berlin 1931. (f) Das überstreckbare kindliche Knie. Dtsch. med. Wschr. **1932 II**, 1835. (g) Das kindliche Genu (Crus) varum. Chirurg **4**, 913 (1932). (h) Das Genu valgum. Dtsch. Z. Chir. **235**, 359 (1932).— BOORSTEIN, S. A.: Congenital Genu recurvatum. With report of a case. Med. J. a. Rec. **124**, 541 (1926). — BRAGARD, K.: Das Genu valgum. Z. orthop. Chir. **57**, Beil.-H. (1932). — BRANDT, G.: Zur Entstehung der Beindeformitäten. (Genu valgum und varum). Arch. orthop. Chir. **25**, 248 (1927).

DREHMANN: Zit. nach BRAGARD.

FICK, R.: Handbuch der Anatomie und Mechanik der Gelenke unter Berücksichtigung der bewegenden Muskeln. Jena: Gustav Fischer 1904—11. — FOOTNER: The Pathology of Genu valgum. Brit. med. J. **1897**. — FREUND, E.: Genu varum arthriticum, eine typische Verlaufsform der Arthritis deformans. Fortschr. Röntgenstr. **38**, 332 (1928). — FRISCH, O.: Beitrag zur Lehre von den Belastungsdeformitäten. Arch. klin. Chir. **98**, H. 2. — FROMME, A.: (a) Die Ursache der Wachstumsdeformitäten. Dtsch. med. Wschr. **1920 I**. (b) Die Spätrachitis und ihre Beziehungen zur chirurgischen Erkrankungen usw. Beitr. klin. Chir. **118**, 493. (c) Erg. Chir. **15** (1922).

GEISSLER: Zur Anatomie und Behandlung des Genu valgum. Berl. klin. Wschr. **1895**. — GHILLINI: (a) Das Genu valgum. Z. orthop. Chir. **15**. (b) Experimentelle Untersuchungen über die mechanische Reizung des Epiphysenknorpels. Arch. klin. Chir. **46**, 844 (1893).

HACKENBROCH: (a) Über einen eigenartigen Typ von Genu varum. Z. orthop. Chir. **47**, Beih., 391, 405 (1926). (b) Das atypische Genu varum. Acta chir. scand. (Stockh.) **67**, 448 (1930). — HEINLEIN, H.: Zur Ätiologie und Therapie des Genu valgum. Dtsch. med. Wschr. **1913 I**, 702. — HELFERICH: Zur Biologie wachsender Röhrenknochen. Verh. dtsch. Ges. Chir. Berlin **1894**. — HENRARD, E.: Zur Ätiologie und Prognose des Genu recurvatum congenitum beim Neugeborenen. Mschr. Geburtsh. **80**, 317 (1928). — HOFFA, A.: Lehrbuch der orthopädischen Chirurgie, herausgeg. von H. GOCHT, 6. Aufl., 1921. — HOFMEISTER: Über Verkrümmungen der Beine nach Kniegelenkresektion im Kindesalter. Beitr. klin. Chir. **37**, 175 (1913). — HUETER, C.: (a) Ein Beitrag zur Anatomie des Genu valgum. Arch. klin. Chir. **2**, 622 (1862). (b) Zur Theorie und Therapie des Genu valgum. Arch. klin. Chir. **9**, 961 (1868).

JÜRGENS, B.: Über Pathogenese und Mechanopathologie des Genu recurvatum osteomyeliticum. Eesti Arst **7**, 453 (1928). Ref. Z.org. Chir. **46**, 238 (1929). — JUNGHANNS, H.:

Über die Dauererfolge der supracondylären Keilosteotomie des Femur bei Genu valgum nebst einigen Bemerkungen zur Ätiologie und Pathologie dieser Deformität. Inaug.-Diss. Leipzig 1927.

KIRMISSON: Des causes de disposition de la difformité constituant le genou valgum pendant la flexion du genou. Rev. d'Orthop. 1903. — KORTEWEG: Die Ursachen der orthopädischen Knochenmißbildung. Z. orthop. Chir. 2. — KREDEL: Zit. nach. BRAGARD. — KÜSTNER: Über einen Fall von hochgradigem angeborenem Genu valgum. Arch. klin. Chir. 25, 601 (1880).

LANGE, F.: Lehrbuch der Orthopädie. Jena: Gustav Fischer 1928. — LINHART: Zit. nach BRAGARD. — LOOSER, E.: (a) Über Spätrachitis. Verh. dtsch. path. Ges. Meran 9, 246 (1905). (b) Über Spätrachitis und Osteomalacie. Dtsch. Z. Chir. 152, 210 (1920). — LORENZ: Die Entstehung der Knochendeformitäten. Wien. klin. Wschr. 1893.

MAASS, H.: (a) Über mechanische Störungen des Knochenwachstums. Virchows Arch. 163, 185 (1901). (b) Über experimentelle Deformitäten. Z. orthop. Chir. 11 (1903). — MANDL, F. u. J. PALUGYAY: Über die Beindeformitäten der Fußballspieler. Dtsch. Z. Chir. 167, 376 (1921). — MAU, C.: Genu varum bedingt durch Tibiaepiphysendefekt bei kartilaginärer Exostose. Z. orthop. Chir. 44, 383 (1924). — MAYRHOFER: Das Genu valgum. Diss. Erlangen 1898. — MIKULICZ, V.: Die seitlichen Verkrümmungen am Knie und deren Heilmethoden. Arch. klin. Chir. 23, 561, 671 (1879). — MOLINEUS, G.: Das Genu valgum im Röntgenbild. Z. orthop. Chir. 32, (1913). — MOORE, C. U.: Rickets of the lower extremities: Its relation to genu valgum and static flat foot. J. Bone Surg. 10, 96 (1928). — MORTON, CH. A.: The pathology and treatment of Genu valgum. Brit. med. J. 1925, Nr 3347, 346; 1898. — MÜLLER, W.: (a) Experimentelle Untersuchungen über mechanisch bedingte Umbildungsprozesse am wachsenden und fertigen Knochen. Beitr. klin. Chir. 127, 251 (1922). (b) Die Veränderungen an den Epiphysenfugen bei abnormer mechanischer Beanspruchung und ihre Beziehungen zu den rachitischen Veränderungen. Münch. med. Wschr. 1923 I.

NEUDÖRFER: Das Genu valgum. Dtsch. Z. Chir. 24, 369 (1886). — NIEDERECKER, K.: Über Entstehen, Behandlung und Endausgang des Genu valgum-„X"-Beines, sowie des Genu varum-„O"-Beines auf Grund des Anstaltsmateriales von 10 Jahren. Arch. orthop. Chir. 33, 595 (1933). — NIKIFOROW, P.: Zur Frage vom physiologischen Genu valgum. Kazan. med. Z. 22, 1145 (1926). Ref. Z.org. Chir. 38, 143 (1927). — NOVÉ-JOSSERAND: Troubles de l'accroissement des os par lésions de cartilages de conjugaison. Thèse de Lyon 1893.

OLLIER: Moyens chirurgicaux pour activer l'accroissement des os. Gaz. hebdom. 1873. 561. — OSTEN-SACKEN, E.: Zur Mechanopathologie des Genu valgum. Ž. sovrem. Chir. (russ.) 4, 873 (1929). Ref. Z. org. Chir. 47, 667 (1929/30). — OSTERMAYER: Ein Fall von Genu valgum höchsten Grades. Z. orthop. Chir. 3.

PELTESOHN, S.: Über die sog. antero-posterioren Verbiegungen am oberen Schienbeinende. Z. orthop. Chir. 58, 487 (1933). — PHOCAS: Contribution à l'étude du genu valgum infantile. Rev. d'Orthop. 1891.

RECKLINGHAUSEN, V.: Untersuchung über Rachitis und Osteomalakie. Jena: Gustav Fischer 1910. — ROSKOSCHNY: Ein Fall von angeborener vererbter Verbildung beider Knie- und Ellenbogengelenke. Dtsch. Z. Chir. 76, 569 (1905).

SCHANZ, A.: Deformitäten im Bereich des Kniegelenks mit Einschluß der Verkrümmungen des Ober- und Unterschenkels. Handbuch der orthopädischen Chirurgie, herausgeg. von JOACHIMSTHAL, Bd. 2/2. Jena: Gustav Fischer 1905—07. — SCHEDE, FR.: Betrachtungen zur Mechanik der O-Beins. Arch. orthop. Chir. 21, 411 (1923). — SCHEFFCZYK, A.: Die Erfolge der Osteotomie bei Genu valgum. Inaug.-Diss. Breslau 1903. — SCHMIDT, M. B.: Allgemeine Pathologie und pathologische Anatomie der Knochen. Erg. Path. 4, 531 (1897); 5, 895 (1898). — SCHMORL, G.: Über Rachitis tarda. Arch. klin. Med. 85, 203 (1905). — SCHULTHESS: Zit. nach BRAGARD. — SEIDLER, F.: Das Genu varum. Z. orthop. Chir. 43, 174 (1923). — SIMOVIĆ, M.: Genu valgum adolescentium. Srpski Arh. Lekarst. 31, 896 (1929). Ref. Z.org. Chir. 48, 715 (1929/30). — SOMBREL: Contribution à l'étude du genu valgum infantile. Thèse de Paris 1894. — STRACKER, O.: Genu recurvatum. Z. orthop. Chir. 43, 391 (1923).

TADDEI, D.: Ginocchio valgo bilaterale e alterazioni endocrine. Policlinico, sez. prat. 1928 II, 1627. — TORTORA, M.: Sulla raritá del ginocchio valgo-statico presso gli arabi. Gaz. Osp. 34, 97 (1913). — TRIPIER: Sur la pathogenie du genou en dedans. Gaz. hebdom. 1875, No 38. — TRYCINSKI: Über die Pathogenese und Ätiologie des Genu varum adolescenticum. Diss. Berlin 1884.

VOLKMANN, V.: Chirurgische Erfahrungen über Knochenverbiegungen und Knochenwachstum. Virchows Arch. 24 (1862).

WEYL: Zur Pathologie und Therapie des Genu valgum. Diss. Berlin 1890. — WOLF, J.: Zur Ätiologie des Genu valgum adolescentium. Z. orthop. Chir. 51, 98 (1929). — WOLFF, J.:

Über die Behandlung des Genu valgum und varum nebst Bemerkungen über die Pathogenese dieser Deformitäten. Dtsch. med. Wschr. 1889.

4. Die Fußdeformitäten.

ADAMS: Club foot its causes pathology and treatment. London 1896. — ALBERT, A.: Die neueren Untersuchungen über den Plattfuß. Wien. med. Presse 1884, 1, 3, 49. — ALBERT, E.: Die seitlichen Kniegelenksverkrümmungen und die kompensatorischen Fußformen. Wien: Alfred Hölder 1899. — ALTAKOFF, R.: Zur Analyse des Hohlfußes. Z. orthop. Chir. 55, 415 (1931). — AMMON, V.: Die angeborenen chirurgischen Krankheiten des Menschen. Berlin 1839. Zit. nach KNIEPKAMP.
BÄHR: Die Versorgung der Beincontraktur mit Prothesen. Dtsch. med. Wschr. 1920. — BAISCH: (a) Der Plattfuß. Erg. Chir. 3. (b) Bau und Mechanik des normalen Fußes und des Plattfußes. Z. orthop. Chir. 31. — BALAKIREV, V.: Die statischen Deformitäten der Füße bei Lastträgern und Lastkutschern. Vestn. Chir. 1930 (russ.) H. 58/60, 320. Ref. Z.org. Chir. 53, 879 (1931). — BANGA: Zur Ätiologie des angeborenen Klumpfußes. Dtsch. Z. Chir. 7. — BARDENHEUER: Der statische Pes valgus. Z. orthop. Chir. 26, 1 (1910). — BARTSCH, H.: Zur Entstehung der Zehendeformitäten beim Hammerzehenplattfuß. Arch. orthop. Chir. 24, 549 (1927). — BARWELL, R.: Pes planus und pes cavus. Edinburgh med. J. 1898, 113. — BAYER, C.: Zur Ätiologie des Pas calcaneus. Prag. med. Wschr. 1893, 187. — BECK: Spina bifida occulta und ihre ätiologischen Beziehungen zu den Deformitäten der unteren Extremität. Erg. Chir. 1922. — BESSEL-HAGEN: Pathologie und Therapie des Klumpfußes. Heidelberg 1889. — BIBERGEIL, E.: Die Beziehungen der Spina bifida occulta zum Klauenhohlfuß. Z. orthop. Chir. 33, 225 (913). — BITNY-ŠLACHTO: Plattfüßigkeit bei Männern im vorgeschrittenen Alter. Ortop. i travmat. 5, 21 (1931). Ref. Z.org. Chir. 60, 367 (1933). — BLENCKE, A.: Zit. nach CRAMER. — BLENCKE, B.: Über Knochenumbau im Fußskelet bei statischen Veränderungen der unteren Extremitäten. Arch. orthop. Chir. 26, 170 (1928). — BÖHLER: Die Stellung des Vorfußes beim Plattfuß, Klumpfuß und Hohlfuß. Z. orthop. Chir. 44 (Beih.), 201 (1922). — BÖHM: (a) Pes valgus „staticus“. Z. orthop. Chir. 52, 424 (1929). (b) Die anatomische Grundlage des „statischen“ Pes valgus. Verh. dtsch. orthop. Ges. 1930, 331. (c) Der Knickfuß (Pes valgus). Chirurg 4, 449 (1932). (d) Der kindliche Fuß. Z. orthop. Chir. 57, 84 (1932). (c) Der kongenitale Plattfuß. Zbl. Chir. 1932, 2987. (f) Der fetale Fuß. Ein Beitrag zur Entstehung des Pes planus, des Pes valgus und des Pes plano-valgus. Z. orthop. Chir. 57, 562 (1932). — BORCHARDT, M.: Die Chirurgie des Fußgelenkes und Fußes. Handbuch der praktischen Chirurgie, 4. Aufl., Bd. 5, S. 933—1298. Zit. nach VIRCHOW. — BRANDES: Über die operative Behandlung der Klauenhohlfüße. Arch. orthop. Chir. 19. — BRAUS, H.: Anatomie des Menschen, I. Bewegungsapparat. Berlin: Julius Springer 1921.
CARNEVALI, S. L.: Sul metatarso varo congenito. Arch. di Ortop. 48, 181 (1932). — CESAS: Zit. nach CRAMER. — CHAPUT: Etudes anat. path. de deux pièces de pied plat valgus. Progrès méd. 14 (1886). — CLARKE, J.: Some observations on the Pathology and Treatment of Pes cavus. Edinburgh. med. J. 1902, 355. — CRAMER, K.: (a) Klauenhohlfuß und Spina bifida occulta. Orthop. Kongr. 1913. (b) Der Plattfuß. Deutsche Orthopädie, Bd. 6. Stuttgart: Ferdinand Enke 1925. — CRUVEILHIER: Bull. Acad. Méd. Paris 2, 801; 3, 111 (1838).
DANE: Trans. amer. orthop. Assoc. 1897. — DEBRUNNER: Über die Behandlung des angeborenen Klumpfußes. Arch. orthop. Chir. 23. — DELPECH: Zit. nach MAU. — DEUTSCH, E.: Beitrag zur Statistik des Plattfußes. Z. orthop. Chir. 49, 23 (1927). — DITTRICH, C. v.: Zur Frage der Talusexstirpation bei Klumpfuß. Arch. klin. Chir. 132, 322 (1924). — DROBNIK: Zit. nach CRAMER. — DUCHENNE: (a) Physiologie der Bewegungen, übersetzt von WERNICKE. Kassel u. Berlin 1885. (b) Genèse de valg. pied plat. Bull. Soc. Chir. Paris 1868. — DUNCKER, F.: Der Klauenhohlfuß und verwandte progressive Deformitäten als Folgeerscheinungen von Spina bifida occulta. Z. orthop. Chir. 33, 131 (1913).
EWALD: (a) Über den Knick- und Plattfuß. Z. orthop. Chir. 1910, 25. (b) Die Ursachen des Knick- und Plattfußes. Dtsch. Z. Chir. 121, 1 (1913).
FICK, R.: Handbuch der Anatomie und Mechanik der Gelenke unter Berücksichtigung der bewegenden Muskeln. Jena: Gustav Fischer 1904—11. — FIRER, S.: Zur Frage des Metatarsus varus congenitus. Ortop. i travmat. 5, 34 (1931). Ref. org. Chir. 60, 304 (1933). — FRANÇILLON: De l'étiologie du pied bot cong. Inaug.-Diss. Bern 1869. — FRIEDLAND, M.: Schwankungen der Höhe des Fußes unter dem Einfluß verschiedener Momente. Ortop. i traumatol. 1, 40 (1927). Ref. Z. org. Chir. 43, 560 (1928).
GAUGELE, K.: Der Hohlfuß und verwandte Fußverbildungen. Zbl. Chir. 51, 1788 (1924). — GILROY, ESMÉ: Pes cavus: A clinical study with special reference to its etiology. Edinburgh. med. J. 36, 749 (1929). — GOCHT: Zit. nach CRAMER.
HACKENBROCH, M.: Der Hohlfuß. Erg. Chir. 17, 457 (1924). — HANNE: Plattfuß und Infektarthritis. Z. orthop. Chir. 60, Beil.-H., 138 (1934). — HENKE: Die Contrakturen der

Fußwurzel. Z. ration. Med. **3**, 5. — HENNEBERG u. KIRSCH: Der Plattfuß in der Volksschule. Z. orthop. Chir. **28**. — HEUSNER, L.: Über Ätiologie und Behandlung des angeborenen Klumpfußes. Dtsch. med. Wschr. **1898 II**; Arch. klin. Chir. **59**, 206 (1899). — HOFFA: (a) Lehrbuch der Orthopädie, 1896. (b) Zur Ätiologie und Behandlung des Plattfußes. Arch. klin. Chir. **51** (1896). — HOFMANN: Zur Anatomie und Mechanik des Platt- und Hackenfußes. Z. Chir. **68**, 347. — HOHMANN, G.: (a) Zur Anatomie des Platt- und Hackenfußes. Dtsch. Z. Chir. **67**. (b) Fuß und Bein. München: J. F. Bergmann 1923. (c) Zwei nach Form zusammengesetzte Plattfußskelette, nebst einigen Bemerkungen über die Torsion des unteren Tibiaendes. Z. orthop. Chir. **46**, 19 (1924). — HÜBSCHER: (a) Über den Pes valgus. Z. orthop. Chir. **13**. (b) Die Atrophie des Flexor hallucis longus beim Plattfuß. Z. orthop. Chir. **19**. — HUETER: (a) Anatomische Studien an den Extremitätengelenken Neugeborener und Erwachsener. Virchows Arch. **25**. (b) Zur Ätiologie der Fußwurzelkontrakturen. Arch. klin. Chir. **4**, 125 u. 475 (1863). (c) Klinik der Gelenkkrankheiten. Leipzig 1877.

JAROŠ, MIROSLAV: Pes cavus oder Hohlfuß. Slov. Sborn. ortop. (tschech.) **3**, 244 (1928). Ref. Z.org. Chir. **45**, 712 (1929). — JEANNE: De la voute plantaire et du pied creux congenital par malformation osseuse. Thèse de Paris 1897. — JOACHIMSTHAL: (a) Über Verbildungen an extrauterin gelagerten Feten. Berl. klin. Wschr. **1897 I**. (b) Fußdeformitäten im Handbuch der orthopädischen Chirurgie von JOACHIMSTHAL. Jena: Gustav Fischer 1904. (c) Amniotische Furchen und Klumpfuß. Zbl. Chir. **1905**, Nr 25.

KEITH, A.: The history of human foot and its bearing on orthopaedic practice. J. Bone Surg. **11**, 10 (1929). — KIDNER, F. C.: The praehallux in relation to flat foot. J. amer. med. Assoc. **101**, 1539 (1933). — KIRCHNER: Zur Ätiologie und pathologischen Anatomie des typisch angeborenen Klumpfußes. Z. orthop. Chir. **21**. — KIRMISSON: Déformités acquises de l'apparat locomoteur. Paris 1902. — KNIEPKAMP, W.: Zur Anatomie des angeborenen und des paralytischen Hackenfußes. Arch. orthop. Chir. **27**, 551 (1929). — KOCHER: Zur Ätiologie und Therapie des angeborenen Klumpfußes. Dtsch. Z. Chir. **9**. — KOCHS: Zur Statistik, Pathologie und Therapie des angeborenen Klumpfußes. Arch. orthop. Chir. **1922**, Festschrift für CRAMER. — KÖLLIKER, TH.: (a) Der Hohlfuß. Z. orthop. Chir. **45**, 106 (1924). (b) Calcaneus varus. Zbl. Chir. **1933**, 1407. — KÖNIG: Lehrbuch der speziellen Chirurgie. 1893. — KREUZ, L.: Klumpfußuntersuchungen. Arch. orthop. Chir. **25**, 1 (1927). KÜSTNER: Über die Häufigkeit des angeborenen Plattfußes, 1880. Zit. nach CRAMER. — KUSLIK, M.: (a) Zur Pathogenesis und Behandlung des Pes excavatus. Verh. 19. Kongr. russ. Chir. Leningrad **1928**, 389. Ref. Z.org. Chir. **47**, 863 (1929/30). (b) Pathogenese und Behandlung des Hohlfußes. Ž. sovrem. Chir. (russ.) **4**, 1085 (1929). Ref. Z.org. Chir. **48**, 272 (1929/30). (c) Pes planus. Voenno-med. Ž. **2**, 389 (1931). Ref. Z.org. Chir. **59**, 783 (1932).

LACKNER: Über Hohlfußbehandlung. Arch. orthop. Chir. **20** (1922). — LAGOMARSINO, E. H.: Über Plattfuß. Rev. ortop. **1**, 417 (1932). Ref. Z.org. Chir. **60**, 766 (1933). — LANGE: Zit. nach CRAMER. — LAZARUS: Zur Morphologie des Fußskelettes. Gegenbaurs Jb. **24** (1896). — LITTLE: Zit. nach WALSHAM u. HUGHES. — LÖBEL: Plattfuß und Skoliose. Z. orthop. Chir. **10** (1904). — LORENZ: (a) Die Lehre vom erworbenen Plattfuß. Wien 1883. (b) Behandlung des congenitalen Klumpfußes. Wien. klin. Wschr. **1911 II**, 1718. — LUECKE: Über den angeborenen Klumpfuß. Slg klin. Vortr. 1871, Nr 16. — LÜNING: Zit. nach CRAMER.

MALGAIGNE: Mémoire sur la valeur réelle de l'orthopédie. Paris 1845. — MARTIN: Mémoire sur l'etiologie du pied bot congenital. Acad. Méd. Paris 1838. — MATHEIS, H.: (a) Messungen am Knickplattfuß. Z. orthop. Chir. **46**, Beil.-H., 293 (1925). (b) Versuch einer praktischen Systematik der Fußverbildungen. Z. orthop. Chir. **47**, 161 (1926). — MAYER, L.: Beitrag zur Pathologie und Therapie des Hackenhohlfußes. Z. orthop. Chir. **38**, 80 (1918). — MEYER, G. H. v.: Der Klumpfuß und seine Folgen für das übrige Knochengerüst. Jena 1888. — MEYER, H.: (a) Tragfähigkeit des Fußskelettes und ihre Bedeutung für die Entstehung des Plattfußes. Z. orthop. Chir. **47**, 63 (1925). (b) Über die Entstehung und Behandlung des kontrakten Plattfußes. Arch. orthop. Chir. **24**, 22 (1926). — MESSNER: Über Knochenveränderungen bei Pes calcaneus congenitus. Z. orthop. Chir. **1**, 310 (1892). — MICHAELIS: Neue Beiträge zur Statik des Plattfußes. Verh. dtsch. orthop. Kongr. Dresden **1920**. — MILO: Der Mechanismus des Plattfußprozesses. Z. orthop. Chir. **26**. — MORTON, D. J.: (a) Structural factors in static disorders of the foot. Amer. J. Surg., N. s. **9**, 315 (1930). (b) The human foot. Columbia Univ. Press New York 1935. — MYRDACZ: Zit. nach CRAMER.

NICOLADONI: (a) Über die Bedeutung des M. tibialis post. für den Plattfuß. Dtsch. Z. Chir. **67**, 348. (b) Über den Pes calcaneus. Arch. klin. Chir. **26**, 467 (1881). (c) Hammerzehenplattfuß. Wien. klin. Wschr. **1895**. — NIENY: Über den Knickfuß und seine Messung. Z. orthop. Chir. **1902**. — NOVOTNY, H.: Über kompensatorischen Pes valgus und valgoplanus. Z. orthop. Chir. **58**, 233 (1932).

OPPENHEIM: Lehrbuch der Nervenkrankheiten. Zit. nach HACKENBROCH.

PARKER, CH. A.: Hollow foot, pes Cavus. J. amer. med. Assoc. 61, 1886 (1913). — PARKER: Zit. nach WALSHAM u. HUGHES. — PEABODY, CH. W. and F. MURO: Congenital metatarsus varus. J. Bone Surg. 15, 171 (1933). — PELTESOHN: Untersuchung über die Einwirkung der Belastung auf den Hackenfuß mittels Röntgenaufnahmen. Z. orthop. Chir. 36, 98 (1917). — PERREAUX: Der essentielle Hohlfuß. Thèse de Paris 1907. Zit. nach HACKENBROCH. — PETCO: Über die Möglichkeit der aktiven Hebung des Fußgewölbes usw. Z. orthop. Chir. 42. — PETERSEN: Zum Mechanismus des Plattfußes. Arch. klin. Chir. 67, 348. — PÜRCKHAUER: Zur Pathologie und Therapie des Hackenhohlfußes. Z. orthop. Chir. 30, 347 (1912).

REDARD: Difformité du pied. Rev. mens. Mal. Enf. 1890. — ROBERTS: Zit. nach CRAMER. ROEREN: Über progrediente Fußdeformitäten bei Spina bifida occulta. Arch. orthop. Chir. 19 (1921). — ROSENFELD: Zur Statistik der Deformitäten. Z. orthop. Chir. 10. — ROSER: (a) Beiträge zur Lehre von Klumpfuß und Plattfuß. Kassel u. Berlin 1885. (b) Der Klumpfuß und seine Behandlung. Habil.schr. Marburg 1885. — ROTH: Zit. nach CRAMER. — ROYLE, N. D.: A new conception in the etiology of claw-foot and associated Talipes equinus. J. Bone Surg. 9, 465 (1927). — RYVLIN, J. B.: (a) Typen der Architektur und der Blutversorgung der Füße und deren Beziehung zum Mechanismus des Plattfußes. Ž. sovrem. Chir. (russ.) 4, 1158 (1929). Ref. Z.org. Chir. 48, 271 (1929/30). (b) Aufbautypen und Blutversorgung des Fußes und Zusammenhang mit dem Mechanismus des Plattfußes. Arch. orthop. Chir. 26, 740 (1928).

SAXL, A.: (a) Der spastisch fixierte Plattfuß. Dtsch. Z. Chir. 225, 475 (1930). (b) Rheumatismus und Plattfuß usw. Wien. klin. Wschr. 1930 II, 1057. — SCHÄFFER: Zit. nach CRAMER. — SCHANZ: (a) Über die Ätiologie der Belastungsdeformitäten. Z. orthop. Chir. 10. (b) Die Bildungsgesetze der statischen Deformitäten. Z. orthop. Chir. 11. — SCHERB, R.: Bemerkungen zur Ätiologie des Klauenhohlfußes. Z. orthop. Chir. 44, 564 (1924). — SCHJERNING: Zit. nach CRAMER. — SCHMARIEWITSCH, N. B.: Der Plattfuß bei den Amputierten. Z. orthop. Chir. 49, 230 (1928). — SCHULTHESS: (a) Zur Ätiologie und Behandlung des Hohlfußes. Orthopädenkongr. 1912. (b) Zit. nach CRAMER. — SCHULTZ, PH. J.: Über eine wenig beachtete wichtige Form von artefiziellem Hackenfuß. Z. orthop. Chir. 44, 392 (1924). — SEELIGMÜLLER: Zit. nach MAU. — SIEGMUND, E.: Über eine besondere Form des Plattfußes. Dtsch. Z. Chir. 226, 412 (1930). — SPITZY: (a) Der Pes planus. Z. orthop. Chir. 12. (b) Bau und Entwicklung des kindlichen Fußes. Jb. Kinderheilk., N. F. 57. — STOFFEL: Beitrag zum Plattfuß und zur Plattfußeinlage. Z. orthop. Chir. 52, Beih., 337 (1930). — STRASSER, H.: Lehrbuch der Muskel- und Gelenkmechanik. Berlin: Julius Springer 1917. — STROMEIER: Zit. nach CRAMER.

TILLMANNS: Zit. nach WOLFF. — TURNER, H.: Pes planovalgus. Verh. ukraïn. Chir.-Kongr. Odessa 1926, 303 (1927). Ref. Z.org. Chir. 44, 432 (1929).

VALENTIN, B.: Hackenfuß bei kongenitalem Lipom des Rückenmarks. Z. orthop. Chir. 47. — VIRCHOW, H.: (a) Der Fuß der Chinesin. Bonn 1913. (b) Die Zusammensetzung des Fußskeletes nach Form. Arch. orthop. Chir. 25, 421 (1927). — VOGT: Zur Behandlung des angeborenen Klumpfußes. Arch. Kinderheilk. 1880. — VOLKMANN, V.: (a) Slg klin. Vortr. 1. (b) Der Plattfuß bei kleinen Kindern. Zbl. Chir. 1881, 6. (c) Zur Ätiologie der Klumpfüße. Dtsch. Klinik. Berlin 1863. (d) PITHA-BILLROTHS Handbuch der Chirurgie II. — VULOWITSCH: Über den Pes calcaneus traumaticus. Inaug.-Diss. Berlin 1905. — VULPIUS: Zit. nach CRAMER.

WALSHAM, W. J. and W. K. HUGHES: The deformities of the human foot. New York: William Wood and Co. 1895. — WEBSTER: Die ektopische Schwangerschaft. Berlin 1896. — WEIDENREICH: Der Menschenfuß. Z. Morph. u. Anthrop. 22 (1921/22). — WEIL, S.: Zur Theorie des kontrakten Plattfußes. Beitr. klin. Chir. 144, 280 (1928). — WEINERT, A.: Die anatomische und die funktionelle Belastung des menschlichen Fußes. Zbl. Chir. 1929, 965. — WINCKEL, V.: Über die Mißbildungen von ektopisch entwickelten Früchten. Wiesbaden 1902. — WITTEK, A.: (a) Über Pes calcaneus traumaticus. Dtsch. Z. Chir. 64, 470 (1902). (b) Der kontrakte Plattfuß und seine Behandlung. Z. orthop. Chir. 45, 40 (1924). — WOLFF: Über die Ursache, das Wesen und die Behandlung des Klumpfußes. Herausgeg. von JOACHIMSTHAL. Berlin 1903. — WOLLENBERG: Zit. nach CRAMER.

5. Die Zehendeformitäten.

ASTROV, M.: Hallux valgus, dessen Pathogenese, Prophylaxe und Therapie. Nov. Chir. (russ.) 6, 24 (1928). Ref. Z.org. Chir. 44, 240 (1929).

BALOG, A.: Entstehung und Operation des Hallux valgus. Zbl. Chir. 1928, 464. — BERNTSEN, A.: (a) Über Hallux valgus. Ugeskr. Laeg. (dän.) 1929 I, 397. Ref. Z.org. Chir. 47, 864 (1929/30). (b) De l'hallux valgus etc. Red. d'Orthop. 17, 101 (1930).

DIETERICH, H.: Die Beugekontraktur der großen Zehe. Dtsch. Z. Chir. **213**, 127 (1928).
DREESMANN: Hallux valgus und Metatarsus varus. Med. Klin. **1928** II, 1740.

ENGELMANN: Zit. nach HOHMANN. — ERLACHER, PH. J.: Entstehung und Operation des Hallux valgus. Zbl. Chir. **55**, 977 (1928).

FAIRBANK, H. A. T.: Flat-foot and some of its complications. W. Lond. med. J. **27**, 53 (1922).

HELLER, E. P.: Congenital bilateral Hallux valgus. Arm. Surg. **88**, 798 (1928). — HEUBACH, F.: Über Hallux valgus und seine operative Behandlung nach EDM. ROSE. Dtsch. Z. Chir. **46**, 210 (1897). — HISS, J. M.: Hallux valgus. Amer. J. Surg. **11**, 51 (1931). — HOHMANN, G.: (a) Über Hallux valgus und Spreizfuß usw. Arch. orthop. Chir. **21**, 525 (1923). (b) Der Hallux valgus und die übrigen Zehenverkrümmungen. Erg. Chir. **18**, 308 (1925).

JANSEN, M.: Hallux valgus, rigidus and malleus. J. orthop. Surg. **3**, 87 (1921).

MASSART, R.: Étude anatomique sur l'hallux valgus. Bull. Soc. Anat. Paris **92**, 75 (1922). — MATHEIS, H.: Die Entstehung und ursächliche Behandlung des Hallux valgus. Z. orthop. Chir. **48**, 1 (1927). — MENSOR, M. C.: Hallux valgus, Report of Cases. California Med. **28**, 341 (1928).

NICOLADONI: Der Hammerzehenplattfuß. Wien. klin. Wschr. **1895** I, 15.

PAYR: Pathologie und Therapie des Hallux valgus. Beiträge zur klinischen Medizin und Chirurgie., H. 8. Wien u. Leipzig 1894. — PETROVA, V.: Zur Frage über die Pathogenese des Hallux valgus. Trady Gosudarstrenovo inst. med. znan. (russ.) **1**, 50 (1927). Ref. Z.org. Chir. **39**, 64 (1927).

QUEVEDO, S.: De l'hallux valgus et son traitement chirurgical. Thèse de Paris **1894**. Zit. nach HOHMANN.

RÖHRS, E.: Histologische Untersuchungen an Hammerzehengelenken. Arch. orthop. Chir. **31**, 147 (1932).

SANDELIN, T.: Über Hallux valgus. Acta chir. scand. (Stockh.) **56**, 1 (1923). — SATZEPIN, T. S.: Ein Fall von doppelseitigem kongenitalen Hallux valgus. Zbl. Chir. **1930**, 484. — SCHEDE, FR.: Über Zehenkontrakturen als Folgen der Fußsenkung. Z. orthop. Chir. **46**, 41 (1925). — SCHERB: Zur Ursache, Entstehungsweise und Behandlung des Hallux valgus. Schweiz. med. Wschr. **1925** I, 905. — SCHRADER, E.: Zur Ätiologie des Hallux valgus. Zbl. Chir. **1932**, 2604. — SCHÜLLER, J.: Das Krankheitsbild des Hallux rigidus. Münch. med. Wschr. **1928** II, 1683. — STACKER, O.: Zellendeformitäten. Wien. klin. Wschr. **1930** I, 81.

TIMMER, H.: Hallux flexus (oder rigidus). Dtsch. med. Wschr. **1929** I, 1082.

VIRCHOW, H.: Zur Anatomie des Hallux valgus. Berl. klin. Wschr. **1921** I, 98. — VOLKMANN, R.: Über die sog. Exostose der großen Zehe. Virchows Arch. **10**, 297 (1856).

WEIL, M. P. et J. DELARUE: Les Hallux valgus. Presse méd. **1932** I, 586. — WEINERT: Zit. nach HOHMANN. — WHEELER, PH. H.: Os intermetatarseum and hallux valgus. Amer. J. Surg., n. s. **18**, 341 (1932).

YOUNG: The aetiology of hallux valgus or the intermetatarseum. Amer. J. orthop. Surg. **7**, Nr 3 (1910).

Namenverzeichnis.

Die *kursiv* gedruckten Ziffern weisen auf die Literaturverzeichnisse hin.

ABDERHALDEN 324.
— E. *339.*
ABEL 360, 427, 462.
— A. L. *465.*
ABERCROMBIE 653.
— R. G. *773.*
ABRIKOSOV 459.
ABRIKOSOW *465.*
ACHARD 459.
— CH. *465.*
ADAMS 743, *784.*
ADLER 284, *306.*
ADRIAN 21, *82.*
AGASSE 533.
AKERBERG 423.
— E. *465.*
ALAJOUAMINE 290, *307.*
ALBANESE 656, 678, 682.
— A. *773.*
ALBERS-SCHÖNBERG 66, 67,
  69, 80, 81, *85.*
ALBERT 462, 649, 665, 667,
  674, 701, 702, 703, 706,
  709, 712, 713, 714, 716,
  718, 719, 720, 721, 724,
  757, *773.*
— A. *784.*
— E. *779, 782, 784.*
— F. *465.*
ALBERTIN 451, 456, *465.*
ALBERTINI, V. 488, 489, 490,
  492, 493, 506, 507, 508,
  510, 606.
— A. v. *518, 612.*
ALBRIGHT 348, 349, 350, 352,
  353, 354, 360, 361, 385,
  390, 422, 426, 433, 434,
  442, 443, 445, 446, 447,
  450, 460, 463, 464, *466,*
  472.
— F. *465.*
ALESSANDRI 463.
— R. *465, 469.*
ALEXANDER 461.
— E. G. *465.*
— J. *777.*
ALLISON 636.
— N. *771.*
ALSBERG 701, 706, *779.*
ALTAKOFF 748.
— R. *784.*
AMALGIA, M. *339.*
AMBERG 350, 460.
— S. *465.*

AMMON, V. *784.*
AMORINI 607.
— M. F. *612.*
AMSTAD *194.*
ANDERSON 485.
— H. S. *548.*
ANDREWS 607.
— E. *613.*
ANONYMUS *777.*
ANSCHÜTZ 252, 266, 268, 269,
  270, 271, *302, 304.*
ANSELMINO 447.
— K. J. *465, 470.*
APPELMANN, R. *194.*
ARCHER *194.*
AREY *299.*
ARND 660.
— C. *773.*
ARNDT 359, 462.
— H. J. *465.*
ARNOLD 54, 107, 278, *305.*
— J. 53, 55, 56, 57, 58, *84,*
  339.
ARTOM 608.
ASCHOFF *82,* 97, 112, 253, 321,
  323.
— L. *115, 339.*
ASKANAZY 5, 33, 34, 37, 38,
  76, 77, 80, *82, 85,* 106,
  342, 349, 377, 387, 388,
  389, 390, 391, 401, 403,
  411, 415, 420, 422, 425,
  428, 429, 438, 442, 456.
— M. *466, 612.*
ASK-UPMARK 350, 352, 425,
  435, 449, 460, 461.
— E. *465.*
ASSMANN 66, 72, 74, 76, 77,
  79, 80, *85,* 351, 464, *466.*
ASTROV, M. *786.*
ATSATT *194.*
AUB 31, 348, 349, 350, 352,
  353, 354, 360, 361, 385,
  390, 426, 433, 434, 442, 443,
  445, 446, 447, 450, 460,
  463.
— J. C. *465, 466, 470, 474.*
AUERBACH 732.
AUPÈRE, R. *199.*
AXHAUSEN 96, 97, 98, 119,
  120, 121. 124, 125, 126,
  127, 128, 132, 133, 137,
  141, 144, 146, 147, 148,
  151, 152, 154, 155, 157,

  159, 161, 162, 165, 169,
  175, 178, 182, 184, 188,
  189, 190, 191, 193, *194,*
  232, 265, 268, 269, 272,
  294, 297, *299, 304, 307,*
  478, 511.
AXHAUSEN, G. *115,* 234, *548.*

BABCOCK 462.
— W. W. *466.*
BACHMANN 649, 673, 674, 687,
  773, 777.
BADE, A. *779.*
BADGLEY 708.
— C. E. *779.*
BÄCKER 206, 297, *299, 307.*
BÄHR 731, *784.*
BAENSCH *202,* 296, *307.*
BAER 708.
BÄR, H. *779.*
BAETZNER *194,* 627.
— W. *771.*
BAILEY 677.
— P. *773.*
BAIRD 349, 422, 426, 463, 464,
  472.
— P. C. *465.*
BAISCH 754, 760, *784.*
BAJ 658.
— L. *773.*
BAJARDI 230, *299.*
BAKAY 653.
— E. *773.*
BAKER 461.
— S. L. *469.*
BALAKIREV 756.
— V. *784.*
BALENSWEIG *194.*
BALESTRA, G. *194.*
BALL 350, 351, 460.
— R. G. *466*
BALLIN 385, 455, 462.
— M. *466.*
BALOG, A. *786.*
BAMBERGER 46, 50, 107, 108.
— E. *84, 115.*
BANCROFT 219, 253, *299, 302.*
BANGA 730, *784.*
BARDENHEUER 757, *784.*
BARIJŠNIKOV 702.
— K. *779.*
BARKER 464.
— L. F. *466.*

Sachverzeichnis.

Druck der Universitätsdruckerei H. Stürtz A.G., Würzburg.